UTI
pediátrica

UTI pediátrica

Coordenadores

Fabíola Peixoto Ferreira La Torre
Juliana Gamo Storni
Luciana Andréa Digieri Chicuto
Regina Grigolli Cesar
Rogério Pecchini

Faculdade de Ciências Médicas da Santa Casa de São Paulo
Santa Casa
Manole

Editor gestor: Walter Luiz Coutinho
Editora: Karin Gutz Inglez
Produção editorial: Juliana Morais, Cristiana Gonzaga S. Corrêa e Janicéia Pereira
Capa: André Stefanini
Projeto gráfico: Lira Editorial
Ilustrações: Mary Yamazaki
Imagens do miolo: Gentilmente cedidas pelos autores

Dados Internacionais de Catalogação na Publicação (CIP)
(Câmara Brasileira do Livro, SP, Brasil)

UTI pediátrica / coordenadores Fabíola Peixoto Ferreira La Torre..[et al.] . -- Barueri, SP : Manole, 2015. Outros coordenadores : Regina Grigolli Cesar, Juliana Gamo Storni, Luciana Andréa Digieri Chicuto, Rogério Pecchini.

Bibliografia.
ISBN 978-85-204-3300-3

1. Pediatria de urgência 2. Terapia intensiva pediátrica I. La Torre, Fabíola Peixoto Ferreira. II. Cesar, Regina Grigolli. III. Storni, Juliana Gamo. IV. Chicuto, Luciana Andréa Digieri. V. Pecchini, Rogério.

CDD-618.920028
14-12782 NLM-WS 366

Índices para catálogo sistemático:
1. Pediatria intensiva : Medicina 618.920028
2. Terapia intensiva : Pediatria 618.920028

1ª edição – 2015

Direitos adquiridos pela:
Editora Manole Ltda.
Avenida Ceci, 672 – Tamboré
06460-120 – Barueri – SP – Brasil
Tel.: (11) 4196-6000 – Fax: (11) 4196-6021
www.manole.com.br
info@manole.com.br

Impresso no Brasil
Printed in Brazil

Este livro contempla as regras do Acordo Ortográfico da Língua Portuguesa de 1990, que entrou em vigor no Brasil em 2009.

São de responsabilidade dos coordenadores e dos autores as informações contidas nesta obra.

Coordenadores

FABÍOLA PEIXOTO FERREIRA LA TORRE
Coordenadora das UTI Pediátricas do Hospital do Câncer AC Camargo e do Hospital Leforte. Coordenadora da UTI "Condessa Penteado" da ISCMSP.

JULIANA GAMO STORNI
Especialista em Fisioterapia Respiratória pela ISCMSP e em Fisioterapia Pneumofuncional pela Unifesp. Supervisora da Especialização em Fisioterapia Respiratória da ISCMSP – Setor de Retaguarda e Semi-intensiva Pediátrica.

LUCIANA ANDRÉA DIGIERI CHICUTO
Especialista em Pediatria e Terapia Intensiva Pediátrica pela ISCMSP. Coordenadora do Pronto-socorro Infantil do Hospital Municipal São Luiz Gonzaga. Médica-assistente da Retaguarda e da UTI "Condessa Penteado" do Depar-

tamento de Pediatria da ISCMSP. Coordenadora da Residência Médica em Pediatria da ISCMSP.

REGINA GRIGOLLI CESAR

Coordenadora da UTI Pediátrica do Departamento de Pediatria da ISCMSP. Diarista da UTI Pediátrica do Hospital Infantil Sabará. Instrutora de Ensino da FCMSCSP.

ROGÉRIO PECCHINI

Especialista em Pediatria e Terapia Intensiva pela ISCMSP. Mestre em Pediatria e Doutor em Medicina pela FCMSCSP. Professor da Disciplina Pediatria (Propedêutica e Emergências) do Departamento de Pediatria da FCMSCSP. Diretor do Departamento de Pediatria e Puericultura da ISCMSP.

Autores

ADRIANA MITIE ITO TAKAHASHI
Especialista em Fisioterapia Pediátrica e Neonatologia pela Escola Paulista de Medicina da Universidade Federal de São Paulo (EPM-Unifesp).

ADRIANA SAEZ CAPUTO
Especialista em Cirurgia Pediátrica pela Irmandade Santa Casa de Misericórdia de São Paulo (ISCMSP).

AGLAI ARANTES
Especialista em Terapia Intensiva Pediátrica pela Universidade Federal de Uberlândia (UFU). Mestre em Pediatria pela Unifesp.

AIDA MARIA MARTINS SARDI

Especialista em Pediatria pelo Hospital Municipal Dr. Fernando Mauro Pires da Rocha e em UTI Pediátrica pelo Hospital Infantil Darcy Vargas.

ALDA PAIVA DE SOUZA

Especialista em Fisioterapia Respiratória pela Universidade Cidade de São Paulo (Unicid) e em Fisiologia do Exercício pela Unifesp. Mestre em Ciências da Saúde pela ISCMSP.

ALINE MOTTA DE MENEZES

Especialista em Terapia Intensiva pelo Instituto da Criança do Hospital das Clínicas da Faculdade de Medicina da Universidade de São Paulo (ICr-HC-FMUSP).

AMANDA MARA CALLEJAS DE SOUZA

Residente em Pediatria pela ISCMSP.

AMANDA PATRÍCIA BARROSO DA COSTA

Médica Pediatra. Especialista em UTI Pediátrica pela ISCMSP.

ANA LUIZA TEIXEIRA BALLOTI

Especializanda em Pediatria pela ISCMSP.

ANA MARIA THOMAZ

Especialista em Pediatria e Cardiologia Pediátrica pela ISCMSP. Doutoranda em Cardiologia pela FMUSP. Médica-assistente da Unidade Clínica de Cardiologia Pediátrica e Cardiopatias Congênitas do Adulto do Instituto do Coração (InCor) do HC-FMUSP.

ANA PAULA SANTOS

Mestre e Doutora em Pesquisa em Cirurgia pela Faculdade de Ciências Médicas da Santa Casa de São Paulo (FCMSCSP). Diretora do *Hospice* – Unidade de Tratamento de Dor e Cuidados Paliativos Infantil da Santa Casa de São Paulo. Anestesiologista do Hospital Sirio Libanês/ SMA - Serviços Médicos em Anestesiologia.

ANDREA KUSSAMA MATSUNAGA
Especialista em Pediatria pela ISCMSP.

ANDREA OLIVA E SILVA
Especialista em Pediatria pela Sociedade Brasileira de Pediatria (SBP). Residente de Nefrologia Pediátrica da ISCMSP.

ANDRÉIA NUNES DE BARROS PACHECO
Especialista em Epidemiologia Hospitalar pelo Instituto de Infectologia Emílio Ribas.

ANDRESSA ALVES FRAGA
Especialista em Insuficiência Respiratória e Cardiovascular em UTI: Monitorização e Tratamento pelo Hospital do Câncer AC Camargo.

ARETUSA KOUTSOHRISTOS JANNUZZI CARNEIRO
Especialista em Unidade de Terapia Intensiva Pediátrica e Neonatal pelo ICr-HC-FMUSP e em Fisioterapia Respiratória pela ISCMSP. Mestre e Doutoranda em Ciências da Saúde pela Coordenadoria de Controle de Doenças da Secretaria de Estado da Saúde de São Paulo (CCD/SES/SP).

ARGEMIRO SCATOLINI NETO
Médico Cardiologista da Santa Casa.

BÁRBARA OLIVEIRA DA EIRA
Especialista em Cardiologia/Arritmias Cardíacas e Eletrofisiologia pela FMUSP. Doutora em Cardiologia pela FMUSP.

BERNARDO KIERTSMAN
Mestre e Doutor em Pediatria pela FCMSCSP. Professor Adjunto da Disciplina Pneumologia Pediátrica do Departamento de Pediatria e Puericultura da FCMSCSP. Chefe do Serviço de Pneumologia Pediátrica do Departamento de Pediatria e Puericultura da FCMSCSP.

BRUNO FERNANDES ZANETTI

Graduando em Medicina na Universidade de Mogi das Cruzes (UMC).

CACILDA R. B. DIAS

Mestre em Ciências da Saúde pela EPM-Unifesp. Médica-assistente da UTI Pediátrica da EPM-Unifesp.

CAMILA GIULIANA ALMEIDA FARIAS

Graduanda em Medicina na UMC.

CARLOS ALBERTO LONGUI

Especialista em Endocrinologia Pediátrica pelo Hospital Municipal Infantil Menino Jesus. Doutor em Endocrinologia pelo HC-FMUSP. Professor Titular da Disciplina Endocrinologia Pediátrica do Departamento de Pediatria e Puericultura da ISCMSP.

CAROLINA MORASCO GERALDINI PORTO

Especialista em Cardiologia Pediátrica pela ISCMSP. Professora da Disciplina Arritmia Cardíaca do Departamento de Arritmia e Marca-passo da ISCMSP. Médica-assistente da Disciplina Cardiologia Pediátrica do Departamento de Pediatria da ISCMSP.

CAROLINA SERAFINI DE ARAÚJO

Especialista em Pediatria pela ISCMSP.

CAROLINE LIMOEIRO MANANGAO

Pediatra Intensivista.

CHRISTIANE FINARDI PANCERA

Especialista em Terapia Intensiva Pediátrica pela ISCMSP. Mestre em Ventilação não Invasiva em Pacientes Pediátricos Oncológicos pelo Hospital do Câncer AC Camargo.

CIBELE CRISTINA MANZONI RIBEIRO BORSETTO

Especialista em Pediatria e Medicina Intensiva Pediátrica e Neonatal pela Unifesp.

CID EDUARDO DE CARVALHO

Doutor em Pediatria pela FCMSCSP. Médico Primeiro-assistente do Departamento de Pediatria da ISCMSP. Coordenador da Disciplina Propedêutica Pediátrica da FCMSCSP. Médico Coordenador da UTI Pediátrica do Hospital Municipal Alípio Corrêa Neto.

CLARICE BLAJ NEUFELD

Assistente da Disciplina Gastroenterologia Pediátrica do Departamento de Pediatria da FCMSCSP.

CLÁUDIA DUTRA COSTANTIN FARIA

Médica Pediatra. Especialista em Pediatria pela SBP, com Área de Atuação em Endocrinologia Pediátrica. Mestre em Pediatria pela FCMSCSP. Doutora em Ciências da Saúde pela FCMSCSP. Professora Titular do Departamento de Pediatria da Faculdade de Medicina Unipac – Araguari – MG.

CLAUDIA TOZATO

Mestre em Distúrbios do Desenvolvimento pela Universidade Presbiteriana Mackenzie. Docente da Universidade Nove de Julho (Uninove). Fisioterapeuta e Supervisora da Especialização em Fisioterapia Respiratória da ISCMSP.

CRISTIANE KOCHI

Especialista em Endocrinologia Pediátrica pela ISCMSP. Doutora em Pediatria pela FCMSCSP. Professora Adjunta da Disciplina Bioquímicado Departamento de Ciências Fisiológicas e Médica-assistente do Departamento de Pediatria da ISCMSP.

DANIEL REDA FENGA

Especialista em Cirurgia Pediátrica pela ISCMSP. Assistente da Disciplina Cirurgia Pediátrica do Departamento de Pediatria da ISCMSP.

DANIELA AZEVEDO G. COSTA

Especialista em Fisioterapia Respiratória pela ISCMSP.

DANIELA NASU MONTEIRO MEDEIROS

Médica Plantonista do Centro de Terapia Intensiva Pediátrica do Hospital Israelita Albert Einstein (HIAE). Coordenadora Médica da UTI Pediátrica do Hospital Municipal Dr. Moysés Deutsch (M'Boi Mirim).

DÉBORA ALINE SILVA

Especialista em Psicologia Hospitalar pela ISCMSP e em Cuidados Paliativos pela Casa do Cuidar.

DENIS DE OLIVEIRA GOMES CAVALCANTE JUNIOR

Residente da Pediatria da ISCMSP. Residência (cursando) em Neonatologia pela Unifesp.

DENISE LOPES MADUREIRA

Mestre em Distúrbios da Comunicação Humana pela Pontifícia Universidade Católica de São Paulo (PUC-SP). Supervisora do Setor de Terapia Fonoaudiológica/ Disfagia Infantil da ISCMSP. Docente do Curso de Fonoaudiologia da FCMSCSP.

DIRCE TAKAKO FUJIWARA

Especialista em Neurologia pela FMUSP. Doutora em Medicina pela FMUSP. Professora-assistente da Disciplina Neuropediatria da FCMSCSP.

DOMENICO MONETTA NETO

Especialista em Terapia Intensiva Pediátrica pela ISCMSP.

EDUARDO ANTUNES DA FONSECA

Doutor em Ciências pelo Departamento de Gastroenterologia da Unifesp. Cirurgião do Serviço de Transplante de Fígado do Hospital Sírio-Libanês e do Hospital do Câncer AC Camargo.

EDUARDO DE AGUIAR FERONE

Especialista em Pneumologia Pediátrica pela ISCMSP. Mestre em Ciências da Saúde pela FCMSCSP.

EDUARDO JUAN TROSTER

Coordenador Médico do Centro de Terapia Intensiva Pediátrico do HIAE. Professor Livre-docente do Departamento de Pediatria da FMUSP. Médico-assistente do Instituto de Tratamento do Câncer Infantil (Itaci).

EDUARDO MEKITARIAN FILHO

Pós-doutorando em Pediatria pela FMUSP. Mestre e Doutor em Pediatria pela FMUSP. Médico-assistente do Hospital Universitário (HU) da USP e do HIAE. Médico Intensivista do Hospital Santa Catarina.

EITAN NAAMAN BEREZIN

Chefe do Setor de Infectologia Pediátrica da ISCMSP. Professor Titular do Departamento de Pediatria da FCMSCSP.

ELIZABETH PEREIRA

Especialista em Fisioterapia Respiratória pela ISCMSP.

ERNANI CARLOS TEIXEIRA

Especialista em Hematologia e Hemoterapia pela Sociedade Brasileira de Hematologia e Hemoterapia (ABHH). Médico Primeiro-assistente do Serviço de Hematologia e Hemoterapia da ISCMSP.

EUNICE M. OKUDA

Especialista em Pediatria pela SBP. Mestre e Doutora em Pediatria pela FCMSCSP.

EVELYN HILDA DIAZ ALTAMIRANO

Especialista em Fisioterapia do Exercício pela Unifesp. Mestre em Distúrbios do Desenvolvimento pela Universidade Presbiteriana Mackenzie.

FABÍOLA PEIXOTO FERREIRA LA TORRE

Coordenadora das UTI Pediátricas do Hospital do Câncer AC Camargo e do Hospital Leforte. Coordenadora da UTI "Condessa Penteado" da ISCMSP.

FABRICIO LANGELLA

Médico pela FCMSCSP.

FERNANDA PAIXÃO SILVEIRA BELLO

Especialista em Pediatria pelo HIAE.

FLÁVIA JACQUELINE ALMEIDA

Professora Instrutora da FCMSCSP. Doutoraem Ciências da Saúde pela FCMSCSP. Médica-assistente do Serviço de Infectologia Pediátrica da ISCMSP.

FLAVIA SALA PASQUINELLI DE SALES CABRAL

Especialista em Pediatria pela SBP e em Cardiologia Pediátrica pela Sociedade Brasileira de Cardiologia (SBC). Professora da Faculdade de Medicina de Itajubá-MG (FMIt).

FRANCINE PEIXOTO FERREIRA

Especialista em Cardiologia Pediátrica pela USP.

GABRIELA GODOY

Especialista em Fisioterapia Respiratória pela ISCMSP.

GABRIELA PEREIRA DE ALMEIDA ROSSETTI

Residente em Pediatria Geral pela ISCMSP.

GILDA PORTA

Professora Livre-docente em Pediatria da FMUSP. Médica do Grupo de Hepatologia e Transplante Hepático do Hospital Sírio-Libanês e do Hospital do Câncer AC Camargo. Responsável pela Unidade de Hepatologia do ICr-HC-FMUSP.

GIULIANA STRAVINSKAS DURIGON

Especialista em Infectologia Pediátrica pela SBP. Mestre em Medicina pela FCMSCSP.

GUILHERME BRASILEIRO DE AGUIAR

Especialista em Neurocirurgia pela Universidade do Estado do Rio de Janeiro (UERJ). Mestre em Pesquisa em Cirurgia pela FCMSCSP. Professor Instrutor da Disciplina Neurocirurgia da ISCMSP.

HANNAH SANO CAPABIANCO

Especialista em Fisioterapia Respiratória pela ISCMSP.

HEIKI MORI

Especialista em Pediatria e Neonatologia pela ISCMSP, SBP e Associação Médica Brasileira (AMB). Chefe de Plantão da Disciplina Terapia Intensiva Pediátrica do Departamento de Pediatria e Puericultura da ISCMSP. Neonatologista da UTI Neonatal da Maternidade Pro Matre Paulista.

HELENA REIS MARCELLINO DA SILVA

Especialista em Hematologia pela ABHH e em Oncologia Pediátrica pela Sociedade Brasileira de Cancerologia (SBC). Assistente do Serviço de Onco-hematologia Pediátrica do Departamento de Pediatria e Puericultura da ISCMSP.

HUMBERTO SALGADO FILHO

Mestre em Medicina pala FCMSCSP. Especialista em Cirurgia Pediátrica pela Sociedade Brasileira de Cirurgia Pediátrica (Cipe). Assistente do Serviço de Cirurgia Pediátrica da ISCMSP. Responsável pelo Ambulatório de Coloproctologia Pediátrica da ISCMSP.

IGOR GUTIERREZ MORAES

Especialista em Fisioterapia Respiratória pela ISCMSP.

ILAN FLANK
Especialista em Cirurgia Pediátrica pela Cipe.

IRENE KAZUE MIURA
Doutora em Pediatria pela FMUSP. Médica do Grupo de Hepatologia e Transplante Hepático do Hospital Sírio-Libanês e do Hospital do Câncer AC Camargo. Assistente da Unidade de Hepatologia do ICr-HC-FMUSP.

ISABELA SANTUCCI FREIRE DO AMARAL
Especialista em Pediatria pela ISCMSP. Médica Pediatra do Instituto de Medicina Integral Professor Fernando Figueira (IMIP), Recife-PE.

IVAN POLLASTRINI PISTELLI
Mestre e Doutor em Medicina, Área de Pediatria, pela FCMSCSP. Professor-assistente Doutor da Disciplina Emergências em Pediatria e UTI Pediátrica do Departamento de Pediatria da FCMSCSP.

JOÃO MIGUEL DE ALMEIDA SILVA
Médico Residente da Disciplina Neurocirurgia da ISCMSP. Professor da Disciplina Neurocirurgia do Departamento de Cirurgia da ISCMSP.

JOÃO SEDA NETO
Doutor em Ciências pelo Departamento de Gastroenterologia da Unifesp. Cirurgião do Serviço de Transplante de Fígado do Hospital Sírio-Libanês e do Hospital do Câncer AC Camargo.

JOSÉ CARLOS ESTEVES VEIGA
Chefe da Disciplina Neurocirurgia e Professor Titular Livre-docente da Disciplina Neurocirurgia do Departamento de Cirurgia da FCMSCSP.

JOSIANE MIYAJI
Especialista em Terapia Intensiva pela USP. Médica-assistente do Departamento de Anestesiologia (UTI Pós-cirurgia) do HC-FMUSP.

JULIANA DE CASTRO MATURANA

Especialista em Pediatria pela ISCMSP.

JULIANA GAMO STORNI

Especialista em Fisioterapia Respiratória pela ISCMSP e em Fisioterapia Pneumofuncional pela Unifesp. Supervisora da Especialização em Fisioterapia Respiratória da ISCMSP – Setor de Retaguarda e Semi-intensiva Pediátrica.

JULIANA GOVONI BACCANI MIRANDA

Especialista em Terapia Intensiva Pediátrica pela Unifesp.

JULIANA PAULA GOMES DE ALMEIDA

Especialista em Neurologia Pediátrica pela ISCMSP.

JULIANA ZACCARIAS GOMES

Especialista em Pediatria pela ISCMSP. Professora-assistente da Disciplina Cardiologia Pediátrica do Departamento de Pediatria da ISCMSP.

JULIANE MIKLOS PULLA SANT'ANNA

Especialista em Fisioterapia Respiratória pela ISCMSP. Aprimoramento em Terapia Intensiva Pediátrica pela ISCMSP.

JUSSARA VELASCO DE OLIVEIRA

Especialista em Medicina pela Universidade Estácio de Sá e em Pediatria e Terapia Intensiva pelo Hospital Materno Infantil de Brasília.

KARINA PAIVA NUNES MARREIROS

Especialista em Pediatria pelo Hospital Santa Marcelina.

KELIANNE MAYUMI MAEDA

Mestre em Ciências da Saúde pela FCMSCSP.

LAURA MONTEIRO ALVES MOREIRA

Especialista em Pediatria pelo Hospital Infantil Darcy Vargas.

LEONARDO DA SILVA
Especialista em Otorrinolaringologia pela Associação Brasileira de Otorrinolaringologia e Cirurgia Cérvico-Facial (ABORL-CCF). Mestre e Doutor em Otorrinolaringologia pela FCMSCSP. Professor-assistente da FCMSCSP. Responsável pelo Ambulatório de Disfagia Infantil do Hospital Central da ISCMSP.

LEONARDO HONORATO CHENG
Residente em Pediatria pela ISCMSP.

LIANE HULLE CATANI
Doutora em Pediatria pela FCMSCSP. Chefe do Serviço de Cardiologia Pediátrica da ISCMSP. Membro do Departamento de Cardiologia Pediátrica da Sociedade de Pediatria de São Paulo (SPSP).

LÚCIA HARUMI MURAMATU
Médica-assistente do Serviço de Pneumologia Pediátrica do Departamento de Pediatria da ISCMSP.

LUCIANA ANDRÉA DIGIERI CHICUTO
Especialista em Pediatria e Terapia Intensiva Pediátrica pela ISCMSP. Coordenadora do Pronto-socorro Infantil do Hospital Municipal São Luiz Gonzaga. Médica-assistente da Retaguarda e da UTI "Condessa Penteado" do Departamento de Pediatria da ISCMSP. Coordenadora da Residência Médica em Pediatria da ISCMSP.

LUCIANA TRIGUEIRO DAOLIO
Especialista em Pediatria pela ISCMSP. Especialista em Medicina Intensiva Pediátrica pela ISCMSP. Especialista em Medicina Intensiva Pediátrica pela Associação de Medicina Intensiva Brasileira (AMIB) e em Pediatria pela SBP.

LUIZA GHIZONI
Residente de Nefrologia Pediátrica da ISCMSP.

LUIS EDUARDO P. CALLIARI
Médico-assistente da Unidade de Endocrinologia Pediátrica do Departamento de Pediatria da ISCMSP. Mestre em Endocrinologia Pediátrica pela Unifesp.

MARCELO IASI
Especialista em Cirurgia Pediátrica pela Cipe e AMB. Médico-assistente do Serviço de Cirurgia Pediátrica da ISCMSP.

MARCELO JENNÉ MIMICA
Mestre e Doutor em Pediatria pela FCMSCSP. Professor Adjunto da Disciplina Microbiologia da FCMSCSP. Médico do Setor de Infectologia Pediátrica da ISCMSP.

MARCELO SCAPUCCIN
Especialista em Otorrinolaringologia e Medicina do Sono pela AMB, ISCMSP e Instituto do Sono de São Paulo.

MARCO AURÉLIO PALAZZI SÁFADI
Professor-assistente da Disciplina Pediatria da FCMSCSP. Coordenador da Infectologia Pediátrica do Hospital São Luiz. Membro da Comissão Permanente de Assessoramento em Imunizações da Secretaria da Saúde do Estado de São Paulo.

MARCOS V. RONCHEZEL
Doutor em Medicina pela Unifesp.

MARIA AUGUSTA JUNQUEIRA ALVES
Especialista em Pediatria e Medicina Intensiva Pediátrica pela ISCMSP. Coordenadora Médica da UTI e Enfermaria Pediátrica do Hospital Unimed Santa Helena.

MARIA CAROLINA DOS SANTOS
Especialista em Pediatria e Reumatologia Pediátrica pela ISCMSP. Mestre e Doutora em Medicina, Área de Concentração em Pediatria, pela FCMSCSP.

MARIA DA CONCEIÇÃO SANTOS DE MENEZES

Especialista em Pediatria pela SBP e em Alergia e Imunopatologia pela Associação Brasileira de Alergia e Imunopatologia (Asbai). Mestre em Ciências da Saúde pela FCMSCSP.

MARIANA DE OLIVEIRA VALENTE

Especialista em Medicina Intensiva Pediátrica pela ISCMSP. Coordenadora da UTI Pediátrica do Hospital Municipal Antonio Giglio.

MARIANA FERNANDES

Especialista em Fisioterapia Respiratória pela FCMSCSP.

MARIANA TEODORO GUIMARÃES

Especialista em Fisioterapia Pediátrica e Neonatologia pela Unifesp.

MARIANA VOLPE ARNONI

Especialista em Infectologia Pediátrica pela ISCMSP. Doutora em Medicina pela FCMSCSP.

MARILIA BENSE OTHERO

Mestre em Ciências pela FMUSP. Doutoranda pela FMUSP. Coordenadora do Comitê de Terapia Ocupacional da Associação Brasileira de Linfoma e Leucemia (Abrale). Coordenadora do Saber MAIS – Ensino e Pesquisa do Hospital Premier.

MARINA WANDALETI AMOROSO

Especialista em Pediatria pela ISCMSP.

MAURICIO MAGALHÃES

Especialista em Pediatria pela SBP. Chefe do Serviço de Neonatologia do Departamento de Pediatria da ISCMSP.

MAURO SERGIO TOPOROVSKI
Especialista em Gastroenterologia Pediátrica pela FCMSCSP. Doutor em Pediatria pela FCMSCSP. Professor-assistente da Disciplina Gastroenterologia Pediátrica do Departamento de Pediatria da FCMSCSP.

MICHELLE TOMBA LESSA GARCIA
Especialista em Pediatria pela ISCMSP e SBP e em Terapia Intensiva Pediátrica pela ISCMSP e AMIB.

MILTON HIKARU TOITA
Especialista em Neurocirurgia pela ISCMSP. Professor Instrutor de Ensino da Disciplina Neurocirurgia do Departamento de Cirurgia da FCMSCSP.

MOACIR RODRIGUES
Especialista em Pediatria e Medicina Intensiva Pediátrica pela ISCMSP. Mestre em Pediatria pela FCMSCSP. Professor da Disciplina Neonatologia do Departamento de Pediatria da FCMSCSP.

NÁDIA OROZCO
Médica neonatologista.

NARA MICHELLE DE ARAÚJO EVANGELISTA
Especialista em Endocrinologia Pediátrica pela FCMSCSP. Mestre em Ciências da Saúde pela FCMSCSP.

NATÁLIA OLIVEIRA CEMIN
Especialista em Pediatria pela ISCMSP.

NELIO DE SOUZA
Especialista em Terapia Intensiva Pediátrica pela AMIB. Mestre em Pediatria pela FCMSCSP.

NELSON KAZUNOBU HORIGOSHI
Gerente Médico e Coordenador da UTI do Hospital Infantil Sabará. Professor da Disciplina MBA Executivo em Saúde com Ênfase na Gestão de Clínicas e Hospitais da Fundação Getulio Vargas (FGV).

NEVIÇOLINO PEREIRA DE CARVALHO FILHO
Especialista em Oncologia Pediátrica.

NILTON FERRARO OLIVEIRA
Coordenador da UTI Pediátrica do Hospital Universitário da Universidade Federal de São Paulo (HU-Unifesp)

NILZA APARECIDA ALMEIDA CARVALHO
Mestre em Gerontologia pela PUC-SP. Doutoranda em Ciências da Saúde pela FCMSCSP.

OLBERES VITOR BRAGA DE ANDRADE
Mestre em Nefrologia pela Unifesp. Doutor Pediatria pela FCMSCSP. Coordenador da Nefrologia Pediátrica da ISCMSP. Professor-assistente da FCMSCSP.

ORLANDO CESAR MANTESE
Especialista em Infectologia Pediátrica e UTI Pediátrica pela Unifesp. Doutor em Infectologia Pediátrica pela Unifesp. Professor Titular do Departamento de Pediatria da UFU.

PATRÍCIA CONSORTE GOMES FERRAZ
Médica Especialista em Pediatria.

PATRÍCIA CRISTINA LOUREIRO DIONIGI
Especialista em Alergia e Imunologia pela ISCMSP. Mestranda em Ciências da Saúde pela FCMSCSP.

PAULA ANDRADE ALVARES

Especialista em Pediatria, Área de Atuação em Infectologia Pediátrica, pela ISCMSP. Mestre em Ciências da Saúde pela FCMSCSP.

PAULA BRUNIERA

Especialista em Onco-hematologia Pediátrica pela FCMSCSP. Doutora em Pediatria pela FCMSCSP. Professora Adjunta do Departamento de Pediatria da FCMSCSP.

PAULA MARA ASSIS CEIA

Médica Residente da UTI Pediátrica do Departamento de Pediatria da ISCMSP.

PAULO CHAPCHAP

Doutor em Medicina pelo Departamento de Cirurgia da FMUSP. Cirurgião do Serviço de Transplante de Fígado do Hospital Sírio-Libanês.

PRISCILLA HELENA COSTA ALVES FELIX

Especialista em Pediatria e Terapia Intensiva Pediátrica pela USP.

PRISCILA MARCONDES BIANCALANA

Residente em Pediatria pela ISCMSP.

RAFAELA FABRI RODRIGUES

Residente em Pediatria pela ISCMSP.

REGINA GRIGOLLI CESAR

Coordenadora da UTI Pediátrica do Departamento de Pediatria da ISCMSP. Diarista da UTI Pediátrica do Hospital Infantil Sabará. Instrutora de Ensino da FCMSCSP.

RENATA CARDOSO ROMAGOSA

Especialista em Fisioterapia Respiratória pela ISCMSP.

RENATA CAROLINA GIAMANO

Especialista em Pediatria e Neonatologia.

RENATA MARIA DE NORONHA

Especialista em Pediatria e Endocrinologia Pediátrica pela ISCMSP. Mestre em Ciências da Saúde pela ISCMSP. Professora-assistente do Departamento de Pediatria da ISCMSP – Ambulatório de Diabetes Mellitus.

RENATA DOS SANTOS

Especialista em Influência Respiratória e Cardiovascular pelo Hospital do Câncer AC Camargo. Professora da Pós-graduação lato sensu em Fisioterapia Respiratória da ISCMSP. Fisioterapeuta da ISCMSP.

RENATO MELLI CARRERA

Especialista em Cirurgia Pediátrica pela Cipe. Doutor em Cirurgia pela FCMSCSP.

ROBERTA MACHADO RISSONI LAPORTE

Especialista em Terapia Intensiva Pediátrica. Médica-assistente da UTI "Condessa Penteado" e da UTI Pediátrica Central da ISCMSP.

ROBERTO ANTONIO MASTROTI

Especialista em Cirurgia Pediátrica pela AMB e Cipe. Doutor em Medicina pela FMUSP. Professor-associado da Disciplina Cirurgia Pediátrica do Departamento de Pediatria da FCMSCSP.

RODRIGO DE JESUS GONÇALVES FIGUEREDO

Especialista em Pediatria pela ISCMSP.

RODRIGO JOSÉ SOARES FELIX

Especialista em Pediatria e Terapia Intensiva Pediátrica pela USP.

ROGÉRIO PECCHINI

Especialista em Pediatria e Terapia Intensiva pela ISCMSP. Mestre em Pediatria e Doutor em Medicina pela FCMSCSP. Professor da Disciplina Pediatria (Propedêutica e Emergências) do Departamento de Pediatria da FCMSCSP. Diretor do Departamento de Pediatria e Puericultura da ISCMSP.

RONNEY CORRÊA MENDES

Especialista em Alergia e Imunopatologia pela ISCMSP.

SABRINA CARREIRA DA SILVA GODOY

Especialista em Fisioterapia Respiratória pela ISCMSP.

SANDRA DORIA XAVIER

Especialista em Otorrinolaringologia e Medicina do Sono pela AMB. Doutora pela ISCMSP.

SILVANA A. D'ALESSIO DE SOUZA

Mestre em Pediatria pela FCMSCSP. Coordenadora da Enfermaria do Departamento de Pediatria e Puericultura da ISCMSP.

SILVANA BRASÍLIA SACCHETTI

Especialista em Reumatologia Pediátrica pela Sociedade Brasileira de Reumatologia (SBR). Doutora em Pediatria pela USP. Professora da Disciplina Reumatologia do Departamento de Pediatria da ISCMSP.

SILVANA GROTTERIA

Especialista em Terapia Intensiva Pediátrica pela ISCMSP. Médica-assistente do Departamento de Pediatria da ISCMSP e do Hospital Infantil Darcy Vargas.

SILVIA MAIA HOLAND

Especialista em Pediatria pela UERJ e em Neonatologia pela ISCMSP.

SILVIA MARIA LUPORINI

Especialista em Hematologia pela ABHH e em Oncologia Pediátrica pela SBC. Doutora em Hematologia pelo HC-FMUSP.

SIMONE ALTOBELLO

Especialista em Administração Hospitalar pela Universidade de Ribeirão Preto (Unaerp). MBA de Gestão em Saúde e Controle de Infecção pelo Instituto Nacional de Ensino e Pesquisa (Inesp). Enfermeira do Serviço de Controle de Infecção Hospitalar da ISCMSP.

SIMONE PAIVA LARANJO-MARTINS

Especialista em Nefrologia Pediátrica pela ISCMSP. Mestre em Pediatria pela FCMSCSP. Assistente de Nefropediatriado Hospital do Servidor Público Estadual de São Paulo (Iamspe). Assistente do Serviço de Nefrologia Pediátrica do Departamento de Pediatria da ISCMSP.

TACIANA GAIDO GARCIA VERNECK

Especialista em Fisioterapia Respiratória e Terapia Intensiva pela ISCMSP.

TAÍS HELENA MASTROCINQUE

Especialista em Nefrologia Pediátrica pela SBP e Especialização pela ISCMSP. Mestre em Pediatria pela FCMSCSP. Médica-assistente e Professora Instrutora de Ensino do Setor de Nefrologia Pediátrica e do Departamento de Pediatria e Puericultura da ISCMSP. Responsável pela Enfermaria UP3 do Departamento de Pediatria da ISCMSP.

VANDA BENINI

Professora-assistente do Departamento de Pediatria da FCMSCSP. Coordenadora dos Transplantes Renais Pediátricos da ISCMSP. Assistente do Serviço de Nefrologia Pediátrica do Hospital Municipal Infantil Menino Jesus.

VANESSA GUIMAIEL

Especialista em Fisioterapia Respiratória e Terapia Intensiva pela ISCMSP.

WALKYRIA DE ALMEIDA SANTOS

Especialista em Distúrbios do Desenvolvimento Infantil pelo Programa de Especialidades Pediátricas da Alfried Krupp von Bohlen Universität e pelo Kinderneurologischen Entwicklungs Abteilung des Ludwig-Maximilians Universität München, Alemanha. Especialista em Oncologia Pediátrica pelo Outreach Program do St. Jude Children's Research Hospital, EUA. Membro da Abrale, da Sociedade Brasileira de Oncologia Pediátrica (Sobope) e da Sociedad Latinoamericana de Oncología Pediátrica (SLAOP). Diretora na ATOHOSP e ATOESP – Gestão 2014. Coordenadora de Terapia Ocupacional do Instituto de Oncologia Pediátrica do Grupo de Apoio ao Adolescente e a Criança com Câncer (IOP/GRAACC/Unifesp).

WANDA ALVES BASTOS

Professora da Disciplina Reumatologia Pediátrica e Orientadora do Serviço de Reumatologia Pediátrica do Departamento de Reumatologia Pediátrica da ISCMSP.

WERTHER BRUNOW DE CARVALHO

Professor Titular de Terapia Intensiva/Neonatologia do ICr- HC-FMSUP. Chefe da UTI Pediátrica do Hospital Santa Catarina.

WILMA CARVALHO NEVES FORTE

Especialista em Alergia e Imunopatologia pela Asbai e em Pediatria pela SBP. Mestre e Doutora em Medicina pela FMUSP. Professora Titular da Disciplina Imunologia do Departamento de Ciências Patológicas da FCMSCSP.

WILSON ROBERTO ENDRUVEIT

Especialista em Medicina Intensiva Pediátrica pelo Hospital Infantil Darcy Vargas.

Sumário

PARTE 6 – DOENÇAS CARDÍACAS E VASCULARES 507

PARTE 7 – DOENÇAS IMUNOLÓGICAS 667

PARTE 8 – DOENÇAS INFECCIOSAS 719

Prefácio

A terapia intensiva pediátrica mudou a história natural dos doentes que antes estavam fadados ao óbito sem esse suporte. O tratamento do doente crítico é sempre um desafio, tanto para a equipe de saúde quanto para os familiares. Por isso, é muito importante que todos possam agir em benefício do paciente.

A preocupação com a formação dos residentes de terapia intensiva pediátrica da Santa Casa de Misericórdia de São Paulo gerou uma grande motivação para a elaboração deste livro. Visando a uniformidade nas condutas, exploração da etiologia, fisiopatogenia, critérios diagnósticos e tratamentos das situações diárias na vida do intensivista pediátrico, esta obra retrata de maneira clara e objetiva os temas fundamentais à atuação dos profissionais nessa área.

Percorrendo um grande caminho que se inicia com a estabilização do paciente crítico, o livro foi organizado em seções que abordam órgãos, sistemas e especialidades, como doenças respiratórias, neuromusculares, neurológicas, cardíacas, vasculares, imunológicas, infecciosas, renais, endócrinas e, por fim, um assunto de importância crescente no dia a dia do médico: a ética.

Trata-se de um trabalho de autores comprometidos com o ensino na área da unidade de terapia intensiva (UTI) tanto da Santa Casa como de outras instituições de renome. A obra reúne uma ampla contribuição de diversas especialidades para apresentar ao leitor uma visão multidisciplinar do tratamento de nossos pacientes na UTI.

Fabíola Peixoto Ferreira La Torre

Apresentação

Na UTI, as luzes não se apagam; nela, geramos a esperança. Não há, no hospital, lugar mais dramático que a UTI.

Existem aparelhos que monitoram 24 horas as funções vitais do paciente, enquanto antibióticos chegam ao organismo por meio de tubos e enfermeiros acompanham cada minuto dessa luta titânica de um ser humano por sua vida. Os intensivistas conduzem doentes que têm a vida por um fio e qualquer deslize pode colocar tudo a perder.

Com o objetivo, então, de que esses deslizes não sejam cometidos, a Santa Casa de Misericórdia de São Paulo organizou este livro, enfatizando as patologias mais frequentes dentro da UTI e as sistematizando por meio da experiência de profissionais tanto da Santa Casa como de outros serviços.

Esperamos que a formação dos intensivistas possa utilizar esta obra como fonte, chegando ao objetivo final que todos procuram: a saúde dos nossos pacientes.

"A mente que se abre a uma nova ideia jamais voltará ao seu tamanho original."
Albert Einstein

1 Estabilização Inicial do Paciente Crítico

1 Vias Aéreas Difíceis

Regina Grigolli Cesar
Nelson Kazunobu Horigoshi
Cacilda R. B. Dias
Eduardo Mekitarian Filho
Werther Brunow de Carvalho

INTRODUÇÃO

O reconhecimento de uma via aérea difícil (VAD) é fundamental para evitar surpresas potencialmente letais durante procedimentos que visam a garantir ventilação adequada. Para tanto, é necessário conhecer a definição de VAD em pediatria.

A VAD é comumente definida como uma situação na qual um pediatra experiente encontra dificuldade em ventilar com máscara facial, realizar laringoscopia, entubar ou, em situações de emergência, conseguir uma via aérea cirúrgica.[1]

O manejo seguro da via aérea é fundamental para garantir a viabilidade anestésica e pode salvar a vida do paciente em casos de insuficiência respiratória de difícil tratamento; assim, a falha no reconhecimento e o manejo inadequado da via aérea podem ter consequências desastrosas.[2] Em adultos, a incidência de entubações difíceis é de 1 a 4%, e os casos de extrema dificuldade em entubar e ventilar giram em torno de 0,1 e 0,3%. Não se sabe exatamente qual é a incidência de casos de VAD em crianças; no entanto, a maioria é previsível e permite planejamento adequado.[3,4] Cerca de 4,7% das crianças com fissura palatina (ou até 7%, se menores de 6 meses de idade) podem apresentar dificuldades no momento da entubação. Crianças com síndromes ou doenças raras podem apresentar VAD.

O manejo adequado da VAD tem como finalidade evitar a hipóxia, que pode ser um agravante sério às condições clínicas do paciente; portanto, é necessário manter a oxigenação e a integridade do fluxo aéreo adequados, reconhecer o problema e sua gravidade, ter agilidade para intervir em tempo e prevenir eventos adversos que possam ocasionar maiores danos ao paciente, como lesão cerebral, parada cardiorrespiratória, trauma de via aérea, traqueostomia desnecessária ou evitável e até óbito.

A VAD pode se caracterizar por dificuldade na ventilação, durante a adaptação da máscara, a manutenção do fluxo ou por causa da obstrução de via aérea, ou por dificuldade na laringoscopia (impossibilidade de expor a glote com laringoscopia direta) ou na entubação. Assegurar a permeabilidade da via aérea de um paciente dispneico é um desafio, em razão da variedade de causas que podem resultar em VAD.[6] Partindo da adequada abordagem da VAD, considera-se então o melhor dispositivo.

Atualmente, o desenvolvimento de novos equipamentos permite uma nova abordagem com técnicas alternativas de controle das vias aéreas, principalmente da VAD.

PREVISIBILIDADE

Um dos maiores desafios é antecipar a possibilidade de manejo de VAD antes da entubação da criança. Sinais e sintomas sugestivos incluem taquipneia, estridor laríngeo,[6] uso de musculatura acessória, choro fraco ou ausente ou história de apneia obstrutiva do sono.

Malformações congênitas, determinadas ou não por alterações cromossômicas, mucopolissacaridoses e algumas lesões adquiridas são condições previsíveis de VAD (Tabela 1).

TABELA 1 CONDIÇÕES PREVISÍVEIS DE VAD EM PEDIATRIA	
Condições congênitas	
Síndrome de Pierre-Robin	Fissura palatina, micrognatia, macroglossia, glossoptose. Sinais e características fenotípicas podem melhorar com a idade
Síndrome de Treacher Collins	Micrognatia, aplasia de osso zigomático, atresia de coanas, fissura palatina. Dificuldade em abordar a via aérea pode piorar com a idade
Síndrome de Goldenhar	Hipoplasia hemifacial, anomalias de coluna cervical, hipoplasia mandibular. Dificuldade em abordar a via aérea pode piorar com a idade
Mucopolissacaridoses	Pelo progressivo espessamento de tecidos decorrente da deposição de mucopolissacárides nas vias aéreas. A incidência geral de VAD nesses casos pode chegar a 25%
Malformações congênitas cervicais (higroma cístico, grandes cistos de ducto tireoglosso)	Podem alterar drasticamente a conformação das vias aéreas, principalmente quando corrigidas tardiamente
Síndrome de Down	Alguns pacientes podem apresentar alterações como instabilidade atlanto-occipital, estreitamento da região subglótica, macroglossia e boca pequena
Condições adquiridas	
Laringomalácia	Causa mais comum no período neonatal. Se a criança não apresenta sinais de desconforto respiratório ou dificuldade em alimentação, a conduta pode ser expectante. Se apresentar início agudo de estridor, sem causa aparente, deve-se realizar avaliação pormenorizada da via aérea em centro cirúrgico com broncoscopia
Pós-infecciosas	Epiglotite, laringite aguda grave, traqueíte, abscesso retrofaríngeo, difteria, bronquite, pneumonia
Pós-cirúrgicas	Cirurgias craniofaciais, fixação cervical
Traumas	Trauma maxilofacial, fratura ou instabilidade da coluna cervical, lesão de laringe
Processos inflamatórios	Espondilite anquilosante, artrite reumatoide

(continua)

(continuação)

Condições adquiridas	
Obstrutivas	Edema, tumores e neoplasias de vias aéreas altas e baixas, corpo estranho na via aérea baixa ou alta
Endocrinopatias	Obesidade, diabete melito, acromegalia
Outras	Queimaduras extensas, radioterapia, obstrução ou edema, deslocamento posterior da língua, gestação

ANAMNESE

Dados importantes da história clínica incluem histórico prévio de entubação difícil. A anamnese com a família pode identificar padrão respiratório durante o sono (roncos, histórico de apneia, etc.), dificuldades alimentares, cansaço durante amamentação, choro de padrão anormal ou piora de desconforto durante agitação ou exercício.

EXAME CLÍNICO

Características anatômicas, como micrognatia, assimetria facial (principalmente mandibular), limitação à abertura da boca e à movimentação do pescoço e macroglossia podem ser sugestivas. Sintomas respiratórios e aumento do trabalho respiratório devem ser observados.

Escores de avaliação da dificuldade de entubação, como o escore de Mallampati,[2,7] não estão validados para crianças, com elevada probabilidade (50%) de falso-positivos.[8] Além disso, crianças podem não cooperar com testes à beira do leito.[9]

INVESTIGAÇÃO COMPLEMENTAR

Em casos agudos de insuficiência respiratória, exames adicionais e de imagem são pouco utilizados. Mesmo em casos eletivos, a maioria das crianças não coopera sem anestesia nos exames de imagem.

Quando procedimentos de ventilação são realizados em pacientes de risco, mas o cenário é controlado, como no período pré-operatório de procedimentos cirúrgicos eletivos, ou quando a história clínica revela antecedentes de VAD, é possível discutir os aspectos dos procedimentos com os pais e até mesmo com o paciente. Contudo, nem todas as situações são tão controladas e, eventualmente, pode-se se deparar com um cenário em que a via aérea se apresenta difícil, sem que antes pudesse ter sido prevista.

Quando um profissional experiente realiza o procedimento, a primeira tentativa de ventilação já pode ser suficiente para o diagnóstico da VAD.

RECONHECIMENTO DA VAD

A via aérea já pode se apresentar difícil durante as manobras de ventilação com bolsa-válvula-máscara, quando ainda não há boa amplitude da movimentação torácica, mesmo com o paciente bem posicionado e a técnica realizada de maneira adequada. Por outro lado, a dificuldade pode surgir mais adiante, no momento da laringoscopia direta, quando a visualização da via aérea pode não ser satisfatória, dificultando o procedimento de entubação. Por fim, a dificuldade pode surgir na tentativa de progressão da cânula pela fenda glótica. Em qualquer das situações, se uma dificuldade respiratória está presente, oxigênio deve ser administrado continuamente, pois, com a hipercarbia bem tolerada, a hipóxia é geralmente deletéria.[10]

Reconhecida a VAD, pode-se escolher um dispositivo que facilite a permeabilização da via aérea do paciente. Atualmente, o desenvolvimento de novos equipamentos permite uma nova abordagem com técnicas alternativas de controle das vias aéreas, principalmente da VAD.

Os dispositivos utilizados na permeabilização da via aérea podem ser classificados em:

- dispositivos coadjuvantes na laringoscopia direta e entubação;
- dispositivos supraglóticos;
- dispositivos infraglóticos.

DISPOSITIVOS COADJUVANTES NA LARINGOSCOPIA DIRETA E NA ENTUBAÇÃO

Os dispositivos coadjuvantes da laringoscopia direta permitem melhor visualização da via aérea que os laringoscópios comuns, sendo que alguns apresentam imagens amplificadas. Há também dispositivos que auxiliam na entubação traqueal. São alguns desses equipamentos:

- laringofibroscópio (Figura 1);
- laringoscópio de fibra óptica flexível (Figura 2);
- laringoscópio EVO 2 (Figura 3);
- estiletes introdutores e trocadores de tubos;
- fios-guia para troca de cânula e entubação às cegas;
- fibroscópio.

Laringofibroscópio

- Componentes:
  - estilete em aço inoxidável;
  - dispositivo para fixação endotraqueal do tubo e insuflação de O_2;
  - adaptador para acoplagem universal de cabos de laringoscópios da série verde.
- Características:
  - dispensa mobilização cervical;
  - permite visualização por fibroscopia;
  - pode ser utilizado em casos de suspeita de lesão cervical.

Laringoscópio de fibra óptica flexível

- Características:
  - permite controle preciso para elevação da epiglote;
  - disponível com lâminas n. 3 e 4.

FIGURA 1 Laringofibroscópio.

Fonte: Imagem cedida pela CELMAT Produtos para Saúde.

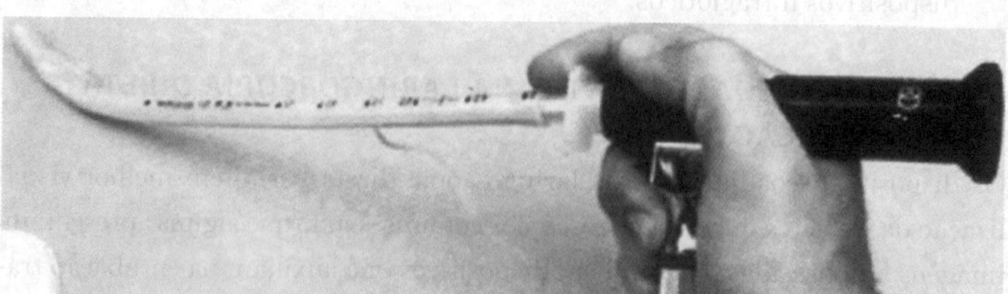

FIGURA 2 Laringoscópio de fibra óptica flexível.

Fonte: Imagem cedida pela CELMAT Produtos para Saúde.

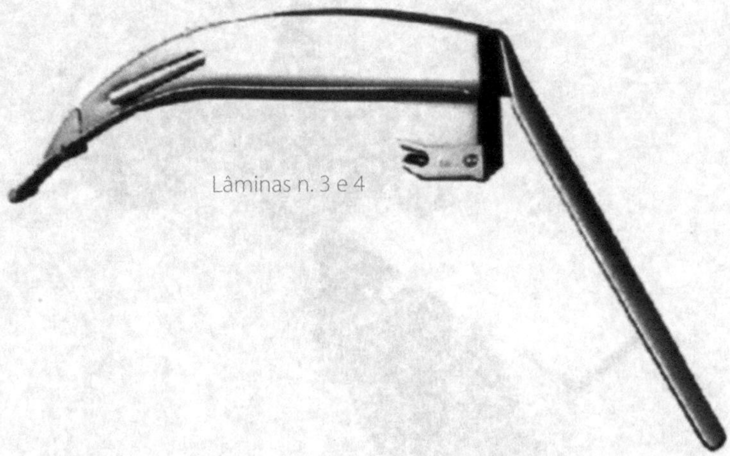

Laringoscópio EVO 2

- Características:
  - visualização da via aérea por meio de lente;
  - permite conexão a sistemas de endoscopia;
  - entrada para O_2.

Estiletes introdutores e trocadores de tubos

Lighted stylets: trachlight *e* trachlite

Também são conhecidos como fios-guia luminosos (Figura 4).

- Características:
  - baseia-se na transiluminação do pescoço – menor estimulação que na laringoscopia direta;
  - dispositivo leve e portátil;
  - selecionável de acordo com o tamanho da cânula (até 2 mm);
  - indicado em vias aéreas difíceis (malformações, secreções, sangue);

FIGURA 3 Laringoscópio EVO 2.

Fonte: Imagem cedida pela CELMAT Produtos para Saúde.

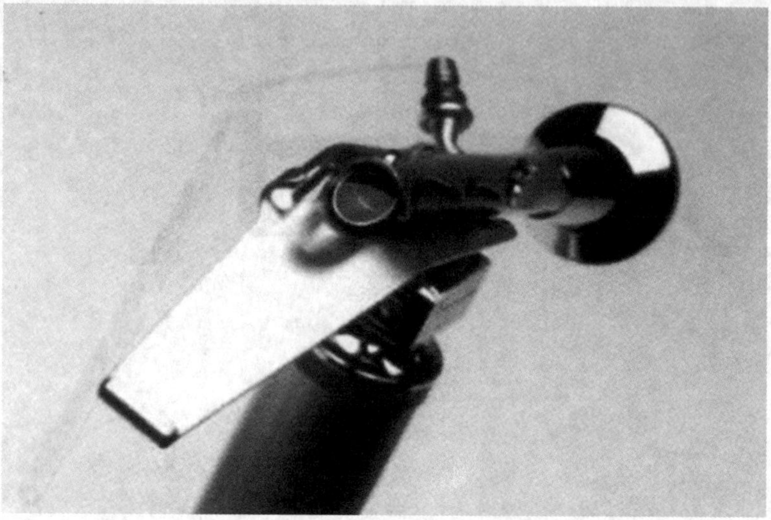

- lesões de vias aéreas são incomuns;
- pode ser utilizado com laringoscopia direta ou cegamente (mobilidade limitada do pescoço);
- pode ser usado mesmo na presença de sangue ou secreções abundantes;
- insucesso pode ocorrer por causa de estenose subglótica ou fechamento de cordas vocais;
- pode ficar retido na valécula ou nas dobras ariepiglóticas.

■ Contraindicações:
- lesões de VAS, como tumores, infecções e suspeita de corpos estranhos;
- na situação em que não é possível entubar ou oxigenar;
- desvio lateral da glote;
- patologias da laringe;
- condições que limitem a transmissão da luz pela porção anterior do pescoço.

■ A técnica consiste em:
- diminuir a luminosidade da sala;
- elevar a mandíbula, inserir o estilete e mantê-lo na linha média;

- procurar foco luminoso mais intenso no centro do pescoço (dispensa visualização da laringe);
- a luz diminui durante a passagem pelo esôfago, mas isso pode não ocorrer em crianças;
- após atingir o ponto mais iluminado, introduzir a cânula na traqueia e checar o posicionamento.

Intubating fiberoptic stylets

- Características:
  - baseia-se na visualização da laringe;
  - menor estimulação que na laringoscopia direta;
  - pode substituir o fibroscópio óptico;
  - portátil, leve, flexível;
  - tamanhos adulto e pediátrico;
  - entrada para O_2.

Tem como contraindicação, assim como na broncoscopia por fibra óptica, excesso de secreções.

FIGURA 4 *Trachlight* ou *Light wand.*

Fonte: Imagem cedida pela CELMAT Produtos para Saúde.

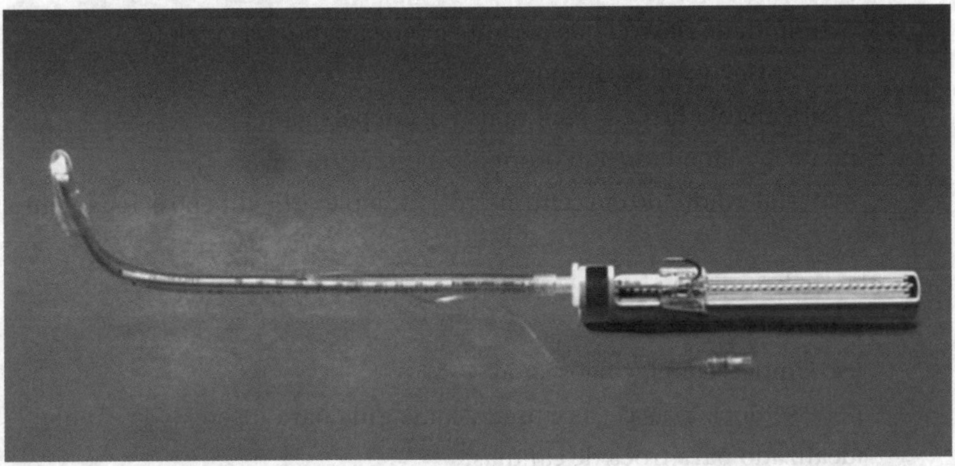

- A técnica baseia-se em:
  - elevar a mandíbula, inserir o estilete, mantendo-o na linha média, avançando lentamente;
  - identificar a base da língua, a epiglote e, então, a laringe;
  - introduzir a cânula sobre o estilete na traqueia: a localização pode ser confirmada visualmente.

Fios-guia para troca de cânula e entubação às cegas

Aintree catheter *(Figura 5)*

- Características:
  - fio-guia para troca de cânula (ou entubação em casos não complicados);
  - permite passagem de fibroscópio de até 3,2 mm, protegendo-o durante o procedimento;
  - suporta cânulas ϑ 7 mm;
  - Rap-Fit® removível: permite acoplamento de dispositivo ventilatório;
  - ponta do cateter não provoca traumas;
  - marcas em centímetros que permitem a colocação de cânulas curtas com precisão.

Frova intubating introducers *(Figura 6)*

- Características:
  - entubação às cegas;
  - permite simples troca de cânulas;
  - extremidade flexível que permite o pinçamento da epiglote;
  - cateter flexível com memória;
  - ponta angulada a 45° facilita passagem pela glote;
  - ponta arredondada não traumatiza estruturas;
  - material graduado em centímetros, radiopaco, facilita posicionamento.

Gum elastic bougie e airway-exchange catheter *(Figura 7)*

- Características:
  - uso simples com laringoscópio;
  - pode ser locado às cegas e usado como guia para inserção da cânula;
  - idealizado para troca de cânulas;

FIGURA 5 *Aintree catheter.*

Fonte: Catálogo publicado pela Cook® Products For The Difficult Airway.

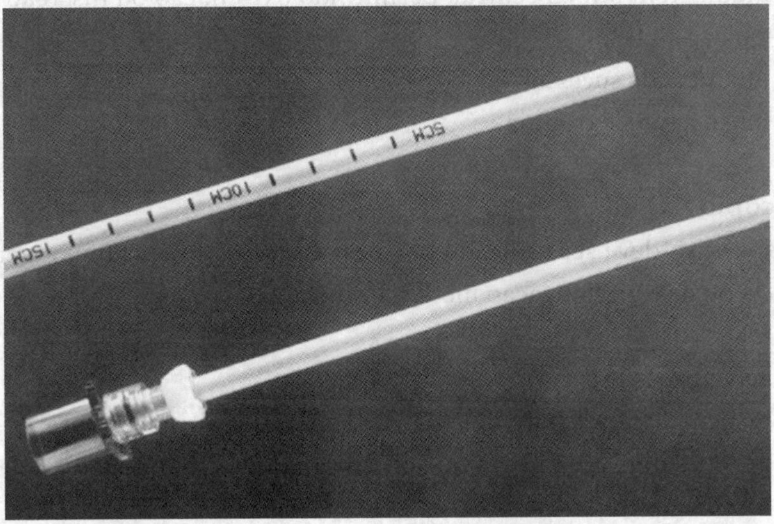

FIGURA 6 *Frova intubating introducers.*

Fonte: Catálogo publicado pela Cook® – Products For The Difficult Airway.

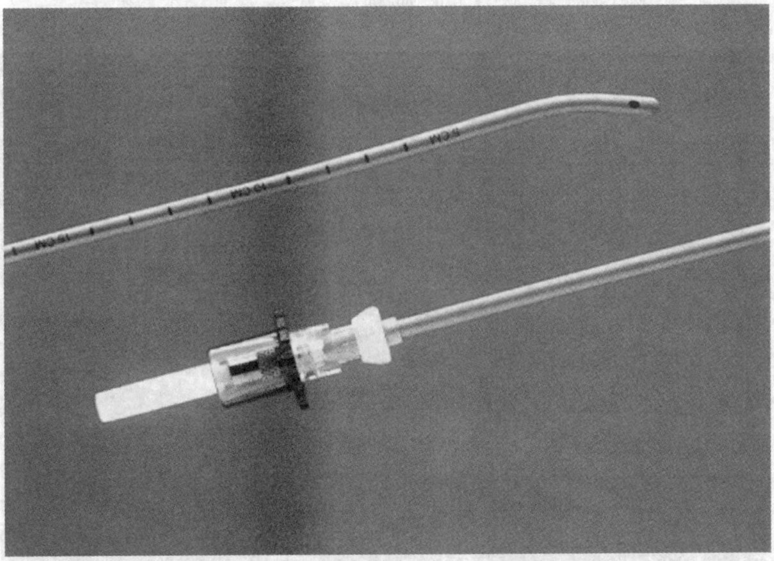

- pode ser utilizado para entubação direta, se a cânula não passar pela laringe (sobre o cateter);
- alguns têm lúmen central, permitindo oxigenação ou inserção por fio-guia;
- alta taxa de sucesso;
- baixo risco de trauma.

Fibroscópio

Este dispositivo deve ser utilizado por pessoal treinado, incluindo o curso de residência ou de especialização médica (Tabela 2).

- Características:
  - principal abordagem da VAD: deve ser usada precocemente;
  - permite entubação cega ou sob visualização (sem distorção da anatomia);
  - permite visualização de traumas e anormalidades congênitas;

FIGURA 7 *Airway-exchange catheter.*

Fonte: Catálogo publicado pela Cook®– Products For The Difficult Airway.

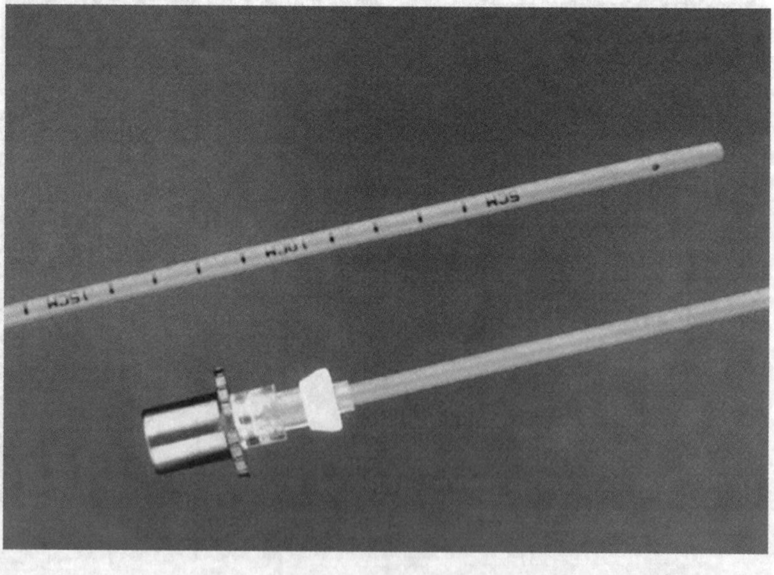

- entubação oral ou nasal;
- menos traumática que a entubação com laringoscópio;
- excesso de secreções e sangue limitam seu uso;
- duas entradas auxiliares: vias para sucção e oxigenação ou passagem de fio-guia;
- em pacientes entubados, permite acessar atelectasias, lesões, hemorragia pulmonar e realizar lavagem bronquíolo-alveolar.

TABELA 2 FIBROSCÓPIOS DISPONÍVEIS*

Categorias	Diâmetro externo (mm)	Indicações
Neonatal	2,2	Prematuros, recém-nascidos e lactentes
Pediátrico (mais versátil)	2,9 a 3,1	Neonatos, lactentes e crianças ≤ 6 a 8 anos de idade
Pediátrico a adolescentes	4 a 5,6	Crianças > 8 anos de idade e adolescentes

*A discrepância entre o diâmetro externo do fibroscópio e o interno da cânula deve ser a mínima possível para que a cânula não se prenda nas aritenoides.

- Sua técnica considera que:
  - para entubação de neonatos e lactentes, deve-se fazer angulação anterior aguda, atenuada nas entubações por via nasal;
  - na passagem pelas cordas vocais de neonatos e lactentes, para evitar que o fibroscópio colida com a comissura anterior (mais baixa) após sua visualização, deve-se realizar deflexão aguda posterior para entrar na traqueia;
  - posiciona-se o fibroscópio logo acima da carina, enquanto se desliza a cânula por fora: em caso de resistência, retirar a cânula e girá-la 90° no sentido horário, livrando a extremidade da cânula da aritenoide;
  - broncoscópios ultrafinos podem ser introduzidos em cânulas de 3 mm (são mais difíceis de manusear e não realizam sucção);

- crianças mais velhas e cooperativas podem tolerar a laringoscopia acordadas, mas a maior parte necessita de sedação para minimizar engasgos e laringoespasmo;
- anestesia tópica por fibroscópio ajuda a atenuar os reflexos protetores da via aérea.

Airtraq *(Figura 8)*

- Características:
  - dispositivo para entubação de alta definição de imagem;
  - permite visão panorâmica ampliada da via aérea sem necessidade de monitor externo;
  - formato anatômico;
  - fácil manejo;
  - menos traumático por não necessitar hiperextensão;
  - facilita a introdução da cânula por meio de um canal-guia;
  - baixo custo;
  - descartável, evitando a contaminação cruzada;
  - *wireless video system* opcional (bom para treinamento).
- Indicações:
  - resgate de falha de laringoscopia direta;
  - entubação acordado;
  - obesos mórbidos;
  - coluna cervical imobilizada;
  - politrauma;
  - entubação na posição sentada;
  - remoção de corpo estranho.
- A técnica é:
  - inserir e deslizar cuidadosa e lentamente;
  - manter a língua fora do eixo da laringe;
  - manter o dispositivo na linha média;
  - para a exposição das cordas vocais, a ponta do dispositivo pode ser colocada na valécula (técnica de Macintosh) ou sob a epiglote (técnica de Miller);

FIGURA 8 *Airtraq.*

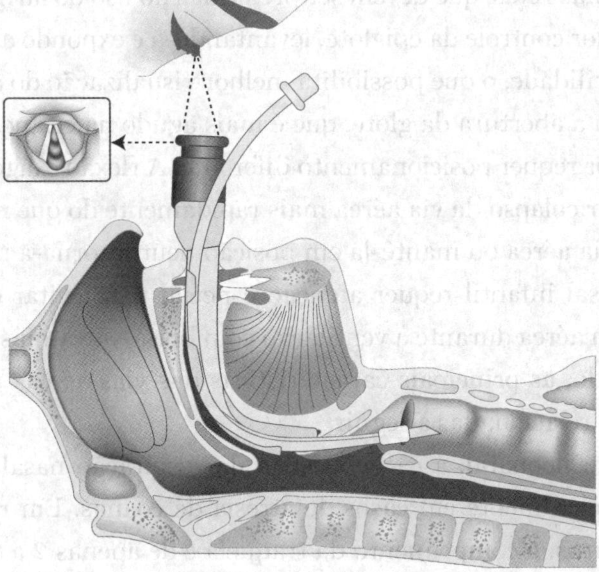

- após locada a ponta, levantar suavemente o dispositivo;
- avançar lentamente o tubo sem girar o dispositivo;
- se o tubo colidir com a aritenoide, retroceder o dispositivo e deslizar apenas a cânula.

DISPOSITIVOS SUPRAGLÓTICOS

Dispositivos supraglóticos situam-se externamente à glote, que mantém a via aérea pérvia ao criar um selo em torno da laringe.[11] Seguindo o sucesso da máscara laríngea, diversos dispositivos supraglóticos, como a máscara laríngea ProSeal, o tubo laríngeo e o Combitube, têm se mostrado úteis na abordagem das vias aéreas tanto na rotina quanto em situações emergenciais.[12]

Embora a abordagem da VAD em pediatria não difira, em teoria, da abordagem em adultos,[13] é importante ressaltar que há diferenças entre as estruturas da via aérea do neonato e da criança, quando comparadas ao adolescente e ao adulto, que orientam na escolha do dispositivo e da técnica adequada.[14]

Como exemplos das implicações dessas diferenças, estão a escolha do tamanho de cânulas, que deve se basear no anel cricoide, e não na abertura glótica, e as lâminas retas, que devem ser preferidas no uso do laringoscópio, pois garantem maior controle da epiglote, levantando-a e expondo as cordas vocais com maior facilidade, o que possibilita melhor visualização do ângulo da base da língua com a abertura da glote, que é mais agudo na criança. Uma porção occipital maior requer posicionamento diferente. A flexão exagerada do pescoço pode causar colapso da via aérea mais rapidamente do que no adulto. Leve extensão da via aérea ou mantê-la em posição neutra torna-a mais patente. A respiração nasal infantil requer atenção especial para evitar compressão extrínseca da via aérea durante a ventilação com bolsa-valva-máscara.

Desse modo, as principais características das vias aéreas na faixa etária pediátrica são relacionadas a seguir.

No período neonatal, a característica da respiração nasal tem maior relevância, principalmente em casos de atresia de coanas. Em recém-nascidos (RN) prematuros, o comprimento da traqueia é de apenas 2 a 3 cm e nos RN a termo, de 4 cm, sendo particularmente necessária a avaliação cuidadosa do posicionamento do tubo intratraqueal para diagnóstico precoce e prevenção do deslocamento dele.

A membrana cricotireóidea no RN mede 2,6 mm de comprimento por 3 mm de largura, enquanto no adulto alcança, em média, 13,7 mm de comprimento por 12,4 mm de largura (Nelson).

Os RN têm taxa metabólica basal maior, resultando em necessidade de oxigênio significativamente maior que nos adultos (6 a 7 mL/kg/min contra 3 a 4mL/kg/min em adultos), o que gera menor retorno venoso e, proporcionalmente, menor tolerância à apneia.[15] Além disso, a capacidade residual funcional (CRF) é muito menor nessa faixa etária. A relação entre a ventilação alveolar e a capacidade residual funcional é de 5:1 em neonatos e 1:1,5 em adultos, resultando em volume significativamente menor para armazenamento de oxigênio, como ocorre antes da indução anestésica; mesmo com pré-oxigenação adequada, a saturação de oxigênio pode cair abaixo de 90% após 100 segundos de apneia em neonatos, contra achados experimentais de até 400 segundos em idade escolar. Na prática clínica, atingir ótima pré-oxigenação pode ser difícil (ventilação com bolsa-valva-máscara mais difícil pela agitação), aumentando ainda mais o risco de rápida dessaturação e requerendo manejo mais acurado da via aérea nessa faixa etária.

Outro aspecto importante é a produção de gás carbônico (CO_2) em taxa maior por neonatos, requerendo maior ventilação alveolar que em adultos (100 a 150 mL/kg/min contra 60 mL/kg/min) e, em razão de seus menores volumes pulmonares, isso somente pode ser atingido com frequências respiratórias maiores.

O tórax de um neonato tem maior componente cartilaginoso com maior horizontalização de costelas e maior volume relativo dos órgãos abdominais. Essas características não permitem grande extensão do diafragma durante ventilação com menores pressões de vias aéreas; ademais, a maior complacência pulmonar pode resultar em mais lesões por hiperdistensão em neonatos e crianças em ventilação pulmonar mecânica (VPM).

Crianças apresentam diâmetro da via aérea menor e mais curta. A língua é maior em relação à orofaringe, o que aumenta o risco de obstrução,[16] podendo beneficiar o uso de dispositivo oral de vias aéreas.

Em lactentes abaixo de 4 meses de vida, a epiglote está situada entre C1 e C3. Após o sexto mês, passa a se situar entre C3 e C4, enquanto em adultos está entre C3 e C6 e em crianças tem localização mais posterior, sendo longa, flexível, estreita e angulada em direção oposta à traqueia; à medida que a criança se desenvolve, se torna mais rígida.

Além das dimensões nitidamente menores em crianças pequenas, existem diferenças significativas em relação à orientação e à posição da laringe. O osso hioide e a cartilagem cricoide são mais proeminentes que a cartilagem tireoide, tornando mais difícil a identificação exata dos pontos de referência para o procedimento. Deve-se lembrar, ainda, da quantidade de tecido adiposo bem maior nas crianças.[17] A laringe da criança tem forma de funil, diferentemente do adolescente e do adulto, que apresentam a laringe com forma de cilindro, e em posição mais cefálica (ao nível de C3 e C4)[9] que nos adultos (ao nível de C4 a C5), resultando em localização mais alta da língua e em ângulo mais agudo de visualização da laringe, o que leva a uma percepção da laringe anteriorizada, dificultando a laringoscopia.

A angulação da cartilagem tireoidea é maior e a laringe pode ser parcialmente obstruída pelo osso hioide. A membrana cricotireóidea é pequena e curta, dificultando a cricotireoidostomia. As artérias e veias normalmente passam pela porção apical da membrana, indo pelas laterais e se anastomosando na linha média, de modo que os procedimentos devem ser realizados na porção central e inferior da membrana.[18]

A parte mais estreita das vias aéreas está abaixo das cordas vocais, ao nível da cartilagem cricoide, o que indica uso de cânulas sem *cuff*. No adolescente e no adulto, a porção mais estreita da via aérea localiza-se na enseada glótica, na altura das cordas vocais, e nas crianças têm fixação mais inferior.

Máscara laríngea (ML)

Desenvolvida em diversos tamanhos, a ML se adaptou às necessidades da faixa etária pediátrica com sucesso.[12,19]

- Componentes (Figura 9):
  1. conector proximal com diâmetro externo macho, padrão 15 mm;
  2. tubo condutor largo, flexível, transparente para visualização de secreção;
  3. manguito pneumático que se amolda à hipofaringe, sela com as estruturas supraglóticas da laringe e tem o lúmen voltado para a abertura glótica;
  4. válvula de retenção unidirecional que retém o ar insuflado no manguito;
  5. balão piloto, o qual indica a pressão aproximada do interior do manguito;
  6. tubo de enchimento que permite a passagem de ar para dentro e para fora do manguito.

Há, também, uma linha de referência longitudinal preta, contínua com a face convexa do tubo, que indica o correto posicionamento da sonda laríngea, devendo estar voltada para o nariz do paciente (Figura 10).

Inicialmente, a ML era utilizada apenas por anestesistas, mas rapidamente tornou-se um dispositivo indispensável no manejo da VAD.

FIGURA 9 Máscara laríngea.

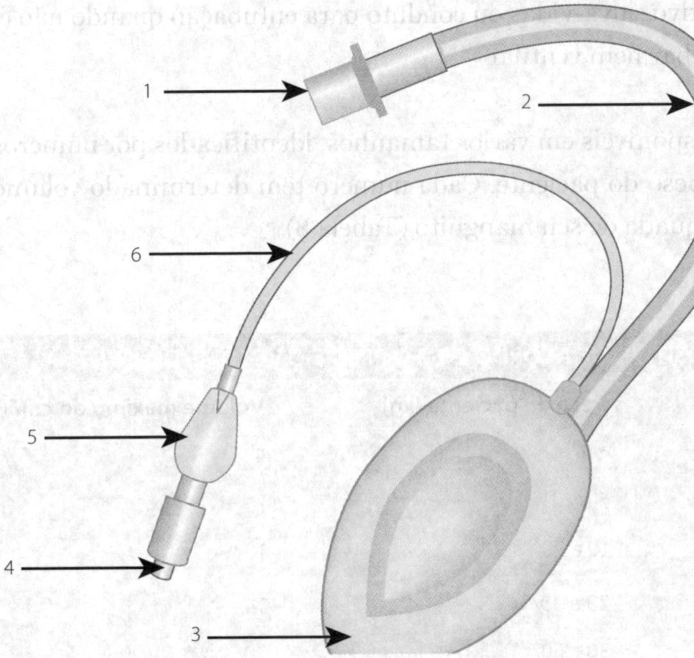

- Vantagens:
  - dispensar o uso do laringoscópio;
  - inserção rápida;
  - possibilitar o controle da via aérea;
  - acomodar-se na hipofaringe sem dificuldades;
  - ponta que se aloja no esfíncter esofágico superior, permitindo a continuidade da via aérea inferior com o meio exterior, pelo tubo semelhante à sonda endotraqueal.
- Indicações para uso como:
  - conduto para entubação com fibra óptica em paciente acordado;
  - conduto para entubação com fibra óptica em paciente anestesiado que pode ser ventilado, mas não entubado;

- via aérea para prosseguir procedimento, quando há uma situação não emergencial, como paciente anestesiado que não pode ser entubado, mas pode ser ventilado;
- dispositivo salva-vidas ou conduto para entubação quando não é possível entubar nem ventilar

As ML estão disponíveis em vários tamanhos, identificados por números, e de acordo com o peso do paciente. Cada número tem determinado volume para insuflação adequada de seu manguito (Tabela 3).

TABELA 3 DISPOSITIVO DE ACORDO COM O PESO E O VOLUME DO *CUFF*

Número	Peso do paciente (kg)	Volume máximo do *cuff* (mL)
1,0	< 5	4
1,5	5 a 10	7
2,0	10 a 20	10
2,5	20 a 30	14
3,0	30 a 50	20
4,0	50 a 70	30
5,0	> 70	40

Entubação por fibra óptica com máscara laríngea

Entubação às cegas por ML tem sido descrita em crianças com VAD, mas a técnica não é confiável e tem grande potencial de trauma; deve ser realizada somente se não houver fibroscópio disponível. Quando disponível, inserir a ML com o paciente respirando espontaneamente e, ao aprofundar a anestesia, introduz-se o fibroscópio dentro da ML até que se consiga visualizar as cordas vocais (Figura 11). Deve-se direcionar o fibroscópio para dentro da traqueia e visualizar a carina; a partir de então, há três formas de fazer a entubação traqueal:

FIGURA 10 Posicionamento da máscara laríngea.

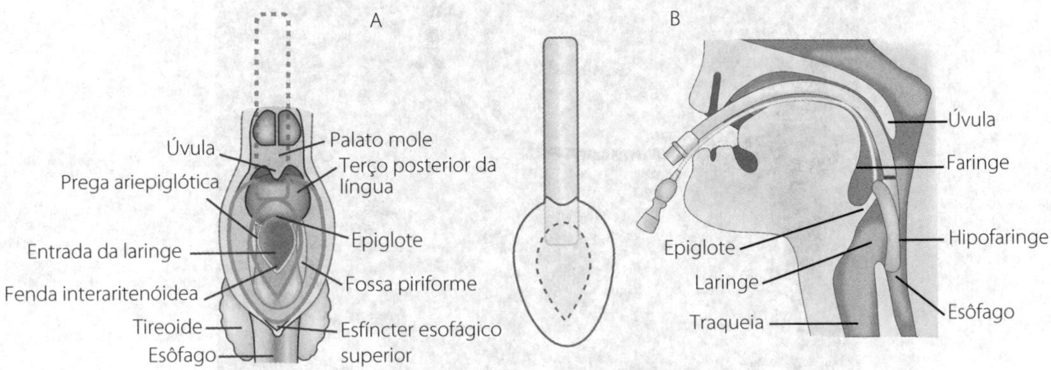

- deslizar o tubo sobre o fibroscópio;
- técnica com fio-guia;
- tubo trocador sem fio-guia.

Deslizar o tubo sobre o fibroscópio

O tubo pode ser colocado com antecedência sobre o fibroscópio, deslizando sobre este para dentro da traqueia por meio da ML. A dificuldade está em retirar a ML e o fibroscópio sem deslocar a cânula; para isso, sugere-se encaixar dois tubos traqueais com um conector macho/fêmea ou usar um tubo comprido (Portex).

Técnica com fio-guia

Um fio-guia longo em forma de "J" é introduzido pelo canal de sucção do fibroscópio. Usando esse fio-guia e um dispositivo para troca de tubos, introduz-se o fibroscópio na traqueia, deixando o fio-guia e retirando o fibroscópio com cuidado (Figura 12).

Se o fibroscópio for grande para o calibre da traqueia, deve ser locado sobre as cordas vocais para, então, deslizar o fio-guia para dentro da traqueia isoladamente, sob visualização direta.

FIGURA 11 Material utilizado para entubação por fibroscopia com máscara laríngea.

Fonte: Walker RWM, Ellwood J. The management of difficult intubation in children. Pediatr Anesth 2009; 19:77-87.[4]

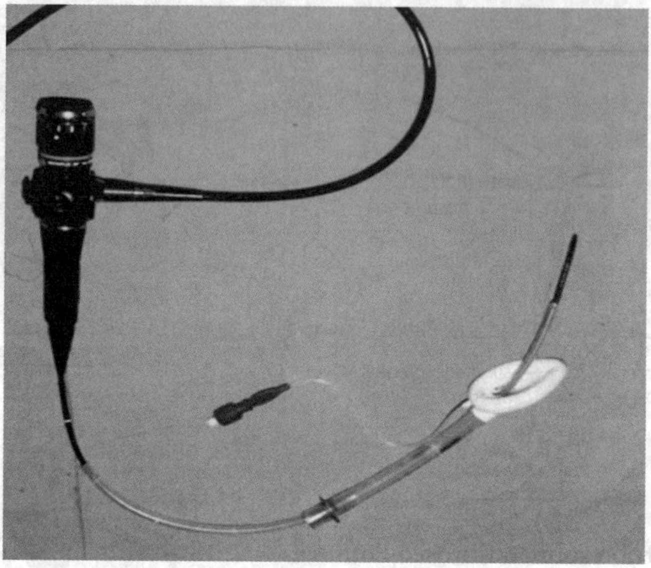

Após a remoção do fibroscópio, faz-se a inserção do dispositivo para troca de tubos (*Cook*) sobre o fio-guia e sobre a ML. Uma vez locado, o fio-guia é removido e a posição do dispositivo trocador pode ser checada por capnografia. Retira-se a ML e introduz-se uma cânula sobre o dispositivo trocador.

A vantagem dessa técnica é que ela pode ser usada em crianças de qualquer idade. Após a introdução do tubo trocador, a cânula pode ser facilmente trocada.

Tubo trocador sem fio-guia

Um fibroscópio de fibra óptica ultrafino é lubrificado com solução salina e um cateter trocador é colocado sobre ele.

O broncoscópio passa por meio da ML e o tubo trocador avança sobre a laringe sob visualização direta. A ML é então removida e uma cânula é passada sobre o tubo trocador para dentro da traqueia.

FIGURA 12 Material utilizado para entubação por fibroscopia com máscara laríngea por fio-guia.

Fonte: Walker RWM, Ellwood J. The management of difficult intubation in children. Pediatr Anesth 2009; 19:77-87.[4]

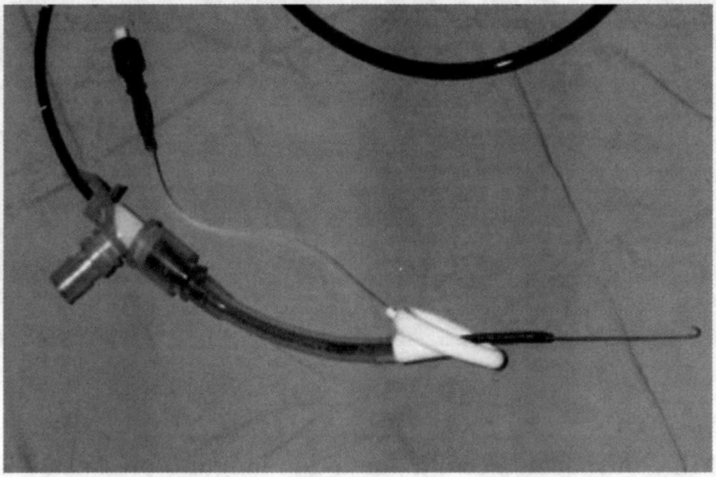

Máscara laríngea ProSeal

A ML ProSeal facilita a ventilação com pressão positiva e permite a proteção da via aérea. Esse dispositivo permite a passagem da sonda gástrica por seu tubo; a técnica para inserção é fácil e rápida, com grande probabilidade de sucesso já na primeira tentativa em crianças (Figura 13).[20]

- A técnica para inserção considera:
  - certificar-se de que a máscara está desinsuflada por completo, imediatamente antes do uso;
  - lubrificar a porção posterior da máscara para facilitar o deslizamento contra o palato;
  - segurar a máscara laríngea como se fosse uma caneta, com o indicador entre o manguito e o tubo;
  - se a máscara estiver alinhada, a linha preta ao longo o tubo, que indica o lado convexo da máscara, deve servir de referência apontando sempre em direção ao nariz do paciente;

FIGURA 13 Máscara laríngea ProSeal.

Fonte: Bein B, Scholz J. Supraglotic airway devices. Best Pract Res Clin An 2005; 19:581-93.

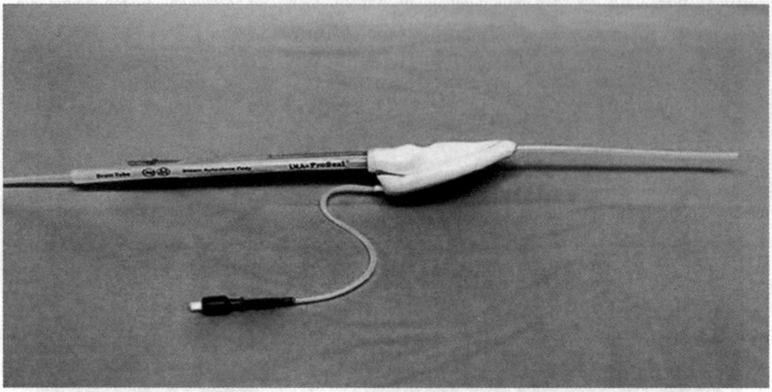

- a ML é introduzida com a ponta do manguito pressionando o palato duro, de forma que a progressão para a hipofaringe se faça com seu coxim deslizando contra o palato;
- a fixação da máscara deve ser então realizada após a confirmação do posicionamento adequado.

Apesar de ser um dispositivo de fácil manejo, algumas restrições devem ser levadas em consideração:

- regurgitação: pacientes sem jejum, hérnia de hiato, obstrução intestinal, obesidade mórbida, gravidez, politrauma (estômago cheio);
- baixa complacência e/ou alta resistência a ventilação: fibrose, doença pulmonar obstrutiva crônica, obesidade mórbida, broncoespasmo, edema pulmonar, trauma torácico;
- instabilidade cervical por trauma cervical ou politrauma;
- impossibilidade de abertura da boca: espondilite anquilosante, artrite reumatoide;
- patologias faríngeas: abscessos, hematomas, ruptura tecidual;
- obstrução laríngea ou abaixo dela;

- ventilação pulmonar seletiva;
- falta de habilidade do profissional.

Tubo laríngeo

Outro dispositivo supraglótico desenvolvido para manter a via aérea pérvia durante anestesia e emergências de vias aéreas é o tubo laríngeo feito de silicone, com fundo distal fechado, apresentando um *cuff* proximal à orofaringe e mais largo e outro menor e esofágico distal, os quais podem ser insuflados simultaneamente pela mesma via (Figura 14).[21] Permanece ao longo da orofaringe com a ponta mais distal acima do esôfago. Possui marcas que indicam a posição correta quando alinhado com os incisivos superiores (Figura 15). Há duas saídas, o que facilita a ventilação.

Existem vários tamanhos (0 a 5) que podem ser utilizados desde o período neonatal até o adulto, embora disponíveis somente do 3 ao 5.

Estudos com o uso de tubo laríngeo em crianças são limitados. Um estudo observacional com crianças de 2 a 12 anos de idade mostrou que esse dispositivo permite uma via aérea patente, rápida e com poucas complicações.

Cobra Pla (Perilaryngeal Airway)

É um dispositivo perilaríngeo, desenvolvido em 2003, que possui uma cabeça alargada, como uma cabeça de cobra com a extremidade flexível, e um *cuff* proximal, que, quando insuflado, ocupa a porção mais inferior da orofaringe e repousa na entrada da glote. Apresenta lúmen único com *cuff* de baixa pressão e alto volume e vários diâmetros internos. Está disponível em oito tamanhos, sendo quatro de uso pediátrico (Figura 16).

TABELA 4 TAMANHO DO DISPOSITIVO DE ACORDO COM O PESO

Número	Peso do paciente (kg)
0,5	2,5 a 7,5
1,0	7,5 a 15
1,5	16 a 30
2,0	30 a 60

FIGURA 14 Tubo laríngeo.

Fonte: Walker RW, Ellwood J. The Management of difficult intubation in children [Review article]. Paediatr Anesth 2009; 19:77-87.[4]

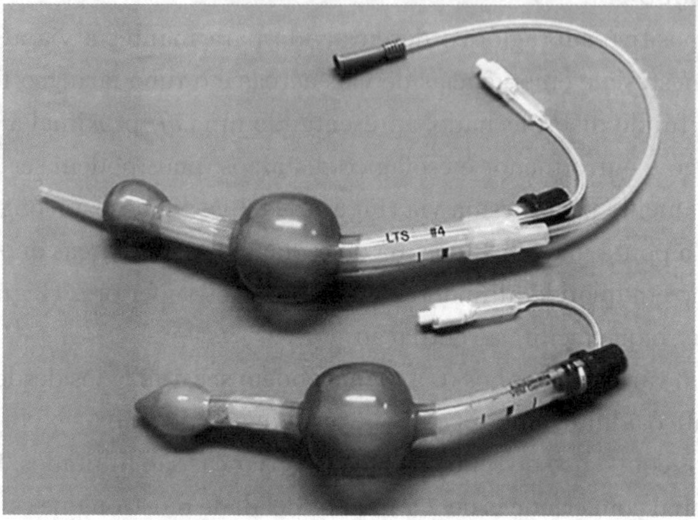

FIGURA 15 Posição ideal do tubo laríngeo.

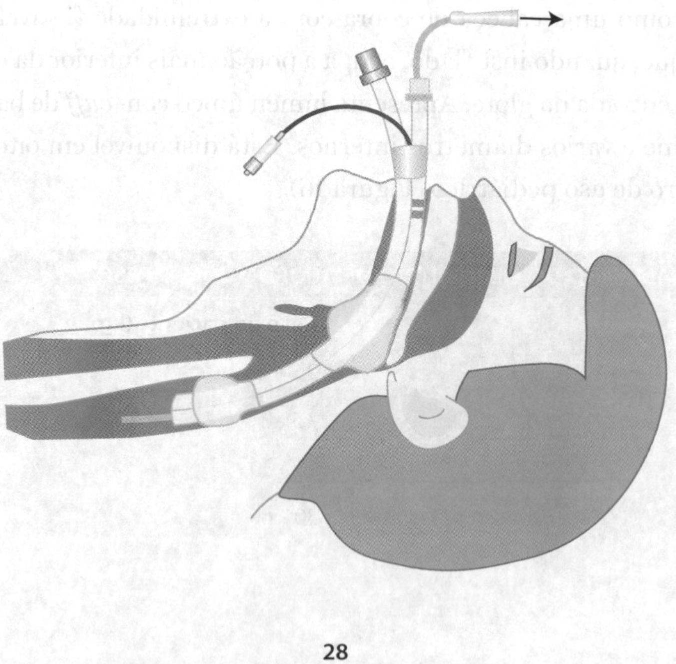

Não há evidências de ser um dispositivo melhor que a ML e, portanto, não é recomendado para uso rotineiro em pediatria. Apesar da existência dos tamanhos pediátricos, não existem estudos que avaliem esse dispositivo em crianças.

Combitube

O Combitube é outro dispositivo supraglótico disponível, que foi desenvolvido por Frass, em 1987. Tem ação de obturador esofágico e tubo traqueal e apresenta duplo lúmen com dois balonetes, sendo um proximal orofaríngeo e outro distal traqueal (Figura 17).

Um lúmen age como obturador esofágico com fundo cego e possui várias perfurações na altura da faringe; o outro, com a extremidade distal aberta, como se fosse um tubo traqueal.

É introduzido às cegas e proporciona adequada ventilação independentemente da posição esofágica ou traqueal.

A técnica de inserção abrange:

- paciente em decúbito dorsal horizontal com o pescoço em posição neutra (não olfativa); o profissional deve permanecer ao lado da cabeça do paciente, com o polegar na orofaringe pinçando a língua contra a mandíbula e abrindo o máximo possível a boca do paciente;
- quando possível, usar o laringoscópio para elevar a mandíbula e, assim, facilitar a inserção e diminuir o risco de complicações;
- inserir às cegas o Combitube até marca de referência alinhada com os incisivos; se houver resistência à progressão, mudar a técnica;
- insuflar o balonete proximal (orofaríngeo) com 40 a 85 mL para 37F e 40 a 100 mL no 41F, selando as cavidades oral e nasal;
- insuflar o balonete distal com 5 a 12 mL para o Combitube 37F e 5 a 15 mL para o 41F. Testar a ventilação no lúmen azul, mais longo (cuja extremidade distal termina em fundo cego). Se a ausculta pulmonar for positiva, é sinal que o Combitube ganhou posição esofágica, o que ocorre em 94 a 99% das vezes; se os sons pulmonares não forem audíveis, provavelmente o Combitube ganhou posição traqueal; se estiver ventilando pelo lúmen azul, sons pulmonares ficam ausentes e há distensão gástrica – o Combitube

FIGURA 16 Cobra PLA (*Perilaryngeal Airway*).

Fonte: Mihai R, Knottenbelt G, Cook TM. Evaluation of the revised laryngeal tube suction: the laryngeal tube suction II in 100 patients. Br J Anaesth 2007; 99:734-9.[21]

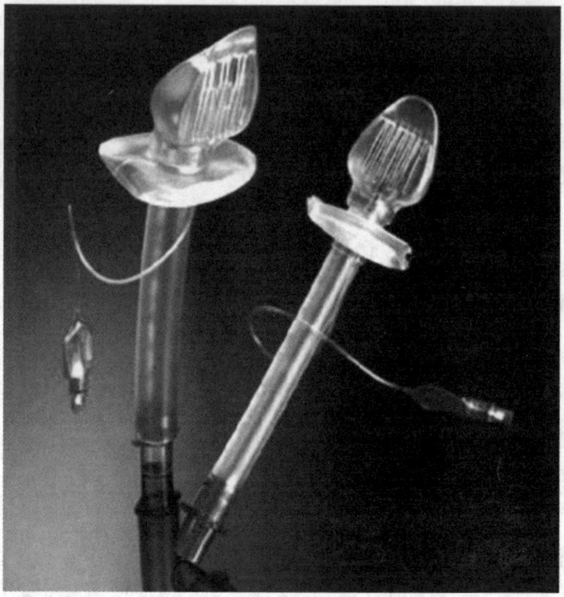

FIGURA 17 A: Combitube; B: posição adequada do Combitube.

Fonte: White MC, Cook TM, Stoddart PA. A critique of elective pediatric supraglottic airway devices [Review article]. Pediatr Anesth 2009; 19:55-65.[11]

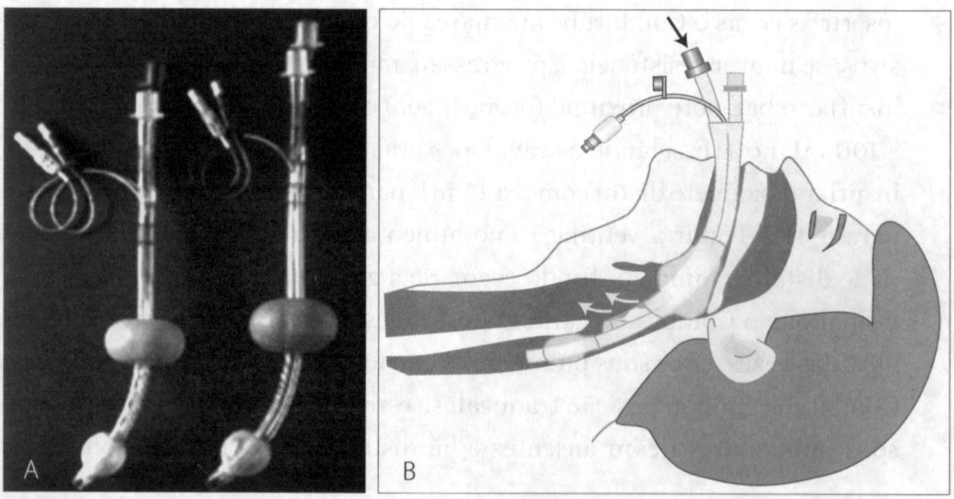

assumiu a posição traqueal; neste caso, conectar o sistema de ventilação ao lúmen transparente, mais curto, e manter a ventilação como um tubo traqueal convencional; se por acaso não ventilar pelo lúmen azul nem pelo branco: desinsuflar os balonetes e distal e proximal, retroceder o Combitube 2 a 3 cm, reinsuflar os balonetes e checar a ventilação. Se ainda assim a ventilação não estiver estabelecida, deve-se reinserir o Combitube ou procurar outra alternativa.

Contraindicações:

- altura inferior a 1,40 m;
- reflexos laríngeos;
- ingestão de substâncias cáusticas;
- patologia esofágica conhecida (neoplasia, varizes, estenose e trauma);
- dor ou disfagia.

Complicações:

- edema, laceração, hematoma de mucosa orofaríngea;
- edema de língua, laceração de esôfago;
- enfisema subcutâneo, pneumomediastino, pneumoperitônio;
- lesão de seio piriforme.

I-gel airway

É um dispositivo supraglótico com desenho anatômico de máscara, feito de gel termoplástico de alta elasticidade e firmeza. Foi desenhado anatomicamente para encaixar às estruturas perilaríngeas e hipofaríngeas sem o uso de um *cuff* inflável, o que torna a inserção mais fácil, com menor risco de compressão dos tecidos e estabilidade após a inserção, sem mudança de posição na insuflação de *cuff*. Também apresenta a vantagem da simplicidade e do menor custo do dispositivo (Figura 18).

DISPOSITIVOS INFRAGLÓTICOS

Os equipamentos infraglóticos são utilizados como manobra emergencial, empregada em condições especiais, e pode, quando bem aplicada, salvar vidas. Pouco se tem escrito sobre o uso desses equipamentos na faixa etária pediátrica, já que a maioria deles é desenhada para utilização em adultos ou adolescentes e muitos não se aplicam a crianças menores. As diferenças anatômicas da laringe da criança, bem como o fato de a membrana cricotireóidea dela ser muito pequena, principalmente nos neonatos, criam dificuldades crescentes na aplicação desses materiais em pediatria – muitas vezes com uso contraindicado.

Esses equipamentos foram desenvolvidos de maneira a permitir que profissionais de diversas especialidades médicas, como anestesistas e intensivistas, utilizem o dispositivo sem que haja necessidade de procedimento cirúrgico propriamente dito. São indicados quando a ventilação com bolsa-válvula-máscara e a entubação orotraqueal não foram bem-sucedidas e não é possível realizar a oxigenação do paciente (dispositivos supraglóticos não estão proporcionando ventilação ou oxigenação satisfatória). Condições como obstrução das vias aéreas, traumatismo maxilofacial severo, corpo estranho em laringe, edema de estruturas das vias aéreas, infecções (p.ex., epiglotite), an-

FIGURA 18 *I-gel.*

Fonte: White MC, Cook TM, Stoddart PA. A critique of elective pediatric supraglottic airway devices [Review article]. Pediatric Anesthesia 2009; 19:55-65.[11]

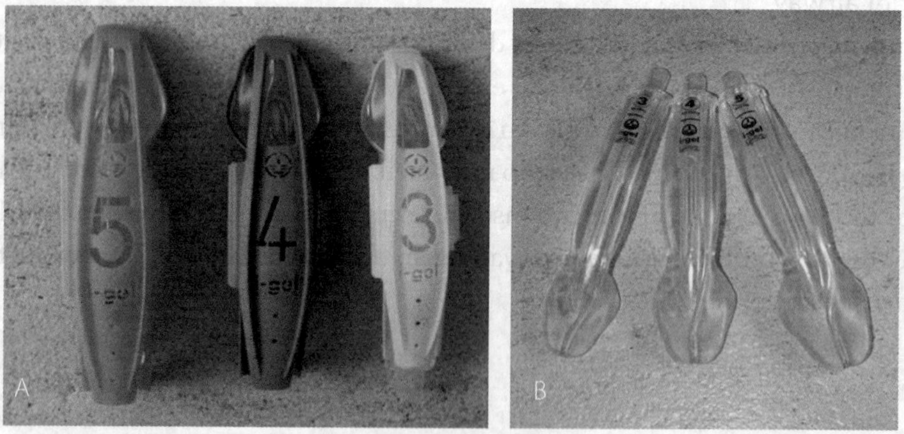

gioedema e queimaduras de vias aéreas, entre outras, são as que mais exigem o procedimento.

A contraindicação mais importante ao uso desses dispositivos é o trauma de laringe em que há fratura ou ruptura da traqueia, com retração da traqueia distal em direção ao mediastino. Contraindicações relativas são, além de crianças menores de 5 anos de idade, distúrbios de coagulação, sangramentos importantes, anomalias anatômicas e edemas ou hematomas da região anterior do pescoço, pois prejudicam a marcação dos pontos anatômicos de referência.[22]

Entubação retrógrada

É uma técnica de entubação para VAD que provê excelente resultado, pois possibilita a inserção de um tubo endotraqueal convencional e, assim, facilita as manobras de oxigenação e ventilação posteriores ao procedimento. É, de certo modo, trabalhosa e não deve ser realizada em circunstâncias emergenciais a menos que o operador seja experiente o bastante para a realizar com rapidez.

A técnica para os dispositivos de entubação retrógrada (Cook Critical Care®, Estados Unidos) pode ser a seguinte:

- posicionamento da criança: se não houver lesão cervical, deve-se estender o pescoço de modo a permitir o acesso à laringe e à traqueia. Pode-se utilizar um coxim sob a região cervical;
- palpação das referências anatômicas: localiza-se o centro da cartilagem tireóidea com o dedo indicador, deslocando-o caudalmente até encontrar a membrana cricotireóidea;
- puncionamento da membrana em direção cefálica, na linha média e em sua porção inferior: utiliza-se uma seringa com água e insere-se a agulha com leve pressão negativa no êmbolo, de modo a perceber um borbulhamento de ar quando se atinge a traqueia;
- introdução do fio-guia, delicadamente, até que ele se exteriorize pela boca ou pelo nariz (uma pinça de Magill pode ajudar nesta etapa): deve-se puxar o fio-guia até atingir o limite, induzido por uma pinça Kelly na porção distal do fio-guia;

- introdução do tubo endotraqueal, delicadamente, até sentir-se uma resistência ao atingir a região da membrana cricotireóidea;
- puxa-se o fio-guia, delicadamente, enquanto se pressiona no sentido caudal o tubo endotraqueal até o fio-guia sair completamente pelo orifício de punção e o tubo endotraqueal poder progredir;
- fixação do tubo endotraqueal e iniciar as medidas de oxigenação/ventilação.

Cricotireoidotomia por punção percutânea

É a inserção, por meio de punção percutânea, de um dispositivo pela membrana cricotireóidea. Diversos dispositivos são utilizados, desde a introdução de cateteres para infusões endovenosas até dispositivos especificamente projetados para essa finalidade, com materiais mais rígidos que evitam angulações e, consequentemente, a piora da ventilação e oxigenação. Quando se inserem cateteres para uso endovenoso, utilizam-se cateteres 16-18 Gauge para lactentes e crianças menores e cateteres 12-16 para adultos e adolescentes (Figura 20). As técnicas de inserção variam desde a punção simples até o emprego da técnica de Seldinger com fio-guia, sendo que dilatadores também podem ser utilizados.

A técnica para os dispositivos de cricotireoidotomia por punção (Nonkinkablewire-coiled® [Cook Critical Care, Estados Unidos], Ventilation-Catheter® [VBM, Alemanha]) pode ser descrita pelos seguintes passos:

- posicionamento da criança: se não houver lesão cervical, estende-se o pescoço para permitir o acesso à laringe e à traqueia. Pode-se utilizar um coxim sob a região cervical;
- palpação das referências anatômicas: localiza-se o centro da cartilagem tireóidea com o dedo indicador, deslocando-o caudalmente até encontrar a membrana cricotireóidea. Nos recém-nascidos ou lactentes pequenos, em decorrência das dificuldades citadas, a punção pode ser realizada diretamente na traqueia, na localização normal de uma traqueostomia;
- puncionamento da membrana em direção caudal, na linha média e em sua porção inferior: utiliza-se uma seringa com água e insere-se a agulha com leve pressão negativa no êmbolo até perceber um borbulhamento de ar ao atingir a traqueia;

- avanço do cateter e retirada da agulha: confirma-se novamente o borbulhamento de ar com a seringa;
- fixação do cateter e início das medidas de oxigenação/ventilação.

A técnica para os dispositivos de cricotireoidotomia por punção, que utilizam a técnica de Seldinger (Arndt Emergency Cricothyrotomy Set® [Cook CriticalCare], Melker Cricothyrotomy Set® [Cook CriticalCare]), pode ser realizada da seguinte forma (Figuras 22 a 24):

- posicionamento da criança: se não houver lesão cervical, estender o pescoço para permitir o acesso à laringe e à traqueia. Pode-se utilizar um coxim sob a região cervical;
- palpação das referências anatômicas: localiza-se o centro da cartilagem tireóidea com o dedo indicador, deslocando-o caudalmente até encontrar a membrana cricotireóidea;
- puncionamento da membrana em direção caudal, na linha média e em sua porção inferior: utiliza-se uma seringa com água e insere-se a agulha com

FIGURA 19 *Retrograde Intubation Set.*

Fonte: Catálogo publicado pela Cook® – Products For The Difficult Airway.

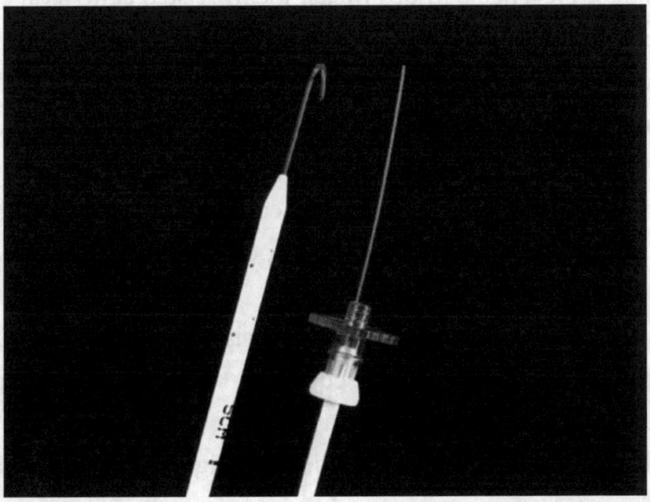

leve pressão negativa no êmbolo até se perceber um borbulhamento de ar quando atingir a traqueia;

- introdução do fio-guia em direção caudal e remoção da agulha;
- introdução do dilatador; dilata-se o orifício de entrada e retira-se o dilatador;
- introdução do cateter e remoção do fio-guia;
- fixação do cateter e início das medidas de oxigenação/ventilação.

Traqueostomia por punção percutânea

São dispositivos elaborados para prover uma via aérea de largo calibre, capaz de substituir cânula endotraqueal. Podem ter ou não balonetes. Podem ser colocados na membrana cricotireóidea ou em posição tradicional de traqueostomia.

Dispositivos de traqueostomia por punção percutânea, como Portex Pedia Trake kit® (Portex, Estados Unidos), QuickTrach® (Rusch Inc., Estados Unidos) (Figura 25), Ciaglia Blue Rhino® (Cook Critical Care) (Figura 26), requerem uma técnica de colocação que segue os seguintes passos:

- posicionamento da criança: se não houver lesão cervical, estender o pescoço de modo a permitir o acesso à laringe e à traqueia. Pode-se utilizar um coxim sob a região cervical;
- palpação das referências anatômicas: localiza-se o centro da cartilagem tireóidea com o dedo indicador, deslocando-o caudalmente até encontrar a membrana cricotireóidea;
- faz-se uma pequena incisão na pele na região escolhida;
- puncionamento da membrana em direção caudal, na linha média e em sua porção inferior: utiliza-se uma seringa com água e inserção da agulha com leve pressão negativa no êmbolo até se perceber um borbulhamento de ar quando atingir a traqueia;
- cada dispositivo possui uma técnica própria para a inserção da cânula dentro da traqueia. O operador deve conhecer os dispositivos disponíveis e se qualificar na técnica de inserção da cânula;
- fixação da cânula e início das medidas de oxigenação/ventilação.

FIGURA 20 Cateteres Ravussin de 16G (A) e 14G (B) para cricotireotomia por punção.

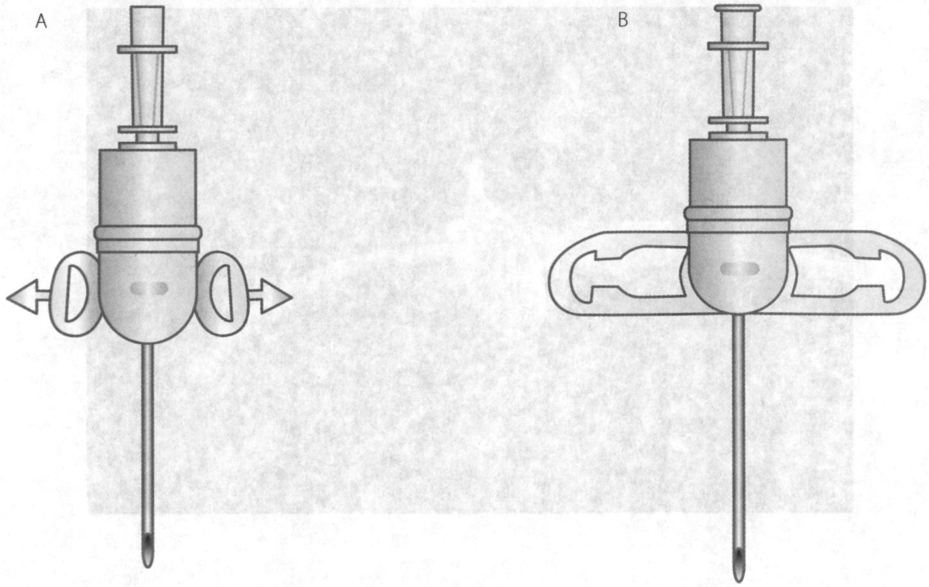

FIGURA 21 *Emergency transtracheal airway catheter.*

Fonte: Catálogo publicado pela Cook® – Products For The Difficult Airway.

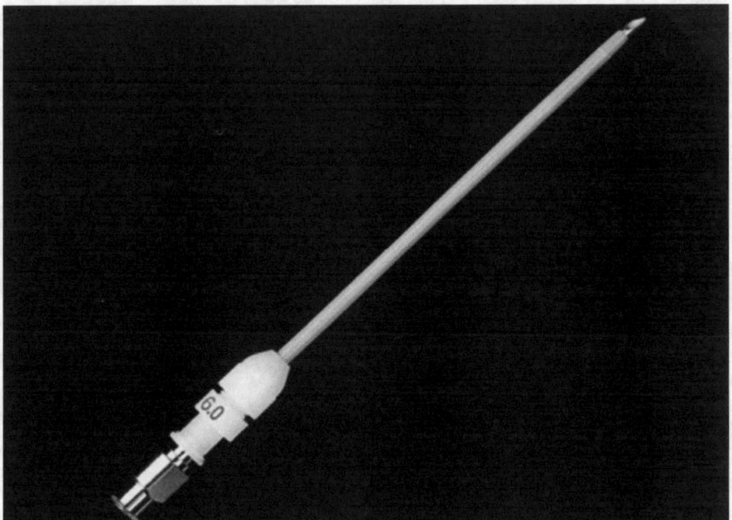

FIGURA 22 *Arndt emergency cricothyrotomy catheter set.*

Fonte: Catálogo publicado pela Cook® – Products For The Difficult Airway.

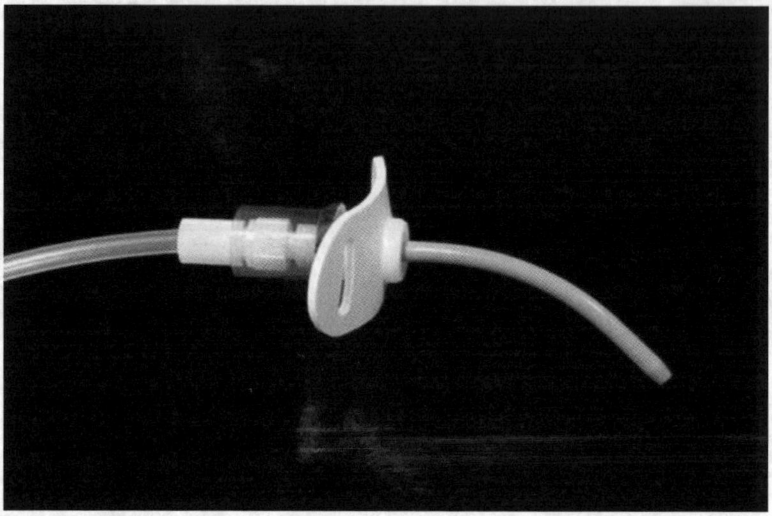

FIGURA 23 *Melker emergency cricothyrotomy catheter set (uncuffed).*

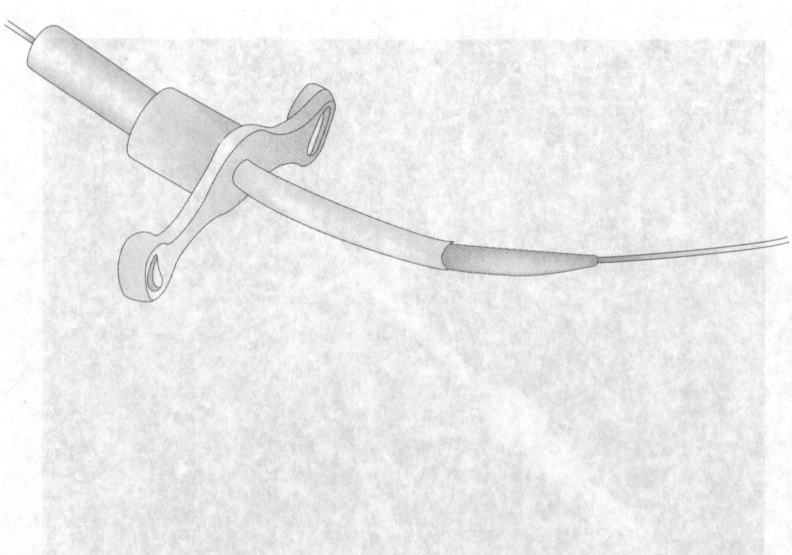

FIGURA 24 *Melker emergency cricothyrotomy catheter set (cuffed).*

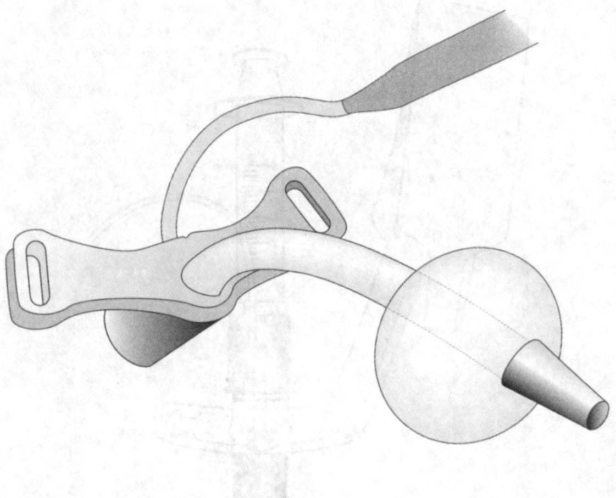

OXIGENAÇÃO E VENTILAÇÃO

A utilização de dispositivos de colocação de tubos endotraqueais convencionais ou de cânulas de traqueostomia facilita a etapa seguinte: oxigenação e ventilação do paciente.

O uso de cateteres ou agulhas, em vista de seu reduzido calibre, impõe dificuldades nas etapas posteriores, particularmente relacionadas à ventilação. A ventilação espontânea, nesse caso, raramente possibilita um *clearance* adequado do CO_2. A oxigenação é adequada com o uso de oxigênio em altas concentrações.

A ventilação manual em sistemas de baixa pressão, por meio de bolsa-máscara, pode ser realizada por adaptadores, como o conector de um tubo endotraqueal 3 mm ID diretamente no cateter ou uma seringa Luerlock de 3 mL, sem o êmbolo, com o conector de um tubo endotraqueal 7,5 mm ID. O dispositivo Enk Oxygen Flow Modulation Set® (Cook Critical Care, Estados Unidos) permite a modulação da ventilação pela oclusão dos orifícios laterais do dispositivo (Figura 27).

A ventilação também pode ser realizada em sistemas de alta pressão. Em adultos e adolescentes, utiliza-se fluxo de 15 lpm (oxigênio a 58 psi); em crian-

FIGURA 25 QuickTrach.

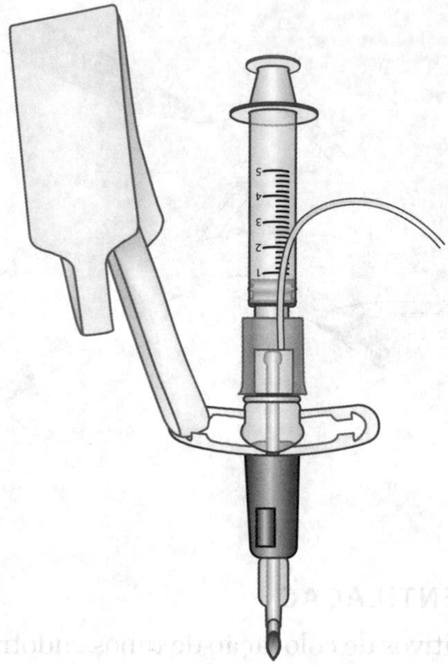

FIGURA 26 *Ciaglia Blue Rhino* e *Blue Dolphin percutaneous tracheostomy set.*

Fonte: Catálogo publicado pela Cook® – Products For The Difficult Airway.

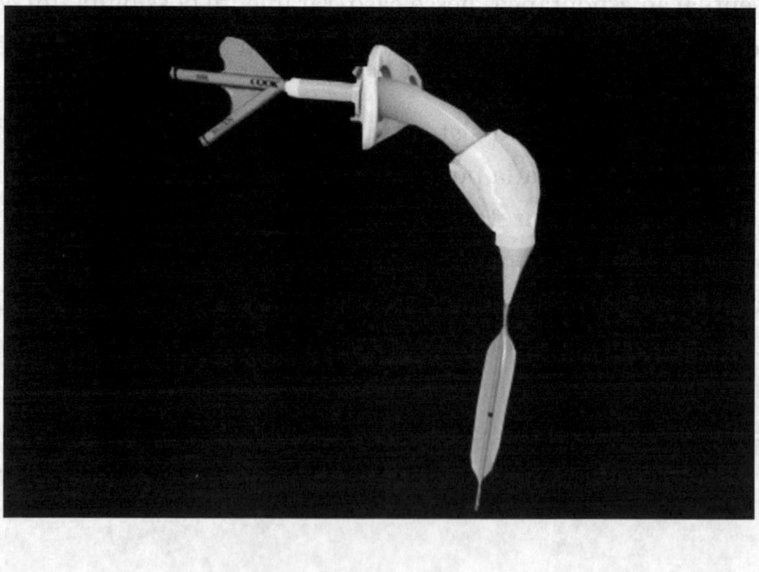

FIGURA 27 *Enk Oxygen Flow Modulator Set®*.

Fonte: Catálogo publicado pela Cook® – Products For The Difficult Airway.

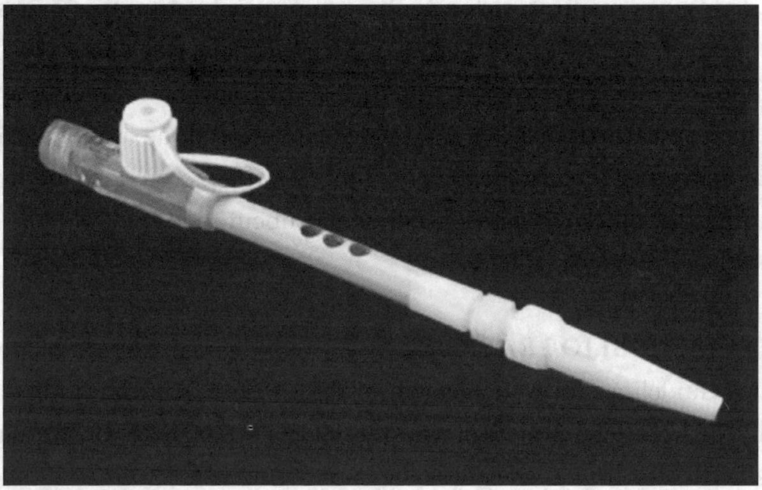

FIGURA 28 Manujet III.

Fonte: Catálogo publicado pela VBM Germany.

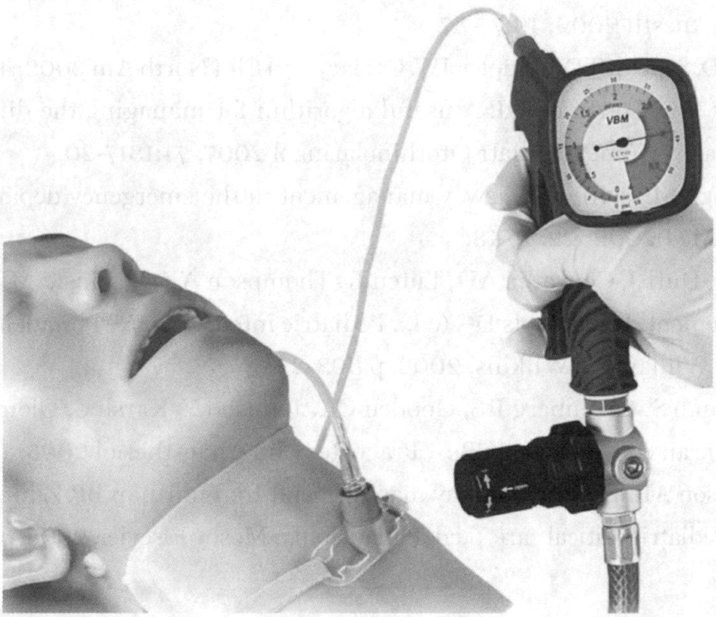

ças menores, fluxos de 10 a 12 lpm (oxigênio a 25 a 35 psi). Se possível, nesses casos, deve-se utilizar um equipamento (Jet ventilatorsystem®) que possibilite limitar as pressões inspiratórias e tenha como intuito diminuir os riscos de barotrauma.

Em todos os modos de ventilação, deve-se verificar atentamente a fase expiratória da respiração, porque, em virtude da possibilidade de obstrução total da vias aéreas superiores, pode ocorrer hiperinsuflação e consequentemente pneumotórax, pneumomediastino e enfisema subcutâneo.

REFERÊNCIAS BIBLIOGRÁFICAS

1. Practice Guidelines for Management of the Difficult Airway: an updated report by the American Society of Anesthesiologists Task Force on Management of the Difficult Airway. Anesthesiology 2003; 98:1269-77.
2. Butler KH, Clyne B. Management of the difficult airway: alternative airway techniques and adjuncts. Emerg Med Clin North Am 2003; 21:259-89.
3. Crocker K, Black AE. Assessment and management of the predicted difficult airway in babies and children. Anaesth Int Care Med 2009; 10:200-5.
4. Walker RWM, Ellwood J. The management of difficult intubation in children. Pediatr Anesth 2009; 19:77-87.
5. Liess BD, Scheidt TD, Templer JW. Otolaryngol Clin North Am 2008; 41:567-80.
6. Boseley ME, Hartnick CJ. A useful algorithm for managing the difficult pediatric airway. Int J Pediatr Otorhinolaringol 2007; 71:1317-20.
7. Orebaugh SL. Difficult airway management in the emergency department. J Emerg Med 2002; 22:31-48.
8. Caen A, Duff J, Coovadia AH, Luten R, Thompson AE, Hazinski MF. Airway Management. In: Nichols DG (ed.). Pediatric intensive care. Philadelphia: Lippincott Williams & Wlikins, 2008. p.303-22.
9. Anshuman S, Greenberg RS, Gooden CK, Johnson Y, Karsli C, Olomu P et al. Pediatric airway workshop. Best Pract Res Clin Anaesthesiol 2005; 19:581-93.
10. Thompson AE. Pediatric airway management. In: Fuhrman BP, Zimmerman J (eds.). Pediatric critical care. 3.ed. Philadelphia: Mosby Elsevier, 2006. p.485-509.

11. White MC, Cook TM, Stoddart PA. A critique of elective pediatric supraglottic airway devices. [Review article]. Pediatr Anesth 2009; 19:55-65.
12. Bein B, Scholz J. Supraglottic airway devices. Anaesthesia 2009; 64:687-97.
13. Carr RJ, Beebe DS, Belani KG. The difficult pediatric airway. Sem Anesth Perioper Med Pain 2001; 20:219-27.
14. Ondik MP, Kimatian S, Carr MM. Management of the difficult airway in the pediatric patient. Oper Techn Otolaryngol 2007; 18:121-6.
15. Fiadjoe J, Stricker P. Pediatric difficult airway management: current devices and techniques. Anesthesiol Clin 2009; 27:185-95.
16. Bew S. Managing the difficult airway in children. Anaesth Int Care Med 2006; 7:172-4.
17. Coté CJ, Hartnick CJ. Pediatric transtracheal and cricothyrotomy airway devices for emergency use: which are appropriate for infants and children? Pediatr Anesth 2009; 19:66-76.
18. Hlava N, Wiener-Kronish J, Campbell L. Intensivist management of difficult airway problems. Clin Pulmon Med 2005; 12:309-18.
19. Brambrink AM, Braun U. Airway management in infants and children. Best Pract Res Clin Anaesthesiol 2005; 19:675-97.
20. Ghai B, Wig J. Comparison of different techniques of laryngeal mask placement in children. Curr Opin Anaesthesiol 2009; 22:400-4.
21. Mihai R, Knottenbelt G, Cook TM. Evaluation of the revised laryngeal tube suction: the laryngeal tube suction II in 100 patients. Brit J Anaesth 2007; 99:734-9.
22. Mittal MK. Needle cricothyroidotomy with percutaneous transtracheal ventilation. 2010. Disponível em: http://www.uptodate.com/home/content/topic.do?topicKey=ped_proc/11574.

Reanimação Cardiopulmonar 2

Silvana Grotteria
Josiane Miyaji
Amanda Patrícia Barroso da Costa

INTRODUÇÃO

Define-se reanimação cardiopulmonar (RCP) como o conjunto de manobras utilizadas para tentar restabelecer circulação e respiração. Os primeiros relatos sobre o que se denominava ressuscitação cardiopulmonar existem desde os tempos bíblicos, descritos pelo profeta Elizeu (Reis II, 4:34). Esse termo está atualmente em desuso por causa da conotação religiosa que remete ao milagre da ressurreição, a trazer à vida quem estava morto. Somente em 1960, com a introdução da massagem cardíaca externa pelo engenheiro William Kouwenhoeven, é que as manobras se assemelharam às que se encontram hoje. Foi em um simpósio, realizado em agosto de 1961, em Stavanger, na Noruega, que surgiu pela primeira vez a proposta de compressões torácicas associadas à respiração artificial. Dava-se início, assim, à RCP moderna. Mas o primeiro consenso pediátrico em suporte avançado de vida foi publicado somente em 1986, pela American

Heart Association Emergency Cardiac Care Committee. Desde então, as recomendações são revisadas periodicamente, sendo a última atualização baseada nas diretrizes de 2010.

Graças aos avanços das técnicas e estudos relacionados à RCP, houve aumento da taxa de sobrevida dos pacientes em parada cardíaca intra-hospitalar. Em 1980, essa taxa era de cerca de 9%; em 1990, de 17%; em 2006, chegou a 27%. O mesmo não ocorre com estatísticas da PCR fora do ambiente intra-hospitalar, cuja sobrevida é de apenas 6%. O reconhecimento dos sinais clínicos e a identificação das crianças em risco, para prevenção e reanimação precoce, com ativação do atendimento de urgência e posterior suporte avançado de vida, parecem estar relacionados ao aumento dessas taxas. Estudos demonstraram decréscimo tanto na evolução para PCR (de 72%) quanto na mortalidade (35%) nos hospitais que fizeram a implementação de grupos, ou times de resposta rápida (RRT – *rapid response team*, ou MET – *medical emergency team*), compostos por médicos, enfermeiros e fisioterapeutas capacitados e treinados para reconhecimento do grupo de crianças de risco, com início do manejo do doente crítico. Faltam estudos que comprovem a eficácia da implementação desses grupos (classe IIa/LOE B).

Outra questão que vem sendo estudada é a participação dos familiares durante os procedimentos e manobras de RCP, o que parece estar relacionado à melhor aceitação da perda (classe I/LOE B).

EPIDEMIOLOGIA

A parada cardiorrespiratória em crianças raramente decorre de uma causa cardíaca primária (como arritmia cardíaca). Na maioria das vezes, é decorrente de falência respiratória ou choque, não detectados precocemente. A parada respiratória é decorrente de hipóxia, hipercapnia e acidose, que leva ao comprometimento do débito cardíaco. A falta de oxigênio e glicose aos tecidos resulta em acidose metabólica, agravando a função miocárdica. Ocorre, assim, esgotamento dos mecanismos compensatórios, com progressão para bradicardia e hipotensão, que são achados frequentes na evolução do quadro. O achado eletrocardiográfico mais comum é a assistolia. Causas cardíacas ocorrem em apenas 5 a 15% dos casos. Fibrilação ventricular (FV)/taquicardia ventricular

(TV) são reportadas em 27% dos casos durante a RCP intra-hospitalar. Essas estatísticas aumentam em pacientes com cardiopatia congênita, miocardiopatia dilatada, miocardites ou intoxicação por medicamentos ou drogas.

Entre as causas mais frequentes de óbito na infância, está a síndrome de morte súbita do lactente (SML) em pacientes com idade inferior a 1 ano. Trata-se de um quadro decorrente da diminuição dos despertares com entorpecimento por hipoxemia e hipercapnia, associado a outros fatores, como baixa renda familiar, sexo masculino, mãe fumante ou dependente de droga, baixo peso ao nascer e história familiar de outros eventos fatais prévios. Nos Estados Unidos, em 1992, foi introduzida uma campanha para reduzir a utilização do decúbito ventral e travesseiros volumosos, e houve redução da ocorrência de SML.

O trauma é a principal causa de óbito entre crianças de 1 ano e adolescentes, seja por veículos automotores, bicicleta, afogamento, queimaduras ou armas de fogo. O trauma automobilístico é responsável por 50% das lesões corporais e morte nessa faixa etária. Daí a importância de se instituírem programas de prevenção de acidentes voltados a essa população, reforçando a utilização de sistemas apropriados de retenção de passageiros (cadeirinhas e cintos de segurança), e com punição adequada aos motoristas adolescentes inexperientes e ao abuso de álcool.

DIAGNÓSTICO

A parada cardíaca é definida como ausência de atividade mecânica e cardíaca, ou seja, falta de sinais de circulação, como ausência de pulsos nas grandes artérias. A parada respiratória é detectada pela ausência de esforço respiratório, como apneia ou *gasping*. Além dessas, existe outra situação que indica a utilização de manobras de RCP: frequência cardíaca (FC) menor que 60 bpm em paciente inconsciente.

No ambiente pré-hospitalar, a ativação do sistema médico de urgência (SME) deve ser rápida, porém é priorizado o início rápido do suporte básico de vida (SBV) efetivo por 2 minutos em crianças menores de 1 ano, quando está presente apenas um socorrista, uma vez que as paradas secundárias à insuficiência respiratória são mais frequentes nessa faixa etária. Nas crianças com mais de 1 ano, é mantida a mesma orientação que é dada nas paradas em adultos: ativar primeiro o SME, caso a parada tenha sido presenciada, por causa da necessidade de chegada rápida de um desfibrilador. Caso não tenha sido presenciada, deve-se iniciar SBV por 2 minutos, antes da ativação do SME. Quando múltiplos socorristas estão presentes, o início da RCP e ativação do SME devem ser simultâneos.

Quando um socorrista se dispõe a ajudar uma vítima de emergência no ambiente pré-hospitalar, deve sempre verificar a segurança do local em que será iniciado o atendimento; a princípio, a vítima só deve ser removida do local quando este for de risco para a própria vítima ou para o socorrista. Precauções universais, como uso de luvas e dispositivos de barreira, para evitar o contato com sangue, saliva e outros fluidos corporais, reduzem o risco de transmissão de infecções durante as manobras de RCP.

As manobras de reanimação devem ser feitas de maneira organizada, ou seja, cada membro da equipe deve ter sua função determinada, ficando a coordenação e liderança para o membro mais capacitado. As manobras podem ser divididas em:

- suporte básico de vida (SBV);
- suporte avançado de vida;
- suporte vital pós-parada cardíaca.

SUPORTE BÁSICO DE VIDA

O SBV consiste em um conjunto de medidas a serem realizadas na vítima, em regime pré-hospitalar, a fim de manter e preservar seus sinais vitais, evitando o agravamento do quadro e, com isso, oferecendo-lhe condições de transporte até o ambiente intra-hospitalar, junto a uma equipe especializada, de modo a dar seguimento ao tratamento definitivo e suporte avançado.

Avaliação inicial do paciente

Checar o grau de resposta/nível de consciência e identificar a presença de respiração irregular. Se a vítima se encontrar inconsciente e em apneia ou *gasping*, iniciar manobras de RCP; em caso de profissional treinado, além do estado de consciência e do padrão respiratório, checar os pulsos em no máximo 10 segundos (pulso femoral ou braquial em lactentes, e pulso femoral ou carotídeo em crianças); diante de ausência de pulso ou dúvida quanto à sua presença, iniciar RCP. Estudos sugerem que profissionais de saúde não conseguem detectar a presença ou ausência de pulso com rapidez e confiabilidade nas crianças, e, considerando-se o risco de não se aplicar compressões torácicas em uma vítima de PCR *versus* o risco de se realizar compressões quando houver pulsos presentes, as Diretrizes da American Heart Association (AHA, 2010) recomendam a realização das manobras caso o socorrista se sinta inseguro quanto à presença de pulso.

Segurança do local e ativação do serviço de emergência

Antes do início de qualquer manobra, é primordial garantir que o local de atendimento à vítima seja seguro tanto para a vítima como para o socorrista. Caso o socorrista esteja sozinho, realizar manobras de RCP por 2 minutos, e após, acionar o serviço de emergência (exceção: vítimas de colapso súbito testemunhado – o serviço de emergência deve ser primeiramente ativado, por causa do alto risco de PCR com ritmo chocável, que com isso necessitará de um desfibrilador externo automático [DEA] o mais rápido possível). Quando houver dois socorristas presentes, um deles deve iniciar a RCP, enquanto o outro ativa o serviço de emergência imediatamente.

CAB (*circulation, airway, breathing*)

Conforme a última recomendação da AHA 2010, a sequência de reanimação em adultos, crianças e lactentes mudou de A-B-C para C-A-B, ou seja, deve-se iniciar a RCP em bebês e crianças com as compressões torácicas, em vez das ventilações de resgate. A proporção de compressões/ventilação é de 30:2 quando houver apenas um socorrista presente, e 15:2 caso haja dois socorristas, sendo primeiramente realizadas as compressões torácicas, seguidas de 2 ventilações de resgate. O motivo pelo qual especialistas em reanimação pediátrica optaram por tão importante alteração é o fato de que, apesar da maioria das PCR em pediatria ser de etiologia asfixica, e não primária súbita, sua ocorrência é muito menos comum, e perante a insegurança de muitos socorristas no momento do atendimento, muitas vítimas de PCR pediátrica deixam de receber qualquer manobra de RCP. Logo, a abordagem do C-A-B para vítimas de todas as faixas etárias visa a aumentar a chance de execução da RCP em quaisquer circunstâncias e, com isso, a chance de sobrevida das crianças.

Circulação

A realização de uma RCP correta é essencial para o adequado manejo da PCR. As compressões devem ocorrer sobre uma superfície rígida e seguir uma frequência de, no mínimo, 100 por minuto. Diante das modificações acerca da profundidade adequada das compressões, a última diretriz recomenda no mínimo um terço do diâmetro anteroposterior do tórax, o que corresponde aproximadamente a 4 cm em lactentes e 5 cm na maioria das crianças. O tórax deve ser comprimido de maneira rápida e forte, com retorno total à posição original após cada compressão, devendo-se ao máximo evitar interrupções. A técnica adequada determina que dois dedos sejam colocados logo abaixo da linha intermamilar no esterno de lactentes, e uma ou duas mãos sobre a metade inferior do esterno no caso de crianças maiores que 1 ano (em caso de profissionais treinados, se houver mais de um socorrista, recomenda-se usar a técnica de compressões com os dois polegares e as mãos, envolvendo o tórax da vítima, em substituição à técnica dos dois dedos). Visando à melhora da qualidade das compressões torácicas, se possível, devem-se alternar socorristas a cada 2 minutos, evitando-se, assim, redução da eficácia das compressões por causa de fadiga do reanimador.

Vias aéreas

A hipoxemia pode causar e/ou contribuir para piora do quadro clínico e até mesmo para a PCR. Portanto, é de extrema importância a adequada abertura das vias aéreas para realização de uma ventilação efetiva. As manobras visam à retirada da língua da porção posterior da faringe e à diminuição da flexão cervical, que, em lactentes, normalmente é provocada pelo occipício proeminente. Caso haja suspeita de trauma craniano e/ou cervical, mantém-se a coluna vertebral estável. A manobra de tração da mandíbula (indicada em pacientes com suspeita de trauma) consiste em colocar 2 ou 3 dedos sob cada lado do ângulo da mandíbula e movê-la para cima e para fora. Caso tal procedimento não promova adequada abertura da via aérea, deve-se realizar a manobra de inclinação da cabeça e elevação do queixo, que consiste em colocar uma mão na testa da criança e, em seguida, inclinar a cabeça para trás até uma posição neutra (pescoço ligeiramente estendido), colocando-se simultaneamente as pontas dos dedos da outra mão sob a parte óssea da mandíbula, levantando-a para cima e para fora. Devem-se remover secreções, vômitos ou qualquer corpo estranho.

Respiração

Conforme a nova diretriz da AHA, o procedimento "Ver, ouvir e sentir se há respiração" foi removido da sequência de avaliação da respiração após abertura da via aérea, pois com a nova sequência (compressão torácica primeiro), a RCP será executada se a vítima não se mostrar responsiva e não estiver respirando (ou apenas com *gasping*). A ventilação de resgate deve fornecer duas respirações, com duração de cerca de 1 segundo, promovendo elevação visível do tórax. Pode-se utilizar a respiração boca a boca, boca a boca/nariz, boca/dispositivo de barreira, boca/máscara ou vias aéreas artificiais.

Desfibrilação

Em casos de colapso súbito, independentemente da idade, deve-se atentar à FV como possível ritmo de parada; assim, deve-se realizar a desfibrilação o mais rápido possível. Em lactentes, prefere-se o uso de um desfibrilador manual a um DEA. Caso não haja um desfibrilador manual disponível, prefere-se o DEA equipado com um atenuador de carga pediátrico. Se nenhum dos dois estiver disponível, usa-se o DEA sem atenuador de carga pediátrico. Apesar de as evidências quanto à segurança do DEA em lactentes serem limitadas, as novas diretrizes recomendam seu uso em qualquer faixa etária, pois como a sobrevivência da vítima requer desfibrilação em caso de ritmos chocáveis, a administração de um choque de alta carga é preferível a nenhum choque.

SUPORTE AVANÇADO DE VIDA

Manejo da via aérea

Visa a garantir a permeabilidade da via aérea, oxigenação e ventilação adequada ao paciente – fundamentos necessários em toda RCP. Para tanto, o profissional de saúde tem a sua disposição diferentes dispositivos que podem ser utilizados, devendo sua escolha se adequar tanto à disponibilidade quanto à melhor indicação, conforme o contexto clínico da vítima:

- a ventilação com bolsa-máscara pode ser tão efetiva quanto a entubação traqueal, sendo normalmente suficiente para garantir um aporte de oxigênio satisfatório até a obtenção de uma via aérea definitiva. Tal dispositivo exige escolha adequada dos materiais, devendo a máscara cobrir completamente a boca e o nariz, não ultrapassando o queixo ou cobrindo os olhos, de modo a não gerar escape de ar durante a ventilação. Sua fixação contra a face deve seguir a técnica do "E-C", na qual o polegar e o dedo indicador formam um "C" para vedar a máscara sobre a face, e os demais dedos formam um "E", visando elevar a mandíbula e, com isso, puxar a face em direção à máscara. A bolsa autoinflável deve possuir um reservatório, de modo a fornecer FiO_2 de 100% durante a PCR, e ter volume mínimo de 450 a 500 mL, a fim de garantir volume corrente efetivo. Caso ocorra distensão gástrica, utiliza-se sonda nasogástrica para descompressão do estômago;
- a colocação de um tubo endotraqueal é o principal procedimento utilizado para garantir uma via aérea definitiva. Permite adequada oxigenação pulmonar, além de proteger o paciente contra uma possível aspiração de conteúdo gástrico e permitir que as compressões torácicas sejam realizadas de forma ininterrupta, devendo-se manter uma frequência de 12 a 20 respirações/minuto em menores de 8 anos, e 10 a 12 respirações/minuto em maiores de 8 anos de idade. Recomenda-se ter em mãos um tubo de diâmetro interno 0,5 mm menor e outro 0,5 mm maior que o calculado. É preferível o uso de tubos com *cuff* em maiores de 8 anos ou em pacientes com doença pulmonar grave, que tendem a necessitar de altos parâmetros ventilatórios. O uso da capnografia ou colorimetria para detecção do CO_2 exalado é um recurso que está indicado, adjunto à avaliação clínica, para confirmação da posição do tubo traqueal (detecta de forma mais rápida a colocação incorreta/deslocamento do tubo endotraqueal do que a monitoração da satu-

ração), além de auxiliar durante a RCP, refletindo a eficácia das compressões torácicas (estudos mostram forte correlação entre a concentração do $ETCO_2$ e o aumento do débito cardíaco durante a reanimação), também com papel importante no transporte intra ou inter-hospitalar diante do maior risco de extubação acidental;

- em casos em que a ventilação com bolsa-máscara não é eficiente e a entubação traqueal não é possível, pode-se fazer uso da máscara laríngea. Trata-se de um dispositivo de ventilação supraglótico, cuja ponta obstrui o esôfago e sua luz direciona o ar para a laringe.

Reforçando-se as novas recomendações, após retorno da circulação espontânea, recomenda-se a titulação com oxigênio inspirado, de modo a manter a saturação de oxi-hemoglobina igual ou superior a 94%, porém abaixo de 100%, objetivando-se minimizar o risco de hiperoxemia e sua consequente nocividade.

Acesso vascular

É válido ressaltar que a obtenção de um acesso vascular, assim como a administração de fármacos e colocação da via aérea avançada, embora ainda recomendados e de importância inquestionável, não devem levar a interrupções significativas durante a RCP, assim como não devem, em hipótese alguma, retardar a desfibrilação. Caso haja um acesso venoso central disponível, este deve ser utilizado, pois é a via mais segura para administração de fármacos. Se o paciente estiver sem acesso garantido, tenta-se, primeiramente, a punção de um acesso venoso periférico, de modo que as drogas devem ser administradas em bolo, seguido de soro fisiológico (5 mL), para atingir a circulação central. Em caso de insucesso, realiza-se a punção intraóssea, liberada em qualquer faixa etária. Como via alternativa, o tubo endotraqueal pode ser utilizado para administração de medicações lipossolúveis (como adrenalina, atropina, lidocaína e naloxone), apesar de a dose adequada não ser conhecida, pois a absorção da árvore traqueobrônquica ainda não foi estabelecida (utiliza-se dose 2 a 3 vezes maior que a habitualmente indicada, sem diluição, seguida de administração de 5 mL de soro fisiológico ou água, e 5 ventilações com pressão positiva).

Desfibrilação

É indicada na FV e na taquicardia ventricular sem pulso (TVSP). Logo, a identificação do ritmo cardíaco determina se ele é chocável ou não, fator imperativo para determinação das condutas a partir de então. Havendo ritmo chocável (FV ou TVSP), recomenda-se a sequência RCP, choque e droga (considerando-se o choque assim que possível). Na ausência de ritmo chocável, a recomendação é seguir com manobras de reanimação junto à administração de fármacos. Em caso de ritmo chocável, as diretrizes da AHA 2010 indicam o uso de carga inicial de 2 L/kg. Na FV refratária após 2 minutos de RCP, aumenta-se a carga, sendo os níveis subsequentes de, no mínimo, 4 J/kg, podendo-se considerar níveis mais altos de energia, não sendo indicado exceder 10 J/kg (máximo 360 J em desfibriladores monofásicos e 200 J nos bifásicos).

CUIDADOS PÓS-REANIMAÇÃO CARDIORRESPIRATÓRIA

Após uma sequência de RCP bem-sucedida, torna-se de similar importância a tomada de uma série de medidas para alcançar a estabilização da função cardiorrespiratória, visando a evitar dano neurológico e disfunção orgânica. As principais recomendações são:

- controle glicêmico, evitando tanto a hipoglicemia como a hiperglicemia;
- garantir acesso venoso central assim que possível; caso o acesso intraósseo tenha sido instalado, retirá-lo o quanto antes;
- instituir terapêutica para controle das convulsões, quando presentes, de forma agressiva;
- ventilação mecânica protetora, evitando a hiperóxia, sendo indicado manter saturimetria > 94%, porém < 100%;
- evitar a hipertermia, além de indicar a hipotermia terapêutica (32 a 34ºC) para adolescentes comatosos após RCP por FV presenciada, e até mesmo para lactentes e crianças comatosas após reanimação (embora não existam estudos pediátricos publicados, estudos com adultos demonstram benefícios com seu emprego em pacientes comatosos após PCR, mesmo quando a causa não é a FV);
- suporte hemodinâmico, correção de distúrbios eletrolíticos e acidobásicos, assim como sedação e analgesia.

DROGAS UTILIZADAS NA REANIMAÇÃO CARDIOPULMONAR

Um dos pontos de maior importância quando se trata de criança é saber o peso do paciente, pois na pediatria esse dado é necessário para o ajuste das doses dos medicamentos. Normalmente, o peso é desconhecido, mas pessoas habilitadas podem fazer uma estimativa, para que em uma situação de urgência-emergência as medicações possam ser utilizadas com segurança.

Fluidos intravasculares

A expansão volumétrica é componente fundamental quando se trata de suporte avançado de vida em crianças que tiveram perda aguda de sangue ou que sofreram desidratação ou choque séptico. Quando a expansão volumétrica é instituída precocemente, pode até impedir o progresso para choque refratário e PCR. Geralmente, são usados cristaloides como soro fisiológico e Ringer lactato, preferíveis porque existem algumas drogas incompatíveis com o soro glicosado (SG), podendo inativá-las. Tais soluções com dextrose não são usadas na ressuscitação, pois não são eficazes quando se trata de expandir de forma eficiente o compartimento intravascular, além de poder causar hiperglicemia e diurese osmótica. A hiperglicemia pós-PCR traumática ou não também está associada a pior prognóstico neurológico. No caso de hipoglicemia confirmada, esta deve ser prontamente corrigida.

Epinefrina

Trata-se de uma catecolamina endógena com ação alfa e beta-adrenérgica. Sua ação mais importante é a vasoconstritora alfa-adrenérgica que aumenta a pressão diastólica aórtica e a pressão de perfusão coronária – fator determinante no sucesso ou falha da ressuscitação cardiovascular. Com o aumento da pressão de perfusão coronariana, há incremento no fornecimento de oxigênio para o coração. A epinefrina também aumenta a contratilidade do coração e, consequentemente, aumenta o sucesso da desfibrilação.

Na parada cardíaca na faixa etária pediátrica, os ritmos cardíacos mais comuns são a assistolia e a bradiarritmia. Na bradicardia sintomática, sem resposta à ventilação assistida e à suplementação de oxigênio, a epinefrina deve ser administrada na dose 0,01 mg/kg (0,1 mL/kg da solução 1:10.000, endovenosa [EV] ou intraóssea [IO] ou 0,1 mg/kg (0,1 mL/kg da solução 1:1.000) por via traqueal. Em casos de bradicardia refratária, pode-se usar epinefrina contínua (0,1 a 0,2 mcg/kg/min). Ainda não se sabe o benefício do uso de altas doses de epinefrina; mais estudos ainda são necessários. As altas doses de tal medicação podem ter efeitos adversos, como o aumento do consumo miocárdico de oxigênio durante a PCR, estado hiperadrenérgico, taquicardia, hipertensão e ectopia ventricular, necrose miocárdica e piora da disfunção miocárdica pós-parada.

Inicialmente, na PCR, a dose de epinefrina usada é 0,01 mg/kg (0,1 mL/kg de uma solução 1:10.000), EV ou IO, ou 0,1 mg/kg (0,1 mL/kg de uma solução 1:1.000), via traqueal; repetir essa dose a cada 3 a 5 minutos de PCR, na mesma dose, mas considerar dose mais altas.

Epinefrina pode ser usada por via traqueal; será absorvida, mas com absorção e concentração plasmática imprevisíveis. A dose via traqueal é 0,1 mg/kg (0,1 mL/kg de uma solução 1:1.000).

A infusão contínua da epinefrina pode ser útil, e seus efeitos hemodinâmicos dependem da dose utilizada. Doses baixas (< 0,3 mcg/kg/min) têm ação predominantemente beta-adrenérgicas; por sua vez, doses maiores (> 0,3 mcg/kg/min) levam à vasoconstrição pela ação beta e alfa-adrenérgica. Deve-se lembrar de que a ação farmacológica varia de acordo com a titulação infundida para a obtenção do efeito desejado.

Infunde-se a epinefrina, de preferência em uma via de acesso central. No caso de acesso periférico, se houver infiltração na pele, pode ocorrer isquemia local.

Nota: não misturar epinefrina com bicarbonato de sódio (BicNa), pois pode ser inativada e, quando em doses muito altas, há vasoconstrição excessiva, causando comprometimento do fluxo sanguíneo das extremidades do corpo, renal e mesentérico.

Contraindicação

TV induzida por cocaína.

Bicarbonato de sódio (BicNa)

É recomendado para tratar acidose metabólica grave na PCR, hiperpotassemia, hipermagnesemia e overdose de bloqueadores de canais de sódio (p.ex., antidepressivos tricíclicos). Alguns estudos não comprovam melhorar o prognóstico no caso de PCR. Deve-se ter cuidado, pois seu uso pode levar ao aumento na tensão de CO_2, piorando uma acidose respiratória que já existia. Sempre se deve considerar seu uso em PCR prolongada, quando houver choque e acidose metabólica grave documentada.

A dose inicial de bicarbonato de sódio 8,4% é 1 mEq/kg (1 mL/kg de BicNa 8,4%); pode ser repetida a cada 10 minutos de PCR contínua. Seu benefício ainda é controverso e são necessários mais estudos.

Efeitos adversos

Alcalose metabólica, prejuízo da oferta de oxigênio para os tecidos, diminuição da concentração plasmática do cálcio iônico, prejuízo da função cardíaca, hipernatremia e hiperosmolaridade. Sempre após o uso, fazer bolo de 5 a 10 mL de soro fisiológico para lavar o acesso venoso, para assim não inativar as catecolaminas usadas na mesma via do acesso.

Essa medicação não pode ser administrada por via traqueal.

Cálcio

Eletrólito importante na ligação excitação-contratilidade miocárdica. Estudos mostram que a administração de rotina não melhora a evolução da PCR, e o aumento da concentração plasmática pode levar a necrose celular. Ainda faltam estudos que comprovem a eficácia no tratamento da dissociação eletromecânica e assistolia. Costuma estar indicado na hipocalcemia e na hiperpotassemia.

A dose utilizada é 20 mg/kg (0,2 mL/kg) em infusão lenta e contínua durante a PCR (com hipocalcemia conhecida ou suspeita); pode ser repetida se a indicação clínica documentada ou suspeita persistir.

Efeitos adversos

Hipotensão, bradicardia, encurtamento do intervalo QT, trombose venosa, esclerose de veias periféricas, hipercalcemia.

Contraindicação

- Hipercalcemia;

- toxicidade por digitálicos;
- FV.

Magnésio

Eletrólitos, broncodilatador, cátion intravascular e 50% do magnésio circulante é livre (ionizado), por isso pacientes muito doentes podem ter a dosagem total falsificada. Na concentração normal, esse eletrólito pode inibir os canais de cálcio, diminuindo a concentração de cálcio intracelular, tendo como resultado o relaxamento da musculatura lisa. Indicado na asma, *torsades de pointes* e hipomagnesemia.

Tem sido usado no tratamento das arritmias, e seu uso em pacientes pós-infarto miocárdico parece reduzir arritmias ventriculares.

Usar 20 a 50 mg/kg em 10 a 20 minutos para TV com pulso associado a *torsades* ou hipomagnesemia. Infusão mais lenta, 15 a 30 minutos, no caso de mal asmático.

Dose máxima: 2 g.

Efeitos adversos

Confusão mental, sedação, diminuição dos reflexos, hipotensão, bradicardia, PCR (infusão rápida), náuseas, vômitos, hipermagnesemia.

Contraindicação

Insuficiência renal.

Vasopressina

Considerada um hormônio endógeno, age nos receptores específicos que causam vasoconstrição sistêmica e reabsorção de água no túbulo renal. Há secreção aumentada de vasopressina nos estados de choque circulatório, levando à relativa vasoconstrição seletiva de vasos da pele, músculo esquelético, intestino e tecido adiposo, e vasoconstrição menor no leito vascular coronariano, renal e cerebral. Como resultado da vasoconstrição, há aumento do fluxo sanguíneo em direção ao coração e cérebro. Mas tais efeitos deste hormônio ainda estão em estudo e precisam de comprovação na PCR. Além disso, há estudos em animais que mostram que a vasopressina é menos efetiva que a epinefrina.

Glicose

Em eventos estressantes, as crianças aumentam gastos energéticos e, consequentemente, podem apresentar hipoglicemia. Deve-se verificar a concentração de glicose no sangue. Se houver hipoglicemia confirmada, deve ser corrigida com 2 a 4 mL/kg de glicose 25% ou 5 a 10 mL/kg de glicose 10% ou 10 a 20 mL/kg se SG 5%. Há casos em que é necessária a infusão contínua.

Efeitos adversos

- Esclerose da veia;
- hiperglicemia;
- hiperosmolaridade.

Distúrbio de ritmo na PCR

Os distúrbios de ritmo cardíaco na pediatria são incomuns, mas crianças muito doentes, em ambiente hospitalar, de unidade de terapia intensiva (UTI) pediátrica, normalmente são monitoradas, quando podem ser diagnosticados tais distúrbios de ritmo. Causas comuns de arritmia na pediatria são hipoxemia, acidose e hipotensão; crianças com miocardite e cardiomiopatias têm mais chances de arritmias primárias, assim com aquelas submetidas a algum procedimento cirúrgico cardiológico. Observa-se o uso de drogas, pois algumas, em doses terapêuticas ou tóxicas, causam arritmias. Se as vítimas de PCR tiverem seu ritmo cardíaco registrado fora do hospital ou na emergência e no hospital, a maioria tem assistolia ou bradicardia com frequência e complexo QRS alargado. Cerca de 10% das PCR tem FV ou TV sem pulso. Estudos mostram que 20% das vítimas de PCR fora do hospital têm FV, mas exclusão de morte súbita deve ser confirmada. Em ambiente fora do hospital, sabe-se que a incidência de FV aumenta com a idade. Estatísticas mostram que, em parada não causada por trauma, a FV foi registrada em 3% das crianças de 3 a 8 anos de idade, mas foi de 17% entre as vítimas de 8 a 30 anos. Outro estudo mostra que, em caso de parada fora do hospital, a FV/TV foi mais frequente em crianças maiores de 9 anos até a adolescência. E outros estudos mostram que a parada fora do hospital, FV ou TV ocorrem em cerca de 9 a 15% das crianças. É de grande importância o pronto reconhecimento das arritmias ventriculares, uma vez que o prognóstico é melhor quando essas arritmias são logo desfibriladas.

Bradiarritmias

Podem ser causadas por: hipoxemia, hipotermia, acidose, hipotensão e hipoglicemia, pois levam à depressão da função normal do nó sinusal e diminuem a condução pelo miocárdio. Outras causas de bradicardia são estímulo vagal (como a que ocorre no momento da entubação orotraqueal) e hipertensão intracraniana (HIC). A bradicardia sinusal, parada do nó sinusal com ritmo juncional lento ou idioventricular e bloqueio atrioventricular (AV) são comuns em crianças. Se a bradicardia é consequência do bloqueio cardíaco, deve-se levar em conta causas provocadas por drogas. Também se deve lembrar da toxicidade à digoxina e lesão inflamatória aguda por miocardite, e que crianças submetidas a cirurgia cardíaca têm risco aumentado de doença do nó sinusal ou bloqueio cardíaco secundário a lesão do nó AV ou sistema de condução. Se tal ritmo lento gera uma repercussão hemodinâmica, seu tratamento deve ser instituído de imediato.

Os sintomas são comuns em lactentes jovens. A definição da bradicardia é FC inferior a 60 bpm ou aquela FC que está caindo rapidamente; observa-se perfusão lenta. Toda bradicardia significativa deve ser tratada, em qualquer idade. Deve-se assegurar que a criança esteja respirando adequadamente e que esteja recebendo O_2 suplementar. Usa-se epinefrina, droga mais útil nesse caso. Mas se a bradicardia for decorrente de estímulo vagal, dá-se preferência para atropina. Se, após tais medidas, a bradicardia persistir, deve-se considerar a infusão contínua de epinefrina ou dopamina.

A dose de atropina é 0,02 mg/kg, dose mínima de 0,1 mg e dose única máxima de 0,5 mg na criança e 1 mg no adolescente. Repete-se a dose em 5 minutos, até dose máxima total de 1 mg na criança e 2 mg no adolescente. A atropina pode ser administrada via traqueal na dose de 0,02 mg/kg, com absorção duvidosa. O paciente pode ter taquicardia como efeito adverso. Na entubação orotraqueal (IOT), deve-se usar atropina, pois esta inibe a bradicardia por estimulação vagal. Em caso de bradicardia por bloqueio cardíaco ou função anormal do nó sinusal, recomenda-se marca-passo transitório.

Atividade elétrica sem pulso (AESP)

Caracteriza-se por atividade elétrica registrada no monitor ou eletrocardiograma (ECG), com ausência de pulsos. Normalmente, precede a assistolia. É comum visualizar no monitor ritmo lento com complexos ventriculares alargados, principalmente em crianças que passaram por hipóxia prolongada, isquemia ou hipercarbia. Nesse caso, trata-se da mesma forma que a assistolia. Há ocasiões em que a AESP tem causa irreversível, que surge subitamente com queda do débito cardíaco, em que o ritmo no ECG parece normal, a FC pode ser aumentada ou cair rapidamente, os pulsos e outras evidências do débito cardíaco são ausentes, com a criança com aspecto de ausência de vida. Esse evento pode ser chamado de dissociação eletromecânica (DSM).

São causas de AESP: 4 Hs (hipovolemia grave, hipoxemia, hipotermia e hipercalemia) e 4 Ts (pneumotórax hipertensivo, tamponamento cardíaco, toxinas, e tromboembolismo pulmonar). Assim que reconhecidas as causas, estas devem ser rapidamente corrigidas.

O tratamento da AESP é o mesmo da assistolia. Deve-se lembrar, sempre, de tratar as causas conhecidas. Se a criança continua sem pulso, depois de estabelecida a via aérea, com suplementação de O_2, deve-se administrar epinefrina (0,01 mg/kg).

Taquicardia supraventricular

Arritmia que normalmente não está vinculada a PCR é a mais comum na pediatria e frequentemente causa instabilidade hemodinâmica. Costuma-se observar FC acima de 220 bpm, e, em alguns casos, pode chegar a 300 bpm. Apresenta-se com QRS estreito. Diagnóstico diferencial de TS, pois os dois cursam com perfusão prejudicada. Tentar diferenciar a TS e a TSV baseando-se na história, desidratação ou hemorragia (choque × TS e história vaga na TSV). FC < 220 bpm em crianças menores de 1 ano e < 180 bpm na criança maior na TS, FC > 200 bpm em menores de 1 ano e FC > 180 bpm em crianças maiores. Onda P ausente em ambas quando FC muito alta, mas, na TS, a onda P está sempre presente; na TSV, a onda P pode ser negativa. Intervalo R-R variável na TS e responde à estimulação, e na TSV não há variação desse intervalo. Sabe-se que o término da TSV é abrupto e na TS é gradual.

Com história vaga, as crianças podem manifestar, na TSV, tontura, desconforto respiratório ou simplesmente se nota a FC aumentada ou rápida. O diagnóstico é mais difícil se o paciente for lactente, pois FC rápida e aumentada pode não ser percebida e só se diagnosticar a TSV quando se atinge estado de débito cardíaco baixo ou até mesmo choque, por causa do progressivo aumento do consumo de O_2.

TSV com QRS alargado

É uma arritmia pouco frequente em crianças e lactentes. O diagnóstico é feito por meio de ECG de 12 derivações para se fazer a correta diferenciação com a TV. Também pode causar instabilidade hemodinâmica. O tratamento é o mesmo da TV.

O tratamento da TSV engloba:

- manobras vagais: em pacientes com sintomas leves e hemodinamicamente estáveis. Usa-se água gelada na face, mais efetiva em lactentes e crianças; gelo em luvas ou saco plástico; massagem no seio carotídeo ou Valsalva – assoprar o canudinho. ECG deve ser realizado antes e depois das manobras;
- cardioversão: na TSV com instabilidade hemodinâmica, indica-se cardioversão elétrica ou química. Usa-se a cardioversão elétrica sincronizada, com dose inicial de 0,5 a 1 J/kg. Não postergar a cardioversão;
- adenosina: droga de escolha na TSV. Nunca atrasar a cardioversão esperando o acesso venoso. É um nucleosídeo endógeno que age em receptores específicos que causa um bloqueio temporário na condução pelo nó AV e interrompe o mecanismo de reentrada pelo nó AV. Efeitos adversos são mínimos. Dose de 0,1 mg/kg na forma de bolo, em acessos venosos o mais perto possível do coração. Se não houver efeito, pode-se dobrar a dose (0,2 mg/kg). Não se deve exceder a dose de 12 mg. Pode ser administrada via IO.

Agentes alternativos são a procainamida e a amiodarona.

Tratamento da taquicardia com QRS alargado

Cardioversão sincronizada em caso de pulso presente e desfibrilação em pulso ausente. As taquicardias são rapidamente tratadas com complexo alargado, principalmente se a criança tiver repercussão hemodinâmica.

Taquicardia ventricular e fibrilação ventricular

São entidades raras em crianças. Podem ter como causas cardiopatias congênitas, miocardiopatias ou miocardites, intoxicação por drogas (drogas de abuso, digoxina, antidepressivos tricíclicos), causas metabólicas (hipercalemia, hipermagnesemia, hipocalemia ou hipoglicemia) e hipotermia.

Tratamento da taquicardia ventricular e fibrilação ventricular

Em caso de TV hemodinamicamente estável: pulsos palpáveis. ECG 12 derivações; obter história detalhada. Usa-se amiodarona na dose 5 mg/kg em 30 a 60 minutos ou lidocaína na dose 1 mg/kg em cerca de 2 a 4 minutos. A amiodarona e a procainamida podem levar a hipotensão. Além disso, a procainamida é um potente inotrópico negativo, daí a importância da monitoração rigorosa da criança na infusão dessas drogas. Nunca se devem infundir a amiodarona e a procainamida juntas, pois podem causar arritmia com intervalo QT prolongado.

Cardioversão para taquicardia ventricular com pulso

Nas crianças com TV com pulsos palpáveis, mas com sinais de choque, indica-se cardioversão sincronizada. Em criança hemodinamicamente estável e com bom nível de consciência, há tempo para a aquisição de acesso venoso e deve-se fazer sedação e, em seguida, proceder à cardioversão sincronizada. Contudo, dependendo da gravidade do paciente, a cardioversão sincronizada pode ser feita antes da obtenção de um acesso vascular. Examina-se o ritmo cardíaco e descarta-se *torsades de pointes*, mas, se esta condição estiver presente, administram-se 25 mg/kg de magnésio em *bolus* lento em 10 a 20 minutos.

Taquicardia ventricular e fibrilação ventricular sem pulso

O tratamento definitivo da TV e FV sem pulso é a desfibrilação. Não se deve esquecer de instituir ventilação, oxigenação e MCE adequadas, e um acesso vascular pode ser tentado enquanto se carrega o desfibrilador. Nunca se devem atrasar os choques. Se, depois do terceiro choque, o paciente não foi desfibrilado, inicia-se epinefrina intravenosa (IV) na dose 0,01 mg/kg (0,1 mL/kg pela via traqueal) e deve-se tentar nova desfibrilação de 30 a 60 segundos. Se permanecer a FC ou a TV sem pulso ou se recorrerem, após a dose de epinefrina, pode-se usar, nesse momento, amiodarona (5 mg/kg em infusão rápida – bolo), seguindo nova desfibrilação com novo ciclo de MCE para facilitar o transporte do medicamento. Regra básica: RCP-droga-choque, RCP-droga-choque.

Amiodarona

É um antiarrítmico de farmacologia difícil, tem forma oral, pouco absorvível, e forma intravenosa, usada nas arritmias atriais e ventriculares. Produz vasodilatação e supressão do nó AV. Inibe o efluxo de potássio, prolongando o intervalo QT. Inibe os canais de sódio, diminuindo a condução no miocárdio ventricular e prolonga a duração do QRS. Também tem sido usada na taquicardia atrial ectópica ou taquicardia juncional ectópica pós-cirurgia cardíaca e TV em crianças com doença cardíaca de base. Nesses casos, a dose recomendada é de 5 mg/kg de ataque; pode ser repetida na mesma dose até 15 mg/kg/dia. Tem como efeito adverso a hipotensão. Tem meia-vida prolongada, cerca de 40 dias.

Complicação

- Hipotireoidismo ou hipertireoidismo;
- pneumonite intersticial;
- descoloração cutânea;
- elevação das enzimas hepáticas.

Lidocaína

É um antiarrítmico com uso indicado no tratamento de FV e TV sem pulso em crianças resistentes ao choque, na dose de 1 mg/kg em bolo intravenoso rápido e, em seguida, iniciando-se dose de manutenção com infusão contínua de 20 a 50 mcg/kg/min, IV/IO.

Procainamida

É um antiarrítmico indicado no tratamento da FV, *flutter* atrial e TV com pulso. Usada na dose de 15 mg/kg, IV/IO, como dose de ataque, em 30 a 60 minutos, com monitoração de ECG contínua, FC e PAS. Tem como ação: deprimir a excitabilidade do músculo cardíaco, reduzir a velocidade de condução no átrio, no feixe de His e no ventrículo, e aumentar o período refratário. Não se recomenda o uso em combinação com outros agentes, como a amiodarona, pois prolonga o intervalo QT. Deve-se considerar o risco de hipotensão, e os efeitos inotrópicos negativos aumentam com a administração rápida. Por isso, a procainamida não é agente adequado para o tratamento de FV/TV sem pulso.

Desfibrilação, cardioversão e marca-passo externo

Desfibrilação

É a despolarização assincrônica do miocárdio, que, se bem-sucedida, encerra a FV/TV sem pulso. A desfibrilação é aplicada na forma de choques e leva à recuperação da repolarização espontânea. Não é efetiva na assistolia. O tamanho das pás varia; as pás maiores de adultos, de 8 a 10 cm, podem ser usadas em crianças acima de 10 kg. Pás infantis são recomendadas para lactentes com menos de 10 kg. Recomenda-se usar um creme ou pasta apropriados com a interface entre eletrodo e parede torácica. O gel de ultrassonografia é um mau condutor de energia, por isso não deve ser usado. Também não se deve usar álcool – condutor pobre. Choques repetidos podem causar queimaduras na pele. As pás são aplicadas no tórax, uma na parte superior do tórax à direita e a outra no ápice do coração (à esquerda do mamilo esquerdo). Uma alternativa é o uso na posição anteroposterior (pás ou placas colocadas à esquerda do esterno e outra nas costas). A carga inicial para a desfibrilação é de 2 J/kg; se essa energia for insuficiente, aumenta-se a carga para 4 J/kg. Os 3 primeiros choques devem ocorrer de forma sucessiva e rápida, e sempre se deve checar o ECG para ver em que ritmo o paciente se encontra. Se os 3 primeiros choques forem insuficientes, tenta-se corrigir as possíveis causas, como acidose, hipoxemia ou hipotermia, e administra-se epinefrina, procede-se RCP e tenta-se desfibrilar. Após o quarto choque, se este for ineficaz, administra-se amiodarona ou lidocaína ou epinefrina em doses altas. Repete-se a desfibrilação com 4 J/kg em 30 a 60 segundos após cada droga, se FV/TV persistir.

Desfibrilador externo automático (DEA) nas crianças

Pode ser usado em adultos e crianças. É capaz de detectar FV em crianças de todas as idades. Seu uso não é adequado quando se trata de lactentes, portanto, está justificado para a identificação de ritmos cardíacos em crianças a partir de 8 anos, mas não em crianças menores. É usada uma carga inicial 2 J/kg para as crianças de 8 anos; considera-se essa carga principalmente se o evento ocorre em ambiente fora do hospital. No caso de serviços especializados em atendimento de crianças com risco de desenvolver arritmias ou de evoluírem para uma parada, devem ser usados os desfibriladores com cargas de energia ajustáveis.

Cardioversão sincronizada

É o mecanismo pelo qual se consegue a despolarização de forma sincronizada do miocárdio. Pode ser empregada nos casos de TSV ou TV (com pulso) em crianças. Deve-se lembrar de ativar a chave da sincronização antes de se empregar a cardioversão. Inicia-se com uma carga de 0,5 a 1 J/kg e, depois, aumenta-se para 2 J/kg. Após o segundo choque, tenta-se o medicamento antiarrítmico e só depois se emprega o terceiro choque. Sempre se deve ficar de olho em possíveis causas das arritmias e corrigi-las o mais rápido possível.

Marca-passo cardíaco

Indicado em alguns casos de bradicardia, normalmente causados por bloqueio cardíaco completo ou por disfunção do nó sinusal. Está indicado no caso de tratamento do bloqueio AV após a correção cirúrgica de uma cardiopatia congênita.

BIBLIOGRAFIA

1. Appleton GO, Cummins RO, Larson MP, Graves JR. CPR and the single rescuer: at what age should you "call first" rather than "call fast"? Ann Emerg Med 1995; 25:492-4.
2. Ashwal S, Schneider S, Tomasi L, Thompson J. Prognostic implications of hyperglycemia and reduced cerebral blood flow in childhood near-drowning. Neurology 1990; 40:820-3.
3. Carcillo J, Davis A, Zaritsky A. Role of early fluid resuscitation in pediatric septic shock. JAMA 1991; 266:1242-5.
4. Cherian L, Goodman JC, Robertson CS. Hyperglycemia increases brain injury caused by secondary ischemia after cortical impact injury in rats. Crit Care Med 1997; 25:1378-83.

5. Gillis J, Dickson D, Rieder M, Steward D, Edmonds J. Results of inpatient pediatric resuscitation. Crit Care Med 1986; 14:469-71.
6. Goetting MG, Paradis NA. High-dose epinephrine improves outcome from pediatric cardiac arrest. Ann Emerg Med 1991; 20:22-6.
7. Guimarães HP, Lane CL, Flato UA, Timerman, Lopes RD. Uma breve história da ressuscitação cardiopulmonar. Rev Bras Clin Med 2009; 7:177-87.
8. Hickey RW, Cohen DM, Strausbauhgh S, Dietrich AM. Pediatric patients requiring CPR in the prehospital setting. Ann Emerg Med 1995; 25:495-501.
9. Hunt EA, Zimmer KP, Rinke ML, Shilkofski NA, Matlin C, Garger C et al. Transition from a traditional code team to a medical emergency team and categorization of cardiopulmonary arrests in a children's center. Arch Pediatr Adolesc Med 2008; 162:117-22.
10. Kleiman ME, Chameides L, Schexnayder SM, Samson RA, Hazinski MF, Atkins DL et al. Part 14: pediatric advanced life support: 2010 American Heart Association Guidelines for Cardiopulmonary Resuscitation and Emergency Cardiovascular Care. Circulation 2010; 122(18 Suppl 3):S876-908.
11. Kleinman ME, Oh W, Stonestreet BS. Comparison of intravenous and endotracheal epinephrine during cardiopulmonary resuscitation in newborn piglets. Crit Care Med 1999; 27:2748-54.
12. Kouwenhoven WB, Jude JR, Knickerbocker GG. Closed-chest cardiac massage. JAMA 1960; 173:1064-7.
13. American Heart Association. Livro do Profissional de Saúde. Suporte Avançado de Vida em Pediatria. 2008 Edição em português.
14. Longstreth Jr. WT, Copass MK, Dennis LK, Rauch-Matthews ME, Stark MS, Cobb LA. Intravenous glucose after out-of-hospital cardiopulmonary arrest: a community-based randomized trial. Neurology 1993; 43:2534-41.
15. Lubitz DS, Seidel JS, Chameides L, Luten RC, Zaritsky AL, Campbell FW. A rapid method for estimating weight and resuscitation drug dosages from length in the pediatric age group. Ann Emerg Med 1988; 17:576-81.
16. Mogayzel C, Quan L, Graves JR, Tiedeman D, Fahrenbruch C, Herndon P. Out of hospital ventricular fibrillation in children and adolescents: causes and outcomes. Ann Emerg Med 1995; 25:484-91.

17. Niemann JT, Criley JM, Rosborough JP, Niskanen RA, Alferness C. Predictive indices of successful cardiac resuscitation after and experimental cardiopulmonary resuscitation. Ann Emerg Med 1985; 14:521-8.
18. Otto C, Yakaitis R, Blitt C. Mechanism of action of epinephrine in resuscitation from asphyxia arrest. Crit Care Med 1981; 9:321-4.
19. Samson RA, Nadkarni VM, Meaney PA, Carey SM, Berg MD, Berg RA. Outcomes of in-hospital ventricular fibrillation in children. N Engl J Med 2006; 354:2328-39.
20. Sanders AB, Ewy GA, Taft TV. The prognostic and therapeutic importance of the aortic diastolic pressure in resuscitation from cardiac arrest. Crit Care Med 1984; 12:871-3.
21. Sharek PJ, Parast LM, Leong K, Coombs J, Earnest K, Sullivan J et al. Effect of a rapid response team on hospital-wide mortality and code rates outside the ICU in a Children's Hospital. JAMA 2007; 298:2267-74.
22. Sherman BW, Munger MA, Foulke GE, Rutherford WF, Panacek EA. High-dose versus standard-dose epinephrine treatment of cardiac arrest after failure of standard therapy. Pharmacotherapy 1997; 17:242-7.
23. Tang W, Weil MH, Sun S, Noc M, Yang L, Gazmuri RJ. Epinephrine increases the severity of post resuscitation myocardial dysfunction. Circulation 1995; 92:3089-93.
24. Young KD, Seidel JS. Pediatric cardiopulmonary resuscitation: a collective review. Ann Emerg Med 1999; 33:195-205.
25. Zaritsky A, Nadkarni V, Getson P, Kuehl K. CPR in children. Ann Emerg Med 1987; 16:1107-11.

Transporte do Paciente Crítico 3

Amanda Mara Callejas de Souza
Ana Luiza Teixeira Balloti
Rafaela Fabri Rodrigues

INTRODUÇÃO

O transporte do paciente pediátrico pode ser dividido em duas classes: inter-hospitalar e intra-hospitalar. O primeiro é aquele em que ocorre a transferência do paciente de um hospital para outro, sempre que se necessite de maiores recursos humanos, diagnósticos e terapêuticos. Já o transporte intra-hospitalar acontece quando o paciente é transportado para outras unidades ou setores, dentro do mesmo hospital, para a realização de testes diagnósticos ou procedimentos que não são feitos à beira do leito.

Toda remoção, a princípio, significa um procedimento de risco, independentemente da estabilidade hemodinâmica do paciente. Portanto, nenhum paciente deve ser removido se estiver hemodinamicamente instável no momento da sua saída, para não aumentar a possibilidade de complicações relacionadas ao transporte, uma vez que alguns riscos são inerentes a esse processo, não importando o tempo ou a distância a ser percorrida. Esses riscos estão relacionados a possíveis falhas no controle das funções cardiorrespiratórias, à instabilidade fisiológica e ao prejuízo da oxigenação tecidual. Problemas na equipe multidisciplinar envolvida no transporte também podem ocorrer, desde a falta de conhecimento e de habilidade técnica no manejo do transporte até a comunicação efetiva entre os integrantes da equipe e falha nos equipamentos (p.ex., ventilador mecânico, bomba de infusão ou perda da pressão no cilindro de oxigênio).

Entre as alterações fisiológicas que os pacientes podem apresentar durante o transporte, devem ser previstas possíveis alterações de frequência cardíaca, níveis pressóricos, aumento na pressão intracraniana, arritmias, ataques cardíacos, alterações na frequência respiratória, queda na saturação de oxigênio, aumento de pressão nas vias aéreas, obstrução das vias aéreas pelas secreções, tosse excessiva, agitação e sangramentos.

Outro risco pode ocorrer em virtude da dor, pois o paciente frequentemente é passado de uma maca para outra, estando sujeito a pequenos impactos e mecânicas de movimento que podem ser dolorosas, além da interrupção da infusão de alguma medicação anestésica ou sedativa. Para o paciente pediátrico, algumas condições inerentes ao transporte, como barulho excessivo, vibrações e variações da temperatura, incorrem em riscos adicionais, tanto maior quanto mais jovem for o paciente, podendo até mesmo prejudicar sua estabilidade hemodinâmica durante o transporte.

Deve-se sempre questionar se o teste diagnóstico a que o paciente vai ser submetido vale a pena, pois estudos têm demonstrado que somente 29 a 39% dos doentes que são transportados têm alteração na conduta, sendo que 68% sofrem alguma deterioração clínica com o transporte.

Para minimizar os riscos que podem ocorrer, Japiassú[1] propõe que o transporte seja feito por equipe especializada, pois a qualidade do transporte depende do treinamento e da sua eficiência. Essa equipe deve ser formada por um enfermeiro, que será responsável pelo planejamento e pela previsão de materiais; um médico, responsável por qualquer decisão ou intercorrência no percurso; e um fisioterapeuta, responsável pela oxigenação e pelo suporte ventilatório, no caso de pacientes em ventilação mecânica. Vale lembrar que a decisão para o transporte do paciente é responsabilidade do médico que o está atendendo.

O transporte é dividido em três fases:

1. Fase preparatória.
2. Fase de transferência.
3. Fase de estabilização pós-transporte.

FASE PREPARATÓRIA

- Preparar o paciente;
- preparar materiais (monitor de eletrocardiograma, oxímetro, capnógrafo, monitor de pressão arterial não invasivo, Ambu®, torpedo de oxigênio, prontuário do paciente, medicações, laringoscópio, cânula traqueal);
- verificar se o cilindro de oxigênio está carregado;
- carregar bateria dos monitores, bombas de infusão e ventilador mecânico;
- garantir que os alarmes dos equipamentos sejam visuais e sonoros;
- verificar se o local está pronto para receber o doente.

Com relação a instrumentos específicos:

- drenos de tórax: verificar fixação adequada, não os clampear, transportá-los sempre abertos e com o frasco de drenagem um nível abaixo do seu ponto de inserção;
- cateteres venosos: garantir fixação adequada, evitar tracioná-los, verificar quantidade do soro, manter cateter heparinizado;
- sonda nasogástrica: manter aberta para promover esvaziamento e descompressão gástrica, facilitando a ventilação e evitando a broncoaspiração;
- sonda vesical: mantê-la aberta, clampeando-a somente por curtos períodos; verificar débito urinário durante toda a remoção (bexigoma é uma das causas de agitação no transporte).

O objetivo do fisioterapeuta nessa fase é garantir a permeabilidade das vias aéreas, fornecer suporte ventilatório e oxigenação, verificar a expansibilidade do tórax, a fixação da cânula e a pressão do *cuff*.

FASE DE TRANSFERÊNCIA

A monitoração deve ser contínua durante todo o trajeto. Nessa fase, os cuidados devem ser redobrados, pois é no momento da passagem de uma maca para outra que ocorrem os maiores problemas, como perda de acesso venoso e extubação acidental.

Sempre ligar bombas de infusão e ventiladores mecânicos na tomada para poupar a bateria para o percurso de volta.

Durante todo o trajeto, deve-se estar atento aos sinais de instabilidade hemodinâmica, que podem estar relacionados à piora do quadro clínico, à obstrução de cateteres e sondas ou ao mau funcionamento de algum equipamento.

FASE DE ESTABILIZAÇÃO PÓS-TRANSPORTE

Podem ocorrer alterações hemodinâmicas e respiratórias após o fim do processo.

Deve-se ter atenção redobrada com os parâmetros respiratórios e hemodinâmicos de 30 minutos até 4 horas após o transporte. Estudos mais recentes descrevem complicações até 24 horas após a remoção.

A Tabela 1 apresenta as complicações fisiológicas e técnicas que podem ocorrer.

TABELA 1 COMPLICAÇÕES RELACIONADAS AO TRANSPORTE

Fisiológicas	**Técnicas**
Hipo ou hipertensão	Desconexão do ECG
Hipo ou hipercapnia	Obstrução do tubo traqueal
Hipóxia	Extubação acidental
Acidose ou alcalose	Oclusão ou perda de cateteres e drenos
Broncoespasmo	Término da fonte de oxigênio
Arritmias cardíacas	Fim da energia
Isquemia miocárdica	Defeito na maca de transporte
Pneumotórax	Atraso no setor de destino

(continua)

(continuação)

Fisiológicas	Técnicas
Broncoaspiração	
Hipertensão intracraniana e convulsões	

ECG: eletrocardiograma.

Os ventiladores de transporte devem ter características particulares:

- funcionar com bateria e sem ar comprimido;
- controlar frequência respiratória, volume corrente e pressão;
- ter modalidades com ciclos assistidos, controlados e espontâneos;
- possuir alarmes visuais e sonoros;
- permitir controle da pressão positiva expiratória final (Peep);
- ter peso leve (até 8 kg);
- poder ser utilizado com filtros.

Muitas vezes, o doente é transportado com Ambu®, porém, ocorrem maiores áreas de colapso alveolar, diminuição de saturação e troca gasosa, em decorrência da retirada da Peep.

Deve-se compreender que remover o doente não significa apenas transportá-lo de um local para outro. É um processo de risco, no qual alguns passos devem ser seguidos para prevenir situações danosas ao paciente.

Deve-se planejar o transporte, a fim de antecipar os erros, incorporando novas tecnologias e visando sempre a tornar mais eficiente o transporte de um doente crítico.

REFERÊNCIA BIBLIOGRÁFICA

1. Japiassú A. Transporte intra-hospitalar de pacientes graves. RBTI 2005; 17(3):217-20.

BIBLIOGRAFIA

1. Karvountzis G. Intrahospital transportation: monitoring and risks. Int Crit Care Nurs 1999; 87:183-6.
2. Knobel E. Condutas no paciente grave. 2.ed. v.2. Rio de Janeiro: Atheneu, 1998.
3. Kollef MH, Von Harz B, Prentice D, Shapiro SD, Silver P, St John R et al. Patient transport from intensive care increase the risk of developing ventilator-associated pneumonia. Chest 1997; 112(3):765-72.
4. Mannarino L, Timerman S. Transporte terrestre e aéreo do paciente crítico. Rev Soc Cardiol Estado de São Paulo 1998; 8(4):866-78.
5. Ministério da Saúde. Manual de orientações sobre o transporte neonatal.
6. Nakamura T, Fujino Y, Uchiyama A, Mashimo T, Nishimura M. Intrahospital transport of critically ill patients using ventilator with patient-triggering function. Chest 2003; 123(1):159-64.
7. Pereira Jr GA, Nunes TL, Basile-Filho A. Transporte do paciente crítico. Medicina (Ribeirão Preto) 2001; 34(2):143-54.
8. Stearley HE. Patients' outcomes: intrahospital transportation and monitoring of critically ill patients by a specially trained ICU nursing staff. Am J Crit Care 1998; 7(4):282-7.
9. Waydhas C, Schneck G, Duswald KH. Deterioration of respiratory function after intra-hospital transport of critically ill surgical patients. Int Care Med 1995; 21:784-9.

4 Entubação Traqueal

Nelio de Souza
Silvana A. D'Alessio de Souza

A entubação traqueal (ET) é um método que consiste na colocação de um tubo através da glote com o intuito de manter o acesso às vias aéreas inferiores, permitindo a realização de ventilação pulmonar mecânica nos casos de insuficiência respiratória (tipo I ou II) e procedimentos anestésicos, ou de manter a permeabilidade das vias aéreas nos casos de obstrução parcial da glote.[1-3]

A traqueostomia como método de acesso às vias aéreas é descrita desde as experiências de Asclepíades em 124 a.C., mas somente em 1878 Mac Ewen descreveu a ET pela boca em humanos, utilizando um tubo de vulcanite. No século XX, houve grande aumento na utilização da ET, o que proporcionou grandes avanços na confecção da cânula orotraqueal e das técnicas de entubação traqueal.[2,4,5]

Para a realização da ET, é fundamental o treinamento adequado do médico, assim como da equipe multiprofissional que irá assessorá-lo (enfermagem, fisioterapia, médicos auxiliares, etc.), e o seguimento de um protocolo, que consiste em separar e testar todo o equipamento que será utilizado, separar e conhecer o uso das medicações envolvidas, o adequado posicionamento do paciente, a pré-oxigenação e o uso de métodos de proteção para os profissionais envolvidos (luvas, máscaras, óculos, etc.). [2,3,5,6]

ESCOLHA DA CÂNULA OROTRAQUEAL

As cânulas orotraqueais (COT) basicamente diferem entre si pelo material que as confeccionam, os diâmetros interno e externo, a presença ou não de *cuff* e o tipo desse *cuff*.

O material utilizado nas cânulas orotraqueais deve ser o mais inerte possível e, na temperatura corporal, ser suficientemente maleável para se adaptar à anatomia das vias aéreas e suficientemente firme para não ser deprimido em demasia. O material mais utilizado é o policloreto de vinila (PVC).

O diâmetro externo varia de acordo com a marca e o material utilizado, mas a decisão sobre qual COT utilizar baseia-se principalmente no diâmetro interno. Para crianças acima de 2 anos de idade, o método mais utilizado para a determinação do diâmetro interno de cânulas sem *cuff* é a fórmula: idade (anos)/4 + 4, e para cânulas com *cuff*: idade (anos)/4 + 3 ou idade (anos)/4 + 3,5, segundo alguns autores. Para crianças menores de 2 anos, pode-se utilizar a recomendação da Tabela 1.[3,7-12]

TABELA 1 DIÂMETRO INTERNO DA CÂNULA OROTRAQUEAL

Idade	Diâmetro interno (mm)
Pré-termo < 1.000 g	2,5
Pré-termo > 1.000 g	3
Neonatos a 6 meses	3 a 3,5
6 meses a 1 ano	3,5 a 4
1 a 2 anos	4 a 4,5

Para a determinação da altura da fixação da COT, existem várias fórmulas, sendo a mais simples a idade × 3. Outras fórmulas possíveis são idade (anos)/2 + 12 e peso (kg)/5 + 12. Para crianças menores de 1 ano de vida, utiliza-se a fórmula peso (kg)/2 + 8.[3,7,8,12,13]

A maior discussão atual é sobre o uso do *cuff*. Tradicionalmente, o *cuff* é indicado para crianças acima de 8 anos de idade. A falta do *cuff* pode provocar maior escape de ar durante a ventilação mecânica, maior probabilidade de aspirações e possibilidade de contaminação do ambiente com gases anestésicos ou óxido nítrico (NO). Já o uso do *cuff* obrigaria a utilização de cânulas menores, aumentando a resistência a entrada de ar. Nos últimos anos, houve grande melhoria na confecção dos *cuff*, que agora possuem alta complacência, gerando baixas pressões quando insuflados; e há COT com *cuff* localizado mais distalmente, o que causaria menos lesões na região cricoide. Com essas mudanças, vários autores recomendam seu uso em crianças menores.[6,7,14,15]

Diferenças anatômicas individuais podem fazer com que essas fórmulas falhem e, portanto, deve-se analisar clinicamente se o tamanho da COT foi bem escolhido e sempre realizar radiologia torácica para averiguar o seu posicionamento.

LARINGOSCÓPIO

A escolha da lâmina reta ou curva do laringoscópio deve respeitar a preferência do médico, mas existem algumas regras básicas.

A lâmina reta (Miller) é a mais indicada para crianças menores de 3 anos de idade, em razão da posição mais anterior e cefálica da laringe, e deve-se levantar diretamente a epiglote para a realização da ET. A lâmina reta também pode ser útil em pacientes com lesão na medula cervical, pois requer menor movimentação da cabeça.[2,14-16] A lâmina curva (Macintosh), por facilitar o deslocamento da língua, é mais indicada em crianças maiores de 3 anos de idade e deve ser colocada na valécula durante a ET.[2-13]

O tamanho adequado da lâmina é descrito na Tabela 2. Uma regra prática é utilizar a distância entre os incisivos superiores e o ângulo da mandíbula acrescido de 1 cm.[17]

TABELA 2 TAMANHO DA LÂMINA DO LARINGOSCÓPIO		
Idade	**Miller**	**Macintosh**
Prematuro	0	–
Neonato	0	–
6 a 19 meses	1	–
1 a 6 anos	1 a 2	2
6 a 10 anos	2	2 a 3
> 11 anos	2 a 3	3 a 4
Adulto	3	4

SEDAÇÃO

Inúmeros trabalhos demonstram a superioridade da sequência rápida de entubação como procedimento de rotina durante a ET. Há demonstração de facilitação no processo de ET e de diminuição das complicações no ato da ET e da sedação aumentada, exigida se não for realizada a sequência rápida. Ela consiste, bem resumidamente, em pré-oxigenação do paciente, uso de pré-medicação para prevenir complicações (atropina, lidocaína, etc.), sedação suficiente para permitir um bloqueio neuromuscular confortável e bloqueio neuromuscular. A sequência rápida de entubação também é descrita em neonatos, mas estes podem ser entubados com sedação simples e, em alguns casos, sem sedação.[2,5,14]

POSICIONAMENTO

Um dos maiores segredos para uma boa ET é o posicionamento adequado do paciente. Como a conformação da cabeça das crianças muda com o passar dos anos, o posicionamento correto exige técnicas diferenciadas de acordo com a idade. Esse posicionamento visa a colocar o eixo entre a boca e a glote na posição mais retilínea possível, facilitando a visualização da glote e a colocação da COT.

A primeira conduta a ser tomada é alinhar o meato acústico externo com o acrômio. Em crianças até aproximadamente 2 anos de idade, esse alinhamento é obtido colocando-se um coxim sob a região escapular, uma vez que a região occipital é mais proeminente. A partir dos 4 anos, como a região occipital é mais plana, deve-se colocar o coxim sob a região occipital, elevando um pouco a cabeça. De 2 a 4 anos, deve-se avaliar a anatomia da criança para o devido posicionamento. Características individuais também podem modificar essas regras (Figura 1). [2,5,7,14]

Após essa etapa, deve-se flexionar o pescoço em cerca de 35°. A manobra de leve elevação da cabeça associada à flexão do pescoço é a chamada posição de cheirador (*sniffing position*) e é definida por muitos autores como a preferida para a realização da ET. Trabalhos atuais têm questionado essa informação e consideram que só a flexão do pescoço seria suficiente.[2,7,14]

Como regra prática, quando no ato da ET a glote se encontrar muito anteriorizada, o erro deve estar na colocação dos coxins, deixando a cabeça muito baixa, e/ou no excesso de flexão do pescoço.

Uma alternativa para esse posicionamento é a ET com paciente semissentado, em que o paciente é colocado em um ângulo de 45 a 60°, com o restante do procedimento mantido. Essa posição é particularmente útil em pacientes grandes, obesos e com restrições ao decúbito dorsal reto, como nos casos de abdome volumoso (ascite, obesidade, etc.) e cardiopatias graves.[18]

VERIFICAÇÃO DA ET E POSICIONAMENTO DA COT

Para verificar se a COT realmente está na traqueia, o melhor método é a capnografia, que mostra presença de CO_2 no ar expirado. Outros métodos úteis, mas que podem apresentar maior grau de falhas, são a observação da expansão torácica durante a insuflação de ar, a ausculta pulmonar e do estômago, a melhora da oximetria de pulso e a presença de vapor d'água no interior da COT.[2,7,13,14,19]

A verificação do posicionamento correto da COT começa durante a ET, quando se deve colocar a marca (linha dupla ou única) presente na parte distal da COT, na altura das cordas vocais. Após a ET, pode-se observar a simetria da expansibilidade torácica e na ausculta pulmonar. Sempre após a ET, deve-se realizar radiologia torácica para verificação do real posicionamento da COT.[2,7,13,14,19]

FIGURA 1 Posicionamento para entubação traqueal.

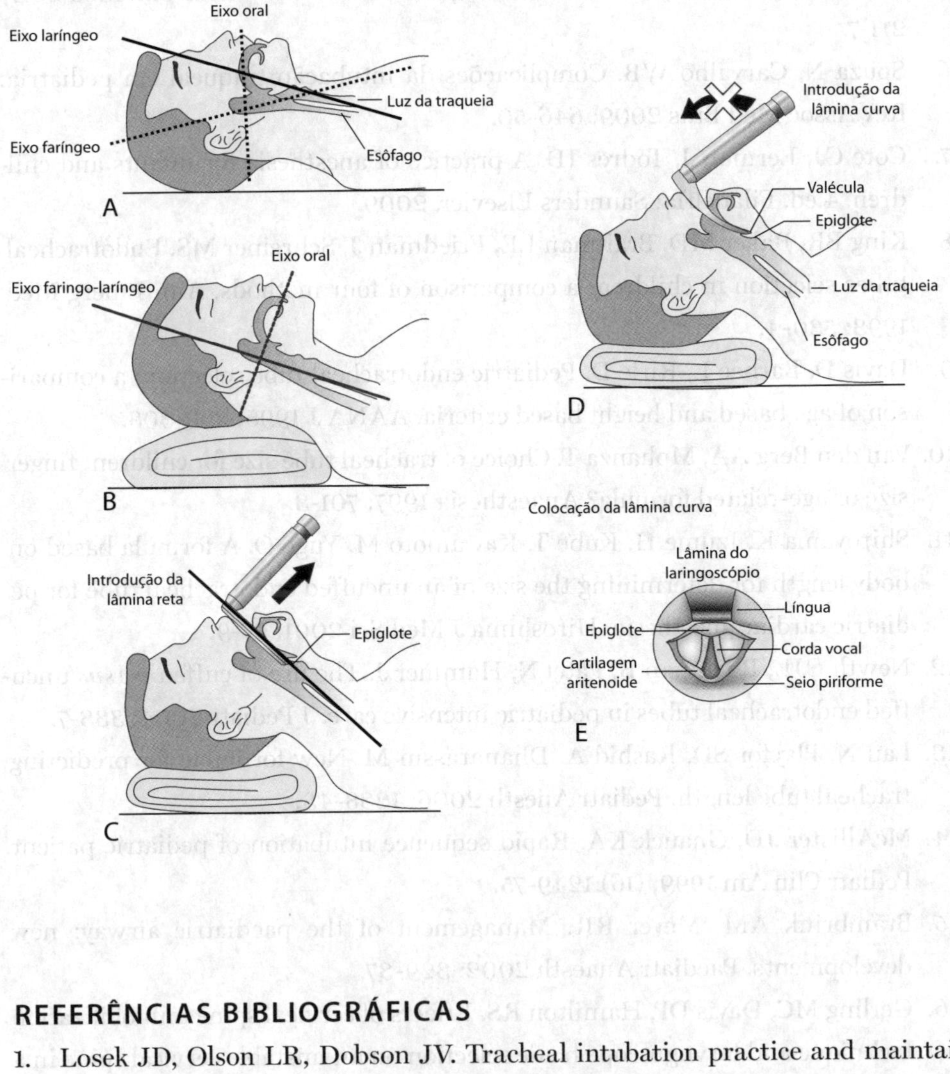

REFERÊNCIAS BIBLIOGRÁFICAS

1. Losek JD, Olson LR, Dobson JV. Tracheal intubation practice and maintaining skill competency survey of pediatric emergency department medical directors. Pediatr Emerg Care 2008; 24:294.
2. Matsumoto T, Carvalho WB. Intubação traqueal. J Pediatr 2007; S83-90.
3. Amantea SI, Piva JP, Zanella MI, Bruno F, Garcia PCR. Acesso rápido à via aérea. J Pediatr 2003; S127-38.

4. Imbeloni LE. Complicações da intubação traqueal. Rev Bras Anest 1986; 501-8.
5. Tallo FS, Guimarães HP, Lopes RD, Lopes AC. Intubação orotraqueal e a técnica da sequência rápida: uma revisão para o clínico. Rev Bras Clin Med 2011; 211-7.
6. Souza N, Carvalho WB. Complicações da intubação traqueal em pediatria. Rev Assoc Med Bras 2009; 646-50.
7. Coté CJ, Lerman J, Todres ID. A practice of anesthesia for infants and children. 4.ed. Filadélfia: Saunders Elsevier, 2009.
8. King BR, Baker MD, Braitman LE, Friedman J, Schreiner MS. Endotracheal tubes selection in children: a comparison of four methods. Ann Emerg Med 1993; 530-4.
9. Davis D, Barbee L, Ririe D. Pediatric endotracheal tube selection: a comparison of age based and height based criteria. AANA J 1998; 299-303.
10. Van den Berg AA, Mphanza T. Choice of tracheal tube size for children: finger size or age-related formula? Anaesthesia 1997; 701-3.
11. Shiroyama K, Izume H, Kube T, Kawamoto M, Yuge O. A formula based on body length for determining the size of an uncuffed endotracheal tube for pediatric cardiac anesthesia. Hiroshima J Med Sci 2001; 97-9.
12. Newth CJL, Rachman B, Patel N, Hammer J. The use of cuffed *versus* uncuffed endotracheal tubes in pediatric intensive care. J Pediatr 2004; 333-7.
13. Lau N, Playfor SD, Rashid A, Dhanarassm M. New formulae for predicting tracheal tube length. Pediatr Anesth 2006; 1238-43.
14. McAllister JD, Gnauck KA. Rapid sequence intubation of pediatric patient. Pediatr Clin Am 1999; (16):1249-75.
15. Brambrink AM, Meyer RR. Management of the paediatric airway: new developments. Paediatr Anaesth 2002; 329-37.
16. Gerling MC, Davis DP, Hamilton RS. Effects of cervical spine immobilization technique and laryngoscope blade selection on an unstable cervical spine in a cadaver model of intubation. Ann Emerg Med 2000; 36-293.
17. Mellick LB, Edholm T, Corbett SW. Pediatric laryngoscope blade size selection using facial landmarks. Pediatr Emerg Care 2006; 22-226.
18. Rao SL, Kunselman AR, Schuler HG, DesHarnais S. Laryngoscopy and tracheal intubation in the head-elevated position in obese patients: a randomized, controlled, equivalence trial. Anesth Analg 2008: 107(6):1912-8.

19. Kleinman ME, Chameides L, Schexnayder SM, Samson RA, Hazinski MF, Atkins DL et al. Pediatric advanced life support: 2010 American Heart Association Guidelines for Cardiopulmonary Resuscitation and Emergency Cardiovascular Care. Pediatrics 2010; 126(5):e1361-99.

5 Choque

Priscilla Helena Costa Alves Felix
Rodrigo José Soares Felix

INTRODUÇÃO

O choque é o resultado de fluxo sanguíneo e oxigenação inadequados, que não suprem as demandas metabólicas teciduais.

Independentemente da causa, o diagnóstico do choque é clínico e requer intervenção rápida com subsequentes reavaliações. Se não tratado, o resultado é o metabolismo anaeróbio, com consequente acúmulo de ácido lático e produção de diversos mediadores da resposta inflamatória com evolução para disfunção de órgãos.

O choque progride de um estado compensado para um descompensado. Os mecanismos compensatórios incluem taquicardia e aumento da resistência vascular para manter o débito cardíaco (DC) e a pressão de perfusão. Quando esses mecanismos falham, ocorrem descompensação e choque hipotensivo.

CLASSIFICAÇÃO

De acordo com o estado fisiológico, há dois tipos de choque:

- compensado: pressão sistólica arterial dentro do nível normal, com sinais e sintomas de inadequada perfusão orgânica e tissular;
- descompensado: sinais de choque associados a hipotensão sistólica.

De acordo com a etiologia, há três tipos de choque:

- hipovolêmico: é o tipo mais comum na criança, caracterizado por volume intravascular inadequado relativo ao espaço vascular. Ocorre em casos de hemorragia aguda, desidratação e sequestro de líquidos;
- cardiogênico: há disfunção miocárdica, limitando o volume sistólico e o DC. Tem como causas falência ventricular esquerda, infarto agudo do miocárdio, miocardites, miocardiopatias, lesões valvares, disfunção miocárdica da sepse e da hipóxia e disfunção metabólica;
- distributivo: inadequada distribuição de volume sanguíneo e pode ser causado por sepse (vasoplegia), causa neurogênica, anafilaxia, hipotireoidismo, hipocortisolismo e síndrome de hiperviscosidade.

Em relação ao choque séptico, causa importante de morbimortalidade na faixa etária pediátrica, a classificação do American College of Critical Care Medicine consta na Tabela 1.

TABELA 1 CLASSIFICAÇÃO DO CHOQUE SÉPTICO NA FAIXA ETÁRIA PEDIÁTRICA, SEGUNDO O AMERICAN COLLEGE OF CRITICAL CARE MEDICINE

Choque quente ou frio	Perfusão diminuída manifestada por rebaixamento do nível de consciência, tempo de enchimento capilar > 2 segundos (frio) ou muito rápido (quente), pulsos periféricos finos (frios) ou amplos (quente), extremidades frias mosqueadas (frio) e redução do débito urinário (< 1 mL/kg/hora)

(continua)

(continuação)

Choque refratário a fluidos/ resistente à dopamina	Persiste após pelo menos 60 mL/kg de infusão adequada de cristaloides e infusão de dopamina de 10 mcg/kg/min
Choque resistente a catecolaminas	Persiste após o uso de catecolaminas de ação direta (epinefrina ou norepinefrina)
Choque refratário	Persiste apesar do uso dirigido de agentes inotrópicos, vasopressores, vasodilatadores e da manutenção da homeostase metabólica (glicose e cálcio) e hormonal (hormônios tireoidianos, hidrocortisona e insulina)

FISIOPATOLOGIA

A Figura 1 resume os principais componentes da fisiologia cardiocirculatória que regulam o funcionamento cardíaco e adaptam as necessidades miocárdicas às teciduais. Os mecanismos normais de controle do DC são capazes de enfrentar variações das necessidades metabólicas até 2 a 3 vezes os valores habituais:

- inotropismo: aumento de função contrátil implica maior volume de ejeção com consequente aumento do DC, mesmo mantendo constantes a pré e a pós-carga, e a frequência cardíaca (FC);
- FC: a regulação é feita por meio dos sistemas nervosos simpático e parassimpático. O aumento da FC produz um inotropismo positivo, porém um aumento exagerado da FC pode levar a queda do DC por causa da diminuição do tempo de enchimento diastólico ventricular;
- pré-carga: o volume de enchimento ventricular no final da diástole está diretamente relacionado ao volume de ejeção ventricular, desde que dentro de certos limites (lei de Starling);
- pós-carga: refere-se à força que se opõe ao esvaziamento ventricular. É equivalente à tensão desenvolvida pelas fibras do músculo cardíaco para vencer essa resistência e sofre influência da distensibilidade dos grandes vasos e da resistência periférica arterial ou pulmonar, desde que não haja obstrução na via de saída ventricular.

FIGURA 1 Fisiologia cardiocirculatória.

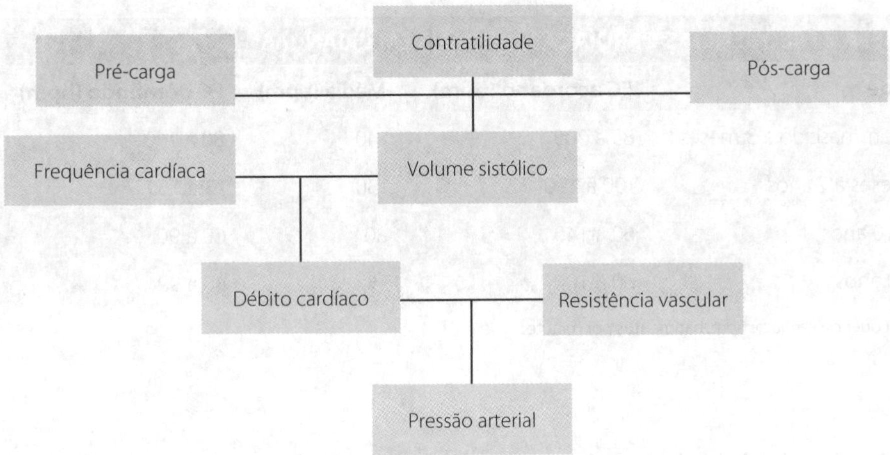

O aumento da extração tecidual de oxigênio é frequentemente utilizado pelo organismo em situações de baixo débito.

Na fase inicial do choque, é possível identificar um fator desencadeante do distúrbio circulatório sistêmico. Para existir fluxo dentro de um compartimento, é preciso uma variação de pressão, a qual é inversamente relacionada ao diâmetro desse compartimento. Portanto:

$$Q \text{ (fluxo)} = \text{variação pressão/resistência}$$

Pode-se transferi-la para os componentes da fisiologia cardiovascular:

$$DC = PAM - PVC/RVS$$

Em que: PAM = pressão arterial média; PVC = pressão venosa central; RVS = resistência vascular sistêmica.

Qualquer alteração nos componentes citados pode desencadear o choque.

QUADRO CLÍNICO

Apesar das várias causas de choque, a resposta do corpo é consistente.

Frequência cardíaca (Tabela 2)

TABELA 2 FREQUÊNCIAS CARDÍACAS NORMAIS EM CRIANÇAS

Idade	FC acordado (bpm)	Média (bpm)	FC dormindo (bpm)
Recém-nascido a 3 meses	85 a 205	140	80 a 160
3 meses a 2 anos	100 a 190	130	75 a 160
2 a 10 anos	60 a 140	80	60 a 90
> 10 anos	60 a 100	75	50 a 90

FC: frequência cardíaca; bpm: batimentos por minuto.

O primeiro sinal de choque é taquicardia; assim, o desenvolvimento de taquicardia sinusal impõe uma suspeição. Em recém-nascidos, isquemia e hipóxia podem ocasionar bradicardia paradoxal.

A taquicardia persiste até que haja depleção da reserva cardíaca e, inicialmente, o DC é mantido enquanto se perde o volume sanguíneo total e a FC aumenta para compensar a queda no volume sistólico.

Pressão arterial (PA)

Quando os mecanismos compensatórios falham, ocorrem hipotensão e choque descompensado. Queda do DC resulta em vasoconstrição periférica, em uma tentativa de manter a PA. Com frequência, a hipotensão é um sinal súbito e tardio de descompensação cardiovascular (Tabela 3).

TABELA 3 PRESSÕES ARTERIAIS NORMAIS NAS CRIANÇAS

Idade	PA sistólica (mmHg)	PA diastólica (mmHg)
Nascimento (< 1 kg)	39 a 59	16 a 36
Nascimento (3 kg)	50 a 70	25 a 45
Recém-nascido (96 horas)	60 a 90	20 a 60
Lactente (6 meses)	87 a 105	53 a 66

(continua)

(continuação)

Idade	PA sistólica (mmHg)	PA diastólica (mmHg)
Criança (2 anos)	95 a 105	53 a 66
Idade escolar (7 anos)	97 a 112	57 a 71
Adolescente (15 anos)	112 a 128	66 a 80

PA: pressão arterial.

A hipotensão é caracterizada pelos seguintes limites de pressão sistólica (percentil 5):

- recém-nascidos a termo (0 a 28 dias): pressão arterial sistólica (PAS) < 60 mmHg;
- lactentes de 1 a 12 meses: PAS < 70 mmHg;
- para crianças de 1 a 10 anos de idade: PAS < 70 mmHg + 2 vezes a idade em anos;
- para crianças acima de 10 anos de idade: PAS < 90 mmHg.

Em crianças, a PA é um pobre indicador da homeostase cardiovascular. A Figura 2 mostra a relação entre PA, DC, resistência vascular sistêmica (RVS) e perda volêmica.

Perfusão sistêmica

A avaliação de sinais indiretos de fluxo sanguíneo e da RVS é feita por meio da presença e do volume de pulsos periféricos e da avaliação da função e perfusão dos órgãos.

É importante avaliar pulsos carotídio, axilar, braquial, radial, femoral, dorsal do pé e tibial posterior, que devem estar bem palpáveis em crianças.

O volume do pulso palpável normalmente está relacionado ao volume sistólico e à pressão de pulso (diferença entre pressão sistólica e diastólica).

Quando o DC diminui, a RVS aumenta, levando a um pulso filiforme até se tornar impossível de sentir.

FIGURA 2 Relação entre PA, DC, RVS × volume de sangue preenchido.

DC: débito cardíaco; PAM: pressão arterial média; RVS: resistência vascular sistêmica.

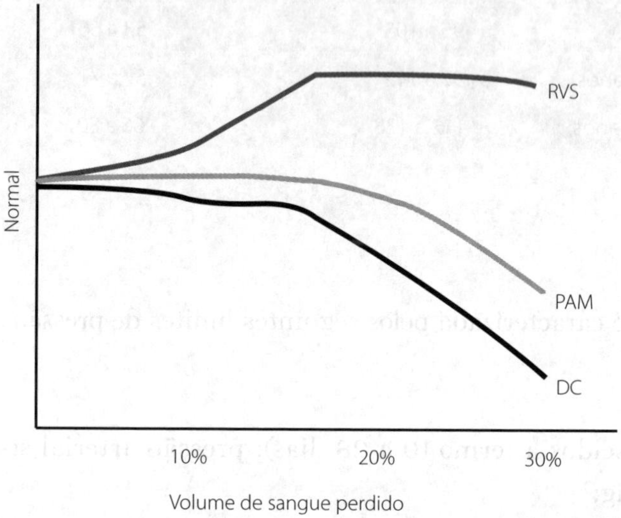

A fase inicial do choque séptico normalmente é um estado de alto DC, caracterizando uma ampla onda de pulso.

A perda dos pulsos centrais é um sinal pré-mórbido que requer intervenção rápida.

Pele

Quando a criança está bem perfundida e, à temperatura ambiente, com aparência pálida, as mãos e os pés devem estar quentes e secos e as palmas rosadas até a falange distal.

Com a diminuição do DC, o esfriamento da pele começa perifericamente e se estende proximalmente em direção ao tronco.

Para avaliar o enchimento capilar, deve-se levantar a extremidade ligeiramente acima do nível do coração. O enchimento capilar lento, demorado ou prolongado (> 2 segundos), é causado por choque, elevação da febre ou temperatura ambiente baixa.

Manchas, palidez, enchimento capilar lento e cianose periférica sempre indicam má perfusão da pele. A vasoconstrição grave produz uma cor cinza nos recém-nascidos e pálida em crianças.

Cérebro

A avaliação é feita de acordo com o grau da isquemia. A alteração da consciência ocorre com confusão, irritabilidade ou letargia. A falta de resposta ao estímulo doloroso é um péssimo sinal em uma criança previamente normal.

Com a evolução, os reflexos tendinosos profundos podem estar deprimidos, as pupilas contraídas, mas reativas, e o padrão respiratório alterado.

Deve-se caracterizar a criança pela descrição:

- alerta;
- responsiva à voz;
- responsiva à dor;
- não responsiva.

Rins

Fluxo sanguíneo menor que 1 mL/kg/hora em criança ou abaixo de 30 mL/hora em adolescentes é sinal de má perfusão renal, em casos de ausência de enfermidade renal conhecida.

TRATAMENTO

Vias aéreas

É essencial determinar se as vias aéreas são permeáveis e sustentáveis com o posicionamento da cabeça, durante a aspiração ou com os acessórios, se for necessária intervenção (entubação, remoção de corpo estranho ou cricotirotomia com agulha).

Boa respiração

Deve-se determinar a frequência respiratória (FR) e avaliar os ruídos inspiratórios, o trabalho respiratório e a expansão torácica resultante.

Circulação

Avaliam-se FC, presença e qualidade dos pulsos periféricos e centrais, tempo de enchimento capilar e perfusão de pele, cérebro e rins.

TABELA 4 RESUMO DOS SINAIS CLÍNICOS NO CHOQUE

Sinais clínicos	Choque hipovolêmico	Choque distributivo (séptico)	Choque cardiogênico
Frequência respiratória	↑	↑ a ↑↑	↑↑
Esforço respiratório	Normal	Normal a ↑	↑↑
Murmúrios vesiculares	Normal	Normal (crepitações com pneumonias, SARA)	Anormal: estertores ou gemidos
Frequência cardíaca	↑	↑ a ↑↑	↑↑
Qualidade de pulso	Filiforme	Precoce-amplo Tardia-filiforme	Filiforme
Pressão de pulso	Reduzida	Ampliada	Reduzida
Perfusão da pele	Rosada, extremidades frias, enchimento capilar normal a prolongado	Rosada, geralmente quente no choque precoce, enchimento capilar normal a prolongado	Mosqueada de cinza ou azul, levemente fria até fria, enchimento capilar prolongado
Nível de consciência	Usualmente normal, menos na hipovolemia grave	Letárgico ou confuso/agitado – como ocorre na fase tardia	Letárgico a comatoso
Produção de urina	Diminuída	Diminuída	Marcadamente diminuída
VS	Baixo	Normal a aumentado	Marcadamente diminuído
Pré-carga	Baixa	Baixa	Geralmente elevada
Pós-carga (RVS)	Elevada	Baixa	Elevada
Acidose	Leve a moderada	Leve a acentuada	Moderada a acentuada

SARA: síndrome da angústia respiratória aguda; ↑: aumentado; ↑↑: muito aumentado; RVS: resistência vascular sistêmica; VS: volume sistólico.

Disfunção neurológica

É importante avaliar a interação do paciente com o meio ambiente, a resposta a estímulos, o tônus muscular e a resposta pupilar.

A disfunção neurológica é categorizada em:

- estável;
- angústia respiratória;
- insuficiência respiratória;
- choque: compensado ou descompensado;
- insuficiência cardiopulmonar.

Nos pacientes com angústia respiratória ou choque compensado, deve-se:

- administrar oxigênio suplementar: o principal objetivo do tratamento do choque é restabelecer a oferta adequada de oxigênio e nutrientes aos tecidos, otimizando o conteúdo arterial de oxigênio e o DC. A pressão de oxigênio (pO_2) deve ser mantida > 65 mmHg, a saturação de oxigênio ($SatO_2$) > 90% e a hemoglobina (Hb) > 7 g/dL;
- manter a cabeça em posição neutra;
- manter o ambiente e a temperatura corporal do paciente normais e evitar a ingestão oral;
- corrigir distúrbios metabólicos: a acidose deve ser prontamente tratada, pois causa depressão da contratilidade cardíaca, aumento da resistência vascular pulmonar e diminuição da ação das catecolaminas.

Reposição volêmica no choque

Objetivos

- Restabelecer rapidamente um volume circulante efetivo nos estados de choque hipovolêmico e distributivo;
- restabelecer a capacidade de transporte de oxigênio nos estados de choque;
- corrigir desequilíbrios metabólicos secundários à depleção de volume.

Acesso

Deve-se estabelecer de forma rápida um acesso vascular, preferivelmente com um ou dois cateteres vasculares de grande calibre e comprimento curto, de acordo com as normas do Pediatric Advanced Life Support (PALS).

Tipo de líquido

A expansão volêmica é provavelmente mais eficaz com soluções cristaloides, como a solução fisiológica de 0,9% ou o Ringer lactato.

O uso de coloide é controverso no choque e deve ser empregado apenas nas vítimas politraumatizadas (concentrado de hemácias, quando os sinais de choque persistirem apesar do uso de 40 a 60 mL/kg de cristaloide).

Volume

- Alíquotas de 20 mL/kg de solução cristaloide isotônica em 5 a 20 minutos;
- em portadores de cardiopatias, devem-se oferecer 5 a 10 mL/kg, com reavaliações frequentes para verificar os sinais de congestão, insuficiência cardíaca congestiva (ICC) e medidas de pressão venosa central (PVC);
- reavaliar a criança durante e imediatamente depois de cada infusão. Podem ser necessários 40 a 60 mL/kg na primeira hora ou 200 mL/kg nas primeiras horas;
- coloide: 10 a 15 mL/kg.

Segundo as últimas diretrizes norte-americanas sobre o manejo do choque séptico pediátrico e neonatal, deve ser enfatizada a ressuscitação volêmica e inotrópica na primeira hora de atendimento, a fim de normalizar a FC, a pressão arterial e o enchimento capilar. Os cuidados intensivos subsequentes também são priorizados, objetivando saturação venosa central ($ScvO_2$) acima de 70% e índice cardíaco entre 3,3 e 6 L/min/m^2.

Novas recomendações incluem:

- indicar drogas inotrópicas por acesso periférico, exceto vasopressores, para não retardar o tratamento do choque séptico, caso não seja possível realizar rapidamente um acesso central;

- usar quetamina e atropina para procedimentos de entubação ou passagem de cateter venoso central em pacientes pediátricos com choque séptico. O uso de etomidato está contraindicado;
- medir o DC com ecocardiograma com Doppler ou cateter de termodiluição arterial, e não apenas com cateter de artéria pulmonar;
- a remoção de fluidos utilizando diuréticos ou terapias substitutivas renais é indicada em pacientes que receberam ressuscitação volêmica adequada, mas não conseguem manter balanço hídrico aceitável pela própria diurese. Essa remoção pode ser feita quando o paciente apresentar rebaixamento do fígado, estertores novos à ausculta ou ganho de peso de 10% ou mais.

Drogas no choque

A terapia vasopressora é necessária em várias formas de choque, após a reposição hídrica, para restaurar pressão de perfusão tecidual mínima. A escolha da droga depende da situação do paciente.

TABELA 5 EFEITO DA ESTIMULAÇÃO DOS RECEPTORES ADRENÉRGICOS

Efeitos da estimulação alfa-adrenérgica	Efeitos da estimulação beta-adrenérgica
Aumento da PA (vasoconstrição) Diminuição do DC e do volume de ejeção (aumento da pós-carga) Diminuição da FC (barorreflexo) Vasoconstrição (sistêmica e pulmonar) Diminuição do débito hepatoesplâncnico Manutenção do débito cerebral e miocárdico	Pouco efeito sobre a PA (pode aumentar na insuficiência cardíaca e diminuir nos casos de hipovolemia) Aumento do DC Aumento da FC e do volume de ejeção (inotrópico positivo) Aumento das necessidades de oxigênio do miocárdio Vasodilatação (sistêmica e pulmonar) Aumento do débito hepatoesplâncnico Aumento do metabolismo celular

DC: débito cardíaco; FC: frequência cardíaca.

TABELA 6 PRINCIPAIS AGENTES VASOPRESSORES

Agente	Efeitos alfa	Efeitos beta-1	Efeitos beta-2	Efeitos dopaminérgicos
Dopamina	++	++	+	+
Adrenalina	+++	++	+	–
Noradrenalina	+++	++	–	–

+: estímulo presente; ++: estímulo intenso; +++: estímulo muito intenso; –: sem efeito.

Em resumo:

- inotrópicos: aumentam a função cardíaca;
- vasopressores: aumentam a RVS e a resistência vascular pulmonar;
- vasodilatadores: reduzem a RVS e a resistência vascular pulmonar. Reduzem a pós-carga ventricular, o que quase sempre melhora o VS e o DC;
- inodilatadores: aumentam a contratilidade cardíaca e reduzem a pós-carga.

Dopamina

É um precursor natural e imediato da noradrenalina e seus efeitos dependem da dose. É um agente inoconstritor que pode ser a primeira escolha em casos de hipotensão grave persistente nas doses de 7,5 até 20 mcg/kg/min, apesar da reposição volêmica adequada.

Ações

- Baixas doses (2 a 3 mcg/kg/min) estimulam os receptores dopaminérgicos que relaxam o tônus vascular, em leitos vasculares selecionados, e assim aumentam o fluxo sanguíneo renal, esplâncnico, coronariano e cerebral, o que é uma vantagem potencial. Contudo, o benefício clínico desses efeitos não foi demonstrado e não é recomendado o uso da dopamina com essa indicação;
- outros modos de ação ocorrem pela estimulação direta dos receptores cardíacos beta-adrenérgicos (5 a 10 mcg/kg/min) e indireta, realizada pela liberação da norepinefrina armazenada na inervação simpática cardíaca. Aumentam o DC e a FC. Se os estoques de norepinefrina são depletados, como na insuficiência cardíaca congestiva (ICC) crônica, os efeitos inotrópicos da dopamina são diminuídos;

- no leito vascular periférico, tem ação direta e indireta; em baixas doses, produz efeito dilatador por meio do receptor beta e em doses mais altas (acima de 10 mcg/kg/min), efeito vasoconstritor alfa-adrenérgico, resultando em aumento de PA, pressão venosa e pressão de enchimento do ventrículo esquerdo;
- a dose não deve exceder 20 a 25 mcg/kg/min.

Indicações

- DC inadequado;
- hipotensão;
- necessidade de acentuar o fluxo sanguíneo esplâncnico e débito urinário.

Dose

A dose utilizada varia de 2 a 20 mcg/kg/min.

Precauções

- Taquicardia com aumento da demanda de oxigênio;
- arritmias: extrassístoles ventriculares, taquicardia supraventricular e taquicardia ventricular;
- hipertensão;
- aumento do *shunt* intrapulmonar sempre em doses elevadas;
- infundir em cateter central; se infundido em cateter periférico, deve ser feito de forma segura, pois o extravasamento pode causar isquemia local e necrose tecidual;
- não infundir com bicarbonato de sódio;
- infusões por vários dias aumentam a inibição do hormônio TSH produzido pela hipófise, podendo afetar a função da hipófise.

Dobutamina

É uma catecolamina sintética que possui ação relativamente seletiva nos receptores beta-1-adrenérgicos.

Ações

- Aumenta a contratilidade cardíaca e a FC, geralmente com dilatação leve do leito vascular periférico;
- aumenta o DC e diminui a pressão capilar pulmonar e a RVS;
- age diretamente nos receptores beta-1 e não depende da presença de estoques adequados de norepinefrina para produzir esses efeitos.

Indicações

- É um agente efetivo para o tratamento de situações com perfusão ruim, mesmo com o adequado volume intravascular;
- disfunção miocárdica;
- DC inadequado, particularmente em pacientes com volume residual pulmonar elevado.

Dose

A dose oscila entre 2 e 20 mcg/kg/min.

Precauções

- Taquicardia, taquiarritmias, batimentos ectópicos;
- náuseas, vômitos;
- hipertensão ou hipotensão;
- o extravasamento pode produzir isquemia tissular e necrose;
- é inativa em soluções alcalinas.

Epinefrina (adrenalina)

Ações

É uma catecolamina endógena, sintetizada pela glândula adrenal, com propriedades alfa e beta-adrenérgicas:

- ação alfa: causa vasoconstrição, elevando a RVS, a PAS e a pressão arterial diastólica;
  - ação farmacológica na PCR;
  - reduz o fluxo sanguíneo renal, esplâncnico, muscular e dérmico;

- ação beta: aumenta a contratilidade miocárdica e a FC e relaxa a musculatura esquelética e os brônquios. Doses de 0,05 a 0,2 mcg/kg/min.

Indicações

- Parada cardíaca: em virtude da elevação da pressão de perfusão coronariana, esse fármaco é útil em todas as formas de parada cardíaca;
- bradicardia sintomática que não responde à ventilação e à administração de oxigênio;
- hipotensão não relacionada à depleção de volume;
- choque séptico;
- DC inadequado;
- anafilaxia;
- é preferível em relação à dopamina para pacientes que podem ter as reservas miocárdicas de norepinefrina depletadas, como ocorre no lactente ou na criança com ICC crônica.

Dose

Geralmente, 0,1 a 1 mcg/kg/min; deve ser titulada conforme resposta e tolerância do paciente.

Precauções

- Taquicardia supraventricular significativa ou taquicardia ventricular e ectopia ventricular;
- vasoconstrição profunda com comprometimento da perfusão das extremidades e da pele, geralmente com doses > 0,5 mcg/kg/min;
- inativação com soluções alcalinas.

Norepinefrina

É uma catecolamina neurotransmissora liberada pelos nervos simpáticos. É um vasoconstritor potente, geralmente reservado para crianças com RVS baixa e que não respondem à ressuscitação volêmica.

Indicações

- Hipotensão (especialmente decorrente da vasodilatação);
- DC inadequado;
- trauma de medula;
- bloqueio do receptor alfa-adrenérgico.

Dose

De 0,1 a 2 mcg/kg/min, titulada conforme resposta e tolerância do paciente.

Precauções

- Hipertensão;
- isquemia de órgãos e de extremidades corpóreas;
- arritmias;
- extravasamento pode resultar em grave isquemia dos tecidos e necrose;
- inativada em soluções alcalinas.

Nitroprussiato de sódio

Os vasodilatores estão indicados em situações de baixo DC e alta RVS, que ocorrem mesmo com o uso da adrenalina.

É um vasodilatador que reduz o tônus de todos os leitos vasculares, por meio da estimulação local da produção de óxido nítrico, reduzindo a RVS e o volume residual pulmonar, com consequente melhora do DC. Apresenta venodilatação, com aumento da capacitância venosa e diminuição da pré-carga.

Indicações

- Emergências hipertensivas;
- DC inadequado com alta RVS e pulmonar;
- choque cardiogênico.

Dose

Iniciar com 0,1 a 1 mcg/kg/min, podendo chegar até 8 mcg/kg/min.

Precauções

- Não pode ser diluído em solução salina;
- envolver a solução com papel alumínio ou qualquer outro material opaco, pois não pode ser exposto à luz;
- monitorar PA sistêmica durante a infusão, pois a hipotensão pode ser grave e é a reação adversa mais comum;
- intoxicação por cianeto: a droga é metabolizada nas células endoteliais e hemácias, liberando óxido nítrico e cianeto. Este último é metabolizado no fígado em tiocianato. Altas velocidades de infusão ou função hepática diminuída podem exceder a habilidade do fígado em metabolizar o cianeto, causando intoxicação. O tiocianato deve ser eliminado pelos rins, caso contrário causa disfunção do sistema nervoso central (SNC), com irritabilidade, convulsões, zumbidos, visão borrada, hiper-reflexia, dores abdominais, náuseas e vômitos. Os níveis devem ser medidos após 2 a 3 dias de uso.

Milrinone

É um inodilatador que age por meio da inibição da fosfodiesterase tipo III, aumentando a concentração intracelular do AMPc, que atua no miocárdio como segundo mensageiro, aumentando a contratilidade cardíaca. Tem pouco efeito na FC. Também produz vasodilatação pulmonar e periférica.

Indicações

- DC inadequado com alta RVS ou resistência vascular pulmonar;
- choque cardiogênico;
- choque séptico.

Dose

- Em ataques: 50 a 75 mcg/kg;
- dose contínua: 0,5 a 0,75 mcg/kg/min.

Precauções

Cuidado com hipotensão: se ocorrer, colocar o paciente em posição de Trendelenburg e administrar fluidos (5 a 10 mL/kg); se persistir, considerar vasopressor; tem meia-vida longa – demora para surgirem mudanças com alteração da infusão; pode ocorrer plaquetopenia, menos frequente e menos grave que a amrinona.

Vasopressina

O hormônio antidiurético, ou vasopressina, é liberado na circulação em decorrência de estímulos osmóticos ou não osmóticos, como hipotensão ou depleção intravascular. No choque séptico, seus níveis podem estar baixos. A terlipressina também é uma opção.

Indicações

- Choque quente com hipotensão, refratário;
- parada cardiorrespiratória: combinada com adrenalina; contudo, não mostrou melhora no prognóstico quando comparada com uso apenas de adrenalina;
- tratamento das hemorragias digestivas altas: causa vasoconstrição arteriolar esplâncnica;
- diabete insípido.

Dose

Em crianças, usar de 0,17 a 0,48 UI/kg/min (0,01 a 0,48 UI/kg/L), em adultos usar de 0,01 a 0,04 U/min e titular mais altas, dependendo da clínica do paciente. Na parada cardiorrespiratória, recomenda-se dose de 0,4 U/kg.

Precauções

- Monitorar o equilíbrio hidreletrolítico;
- vasoconstrição excessiva;
- broncoconstrição.

BIBLIOGRAFIA

1. Brierley J, Carcillo JA et al. Clinical practice parameters for hemodynamic support of pediatric and neonatal septic shock: 2007 update from the American College of Critical Care Medicine. Crit Care Med 2009; 37:2.

2. Carvalho WB, Almeida NM, Lopes CE et al. Choque. In: Terapia intensiva pediátrica. 2.ed. São Paulo: Atheneu, 1999. p.166-97.
3. Cordeiro AMG, Carvalho WB, Almeida NM. Choque e lesão pós-reperfusão. In: Carvalho WB, Hirscheimer MT, Matsumoto T (eds.). Terapia intensiva pediátrica. 3.ed. São Paulo: Atheneu, 2006.
4. Gueugniaud PY, David JS et al. Vasopressin and epinephrine vs. epinephrine alone in cardiopulmonary resuscitation. N Engl J Med 2008; 359:21-30.
5. Han Y, Carcillo JA, Dragotta M et al. Early reversal of shock is associated with improved outcome during interfacility transport of pediatric septic shock. Pediatr Res 2000; 47:108A.
6. Katz DV, Kimura HM. Choque. In: Knobel E. Terapia intensiva em pediatria e neonatologia. São Paulo: Atheneu, 2005. p.275-81.
7. Kleinman ME, Chameides L et al. Part 14: pediatric advanced life support: 2010 American Heart Associaation Guidelines for Cardiopulmonary Resuscitation and Emergency Cardiovascular Care. Circulation 2010; 122:S876-S908.
8. Perkin RM, Levin Dl, Webb R, Aquino A, Reedy J. Dobutamine: a hemodynamic evaluation in children with shock. J Pediatr 1982; 100:977-83.
9. Pizarro CF, Hayashi M, Nóbrega RF. Choque séptico. In: Jyh JH (org.). Atualizações em terapia intensiva pediátrica. São Paulo: Atheneu, 2007. p.261-88.
10. SAVP Manual para provedores. Reconhecimento da insuficiência respiratória e choque. American Heart Association 2003; 23.

Sequência Rápida de Entubação em Pediatria

6

Regina Grigolli Cesar

INTRODUÇÃO

Sequência rápida de entubação (SRE) era a denominação dada por anestesiologistas, na década de 1980, ao procedimento que se seguia à sequência rápida de indução anestésica.

A sequência rápida de indução anestésica consiste, usualmente, em uma sedação suficiente para se obter estado de inconsciência (indução propriamente dita) e no uso de um relaxante muscular para provocar paralisia com pressão sobre o anel cricoide (manobra de Sellik) suficiente para ocluir o lúmen esofágico e prevenir regurgitação, sem reduzir o calibre da via aérea. Como resultado, facilitam-se a laringoscopia, a visualização da via aérea e, consequentemente, a entubação, com prevenção de hipertensão intracraniana.[1]

Consagrado na prática anestésica, o uso de pré-medicamentos facilitava e tornava o procedimento mais seguro e com maior índice de sucesso.

AVALIAÇÃO DA SEQUÊNCIA RÁPIDA DE ENTUBAÇÃO EM PRONTO-SOCORRO PEDIÁTRICO

Em 1990, Yamamoto et al.[1] relataram o sucesso obtido com SRE em 19 pacientes pediátricos que necessitavam de entubação traqueal de emergência, quando os resultados obtidos foram comparados com a dificuldade prevista conforme um escore específico. O estudo envolveu apenas uma amostra com tratamento dos dados tendo os valores preditos de dificuldade como controle. Os autores concluíram que, embora a indução de anestesia geral seja mais bem realizada por anestesistas, o médico especializado em emergências é, geralmente, o mais experiente e imediatamente disponível para garantir a via aérea em situações críticas, sendo recomendável o estabelecimento de um protocolo objetivo.

Sukys et al.,[2] em estudo prospectivo transversal, analisaram resultados de 117 entubações traqueais, 80% utilizando sequência rápida, realizadas de julho de 2005 a dezembro de 2007 no pronto-socorro do Instituto da Criança do Hospital das Clínicas da Faculdade de Medicina da Universidade de São Paulo (ICr-HC-FMUSP). Midazolam foi o sedativo utilizado em 80% dos procedimentos, e rocurônio foi o bloqueador neuromuscular em 100%. Os autores concluíram que a SRE foi um método seguro e com baixa incidência de complicações graves.

Em termos gerais, após um período de oxigenação a 100%, a administração de um sedativo e um analgésico de ação rápida e curta, seguidos por um bloqueador neuromuscular com as mesmas características e a manobra de Sellick permitem que a laringoscopia seguida da entubação orotraqueal seja realizada rapidamente e nas melhores condições possíveis, evitando falha e nova tentativa, diminuindo o risco de distensão, regurgitação, vômito e aspiração.[3]

A SRE difere essencialmente do procedimento básico por envolver o uso de bloqueadores neuromusculares. O fato de estar com o paciente imóvel, bem oxigenado e em apneia minimiza a possibilidade de trauma de via aérea e aumenta a probabilidade de sucesso na 1ª tentativa. Se fossem consideradas essas vantagens, descartadas as situações de parada, a SRE seria sinônimo de entubação em pediatria. Deve-se lembrar que a entubação não faz parte do fluxo de atendimento da parada cardiorrespiratória.

Contudo, a SRE é um procedimento que pode ser especialmente arriscado em algumas situações, como é o caso da via aérea difícil (VAD). A manutenção do paciente em apneia durante as tentativas de entubação pode resultar em agravamento da hipoxemia. A história clínica continua tendo grande importância. Uma história objetiva associada à avaliação das condições de vias aéreas permite decidir a melhor estratégia. Havendo material adequado (p.ex., máscara laríngea e outros dispositivos supraglóticos), a VAD não contraindica sumariamente a SRE.[4]

Infelizmente, nem todas as situações de VAD são previsíveis. Embora não seja uma situação corriqueira na prática diária, a VAD merece atenção, pois alguns casos podem surpreender, mesmo quando as medidas de ventilação e oxigenação são rigorosamente implementadas por médico experiente.

Situação extrema

Paciente devidamente avaliado para descartar condições associadas a VAD e adequadamente pré-oxigenado. Inicia-se SRE. Insucesso na 2ª tentativa de entubação: VAD imprevisível.

Nem tudo está perdido...

- 1ª medida: reverter o bloqueio neuromuscular e a sedação;
- 2ª medida: medidas para VAD, incluindo o emprego de dispositivos infraglóticos.

Felizmente, a despeito de VAD previsível ter sido previamente descartada, a pré-oxigenação não fora negligenciada. Por quê? A questão é: o que impacta mais o prognóstico, a hipoxemia ou a hipercapnia? Certamente, a hipoxemia!

Terzi et al. já tinham respondido essa questão há algumas décadas, em um estudo experimental no qual um estado de apneia prolongada era induzido em cães, e os resultados foram analisados dos pontos de vista gasimétrico e hemodinâmico.

Guardadas as devidas restrições de uma comparação interespécies, a situação criada mimetizava o estado de apneia durante a SRE. Naquele experimento, Terzi et al. investigaram o efeito da oxigenação apneica sobre a evolução para parada cardíaca por meio da comparação de dois grupos de cães, mantidos entubados e ventilados adequadamente para estado de linha de base, subsequentemente submetidos a um estado de apneia; a partir de um determinado momento, membros de um dos grupos (grupo experimental) tinham a cânula traqueal clampeada para interrupção da oferta de O_2. As variáveis independentes eram pO_2 e pCO_2.

O delineamento experimental envolvia o clampeamento ou não da cânula traqueal:

- no grupo experimental, o clampeamento visava a interromper o fornecimento de O_2; o CO_2 iria se acumular pelo estado de apneia;
- no grupo controle, era mantido o fornecimento de O_2; o CO_2 iria se acumular pelo estado de apneia.

Já a variável dependente era a parada cardíaca. Os resultados podem ser verificados na Figura 1.

FIGURA 1 Tempo seguro de apneia durante a SRI.

Fonte: adaptada de Terzi.

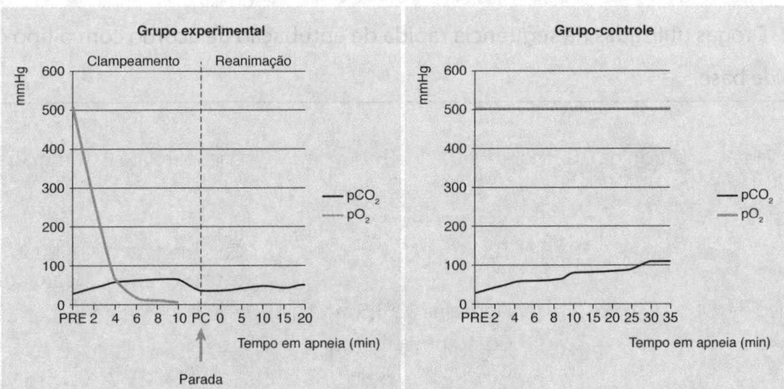

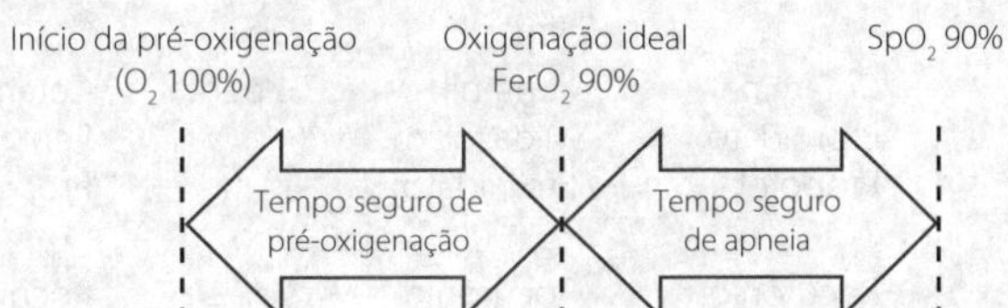

	Minutos	Tempo
Adulto saudável	3 minutos	6,9 minutos
Obeso	3 minutos	2,9 minutos
Criança	1 minuto	91 segundos
Adulto doente	3 minutos	144 segundos

Resumo

- Avaliação objetiva dos riscos de VAD;
- adequada pré-oxigenação;
- ter à disposição drogas que revertam o bloqueio neuromuscular e a sedação;
- ter à disposição material adequado para VAD, previsível ou não.

Além da VAD, há outras condições como a asma, o traumatismo cranioencefálico (TCE) e o choque séptico, que podem acrescentar mais risco à SRE, mas não contraindicam sua aplicação.

Em relação ao procedimento-padrão de SRE em casos de insuficiência respiratória aguda – p.ex., em quadros clínicos de base que não asma, TCE e choque séptico –, a diferença está no tipo de droga empregada na analgesia, na sedação e no bloqueio neuromuscular.

Com base nessas considerações, pode-se abordar a SRE propriamente dita conforme a Figura 2.

FIGURA 2 Drogas utilizadas na sequência rápida de entubação de acordo com o tipo de patologia de base.

Bloqueio vagal (crianças < 1 ano)	Atropina 0,02 mg/kg		ou	Glicopirrolato 0,01 mg/kg	
	Asma	TCE		Choque séptico	Outras patologias
Outras medidas	—	Lidocaína 1 a 1,5 mg/kg		—	—
		Comprometimento cardiovascular ou hipovolemia?			
		Sim	Não		
Sedação e analgesia	Cetamina Etomidato Propofol	Fentanil Midazolam Etomidato	Tiopental	Cetamina Fentanil Propofol	Fentanil Morfina Midazolam
Bloqueio neuromuscular	Rocurônio Vecuônio Succinilcolina	Rocurônio Vecuônio Cisatracurium Atracurium		Rocurônio Vecuônio Cisatracurium Atracurium Succinilcolina	Rocurônio Vecuônio Cisatracurium Atracurium Succinilcolina

PRÉ-MEDICAÇÃO

Atropina

- Utilizar em crianças menores de 1 ano, em crianças de 1 a 5 anos em uso de succinilcolina e maiores de 5 anos se mais de uma dose de succinilcolina for necessária;[5]
- Dose: 0,01 a 0,02 mg/kg (doses entre 0,1 e 1 mg), 1 a 2 minutos previamente à entubação;[5]
- Estudo de coorte retrospectivo em 163 crianças não mostrou diferenças na ocorrência de bradicardia em crianças pré-medicadas com atropina ou não medicadas.[6]

OUTRAS MEDIDAS

Lidocaína[7,8]

- Droga de escolha em cenários de hipertensão intracraniana e naquelas crianças em que a ela deve ser evitada (TCE);
- mecanismo de ação é incerto, mas envolve supressão do reflexo de tosse, diminuição no metabolismo cerebral e estabilização da membrana neuronal;
- dose: 1 a 2 mg/kg, 2 a 5 minutos antes da entubação.

SEDAÇÃO E ANALGESIA

Fentanil[9]

- Laringoscopia: procedimento doloroso;
- início de ação: < 1 minuto; duração 30 a 60 minutos;
- dose: 1 a 2 mg/kg;
- atenua a resposta hipertensiva reflexa à entubação;
- derivados têm melhor resposta (sufentanil, remifentanil);
- rigidez torácica: dose e velocidade de administração.

Etomidato[10,11]

- Utilizado desde 1972 como agente sedativo, a princípio foi bem aceito pela rápida indução da sedação e pelos efeitos protetores no metabolismo cerebral;
- década de 1980: estudos mostram aumento da mortalidade com uso contínuo de etomidato associado à insuficiência adrenal;

- hipnótico imidazólico não barbitúrico;
- dose: 0,2 a 0,4 mg/kg;
- início de ação: 5 a 15 segundos;
- duração de ação: 5 a 15 minutos;
- efeitos colaterais: mioclonia, vômitos;
- quando usado com rocurônio, aumenta-se o tempo para paralisia completa antes da entubação.

Vantagens[12]

- Depressão respiratória e cardiovascular mínima, quando comparado com midazolam, tiopental e propofol;
- diminuição da pressão intracraniana com menor comprometimento do fluxo sanguíneo cerebral, quando comparado ao tiopental;
- diminuição da taxa metabólica cerebral.

Supressão adrenal[13]

- Ocorre pela inibição dose-dependente da conversão do colesterol para cortisol pelo bloqueio reversível da enzima 11-beta-hidroxilase;
- os níveis basais de cortisol podem ficar supressos por 5 a 15 horas após a administração de dose única;
- cuidado especial: choque séptico e insuficiência adrenal – mortalidade maior em crianças que não usaram corticosteroides após SRE com etomidato. Deve-se utilizar nesses casos? Não há consenso. A maioria dos especialistas não recomenda.

Tiopental

- Dose: em crianças com menos de 12 anos, 5 a 6 mg/kg; adultos, 3 a 5 mg/kg;
- início de ação: 30 segundos a 1 minuto;
- duração de ação: 10 a 30 minutos;
- reduz o consumo cerebral de oxigênio, o fluxo sanguíneo cerebral e a pressão intracraniana (PIC);
- efeitos adversos: diminuição do débito cardíaco, hipotensão, broncoespasmo, laringoespasmo. Evitar em quadros de mal asmático e instabilidade hemodinâmica.

Propofol

- Sedativo e hipnótico, não barbitúrico e não opioide;
- dose: 2 a 3 mg/kg;
- início de ação: 30 segundos;
- duração de ação: 3 a 10 minutos;
- efeitos adversos: hipotensão (redução da resistência vascular e inotropismo negativo), dor no local da aplicação, acidose metabólica;
- evitar em pacientes hemodinamicamente instáveis.

Cetamina

- Agente dissociativo não barbitúrico;
- dose: 1 a 3 mg/kg;
- início de ação: menos de 2 minutos;
- duração de ação: 10 a 30 minutos;
- efeitos adversos: taquicardia, agitação, hipertensão, aumento da PIC, laringoespasmo, nistagmo;
- evitar em quadros de TCE, hipertensão e trauma ocular.

Midazolam

- Eficácia: estudos mostram sucesso na sedação em 17 a 67% das crianças medicadas;[14,15]
- dose: 0,1 a 0,2 mg/kg;
- evitar em pacientes com instabilidade hemodinâmica;
- em adultos, tende a provocar mais hipotensão quando comparado ao etomidato.[16]

BLOQUEIO NEUROMUSCULAR

- Aumenta de maneira substancial a chance de sucesso na primeira entubação (adultos: 99% contra 82%; crianças: 78% contra 47%);[17,18]
- fundamental obter primeiramente sedação bem-sucedida.

Succinilcolina

- Droga utilizada desde 1951 como único bloqueador despolarizante;

- tem a vantagem de apresentar rápido início de ação (1 minuto) e curta duração (5 minutos);
- dose: 1 a 2 mg/kg intravenosa (IV) e 2 a 4 mg/kg intramuscular (IM);
- estimula a contração muscular, resultando na liberação de potássio, levando à curta defasciculação;
- 1 mg/kg aumenta os níveis de potássio em 0,5 a 1 mEq/L;
- o uso prolongado ou múltiplo depende da formação de receptores nos miócitos para liberação de potássio, o que ocorre usualmente em 24 horas;
- em pacientes com trauma ou queimaduras cujas lesões persistam além de 24 horas, o uso desta droga é contraindicado;[19,20]
- aumenta a pressão intracraniana e intraocular (deve-se ter cuidado em caso de trauma ocular penetrante).[21]

Bloqueadores não despolarizantes[22]

- Agem competindo com receptores pós-sinápticos da junção neuromuscular, impedindo a ligação destes com a acetilcolina;
- não causam fasciculações ou liberação de potássio;
- demoram mais para agir e para terminar o efeito;
- as principais drogas em pediatria são o rocurônio e vecurônio, sendo o primeiro preferido pela ação mais curta;
- se precederem o uso de succinilcolina, podem causar menor liberação de potássio.

Rocurônio

- Após doses de 0,6 a 0,9 mg/kg, propicia condições para entubação em 60 a 90 segundos;
- para ação em tempo semelhante à succinilcolina (30 a 60 segundos), pode ser necessária a dose de 0,9 a 1,2 mg/kg;
- duração da ação também é dose-dependente:
  - 0,6 mg/kg: 21 a 24 minutos;
  - 0,9 mg/kg: 34 a 36 minutos;
  - > 0,9 mg/kg: entre 1 e 2 horas.
- efeitos adversos raros: taquicardia e taquiarritmias.

Drogas intramusculares

Uso de drogas IM diminui a eficácia da sedação, porém é uma alternativa possível. Os medicamentos listados a seguir podem ser utilizados por via IM:

- atropina: dose mínima de 0,1 mg;
- midazolam: 0,2 mg/kg;
- cetamina: 1 a 2 mg/kg;
- fentanil: 2 a 3 mcg/kg;
- succinilcolina: 2,5 a 4 mg/kg.

REFERÊNCIAS BIBLIOGRÁFICAS

1. Yamamoto LG, Yim GK, Britten AG. Rapid sequence anesthesia induction for emergency intubation. Pediatr Emerg Care 1990; 6:200-13.
2. Sukys GA, Schvartsman C, Reis AG. Evaluation of rapid sequence intubation in the pediatric emergency department. J Pediatr (Rio J) 2011; 87(4):343-9.
3. Toshio M, Carvalho WB. Entubação traqueal. J Pediatr (Rio J) 2007; 83(2 Suppl):S83-S90.
4. Thompson AE, Salonia R. Airway management. In: BP Fuhrman, JJ Zimmerman (eds.). Pediatric critical care. 4.ed. Philadelphia: Elsevier Saunders, 2011. p.1590-613.
5. Hazinski MF, Nodkarini VM, Hickey RW et al. (eds.). Rapid sequence intubation. In: PALS Provider Manual. Dallas: AHA, 2002. p.359-78.
6. Fastle RK, Roback MG. Pediatric rapid sequence intubation: incidence of reflex bradycardia and effects of pretreatment with atropine. Pediatr Emerg Care 2004; 20(10):651-5.
7. Poulton TJ, James FM. Cough suppression by lidocaine. Anesthesiology 1979; 50:470-2.
8. Robinson N, Clancy M. In patients with head injury undergoing rapid sequence intubation, does pretreatment with intravenous lignocaine/lidocaine lead to an improved neurological outcome? A review of the literature. Emerg Med J 2001; 18(6):453-7.

9. Reynolds SF, Heffner J. Airway management of the critically ill patient: rapid--sequence intubation. Chest 2005; 127(4):1397-412.
10. Wagner RL, White PF, Kan PB, Rosenthal MH, Feldman D. Inhibition of adrenal steroidogenesis by the anesthetic etomidate. N Engl J Med 1984; 310(22):1415-21.
11. Allolio B, Dörr H, Stuttmann R, Knorr D, Engelhardt D, Winkelmann W. Effect of a single bolus of etomidate upon eight major corticosteroid hormones and plasma ACTH. Clin Endocrinol (Oxf) 1985; 22(3):281-6.
12. Ching KY, Baum CR. Newer agents for rapid sequence intubation: etomide and rocuronium. Pediatr Emerg Care 2009; 25(3):200-7
13. Annane D, Sébille V, Charpentier C, Bollaert PE, François B, Korach JM et al. Effect of treatment with low doses of hydrocortisone and fludrocortisone on mortality in patients with septic shock. JAMA 2002; 288(7):862-71.
14. Sivilotti MLA et al. Acad Emerg Med 2003; 10:313-24.
15. Salonen M, Kanto J, Iisalo E. Induction of general anesthesia in children with midazolam – is there an induction dose? Int J Clin Pharmacol Ther Toxicol 1987; 25(11):613-5.
16. Choi YF, Wong TW, Lau CC. Midazolam is more likely to cause hypotension than etomidate in emergency department rapid sequence intubation. Emerg Med J 2004; 21(6):700-2.
17. Zelicof-Paul A, Smith-Lockridge A, Schnadower D, Tyler S, Levin S, Roskind C, Dayan P. Controversies in rapid sequence intubation in children. Curr Opin Pediatr 2005; 17(3):355-62.
18. Li J, Murphy-Lavoie H, Bugas C, Martinez J, Preston C. Complications of emergency intubation with and without paralysis. Am J Emerg Med 1999; 17(2):141-3.
19. Rubin MA, Sadovnikoff N. Neuromuscular blocking agents in the emergency department. J Emerg Med 1996; 14(2):193-9.
20. Gronert GA, Theye RA. Pathophysiology of hyperkalemia induced by succinylcholine. Anesthesiology 1975; 43(1):89-99.
21. Libonatti MM, Leahy JJ, Ellison N. The use of succinylcholine in open eye surgery. Anesth 1986; 64:517-9.
22. Theroux MC, Rose JB, Iyengar S, Katz MS. Succinylcholine pretreatment using gallamine or mivacurium during rapid sequence induction in children: a randomized, controlled study. J Clin Anesth 2001; 13(4):287-92.

7 Obstrução das Vias Aéreas por Corpo Estranho

Cid Eduardo de Carvalho
Luciana Trigueiro Daolio

INTRODUÇÃO

A aspiração de corpo estranho é um evento relativamente comum na população pediátrica; por isso, em razão da gravidade e da possibilidade de obstrução das vias aéreas, o rápido reconhecimento e tratamento são essenciais para minimizar consequências sérias e potencialmente fatais, reduzindo as taxas de morbimortalidade associadas a esse acidente.

Dados estatísticos norte-americanos de 1995 demonstraram que a morte por asfixia decorrente de aspiração de corpo estranho é responsável por 5% das mortes em crianças menores de 4 anos de idade; a maioria delas ocorre nos 12 primeiros meses de vida, representando 10% das mortes por causa acidental desse grupo. Geralmente, as mortes estão associadas à asfixia causada pelo impacto do corpo estranho na glote, com mortalidade de aproximadamente 40%. No Brasil, a aspiração de corpo estranho é a terceira maior causa de acidentes fatais.

A falha no reflexo de fechamento da laringe, o controle inadequado e imaturo da deglutição e mastigação, o hábito de levar objetos à boca, a introdução de alimentos sólidos e a ausência dos dentes molares são fatores que tornam as crianças com idade abaixo de 4 anos mais suscetíveis à aspiração de corpo estranho. O descuido ou o desaviso dos pais com determinados objetos passíveis de aspiração, como pequenos brinquedos e certos alimentos, são fatores predisponentes.

Em um estudo com 200 crianças com aspiração de corpo estranho no Brasil, 75% dos acidentes aconteceram em casa, mas em 40% os pais não testemunharam o acidente. Para o diagnóstico precoce, são necessários história clínica precisa e alto índice de suspeita, já que um grande número de pacientes é submetido, durante semanas ou meses, a tratamento para as doenças respiratórias recorrentes antes da suspeita de aspiração de corpo estranho.

A maioria dos objetos aspirados é de origem orgânica, principalmente comida, como sementes, amendoim, feijão, milho e arroz. Nos países desenvolvidos, a aspiração de pequenas partes de brinquedos não é tão frequente quanto nos em desenvolvimento.

A aspiração de um corpo estranho em qualquer parte do trato respiratório pode resultar em grave ameaça à vida. A completa obstrução da laringe ou da traqueia pode levar à morte por asfixia ou, quando a obstrução é parcial e por período um pouco mais prolongado, pode acarretar atelectasias, sibilância, enfisema, bronquiectasias, pneumonias de repetição ou tosse crônica. O corpo estranho pode ficar em qualquer parte da via aérea, porém a localização mais frequente é o brônquio direito – por ser mais verticalizado e ter maior diâmetro –, seguido pelo brônquio esquerdo e pela traqueia.

ASPECTOS CLÍNICOS E RADIOLÓGICOS

O diagnóstico de aspiração de corpo estranho nem sempre é fácil, pois, na maioria dos casos, os pais não presenciam o incidente e a suspeita deve ser feita com base na história clínica, nos sintomas de tosse súbita e engasgo e nos sinais clínicos de sibilância, desconforto respiratório de início súbito e ausculta pulmonar assimétrica.

Em um estudo realizado na Universidade Estadual de Campinas (Unicamp) com 69 pacientes submetidos à broncoscopia por suspeita clínica de broncoaspiração, houve história de engasgo e tosse em 75,4% dos pacientes; cianose foi um sinal presente em parcela significativa de pacientes (27,5%), que poderia ser justificada pela curta passagem de tempo entre o acidente e a chegada à unidade de emergência. Observou-se, ainda, assimetria na ausculta pulmonar em 39,2% dos pacientes, o que parece ter alta especificidade na aspiração de corpo estranho; contudo, por ser um sinal que depende da percepção do examinador, pode incorporar alto grau de subjetividade e sua ausência não deve ser justificativa para a exclusão de aspiração de corpo estranho.

Clinicamente, após a aspiração de corpo estranho, pode ocorrer acesso de tosse seguido de engasgo – eventos que podem ou não ser valorizados pelos pais. A aspiração de corpo estranho também pode ser suspeitada no primeiro quadro súbito de sibilância. Os achados clínicos dependem do tipo, do tamanho e da localização do corpo estranho (Tabela 1) e incluem tosse persistente, diminuição localizada da entrada de ar, sibilos localizados ou difusos e dificuldade respiratória.

TABELA 1 SINAIS E SINTOMAS ASSOCIADOS À LOCALIZAÇÃO DO CORPO ESTRANHO

Localização	Sinais e sintomas
Supraglote	Tosse, dispneia, salivação, rouquidão
Laringe	Obstrução completa do trato respiratório e asfixia ou obstrução parcial com roncos, rouquidão, afonia, odinofagia, hemoptise e dispneia de intensidade variável
Traqueia (intratorácica)	Sibilo expiratório, ronco inspiratório
Traqueia (extratorácica)	Estridor inspiratório, ronco expiratório
Brônquio	Tosse, sibilos e diminuição do murmúrio vesicular (geralmente unilaterais); cianose e asfixia

A apresentação clínica típica é de uma criança com asfixia aguda enquanto se alimentava ou brincava com algum alimento ou pequenos objetos na boca.No entanto, aproximadamente 40% dos pacientes podem apresentar-se assintomáticos e sem alterações no exame físico.

A diversidade de manifestações clínicas também está relacionada à natureza orgânica ou inorgânica do corpo estranho aspirado. Os objetos orgânicos desencadeiam, com maior frequência, reações inflamatórias locais, podendo acelerar o grau de obstrução do fluxo de ar e, assim, encurtar a duração da fase assintomática.

O exame físico é pouco específico e a radiografia de tórax pode estar normal; nesses casos, o risco de atraso no diagnóstico é muito grande, o que aumenta as consequências maléficas da aspiração de corpo estranho. Deve-se levantar suspeita diagnóstica em todos os casos de pneumopatias crônicas ou agudas, como pneumonias, atelectasias ou sibilância, que evoluam de forma atípica, mesmo que não haja história típica de aspiração de corpo estranho. O diagnóstico precoce é fundamental para o manejo adequado com a remoção do corpo estranho e a prevenção de sequelas.

A radiografia de tórax é o primeiro exame complementar que deve ser realizado após a estabilização clínica do paciente, pois é facilmente disponível em serviços de saúde e apresenta sensibilidade considerável.

Os achados mais frequentes são atelectasia, hiperinsuflação localizada, consolidação e enfisema pulmonar obstrutivo. Entretanto, em diferentes estudos, em 6 a 80% dos casos, o exame radiológico normal pode estar presente.

Deve-se solicitar radiografia da inspiração e da expiração, pois, em alguns casos, a radiografia da inspiração pode estar normal, mas, quando realizada na expiração, evidencia aprisionamento de ar por mecanismo valvular, por causa da obstrução brônquica parcial. Outro fator importante é que apenas 10% dos corpos estranhos aspirados são radiopacos, o que pode dificultar ainda mais o diagnóstico.

TRATAMENTO

Em uma situação de engasgo, algumas manobras podem ser realizadas para a retirada do corpo estranho no atendimento pré-hospitalar, enquanto a criança ainda estiver consciente.

Nos lactentes, devem-se aplicar palmadas nas costas (a face da criança deve estar voltada para baixo) e compressões torácicas (a face voltada para cima), sempre apoiando a vítima no seu antebraço, mantendo-a com a cabeça mais baixa que o tronco, próxima ao corpo. Deve-se utilizar a região hipotenar das mãos para aplicar até cinco palmadas no dorso do lactente, entre as escápulas, virá-lo em bloco e aplicar cinco compressões torácicas, como na técnica de reanimação cardiopulmonar, comprimindo o tórax com dois dedos sobre o esterno, logo abaixo da linha mamilar.

Em crianças maiores, deve-se realizar a manobra de Heimlich, pois é o melhor método para desobstruir as vias aéreas. É necessário se posicionar atrás da criança e abraçá-la na altura do estômago e, em seguida, dar empurrões para cima e para dentro, ao mesmo tempo, para comprimir o abdome contra os pulmões, forçando o desbloqueio da epiglote. Tanto os passos da manobra de Heimlich para crianças maiores quanto a combinação de palmadas nas costas com compressões torácicas para lactentes devem ser repetidos até que o corpo estranho seja expelido ou que a vítima fique inconsciente.

A broncoscopia é o procedimento de escolha para a retirada do corpo estranho, além de ser o único exame complementar que é, ao mesmo tempo, diagnóstico e terapêutico. Deve-se preferir o broncoscópio rígido, pois possui menor risco de complicações. O procedimento deve ser realizado sempre que houver supeita, já que o corpo estranho pode não ser encontrado em 10 a 15% dos pacientes.

A despeito do desenvolvimento dos equipamentos de broncoscopia, ainda há possibilidade de complicações após a remoção de corpo estranho, como necessidade de internação após a broncoscopia, tratamento cirúrgico aberto, atelectasia, sibilos e estridor após o procedimento, sendo a maior incidência de complicações em pacientes que permanecem mais tempo com o corpo estranho na via aérea.

A desobstrução brônquica não resulta em imediata ventilação de determinada área, porque podem persistir as alterações parenquitomatosas; assim, não se deve esperar o restabelecimento da ventilação e da oxigenação imediatamente após a retirada do corpo estranho.

Em alguns casos, principalmente quando a aspiração de corpo estranho ocorreu há mais de 24 horas, podem persistir sintomas como tosse e sibilos mesmo após a remoção do objeto, os quais decorrem da hiper-responsividade brônquica transitória causada pela permanência do corpo estranho nas vias aéreas. Nesses casos, estão indicados corticosteroide inalatório e broncodilatador, já que o uso de corticosteroide e broncodilatadores pré-broncoscopia ainda é discutível na literatura.

Na broncoscopia, é possível visualizar sinais de lesão tecidual, que ocorrem por causa da permanência do corpo estranho, como secreção purulenta, edema e formação de tecido de granulação. Esses achados são mais frequentes no caso de aspiração de corpo estranho orgânico.

A grande maioria dos corpos estranhos aspirados para a via aérea é removida por meio de broncoscopia pela boca. Em raras situações, a retirada deve ser feita por traqueotomia ou traqueostomia.

Como a região subglótica é o local mais estreito da via aérea da criança, qualquer edema provocado pela passagem de corpo estranho nesse local pode diminuir ainda mais o seu calibre e impossibilitar nova passagem do corpo estranho durante sua retirada.

A remoção de corpo estranho traqueobrônquico por abertura traqueal está indicada quando o objeto for demasiadamente largo e não passar pela região subglótica; se pontiagudo e as pontas trancarem a subglote ou as cordas vocais; ou se impactar a região subglótica e provocar obstrução aguda das vias aéreas.

Relatos na literatura descrevem a necessidade de traqueostomia após a traqueotomia para remoção do corpo estranho da via aérea. Entretanto, isso não é uma indicação absoluta. Em alguns casos, é possível realizar sutura traqueal firme e sem vazamento, mantendo entubação traqueal por 2 a 5 dias para reduzir o edema local e permitir uma extubação segura.

DIAGNÓSTICO DIFERENCIAL

As laringites virais são prevalentes na faixa etária em que se observa grande número de acidentes por aspiração. Na persistência de rouquidão e/ou estridor por vários dias ou na recidiva de sintomas próprios dessas afecções, deve-se suspeitar de corpo estranho na laringe. Quando o corpo estranho está na traqueia, os estudos radiológicos são normais e os ruídos respiratórios difusos e, frequentemente, confundidos com crise asmática. Na ausência de resposta ao tratamento correto de crise asmática, a broncoscopia deve ser considerada.

A aspiração acidental de corpo estranho também deve ser incluída no diagnóstico diferencial das pneumopatias crônicas ou de repetição, mesmo que não haja história sugestiva de aspiração. Em algumas situações, essa suspeita é levantada apenas quando se detectam imagens compatíveis com bronquiectasias na tomografia computadorizada do tórax.

COMPLICAÇÕES E PREVENÇÃO

A incidência de complicações tardias está relacionada ao tempo entre a aspiração do corpo estranho e o diagnóstico; quanto maior o tempo de permanência do corpo estranho na via aérea, maior a chance de complicações tardias, como pneumonia (mais comum), enfisema, bronquiectasias e tosse e sibilância persistentes. As complicações tardias são mais frequentes em pacientes que aspiram corpo estranho orgânico, pois, na maioria dos casos, o diagnóstico é mais tardio, em virtude de os corpos orgânicos não serem radiopacos e causarem maior processo inflamatório na mucosa das vias aéreas.

Outras complicações estão relacionadas ao procedimento de broncoscopia, como barotrauma, pneumomediastino e pneumotórax; no entanto, essas situações são pouco comuns. O risco de complicações aumenta em crianças que necessitam de repetição do procedimento broncoscópico.

Estudos mostram que a permanência por mais de 7 dias do corpo estranho na via aérea é associada a grande risco de alterações na perfusão e ventilação locais. Estudo realizado com animais demonstrou que acima de 30 dias de permanência do corpo estranho há chance de lesões, como destruição de cartilagem, fibrose e bronquiectasias locais.

A melhor forma de prevenção de acidentes de aspiração de corpo estranho é a adoção de políticas educacionais e de fiscalização. Recomendações precisas sobre brinquedos adequados para menores de 3 anos de idade devem ter regulamentados o tamanho e o número das peças; deve-se evitar oferecer às crianças pequenas alimentos como cenoura e maçã cruas, uva, pipoca, pedaços de frango e cachorro-quente, pois têm maior chance de promover engasgos; grãos como amendoim e milho não devem ser oferecidos a menores de 7 anos de idade; doces, como balas, não devem ser oferecidos a menores de 3 anos.

A negligência familiar, a ausência de história e/ou sintomas de aspiração de corpo estranho e a radiografia de tórax normal, portanto, podem ser apontados como fatores de risco para aspiração de corpo estranho e demora no diagnóstico.

CONSIDERAÇÕES FINAIS

- A aspiração de corpo estranho é mais comum em crianças com menos de 3 anos de idade;
- alimentos são os corpos estranhos mais frequentemente aspirados;
- exame físico e radiografia de tórax têm baixa sensibilidade e especificidade;
- história clínica sugestiva é suficiente para indicar broncoscopia;
- a demora no diagnóstico e no tratamento pode deixar sequelas graves;
- comparar a radiografia de tórax na inspiração e na expiração pode ajudar no diagnóstico;
- a aspiração de corpo estranho é uma patologia que necessita de suspeita precoce e de diagnóstico e tratamento rápidos;
- a melhor forma de tratamento é a prevenção por meio de medidas educacionais e comportamentais.

BIBLIOGRAFIA

1. American Heart Association. Suporte avançado de vida em pediatria. Pediatric Advanced Life Support (PALS). Manual para provedores. São Paulo, 2008.
2. Bittencourt PFS, Camargos PAM. Aspiração de corpos estranhos: artigo de revisão. J Pediatr 2002; 78(1):9-18.
3. Fraga AMA et al. Aspiração de corpo estranho em crianças: aspectos clínicos, radiológicos e tratamento broncoscópico. J Bras Pneumol 2008; 34:2.
4. Fraga JC et al. Remoção de corpo estranho da via aérea de criança por broncoscopia através de traqueotomia ou traqueostomia. J Pediatr 2003; 79:4.
5. Hasani A, Thaqi H, Azizi S. Management of child with acute airway obstruction: a case report. Cases J 2009; 2:7517.
6. Karakoç F, Karadag B, Akbenlioglu C, Ersu R, Yıldızeli B, Yuksel M et al. Foreign body aspiration: what is the outcome? Pediatr Pulmonol 2002; 34:30-6.
7. Lang SA, Duncan PG, Shephard DAE, Ha HC. Pulmonary oedema associated with airway obstruction. Can J Anaesth 1990; 37(2):210-8.
8. Lima JAB, Fischer GB. Foreign body aspiration in children. Paediatr Respir Rev 2002; 3:303-7.

9. Passàli D, Lauriello M, Bellussi L, Passali GC, Passali FM, Gregori D. Foreign body inhalation in children: an update. Acta Otorhinolaryngol Ital 2010; 30(1):27-32.
10. Ruiz FE, Mallory GB, Torrey SB, Hoppin AG. Airway foreign bodies in children; 2010. Disponível em: http://www.uptodate.com/contents/airway-foreign-bodies-in-children. Acessado em: outubro de 2012.
11. Zerella JT, Dimler M, McGill LC, Pippus KJ. Foreign body aspiration in children: value of radiography and complications of bronchoscopy. J Pediatr Surg 1998; 33(11):1651-4.

2 Acidentes na Infância

8 Politrauma em Pediatria

Michelle Tomba Lessa Garcia
Nádia Orozco
Paula Mara Assis Ceia
Luciana Trigueiro Daolio
Regina Grigolli Cesar

INTRODUÇÃO

O trauma é a doença do século XXI, podendo ser classificada como uma epidemia mundial. Para controlar essa epidemia, são necessárias medidas eficazes, com a instituição de programas de abrangência nacional voltados à prevenção e ao tratamento.

A Academia Americana de Pediatria já está trabalhando com o governo federal e com a Associação Nacional dos Hospitais Pediátricos no intuito de identificar as necessidades médicas em locais onde ocorreram grandes desastres e de coordenar a resposta dos pediatras norte-americanos.[1] Na América Latina, ainda não se dispõem de políticas federais tão bem estruturadas; porém, se não houver pelo menos um início de discussão sobre esse tema, a situação poderá se transformar em tragédia ainda neste século.[2]

Nos países da América Latina, não há grandes catástrofes de origem natural, como tsunamis, nem guerras ou atos terroristas da mesma gravidade que outros países enfrentam e tentam combater. Infelizmente, porém, o número de traumas graves em pediatria não é irrelevante.

No imaginário popular, acidentes são eventos involuntários, imprevistos e repentinos, que simplesmente acontecem, e muitos deles não costumam ter maiores consequências, embora gerem um número razoável de lesões graves. Todos os anos, uma em cada dez crianças brasileiras necessitam de pelo menos um atendimento médico por causa de traumas físicos. Casos dessa natureza ocupam de 10 a 30% dos leitos hospitalares, calculando-se que, para cada criança que morre por trauma, ocorrem entre 20 e 50 hospitalizações (1/3 das quais resulta em sequelas permanentes e em até mil atendimentos ambulatoriais). Assim, o custo socioeconômico da injúria física é incalculável.

Em dezembro de 2008, foi disponibilizado um relatório mundial de prevenção de injúrias na infância, elaborado pela Organização Mundial da Saúde (OMS) e pelo Fundo das Nações Unidas para a Infância (Unicef), que evidenciou que as causas não intencionais representam um grande e grave problema de saúde pública e são responsáveis por 830 mil mortes a cada ano. Nas crianças entre 5 e 14 anos de idade, as causas externas representam 53% da sobrecarga total das dez principais doenças.

No Brasil, descontando-se o primeiro ano de vida, as injúrias físicas causam mais mortes de crianças e jovens do que a soma de todas as principais doenças. Dependendo da idade, até 2/3 de todos os óbitos ocorrem pelas chamadas causas externas, principalmente traumas no trânsito, afogamentos, queimaduras e, a partir da adolescência, homicídios.[3]

No Brasil, os principais traumas que levam à morte são atropelamentos, quedas, afogamentos, etc., além da violência (homicídio, suicídio e maus-tratos).

Na unidade de terapia intensiva (UTI) pediátrica da Santa Casa de São Paulo, foi feito um registro prospectivo dos casos de trauma admitidos de janeiro de 2009 a dezembro de 2011, período em que foram internados 61 casos de trauma, sendo 38 pacientes do sexo masculino (62,3%) e 23 do feminino (37,7%). A idade em média foi de 5 anos e 6 meses e a mortalidade, de 14,8% (9). As causas de trauma foram:

- queda da laje: 15 (24,6%);
- atropelamento: 19 (31,1%);
- queda da escada: 6 (9,8%);
- suicídio: 2 (3,3%);
- homicídio: 2 (3,3%);
- maus-tratos: 6 (9,8%);
- outros: 11 (18%).

A lesão predominante foi o traumatismo cranioencefálico, 47 casos (75,8%), sendo que 5 (8,1%) evoluíram para morte encefálica. A maior frequência observada foi no sexo masculino, com idade igual ou superior a 5 anos ($c^2 = 7{,}393$, $p < 0{,}05$), com maior concentração nos 3 meses de férias escolares (1/4 ano), quando ocorreram 44,3% (27/61) dos casos.

CARACTERÍSTICAS DA MORTALIDADE POR TRAUMA

A morte por trauma apresenta distribuição trimodal. Quando o índice de mortalidade é definido em função do tempo após a lesão, consideram-se três picos:

- primeiro pico: mortes imediatas, que ocorrem na primeira hora do trauma e, invariavelmente, são causadas por lacerações do cérebro, do tronco cerebral, da medula espinhal, do coração e de grandes vasos;
- segundo pico: mortes precoces que ocorrem nas primeiras 4 horas, geralmente causadas por hemorragia intensa resultante das lesões no sistema respiratório, em órgãos abdominais e no sistema nervoso central;
- terceiro pico: mortes tardias, que representam indivíduos que morrem dias ou semanas após o trauma. Em quase 80% dos casos, as mortes são causadas por infecção ou falência de múltiplos órgãos.[2,4]

DEFINIÇÃO

Politrauma é definido como o conjunto de lesões traumáticas simultâneas em diversas regiões, órgãos ou sistemas do corpo, sendo que pelo menos uma delas pode colocar o paciente em risco de morte.

ATENDIMENTO INICIAL OU AVALIAÇÃO PRIMÁRIA

O atendimento inicial à criança politraumatizada conta com uma avaliação primária que deve ser realizada de maneira sistemática,[4,5] obedecendo a sequência mnemônica ABCDE:[4]

- A – *Airway* (vias aéreas): avaliação e manuseio das vias aéreas;
- B – *Breathing* (respiração): avaliação e restabelecimento da respiração efetiva;
- C – *Circulation* (circulação): avaliação da estabilidade hemodinâmica, com diagnóstico e tratamento dos estados de choque;
- D – *Disability* (déficit): avaliação neurológica;
- E – *Exposure* (exposição): retirada de todas as roupas para exame físico completo, mas com o cuidado de manter a temperatura corporal.

Avaliação e controle das vias aéreas

A criança apresenta diferenças anatômicas se comparada à via aérea do adulto. Isso traz características diferenciadas à manutenção das vias aéreas permeáveis e à entubação traqueal.[6]

O controle das vias aéreas envolve imobilização da coluna cervical. A lesão da coluna cervical em crianças é menos frequente em relação à dos adultos, porém o risco é grande, já que as crianças estão sujeitas a forças inerciais aplicadas ao pescoço durante o processo de aceleração e desaceleração que ocorre em acidentes automobilísticos. Isso ocorre porque a cabeça da criança é maior, proporcionalmente ao seu corpo, do que a cabeça do adulto.

O comprometimento da coluna cervical pode ser anatômico ou funcional. A alteração anatômica está associada à alteração óssea vertebral, enquanto a alteração funcional consiste em comprometimento da medula espinhal sem anormalidades radiológicas (*spinal cord injury without radiographic abnormality* – Sciwora).

A via aérea deve ser mantida totalmente permeável, enquanto a coluna cervical é imobilizada em posição neutra. Tração e movimento do pescoço devem ser evitados após a manutenção da via aérea, de modo que um colar semirrígido deve ser utilizado para estabilização da coluna cervical.[2,7]

As indicações para entubação endotraqueal da criança vítima de politraumatismo são: parada respiratória, falência respiratória (hipoventilação, hipoxemia e acidose respiratória), lesão de via aérea por inalação, obstrução das vias aéreas, escala de Glasgow menor ou igual a 8, necessidade de suporte ventilatório e choque hipotensivo.[2,4,5,7]

Ao decidir pela entubação, deve-se utilizar a sequência rápida de entubação, e todo paciente politraumatizado é considerado de estômago cheio. Pode haver necessidade de material especial para entubação em casos de via aérea difícil (trauma da face ou sangramento de via aérea de difícil controle). Em alguns casos, pode haver necessidade de cricotirotomia.

Respiração

A efetividade da ventilação e da oxigenação deve ser continuamente avaliada, observando-se expansibilidade simétrica e ausência de cianose. A criança traumatizada deve receber oxigenação suplementar na maior concentração possível. Se a respiração não for eficaz, deve-se instituir ventilação assistida com bolsa-máscara com reservatório para oferecer oxigênio a 100%.

Essa assistência deve, eventualmente, ser seguida de entubação endotraqueal. A ventilação da criança pode estar comprometida por distensão gástrica, diminuindo a mobilidade do diafragma e aumentando o risco de vômito e aspiração. Uma sonda naso ou orogástrica, nos casos de traumatismo cranioencefálico, deve ser rapidamente instituída, tão logo seja controlada a ventilação.[2,4,7]

Circulação

A manutenção da circulação nas crianças politraumatizadas requer controle das hemorragias externas, suporte da função cardiovascular e da perfusão sistêmica e restauração e manutenção do volume sanguíneo adequado. Intervenção cirúrgica pode ser necessária nos casos de hemorragias internas, bem como transfusão sanguínea nos casos de perda significativa, a fim de restaurar o transporte de oxigênio e o volume intravascular.

O controle da hemorragia externa pode ser feito com a aplicação de compressas com pressão direta. Devem-se estabelecer rapidamente dois acessos vasculares de calibre grosso, de preferência em membros superiores. A via intraóssea é a forma de acesso vascular se uma via venosa periférica não for obtida rapidamente.

Se a perfusão sistêmica for inadequada, deve-se fazer a reposição de volume na forma de cristaloides em bolo de 20 mL/kg, que pode ser repetida se não houver melhora da perfusão. Se os sinais de choque persistirem mesmo após bolo de 60 mL/kg de cristaloides, indica-se a transfusão sanguínea. A presença de hipotensão caracteriza perda de 25 a 30% da volemia.[2,4,5,7]

Cateter venoso central e urinário devem ser instalados, pois dados relativos a débito urinário e pressão venosa central refletem o volume intravascular e a pré-carga.[5]

A manutenção de instabilidade hemodinâmica pode indicar necessidade de intervenção cirúrgica.

Avaliação neurológica

Devem-se examinar as pupilas em relação a tamanho, simetria e resposta à luz. O estado de consciência é avaliado por meio da correlação com a escala de coma de Glasgow, que deve ser aplicada durante a avaliação primária e na avaliação secundária.

Índices iguais ou inferiores a 8 estão relacionados a 40% de mortalidade e sequelas neurológicas graves. Deve-se procurar por sinais localizatórios e paralisias.

A resposta à dor é um importante componente da função neurológica crítica. A resposta ao estímulo doloroso, ou seja, a capacidade do paciente para reagir aos estímulos dolorosos, deve ser pesquisada nos quatro membros.[2,4,7]

Exposição

A retirada da roupa é essencial para permitir um exame completo de todos os segmentos corpóreos e facilitar a realização de procedimentos. Como a criança, principalmente o lactente, sofre rápida perda de calor, por ter maior superfície corpórea em relação ao peso, exige a monitoração da temperatura.[2,4,7]

A queda da temperatura leva ao aumento do consumo do oxigênio e à vasoconstrição periférica. Para prevenir hipo ou hipertermia, deve-se manter a temperatura do ambiente adequada e utilizar calor radiante ou cobertores elétricos durante o atendimento.[7]

Na avaliação primária, é necessário instalar:

- monitoração hemodinâmica;
- oximetria de pulso;
- monitoração de pressão arterial;
- coleta de exames (tipagem sanguínea, gasometria e beta-hCG em adolescentes do sexo feminino);
- passagem de sonda vesical de demora (exceto se houver sangramento pelo meato uretral);
- passagem de sonda nasogástrica para descompressão e evitar broncoaspiração.

As radiografias de tórax, pelve e coluna cervical lateral podem ser obtidas durante a avaliação primária ou aguardar até a avaliação secundária.

Lavagem peritoneal e ultrassonografia abdominal devem ser realizadas por pessoal habilitado para diagnóstico de sangramento abdominal.

AVALIAÇÃO SECUNDÁRIA

Começa após a estabilização hemodinâmica alcançada na avaliação inicial e deve ser composta por história clínica e exame físico.

Na história clínica, deve-se questionar sobre doenças anteriores, alergias, utilização de medicações, gravidez e eventos que ocorreram no momento do trauma, pois o conhecimento sobre seu mecanismo é de extrema importância para diagnosticar a totalidade de lesões. Também se deve perguntar sobre o horário da última refeição.

Pode-se empregar a regra AMPLA:

- A: alergias;
- M: medicações;
- P: história médica pregressa;
- L: última refeição;
- A: atendimento no local do acidente, tratamento até o momento, tempo estimado de chegada, eventos que levaram à lesão, mecanismo do trauma.

No exame físico detalhado "da cabeça aos pés", procurando por lesões que podem não estar evidentes em uma primeira avaliação, é possível encontrar as seguintes características:

- fontanela anterior tensa: aumento de pressão intracraniana;
- fontanela anterior deprimida: perda de volume intravascular;
- lacerações;
- equimose periorbital ("olhos de guaxinim"): sugere fratura da base do crânio;
- hemorragias subconjuntivais;
- nariz: deve ser avaliado à procura de epistaxe, rinorreia (perda de liquor) e fraturas;
- orofaringe: pode apresentar lacerações ou lesão nos dentes;
- pescoço: remover o colar cervical com cuidado e com o pescoço imobilizado. Devem-se palpar a coluna cervical e o próprio pescoço à procura de crepitação e dor. Ao final, deve-se recolocar o colar;
- tórax: pode apresentar deformidades (fraturas) e dor à palpação local. A ausculta pode ser sugestiva de pneumo ou hemotórax e deve avaliar frequência, ritmo e qualidade das bulhas. Bulhas abafadas podem indicar derrame pericárdico. Taquicardia com pulsos finos pode indicar tamponamento;
- abdome: pode apresentar equimoses, devendo ser auscultado para avaliação da presença e da qualidade dos sons e palpado à procura de dor e rigidez;
- dorso: a prancha rígida deve ser retirada durante a avaliação secundária. O paciente deve ser mobilizado em bloco e o dorso deve ser avaliado quanto a deformidades e equimoses, além de palpado para avaliação de dor. A imobilização da coluna, até descartar totalmente qualquer possibilidade de lesão, é de extrema importância. Todo esforço deve ser feito para que a prancha possa ser retirada após 2 horas, para prevenir úlceras por pressão;
- exame genital: para descartar lacerações e sangramento no meato uretral;
- toque retal: para avaliar tônus e sangramento;
- avaliação do sistema musculoesquelético: a palpação pode identificar fraturas ou deslocamentos;

- reavaliação da escala de Glasgow: deve ser feita de forma sistemática e repetida várias vezes.

Nessa avaliação secundária, exames adicionais podem ser solicitados, como tomografia computadorizada, para complementação de radiografias da coluna cervical e toracolombar e de extremidades, angiografias e ultrassonografias.

CONSIDERAÇÕES FINAIS

O impacto que o trauma grave exerce na infância, embora pareça ser de grande monta, ainda não está totalmente estabelecido no Brasil. Para definir esse número, talvez sejam necessários dados de ordem nacional, que demonstrarão prováveis diferenças regionais a respeito da natureza e da gravidade do trauma pediátrico, gerando ações individualizadas.

Para controle dessa "epidemia", é necessária a instituição de programas de abrangência nacional voltados à prevenção e ao tratamento.

REFERÊNCIAS BIBLIOGRÁFICAS

1. Alterman MD Daley BJ, Kennedy AP, Ramanathan R, Lee S. Considerations in pediatric trauma. Disponível em: http://emedicine.medscape.com/article/435031-overview.
2. Abramovici S, Souza RL. Abordagem em criança politraumatizada. J Pediatr 1999; S268-S278.
3. Kowes I, Rodrigues JMS, Mir L, Musafir M, Steinman M, Poggetti R. Projeto Trauma 2005-2025.
4. Pediatric advanced life support. Dallas: American Heart Association, 1997.
5. Pediatric Fundamental Critical Care Support. Traumatic injuries in children. Society of Critical Care Medicine, 2008.
6. Inaba AS, Seward PN. An approach to pediatric trauma: unique anatomic and pathophysiologic aspects of the pediatric patient. Emer Med Clin North Amer 1991; 9:523-48.
7. Waksman RD, Abramovici S. Politraumatismo. In: Carvalho W, Hirschheimer MR, Matsumoto T. Terapia intensiva pediátrica. São Paulo: Atheneu, 2006. p.1259-72.

Acidentes por Submersão: Afogamentos na Infância

9

Aida Maria Martins Sardi

Caroline Limoeiro Manangao

Laura Monteiro Alves Moreira

Wilson Roberto Endruveit

INTRODUÇÃO

O afogamento é uma das doenças de maior impacto na saúde e na economia mundiais. De acordo com a Organização Mundial da Saúde (OMS), 0,7% de todos os óbitos no mundo ocorre por afogamento não intencional, o que corresponde a mais de 500 mil óbitos anuais passíveis de prevenção (8,5/100 mil habitantes). No entanto, o número exato não é conhecido em virtude dos casos que não são notificados e não têm confirmação de óbito. No Brasil, em 2009, o afogamento foi a segunda causa geral de óbito na faixa etária entre 1 e 9 anos; a terceira entre 10 e 19 anos; a quarta entre 20 e 24 anos, e a sexta entre 25 e 29 anos; no total, 7.152 brasileiros morreram em decorrência disso (3,7/100 mil habitantes). Além do impacto na saúde, o fardo econômico gerado é enorme. Estimativas feitas nos Estados Unidos e no Brasil mostraram custos anuais de US$ 273 e US$ 228 milhões, respectivamente – quantia suficiente para promover campanhas nacionais de prevenção do afogamento.

A maior parte dos afogamentos ocorre de forma não intencional, exceto em países como Irlanda, Japão e Holanda, nos quais o suicídio é uma das formas mais frequentes de afogamento. As causas são muito variáveis:

- ingestão de álcool (37%);
- convulsões (18%);
- trauma (16,3%), como em acidentes com barcos;
- doença cardiopulmonar (14,1%);
- mergulho em apneia e mergulho autônomo (*scuba*, 3,7%);
- mergulho seguido de lesão cervical ou traumatismo craniano e outras causas (11,6%), como homicídio, suicídio, síncope, cãibras ou síndrome de imersão.

É importante identificar o perfil das causas determinantes do afogamento, pois isso pode orientar sobre os métodos adequados de resgate e ressuscitação. Os locais de ocorrência mais comuns são piscinas, banheiras, praias, rios e lagos, sendo que há maior incidência em finais de semana.

DEFINIÇÃO

Afogamento é definido como o dano respiratório causado por submersão ou imersão em líquido não corporal, com presença da interface ar/água nas vias aéreas da vítima e consequente impedimento da sua respiração. Essa nomenclatura é utilizada independentemente do episódio de afogamento levar ou não ao óbito.

Os termos "afogamento seco", "afogamento com ou sem aspiração", "afogamento secundário", "afogamento ativo/passivo" e "quase afogado" não são mais utilizados.

FISIOPATOLOGIA

O processo de afogamento tem início quando as vias aéreas da vítima estão abaixo do nível da superfície líquida (submersa). A sequência de eventos não está totalmente esclarecida; porém, acredita-se que haja parada voluntária da respiração (apneia), seguida de laringoespasmo secundário à presença de líquido na orofaringe ou na laringe, impedindo a vítima de respirar. Em consequência, não há trocas gasosas, o que resulta em hipóxia e acidose. Em seguida, há aspiração de líquido, com desequilíbrio da relação ventilação/perfusão, edema pulmonar, microatelectasias e diminuição da complacência pulmonar, agravando ainda mais a hipoxemia.

Anteriormente, acreditava-se que os efeitos hemodinâmicos e eletrolíticos do afogamento dependiam da osmolaridade da água aspirada (doce ou salgada). Entretanto, após diversos estudos em animais e humanos, concluiu-se que essas alterações estão diretamente ligadas ao efeito da hipóxia, independentemente do tipo de água aspirada. O distúrbio respiratório é menos influenciado pela composição da água e mais pela quantidade aspirada. A aspiração de água doce ou salgada produz destruição de surfactante, alveolite e edema pulmonar não cardiogênico, resultando em aumento do *shunt* pulmonar e da hipóxia.

Raramente há aspiração de água suficiente para provocar distúrbios eletrolíticos significativos; portanto, as vítimas não necessitam de correção inicial de eletrólitos. A hipóxia produz uma sequência de eventos cardíacos muito conhecida: taquicardia, bradicardia, fase de contrações cardíacas ineficazes e falta de pulso com perda completa do ritmo cardíaco e da atividade elétrica (assistolia). Os resultados da hipóxia são: diminuição do débito cardíaco, hipotensão arterial, hipertensão pulmonar e aumento da resistência dos vasos pulmonares, sendo comum, ainda, intensa vasoconstrição periférica, causada por hipóxia, liberação de adrenalina e hipotermia.

A hipotermia também é responsável por várias alterações metabólicas, especialmente em crianças, já que sua superfície corporal é proporcionalmente maior que a massa muscular. Em uma temperatura em torno de 30°, ocorre queda de pressão e consumo de oxigênio, podendo ocorrer bradicardia, assistolia ou fibrilação ventricular.

Paradoxalmente, o afogamento em água fria tem melhor prognóstico em crianças que em água aquecida, pois a hipotermia tem efeito protetor cerebral quando ocorre antes da hipóxia.

A morte por afogamento, geralmente, advém de uma das seguintes causas:

- morte cerebral por lesão cerebral hipóxico-isquêmica grave;
- síndrome da angústia respiratória aguda;
- disfunção de múltiplos órgãos e sistemas por injúria hipóxico-isquêmica prolongada;
- sepse por pneumonia aspirativa ou infecções nosocomiais.

TRATAMENTO

Apesar da ênfase no tratamento, a conduta prioritária ainda é a prevenção, já que pode evitar quase 85% dos casos de afogamento.

Estudos realizados por Marchand et al.[5] evidenciam a importância do Suporte Básico de Vida (BLS) rápido e eficaz para sobrevida e diminuição de comorbidades em crianças vítimas de afogamento. Os principais objetivos do atendimento pré-hospitalar são ressuscitação cardiopulmonar e recuperação da hipóxia e da hipotermia. É comum as vítimas de afogamento ingerirem e aspirarem grande quantidade de água, prejudicando a reanimação.

Assim, inicialmente, deve-se retirar a vítima da água o mais rápido possível, adotando, de preferência, a posição vertical ou colocando a cabeça dela acima do nível do corpo para evitar aspiração de líquido em caso de vômito. É importante tomar cuidado durante o resgate da vítima de afogamento, pois pode haver lesão cervical ou traumatismo cranioencefálico por queda ou acidente de mergulho.

Em casos de vítimas inconscientes ou com pulsos não palpáveis, é necessário posicioná-las em decúbito dorsal e iniciar as manobras de reanimação. A técnica de recuperação cardiorrespiratória (RCR) também é utilizada em casos de parada cardiorrespiratória.

Compressões abdominais e manobra de Heimlich não demonstraram benefícios em vítimas de afogamento (exceto se há suspeita de obstrução por corpo estranho), porque esses métodos podem induzir vômito e aspiração do conteúdo gástrico. Nos casos de vômito, recomenda-se virar a cabeça da vítima lateralmente e remover o vômito com o dedo indicador.

Em geral, as manobras de aquecimento são iniciadas logo após o resgate da vítima, com cobertores e inalação de oxigênio aquecido. No ambiente hospitalar, além das medidas mencionadas, também se utiliza soro aquecido.

INDICAÇÕES E CONDUTAS NA UTI

Pacientes com tempo de submersão superior a 1 minuto, cianose durante a ressuscitação, necessidade de respiração boca a boca ou instabilidade hemodinâmica ventilatória ou neurológica devem ser encaminhados à unidade de terapia intensiva (UTI). Na admissão, o intensivista deve verificar se o afogamento resultou em insulto hipóxico-isquêmico importante, o qual pode acarretar dis-

FIGURA 1 Afogamento – classificação e tratamento – BLS.

Afogamento – classificação e tratamento – BLS Baseado na avaliação de 1.831 casos – CHEST – Set. 1997

Cheque a resposta da vítima ainda dentro da água

Vítima consciente: resgate até a praia ou borda da piscina sem outro procedimento;

Vítima inconsciente: água rasa: abra as vias aéreas, cheque a respiração e inicie o boca a boca, se necessário, e resgate até área seca; água funda: use sempre equipamento quando estiver com um guarda-vidas. Coloque a face da vítima para fora da água e abra as vias aéreas. Se não houver respiração, inicie a ventilação boca a boca imediatamente de 12 a 20/min até alcançar área seca(*). Não cheque sinais de circulação dentro da água, somente se a distância à área seca for grande ou se chegar em água rasa. Se não houver circulação, não inicie as compressões dentro da água, resgate o mais rápido possível para área seca sem outros procedimentos.

Transporte da água para área seca com cabeça da vítima acima do tronco (exceto em casos de hipotermia severa) com vias desobstruídas

Em área seca – cabeça da vítima no mesmo nível do tronco (em praias inclinadas na posição paralela à água)

↓

Não perca tempo tentando retirar água do pulmão. A posição da cabeça mais baixa que o tronco aumenta a ocorrência de vômitos e regurgitação, retardando o início da ventilação e oxigenação, prejudicando a vítima. Em praias inclinadas, coloque a vítima inicialmente paralela à linha da água com o ventre para cima. O guarda-vidas deve ficar neste momento de costas para o mar com a cabeça da vítima voltada para o seu lado esquerdo, facilitando as manobras de PCR sem queda sobre a vítima e a posterior colocação da vítima viva em posição lateral de segurança sob o lado direito, quando então o guarda-vidas fica de frente para o mar aguardando o socorro médico chegar.

↓

Cuidado ao abrir as vias aéreas, se houver suspeita de trauma da coluna vertebral (1%) – use técnicas especiais.

Sem resposta ← **Cheque a resposta da vítima** → Respondeu

Suporte básico da vida
Szpilman 2001

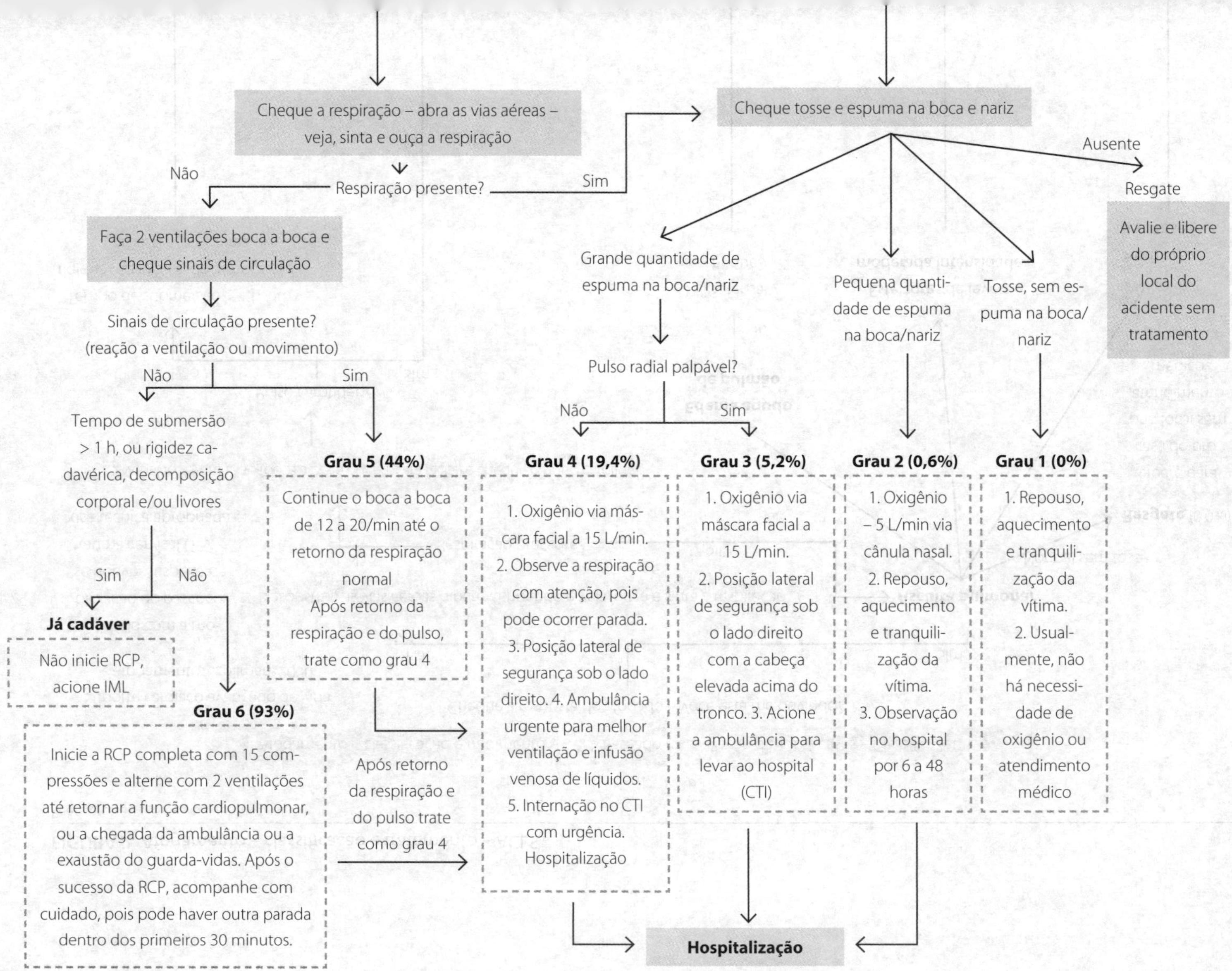
Cheque a respiração – abra as vias aéreas – veja, sinta e ouça a respiração
Respiração presente?
Não
Sim
Faça 2 ventilações boca a boca e cheque sinais de circulação
Sinais de circulação presente? (reação a ventilação ou movimento)
Não
Sim
Tempo de submersão > 1 h, ou rigidez cadavérica, decomposição corporal e/ou livores
Sim
Não
Já cadáver
Não inicie RCP, acione IML
Grau 6 (93%)
Inicie a RCP completa com 15 compressões e alterne com 2 ventilações até retornar a função cardiopulmonar, ou a chegada da ambulância ou a exaustão do guarda-vidas. Após o sucesso da RCP, acompanhe com cuidado, pois pode haver outra parada dentro dos primeiros 30 minutos.
Após retorno da respiração e do pulso trate como grau 4
Grau 5 (44%)
Continue o boca a boca de 12 a 20/min até o retorno da respiração normal
Após retorno da respiração e do pulso, trate como grau 4
Cheque tosse e espuma na boca e nariz
Ausente
Resgate
Avalie e libere do próprio local do acidente sem tratamento
Grande quantidade de espuma na boca/nariz
Pulso radial palpável?
Não
Sim
Pequena quantidade de espuma na boca/nariz
Tosse, sem espuma na boca/nariz
Grau 4 (19,4%)
1. Oxigênio via máscara facial a 15 L/min.
2. Observe a respiração com atenção, pois pode ocorrer parada.
3. Posição lateral de segurança sob o lado direito. 4. Ambulância urgente para melhor ventilação e infusão venosa de líquidos.
5. Internação no CTI com urgência.
Hospitalização
Grau 3 (5,2%)
1. Oxigênio via máscara facial a 15 L/min.
2. Posição lateral de segurança sob o lado direito com a cabeça elevada acima do tronco. 3. Acione a ambulância para levar ao hospital (CTI)
Grau 2 (0,6%)
1. Oxigênio – 5 L/min via cânula nasal.
2. Repouso, aquecimento e tranquilização da vítima.
3. Observação no hospital por 6 a 48 horas
Grau 1 (0%)
1. Repouso, aquecimento e tranquilização da vítima.
2. Usualmente, não há necessidade de oxigênio ou atendimento médico
Hospitalização

FIGURA 2 Afogamento – classificação e tratamento – ACLS.

Peep: pressão positiva expiratória final.

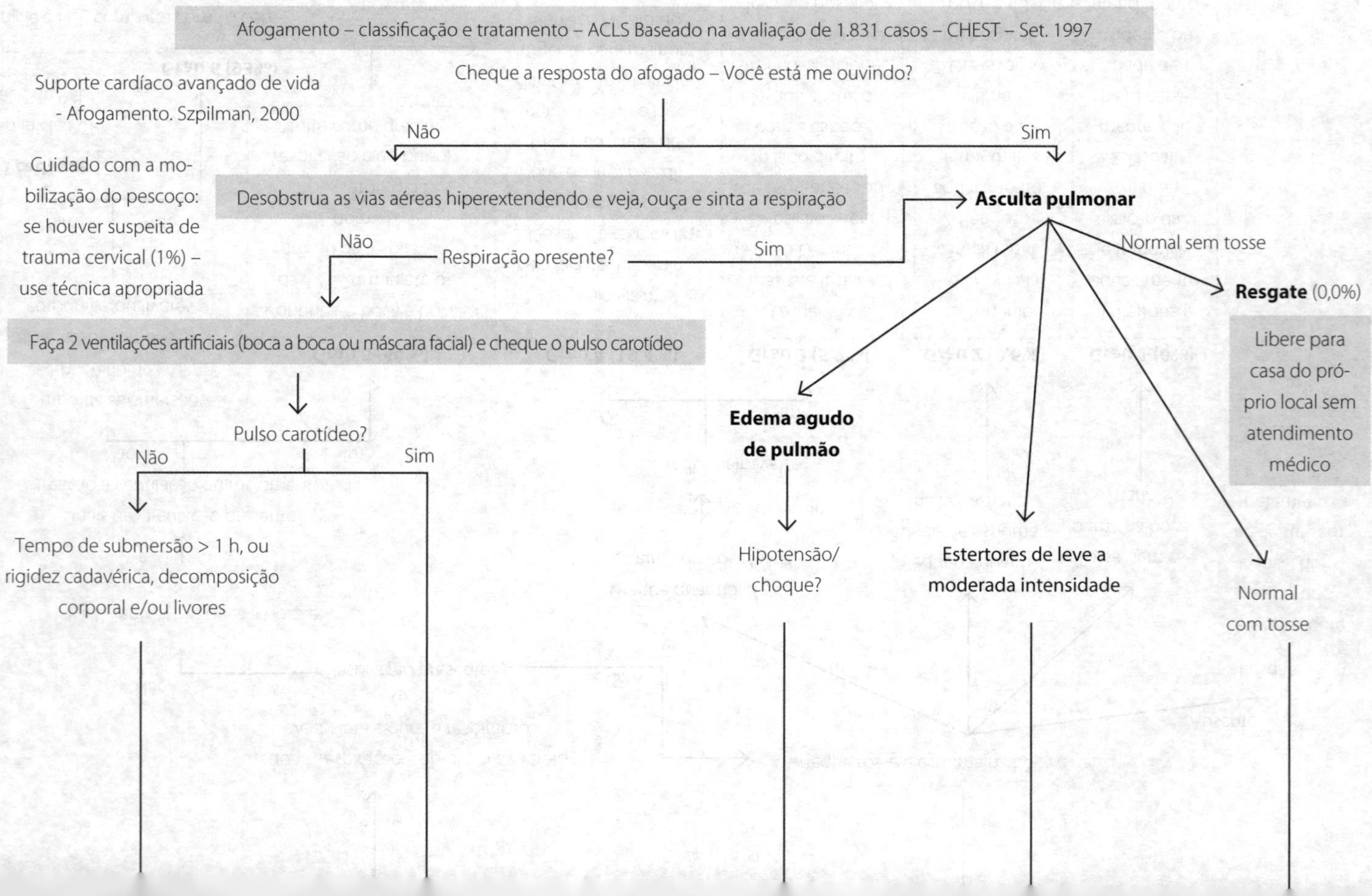

Sim / Não

Já cadáver

Não inicie RCP

Grau 6 (93%)

Inicie RCP – Monitore ECG para desfibrilação. Insira um TOT se possível e acesse via venosa periférica para início de adrenalina IV a 0,01 mg/kg após 3 min e 0,1 mg/kg a cada 3 min de PCR

Grau 5 (44%)

Continue a ventilação artificial de 12 a 20/min com 15 L de O_2, até retorno espontâneo da respiração
Após retorno da respiração, trate como grau 4

Após retorno da respiração, trate como grau 4

Sim / Não

Grau 4 (19,4%)

1. Observe a respiração com atenção – pode haver parada respiratória. 2. Siga o tratamento para grau 3 e associe a infusão venosa de cristaloides por acesso venoso periférico (independentemente do tipo de água em que ocorreu o afogamento) até restabelecer a pressão arterial. Soluções coloides somente em hipovalemia refratária. Restrinja a reposição hídrica orientada pelo débito urinário de 0,5 a 1 mL/kg/h e parâmetros hemodinâmicos. Raramente há necessidade do uso de drogas vasopressoras ou inotrópicas

Grau 3 (5,2%)

1. Oxigênio por máscara facial ou TOT a 15 L/min no local do acidente. 2. Posição lateral de segurança sob o lado direito. 3. Internação hospitalar (CTI) por 48 a 96 h. 3.1. Assistência respiratória – TOT + ventilação mecânica com 5 a 10 cmH_2O de Peep. O uso precoce da Peep por 48 h encurta o tempo de hospitalização. 3.2. Sedação por 48 h – drogas de ação rápida como midazolam (pode associar relaxantes musculares se necessário). 3.3. Corrija a acidose metabólica. 3.4. Solicite radiografia de tórax + gasometria arterial + eletrólitos + ureia + creatinina + glicose + EAS. Se houver alteração no nível de consciência, TAC de crânio

Grau 2 (0,6%)

1. Oxigênio nasofaríngeo a 5 L/min por cânula. 2. Repouso, aquecimento e tranquilização. 3. Posição lateral de segurança sob o lado direito. 4. Observação hospitalar por 6 a 48 h. Solicite radiografia de tórax e gasometria arterial

Grau 1 (0%)

Repouso, aquecimento e tranquilização. Não há necessidade de O_2 ou hospital função de múltiplos órgãos e sistemas (DMOS), relacionada com o tempo e o grau do insulto hipóxico-isquêmico. O fundamento da terapia deve dirigir-se à ressuscitação e à proteção cerebral, evitando danos secundários.

É obrigatório instituir monitoração contínua com eletrocardioscópio e oximetria de pulso em todos os pacientes admitidos em UTI e que apresentem instabilidade hemodinâmica, pressão venosa central (PVC), pressão arterial (PA) invasiva e medida de débito urinário para avaliação da perfusão. A avaliação laboratorial inclui gasometria arterial, dosagens séricas de sódio, potássio, cálcio e glicemia. Deve-se considerar dosagem de ureia/creatinina plasmáticas e enzimas hepáticas e cardíacas em casos de hipóxia grave.

A piora do quadro respiratório pode ocorrer em até 48 a 72 horas após o acidente por submersão, em consequência do afogamento, da síndrome da angústia respiratória aguda (Sara), da pneumonite química ou da pneumonia. As indicações de ventilação mecânica não diferem das clássicas: pressão arterial de oxigênio (PaO_2) abaixo de 60 mmHg, saturação de oxigênio ($SatO_2$) inferior a 90% com fração inspirada de oxigênio (FiO_2) acima de 60%, hipercapnia refratária ou deterioração do nível de consciência.

Na maioria das vezes, a lesão pulmonar funciona como uma patologia restritiva e o paciente se beneficia com a utilização de altos valores de pressão expiratória final (Peep).

Manter débito cardíaco e perfusão de órgãos e tecidos é essencial; a normovolemia do paciente é obtida a partir da adequada oferta volêmica e, se necessário, para sustentar a função da bomba cardíaca ou vascular, do uso de drogas vasoativas.

Os distúrbios do ritmo mais comuns são: bradicardia, que evolui para assistolia, taquicardia supraventricular e fibrilação ventricular (mais raro no paciente pediátrico).

Preservar a função cerebral, evitando injúrias secundárias, deve ser a meta principal durante os cuidados intensivos. Sedação, normovolemia, normoglicemia, normotermia, cabeceira a 30° e cabeça em posição neutra devem ser os cuidados básicos, bem como correção de distúrbios acidobásicos e eletrolíticos. As convulsões devem ser tratadas durante o seu início, a fim de evitar aumentos na taxa metabólica cerebral e aumentos adicionais da pressão intracraniana (PIC).

Não estão indicados corticosteroides, anticonvulsivantes profiláticos ou barbitúricos para indução de coma. A monitoração contínua da PIC também não está indicada, pois o edema cerebral com elevação da pressão é resultado de um insulto hipóxico direto original, e não de um processo reversível.

Hiperglicemia pode ser encontrada por causa do aumento das catecolaminas endógenas, indicando-se, inicialmente, a diminuição no aporte de glicose.

A acidose metabólica é o distúrbio mais comumente encontrado, secundária à lesão hipóxico-isquêmica primária aliada a má perfusão tecidual. É revertida com melhora da perfusão, mas o uso de bicarbonato de sódio deve ficar restrito a casos específicos.

Não está indicado o uso profilático de antibióticos, porém, o principal sítio de infecção são os pulmões (20 a 57%) e os patógenos mais identificados são *Aeromonas* spp, *Burkholderia*, *Pseudomonas* e *Pseudoallescheria*. Deve-se observar que a maioria desses pacientes permanece hospitalizada por tempo prolongado, o que possibilita infecções nosocomiais por agentes específicos a cada serviço.

BIBLIOGRAFIA

1. Brandão MB, Nogueira RJN. Acidentes por submersão. In: Jyh JH, Nóbrega RF, Souza RL (eds.). Atualizações em terapia intensiva pediátrica. São Paulo: Atheneu, 2007. p.385-90.
2. Brenner RA, Trumble AC, Smith GS, Kessler EP, Overpeck MD. Where children drown, United States, 1995. Pediatrics 2001; 108:85-9.
3. Carvalho WB, Souza N, Souza RL. Emergência e terapia intensiva pediátrica. 3.ed. São Paulo: Atheneu, 2006.
4. DeNicola LK, Falk JL, Swanson ME et al. Submersion injuries in children and adults. Crit Care Clin 1997; 13:477-502.
5. Idris AH, Berg RA, Bierens J, Bossaert L, Branche CM, Gabrielli A et al. Recommended guidelines for uniform reporting of data from drowning: the "utstein style". Resuscitation 2003; 59:45-57.
6. Marchant J, Cheng NG, Lam LT, Fahy FE, Sounndapound SV, Cass DT et al. Bystander basic life support: an important link in the chain of survival for children suffering a drowning or near-drowning episode. Med J Aust 2008; 188(8):484-5.
7. Miller RD. Anesthesia. 5.ed. Philadelphia: Churchill Livingston, 1999. p.1416-7.

8. Quan L, Cummings P. Characteristics of drowning by different age groups. Inj Prev 2003; 9:163-8.
9. Salomez F, Vincent JL. Drowning: a review of epidemiology, pathophysiology, treatment and prevention. Resuscitation 2004; 63:261-8.
10. Szpilman D. Afogamento na infância: epidemiologia, tratamento e prevenção. Rev Paul Pediatr 2005; 23(3):142-53.
11. Watson RS, Cummings P, Quan L, Bratton S, Weiss NS. Cervical spine injuries among submersion victims. J Trauma 2001; 51:658-62.
12. Wollenek G, Honarwar N, Golej J, Marx M. Cold water submersion and cardiac arrest in treatment of severe hypothermia with cardiopulmonary bypass. Resuscitation 2002; 52:255-63.
13. World Health Organization. Genebra: Injuries & violence prevention, non-communicable diseases and mental health; fact sheet on drowning. 2000. Disponível em: http://www.who.int/violence_injury_prevention/publications/other_injury/en/drowning_factsheet.pdf. 2014.

10 Queimaduras

Michelle Tomba Lessa Garcia
Fabíola Peixoto Ferreira La Torre
Francine Peixoto Ferreira

INTRODUÇÃO

Queimadura é a lesão tecidual ou sistêmica decorrente de uma transferência de energia, geralmente térmica, elétrica, química, radioativa, ou até por fricção. O grande queimado é aquele com mais de 20% de superfície corpórea acometida, com lesões de segundo e terceiro graus. Independentemente do agente causador, as consequências à saúde do indivíduo decorrem da desnaturação de proteínas nos tecidos orgânicos.

INCIDÊNCIA

As queimaduras estão entre os principais tipos de acidentes infantis, sendo a quarta causa de morte, depois do trânsito, do afogamento e de quedas, e a sétima em admissão hospitalar. Dados do National Burn Repository revelam que, entre 1995 e 2005, ocorreram mais de 6.000 queimaduras em crianças menores de 2 anos de idade, 2.987 nas de 2 a 4 anos e mais de 3.000 naquelas acima de 5 anos. Além de graves sequelas, tais acidentes exigem vários dias de internação e acompanhamento terapêutico após a alta hospitalar. A imunidade inata e adaptativa é gravemente comprometida por semanas ou meses após o evento inicial. As crianças são especialmente vulneráveis às lesões decorrentes de altas temperaturas, pois sua camada cutânea é muito mais fina que a de um adulto.

Nos Estados Unidos, 2,2 milhões de pessoas são vítimas de queimaduras por ano, com aproximadamente 5 mil mortes anuais, sendo metade das vítimas crianças. Menores de 3 anos são mais suscetíveis às queimaduras térmicas por escaldaduras, em vitude da curiosidade natural, da impulsividade e da falta de experiência para avaliar os perigos. Segundo a Associação Americana de Queimaduras (American Burn Association – ABA), das 2,2 milhões de vítimas, 500 mil são atendidas anualmente nas unidades de saúde dos Estados Unidos, sendo que 40 mil são internadas e 4 mil acabam morrendo. Quando a lesão ocorre por inalação, o risco de mortalidade aumenta em até 15 vezes.

As queimaduras infantis podem ser prevenidas por meio de orientação familiar, alteração do meio ambiente, elaboração de leis específicas e cumprimento das existentes. A grande maioria de ocorrências acontece no próprio domicílio da vítima, e a cozinha é o local de maior perigo. A proibição da comercialização de álcool na forma líquida, com permissão apenas do seu uso em gel, foi um dos grandes avanços nas medidas de regulamentação nas localidades em que foi empregada.

ETIOLOGIA

Queimaduras térmicas

A profundidade dessas queimaduras depende da temperatura e do tempo de contato com a fonte externa, além da espessura da pele:

- calor: líquidos, gases ou sólidos aquecidos;
- frio: congelamento.

Queimaduras elétricas

A energia elétrica é transformada em dano térmico à medida que a corrente passa pelos tecidos com capacidade de condução. A magnitude da lesão depende do seu trajeto, de sua resistência ao fluxo através dos tecidos e da potência e duração do fluxo da corrente (p.ex., correntes alternadas ou contínuas e raios podem causar arritmias e mioglobinúria).

A descarga elétrica de alta voltagem (> 1.000 volts) com corrente contínua sempre demanda observação cuidadosa, independentemente da superfície cutânea afetada. Os pontos de entrada e saída da corrente são os locais de maior densidade elétrica e calor, sendo esses os mais acometidos. A entrada, normalmente, situa-se nos membros superiores, e a saída, nos inferiores. A corrente procura seguir o caminho mais curto, atravessando diferentes regiões do organismo, às vezes com mais de um local de saída. As lesões elétricas nos órgãos caracterizam-se por:

- coração: assistolia, fibrilação ventricular, taquicardia e bradicardia sinusal e alterações no segmento ST-T;
- sistema respiratório: apneia, insuficiência respiratória e síndromes aspirativas;
- sistema renal: mioglobinúria; pode causar insuficiência renal;
- sistema nervoso central: convulsões, paralisias motoras, edema cerebral, síndrome de secreção inapropriada do hormônio antidiurético (SIADH), hemorragia intracraniana e alterações do nível de consciência;
- trato gastrointestinal (TGI): perfurações de vísceras, peritonite;
- síndrome compartimental nos membros.

Queimaduras químicas

Causadas por uma série de reações cáusticas. A gravidade da lesão depende da natureza do agente e da duração da exposição, p.ex., ácidos, álcalis e compostos orgânicos.

Queimaduras radioativas

Substâncias ionizantes, raios gama, raios infravermelhos e outros. A queimadura solar é a mais comum. São frequentemente associadas ao câncer por causa da capacidade da radiação ionizante em interagir com o DNA e danificá-lo.

Queimaduras inalatórias

Os produtos tóxicos da combustão danificam os tecidos das vias aéreas, por exemplo nas queimaduras por fogo e vapor. Normalmente, a fumaça quente danifica até a faringe, enquanto o vapor pode provocar queimaduras abaixo da glote. A lesão por inalação é especialmente grave em crianças e lactentes. A mortalidade está próxima de 60%. Pode ocorrer asfixia, intoxicação por monóxido de carbono ou pelos tóxicos exalados na fumaça. A fumaça também degrada o surfactante pulmonar, levando a atelectasias.

A queimadura inalatória é caracterizada clinicamente por três tipos:

- intoxicação precoce por monóxido de carbono, obstrução aérea e edema pulmonar;
- síndrome do desconforto respiratório agudo (SDRA), usualmente de 48 a 72 horas após o evento inicial;
- complicações tardias, como pneumonia e embolia pulmonar.

FISIOPATOLOGIA

A característica inicial é o comprometimento da permeabilidade vascular, que se desenvolve após o trauma térmico com pico entre 6 e 12 horas e redução progressiva dentro de 24 horas, persistindo até 7 dias após o insulto e favorecendo a perda de volume intravascular para o interstício, edemas, hipovolemia, hipotensão e choque. Outro mecanismo de perda de líquido é a evaporação mediante a não integridade dérmica.

O trauma térmico com dissipação de energia calórica compromete a estrutura dérmica, dando origem a três zonas distintas:

- coagulação: área central da queimadura, que ocorre imediatamente após a agressão. É irreversível e só pode ser evitada com as medidas de prevenção;
- estase: necrose tecidual ao redor da área de coagulação, cuja revitalização depende da terapia correta. Caso as medidas iniciais de resfriamento da temperatura corpórea (água fria) e a restituição da volemia não sejam prontamente estabelecidas, a região evolui também para necrose permanente;
- hiperemia: lesão periférica, na área mais afastada da lesão central. Caracterizada pelo grande aumento de perfusão local e pela perda de calor.

As consequências do processo inflamatório com aproximação de células inflamatórias e liberação de uma série de substâncias (citocinas) além dos radicais oxigenados e nitrogenados tóxicos, são:

- imunossupressão: os radicais tóxicos, assim como a interleucina-12, inibem os linfócitos T;
- hipovolemia: leva a vasoconstrição periférica intensa;
- insuficiência respiratória: por lesão direta em decorrência de inalação de fumaça e broncoaspiração e pela lesão sistêmica;
- insuficiência renal: hipovolemia, ação lesiva das citocinas e hemólise com sobrecarga de restos celulares. A presença de insuficiência renal aumenta muito a mortalidade, com letalidade de aproximadamente 50%;
- síndrome compartimental: pelo edema de parede abdominal e das alças intestinais;
- plaquetopenia: sequestro das plaquetas na área queimada;
- aumento do hematócrito nas primeiras horas por hipovolemia. No entanto, posteriormente, em decorrência de hemólise, sangramento digestivo e perdas relacionadas ao curativos cirúrgicos, geralmente ocorre anemia. Manter a hemoglobina (Hb) acima de 7 no choque e insuficiência respiratória grave;
- TGI: aumento da permeabilidade intestinal, com risco de translocação e sepse intestinal;
- úlceras gástricas ou duodenais (doença de Curling).

DIAGNÓSTICO

É feito pela observação das lesões, sendo fundamental a determinação do percentual da superfície corpórea queimada (SCQ), já que tal valor é diretamente proporcional à gravidade da lesão e funciona como índice prognóstico.

Avaliação da extensão

Cálculo do tamanho da queimadura expresso em percentual de SCQ: Regra dos Nove (divisão do corpo em 11 segmentos de 9% e o períneo equivalente a 1%) para o corpo humano. Para pacientes com mais de 15 anos de idade, a Regra dos Nove permite avaliação rápida e segura (Figura 1).

FIGURA 1 Regra dos Nove.

Fonte: http://www.ufrrj.br/institutos/it/de/acidentes/queima.htm

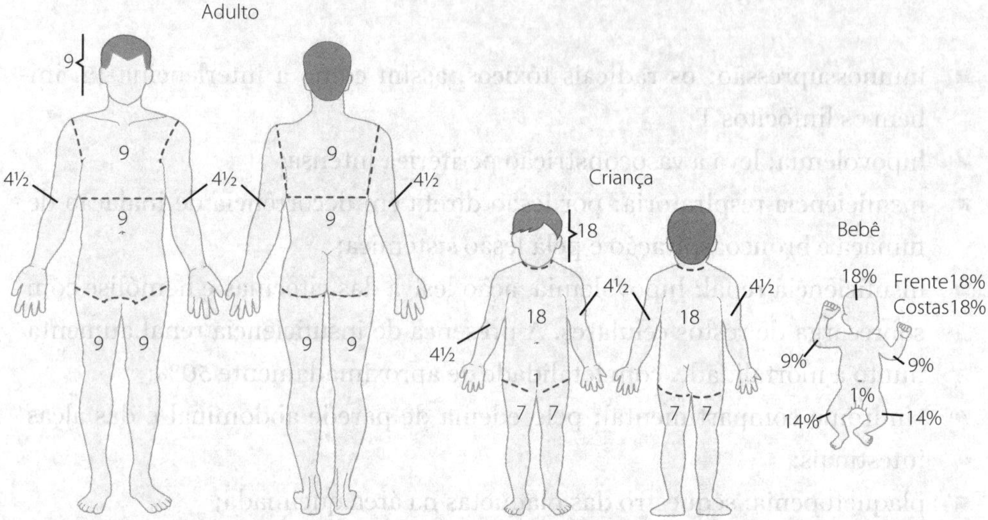

Nessa regra, cada membro superior corresponde a 9% da superfície corporal total; cada membro inferior, 18%; as faces anterior e posterior do tronco, 18% cada, a cabeça e o pescoço, 9%; o períneo e a genitália, juntos, 1%. Nas crianças, a cabeça corresponde a um percentual maior e os membros inferiores apresentam valores menores que os encontrados nos adultos.

Diagrama de Lund e Browder

Para crianças, o diagrama de Lund e Browder (Tabela 1) é o método mais preciso, pois leva em consideração as proporções do corpo em relação à idade.

Regra da mão espalmada

Leva em conta o tamanho da palma da mão do paciente (área tênar e hipotênar) sem os dedos. Equivale a 0,5% da área corporal aplicada sobre a área de queimadura, enquanto com os dedos equivale a 1% da superfície corpórea. É útil na estimativa de pequenas áreas isoladas, irregulares ou esparsas

TABELA 1 DIAGRAMA DE LUND E BROWDER						
Área/idade	**0 a 1 anos (%)**	**1 a 4 anos (%)**	**5 a 9 anos (%)**	**10 a 14 anos (%)**	**Adulto**	**Total**
Cabeça	19	17	13	11	7	
Pescoço	2	2	2	2	2	
Tronco AA	13	13	13	13	13	
Tronco P	13	13	13	13	13	
Braço D	4	4	4	4	4	
Antebraço D	3	3	3	3	3	
Mão D	2,5	2,5	2,5	2,5	2,5	
Braço E	4	4	4	4	4	
Antebraço E	3	3	3	3	3	
Mão E	2,5	2,5	2,5	2,5	2,5	
Genitália	1	1	1	1	1	
Nádega D	2,5	2,5	2,5	2,5	2,5	
Nádega E	2,5	2,5	2,5	2,5	2,5	
Coxa D	5,5	6,5	8	8,5	9,5	
Perna D	5	5	5,5	6	7	
Pé D	3,5	3,5	3,5	3,5	3,5	
Coxa E	5,5	6,5	8	8,5	9,5	
Perna E	5	5	5,5	6	7	
Pé E	3,5	3,5	3,5	3,5	3,5	

AA: anterior; P: posterior; D: direito(a); E: esquerdo(a).

Classificação das queimaduras (Figura 3)

Espessura parcial superficial (antes chamada de queimadura de primeiro grau)

É limitada à epiderme e manifesta-se clinicamente por meio de eritema sem flictenas ou bolhas e dor discreta (ardências) a moderada. Melhora em 5 dias. São exemplos as queimaduras por exposição ao sol e as escaldaduras.

FIGURA 2 Regra dos Nove.

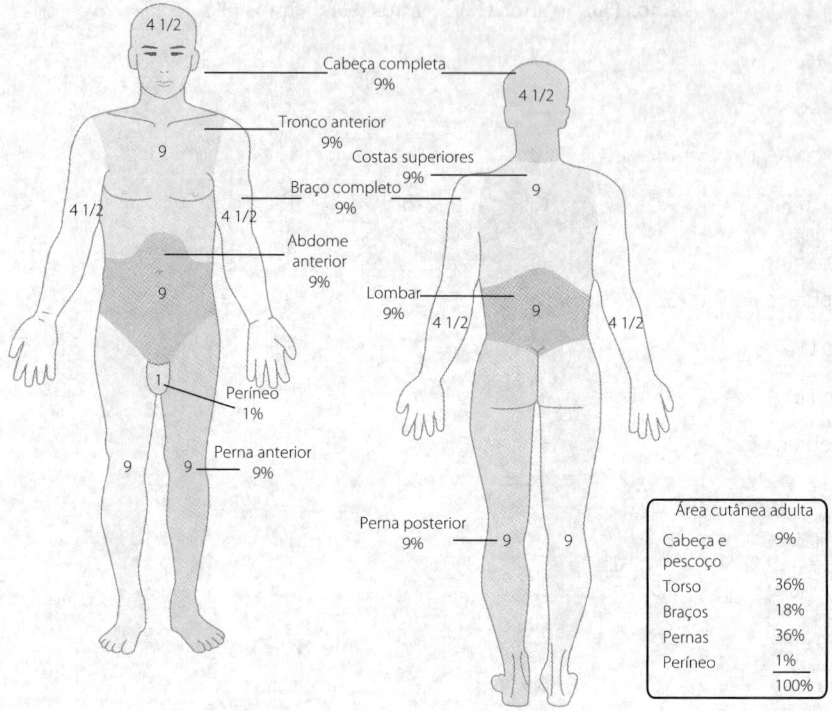

Espessura parcial (antes chamada de queimadura de segundo grau)

- Superficial: compromete totalmente a epiderme e parcialmente a derme; é muito dolorosa, com superfície rosada, úmida, edematosa, que empalidece à digitopressão, e com presença de flictenas ou bolhas que surgem em 12 a 24 horas. Se não houver infecção ou sofrer isquemia, tende a cicatrizar em até 3 semanas, raramente tornando-se hipertrófica (queloide);
- profunda: acomete a camada reticular da derme, há destruição total da epiderme e de grande parte da derme, com preservação parcial de apêndices cutâneos, como folículos pilosos, glândulas sudoríparas e sebáceas. A pele envolvida apresenta-se seca, de aspecto mosqueado, com coloração rosa pálido e edemaciada, e a dor é moderada de acordo com o comprome-

timento da vascularização. As lesões costumam cicatrizar em 3 a 9 semanas, com risco razoável de cicatrização hipertrófica, com instabilidade epitelial e retrações, principalmente em negros e crianças.

Espessura total (antes chamada de queimadura de terceiro grau)

Apresenta destruição total da epiderme e da derme e parte do subcutâneo. A área queimada pode apresentar-se pálida, vermelho-amarelada ou chamuscada, podendo ser vistos na sua base vasos coagulados. Sua textura é firme (ressecada, áspera e dura) e a sensibilidade tátil e à pressão encontra-se diminuída ou ausente se houver destruição completa das terminações nervosas. A cicatrização com duração superior a 3 meses só ocorre à custa de contração importante da ferida e formação de cicatriz hipertrófica ou por meio de enxerto cutâneo.

Queimadura de quarto grau

Estende-se por todas as camadas da derme, destruindo-as. Caracteriza-se pelo envolvimento de tecidos profundos, como músculo e ossos. O principal exemplo é a queimadura elétrica. Nunca cicatriza, a menos que seja tratada cirurgicamente, tendo grande potencial de ameaça à vida.

Magnitude: severidade da lesão

Segundo a classificação da Sociedade Americana de Queimaduras, deve-se cruzar a SCQ e a profundidade (Tabela 2).

TABELA 2 CLASSIFICAÇÃO QUANTO À MAGNITUDE

Queimaduras	Adulto	Criança ou idoso
Pequena	< 10%	< 5%
	< 2% de espessura total	< 2% de espessura total
Moderada	10 a 20%	5 a 10%
	2 a 5% de espessura total	2 a 5% de espessura total
Grande	> 20%	> 10%
	> 5% de espessura total	> 5% de espessura total

FIGURA 3 (A) Camadas da pele × profundidade da queimadura. Setas pretas, da menor para maior: (B) Superficial; (C) Espessura parcial superficial; (D) Espessura parcial profunda; (E) Espessura total; (F) Quarto grau.

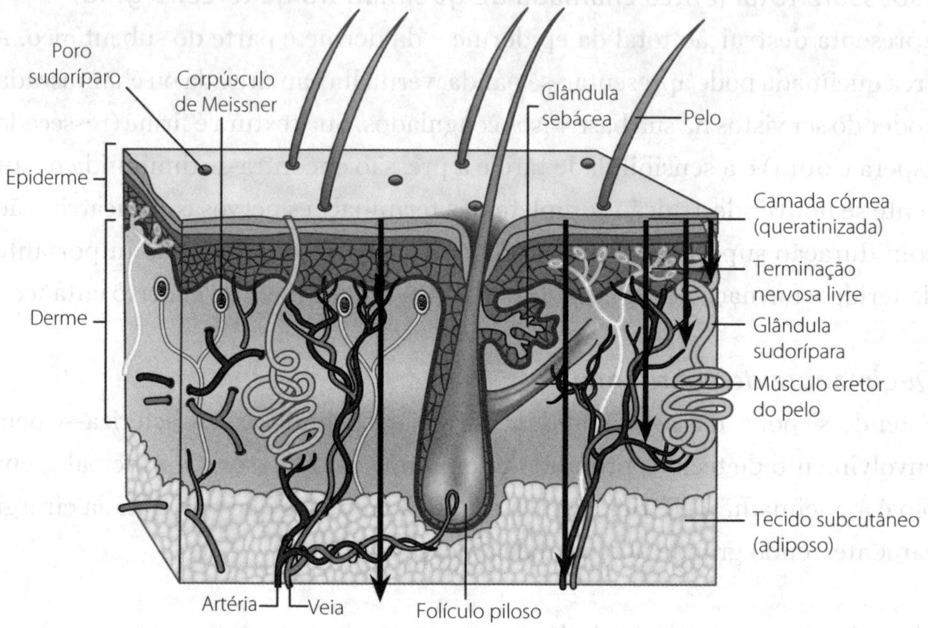

A

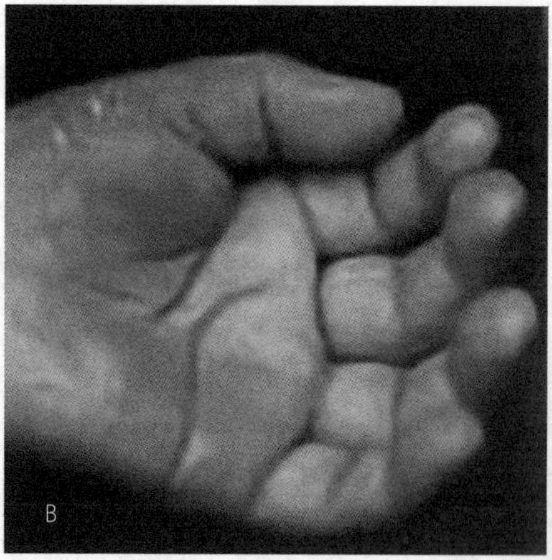

B

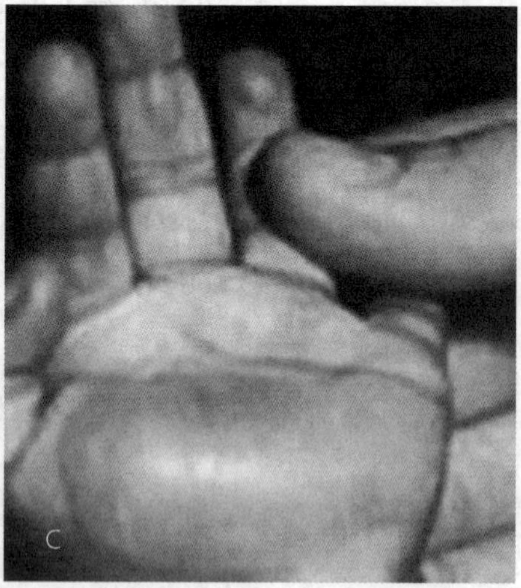

C

(continua)

(continuação)

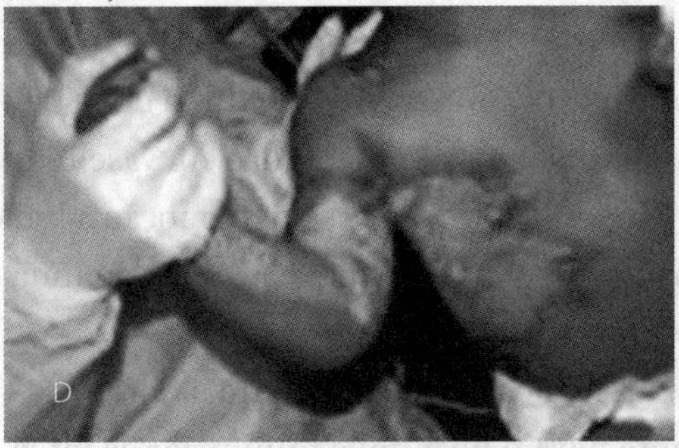

D

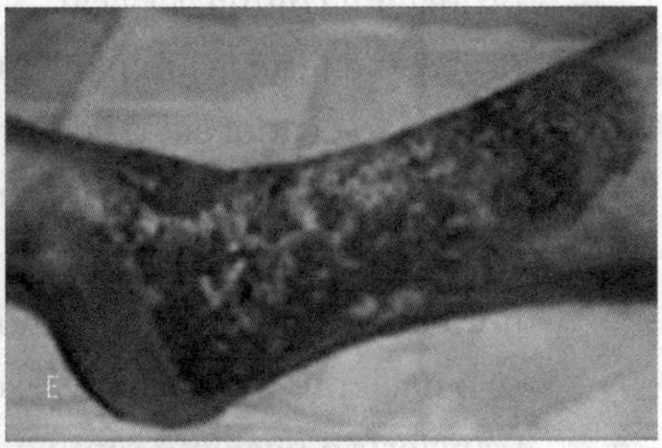

E

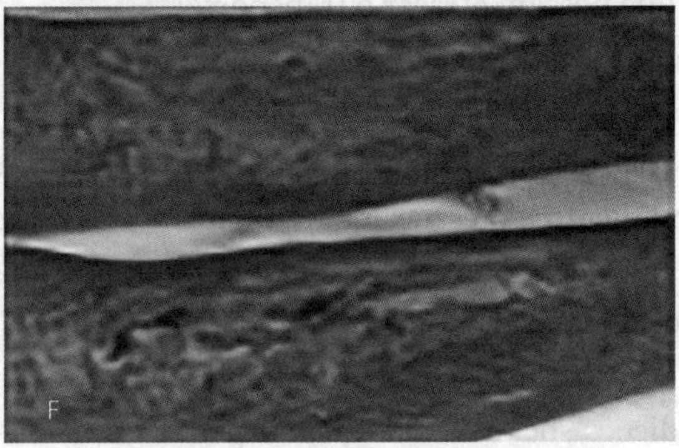

F

Na queimadura pequena, o tratamento será ambulatorial. Na moderada, o tratamento será internação hospitalar, que também deve ser empregado nos casos de dano com alta voltagem, suspeita de lesão por inalação, queimadura circunferencial e problemas médicos que predisponham à infecção (diabete melito, anemia falciforme, aids). Na queimadura classificada como grande, deve-se referenciar ao centro de queimados. Nesse caso, envolvem-se também as queimaduras com alta voltagem, queimaduras significativas na face, nos olhos, nas orelhas, na genitália ou nas articulações e lesões significativas associadas.

ATENDIMENTO À CRIANÇA QUEIMADA

- Atendimento pré-hospitalar:
  - retirar o fator agressor, interrompendo o processo de queimadura, removendo roupa, joias, etc.;
  - esfriar a ferida com água fria (cuidado com hipotermia), nunca < 8°C;
  - retirar o paciente do ambiente fechado e com fumaça, desobstruir vias aéreas, iniciar rapidamente oxigenoterapia a 100% com máscara;

  - proteger a coluna cervical;
  - proteger a ferida com pano limpo ou compressa, o que reduz a dor e deixa a criança aquecida. Podem-se utilizar gazes embebidas em vaselina;
  - iniciar hidratação venosa com Ringer lactato em caso de remoção a longa distância, ou seja, se o transporte até o hospital levar mais de uma hora ou se houver queimadura grave;
  - se o paciente tiver acesso vascular, fornecer analgesia para a dor;
  - transferir o paciente rapidamente para o hospital e minimizar as intervenções que possam atrasar o transporte;
- atendimento hospitalar:
  - anamnese:
    - história sucinta com horário da lesão, agente, condição do primeiro atendimento e presença de traumatismos associados (lembrar, p.ex., dos casos de explosão), lesão inalatória (ferimentos periorais e no nariz, pelos de narinas queimados, rouquidão e dificuldade inspiratória);
    - doenças prévias, uso de drogas, alergias, imunização antitetânica;
    - condições socioeconômicas; suspeitar de maus-tratos no caso de queimadura em região não usual (p.ex., em luva).

CRITÉRIOS DE INTERNAÇÃO HOSPITALAR

- Suspeita de maus-tratos;
- lesões de extremidades (mãos e pés), face e/ou períneo, independentemente do grau;
- queimaduras circulares;
- queimaduras moderadas.

Em UTI:

- queimaduras graves;
- queimaduras químicas ou elétricas;
- queimaduras associadas a politraumatismos;
- queimaduras com lesões inalatórias;
- pacientes com doenças de base associadas.

SEQUÊNCIA DO ATENDIMENTO

- Liberação das vias aéreas e proteção da coluna cervical;
- respiração: verificar o padrão respiratório e a existência de ruídos; suspeitar de lesão inalatória na existência de comprometimento facial, dificuldade inspiratória e rouquidão. Nesse caso, pode ocorrer espasmo da glote nas primeiras 24 horas do acidente. Para evitá-lo, preconiza-se a entubação orotraqueal precoce, com cânula de menor calibre. Se houver inalação de gases tóxicos, recomenda-se oxigenoterapia a 100%;
- estado hemodinâmico: verificar pulsos arteriais, frequência cardíaca, pressão arterial, tempo de enchimento capilar, hidratação, temperatura, coloração da pele e mucosas; estancar sangramentos;
- estado neurológico: nível de consciência, diâmetro e reflexos pupilares;
- exame físico geral: avaliar profundidade e extensão da área queimada e identificar lesões associadas, como fraturas e traumatismos;
- atentar a sinais de abuso (maus-tratos).

TRATAMENTO DO PACIENTE QUEIMADO

A perda hídrica na criança grande queimada é proporcionalmente superior àquela verificada no adulto, por causa da sua maior superfície corpórea em relação ao peso. A reposição volêmica adequada é de vital importância na evolução desses pacientes, sendo prioritário o estabelecimento rápido de acesso venoso para início da reposição:

- acesso venoso: deve ser verificado diariamente pelo risco de infecção;
- intraósseo: pode ser utilizado em crianças com difícil acesso venoso por colapso circulatório até realização de nova punção venosa;
- dissecção venosa: preferencialmente a veia safena; inserção percutânea em veia femoral (evitar em lactentes e crianças pequenas – risco de trombose); inserção percutânea em veia subclávia, jugular interna ou externa.

REPOSIÇÃO HÍDRICA NAS PRIMEIRAS 24 HORAS

Deve ser iniciada o mais rapidamente possível após o trauma, estando indicada em queimaduras acima de 5 a 10% de superfície corpórea, com a finalidade de se manter a diurese mínima de 1 mL/kg/hora. As fórmulas para cálculo da reposição são imprecisas, especialmente em crianças, devendo ser utilizadas apenas como uma base inicial; os ajustes posteriores são realizados de acordo com a resposta de cada criança, levando-se em conta débito urinário, sinais vitais e condições gerais.

Esquema de hidratação por Parkland: 3 a 4 mL × peso (kg) × % SCQ de 2º e 3º graus, para manter um volume sanguíneo circulante adequado e produzir débito urinário satisfatório na criança queimada nas primeiras 24 horas. Metade do volume estimado deve ser infundido nas primeiras 8 horas após a queimadura e o restante nas 16 horas seguintes. Em crianças abaixo de 30 kg, pode ser necessário o acréscimo de soluções de manutenção, de acordo com o peso corpóreo, constituídas por soluções salinas isotônicas ou glicosadas, sendo estas últimas mais indicadas em recém-nascidos e lactentes em virtude do risco de hipoglicemia. Deve-se contar o tempo a partir do momento da queimadura, descontando as horas até a chegada ao hospital.

Esquema de hidratação por Carvajal: método mais adequado para pediatria. Para as primeiras 24 horas:

Reposição: 5.000 mL × SCQ

\+

Manutenção: 2.000 mL × SC

Obs.: SC: peso × 4 + 7 / peso + 90.
Em que: SC: superfície corpórea.

Metade do volume deve ser administrado nas primeiras 8 horas, na forma de Ringer lactato (RL) ou soro fisiológico (SF). A outra metade é administrada nas próximas 16 horas, podendo ser com soro de manutenção com eletrólitos. Controlar a diurese para avaliar a hidratação e fazer controle laboratorial dos eletrólitos.

Para o segundo dia (Carvajal modificado):

$$\text{Reposição: 3.750 mL} \times \text{SCQ}$$
$$+$$
$$\text{Manutenção: 2.000 mL} \times \text{SC}$$

De acordo com a monitoração eletrolítica, administrar 30 a 40 mEq/L de sódio e 20 a 30 mEq/L de potássio.

Recomenda-se que, a partir do segundo dia, seja administrado coloide; o mais utilizado é a albumina humana 1 a 2 g/kg/dia, importante para corrigir a hipoproteinemia responsável por edemas intersticiais, inclusive intestinal, com atonia e maior risco de crescimento bacteriano.

A reposição hídrica após as primeiras 24 horas da queimadura é calculada com base nas perdas insensíveis, incluindo a queimadura, e na diurese esperada (1 mL/kg/hora).

$$\text{Necessidade hídrica (mL)} = \text{perdas insensíveis} + \text{diurese esperada em 24 horas (24 mL/kg)}$$

$$\text{Perdas insensíveis (mL)} = (3.300 \text{ mL} \times \text{SC total} \times \%\text{SCQ}) / 100$$

Essa reposição deve ser feita com soro glicosado a 5% por via endovenosa e com dieta oral. Após 48 horas, não haverá mais necessidade de grandes volumes, pois a perda hídrica fica resumida na evaporação e exsudação das áreas lesadas.

Fórmula da Sociedade Internacional de Queimaduras (International Society for Burn Injuries – ISBI):

SQC × peso (kg) × 4 mL + fluido de manutenção (regra de Holiday) – administrar metade do volume nas primeiras 8 horas e o restante nas 16 horas seguintes.

Deve ser reposto com RL. Não há recomendação para coloide nas primeiras 24 horas, por causa do aumento da permeabilidade vascular. Após esse período, é possível tentar aumentar a pressão oncótica com o uso de coloides.

MONITORAÇÃO DA REPOSIÇÃO HÍDRICA

- Débito urinário: em crianças, deve ser mantido entre 1 e 2 mL/kg/hora; na vigência de hemoglobinúria e mioglobinúria, em 2 mL/kg/hora. Em pacientes com queimaduras que acometam mais de 20% da superfície corpórea total (SCT), recomenda-se a colocação de sonda vesical de demora;
- sinais vitais: pressão arterial e pressão venosa central (PVC), pulso, temperatura, sensório, perfusão periférica.

EXAMES LABORATORIAIS

Gasometria arterial (monitoração de hipóxia e acidose metabólica associadas à baixa perfusão tecidual), hemograma completo, urina tipo I, ureia e creatinina, eletrólitos, albumina sérica. Para as vítimas de queimaduras elétricas: transaminases, enzimas cardíacas, ecocardiograma (ECO) e eletrocardiograma (ECG).

TIPOS DE CURATIVOS

- Abertos: na face, na genitália e outros;
- fechados: onde for necessário, sendo as trocas diárias ou a cada 48 horas;
- agentes tópicos: com propriedades antimicrobianas, desbridantes ou cicatrizantes:
  - sulfadiazina de prata 1%: agente bactericida, bacteriostático e fungicida, baixa toxicidade, boa penetração em escaras e baixa absorção sanguínea. Tem sido o mais utilizado;
  - colagenase + cloranfenicol: desbridante e antibiótico;
  - antibióticos tópicos: gentamicina, alternativa aos pacientes alérgicos a sulfa;
  - sulfadiazina de prata + óxido de céreo (imunomodulador);
  - sulfato de mafenide: usado em queimaduras infectadas, tem efeitos tóxicos graves em queimaduras grandes, por inibição da anidrase carbônica;
  - nitrato de prata 0,5%: bacteriostático e fungicida, necessita de hidratação frequente, pois é cáustico quando concentrado, e tem pouca penetração na lesão;
  - óxido de zinco: agente cicatrizante;

- curativos biológicos:
  - pele de animais: porco, rã e outros;
  - pele humana;
  - membrana amniótica.
- curativos sintéticos e semissintéticos:
  - lâminas de celulose, poliuretano e outros materiais;
  - Biobrain®, Integra® e outros.

MEDIDAS GERAIS

- Isolamento do paciente;
- limpeza vigorosa com água corrente ou SF, sabão neutro, gazes e compressas;
- a recomendação atual para o rompimento de bolhas é a remoção de bolhas grandes, as que têm fluido turvo, as que têm tendência a ruptura (p.ex., sobre articulações) e as que são dolorosas independentemente do tamanho;
- manter o paciente em local aquecido;
- paramentação dos profissionais de saúde com artigos esterilizados;
- controle da dor: nos casos moderados e graves, utilizar narcóticos;
- inibição da secreção ácida: antiácidos, bloqueadores H_2 ou inibidores da bomba de prótons;
- correção dos distúrbios metabólicos;
- solicitação de exames: hemograma completo, eletrólitos, ureia, creatinina, gasometria arterial, proteínas totais e frações, coagulograma, urina tipo I, radiografia de tórax (queimaduras inalatórias), tomografia (dependendo da região da lesão), ECG (principalmente nas queimaduras elétricas), CK-MB, TGO, TGP.

TRATAMENTO CIRÚRGICO DE URGÊNCIA

- Escarotomia: consiste em fazer uma incisão em queimaduras profundas de 3° grau, circulares de membros ou tronco nas quais haja garroteamento instalado ou provável compressão das artérias ou restrição da expansão pulmonar. Deve ser realizada a partir de tecido viável, estendendo-se por toda a área inelástica queimada até o encontro com área novamente viável;

- fasciotomia: trata-se da incisão de fáscias musculares para descompressão, em caso de queimaduras que acometem tecidos abaixo da aponeurose de revestimento, lesão elétrica de alta voltagem, trauma ósseo associado e lesões por esmagamento com síndrome compartimental.

INFECÇÃO

Após a fase inicial, a infecção é a maior causa de óbito nos dias subsequentes. As principais complicações infecciosas são: infecções da ferida, pneumonias, sepse, celulite, infecção de cateter central e infecção urinária.

Os germes são provenientes da flora endógena do paciente ou da flora hospitalar (infecção nosocomial). Após o quinto dia, a colonização passa a ter a presença de fungos e bactérias Gram-positivas e negativas, sendo, atualmente, mais frequentes o *Staphylococcus aureus* e os bacilos Gram-negativos, como *Pseudomonas aeruginosa*, *Klebsiella pneumoniae* e *Acinetobacter baumanii*. A persistência de plaquetopenia, hiperglicemia e estase gástrica (resíduo) alertam fortemente para a possibilidade de complicação infecciosa.

O tratamento das infecções baseia-se na flora de cada unidade de queimados ou hospital.

SUPORTE NUTRICIONAL

Suspender a dieta até a realização do curativo, evitando o jejum prolongado. Nos pacientes com mais de 20% SCQ, evitar líquidos por 24 horas, por causa do íleo paralítico.

O trauma promovido pela queimadura é tão intenso que promove alto grau de catabolismo, grande perda de peso e desnutrição; portanto, é essencial que se inicie a dieta o mais brevemente possível, seja por via oral, sonda nasogástrica ou nasoenteral. O ideal é que se alcance a reposição da necessidade proteico-calórica em 72 horas após o trauma. Para o cálculo da necessidade calórica adequada, deve-se utilizar a fórmula de Curreri e, para efeito de cálculo, considera-se a área queimada no máximo até 50%.

Necessidade calórica – valor calórico total (VCT):

$$VCT = (N \times peso) + (40 \times SCQ)$$

N é variável com a idade, conforme demonstra a Tabela 3.

TABELA 3 CICLOS PARA IDEAL NECESSIDADE CALÓRICA DE QUEIMADURA POR IDADES															
Idade (anos)	< 1	1	2	3	4	5	6	7	8	9	10	11	12	13	14	Adultos
N	150	100	95	90	85	80	75	70	65	60	55	50	45	40	35	25

Necessidade proteica (NP):

NP em gramas = (calorias não proteicas × 6,25)/100

Quando o trato digestivo for inviável, deve-se usar nutrição parenteral total.

ANALGESIA

Utilizar preferencialmente a via endovenosa e evitar a intramuscular, já que a perfusão dessa via não está adequada.

- Opiáceos:
  - morfina: 0,1 a 0,2 mg/kg/dose, endovenosa (EV) (máximo 15 mg/dose);
  - meperidina: 0,5 a 2 mg/kg/dose (máximo 100 mg/dose);
  - nalbufina: 0,25 a 0,5 mg/kg/dose, EV, intramuscular (IM), subcutânea (SC) (dose máx. 20 mg);
  - fentanil: 2 a 6 mcg/kg/dose, EV;
  - codeína: 1 mg/kg/dose, via oral (VO);
- antídoto: naloxone – 0,03 a 0,1 mg/kg/dose, EV, intratraqueal (IT);
  - paracetamol (10 a 15 mg/kg/dose, VO ou via retal [RT]) ou dipirona (10 a 20 mg/kg/dose, VO, IM, RT, EV);
  - anti-inflamatórios não hormonais;
- sedação: benzodiazepínicos em doses baixas para se obter efeito;
  - midazolam na dose de 0,1 a 0,2 mg/kg/dose (EV ou intranasal);
- antídoto: flumazenil – 0,2 a 0,3 mg/kg/dose (máx. 2 mg);
  - hidrato de cloral: 20 a 50 mg/kg/dose (VO ou RT).

- vacinação antitetânica: deve ser realizada conforme rotina do Ministério da Saúde;
- prevenção de hemorragia digestiva alta: crianças com queimaduras superiores a 20% da SCT podem apresentar úlceras gástricas ou duodenais por estresse, que se manifestam por dilatação gástrica, náuseas, vômitos ou hematêmese:
  - iniciar dieta oral ou por sonda precocemente;
  - utilizar um ou mais dos seguintes medicamentos:
    - hidróxido de alumínio, na dose de 5 a 10 mL, VO, a cada 3 horas; e/ou
    - inibidores de receptores H_2, EV ou VO:
      - cimetidina, na dose de 20 a 40 mg/kg/dia, dividida a cada 6 horas;
      - ranitidina, na dose de 2 a 6 mg/kg/dia, dividida a cada 8 horas;
    - inibidores de bombas de prótons: omeprazol, lanzoprazol e outros (vias endovenosa ou oral).

Prognóstico

Depende da extensão da SCQ, da profundidade e da localização da lesão, da presença de lesões e/ou doenças crônicas associadas e idade do paciente.

As três condições seguintes acarretam risco de morte nos pacientes grandes queimados:

- hipóxia: pela lesão inflamatória, pode gerar edema de glote, asfixia e inalação de gases tóxicos. Pode levar a óbito precoce, durante as primeiras 24 horas;
- choque: o choque pela hipovolemia é a principal causa de morbimortalidade nos primeiros dias após o acidente;
- septicemia: após o terceiro dia de acidente.

QUEIMADURAS ESPECIAIS

Queimaduras elétricas

Os acidentes com baixa voltagem são os mais comuns na criança e frequentemente ocorrem em casa, por isolamentos defeituosos de aparelhos ou extensões elétricas e pelas crianças inserirem metais ou dedos nas tomadas de parede. Geralmente, causam lesão cutânea mínima, sem dano profundo ao músculo. Todas as lesões de comissura labial ou faciais devem ser tratadas por especialistas.

As queimaduras elétricas maiores geralmente são progressivas e mais graves que as lesões térmicas diretas. Têm difícil avaliação pela possibilidade de haver lesões profundas não visíveis, muitas vezes subestimadas, mutilantes ou associadas a traumatismos. Causam complicações miocárdicas (arritmias que podem levar a parada cardíaca por fibrilação ventricular, durante ou após a eletrocussão), neurológicas e hemorrágicas, além de lesões musculares com mioglobinúria, síndrome compartimental e outras.

- Conduta: na admissão, deve-se fazer ECG, exame de urina, gasometria arterial e Doppler arterial em caso de isquemia regional, além dos exames rotineiros. Recomenda-se a monitoração cardíaca contínua até 24 horas após a eletrocussão.

Em caso de mioglobinúria ou de hemoglobinúria macroscópicas, deve-se:

- manter diurese > 2 mL/kg/hora;
- alcalinizar a urina com bicarbonato de sódio (50 mEq/1.000 mL de RL). Manter pH sanguíneo levemente alcalino;
- utilizar manitol: ataque com 0,5 g/kg (máximo 25 g) e manutenção com 0,2 g/kg/dose (máximo 12,5 g), até que a urina não apresente mais pigmentos macroscópicos.

Queimaduras químicas

As queimaduras químicas são causadas por ácidos, álcalis ou compostos orgânicos (fenóis, produtos de creosoto e petróleo) – as quais são raras no Brasil; e as lesões por álcalis geralmente são as mais graves.

- Conduta: deve-se retirar as vestes e lavar as feridas abundantemente com água, desde o local do acidente. Os agentes em pó devem ser retirados mecanicamente, efetuando-se o manuseio das vestes e dos pacientes com a proteção de luvas. Nunca se deve neutralizar o ácido ou a base, pois a reação química é exotérmica e o calor produzido pode aprofundar a lesão.

Queimaduras inalatórias

Ocorrem pela inalação de vapor, fumaça e produtos irritantes de combustão incompleta. Manifestam-se como disfunção de qualquer parte do trato respiratório nos primeiros 5 dias após a queimadura. São determinantes expressivos da mortalidade em vítimas de incêndio, presentes em 20 a 50% dos pacientes dos centros de tratamento de queimados e em 60 a 70% dos pacientes que evoluem para óbito.

Envenenamento por monóxido de carbono

O monóxido de carbono (CO) é responsável pela maioria dos óbitos ocorridos nos incêndios. Esses pacientes têm níveis de carboxi-hemoglobina de 50 a 70%, sendo a ameaça mais imediata à vida, pois ocorre hipoxemia tecidual consequente à maior afinidade da hemoglobina pelo monóxido de carbono. Níveis de 40 a 60% de carboxi-hemoglobina causam obnubilação ou perda de consciência; valores na faixa de 15 a 40% resultam em disfunções de graus variados no sistema nervoso central, enquanto níveis inferiores a 15% geralmente são assintomáticos, sendo encontrados em fumantes ou em motoristas de caminhão.

O envenenamento por CO manifesta-se clinicamente por coloração vermelho-cereja da pele; mesmo nos casos de pacientes seriamente hipóxicos não ocorre cianose e a coloração da pele pode estar normal ou pálida. A presença de taquipneia não é frequente nesses pacientes.

A PaO_2 não é afetada pela intoxicação, pois uma pressão parcial de CO de apenas 1 mmHg leva os níveis de carboxi-hemoglobina a 40%; assim, a pressão do oxigênio no sangue arterial é normal, estando o teor de oxigênio baixo em hemácias. Por isso, é fundamental a determinação dos níveis de carboxi-hemoglobina em todos os pacientes suspeitos, devendo-se iniciar imediatamente oxigenoterapia 100% por meio de máscara sem reinalação. Recomenda-se manter a oxigenoterapia até que ocorra queda dos níveis de carboxi-hemoglobina a valores inferiores a 15%, o que leva em torno de 40 minutos.

Lesões por inalação localizadas acima da glote

As lesões térmicas são frequentemente restritas às vias aéreas superiores, pois as vias aéreas inferiores são protegidas pela capacidade de troca de calor do tubo respiratório. Essas lesões manifestam-se por edema e obstrução progressivos das vias aéreas superiores, com pico máximo a partir de 24 horas após a queimadura. Devem-se avaliar os pacientes com frequência e, aos primeiros sinais de obstrução, realizar a entubação traqueal, principalmente antes da remoção para um centro de queimados.

Lesões por inalação localizadas abaixo da glote

Em geral, são lesões químicas, decorrentes de inalação de substâncias voláteis e de gases nocivos, produtos de combustão, como amônia, aldeído, cloreto de hidrogênio, cloreto de carbonila, óxido sulfúrico, cloro e outros. Manifestam-se de forma variável, conforme o tipo de gás envolvido e o tempo de exposição. Podem se desenvolver logo após a exposição ou até horas depois, com alterações traqueais, brônquicas, bronquiolares ou alveolares (broncoespasmo, broncorreia, expiração ruidosa ou hipoxemia arterial).

A broncoscopia deve ser realizada para diagnóstico e tratamento, pois contribui para a limpeza das vias aéreas inferiores, com retirada de secreções e eventuais rolhas mucosas. A radiografia de tórax não mostra as queimaduras inalatórias precocemente, mas deve ser realizada para controle posterior. Em pacientes suspeitos, recomenda-se a pesquisa de sinais sugestivos de queimaduras inalatórias, como escarro fuliginoso, presença de carbono e alterações inflamatórias agudas em orofaringe, queimadura facial ou oral, chamuscamento de pelos nasais e sinais de edema de vias aéreas altas (p.ex., rouquidão, tosse metálica, taquipneia, cornagem, tiragens, agitação, torpor e outros). Essas lesões também devem ser suspeitadas em todos os pacientes que sofreram queimaduras em ambientes fechados.

BIBLIOGRAFIA

1. Carvajal HF. A physiologic approach to fluid therapy in severely burn children. Surg Gynecol Obstet 1980; 150:379-83.
2. Juang HJ, Cesana M. Queimaduras. Sinopse de Pediatria 1995; 3:60-4.
3. Juang HJ. Queimaduras graves em pediatria. Atualizações em terapia intensiva pediátrica. Rio de Janeiro: Atheneu, 2007. p.399-409.

4. Juang HJ, Silva ML, Ramos RR. Queimaduras e choque elétrico. In: Carvalho WB, Hirschheimer MR, Matsumoto T (eds.). Terapia Intensiva Pediátrica. 3.ed. Rio de Janeiro: Atheneu, 2006. p.1179-96.
5. Klein GL, Herndon DN. Burns. Pediatr Rev 2004; 25(12):411-7.
6. Martin-Herz SP, Patterson DR, Honari S, Gibbons J, Gibran N, Heimbach DM. Pediatric pain control – practices of North American burn centers. J Burn Care Rehabil 2003; 24(1):26-36.
7. Melo MC, Almeida PP, Melo EM. Trauma térmico – queimaduras. In: Silva LR, Mendonça DR, Moreira DE. Pronto atendimento em pedatria. 2.ed. Rio de Janeiro: Guanabara Koogan, 2006. p.946-1016.
8. Mooney DP, Gamelli RL. Sepsis following thermal injury. Comp Ther 1989; 15:22-9.
9. Sapolnik R, Rodrigues A, Tavares F. Grande queimado. In: Piva JP, Garcia PC. Medicina intensiva em pediatria. Rio de Janeiro: Revinter, 2005. p.611-33.
10. Wasiak J. Burns (minor thermal). Am Fam Phys 2010; 81(12):1437-8.

11 Intoxicações Exógenas

Priscilla Helena Costa Alves Felix

Rodrigo José Soares Felix

INTRODUÇÃO

A intoxicação define-se pela manifestação clínica dos efeitos nocivos resultantes da interação de uma substância química com o organismo. A apresentação clínica da intoxicação depende da substância envolvida e pode variar de assintomática a quadros críticos. A idade do paciente, eventos comportamentais e fatores físicos associados a ambientais contribuem para o espectro das intoxicações.

Em 2010, segundo o relatório da American Association of Poison Control Centers, quase 2,4 milhões de casos foram reportados nos Estados Unidos. Crianças e adolescentes representaram 63,42% dos acometidos, sendo metade de todos os relatos apenas para o grupo de crianças até 6 anos de idade.

O predomínio das exposições é maior no sexo masculino até os 13 anos; para adolescentes e adultos, a tendência inverte-se e o sexo feminino responde pela maioria dos casos. Cerca de 81,4% das exposições foram classificadas como não intencionais e 14,7% como intencionais. Na faixa etária entre 13 e 19 anos, as intoxicações intencionais suplantaram as não intencionais. Em relação às fatalidades, a maioria para crianças menores de 5 anos, deveu-se a causas não intencionais, o contrário acontecendo para adultos (acima de 20 anos). A via de exposição principal é a oral (83,4%), seguida pela dérmica (7,2%) e inalatória/nasal (5,7%).

TABELA 1 CATEGORIAS DE SUBSTÂNCIAS MAIS ENVOLVIDAS NAS EXPOSIÇÕES HUMANAS

Substância	Número total de exposições	%
Analgésicos	319.622	11,48
Cosméticos/produtos de cuidados pessoais	215.387	7,73
Produtos de limpeza (domésticos)	202.056	7,26
Sedativos/hipnóticos/antipsicóticos	168.030	6,03
Corpo estranho/brinquedos/miscelânea	116.659	4,19
Preparações tópicas	110.033	3,95
Antidepressivos	103.041	3,7
Drogas cardiovasculares	98.386	3,53
Anti-histamínicos	95.880	3,44
Pesticidas	91.940	3,3

Fonte: adaptada de Bronstein AC et al., 2011.[1]

Em crianças de até 5 anos, os cosméticos e produtos de cuidados pessoais foram os mais prevalentes causadores de intoxicações, respondendo por 13,18% de todos os casos no ano de 2010, segundo o relatório americano. Os analgésicos foram a segunda causa (9,35%), seguidos por produtos de limpeza (9,24%).

No Brasil, atualmente existem 37 centros de referência em toxicologia que compõem a Renaciat (Rede Nacional de Centros de Informação e Assistência Toxicológica), coordenados pela Anvisa (http://s.anvisa.gov.br/wps/s/r/r) e pela Fiocruz, esta responsável pela divulgação dos dados compilados pela rede por meio do Sistema Nacional de Informações Tóxico-Farmacológicas (Sinitox): www.fiocruz.br/sinitox.

ATENDIMENTO À CRIANÇA COM INTOXICAÇÃO AGUDA

A exposição tóxica oculta deve ser considerada em crianças que se apresentem em um departamento de emergência com história de início súbito de alteração de nível de consciência, comprometimento cardiorrespiratório ou multiorgânico, convulsões, acidose metabólica inexplicável ou qualquer situação clínica de diagnóstico confuso. O atendimento clínico dos pacientes vítimas de intoxicações deve constar de:

- atendimento inicial e suporte avançado de vida;
- diagnóstico clínico (toxíndrome) e laboratorial;
- descontaminação e remoção do tóxico;
- antídotos.

O manejo dos pacientes pediátricos vítimas de intoxicação está esquematizado na Figura 1.

ATENDIMENTO INICIAL E SUPORTE AVANÇADO DE VIDA

A avaliação inicial de um paciente pediátrico intoxicado deve ser rápida, com foco em:

- alterações de vias aéreas e ventilação: apneia, bradipneia, taquipneia ou insuficiência respiratória decorrentes de obstrução de vias aéreas, alta ou baixa, incoordenação da respiração por rebaixamento do nível de consciência ou alterações da contração muscular, danos do parênquima pulmonar ou edema;
- alterações circulatórias: mudanças significativas na pressão arterial, frequência cardíaca, arritmias, insuficiência cardíaca congestiva, choque e parada cardiorrespiratória;

FIGURA 1 Manejo da intoxicação exógena.

Fonte: adaptada de Juang HJ et al., 2007.[3]

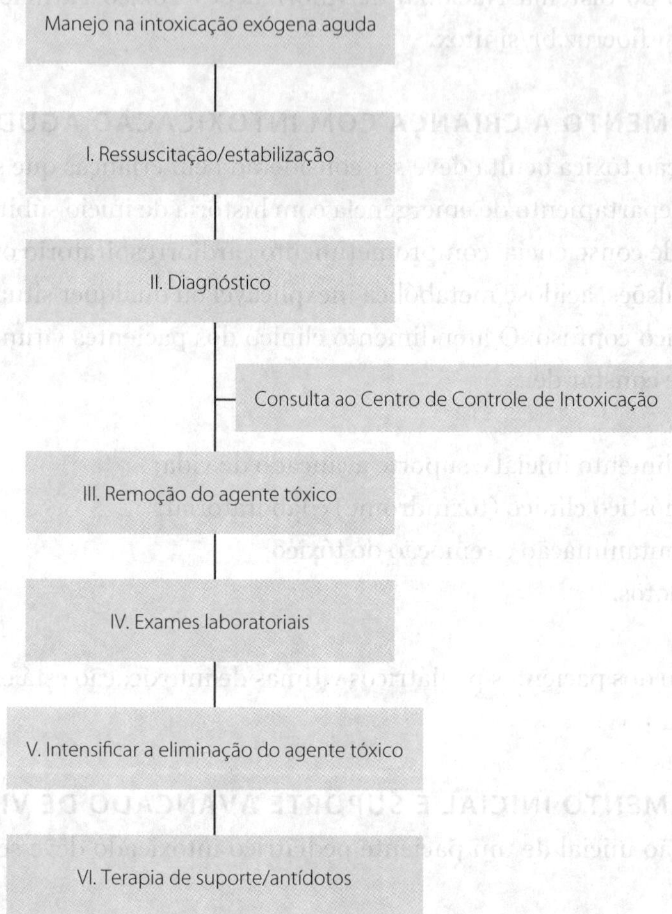

- alterações neurológicas: alterações do nível de consciência, estado de mal convulsivo, alterações de diâmetros pupilares, sinais de hipertensão intracraniana, agitação psicomotora e sinais focais.

O paciente deve receber atendimento conforme as diretrizes do *Pediatric Advanced Life Support* (PALS). As medidas devem manter via aérea pérvia, respiração e circulação adequadas. Todo paciente que apresentar sinais de ameaças às vias aéreas deve receber entubação traqueal. Caso isso seja necessário, deve-se estabilizar a coluna cervical se houver suspeita de trauma associado. No suporte avançado de vida do paciente intoxicado, deve-se atentar para alguns pontos, como:

- síndromes coronarianas agudas por intoxicação por cocaína: utilizar benzodiazepínicos e nitratos;
- taquicardia ventricular secundária a abuso de cocaína: estão contraindicados betabloqueadores não seletivos; está indicado o uso de lidocaína e bicarbonato de sódio;
- intoxicação por bloqueadores dos canais de cálcio ou betabloqueadores: se refratários ao tratamento com catecolaminas vasopressoras, utilizar infusões com cloreto de cálcio;
- arritmias e/ou hipotensão produzida por antidepressivos tricíclicos: utilizar bicarbonato de sódio. Se resistente ao tratamento, usar lidocaína;
- alcoolismo e rebaixamento do nível de consciência: administrar glicose e tiamina;
- opioides em crianças: a intoxicação pode se caracterizar por início tardio dos sintomas, gravidade inesperada e efeitos tóxicos prolongados. Após usar naloxona – geralmente em doses proporcionais maiores que adultos pela maior dose por quilo ingerida – e/ou ventilação assistida, observar por pelo menos 24 horas depois do atendimento inicial;
- hidrocarbonetos: tratamento de suporte; muitas vezes estão associados a outros agentes;
- intoxicação por monóxido de carbono: oferecer oxigênio a 100% a todos os pacientes independentemente da oximetria de pulso ou pO_2 arterial. Considerar oxigênio hiperbárico.

DIAGNÓSTICO CLÍNICO (SÍNDROMES TÓXICAS) E LABORATORIAL

- Diagnóstico presuntivo: pelos fatos revelados por familiares e/ou acompanhantes. A confirmação toxicológica sempre deve ser realizada;
- diagnóstico duvidoso: não há informação por parte de acompanhantes e o quadro clínico revelou a suspeita. A confirmação é feita por exames toxicológicos, como cromatografia em camada delgada de gel de sílica, ou pelas determinações analíticas quantitativas por meio de espectrofotometria de

reabsorção atômica, analisando sangue, urina, líquido cefalorraquidiano, secreções salivares e lavados gástricos. Todo caso de coma a esclarecer deve incluir no diagnóstico diferencial uma intoxicação exógena (Tabela 2).

TABELA 2 AGENTES ASSOCIADOS AO COMA	
Anticonvulsivantes	Gases asfixiantes
Antidepressivos tricíclicos	Hidrocarbonetos aromáticos
Barbitúricos	Hipnóticos sedativos não barbitúricos
Benzodiazepínicos	Hipoglicemiantes
Chumbo	Lítio
Cianeto	Metanol
Clonidina	Opiáceos
Etilenoglicol	Organoclorados
Etanol	Organofosforados
Fenotiazidas	Salicilatos

Avaliação geral

Anamnese

- Circunstância do acidente;
- antecedentes patológicos e medicamentosos (incluindo de familiares);
- verificar o local do acidente, recolher embalagens e recipientes suspeitos, registrar as testemunhas e a hora da ocorrência;
- se o tóxico for conhecido, fazer uma estimativa da quantidade de tóxico em contato, do tempo decorrido desde o acidente até o atendimento, da sintomatologia inicial, do socorro domiciliar e dos atendimentos médicos importantes;
- se o tóxico for desconhecido: atentar para dados suspeitos, como início agudo, idade entre 1 e 5 anos, problemas domésticos, estado mental alterado, quadro clínico estranho ou complexo, excesso de medicamento no domicílio e informações de parentes ou companheiros. Lembrar do abuso de drogas nos adolescentes;
- em caso de ingestão de substâncias, identificar o tempo exato decorrido da ingestão. A maioria dos sintomas se desenvolve nas primeiras 2 a 4 horas

após a ingestão. Se após 6 a 8 horas não houver sintomas, provavelmente permanecerá assintomático. Exceções são: acetaminofeno (paracetamol), paraquat, cogumelo *Amanita phalloides,* hidrocarboneto e defenoxilato, cujos sintomas podem aparecer horas ou dias depois;

- procurar sinais e sintomas relacionados às síndromes tóxicas, como demonstrado na Tabela 3.

TABELA 3 TOXÍNDROMES (SÍNDROMES TOXICOLÓGICAS)

Síndrome	Quadro clínico
Anticolinérgica	Midríase, boca seca, rubor facial, agitação, fala incompreensível, desorientação, íleo paralítico, hipertermia, retenção urinária, taquicardia. Principais agentes: atropina, anti-histamínicos, antiparkinsonianos, antidepressivos tricíclicos, antiespasmódicos, midriáticos, plantas do gênero *Datura* (saia branca e estramônio)
Colinérgica	Miose, sudorese, lacrimejamento, salivação, aumento das secreções brônquicas, incontinência fecal ou urinária, bradicardia, fraqueza muscular, fasciculações musculares, confusão, coma. Principais agentes: inseticidas organofosforados, carbamatos, fisostigmina, algumas espécies de cogumelos
Sedativo-hipnótica e opioide	Miose, depressão respiratória, bradicardia, hipotensão, hipotermia, hiporreflexia, rebaixamento do nível de consciência, coma. Principais agentes: opioides (morfina, heroína, metadona, loperamida), difenoxilato, benzodiazepínicos, barbitúricos, álcool etílico
Simpatomimética (adrenérgica)	Midríase, hiper-reflexia, hipertensão, taquicardia, taquipneia, piloereção, hipertemia, diaforese, agitação, alucinações, paranoia. Principais agentes: cocaína, anfetaminas, descongestionantes nasais, cafeína, teofilina
Extrapiramidal	Miose ou midríase, distúrbio de equilíbrio e de movimentação, hipertonia, distonia orofacial, mioclonias, trismo, opistótono, parkinsonismo. Principais agentes: antipsicóticos (haloperidol, clorpromazina), lítio, antieméticos (metoclopramida e bromoprida)
Serotoninérgica	Midríase, hipertermia, taquicardia, hipertensão, taquipneia, tremores, diarreia, mioclonias, confusão, coma. Principais agentes: inibidores da monoaminoxidase, inibidores seletivos da recaptação da serotonina
Metemoglobinêmica	Cianose de pele e mucosas, confusão mental, depressão neurológica. Principais agentes: acetanilida, azul de metileno, dapsona, doxorrubicina, fenazopiridina, nitritos, nitratos, nitrofurantoína, piridina, sulfametoxazol, sulfonas

A toxíndrome é definida como um complexo de sinais e sintomas produzidos por doses tóxicas de substâncias químicas, com ação mais ou menos semelhantes. Seu reconhecimento permite um diagnóstico mais precoce do agente causal. Essas síndromes, observadas em crianças maiores e adultos, muitas vezes não são bem observadas em crianças pequenas.

Exame físico

- Pele e anexos: verificar a temperatura corporal, coloração da pele e mucosas, presença de manchas, pápulas, edemas e petéquias, lesões nas mucosas orofaríngeas, sudorese e o odor do suor (Tabela 4);
- aparelho cardiovascular; verificar pressão arterial, pulso, ritmo e frequência cardíacas e perfusão periférica;
- aparelho respiratório: verificar o padrão e a frequência respiratória, o odor exalado (Tabela 4), presença de secreções e alterações da ausculta;
- sistema neurológico: verificar nível de consciência, alterações pupilares, alterações visuais e sensoriais, comportamento, diâmetros reflexos fotomotores, além de presença de tremores e fasciculações musculares. Dependendo das características das drogas que têm ação sobre o sistema nervoso central (SNC), pode-se classificá-las em depressoras ou estimulantes (Tabelas 5 e 6).

Após o atendimento inicial e a estabilização do paciente, é importante a consulta aos Centros de Controles de Intoxicações (CCI) ou Centros de Atendimentos Toxicológicos (Ceatox) para registro, discussão e tomadas de medidas terapêuticas necessárias e mais adequadas, além de exames laboratoriais específicos.

TABELA 4 ASSOCIAÇÃO ODOR – TÓXICO

Odor	Tóxico
Álcool	Etanol
Aliáceo (alho)	Arsênico, fósforo, organofosforado, tálio
Amêndoa amarga	Cianeto
Cânfora	Naftalina
Cetona	Acetona, isopropanol, salicilatos
Ovo podre	Enxofre, sulfeto hidrogenado
Pera	Hidrato de cloral, paraldeído

TABELA 5 DROGAS DEPRESSORAS DO SNC

Simpatolíticos	
Antidepressivos tricíclicos	Antiarrítmicos
Bloqueadores alfa-adrenérgicos	Clonidina
Digitálicos	Imidazólicos
Inibidores da acetilcolinesterase	Neurolépticos
Colinérgicos	
Betanecol	Carbamatos
Endrofônio	Fisostigmina
Nicotina	Organofosforados
Pilocarpina	
Opioides	
Analgésicos (naturais e sintéticos)	
Heroína e ópio	
Fórmulas antidiarreicas	
Sedativos hipnóticos	
Barbitúricos	Benzodiazepínicos
Brometos	Etanol
Hidrocarbonetos	Miorrelaxantes
Outros	
Bloqueadores de canais de cálcio	
Gases asfixiantes	

TABELA 6 DROGAS ESTIMULANTES DO SNC

Simpatomiméticos	
Alcaloides do Ergot	Anfetaminas
Broncodilatadores	Cocaína
Descongestionantes nasais	Hormônios tireoidianos
IMAO	Vasopressores

(continua)

(continuação)

Anticolinérgicos	
Alcaloides de beladona	Antidepressivos cíclicos
Anti-histamínicos	Antiparkinsonianos
Ciclobenzaprina	Midriáticos (tópicos)
Alucinógenos	
Anfetaminas (e derivados)	Fenciclidina
LSD	Maconha
Mescalina	Triptamina (e derivados)
Síndrome de abstinência	
Adrenérgicos	Antidepressivos cíclicos
Betabloqueadores	Clonidina
Etanol	Narcóticos
Nitratos	Sedativos hipnóticos
Outros	
Estricnina	Nitrofenóis

IMAO: inibidores da monoaminoxidase.

Diagnóstico laboratorial

- Hemograma, PCR e VHS;
- eletrólitos, função renal e enzimas hepáticas;
- glicemia;
- coagulograma;
- gasometria arterial, lactato e osmolaridade sérica;
- eletrocardiograma;
- exames de imagem;
- urinálise com sedimentoscopia;
- *screening* toxicológico – materiais para análise;
- conteúdo gástrico (aspirado, lavado, vômito) até 4 horas após a ingestão;
- sangue e urina: entre 4 e 24 horas após a ingestão;
- urina: após 24 horas de ingestão.

Pode-se recorrer a vários testes de triagem para auxílio ao diagnóstico da substância envolvida, mas ocasionalmente eles identificam outras substâncias que não são as que estão se aventando. São usados exames de triagem qualitativa ou quantitativa.

Os exames quantitativos, geralmente realizados no sangue, são importantes na confirmação principalmente para os seguintes agentes: acetoaminofeno (> 20 mg/dL), digitálicos (> 2 ng/mL), etanol (> 100 mg/dL), etilenoglicol (> 20 mg/dL), ferro (> 300 mg/dL), salicilato (> 30 mg/dL), teofilina (20 mg/mL).

DESCONTAMINAÇÃO E REMOÇÃO DO TÓXICO

A descontaminação tem por objetivo a utilização de técnicas que previnem a absorção da substância tóxica pelo organismo. A ideia é retirar do contato do paciente a maior quantidade do material possível, dependendo da via responsável pela intoxicação. É importante ressaltar que a descontaminação nem sempre é possível e algumas vezes até contraindicada.

Após a absorção do tóxico, existem algumas técnicas que maximizam a sua remoção do organismo do paciente. Essas técnicas também possuem indicações específicas.

Em qualquer atendimento de urgência, inclusive nas intoxicações, é importante ressaltar a necessidade da utilização de equipamentos de proteção para todos os profissionais envolvidos.

Via ocular

- Lavar com água corrente ou soro fisiológico por 15 a 30 minutos, mantendo os olhos bem abertos. Pode ser usado, previamente, um colírio anestésico;
- avaliação oftalmológica.

Via dérmica

- Retirar as roupas contaminadas;
- lavar com água corrente abundante por 15 a 30 minutos; especial atenção aos sítios comuns de depósito: cabelos, orelhas, axilas, região umbilical, região genital e região subungueal;
- usar sabão neutro se a substância for de absorção cutânea.

Via inalatória

- Cuidados iniciais devem ser realizados no local, se possível;
- retirada da vítima do local contaminado e deixá-la em ambiente mais ventilado;
- aspiração de vias aéreas; oferecer oxigênio e ventilação se necessário.

Via digestiva

- Carvão ativado: método principal de descontaminação na faixa etária pediátrica. Assim como as demais formas de descontaminação, sua eficácia reduz com o passar do tempo. Caracteriza-se pela ligação à substância química por meio de uma rede de poros, prevenindo a sua absorção. A dose é de 1 g/kg de peso (máximo 50 g), diluída em líquidos. Pode ser feito por via oral ou por sonda gástrica. Contraindicado em obstruções intestinais, perfurações ou em pacientes cujas vias aéreas não estejam protegidas;
- lavagem gástrica: passagem de sonda gástrica em paciente consciente, remoção de todo o conteúdo gástrico e instilação de solução salina em pequenas alíquotas até que a drenagem fique clara. Não deve ser utilizada como rotina, já que não há evidências científicas que comprovem claros benefícios. Apresenta maior efetividade quando associada ao carvão ativado. As contraindicações são semelhantes às do carvão ativado;
- catárticos osmóticos: são capazes de acelerar a passagem do agente tóxico pelo trato gastrointestinal com consequente diminuição da absorção. Geralmente, são utilizados nos pacientes que receberão doses múltiplas de carvão ativado. Nunca utilizar como método de descontaminação isoladamente. O sorbitol é o mais utilizado. Os principais efeitos colaterais são diarreia excessiva e alterações hidroeletrolíticas;
- irrigação intestinal: utilizada com o intuito de acelerar o trânsito de todo o trato gastrointestinal por meio da irrigação de solução eletrolítica não absorvível contendo polietilenoglicol, por via oral ou sonda gástrica. A infusão deve ser mantida até que o efluente retal esteja claro. Considerar nos casos de ingestão de doses potencialmente tóxicas, de drogas com revestimento entérico e drogas mal adsorvidas por carvão ativado (ferro);
- xarope de ipeca: indutor de vômitos; não é mais recomendado como método de descontaminação;

- diluição: método discutível; caracteriza-se pela ingestão de pequena quantidade de água, possivelmente indicado em pacientes conscientes com vias aéreas pérvias e que ingeriram substâncias corrosivas;
- endoscopia ou cirurgia: considerar para casos de ingestão de grande quantidade de substâncias não removíveis por outros métodos e que ponha o paciente em alto risco de morte (p.ex., bezoares, pacotes de cocaína).

Em relação às medidas que promovem aumento da remoção da substância tóxica do corpo, podem-se citar:

- diurese forçada: hiperidratação e diuréticos. Útil nos casos de substâncias cuja principal via de eliminação é a renal;
- alcalinização urinária: altera o pH para tornar o tóxico mais polar ou iônico, dificultando sua passagem através de membranas biológicas, diminuição da absorção pelo túbulo renal, com consequente aumento da excreção. Uso para: isoniazida, salicilato, fenobarbital e antidepressivos tricíclicos;
- diálise peritoneal: método mais rápido e fácil de diálise, porém pouco eficaz e indicado;
- hemodiálise e hemofiltração (Tabela 7);
- hemoperfusão em carvão ativado (Tabela 7);
- exsanguineotransfusão: principal indicação é a metemoglobinemia tóxica, especialmente em recém-nascidos e lactentes.

TABELA 7 TÓXICOS REMOVÍVEIS POR HEMODIÁLISE/HEMOPERFUSÃO

Confirmados	Duvidosos
Barbitúricos	Aminoglicosídeos
Etilenoglicol	Atenolol
Lítio	Ácido bórico
Metanol	Brometo
Salicilatos	Carbamazepina
Teofilina	Hidrato de cloral (tricloroetanol)

(continua)

(continuação)

Confirmados	Duvidosos
	Dietilenoglicol
	Etanol
	Isopropanol
	Magnésio
	Metformina
	Metotrexato
	Paraquat (precoce)
	Procainamida/N-acetilprocainamida
	Sotalol, tálio, ácido valproico

ANTÍDOTOS

TABELA 8 PRINCIPAIS ANTÍDOTOS

Antídoto	Indicação	Posologia	Observação
Ácido folínico	Depressão medular por metotrexato (MT). Trimetoprim (TP), pirimetamina Intoxicação por metanol (ML)	15 mg, a cada 6 h (MT), 1 vez/dia (TP), VO 30 mg, a cada 6 h, por 2 dias (ML), EV	Pode acarretar reações alérgicas
Acetil-cisteína (N-acetil-L-cisteína)	Paracetamol, cobre, zinco, tetracloreto de carbono	VO - 140 mg/kg, manutenção 70 mg/kg, a cada 4 h, por 4 dias EV - 15 mg/kg em 30 min. Em 200 mL de SG 5%, depois 50 mg/kg em 500 mL de SG 5%, em 4 h, a seguir 100 mg/kg em 100 mL de SG 5% em 15 h	Náuseas e vômitos, urticária, taquicardia, hipotensão Metionina também ajuda a prevenir a hepatotoxicidade e a repor o estoque de glutationa

(continua)

(continuação)

Antídoto	Indicação	Posologia	Observação
Anticorpo Fab antidigoxina	Glicosídeos digitálicos	Dose é equimolar (60 mg do Ac. para neutralizar 1 mg do digitálico), EV lento (30 min). Em geral, a dose é de aproximadamente 10 a 20 frascos (1 fr = 40 mg)	Cuidados com hipocalemia e hipotensão Fórmula: nQ fr = (digoxina ingerida em mg × 0,8) / 0,6 ou n. fr = [conc. sérica (ng/ mL) × peso (kg)]/100
Atropina	Inseticidas (carbamatos e organofosforados), fisostigmina, cogumelos de ação muscarínica	0,01 a 0,05 mg/kg Adultos = 1 a 6 mg, EV a cada 5 a 60 min ou 0,01 a 0,09 mg/kg/h	Cuidados com hipertenso, hipotireóideo Portadores de glaucoma ou com hipertermia; oxigenação antes de administrar atropina
Azul de metileno	Metemoglobinemia > 30%, intoxicação por anilina, anestésicos locais, clorados, naftalina, nitritos, nitratos, metoclopramida, quinolonas	1 a 2 mg/kg em solução a 1% (0,1 a 0,2 mL/kg), EV, em 1 h. Adulto = 65 a 130 mg, a cada 8 h, VO	Náuseas, vômitos, tontura, sudorese, confusão mental, dor torácica, dor abdominal, hemólise (na deficiência de G6PD)
Biperideno	Parkinsonismo (reações extrapiramidais) induzido por drogas (alfa-metildopa, droperidol, fenotiazina, metoclopramida, haloperidol, reserpina)	0,05 a 0,15 mg/kg, EV lento; adulto = 2 a 5 mg	Pode ser usado como droga de abuso (acarreta dependência farmacológica), pode acarretar distúrbio anticolinérgico

(continua)

(continuação)

Antídoto	Indicação	Posologia	Observação
Dantrolene	Síndrome neuroléptica maligna induzida por drogas (butirofenonas, fenotiazinas, haloperidol, metoclopramida e tioxantina) e hipertermia maligna desencadeada por anestésicos inalatórios e miorrelaxantes despolarizantes	Início = 2 a 3 mg/kg, EV, em 1 h Man. = 4 a 8 mg/kg, VO, a cada 8 h por até 3 dias	Hepatite grave, como reação idiossincrática
Deferoxamina	Ferro e alumínio	15 mg/kg/h EV (DM = 90 mg/kg em 8 h), em solução de 2 a 4 mg/mL em SG 5% ou SF (DM = 6 g/dia) ou 25 mg/kg, IM, a cada 8 h por 5 dias	Urina vermelho--alaranjada indica eliminação de ferrioxamina. Efeitos colaterais: urticária, hipotensão, choque, distúrbios auditivos e visuais (uso prolongado)
Difenidramina	Reação distônica induzida por butirofenonas, fenotiazinas, metoclopramida, piperazina, tioxantenos	1 a 2 mg/kg, IM ou EV lento (DM = 50 mg) 5 mg/kg/dia, VO (adulto 25 a 50 mg)	Formulações com bissulfeto podem desencadear anafilaxia ou asma fatal Efeitos colaterais: sedação, sonolência Tem efeito anticolinérgico

(continua)

(continuação)

Antídoto	Indicação	Posologia	Observação
Dimercaprol (SAL – Sritish Anti-Lewisite)	Arsênico, ouro e mercúrio. Útil também para: antimônio, bismuto, chumbo, cobalto, cobre, cromo, ferro, magnésio, rádio, selênio, tungstênio e urânio	3 a 5 mg/kg, IM, a cada 4 h, por 2 dias, em seguida 2 vezes ao dia, por 1 semana	Nefrotóxico
Dimercapto succínico, ácido (DMSA)	Intoxicação por chumbo e arsênico	10 mg/kg ou 350 mg/m^2, a cada 8 h, por 5 dias, depois a cada 12 h por 2 semanas	Mais seguro que o ácido etilenodiamino tetra-acético (EDTA)
Desmopressina, acetato (DDAVP)	Sangramento relacionado a aspirina	0,3 mcg/kg, EV lento	Antidiurético potente, pode acarretar retenção hídrica e hiponatremia
Diazóxido	Hipoglicemia induzida por sulfunilureia	3 a 8 mg/kg/dia, VO, divididos em 2 a 3 doses	Efeito hiperglicemiante, pode ser potencializado pela hipocalemia. Múltiplas doses podem acarretar cetoacidose
EDTA cálcico	Chumbo, cádmio, cobre, ferro, manganês e zinco	75 mg/kg/dia, EV lento ou IM divididos em 3 doses, ou 500 mg a cada 6 h por 5 dias VO (fazer 3 sessões com intervalo de 10 a 15 dias)	Efeitos colaterais: náuseas, cólicas abdominais, febre, fraqueza muscular, sede. Nefrotóxico; EV rápida pode acarretar hipertensão intracraniana

(continua)

(continuação)

Antídoto	Indicação	Posologia	Observação
Etanol a 5 ou 10%	Etilenoglicol, metanol (nível plasmático > 20 mg/dL)	110 a 130 mg/kg/h, EV ou VO, diluído em SG 5%	Manter concentração sérica de etanol entre 100 e 150 mg/dL
Fisostigmina	Antidepressores tricíclicos, anticolinérgicos, anti-histamínicos, enotiazínicos, vegetais beladonados	0,02 mg/kg (DM = 2 mg) SC, IM ou EV, repetir a cada 20 min, se necessário	Efeitos colaterais: bradicardia, convulsão, dispneia, sialorreia; contraindicações: asma, diabete, doenças cardiovasculares, gangrena, obstrução intestinal ou urinária
Flumazenil	Benzodiazepínicos	0,2 a 0,3 mg EV (DM = 3 mg no período de 1 h)	Meia-vida muito curta pode precipitar síndrome de abstinência, reações de ansiedade e hiper-excitabilidade
Gluconato de cálcio e cloreto de cálcio	Bloqueadores de canais de cálcio, hipercalemia cardiotóxica, intoxicação por magnésio, ácido hidrofluórico e fluoreto	0,5 mEq/kg (2 mL/kg do gluconato de cálcio a 10%), EV lento	Monitoração cardíaca
Glucagon	Hipoglicemia pela insulina, intoxicação por betabloqueadores. Depressão miocárdica pelos bloqueadores de canais de cálcio	50 a 150 mcg/kg (máximo: 10 mg), IM, SC, EV	Meia-vida curta. Efeitos colaterais: hiperglicemia, náuseas, vômitos e reações de hipersensibilidade

(continua)

(continuação)

Antídoto	Indicação	Posologia	Observação
Hidroxicobalamina	Cianetos e prevenção de intoxicação por nitroprussiato de sódio	50 a 100 mg/kg, EV (50 vezes a quantidade de cianeto ingerido)	Alto custo: 1 mMol de cianeto (65 mg) necessita de 1.406 mg (1 mMol) de hidroxicobalamina
Naloxona	Opiáceos, overdose de ácido valproico e clonidina	Crianças: 0,03 a 0,1 mg/kg; adulto: 0,4 a 0,8 mg/kg (DM = 2 mg), EV, ET, IM ou SC	Meia-vida terapêutica curta (30 a 60 min) Pode ser utilizado sem problemas em qualquer paciente, inclusive nos dependentes
Neostigmina	Bloqueadores neuromusculares não despolarizantes	0,04 mg/kg (DM = 5 mg) EV	Administrar atropina 0,02 mg/kg (DM = 1,5 mg), EV, antes da neostigmina para combater os seus efeitos muscarínicos
Penicilamina	Arsênico, cádmio, chumbo, cobalto, cobre, níquel, sais de cromo e zinco	15 a 40 mg/kg/dia (DM = 2 g) divididos em 4 doses, VO, por 5 dias Sua absorção é reduzida pela dieta, antiácidos e sais de ferro	Derivado da penicilina Efeitos colaterais: depressão medular, disfunção hepática e renal, doenças autoimunes
Piridoxina	Tratamento e prevenção de convulsão induzida pelas seguintes drogas: isoniazida, cicloserina, hidrazina	Tratamento da convulsão: 5 g ou dose equivalente (g/g), EV, em 60 min Prevenção: 100 a 300 mg/dia VO, IM ou EV	Hidrossolúvel, praticamente atóxico

(continua)

(continuação)

Antídoto	Indicação	Posologia	Observação
Protamina, sulfato	Heparina cálcica ou sódica	1 mg de sulfato de protamina (EV) neutraliza 90 U de heparina sódica	Pode acarretar reações anafiláticas até fatais, principalmente em indivíduos alérgicos a peixes, vasectomizados e homens estéreis
Sódio, bicarbonato de	Antidepressivos cíclicos	1 a 2 mEq/kg, EV lento, mantendo pH arterial entre 7,45 e 7,55	Pode ser associado a neostigmina para controlar arritmias cardíacas e neurotoxicidade dos antidepressivos cíclicos
Tiamina	Beribéri, encefalopatia de Wernicke, síndrome de Korsakoff	50 a 600 mg/dia, VO, ou EV	Reações alérgicas podem aparecer quando é infundida rapidamente. O requerimento da tiamina está relacionado com a taxa metabólica e aumenta com a utilização de carboidratos como a principal fonte energética
Vitamina K1	Anticoagulantes, pesticidas (cumarínicos e indandionas), hipoprotrombinemia por drogas (salicilatos)	10 a 30 mg, EV lento ou IM (repetir a cada 4 ou 8 h conforme TP)	Não reverte hemorragias induzidas por heparina

DM: dose máxima.

Observação: as tabelas e a figura deste capítulo foram retiradas e adaptadas, salvo observação em contrário, do livro *Atualizações em Terapia Intensiva Pediátrica*, da Sociedade de Pediatria de São Paulo.

REFERÊNCIAS BIBLIOGRÁFICAS

1. Bronstein AC, Spyker DA, Cantilena LR Jr, Green JL, Rumack BH, Dart RC. 2010 Annual Report of the American Association of Poison Control Centers' National Poison Data System (NPDS): 28th Annual Report. Clin Toxicol (Phila) 2011; 49(10):910-41.
2. Juang HJ, Kubo EY, Tonelotto J. Emergências toxicológicas em pediatria. In: Juang HJ, Nóbrega RF, Souza RL (eds.). Atualizações em terapia intensiva pediátrica. São Paulo: Atheneu, 2007. p.411-39.

BIBLIOGRAFIA

1. Amaral DA, Collares CF. Intoxicações agudas. In: Carvalho WB, Hirscheimer MR, Matsumoto T (eds.). Terapia intensiva pediátrica. 3.ed. São Paulo: Atheneu, 2006.
2. Boyer EW. Management of opioid analgesic overdose. N Engl J Med 2012; 367:146-55.
3. Bryant S, Singer J. Management of toxic exposure in children. Emerg Med Clin N Am 2003; 21(1):101–19.
4. Clardy PF, Manaker S, Perry H. Carbon monoxide poisoning. In: Basow DS (ed.). UpToDate. Waltham: 2013.
5. Kelly NR. Prevention of poisoning in children. In: Basow DS (ed.). UpToDate. Waltham: 2013.
6. Schvartsman C, Schvartsman S, Troster EJ. Intoxicações agudas. In: Knobel E (ed.). Terapia intensiva – pediatria e neonatologia. São Paulo: Atheneu, 2005. p.605-26.
7. Schvartsman S. Intoxicações agudas. 4.ed. São Paulo: Sarvier, 1991.
8. Schvartsman C, Schvartsman S. Intoxicações exógenas agudas. J Pediatr (Rio J) 1999; 75(2):244-50
9. Velez LI, Sheperd JG, Goto CS. Approach to the child with occult toxic exposure. In: Basow DS (ed.). UpToDate. Waltham: 2013.

10. Velez LI, Goto CS, Sheperd JG. Decontamination of poisoned children. In: Basow DS (ed.). UpToDate. Waltham: 2013.
11. Zimmerman JL. Poisoning and overdoses in the intensive care unit: general and specific management issues. Crit Care Med 2003; 31(12):125.

12 Traumatismo Cranioencefálico na Infância

Guilherme Brasileiro de Aguiar
João Miguel de Almeida Silva
José Carlos Esteves Veiga
Milton Hikaru Toita

INTRODUÇÃO

O traumatismo cranioencefálico (TCE) é um dos problemas de saúde pública mais relevantes em todo o mundo, tendo em vista as altas taxas de morbidade e mortalidade relacionadas, e representa a primeira causa de morte por trauma na população pediátrica, devendo ser também valorizada neste contexto a possibilidade do desenvolvimento de sequelas motoras, cognitivas, comportamentais e psicológicas decorrentes do trauma, com elevados gastos institucionais e com importante impacto social e familiar. Nos Estados Unidos, os serviços de emergência atendem por ano mais de 400 mil casos de TCE em crianças, sendo a incidência do TCE em menores de 5 anos de idade estimada em 1.115 casos a cada 100 mil habitantes. No Brasil, o TCE também representa um grave problema de saúde pública, sendo crianças e adolescentes um grupo frequentemente atingido. Apesar de não haver muitos dados epidemiológicos nacionais, acredita-se que no Brasil aproximadamente 30% das vítimas de TCE tenham até 20 anos de idade, correspondendo ao segundo grupo etário mais acometido, antecedido pelos pacientes com idade entre 21 e 40 anos.

Os mecanismos de trauma mais frequentemente responsáveis pelo TCE na infância são quedas de altura, acidentes automobilísticos, atropelamentos e acidentes de bicicleta. As quedas são as maiores causas de admissões hospitalares por TCE, sendo a maioria de gravidade leve a moderada. O TCE configura-se como a maior causa de morte relacionada à queda na infância.

O TCE intencional decorrente de maus-tratos ou abuso é frequentemente encontrado na infância, sendo incluídos nessa categoria lesões diretas, penetrantes e a síndrome do bebê sacudido, situação comum em lesões intencionais em menores de 1 ano de idade.

O atendimento inicial e a condução do politrauma na infância têm as mesmas prioridades e seguem os mesmos preceitos aplicados à população adulta, reservando a avaliação neurológica e do sistema musculoesquelético para um segundo momento, seguindo os conceitos preconizados pelo Pediatric Advanced Life Support (PALS).

As lesões decorrentes do TCE são classificadas em primárias e secundárias. As lesões primárias são consequências diretas do mecanismo do trauma, podendo ocorrer por impacto direto ou por forças inerciais, exemplificadas pela relação aceleração/desaceleração. Essas lesões são representadas pelas fraturas cranianas, contusão cerebral e lesão axonal difusa.

As lesões secundárias correspondem à cascata de respostas fisiológicas e bioquímicas que se iniciam após o trauma, podendo agravar o dano neuronal primário, levando à perda da autorregulação cerebral. Correspondem a lesões intracranianas secundárias ao TCE o estado de hipertensão intracraniana, a tumefação cerebral difusa ou focal e os hematomas intracranianos. Os principais fatores extracranianos que favorecem o dano cerebral secundário, ou seja, a piora adicional às lesões já adicionadas pelo trauma, são: hipotensão, hipóxia, hiper ou hipocapnia, hiponatremia, hipertermia e hipo ou hiperglicemia.

CLASSIFICAÇÃO

Antes de 1974, a descrição dos casos de TCE não era uniforme, tornando impossível a comparação de pacientes em diferentes centros. Naquele ano, Teasdale e Jennett, a partir da identificação de sinais clínicos com pouca variação interobservador, propuseram a criação da escala de coma de Glasgow (ECG), que segue até hoje sendo universalmente empregada na classificação do TCE, servindo ainda como parâmetro prognóstico e evolutivo. A classificação é dada mediante a soma de pontos referentes a três critérios avaliados: abertura ocular, resposta verbal e melhor resposta motora. A partir disso, divide-se o TCE em leve (pontuação de 13 a 15), moderado (9 a 12) e grave (3 a 8).

O coma representa um estado de inconsciência, definido como a incapacidade de obedecer comandos, proferir palavras e abrir os olhos. Aproximadamente 90% dos pacientes com 8 ou menos pontos na ECG são diagnosticados em coma de acordo com essa definição. Dessa forma, determina-se que todos os pacientes com pontuação menor ou igual a 8 sejam considerados em coma.

Nas crianças menores de 5 anos de idade, a ECG não pode ser aplicada com precisão em virtude da variabilidade de resposta verbal de acordo com o desenvolvimento da criança e por não atenderem o comando de forma confiável. Assim, adaptações foram propostas para melhor adequação, sendo considerada de boa aplicação a proposta pela Associação Britânica de Pediatria, exposta na Tabela 1.

TABELA 1 ESCALA DE COMA DE GLASGOW UTILIZADA PARA MAIORES E MENORES DE 5 ANOS DE IDADE

Item observado	Crianças > 5 anos	Crianças ≤ 5 anos	Pontuação
Abertura ocular	Espontânea	Espontânea	4
	Estímulo verbal	Estímulo verbal	3
	Estímulo doloroso	Estímulo doloroso	2
	Sem resposta	Sem resposta	1
Resposta verbal	Orientada	Balbucia	5
	Confusa	Choro irritado	4
	Palavras aleatórias	Choro à dor	3
	Sons incompreensíveis	Gemidos	2
	Sem resposta	Sem resposta	1

(continua)

(continuação)

Item observado	Crianças > 5 anos	Crianças ≤ 5 anos	Pontuação
Resposta motora	Obedece a comando	Espontânea	6
	Localiza a dor	Retirada ao toque	5
	Retirada à dor	Retirada à dor	4
	Flexão à dor (decorticação)	Flexão à dor (decorticação)	3
	Extensão à dor (descerebração)	Extensão à dor (descerebração)	2
	Sem resposta	Sem resposta	1

Marshall propôs, em 1986, uma classificação baseada em parâmetros tomográficos com o intuito de identificar grupos de risco, auxiliar na decisão terapêutica e fornecer parâmetros prognósticos. Essa classificação compreende a avaliação do aspecto das cisternas da base, o desvio das estruturas da linha mediana e a presença de lesões hiperdensas com efeito de massa. Sua importância se dá ao ser utilizada para definição de condutas neurocirúrgicas e pelo valor prognóstico (Tabela 2).

TABELA 2 CLASSIFICAÇÃO TOMOGRÁFICA DE MARSHALL PARA TCE COM ECG < 9

Categoria	Definição
Lesão difusa tipo I	Sem alteração visível na TC
Lesão difusa tipo II	Cisternas da base presentes, desvio das ELM entre 0 e 5 mm e/ou lesões hiperdensas < 25 cm^3
Lesão difusa tipo III (tumefação cerebral difusa)	Cisternas da base comprimidas ou ausentes, desvio das ELM entre 0 e 5 mm e/ou lesões hiperdensas < 25 cm^3
Lesão difusa tipo IV	Desvio das ELM > 5 mm e/ou lesões hiperdensas < 25 cm^3
Lesões focais drenadas	Qualquer lesão focal drenada cirurgicamente
Lesões focais não drenadas	Lesões hiperdensas > 25 cm^3 não drenadas cirurgicamente

ELM: estruturas da linha mediana.

QUADRO CLÍNICO

Pela variabilidade da apresentação clínica da vítima do TCE, na avaliação inicial é de fundamental importância o conhecimento do mecanismo e da gravidade do trauma. A anamnese e o exame físico detalhado são fundamentais para a determinação da possibilidade de uma lesão intracraniana. O conhecimento de dados sobre a consciência (rebaixamento do nível de consciência, amnésia lacunar, perda momentânea da consciência) é usado para guiar condutas subsequentes.

No exame físico, deve-se atentar à inspeção craniana detalhada, em busca de lacerações, hematomas, sinais de fratura de base de crânio e fístula liquórica.

No exame neurológico, deve-se:

- avaliar o nível de consciência pela ECG;
- realizar o exame motor, verificando a movimentação apendicular, com graduação da força;
- examinar objetivamente as pupilas, a movimentação ocular e os demais nervos cranianos;
- testar a sensibilidade nos principais dermátomos naqueles que cooperam com o exame;
- testar o reflexo cutâneo-plantar.

Em crianças vítimas de TCE, é necessário observar continuamente seu nível de consciência e seu padrão hemodinâmico e respiratório. A monitoração deve ser feita com recursos tecnológicos adequados e em ambiente tranquilo. Como o TCE leve representa a maior parte das crianças acometidas, a intervenção cirúrgica raramente é necessária. O manejo das vítimas de TCE tem como objetivo basicamente controlar os componentes intracranianos (cérebro, liquor, sangue), mantendo estável o fluxo sanguíneo cerebral, garantindo uma boa oxigenação e evitando a herniação cerebral.

LESÕES PRIMÁRIAS

Fraturas cranianas

São consequências diretas do trauma, sendo divididas em fraturas lineares, fraturas com afundamento e fraturas de base do crânio:

- fraturas lineares: têm trajeto retilíneo, são finas e, em geral, não têm ramificações. Devem ser diferenciadas das suturas, que obedecem parâmetros anatômicos, com trajetos conhecidos, que se unem a outras suturas, sendo mais largas que as fraturas lineares. Pelo potencial de complicação, deve-se observar por 24 horas. Crianças menores de 3 anos de idade devem ser mantidas sob seguimento até a consolidação da fratura linear, pelo risco do crescimento da fratura (*growing fracture*), também conhecido como cisto leptomeníngeo pós-traumático. Esses cistos caracterizam-se por fraturas lineares que se afastam com o tempo, permitindo a herniação meníngea. Apresentam-se, na maioria das vezes, como uma massa no escalpo, podendo levar a déficit neurológico e crises epilépticas, sendo a resolução cirúrgica necessária (Figura 1);
- fraturas com afundamento: há alteração da curvatura craniana e podem ser de resolução cirúrgica. Os critérios para a redução dessas fraturas são: afundamento maior que uma tábua óssea, déficit neurológico relacionado ao tecido subjacente, fraturas abertas e evidência de laceração dural, com eventual saída de líquido cefalorraquidiano. Em neonatos, por causa da elasticidade do crânio, ocorrem as fraturas tipo "bola de pingue-pongue", caracterizadas por um afundamento arredondado sem perda da continui-

FIGURA 1 Fratura linear parietal em crescimento (*growing fracture*).

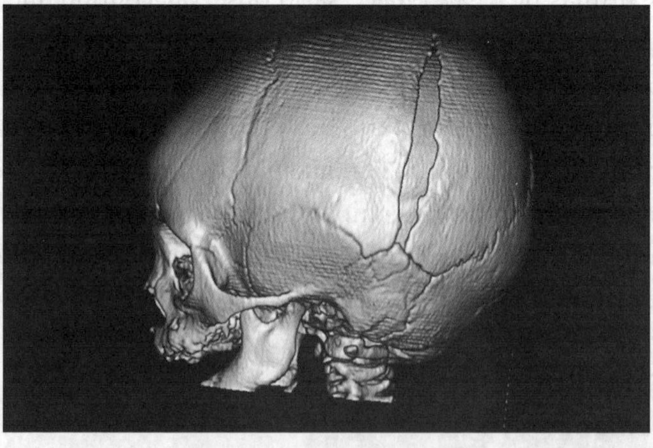

dade óssea. Em geral, a deformidade é corrigida com o crescimento, sendo o tratamento conservador na maior parte dos casos. A intervenção cirúrgica é necessária diante de sinais de fístula liquórica para a gálea, déficit neurológico relacionado e retenção de fragmentos ósseos no parênquima;

- fraturas de base do crânio: em geral, ocorrem em traumas de alta energia. O diagnóstico clínico pode ser sugerido pela presença de sinais importantes, como:
  - sinal de Battle: equimose retroauricular;
  - hemotímpano;
  - sinal de guaxinim: equimose periorbitária;
  - rinoliquorreia ou otoliquorreia;
  - déficit de nervos cranianos, em especial do facial e do vestibulococlear.

O paciente, em caso de fístula liquórica traumática, deve ser mantido em observação até sua remissão. O uso de antibiótico profilático nessas circunstâncias é controverso, mas em geral não é empregado.

Nos pacientes com fratura da base do crânio, a sonda nasogástrica não deve ser passada, já que, diante da fratura da lâmina cribiforme, a sonda pode migrar para o parênquima cerebral, o que possui altos índices de mortalidade.

Contusões cerebrais

As contusões cerebrais são definidas como hemorragias perivasculares que ocorrem na superfície cerebral, podendo se estender para dentro da substância branca cerebral em casos de maior intensidade. A formação das contusões cerebrais depende do impacto sobre a cabeça, sendo provocada principalmente pela aceleração de alta intensidade e de curta duração. São mais frequentes junto à base do lobo frontal e no lobo temporal, por causa do íntimo contato dessas regiões com a base do crânio – superfície óssea irregular que permite o atrito do córtex cerebral com seus relevos ósseos durante o deslizamento do encéfalo.

As contusões cerebrais são visualizadas na tomografia computadorizada (TC) de crânio como lesões hiperdensas na superfície cerebral, no início com aspecto em "sal e pimenta", que podem coalescer algumas horas depois (Figura 2). Pelo potencial de progressão dessas lesões, imagens tomográficas seriadas compõem a conduta conservadora, sendo necessário ao menos um exame para controle de 12 a 24 horas após o diagnóstico.

A cirurgia é indicada apenas nas lesões que levam à deterioração neurológica progressiva, diante de hipertensão intracraniana refratária às medidas de controle clínico e com efeito de massa na tomografia de crânio. Uma vez indicada, a cirurgia constitui-se pela craniotomia ampla, abertura da dura-máter e drenagem da contusão.

Lesão axonal difusa

Trata-se de uma lesão primária do TCE, devendo ser considerada o fator mais importante na determinação da morbimortalidade. A lesão axonal difusa (LAD), também conhecida como lesão axonal traumática, caracteriza-se como substrato morfológico da inconsciência de instalação imediata, sendo atribuída como a causa do coma que se instala após o TCE na ausência de alterações tomográficas que o justifiquem.

O mecanismo de lesão precursor da LAD é a alteração brusca de velocidade, representada pela aceleração/desaceleração, associada a um movimento rotacional. Somados, tem-se o trauma angular grave, que leva à lesão de continuidade dos axônios e vasos, representada macroscopicamente por focos hemorrágicos periventriculares.

FIGURA 2 Contusão cerebral frontotemporal esquerda, com desvio das estruturas da linha média.

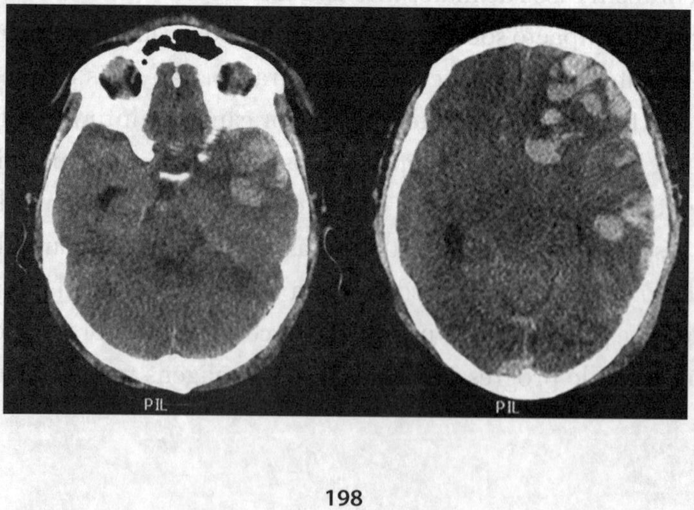

Clinicamente, a LAD pode ser classificada de acordo com o tempo transcorrido entre o trauma e a recuperação da consciência. A leve é representada por períodos de inconsciência com duração entre 6 e 24 horas. A LAD moderada caracteriza-se por período de inconsciência maior que 24 horas e a grave por mais de 24 horas, associado a posturas patológicas, podendo haver disautonomia, sendo certa a persistência de déficits das funções corticais superiores no futuro.

Quando presentes, as alterações tomográficas referentes à LAD correspondem a hemorragias puntiformes multifocais que ocorrem em sua maioria na interface entre o córtex e a substância branca dos lobos frontal e temporal. Em menor proporção, os focos hemorrágicos são vistos no corpo caloso, em especial no esplênio. Menos frequentemente, mas associadas a maior gravidade, as lesões podem ser vistas no tronco encefálico, principalmente nas porções dorsolateral do mesencéfalo e superior da ponte. A ressonância magnética (RM) de encéfalo tem sensibilidade maior para a identificação dos focos hemorrágicos puntiformes decorrentes da lesão axonal.

LESÕES SECUNDÁRIAS

Hematoma extradural

Na população pediátrica, os hematomas extradurais (HED) são menos comuns em neonatos e pré-escolares, sendo mais frequentes entre 6 e 10 anos de idade. Ocorrem principalmente em acidentes automobilísticos, quedas e agressões. São mais comuns nas regiões parietal e temporal, estando, na maior parte das vezes, associados a fraturas adjacentes. A sua formação pode ser consequência de lesão arterial, tendo como protagonista a lesão da artéria meníngea média, ou também, em menores proporções, decorrer de lesão venosa, seja pelo comprometimento de vasos da díploe ou até de seios venosos cerebrais.

A apresentação clínica é variável, podendo o paciente mostrar-se em coma desde a admissão ou com preservação do nível de consciência e normalidade do exame neurológico. A descrição clássica do intervalo lúcido, em que o paciente inconsciente após o trauma acorda e posteriormente se deteriora, pode ocorrer em até 40% das situações. Episódios convulsivos nos primeiros 7 dias podem ocorrer em até 8% da população pediátrica que se apresenta com HED.

A TC de crânio, método de escolha para o diagnóstico, mostra o HED como uma coleção hiperdensa e biconvexa, que não ultrapassa as suturas cranianas e promove a compressão e o deslocamento do cérebro subjacente (Figura 3).

As indicações cirúrgicas são determinadas quando o HED atinge mais de 1,5 cm de espessura, volume total maior que 30 mL ou leva a desvio de estruturas da linha média em mais do que 0,5 cm, sendo a melhor forma de evacuação do hematoma obtida com realização de craniotomia. Uma vez indicada a cirurgia, esta deve ser realizada o mais brevemente possível. Quando a cirurgia é realizada em condições apropriadas para o paciente e em tempo hábil, a recuperação se dá em curto período e pode até ser completa.

Hematoma subdural agudo

O desenvolvimento do hematoma subdural agudo (HSDA) em crianças decorre, em geral, de um trauma grave, com elevada energia cinética, proporcionando a formação da coleção hemática abaixo da dura-máter e acima da aracnoide, e, portanto, acima da superfície cerebral. A origem do sangramento classicamente é atribuída à ruptura de veias corticais, denominadas veias pontes, contudo, também pode ter origem arterial.

É considerado agudo aquele hematoma com o diagnóstico até 14 dias a partir do trauma. O HSDA frequentemente está associado a outras lesões cerebrais traumáticas, como a tumefação cerebral hemisférica, e, por conta disso, apresenta alta morbidade e mortalidade mesmo após a intervenção cirúrgica. Apesar de menos frequente, diante de um dano cerebral primário menor, o intervalo lúcido pode acontecer no HSDA.

A TC de crânio mostra o HSDA como uma coleção hiperdensa em crescente, que se distribui difusamente acima do hemisfério cerebral afetado, podendo ultrapassar suturas cranianas, e que propicia a compressão e o deslocamento cerebral (Figura 4).

As indicações cirúrgicas são bem estabelecidas para lesões com espessura maior que 1 cm ou desvio de linha média maior que 0,5 cm, independentemente da pontuação da ECG. A melhor forma de tratamento é a realização de craniotomia ampla, com abertura da dura-máter e drenagem do hematoma.

FIGURA 3 Hematoma extradural, com aspecto biconvexo, temporoparietal direito.

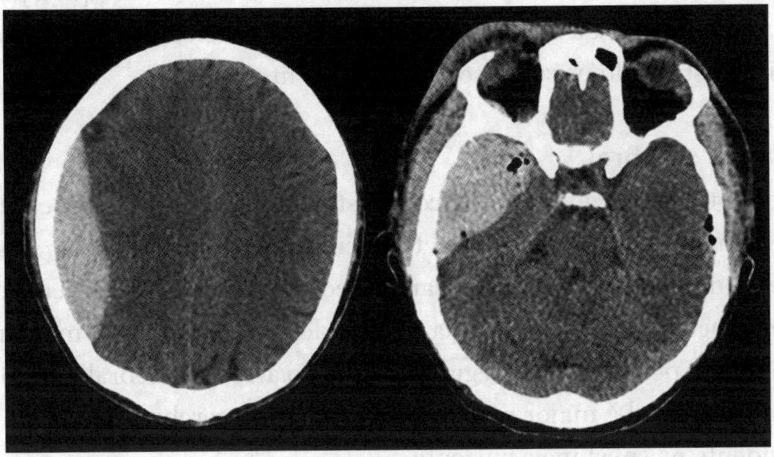

FIGURA 4 Hematoma subdural agudo volumoso à direita, com evidência de hemoventrículo à esquerda.

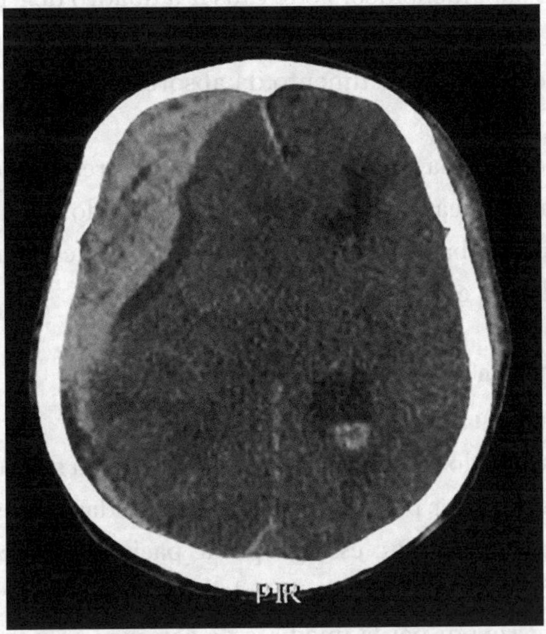

Diante da associação à tumefação cerebral traumática, pode-se preconizar a realização da craniectomia em vez da craniotomia, situação em que a porção da calota craniana retirada durante a cirurgia não é reposicionada imediatamente, o que fica postergado para um segundo momento.

Tumefação cerebral

O inchaço ou tumefação cerebral é composto pela associação da hiperemia cerebral a edema cerebral. A hiperemia, também conhecida como *brain swelling*, é decorrente do aumento do volume sanguíneo intravascular. Já o edema cerebral é consequência do aumento da quantidade de água tissular. De maneira geral, representam a perda da autorregulação do leito arterial cerebral. Como o fluxo sanguíneo cerebral é maior no córtex, a hiperemia cerebral pós-traumática é mais evidente na substância cinzenta.

Hemorragia subaracnóidea traumática

A hemorragia subaracnóidea traumática frequentemente acompanha o trauma craniano e relaciona-se a pequenas rupturas vasculares com sangramento para dentro do espaço subaracnóideo. Pode causar a quadro de irritação meníngea, com presença de cefaleia e mal-estar, além de, a longo prazo, levar a hidrocefalia, em geral pelo comprometimento da absorção liquórica nas granulações aracnóideas.

Pode ser detectada na tomografia de crânio, apresentando-se como área hiperdensa delgada, linear ou tortuosa, acompanhando a anatomia dos sulcos, fissuras e cisternas da base. Não tem resolução cirúrgica, mas comumente se associa a outras lesões encefálicas.

MANEJO DO TCE APÓS ATENDIMENTO INICIAL

TCE leve (ECG 13 a 15)

Os pacientes classificados como vítimas de TCE leve, ou seja, com ECG de 13 a 15, correspondem à maior parte das crianças atendidas por esse motivo. Uma apresentação clínica comum a esse grupo de pacientes é a concussão, termo usado como sinônimo do TCE leve em algumas circunstâncias. A concussão clássica se caracteriza por perda imediata da consciência, com recuperação da consciência obrigatoriamente até 6 horas após o trauma, o que, em geral, ocorre em minutos. Após o período de inconsciência, o exame neurológico é normal, assim como a tomografia. Entretanto, não é necessária a perda de consciência para se caracterizar uma concussão, podendo haver apenas confusão mental com ou sem amnésia, situação muito mais comum que a concussão clássica.

Um passo importante na avaliação do TCE leve é a definição de quais pacientes devem realizar TC de crânio.

Atenção especial deve ser conferida aos pacientes com menos de 2 anos de idade com TCE leve pela dificuldade de inferir a presença de lesões intracranianas. Schutzman et al. propuseram um *guideline* para abordagem dessa população (Tabela 3).

TABELA 3 MANEJO DO TCE LEVE NOS MENORES DE 2 ANOS DE IDADE
Abordagem das crianças menores de 2 anos de idade com TCE leve baseada no risco de lesão intracraniana
Alto risco de lesão intracraniana: recomenda-se tomografia
Depressão do nível de consciência
Sinais neurológicos focais
Sinais de fratura de base de crânio ou com afundamento de crânio
Fratura de crânio diagnosticada clinicamente ou por radiografia
Irritabilidade
Abaulamento de fontanela
Convulsão
Mais de cinco ou seis vômitos por hora
Perda de consciência por mais de 1 minuto
Risco intermediário: recomenda-se tomografia ou observação
Três ou quatro episódios de vômitos
Perda de consciência transitória (1 minuto ou menos)
História de letargia ou irritabilidade, já resolvida
Alterações de comportamento relatado pelo cuidador
Fratura de crânio com mais de 24 horas de evolução

(continua)

(continuação)

Risco intermediário com mecanismo de trauma preocupante ou desconhecido ou exame clínico que indica fratura de crânio: recomenda-se exame de imagem (tomografia, radiografia como triagem, ou ambos) ou observação
Mecanismo de alta energia (colisão automobilística em alta velocidade, ejeção de veículo, queda acima de 1 metro)
Queda em superfícies rígidas
Hematomas de couro cabeludo (especialmente se grande ou localizado em área temporoparietal)
Trauma não presenciado
História de trauma ausente ou vaga na presença de sinais ou sintomas de TCE (deve levantar a suspeita de agressão ou negligência)
Risco baixo de lesão intracraniana
Mecanismo de baixa energia (queda de menos de 1 metro)
Ausência de sinais ou sintomas em mais de 2 horas após o trauma
Idade de 12 meses ou mais (essas crianças têm o exame clínico mais confiável)

Acima dos 2 anos de idade, respeita-se a categorização clínica do risco de lesões intracranianas utilizadas para adultos, tendo em vista a maior fidedignidade do exame neurológico. Dessa forma, a tomografia de crânio não está indicada nos pacientes com baixo risco, incluindo nesse grupo apenas os com ECG de 15 pontos, assintomáticos ou com cefaleia leve, vertigem, hematoma subgaleal e laceração, sem que haja sinais ou sintomas que configurem alto risco.

TCE moderado (ECG entre 9 e 12)

Todos os pacientes são submetidos a TC de crânio e internados. A observação neurológica nas primeiras 48 horas deve ser rigorosa, de preferência em unidade de terapia intensiva (UTI). Alguns autores chegam a relatar a necessidade de intervenção cirúrgica em 10% dos casos.

TCE grave (ECG < 9)

Após a avaliação segundo recomendações do PALS e a ressuscitação do paciente ainda na sala de emergência, quando necessária, ele deve ser encaminhado à tomografia imediatamente. Desde o início do atendimento à vítima de TCE grave, devem-se ter como regra as seguintes medidas:

- cabeceira elevada a 30°, com pescoço alinhado para evitar compressão da jugular e dificuldade ao retorno venoso encefálico;
- controle hidreletrolítico: em especial do sódio, que deve ser mantido entre 135 e 145 mEq/L;
- controle térmico: evitar e tratar precocemente hipertermia;
- monitoração hemodinâmica: deve ser realizada com cateter para medida invasiva da pressão arterial. Deve-se evitar a hipotensão durante todo o curso clínico do paciente. De acordo com estudo realizado em adultos, um único episódio de hipotensão associa-se com o dobro do aumento da mortalidade. O controle hemodinâmico deve ser realizado com drogas vasopressoras, em vez de aumento do volume ofertado. A hipertensão arterial também deve ser evitada, mas é necessário lembrar que pode ser resposta ao aumento da pressão intracraniana e, portanto, deve ser esclarecida antes do emprego de medidas corretivas;
- manejo respiratório: deve-se evitar a hipóxia ($pO_2 < 60$ mmHg) e objetivar inicialmente a normocarbia. Pacientes com ECG ≤ 8 devem ser submetidos à entubação orotraqueal, que deve ser realizada de preferência por meio da sequência rápida de entubação;
- suporte nutricional: devem-se evitar a hipo e a hiperglicemia, não existindo ainda dados específicos quanto aos limites glicêmicos para a população pediátrica no contexto do TCE. A alimentação do paciente deve ser iniciada o mais precocemente possível. Recomenda-se iniciar com 30 a 60% dos gastos metabólicos basais. Em adultos, é esperado que ao final da primeira semana o paciente não paralisado esteja recebendo 140% do gasto energético basal, enquanto os paralisados devem receber 100%.

Controle da pressão intracraniana

A lesão cerebral secundária ao TCE grave ocorre, em parte, como consequência da redução da perfusão no tecido cerebral viável, resultando em menor oxigenação e em menor depuração de toxinas e produtos metabólicos. A lesão cerebral secundária também acontece como consequência das síndromes de herniação cerebral, resultando em lesões isquêmicas focais e compressão do tronco encefálico. A hipertensão intracraniana representa uma variável fisiopatológica determinante para ocorrência dessas lesões secundárias, devendo, portanto, ser monitorada e controlada nas situações em que sua elevação é provável.

De acordo com as diretrizes propostas pela Associação Americana de Neurocirurgiões e pela Academia Americana de Pediatria, a pressão intracraniana deve ser monitorada no TCE grave, já que tal situação representa um estado com alta incidência de hipertensão intracraniana, estando comprovada a associação entre a pressão intracraniana elevada com um prognóstico desfavorável em crianças vítimas de TCE. Deve-se salientar que a hipertensão intracraniana pode ocorrer mesmo em crianças com fontanelas e suturas abertas, devendo ser monitoradas nessas circunstâncias diante do TCE grave. A monitoração da pressão intracraniana está contraindicada diante de coagulopatias e em pacientes acordados.

Quanto aos valores que indicam medidas para reduzir a pressão intracraniana, sabe-se que elevações mantidas acima de 20 mmHg associam-se a piores prognósticos, havendo suporte teórico para indicar tratamento em crianças com pressões intracranianas acima desse nível. Entretanto, evidências quanto a valores-alvo menores em crianças ainda são escassas. Considerando que a pressão intracraniana e a pressão arterial são proporcionais à idade da criança, infere-se que os alvos terapêuticos da pressão intracraniana também sejam proporcionais à idade.

- 0 a 24 meses: 15 mmHg;
- 25 a 96 meses: 18 mmHg;
- mais de 96 meses: 20 mmHg.

Como complicações da monitoração da pressão intracraniana, podem-se citar estados infecciosos (meningite, ventriculite), hemorragias cerebrais, obstrução ou mau funcionamento e posicionamento inadequado.

Pressão de perfusão e fluxo sanguíneo cerebral

A isquemia cerebral regional ou global é um importante insulto ao cérebro traumatizado na fase aguda. A pressão de perfusão cerebral é definida como a diferença entre a pressão arterial média e a pressão intracraniana, sendo o gradiente pressórico resultante dirigido ao fluxo sanguíneo cerebral, que, em situações normais, deve ser autorregulado pelo cérebro e acoplado ao consumo metabólico e de oxigênio. A autorregulação cerebral é um mecanismo que permite que grandes mudanças da pressão arterial levem a pouca alteração do fluxo sanguíneo cerebral. A pressão intracraniana deve ser medida a partir do nível do trágus (indicador do forame de Monro) e a pressão arterial média no nível do átrio direito, estando a cabeceira da cama a 30°. Os valores normais da pressão de perfusão cerebral estão entre 40 e 50 mmHg na infância, podendo ficar gravemente reduzidos diante da hipertensão intracraniana, com sérios danos cerebrais.

O fluxo sanguíneo cerebral é diretamente proporcional à pressão de perfusão cerebral e inversamente proporcional à resistência vascular cerebral, sendo o valor médio estabelecido em 50 mL/100 g/min. O fluxo sanguíneo cerebral encontra-se reduzido após a lesão cerebral traumática diante da perda de mecanismos de autorregulação, sendo um dos focos do tratamento do TCE.

Sedação, analgesia e bloqueio neuromuscular

São medidas realizadas no paciente vítima de TCE grave. Como sedativo, pela ampla experiência clínica, utiliza-se o midazolan na posologia de 0,1 a 0,3 mg/kg/hora. Como analgésico, preconiza-se o uso do fentanil, na posologia de 1 a 3 mcg/kg/hora. O bloqueio neuromuscular é medida adjuvante à sedação para o controle de hipertensão intracraniana, podendo-se empregar o vecurônio, com dose de ataque de 0,06 a 0,08 mg/kg e de manutenção de 0,02 a 0,03 mg/kg/hora. Cuidado especial deve ser tomado nos pacientes bloqueados pelo risco de ocorrência de crise epiléptica sem manifestação motora, sendo importante seu acompanhamento com eletroencefalograma.

Com base na recomendação da agência norte-americana Food and Drug Administration (FDA), a infusão contínua de propofol não é recomendada no tratamento do TCE grave em crianças por causa do aumento da mortalidade associado à sua utilização nessas circunstâncias.

Drogas antiepilépticas

A epilepsia pós-traumática precoce é definida como aquela que ocorre nos primeiros 7 dias após o trauma. Como fatores de risco para sua ocorrência, estão presença de contusão cerebral, fratura, afundamento, fragmentos ósseos ou metálicos retidos, presença de déficits neurológicos focais, pontuação na ECG menor que 10 e presença de hematoma extra-axial. A incidência de um episódio convulsivo precoce após o TCE grave é de aproximadamente 10%. Portanto, o emprego profilático da fenitoína está indicado apenas no TCE grave, devendo ser mantida até o sétimo dia se não forem observadas crises convulsivas.

Terapia hiperosmolar

A administração endovenosa de agentes hiperosmolares mostrou-se eficaz para a redução da pressão intracraniana. O manitol foi introduzido na prática clínica em 1961 e ainda é usado atualmente, assim como a solução salina hipertônica. De acordo com as diretrizes propostas pela Associação Americana de Neurocirurgiões e pela Academia Americana de Pediatria, as evidências atuais permitem o uso da solução salina a 3% no TCE grave na infância, preferencialmente sob infusão contínua. A dose efetiva para o seu uso na fase aguda varia entre 6,5 e 10 mL/kg. Não existem dados que suportem ou contraindiquem o uso de manitol, solução salina em concentrações mais elevadas ou outros agentes hiperosmolares nessas circunstâncias.

A penetração do sódio na barreira hematoencefálica, assim como do manitol, é baixa, criando dessa maneira um gradiente osmótico que favorece a redução da pressão intracraniana. Imediatamente após a infusão há expansão plasmática, que reduz o hematócrito e a viscosidade sanguínea, aumentando o fluxo sanguíneo cerebral e a oferta de oxigênio. A solução salina permite ainda a melhora das características reológicas do sangue, otimizando a microcirculação. Como possíveis efeitos colaterais do uso da solução salina, estão efeito rebote na hipertensão intracraniana, mielinólise pontina, comprometimento renal, acidose hiperclorêmica e mascaramento do desenvolvimento do diabete insípido.

O manitol ainda tem seu valor, devendo, quando optado pelo seu emprego, ser usado em bolo, com doses entre 0,25 e 1 g/kg.

Barbitúricos

Após o TCE, as crianças desenvolvem edema difuso e hiperemia cerebral de forma mais pronunciada que os adultos, tendo maior risco de desenvolverem hipertensão intracraniana refratária. O uso dos barbituratos está indicado nessas situações dramáticas, permitindo a redução da pressão intracraniana pela supressão do metabolismo cerebral e alteração do tônus vascular. Utiliza-se o tiopental na dose inicial de 5 mg/kg e de manutenção entre 10 e 100 mcg/kg. Quando se opta pelo uso dos barbitúricos, monitoração contínua da pressão arterial média e suporte cardiovascular devem ser priorizados para manter a pressão de perfusão cerebral adequada.

Craniectomia descompressiva

A craniectomia descompressiva no contexto do TCE grave é um procedimento controverso que se tornou recentemente uma opção terapêutica amplamente empregada. Em geral, é realizada com a remoção de uma lesão que curse com efeito de massa na concomitância da tumefação cerebral. Alternativamente, também é proposta diante da hipertensão intracraniana refratária ou em pacientes que estejam apresentando sinais precoces de herniação cerebral. Consiste na retirada do osso com realização de duroplastia ampla.

Hiperventilação

A hiperventilação tem início de ação com 30 segundos, pico em torno de 8 minutos e duração de 15 a 20 minutos. A hiperventilação reduz a pressão intracraniana por produzir vasoconstrição cerebral induzida por hipocapnia, levando a uma redução do fluxo sanguíneo cerebral. Exatamente por esse motivo, a hiperventilação pode reduzir a disponibilização de oxigênio e levar à isquemia cerebral. Além disso, a resposta do fluxo sanguíneo cerebral às variações da $PaCO_2$ podem ser imprevisíveis no contexto do TCE grave. Dessa forma, está formalmente contraindicada a utilização da hiperventilação para alcançar $PaCO_2$ menores que 30 mmHg. Diante de deterioração neurológica aguda e de quadros com hipertensão intracraniana refratária, pode-se ter como meta valores de $PaCO_2$ entre 30 e 35 mmHg por intervalos curtos. Após monitorar a pressão intracraniana, a hiperventilação deve fazer parte das opções terapêuticas apenas diante da refratariedade a sedação, bloqueio neuromuscular e drenagem de liquor.

Controle da temperatura

Deve-se evitar a ocorrência da hipertermia, pois leva a aumento do metabolismo e consumo cerebral de oxigênio. Quanto à hipotermia, apesar de seu emprego já ter sido descrito como opção terapêutica de grande valia em situações de isquemia e hipóxia, ainda faltam evidências que comprovem sua eficácia na redução da mortalidade e na melhora do prognóstico no TCE grave. Entretanto, como opção terapêutica atual, há a possibilidade de levar à hipotermia moderada (32 a 33°C) dentro das primeiras 8 horas, com duração de ao menos 48 horas. No reaquecimento, devem-se evitar ganhos de temperatura maiores que 0,5°C por hora.

Corticosteroides

Não existem dados na literatura que fundamentem sua utilização, não estando, portanto, indicados no TCE.

Drenagem liquórica

Quando se dispõe de um cateter de derivação ventricular externa, em geral utilizados como forma de monitoração da pressão intracraniana, deve-se realizar a drenagem liquórica para o controle da pressão intracraniana. Tanto a drenagem intermitente como a drenagem contínua de liquor levam à redução do volume de fluidos, podendo ser utilizadas para o tratamento da hipertensão intracraniana.

ABUSO INFANTIL

As lesões traumáticas na criança devem ser investigadas e a possibilidade de lesões intencionais deve ser sempre descartada. Ao menos 10% das crianças menores de 10 anos de idade levadas à sala de emergência com história de ter sido vítimas de acidente sofreram abuso infantil. Alguns aspectos devem ser valorizados:

- hemorragia retiniana;
- hematoma subdural crônico bilateral;
- fraturas de crânio múltiplas;
- lesões em diferentes estágios de evolução.

É importante registrar em prontuário a história clínica e as possíveis explicações para as lesões encontradas. É desejável a realização do exame de fundo de olho, com documentação, por oftalmologista.

Um problema atual da saúde infantil é a síndrome do bebê sacudido, situação em que sacudidas vigorosas causam aceleração-desaceleração angular da cabeça, que é relativamente maior em proporção ao corpo quando comparada a um adulto. Os achados característicos incluem hematoma subdural crônico bilateral, hemorragia subaracnóidea traumática e hemorragia retiniana. Em geral, há pouco sinal externo de trauma, podendo haver concomitância de fraturas múltiplas, lesão pulmonar e até lesão na transição bulbomedular.

PREVENÇÃO

A melhor forma de tratamento do TCE é a prevenção. Os traumas vão desde aqueles ocorridos em tocotraumatismos até acidentes automobilísticos. Em crianças menores, os maus-tratos e a negligência ainda configuram graves problemas de saúde pública. Dessa maneira, é fundamental a recomendação básica aos pais quanto à prevenção do TCE desde os primeiros contatos na puericultura.

BIBLIOGRAFIA

1. Carvalho LFA, Affonseca CA, Guerra SD, Ferreira AR, Goulart EMA. Traumatismo cranioencefálico grave em crianças e adolescentes. RBTI 2007; 19:98-106.
2. Gerber P, Coffman K. Nonaccidental head trauma in infants. Childs Nerv Syst 2007; 23(5):499-507.
3. Guerra SD, Jannuzzi MA, Moura AD. Traumatismo cranioencefálico em pediatria. J Pediatr 1999; 75(suppl 2):S279-93.
4. Haydel MJ, Preston CA, Mills TJ, Luber S, Blaudeau E, DeBlieux PMC. Indications for computed tomography in patients with minor head injury. N Engl J Med 2000; 343:100-5.
5. Kochanek PM, Carney N, Adelson PD, Ashwal S, Bell MJ, Bratton S et al. Guidelines for the acute medical management of severe traumatic brain injury in infants, children, and adolescents – second edition. Pediatr Crit Care Med 2012; 13(1 suppl):S1-82.
6. Kortbeek JB, Al Turki SA, Ali J, Antoine JA, Bouillon B, Brasel K et al. Advanced trauma life support, 8th edition, the evidence for change. J Trauma 2008; 64(6):1638-50.

7. Levin HS, Mattis S, Ruff RM, Eisenberg HM, Marshall LF, Tabaddor K et al. Neurobehavioral outcome following minor head injury: a three-center study. J Neurosurg 1987; 66:234-43.
8. Marik PE, Varon J, Trask T. Management of head trauma. Chest 2002; 122:699--711.
9. Marshall LF, Bowers Marshall S, Klauber MR. A new classification of head injury based on computerized tomography. J Neurosurg 1991; 75(suppl):S14-20.
10. Muizelaar JP, Marmarou A, Ward JD, Kontos HA, Choi SC, Becker DP et al. Adverse effects of prolonged hyperventilation in patients with severe head injury: a randomized clinical trial. J Neurosurg 1991; 75(5):731-9.
11. Schutzman SA, Barnes P, Duhaime AC, Greenes D, Homer C, Jaffe D et al. Evaluation and management of children younger than two years old with apparently minor head trauma: proposed guidelines. Pediatrics 2001; 107:983-93.
12. Snyder CL, Jain VN, Saltzman DA, Strate RG, Perry JF, Leonard AS. Blunt trauma in adults and children: a comparative analysis. J Trauma 1998; 30(10):1239-45.
13. Temkin NR, Dikmen SSA, Winn HR. Management of head injury. Posttraumatic seizures. Neurosurg Clin N Am 1991; 2:425-35.

13 Trauma Raquimedular na Infância

Guilherme Brasileiro de Aguiar
João Miguel de Almeida Silva
José Carlos Esteves Veiga
Milton Hikaru Toita

INTRODUÇÃO

O trauma raquimedular (TRM) na infância é um evento relativamente incomum e deve ser acompanhado de forma diferente quando comparado a situações similares em adultos, sendo necessário o conhecimento da anatomia em desenvolvimento e da biomecânica da coluna em diferentes idades. A coluna passa por alterações significativas desde o nascimento até a idade adulta, influenciando diretamente suas propriedades biomecânicas. Considerando o fato de que a biomecânica de um tecido determina a sua resposta ao trauma, fica claro que o mecanismo, a gravidade, a evolução e o tipo de lesão na coluna da criança são completamente diferentes dos observados em adultos. Apesar de a coluna vertebral da criança possuir maior mobilidade, também tem considerável fragilidade.

A população mais atingida pelo TRM é compreendida pelos adultos jovens do sexo masculino, e do total de pacientes com o diagnóstico de TRM, apenas

5 a 10% são crianças. Diante da ausência de dados epidemiológicos nacionais, recorre-se a estatísticas norte-americanas e canadenses, que sugerem que a causa mais frequentemente envolvida com o TRM na infância são os acidentes de trânsito, atropelamentos e quedas. As lesões relacionadas à prática de esporte tornam-se mais aparentes no final da adolescência.

A incidência de déficit neurológico é mais comum nos mais jovens, assim como as lesões medulares sem alterações radiológicas (SCIWORA – *spinal cord injury without radiological abnormality*). A ocorrência de fraturas e subluxações, assim como das lesões do segmento torácico e lombar, é mais comum nos indivíduos com idade entre 10 e 17 anos. Esses dados refletem a elasticidade e a complacência da coluna da criança, comparadas à maior rigidez da coluna juvenil. O comprometimento múltiplo e não contíguo da coluna vertebral na população pediátrica corresponde a cerca de 15% do total acometido, tornando obrigatória a avaliação radiológica de toda a coluna vertebral diante da lesão em um de seus segmentos.

IMOBILIZAÇÃO CERVICAL

A imobilização cervical deve ser realizada em toda criança com suspeita de trauma cervical, idealmente no atendimento pré-hospitalar. Acredita-se que 3 a 25% dos pacientes que não recebem imobilização adequada adquirem déficit neurológico causado pela manipulação durante o transporte.

A coluna cervical deve ser imobilizada diante de traumas com elevada energia cinética, como acidentes automobilísticos, lesões relacionadas a mergulhos e lesões com evidente mecanismo de aceleração-desaceleração. Quanto aos aspectos clínicos, deve-se imobilizar a coluna cervical diante de estado mental alterado, incapacidade de cooperar ou verbalizar, dor na região cervical posterior, limitação da movimentação cervical e trauma de múltiplos sistemas e lesões que possam distrair o paciente de qualquer sintomatologia cervical.

Para a imobilização, deve-se atentar ao tamanho do colar, sendo este rígido, sem que possa interferir no manejo da via aérea. A cabeça deve ser mantida em posição neutra. Na posição supina, o occipício proeminente das crianças força a coluna cervical a adquirir uma posição fletida. Dessa maneira, algumas pranchas rígidas para transporte de crianças possuem área de depressão para acomodação adequada do occipício. Como alternativa à indisponibilidade da prancha própria aos menores de 8 anos de idade, a Sociedade Brasileira de Neurocirurgia recomenda que seja usado o coxim torácico, colocado entre as escápulas, conferindo neutralidade à coluna cervical imobilizada.

A necessidade de investigação radiológica pode ser guiada, nos maiores de 8 anos, pelos critérios do NEXUS (*National Emergency X-Radiography Utilization Study*). Dessa maneira, nessa população, há autorização para retirada do colar cervical sem avaliação radiográfica nos pacientes que apresentarem nível de consciência normal, mas não apresentarem dor cervical posterior, evidências de intoxicação, déficits neurológicos e lesões dolorosas que possam distrair o paciente de qualquer sintomatologia cervical. Nos menores de 8 anos, por não haver recomendação específica, sugere-se que, mesmo diante do exame neurológico normal, seja realizada a investigação radiológica antes da retirada da imobilização diante de história de trauma craniano ou facial, perda de consciência e trauma de alta energia.

CLASSIFICAÇÃO

Assim como nos TRM em adultos, deve-se mensurar o déficit neurológico pela utilização de escalas padronizadas, sendo atualmente mais aceita a proposta pela American Spine Injury Association (Asia) (Tabela 1).

A escala de danos da Asia permite rapidamente classificar a função motora e sensitiva da vítima, sendo empregada para a totalidade dos TRM, independentemente do nível comprometido.

TABELA 1 ESCALA DE DANOS DA AMERICAN SPINE INJURY ASSOCIATION (ASIA)

Classe	Descrição
A	Dano completo: não há preservação de qualquer função sensorial ou motora
B	Dano incompleto: a função sensorial é preservada abaixo do nível da lesão, mas a motora não (incluindo os segmentos sacrais)
C	Dano incompleto: a função motora é preservada abaixo do nível da lesão com mais da metade dos músculos com força muscular < 3
D	Dano incompleto: a função motora é preservada abaixo do nível da lesão com mais da metade dos músculos com força muscular ≥ 3
E	Normal: função motora e sensorial normal

Quanto ao tipo de lesão, o TRM na infância é classificado em quatro grupos, de acordo com as informações radiológicas: fraturas do corpo vertebral ou dos elementos posteriores com subluxação, fratura sem subluxação, subluxação sem fratura (lesão ligamentar) e lesões medulares sem alterações radiológicas (SCIWORA).

QUADRO CLÍNICO E PRINCIPAIS LESÕES

A criança com TRM presumido deve ser mantida em posição supina com o colar cervical até a correta avaliação radiológica, podendo ser retirada da prancha rígida utilizada para o transporte após a admissão hospitalar. Durante a retirada da prancha, deve-se proceder à rotação em bloco do paciente, permitindo que as colunas torácica e lombossacra sejam examinadas, com inspeção e palpação desses segmentos.

A avaliação radiológica deve incluir, nos menores de 9 anos de idade, radiografia de coluna cervical nas incidências anteroposterior e de perfil. Nas crianças de 9 anos ou mais, deve-se somar a radiografia transoral para melhor estudo do dente do áxis. A avaliação radiográfica das colunas torácica e lombar deve ser feita com as incidências anteroposterior e de perfil, se houver dor à palpação desses segmentos.

A tomografia computadorizada (TC) da coluna cervical deve ser priorizada em relação à radiografia nos pacientes comatosos, pela inacessibilidade ao exame clínico. A TC também deve ser realizada diante de anormalidades evidenciadas na radiografia, fornecendo mais detalhes a respeito do segmento acometido. O encontro de uma fratura obriga a realização de investigação de toda a coluna. A ressonância magnética (RM), no contexto do TRM, fornece informações úteis, principalmente no que diz respeito à ocorrência de hérnias discais traumáticas, na busca por alterações medulares e para a avaliação da integridade do complexo ligamentar posterior, responsável pela estabilização da coluna vertebral.

Trauma da transição occipitocervical

Apesar de serem lesões incomuns, são 2,5 vezes mais frequentes em crianças do que em adultos, constituindo lesões extremamente graves. Quando presente, a instabilidade do segmento é decorrente de comprometimento ligamentar, em geral do ligamento transverso do atlas ou dos ligamentos alares e apical. A articulação atlanto-occipital é menos estável em crianças pequenas em decorrência da menor dimensão dos côndilos occipitais e da orientação horizontal da articulação atlanto-occipital.

O deslocamento atlanto-occipital, circunstância em que há deslocamento do crânio em relação à primeira vértebra cervical, é raro na traumatologia humana, embora as crianças que porventura sobrevivam à fase aguda apresentem boa recuperação, apesar dos déficits neurológicos iniciais. É resultado de traumas de alta energia associados a lesões das estruturas estabilizadoras da junção craniocervical, em especial dos ligamentos alares e da membrana tectória. Pode associar-se a hemorragia subaracnóidea da transição craniocervical, déficit de nervos cranianos baixos ou de funções medulares altas, podendo inclusive levar a apneia. O tratamento deve ser cirúrgico, com fixação craniocervical (occipito-C1-C2).

Lesões de C1

São lesões infrequentes na população pediátrica, sendo, em geral, decorrentes de trauma com elevada carga axial. Pode haver fratura do arco anterior, do arco posterior ou de ambos. A fratura de Jefferson clássica é definida pela presença de quatro traços de fraturas, dois anteriores e dois posteriores, também sendo conhecida como fratura em explosão. A TC é o exame com maior sensibilidade para o diagnóstico, e o tratamento deve ser guiado pela integridade do ligamento transverso do atlas.

Lesões de C2

A fratura de Hangman, também conhecida como espondilolistese traumática do áxis ou fratura do enforcado, consiste na fratura bilateral dos elementos posteriores (lâminas, facetas, pedículo ou *pars*) da segunda vértebra cervical. Em geral, é resultado da combinação de hiperextensão, compressão e flexão em rebote, sendo mais comum após acidentes automobilísticos. A maior parte das fraturas de Hangman é estável e não necessita de tratamento cirúrgico, sendo a terapêutica guiada sobretudo pela gravidade da subluxação e pela angulação do fragmento fraturado.

A fratura de odontoide, ou dente do áxis, é resultado da combinação de cargas axiais com forças horizontais. Na criança, especial atenção deve ser dada a esse segmento pelo número de sincondroses nos menores de 10 anos de idade e pela difícil diferenciação com fraturas (Figura 1). A fratura de odontoide na população pediátrica em geral é dolorosa, sendo o tratamento conservador com imobilização externa eficaz na maior parte dos casos. A intervenção cirúrgica é necessária na falência da fusão após imobilização externa prolongada ou diante de grandes desvios do fragmento fraturado, podendo ser feita por via anterior ou posterior.

Fraturas cervicais subaxiais

Apesar de serem encontradas com frequência no TRM na idade adulta, as fraturas de vértebras cervicais abaixo de C2 são raras em crianças, embora possam apresentar morbidade elevada (Figura 2). Essa condição se deve às propriedades elásticas da coluna da criança em desenvolvimento.

Atenção especial deve ser dada às diferenças radiológicas da coluna cervical subaxial entre crianças e adultos para evitar diagnósticos falsos. A ausência de lordose fisiológica pode ser encontrada até os 16 anos de idade, sendo a coluna dos mais jovens mais cifóticas, e não deve ser confundida com possíveis lesões ligamentares. Outra particularidade das crianças são os corpos vertebrais, não apenas na coluna cervical, em forma de cunha pela constituição cartilaginosa dos platôs vertebrais até os 4 ou 5 anos de idade, não devendo levar ao falso diagnóstico de fraturas em compressão.

Fraturas toracolombares

A transição toracolombar, compreendida pelas vértebras entre a décima vértebra torácica e a segunda vértebra lombar, é um segmento com maior mobilidade, quando comparado à rígida coluna torácica e às últimas três vértebras lombares, sendo, portanto, o local da maior parte das fraturas toracolombares (Figura 3). As lesões em compressão e em explosão são similares às que ocorrem em adultos e podem ser tratadas de maneira parecida. O princípio terapêutico básico inclui estabilização da coluna, descompressão do canal vertebral e fixação com instrumentação, quando necessário. É comum a associação com traumas abdominais fechados, sendo clássico o mecanismo de flexão-distração induzido pelo cinto de segurança após acidente automobilístico.

FIGURA 1 A: corte sagital de TC de coluna cervical com fratura de odontoide em paciente de 14 anos de idade, com traço de fratura horizontal à base deste; B: corte sagital de TC de coluna cervical em paciente de 2 anos de idade evidenciando sincondroses na base e no ápice do odontoide.

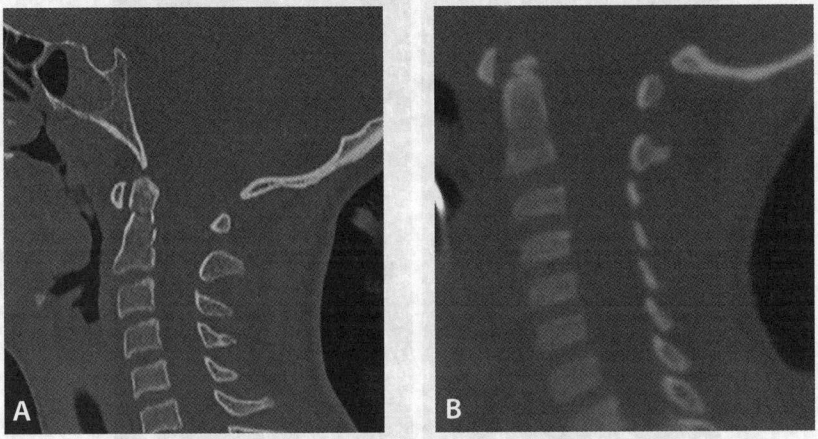

FIGURA 2 Corte sagital de TC de coluna cervical com fratura-luxação grave comprometendo o segmento subaxial (C5-C6).

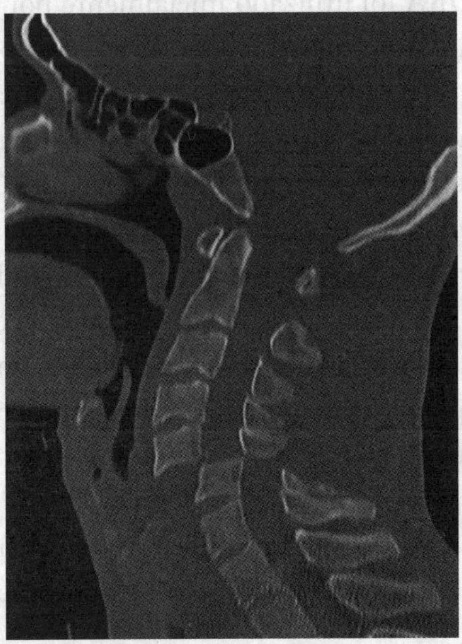

FIGURA 3 A: corte sagital de TC das colunas torácica e lombar, com evidência de fratura em distração de T11; B: exame do mesmo paciente após a reconstrução tridimensional de imagem.

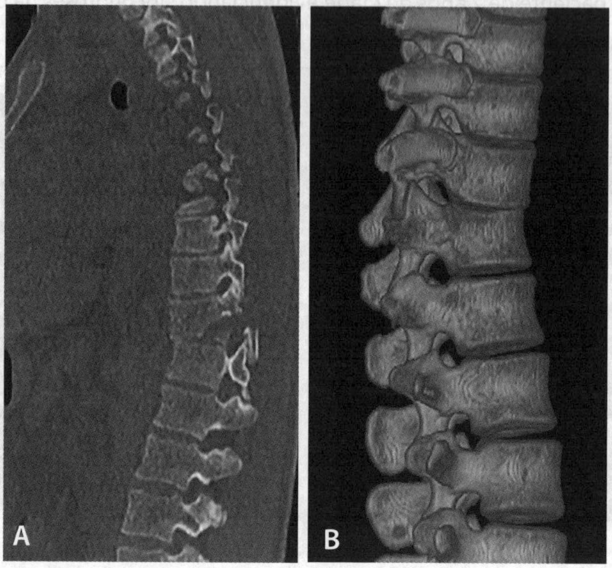

SCIWORA

O acrônimo SCIWORA foi utilizado inicialmente por Pang e Wilberger, em 1982. Por definição, devem ser consideradas as mielopatias traumáticas sem evidências de fraturas na radiografia ou na TC de coluna vertebral.

A elasticidade e a complacência da coluna jovem permitem que movimentos amplos da coluna vertebral ocorram sem que haja lesão óssea ou ligamentar, levando a lesão medular. Os mecanismos envolvidos com a SCIWORA incluem flexão, hiperextensão, distração e lesão medular isquêmica.

As vítimas menores de 9 anos de idade são as mais comumente acometidas por esse tipo de lesão, tendo em vista as propriedades biomecânicas já descritas implícitas a esse grupo. Pela maior mobilidade, o segmento cervical, seguido do segmento torácico, corresponde a maior parte dos casos, sendo a SCIWORA lombar a menos frequente.

Com o aumento progressivo da utilização da RM nesse contexto clínico, lesões "ocultas" passaram a ser identificadas, comprometendo principalmente o parênquima medular. Dessa maneira, todos os pacientes com suspeita de SCIWORA devem ser submetidos à RM do segmento provavelmente comprometido.

Ainda não estão disponíveis diretrizes para o tratamento da SCIWORA, havendo diferentes opiniões e propostas terapêuticas. De maneira geral, uma vez feito o diagnóstico de SCIWORA, algum tipo de imobilização externa é mantido por pelo menos 2 meses após o trauma.

TRATAMENTO CIRÚRGICO

Os pacientes com compressão medular demonstrável, apresentando déficit neurológico em piora progressiva, secundário a fragmento ósseo, hematoma epidural ou herniação de disco traumática que exerça compressão à medula espinhal ou cauda equina, são candidatos à cirurgia precoce em caráter de urgência.

A intervenção cirúrgica pode ser programada de forma eletiva para corrigir eventuais instabilidades da coluna vertebral ou deformidades oriundas do trauma, como a cifose e a escoliose. A redução da fratura e da luxação, assim como a fixação da coluna vertebral, deve ser realizada de acordo com o tipo de lesão.

PREVENÇÃO DO TRM NA INFÂNCIA

Desde 1995, o Departamento de Neurotraumatologia da Sociedade Brasileira de Neurocirurgia vem mantendo um projeto de educação social para a prevenção do traumatismo craniano e do TRM. Apesar de não haver movimento específico à população pediátrica, as crianças e seus responsáveis também são alvos dessas campanhas, que orientam e enfatizam a importância da segurança no trânsito, do uso de capacete, do risco de mergulho em águas rasas e outras situações que tornam as crianças vulneráveis ao TRM. Muito ainda precisa ser feito, mas apenas com programas de prevenção compreensivos e sistemáticos haverá redução da incidência dos traumatismos raquimedulares.

BIBLIOGRAFIA

1. Bilginer B, Akalan N. Spinal trauma at the pediatric age. Turkish Neurosurg 2006; 16:115-9.

2. Eleraky MA, Theodore N, Adams M, Rekate HL, Sonntag VK. Pediatric cervical spine injuries: report of 102 cases and review of the literature. J Neurosurg 2000; 92:12-7.
3. Hamilton MG, Myles ST. Pediatric spinal injury: review of 174 hospital admissions. J Neurosurg 1992; 77:700-4.
4. Hoffman JR, Mower WR, Wolfson AB et al. Validity of a set of clinical criteria to rule out injury to the cervical spine in patients with blunt trauma. National Emergency X-Radiography Utilization Study Group. N Engl J Med 2000; 343:94.
5. International Medical Society of Paraplegia. International standards for neurological and functional classification of spinal cord injury. Atlanta: American Spinal Injury Association, 1992.
6. Kenter K, Worley G, Griffin T, Fitch RD. Pediatric traumatic atlantooccipital dislocation: five cases and a review. J Pediatr Orthop 2001; 21:585-9.
7. Miller JA, Smith TH. Seatbelt induced chance fracture in an infant: case report and literature review. Pediatr Radiol 1991; 21(8):575-7.
8. Muzumdar D, Enrique C, Ventureyra G. Spinal cord injuries in children: review article. J Pediatr Neurosci 2006; 1:43-8.
9. Pang D, Wilberger Jr. JE. Spinal cord injury without abnormalities in children. J Neurosurg 1982; 57:114-29.
10. Sociedade Brasileira de Neurocirurgia: Projeto Pense Bem. Disponível em: http://www.sbn.com.br/index/institucional/pense-bem; acessado em 1º de outubro de 2013.

14 Síndrome de Maus-tratos

Patrícia Consorte Gomes Ferraz
Luciana Andréa Digieri Chicuto

INTRODUÇÃO

A Organização Mundial da Saúde (OMS) define maus-tratos como

> toda forma de maus-tratos físicos e/ou emocionais, abuso sexual, abandono ou trato negligente, exploração comercial ou outro tipo, da qual resulte um dano real ou potencial para a saúde, sobrevivência, desenvolvimento ou dignidade da criança, no contexto de uma relação de responsabilidade, confiança ou poder.[1]

EPIDEMIOLOGIA

A síndrome de maus-tratos é um grande problema de saúde pública no Brasil e no mundo. Dados do Departamento de Informática do Sistema Único de Saúde (Datasus) revelam que a morbimortalidade por causas externas vem crescendo no país: os maus-tratos estão entre as frequentes causas de morte por causas externas e são a principal causa de morte a partir do 2º ano de vida.

Estima-se que a incidência anual de maus-tratos seja de 15 a 40 casos por mil crianças e que mais de 1.200 são mortas em decorrência dos maus-tratos.[2] Dessas mortes, 80% ocorrem por traumatismos cranianos infligidos, principal causa de morte de crianças vítimas de maus-tratos. Segundo Lazoritz e Palusci, estima-se que mais de 250 crianças morrem a cada ano nos Estados Unidos após terem sido submetidas a agitação violenta.[3]

No Brasil, não há dados estabelecidos sobre a incidência, porém estudos recentes mostram que a cada mil crianças, 10 são vítimas de maus-tratos e que dessas, 2 a 3% morrem.[4]

Estudos mostram que 10% das crianças levadas a serviços de emergência por trauma são vítimas de maus-tratos por violência física e, sem ajuda adequada, haverá reincidência em 60% dos casos e morte em 10%. Os casos graves de violência domiciliar, que deixam sequelas ou provocam a morte, são o resultado final de agressões rotineiras, com várias ocorrências e relatos de atendimentos anteriores em serviços de emergência.[5]

Em 2006, o Ministério da Saúde implantou o Sistema de Vigilância de Violência e Acidentes (Viva), com a finalidade de viabilizar a obtenção de dados e a magnitude desses graves problemas de saúde pública. Dados desse sistema mostram que, no sexo masculino, as crianças na faixa etária de 0 a 9 anos foram as mais acometidas, sendo a agressão física a forma mais frequente de violência. No sexo feminino, as adolescentes entre 10 e 19 anos foram as principais vítimas, sendo a violência psicológica/moral, física e sexual os tipos mais prevalentes.[6]

Os autores em geral são homens e mais comumente o pai. O agressor identificado na maioria das vezes e em ordem de frequência é: o pai, o padrasto e a mãe. As babás também têm um papel importante como agressoras.

FATORES DE RISCO

Os principais fatores de risco comuns às crianças maltratadas incluem pais jovens ou solteiros, menor nível de educação, situações de instabilidade familiar, problemas financeiros, violência doméstica, abuso de álcool e drogas, pais com depressão, antecedente pessoal ou familiar de maus-tratos, prematuridade, hospitalização após o nascimento e bebês chorões.

CLASSIFICAÇÃO

Classificam-se os tipos de maus-tratos em: violência física, violência psicológica, violência sexual e negligência. É situação de notificação obrigatória pelo Estatuto da Criança e do Adolescente desde 1990, bem como pelo Código Penal Brasileiro, desde 1940. Em 2001, o Ministério da Saúde determinou, por meio de um decreto, como obrigatória a notificação de qualquer forma de violência contra crianças e adolescentes, para todos os profissionais da área da saúde.[7]

Violência física

É a mais frequente forma de maus-tratos e define-se como o uso da força física de forma intencional, por parte dos pais e responsáveis, com o objetivo de manter ou demonstrar poder, a qualquer custo, do mais forte sobre o mais fraco, podendo ferir, provocar danos ou mesmo levar à morte a criança ou o adolescente, deixando ou não marcas evidentes.[8]

Como a vítima é indefesa e está em desenvolvimento, o caráter disciplinador da conduta exercida pelo progenitor ou por quem o substitua é um aspecto bastante relevante, variando de uma palmada a espancamento e homicídio. Segundo estatísticas, a mãe é a maior agressora nesses casos, embora os pais, em números absolutos, prevaleçam. Famílias uniparentais aumentam em 80% o risco.[9]

Violência psicológica

Inclui toda forma de rejeição, depreciação, discriminação, desrespeito, cobrança ou punição exagerada e utilização de criança ou adolescente para atender às necessidades psíquicas dos adultos. Todas essas formas de maus-tratos psicológicos podem causar danos ao desenvolvimento biopsicossocial da criança. Pela sutileza do ato e pela falta de evidências imediatas de maus-tratos, esse tipo de violência é dos mais difíceis de ser identificado, apesar de estar, muitas vezes, embutido nos demais tipos de violência.[10]

Violência sexual

Abuso sexual é um problema de importância epidêmica mundialmente, com repercussões catastróficas físicas e psicológicas para a criança. Pode ser definida como qualquer atividade com uma criança antes da idade de consentimento legal para a gratificação sexual de um adulto ou criança substancialmente mais velha. Essas atividades incluem contato oral-genital, genital-genital, genital--retal, mão-genital, mão-retal ou mão-mama, bem como exposição da anatomia sexual, visualização forçada da anatomia sexual, exibição forçada de pornografia à criança ou uso de criança na produção da pornografia.[11]

A detecção de abuso infantil nos serviços de emergência é geralmente pobre e os padrões variam muito entre departamentos. Auditorias hospitalares, frequentemente, revelam o fracasso da história de base em crianças com suposta injúria acidental.[12]

Negligência

A negligência inclui incidentes isolados ou padrão de falha ao longo do tempo por parte de um dos pais ou outro membro da família responsável em assegurar o desenvolvimento e bem-estar da criança, estando em condições de fazê-lo em uma ou mais das seguintes áreas: saúde, educação, desenvolvimento emocional, nutrição, abrigo e condições de vida seguras.[13]

SÍNDROME DE MÜNCHHAUSEN POR TRANSFERÊNCIA

É uma forma dissimulada de abuso infantil, não tão familiar aos profissionais de saúde e, por isso, muitas vezes, de difícil diagnóstico. O agressor é geralmente a mãe, que fabrica, exagera e/ou induz problemas físicos, psicológicos, de saúde comportamental e/ou mental na criança. Os agressores, por sua necessidade de atenção, são capazes de ferir os próprios filhos. Os sintomas, geralmente, desaparecem na ausência da mãe. Sinais e sintomas físicos e achados laboratoriais são discrepantes com a apresentação e história do paciente.

ABORDAGEM À CRIANÇA VÍTIMA DE MAUS-TRATOS

Atendimento médico

A investigação diagnóstica de abuso infantil se assemelha à de outras condições médicas, e detalhes da história da criança podem fornecer forte indício de violência. A suspeita de abuso pode ter evidências indiretas significativas: as explicações sobre as lesões encontradas são vagas ou ausentes; versões dos fatos diferem de um momento para o outro; o autor das lesões leva, pelo menos, 2 horas para buscar ajuda médica ou o uso dos serviços de emergência, sem razão ou por razões mesquinhas; história de visitas frequentes à sala de emergência; fraturas repetidas e o relato da história é inconsistente com os achados físicos ou com o desenvolvimento neuropsicomotor da vítima.[14]

Exame físico

Pele

Equimose é o sinal mais comum de abuso. A diferenciação entre lesão acidental e não acidental pode ser complexa e difícil, especialmente em casos de crianças que deambulam. A idade e o estado de desenvolvimento de uma criança, em combinação com o número e a localização de contusões, são fatores importantes para determinar se uma contusão resultou de um mecanismo acidental ou infligido.[15]

Equimoses acidentais sobre os joelhos e face anterior da tíbia e qualquer proeminência óssea, como a testa e a espinha dorsal, são comuns. As crianças com menos de 3 equimoses medindo menos de 1 cm geralmente não têm histórico de violência ou abuso. No entanto, equimoses em locais que estão relativamente protegidos, como os braços e faces posterior e medial das coxas, mãos, orelhas, pescoço, genitália e região glútea podem sinalizar abuso, principalmente equimoses que são extensas e de idades variadas.[16]

Constituem um forte indício de abuso equimoses que normalmente se localizam na região glútea e região frontal das pernas, podendo ser lineares, redondas, paralelas ou com padrão de correia, refletindo, pelo menos parcialmente, a forma do objeto usado para infligir ferimentos, como cordas, cintos e fivelas.[17]

A contusão nunca deve ser interpretada isoladamente, devendo sempre ser avaliada no contexto da história médica e social, estágio de desenvolvimento, explicação dada, exame clínico completo e investigações relevantes.[18]

As queimaduras são causas frequentes de idas aos serviços de emergências, principalmente em crianças menores de 5 anos. A porcentagem de crianças admitidas nos centros de queimados que sofreram queimadura intencional é incerta, variando entre 1 e 35%. Alguns estudos mostraram que as queimaduras são responsáveis por 10 a 12% das lesões em crianças que sofreram abuso.[19]

Queimaduras escaldantes são as mais frequentes formas desse tipo de abuso, cerca de 80% delas por água fervente.[20] Quando uma criança é deliberadamente imersa em água quente, o resultado é uma queimadura de profundidade uniforme, com delimitação clara entre o ferimento e a pele saudável. A ausência de respingos, marcas de queimaduras simétricas e aquelas que afetam nádegas e períneo são características preocupantes.[21]

Queimaduras de implementos quentes costumam ostentar a marca do objeto, ao contrário de queimaduras acidentais com cigarros, que são profundas e circulares.[21]

Na avaliação de qualquer queimadura, o médico deve determinar se o grau e a distribuição da queimadura é consistente com a história fornecida pelo cuidador e se o tempo de exposição ao possível veículo que a causou é adequado à lesão observada.[22]

Marcas de mordida em crianças são um sinal preocupante de abuso. Muitas vezes, os autores colocam a culpa em um irmão ou animal, mas a história cuidadosa e a avaliação da marca de mordida podem ajudar a identificar abuso. Distância intercanina maior que 2,5 cm sugere mordida humana de um indivíduo adulto, em vez de um animal ou uma criança pequena.[23]

Fraturas

Em 1962, Kempe et al. foram os primeiros a descrever a síndrome da criança espancada, estimando que 25% das fraturas em menores de 1 ano e 10 a 15% das fraturas em menores de 3 anos são resultantes de abuso infantil.[24]

Não há padrão, localização ou morfologia de fratura por abuso. Fraturas em espiral, transversas e em fivela podem indicar a direção do mecanismo da força, mas não a sua etiologia.[24] Fraturas múltiplas em diferentes estágios de evolução devem chamar a atenção dos examinadores para o risco de maus-tratos.[25]

Fraturas nas costelas em crianças saudáveis também são indicativos importantes de abuso infantil e ocorrem normalmente em volta da articulação costovertebral, secundárias à compressão excessiva ou ao movimento de chacoalhar.[26] Bergamaschi et al. estudaram 35 casos de crianças menores de 3 anos que sofreram fratura diafisária de fêmur e identificaram que em 50% das crianças reavaliadas havia indícios de maus-tratos físicos e negligência como desencadeantes da fratura de fêmur. Anderson relatou um índice de 79 e 83% de suspeita de SMT em crianças com menos de 2 anos e menos de 13 meses, respectivamente, quando há fratura de fêmur.[27]

Pierce e Carty, em estudo retrospectivo com 467 crianças que se apresentaram ou foram referenciadas por suspeita de fraturas não acidentais, observaram que 91% eram menores de 2 anos. Os detalhes de apresentação desses pacientes eram bastante sutis, com sintomas como hipersalivação, diminuição do nível de consciência, dificuldade para respirar, apneia, convulsões, vômitos e hematomas. Dessas crianças, 8% chegaram mortas, em decorrência de traumatismos cranianos. Um total de 1.689 fraturas não acidentais foram encontradas em 408 das crianças, acometendo ossos longos (36%), costelas (26%), metáfises (23%) e crânio (15%). Cerca de 2/3 das crianças tinham fraturas múltiplas.[28]

É grande a associação entre traumatismo craniano e fraturas múltiplas em crianças que sofreram abuso. Aproximadamente 20 a 50% dos pacientes vítimas de traumatismo craniano apresentam fraturas extracranianas. Em um estudo retrospectivo com 71 crianças menores de 3 anos de idade com hematoma subdural por lesões não acidentais, 32% apresentavam fraturas em outros locais, sendo 87% com múltiplas fraturas. Em um estudo prospectivo, comparativo em crianças pequenas com traumatismo craniano acidental *versus* não acidental, os pacientes que sofreram abuso também apresentavam fraturas em costelas e ossos longos. Pelo menos 2 tipos de fraturas foram encontrados em crianças que sofreram abuso.[29]

No diagnóstico da síndrome da criança espancada, o médico deve ser cauteloso e fazer o diagnóstico diferencial, principalmente com as seguintes patologias: osteogênese imperfeita, insensibilidade congênita a dor, escorbuto, sífilis congênita, doença de Caffey, raquitismo grave, hipofosfatemia, neoplasias, sequelas de osteomielite e artrite séptica.[30]

Trauma de crânio

Traumatismo craniano abusivo refere-se a qualquer dano infligido intencionalmente na cabeça ou no pescoço, incluindo lesões cranianas, cerebral e medular. O mecanismo de lesão pode ser traumatismo, sacudida, jogar, bater, puxar de forma violenta ou qualquer combinação destes. A expressão "síndrome do bebê sacudido" é bem reconhecida e comumente utilizada para descrever traumatismo craniano infligido em pequenas crianças; entretanto, trata-se de um termo limitado, pois nem todo traumatismo craniano infligido ocorre à custa desse movimento de aceleração-desaceleração; por isso, a expressão "trauma craniano abusivo" tem sido recomendada pela Academia Americana de Pediatria. A

FIGURA 1 Paciente de 2 meses de vida com história testemunhada de lesões por sacudidas e espancamento. Na radiografia, foram identificadas 29 fraturas de costela em processo de cicatrização. Demais fraturas na costela estão indicadas por setas.

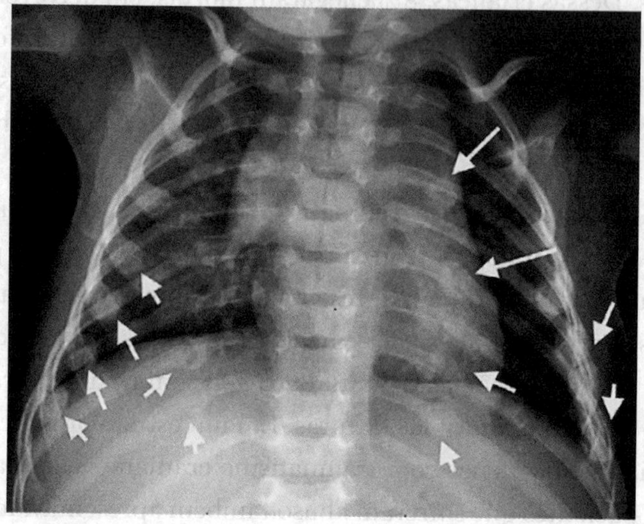

expressão "traumatismo craniano abusivo" inclui todos os traumatimos cranianos infligidos, incluindo a síndrome do bebê sacudido.[30]

Os resultados dos traumatismos cranianos abusivos são piores do que nos traumatismos cranianos não abusivos. Sobreviventes frequentemente apresentam sequelas físicas, comprometimento neurológico, déficits motores, visuais e relacionados a fala, epilepsia e problemas de comportamento a longo prazo, incluindo comportamentos autoagressivos e hiperatividade.[31]

O trauma de crânio muitas vezes apresenta-se com características inespecíficas e sem história de trauma relatado, e mais de 30% das crianças com esse tipo de trauma não recebem o diagnóstico correto na avaliação inicial. Entretanto, o diagnóstico precoce é importante para reduzir a morbimortalidade.

Como visto, o trauma abusivo de crânio pode ocorrer por ação de forças inerciais diretas ou *shaking*. As lesões decorrentes do *shaking* incluem hemorragia subdural unilateral ou bilateral, hemorragia retiniana e edema cerebral difuso. A ausência de história de trauma e a escassez de manifestações externas de lesões pode tornar difícil o reconhecimento desse tipo de trauma.

As forças necessárias para lesão cerebral são translacionais ou rotacionais. Forças translacionais produzem movimento linear do cérebro. Essas forças ocorrem durante quedas ou fraturas de crânio, mas em geral são relativamente benignas. Forças de rotação, que ocorrem durante a agitação, ou seja, o *shaking*, fazem com que o cérebro se vire em seu próprio eixo ou de encontro com o tronco cerebral. O movimento do cérebro dentro do espaço subdural provoca alongamento e lesão das veias da ponte, que se estendem a partir do córtex para o seio venoso dural.[32]

Se a criança sobrevive ao evento, o reparo dessas lesões procede-se rapidamente, resultando em uma variedade de encefalopatias encefaloclásticas envolvendo a matéria branca (leucomalacia periventricular e encefalomalacia multicística); na substância cinza é possível observar, na evolução, atrofia cortical, microgiria e/ou porencefalia, sendo o cortéx, em algumas regiões, reduzido a uma fina membrana de glia. A destruição da matéria branca e a remoção dos restos necróticos resultam em progressiva evolução para hidrocefalia ex--vácuo.[33]

É interessante notar, no entanto, que nem todas as vítimas apresentam a tríade clássica da síndrome do bebê sacudido e que existem outras características que podem indicar a ocorrência de traumatismo craniano abusivo. Entre eles, vômitos incontroláveis, diminuição do apetite, dificuldade de sucção e deglutição, irritabilidade, letargia, apneia, convulsões, diminuição do tônus muscular, postura rígida, dificuldades respiratórias, alargamento de fontanela, incapacidade de sustentar a cabeça, incapacidade em fixar o olhar ou para seguir os movimentos, anisocoria e ausência de sorrisos ou vocalização.[3]

O traumatismo intracraniano agudo pode ser mais bem avaliado por meio de tomografia de crânio inicial e outra de controle. A ressonância magnética (RM) é útil para detectar líquido extra-axial, determinar o tempo de lesão, avaliar lesões do parênquima e identificar anomalias vasculares. As RM são melhores quando obtidas 5 a 7 dias após a lesão aguda.[34]

Um estudo mostrou que 31% dos diagnósticos de trauma de crânio abusivo foram perdidos. Os diagnósticos para essas crianças foram de infecção de vias aéreas superiores ou gastroenterite e trauma de crânio acidental. Nessas crianças que não foram diagnosticadas como maus-tratos, houve reincidência em 28% e 4 crianças morreram em decorrência de injúrias subsequentes.[29]

Um exame de fundo de olho para hemorragias retinianas deve ser considerado para qualquer criança ou adolescente que seja paciente com suspeita de abuso físico.[35] Localização, profundidade e extensão de hemorragias retinianas podem se distinguir entre causas abusivas e não abusivas de traumatismo craniano. Hemorragias da retina ocorrem em aproximadamente 85% dos lactentes e das crianças que são submetidas a abuso repetitivo e forças de aceleração--desaceleração com ou sem impacto.[35]

Trauma torácico

Lesões torácicas resultantes de abuso são pouco comuns e comumente descobertas durante a avaliação de outras lesões. Na suspeita de abuso, a radiografia de tórax deve ser realizada e pode revelar pneumotórax, contusão pulmonar ou hemotórax. Os cortes altos das tomografias abdominais durante investigação podem evidenciar anormalidades cardíacas e pulmonares.[36]

Entre as lesões torácicas, é possível observar perfuração esofágica, que deve ser considerada intencional em toda criança sem história prévia de doença esofágica subjacente, resultando de ingestão forçada de corpo estranho, ingestão de substância cáustica, trauma externo direto ou penetrante. Morzaria et al. realizaram uma revisão de 21 casos de perfuração esofágica por abuso em crianças, 17 delas envolvendo hipofaringe ou esôfago cervical, sendo a idade média de apresentação de 19 meses.[37] Os sinais de perfuração esofágica incluem taquicardia, dispneia, pneumotórax, pneumomediastino e enfisema subcutâneo na região cervical.[38]

Entre as lesões pulmonares, é possível encontrar contusão pulmonar, definida como edema, e hemorragia pulmonar na ausência de uma laceração pulmonar associada. As características clínicas podem ser sutis, como taquipneia, hipoxemia e/ou desconforto respiratório. Observa-se ao exame físico estertores, roncos ou diminuição do murmúrio vesicular, muitas vezes ausentes em crianças afetadas.[39]

Já a laceração pulmonar ocorre raramente, com alta mortalidade. É causada por trauma penetrante, deslocamento de costelas fraturadas, forças de desaceleração ou compressão súbita por esmagamento.[39]

Outro possível dano observado no trauma torácico fechado é o alveolar, que consiste em uma reação inespecífica observada em vários processos de doença ou traumatismos. Caracteriza-se pela evolução da fase aguda para a fase de organização e cura, que variam na aparência histológica. Pode evoluir com síndrome do desconforto respiratório em razão da liberação de mediadores inflamatórios no tecido pulmonar danificado e no endotélio.[40]

O quilotórax em uma criança sem etiologia bem definida pode ser manifestação de abuso infantil. Ele ocorre quando o ducto torácico é interrompido. Por trauma torácico fechado ou forças de aceleração/desaceleração. Normalmente, coexiste fratura de primeira costela. Poucos casos são descritos na literatura, sendo muitas vezes difícil de avaliar por radiografia, necessitando da toracocentese para confirmação. A criança apresenta, clinicamente, desconforto respiratório importante, necessitando, muitas vezes, permanecer em unidade de terapia intensiva.[41]

O trauma torácico, gerado por um golpe no precórdio, também pode levar à concussão do miocárdio, normalmente de baixo impacto, podendo causar arritmia e parada cardíaca súbita. Os estudos em animais têm demonstrado que o tipo de arritmia depende da fase do ciclo cardíaco durante o qual ocorre o impacto. Golpes durante o movimento ascendente da onda T estão associados com fibrilação ventricular, enquanto golpes atingindo pico do resultado complexo QRS geram assistolia. Esse tipo de evento ocorre mais frequentemente em situações relacionadas com esportes, mas mortes de crianças em decorrência de golpes precordiais diretos e intencionais foram reportadas.[40]

Além disso, também pode ocorre contusão cardíaca, bem como lesão de grandes vasos ou mesmo ruptura do miocárdio. As manifestações clínicas de contusão miocárdica são arritmia, hipotensão secundária à disfunção da parede miocárdica e aneurismas por fraqueza da parede miocárdica. Os achados patológicos de contusão miocárdica incluem hemorragia, necrose das fibras miocárdicas e formação de cicatriz.[42]

Os sinais de contusão cardíaca são inespecíficos, tornando o diagnóstico difícil. Indicadores clínicos de contusão cardíaca incluem elevação da fração MB da creatinina sérica (CK-MB, que também pode ser elevada após trauma contuso para o pâncreas, musculoesquelético e intestino) e/ou alterações eletrocardiográficas, incluindo arritmias atriais e distúrbios da condução atrioventricular. Além disso, a troponina cardíaca é uma proteína reguladora cardíaca altamente sensível para lesão miocárdica.[40]

Trauma abdominal

Enquanto o traumatismo craniano é a principal causa de morte em crianças que sofrem abuso, alguns relatos estimam que o trauma abdominal contribua com cerca de 50% dos casos fatais. A maior parte das vítimas tem entre 6 meses e 3 anos.[25] A real prevalência do trauma abdominal secundário a maus-tratos é difícil de determinar, mas algumas estatísticas apontam que esteja entre 0,5 e 4% dos casos em crianças admitidas com trauma abdominal nos serviços de emergência.[43]

Como os sintomas normalmente são inespecíficos, pode ocorrer demora na avaliação da criança até que esta evolua com manifestações mais graves de hemorragia abdominal ou de disfunção de algum dos órgãos envolvidos. Lesões diretas no abdome, como chutes ou socos ou uso de algum objeto, podem lesar tanto órgãos sólidos como ocos, uma vez que ambos são comprimidos contra a coluna vertebral.[22]

Um estudo realizado por Wood et al. demostrou que tanto nos casos de trauma acidental quanto abuso, as lesões de órgãos sólidos são mais comuns. Já lesões de órgãos ocos ou a combinação de lesões em órgãos ocos e sólidos são mais comuns em casos de abuso.[22]

Mesmo nos casos de mecanismo importante de trauma, hematomas não são vistos com frequência. O exame pode revelar diminuição ou ausência de ruídos hidroaéreos. Devem ser realizados exames laboratoriais destinados a todos os órgãos, incluindo rins, muitas vezes negligenciados em uma avaliação inicial. Tomografias computadorizadas (TC) são muito úteis em determinar a extensão das lesões, quando os sinais encontrados ao exame físico são difusos e pouco específicos.[22]

É frequente a lesão hepática, sendo o lobo esquerdo mais vulnerável à compressão contra a medula. É possível observar lacerações, contusões e hematomas subcapsulares, além de lesão de ducto bilioso e presença de gás na veia porta.[44]

As lesões em órgãos ocos são mais comuns em traumas não acidentais do que acidentais. Podem ocorrer hematomas duodenais e jejunais, contusão e perfuração do intestino delgado, estenoses pós-traumáticas e lesões mesentéricas, que são frequentemente associadas a abuso. Laceração gástrica e colônica ou ruptura raramente ocorrem.[45]

Desaceleração ou forças de chicoteamento podem produzir avulsão, laceração ou hematoma mesentérico, com associação de casos de isquemia intestinal e subsequente formação de hérnias por alteração da estrutura da parede mesentérica, muitas vezes com obstrução posterior. É possível observar, muitas vezes, presença de coleção mesentérica.[46]

Toda lesão pancreática, especialmente em crianças pequenas, sem história de trauma por veículo automotor, deve ser investigada para risco de abuso, uma vez que 1/3 de todas as lesões traumáticas é não acidental. Elas contabilizam cerca de 8% das lesões abdominais por trauma intencional. Incluem lacerações ou transecções do pâncreas, com ou sem formação de pseudocistos.[45]

Lesões esplênicas são mais comuns nos traumas acidentais, porém também são bastante observadas nos não acidentais. Lacerações e hematomas intraparenquimatosos são vistos de forma linear, ramificada ou como áreas com pequena captação de contraste com ou sem hemoperitônio.[44]

Em casos de suspeita de abuso, é essencial a avaliação das glândulas suprarrenais, uma vez que muitas vezes as hemorragias passam despercebidas. A lesão é predominante da glândula direita, combinada com lesões viscerais e esqueléticas ipsilaterais.[44]

Lesões do trato urinário não são comumente observadas. É possível observar em alguns casos laceração de parênquima e contusão renal, com ou sem hematoma, por impacto direto com outras estruturas. Rutura de bexiga é um evento raro, associado principalmente a golpes diretos com a bexiga repleta; as lesões genitais e uretrais são observadas principalmente em casos de abuso sexual.[47]

CONCLUSÃO

Todas as crianças devem ser protegidas de todas as formas de violência, e a notificação da suspeita de maus-tratos está prevista no Estatuto da Criança e do Adolescente. Os maus-tratos podem provocar danos para a criança, o adolescente, a família, a sociedade e por toda a vida.

Os maus-tratos na infância são hoje um grande problema de saúde pública no Brasil e no mundo. A identificação e a ação efetiva do médico podem contribuir para a redução desse problema. Assim, os profissionais que atuam na área devem estar alertas para identificar e atuar adequadamente nos casos em que há essa suspeita.

REFERÊNCIAS BIBLIOGRÁFICAS

1. Krug EG, Dahlberg LL, Mercy A, Zwi AB, Lozano R. Abuso infantil e negligência por pais e outros cuidadores. In: Organização Mundial da Saúde (OMS). Relatório mundial sobre saúde e violência. Genebra: OMS, 2002. p.57-81.
2. Kocher MS, Kasser JR. Orthopaedic aspects of child abuse. J Am Acad Orthop Surg 2000; 8(1):10-2.
3. Lopes NRL, Eisenstein E, Williams LCA. Abusive head trauma in children: a literature review. J Pediatr 2013; 89(5):426-43.
4. Terra BB, Figueiredo EA, Terra MPEOL, Andreoli CV, Ejnisman B. Maus-tratos infantis: revisão da literatura. Rev Bras Ortop 2013; 48(1):11-6.
5. Stape A, Troster EJ, Pinus J, Waksman RD, Carrera RM, Abramovici S. Trauma na criança: da prevenção à reabilitação. São Paulo: Roca, 2013.
6. Carvalho WB, Piva JP. PROTiPED – Programa de atualização em terapia intensiva pediátrica. Ciclo 4, vol. 2. Porto Alegre: Artmed, 2013.
7. Prefeitura de Curitiba; Sociedade Paranaense de Pediatria. Programa Rede de Proteção às Crianças e Adolescentes em Situação de Risco para Maus-Tratos. Manual de atendimento. Curitiba: Prefeitura de Curitiba, 2003.
8. Lopez FA, Junior DC. Tratado de pediatria. Sociedade Brasileira de Pediatria. 2.ed. Barueri: Manole, 2010.
9. Day VP, Telles LEB, Zoratto PH, Azambuja MRF, Machado DA, Silveira MB et al. Violência doméstica e suas diferentes manifestações. Rev Psiquiatr Rio Gd Sul 2003; 25(1):9-21.
10. Sociedade Brasileira de Pediatria (SBP); Centro Latino-Americano de Estudos de Violência e Saúde Jorge Carelli (Claves); Escola Nacional de Sáude Pública (ENSP); Fiocruz; Secretaria de Estado dos Direitos Humanos – Ministério da Justiça. Guia de atuação frente a maus-tratos na infância e na adolescência. 2.ed. Rio de Janeiro: SBP, 2001.
11. Johnson CF. Child sexual abuse. Lancet 2004; 364:462-70.
12. Wills R, Ritchie M, Wilson M. Improving detection and quality of assessment of child abuse and partner abuse is achievable with a formal organization change approach. J Paediatr Child Health 2008; 44(3):92-8.
13. World Health Organization; International Society for Prevention of Child Abuse and Neglect. Preventing child maltreatment: a guide to taking action and generating evidence. Geneva: World Health Organization, 2006.

14. Kos L, Shwayder T. Cutaneous manifestations of child abuse. Pediatr Dermatol 2006; 23:311-20.
15. Kaczor K, Pierce MC, Makoroff K, Corey TS. Bruising and physical child abuse. Clin Ped Emerg Med 2006; 7:153-60.
16. Gondim RMF, Muñoz DR, Petri V. Child abuse: skin markers and differential diagnosis. An Bras Dermatol 2011; 86(3).
17. Carpenter RF. The prevalence and distribution of bruising in babies. Arch Dis Child 1999; 80:363-6.
18. Maguire S, Mann J, Sibert J, Kemp A. Are there patterns of bruising in childhood which are diagnostic or suggestive of abuse? A systematic review. Arch Dis Child 2005; 90:182-6.
19. Maguire S. Which injuries may indicate child abuse? Arch Dis Child Educ Pract Ed 2010; 95:170-7.
20. Swerdlin A, Berkowitz C, Craft N. Cutaneous signs of child abuse. J Am Acad Dermatol 2007; 57(3):371-92.
21. Mok JY. Non-accidental injury in children: an update. Injury 2008; 39(9):978-85.
22. Legano L, McHugh MT, Palusci VJ. Child abuse e neglect. Curr Probl Pediatr Adolesc Health Care 2009; 39(2):31.e1-26.
23. Leetch AN, Woolridge D. Emergency department evaluation of child abuse. Emerg Med Clin North Am 2013; 31(3):853-73.
24. Baldwin KD, Scherl SA. Orthopaedic aspects of child abuse. Instr Course Lect 2013; 62:399-403.
25. Hornor G. Physical abuse: recognition and reporting. J Pediatr Health Care 2005; 19:4-11.
26. Tun JK, Choudhary AK, Methratta S, Boal DK. Radiological features of nonaccidental injury. J Radiol Nurs 2013; 32:3-9.
27. Terra BB, Figueiredo EA, Terra MPEOL, Andreoli CV, Ejnisman B. Maus-tratos infantis: revisão da literatura. Rev Bras Ortop 2013; 48(1):11-6.
28. Pierce A, Carty H. Non-accindetal injury: a retrospective analysis of a large cohort. Eur Radiology 2002; 12:2919-25.
29. Christian C, Grennbaum VJ. Child abuse: epidemiology, mechanisms, and types of abusive head trauma in infants and children. Uptodate 2013 Out 8. Disponível em http://www.uptodate.com/contets/child-abuse-epidemiology-

-mechanisms-and-types-of-abusive-head-trauma-in-infants-and-children; acessado em 07/03/2014.

30. Gordy C, Kuns B. Pediatric abusive head trauma. Nurs Clin North Amer 2013; 48(2):193-201.
31. Parks SE, Kegler SR, Annest JL, Mercy JA. Characteristics of fatal abusive head trauma among children in the USA: 2003-2007: an application of the CDC operational case definition to national vital statistics data. Inj Prev 2012; 18:193-9.
32. Blumenthal I. Shaken baby syndrome (review). Postgrad Med J 2002; 78(926):732.
33. Padilla MM, Parisi JE, Armonstrong DL, Sargent SK, Kaplan JA. Shaken infant syndrome: developmental neuropathology, progressive cortical dysplasia, and epilepsy. Acta Neuropathol 2002; 103(4):321-32.
34. Kliegman RM, Stanton BMD, St Geme J, Schor N, Behrman RE (eds.). Nelson textbook of pediatrics. 19.ed. Philadelphia: Elsevier, 2011.
35. Kellogg N. Evaluation of suspected child physical abuse. Pediatrics 2007; 119:6.
36. Herr S, Fallat ME. Abusive abdominal and thoracic trauma. Clin Ped Emerg Med 206; 7:149-52.
37. Morzaria S, Walton JM, MacMillan A. Inflicted esophageal perforation. J Pediatr Surg 1998; 33:871.
38. Bliss D, Silen M. Pediatric thoracic trauma. Crit Care Med 2002; 30:S409.
39. Mendez DR. Overview of intrathoracic injuries in children. Uptodate 2014 Jan 7. Disponível em: http://www.uptodate.com/contents/overview-of-intrathoracic-injuries-in-children; acessado em 07/03/2014.
40. Endom EE. Child abuse: injuries of the thorax, abdomen, retroperitoneum, and pelvis. Updated 2012 Dez 6. Disponível em: http://www.uptodate.com/contents/child-abuse-injuries-of-the-thorax-abdomen-retroperitoneum-and-pelvis; acessado em 07/03/2014.
41. Anderst JD. Chylothorax and child abuse. Pediatr Crit Care Med 2007; 8:4.
42. Tiao GM, Griffith PM, Szmuskovick JR, Mahour GH. Cardiac and great vessel injuries in children after blunt trauma: an institutional review. J Pediatr Surg 2000; 35(11):1656-60.

43. Maguire SA, Upadhyaya M, Evans A, Mann MK, Haroon MM, Tempest V et al. Neglect: a systematic review of abusive visceral injuries in childhood: their range and recognition. Child Abuse Negl 2013; 37(7):430-45.
44. Raissaki M, Veyrac C, Blondiaux E, Hadjigeorgi C. Abdominal imaging in child abuse. Pediatr Radiol 2011; 41(1):4-16.
45. Lonergan GJ, Baker AM, Morey MK, Boos SC. From the archives of the AFIP. Child abuse: radiologic-pathologic correlation. Radiographics 2003; 23(4):811-45.
46. Sivit CJ, Eichelberger MR, Taylor GA. CT in children with rupture of the bowel caused by blunt trauma: diagnostic efficacy and comparison with hypoperfusion complex. AJR 1994; 163:1195-8.
47. Hobbs CJ, Osman J. Genital injuries in boys and abuse. Arch Dis Child 2007; 92(4):32-31.

3 Doenças Respiratórias

15 Fisiologia Respiratória – Aplicação à Terapia Intensiva

Eduardo Juan Troster

INTRODUÇÃO

O conhecimento da fisiologia e da fisiopatologia do sistema respiratório é crítico para possibilitar suporte ventilatório individualizado e eficaz.

Para que ocorra troca gasosa de forma eficiente, é necessário que os pulmões permaneçam expandidos, devendo ser ventilados e perfundidos. A pressão parcial de oxigênio no ar ambiente deve ser maior do que a pressão parcial de oxigênio no sangue.

Quando as necessidades metabólicas não são suprimidas pela fosforilação oxidativa (metabolismo aeróbico), inicia-se a glicólise anaeróbica para produzir ATP, o que resulta na formação de ácido láctico. Esse acúmulo de ácido láctico é um marcador importante de liberação inadequada de oxigênio aos tecidos.

MECÂNICA RESPIRATÓRIA

A interface ar-líquido nos espaços aéreos e bronquíolos respiratórios gera uma tensão superficial que se opõe à expansão pulmonar e promove deflação pulmonar.

A complacência pulmonar e a resistência das vias aéreas estão relacionadas com o tamanho do pulmão. Quanto menor, menor é a complacência e maior a resistência.

Vencer as forças resistivas e elásticas durante a ventilação exige gasto energético e garante o trabalho respiratório.

Ao final de uma expiração, ocorre um equilíbrio entre as forças que tendem ao colapso, que são contrabalançadas pelas forças que resistem a mais colapso. Esse ponto de equilíbrio é conhecido como estado de repouso do sistema respiratório e corresponde à capacidade residual funcional (CRF).

Após o recrutamento alveolar, durante o suporte ventilatório, deve-se dar atenção à magnitude do volume corrente e da expansão pulmonar para evitar hiperdistensão dos alvéolos.

Complacência (C_p) é a medida da alteração de volume que resulta de uma mudança na pressão.

$$C_p = \text{volume corrente / gradiente de pressão}$$

A complacência estática é medida em condições estáticas e reflete as propriedades elásticas dos pulmões. Ela é a recíproca da elastância, que é a tendência de recolhimento às dimensões originais após remoção da pressão de distensão necessária para abrir o sistema. A complacência estática é medida determinando as mudanças da pressão transpulmonar após insuflação dos pulmões com um volume de gás conhecido. A pressão transpulmonar é a diferença entre a pressão alveolar e a pressão pleural. A medida aproximada é o gradiente entre a pressão de abertura das vias aéreas e a pressão esofágica.

Complacência dinâmica é a medida contínua da complacência durante a respiração e reflete não somente as propriedades elásticas dos pulmões, mas também, até certa extensão, o componente resistivo. Mede a alteração de pressão do fim da expiração até o fim da inspiração para dado volume.

O nível de pressão positiva ao final da expiração (Peep) em que a complacência pulmonar estática é máxima é denominado Peep ótima ou Peep ideal. Esse nível de Peep tem o maior transporte de O_2 (débito cardíaco e conteúdo de O_2). Se o nível da Peep ultrapassa esse ponto, a complacência dinâmica diminui, em vez de aumentar. Além disso, o retorno venoso e o débito cardíaco ficam comprometidos pelo excesso de Peep.

Resistência é o resultado do atrito. Resistência viscosa é a resistência gerada pelos elementos teciduais entre si. A resistência das vias aéreas ocorre pelo movimento de moléculas no fluxo de gases em relação à parede das vias aéreas. Além disso, existe a resistência do fluxo de gases no circuito e na cânula endotraqueal.

Resistência das vias aéreas é definida pelo gradiente de pressão e o fluxo:

R = gradiente de pressão / fluxo

A resistência das vias aéreas é determinada por fluxo, comprimento das vias aéreas, viscosidade e densidade dos gases e particularmente do diâmetro interno das vias aéreas.

A resistência ao fluxo depende de o fluxo ser laminar ou turbulento. O fluxo turbulento resulta em uso ineficiente da energia, pois a turbulência causa fluxo em direções aleatórias. Por outro lado, no fluxo laminar, as moléculas se movimentam paralelas à parede do tubo. Dessa forma, o gradiente de pressão necessário para gerar o fluxo é sempre maior no fluxo turbulento.

Para o fluxo laminar, a resistência ao fluxo de gases através de um tubo segue a lei de Poiseuille:

$$\text{Resistência} = \text{comprimento} \times \text{viscosidade do gás} / \text{raio do tubo}^4$$

Quando o fluxo é turbulento em um paciente com tubo endotraqueal, não há problema caso o suporte ventilatório providencie o gradiente de pressão adicional.

No desmame, é preciso verificar se não há sobrecarga de trabalho em decorrência do diâmetro interno da cânula.

A resistência é proporcionalmente linear ao comprimento da cânula. Cortar a cânula pela metade diminui a resistência pela metade. O raio da cânula é o determinante mais significativo da resistência. Como demonstra a lei de Poiseuille, a resistência é inversamente proporcional à quarta potência do raio. Por causa disso, mesmo uma constrição discreta das vias aéreas pode resultar em aumento significativo da resistências das vias aéreas.

Existe uma relação inversa entre resistência das vias aéreas e tamanho pulmonar, visto que o tamanho (diâmetro interno) aumenta com o aumento da CRF. Assim, o recrutamento do volume pulmonar reduz a resistência ao fluxo aéreo. Qualquer processo que cause redução do volume pulmonar, como atelectasia ou restrição à expansão, resulta em aumento da resistências das vias aéreas.

A densidade do gás pode ter significado clínico. A relação entre a resistências das vias aéreas e a densidade do gás em um fluxo turbulento é diretamente proporcional e linear. O heliox (mistura de 80% de hélio e 20% de oxigênio) é útil na redução da resistência das vias aéreas altas e no trabalho respiratório em pacientes com doenças obstrutivas, como edema laríngeo, estenose traqueal e displasia broncopulmonar em recém-nascidos prematuros.

Constante de tempo do sistema respiratório do paciente é o tempo necessário para insuflar ou desinsuflar os pulmões. Refere-se ao período que demora para as pressões proximais das vias aéreas e alveolar se equilibrarem.

Constante de tempo = complacência pulmonar × resistência das vias aéreas

A constante de tempo do sistema respiratório é o tempo necessário para que 63% do volume corrente saia do alvéolo. Após três constantes de tempo, 95% do volume corrente é eliminado do alvéolo.

A constante de tempo inspiratória é cerca de metade da expiratória, particularmente porque o diâmetro das vias aéreas aumenta na inspiração. Essa relação da constante de tempo inspiratória com a expiratória é responsável pela relação normal de 1:2 entre o tempo inspiratório e expiratório na respiração espontânea.

O conceito de constante de tempo é fundamental para entender a interação entre as forças elásticas e as resistivas, e como as propriedades mecânicas do sistema respiratório modulam o volume e a distribuição da ventilação.

Conhecer a constante de tempo ajuda na escolha dos melhores parâmetros ventilatórios em determinado momento da doença. No caso de doenças obstrutivas e/ou de tempo expiratório insuficiente para exalação de todo o ar dos pulmões, ocorre sequestro de ar nos pulmões. Essa hiperinsuflação se traduz em uma pressão conhecida como autoPeep ou Peep intrínseca.

Qualquer diminuição na complacência encurta a constante de tempo, daí a taquipneia ser um sinal clínico comum em qualquer situação que reduza a complacência.

Efeitos dos parâmetros ventilatórios na oxigenação e na ventilação

A captação de O_2 pelos pulmões pode ser aumentada por meio de:

- aumento da PaO_2, aumentando a FiO_2;
- otimização do volume pulmonar, pela relação ventilação/perfusão (V/Q) e aumento da superfície de troca gasosa;
- maximização do fluxo sanguíneo pulmonar.

Podem-se alterar os parâmetros ventilatórios de duas formas para melhorar a oxigenação:

- aumentar a FiO_2;
- aumentar a pressão média das vias aéreas:
  - aumentar o pico de pressão inspiratória;
  - aumentar o fluxo inspiratório;
  - aumentar o tempo inspiratório;
  - aumentar a Peep (a forma mais segura).

Embora princípios gerais possam orientar sobre como fornecer a melhor abordagem ventilatória, é importante reconhecer que os pacientes podem responder de formas diferentes em situações semelhantes. Isso faz com que a abordagem ventilatória seja sempre individualizada.

A ventilação-minuto é o produto da frequência respiratória (FR) multiplicada pelo volume corrente (VC).

Para que a troca gasosa seja eficiente, é importante que haja equilíbrio entre ventilação e perfusão. As unidades pulmonares mais colapsadas necessitam de pressões maiores para abrir as vias aéreas e permitir troca gasosa.

O aumento da ventilação-minuto pode ser realizado de duas formas:

- aumentando a FR por meio do encurtamento do tempo inspiratório e/ou expiratório;
- aumentando o VC no modo de volume controlado ou aumentando a pressão inspiratória no modo de pressão controlada.

Uma parte do VC é perdida no circuito (volume de compressão) e uma parte pode ser perdida no vazamento em crianças entubadas sem *cuff* ou com *cuff* desinsuflado.

Perfusão

Fatores que aumentam o fluxo sanguíneo pulmonar:

- otimizar o volume pulmonar aumentando a PaO_2 e a FiO_2;
- alcalose: respiratória ou metabólica;
- liberação de mediadores: prostaglandinas, bradicininas;
- produção endógena de óxido nítrico;
- administração exógena de óxido nítrico.

Fatores que diminuem o fluxo sanguíneo pulmonar:

- atelectasia pulmonar;
- redução da PaO_2;
- hipoxemia (redução da PaO_2);
- acidose: respiratória ou metabólica;
- hipotensão sistêmica;
- hiperexpansão pulmonar.

AUTOPEEP

O mecanismo que gera a autoPeep ou Peep intrínseca durante a ventilação controlada também pode ocorrer quando um paciente desencadeia a ventilação assistida. Isso acontece quando há aumento da constante de tempo para uma exalação passiva do sistema respiratório. Tempo expiratório curto pode resultar de FR elevada e/ou presença de limitações ao fluxo expiratório, enquanto a hiperinsuflação dinâmica e a autoPeep na ventilação controlada podem ter consequências hemodinâmicas. Isso não é uma preocupação importante na respiração espontânea ou durante a respiração assistida, pois o esforço respiratório espontâneo resulta em menor pressão positiva ou até negativa na pressão média intratorácica em comparação com a ventilação controlada.

A principal consequência da hiperinsuflação dinâmica durante a respiração espontânea ou durante a respiração assistida é o aumento do esforço respiratório e, portanto, do trabalho respiratório.

Para o ar entrar nos pulmões, a pressão intratorácica tem que ser menor que a pressão na boca (respiração espontânea) ou na abertura das vias aéreas na respiração assistida. Na vigência de autoPeep, a pressão alveolar no final da expiração é maior que a pressão na abertura das vias aéreas. Para que o paciente possa inspirar, ele precisa zerar a pressão na respiração espontânea ou o valor da Peep na ventilação assistida. Por causa disso, a autoPeep é uma sobrecarga de trabalho inspiratório. Uma das consequências da autoPeep é o esforço inspiratório que começa durante a expiração. Isso pode ser identificado na inspeção da expiração na curva fluxo-tempo, em que não há fluxo zero no final da expiração.

A Peep extrínseca pode diminuir as consequências da autoPeep se tiver valor no máximo de 80% desta.

TRABALHO RESPIRATÓRIO

O principal objetivo da ventilação mecânica é ajudar na troca gasosa e reduzir o trabalho respiratório assistindo a atividade da musculatura respiratória.

A contração ativa da musculatura resulta em expansão do compartimento torácico, induzindo uma redução da pressão pleural. Daí resulta uma diminuição da pressão alveolar, fazendo com que haja fluxo aéreo para dentro dos pulmões.

A pressão de distensão pode ser gerada de três formas:

- exclusivamente pelo ventilador com pressão positiva no modo ventilação controlada;
- exclusivamente pela musculatura respiratória do paciente durante a respiração espontânea e não assistida pelo ventilador;
- pela combinação da musculatura respiratória do paciente com a pressão positiva do ventilador no modo ventilação assistida.

Para que a ventilação com pressão positiva possa reduzir o trabalho respiratório, é necessária sincronia na interação entre o ventilador e a musculatura respiratória. Isso exige que seja avaliada a parte da musculatura respiratória do paciente.

Pressão esofágica

A medida do trabalho respiratório é uma abordagem útil para calcular o total do gasto energético realizado pela musculatura respiratória.

O trabalho respiratório durante cada ciclo é expresso matematicamente pela equação:

Trabalho respiratório = pressão × volume, isto é, a área no diagrama pressão-volume

A pressão esofágica, facilmente medida, é utilizada como substituta da pressão (pleural) intratorácica. Essa relação entre a pressão pleural e o volume pulmonar durante a respiração é referida como diagrama de Campbell.

As variações da pressão esofágica durante a inspiração são necessárias para vencer dois obstáculos:

- as forças elásticas do parênquima pulmonar e da parede torácica;
- as forças resistivas geradas pelo movimento de gás nas vias aéreas.

O trabalho respiratório é normalmente expresso em joules. Um joule é a energia necessária para mover 1 litro de gás com um gradiente de pressão de 10 cm de água.

AutoPEEP e expiração ativa

Dois componentes importantes que também afetam o trabalho respiratório são a autoPeep e a expiração ativa. A pressão de distensão dos pulmões é chamada de pressão transpulmonar e pode ser estimada pela diferença entre a pressão das vias aéreas e a pressão esofágica (pleural). Ao final de uma expiração normal, as pressões das vias aéreas e dos alvéolos são relativamente zero, comparadas com a pressão atmosférica, e a pressão esofágica é negativa, refletindo a pressão transpulmonar de repouso (aproximadamente 5 cmH_2O em condições normais). No entanto, na presença de autoPeep, a pressão alveolar permanece positiva durante a expiração, pelo colapso dinâmico das vias aéreas ou por tempo inadequado para expiração. Isso implica algum grau de hiperinsuflação (os pulmões no final da expiração são maiores do que a CRF passiva).

Para que haja aumento do volume pulmonar na vigência de autoPeep, a contração dos músculos inspiratórios deve pelo menos igualar a autoPeep para que possa haver movimento de ar para dentro dos pulmões.

No caso de esforços respiratórios ineficientes, isto é, a contração muscular sem deslocamento de volume, o trabalho respiratório não pode ser medido pelo diagrama de Campbell, visto que o cálculo que é feito com base no deslocamento de volume. Nessa situação, a medida do produto pressão × tempo pode refletir mais acuradamente o gasto energético dos músculos.

A expiração normalmente é passiva. No entanto, podem coexistir autoPeep e expiração ativa. Ocorre recrutamento da musculatura abdominal para que se tenha expiração ativa.

Utilidade da medida do trabalho respiratório para pesquisa e prática médicas

A medida do trabalho respiratório é extremamente útil para pesquisa clínica em ventilação mecânica. Contribui para o manuseio dos pacientes, otimizando e entendendo os efeitos dos parâmetros ventilatórios, como disparo, *triggering*, Peep externa, pico do fluxo inspiratório, etc.

A medida do trabalho respiratório também ajuda a avaliar os efeitos fisiológicos de agentes farmacológicos, como hélio e broncodilatadores.

Os estudos com trabalho respiratório ajudaram na compreensão da fisiopatologia do desmame e também na ventilação não invasiva.

Para a prática clínica, a medida do trabalho respiratório à beira do leito deve ser reservada para pacientes com necessidades específicas para melhorar a interação paciente-ventilador.

ESPAÇO MORTO

Conceito

Espaço morto é a parte do VC que não participa da troca gasosa. Embora o conceito seja antigo, apenas recentemente houve avanço tecnológico que permitiu medir o espaço morto e ajudar à beira do leito como ferramenta clínica.

O equilíbrio entre a ventilação e a perfusão é o que determina a troca gasosa normal. O conceito de espaço morto refere-se a áreas pulmonares que são ventiladas, mas não perfundidas. O volume do espaço morto reflete a soma de dois componentes separados de volume pulmonar:

- nariz, faringe e vias aéreas de condução, que não contribuem para a troca gasosa e são referidas como anatômico ou espaço morto das vias aéreas;
- espaço morto alveolar, que trata dos alvéolos bem ventilados, porém recebe pouca perfusão.

A ventilação mecânica adiciona mais espaço morto pela parte dos equipamentos (tubos endotraqueais, dispositivos de umidificação e conectores). O espaço morto instrumental é considerado parte do espaço morto anatômico. O espaço morto fisiológico compreende os espaços mortos anatômico e instrumental, e o espaço morto alveolar geralmente é referido com parte do VC que não participa da troca gasosa.

Medida do espaço morto

A capnografia que mede a quantidade de CO_2 expirado em conjunto com a medida da $PaCO_2$, isto é, a PCO_2 arterial, permite quantificar a relação do espaço morto fisiológico em relação ao VC.

A capnografia volumétrica, que integra a capnografia baseada em tempo com o fluxo de ar, é mais útil clinicamente.

Utilizando a equação de Bohr modificada por Enghoff:

$$\text{Volume corrente fisiológico/volume corrente} = (PaCO_2 - CO_2ET)/PaCO_2$$

Em que: CO_2ET é o CO_2 ao final da expiração.

Aplicação clínica da medida do espaço morto

A diferença de pressão de CO_2 entre o sangue capilar pulmonar e o gás alveolar geralmente é pequena em indivíduos normais, e o CO_2ET é próximo a $PaCO_2$ alveolar.

O espaço morto fisiológico é o principal determinante da diferença entre $PaCO_2$ arterial e CO_2ET (delta da PCO_2) em pacientes com sistema cardiorrespiratório normal. Pacientes com doenças cardiopulmonares têm alterações da relação entre V/Q, que resultam em anormalidades no espaço morto, bem como em *shunt* intrapulmonar, e afetam o delta da PCO_2.

Delta da PCO_2 maior do que 5 mmHg é atribuído a anormalidades da relação entre espaço morto fisiológico/VC e/ou pelo aumento da mistura venosa, isto é, da fração do débito cardíaco que passa nos pulmões sem receber oxigênio ou ambos.

O aumento da relação entre espaço morto fisiológico/VC em indivíduos normais quando anestesiados pode ser atribuído à paralisia muscular, que causa redução da CRF e altera a distribuição normal da ventilação e perfusão nos pulmões.

Ventilação em regiões com hipofluxo sanguíneo ($PaCO_2$ baixo) afeta o espaço morto. Pacientes com obstrução das vias aéreas e distribuição irregular da ventilação são responsáveis por aumento do espaço morto. *Shunt* aumenta a relação espaço morto fisiológico/VC, à medida que a PCO_2 do sangue venoso misto do sangue "*shuntado*" eleva a $PaCO_2$.

O espaço morto alveolar aumenta em estados de choque, hipotensão arterial sistêmica e pulmonar e obstrução aos vasos pulmonares (embolia), mesmo na ausência de redução subsequente à ventilação e ao débito cardíaco.

O espaço morto anatômico aumenta por hiperdistensão alveolar e pelos equipamentos. Tubo endotraqueal, umidificador e conectores podem aumentar o espaço morto e induzir hipercapnia na vigência de VC ou ventilação-minuto baixos.

Como o espaço morto anatômico permanece relativamente constante à medida que o VC diminui, um VC muito baixo é associado com relação muito alta entre o espaço morto/VC.

A PEEP é utilizada em pacientes com lesão pulmonar aguda para aumentar o volume pulmonar e melhorar a oxigenação. Quando a PEEP recruta alvéolos colapsados que resultam na melhora da oxigenação, o espaço morto alveolar pode diminuir e o recrutamento alveolar está associado com redução da diferença entre a $PaCO_2$ e a PCO_2 ET. Por outro lado, a hiperdistensão pode aumentar o espaço morto alveolar e aumentar a diferença entre a $PaCO_2$ e a PCO_2 ET.

Em pacientes com oclusão aguda da vasculatura pulmonar decorrente de embolismo, o desequilíbrio da relação V/Q fica muito elevado e aumenta o espaço morto alveolar. A associação de D-dímero e espaço morto alveolar normal afasta o diagnóstico de embolismo pulmonar.

As características da lesão pulmonar aguda são lesões no epitélio alveolar e endotélio capilar, que resultam em alterações da microcirculação pulmonar. Por causa disso, há comprometimento da ventilação e do fluxo pulmonar que resulta em aumento da relação espaço morto fisiológico/VC. $PaCO_2$ aumentada representa dificuldade em excretar CO_2 por causa de desequilíbrio da relação V/Q. Relação elevada de espaço morto fisiológico/VC é fator prognóstico de mortalidade em pacientes com síndrome de desconforto respiratório agudo.

RELAÇÃO VENTILAÇÃO ALVEOLAR/PERFUSÃO PULMONAR

O transporte de gases através da membrana alvéolo-capilar é muito rápido. Mesmo em condições patológicas, a troca gasosa no alvéolo não é limitada por difusão através da barreira da membrana alvéolo-capilar, e sim pelo desequilíbrio entre a ventilação alveolar e a perfusão pulmonar. Nas regiões pulmonares em que a ventilação excede a perfusão, a composição de gases alveolares se aproxima da composição dos gases na inspiração. Por outro lado, se a perfusão exceder a ventilação, a composição de gases alveolares se aproxima da composição dos gases do sangue venoso misto.

A equação do *shunt* reflete os componentes da relação V/Q.

$$Qs/Qt = (CcO_2 - CaO_2) / (CcO_2 - CvO_2)$$

Em que:

Qs/Qt = fração do *shunt* ou da mistura venosa.
CcO_2 = conteúdo capilar pulmonar de O_2.
CaO_2 = conteúdo arterial de O_2.
CvO_2 = conteúdo venoso de O_2.

Implicações clínicas da relação V/Q

Os efeitos benéficos da recomendação de recrutamento alveolar e de estratégias de ventilação protetora em pacientes com insuficiência respiratória geralmente são explicados pelo impacto na relação V/Q.

A prevenção de colapso alveolar pelo uso de CPAP (*continuous positive airway pressure*) e PEEP minimizam o *shunt*, assim como as manobras de recrutamento.

A terapia vasodilatadora, incluindo o uso de terapia com drogas broncodilatadoras, por aumentar o fluxo sanguíneo pulmonar para áreas hipoventiladas, aumenta o *shunt* intrapulmonar e, portanto, a queda na saturação da hemoglobina com O_2. Essa é a causa da hipoxemia após a terapia broncodilatadora em pacientes com asma grave.

Ventilação por pressão limitada com VC pequeno evita hiperinsuflação e minimiza o espaço morto.

Durante a ventilação mecânica, a posição prona do paciente e a intercalação da respiração espontânea permitem a contração do diafragma, o que melhora a relação V/Q.

BIBLIOGRAFIA

1. Brochard L. Intrinsic (or auto-) positive end-expiratory pressure during spontaneous or assisted ventilation. In: Pinsky MR, Mancebo J, Brouchard L et al. Applied physiology in intensive care medicine. 2.ed. New York: Springer, 2009.
2. Cabello B, Mancebo J. Work of breathing. In: Pinsky MR, Mancebo J, Brouchard L et al. Applied physiology in intensive care medicine. 2.ed. New York: Springer, 2009.
3. Calzia C, Radermacher P. Alveolar ventilation and pulmonary blood flow: the VA/Q concept. In: Pinsky MR, Mancebo J, Brouchard L et al. Applied physiology in intensive care medicine. 2.ed. New York: Springer, 2009.
4. Keszler M, Abubakar MK. Physiologic principles. In: Goldsmith JP, Karotkin EH (eds.). Assisted ventilation of the neonate. 5.ed. Saint Louis: Elsevier Saunders, 2011.
5. Lucangelo U, Blanch L. Dead space. In: Pinsky MR, Mancebo J, Brouchard L et al. Applied physiology in intensive care medicine. 2.ed. New York: Springer, 2009.

16 Monitoração Respiratória

Juliana Gamo Storni
Hannah Sano Capabianco
Elizabeth Pereira
Mariana Fernandes

INTRODUÇÃO

A monitoração respiratória é definida como uma visualização contínua de informações que pode ser expressa de forma numérica ou gráfica. Assim, identifica uma intervenção terapêutica de modo preciso e apropriado, o que minimiza os danos e os riscos aos pacientes.

O processo de monitoração respiratória e hemodinâmica tem como objetivo avaliar constantemente os sinais vitais em resposta à terapia utilizada. As avaliações podem ser realizadas de forma invasiva e não invasiva. Atualmente, existem equipamentos e *softwares* específicos, porém a observação clínica se sobrepõe a eles, porque oferece uma propedêutica ideal ao tratamento do paciente.[1-3]

FREQUÊNCIA RESPIRATÓRIA

A frequência respiratória é um fator para avaliar a insuficiência respiratória. São contadas as incursões torácicas por 1 minuto, lembrando-se que existe variação dessa frequência de acordo com a idade da criança. A Tabela 1 mostra o valor de referência da frequência respiratória correspondente a cada faixa etária.[1-4]

Na insuficiência respiratória, observa-se um aumento da frequência respiratória, seguido de outros sinais de desconforto respiratório, como batimento de asa de nariz, retração de fúrcula, retração subdiafragmática, retrações intercostais, gemido expiratório e balanço da cabeça.[1]

TABELA 1 RELAÇÃO X FREQUÊNCIA RESPIRATÓRIA[1]

Idade	Frequência respiratória (rpm)
RN pré-termo	40 a 60
RN a termo	38 a 40
3 meses	30 a 35
6 meses	24 a 29
1 ano	23 a 24
5 anos	18 a 22
>15 anos	16 a 18

OXIMETRIA DE PULSO

Muito usada em unidades de terapia intensiva, a oximetria de pulso é uma monitoração eletrônica não invasiva que quantifica os níveis de saturação parcial de oxigênio arterial (SpO_2) e que tem como objetivo detectar alterações de oxigenação do paciente que apresente crises de hipoxemia, esteja no intraoperatório, tenha cardiopatias ou doenças pulmonares.[1-4]

O sensor deve ser posicionado nas extremidades dos dedos dos pés ou das mãos, no lóbulo da orelha e, em bebês, especificamente na região anterior dos pés, na qual apresenta melhor leitura, o que está demonstrado nas Figuras 1 e 2.[1,3]

O equipamento é composto por monitor, cabo e sensor, com uma fonte de luz e um fotodetector e pode ser um aparelho portátil, como demonstrado na Figura 3. O sensor acoplado ao paciente emite duas ondas por meio da fonte

FIGURA 1 Oxímetro em recém-nascido.

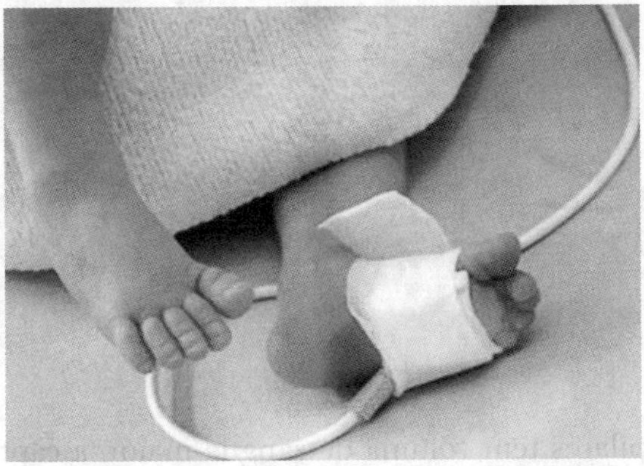

FIGURA 2 Oxímetro de dedo.

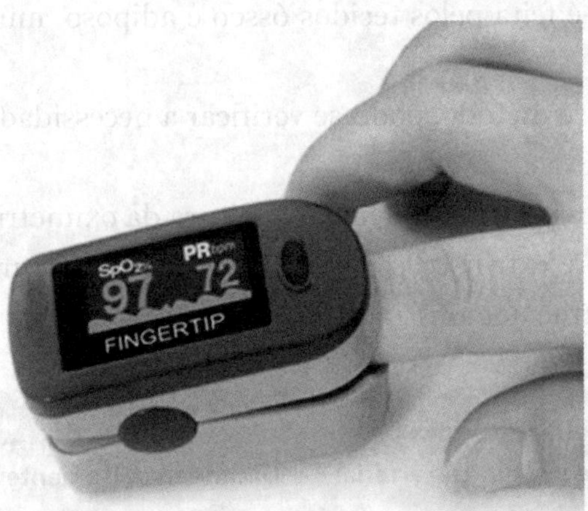

de luz, sendo uma vermelha e a outra infravermelha. A hemoglobina é captada pele luz infravermelha e, por sua vez, a oxiemoglobina é captada pela luz vermelha.[2,5,6]

O oxímetro de pulso tem como finalidade medir a saturação tecidual nas fases arterial e venosa na pulsação sanguínea, uma vez que a oxiemoglobina difere da deoxiemoglobina por sua absorção diferencial da luz, pois cada uma tem absorção diferenciada, de acordo com a luz emitida pelo aparelho.[1-6]

FIGURA 3 Oxímetro portátil.

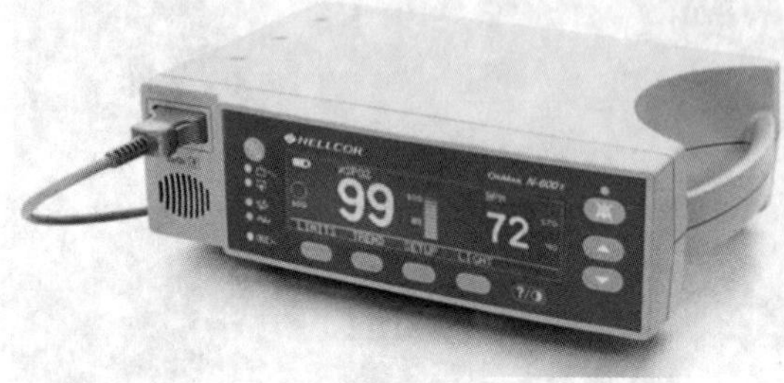

Na sístole, os capilares têm volume de sangue maior, a captação de luz pelo foco detector é menor e a absorção é determinada pelos tecidos e pelo sangue arterial. Por outro lado, na diástole, a absorção ocorre de maneira contrária, uma vez que ela é feita pelos tecidos ósseo e adiposo, músculos, ligamentos e sangue venoso.[1,2]

Por meio desse método, pode-se verificar a necessidade do uso de oxigênio e sua adequação.

Alguns fatores podem influenciar a leitura da oximetria de pulso, como fatores intrínsecos e extrínsecos, o que a impede de ser um método preciso[2] e fidedigno, conforme demonstrado na Tabela 2.

TABELA 2 FATORES QUE PODEM INFLUENCIAR A LEITURA DO OXÍMETRO[2]

Elevam falsamente a saturação arterial	Diminuem falsamente a saturação arterial
Movimento	Ausência de pulso detectável
Deslocamento do sensor	Vasoconstrição periférica
Hipotermia	Hipotensão/choque
Pulso venoso pulsátil	Hipoperfusão tecidual
Carboxiemoglobina	Esmalte de unhas e unhas sintéticas
Metaemoglobina	Pele escura (eventual)
Luz ambiente	Luz ambiente (eventual)
	Hiperlipidemia

CAPNOGRAFIA

A capnometria é a medida da pressão parcial de CO_2 na mistura gasosa expirada. Já a representação gráfica da curva da pressão parcial de CO_2 na mistura expirada, em relação ao tempo, é denominada capnografia – uma técnica não invasiva que fornece informações sobre a produção e a eliminação de CO_2, a perfusão pulmonar e a ventilação alveolar, além do padrão respiratório.[2,5-7] Na Figura 4, observa-se um traçado capnográfico normal $ETCO_2$ (mmHg).

O CO_2 produzido durante o metabolismo celular é transportado pelo sistema venoso, vai do coração para os pulmões e difunde-se dos capilares aos alvéolos. A quantidade de CO_2 que alcança os espaços alveolares é proporcional ao débito cardíaco e ao fluxo sanguíneo pulmonar. A eliminação desse gás para o ambiente depende da eficácia da ventilação. Assim, a medida do CO_2 ao final da expiração ($ETCO_2$) permite a monitoração contínua e não invasiva do gás alveolar, refletindo indiretamente seus níveis circulantes.[2,5-7]

A capnografia é uma técnica não invasiva de avaliação do CO_2 exalado, por meio de equipamentos capazes de comparar a quantidade de energia infravermelha absorvida com o referencial zero, detectando a concentração de CO_2 exalado.[7,8]

Princípios de medição de CO_2

Existem quatro métodos para medir o CO_2; o mais utilizado é a espectografia infravermelha:[2,5-7]

- espectografia infravermelha;
- espectografia de massa;
- espectografia raman;
- espectografia fotoacústica.

FIGURA 4 Traçados capnográficos normais.[7]

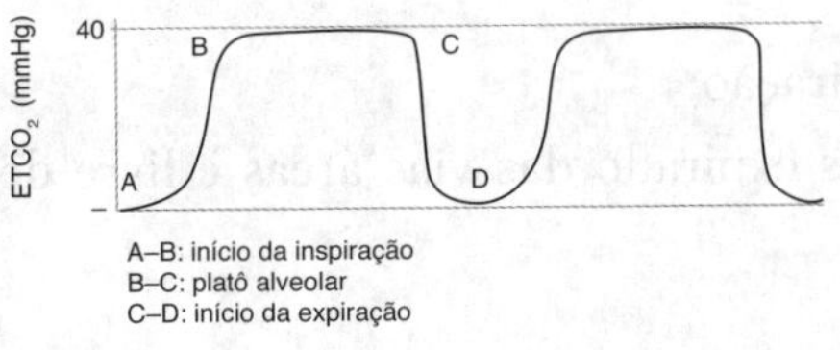

Capnógrafos *sidestream* e *mainstream*

Os capnógrafos podem ser classificados em dois tipos: *sidestream* e *mainstream*. O primeiro (aspirativo) fica localizado na unidade principal do equipamento de monitoração; uma amostra da respiração do paciente é aspirada para ser analisada; o segundo (não aspirativo) fica junto ao paciente e é inserido entre o tubo endotraqueal e o circuito da respiração, local em que existe um fio que leva o sinal elétrico do sensor até o equipamento, conforme demonstrado na Figura 5.[5,6]

FIGURA 5 Classificação dos capnógrafos.[7]

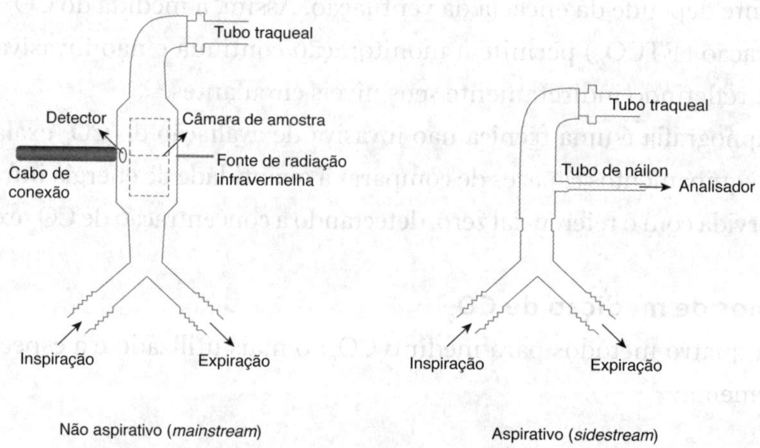

Capnograma

No capnograma existem dois segmentos (inspiração e expiração). Ele pode ser dividido em quatro fases (0, I, II e III). O intervalo entre a fase II e III (ângulo alfa) representa o estado V/Q do pulmão, e o intervaldo entre a fase III e 0 (ângulo beta) representa o início da respiração:[5]

- fase 0: fase da inspiração;
- fase I: parte do gás expirado das vias áreas e livre de CO_2 (representa o espaço morto);

- fase II: mistura dos gases no espaço morto das vias aéreas com gás alveolar e se caracteriza pelo aumento abrupto de CO_2;
- fase III: volume alveolar; o aumento residual de CO_2 neste platô deve-se ao esvaziamento tardio dos alvéolos, que permanecem por maior tempo em contato com os capilares pulmonares e, portanto, têm pressão parcial de CO_2 (PCO_2) mais elevada. A PCO_2 na fase III é a pressão de dióxido de carbono ao final da expiração ($PetCO_2$).

MECÂNICA RESPIRATÓRIA

Os parâmetros avaliados para a avaliação da mecânica respiratória são: complacências estática e dinâmica e resistência.

Complacência

Parâmetro que avalia a elasticidade pulmonar por meio da variação de volume de ar dentro dos pulmões, de acordo com a alteração de uma determinada pressão. Em outras palavras, indica o grau de expansibilidade pulmonar, podendo ser classificada em dois aspectos: estática e dinâmica.[1-3,8]

Complacência estática

Medida da distensibilidade pulmonar, ou seja, é uma avaliação feita pela pressão de via aérea necessária para equilibrar os pulmões e a caixa torácica no fim da inspiração (quando não há fluxo de ar para dentro ou para fora dos pulmões, havendo um equilíbrio de pressão-volume, de modo que não há resistência ao fluxo e a pressão nos sistema é apenas a retração elástica). Considera-se a medida da pressão de platô que é fornecida a partir do modo de volume controlado, fluxo inspiratório constante, com onda quadrada associada a uma pausa inspiratória de 1 a 2 segundos.[1-3,8]

$$\text{Cest} = \frac{\text{Volume corrente}}{\text{Pressão de platô - Peep}}$$

Valores de referência na pediatria:

- recém-nascido: 2 a 4 mL/cmH_2O;

- lactentes: 5 a 10 mL/cmH_2O.
- crianças: 15 a 50 mL/cmH_2O.

Complacência dinâmica

A complacência dinâmica, que reflete a propriedade elástica dos pulmões, compreende a soma total de variações resistivas e elásticas de todo o sistema respiratório, levando em consideração a complacência do circuito do ventilador, da parede do tórax, dos pulmões e a resistência do fluxo aéreo, e define-a. Para que ocorra sua medida, não é necessário que o paciente esteja sedado ou que esteja em um modo ventilatório controlado. Seus valores são menores do que os valores da complacência estática.[1-3,8] É compreendida pela fórmula a seguir:

$$\text{Cdin} = \frac{\text{Volume corrente}}{\text{Pressão de pico - Peep}}$$

Os ventiladores mais modernos apresentam as curvas referentes às complacências estática e dinâmica. A curva inspiratória tem característica ascendente e a expiratória, descendente.

Resistência (*Raw*)

A resistência avalia a forma pela qual o fluxo de ar entra no sistema de condução em oposição às forças que dificultam a passagem de ar para dentro dos alvéolos (vias aéreas e tubo endotraqueal), como as paredes dos brônquios em caso de broncoespasmo (estreitamento do calibre). Quando há aumento da resistência, o fluxo de ar passa com dificuldade, ou seja, ocorre diminuição na velocidade do ar para as vias aéreas, e às vezes pode ocorrer alteração na ventilação e na oxigenação (índice de oxigenação – IO). Quando acontece essa situação, cabe à equipe multiprofissional verificar os parâmetros ventilatórios e conferir se o tamanho da cânula endotraqueal é adequado para cada criança, pois o diâmetro interno do tubo influencia diretamente a avaliação. A medida da resistência também é usada em situações de broncoespasmo para analisar se o broncodilatador está tendo efeito na criança, como apresentado na Figura 6.[1-3,8]

$$\text{Resistência } (Raw) = \frac{\text{Pressão de pico – pressão de platô}}{\text{Fluxo inspiratório – pausa inspiratória}}$$

A resistência nada mais é que a alteração de pressão com a variação de fluxo. O fluxo é considerado pela variação de volume na unidade de tempo, sendo expresso pela fórmula abaixo:

$$\text{Fluxo} = \frac{\text{Volume corrente}}{\text{Tempo inspiratório}}$$

Valores de referência na pediatria:

- neonatos: 20 a 40 $cmH_2O/L/s$;
- crianças: 10 a 20 $cmH_2O/L/s$.

FIGURA 6 Curva referente ao efeito do broncodilator.[1]

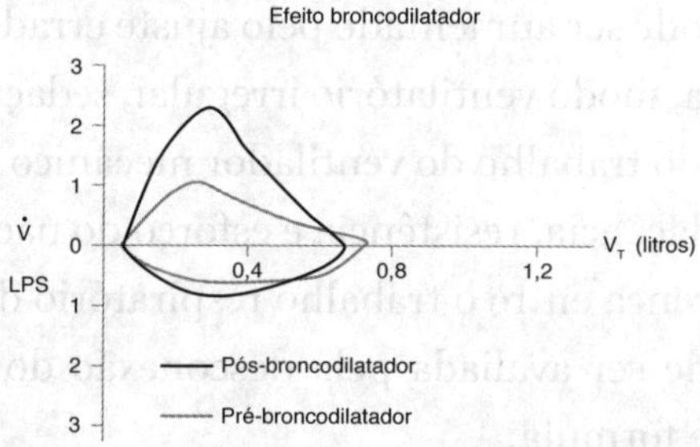

CONSTANTE DE TEMPO

A constante de tempo é a medida do tempo necessário para a insuflação e a desinsuflação dos pulmões dentro de um ciclo respiratório. Quando um paciente está na ventilação mecânica, o objetivo é quantificar e determinar o valor da constante de tempo ideal para que esse processo seja realizado de maneira adequada, equilibrando, assim, as pressões nas vias aéreas proximais e nos alvéolos (considera-se de 3 a 5 constante de tempo para o equilíbrio completo),[1-3,8] sendo calculado pela seguinte fórmula:

$$\text{Constante de tempo (Ct)} = \text{complacência} \times \text{resistência}$$

TRABALHO MECÂNICO DA RESPIRAÇÃO

O trabalho respiratório é o produto da pressão gerada pelo volume corrente aplicado durante o ciclo respiratório para vencer as forças elásticas e resistivas do sistema respiratório. Existem dois tipos de trabalhos, do paciente e do ventilador.[1-3,8]

A mecânica respiratória ou atividade física com gasto energético no paciente é avaliada e mensurada por meio da força gerada pela contração dos músculos respiratórios para mobilizar um volume corrente de ar em uma respiração espontânea. Por outro lado, o trabalho do ventilador é medido pela força gerada pelo equipamento para mobilizar o ar em direção aos pulmões quando a parede torácica está relaxada.[1-3,8]

Alguns fatores podem interferir no trabalho respiratório do paciente, por exemplo, o trabalho pode ser aumentado pelo ajuste errado da sensibilidade no ventilador, assincronia, modo ventilatório irregular, sedação inadequada, entre outros. Já o aumento do trabalho do ventilador mecânico ocorre pela alteração das medidas de complacência, resistência e esforço do paciente.[1-3,8]

A medida da diferença entre o trabalho respiratório do paciente e o trabalho do ventilador pode ser avaliada pela desconexão do ventilador/paciente, expressa pela seguinte fórmula:

$$\text{Trabalho (WOB)} = \text{pressão} \times \text{volume corrente}$$

AUTOPEEP

A autoPeep ou Peep intrínseca ou hiperinsuflação dinâmica é o esvaziamento de ar incompleto nos pulmões, em outras palavras, o intervalo de tempo entre uma inspiração e outra não é suficiente, ou seja, o tempo é curto para reequilibrar as pressões do sistema respiratório.[1-3,8] Este fenômeno ocorre quando há uma inspiração seguida da outra sem que haja tempo suficiente para uma expiração adequada, conforme apresentado na Figura 7. Alguns fatores proporcionam esta situação, como tempo expiratório curto, frequência respiratória elevada, assincronia ventilador/paciente, aumento do trabalho respiratório e afecções pulmonares obstrutivas, podendo alterar a hemodinâmica da criança. Cuidados devem ser tomados diariamente para prevenir a autoPeep em crianças, observando-se e identificando-se as alterações no gráfico de fluxo × tempo dos ventiladores que possuem essa função.[1-3,8]

FIGURA 7 Gráfico de autoPeep.[9]

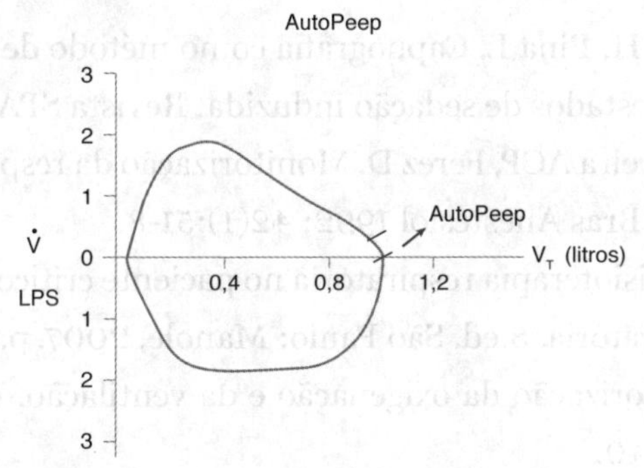

CONSIDERAÇÕES FINAIS

Com o avanço da tecnologia e a evolução dos equipamentos hospitalares, a realização da monitoração respiratória tornou-se mais prática e mais fidedigna.

A monitoração respiratória tem grande importância no tratamento de pacientes em unidades de terapia intensiva, pois, com a análise constante, é possível observar as respostas clínicas e hemodinâmicas de cada indivíduo, podendo, assim, traçar a melhor conduta terapêutica para cada paciente especificamente.

REFERÊNCIAS BIBLIOGRÁFICAS

1. Sarmento GJV. Fisioterapia respiratória em pediatria e neonatologia. São Paulo: Manole, 2007.

2. Palomo JSH. Enfermagem em cardiologia: cuidados avançados. In: Nobrega M, Januncio IM, Toneloto AA. Monitorização respiratória. São Paulo: Manole, 2007. p. 261-94.
3. Manara MA. Medida dos parâmetros respiratórios na admissão da UTI pode predizer necessidade de suporte ventilatório, tempo de internação e mortalidade. [Doutorado]. São Paulo: Universidade de São Paulo, Faculdade de Medicina, 2009.
4. Harris TR, Wood BR. Physiologic principles. In: Goldsmith JP, Karotkin EH. Assited ventilation of the neonate. 3.ed. Philadelphia: Saunders, 1996. p. 21-68.
5. Spranger LA. Implementação de um oxímetro de pulso. Monografia [Bacharelado em Ciências da Computação]. Universidade Regional de Blumenau, 2004.
6. Pereira M, Vilela H, Pina L. Capnografia como método de monitorização ventilatória durante estados de sedação induzida. Revista SPA 2005; 14(4):24-8.
7. Amaral JLG, Ferreira ACP, Ferez D. Monitorização da respiração: oximetria de capnografia. Rev Bras Anestesiol 1992; 42(1):51-8.
8. Sarmento GJV. Fisioterapia respiratória no paciente crítico. In: Lopes NS. Monitorização respiratória. 3.ed. São Paulo: Manole, 2007. p.84-9.
9. Braz JRC. Monitorização da oxigenação e da ventilação. Rev Bras Anestesiol 1996;46(3):223-40.

17 Asma Aguda Grave

Fabíola Peixoto Ferreira La Torre

Bernardo Kiertsman

INTRODUÇÃO

A asma é a doença crônica mais frequente na criança. Sua prevalência é maior em pacientes menores de 2 anos de idade, com incidência crescente nas taxas de internação na faixa etária entre 1 e 4 anos. A asma é uma doença heterogênea em que não há um agente causal único. É uma doença poligênica e a expressão fenotípica desses genes depende não só da interação entres eles, bem como de uma série de outros fatores ambientais (epigenética) que modificam a suscetibilidade e a sua gravidade.

A asma pode se manifestar precocemente na infância, quando é mais comum nos meninos, ou só posteriormente na vida adulta, em que há predominância do sexo feminino.

DEFINIÇÃO

Asma

O Consenso Internacional (Global Initiative for Asthma – GINA) define a asma como:

> *doença inflamatória crônica das vias aéreas, na qual muitas células e elementos celulares estão envolvidos. A inflamação crônica causa aumento da hiper-responsividade brônquica, levando a episódios recorrentes de sibilância, dispneia, aperto no peito e tosse, principalmente à noite ou ao despertar; usualmente associados a limitação variável ao fluxo aéreo, parcialmente reversível de forma espontânea ou com tratamento.*

É importante enfatizar que as crises são episódicas, porém o processo inflamatório é persistente mesmo fora das exacerbações, devendo ser controlado.

Mal asmático (asma aguda grave)

Definido como episódio agudo de broncoespasmo em que se apresenta insuficiência respiratória progressiva secundária à asma e na qual as formas de terapêutica convencional falharam.

O quadro se caracteriza por aumento da obstrução das vias aéreas e do esforço respiratório, além de desproporção na relação ventilação/perfusão.

EPIDEMIOLOGIA

A asma é uma das condições crônicas mais comuns que afeta tanto crianças quanto adultos, sendo um problema mundial de saúde que acomete cerca de 300 milhões de indivíduos. Sua prevalência tem aumentado nos últimos 20 anos, principalmente entre a população pediátrica, sendo a doença crônica mais frequente na infância.

ALTERAÇÕES PULMONARES E APRESENTAÇÃO CLÍNICA

Na população pediátrica, principalmente em lactentes, o fato de a via aérea ser de menor calibre faz com que esse grupo seja mais suscetível à obstrução por processo inflamatório.

Existe maior risco de sintomas respiratórios em crianças pequenas; dentre os fatores responsáveis, estão:

- pequeno calibre e paredes mais grossas de vias aéreas;
- ausência de poros de Kohn;
- ausência de canais de Lambert;
- número proporcional de glândulas mucosas aumentado.

O diagnóstico clínico da asma é sugerido por um ou mais sintomas, como dispneia, tosse crônica, sibilância, opressão ou desconforto torácico, sobretudo à noite ou nas primeiras horas da manhã. Essa variabilidade de sintomatologia é o que caracteriza o diagnóstico de asma, principalmente se desencadeada por irritantes inespecíficos (fumaças, odores fortes e exercícios), e a melhora dos sintomas após uso de medicações específicas.

A principal expressão clínica de todas as anormalidades na asma é a sibilância, um ruído contínuo e alto, mais comumente ouvido durante a expiração.

As exacerbações da asma são manifestações comuns na vida do asmático, constituindo-se no evento mais temido pelo paciente por ser causa de grande morbidade.

Na maioria das vezes, as exacerbações da asma ocorrem de forma gradual, com deterioração clínica progressiva em um período de 5 a 7 dias. As infecções virais ou a exposição a alérgenos ambientais, seguindo-se poluição ambiental e exposição ocupacional ou a drogas, entre outros, são os fatores mais relacionados ao desenvolvimento das exacerbações.

Até os 5 anos de idade, a resistência das vias aéreas está relacionada quase exclusivamente com o diminuto diâmetro das pequenas vias aéreas inferiores. Dessa forma, quando ocorre broncoespasmo, edema de mucosa e hipersecreção, há aumento exagerado da resistência ao fluxo aéreo. Para manter o volume corrente, é necessário que a criança produza grande pressão negativa intratorácica por meio do aumento da utilização da musculatura acessória. À medida que o quadro evolui, ocorre progressiva diminuição do volume corrente. Com isso, acontece também aumento da frequência respiratória, hiperventilando áreas não obstruídas. O comprometimento da criança com asma não se apresenta de forma homogênea, com áreas parcialmente obstruídas e, por consequência, parcialmente ventiladas.

Durante a inspiração, há aumento no diâmetro da via aérea pela entrada de ar. Na expiração ocorre diminuição, dificultando a saída de ar dos alvéolos, resultando em aumento da capacidade residual final e enfisema (hipoventilação). Nas áreas com obstrução completa (atelectásicas), ocorre efeito *shunt*, por não serem ventiladas. Por outro lado, existem áreas não comprometidas que são hiperventiladas para compensar a hipoxemia e tentar manter o volume-minuto.

O resultado desse desarranjo na relação ventilação/perfusão manifesta-se pela hipoxemia acompanhada de níveis variáveis da $PaCO_2$. O aumento da obstrução e a piora da hipoxemia acarretam progressivo trabalho muscular, podendo causar acidose metabólica, ocasionando acidose mista e resultando em pior prognóstico.

A progressão da hipóxia pode levar a alterações da consciência, resposta cardiovascular com taquicardia inicial e posterior bradicardia e hipotensão, com consequente choque e parada cardiorrespiratória.

AVALIAÇÃO DA CRIANÇA EM CRISE ASMÁTICA

No atendimento inicial de exacerbação da asma, a avaliação clínica deve ser rápida e objetiva.

Histórico da crise: interrogar o paciente acerca dos itens a seguir:

- início da crise asmática e fator envolvido na agudização;
- gravidade dos sintomas em comparação com as crises anteriores;
- medicação de uso regular e horário da última dose;
- internação prévia e atendimento em pronto-socorro (PS);
- episódio prévio de insuficiência respiratória aguda em decorrência da asma: presença de comorbidade (p.ex.: doença pulmonar, doença cardíaca, etc.).

Fatores de risco para crise mais severa:

- histórico prévio de crise de início súbito;
- entubação prévia por asma;

- admissão prévia em unidade de terapia intensiva (UTI);
- duas ou mais internações por asma no último ano;
- três ou mais atendimentos em PS por asma no último ano;
- internação ou atendimento em PS por asma no último mês;
- uso regular de corticosteroide ou suspensão recente de seu uso;
- dificuldade na percepção da gravidade da crise pela família ou por médicos;
- presença de comorbidade;
- uso de drogas ilícitas;
- baixa condição socioeconômica;
- crise em menor de 3 anos de idade: vias aéreas de menor calibre, produzindo fluxo turbulento e consequentemente crises refratárias ao tratamento;
- falta de ambulatórios especializados em pneumologia pediátrica e falta de medicação anti-inflamatória ao nível do atendimento primário.

Alguns fatores de risco devem ser identificados pois apresentam risco de evolução quase fatal ou fatal da exacerbação de asma em crianças com idade inferior a 5 anos:

- idade inferior a 12 meses;
- doses repetidas e não usuais de beta-2-agonistas de curta duração nas primeiras horas após a instalação das anormalidades clínicas;
- recidiva abrupta do quadro clínico apesar de tratamento adequado.

A mortalidade da asma está associada com tratamento precário e subestimação da gravidade da doença, tanto pelos médicos quanto pelos pacientes. A minoria dos óbitos ocorre de forma súbita em indivíduos sem doença grave.

CLASSIFICAÇÃO

Quanto à gravidade da crise (Tabelas 1 e 2).

TABELA 1 CLASSIFICAÇÃO DA INTENSIDADE DAS EXACERBAÇÕES

Achado[a]	Intensidade das exarcebações		
	Leve a moderada	**Grave**	**Muito grave (insuficiência respiratória)**
Impressão clínica geral	Sem alterações	Sem alterações	Cianose, sudorese, exaustão
Estado mental	Normal	Normal ou agitação	Agitação, confusão, sonolência
Dispneia	Ausente ou leve	Moderada	Intensa
Fala	Frases completas	Frases incompletas No lactente: choro curto, dificuldade alimentar	Frases curtas ou monossilábicas No lactente: dificuldade alimentar
Musculatura acessória[b]	Retrações leves/ ausentes	Retrações acentuadas	Retrações acentuadas
Sibilância	Ausente com MV normal, localizada ou difusa	Localizada ou difusa	Ausente com MV diminuído
FR (ciclos/min)[c]	Normal ou aumentada	Aumentada	Aumentada
FC (bpm)	≤ 110	> 110	> 140 ou bradicardia
PFE (%previsto)	> 50	30 a 50	< 30
SpO_2 (%)	> 95	91 a 95	≤ 90
PaO_2 (mmHg)	Normal	Ao redor de 60	< 60
$PaCO_2$ (mmHg)	< 40	< 45	≥ 45

MV: murmúrio vesicular; FR: frequência respiratória; FC: frequência cardíaca; PFE: pico de fluxo expiratório.

[a] A presença de vários parâmetros, mas não necessariamente de todos, indica a classificação geral da crise.

[b] Músculos intercostais, fúrcula ou esternocleidomastóideo.

[c] FR em crianças normais: < 2 meses < 60 ciclos/min; 2 a 11 meses < 50 ciclos/min; 1 a 5 anos < 40 ciclos/min; 6 a 8 anos < 30 ciclos/min; e > 8 anos igual a FR para adultos.

Fonte: Global Initiative for Asthma, Sociedade Brasileira de Pneumologia e Tisiologia e Turner.

TABELA 2 CLASSIFICAÇÃO DE ACORDO COM A GRAVIDADE DA ASMA

	Intermitente	Persistente leve	Persistente moderada	Persistente grave
Sintomas (falta de ar, aperto no peito, chiado e tosse)	≤ 1 vez/semana	> 1vez/semana e < 1 vez/dia	> 2 vezes/semana, mas não diários	Diários
Atividades	Em geral, normais, falta ocasional ao trabalho ou à escola	Limitação para grandes esforços, faltas ocasionais ao trabalho ou à escola	Prejudicadas, algumas faltas ao trabalho ou à escola. Sintomas com exercício moderado	Limitação diária, perda frequente de trabalho ou escola. Sintomas com exercícios leves
Crises	Ocasionais e leves; controladas com broncodilatador, sem ida à emergência	Infrequentes, algumas requerendo curso de corticosteroide	Frequentes; algumas com ida à emergência; uso de corticosteroide sistêmico ou internação	Frequentes e graves; necessidade de corticosteroide sistêmico; internação com risco de vida
Sintomas noturnos	Raros; ≤ 2 vezes/mês	Ocasionais; > 2 vezes/mês e ≤ 1 vez/semana	Comuns; > 1 vez/semana e < 3 vezes/semana	Quase diários; > 2 vezes/semana
Broncodilatador para alívio	≤ 1 vez/semana	≥ 4 vezes/semana	> 2 vezes/semana e < 2 vezes/dia	> 2 vezes/dia
PFE ou VEF1 nas consultas	Pré-broncodilatador > 80% do previsto	Pré-broncodilatador ≥ 80% do previsto	Pré-broncodilatador entre 60 e 80%	Pré-broncodilatador < 60%

PFE: pico de fluxo expiratório; VEF1: volume expiratório forçado em um segundo.

AVALIAÇÃO CLÍNICA E LABORATORIAL

A avaliação continuada e a quantificação da gravidade são fundamentais para acompanhar a evolução do tratamento e a instituição de medidas mais agressivas. As crianças com asma grave geralmente apresentam tosse e sinais de dispneia, aumento do trabalho respiratório e ansiedade. Alterações do nível de consciência, dificuldade para falar, murmúrio vesicular diminuído ou ausente e cianose central são sinais de insuficiência respiratória iminente.

Não existem critérios únicos seguros e aplicáveis e com poder preditivo a todos os pacientes. É aconselhável utilizar um conjunto de dados e, de acordo com os achados, classificar em leve, moderada ou grave.

As alterações típicas durante a fase inicial da crise grave são a hipoxemia e a hipocarbia. O aumento do quadro obstrutivo leva à hipercapnia, e a insuficiência respiratória será iminente. A decisão sobre a ventilação pulmonar mecânica em crianças asmáticas depende da evolução clínica, e não da alteração gasométrica.

ESCORE CLÍNICO (WOOD) DA ASMA

TABELA 3 ESCORE DE GRAVIDADE (WOOD-DOWNES)

Variáveis	Escore		
	0	1	2
Cianose	Nenhum	Ar ambiente	FiO_2 40%
Ruídos inspiratórios	Normais	Desiguais ou ausentes	Diminuídos
Uso da musculatura acessória	Nenhum	Moderado	Máximo
Ruídos expiratórios	Nenhum	Moderados	Máximos
Nível de consciência	Normais	Agitado ou deprimido	Coma

Escore < 5: crise leve; escore ≥ 5: crise moderada (falência respiratória iminente); escore ≥ 7: crise grave (falência respiratória).

Laboratório

- Gasometria arterial: deve ser realizada em todos os pacientes com asma grave. Nenhum teste a substitui ou é superior para a avaliação da gravidade:
  - $PaCO_2$ normal – asma grave;
  - $PaCO_2$ aumentada – parada respiratória iminente;

- hemograma: leucocitose moderada → agudização da asma:
  - neutrofilia → ação dos corticosteroides (após 4 horas do uso);
  - manter hemoglobina > 10 g% nos pacientes com insuficiência ventilatória;
- eletrólitos: ↓ K+ → ação dos beta-adrenérgicos.

Radiografia de tórax

Não é indicada como rotina para crianças não entubadas. Deve ser realizada na exacerbação grave ou para excluir outros diagnósticos e para infecções secundárias bacterianas, como pneumonias.

Eletrocardiograma

Pela possibilidade de arritmias com o uso de beta-adrenérgico contínuo.

CONDUTA

Cuidados gerais

- Jejum na asma moderada/grave;
- hidratação: é necessária e de forma adequada para que as secreções se mantenham fluidas. Alguns pacientes podem apresentar-se desidratados em decorrência de vômitos, febre, recusa alimentar e aumento de perdas insensíveis:
  - realizar expansões com SF 0,9% ou Ringer lactato (RL) e fluidoterapia de manutenção para suplementação da ingesta oral. Incluir suplementação de potássio, por causa da sua diminuição pelo uso continuado de broncodilatadores e corticosteroides;
  - o excesso na hidratação pode levar a edema agudo de pulmão. O débito urinário e o balanço hídrico devem ser monitorados constantemente por causa do risco de secreção inapropriada do ADH;
- antibióticos: não indicados de rotina, pois geralmente o desencadeante infeccioso é viral;
- mucolítico: não indicado;
- fisioterapia respiratória: não indicada na crise.

Medicação específica

- Oxigênio: indicado para todo paciente com hipoxemia, mantendo saturação > 93% como regra. Entretanto, todo paciente com sibilância e dificuldade respiratória que chegue a uma sala de emergência deve receber oxigênio suplementar. O oxigênio deve ser dado também nas nebulizações (pode causar queda transitória da oxigenação por conta de vasodilatação e alteração da relação ventilação/perfusão);
- broncodilatadores de curta duração: a cada 10 a 30 minutos na primeira hora. A eficácia do tratamento é semelhante quando administrados com inalador pressurizado acoplado ou não ao espaçador, ou de nebulizadores;
- nebulização com beta-2-agonista: os mais usados são salbutamol e fenoterol:
  - 0,15 mg/kg/dose (0,03 mL/kg/dose, máximo de 5 mg/dose ou 20 gotas), em 3 a 4 mL de SF 0,9% com fluxo de 6 a 8 L/min. Pode ser administrada a cada 20 minutos por 1 hora (3 doses). Pode ser realizado de modo contínuo na dose de 0,5 mg/kg/hora (máx. 10 a 15 mg/hora), que deve ser considerado em pacientes sem resposta ao tratamento habitual;
  - lembrar que 1 mL = 20 gotas = 5 mg;
  - água destilada não deve ser utilizada como veículo nas nebulizações, por causa do risco de agravamento e até mesmo de óbito durante a exacerbação;
- *spray* com beta-2-agonista:
  - salbutamol: 4 a 8 *puffs* ou 0,5 *puffs*/kg (máx: 10 *puffs*) a cada 20 minutos seguido de 1 a 4 horas;
  - utilizar espaçador;
  - impossibilita o uso de O_2 concomitante;
- beta-2-agonista sistêmico: teoricamente existiriam duas indicações para o seu uso: pobre resposta à terapêutica inalatória e nas crises mais intensas ou de maior gravidade. A taquicardia é um efeito limitante para indicar a infusão endovenosa (EV) de beta-agonistas. Adota-se valor de 200 bpm

como limitante para novos aumentos na dose. Outros efeitos colaterais são: aumento do intervalo QTc, arritmias, hipertensão e hipotensão, hipocalemia, tremores e alteração da relação ventilação/perfusão. Recomenda-se retornar para a terapêutica inalatória assim que se obtenha reversão do broncoespasmo, com melhora do padrão respiratório, volume corrente e diminuição da disfunção respiratória:

- terbutalina (1 mg/mL) subcutânea (SC): 0,01 mg/kg (máx. 0,25 mg) a cada 20 minutos (3 doses);
- adrenalina (1:1000) SC: 0,01 mg/kg (máx. 0,3 a 0,5 mg) a cada 20 minutos (3 doses);
- salbutamol ou terbutalina EV: uma dose de ataque de 10 mcg/kg em 10 minutos, seguida de manutenção de 0,4 a 0,6 mcg/kg/min, com aumentos de 0,2 a cada 15 a 20 minutos e máximo de 4 a 8 mcg/kg/min.

- corticosteroides: efeito benéfico com início evidente em 6 a 8 horas após a primeira dose. Não existe diferença em termos de eficácia ou de rapidez de ação com relação a via de administração (oral ou endovenosa), portanto a via oral deve ser preferencial no início do quadro. Devem ser usados precocemente.

Toda criança que chega à sala de emergência e tem diagnóstico de asma aguda grave deve receber corticosteroide e manter esse tratamento por 3 a 7 dias, independentemente da resposta clínica inicial.

O tempo de início de ação da prednisona e da prednisolona é de 1 hora pós-tomada de forma oral. O pico de atividade anti-inflamatória da metilprednisolona é o mesmo das citadas (entre 1 e 2 horas).

A dose máxima de prednisolona é de 60 mg/dia para menores de 12 anos de idade e de 120 a 180 mg para maiores de 12 anos, em doses divididas de 3 a 4 vezes por dia, por 48 horas. A prednisona pode ser dada a cada 6 horas, nas primeiras 48 horas, devendo ser mantida após a alta por 5 a 7 dias em dose única diária ou 2 vezes ao dia.

TABELA 4 DOSES SUGERIDAS			
	Dose de ataque (mg/kg)	Dose de manutenção no PS por 48 horas (mg/kg a cada 6 horas)	Dose de manutenção de prednisona pós-alta do PS
Metilprednisolona EV (solumedrol)	2	0,5 a 1	1 a 2 mg/kg/dia Máx. 40 mg/dia
Prednisona ou prednisolona VO	1 a 2 (máx. 40 mg)	0,5 a 1 (máx. 20 mg)	1 a 2 mg/kg/dia Máx. 40 mg/dia

POTÊNCIAS RELATIVAS E DOSES EQUIVALENTES DE CORTICOSTEROIDES			
Composto	**Potência anti-inflamatória**	**Duração da ação e meia-vida biológica**	**Dose aproximada equivalente (mg)**
Hidrocortisona	1	Curta: 80 min	20
Prednisona ou prednisolona	4	Intermediária: 60 e 115 a 200 min	5
Metilprednisolona	5	Intermediária: 180 min	4

Drogas alternativas

- Anticolinérgicos: a cada 20 minutos (3 doses), seguindo a cada 2 a 4 horas, nas exacerbações mais graves;
  - brometo de ipratrópio (Atrovent®): derivado quaternário da atropina cujos benefícios clínicos são mais marcantes na abordagem inicial do paciente;
  - 0,12 a 0,25 mg/dose em crianças abaixo de 4 anos de idade;
  - 0,25 a 0,5 mg/dose em crianças acima de 4 anos de idade; ou
  - 5 a 7 mcg/kg (1 mL da solução tem 250 mcg ou 0,25 mg).
- xantinas:
  - teofilina: uso controverso; estreita margem terapêutica (10 a 20 mcg/mL) → tóxica (> 15 mcg/mL);
  - efeitos adversos: náusea, vômitos, agitação, arritmia, hipotensão, convulsão e morte;
  - aminofilina: em pacientes muito graves ou com crises refratárias ao tratamento convencional. Pode ser administrada a cada 6 horas (em

20 a 30 minutos) ou em infusão contínua. Dose de ataque de 6 mg/kg, seguida da dose de manutenção a cada 6 horas ou 1 mg/kg/hora;

- sulfato de magnésio:
  - opção terapêutica para pacientes graves e refratários em sala de emergência.
  - a dose varia de 25 a 75 mg/kg, EV (em 20 minutos), com dose máxima de 2 g;
  - principais eventos adversos: rubor cutâneo e náuseas, fraqueza, arreflexia, arritmias, hipotensão e depressão respiratória (com níveis da droga muito elevados, acima de 12 mg/dL).

Avaliação do tratamento

A avaliação da resposta terapêutica deve ser realizada de 30 a 60 minutos após o tratamento inicial, com reclassificação da gravidade do paciente. Crianças com persistência de saturação de O_2 < 92% após o tratamento habitual têm indicação de internação hospitalar.

A deterioração progressiva ou a manutenção dos critérios de exacerbação muito grave apesar do tratamento adequado, bem como a necessidade de ventilação mecânica ou a ocorrência de parada cardiorrespiratória, compõem critérios para a transferência para uma UTI.

TABELA 5 DROGAS UTILIZADAS NO TRATAMENTO DA ASMA

Apresentação	Doses e intervalos	Observação
Salbutamol gotas Solução para nebulização (5 mg/mL)	Nebulização intermitente frequente: Crianças: 0,07 a 0,15 mg/kg, a cada 20 min, por 3 doses Dose máxima: 5 mg (1 mL) Adultos: 2,5 a 5 mg, a cada 20 min, por 3 doses	Diluir em soro fisiológico

(continua)

(continuação)

Apresentação	Doses e intervalos	Observação
	Nebulização contínua: Crianças: 0,3 a 0,5 mg/kg/h Dose máxima: 10 a 15 mg/h Adultos: 10 a 15 mg/h	Diluir em soro fisiológico e acoplar a sistema de bomba de infusão Manter taxa de infusão da bomba em 12 a 14 mL/h Mais bem tolerado acima dos 4 anos de idade
Salbutamol *spray* (100 mcg/jato)	Crianças: 1 jato/2 a 3 kg, a cada 20 min, por 3 doses Dose máxima: 10 jatos Adultos: 4 a 8 jatos, a cada 20 min, por 3 doses	Utilizar com espaçador Dose controversa na criança; pode ser prescrita de maneira independente do peso (a exemplo dos adultos)
Salbutamol injetável (0,5 mg/mL)	Crianças: Bolo: 15 a 20 mcg/kg, em 10 a 15 min Infusão contínua: 0,5 a 1 mcg/kg/min Aumento das taxas de infusão a cada 20 a 30 min Dose máxima: 8 a 15 mcg/kg/min Adultos: 200 mcg em 10 min, seguido de infusão de 3 a 12 mcg/min	Controverso, principalmente nos adultos Dose máxima titulada por resposta individual Aumentada para efeito clínico ou limitada por efeito colateral indesejável
Fenoterol gotas Solução para nebulização (5 mg/mL)	Nebulização intermitente frequente: Crianças: 0,07 a 0,15 mg/kg, a cada 20 min, por 3 doses Dose máxima: 5 mg (1 mL) Adultos: 2,5 a 5 mg, a cada 20 min, por 3 doses	Diluir em soro fisiológico
Fenoterol *spray* (100 mcg/jato)	Crianças: 1 jato/2 a 3 kg a cada 20 min, por 3 doses Dose máxima: 10 jatos Adultos: 4 a 8 jatos, a cada 20 min, por 3 doses	Com espaçador Na apresentação de 200 mcg/jato, as doses devem ser 50% menores
Terbutalina gotas Solução para nebulização (10 mg/mL)	Nebulização intermitente frequente: Crianças: 0,07 a 0,15 mg/kg, a cada 20 min, por 3 doses Dose máxima: 5 mg (1 mL) Adultos: 2,5 a 5 mg, a cada 20 min, por 3 doses	Diluir em soro fisiológico

(continua)

(continuação)

Apresentação	Doses e intervalos	Observação
Brometo de ipratrópio Solução para nebulização (0,25 mg/mL)	Crianças < 10 kg: 0,125 mg (0,5 mL), a cada 20 min, por 3 doses Crianças > 10 kg: 0,250 mg (1 mL), a cada 20 min, por 3 doses Adultos: 0,5 mg, a cada 20 min, por 3 doses; em seguida, a cada 2 a 4 h	Associado com o beta-2-agonista Benefício controverso na criança após a primeira hora
Brometo de ipratrópio *spray* (0,02 mg/jato)	Crianças < 5 anos: 2 jatos a cada 20 min, por 3 doses Crianças ≥ 5 anos: 4 jatos a cada 20 min, por 3 doses Adultos: 4 a 8 jatos, a cada 20 min, por 3 doses; em seguida, a cada 2 a 4 h	Com espaçador Associado com o beta-2-agonista Benefício controverso na criança após a primeira hora
Prednisona ou prednisolona Suspensão oral ou comprimidos	Crianças: 1 a 2 mg/kg/dia Dose máxima: 60 mg Adultos: 1 mg/kg	Administrar ainda na primeira hora
Hidrocortisona Solução injetável	Crianças: 2 a 4 mg/kg/dose, a cada 4 a 6 h Dose máxima: 250 mg Adultos: 2 a 3 mg/kg, a cada 4 h	Administrar ainda na primeira hora
Metilprednisolona Solução injetável	Crianças: 0,5 a 1 mg/kg/dose, a cada 4 a 6 h Dose máxima: 60 mg Adultos: 60 a 125 mg, a cada 6 h	Administrar ainda na primeira hora
Sulfato de magnésio 50% Solução injetável	Crianças: 25 a 75 mg/kg/dose Dose máxima: 2 g Adultos: 2 g (4 mL)	Crianças: diluir a uma concentração de 60 mg/mL (máx 200 mg/mL) Adultos: diluir em 50 mL de soro fisiológico Infusão lenta (superior a 20 min) Pode repetir em 20 min
Aminofilina Solução injetável	Crianças: Bolo: 6 a 9 mg/kg Dose máxima: 2 g Infusão: 0,7 a 0,9 mg/kg/h (ajustar de acordo com nível plasmático) Adultos: Bolo: 5 a 6 mg/kg Infusão: 0,6 a 0,9 mg/kg/h	Uso prévio, não administrar bolo Diluição: 1 mg/mL (máximo 25 mg/mL) Taxa de infusão máxima: 25 mg/min Nível plasmático desejável: 8 a 15 mcg/mL (coletado 12 a 24 h após o início da infusão)

Resumo do tratamento inicial no serviço de emergência

Avaliação inicial: frequência respiratória (FR), frequência cardíaca (FC) e pico de fluxo expiratório (PFE), uso de musculatura acessória, dispneia, grau de alerta, cor, saturação de O_2.

O tratamento consiste em:

- oxigênio por máscara facial para manter saturação > 95%;
- nebulizar 3 vezes, em intervalo inicial de 20 minutos com beta-2-agonista (0,1 mg/kg/dose, máx. 5 mg/dose); fluxo mínimo de O_2 6 L/min ou *spray*/inaladores de pó (200 a 300 mcg/dose) a cada 20 minutos, até 1 hora (3 doses);
- associar brometo de ipratrópio em casos de crises graves: 125 a 250 mcg/dose, 10 a 20 gotas;
- prednisona ou prednisolona via oral (VO): iniciar se paciente for dependente de corticosteroide ou não responder ao tratamento com inalação. Se a criança estiver em condições de engolir medicamentos, tratar com metilprednisolona ou hidrocortisona EV.

Reavaliar FR, FC, ausculta, uso da musculatura acessória, dispneia, SpO_2:

- resposta clínica satisfatória:
  - usar oxigênio conforme a necessidade;
  - repetir broncodilatador a cada 2 a 4 horas;
  - monitorar FC, FR e saturação;
- se continuar melhorando:
  - suspender medicações EV;
  - manter uso de beta-2 regularmente;
  - considerar corticosteroide VO;
  - considerar alta;
- resposta clínica insatisfatória:
  - adicionar anticolinérgico, se ainda não estiver usando;
  - manter ou adicionar corticosteroide;

- manter beta-2-agonistas a cada 20 minutos ou nebulização contínua com beta-2 (0,3 a 0,5 mg/kg/hora);
- reavaliar em 1 hora.

- má resposta: aumento da FR, FC, diminuição da entrada de ar, uso importante da musculatura acessória, saturação < 91% em ar ambiente;
  - manter nebulização contínua ou a cada 20 minutos com beta-2-agonista;
  - considerar sulfato de magnésio: 25 a 75 mg/kg, máximo de 2 g. Infusão em 20 a 30 minutos;
- sem melhora:
  - considerar beta-2 EV;
  - considerar xantina EV;
  - sequência rápida de entubação;
  - lembrar: a decisão de entubar uma criança asmática deve obedecer critérios estritos e deve ser evitada sempre que possível, pois pode agravar o broncoespasmo, e a ventilação com pressão positiva pode aumentar o risco de barotrauma e depressão circulatória;
  - indicações clássicas: alterações do nível de consciência, exaustão, tórax silencioso a despeito da disfunção respiratória grave e retenção progressiva de CO_2;
  - transferir o paciente para a UTI.

Entubação endotraqueal em serviços de emergência:

- a sequência rápida de entubação tem se mostrado a opção mais segura. A cetamina tem sido a mais utilizada por não comprometer a estabilidade hemodinâmica e por produzir broncodilatação.

Ventilação pulmonar mecânica

- Uma vez entubado, o paciente deve ser mantido sedado e, em algumas situações, paralisado nas primeiras 24 a 48 horas;
- modo ventilatório: volume controlado continua a ser o método tradicional; a pressão controlada pode, teoricamente, ter mais vantagens em proporcionar ventilação mais uniforme;
- sedativos utilizados na criança entubada com asma grave:

  - midazolam: 0,04 a 0,6 mg/kg/hora;
  - fentanila: 0,7 a 10 mcg/kg/hora;
  - propofol: 1 a 5 mg/kg/hora;
  - ketamina:0,5 a 2 mg/kg/hora.
- bloqueadores neuromusculares:
  - pancurônio: 0,1 mg/kg/dose e 1 a 2 mcg/kg/min, de forma contínua;
  - vecurônio: 0,05 a 0,1 mg/kg/dose e 1 a 2 mcg/kg/min;
  - atracúrio: 0,3 a 0,5 mg/kg/dose e 4 a 12 mcg/kg/min.

Apêndice

EQUIPOTÊNCIA ESTIMADA DOS CORTICOSTEROIDES INALATÓRIOS PARA CRIANÇAS MAIORES DE 5 ANOS[a]

Corticosteroides inalatórios	Dose diária (mcg)		
	Baixa	Média	Alta[b]
Dipropionato de beclometasona	100 a 200	> 200 a 400	> 400
Budesonida	100 a 200	> 200 a 400	> 400
Budesonida nebulizada	250 a 500	> 500 a 1.000	> 1.000
Ciclesonida[c]	80 a 160	> 160 a 320	> 320 a 1.280
Furoato de mometasona[c]	100	≥ 200	≥ 400
Propionato de fluticasona	100 a 200	> 200 a 500	> 500

[a] Comparações baseadas em dados de eficácia.

[b] Pacientes em uso de altas doses, exceto por curtos períodos, devem ser encaminhados a especialista para considerar associações alternativas por outros tipos de drogas. As doses máximas recomendadas são arbitrárias, mas o uso prolongado está associado ao aumento do risco de efeitos sistêmicos.

[c] Dose diária única.

Fonte: adaptada de Global Initiative for Asthma – GINA. Bethesda: Global Initiative for Asthma. [citado em 01/04/2011] Global Strategy for Asthma Management and Prevention, 2010. Disponível em: http://www.ginaasthma.org/pdf/GINA_Report_2010.pdf.

BIBLIOGRAFIA

1. Asthma – United States 1980-1987. MMWR Morb Mortal Wkly Rep 1990; 39:493-7.
2. Bohn D, Kisson N. Acute asthma. Pediatr Crit Care Med 2001; 2(2):151-63.
3. Carvalho WB. Asma brônquica. In: Carvalho WB, Troster EJ, Proença Filho JO, Hirschheimer MR, Freddi NA. Ventilação pulmonar mecânica em pediatria e neonatologia. 2.ed. São Paulo: Atheneu, 2004. p.325-30.
4. Fernandes JC, Lotufo JPB. Asma aguda grave. PROAMI – Programa de atualização em medicina intensiva (ciclo 3, módulo 1). Porto Alegre: Artmed, 2007. p.117-63.
5. Global Initiative for Asthma – GINA. Bethesda: Global Initiative for Asthma. Global Strategy for Asthma Management and Prevention, 2010. Disponível em: http://www.ginasthma.org/pdf/GINA_Report_2010.pdf.
6. Sociedade Brasileira de Pneumologia e Tisiologia. Diretrizes da Sociedade Brasileira de Pneumologia e Tisiologia para o manejo da asma – 2012. J Bras Pneumol 2012; 38(suppl 1):S1-46 .
7. Sociedade Brasileira de Pneumologia e Tisiologia; Sociedade Brasileira de Alergia e Imunopatologia; Sociedade Brasileira de Pediatria; Sociedade Brasileira de Clínica Médica. IV Consenso Brasileiro no manejo de asma. J Bras Pneumol 2006; 32(suppl 7):S447-74.
8. Werner HA. Status asthmaticus in children: a review. Chest 2001; 119(6):1913-29.

18 Síndrome do Desconforto Respiratório Agudo

Juliana Gamo Storni
Renata Cardoso Romagosa
Regina Grigolli Cesar

Casos de lesão pulmonar aguda (LPA) e de síndrome do desconforto respiratório agudo (SDRA) em crianças têm sido relatados desde a descrição da síndrome por Ashbaugh et al., em 1967.[1]

A SDRA representa uma falência respiratória aguda grave, que acomete ambos os pulmões e ocorre por diferentes etiologias.

De acordo com o consenso da American Toracic Society (ATS) e da European Society of Intensive Care Medicine, de 1994, o termo SDRA é usado para representar a forma mais grave da lesão pulmonar aguda como uma síndrome inflamatória que cursa com aumento da permeabilidade vascular e anormalidades clínicas, radiológicas e fisiológicas, caracterizadas pelos seguintes critérios:

- início súbito;
- hipoxemia (PaO_2/FiO_2 < 200 mmHg para SDRA e < 300 mmHg para LPA);

- infiltrados difusos bilaterais na radiografia de tórax;
- pressão capilar pulmonar < 18 mmHg ou ausência de hipertensão atrial esquerda.

Embora seja a definição mais utilizada e considerada padrão para a pesquisa clínica até o presente momento, existem controvérsias a respeito da confiabilidade e da validade de seus vários critérios.

Os relatos iniciais da SDRA na faixa etária pediátrica iniciaram a partir dos anos 1980, definindo-se como um quadro importante de insuficiência respiratória aguda hipoxêmica caracterizado por edema pulmonar não cardiogênico decorrente do aumento da permeabilidade vascular pulmonar.

Em 2011, Barbosa et al.[2] apresentaram duas propostas de critérios diagnósticos para a faixa etária pediátrica: a primeira, para um diagnóstico de LPA precoce mais abrangente e sensível para a aplicação em pacientes no setor de emergência e enfermaria, com o objetivo de diagnosticar a LPA em fases iniciais e prevenir a evolução para a SDRA (Tabela 1); a segunda para um diagnóstico mais preciso e restrito de LPA e SDRA em crianças submetidas a suporte ventilatório invasivo ou não invasivo, com o objetivo de avaliar a eficácia terapêutica de intervenções (Tabela 2).

Em maio de 2012,[3] foi publicada a *Acute Respiratory Distress Syndrome – The Berlin Definition* com as novas definições, porém em pacientes adultos. São elas:

- tempo: início em no máximo 1 semana após o insulto agudo ou piora dos sintomas respiratórios;
- imagem: opacidades bilaterais, que não se explicam somente por derrame pleural, nódulos ou atelectasias (sugere-se fazer radiografia simples e tomografia computadorizada);
- origem do edema: afastar origem cardíaca ou hiper-hidratação, preferencialmente com método objetivo (ecocardiograma);
- oxigenação: relação PaO_2/FiO_2 – leve (201 a 300); moderada (101 a 200); grave (< 100), associada a uso de pressão positiva expiratória final (Peep) maior ou igual a 5 cmH_2O.

TABELA 1 PROPOSTA DE CRITÉRIOS DIAGNÓSTICOS PARA LPA PRECOCE	
Início agudo	Sinais clínicos de desconforto respiratório nos primeiros 7 dias de presença de fator de risco
Hipoxemia	SpO_2 < 90% para LPA e SpO_2 < 80% para SDRA, em ar ambiente
Radiografia de tórax	Hipotransparências pulmonares difusas e bilaterais
Edema pulmonar não cardiogênico	Ausência de evidência clínica de insuficiência cardíaca

SpO_2: saturação periférica de oxigênio.

TABELAB 2 PROPOSTA DE CRITÉRIOS DIAGNÓSTICOS PARA LPA/SDRA EM CRIANÇAS SOB VENTILAÇÃO MECÂNICA INVASIVA OU NÃO INVASIVA	
Início agudo	Sinais clínicos de desconforto respiratório nos primeiros sete dias de presença de fator de risco
Hipoxemia	SpO_2/FiO_2 < 260 para LPA e SpO_2/FiO_2 < 210 para SDRA com Peep = 5 a 10 * e FiO_2 = 0,5
Radiografia de tórax	Hipotransparências pulmonares difusas, bilaterais, de aparecimento e evolução aguda
Edema pulmonar não cardiogênico	Ausência de evidência ecocardiográfica de insuficiência cardíaca

Peep: pressão positiva expiratória final.

*Peep = 5 (≤10 kg); Peep = 6 (11 a 15 kg); Peep = 7 (16 a 20 kg); Peep = 8 (21a 30 kg); Peep = 9 (31a 40 kg); Peep = 10 (≥ 41 kg).

Essa síndrome ocorre em 1 a 4% de todas as internações em unidade de terapia intensiva (UTI) pediátrica, com mortalidade variando entre 50 e 75%.

Existem várias doenças que precipitam mais significativamente a SDRA. Dentre elas, há uma divisão entre as causas de origem pulmonar ou diretas e de origem não pulmonar ou indireta. Sepse, pneumonia e aspiração são os principais diagnósticos relacionados à LPA/SDRA na criança.

FIGURA 1 Radiografias de tórax com infiltrados intersticiais bilaterais.

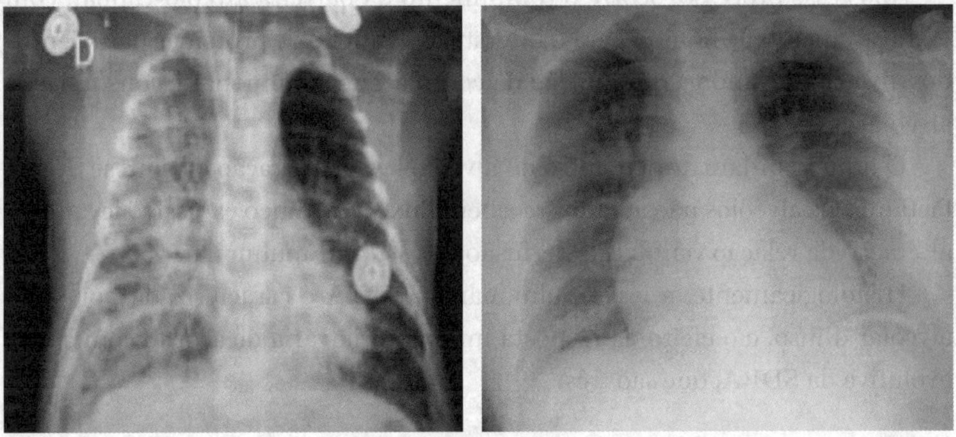

TABELA 3 CAUSAS DA SDRA	
Lesão pulmonar direta	**Lesão pulmonar indireta**
Aspiração	Sepse
Pneumonia	Choque
Inalação de gases tóxicos	Trauma
Contusão pulmonar direta	Drogas
	Pancreatite
	Embolia
	Eclâmpsia
	Quase afogamento
	Coagulação intravascular disseminada
	Circulação extracorpórea

FISIOPATOLOGIA

A SDRA resulta da lesão inflamatória no alvéolo que causa liberação de mediadores inflamatórios na corrente sanguínea. O mecanismo de lesão acontece em consequência da atuação de neutrófilos que se ativam liberando mediadores inflamatórios que lesam o epitélio alveolar e o endotélio vascular.

Após esse processo, ocorre o rompimento da barreira alvéolo-capilar, com extravasamento de líquido para o interstício e influxo de proteínas para dentro dos alvéolos, levando à diminuição da complacência pulmonar e consolidação alveolar.

O líquido inflamatório dentro do alvéolo leva à alteração da síntese de surfactante. Os alvéolos não aerados recebem fluxo sanguíneo excessivo levando à alteração da relação ventilação/perfusão e *shunt* intrapulmonar.

Histologicamente, a lesão pulmonar na SDRA é caracterizada por dano alveolar difuso, e o efeito da resposta inflamatória varia de acordo com a fase evolutiva da SDRA, que são três:

- fase exsudativa: é a primeira fase, sendo também chamada de fase aguda. Ocorre resposta inflamatória mediada por neutrófilos, lesão dos pneumócitos dos tipos I e II com déficit de produção de surfactante, resultando em colapso alveolar. Somando-se a esse dano alveolar ocorre uma redução da fibrinólise que provoca formação de coágulos e regiões de microinfartos na circulação pulmonar;
- fase proliferativa: é a segunda fase, onde ocorre hipoplasia dos pneumócitos do tipo II, proliferação de fibroblastos nos espaços intra-alveolares e membrana basal. Nessa fase, ocorre o aumento da espessura da membrana alvéolo-capilar prejudicando as trocas gasosas. Alguns pacientes não progridem para essa fase, melhorando o quadro após a primeira fase;
- fase fibrótica: é a fase final da SDRA. Nessa etapa ocorre a diminuição dos neutrófilos no pulmão com aumento de macrófagos e linfócitos, além da formação de colágeno formando áreas de fibrose intersticiais e alveolares.

TRATAMENTO

Inicialmente, deve-se conhecer a causa da SDRA e tratá-la. Os objetivos do tratamento visam a manutenção de uma nutrição adequada, manejo hemodinâmico para estabilidade cardiocirculatória, manutenção do equilíbrio acidobásico, corticoide, proteína C ativada, ventilação mecânica visando à melhora

FIGURA 2 Alvéolo normal e alvéolo de paciente com SDRA.

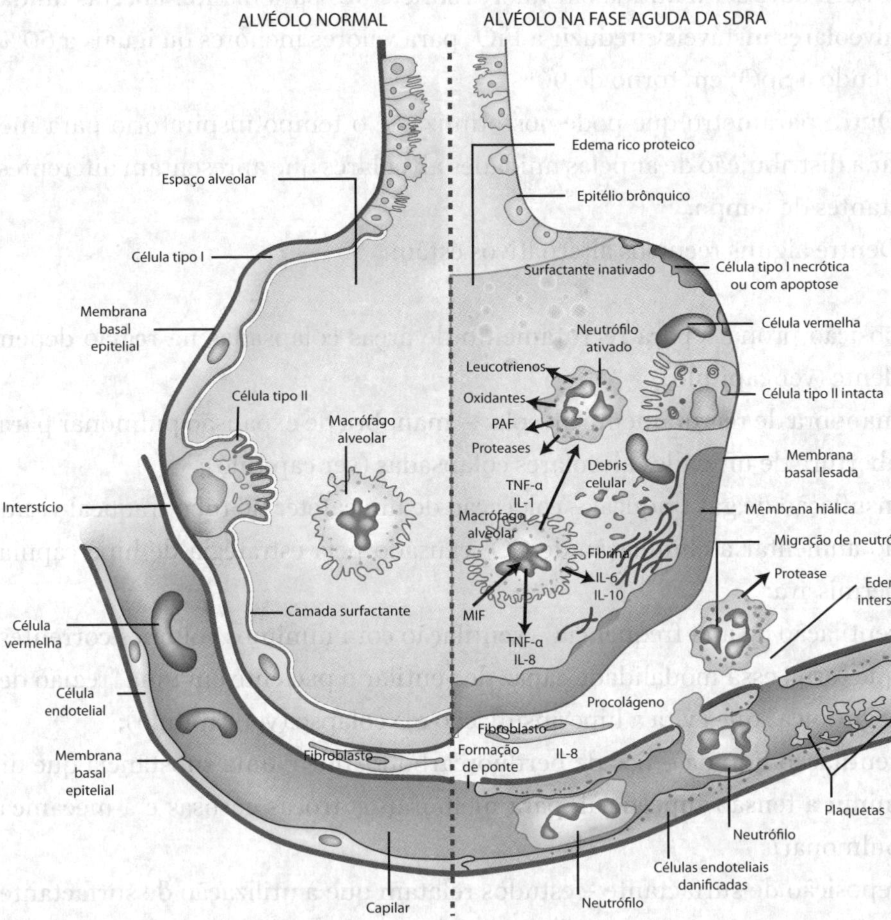

de trocas gasosas, prevenção de lesão induzida pela ventilação mecânica, visto que a permeabilidade do epitélio alveolar na criança é inversamente proporcional à idade pós-natal.

VENTILAÇÃO MECÂNICA

Preconiza-se a ventilação protetora. Baseado em estudos controlados, utilizam-se volumes correntes baixos, em torno dos 5 mL/kg, permitindo uma pressão de CO_2 elevada (hipercapnia permissiva) desde que o pH seja maior ou igual a 7,20, limitando-se a pressão de pico em 35 cmH_2O.

A Peep deve ser mantida em valores suficientes para manter abertas unidades alveolares instáveis e reduzir a FiO_2 para valores menores ou iguais a 60%, mantendo a SpO_2 em torno de 90%.

Outro parâmetro que podemos otimizar é o tempo inspiratório para melhorar a distribuição de ar pelas unidades alveolares que apresentam diferentes constantes de tempo.

Dentre alguns recursos alternativos estão:

- posição prona – para recrutamento de áreas colapsadas na região dependente (ver capítulo);
- manobra de recrutamento alveolar – manobra de expansão pulmonar para abertura de unidades alveolares colapsadas (ver capítulo);
- insuflação de gás traqueal – colocação de um cateter no tubo traqueal visando aumentar a eliminação de CO_2 causado pela estratégia de hipercapnia permissiva;
- ventilação de alta frequência – ventilação com mínimos volumes correntes que torna essa modalidade capaz de ventilar o paciente em uma "região de segurança" que evita a hiperinsuflação e o colapso (ver capítulo);
- ventilação líquida – uso de perfluorcarbono, que é uma substância que diminui a tensão superficial, para melhorar as trocas gasosas e a mecânica pulmonar;
- reposição de surfactante – estudos relatam que a utilização de surfactante melhorou as trocas gasosas e diminuiu o tempo de suporte ventilatório com aumento do tempo de sobrevivência, porém esses resultados não são de estudos randomizados;
- óxido nítrico – é um vasodilatador pulmonar que não demonstrou impacto na mortalidade e no tempo de internação, mostrando apenas uma melhora na oxigenação nas primeiras 24 horas de uso;
- oxigenação por membrana extracorpórea (ECMO) – usada para propiciar suporte cardiorrespiratório. Se restringe a pacientes não responsivos aos métodos anteriores.

A possibilidade de diagnóstico precoce antes da entubação traqueal constitui uma oportunidade valiosa para a introdução de novas estratégias preventivas para diminuir a morbidade e a mortalidade. Existe a necessidade de estudos randomizados para a comprovação dessas técnicas.

REFERÊNCIAS BIBLIOGRÁFICAS

1. Ashbaugh DG, Bigelow DB, Petty TL, Levine BE. Acute respiratory distress in adults. Lancet 1967; 319-23.
2. Barbosa MCM, Barbosa AP, Rocco PRM. Diagnóstico da síndrome do desconforto respiratório agudo na criança. Pulmão RJ 2011; 20(1):7-12.
3. Ranieri VM, Rubenfeld GD, Thompson BT, Ferguson ND, Caldwell E, Fan E et al. Acute respiratory distress syndrome – the Berlin definition. JAMA 2012; 307(23):2526-33.

BIBLIOGRAFIA

1. Amato MB, Barbas CS, Medeiros DM, Magaldi RB, Schettino GP, Lorenzi Filho G et al. Effect of protective ventilation strategy on mortality in the acute respiratory distress syndrome. N Engl J Med 1998; 338(6):347-54.
2. Barbas CSV. Lung recruitment maneuvers in acute respiratory distress syndrome and facilitating resolution. Crit Care Med 2003; 31(suppl 4):S265-71.
3. Bernard GR, Artigas A, Brigham KL, Carlet J, Falke K, Hudson L et al. The American-European Consensus Conference on ARDS. Definitions, mechanisms, relevant outcomes, and clinical trial coordination. Am J Respir Crit Care Med 1994; 149(3 Pt 1):818-24.
4. Brower RG, Morris A, MacIntyre N, Matthay MA, Hayden D, Thompson T et al. Effects of recruitment maneuvers in patients with acute lung injury and acute respiratory distress syndrome ventilated with high positive end-expiratory pressure. Crit Care Med 2003; 31(11):2592-7.
5. Carvalho ES, Carvalho WB. Terapêutica e prática pediátrica. São Paulo: Atheneu, 2001.

6. Faria LS, Arneiro AHA, Troster EJ. Ventilação de alta frequência em crianças e adolescentes com SDRA (impacto sobre o uso de circulação por membrana extracorpórea). Rev Assoc Med Bras 2007; 53(3):223-8.
7. Faria LS, Troster EJ. Síndrome do desconforto respiratório agudo em crianças. In: Knobel E. Terapia intensiva: pediatria e neonatologia. São Paulo: Atheneu, 2005.
8. Pontes CJC, Aristóteles LR. Síndrome do desconforto respiratório agudo em crianças. In: Sarmento GJV. Fisioterapia respiratória em pediatria e neonatologia. São Paulo: Manole, 2007.
9. Rotta AT, Kunrath CLB, Wiryawan B. O manejo da síndrome do desconforto respiratório agudo. J Pediatr (Rio J) 2003; 79(suppl 2):S149-60.
10. Ventilation with lower tidal volumes as compared with traditional tidal volumes for acute lung injury and the acute respiratory distress syndrome. The Acute Respiratory Distress Syndrome Network. N Engl J Med 2000; 342(18):1301-8.
11. Ware LB, Matthay MA. The acute respiratory distress syndrome. N Engl J Med 2000; 342(18):1334-49.

19

Bronquiolite Obliterante

Lúcia Harumi Muramatu
Bernardo Kiertsman
Eduardo de Aguiar Ferone

INTRODUÇÃO

A bronquiolite obliterante (BO) é considerada uma forma rara de doença pulmonar crônica na infância, mais prevalente em países em desenvolvimento, como o Brasil,[1,2] apesar da escassez de dados. A bronquiolite é associada a infecções virais na infância e a BO aparece como sequela mais grave. O conhecimento dos aspectos fisiopatológicos envolvidos ainda é limitado, apesar de os avanços da medicina intensiva proporcionarem maior chance de sobrevivência aos pacientes.[2,3]

DESCRIÇÃO

BO é a uma síndrome que apresenta como desfecho obstrução crônica ao fluxo aéreo por causa da inflamação e fibrose em bronquíolos terminais.[4] Pode apresentar-se como bronquiolite proliferativa ou bronquiolite constritiva.[5] A primeira é representada por lesões constituídas por tecido de granulação com diferentes células inflamatórias e que formam pólipos na luz das vias aéreas comprometidas. Essas lesões podem estar acompanhadas de espessamento dos septos e interstícios alveolares. Quando o comprometimento envolve também os alvéolos, o processo confere à lesão o termo bronquiolite obliterante com pneumonia em organização (BOOP).[6]

Na evolução da BO constritiva, ocorre necrose do epitélio bronquiolar, especialmente dos bronquíolos terminais, e evolução para um processo de fibrose progressiva em sentido concêntrico, reduzindo ou obliterando completamente a via aérea afetada.[7] Outro achado frequente é a bronquiectasia decorrente da destruição e desorganização do músculo e do tecido elástico da parede bronquiolar.[5]

CAUSAS E CLASSIFICAÇÃO

Segundo a classificação clínica, as doenças bronquiolares estão divididas em três grupos: bronquiolite sem obstrução do fluxo aéreo, doenças bronquiolares com obstrução do fluxo aéreo (que inclui a BO constritiva) e doenças bronquiolares intersticiais (que inclui a BOOP).[8] As causas associadas a cada um desses grupos estão representadas na Tabela 1.

TABELA 1 CLASSIFICAÇÃO CLÍNICA DAS DOENÇAS BRONQUIOLARES[8]
Bronquiolite sem obstrução do fluxo aéreo
Doenças bronquiolares com obstrução do fluxo aéreo
Bronquiolite (bronquiolite membranosa)
Bronquiolite aguda
Bronquiolite crônica
Bronquiolite respiratória em fumantes
Bronquiolite associada à inalação de poeira mineral
Panbronquiolite difusa
Bronquiolite obliterante (bronquiolite constritiva)
Idiopática
Associada a inalação de substâncias irritantes
Pós-infecciosa
Associada à doença reumatoide (doença do tecido conjuntivo)
Associada ao uso de drogas
Pós-transplante
Outras

(continua)

(continuação)

Doenças bronquiolares intersticiais
Bronquiolite respiratória com doença intersticial pulmonar
BOOP
Idiopática
Pós-infecciosa
Associada a doença reumatoide (doença do tecido conjuntivo)
Associada a lesão localizada
Associada ao uso de drogas
Associada a doença imunológica
Outras

Boop: bronquiolite obliterante com pneumonia em organização.

Nas crianças, as infecções respiratórias de vias aéreas inferiores, especialmente aquelas associadas aos adenovírus, vírus da influenza, parainfluenza, vírus do sarampo e *Mycoplasma pneumoniae*,[9] são a principal causa de BO, de padrão constritivo na maioria dos casos.[3] A bronquiolite viral aguda (BVA) é a principal responsável pelos casos de BO em pediatria. Estima-se que 1% dos pacientes pode evoluir para a doença crônica,[10] uma frequência expressiva à medida que a BVA está entre as primeiras causas de hospitalização de lactentes em alguns países,[11,12] chegando a afetar até 10% das crianças no primeiro ano de vida.[13]

Entre os agentes etiológicos potenciais, o adenovírus está fortemente associado à BO pós-infecciosa na infância.[9,14] A gravidade e a evolução da doença estão relacionadas ao genótipo viral, mais especificamente aos adenovírus tipos 3, 7 e 21, sendo o tipo 7 associado a 20% das infecções por adenovírus comunicadas à Organização Mundial da Saúde (OMS), com elevada incidência no cone sul da América do Sul.[15-18] Infecções do trato respiratório inferior por adenovírus podem deixar sequelas em até 14 a 60% das crianças,[14,19] tendo sido verificada presença de imunocomplexos com antígenos de adenovírus nos pulmões de pacientes com infecções graves, além de elevados níveis de interleucina 6 (IL-6), interlucina 8 (IL-8) e fator de necrose tumoral alfa (TNF-alfa).[20,21] O maior comprometimento respiratório durante a infecção aguda por adenovírus foi considerado fator de risco para crianças que desenvolveram BO em relação às que não apresentaram sequelas após a agressão inicial.[9,14] O uso de ventilação mecânica também pode ser considerado um fator de risco associado, sendo necessários mais estudos para esclarecer sua relação de causa e efeito na BO.[9]

QUADRO CLÍNICO

O quadro clínico observado é o de uma bronquiolite aguda que persiste com os sinais e sintomas característicos. Fazem parte das manifestações os seguintes achados: dispneia, taquipneia, tosse persistente, intolerância ao exercício, retrações torácicas, aumento do diâmetro anteroposterior do tórax, crepitações difusas, sibilância e/ou hipoxemia ($SatO_2 < 92\%$) com necessidade de oxigênio.[1] A persistência desses sintomas, apesar dos tratamentos habituais, acompanhada por períodos de piora com exacerbação pulmonar deve chamar a atenção para a possibilidade da bronquiolopatia crônica. Na BO constritiva pós-infecciosa, a deformidade dos bronquíolos, associada aos tampões mucosos, acarreta obstrução à passagem de ar na via aérea acometida, predispondo à formação de atelectasias ou ao aprisionamento aéreo. A estase de muco ainda contribui para a persistência do processo inflamatório, acarretando o surgimento de bronquiectasias.[22] Conforme o espectro de comprometimento anatomopatológico for variável, o quadro clínico também pode variar entre casos leves, sem alterações da função pulmonar e com alterações tomográficas mínimas, e quadros muito graves, com perda funcional importante e extensas anomalias na tomografia de tórax.[14]

DIAGNÓSTICO

A BO pós-infecciosa aparece como possível etiologia do comprometimento respiratório, nos casos em que foram descartadas outras causas de doença pulmonar crônica, com persistência do comprometimento pulmonar após um quadro de bronquiolite aguda. Alguns autores consideram um período sintomático maior que 3 a 4 semanas como indicativo da possibilidade de BO pós-infecciosa.[23,24] A associação entre quadro clínico compatível e alterações tomográficas compatíveis podem sugerir o diagnóstico, ficando a biópsia pulmonar para os casos duvidosos.[5]

Recentemente, foi desenvolvido e validado um sistema clínico-radiológico de pontuação capaz de predizer o diagnóstico em crianças menores de 2 anos de idade com 100% de especificidade e 67% de sensibilidade.[25] Conforme a atribuição apresentada na Tabela 2, é necessária uma soma ≥ 7 pontos.

TABELA 2 DIAGNÓSTICO DE BO EM CRIANÇAS MENORES DE 2 ANOS

Variável	Pontuação
História de paciente previamente hígido, com grave episódio de bronquiolite que desenvolve hipoxemia crônica ($SatO_2$ < 92%), por mais de 60 dias	4 pontos
Histórico de infecção por adenovírus	3 pontos
TCAR com padrão em mosaico	4 pontos

TCAR: Tomografia computadorizada de alta resolução.

DIAGNÓSTICO DIFERENCIAL

Fazem parte dos diagnósticos diferenciais as doenças que causam obstrução crônica ao fluxo aéreo em crianças, dentre elas fibrose cística, tuberculose pulmonar e certas malformações pulmonares. Algumas vezes, podem ser identificadas doenças que predispõem ao desenvolvimento de BO, como refluxo gastroesofágico, síndromes aspirativas, as imunodeficiências e a deficiência de alfa-1-antitripsina[26]. O diagnóstico diferencial deve ser feito com a sibilância recorrente pós-viral, que pode acometer até 75% dos lactentes após uma bronquiolite aguda cuja principal característica clínica, a recorrência dos sintomas com intervalos assintomáticos entre as exacerbações, é o que a difere do caráter persistente da BO.[27]

EXAMES LABORATORIAIS

Pesquisas de agentes potencialmente causadores da doença aguda, especialmente o adenovírus, têm grande valor para esclarecer evoluções atípicas. Técnicas de imunofluorescência, PCR e sorologias pareadas específicas para os principais agentes envolvidos podem ser muito úteis para sua identificação, contribuindo para a condução dos casos mais graves e poupando esforços na busca de outros diagnósticos diferenciais. Atualmente, o acesso às técnicas de imunofluorescência e biologia molecular tem sido mais difundido, especialmente em grandes centros urbanos.

Na radiografia do tórax, podem ser observados espessamento/infiltrado peribrônquico, hiperinsuflação pulmonar, atelectasias segmentares ou subsegmentares[7,26] e bronquiectasias.[28] Outra possibilidade que pode ocorrer em até 1/3 dos casos de BO pós-infecciosa na infância[29] é a presença de hipertransparência unilateral com pulmão normal ou diminuído. Esse achado corresponde ao comprometimento mais significativo das vias aéreas de um segmento ou de todo um pulmão, com aprisionamento aéreo e rarefação da vasculatura pela destruição de estruturas alveolares e pela vasoconstrição hipóxica, constituindo um dos diagnósticos diferenciais da chamada síndrome de Swyer-James-MacLeod.[30]

Com a progressão da doença podem surgir bronquiectasias que, assim como as outras alterações já citadas, são mais bem avaliadas na tomografia de tórax de alta resolução (TCAR).[31] O aprisionamento aéreo pode ser mais facilmente observado na TCAR em expiração, o indicador radiológico mais adequado e o mais precoce segundo observações realizadas em pacientes com BO pós-transplante de pulmão.[32] Através da TCAR pode ser visualizado o padrão típico de perfusão em mosaico, com imagens de hipo e hiperatenuação e estreitamento do calibre dos vasos pulmonares em áreas comprometidas, que correspondem às lesões cicatriciais em pequenas vias aéreas.[31] Apesar da associação frequente, o padrão em mosaico de atenuação na tomografia de pulmão não é patognomônico de BO, podendo estar presente também em outras patologias de vias aéreas. Tendo em vista o risco inerente de exposição a altos níveis de radiação durante um exame de tomografia, a tendência é reservá-la para os casos que necessitam de esclarecimento diagnóstico e seguimento evolutivo.[3]

A cintilografia pulmonar de perfusão e ventilação é outro recurso útil para definir, ainda que de maneira inespecífica, a extensão e a localização das lesões. É comum o achado de áreas mal ventiladas, pela obstrução do lúmen das vias aéreas, e mal perfundidas, pela vasoconstrição hipóxica nos segmentos afetados.[7,33]

A biópsia pulmonar a céu aberto é considerada o padrão-ouro no diagnóstico de BO, mas deve ser reservada para os casos que pioram progressivamente apesar do tratamento ou se ainda houver dúvidas quanto ao diagnóstico.

O procedimento tem como pontos negativos o fato de exigir uma técnica extremamente invasiva, em um paciente já gravemente doente, e a possibilidade de não ser esclarecedora, uma vez que as lesões podem acometer a via aérea de maneira irregular e poupar o fragmento obtido – o que poderia ser reduzido com amostras simultâneas de dois segmentos diferentes.[5,22,33,34]

Testes de função pulmonar realizados em crianças com BO constritiva revelam um padrão tipicamente obstrutivo fixo, que pode persistir por anos com mínima resposta aos broncodilatadores.[9,35] Apesar de a possibilidade de distúrbio misto obstrutivo-restritivo já ter sido descrita a partir da espirometria,[36] estudos de pletismografia revelam volumes residuais acima do predito, confirmando o aprisionamento aéreo característico da BO pós-infecciosa.[29,37] Em um desses trabalhos, também foi verificada redução da capacidade pulmonar de difusão de monóxido de carbono, provavelmente por má ventilação resultante da obstrução de pequenas vias aéreas, o que contribui na diferenciação entre BO e asma grave com obstrução irreversível das vias aéreas, a qual apresenta tal capacidade de difusão normal ou aumentada pela hipervascularização.[37,38] Anos após a agressão inicial, pode ser observada melhora da função pulmonar e, em alguns casos, até mesmo sua normalização.[7,36] Por outro lado, um estudo mais recente demonstrou evidências de que a função pulmonar de crianças com diagnóstico de BO pós-infecciosa declina ao longo do tempo,[37] a partir da observação de uma série de casos limitada, denotando a necessidade de mais pesquisas nessa área.

O lavado broncoalveolar (LBA), realizado anos após a agressão inicial em pacientes com diagnóstico de BO pós-infecciosa, pode revelar níveis elevados de interleucina 8, acúmulo de neutrófilos, discreto aumento de linfócitos, com proporção aumentada de células T ativadas (CD3+ e HLA-DR+) e relação CD4+/CD8+ no limite inferior de normalidade,[37,39] sugerindo um possível papel dos linfócitos T na patogênese da doença. Na fase aguda, a broncoscopia pode ser útil na coleta de material para pesquisa de agentes infecciosos potencialmente envolvidos, além de permitir a visualização direta de possíveis obstruções membranosas em brônquios subsegmentares comprometidos.[24]

CONDUTA/TRATAMENTO/ACOMPANHAMENTO

O tratamento dos pacientes é baseado em medidas de suporte, sendo que até o momento não existem evidências científicas de um tratamento específico efetivo.

Os corticosteroides podem ser usados com cautela, uma vez que são poucos os estudos rigorosamente controlados que justificam sua aplicação em BO. O uso seria baseado em alguns resultados favoráveis a partir de modelos animais,[40] efeitos terapêuticos em pacientes com BOOP[41,42] e melhora de marcadores indiretos de inflamação em portadores de BO.[43] Seu uso nos primeiros meses do estabelecimento da doença teria como objetivo inibir o processo inflamatório, prevenindo a deposição de fibroblastos; a longo prazo, poderia reduzir a hiper-reatividade brônquica decorrente da exposição ambiental a infecções virais e a outros irritantes/alérgenos, como observado com o uso contínuo de corticosteroides inalatórios associado ao uso sistêmico eventual durante as exacerbações na asma.[14] A literatura apresenta relatos limitados do uso sistêmico contínuo[36] ou na forma de pulsoterapia intermitente (p.ex., metilprednisolona 30 mg/kg – máx. 1 g, em 1 hora diariamente, por 3 dias consecutivos, mensalmente por 3 a 6 meses), que supostamente traria menos efeitos colaterais.[24,29] A aplicação de doses imunomoduladoras de imunoglobulina intravenosa (1 a 2 mg/kg, mensalmente) poderia funcionar como medida poupadora de corticosteroide para casos mais graves, embora não comprovada cientificamente.[24]

Broncodilatadores beta-adrenérgicos de curta duração em doses habituais podem ser usados empiricamente nos casos em que se observa resposta clínica favorável e/ou melhora da função pulmonar, embora não seja esperada resposta sobre a lesão obstrutiva fixa sequelar do ponto de vista fisiopatológico.[29]

O uso de antibióticos muitas vezes é necessário para o tratamento de exacerbações pulmonares que apresentam indícios de causa bacteriana,[17,26] especialmente nos pacientes que desenvolveram bronquiectasias (febre e/ou mudança no aspecto das secreções). Apesar da possibilidade de colonização por determinadas bactérias, a monitoração desses micro-organismos em amostras de secreção do trato respiratório inferior pode auxiliar na escolha do antibiótico. Empiricamente, devem ser usados antibióticos com cobertura para bactérias comuns do aparelho respiratório, embora muitos optem pelo uso de agentes de largo espectro, em virtude da variabilidade da bacteriologia das secreções respiratórias de portadores de bronquiectasias. É necessário considerar tanto os agentes mais comuns, como pneumococos e hemófilos, quanto estafilococos e pseudomonas em determinadas situações.[44]

Os macrolídeos aparentemente possuem um potencial efeito anti-inflamatório no sistema respiratório, segundo um estudo feito com portadores de BO pós-transplante de pulmão, no qual houve redução de neutrófilos e interleucina 8 no lavado broncoalveolar de pacientes tratados com azitromicina.[45] Outro estudo piloto, incluindo pacientes adultos transplantados pulmonares e com critérios para BO, sugeriu o tratamento de manutenção com macrolídeos, em vista da melhora funcional pulmonar observada após o uso prolongado de azitromicina, 250 mg, 3 vezes por semana.[46] Esquemas semelhantes têm sido usados em outros trabalhos sobre BO e em crianças com fibrose cística,[45,47] sendo sugerida a dose de 10 mg/kg, 3 vezes por semana, para a faixa pediátrica.[24]

Medidas antirrefluxo e uso de medicamentos correlatos são válidos quando houver indicação a partir de quadro clínico evidente ou resultados de exames sugestivos. Contudo, ainda não está claro se o refluxo gastroesofágico seguido da aspiração pulmonar de resíduos do conteúdo estomacal é causa de BO, como verificado em modelos animais,[48] ou apenas consequência do desconforto respiratório associado a ela.[36]

O suporte ventilatório é sem dúvida uma medida essencial para a sobrevivência de crianças com insuficiência respiratória. Uma vez que ainda não foram esclarecidos os exatos mecanismos de causa e o efeito envolvidos na já demonstrada associação entre BO pós-infecciosa e ventilação mecânica,[9] o uso de pressões, volumes e frações de oxigênio elevados deve ser cauteloso nos pacientes com suspeita da doença.

A suplementação prolongada de oxigênio está indicada para os pacientes que apresentam hipoxemia, buscando manter a saturação arterial acima de 92 a 94%.[3,49] Em alguns casos, será necessária apenas durante sono ou esforço físico (p.ex., no banho ou para alimentação), sendo, portanto, essencial uma monitoração em diferentes situações antes da alta hospitalar.

Técnicas de fisioterapia respiratória podem favorecer a depuração mucociliar em portadores de bronquiectasias e promover a reexpansão de atelectasias.[3] A reabilitação pulmonar deve ser considerada para esses pacientes com o objetivo de melhorar sua qualidade de vida e a de seus familiares, particularmente após a alta para casa. Os recursos utilizados buscam promover, entre outros aspectos, um desenvolvimento ponderoestatural adequado para a idade, compensando as perdas energéticas excessivas por meio de nutrição adequada e de técnicas de conservação de energia.[50]

Abordagens cirúrgicas podem ser necessárias nos casos em que bronquiectasias localizadas ou colapsos persistentes se tornam focos de infecções recorrentes,[51] com excelentes desfechos já descritos na literatura.[52] O transplante pulmonar é uma opção para casos graves que evoluem com perda funcional compatível com o estágio final da doença, porém são raros os casos já relatados na literatura, tanto por doador cadáver quanto intervivos.[24,29]

PROGNÓSTICO

Alguns pacientes podem evoluir para hipertensão pulmonar e até *cor pulmonale*, por conta da perda progressiva de função pulmonar com hipoxemia e retenção de CO_2. No entanto, segundo pesquisas, a maioria dos portadores de BO pós-infecciosa apresenta quadros leves e moderados com melhora clínica a partir do segundo ano de evolução da doença, associada à redução da frequência e gravidade das exacerbações pulmonares.[14,26,29,36] Acredita-se que as sequelas broncopulmonares se tornem clinicamente menos relevantes à medida que ocorre crescimento pulmonar, ainda que estas não tenham, necessariamente, regredido.[26] Segundo um trabalho recentemente conduzido no Brasil, verificou-se que a maioria dos pacientes entre 8 e 16 anos de idade com diagnóstico prévio de BO pós-infecciosa apresentou diminuição da capacidade funcional no exercício, a partir de testes de exercício submáximo (teste da caminhada de 6 minutos) e exercício máximo (teste cardiopulmonar de exercício), reafirmando o comprometimento a longo prazo dessa patologia.[23] Óbitos são mais frequentemente observados em vigência de infecções agudas nos portadores de outras patologias associadas, como cardiopatas e desnutridos.[2]

PREVENÇÃO

Muitos aspectos do processo inflamatório envolvidos na BO são ainda desconhecidos, por isso não há proposta de medida preventiva específica até o momento. Para os casos já estabelecidos, são muito importantes as imunizações conforme o calendário vacinal básico e particularmente contra pneumococos e influenza, esta anualmente para prevenção de exacerbações.[53] O desenvolvimento de vacinas contra adenovírus esbarra em dificuldades relacionadas especialmente a mudanças no genoma dos diferentes subtipos ao longo dos anos e de acordo com diferentes regiões do mundo, que exigem revisões periódicas.[54] Recomendam-se ainda medidas de higiene ambiental e acompanhamento multidisciplinar.

CONSIDERAÇÕES FINAIS

A BO é uma das principais causas de doença pulmonar obstrutiva crônica na infância nos países em desenvolvimento. Clinicamente, refere-se a uma síndrome com diferentes etiologias possíveis, que apresenta como desfecho inflamação e fibrose de pequenas vias aéreas. O quadro clínico sugestivo, na maior parte dos casos em pediatria, é o de bronquiolite viral que persiste com os sinais e sintomas característicos por mais de 3 a 4 semanas. A BVA, particularmente associada ao adenovírus, é a principal responsável pelos casos de BO em crianças. O espectro anatomopatológico, e consequentemente também o clínico, é bastante variável e provavelmente sofre influências de fatores ainda não totalmente esclarecidos. Um quadro clínico compatível, associado a alterações tomográficas sugestivas, é suficiente para fechar o diagnóstico com certa segurança. O tratamento empírico é baseado em medidas de suporte e deve ter um aspecto multidisciplinar. Segundo algumas pesquisas, a maioria dos pacientes apresenta melhora clínica a partir do segundo ano de evolução da doença.

REFERÊNCIAS BIBLIOGRÁFICAS

1. Jones MH, Pitrez PM, Stein RT. Post-infectious bronchiolitis obliterans. Pediatr Pulmonol Suppl 2004; 26:64-5.

2. Ribeiro TM, Kiertsman B, Lembo FN. Bronquiolopatia pós-viral: estudo retrospectivo de 25 casos. J Pediatr 1978; 45:258-67.
3. Teper A, Fischer GB, Jones MH. Respiratory sequelae of viral diseases: from diagnosis to treatment. J Pediatr 2002; 78(suppl 2):S187-94.
4. Wright JL, Cagle P, Churg A, Colby TV, Myers J. Diseases of the small airways. Am Rev Respir Dis 1992; 146(1):240-62.
5. Mauad T, Dolhnikoff M, São Paulo Bronchiolitis Obliterans Study Group. Histology of childhood bronchiolitis obliterans. Pediatr Pulmonol 2002; 33(6):466-74.
6. Colby TV, Myers JL. Clinical and histologic spectrum of bronchiolitis obliterans including bronchiolitis obliterans organizing pneumonia (BOOP). Semin Respir Med 1992; 13:119-33.
7. Chang AB, Masel JP, Masters B. Post-infectious bronchiolitis obliterans: clinical, radiological and pulmonary function sequelae. Pediatr Radiol 1998; 28(1):23-9.
8. Epler GR. The clinician's classification of the diseases of the bronchioles. In: Epler GR (ed.). Diseases of the bronchioles. New York: Raven Press, 1994. p.101-12.
9. Colom AJ, Teper AM, Vollmer WM, Diette GB. Risk factors for the development of bronchiolitis obliterans in children with bronchiolitis. Thorax 2006; 61(6):503-6.
10. Milner AD, Murray M. Acute bronchiolitis in infancy: treatment and prognosis. Thorax 1989; 44(1):1-5.
11. Davison C, Ventre KM, Luchetti M, Randolph AG. Efficacy of interventions for bronchiolitis in critically ill infants: a systematic review and meta-analysis. Pediatr Crit Care Med 2004; 5(5):482-9.
12. Stang P, Brandenburg N, Carter B. The economic burden of respiratory syncytial virus-associated bronchiolitis hospitalizations. Arch Pediatr Adolesc Med 2001; 155(1):95-6.
13. Denny FW, Clyde WA Jr. Acute lower respiratory tract infections in nonhospitalized children. J Pediatr 1986; 108(5 Pt 1):635-46.
14. Castro-Rodriguez JA, Daszenies C, Garcia M, Meyer R, Gonzales R. Adenovirus pneumonia in infants and factors for developing bronchiolitis obliterans: a 5-year follow-up. Pediatr Pulmonol 2006; 41(10):947-53.

15. Chuang YY, Chiu CH, Wong KS, Huang JG, Huang YC, Chang LY, et al. Severe adenovirus infection in children. J Microbiol Immunol Infect 2003; 36(1):37-40.
16. Carballal G, Videla C, Misirlian A, Requeijo PV, Aguilar Mdel C. Adenovirus type 7 associated with severe and fatal acute lower respiratory infections in Argentine children. BMC Pediatr 2002; 2:6.
17. Colom AJ, Teper AM. Postinfectious bronchiolitis obliterans. Arch Argent Pediatr 2009; 107(2):160-7.
18. Kajon AE, Mistchenko AS, Videla C, Hortal M, Wadell G, Avendaño LF. Molecular epidemiology of adenovirus acute lower respiratory infections of children in the south cone of South America (1991-1994). J Med Virol 1996; 48(2):151-6.
19. Hong JY, Lee HJ, Piedra PA, Choi EH, Park KH, Koh YY, et al. Lower respiratory tract infections due to adenovirus in hospitalized Korean children: epidemiology, clinical features, and prognosis. Clin Infect Dis 2001; 32(10):1423-9.
20. Mistchenko AS, Diez RA, Mariani AL, Robaldo J, Maffey AF, Bayley-Bustamante G, et al. Cytokines in adenoviral disease in children: association of interleukin-6, interleukin-8, and tumor necrosis factor alpha levels with clinical outcome. J Pediatr 1994; 124(5 Pt 1):714-20.
21. Mistchenko AS, Lenzi HL, Thompson FM, Mota EM, Vidaurreta S, Navari C et al. Participation of immune complexes in adenovirus infection. Acta Paediatr 1992; 81(12):983-8.
22. Colby TV. Bronchiolitis. Pathologic considerations. Am J Clin Pathol 1998; 109(1):101-9.
23. Mattiello R, Sarria EE, Stein R, Fischer GB, Mocelin HT, Barreto SS et al. Functional capacity assessment in children and adolescents with post-infectious bronchiolitis obliterans. J Pediatr 2008; 84(4):337-43.
24. Moonnumakal SP, Fan LL. Bronchiolitis obliterans in children. Curr Opin Pediatr 2008; 20(3):272-8.
25. Colom AJ, Teper AM. Clinical prediction rule to diagnose post-infectious bronchiolitis obliterans in children. Pediatr Pulmonol 2009; 44(11):1065-9.
26. Zhang L, Silva FA. Bronchiolitis obliterans in children. J Pediatr 2000; 76(3):185-92.

27. Henry RL, Hodges IG, Milner AD, Stokes GM. Respiratory problems 2 years after acute bronchiolitis in infancy. Arch Dis Child 1983; 58(9):713-6.
28. Chiu CY, Wong KS, Huang YC, Lin TY. Bronchiolitis obliterans in children: clinical presentation, therapy and long-term follow-up. J Paediatr Child Health 2008; 44(3):129-33.
29. Kim CK, Kim SW, Kim JS, Koh YY, Cohen AH, Deterding RR et al. Bronchiolitis obliterans in the 1990s in Korea and the United States. Chest 2001; 120(4):1101-6.
30. MacLeod WM. Abnormal transradiancy of one lung. Thorax 1954; 9(2):147-53.
31. Zhang L, Irion K, da Silva Porto N, Abreu e Silva F. High-resolution computed tomography in pediatric patients with postinfectious bronchiolitis obliterans. J Thorac Imaging 1999; 14(2):85-9.
32. Leung AN, Fisher K, Valentine V, Girgis RE, Berry GJ, Robbins RC. et al. Bronchiolitis obliterans after lung transplantation: detection using expiratory HRCT. Chest 1998; 113(2):365-70.
33. Hardy KA, Schidlow DV, Zaeri N. Obliterative bronchiolitis in children. Chest 1988; 93(3):460-6.
34. Schlesinger C, Meyer CA, Veeraraghavan S, Koss MN. Constrictive (obliterative) bronchiolitis: diagnosis, etiology, and a critical review of the literature. Ann Diagn Pathol 1998; 2(5):321-34.
35. Teper AM, Kofman CD, Maffey AF, Vidaurreta SM. Lung function in infants with chronic pulmonary disease after severe adenoviral illness. J Pediatr 1999; 134(6):730-3.
36. Zhang L, Irion K, Kozakewich H, Reid L, Camargo JJ, da Silva Porto N, et al. Clinical course of postinfectious bronchiolitis obliterans. Pediatr Pulmonol 2000; 29(5):341-50.
37. Cazzato S, Poletti V, Bernardi F, Loroni L, Bertelli L, Colonna S, et al. Airway inflammation and lung function decline in childhood post-infectious bronchiolitis obliterans. Pediatr Pulmonol 2008; 43(4):381-90.
38. Evans SE, Scanlon PD. Current practice in pulmonary function testing. Mayo Clin Proc 2003; 78(6):758-63; quiz 763.

39. Koh YY, Jung da E, Koh JY, Kim JY, Yoo Y, Kim CK. Bronchoalveolar cellularity and interleukin-8 levels in measles bronchiolitis obliterans. Chest 2007; 131(5):1454-60.
40. Moran TJ, Hellstrom HR. Bronchiolitis obliterans: an experimental study of the pathogenesis and the use of cortisone in modification of the lesions. AMA Arch Pathol 1958; 66(6):691-707.
41. Cordier JF, Loire R, Brune J. Idiopathic bronchiolitis obliterans organizing pneumonia. Definition of characteristic clinical profiles in a series of 16 patients. Chest 1989; 96(5):999-1004.
42. Izumi T, Kitaichi M, Nishimura K, Nagai S. Bronchiolitis obliterans organizing pneumonia. Clinical features and differential diagnosis. Chest 1992; 102(3):715-9.
43. Dorinsky PM, Davis WB, Lucas JG, Weiland JE, Gadek JE. Adult bronchiolitis. Evaluation by bronchoalveolar lavage and response to prednisone therapy. Chest 1985; 88(1):58-63.
44. Prasad M, Tino G. Bronchiectasis, part 2: Management. J Respir Dis 2008; 29(1):20-5.
45. Verleden GM, Vanaudenaerde BM, Dupont LJ, Van Raemdonck DE. Azithromycin reduces airway neutrophilia and interleukin-8 in patients with bronchiolitis obliterans syndrome. Am J Respir Crit Care Med 2006; 174(5):566-70.
46. Gerhardt SG, McDyer JF, Girgis RE, Conte JV, Yang SC, Orens JB. Maintenance azithromycin therapy for bronchiolitis obliterans syndrome: results of a pilot study. Am J Respir Crit Care Med 2003; 168(1):121-5.
47. Clement A, Tamalet A, Leroux E, Ravilly S, Fauroux B, Jais JP. Long term effects of azithromycin in patients with cystic fibrosis: A double blind, placebo controlled trial. Thorax 2006; 61(10):895-902.
48. Coalson JJ, Collins JF. Nitric acid-induced injury in the hamster lung. Br J Exp Pathol 1985; 66(2):205-15.
49. Mocelin H, Fischer G, Ranzi L, Rosa R, Philomena M. Oxigenoterapia domiciliar em crianças: relato de sete anos de experiência. J Pneumol 2001; 27(3):148-52.

50. Mikkilineni S. Pulmonary rehabilitation in pediatric patients. In: Cherniack NS, Altose MD, Homma I. Rehabilitation of the patient with respiratory disease. New York: McGraw-Hill, 1999. p.631-42.
51. Marostica PJ, Fischer GB. Non-cystic-fibrosis bronchiectasis: a perspective from South America. Paediatr Respir Rev 2006; 7(4):275-80.
52. Fregonese L, Girosi D, Battistini E, Fregonese B, Risso FM, Bava GL, et al. Clinical, physiologic, and roentgenographic changes after pneumonectomy in a boy with MacLeod/Swyer-James syndrome and bronchiectasis. Pediatr Pulmonol 2002; 34(5):412-6.
53. Manual dos centros de referência para imunobiológicos especiais/Ministério da Saúde, Secretaria de Vigilância em Saúde. Departamento de Vigilância Epidemiológica. Brasília: Ministério da Saúde, 2006. Disponível em: http://portal.saude.gov.br/portal/arquivos/pdf/livro_cries_3ed.pdf. Acesso em agosto/2011.
54. Purkayastha A, Su J, McGraw J, Ditty SE, Hadfield TL, Seto J, et al. Genomic and bioinformatics analyses of HAdV-4vac and HAdV-7vac, two human adenovirus (HAdV) strains that constituted original prophylaxis against HAdV-related acute respiratory disease, a reemerging epidemic disease. J Clin Microbiol 2005; 43(7):3083-94.

BIBLIOGRAFIA

1. Chakravorty I, Oldfield WL, Gómez CM. Rapidly progressive Bronchiolitis Obliterans Organising Pneumonia presenting with pneumothorax, persistent air leak, acute respiratory distress syndrome and multi-organ dysfunction: a case report. J Med Case Reports 2008; 2:145.
2. Epler GR. Drug-induced bronchiolitis obliterans organizing pneumonia. Clin Chest Med 2004; 25(1):89-94.
3. Epler GR, Colby TV, McLoud TC, Carrington CB, Gaensler EA. Bronchiolitis obliterans organizing pneumonia. N Engl J Med 1985; 312(3):152-8.
4. Nizami IY, Kissner DG, Visscher DW, Dubaybo BA. Idiopathic bronchiolitis obliterans with organizing pneumonia. An acute and life-threatening syndrome. Chest 1995; 108(1):271-7.

5. Stern EJ, Swensen SJ, Hartman TE, Frank MS. CT mosaic pattern of lung attenuation: distinguishing different causes. AJR Am J Roentgenol 1995; 165(4):813-6.
6. Teper AM, Marcos CY, Theiler G, Colom AJ, Fainboim L. Association between HLA and the incidence of bronchiolitis obliterans in Argentina. Am J Respir Crit Care Med 2004; 169:382.
7. Wenman WM, Pagtakhan RD, Reed MH, Chernick V, Albritton W. Adenovirus bronchiolitis in Manitoba: epidemiologic, clinical, and radiologic features. Chest 1982; 81(5):605-9.

Pneumonias Complicadas Adquiridas na Comunidade

20

Flávia Jacqueline Almeida
Camila Giuliana Almeida Farias
Bruno Fernandes Zanetti

INTRODUÇÃO

Acredita-se que ocorram 155 milhões de casos de pneumonia em crianças anualmente no mundo, representando a maior causa de morte infantil. Por ano, 2 milhões de crianças com idade inferior a 5 anos morrem por pneumonia, o que representa aproximadamente 20% das mortes nessa faixa etária.

Diversos agentes, como bactérias, vírus, micro-organismos atípicos e fungos, podem causar pneumonia. As pneumonias infecciosas podem ser adquiridas por exposição na comunidade ou durante uma internação hospitalar, referida também como nosocomial. Os agentes causadores são diferentes, divididos em dois tipos: pneumonia adquirida na comunidade (PAC) e pneumonia hospitalar (PH). Entre as causas não infecciosas, geralmente encontra-se aspiração de alimentos, de corpos estranhos, de ácido gástrico e de hidrocarbonetos, entre outros.

Os vírus respondem por 40% dos casos de PAC que levam à hospitalização, principalmente em menores de 2 anos de idade. O *Streptococcus pneumoniae* causa 27 a 50% dos casos de PAC. A pneumonia mista, decorrente da associação de bactérias e vírus, tem sido identificada com frequência. É possível que essa associação ocorra em virtude da lesão tecidual provocada pela infecção viral, predispondo à infecção bacteriana secundária e à pneumonia mais grave. As infecções bacterianas também podem predispor a doenças virais. Independentemente de qual seja o patógeno primário ou secundário, as infecções mistas têm efeitos aditivos, podendo resultar em doença mais grave.

O advento das vacinas conjugadas para *Haemophilus influenzae* tipo B diminuiu dramaticamente a incidência desse agente. E, mais recentemente, o uso das vacinas conjugadas contra o pneumococo, já utilizadas há mais de uma década em alguns países, também demonstrou diminuição da PAC por este agente. A vacina conjugada 10-valente foi introduzida no Programa Nacional de Imunizações no Brasil em 2010 para crianças de até 2 anos de idade.

Nas pneumonias bacterianas, a correlação com a faixa etária deve ser considerada quando se pesquisa o agente etiológico. A Tabela 1 mostra os principais agentes etiológicos de acordo com cada faixa etária. O conhecimento do perfil etiológico das pneumonias é indispensável para a condução da terapêutica.

TABELA 1 ETIOLOGIA DAS PNEUMONIAS BACTERIANAS COMUNITÁRIAS DE ACORDO COM A FAIXA ETÁRIA	
Recém-nascidos	Estreptococo do grupo B (*S. agalactiae*) Gram-negativos do canal de parto (sobretudo *E. coli*) *Chlamydia trachomatis* *Ureaplasma urealyticum* *Bordetella pertussis* *Listeria* sp (pouco comum no nosso meio)
1 a 3 meses	*Chlamydia trachomatis* *Bordetella pertussis* *Streptococcus pneumoniae* *Haemophilus influenzae* não tipável *Staphylococcus aureus* *Streptococcus pyogenes*

(continua)

(continuação)

4 meses a 5 anos	*Streptococcus pneumoniae* *Haemophilus influenzae* não tipável *Staphylococcus aureus* *Streptococcus pyogenes*
6 a 18 anos	*Streptococcus pneumoniae* *Staphylococcus aureus* *Streptococcus pyogenes* *Mycoplasma pneumoniae* *Chlamydophila pneumoniae*

TABELA 2 COMPLICAÇÕES ASSOCIADAS À PNEUMONIA ADQUIRIDA NA COMUNIDADE (PAC)	
Pulmonares	Derrame pleural e empiema Pneumotórax Abscesso pulmonar Fístula broncopleural Pneumonia necrotizante Insuficiência respiratória aguda
Metastáticas	Meningite Abscesso do sistema nervoso central Pericardite Endocardite Osteomielite Artrite séptica
Sistêmicas	Síndrome da resposta inflamatória sistêmica (SIRS) Sepse Síndrome hemolítico-urêmica

Neste capítulo, são discutidas duas das complicações mais frequentes: PAC com derrame pleural e pneumonia necrotizante.

O diagnóstico correto orienta a terapêutica e evita a utilização de recursos desnecessários durante a hospitalização da criança com PAC complicada.

PNEUMONIAS COM DERRAME PLEURAL

Derrame pleural (DP) é o acúmulo de líquido, de qualquer característica, entre as pleuras visceral e parietal. A formação dele envolve um ou mais mecanismos capazes de aumentar a entrada ou diminuir a saída de líquido no espaço pleural.

Em condições fisiológicas, o líquido pleural facilita o deslizamento das pleuras visceral e parietal durante os movimentos de inspiração e expiração, atuando como um lubrificante que diminui o atrito entre elas. Todo o líquido secretado no espaço pleural é reabsorvido. Em condições patológicas, esse deslizamento entre as pleuras aparece prejudicado, o líquido secretado no espaço pleural não pode ser absorvido e sofre alterações em decorrência da presença de bactérias.

O DP associado à pneumonia é denominado derrame parapneumônico (DPP).

Nos processos parapneumônicos, o exsudato pode apresentar três fases de evolução:

- estágio 1 – exsudativa: ocorre o início da resposta inflamatória com recrutamento celular e produção de moduladores inflamatórios. Ocorre lesão vascular com aumento da permeabilidade dos vasos. O líquido extravasado nesta fase costuma ser fluido e estéril;
- estágio 2 – fibropurulenta: já existe a presença de bactérias nesse líquido derramado, desencadeando respostas de defesa mais complexas pelo organismo, ativando a cascata do complemento. Ocorre distúrbio no balanço entre a coagulação e a fibrinólise resultando na formação de uma membrana de fibrina na superfície pleural, predispondo à formação de loculações, impedindo a drenagem do líquido infectado;
- estágio 3 – organização: ocorre crescimento de fibroblastos e capilares no exsudato, entre as pleuras, produzindo uma membrana inelástica e espessada. Essa membrana pode comprometer a expansibilidade pulmonar.

Classificação

Do ponto de vista terapêutico, o derrame é considerado como simples ou não complicado ou complicado. O DPP simples é um exsudato que se forma a partir do extravasamento de proteínas para o espaço pleural, pelo aumento da permeabilidade capilar dos vasos pulmonares juntamente à lesão endotelial. Esse exsudato possui aspecto claro, não viscoso, com baixa celularidade, ausência de bactérias, pH normal e valores baixos de desidrogenase láctica (DHL) e glicose. Esse tipo, muitas vezes, se resolve apenas com o tratamento antimicrobiano. Quando ele é inicialmente de pequeno volume, não é obrigatório fazer punção e retirada de líquido para exame.

Caso o processo não seja controlado com o uso de antibióticos, o derrame pode tornar-se complicado, com aumento do volume de líquido, da celularidade pleural, da DHL e queda acentuada do pH. O derrame pleural complicado caracteriza-se por presença de pus e bactérias na cavidade pleural.

Empiema é a presença de pus na cavidade pleural. Pus pode ser definido pelo aspecto espesso, contagem de leucócitos > 50.000/mm^3, ou cultura bacteriana positiva. Além disso, a análise do líquido pleural revela DHL > 1.000 UI/L, glicose < 40 mg/dL e pH < 7,2. Esses são sinais de intenso processo inflamatório, que podem levar a maior deposição de fibrina, com risco de loculações e espessamento pleural.

No caso de derrame pleural complicado, tornam-se obrigatórios a punção e o exame do líquido, pois indicam o início da fase fibrinopurulenta, tornando-se necessária a realização de drenagem torácica. Se não ocorrer a drenagem do pus, ele pode disseminar através da pleura para o parênquima pulmonar, produzindo uma fístula broncopleural e um piopneumotórax. Pode também dissecar para a cavidade abdominal. Bolsões de pus loculados podem evoluir para abscessos.

Abscesso pulmonar é composto de material purulento envolto por uma parede espessa formada em resposta a uma infecção pulmonar que leva à destruição do parênquima pulmonar, cavitação e necrose central. Sua ocorrência em crianças é mais raro que em adultos.

Embora o DPP não complicado, o DPP complicado e o empiema pleural sejam considerados separadamente, representam a evolução de um mesmo processo.

Epidemiologia e etiologia

Estudos prospectivos mostram a ocorrência de DP em 2 a 12% das pneumonias em crianças. No Brasil, ocorre em torno de 40% das crianças hospitalizadas por pneumonias. A causa mais comum de DP em crianças é a pneumonia bacteriana, ocorrendo em aproximadamente 50% das PAC causadas por *S. pneumoniae*, *S. pyogenes* e *S. aureus*. O *S. pneumoniae*, especialmente o sorotipo 1, é o agente mais encontrado em DP em crianças, em todas as faixas etárias. O DP ocorre em até 20% das pneumonias por *Mycoplasma pneumoniae* e 10% das pneumonias virais, mas, nesses casos, o derrame raramente requer intervenção.

A faixa etária mais acometida são os lactentes menores de 2 anos, com discreto predomínio do sexo masculino. A mortalidade varia entre 1 e 5%.

A virulência do agente agressor e o estado imunológico do paciente, juntamente à condução terapêutica de escolha, podem determinar a evolução para DPP complicado e empiema pleural.

Quadro clínico

Se a criança com PAC permanece com febre ou clinicamente instável após 48 a 72 horas da admissão hospitalar, devem-se pesquisar complicações, sendo a mais frequente o derrame pleural.

A apresentação clínica de uma pneumonia não complicada e de um DPP é semelhante, caracterizadas geralmente por taquicardia, taquipneia, dispneia, tosse (produtiva ou não), dor no peito e emagrecimento. Pode ocorrer também dor pleurítica em crianças maiores. Nos casos mais graves, pode existir a presença de sinais de sepse e evolução para choque séptico.

No DPP de moderado a grande volume, pode ocorrer a presença de desconforto respiratório acompanhado de escoliose, numa tentativa de diminuir a dor por meio de posição antálgica ou decorrente da contração da pleura do lado afetado.

Observa-se, ao exame físico, uma redução do murmúrio vesicular e do frêmito toracovocal, com som maciço à percussão. Podem estar presentes também roncos e estertores crepitantes.

Exames complementares

O hemograma geralmente revela leucocitose com desvio à esquerda e trombocitose. Deve-se realizar hemocultura nos pacientes hospitalizados com suspeita de pneumonia bacteriana.

A radiografia de tórax é, na maioria das vezes, suficiente para investigar o DPP, e deve ser solicitada para avaliação da extensão do derrame; porém, não é um exame específico e pequenas coleções pleurais podem passar despercebidas. No caso dos DPP pequenos, recomenda-se a radiografia em decúbito lateral com raios horizontais. A Figura 1 mostra uma radiografia de tórax com derrame pleural e a Figura 2, a tomografia computadorizada (TC) de tórax do mesmo paciente.

Quando as coleções são volumosas, pode ocorrer opacificação completa do hemitórax afetado e desvio do mediastino e da traqueia para o lado contralateral. No estágio fibrinopurulento, podem ser detectadas septações. Nível hidroaéreo na porção lateral do hemitórax pode representar piopneumotórax.

A ultrassonografia é utilizada principalmente nos casos de derrames pequenos ou suspeitos de septação, e também para auxiliar na localização mais adequada para a toracocentese. Nesse exame, detecta-se também presença ou não de fibrina, auxiliando na detecção do estágio do DPP.

A TC de tórax avalia melhor o grau de compressão pulmonar, assim como o grau de envolvimento do parênquima, a presença ou não de atelectasias e a extensão da coleção. Geralmente, é indicada em empiemas em fases avançadas, falhas terapêuticas ou não melhora do paciente com terapia adequada.

Quando for realizada a punção ou drenagem de tórax, devem-se realizar:

- contagem de leucócitos;
- análise bioquímica: pH, glicose, proteína, DHL;
- bacterioscopia (coloração de Gram);
- cultura;
- reação em cadeia da polimerase (PCR) para os agentes etiológicos mais frequentes.

Complicações

As principais complicações encontradas em pneumonias com derrame pleural são: empiema franco, piopneumotórax, fístula broncopulmonar e encarceramento pulmonar.

Tratamento

A Figura 3 mostra um algoritmo para o manejo do derrame pleural.

Em relação à antibioticoterapia, devem ser feitas as seguintes considerações:

- probabilidade do agente etiológico de acordo com a história e a idade do paciente;
- quadro clínico;
- resultado da bacterioscopia.

A Tabela 3 mostra os principais agentes etiológicos do DPP de acordo com a faixa etária e a opção antimicrobiana empírica inicial.

Sempre que o agente etiológico for identificado em cultura, o tratamento antimicrobiano deve ser direcionado e descalonado.

A duração do tratamento antimicrobiano dependerá da realização ou não de drenagem torácica e da evolução clínica. Na maioria das crianças, um tratamento de 2 a 4 semanas é suficiente.

É fundamental destacar que, enquanto houver derrame pleural, haverá persistência de febre, mesmo com tratamento antimicrobiano adequado.

As Figuras 1 e 2 mostram radiografia e TC de tórax de um paciente de 2 anos de idade com pneumonia com empiema pleural, causada por *Streptococcus pneumoniae*.

FIGURA 1 Radiografia de tórax com condensação extensa em hemitórax esquerdo, com derrame pleural.

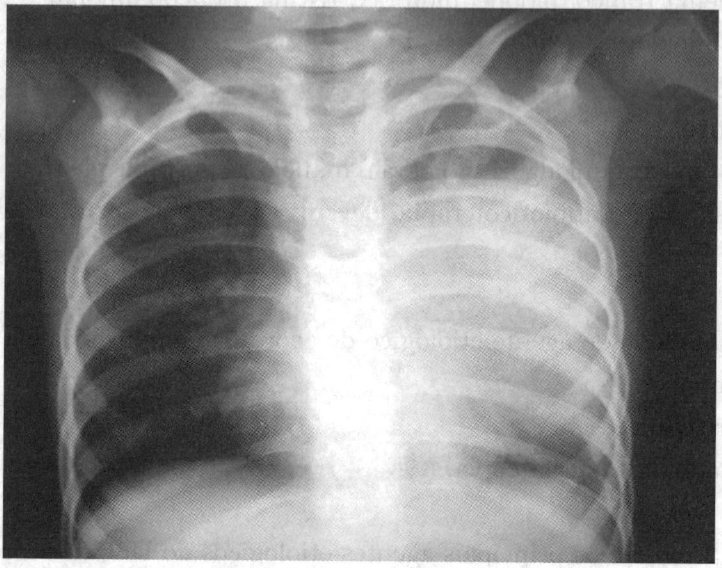

FIGURA 2 Tomografia computadorizada de tórax mostra derrame pleural em hemitórax esquerdo.

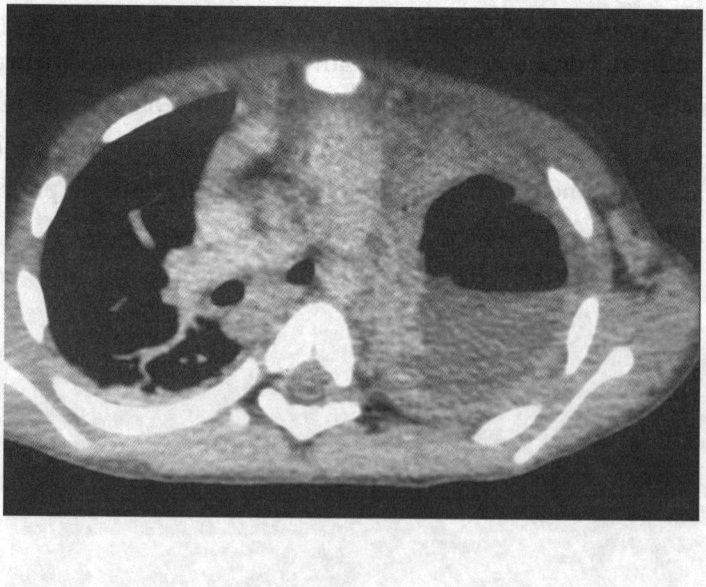

TABELA 3 ETIOLOGIA DO DPP DE ACORDO COM A IDADE E O TRATAMENTO ANTIMICROBIANO

Idade	Agente etiológico	Tratamento	Tratamento para pneumonias graves com DPP
Recém-nascidos	Estreptococo do grupo B (*S. agalactiae*) Gram-negativos do canal de parto (sobretudo *E. coli*)	1ª opção: ampicilina + gentamicina Alternativa: ampicilina + cefalosporina de 3ª geração	1ª opção: ampicilina + gentamicina Alternativa: ampicilina + cefalosporina de 3ª geração
1 a 3 meses	*Streptococcus pneumoniae* *Haemophilus influenzae* não tipável *Staphylococcus aureus* *Streptococcus pyogenes*	1ª opção: penicilina cristalina Alternativa: ampicilina	Oxacilina + ceftriaxona
4 meses a 5 anos	*Streptococcus pneumoniae* *Haemophilus influenzae* não tipável *Staphylococcus aureus* *Streptococcus pyogenes*	1ª opção: penicilina cristalina Alternativa: ampicilina	Oxacilina + ceftriaxona
6 a 18 anos	*Streptococcus pneumoniae* *Staphylococcus aureus* *Streptococcus pyogenes* *Mycoplasma pneumoniae* *Chlamydophila pneumoniae*	1ª opção: penicilina cristalina Alternativa: ampicilina Considerar o uso de macrolídeo na suspeita de *Mycoplasma pneumoniae* ou *Chlamydophila pneumoniae*	Paciente grave: oxacilina + ceftriaxona Considerar o uso de macrolídeo na suspeita de *Mycoplasma pneumoniae* ou *Chlamydophila pneumoniae*

FIGURA 3 Algoritmo para o manejo do derrame pleural.

US: ultrassonografia; TC: tomografia computadorizada; DP: derrame pleural; LP: líquido pleural.

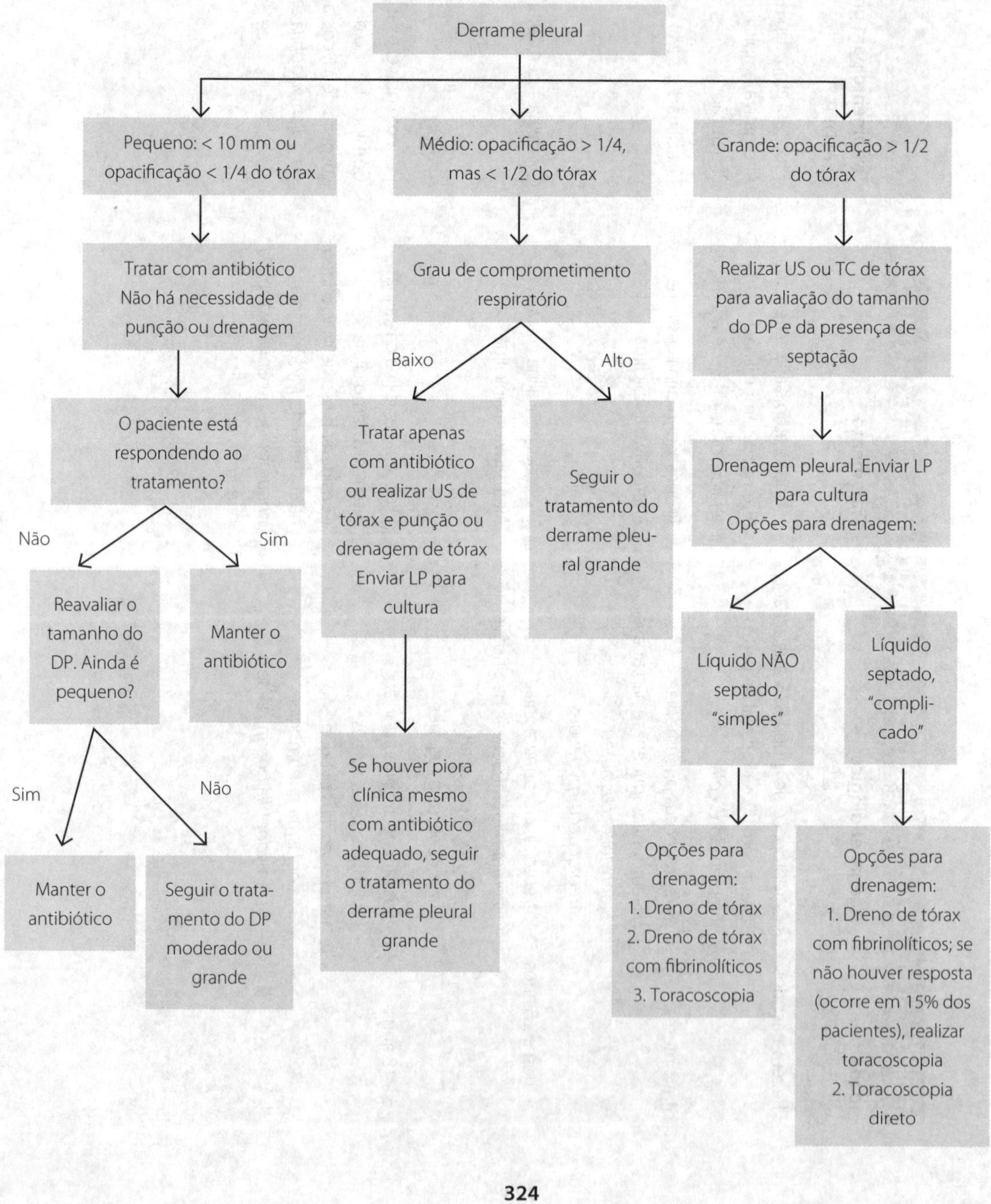

PNEUMONIAS NECROTIZANTES

A PN é uma complicação rara, mas importante da PAC, ocorrendo como consequência de uma infecção pulmonar localizada, por uma bactéria virulenta e piogênica. Ocorre desvitalização do tecido pulmonar durante a infecção e o aparecimento subsequente de focos necróticos em áreas consolidadas.

Epidemiologia

Antigamente, a pneumonia necrotizante acometia sobretudo adultos e sua causa era associada ao consumo de álcool e tabaco. A partir de 1990, observou-se o aumento de casos em crianças, principalmente em regiões onde a vacinação não era adequada. Sua incidência tem aumentado nos últimos anos, sendo seu reconhecimento precoce e tratamento de grande importância na diminuição da morbimortalidade. Essa situação pode estar relacionada com o fato de haver uma maitor sensibilidade no reconhecimento da PN, aliada ao uso mais disseminado e refinado da TC de tórax na avaliação de crianças com pneumonia complicada.

Em crianças, essa complicação grave da PAC parece ter uma incidência maior na primeira infância e habitualmente em crianças sem antecedentes patológicos relevantes.

Etiologia e fisiopatologia

Os agentes mais associados à PN são: *Streptococcus pneumoniae*, *Staphylococcus aureus* e *Streptococcus pyogenes*.

O *Staphylococcus aureus* é responsável por aproximadamente 2% dos casos de PAC. Algumas cepas de *S. aureus* produtoras da citotoxina conhecida como leucocidina de Panton-Valentine (PVL) são associadas com PN em imunocompetentes. Os isolados de *S. aureus* que apresentam resistência à meticilina/oxacilina são denominados *methicillin-resistant Staphylococcus aureus* (MRSA). Tradicionalmente, as infecções causadas por esse patógeno estavam limitadas aos hospitais (HA-MRSA); porém, a partir da década de 2000, infecções foram descritas em todo o mundo, de forma crescente em crianças e adultos provenientes da comunidade, sem os tradicionais fatores de risco, e foram denominadas de *S. aureus* resistentes à meticilina, associados ou adquiridos na comunidade (CA-MRSA). As síndromes clínicas causadas por esses isolados se estendem de infecções de pele e partes moles até pneumonia e sepse grave. Uma característica importante é o fato de que a grande maioria desses CA-MRSA carream apenas resistência aos antimicrobianos betalactâmicos, mantendo sensibilidade a clindamicina, cloranfenicol e sulfametoxazol-trimetoprim. A presença de genes codificadores da exotoxina leucocidina de Panton-Valentine (PVL) é outra característica observada nos isolados comunitários. A presença dessa toxina causa necrose tecidual e destruição de leucócitos, por meio da formação de poros na membrana celular.

O *S. pneumoniae* é o principal agente da PAC, e desde 1990 vem sendo descrito um aumento da PN por esse agente, especialmente pelo sorotipo 3.

O *S. pyogenes* pode causar infecções invasivas e pneumonia, principalmente após um quadro de varicela.

Apesar de a patogênese da PN não estar totalmente esclarecida, acredita-se que a necrose tecidual ocorre em razão da resposta inflamatória pela produção de toxinas pelo patógeno invasivo ou pela vasculite e trombose venosa associadas.

Quadro clínico

A criança com PN apresenta manifestações clínicas semelhantes, porém mais graves, do que os quadros clássicos de pneumonia, havendo mal-estar geral, prostração, palidez cutânea, febre elevada e contínua, tosse, taquidispneia, expectoração purulenta, hipoxemia. Febre prolongada, toxemia e hipoxemia persistente, apesar da terapia antimicrobiana adequada, são características.

Exames complementares

A radiografia do tórax evidencia uma consolidação pulmonar, associada ou não a derrame pleural e lesão radiolucente, sendo em geral insuficiente para o diagnóstico de PN.

A TC constitui o exame padrão-ouro, mostrando áreas de liquefação que progressivamente são substituídas por pequenas cavidades cheias de ar ou líquido (cavitação/necrose).

Prognóstico

Embora seja uma doença grave na fase aguda, a PN em crianças tem um prognóstico favorável, com resolução clínica e sequelas mínimas, com normalização radiológica em 6 a 9 meses.

Tratamento

O tratamento da PN é primariamente clínico. Entretanto, quando ocorre uma evolução clínica desfavorável ou uma complicação, a intervenção cirúrgica deve ser considerada. A drenagem de líquido pleural deverá ser realizada quando há indicação para tal.

A terapêutica antibiótica deve ser prolongada (em geral, 4 semanas) e incluir cobertura para: *Streptococcus pneumoniae*, *Staphylococcus aureus* e *Streptococcus pyogenes*. A associação de ceftriaxona com oxacilina ou clindamicina oferece boa cobertura para esses agentes.

As Figuras 4 e 5 mostram a radiografia e a TC de tórax de um paciente de 6 anos de idade, portador de síndrome de Down e comunicação interventricular corrigida, com pneumonia extensa, evoluindo com pneumonia necrotizante, causada por *Staphylococcus aureus*.

FIGURA 4 Radiografia de tórax com condensação extensa em hemitórax esquerdo.

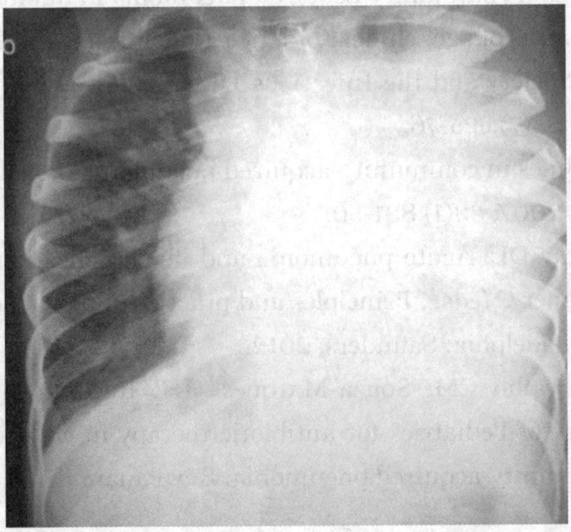

FIGURA 5 Tomografia computadorizada de tórax mostra extensa consolidação com broncogramas aéreos em pulmão esquerdo, com algumas áreas hipoatenuantes, sugestivas de necrose/liquefação.

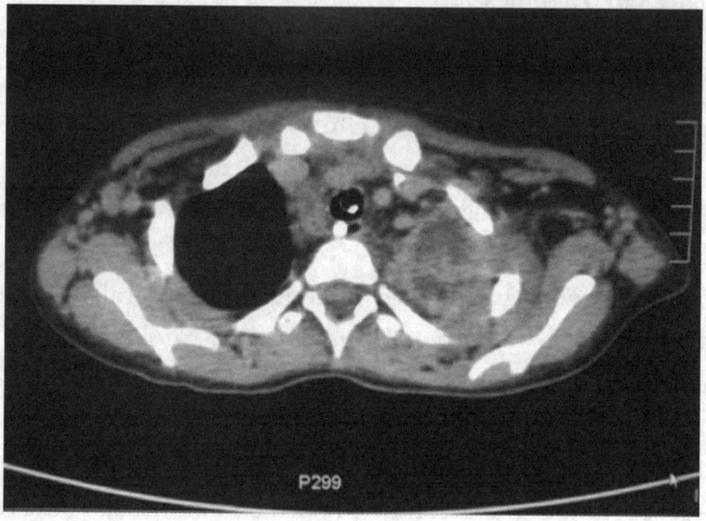

BIBLIOGRAFIA

1. Bradley JS, Byington CL, Shah SS, Alverson B, Carter ER, Harrison C et al.; Pediatric Infectious Diseases Society; Infectious Diseases Society of America. The management of community-acquired pneumonia in infants and children older than 3 months of age: clinical practice guidelines by the Pediatric Infectious Diseases Society and the Infectious Diseases Society of America. Clin Infect Dis 2011; 53(7):e25-76.
2. Brazilian guidelines in community-acquired pneumonia in pediatrics – 2007. J Bras Pneumol 2007; 33(1):S31-50.
3. Mani CS, Murray DL. Acute pneumonia and its complications. In: Long S, Pickering L, Prober C (eds.). Principles and practice of pediatric infectious diseases. 4.ed. Philadelphia: Saunders, 2012.
4. Nascimento-Carvalho CM, Souza-Marques HH. Recommendation of the Brazilian Society of Pediatrics for antibiotic therapy in children and adolescents with community-acquired pneumonia. Rev Panam Salud Publica 2004; 15(6):380-7.

5. Sandora TJ, Sectish TC. Community-acquired pneumonia. In: Kliegman RM, Stanton BMD, St Geme J, Schor N, Behrman RE (eds.). Nelson textbook of pediatrics. 19.ed. Philadelphia: Elsevier, 2011.
6. Tsai YF, Ku YH. Necrotizing pneumonia: rare complication of pneumonia requiring special consideration. Curr Opin Pulm Med 2012; 18(3):246-52.

Insuficiência Respiratória Crônica

21

Adriana Mitie Ito Takahashi
Mariana Teodoro Guimarães
Andressa Alves Fraga

INTRODUÇÃO

Em razão do avanço da terapia intensiva pediátrica e neonatal, a incidência de insuficiência respiratória crônica (IRCr) na infância tem aumentado com o passar dos anos, o que permite uma maior sobrevida de pacientes com doenças congênitas de caráter crônico e/ou com sequela de doenças adquiridas.

Em consequência da falta de consenso na definição da IRCr, é praticamente impossível a avaliação segura da prevalência e do impacto dessa situação clínica na morbimortalidade infantil.

Existem diversas causas de IRCr na infância; as mais comuns são decorrentes de sequelas de doenças pulmonares do recém-nascido e do lactente, anormalidade dos músculos respiratórios ou da caixa torácica, doenças congênitas e doenças neuromusculares.

A Tabela 1 relaciona as doenças mais comuns que podem cursar com IRCr.

TABELA 1 DOENÇAS QUE CURSAM COM INSUFICIÊNCIA RESPIRATÓRIA CRÔNICA
Doenças congênitas
Fibrose cística
Asma
Malformações pulmonares
Doenças pulmonares adquiridas
Displasia pulmonar
Bronquiolite obliterante
Pneumonias de repetição
Refluxo gastroesofágico
Pós-ventilação pulmonar mecânica
Anormalidades da caixa torácica
Cifoescoliose
Obstrução alta
Apneia obstrutiva do sono/obesidade
Laringomalacia/ traqueomalacia
Doenças metabólicas
Doenças neuromusculares
Miopatias metabólicas
Miopatias congênitas
Sequelas da poliomielite

ETIOLOGIA E FISIOPATOLOGIA

A criança com IRCr desenvolve mecanismos fisiológicos, a fim de compensar seus distúrbios respiratórios.

Desequilíbrio ventilação/perfusão (V/Q), *shunt*, alteração difusional e hipoventilação podem contribuir para a fisiopatologia da IRCr, sendo o desequilíbrio V/Q o mecanismo fisiológico mais frequente. O desequilíbrio V/Q leva a diferentes situações fisiopatológicas que se alternam em aumento do espaço morto e *shunt*, podendo levar a hipoxemia, com ou sem alteração de CO_2.

O aumento da $PaCO_2$ faz com que os quimiorreceptores elevem a ventilação alveolar, retornando a $PaCO_2$ aos níveis normais; com o aumento da ventilação, a PaO_2 eleva-se um pouco, porém não atinge os níveis de normalidade.

Equilíbrio acidobásico

O paciente com retenção crônica de CO_2 apresenta mecanismos fisiológicos compensatórios, a fim de evitar grandes quedas no pH. As células dos túbulos renais começam a reter bicarbonato em resposta ao aumento da $PaCO_2$, aumentando o pH.

A presença de taxa elevada de bicarbonato sérico em pH normal é indicativa de retenção crônica de CO_2, demonstrando eficiente mecanismo compensatório.

Diferença alveoloarterial de oxigênio

A medida da diferença da PO_2 alveolar-arterial, dada pela fórmula $D(A\text{-}a)O_2 = PAO_2 - PaO_2$, é útil para avaliar a desigualdade na relação V/Q, assim como na insuficiência respiratória aguda (IRA) também está aumentada, indicando prejuízo na troca gasosa alveolocapilar.

QUADRO CLÍNICO

Em razão das diversas causas e mecanismos envolvidos na fisiopatologia da IRCr, sua apresentação clínica pode ser muito variada. Entretanto, alguns sintomas e sinais são bastante comuns, independentemente da etiologia, e relacionam-se, sobretudo, com as alterações observadas dos gases sanguíneos.

Em todos os casos de IRCr há hipoxemia, e geralmente esses pacientes se adaptam à hipoxemia até que um episódio agravante seja incorporado ao caso. A cianose está presente quando há diminuição de, no mínimo, 5 g/dL de hemoglobina no sangue.

A hipoventilação pode ser consequente a causas que levam à diminuição do volume-minuto e/ou que aumentem o espaço morto. Os principais sinais e sintomas da hipoventilação crônica são: dispneia, fadiga, cefaleia matinal, sonolência diurna, irritabilidade, ansiedade, perda de peso e memória, déficit de atenção, depressão, dificuldade para despertar, despertar noturno associado a dispneia e/ou taquicardia, coma, convulsões, policitemia e insuficiência cardíaca direita.

Os pacientes com IRCr também apresentam evidências de disfunção renal, relacionadas a hipercapnia ou a hipoxemia, sendo a retenção de líquido uma das suas manifestações.

A piora e a deterioração do estado basal da criança caracterizam a exacerbação da insuficiência respiratória crônica, podendo ser de instalação rápida ou gradual.

DIAGNÓSTICO

A avaliação inicial deve incluir anamnese detalhada, investigação das condições cardiorrespiratórias habituais e atuais, além de exames clínicos e laboratoriais.

EXAMES COMPLEMENTARES

Gasometria arterial

São achados comuns: diminuição acentuada na PaO_2, elevação da $PaCO_2$, valores normais de pH, bicarbonato sérico aumentado (exceto quando há acidose metabólica concomitante).

Radiografia de tórax

É um exame necessário para avaliação e acompanhamento dos pacientes. As alterações radiográficas irão depender da doença de base e do seu tempo de evolução, devendo ser comparadas com as radiografias anteriores.

Exame hematológico

O hemograma é um exame necessário para a avaliação de anemias, poliglobulia e investigação de processos infecciosos.

Em casos de exacerbação da IRCr, é necessária a investigação de agentes infecciosos, por meio de amostra de secreções e fluidos corporais, para a realização de exames microscópicos diretos, culturas e sorologias.

Eletrocardiograma e ecocardiograma

Complementam a avaliação cardiológica, podendo mostrar sobrecarga de câmaras e disritmias.

Avaliação do sistema respiratório

Assim como os demais exames do paciente com IRCr, é importante a realização periódica de provas ventilatórias para a avaliação da evolução da doença.

Algumas das provas utilizadas para a avaliação são: espirometria, oximetria, capnografia, pico de fluxo expiratório, pressão inspiratória máxima e pressão expiratória máxima.

Os achados mais comuns são diminuição da capacidade vital forçada, da capacidade pulmonar total, da ventilação voluntária máxima, do volume expiratório no primeiro minuto (VEF_1) e do volume expiratório forçado de 25 a 75% (VEF 25-75%).

TRATAMENTO

O tratamento da IRCr é baseado no conhecimento da fisiopatologia e tem como objetivo melhorar a hipoxemia e a ventilação alveolar, reduzir a obstrução ao fluxo aéreo, tratar as infecções e prevenir as complicações.

Oxigenoterapia

A finalidade primária da oxigenoterapia é tentar manter a saturação de oxigênio (SPO_2) acima de 90%, corrigindo o prejuízo na liberação de oxigênio (O_2). A oferta de oxigênio deve ser adequada às necessidades do paciente. A quantidade de O_2 ideal é aquela que satisfaz as necessidades teciduais ao máximo com o mínimo de toxicidade pelo O_2 ou narcose pelo gás carbônico (CO_2).

O oxigênio como gás medicinal pode ser obtido por uma rede central com terminais instalados na parede, controlada por uma válvula redutora; por cilindros de oxigênio que operam com alta pressão de até 1.800 a 2.400 psi ou por concentrador de oxigênio (no caso da oxigenoterapia domiciliar, essa forma é considerada melhor em razão do seu menor custo).

A oxigenoterapia pode ser administrada por sistemas de baixo fluxo, sistemas com reservatório e sistemas de alto fluxo. Alguns dos dispositivos utilizados para a oferta de oxigênio são:

- cateter nasal: cateter simples que apresenta múltiplos furos em sua extremidade, devendo ser introduzido na faringe;
- cânula nasal: sistema de liberação de O_2 em baixo fluxo, liberando o fluxo na orofaringe posterior. Fornece baixas frações inspiratórias de oxigênio (até 30%) e o fluxo utilizado deve ser de 0,5 a 4 L/minuto, pois fluxos maio-

res não são bem tolerados, podendo também produzir ressecamento das vias aéreas superiores;

- máscara simples: apresentada em diversos tamanhos, deve ser firmemente adaptada à boca e ao nariz. Apresenta perfurações que permitem a inalação de ar ambiente na inspiração e a eliminação do gás exalado. Pode proporcionar concentração de O_2 que varia de 30 a 60%. O fluxo utilizado deve ser de 6 a 10 L/min;
- máscara de reinalação parcial: apresenta reservatório fechado de O_2, mas não apresenta válvula entre o reservatório e a máscara. Pode ser proporcionada uma concentração de oxigênio de 50 a 60%. O fluxo utilizado deve ser de 10 a 12 L/min;
- máscara não reinalante: possui válvula entre o reservatório e a máscara, e nos orifícios laterais de saída do ar expirado. Por essa razão, o ar expirado não retorna ao reservatório, permitindo inspiração de altas concentrações de oxigênio (95%). O fluxo utilizado deve ser de 10 a 12 L/min;
- sistema tipo Venturi: é uma máscara acoplada à traqueia e conectada a uma válvula. A válvula possui diferentes cores que correspondem a orifícios de tamanhos diversos e propicia diferentes concentrações de oxigênio a determinado fluxo. As frações de oxigênio variam de 24 a 60%;
- tenda facial: é bem tolerada pelos pacientes, permite acesso à face do paciente, porém propicia concentração instável de O_2 (sendo a oferta máxima de 40%). O fluxo utilizado deve ser de 10 a 15 L/min;
- oxitenda: a parte superior do corpo do paciente é toda envolvida. Não deve ser fechada a abertura que fica sobre o tórax da criança, pois pode haver retenção de CO_2. Permite frações inspiradas de oxigênio (FiO_2) de até 50%. O fluxo utilizado deve ser elevado e ajustado conforme a oxigenação desejada;
- capuz ou halo: no capuz, a entrada de O_2 é perpendicular, acima da base, favorecendo um fluxo turbulento e FiO_2 instável. No halo, a fonte de O_2 é um tubo em "T" de grande calibre, paralelo à base do sistema, produzindo um fluxo organizado em direção ao ápice do halo e estabilizando a concentração de O_2. Envolve apenas a cabeça do paciente; não deve ser colocado ao redor do pescoço para evitar a retenção de CO_2. A concentração de O_2 é mais estável do que na oxitenda e pode chegar até 80%. O fluxo utilizado deve ser de 5 a 15 L/min.

Desobstrução de vias aéreas e manutenção da complacência pulmonar e caixa torácica

Com a evolução da IRCr, os volumes pulmonares e a complacência da caixa torácica são reduzidos, associados às alterações no mecanismo da tosse, na reologia do muco, nos movimentos mucociliares ou na estrutura da via aérea, e podem causar piora do quadro hipoxêmico. Algumas das técnicas capazes de reverter rapidamente esse quadro são:

- aspiração das vias aéreas;
- técnicas fisioterapêuticas de desobstrução das vias aéreas;
- tosse provocada;
- tosse assistida;
- *air-stacking*;
- respiração glossofaríngea (RGF);
- *Cough assist*® ou *In-exsufflator*®.

Terapia broncodilatadora

Visa a diminuir o espasmo da musculatura lisa e o edema de mucosa brônquica, reduzindo o trabalho respiratório, promovendo assim uma melhor troca gasosa. A estratégia de tratamento mais adequada dá ênfase a drogas que apresentam rápido início de ação e produzem os menores efeitos colaterais.

Identificação e redução da congestão pulmonar

Congestão pulmonar é consequência da insuficiência cardíaca incipiente ou franca, podendo ser desencadeada ou agravada pelo excesso de líquidos ofertado ao paciente, o que pode gerar alteração na relação V/Q.

O tratamento inicial visa à redução do aporte hídrico e ao uso de diuréticos e digitálicos.

Suporte ventilatório

Esforços têm sido empreendidos a fim de melhorar a qualidade de vida das crianças e a função pulmonar e de reduzir a mortalidade a longo prazo. Inicialmente, o suporte ventilatório era realizado por mecanismos com pressão negativa, como o "pulmão de aço", muito populares na década de 1950, quando houve uma epidemia de poliomielite. Nas décadas de 1970 e 1980, o uso da ventilação não invasiva com pressão positiva (VNIPP) foi introduzido na prática clínica e logo se tornou uma alternativa popular no tratamento da insuficiência respiratória aguda em adultos. Seu uso na pediatria vem ganhando maior aceitação, embora seja muito recente e estudos com bom nível de evidência ainda sejam escassos.

O suporte ventilatório domiciliar, principalmente pelo uso da VNIPP, aumentou consideravelmente nos últimos anos. Proporcionou ao paciente crônico um estilo de vida mais próximo ao de uma criança saudável da mesma faixa etária. A VNIPP reduz a necessidade de traqueostomia, melhora a qualidade do sono e das trocas gasosas, reduz o trabalho ventilatório, além de reduzir a sobrecarga às unidades de tratamento intensivo pediátricas (Utip) ou semi-intensivo, reduzindo os custos nessas unidades de tratamento e permitindo maior rotatividade dos leitos.

A ventilação adequada depende da interação entre a contração da musculatura respiratória, a demanda do paciente e um comando respiratório central (*drive*) eficaz.

Com a evolução da IRCr, alguns pacientes podem evoluir com necessidade de maior suporte ventilatório, principalmente durante a noite, pois, em geral, a hipoventilação noturna precede a falência respiratória.

Existem situações em que a retenção de CO_2 fica cada vez maior e o suporte de ventilação não invasiva não é mais eficaz, sendo indicada a ventilação pulmonar mecânica invasiva (VPMI).

Os parâmetros para a VPMI são indicados na Tabela 2.

TABELA 2 PARÂMETROS PARA A VPMI
Indicações de VPMI
Hipoxemia
Hipercapnia (elevação aguda da $PaCO_2$)
Alterações na mecânica respiratória
Aumento do trabalho muscular respiratório
Fadiga muscular
Comando respiratório instável
Parede torácica instável
Hipertensão intracraniana

PROGNÓSTICO

O melhor conhecimento da fisiopatologia associado aos avanços na assistência tem proporcionado aumento significativo da sobrevida e melhora da qualidade de vida de pacientes com IRCr. Novos recursos terapêuticos e medicamentosos, recentes progressos nas imunizações e nas técnicas de fisioterapia respiratória, reconhecimento da nutrição adequada, programas de oxigenoterapia domiciliar e monitoração cuidadosa dos pacientes têm contribuído para esse avanço.

A maior interação entre os cuidados assistenciais e as novas descobertas garantem uma tendência ao melhor prognóstico de pacientes com IRCr.

CONSIDERAÇÕES FINAIS

Em razão do avanço da terapia intensiva pediátrica e neonatal, a incidência de IRCr na infância tem aumentado com o passar dos anos, o que permite uma maior sobrevida de pacientes com doenças congênitas de caráter crônico e/ou com sequela de doenças adquiridas.

O desequilíbrio da relação V/Q é o mecanismo fisiopatológico mais frequente na IRCr.

O quadro clínico da IRCr tem sinais bastante variados; porém, seus principais sintomas são: hipoxemia associada ou não com hipercapnia, cefaleia matinal, sonolência, fadiga e falta de concentração.

O tratamento da IRCr baseia-se na aplicação de protocolos de oxigenoterapia (domiciliar ou intra-hospitalar), técnicas de desobstrução de vias aéreas e manutenção da complacência pulmonar e da caixa torácica, tratamento farmacológico e suporte ventilatório, quando necessário.

BIBLIOGRAFIA

1. Akingbola OA, Hopkins RL. Pediatric noninvasive positive pressure ventilation. Pediatr Crit Care Med 2001; 2:164-9.
2. Barbosa AP. Evidências da aplicação da VNIPP em neonatologia e pediatria. In: Barbosa AP, Johnston C, Carvalho WB (eds.). Ventilação não invasiva em neonatologia e pediatria. São Paulo: Atheneu, 2007. p.17-57.

3. Bertrand P, Alvarez C, Fabres J, Simonetti M, Sánchez I. Oxigenoterapia domiciliaria en niños con insuficiencia respiratoria crónica. Rev Méd Chile 1998; 126:284-92.
4. Caples SM, Gay PC. Noninvasive positive pressure ventilation in the intensive care unit: a concise review. Crit Care Med 2005; 33:2651-65.
5. Cocozza AM, Damaceno N, Serson S. Exacerbações da insuficiência respiratória crônica. In: Carvalho WB, Hirschheimer MR, Matsumoto T (eds.). Terapia intensiva pediátrica. 3.ed. São Paulo: Atheneu, 2006. p.439-52.
6. Crespo AS, Carvalho AF. Insuficiência respiratória aguda. In: Carvalho CRR. Ventilação mecânica. v.1. Básico. São Paulo: Atheneu, 2003. p.31-67.
7. Faroux B, Lofaso F. Noninvasive mechanical ventilation: when to start for what benefit? Thorax 2005; 60:979-80.
8. Fauroux B, Nicot F, Essouri S, Hart N, Clément A, Polkey MI et al. Setting of noninvasive pressure support in young patients with cystic fibrosis. Eur Respir J 2004; 24:624-30.
9. França EET, Ferrari PF, Fernandes RC, Duarte BPA, Martinez EEA, Damasceno MCP. Fisioterapia em pacientes críticos adultos: recomendações do Departamento de Fisioterapia da Associação de Medicina Intensiva Brasileira. Rev Bras Ter Intensiva 2012; 24(1):6-22.
10. Frey B, Shann F. Oxygen administration in infants. Arch Dis Child Fetal Neonatal Ed 2003; 88:F84-8.
11. Holland AE, Denehy L, Ntoumenopoulos G, Naughton MT, Wilson JW. Noninvasive ventilation assists chest physiotherapy in adults with acute exacerbations of cystic fibrosis. Thorax 2003; 58:880-4.
12. Jacques ML, Rodrigues CSS, Castro MC, Cardoso JL. VNIPP na insuficiência ventiatória crônica. In: Barbosa AP, Johnston C, Carvalho WB (eds.). Ventilação não invasiva em neonatologia e pediatria. São Paulo: Atheneu, 2007. p.145-74.
13. Johnston C, Carvalho WB. VNIPP na insuficiência ventilatória aguda. In: Barbosa AP, Johnston C, Carvalho WB (eds.). Ventilação não invasiva em neonatologia e pediatria. São Paulo: Atheneu, 2007. p.133-44.
14. Kacmarek RM. Home mechanical ventilatory assistence for infants. Resp Care 1994; 39:550.

15. Langer AL, Berto MC. VNIPP nas doenças neuromusculares. In: Barbosa AP, Johnston C, Carvalho WB (eds.). Ventilação não invasiva em neonatologia e pediatria. São Paulo: Atheneu, 2007. p.175-205.
16. Loh LE, Chan YH, Chan I. Noninvasive ventilation in children: a review. J Pediatr (RJ) 2007; 83(2):S91-9.
17. Paschoal IA, Villalba WO, Pereira MC. Insuficiência respiratória crônica nas doenças neuromusculares: diagnóstico e tratamento. J Bras Pneumol 2007; 33(1):81-92.
18. Poets CF. When do infant need additional inspired oxygen? A review of the current literature. Pediatr Pulmonol 1998; 26:424-8.
19. Silva DCB, Foronda FAK, Troster EJ. Ventilação não invasiva em pediatria. J Pediatr (RJ) 2003; 79(2):S161-8.
20. West JB. Fisiologia respiratória. 6.ed. Barueri: Manole, 2002.

22 Laringite Pós-extubação

Regina Grigolli Cesar
Evelyn Hilda Diaz Altamirano
Juliane Miklos Pulla Sant'Anna
Renata dos Santos

INTRODUÇÃO

A laringe e a traqueia são essenciais para a manutenção da respiração, a fonação e a proteção das vias aéreas. Portanto, um trauma nessa região pode levar a graves complicações. As lesões de vias aéreas secundárias ao trauma decorrente da entubação orotraqueal começaram a ser descritas à medida que o procedimento passou a ser realizado com maior frequência.[1]

Atualmente, a entubação traqueal é bem definida como a colocação de um tubo dentro da traqueia, seja por via oral ou nasal. Apesar de sua importância vital, a entubação traqueal não é isenta de complicações. Entre as complicações decorrentes da entubação traqueal, destaca-se a laringite pós-extubação (LEP).[2-5]

A LPE é um processo inflamatório das vias aéreas superiores que se manifesta precocemente depois da extubação. É uma patologia frequente nas unidades de terapia intensiva (UTI) pediátrica, mais comumente em pacientes entre

1 e 4 anos de idade. As elevadas taxas de morbidade e mortalidade associadas à LPE justificam a relevância das tentativas de prevenção.[6-10]

A maior frequência em pediatria se deve a razões anatômicas e fisiológicas das vias aéreas dessa faixa etária, como pode ser visualizado na Figura 1.[6,11]

FISIOPATOLOGIA

Embora a fisiopatologia da LPE não esteja claramente definida na literatura, alguns estudos citam diversos fatores que podem estar envolvidos por meio de lesões, trauma mecânico ou por isquemia das vias aéreas.

Independentemente do mecanismo mecânico ou isquêmico da lesão, o resultado é uma resposta inflamatória, em que o edema tem o papel principal na obstrução das vias aéreas superiores na LPE. As alterações inflamatórias têm sido consideradas as mais frequentes e potencialmente reversíveis na LPE e seu envolvimento na fisiopatologia do quadro obstrutivo, de modo semelhante ao que ocorre na laringotraqueíte viral, justifica as tentativas de emprego de medidas terapêuticas similares.[12,13]

FIGURA 1 Corte sagital das vias aéreas superiores.

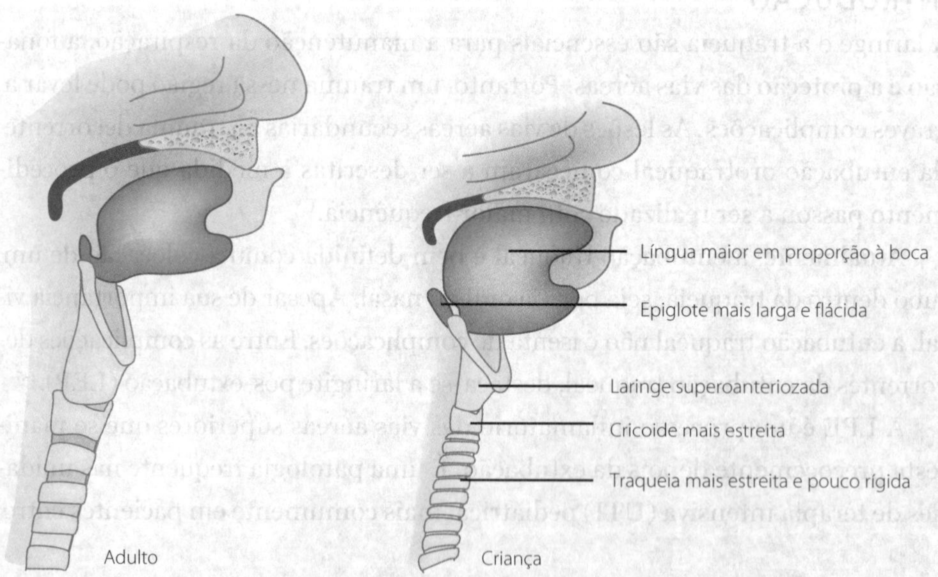

A área de secção transversa é relativamente pequena nas vias aéreas superiores de crianças, o que predispõe à obstrução durante o processo inflamatório. A redução da luz decorrente do edema laringotraqueal determina um aumento significativo da resistência ao fluxo aéreo (Figura 2). A criança procurará compensar o estreitamento aumentando o trabalho da musculatura inspiratória, realizando pressões mais negativas em relação à atmosfera, para possibilitar a entrada de ar nas vias aéreas. Em crianças menores de 4 anos de idade, a pressão negativa nas vias aéreas superiores tende ao colapso na fase inspiratória, em virtude do pobre suporte cartilaginoso que possui, por imaturidade.[6]

FATORES DE RISCO

A LPE decorre de lesões de estruturas fixas e móveis das vias aéreas, determinadas por vários fatores relacionados tanto aos procedimentos de entubação como à permanência da cânula nas vias aéreas. Diversos autores relatam que o tempo prolongado de entubação é um fator de risco para o desenvolvimento da laringite.[10]

FIGURA 2 Diferenças entre vias aéreas do adulto e da criança com edema de 1 mm.

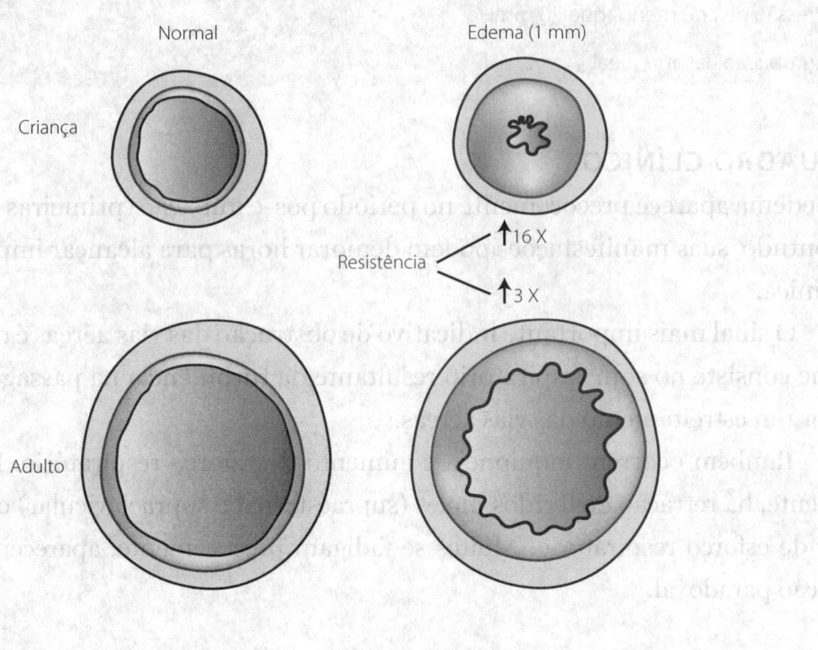

Os fatores predisponentes mais citados na literatura são: diâmetro inadequado da cânula traqueal (tubos muito pequenos se apoiam entre as cartilagens aritenoides, produzindo danos na região; tubos muito espessos comprimem as bordas das cordas vocais, formando lesões), superficialização dos planos de sedação da criança, movimentação excessiva do tubo, entubação traumática e prolongada, infecção local ou sistêmica, pressão elevada no balonete da cânula (*cuff*), distúrbios hemodinâmicos, prematuridade, ventilação mecânica e presença da doença do refluxo gastroesofágico.[6,8,14]

Medidas profiláticas têm logrado reduzir a incidência de LPE por meio da otimização das técnicas de colocação e manutenção da cânula endotraqueal, conforme descrito na Tabela 1.[15,16]

TABELA 1 MEDIDAS PREVENTIVAS DA LPE[7,9,17,18]
Entubação cuidadosa e não traumática
Menor número possível de troca do tubo
Colocação do tubo de calibre adequado
Fixação apropriada do tubo à face, diminuindo o trauma causado pelos movimentos cefalocaudais do tubo
Pressão de *cuff* menor que 20 mmHg
Entubação nasotraqueal

QUADRO CLÍNICO

O edema aparece precocemente no período pós-extubação (primeiras 3 horas); contudo, suas manifestações podem demorar horas para alcançar importância clínica.[6]

O sinal mais importante indicativo de obstrução das vias aéreas é o estridor, que consiste no som respiratório resultante da turbulência na passagem do ar por um estreitamento das vias aéreas.[7]

Também ocorrem taquipneia e aumento do esforço respiratório. Posteriormente, há retração de tecidos moles (supraesternal e supraclavicular) como prova de esforço respiratório. Muitos se fadigam precocemente, aparecendo respiração paradoxal.[6]

DIAGNÓSTICO

Escores e avaliação clínica são realizados, mas têm se mostrado com baixa sensibilidade. Um estudo realizado por Cordeiro et al.[19] comparou a avaliação por meio do escore proposto por Downes e Raphaelly (Tabela 2) e a endoscopia respiratória. Os autores observaram que o desempenho do escore foi satisfatório em sugerir a ausência de lesão moderada ou grave nos pacientes com desconforto leve. Para aqueles com desconforto moderado ou grave, o escore apresentou baixa sensibilidade e especificidade; muitos casos avaliados como desconforto moderado apresentavam lesões leves pela endoscopia.

TABELA 2 ESCORE DE DOWNES E RAPHAELLY MODIFICADO

	0	1	2
Sons inspiratórios	Normais	Com roncos	Lentificados
Estridor	Não	Inspiratório	Inspiratório/expiratório
Tosse	Não	Choro rouco	Ladrante
Retrações e BAN	Não	Batimento/retrações supraesternais	Diafragmáticas/intercostais
Cianose	Não	Em ar ambiente	Em FiO_2 de 0,60

BAN: batimento de asa de nariz; FiO_2: fração inspirada de oxigênio.

TRATAMENTO

Posicionamento e manipulação cautelosa

Preconiza-se decúbito elevado e cervical em posição neutra para não aumentar a obstrução por compressão dinâmica.

A manipulação cautelosa torna-se indispensável nesses quadros, pois, se a criança está chorando, o fluxo aéreo passa de laminar para turbulento, o que diminui o fluxo em até 10 vezes.[18]

Nebulização

A inalação com ar umidificado vem sendo utilizada até hoje, mesmo não havendo evidências consistentes de sua ação ou eficácia.[20]

O principal mecanismo de ação proposto seria a fluidificação de secreções e a diminuição da irritabilidade da mucosa laríngea e traqueal, diminuindo o reflexo da tosse.[21]

Outra hipótese seria a ação em mecanorreceptores da laringe, que seriam estimulados pela nebulização com água ou solução salina, produzindo um reflexo de diminuição da frequência respiratória e melhorando o fluxo de ar nas vias aéreas, com consequente diminuição da resistência e melhora das trocas gasosas.[22]

Corticosteroide

A profilaxia medicamentosa com corticosteroide tem sido experimentada, porém com resultados ainda inconclusivos. Seu emprego se justifica pela redução na resposta inflamatória envolvida na fisiopatologia dos sintomas obstrutivos, por meio da inibição da síntese de mediadores, como interleucinas e o fator de necrose tumoral (TNF), e do bloqueio da liberação de prostaglandinas, de leucotrienos e do fator ativador de plaquetas, bem como do seu efeito vasoconstritor.[23-25]

Esses efeitos demorariam cerca de 3 horas para produzir uma mudança fisiológica substancial e, consequentemente, uma resposta clínica perceptível. No entanto, o principal argumento contra o uso de corticosteroides é que a maioria das crianças apresenta quadro leve e, normalmente, autolimitado, não necessitando de terapia específica.[20]

Epinefrina

Diversos estudos concordam quanto ao efeito satisfatório da nebulização de epinefrina no tratamento da obstrução de vias aéreas superiores na laringotraqueíte viral, ao estimular receptores alfa-adrenérgicos das arteríolas pré-capilares das vias aéreas, resultando em vasoconstrição, com diminuição nas pressões pré e pós-capilar, reabsorção do exsudato inflamatório e diminuição do edema da mucosa da laringe e da região subglótica. Associado a essa ação, o efeito em beta-receptores promoveria broncodilatação e inibição da resposta inflamatória mediada por mastócitos, levando a diminuição da resistência das vias aéreas e melhora na troca gasosa, com menor trabalho respiratório. Não foi encontrado estudo prospectivo sobre o uso de epinefrina na prevenção da LPE.[25-27]

A associação de dexametasona e epinefrina para o tratamento da obstrução de vias aéreas superiores de crianças com laringotraqueíte viral revelou resultados satisfatórios.[28-30]

A morbidade da LPE, a escassez de estudos publicados e as diferenças metodológicas ressaltam a importância de estudos prospectivos que procurem controlar todas as variáveis consideradas potencialmente relevantes no desenvolvimento da laringite pós-extubação e, ao mesmo tempo, que investiguem o efeito profilático da dexametasona e epinefrina, isoladamente ou associadas, de modo a permitir replicações sistemáticas e comparação de resultados, gerando informações sobre a confiabilidade dos dados e a generalidade dos resultados.[13]

Na tentativa de otimizar o tratamento da LPE, um estudo prospectivo realizado na UTI pediátrica da Irmandade da Santa Casa de Misericórdia de São Paulo analisou o efeito da dexametasona intravenosa e da nebulização com epinefrina. Foram administradas separadamente ou combinadas e mostraram não reduzir a probabilidade de LPE em crianças com obstrução de vias aéreas pós-extubação, sugerindo que futuras replicações são necessárias para comparar o efeito de diferentes doses de dexametasona em diferentes horários de administração, incluindo um longo período pré-extubação.[31]

Ventilação não invasiva

Segundo o Consenso de Ventilação Mecânica em Pediatria e Neonatologia, o uso de ventilação não invasiva (VNI) em crianças com obstrução alta de vias aéreas decorrente de diversas origens tem grau de recomendação A.[32]

Uma pesquisa realizada por Rodriguez et al.,[33] no Hospital de Niños Roberto del Rio, em Santiago, Chile, avaliou 25 crianças apresentando laringite pós-extubação, das quais 13 realizaram tratamento convencional (inalação com epinefrina e oxigenoterapia em tenda) e 12 receberam tratamento com CPAP (CPAP) pressão positiva contínua nas vias aéreas. O maior sucesso foi no grupo de CPAP (53,2% menos fracasso), provavelmente pelos seguintes efeitos fisiológicos:

- abertura das vias aéreas por aumento da pressão intraluminal e diminuição do edema de mucosa, decorrente de alta pressão hidrostática gerada;

- o fluxo tende a ser mais laminar, já que as forças necessárias para a entrada do volume desejado de ar seriam significativamente menores. Isso resultaria em uma diminuição das forças que tende ao colapso das vias aéreas superiores (pressão externa da laringe).[33,34]

CONSIDERAÇÕES FINAIS

Algumas variáveis envolvidas na LPE devem ser mais bem analisadas, dentre as quais se destacam aquelas que caracterizam o quadro clínico do paciente, como dados pré e pós-procedimento de entubação traqueal, saturação de O_2 pós-entubação e pós-extubação, uso de VNI, realização de fisioterapia respiratória, bem como exames de nasofibroscopia e broncoscopia para identificação precoce da LPE. Aliado à análise das variáveis, deve ser realizado um trabalho preventivo com orientações à equipe multiprofissional, no intuito de resultar em menores complicações ao paciente e menor tempo de permanência na UTI.

REFERÊNCIAS BIBLIOGRÁFICAS

1. Kwiatkowski A, Almeida P, Sacco A, Adaime SBR, Londero TM. Tracheal stenosis after endotracheal intubation. Revista AMRIGS 2008; 52(2):126-9.
2. Matsumoto T, de Carvalho WB. Tracheal intubation. J Pediatr (RJ) 1997; 83(2):S83-90.
3. Thomas R, Kumar EV, Kameswaran M, Shamim A, al Ghamdi S, Mummigatty AP et al. Post intubation laryngeal sequelae in an intensive care unit. J Laryngol Otol 1995; 109(4):313-6.
4. Kriner EJ, Shafazand S, Colice GL. The endotracheal tube cuff-leak test as a predictor for postextubation stridor. Respiratory Care 2005; 50(12):1632-8.
5. Singh SN, Choudhary RK, Singh A, Kumar M. Therapeutic reintubation for extubation failure due to upper airway obstruction in ventilated newborn infants. Curr Pediatr 2011; 15(2):85-8.
6. Rodriguez B, Von Dessauer G, Duffau T. Laringitis postextubación. Rev Chil Pedriatr 2002; 73(2):142-51.
7. Fan T, Wang G, Mao B, Xiong Z, Zhang Y, Liu X et al. Prophylactic administration of parenteral steroids for preventing airway complications after extubation in adults: meta-analysis of randomised placebo controlled trials. BMJ 2008; 337:a1841.

8. Martins RHG, Dias HD, Castilho EC, Trindade SHK. Achados endoscópicos em crianças com estridor. Rev Bras Otorrinolaringol 2006; 72(5):649-53.
9. Garros D. Laringite pós-extubação: respirando aliviados? J Pediatr 2001; 77(3):157-9.
10. Hartley M, Vaughan RS. Problems associated with tracheal extubation. Br J Anaesth 1993; 71:561-8.
11. Edmunds S, Weiss I, Harrison R. Extubation failure in a large pediatric ICU population. Chest 2001; 119(3):897-900.
12. Panda NK, Mann SBS, Raja BA, Jindal SK. Fibreoptic assessment of post intubation laryngotracheal injuries. Indian J Chest Dis Allied Sci 1996; 38:241-7.
13. Cesar RG. Dexametasona e L-epinefrina na profilaxia da laringite e do desconforto respiratório pós-extubação em pediatria [dissertação]. São Paulo: Faculdade de Ciências Médicas da Santa Casa de São Paulo, 2000.
14. Santos PM, Afrassiabi A, Weymuller EA. Risk factors associated with prolonged intubation and laryngeal injury. Otolaryngol Head Neck Surg 1994; 111(4):453-9.
15. Fernandes ICOF, Fernandes JC, Cordeiro AMG, Bousso A, Ejzenberg B, Baldacci ER et al. Intubação traqueal em pediatria. Rev Med Hosp Univ USP 1995; 5:31-6.
16. Fernandes ICOF, Bousso A. A intubação traqueal e a traqueostomia. In: Stape A, Kimura HM, Brito JLBC, Gilio AE, Bousso A, Troster EJ et al. (eds.). Manual de normas de terapia intensiva pediátrica. São Paulo: Sarvier; 1997. p.13-22.
17. Carvalho LMA de, Lopez PB, Becker A, Mesko GE, Perottoni JS, Sedrez MM. Complicações laringotraqueais pós-extubação em crianças. Rev Bras Terap Intensiv 2001; 13(1):29-34.
18. Muckart D. Post-extubation stridor in children. SAJCC 2009; 25(1):20-6.
19. Cordeiro AMG, Souza DC, Quinzani RH, Troster EJ. Comparação entre um escore de desconforto e a endoscopia respiratória para detecção de lesões de via aérea associadas à entubação traqueal em crianças. J Pediatr 2003; 79(6):543-9.
20. Miyake RS. Tratamento da laringite viral. Disponível em: http://www.medcenter.com/medscape/content.aspx?id=343&langtype=1046. Acessado em: 29 de maio de 2012.

21. Skolnik NS. Treatment of croup: a critical review. AJDC 1989; 143:1045-9.
22. Sasaki CT, Suzuki M, The respiratory mechanism of aerosol inhalation in the treatment of partial airway obstruction. Pediatrics 1977; 59(5):689-94.
23. Tellez DW, Galvis AG, Storgion SA, Amer HN, Hoseyni M, Deakers TW. Dexamethasone in the prevention postextubation stridor in children. J Pediatr 1991; 118(2):289-94.
24. Backofen JE, Rogers MC. Upper airway disease. In: Rogers MC (org.). Textbook of pediatric intensive care. v.1. Baltimore: Williams & Wilkins, 1992. p.231-57.
25. Fox GN. L-epinephrine for croup: a new study. Am Fam Physician 1993; 47:1071.
26. Waisman Y, Klein BL, Boenning DA, Young GM, Chamberlain JM, O'Donnell R et al. Prospective randomized double-blind study comparing L-epinephrine and racemic epinephrine aerosols in the treatment of laryngotracheitis (croup). Pediatrics 1992; 89(2):302-6.
27. Thomas LP, Friedland LR. The cost-effective use of nebulized racemic epinephrine in the treatment of croup. Am J Emerg Med 1998; 16(1):87-9.
28. McDonogh AJ. The use of steroids and nebulized adrenaline in the treatment of viral croup over a seven year period at a district hospital. Anaesth Intensive Care 1994; 22(2):175-8.
29. Ledwith CA, Shea LM, Mauro RD. Safety and efficacy of nebulized racemic epinephrine in conjunction with oral dexamethasone and mist in the outpatient treatment of croup. Ann Emerg Me 1995; 25(3):331-7.
30. Kunkel NC, Bker MD. Use of racemic epinephrine, dexamethasone, and mist in the outpatient management of croup. Pediatr Emerg Care 1996; 12(3):156-9.
31. Cesar RG, Carvalho WB. L-epinephrine and dexamethasone in postextubation airway obstruction: a prospective, randomized, double-blind placebo controlled study. Int J Pediatr Otorhinolaryngol 2009; 73:1639-43.
32. Johnston C, Carvalho WB. Ventilação não invasiva com pressão positiva – VNIPP. I Consenso Brasileiro de Ventilação Mecânica em Pediatria e Neonatologia; São Paulo.

33. Rodriguez JA, Von Dessauer B, Duffau G. Utilización de la CPAP de forma no invasiva en la laringitis postextubación del paciente pediátrico. Estudio controlado y aleatorizado. Arch Bronconeumol 2002; 38(10):463-7.
34. Wormald R, Naude A, Rowley H. Non-invasive ventilation in children with upper airway obstruction. Int J Pediatr Otorhinolaryngol 2009; 551-4.

23 Atelectasias em UTI

Juliana Gamo Storni
Renata Cardoso Romagosa
Fabíola Peixoto Ferreira La Torre

INTRODUÇÃO

A atelectasia representa uma das principais complicações respiratórias em unidades de terapia intensiva (UTI), uma vez que pode conduzir o paciente a insuficiência respiratória importante, afetando sobremaneira a troca gasosa, em decorrência da alteração da relação ventilação/perfusão (V/Q), e provocando um *shunt* pulmonar.

É definida pelo colabamento alveolar com perda da função e do volume da estrutura pulmonar acometida, afetando desde um segmento até o pulmão em sua totalidade. Essa afecção pulmonar, originada de diferentes fatores e patologias, pode, por sua vez, causar alterações respiratórias secundárias imediatas e tardias, muitas vezes necessitando de maior suporte ventilatório (oxigenoterapia, ventilação pulmonar mecânica invasiva e/ou não invasiva).

Entre as principais complicações associadas à atelectasia, estão a insuficiência respiratória e a manutenção de infecção pulmonar. Em sua forma crônica, a atelectasia pode propiciar a ocorrência de infecções repetidas, bronquiectasias e destruição da unidade respiratória acometida.

Em virtude das desvantagens anatômicas e fisiológicas presentes na faixa etária pediátrica, sua incidência é maior nessa população quando relacionada aos adultos. As alterações no desenvolvimento da caixa torácica, das vias aéreas e do parênquima pulmonar levam a uma rápida transformação nas propriedades mecânicas desse sistema (Tabela 1).

TABELA 1 DIFERENÇAS ANATÔMICAS E FISIOLÓGICAS

Caixa torácica	Alta complacência do gradil costal
	Baixa complacência pulmonar
	Horizontalização das costelas
	Inserção horizontalizada do diafragma
Vias aéreas/alvéolos	Maior quantidade de glândulas mucosas
	Via aérea distal mais estreita
	Aumento da resistência da via aérea
	Alvéolos grandes = maior tendência a colapso
Ventilação colateral	Pouco desenvolvida
Suporte cartilaginoso	Deficiente
	Gera compressão dinâmica

ETIOLOGIA E FISIOPATOLOGIA DA ATELECTASIA

O pulmão tem uma tendência natural a entrar em colapso; porém, a coesão pleural garante a distensão pulmonar e a abertura brônquica. Nos pulmões normais, a insuflação alveolar e a perfusão vascular estão associadas com um baixo estresse e não são lesivas. Quando ocorre a atelectasia, a insuflação e a desinsuflação alveolar podem ser heterogêneas, resultando em estresse das vias aéreas, ocasionando lesão epitelial. No volume pulmonar que corresponde à capacidade residual funcional (CRF), as forças de retração do pulmão e a força de expansão da caixa torácica têm o mesmo valor, mas com direções opostas;

qualquer alteração que ocasione o desequilíbrio entre essas forças proporcionará o aparecimento de atelectasia.

Os principais fatores causais e as patologias associadas à ocorrência de atelectasias, assim como os mecanismos fisiopatogênicos envolvidos, estão listados na Tabela 2.

TABELA 2 MECANISMOS, CAUSAS E PATOLOGIAS ASSOCIADAS À OCORRÊNCIA DE ATELECTASIA

Mecanismos fisiológicos	Fatores causais e patologias associadas
Obstrução brônquica	Corpo estranho
	Infecção aguda/crônica
	Fibrose cística
	Asma
	Aspiração de mecônio
	Substância inalada/aspirada
	Retenção de muco
	Estenose congênita
	Estenose pós-infecciosa
	Estenose traumática
	Edema
	Tumor maligno
	Granuloma e papiloma
	Bronquiolite obliterante
Compressão extrínseca do brônquio	Linfonodo (síndrome do lobo médio)
	Tumor
	Cardiomegalia
	Anel vascular
	Enfisema lobar

(continua)

(continuação)

Mecanismos fisiológicos	Fatores causais e patologias associadas
Alteração do surfactante	Membrana hialina
	Síndrome da angústia respiratória
	Pneumonia
	Edema pulmonar
	Afogamento
Compressão do pulmão	Quilotórax
	Hemotórax
	Pneumotórax
	Mielopatia e neurorradiculopatia
	Miopatia
	Hérnia ou paralisia diafragmática
	Deformidade da caixa torácica

As atelectasias pulmonares geralmente são complicações clínicas secundárias a infecções broncopulmonares, asma ou aspiração de materiais para as vias aéreas inferiores, de curso agudo e reversível. Quando as vias aéreas estão ocluídas, o ar fica aprisionado e os gases são absorvidos pelo sangue, que perfunde o local anatômico do colapso pulmonar.

A taxa e a extensão do colapso são modificados pela ventilação colateral através dos poros intra-alveolares (poros de Kohn) e pelas comunicações dos bronquíolos alveolares (canais de Lambert). Ambas estruturas apresentam menor desenvolvimento durante os primeiros meses de vida; por isso, a atelectasia é mais frequente em lactentes. Após o colapso de um segmento ou lobo pulmonar, a ventilação do alvéolo diminui, enquanto a perfusão poderá estar levemente diminuída, resultando em uma área com baixa relação V/Q. Se a região obstruída for grande, a hipoxemia pode resultar do aumento da mistura venosa pelo *shunt* intrapulmonar.

A redução da complacência pulmonar é resultado da diminuição dos volumes pulmonares, decorrente do início de um ciclo ventilatório com uma CRF menor, determinando maior gasto de energia, com alteração da pressão transpulmonar, e resultando em VC menor.[1] A resistência vascular pulmonar é mínima na CRF, e o aumento do volume pulmonar resulta em compressão alveolar, decorrente do estiramento do tecido pulmonar. A queda do volume abaixo da CRF resulta em compressão dos vasos extra-alveolares. A hipóxia no local da atelectasia é um dos mecanismos que aumentam a resistência vascular pulmonar, em razão da redução da tensão de O_2 alveolar e venosa mista.[2] Outro efeito do segmento colapsado é a distensão do alvéolo adjacente não obstruído. Essa hiperdistensão compensatória pode ser proeminente na radiografia de tórax, e pequenas áreas colapsadas podem não ser observadas por radiografia ou não ficar evidentes na avaliação clínica. Se a hiperinsuflação for uma observação proeminente na radiografia, pode ser difícil determinar se a alteração primária é a atelectasia ou o enfisema, especialmente em recém-nascidos, nos quais as malformações congênitas com hipertransparência pulmonar são possíveis. Após o colapso de um segmento ou lobo pulmonar, a ventilação do alvéolo diminui, enquanto a perfusão pode estar levemente diminuída, resultando em uma área com baixa relação V/Q. Se a região obstruída for grande, a hipoxemia pode resultar do aumento da mistura venosa pelo *shunt* intrapulmonar.

Entre as consequências funcionais estão alteração da oxigenação, redução da complacência pulmonar, aumento da resistência vascular pulmonar, hiperexpansão de unidades alveolares adjacentes, edema pulmonar após reexpansão e lesão pulmonar.

SUBTIPOS

Atelectasia obstrutiva

Ocorre normalmente em patologias caracterizadas por hipersecreção pulmonar ou aspiração de corpo estranho. Ocasiona fechamento do território alveolar distal à região afetada, reduzindo a relação V/Q com consequente alteração das trocas gasosas.

Atelectasia compressiva

Decorre da pressão local direta do parênquima pulmonar, em virtude do aumento da área cardíaca, da presença de tumores ou deslocamento de vísceras (hérnia diafragmática ou eventração do diafragma). O aumento da pressão intrapleural é ocasionado por transudato, exsudato e/ou ar no espaço pleural.

Atelectasia de reabsorção gasosa

Reabsorção gasosa durante a respiração no ar atmosférico

A atelectasia decorre de um processo de difusão gasosa desencadeado pelo oxigênio. A pressão total do gás bloqueado na parte distal da obstrução está próximo de 760 mmHg, ao passo que a soma das pressões parciais do gás, no sangue venoso misturado que se apresenta na interface alveolar, é inferior a 760 mmHg em virtude de uma pressão parcial fraca de oxigênio no sangue venoso.

O equilíbrio das pressões parciais é produzido pela difusão dos gases alveolares para o sangue. O alvéolo diminui o volume correspondente à quantidade de oxigênio absorvido. A pressão dos demais gases alveolares é mantida em seus níveis atmosféricos, isto é, no caso do CO_2 um gradiente venoso-alveolar de 45 a 40 mmHg; do nitrogênio, um gradiente nulo de 573 mmHg. De fato, a queda de O_2 no alvéolo supera o aumento da taxa de CO_2 de tal maneira que a soma das pressões parciais no sangue venoso será consideravelmente inferior à pressão atmosférica.

Essa diferença de pressão alcançada (60 mmHg) explica por que a difusão do gás continua, o que reduz ainda mais o volume alveolar até o colapso completo.

Assim, um lobo pulmonar pode se atelectasiar em um período de 18 a 24 horas ou um único alvéolo em um ciclo respiratório.

Reabsorção gasosa durante a respiração do ar enriquecido em oxigênio

A atelectasia sobrevém muito mais rapidamente, isto é, em torno de 60 vezes mais depressa. O mesmo mecanismo baseado no gradiente alveolocapilar da soma das pressões parciais tem lugar em O_2 puro. Nesse caso, o gradiente alveolovenoso de oxigênio é muito mais elevado, já não tendo nitrogênio para tornar mais lento o fenômeno de absorção. No caso da inalação de ar enriquecido, o nitrogênio (que possui uma capacidade fraca de difusão) atua como uma tala para sustentar o alvéolo e retardar o aparecimento de colapsos. Essa diferença de difusibilidade entre o oxigênio e o nitrogênio tem importância clínica considerável. A opacificação radiológica pode ser muito rápida em crianças ventiladas mecanicamente com taxas muito enriquecidas de oxigênio. Um pulmão pode se encontrar totalmente opacificado em um período de 3 a

5 minutos. O mesmo efeito de absorção rápida pode ser observado quando o tubo endotraqueal é colocado muito distalmente em um brônquio principal, excluindo um dos dois pulmões da ventilação. A ventilação colateral retarda esses fenômenos, mas não na criança pequena, que está desprovida dela. Essa ventilação pode existir entre segmentos pulmonares vizinhos, mas não em lobos que estão separados pela pleura.

Alteração da tensão superficial

A força de retração do pulmão resulta da presença de um surfactante na interface ar-tecido do alvéolo. Modificações na quantidade e na qualidade do surfactante aumentam as forças de tensão superficial responsáveis pela atelectasia. As principais causas são: doença da membrana hialina (DMH), síndrome do desconforto respiratório agudo (SDRA), pneumonia e edema pulmonar.

Alterações no parênquima pulmonar/restritivas

Estão relacionadas com a redução da elasticidade e da complacência do parênquima pulmonar, impossibilitando a manutenção adequada de volumes e capacidades pulmonares. Entre as principais causas estão: doenças neuromusculares, alterações posturais, depressão respiratória no pós-operatório, alterações congênitas da parede torácica, trauma de tórax e incisões cirúrgicas.

A atelectasia cicatricial como consequência de fibrose cística, tuberculose e cirurgia pulmonar aparece em virtude da alteração do espessamento do tecido pulmonar, também parte de alterações que levam à diminuição da elasticidade e da complacência, apresentando esse tipo de atelectasia um baixo grau de reversão.

Atelectasia intraoperatória

Após a indução anestésica, a pressão pleural torna-se positiva, em decorrência do relaxamento da musculatura e do deslocamento para dentro do tórax do diafragma relaxado, por causa do peso do coração repousado sobre o parênquima pulmonar e da compressão das regiões dependentes do pulmão imposta pelo peso do próprio parênquima pulmonar. A transmissão dessa pressão promove compressão das vias aéreas e dos alvéolos subjacentes, levando ao colapso pulmonar. Concomitantemente, o diafragma relaxado após a indução anestésica é deslocado cefalicamente sob o peso das vísceras abdominais, promovendo compressão pulmonar e aumento da pressão pleural, com consequente redução da pressão transpulmonar nas regiões mais dependentes e caudais dos pulmões.

Nos pacientes submetidos a anestesia e ventilação mecânica, é provável que a compressão mecânica das regiões pulmonares dependentes e caudais seja o fator mais importante para o colapso pulmonar observado no período intraoperatório.

Nos pacientes submetidos à intervenção cirúrgica cardíaca, o uso de circulação extracorpórea (CEC), independentemente de esternotomia e manipulação torácica, é um fator relacionado ao desenvolvimento de atelectasias intraoperatórias por causa de alterações na composição dos componentes fosfolipídicos e proteicos do sistema surfactante após a CEC.

A atelectasia no período perioperatório pode ocorrer por alta taxa de reabsorção dos gases, decorrente do aumento da fração inspirada de oxigênio (FiO_2) e da redução da relação V/Q; alteração do surfactante, em virtude do uso de agentes anestésicos, duração do ato cirúrgico e redução do volume corrente (VC); compressão (tração) pulmonar decorrente da utilização de anestesia intravenosa ou inalatória; tempo de cirurgia; tipo de cirurgia; posicionamento do paciente no ato cirúrgico; obesidade; doença pulmonar prévia; idade; entre outros fatores.

AVALIAÇÃO

Sinais e sintomas

Variam de acordo com a extensão do colapso pulmonar. Podem ser encontrados sinais como: taquipneia, tosse, estridor, dispneia e diminuição ou até mesmo abolição do murmúrio vesicular decorrente da redução da aeração do pulmão. Ocasionalmente, há chiado constante e localizado e alteração na ressonância à percussão local. A ausculta soprosa pode sugerir atelectasia. No exame físico, pode-se observar diferença na expansibilidade da caixa torácica, com diminuição da expansão e contração da musculatura e aproximação das costelas acima da área atelectasiada.

Diagnóstico por imagem

Radiografia

É considerada uma ferramenta diagnóstica útil, sendo frequentemente utilizada. Normalmente é possível visualizar o desvio da área cardíaca, do mediastino e a elevação do diafragma para o mesmo lado da atelectasia em colapsos extensos, embora esta possa, em recém-nascidos e lactentes, ser observada mesmo em colapsos menores.

A atelectasia lobar ou segmentar é classicamente representada como opacificação do lobo ou segmento. Em geral, os sinais de atelectasia se referem a perda de volume de gás. O sinal mais direto é o deslocamento da fissura interlobar. Outros sinais de perda de volume, como desvio do mediastino e aumento da hemicúpula diafragmática, são máximos perto do ponto da perda de volume.

A hiperinsuflação compensatória nos segmentos aerados remanescentes no lobo afetado pode estar presente, e a porção colapsada do pulmão demonstra o aumento da opacidade, sendo frequentemente triangular.

FIGURA 1 Radiografia de tórax com atelectasia em lobo superior direito.

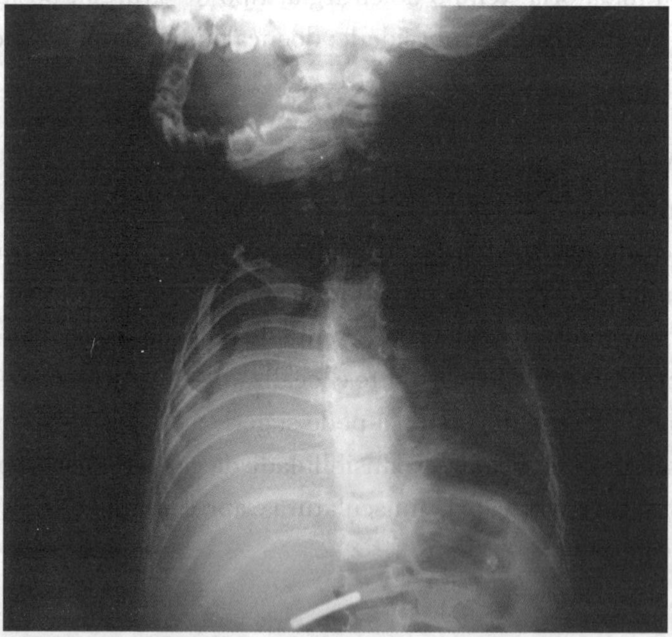

Tomografia computadorizada

A tomografia computadorizada (TC) é o método referido para avaliar os pulmões por sua resolução. Nas imagens convencionais de TC, é possível medir os volumes pulmonares totais e regionais, a distribuição da aeração pulmonar e o recrutamento em várias condições e intervenções clínicas.

Ressonância nuclear magnética

A ressonância nuclear magnética (RNM) permite a obtenção de imagens tridimensionais sem a utilização de irradiação ionizante; embora apresente várias vantagens em relação à TC (como a não necessidade de contraste, com a possibilidade de múltiplas imagens planas), a RNM não oferece vantagem no que se refere às atelectasias.

TRATAMENTO

A manutenção dos volumes pulmonares para prevenir a lesão pulmonar é de suma importância. O colapso repetido do pulmão ocasiona uma ativação dos neutrófilos em pulmões previamente lesados. A presença de atelectasia contribui para o efeito inflamatório dos pulmões.

Fisioterapia

A fisioterapia respiratória deve ser administrada considerando os princípios mecânicos e fisiológicos do sistema respiratório. Para o fisioterapeuta, é importante o reconhecimento do grau da atelectasia, que está comumente associado à gravidade da doença.

Entre as técnicas fisioterapêuticas mais utilizadas para realizar a expansão pulmonar da região colapsada, podem-se citar:

- manobras para higiene brônquica: têm o objetivo de manter a permeabilidade das vias aéreas, auxiliando na fluidificação do muco e facilitando a mobilização para as vias aéreas mais superiores, com consequente eliminação;
- drenagem postural: com o auxílio da ação da gravidade, as posições adotadas de acordo com os segmentos pulmonares permitem o deslocamento

das secreções para as vias aéreas mais proximais. Favorece a expansão de regiões atelectasiadas quando o pulmão comprometido é colocado no lado não dependente;

- *bag squeezing*: essa manobra consiste na utilização de um ambu conectado a uma cânula orotraqueal associada à vibração torácica. Por gerar um fluxo turbulento, o ambu tem o intuito de deslocar a secreção e provocar aumento da expansibilidade pulmonar, enquanto a vibração torácica mobiliza a secreção para as vias aéreas mais proximais;
- procedimento de aspiração: deve ser realizado sempre que sinais de secreções nas vias aéreas ou na cânula traqueal forem constatados;
- manobras para reexpansão pulmonar: pode-se obter a expansão pulmonar de duas formas, sendo elas a negativação da pressão pleural ou o aumento da pressão alveolar;
- recursos não instrumentais dependentes da variação da pressão pleural: exercícios respiratórios, freno labial (expiração com os lábios franzidos ou dentes semifechados) e exercícios de expansão torácica localizada;
- recursos instrumentais dependentes da variação da pressão pleural: incentivador inspiratório, com objetivo de aumentar a pressão transpulmonar e restaurar volumes e capacidades pulmonares;
- recursos instrumentais dependentes da variação de pressão alveolar: expiração com pressão positiva nas vias aéreas aumenta a CRF e previne o colapso; respiração por pressão positiva intermitente aumenta a expansibilidade, restaurando os volumes e capacidades pulmonares; pressão positiva contínua nas vias aéreas (CPAP) aumenta a CRF e otimiza as trocas gasosas; ventilação não invasiva com duplo nível pressórico nas vias aéreas aumenta a CRF, diminui o trabalho respiratório e otimiza as trocas gasosas;
- recursos invasivos dependentes da variação de pressão alveolar: manobra de recrutamento alveolar que, pela administração de valores de pressão positiva expiratória final (Peep), possibilita promover a abertura de alvéolos, contribuindo dessa forma para a reversão do quadro. Esse aumento da Peep deve ser controlado tomando por base os valores limítrofes da pressão de platô < 35 cmH_2O e da pressão de pico inspiratório < 40 cmH_2O, para a prevenção de lesões por hiperpressão, como o barotrauma.

Outros recursos

Broncoscopia

A broncoscopia é uma arma valiosa no diagnóstico e tratamento de afecções do sistema respiratório em crianças de diversas idades.

A atelectasia persistente é uma das primeiras indicações de broncoscopia em crianças, sendo a principal causa da atelectasia tratada com a broncoscopia a obstrução (tampão de secreção, objetos aspirados).

Alfadornase (rhDNase – Pulmozyme®)

As infecções complicadas por atelectasia alteram a concentração de DNA nas secreções brônquicas e nos tampões de muco, o que aumenta a viscosidade e a aderência das secreções, dificultando a sua remoção. A utilização dessa substância mostrou-se efetiva em alguns estudos no tratamento da reabertura das atelectasias, por ser uma enzima capaz de fluidificar o muco, facilitando sua excreção.

REFERÊNCIAS BIBLIOGRÁFICAS

1. Gorassi-Delgado, Codina-Bentancor C, Alzugaray-Fraga P. Efecto del recluitamento alveolar sobre imágenes radiológicas torácicas. Paciente Crit 2001; 14(3):159-67.
2. Erdeve O, Uras N, Begum-Atasay B, Arsan S. Efficacy and safety of nebulized recombinant human DNase as rescue treatment for persistent atelectasis in newborns. Case-series Croat Med J 2007; 48(2):234-9.

BIBLIOGRAFIA

1. Auler Jr. JOC, Nozawa E, Toma EK, Degaki KL, Feltrim MIZ, Malbouisson MS. Manobra de recrutamento alveolar na reversão da hipoxemia no pós-operatório imediato em cirurgia cardíaca. Rev Bras Anestesiol 2007; 57:476-88.
2. Duggan M, Kavanagh BP. Atelectasis in the perioperative patient. Curr Opin Anaesthesiol 2007; 20:37-42.
3. Hendriks T, Hoog M, Lequin MH, Devos AS, Merkus PJFM. DNase and atelectasis in non-cystic fibrosis pediatric patients Crit Care 2005; 9(4):R351-6.

4. Johnston C, Carvalho WB. Atelectasia em pediatria. Proami Semcad 2008; 151-70.
5. Malbouisson LMS, Humberto F, Rodrigues RR, Carmona MJC, Auler JOC. Atelectasias durante anestesia: fisiopatologia e tratamento. Rev Bras Anestesiol 2008; 58(1):73-83.
6. Martinez FD, Morgan WJ, Wright AL, Holber C, Taussig LM. Initial airway function is a risk factor for recurrent wheezing respiratory illnesses during the first three years of life. Am Rev Respir Dis 1997; 143:312-6.
7. Martínez G, Cruz P. Atelectasis in general anesthesia and alveolar recruitment strategies. Rev Esp Anestesiol Reanim 2008; 55(8):493-503.
8. Papastamelos C, Panitch HB, England SE, Allen JL. Developmental changes in chest wall compliance in infancy and early childhood. Appl Physiol 1995; 78:179-84.
9. Peroni DG, Boner AL. Atelectasis: mechanisms, diagnosis and management. Paediatr Respir Rev 2000; 1:274-8.
10. Postiaux G. Fisioterapia respiratória pediátrica: o tratamento guiado pela ausculta pulmonar. 2.ed. Porto Alegre: Artmed, 2004.
11. Sarmento GJV. Fisioterapia respiratória em pediatria e neonatologia. Barueri: Manole, 2007.
12. Schindler MB. Treatment of atelectasis: where is the evidence? Crit Care 2005; 9(4):341-2.
13. Tusman G, Bohm SH, Tempra A, Melkun F, García E, Turchetto E et al. Effects of recruitment maneuver on atelectasis in anesthetized children. Anesthesiology 2003; 98:14-22.
14. Zhang DJ, Zhao DY, Liang H, Tian M, Han Q. Application of flexible bronchoscopy in diagnosis and treatment of 104 children with pulmonary atelectasis. Zhonghua Er Ke Za Zhi 2010; 48(10):767-70.

24 Doenças Relacionadas ao Sono

Marcelo Scapuccin

Sandra Doria Xavier

INTRODUÇÃO

O sono dos pacientes em estado grave internados em unidades de terapia intensiva (UTI) é caracterizado por despertares frequentes, diminuição do estágio 3 do sono não REM (do inglês, *rapid eye movement*), que é o estágio mais profundo do sono, e ainda diminuição do sono REM, que é o estágio do sono no qual há consolidação da memória.[1]

A baixa qualidade do sono em pacientes adultos internados em UTI é relatada em aproximadamente 61% dos pacientes, mas não há dados específicos na literatura referentes à faixa etária pediátrica.[2] Alguns fatores podem justificar a queixa de sono não reparador: dificuldade de dormir confortavelmente em uma cama hospitalar, barulho excessivo, ansiedade e ainda a própria doença de base do paciente. Além disso, o ciclo sono-vigília também pode ficar prejudicado pela falta de referência para dia e noite no ambiente de terapia intensiva.

As alterações de sono podem, por sua vez, levar a algumas consequências para o paciente, como a predisposição para o desenvolvimento do *delirium*, que pode ocorrer em 70 a 80% dos pacientes internados em UTI,[3] alteração no sistema imunológico,[4] prolongamento do tempo de entubação e alterações cognitivas.[5]

Neste capítulo, não são abordados os distúrbios de sono decorrentes do ambiente hospitalar de cuidados intensivos, mas sim alguns distúrbios de sono em pediatria que mais frequentemente levam a criança para a UTI, que são os distúrbios respiratórios do sono, como a apneia da prematuridade, apneia do lactente, a síndrome da apneia obstrutiva do sono (SAOS) e a síndrome da hipoventilação central congênita (SHCC).

APNEIA DA PREMATURIDADE

Em recém-nascidos prematuros, em decorrência da imaturidade do sistema nervoso central incluindo o centro respiratório, é comum a presença de pausas respiratórias.[6]

A American Academy of Pediatrics define apneia da prematuridade como a cessação da respiração que dura pelo menos 20 segundos.[7] Quanto menor a idade gestacional, maior é a incidência,[8] como pode ser visto na Tabela 1.

TABELA 1 INCIDÊNCIA DE APNEIA DA PREMATURIDADE DE ACORDO COM A IDADE GESTACIONAL

Idade gestacional (semanas)	Incidência de apneia da prematuridade (%)
Até 30	80
30 a 31	50
32 a 33	14
34 a 35	7

Não somente a imaturidade é considerada um fator de risco para a apneia da prematuridade, mas também a asfixia, as infecções, a instabilidade da temperatura corpórea, a hemorragia intracraniana, as convulsões e as alterações metabólicas.

O tratamento desses pacientes depende da gravidade dos eventos respiratórios. Quanto maior o número de apneias por dia e, ainda, quanto maior a hipoxemia e/ou a bradicardia associadas, o quadro é considerado mais grave, podendo necessitar de cuidados de terapia intensiva.

As metilxantinas, como a cafeína, podem ser utilizadas no tratamento desses pacientes, pois são estimulantes centrais e agem estimulando o centro respiratório.[6] Outra modalidade de tratamento é a CPAP (pressão positiva contínua das vias aéreas, do inglês *continuous positive airway pressure*).

APNEIA DO LACTENTE

Caracteriza-se por pausas respiratórias associadas com palidez, cianose, bradicardia e/ou hipotonia em lactente nascido a termo. O fator etiológico parece ser uma imaturidade do centro respiratório, e a média de idade de apresentação são 8 meses de vida.

Um estudo longitudinal de coorte observou que 43% dos lactentes sadios nascidos a termo têm pelo menos um episódio de apneia com duração de 20 segundos nos primeiros 3 meses de vida. Ao mesmo tempo, somente 0,2 a 0,9% dessas crianças necessitam de internação e 0,05% necessitam de alguma manobra de reanimação.

As causas podem ser digestivas (refluxo gastroesofágico, infecções, malformações, *dumping*), neurológicas (resposta vasovagal, convulsões, infecções, hematoma subdural, malformações), respiratórias (infecção por vírus sincicial respiratório, coqueluche, anormalidades da via aérea, hipoventilação alveolar, traqueomalacia), cardiovasculares (cardiomiopatia, infecções, arritmias, insuficiência cardíaca congestiva), metabólicas (hipoglicemia, erros inatos do metabolismo, hipocalcemia, intolerância alimentar) e mistas (acidentes, sepse, abuso de drogas).

É importante fazer monitoração cardiorrespiratória na apneia do lactente quando houve episódio longo de apneia que necessitou de reanimação cardiorrespiratória ou estimulação vigorosa prolongada.[8] O prognóstico, a longo prazo, é bom.[8]

SÍNDROME DA APNEIA OBSTRUTIVA DO SONO

A SAOS é uma condição caracterizada por obstruções recorrentes das vias aéreas superiores durante o sono, de forma parcial ou completa, ocasionando frequentemente roncos, dessaturação da oxi-hemoglobina, hipercapnia, agitação e despertares.

O termo "apneia" designa a cessação completa do fluxo aéreo por um período de pelo menos 10 segundos, durante o qual ocorre hipoxemia e hipercapnia, até que um despertar leve à desobstrução das vias aéreas colapsadas e faça retomar a respiração, o que pode ocorrer inúmeras vezes por hora de sono do paciente. São tratadas neste item somente as apneias do tipo obstrutivas, ou seja, interrupções do fluxo aéreo com manutenção do esforço respiratório dos músculos torácicos e abdominais, uma vez que não há, nesses casos, alteração no centro respiratório. Quando há ausência de movimentos respiratórios toracoabdominais concomitante à ausência de fluxo aéreo, tem-se a apneia central, caracterizada por alguma alteração no centro respiratório. A apneia é considerada mista quando se inicia com características de apneia central e passa para obstrutiva. Os episódios de apneia central de curta duração (menor que 15 segundos) são comuns em recém-nascidos normais; porém, até o momento, não existe critério que defina o número aceitável de apneias centrais.[9,10]

A respiração oral e o ronco são queixas comuns na população pediátrica, apresentando uma incidência de 5 a 27%.[11] Na infância, observa-se que 1 a 3% dos pacientes são portadores da SAOS, sendo o ronco o sintoma mais comum.[11,12]

A distribuição da SAOS na infância não apresenta diferença com relação ao sexo.[8] A faixa etária de maior prevalência é entre 3 e 5 anos de idade, fase de maior crescimento do tecido linfoide, como as tonsilas palatinas e as tonsilas faríngeas, também chamadas de adenoides. A Figura 1 mostra um exemplo de hipertrofia adenoideana vista na radiografia de *cavum*, na qual é possível identificar diminuição da passagem de ar pela nasofaringe em decorrência do aumento acentuado das tonsilas faríngeas (adenoides). Na Figura 2, é possível observar a hipertrofia das tonsilas palatinas, com diminuição da luz pela qual passa o fluxo aéreo.

Em razão do aumento na incidência de obesidade infantil, os adolescentes têm sido cada vez mais acometidos, elevando a prevalência de SAOS nessa faixa etária.[13]

FIGURA 1 Radiografia de *cavum* mostrando estreitamento acentuado da coluna aérea na rinofaringe decorrente de hipertrofia adenoideana.

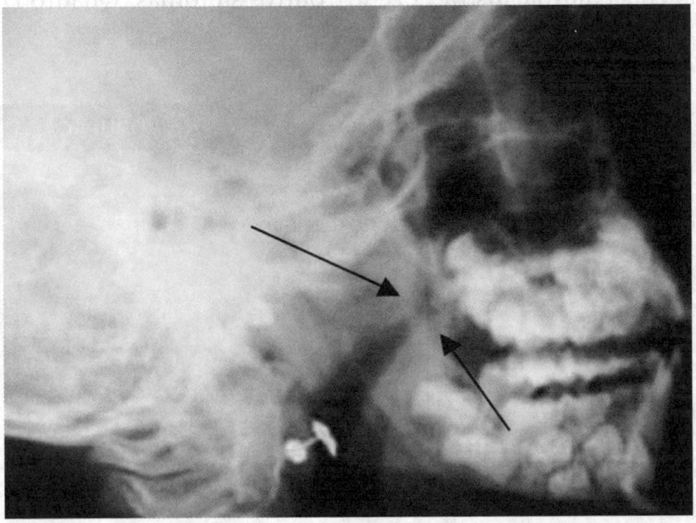

FIGURA 2 Hipertrofia das tonsilas palatinas, com estreitamento da luz pela qual passa o fluxo aéreo.

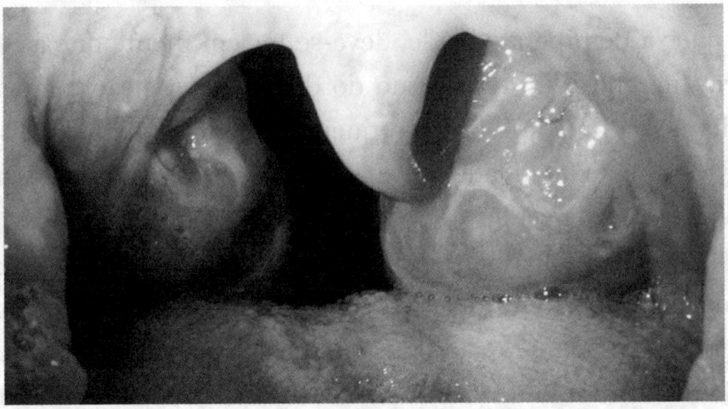

A SAOS na criança está relacionada a baixo rendimento escolar, distúrbios comportamentais não específicos, *cor pulmonale*, atraso no desenvolvimento, hiperatividade, sonolência diurna, distração, entre outros sintomas (Quadro 1).

QUADRO 1 SINAIS E SINTOMAS RELACIONADOS À SAOS NA POPULAÇÃO PEDIÁTRICA
Ronco habitual (> 4 vezes/semana)
Paradas respiratórias presenciadas/desconforto respiratório
Babação no travesseiro
Agitação noturna
Sudorese profusa
Cianose/palidez
Desatenção
Agressividade
Sonolência excessiva
Respiração oral
Dificuldades no aprendizado

Quanto à queixa de hiperatividade, deve-se ter em mente que a SAOS é um diagnóstico diferencial do transtorno do déficit de atenção e hiperatividade. Por isso, diante de uma criança com queixas de hiperatividade, é sempre importante questionar a qualidade do seu sono, ou seja, se tem roncos, respiração oral ou apneia já presenciada.

Além disso, outro achado importante em pacientes pediátricos com SAOS pode ser déficit importante do crescimento, sendo uma das consequências mais evidentes da SAOS. Essa alteração pode ser correlacionada à deficiência na secreção de hormônio do crescimento (GH) durante a fase 3 do sono não REM, que é secretado exclusivamente nessa fase do sono, além de outras causas ainda não bem caracterizadas.[14,15]

DIAGNÓSTICO

A causa mais frequente de SAOS na infância é a hipertrofia adenotonsilar (aumento das tonsilas faríngeas e palatinas), apresentando como fator agravante a rinite hipertrófica, as anomalias craniofaciais e o sobrepeso.[8,16]

Os sinais e sintomas na criança, diferentemente do adulto, são inespecíficos, existindo dificuldades para o diagnóstico diferencial entre SAOS e o ronco primário, ou seja, somente ruído para respirar, com ou sem interrupções do fluxo aéreo. O exame padrão-ouro é a polissonografia, que utiliza o índice de apneia e hipopneia (IAH) como classificação para o diagnóstico, bem como para determinar a gravidade da doença.[17] Na literatura, há controvérsia com relação ao número de eventos respiratórios que caracterizam a SAOS na população pediátrica. O critério mais utilizado considera SAOS em crianças quando há pelo menos um evento de apneia ou hipopneia por hora de sono por alguns autores e cinco eventos/hora por outros, com saturação média da oxi-hemoglobina abaixo de 92%.[16]

Os trabalhos que utilizam um evento/hora como ponto de corte baseiam-se na observação clínica da criança normal, em relação às que apresentam SAOS, enquanto os que utilizam cinco eventos/hora avaliam crianças após o tratamento clínico ou cirúrgico.

Na maioria dos trabalhos, considera-se criança normal aquela com IAH menor que 1, saturação de CO_2 menor que 40 e saturação de O_2 maior que 92%.[18] Pacientes com IAH entre 1 e 5 são classificados como apneicos moderados e acima de 10 são considerados apneicos graves.[16]

A utilização rotineira da polissonografia (PSG) em crianças com hiperplasia adenotonsilar na suspeita de SAOS é questionada.[12,16] Observa-se que muitas crianças com hipertrofia adenotonsilar obstrutiva e história clínica sugestiva de SAOS não apresentam apneia do sono na polissonografia, enquanto outras com hipertrofia adenotonsilar não obstrutiva apresentam alterações nesse exame.[10]

A American Academy of Otolaryngology sugere que pacientes com menos de 3 anos, com síndromes genéticas, obesos, alterações craniofaciais, portadores de doença falciforme ou com mucopolissacaridose devam realizar PSG no pré-operatório de adenotonsilectomia para determinar a gravidade dos distúrbios respiratórios e a programação da monitoração pós-operatória.[19]

TRATAMENTO

Tratamento clínico

As orientações para higiene do sono, tratamento da obesidade e da rinite são importantes na abordagem das crianças com SAOS. A obstrução nasal decorrente da hipertrofia de cornetos inferiores nasais pode ser tratada com corticosteroides tópicos.

As alterações ocasionadas pela respiração oral crônica devem ser corrigidas pela atuação da equipe multiprofissional (fonoaudiólogo e ortodontista) para restabelecer os padrões normais de respiração e crescimento craniofacial,[20] muitas vezes mesmo após remoção cirúrgica do tecido linfoide hipertrófico.

A CPAP é uma modalidade não cirúrgica da SAOS na população pediátrica, mas fica reservada para alguns casos em particular, como pacientes nos quais não há hipertrofia adenotonsilar ou que haja contraindicações clínicas para tratamento cirúrgico da SAOS, bem como pacientes nos quais houve persistência da SAOS após o tratamento cirúrgico.[21] É importante salientar que a CPAP nasal até o momento não foi aprovada pela Food and Drug Administration norte-americana para uso em crianças com menos de 30 kg.[13]

Em alguns casos, a má adaptação da CPAP e o uso prolongado em crianças pode ocasionar atresia maxilar. Questiona-se também a adesão à terapia com CPAP na população pediátrica. A umidificação do ar pelo aparelho melhora a adaptação em 70% dos casos.

Tratamento cirúrgico

A adenotonsilectomia é a principal modalidade cirúrgica para o tratamento da SAOS na infância quando sua causa é a hipertrofia adenotonsilar, e é considerada um procedimento curativo por alguns autores.[22] Nas Figuras 3 e 4, podem-se observar as peças cirúrgicas de tonsila faríngea (Figura 3) e palatinas (Figura 4).

A adenotonsilectomia tem indicação absoluta no tratamento da SAOS na infância; entretanto, esse tema ainda é objeto de discussão na literatura, já que a cirurgia apresenta taxa de sucesso de apenas 89% na cura da apneia.[18] Observa-se que a SAOS pode persistir mesmo após o procedimento cirúrgico; no entanto, esses episódios normalmente representam apneias centrais e são bem menos frequentes em número, se comparados com os do pré-operatório.[23] Os

FIGURA 3 Peça cirúrgica de tonsila faríngea.

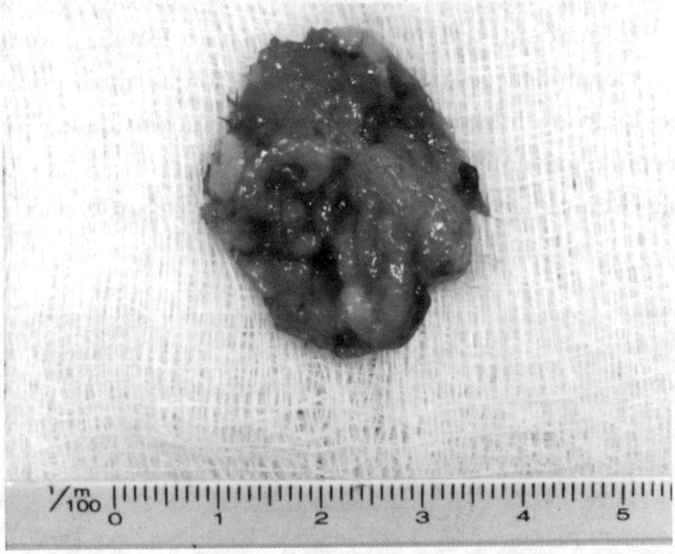

FIGURA 4 Peça cirúrgica de tonsilas palatinas.

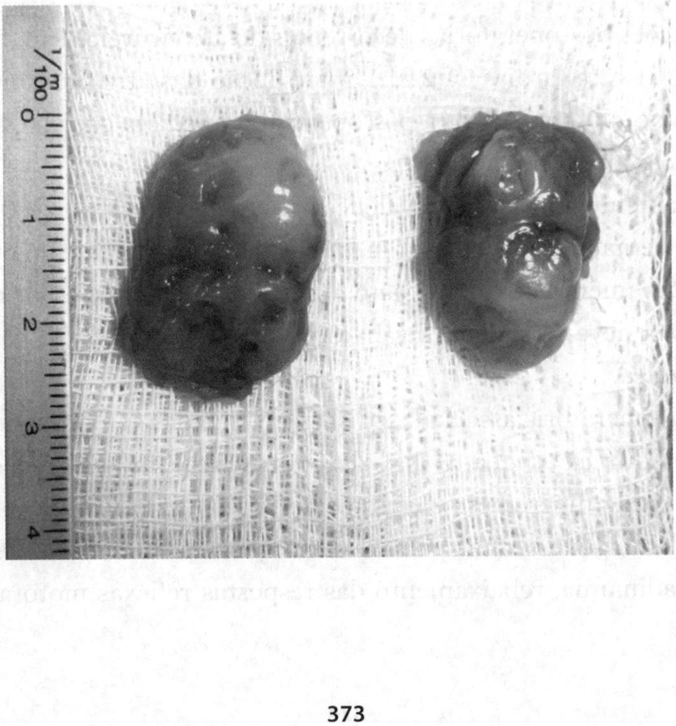

insucessos desse tratamento também são atribuídos a outros fatores de risco que podem ser concomitantes, como obesidade e disfunções neuromusculares.

A traqueostomia é um tratamento eficaz para a SAOS; porém, o procedimento pode ter complicações (estenose, obstrução da cânula por rolhas de secreção ou tecido de granulação), o que aumenta a necessidade de cuidados da família para com o paciente.

A Tabela 2 exemplifica as opções de tratamento da SAOS na infância.

TABELA 2 OPÇÕES DE TRATAMENTO DA SAOS NA INFÂNCIA

Manejo clínico	Tratamento cirúrgico
Tratamento de rinite alérgica Pressão contínua positiva das vias aéreas (não invasiva) – CPAP Redução de peso para pacientes obesos Tratamento com ortodontia e ortopedia facial	Adenotonsilectomia Cirurgias ortognáticas (malformações craniofaciais) Traqueostomia em casos individualizados

Complicações

As complicações pós-operatórias decorrentes do ato cirúrgico são: hemorragia primária (< 24 h) e tardias (> 24 h), interrupção das atividades normais por dor, desidratação hiponatrêmica pós-operatória imediata e tardia, hiperêmese e complicações anestésicas.[24]

O sangramento apresenta prevalência variável na literatura de 0,4 a 10%. A presença de hematêmese e/ou melena indica maior severidade do quadro. Nos casos de sangramento ativo, imediato ou tardio, que perdure por mais de 30 a 60 minutos, deve-se solicitar avaliação otorrinolaringológica para possível revisão cirúrgica.

A dor pós-operatória associada a disfagia é uma das complicações mais prevalentes, com duração de 5 a 10 dias, devendo-se realizar analgesia de horário.

A presença de hiperêmese é comum no pós-operatório e, dependendo de sua intensidade, pode evoluir para desidratação hiponatrêmica. Os sintomas são torpor, adinamia, rebaixamento das respostas reflexas motoras e, em casos extremos, parada cardiorrespiratória. Os pacientes com esse quadro devem utilizar medicamentos antieméticos, associados a protetores gástricos e hidratação parenteral, com reversão do quadro.

As complicações respiratórias em crianças submetidas à adenotonsilectomia decorrem do edema de vias aéreas superiores (VAS), hipersecreção, depressão respiratória e edema pulmonar,[24] podendo haver necessidade de cuidados em UTI.

O principal grupo de risco inclui crianças com idade menor que 3 anos, apneicos graves, pacientes com complicações cardíacas da SAOS, obesos, prematuros, pacientes com infecções respiratórias recentes, anormalidades craniofaciais e alterações neuromusculares, devendo, nessas situações, obrigatoriamente, solicitar cuidados intensivos no pós-operatório imediato.[25] Nesses casos, a American Academy of Pediatrics recomenda que as crianças permaneçam hospitalizadas na noite seguinte à cirurgia para monitoração contínua pela oximetria de pulso.[26]

As complicações tardias da adenotonsilectomia podem ser: estenose nasofaríngea e incompetência velofaríngea, na maior parte dos casos, transitória.[24]

Necessidade de UTI

A maioria das crianças submetidas a adenotonsilectomia são extubadas na sala de cirurgia e podem ser acompanhadas de maneira conservadora (cânula nasal, máscara e/ou CPAP para as complicações respiratórias). Em alguns casos, os pacientes são mantidos entubados na sala de cirurgia e encaminhados para uma extubação tardia na UTI, como pacientes com menos de 3 anos, obesos, com *cor pulmonale*, distúrbios neuromusculares, entre outras comorbidades estabelecidas.[11,27]

Até o momento não existe um consenso sobre quais pacientes serão extubados na sala de cirurgia e quais serão encaminhados para uma extubação eletiva a fim de evitar complicações relacionadas às vias aéreas.[27] As explicações para essa conduta seriam para permitir a redução do edema nas vias aéreas e reduzir a incidência de hipoventilação, o que está diretamente ligado à severidade da SAOS. Entretanto, atrasar a extubação pode aumentar o número de complicações nos grupos de alto risco.

Wong et al. observaram que 82% dos pacientes que permanecem entubados apresentam outros tipos de comorbidades além da SAOS, e que as complicações no pós-operatório foram 47% maiores nos pacientes que permaneceram entubados. Portanto, determinar quais crianças permanecerão eletivamente entubadas é uma pergunta difícil de responder, devendo-se analisar cada caso separadamente.[27]

SÍNDROME DE HIPOVENTILAÇÃO CENTRAL CONGÊNITA (SHCC)

A SHCC é definida como a ausência do controle automático da respiração,[28] com respostas ventilatórias à hipóxia e/ou à hipercapnia deprimidas ou ausentes. Em conjunto com a síndrome da morte súbita do lactente, faz parte das doenças do controle respiratório. É uma doença rara e com mecanismo fisiopatológico pouco conhecido. Sabe-se que a SHCC tem associação com a doença de Hirschsprung (15 a 20% dos pacientes com SHCC têm ambas as doenças)[29] e com ganglioneuromas, o que sugere um componente genético envolvido). Estudos recentes têm corroborado para essa afirmativa: uma mutação no gene PHOX2B, localizado no cromossomo 4p12, está presente em 91 a 92,6% dos pacientes com SHCC.[30,31]

No passado, era também conhecida como "mal de Ondine", por se referir a uma lenda grega, na qual a ninfa Ondine roga uma praga mortal para seu marido infiel. Ela retira todas as suas funções automáticas e, desse modo, ele precisa se lembrar de respirar. Esse termo não é mais utilizado em razão de sua conotação negativa e imprecisão fisiopatológica.

O quadro clínico do paciente pode variar desde leve hipoventilação durante o sono, com boa ventilação durante a vigília, até a completa apneia durante o sono e significativa hipoventilação durante a vigília. Os sintomas geralmente se iniciam no período neonatal, com cianose e apneia, sendo o diagnóstico diferencial mais comum as cardiopatias congênitas cianóticas. No período neonatal, em alguns casos, pode não ocorrer a clássica diferença entre o sono e a vigília, mas sim somente episódios de cianose e hipercapnia. Essas crianças, se não diagnosticadas, podem apresentar sinais de falência cardíaca direita e hipertensão pulmonar em idades mais avançadas, em virtude dos períodos prolongados de hipóxia e hipercapnia a que foram submetidas.[32]

O diagnóstico é baseado no estudo polissonográfico, no qual se verificam bradipneia, hipopneias, hipercapnia e hipoxemia importante. A grande maioria das crianças não tem nenhuma lesão no sistema nervoso central (SNC), visto em exame de ressonância nuclear magnética.[33] Assim, o diagnóstico de SHCC depende da documentação de hipoventilação durante o sono, na ausência de doença neuromuscular primária, doença pulmonar, cardíaca ou metabólica ou lesão no SNC associada.[29]

O tratamento visa a manter artificialmente a frequência respiratória durante o sono e, em muitos casos, também durante a vigília. Assim, o suporte ventilatório é a principal forma de tratamento, que pode ser feita por meio da traqueostomia. Não há boa resposta com medicamentos estimulantes do SNC nesses pacientes.[34]

REFERÊNCIAS BIBLIOGRÁFICAS

1. Freedman NS, Gazendam J, Levan L, Pack AI, Schwab RJ. Abnormal sleep/wake cycles and the effect of environmental noise on sleep disruption in the intensive care unit. Am J Respir Crit Care Med 2001; 163:451-7.
2. Simini B. Patients perceptions of intensive care unit. Lancet 1999; 354:571-2.
3. Ely EW, Shintani A, Truman B, Speroff T, Gordon SM, Harell FE et al. Delirium as a predictor of mortality in mechanically ventilated patients in the intensive care unit. J Am Med Assoc 2004; 291:1753-62.
4. Benca RM, Quintas J. Sleep and host defenses: a review. Sleep 1997; 20:1027-37.
5. Weinhouse GI, Schwab RJ. Sleep in the critically ill patient. Sleep 2006; 29:707-16.
6. Mathew OP. Apnea of prematurity: pathogenesis and management strategies. J Perinatol 2011; 31:302-10.
7. American Academy of Pediatrics, Committee on Fetus and Newborn. Apnea, sudden infant death syndrome, and home monitoring. Pediatrics 2003; 111: 914-7.
8. Tufik S. Sono normal e distúrbios do sono da criança e do adolescente. In: Pradella-Hallinan M, Moreira GA (eds.). Medicina e biologia do sono. Barueri: Manole, 2008.
9. Guilleminault C, Eldrige FL, Simmons FB, Dement WC. Sleep apnea in eight children. Pediatrics 1976; 58(1):23-30.

10. Weckx LLM, Avelino MAG, Pereira FC, Carlini D, Moreira GA, Fujita R. Avaliação polissonográfica da síndrome da apneia obstrutiva do sono em crianças, antes e após adenoamigdatomia. Rev Bras Otorrinolaringol 2002; 68(3):308-11.
11. Brown KA. Outcome, risk, and error and the child with obstructive sleep apnea. Pediatric Anesthesia 2011; 21:771-80.
12. Weckx LLM, Gonçalves MTM, Sato J, Avelino MAG, Pizarro GU, Moreira GA et al. Achados polissonográficos em crianças portadoras de laringopatias. Rev Bras Otorrinolaringol 2006; 72(2):187-92.
13. Marcus CL. Sleep-disordered breathing in children. Am J Respir Crit Care Med 2001; 164:16-30.
14. Bar A, Tarasiuk A, Segev Y, Phillip M, Tal A. The effect of adenotonsillectomy on serum insulin-like growth factor-I and growth in children with obstructive sleep apnea syndrome. J Pediatr 1999; 135(1):76-80.
15. Nieminen P, Lopponen T, Tolonen U, Lanning P, Knip M, Lopponen H. Growth and biochemical markers of growth in children with snoring and obstructive sleep apnea. Pediatrics 2002; 109(4):55.
16. Gregório PL, Junior ASM, Ramos RTT, Daltro CHC, Souza, LSF, Andrade NA et al. SAHOS em crianças: perfil clínico e respiratório polissonográfico. Rev Bras Otorrinolaringol 2006; 72(3):355-61.
17. Kelly JP, Sanders JC, King MA, Mitchell RB. Perioperative complications of adenotonsillectomy in children with obstructive sleep apnea syndrome. Anesth Analg 2006; 103(5):1115-21.
18. Castro NP, Santos MAO. Adenotosilectomias: indicações, contraindicações, técnica cirúrgica e complicações. In: Neto SC, Mello Jr. JF, Martins RHG (eds.). Tratado de otorrinolaringologia e cirurgia cervicofacial. 2.ed. São Paulo: Roca, 2011. v.4. p.14-28.
19. Roland PS, Rosenfeld RM, Brooks LJ, Friedman NR, Jones J, Kim TW et al. Clinical practice guideline: polysomnography for sleep-disordered breathing prior to tonsillectomy in children. Otolaryngol Head Neck Surg 2011; 145(1):S1-15.
20. Motonaga SM, Berti LC, Anselmo-Lima WT. Respiração bucal: causas e alterações no sistema estomatognático. Rev Bras Otorrinolaringol 2000; 66:373-8.

21. Montovani JC, Balbani APS, Weber SAT. Atualização em síndrome da apneia obstrutiva do sono na infância. Rev Bras Otorrinolaringol 2005; 71(1):74-80.
22. Fujita RR, Pizarro GU. Síndrome da apneia obstrutiva do sono na infância. In: Neto SC, Mello Jr. JF, Martins RHG (eds.). Tratado de otorrinolaringologia e cirurgia cervicofacial. 2.ed. São Paulo: Roca, 2011. v.4. p.243-7.
23. Rosen CL, D'Andrea L, Haddad GG. Adult criteria for obstructive sleep apnea do not identify children with serious obstruction. Am Rev Respir Dis 1992; 146:1231-4.
24. Ahn YM. Treatment of obstructive sleep apnea in children. Korean J Pediatr 2010; 53(10):872-9.
25. Knight LC, Bleke JSM, Anderson AR, Raja H. Obstructive sleep apnea adenotonsillectomy in children: when to refer to a centre with a pediatric intensive care unit? J Laryngol & Otol 2008; 122:42-5.
26. American Academy of Pediatrics. Clinical practice guideline: diagnosis and management of childhood obstructive sleep apnea syndrome. Pediatrics 2002; 109:704-12.
27. Wong H, Schroeder JW, Anstead AS. Complications in children who electively remain intubated after adenotonsillectomy for severe obstructive sleep apnea. Int J Ped Otorhinolaryngol 2009; 73:1095-9.
28. Gozal D. Congenital central hypoventilation syndrome: an update. Pediatr Pulmonol 1998; 26:273-82.
29. Weese-Mayer DE, Shannon DC, Keens TG, Silvestri JM. Idipathic congenital central syndrome: diagnosis and management. Am J Respir Crit Care Med 1999; 160:368-73.
30. Trang H, Dehan M, Beaufils F, Zaccaria I, Amiel J, Gaultier C. The French Congenital Central Hypoventilation Syndrome Registry: general data, phenotype and genotype. Chest 2005; 127:71-9.
31. Trochet D, O'Brien LM, Gozal D, Trang H, Nordenskjold A, Laudier B et al. PHOX2B genotype allows for prediction of tumor risk in congenital central hypoventilation syndrome. Am J Hum Genet 2005; 76:421-6.
32. Chen ML, Keens TG. Congenital central hypoventilation syndrome: not just another rare disorder. Paediatric Respir Rev 2004; 5:182-9.

33. Gozal D, Harper RM. Novel insights into congenital central hypoventilation syndrome. Am J Respir Crit Care Med 1999; 5:335-8.
34. Swaminathan S, Paton JY, Davidson Ward SL, Sargent CW, Keens TG. Theophylline does not increase ventilatory responses to hypercapnia or hypoxia. Am Rev Respir Dis 1992; 146:1398-401.

4 Doenças Neuromusculares

25 Doença Neuromuscular Crônica

Cibele Cristina Manzoni Ribeiro Borsetto
Domenico Monetta Neto
Juliana Govoni Baccani Miranda
Nilton Ferraro Oliveira

INTRODUÇÃO

As doenças neuromusculares compreendem diversas formas de acometimento primário da unidade motora, que abrange o neurônio motor medular, a raiz nervosa, o nervo periférico, a junção mioneural e o músculo (Tabela 1). Na faixa etária pediátrica, a maior parte dos casos se resume a causas de origem geneticamente determinada (Tabela 2), sendo a incidência das doenças neuromusculares menor, quando comparada aos adultos.

A compreensão adequada das doenças neuromusculares é fundamental para diagnóstico e tratamento mais precoces, pois essas afecções são causas frequentes de ausências escolares e causam prejuízo na vida social das crianças e adolescentes. Foram realizados inúmeros avanços na área da genética molecular nas últimas décadas, possibilitando uma importante melhoria no diagnóstico, inclusive com técnicas de diagnóstico fetal.

TABELA 1 DOENÇAS NEUROMUSCULARES
Acometimento do neurônio motor periférico
Causa genética: amiotrofia espinal infantil (tipos I, II, III)
Causa adquirida: enteroviroses, principalmente poliomielite
Acometimento de raízes e nervos periféricos
Causa genética: polineuropatias hereditárias sensitivomotoras (várias), principalmente Charcot--Marie-Tooth tipo I e Dejerine-Sottas (tipo III)
Causa adquirida: várias, principalmente síndrome de Guillain-Barré
Acometimento da junção mioneural
Causa genética: síndrome miastênica congênita
Causa adquirida: miastenia grave e botulismo
Acometimento da fibra muscular: miopatias
Causa genética: distrofia muscular congênita (diversos subtipos), distrofia muscular progressiva (diversos subtipos, principalmente distrofia muscular ligada ao sexo, de Duchenne ou Becker), distrofia miotônica (doença de Steinert), miopatias congênitas (diversos subtipos), miopatias metabólicas (diversos subtipos)
Causa adquirida: miosites de diferentes tipos, principalmente polidermatomiosite

TABELA 2 DOENÇAS NEUROMUSCULARES GENETICAMENTE DETERMINADAS
Distrofia muscular congênita (DMC)
Distrofia muscular progressiva (DMP)
DMP ligada ao sexo, formas de Duchenne, de Becker e de Emery-Dreyfuss
DMP do tipo cinturas, formas LGMDI (autossômicas dominantes) e LGMD2 (autossômicas recessivas)
DMP fascioescapuloumeral (formas infantil e clássica)

(continua)

(continuação)

Distrofia miotônica (formas congênita e infantil)
Miopatias congênitas
Central core
Nemalínicas
Miotubulares
Desproporção congênita de fibras
Miopatias com alterações mínimas
Outras
Miopatias metabólicas
Mitocondriopatias
Distúrbios da betaoxidação
Glicogenoses
Canalopatias

LGMD: *limb-girdle muscular dystrophy.*

Até o momento, as doenças neuromusculares são tratadas com métodos paliativos de reabilitação motora e cirurgias ortopédicas corretivas das retrações fibrotendíneas e deformidades esqueléticas.

QUADRO CLÍNICO

A intensidade das manifestações clínicas depende do início e do modo de instalação dos sinais e sintomas. No recém-nascido e lactente, observa-se uma hipotonia, que pode ser separada em dois grupos: paralítico e não paralítico. O primeiro é decorrente do acometimento primário da unidade motora (doenças neuromusculares) e o segundo de afecções do sistema nervoso central (SNC) ou de causas sistêmicas não neurológicas. No grupo paralítico, a hipotonia muscular associa-se a déficit motor e a hiporreflexia ou arreflexia dos reflexos profundos e arcaicos, estando normal o nível de alerta. No grupo não paralítico, o grau de alerta é diminuído, bem como reflexos auditivos e visuais, sucção e deglutição não coordenadas, distúrbios metabólicos, crises epiléticas ou antecedentes pré-natais e perinatais que sugerem sofrimento cerebral.

A hipotonia é valorizada no recém-nascido enquanto o retardo ou não de aquisição das etapas do desenvolvimento motor são fundamentais na suspeita de doenças neuromusculares no lactente. A dificuldade para sugar, deglutir e a insuficiência respiratória surgem de acordo com o tipo da doença neuromuscular e estágio de evolução.

Nas crianças maiores, o quadro clínico se manifesta com déficit motor e hipotrofia de predomínio proximal nas cinturas escapular e pélvica. Pode ser observada com frequência a ocorrência de quedas recorrentes, dificuldade para correr, subir escadas ou mesmo deambular. O comprometimento proximal acarreta a acentuação da lordose lombar e o sinal do levantar miopático (sinal de Gowers), que consiste em levantar-se do chão fixando cada segmento dos membros em extensão. Na cintura escapular, pode-se observar o sinal da escápula alada, em que, ao erguer os braços, as escápulas se afastam da parede posterior do tórax e se elevam, tornando-se salientes. Com o tempo, começam a surgir as retrações fibrotendíneas, a atrofia muscular e as deformidades esqueléticas.

Outros sinais sugestivos de doenças neuromusculares incluem o palato em ogiva, o dismorfismo facial, o comprometimento da musculatura facial, a ptose palpebral e, raramente, a artrogripose múltipla congênita, manifestada como imobilidade intraútero evidenciada ao nascimento. A luxação da articulação coxofemoral também se manifesta por diminuição da movimentação do feto e é muito comum nas doenças neuromusculares. Nos casos graves, aparece o poli-hidrâmnio pela dificuldade de deglutição do feto (Tabela 3).

O modo de instalação e evolução também evidencia determinadas doenças neuromusculares. Quando há um curso flutuante com piora da fraqueza ao longo do dia ou após um período de esforço, sugere-se um fenômeno miastênico, característico das doenças da junção mioneural; a evolução em surtos, desencadeada por estresse, tipo de alimentação, atividade física ou

TABELA 3 ASPECTOS CLÍNICOS DAS DOENÇAS NEUROMUSCULARES: GRAU DE ACOMETIMENTO DO RECÉM-NASCIDO E LACTENTE HIPOTÔNICO
Acometimento grave com frequente dificuldade de sucção e respiratória
AEI-I (Werdnig-Hoffmann)
PHSM III (congênita grave)
Miastenia grave neonatal e síndrome miastênica congênita
DMC (formas cérebro-oculares e merosina-negativa)
Distrofia fascioescapuloumeral (forma infantil)
Distrofia miotônica congênita
Miopatia miotubular ligada ao X
Miopatia nemalínica neonatal
Mitocondriopatias, glicogenose tipo II (Pompe)
Acometimento moderado com retardo do desenvolvimento motor e graus variáveis de fraqueza e atrofia muscular
PHSM III (infantil)
DMC merosina-positiva
Miopatias congênitas: miotubular, nemalínica, desproporção congênita de fibras
Mitocondriopatias
Acometimento leve, compatível com atividade praticamente normal
AEI-III
Síndrome miastênica congênita
Miopatias congênitas em geral: *central core*, miotubular, desproporção congênita de fibras e outras mitocondriopatias, distúrbios da betaoxidação, glicogenoses

AEI-I: amiotrofia espinal infantil tipo I; PHSM III: polineuropatia hereditária sensitivo-motora do tipo III; DMC: distrofia muscular congênita; AEI-III: amiotrofia espinal infantil do tipo III.

medicamentos, sugere as miopatias metabólicas como as mitocondriopatias, os distúrbios da betaoxigenação, as glicogenoses e as paralisias periódicas (canalopatias). Já um modo de instalação agudo ou subagudo, de caráter ascendente ou, ao contrário, acometendo preferencialmente a musculatura cervical e bulbar, eventualmente associado a uma história de infecção prévia ou eritemas cutâneos, é indicativo de doenças neuromusculares adquiridas, respectivamente polirradiculoneurite desmielinizante aguda (Guillain-Barré) e polidermatomiosite.

É preciso estar atento a possíveis associações de alterações hepáticas, cardíacas e manifestações clínicas ou neurorradiológicas de alterações do SNC. Essas associações sugerem as miopatias metabólicas (distúrbios da betaoxigenação, glicogenoses, mitocondriopatias). A distrofia muscular de Duchenne ou Becker normalmente apresenta quadro puramente muscular, mas pode estar associada a cardiopatias.

DIAGNÓSTICO

Mesmo com os avanços da neurologia moderna e, principalmente, da genética, a suspeita de que os sintomas do paciente possam ser de uma doença neuromuscular é fundamental. Levantada a hipótese, deve-se realizar história clínica cuidadosa e exame físico minucioso, a fim de localizar topograficamente a lesão.

O exame do sistema neuromuscular deve avaliar força, tônus e massa muscular com o objetivo de diferenciar neuropatias de miopatias. Geralmente, as neuropatias têm distribuição distal de fraqueza e atrofia muscular, enquanto as miopatias têm uma distribuição proximal. Os reflexos osteotendinosos estão abolidos nas neuropatias e nas doenças do neurônio motor, e seguem diminuídos nas miopatias. Fasciculações musculares são um sinal de denervação. Contraturas dos músculos podem ser um sinal de miopatia ou neuropatia. A investigação diagnóstica compreende principalmente a determinação das enzimas musculares, em especial a creatinofosfoquinase (CPK), a eletromiografia (EMG), a biópsia muscular e os testes de genética molecular.

Após lesão ou degeneração muscular, são liberadas diversas enzimas pelo miócito, das quais a CPK é a mais utilizada, pois ajuda a diferenciar o comprometimento muscular primário (miopático) do secundário (neurogênico).

A velocidade de condução nervosa pode ser medida em nervos motores e sensitivos por meio de eletrodos de superfície pela eletromiografia. Esse método avalia apenas as fibras de condução rápida de um nervo, então deve haver um acometimento de 80% ou mais das fibras nervosas para uma correta avaliação. Esse método é menos útil na pediatria por dificuldades técnicas. Possibilita a distinção, pelo tipo de traçado, se há comprometimento do neurônio motor, dos nervos periféricos, da junção mioneural ou da fibra muscular.

A biópsia muscular é o estudo mais importante e específico para diagnóstico na maioria dos distúrbios neuromusculares, caso o diagnóstico definitivo não tenha sido obtido por exames genéticos moleculares. Pode-se diferenciar os processos neurogênicos e miopáticos e, ainda, determinar o tipo de miopatia e as deficiências enzimáticas específicas. A imuno-histoquímica é um suplemento útil em alguns casos, como para demonstrar distrofia na distrofia muscular de Duchenne ou merosina para a distrofia muscular congênita. Em casos específicos, a biópsia muscular por microscopia óptica pode ser complementada pela microscopia eletrônica, como para o diagnóstico das miopatias congênitas com anormalidades estruturais e das glicogenoses.

Atualmente, marcadores genéticos moleculares estão disponíveis na forma de dosagens séricas e devem ser solicitados quando manifestações clínicas levantarem suspeitas de determinadas doenças. Em alguns casos, é possível diagnosticar a patologia sem necessidade de submeter a criança a exames mais invasivos, como biópsia muscular.

A biópsia de nervo é utilizada para demonstrar desmielinização segmentar, edema axonal e outras anormalidades específicas. É um procedimento demorado e não realizado na rotina.

A avaliação cardíaca deve ser feita sempre que houver suspeita de miopatia, já que pode ocorrer envolvimento do coração nas distrofias musculares e nas miopatias inflamatórias e metabólicas. Também devem ser realizados testes de função pulmonar seriados nas distrofias musculares e em outras doenças crônicas ou progressivas da unidade motora.

A Tabela 4 apresenta o roteiro dos métodos diagnósticos utilizado na investigação de pacientes com suspeita de doenças neuromusculares.

TABELA 4 ROTEIRO DIAGNÓSTICO NA SUSPEITA DE DOENÇAS NEUROMUSCULARES
Enzimas musculares e aumento de CPK
DMP em geral, particularmente formas ligadas ao sexo DMC, particularmente merosina-negativa Distrofia miotônica Miopatia congênita do tipo "desproporção congênita de fibras" Miopatias inflamatórias (polidermatomiosites)
Eletromiografia com achados específicos
AEI Polineuropatias em geral Miastenia grave e síndrome miastênica congênita Miopatias em geral, particularmente síndromes miotônicas
Biópsia muscular com achados específicos
Microscopia óptica Miopatias congênitas estruturais (*central core*, nemalínica, miotubular) Glicogenoses Miopatias inflamatórias (polidermatomiosites) Ocasionalmente: distúrbios da betaoxidação (acúmulo de lipídios) Mitocondriopatias (*ragged red fibers*) Imuno-histoquímica DMP ligada ao sexo, de Duchenne e Becker (distrofina) DMC (merosina) DMP do tipo cinturas em geral (sarcoglicanopatias e outras) Microscopia eletrônica Miopatias congênitas estruturais Mitocondriopatias
Genética molecular
Amiotrofia espinal infantil: deleção dos éxons 7 e 8 (gene SMN) no lócus 5q11-q13 (mecanismo de dosagem gênica) Distrofia miotônica congênita: expansão da repetição do trinucleotídeo CTG no lócus 19q13.3 Distrofia fascioescapuloumeral: deleção de repetições de 3.3 kb em sequência no lócus 4q35 Encefalomiopatias mitocondriais: análise de pontos de mutação específicos Polineuropatias hereditárias sensitivomotoras: diferentes tipos de mutação no lócus 17p11.2-12, proteína 22 da mielina periférica e 1q22-23, proteína zero da mielina (mecanismo de dosagem gênica)

CPK: creatinofosfoquinase; DMP: distrofia muscular progressiva; DMC: distrofia muscular congênita; AEI: amiotrofia espinal infantil.

TRATAMENTO

Apesar de haver cada vez mais investimento nas terapias genéticas para o tratamento das doenças neuromusculares, em particular daquelas geneticamente determinadas, a terapêutica atual ainda é baseada no atendimento de apoio e alívio dos sintomas.

É importante a disponibilidade de uma equipe multidisciplinar formada por médicos (incluindo, quando necessário, um geneticista), enfermeiros, fisioterapeutas, fonoaudiólogos, psicólogos e assistentes sociais. O esquema de trabalho de cada profissional deve ser avaliado para cada paciente de acordo com sua patologia e a fase da doença para determinar a prioridade, a frequência do acompanhamento e até mesmo o local das visitas. Deve-se lembrar que muitos desses pacientes encontram progressiva dificuldade de deslocamento de acordo com a evolução da doença. A consulta de cada profissional pode ocorrer em um hospital terciário ou quaternário, ou até na própria casa do paciente, dependendo da fase e da estrutura de saúde disponível.

A abordagem pode ser dividida quanto ao manejo clínico (biopsíquico), educacional e social. Na abordagem clínica, devem ser priorizados os diversos sistemas e aparelhos do paciente.

Nos sistemas muscular e esquelético, deve-se fazer a medição da força muscular de forma continuada, de maneira a fornecer dados para análise da evolução da doença. A metodologia escolhida deve levar em consideração a doença e seu estágio. As sessões de fisioterapia devem ser regulares. Exercícios de alongamentos devem ser diários, ajudando a evitar contraturas musculares. Talas podem ser usadas tanto no período noturno quanto no diurno. Em relação ao uso de cadeiras de rodas, estas devem passar por manutenção periodicamente, garantindo o bom funcionamento e assegurando ao usuário um posicionamento confortável. Alguns pacientes necessitam de órteses joelho-tornozelo-pé, chegando a ser indicada a secção cirúrgica do tendão do calcâneo. A coluna deve ser avaliada continuamente para a verificação de aparecimento de curvaturas anormais. O tratamento inclui o uso de coletes ou até cirurgias de fixação e artrodese da coluna. No tratamento da osteoporose associada à imobilidade, além do uso de soluções de cálcio e vitamina D, podem ser utilizados o risedronato e o pamidronato.

No sistema nervoso, podem ser necessários exames neurológicos e neurofisiológicos periféricos. Deve-se controlar eventuais crises convulsivas com medicamentos antiepilépticos. É importante o uso de escalas para verificação de dor, servindo para direcionar o tratamento, que pode ser com uso de medicamento, como paracetamol e ibuprofeno ou complementação com aparelhos, como o de compressão mecânica ou o de estimulação nervosa elétrica transcutânea.

Quanto ao sistema cardiovascular, é importante a avaliação inicial e o acompanhamento regular com ecocardiogramas periódicos em pacientes com risco de desenvolver cardiomiopatia. Pacientes com distrofias, como a de Emery-Dreifuss, podem necessitar de antiarrítmicos e até do uso de marca-passo. Aqueles pacientes que necessitam de corticosteroides de uso prolongado podem evoluir com hipertensão arterial e, portanto, a monitoração é importante, assim como seu tratamento.

Na parte respiratória, as crianças com distrofia muscular de Duchenne e com atrofia muscular espinhal tendem a desenvolver infecções respiratórias de repetição e, por isso, é indicado o uso de vacinas contra pneumococo e vírus influenza. As infecções do aparelho respiratório inferior devem ser tratadas de modo agressivo. Regularmente, deve ser avaliada a função pulmonar pela espirometria. Considerar a monitoração da oximetria de pulso, principalmente durante a noite. Para auxiliar na eficiência da tosse, pode ser usado o aparelho de insuflação/exsuflação mecânica que auxilia na eliminação de secreções pulmonares. Diante da piora significativa da condição respiratória pela evolução da doença, pode ser necessária a instalação de assistência ventilatória não invasiva com pressão positiva, chegando a ser indicada a ventilação invasiva e a cirurgia de traqueostomia.

Na abordagem gastrointestinal, verifica-se o aparecimento de episódios de engasgamento, demandando a devida avaliação do fonoaudiólogo quanto à capacidade de deglutição, tanto pela apurada avaliação clínica como por exame de videofluoroscopia. O acompanhamento odontológico evita e trata cáries e gengivites frequentes em muitos pacientes. Na avaliação nutricional, institui-se dieta balanceada com alto teor de fibras em razão da tendência à constipação, podendo ser indicado o tratamento com medicamentos, como a lactulose e o docusato de sódio. Com a dificuldade progressiva de aceitação alimentar e/ou do ganho ponderal, deve-se considerar a oferta da dieta por sonda enteral ou até por gastrostomia.

No que se refere ao aparelho urogenital, nas crianças com miopatias hereditárias, por poder cursar com mioglobinúrias, a doença pode evoluir com insuficiência renal. Quanto à enurese noturna, podem ser usadas a desmopressina e a oxibutinina. Manter vigilância quanto ao aparecimento de infecção urinária para adequada introdução de tratamento.

CONSIDERAÇÕES FINAIS

É fundamental o acompanhamento multiprofissional desse tipo de paciente, por uma equipe capacitada e acostumada às peculiaridades dessas patologias, tendo a tarefa de monitorar a evolução da patologia e determinar o tratamento mais adequado. Deve-se lembrar da importância que existe na atenção social da criança, dando particular assistência ao suporte educacional, recreativo e psicológico. Isso auxilia na integração do paciente com o seu meio e com a sociedade como um todo, além de melhorar sua qualidade de vida e favorecer melhores condições para o enfrentamento de sua doença. É importante também não deixar de fornecer todas as possibilidades terapêuticas ao paciente e discuti-las com os seus responsáveis – e com ele próprio, quando possível –, independentemente da gravidade da doença e do seu estágio de evolução.

BIBLIOGRAFIA

1. Angelozzi C, Borgo F, Tiziano FD. Salbutamol increases SMN mRNA and protein levels in spinal muscular atrophy cells. J Med Genet 2008; 45:29-31.
2. Behrman RE, Kliegman RM, Jenson HB. Tratado de pediatria. 17.ed. Rio de Janeiro: Elsevier, 2005.
3. Coulthard MG, Lambert HJ, Keir MJ. Do systemic symptoms predict the risk of kidney scarring after urinary tract infection? Arch Dis Child 2009; 94:278-81.
4. Desguerre I, Christov C, Mayer M, Zeller R, Becane H, Bastuji-Garin S et al. Clinical heterogeneity of Duchenne muscular dystrophy (DMD): definition of sub-phenotypes and predictive criteria by long-term follow-up. PLoS ONE 2009; 4(2):e4347.
5. Dubowitz V. Muscle disorders in childhood. 2.ed. London: W.B. Saunders, 1995.

6. Engel JM, Kartin D, Jaffe KM. Exploring chronic pain in youths with Duchenne muscular dDystrophy: a model for pediatric neuromuscular disease. Phys Med Rehabil Clin N Am 2005; 16:1113-24.
7. Fowler T, Duthie P, Thapar A, Farmer A. The definition of disabling fatigue in children and adolescents. BMC Fam Pract 2005; 6:33.
8. Johnson MC, Schneider CJ, Beck AM. Management of systemic hypertension in children and adolescents: an update. Curr Treat Options Cardiovasc Med 2007; 9:381-90.
9. Paschoal IA, Villalba WO, Corso M. Insuficiência respiratória crônica nas doenças neuromusculares: diagnóstico e tratamento. J Bras Pneumol 2007; 33(1):81-92.
10. Philpot J, Bagnall A, King C, Dubowitz V, Muntoni F. Feeding problems in merosin deficient congenital muscular dystrophy. Arch Dis Child 1999; 80:542-7.
11. Reed UC. Doenças neuromusculares. J Pediatr 2002; 78(1):S89-103.
12. Robert D, Argaud L. Clinical review: long-term noninvasive ventilation. Crit Care 2007; 11:210.
13. Sanger TD, Chen D, Delgado MR, Gaebler-Spira D, Hallett M, Mink JW. Definition and classification of negative motor signs in childhood. Pediatrics 2006; 118(5):2159-67.
14. Strehle EM. Long-term management of children with neuromuscular disorders. J Pediatr (RJ) 2009; 85(5):379-84.
15. Strozzi S, Steinlin M. Suspected muscular disease: what to do? Ther Umsch 2003; 60(7):399-406.

26 Polineuromiopatia

Natália Oliveira Cemin

Marina Wandaleti Amoroso

INTRODUÇÃO

A polineuromiopatia é um distúrbio neuromuscular que acomete grande parte dos pacientes com enfermidades graves internados em unidades de terapia intensiva (UTI). Suas manifestações vão desde a dificuldade no desmame da ventilação mecânica até a tetraparesia flácida. É uma das principais causas de prolongamento da estadia do paciente em UTI e de perda de qualidade de vida após a alta.

O primeiro relato aconteceu na década de 1970. MarcFarlen e Rosenthal descreveram um quadro de tetraparesia flácida em um paciente com mal asmático que havia usado corticosteroides e bloqueadores neuromusculares, quadro que nomearam como "miopatia do paciente grave". Em 1984, Bolton et al. descreveram um quadro predominantemente motor em pacientes graves em ventilação mecânica e cunhou a expressão "polineuropatia do paciente grave". Embora descritas inicialmente como duas entidades separadas, acredita-se atualmente que ambas sejam um *continuum* de distúrbios resultante de um mesmo conjunto de fatores cuja diferenciação clínica é muito difícil e não interfere no tratamento.

Sua importância como causa de fraqueza muscular nos pacientes adultos já é bem estabelecida; porém, sua incidência e importância clínica em crianças são desconhecidas. Há uma grande dificuldade no diagnóstico desse tipo de enfermidade em pacientes pediátricos, já que para um exame neurológico adequado o paciente deve estar alerta e ser cooperativo.

O primeiro caso descrito em crianças foi publicado apenas dois anos após o caso de Bolton et al., só havia na literatura relatos de casos com um número máximo de cinco pacientes. O principal trabalho publicado foi um estudo prospectivo que acompanhou 830 crianças internadas em UTI por 1 ano; destas, apenas 14 foram diagnosticadas com polineuromiopatia. Faltam estudos sobre o tema; por isso, quando se revisa a literatura, é difícil encontrar dados estatisticamente significativos sobre epidemiologia, fatores de risco e tratamento específico.

EPIDEMIOLOGIA

A fraqueza muscular atinge mais de 25% dos pacientes que estão há mais de 7 dias em UTI, e essa incidência aumenta quando são submetidos à ventilação mecânica.

Em adultos, há uma incidência que varia de 32 a 100% em pacientes graves submetidos à ventilação mecânica por mais de 3 dias. Em pacientes com sepse ou ventilação mecânica ou falência múltipla de órgãos, a incidência chega a 46%, aumentando conforme o tempo de internação em UTI e em ventilação mecânica. Na Tabela 1, estão descritas as incidências relacionadas a diferentes fatores predisponentes e comorbidades. Faltam estudos que estabeleçam valores de incidência em pacientes sem tais fatores.

Em pacientes pediátricos, ao reunir todos os casos descritos, é possível notar que a idade média é de 11 anos, o tempo de internação no momento do diagnóstico variou de 4 a 26 dias, e 100% das crianças haviam sido submetidas a pelo menos 3 dias de ventilação mecânica. Na Tabela 2, são apresentadas a relação entre fatores predisponentes e a incidência de polineuropatia no paciente pediátrico. A incidência global estimada para essa faixa etária é de 1,7%.

TABELA 1 INCIDÊNCIA DA POLINEUROPATIA EM ADULTOS	
Fatores predisponentes	**Incidência**
Pacientes em UTI por mais de 14 dias	58%
Sepse	68%
Choque séptico	76%
Falência múltipla de órgãos	70%
Transplante de fígado	7%

TABELA 2 INCIDÊNCIA DE POLINEUROPATIA EM CRIANÇAS	
Fatores predisponentes	**Incidência**
Sepse ou SIRS	58%
Asma	14%
Transplante de órgãos	26%
Uso de corticosteroide	61%
Uso de bloqueadores neuromusculares	70%

SIRS: síndrome da resposta inflamatória sistêmica.

DEFINIÇÃO

Pode-se definir polineuromiopatia como uma neuropatia axonal aguda que se desenvolve durante o tratamento de pacientes graves e que tem remissão espontânea, uma vez que haja melhora do quadro clínico inicial.

Os nervos periféricos, os músculos e a junção neuromuscular são as estruturas mais acometidas. Os sinais e sintomas aparecem durante o curso da internação em UTI, em média após 2 semanas. Tem forte relação com o uso de ventilação mecânica e a presença de síndrome da resposta inflamatória sistêmica (SIRS) ou sepse. Seu surgimento altera o prognóstico da doença de base, aumentando em 100% dos casos o tempo de internação hospitalar.

QUADRO CLÍNICO

A falha no desmame da ventilação mecânica no paciente com sistema cardiopulmonar sem alterações deve ser o primeiro sinal de alerta para o diagnóstico da polineuromiopatia. Os sinais e sintomas variam de acordo com o predomínio de miopatia ou neuropatia.

O quadro clínico se caracteriza por fraqueza muscular distal, tetraparesia flácida ou tetraplegia (ambas simétricas), atrofia muscular, reflexos tendíneos profundos diminuídos ou abolidos e déficit sensorial periférico com pares cranianos preservados.

Além da falha no desmame da ventilação mecânica, outros sinais de alerta são a diminuição da movimentação espontânea e a presença de fácies de dor com diminuição do reflexo de retirada mediante estímulos dolorosos.

Como exposto anteriormente, muitas vezes, miopatia e neuropatia são um *continuum* de um mesmo distúrbio e nem sempre é possível ou útil no tratamento ou na prevenção diferenciá-los. Contudo, o quadro clínico pode variar quando há maior comprometimento muscular ou neuronal. Na Tabela 3, são descritas as principais diferenças entre elas.

TABELA 3 DIFERENÇAS ENTRE MIOPATIA E POLINEUROPATIA

Polineuropatia	Miopatia
Fraqueza muscular distal	Fraqueza muscular proximal
Presença de déficit sensorial	Ausência de déficit sensorial
Dificuldade no desmame da ventilação mecânica	Dificuldade no desmame da ventilação mecânica
Reflexos tendíneos profundos normais ou diminuídos	Reflexos tendíneos profundos diminuídos ou abolidos

FISIOPATOLOGIA

A fisiopatologia ainda não foi totalmente elucidada; ao que parece, uma gama de fatores se soma para levar a uma perda de proteínas musculares e degeneração axonal. Resumidamente, a imobilidade, o uso de corticosteroide e o aumento das citocinas inflamatórias e das espécies reativas de oxigênio reduzem a capacidade de regeneração muscular, a contratilidade, a produção de miosina e aumentam a apoptose das células musculares.

O aumento de citocinas inflamatórias também altera a microvasculatura, diminui o fluxo sanguíneo para os nervos, causa edema endoneural e diminui a excitabilidade dos neurônios, levando a degeneração axonal. Nas Figuras 1 e 2, apresenta-se um resumo da fisiopatologia da lesão muscular e nervosa.

FIGURA 1 Fisiopatologia da lesão muscular.

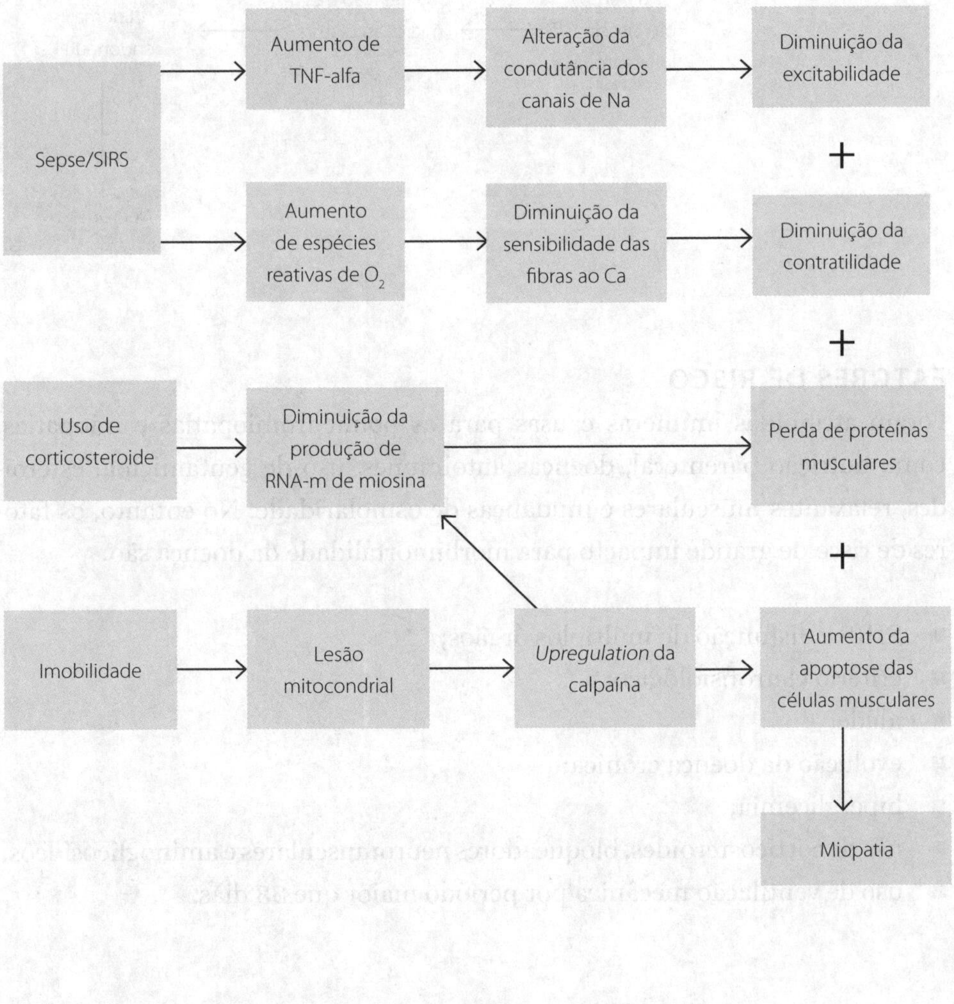

FIGURA 2 Fisiopatologia da lesão nervosa.

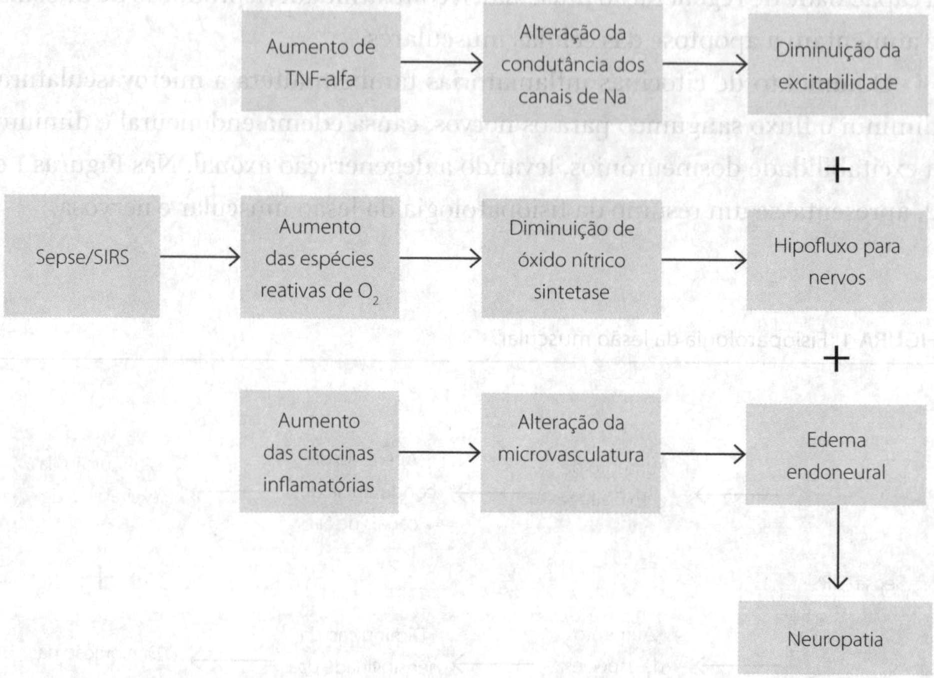

FATORES DE RISCO

Foram atribuídas inúmeras causas para as polineuromiopatias e miopatias, como nutrição parenteral, doenças autoimunes, uso de gentamicina, esteroides, relaxantes musculares e mudanças de osmolaridade. No entanto, os fatores de risco de grande impacto para morbimortalidade da doença são:

- SIRS e disfunção de múltiplos órgãos;
- critério eletrofisiológico;
- idade;
- evolução da doença crônica;
- hiperglicemia;
- uso de corticosteroides, bloqueadores neuromusculares e aminoglicosídeos;
- uso de ventilação mecânica por período maior que 33 dias.

No grupo pediátrico, as principais causas são:

- sepse;
- asma;
- transplante.

DIAGNÓSTICO

O diagnóstico da polineuromiopatia é essencialmente clínico e deve ser suspeitado na presença de fraqueza muscular no paciente em uso de ventilação mecânica, em vigência de doença grave; na infância, geralmente, desenvolve-se na primeira semana da doença.

Nos pacientes com características clínicas, o diagnóstico pode ser confirmado com a eletroneuromiografia (padrão-ouro); características adicionais podem ser vistas por meio da biópsia muscular, que não é usada como rotina, mas ajuda no diagnóstico diferencial de outras doenças musculares inflamatórias.

As características clínicas observadas após um exame neurológico completo são: fraqueza muscular, perda de massa muscular e ausência ou diminuição dos reflexos nervosos. A disfunção neuromuscular dificilmente é diagnosticada nos pacientes com ventilação mecânica, pois é encontrada fraqueza muscular difusa e pouca colaboração do paciente ao examiná-lo.

A polineuromiopatia pode ser suspeitada pela simples presença de diminuição da movimentação dos membros. A difícil diferenciação com outras miopatias se deve à dificuldade em coletar uma anamnese adequada e à dificuldade ao exame físico na presença de entubação, sedação, analgesia, *delirium* ou encefalopatia. A doença de base grave dificulta a distinção entre a miopatia e a polineuromiopatia.

Outro ponto importante no diagnóstico é o uso de corticosteroides endovenosos, que podem levar ao aumento laboratorial da creatinofosfoquinase sérica (CPK), critério diagnóstico de doenças neuromusculares – embora não seja critério para polineuromiopatia, pois pode se apresentar normal ou parcialmente elevada. No entanto, se houver fraqueza proximal e CPK elevada, sugere-se uma biópsia muscular para confirmar miopatia.

Na polineuromiopatia, a sensação de dor e a propriocepção estão reduzidas nas extremidades distais e, mesmo com estímulos nocivos nas extremidades, os pacientes não respondem com expressão facial de dor; portanto, deve-se suspeitar da fraqueza muscular ao estímulo doloroso e à diminuição da movimentação reflexa. Contudo, é importante ressaltar que 30% dos pacientes com polineuromiopatia apresentam somente sintomas motores.

O diagnóstico laboratorial não é de grande valia, pois os exames são muito inespecíficos para caracterizar a doença; mas a eletroneuromiografia e os estudos sobre condução nervosa amparam-se no diagnóstico e são testes confiáveis. Na polineuromiopatia, é encontrada baixa amplitude do potencial de ação motor e velocidade de condução nervosa normal ou levemente reduzida, caracterizando uma neuropatia axonal.

O liquor nos pacientes com polineuromiopatia é normal ou levemente alterado, e a biópsia de nervo pode mostrar degeneração axonal primária sem sinais de inflamação.

Como exames de imagem, a ressonância magnética (RM) torna-se útil quando se encontra hemiparesia ao exame físico, sendo realizada a RM de crânio e, no caso de paraplegia ou tetraplegia, a RM de coluna para o estudo.

São características diagnósticas da polineuromiopatia:

- presença de doença grave, complicada por sepse, disfunção de múltiplos órgãos e SIRS;
- dificuldade de desmame da ventilação por motivo não relacionado com causa cardiovascular;
- presença de fraqueza muscular;
- evidência em eletroneuromiografia de polineuromiopatia axonal motora e sensorial;
- amplitude nervosa sensorial e motora menor que 80% do valor normal em dois ou mais nervos estudados;
- ausência de bloqueio de condução ou prolongação de ondas F;
- na eletroneuromiografia com agulha, apresenta potenciais de fibrilação e redução do recrutamento de longa duração e alta amplitude.

DIAGNÓSTICO DIFERENCIAL

Os pacientes graves que desenvolvem fraqueza muscular generalizada têm as miopatias como principal diagnóstico diferencial das polineuromiopatias.

Tanto nas miopatias quanto nas polineuromiopatias pode-se ter a presença de tetraplegia, não havendo alteração dos nervos cranianos; porém, nas miopatias encontra-se ausência de reflexos profundos. Além disso, nas miopatias há um maior comprometimento proximal, sem afetar a parte sensorial; diferentemente da polineuromiopatia, que engloba o déficit sensorial com comprometimento distal e reflexos nervosos profundos preservados.

Ao examinar um paciente em cuidados intensivos, deve-se ainda diferenciar a fraqueza muscular por outras causas, como uso de medicações (corticosteroides, bloqueadores neuromusculares, antirretrovirais), outras doenças neuromusculares que não foram diagnosticadas anteriormente e doenças sistêmicas (porfiria, síndrome da imunodeficiência adquirida, vasculite, intoxicação).

O bloqueio neuromuscular prolongado pode ser visto em pacientes com acidose metabólica, insuficiência renal, aumento dos níveis séricos de magnésio e uso prolongado de altas doses de bloqueador neuromuscular. Esse efeito dos bloqueadores neuromusculares pode ainda ser potencializado por diversas drogas usadas em centro de tratamento intensivo, como corticosteroides, aminoglicosídeos, anestésicos halogenados, clindamicina, vancomicina e procainamidas.

A eletroneuromiografia ajuda, ainda, no diagnóstico diferencial com lesão medular, porfiria aguda, microabscessos metastáticos, doenças preexistentes musculares ou nervosas e causas anteriores de internação em UTI.

O diagnóstico diferencial ainda pode ser feito com rabdomiólise, miopatias crônicas e síndrome de Guillain-Barré.

TRATAMENTO

Não existe, até o momento, tratamento específico medicamentoso para miopatias e polineuromiopatia, sendo um tratamento essencialmente empírico. O principal foco do tratamento é o controle da doença de base e a sua prevenção.

Nas polineuromiopatias, as lesões nervosas e musculares costumam ser reversíveis em semanas ou meses; porém, costumam ser causa de internação hospitalar prolongada, em uso de ventilação mecânica, aumentando o risco de pneumonias.

O tratamento direcionado ao desmame ou suspensão de corticoterapia deve ser o mais breve possível para evitar complicações, além do cuidado com o uso de sedativos e bloqueadores neuromusculares.

O tratamento precoce da sepse ou do choque séptico traz melhor prognóstico.

O tratamento com insulinoterapia, mantendo taxas de glicemia sanguínea entre 80 e 110 mg/dL, pode diminuir a taxa de incidência da doença em pacientes que já permanecem internados em UTI por mais de 1 semana.

A suplementação nutricional e hormonal (arginina, glutamina, testosterona, hormônio do crescimento – GH) trouxe melhores resultados na recuperação, com cuidado para sobrecarga hídrica e suporte vitamínico.

Por fim, um fator importante no tratamento e na recuperação precoce é a abordagem multidisciplinar incluindo fisioterapia (cinesioterapia) para reabilitação, com mobilização precoce em fase aguda da doença e em uso de ventilação mecânica. A inatividade do diafragma em uso de ventilação mecânica causa atrofia das fibras diafragmáticas, sendo necessário seu estímulo e deambulação nos períodos de pausa da ventilação mecânica, quando possível.

PROGNÓSTICO

O prognóstico está intrinsecamente relacionado com a doença de base. A disfunção de múltiplos órgãos é causa de mortalidade em até 60% dos pacientes. A presença da doença de base grave traz aumento da mortalidade, prolongamento do uso de ventilação mecânica e aumento do tempo de reabilitação.

O uso de ventilação mecânica por mais de 7 dias trouxe um aumento da mortalidade e da necessidade de traqueostomias, prolongando cuidados no pós-hospitalar.

As miopatias e polineuromiopatias são a maior causa de limitação funcional e perda de qualidade de vida em sobreviventes de doenças graves. Essa perda funcional está relacionada com a extensão da degeneração axonal, sendo esta inicialmente proximal e depois distal.

Os pacientes com doença grave de duração mais prolongada apresentam fraqueza e alterações eletrofisiológicas de neuropatia até anos após a internação hospitalar, além de apresentar perda de habilidades e restrição de sua autonomia. Os pacientes que enfrentaram insuficiência respiratória aguda permanecem com relativa fadiga residual.

Pacientes com miopatias têm melhor prognóstico e menor tempo de recuperação muscular e nervosa em relação àqueles com polineuromiopatias.

PREVENÇÃO

Como não há tratamento específico para a polineuromiopatia, a prevenção ganha importância. Na literatura, é consenso que, para todos os pacientes internados em UTI, se deve realizar controle rigoroso de glicemia, sendo esse um dos fatores com maior evidência.

Para evitar a inatividade e posterior atrofia muscular, deve-se realizar protocolos diários de suspensão da sedação, mobilizar membros superiores e inferiores e diminuir ao máximo o tempo em ventilação mecânica.

A fim de diminuir o catabolismo e a produção de substâncias tóxicas, deve-se otimizar a nutrição com início precoce da alimentação, adequar oferta calórica à doença de base, ofertar quantidades adequadas de vitaminas, evitar distúrbios acidobásicos e hidroeletrolíticos e diminuir ao máximo o tempo em sepse ou SIRS.

O uso de medicamentos também está associado à maior incidência de polineuromiopatia; por isso, é importante restringir o uso de corticosteroides e bloqueadores neuromusculares. Quando o seu uso é necessário, deve-se dar preferência ao atracúrio, pois possui degradação espontânea em metabólitos não ativos e tem sua taxa de excreção inalterada, independentemente das funções renal, hepática ou cardiovascular. A associação de certas drogas também é prejudicial, como corticosteroides com aminoglicosídeos, vancomicina, clindamicina e anestésicos.

Por fim, devem ser minimizados as comorbidades e o estresse a que o paciente está submetido. Protocolos para minimizar a incidência de tromboses, úlceras de pressão e translocação bacteriana, entre outros, devem ser adotados.

CONSIDERAÇÕES FINAIS

A polineuromiopatia deve ser sempre considerada quando se está diante de um paciente com dificuldade no desmame da ventilação mecânica. Apesar de limitado, o exame clínico é útil, e quando a suspeita for grande, testes mais específicos, como eletromiografia, devem ser realizados.

Como ainda não há tratamento específico, as medidas de prevenção já descritas e a intensificação do suporte clínico devem ser instituídas assim que houver suspeita da doença.

Na criança, embora a incidência estimada seja baixa, a dificuldade no diagnóstico e a falta de estudos com um número adequado podem estar mascarando a real importância dessa doença no paciente em UTI pediátrica.

BIBLIOGRAFIA

1. Al-Shekhlee A, Hachwi R, Jaberi MM, Katirji B. The electromyographic features of acute rhabdomyolysis. J Clin Neuromuscul Dis 2005; 6(3):114-8.
2. Amaya-Villar RV, Garnacho-Montero J, García-Garmendía JL, Madrazo-Osuna J, Garnacho-Montero MC, Luque R et al. Steroid-induced myopathy in patients intubated due to exacerbation of chronic obstructive pulmonary disease. Intensive Care Med 2005; 31(1): 157-61.
3. Bolton C. The polyneuropathy of critical illness. Intensive Care Med 1994; 9:132-8.
4. Campellone JV, Lacomis D, Kramer DJ, Van Cott AC, Giuliani MJ. Acute myopathy after liver transplantation. Neurology 1998; 50(1):46-53.
5. Canineu RFB, Cabral MM, Guimarães HP, Lopes RD, Saes LSV, Lopes AC. Polineuropatia no paciente crítico: um diagnóstico comum em medicina intensiva? Rev Bras Terapia Intensiv 2006; 18(3):307-10.
6. De Jonghe B, Sharshar T, Lefaucheur JP, Authier FJ, Durand-Zaleski I, Boussarsar M et al. Paresis acquired in the intensive care unit: a prospective multicenter study. Jama 2002; 288(22):2859-67.
7. Di Giovanni S, Molon A, Broccolini A, Melcon G, Mirabella M, Hoffman EP et al. Constitutive activation of MAPK cascade in acute quadriplegic myopathy. Ann Neurol 2004; 55(2):195-206.
8. Glaeser SS, Condessa RL, Güntzel AM, Silva ACT, Prediger DT, Naue WS et al. Mobilização do paciente crítico em ventilação mecânica: relato de caso. Revista HCPA 2012; 32(2):208-12.

9. Gooch JL. Prolonged paralysis after neuromuscular blockade. J Toxicol Clin Toxicol 1995; 33(5):419-26.
10. Hermans G, Wilmer A, Meersseman W, Milants I, Wouters PJ, Bobbaers H et al. Impact of intensive insulin therapy on neuromuscular complications and ventilator dependency in the medical intensive care unit. Am J Respir Crit Care Med 2007; 175(5):480-9.
11. Hund E. Critical illness polyneuropathy. Current Opinion in Neurology 2001; 14(5):649-53.
12. Khan J, Burnham L, Moss M. Acquired weakness in the ICU: critical illness myopathy and polyneuropathy. Minerva Anestesiol 2006; 72(6):401-6.
13. Khan J, Harrison TB, Rich MM. Mechanisms of neuromuscular dysfunction in critical illness. Crit Care Clin 2008; 24(1):165-x.
14. Latronico N. Neuromuscular alterations in the critically ill patient: critical illness myopathy, critical illness neuropathy, or both? Intensiv Care Med 2003; 29:1411-3.
15. Visser LH. Critical illness polyneuropathy and myopathy: clinical features, risk factors and prognosis. European Journal of Neurology 2006; 13:1203-12.
16. Williams S, Horrocks IA, Ouvrier RA, Gillis J, Ryan MM. Critical illness polyneuropathy and myopathy in pediatric intensive care: a review. Pediatr Crit Care Med 2007; 8(1):18-22.

5 Doenças Neurológicas

27 Estado de Mal Epiléptico

Ivan Pollastrini Pistelli

INTRODUÇÃO

Define-se como estado de mal epiléptico (EME) a situação clínica caracterizada por ocorrência de crise epiléptica única prolongada, ou crises que se repetem em curtos intervalos, sem que haja recuperação da consciência entre elas.[1-4] O critério para definir a duração da "crise prolongada" é fundamental e alvo de muitas discussões e controvérsias. A maioria dos autores define EME como uma crise ou grupo de crises sem recuperação do nível de consciência entre elas, com duração igual ou superior a 30 minutos,[1-3,5,6] sob a justificativa de que crises que duram menos de 30 minutos não determinam o mesmo risco das que duram mais do que 30 minutos.[3,7] Alguns autores reduzem esse limite de tempo para 20 minutos.[2] Nos últimos anos, muitos autores acreditam ser pertinente a redução desse tempo para 20, 10 ou até 5 minutos de atividade epiléptica contínua,[1,3,6,7] uma vez que a maioria das crises cessa espontaneamente antes desse período (de até 5 minutos), e crises que duram mais de 5 ou 10 minutos têm menor chance de cessar espontaneamente[3,7] e maior risco de evoluir para EME.[2-4]

Assim, pacientes com crises que duram mais de 5 a 10 minutos podem ser designados como em risco ou ameaça para EME (ou em fase precoce de EME), e aqueles nos quais as crises persistem por mais de 20 a 30 minutos, designados como em EME instalado.[1,3,4] Define-se como EME refratário, quando a atividade convulsiva persiste por mais de 60 minutos, ou quando há falha na resposta a três medicações antiepilépticas.[3,4]

A literatura nacional é restrita em dados epidemiológicos sobre EME na infância. Na literatura internacional, é relatada incidência que varia de 10 a 40 por 100 mil crianças por ano, entre 1 mês e 15 anos de vida, a maioria ocorrendo em crianças com menos de 4 anos de idade.[6-9]

TABELA 1 CLASSIFICAÇÃO DE EME DE ACORDO COM A DURAÇÃO DA CRISE, OU DE CRISES QUE RECORREM SEM QUE HAJA RECUPERAÇÃO DA CONSCIÊNCIA[1,4,10]

Acima de 5 a 10 min; inferior a 20 a 30 min	Risco ou ameaça para EME; EME precoce
Acima de 20 a 30 min; inferior a 60 min	EME instalado
Acima de 60 min; ou falha na resposta a 3 medicações	EME refratário

CLASSIFICAÇÃO DAS CRISES E DOS TIPOS DE EME

Os tipos de crises epilépticas, se focais ou generalizadas, são bastante diversos (Tabela 2) e devem ser conhecidos para serem identificados o mais rápido possível no atendimento de um paciente em EME. Crises com início focal são aquelas que se originam de foco cortical único regional limitado a um hemisfério cerebral e se propagam a partir deste, enquanto crises generalizadas desde o início são aquelas que ocorrem por ativação de circuitos neuronais bilaterais, ou seja, de estruturas corticais e subcorticais de ambos os hemisférios cerebrais simultaneamente.[1,7,11,12]

A classificação etiológica das crises que causam EME inclui inicialmente alguns grandes grupos, com o objetivo de separá-los com base fisiopatológica.[3,6,7,13] Essa classificação inclui as crises sintomáticas agudas, sintomáticas remotas, causas progressivas, idiopáticas, criptogênicas e febris (Tabela 3).

TABELA 2 CLASSIFICAÇÃO DOS TIPOS DE CRISES EPILÉPTICAS	
Crises generalizadas	Tônico-clônica
	Clônica
	Tônica
	Atônica
	Mioclônica (mioclônica; mioclônica atônica/mioclono-astática; mioclônica tônica)
	Ausência (típica; atípica; ausência mioclônica e ausência com mioclonias palpebrais)
Crises focais (com ou sem perda de consciência)	Com sintomas sensitivos Sintomas elementares (olfatórios, gustativos, visuais, auditivos, sensitivos, etc.) Sintomas experienciais (psíquicos, alucinações complexas, etc.)
	Com sintomas motores Sinais motores clônicos elementares Postura tônica assimétrica Com automatismos "típicos" (lobo temporal) Com automatismos hipercinéticos (hipermotores) Com mioclonia focal negativa Motora inibitória
	Crise gelástica
	Crise hemiclônica
Crises indeterminadas	Espasmos epilépticos

Fonte: adaptada de National Clinical Guideline Centre, 2011; Engel Jr., 2006; Engel Jr., 2001.[1,11,12]

TABELA 3 CLASSIFICAÇÃO ETIOLÓGICA DAS CRISES	
Sintomáticas agudas	Crises que ocorrem próximas (< 7 dias) de evento agudo sistêmico, metabólico, tóxico ou insulto agudo no sistema nervoso central
Sintomáticas remotas	Crises que ocorrem após insulto remoto (> 7 dias) no sistema nervoso central, como trauma, infecções, insultos vasculares, malformações cerebrais, etc.

(continua)

(continuação)

Progressivas	Crises não provocadas relacionadas com distúrbio neurológico progressivo (p.ex., tumor, doença degenerativa, condições autoimunes)
Idiopáticas	Crises que ocorrem em síndromes epilépticas, focais ou generalizadas, com etiologia genética presumida, idade-dependentes, e com características clínicas e eletrográficas bem definidas
Criptogênicas	Crises não provocadas, focais ou generalizadas, cujo fator etiológico não é definido, porém é presumidamente (ou possivelmente) sintomática
Febris	Crises associadas a doença febril, porém não associadas a infecção do sistema nervoso central, na ausência de crises prévias não provocadas, e que não preenche critérios para crises sintomáticas agudas

Fonte: adaptada de Freilich et al., 2010.[3]

A classificação clínica do EME depende do tipo de crise, se generalizado ou focal, e deve ser feita sempre que possível com correlação eletroclínica (Tabela 4). EME convulsivo consiste na presença de atividade motora contínua, tônica ou clônica, com atividade epileptiforme bilateral no eletroencefalograma (EEG). Caso as manifestações motoras diminuam e tornem-se sutis e restritas a um segmento (face, membro), pode-se utilizar o termo EME convulsivo sutil.[7] O EME não convulsivo é a ocorrência de atividade epileptiforme contínua ao EEG, sem que haja manifestações clínicas motoras. Muitas vezes, essa situação é de difícil identificação, necessitando de monitoração eletroencefalográfica contínua para o tratamento adequado. Essa situação pode ocorrer após EME convulsivo (parcialmente tratado) e EME de ausência. EME focal sem manifestações motoras evidentes poderia, *a priori*, ser chamado de EME focal não convulsivo.[7]

ETIOLOGIA

De forma geral, a etiologia do EME pode ser inicialmente analisada de acordo com a classificação etiológica das crises (Tabela 2). De forma mais detalhada, alguns estudos têm analisado grandes séries de pacientes pediátricos com EME[13] e demonstraram que etiologias idiopáticas ou criptogênicas predominam em pacientes com primeiro episódio de EME (31%), enquanto ocorreram em 1,1% dos pacientes com EME recorrentes; EME por crises sintomáticas remotas ocorreram em 15,6% dos pacientes no primeiro episódio de EME e em 42,2% nos pacientes com EME recorrentes.

TABELA 4 PROPOSTA DE CLASSIFICAÇÃO CLÍNICA DO EME

EME generalizado	Convulsivo primariamente generalizado Tônico-clônico Mioclônico Tônico Clônico Convulsivo sutil Não convulsivo ou EME de ausência (ou EME convulsivo parcialmente tratado) Obs: Considerar EME convulsivo secundariamente generalizado
EME focal ou multifocal	Focal simples (motor, somatossensitivo, sintomas visuais, autonômico, com afasia ou disfasia) Focal complexo (com perda de consciência)
EME unilateral	

Fonte: adaptada de Freilich et al., 2010; Casella, 2003; Hahn et al., 2011; Morton e Pellock, 2006; Kravljanac et al., 2011.[3,5,7,8,13]

EME por crises sintomáticas agudas é causado por diversas doenças, como infecção do sistema nervoso central (meningites, encefalites), condições que levam a hipóxia, insulto cardíaco agudo, vasculites, estados de pós-operatório imediato, interrupção de drogas anticonvulsivantes previamente utilizadas, utilização de medicações pró-convulsivantes (antiarrítmicos, alguns antibióticos como cefepime, alguns analgésicos e broncodilatadores, entre outras),[5] distúrbios eletrolíticos, hipoglicemia, hipertensão intracraniana, etc.[6] No estudo de Kravljanac et al., ocorreu em 18,9% dos pacientes no primeiro episódio de EME e em 13,4% dos EME recorrentes.[13]

Crises não provocadas relacionadas com distúrbio neurológico progressivo ocorreram em 43,3% dos pacientes com EME recorrentes, sendo o fator etiológico mais frequente nesse grupo.[13] É importante salientar que, na infância, alguns erros inatos do metabolismo podem se manifestar com epilepsia de início precoce, e muitas vezes com crises muito frequentes e incontroláveis. Algumas dessas situações são passíveis de tratamento, o que reforça a necessidade de diagnóstico precoce (deficiência de piridoxina, deficiência de biotinidase, leucinose, fenilcetonúria, deficiência da proteína transportadora da glicose, doença de Menkes).[5]

AVALIAÇÃO CLÍNICA E DIAGNÓSTICA

Todos os tipos de crises epilépticas podem se prolongar e evoluir para EME. Por esse motivo, é importante o conhecimento e reconhecimento dos diversos tipos de crises e formas de EME (Tabelas 2 a 4). Para a adequada classificação, é fundamental a observação clínica cuidadosa dos eventos e, sempre que possível, a observação de informações eletroencefalográficas.[7,8]

A definição da etiologia do EME é útil para o raciocínio dos fatores de risco e para predizer o prognóstico, além de ser fundamental para tratamento paralelo, ou seja, tratar concomitantemente fatores etiológicos (p.ex., distúrbios metabólicos, contusões cerebrais, etc.), e o EME propriamente dito.[3,14] A investigação realizada na sala de emergência ou na unidade de terapia intensiva deve ser individualizada para cada paciente, baseando-se na história clínica e exame físico e neurológico.[3] Entretanto, os testes habitualmente devem incluir avaliação bioquímica sérica, hemograma, nível sérico de anticonvulsivantes, teste toxicológico, punção lombar (quando pertinente e afastadas as contraindicações), EEG e neuroimagem estrutural cerebral (tomografia ou ressonância magnética de crânio).[3,6]

A abordagem clínica do EME é diferente em paciente com diagnóstico prévio de epilepsia, daqueles com primeiro quadro de EME e sem antecedentes prévios conhecidos. Nesses, é necessária uma investigação exaustiva da etiologia subjacente que está causando o EME atual.[3]

TRATAMENTO

O tratamento precoce tanto das crises quanto dos fatores etiológicos associados pode reduzir significativamente a morbidade e a mortalidade associadas ao EME,[3,4,6,10] e quanto mais rápido for instituído o tratamento, melhor será a eficácia do anticonvulsivante.[4,7]

A abordagem do paciente com EME difere, caso este seja o primeiro evento da sua vida, ou se ele já apresentou outros eventos de EME (EME recorrente), geralmente indivíduos com diagnóstico prévio de epilepsia. A Figura 1 apresenta um algoritmo para atendimento de pacientes em EME, incluindo medidas clínicas de suporte, de diagnóstico e de terapêutica.

Concomitantemente ao atendimento de suporte inicial, deve-se realizar anamnese sumária para a caracterização do cenário clínico, ou seja, se é a primeira crise da vida do paciente, ou se o paciente já apresentava epilepsia; se ocorreu algum traumatismo craniano, história de encefalopatia crônica fixa ou evolutiva, se houve interrupção do uso de medicações anticonvulsivantes, suspeita de possível intoxicação exógena, doenças clínicas associadas (doença renal, diabete melito, coagulopatia, etc.), entre outras. Essas informações são absolutamente fundamentais para a abordagem inicial, uma vez que a terapêutica pode ser distinta de acordo com os dados obtidos.[2,3,5,7] Concomitantemente a esses procedimentos de investigação clínica, o julgamento da necessidade de coleta de exames complementares deve ser discutido.[6,7] Na primeira crise convulsiva acompanhada de EME na vigência de febre, caso haja qualquer suspeita de meningite ou encefalite, deve-se proceder à coleta de liquor. Exames de neuroimagem (tomografia computadorizada e ressonância magnética) devem ser realizados em paciente com primeiro evento de EME sem etiologia aparente, em casos de EME recorrente, e a sua indicação deve ser particularizada caso a caso.

Nos últimos anos, a literatura tem enfatizado a importância do tratamento antes da chegada do paciente ao hospital.[2,6,7,10] O midazolam pode ser formulado para uso intranasal ou bucal, e o diazepam também por via retal são possibilidades terapêuticas antes da chegada do paciente ao hospital[10]. Infelizmente, ambas as apresentações não estão disponíveis no mercado nacional.

O tratamento medicamentoso do EME convulsivo divide-se em quatro fases, dependendo do tempo transcorrido desde o início da crise.[2,4,10] A sequência de medicações e doses que devem ser utilizadas em cada estágio do EME pode ver visualizada na Tabela 5.

No estágio 2 do EME (EME estabelecido), o uso de valproato e levetiracetam (via endovenosa) tem grande importância porque não provocam depressão cardiorrespiratória, comum com o uso de outras medicações como fenobarbital, fenitoína e fosfenitoína.[4,10] O uso de valproato parece promissor, uma vez que está começando a ser comercializado no Brasil, não provoca depressão respiratória e tem amplo espectro de indicação, ou seja, pode ser utilizado em

FIGURA 1 Algoritmo para atendimento de pacientes em EME.

Fonte: adaptada de Kälviäinen, 2007; Freilich et al., 2010; Abend et al., 2010; Casella, 2003; Shearer e Riviello, 2011; Hahn et al., 2011; Morton e Pellock, 2006; Shorvon, 2011.[2-8,10] Verificar dose de medicações na Tabela 5.

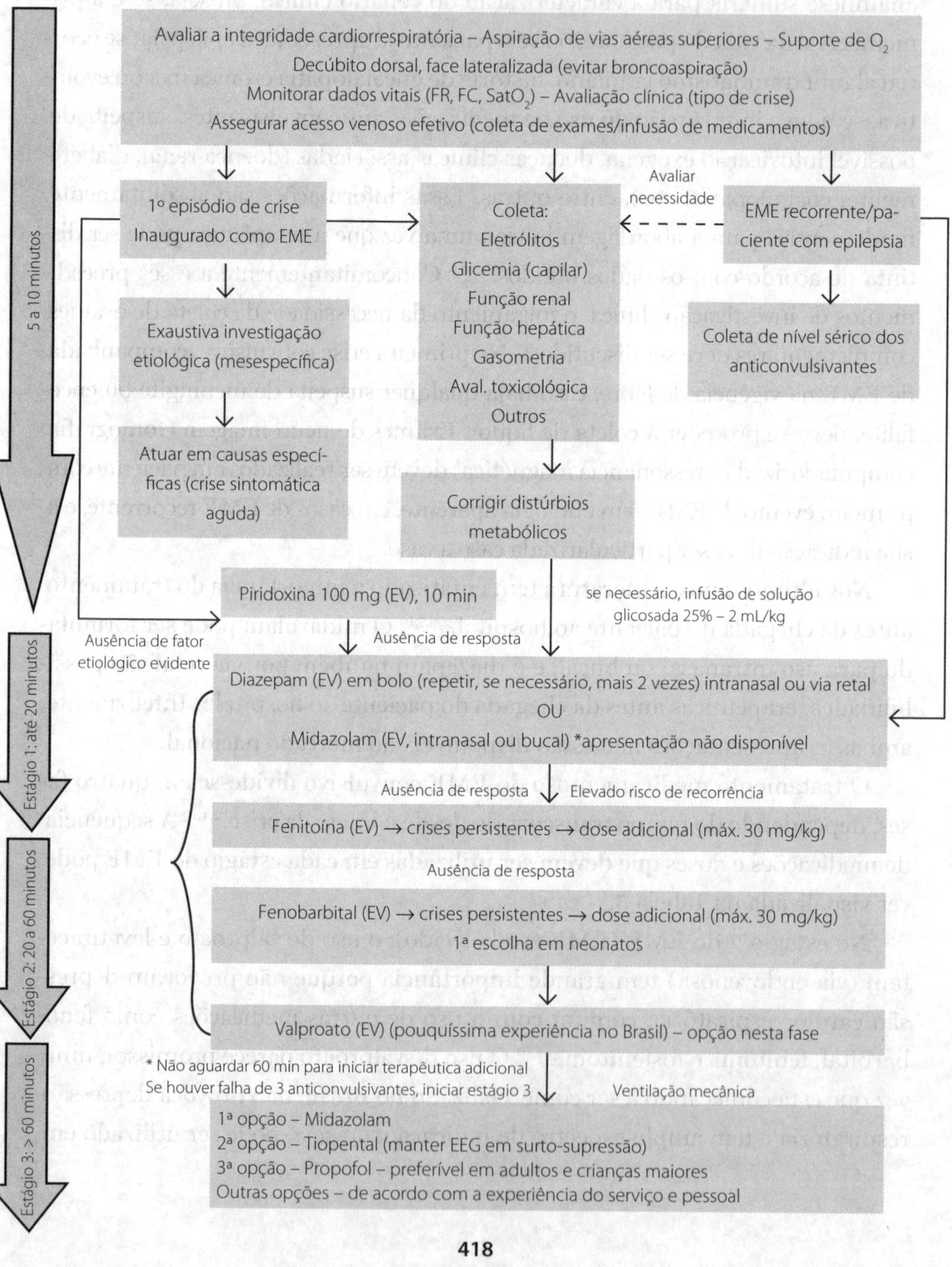

EME convulsivo generalizado, focal, EME mioclônico e de ausência, tanto na infância quanto em idosos.[10] O levetiracetam para uso endovenoso não está disponível no Brasil.

No estágio 3 do EME (EME refratário), a sequência de utilização das medicações é relativamente arbitrária, não existindo na literatura estudos comparativos que permitam estabelecer uma sequência recomendada. Essa decisão deve ser feita com base na experiência adquirida na prática clínica da equipe de intensivistas. Alguns relatos de casos têm apontado a quetamina (antagonista NMDA) como efetiva no tratamento do EME refratário.[7] O uso de propofol na população pediátrica deve ser cuidadoso e intensamente monitorado, em virtude da possibilidade de ocorrência da síndrome da infusão do propofol, com graves complicações sistêmicas.[15,16]

Outro aspecto importante a ser observado na abordagem terapêutica do EME inclui a análise do fator etiológico envolvido. A dieta cetogênica, apesar de uso relativamente raro no tratamento da epilepsia, pode ser extremamente eficaz em alguns casos (p.ex., deficiência da proteína transportadora da glicose), e o seu uso para tratamento de EME tem sido relatado por alguns autores.[10] Muitos casos de EME classificados como "criptogênicos", na verdade, podem ser mediados imunologicamente (p.ex., presença de anticorpos anti-NMDA), e a terapia imunológica (imunoglobulina, corticoterapia) pode ser considerada.[10]

Os efeitos colaterais das medicações anticonvulsivantes devem ser de amplo conhecimento pela equipe médica de atendimento na sala de emergência e unidades de terapia intensiva (UTI), para sua prevenção e tratamento (p.ex., depressão respiratória, rebaixamento do nível de consciência, arritmias cardíacas, hipotensão arterial, edema pulmonar, íleo paralítico, necrose tecidual, toxicidade hepática, pancreática, acidose, trombocitopenia, etc.).[5]

EVOLUÇÃO E PROGNÓSTICO

Alterações sistêmicas ocorrem durante o EME e podem contribuir para a piora de lesões cerebrais preexistentes e, principalmente, contribuir para o comprometimento do estado geral do paciente.

TABELA 5 DROGAS UTILIZADAS NO TRATAMENTO DO EME

	Forma de administração	Dose no adulto	Dose na criança	Observações
Fase precoce: antes da chegada ao hospital (ausência de médicos)				
Diazepam	Retal, não disponível no Brasil		0,3 a 0,5 mg/kg	
Midazolam	Bucal, não disponível no Brasil		0,2 mg/kg	
Estágio 1: fase inicial do EME (5-10 a 20 min)/risco ou ameaça de EME				
	Forma de administração	**Dose no adulto**	**Dose na criança**	**Observações**
Diazepam	EV, bolo (máx. 2 a 5 mg/min)	10 a 20 mg	0,25 a 0,5 mg/kg	
Lorazepam	Não disponível no Brasil (EV)			
Clonazepam	Não disponível no Brasil (EV)			
Estágio 2: EME estabelecido (20-30 a 60 min)				
	Forma de administração	**Dose no adulto**	**Dose na criança**	**Observações**
Fenitoína	EV (máx. 50 mg/min – adultos ou 25 mg/min – crianças)	15 a 20 mg/kg	15 a 20 mg/kg (dose inicial)	Diluir em SF 0,9%
Fenobarbital	EV (máx. 100 mg/min)	10 a 20 mg/kg	15 a 20 mg/kg	1ª escolha em neonatos
Valproato#	EV em bolo (máx. 6 mg/kg/min)	15 a 20 mg/kg	20 a 30 mg/kg	Manutenção: 1 mg/kg/h
Fosfenitoína	Não disponível no Brasil (EV)			
Levetiracetam	Não disponível no Brasil (EV)			
Lacosamida	Não disponível no Brasil (EV)			

(continua)

(continuação)

Estágio 3: EME refratário (> 60 min)	
Midazolam	0,1 a 0,3 mg/kg em EV em bolo, em uma taxa de 4 mg/min (máx. 10 mg), seguindo por infusão contínua EV de 0,05 a 0,4 mg/kg/h
Tiopental	3 a 5 mg/kg/dose EV em bolo (20 segundos) Manutenção por infusão contínua a 3 a 5 mg/kg/h (manter padrão EEG de surto-supressão)
Propofol	2 mg/kg EV em bolo, seguido por infusão EV contínua de 2 a 10 mg/kg/h (manter padrão EEG de surto-supressão) Preferível em adultos ou crianças grandes
Pentobarbital	Não disponível no Brasil (EV)

#: Lançamento comercial iniciado no Brasil em 2011 (apresentação para uso EV em EME).
EME: estado de mal epiléptico; EV: endovenoso; SF: soro fisiológico; EEG: eletroencefalograma.

Nas fases precoces do EME, ocorre aumento da demanda metabólica neuronal, com aumento compensatório do fluxo sanguíneo cerebral e da oxigenação cerebral.[6,7] Nessa fase, observam-se aumento da pressão arterial, da temperatura corpórea e da acidose. Com a evolução do EME, em fases mais tardias, esses mecanismos de homeostase começam a falhar e se tornam incapazes de se manter em níveis que possam suprir a demanda metabólica cerebral. Nesse ponto, começa a ocorrer redução da pressão arterial, piora da ventilação e oxigenação.[5-8] Nessa fase, ocorrerá prejuízo na oxigenação cerebral e da função de vários órgãos. Podem ser citadas complicações do EME refratário, hipotensão arterial, hipóxia, acidose, arritmias, atelectasias, isquemia e sangramento cerebral em casos extremos.[5-8] Raramente, o EME está associado com bradicardia ictal, fraturas ósseas, edema pulmonar neurogênico, rabdomiólise e consequente insuficiência renal[4]. Outro fator importante relacionado com o dano neuronal no EME é o mecanismo de excitotoxicidade decorrente da ação contínua de neurotransmissores excitatórios, que levam ao acúmulo de cálcio intracelular, responsável por necrose e apoptose celular.[5-8]

Alguns autores citam alguns fatores relacionados com curso letal do EME em crianças, como as encefalopatias progressivas, anormalidades neurológicas preexistentes, EME convulsivo generalizado e alguns padrões eletrográficos (depressão difusa da atividade elétrica cerebral, padrão de surto-supressão não medicamentoso, padrão periódico), enquanto outros enfatizam a duração de EME, tipo de crise, ocorrência de atividade epileptiforme contínua e alguns fatores etiológicos específicos.[6,9,13]

Evidentemente, o tempo transcorrido até o controle das crises (se precoce ou prolongado), as complicações sistêmicas associadas e a etiologia têm importância significativa no prognóstico em longo prazo.[3] Um bom prognóstico pode ser visto quando o fator etiológico associado é o baixo nível sérico de medicações anticonvulsivantes em pacientes que já estão em tratamento para epilepsia.[14]

MONITORAÇÃO ELETROENCEFALOGRÁFICA CONTÍNUA EM UTI

A monitoração eletroencefalográfica não é essencial para o diagnóstico e tratamento na fase aguda do EME convulsivo, mas pode ter grande importância nos casos de EME eletroencefalográfico (sutil), nos casos de EME não convulsivo e para acompanhamento, quando é instituído tratamento medicamentoso mais agressivo que leva o paciente a um estado comatoso (EME refratário).[6,17,18] Alguns pacientes podem, ainda, apresentar crises eletroencefalográficas após o tratamento do EME convulsivo, apesar da ausência de sinais clínicos que sugiram essa condição.[6,7,19] Clinicamente, é fundamental diferenciar a condição de crises não perceptíveis (EME não convulsivo) do estado pós-ictal (pós-crise) em que o paciente apresenta sintomas como sonolência excessiva, arresponsividade e estados de agitação, que podem se manter por período variável e por vezes prolongado.

Em todas essas condições, a monitoração prolongada por EEG é de grande valia para melhor avaliação, tratamento e seguimento do EME em uma UTI pediátrica[6,18,19]. A interpretação do EEG deve ser realizada com a ajuda de um neurologista ou neurofisiologista, o que reduz a identificação errônea de crises (para mais ou para menos). A tecnologia moderna tem facilitado a logística da monitoração contínua por EEG, com utilização de interpretação remota do registro eletrográfico pelo neurofisiologista.[6,18,19] Dispositivos de monitoração quantitativa de EEG (p.ex., EEG amplitude-integrada ou dispositivos de análise espectral com visualização de gráficos com densidades coloridas) podem permitir interpretação mais fácil das informações, porém são menos sensíveis e específicos na identificação de crises.[6,19] Acredita-se que a monitoração ideal seja aquela feita com monitores que integram informações do EEG, com imagens sincronizadas do paciente, o que permite correlação eletroclínica de todos os eventos ocorridos durante o tratamento do EME.[19]

Muitas anormalidades podem ser visualizadas na monitoração prolongada por EEG. Descargas epileptiformes interictais (presentes entre as crises ou não relacionadas com a crise propriamente dita) não devem ser confundidas com crises eletrográficas. Pacientes com diagnóstico de epilepsia, independentemente da frequência de ocorrência de suas crises, apresentam descargas epileptiformes interictais ao EEG (Figura 2). Durante uma crise epiléptica, a atividade observada ao EEG é chamada de ictal e se caracteriza por atividade epileptiforme ritmada, sustentada e mantida, com evolução tanto na frequência das descargas, quanto na distribuição espacial destas. Nas crises generalizadas, registram-se descargas epileptiformes ritmadas com distribuição bilateral e difusa (ambos os hemisférios cerebrais) (Figura 3). Nas crises focais, as descargas epileptiformes ritmadas ficam confinadas em uma região cerebral (Figura 4). Em ambas as situações, é fundamental a realização de correlação clínica, para classificação do EME em convulsivo ou não convulsivo.

Anormalidades não epileptiformes também podem ser observadas ao EEG, por exemplo, alentecimentos focais ou generalizados da atividade elétrica cerebral. Estes podem ser decorrentes de anormalidades estruturais (lesões subjacentes) ou funcionais (estado pós-crise ou pós-ictal). Alentecimentos generalizados também podem estar associados a encefalopatias difusas, como em distúrbios metabólicos ou hipóxicos, além do possível estado pós-ictal já referido. Outros grafoelementos observados ao EEG podem sugerir algumas etiologias para estados comatosos ou de rebaixamento do nível de consciência, como a presença de ondas trifásicas nas encefalopatias hepática ou renal (Figura 5).

Alguns padrões eletrográficos são de fundamental importância na avaliação e seguimento do paciente durante EME em tratamento medicamentoso.[19] O padrão de surto-supressão (Figura 6) se caracteriza por surtos curtos de atividade eletrográfica contendo espículas, ondas agudas e ondas lentas, intercalados com períodos de atividade elétrica de muito baixa voltagem. Este é o padrão desejado durante a utilização de elevadas doses de barbitúricos ou benzodiazepínicos no tratamento de EME refratário.[6,18] Na ausência dessa condição (tratamento medicamentoso), a presença desse padrão, assim como o padrão de atividade elétrica cerebral continuamente de baixa voltagem sugerem mau prognóstico clínico.

FIGURA 2 As setas indicam descargas epileptiformes interictais na região frontocentral esquerda em paciente com crises epilépticas controladas.

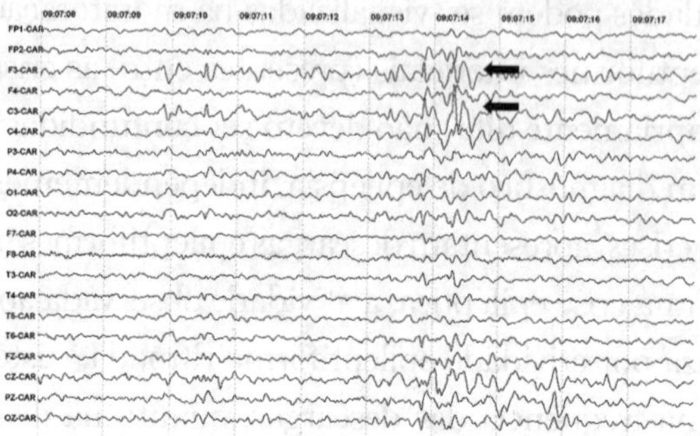

FIGURA 3 Traçado EEG mostrando descargas epileptiformes contínuas de projeção generalizada em paciente em EME não convulsivo.

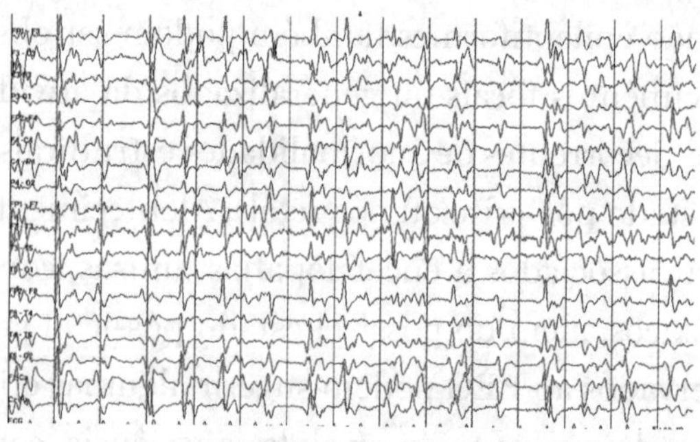

FIGURA 4 Traçado EEG mostrando atividade ictal (descargas contínuas e ritmadas) de projeção na região centrotemporal direita (setas) em paciente com crises focais reentrantes.

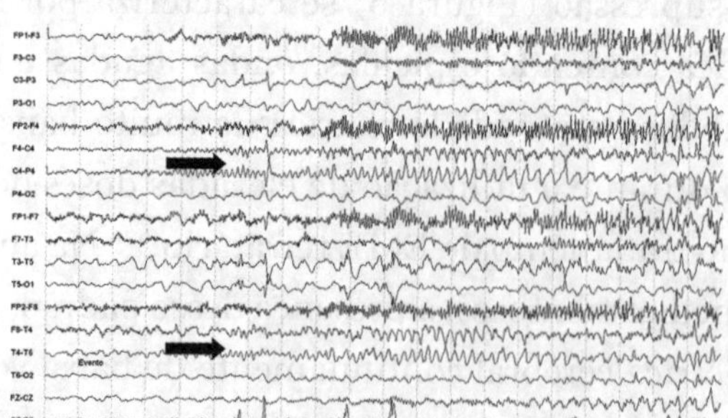

FIGURA 5 Traçado EEG mostrando alentecimento difuso da atividade elétrica cerebral e presença de ondas trifásicas (seta) em paciente com encefalopatia metabólica.

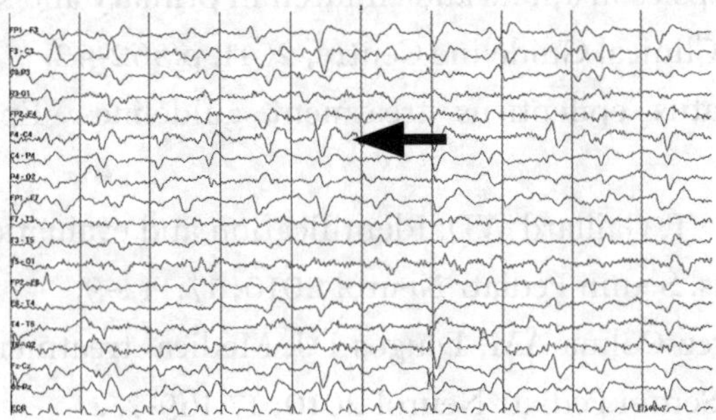

FIGURA 6 Traçado EEG mostrando padrão de surto-supressão, em paciente recebendo tiopental para tratamento de EME convulsivo.

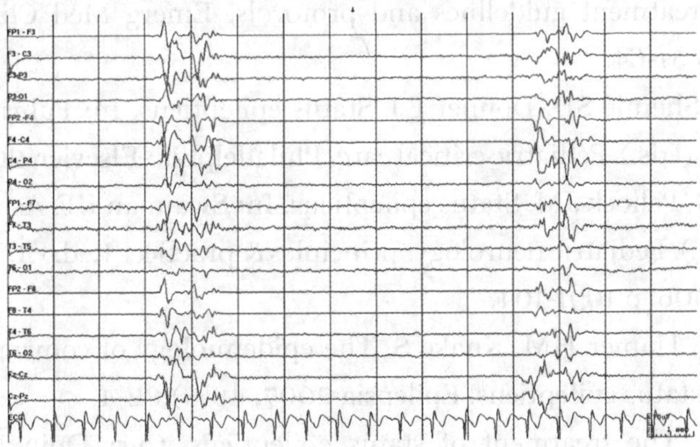

REFERÊNCIAS BIBLIOGRÁFICAS

1. National Clinical Guideline Centre. The epilepsies: the diagnosis and management of the epilepsies in adults and children in primary and secondary care. London: National Clinical Guideline Centre, 2011. p.362-92.
2. Kälviäinen R. Status epilepticus treatment guidelines. Epilepsia 2007; 48(8):99-100.
3. Freilich ER, Zelleke T, Gaillard WD. Identification and evaluation of the child in status epilepticus. Semin Pediatr Neurol 2010; 17:144-9.
4. Abend NS, Gutierrez-Colina AM, Dlugos DJ. Medical treatment of pediatric status epilepticus. Semin Pediatr Neurol 2010; 17:169-75.
5. Casella EB. Estado de mal epiléptico. In: Manreza MLG, Grossmann RM, Valério RMF, Guilhoto LMFF (eds.). Epilepsia: infância e adolescência. São Paulo: Lemos, 2003. p.325-56.
6. Shearer P, Riviello J. Generalized convulsive status epilepticus in adults and children: treatment guidelines and protocols. Emerg Med Clin North Am 2011; 29(1):51-64.
7. Hahn CD, Shemie SD, Donner EJ. Status epilepticus. In: Fuhrman BP, Zimmerman JJ (eds.). Pediatric critical care. Philadelphia: Elsevier, 2011. p.837-49.
8. Morton LD, Pellock JM. Status epilepticus. In: Swaiman KF, Ashwal S, Ferriero DM (eds.). Pediatric neurology: principles & practice. 4.ed. v.1. Philadelphia: Elsevier, 2006. p.1091-104.
9. Rosenow F, Hamer HM, Knake S. The epidemiology of convulsive and nonconvulsive status epilepticus. Epilepsia 2007; 48(8):82-4.
10. Shorvon S. The treatment of status epilepticus. Curr Opin Neurol 2011; 24:165-70.
11. Engel Jr. J. Report of the ILAE Classification Core Group. Epilepsia 2006; 47(9):1558-68.
12. Engel Jr. J. A proposal diagnostic scheme for people with epileptic seizures and with epilepsy: Report of the ILAE Task Force on Classification and Terminology. Epilepsia 2001; 42(6):796-803.
13. Kravljanac R, Jovic N, Djuric M, Jankovic B, Pekmezovic T. Outcome of status epilepticus in children treated in the intensive care unit: a study of 302 cases. Epilepsia 2011; 52(2):358-63.

14. Neligan A, Shorvon SD. Frequency and prognosis of convulsive status epilepticus of different causes: a systematic review. Arch Neurol 2010; 67(8):931-40.
15. Iyer VN, Hoel R, Rabinstein AA. Propofol infusion syndrome in patients with refractory status epilepticus: an 11-year clinical experience. Crit Care Med 2009; 37(12):3024-30.
16. Kruessell MA, Udink ten Cate FE, Kraus AJ, Trieschmann U. Use of propofol in pediatric intensive care units: a national survey in Germany. Pedriatr Crit Care Med 2012; 13(3):E150-4.
17. Velis D, Plouin P, Gotman J, da Silva FL, ILAE DMC Subcommittee on Neurophisiology. Recommendations regarding the requirements and applications for long-term recordings in epilepsy. Epilepsia 2007; 48(2):379-84.
18. Kilbride RD, Costello DJ, Chiappa KH. How seizure detection by continuous electroencephalographic monitoring affects the prescribing of antiepileptic medications. Arch Neurol 2009; 66(6):723-28.
19. Friedman D, Claassen J, Hirsch LJ. Continuous electroencephalogram monitoring in the intensive care unit. Anesth Analg 2009; 109:506-23.

28 Monitoração Neurológica

Jussara Velasco de Oliveira

INTRODUÇÃO

A monitoração neurológica consiste em uma série de processos, desde avaliação clínica sequencial até métodos e medidas invasivas, tendo como alicerce a compreensão dos mecanismos da lesão cerebral e de suas diversas patologias. Como consequência, esses recursos poderão ter como objetivo vigiar e avaliar as condutas periodicamente, além de prevenir, após o diagnóstico precoce, os eventos secundários que possam agravar as lesões existentes.

O avanço progressivo dos conhecimentos no acompanhamento do doente neurológico grave identificou que apenas parte do insulto ao sistema nervoso central (SNC) ocorre no ato da lesão desencadeante e que, posteriormente, em decorrência à resposta fisiológica sistêmica ao evento inical, haverá alterações morfológicas e estruturais no parênquima cerebral. Por isso, tem-se, então, que lesão primária é a que resulta diretamente de trauma, tumor cerebral ou acidente vascular isquêmico ou hemorrágico. A lesão secundária consiste no desequilíbrio entre oferta e consumo de oxigênio, que ocorre horas ou dias após o episódio inicial, colaborando com o agravamento da lesão encefálica; tendo como principais desencadeantes a hipóxia e a hipotensão.

O cérebro consome 20% do oxigênio, 15% do débito cardíaco e 25% da glicose. Para manter essa taxa metabólica, é imprescindível o equilíbrio entre oferta e demanda de oxigênio. A oferta de oxigênio (DO_2) depende de fluxo sanguíneo cerebral, autorregulação, pressão parcial de liberação de oxigênio, demanda de oxigênio para produção de energia, glicólise, função e transporte mitocondrial. Além disso, para se ter adequada DO_2, faz-se necessário adequado débito cardíaco, que é o produto da frequência cardíaca pelo volume sistólico. O fluxo sanguíneo cerebral (FSC) depende da pressão de perfusão cerebral (PPC) e da resistência vascular cerebral (RVC); e, em menor grau, da viscosidade sanguínea, isto é, o hematócrito, que é inversamente proporcional ao fluxo. A PPC é a diferença entre pressão arterial média (PAM) e a pressão intracraniana (PIC), sendo os valores ideais para PPC de 60 mmHg e para PIC de 10 mmHg. Consequentemente, a redução da PPC decorre de hipotensão ou aumento da PIC. Em contrapartida, a RVC é dependente do tônus vascular (vasoconstrição ou vasodilatação) que é diretamente proporcional a $PaCO_2$, ou seja, na queda do $PaCO_2$ haverá vasoconstrição e na elevação do $PaCO_2$ ocorrerá vasodilatação.

Do ponto de vista prático, utilizam-se vários métodos, tendo cada um deles características limitadas no que tange ao procedimento ou tipo de sensor, levando à necessidade de monitorar, simultaneamente, diversas variáveis para se ter o máximo de controle (ou perto disso) da evolução do quadro neurológico. Ao conjunto de formas, no que diz respeito às variáveis para melhor monitoração do paciente neurocrítico, dá-se o nome de monitoração multimodal.

ESCALA DE COMA DE GLASGOW

Consiste na observação de três parâmetros: abertura ocular (AO), melhor resposta verbal (MRV) e melhor reposta motora (MRM). A pontuação mais alta é 15, e a menor, 3 (Tabela 1).

TABELA 1 ESCALA DE COMA DE GLASGOW (ECG)	
ECG	**Pontos**
Abertura ocular	**1 a 4**
Ausente	1
Dor	2
Chamado	3
Espontânea	4
Melhor resposta verbal (MRV)	**1 a 5**
Ausente	1
Sons incompreensíveis	2
Palavras	3
Conversa desconexa	4
Conversa orientada	5
Melhor resposta motora (MRM)	**1 a 6**
Ausente	1
Descerebração	2
Decorticação	3
Retirada inespecífica/flexão	4
Localiza estímulos	5
Obedece a comandos	6
Total	**3 a 15**

Esta escala deve ser utilizada na avaliação inicial do paciente neurológico após ter sido estabilizado (ressuscitação cardiorrespiratória inicial) e aplicada de maneira seriada para se obter informações sequenciais da evolução do doente. Sendo assim, aplica-se a escala a cada 15 minutos até melhora e, posteriormente, a cada hora, conforme reflexo fotomotor, assimetria (anormal maior que 1 mm), déficits motores e posturas de decorticação e descerebração. Deve-se ter atenção nos casos de pacientes sedados que podem subestimar a pontuação da escala.

MONITORAÇÃO DA PRESSÃO INTRACRANIANA

Consiste no método que reflete o FSC, por ser um determinante da PPC (PPC = PIC - PAM). A PIC normal em adultos é menor que 10 mmHg; em crianças, de 5 a 10 mmHg. Breves elevações fisiológicas ocorrem durante a tosse, a aspiração e a assincronia paciente-ventilador. Em condições patológicas, a PIC eleva-se na presença de edema e hematomas cerebrais, tumores do sistema nervoso entérico (SNE), aumento do liquor e hidrocefalia.

A apresentação gráfica da PIC é dada pela curva de Langfit (Figura 1) caracterizada na relação entre o volume intracraniano e a PIC. Observa-se uma fase de compensação em que, mesmo com aumento do volume intracraniano, a PIC mantém-se normal; ao passo que, na fase de descompensação, pequenas elevações do volume intracraniano geram aumento da PIC. Neste momento, entende-se que durante a hipertensão intracraniana poderá haver hipóxia tecidual, isquemia, herniação cerebral e até óbito.

Do ponto de vista prático, observam-se as curvas da PIC no monitor designadas por P1 (onda mais alta, corresponde ao pulso arterial sistólico), P2 (é a própria onda de pulso) e P3 (corresponde ao fechamento da válvula aórtica). Entende-se que, quando houver P2 maior que P1, trata-se da redução da complacência cerebral.

Há disponíveis, para monitoração da PIC, os cateteres de polietileno ou de fibra óptica, que, colocados em um transdutor, mensuram a PIC. Quando colocados em posição intraventricular, permitem, além de monitorar a PIC, a drenagem liquórica, por isso são mais precisos.

As indicações de monitoração da PIC cientificamente comprovadas são: trauma cranioencefálico (TCE) com ECG menor que 9 com tomografia computadorizada (TC) de crânio anormal e TCE com ECG menor que 9 com TC de crânio normal associado a hipotensão ou postura anormal. Outras condições, como tumores cerebrais, acidente vascular cerebral isquêmico e hemorragia subaracnóidea, também se beneficiam com esse método.

MONITORAÇÃO DA PRESSÃO PARCIAL DE OXIGÊNIO INTERSTICIAL CEREBRAL E DA TEMPERATURA CEREBRAL

A medida da pressão parcial de oxigênio intersticial cerebral ($PtiO_2$) é feita por cateter que mede 2 a 3 cm de tecido cerebral e é colocado na área não lesionada. O tipo de cateter mais usado é o de sistema Licox, que utiliza a técnica polarográfica e sua implantação tem baixo risco de sangramentos e infecção. O ideal é manter $PtiO_2$ acima de 20 mmHg, e alterações em PPC, PAM, PIC, FiO_2, PCO_2 e FSC sugerem mudança na relação oferta e consumo de oxigênio, refletindo na $PtiO_2$. Logo, valores menores que 20 mmHg indicam isquemia e valores acima de 45 mmHg indicam hiperemia. A conduta adequada diante de uma modificação na $PtiO_2$ consiste na verificação da ventilação mecânica, entubação orotraqueal, nível de hemoglobina (ideal igual ou maior que 10 g/dL) e manutenção de FiO_2 elevada até a normalização da $PtiO_2$. Pode-se lançar mão de drogas vasoativas ou aumento da frequência respiratória do aparelho para produzir vasodilatação e, consequentemente, melhora da PIC.

A temperatura cerebral é determinada pela produção local de calor (metabolismo cerebral), temperatura do sangue arterial (via de regra menor que a cerebral) e FSC (que dissipa o calor produzido). A monitoração é realizada por cateter intracraniano, que indica aumento da temperatura intracraniana quando há queda do FSC. O ideal é manter a temperatura cerebral entre 36,5 e 37,5ºC.

A hipertermia sistêmica piora o prognóstico das lesões graves, devendo ser prontamente tratada, ou melhor, evitada.

MONITORAÇÃO DO BULBO DA JUGULAR

Consiste na passagem de um cateter na veia jugular interna direita, de forma retrógrada na jugular, para medir os valores da diferença entre oferta e consumo do tecido cerebral. Os valores normais estão entre 55 e 75%, refletindo ótima relação entre circulação e metabolismo cerebral. A monitoração do bulbo da jugular ($SvjO_2$) menor que 55% indica isquemia, ou seja, baixa oferta e aumento da demanda; valores acima de 75% indicam hiperemia.

DOPPLER TRANSCRANIANO

O Doppler transcraniano (DTC) é um método não invasivo, utilizado para avaliações sucessivas do mesmo paciente e para a monitoração de situações variadas, além do acompanhamento hemodinâmico. A técnica desse aparelho portátil consiste na medida indireta do fluxo das artérias intracranianas, o que oferece informação da circulação cerebral. O seu uso é importante, visto que baixos fluxos cerebrais estão associados a pior prognóstico. Com ele diagnosticam-se situações como vasoespasmo e diminuição da PPC por HIC, entre outras.

ELETROENCEFALOGRAMA CONTÍNUO

Auxilia no prognóstico e na evolução neurológica do paciente comatoso (principalmente nos induzidos ao coma barbitúrico), monitora e detecta isquemia e diagnostica convulsões ou potencial para convulsões, permitindo o manejo precoce dela. Pode, ainda, revelar distúrbios secundários a medicamentos e alterações metabólicas.

MICRODIÁLISE CEREBRAL

Este método invasivo consiste na monitoração bioquímica intracerebral por meio da medição de alguns solutos derivados no interstício do local lesado, como glicose, lactato, piruvato, glicerol, adenosina, glutamato, aspartato, entre outros. Essas substâncias são obtidas por meio de um cateter de pequeno diâmetro implantado na área cerebral que sofreu o insulto. Diversas pesquisas vêm sendo realizadas para estudo dos melhores marcadores de lesão encefálica, bem como as suas correlações. Sabe-se que glicose baixa correlaciona-se com piora prognóstica, glutamato elevado sugere injúria cerebral, e aumento da relação entre lactato/piruvato indica metabolismo anaeróbio, predizendo isquemia.

MONITORAÇÃO HEMODINÂMICA GERAL

Além dos métodos expostos anteriormente, a conhecida monitoração hemodinâmica de um paciente criticamente doente também faz parte da monitoração multimodal. A medida invasiva da pressão arterial média, o controle rigoroso da diurese por meio da sondagem vesical de demora, a medida da pressão venosa central e da saturação venosa central, oximetria e capnografia contínuas são imprescindíveis ao adequado monitoramento neurológico, além do controle seriado de temperatura corporal, lactato sérico, glicose, eletrólitos em geral (principalmente o sódio), hemograma (para afastar anemia) e coagulograma.

BIBLIOGRAFIA

1. Andrews PJ, Citerio G, Longhi L, Polderman K, Sahuquillo J, Vajkoczy P; Neuro-Intensive Care and Emergency Medicine (NICEM) Section of the European Society of Intensive Care Medicine. NICEM consensus on neurological monitoring in acute neurological disease. Intens Care Med 2008; 34(8):1362-70.
2. Adamides AA, Rosenfeldt FL, Winter CD, Pratt NM, Tippett NJ, Lewis PM et al. Brain tissue lactate elevations predict episodes of intracranial hypertension in patients with traumatic brain injury. J Am Coll Surg 2009; 209(4):531-9.
3. Brady KM et al. Management of cerebral perfusion pressure after head injury: increase mean arterial pressure or decrease intracranial pressure? A debate for intensivists. Contempory Critical Care 2006; 4(2):1-12.
4. Henrique Filho GT et al. Management of intracranial hypertension. Rev Port Med Int 2011; 18(3).
5. Oddo M, Carrera E, Claassen J, Mayer SA, Hirsch LJ. Continuous eletroencephalography in the medical intensive care unit. Crit Care Med 2009; 37(6):2051-6.
6. Paranhos JLR et al. Do we need specific neurocritical ICUs? Organization and management of intensive care. European Society of Intensive Care Medicine 2010; 167-73.
7. Sharma D, Souter MJ, Moore AE, Lam AM. Clinical experience with transcranial doppler ultrasonography as a confirmatory test for brain death: a retrospective analysis. Neurocrit Care 2010; 14(3):370-6.
8. Spiotta AM, Stiefel MF, Gracias VH, Garuffe AM, Kofke WA, Maloney-Wilensky E et al. Brain tissue oxygen-directed management and outcome in patients with severe traumatic brain injury. J Neurosurg 2010; 113(3):571-80.

29 Coma na Infância

Dirce Takako Fujiwara

INTRODUÇÃO

O coma é uma situação clínica inquietante que acomete, na grande maioria das vezes, de maneira abrupta, crianças neurologicamente normais e que gozam de boa saúde. Representa sempre a manifestação clínica de uma doença subjacente. São os outros sintomas e sinais clínicos (gerais ou neurológicos) que servem de indício para o diagnóstico etiológico.

Neste capítulo, são estudadas as alterações da consciência, que evoluem da confusão mental ao coma, e como se deve avaliar e valorizar as outras manifestações de comprometimento neurológico, como crises epilépticas, distúrbios motores focais ou paralisias de nervos cranianos, quando houver. Com isso, espera-se ser possível estabelecer uma abordagem organizada e sistemática, obter um diagnóstico mais preciso e conduta mais eficiente e, assim, proteger o cérebro de eventuais lesões irreversíveis além de, obviamente, salvar a vida do paciente.

DEFINIÇÃO

O coma é a expressão mais grave de sofrimento neurológico. É definido como o estado de completa perda da consciência do qual o paciente não pode ser despertado por estímulos externos ou necessidades internas. Pode ser decorrente de distúrbios funcionais ou estruturais do sistema nervoso central (SNC).

A alteração da consciência é definida ao longo de um *continuum*. Vários estados de consciência podem ser observados entre a vigília e o coma; assim, vários níveis de coma são descritos. A definição de cada estado e os limites entre eles são muito variáveis e imprecisos. Pode-se citar como exemplo a escola francesa, que classifica o coma em 4 graus:[1]

- grau I: transtorno parcial da consciência (obnubilação, confusão e estupor) ou coma leve (Tabela 1);
- grau II: coma propriamente dito – a resposta aos estímulos dolorosos ocorre de forma primitiva e estereotipada. O paciente não desperta e perde o controle dos esfincteres;
- grau III: coma profundo – ao estímulo nociceptivo não há resposta ou há apenas alterações neurovegetativas (alteração do ritmo respiratório, tônus vasomotor, etc.);
- grau IV: *coma dépassé* ou morte cerebral – o paciente só mantém os sinais vitais mediante assistência artificial (ventilação mecânica, drogas vasoativas, etc.).

TABELA 1 ALTERAÇÕES PARCIAIS DA CONSCIÊNCIA[2]

Estado	Conteúdo da consciência	Reatividade
Obnubilação (grau mínimo)	Redução leve: falha na atenção e concentração	Redução leve: sonolência que pode se alternar com irritabilidade
Confusão (grau intermediário)	Redução moderada a grave: atenção fugaz, dificuldade na memória e atividade intelectual, desorientação temporal parcial, percepção alterada e atitude de perplexidade	Redução moderada: sonolência muito acentuada, obedece ordens com dificuldade; às vezes, sonolência diurna com agitação noturna
Estupor (grau máximo)	Ausente	Redução grave: responde somente a estímulos intensos

Atualmente, a escala proposta por Teasdale e Jennett,[3] conhecida como escala de Glasgow, é a mais utilizada. É prática, fácil, rápida e objetiva para aplicação em indivíduos em coma de qualquer etiologia, embora ela tenha sido idealizada para indivíduos com traumatismo cranioencefálico. São dadas pontuações que variam de 15 (indivíduos normais) a 3 (coma arreativo, aperceptivo), de acordo com respostas motora e verbal e abertura ocular a estímulos (ver a seguir).

Outros estados de alteração da consciência são:

- síndrome *looked-in* (ou estado de deaferentação), na qual o paciente está alerta, mas paralisado. Um estado produzido pela interrupção seletiva da via motora. Esses pacientes, embora não possam se mover, evidenciam seu alerta piscando os olhos ou movendo os olhos. É mais comumente causada por isquemia na distribuição da artéria basilar e é extremamente rara na criança;
- estado vegetativo persistente (morte neocortical, estado apálico, coma vigil ou mutismo acinético): é observado em pacientes que saíram de um longo tempo de coma ou progrediram para uma demência profunda. O paciente começa a abrir seus olhos espontaneamente ou em resposta a estímulos verbais, pisca a estímulos, apresenta algumas posturas primitivas, mas não obedece a nenhuma ordem verbal, não emite sons compreensíveis e a resposta motora é não localizatória. Passa a ter ciclo vigília-sono. As funções vegetativas estão mantidas. Patologicamente, o estado vegetativo persistente é caracterizado por profunda ruptura do córtex cerebral.

INCIDÊNCIA

No Brasil, não há dados epidemiológicos que permitam determinar a incidência de coma. No estudo de Wong et al.,[4] na Inglaterra, no período de 1994 a 1995, foi de 30,8/100.000 crianças com menos de 16 anos (6,0/100.000 população geral/ano). A incidência foi mais elevada no primeiro ano de vida (160/100.000 crianças por ano). A etiologia mais comum foi infecção, mas permaneceu desconhecida em 14% dos casos, apesar da ampla investigação e/ou autópsia.

CAUSAS

Tanto as estruturas corticais como subcorticais podem sofrer alterações por meio de lesões que provocam destruição do parênquima e impedem ou inibem seu funcionamento normal (coma estrutural) (Tabela 2)[5] ou por perturbações de tipo histoquímico com supressão ou perda da função celular (coma metabólico) (Tabela 3).[5] Este, se persistente, pode levar à morte celular e transformar-se em coma estrutural.

TABELA 2 ETIOLOGIA DE COMA POR LESÕES ESTRUTURAIS
Infratentoriais
Trombose da artéria basilar
Hemorragia pontina primária
Neoplasias, granulomas, abscessos
Mielinólise pontina central
Hemorragias cerebelares
Supratentoriais
Hematomas extradurais ou subdurais
Neoplasia
Empiema subdural
Acidente vascular cerebral
Abscessos
Granulomas

TABELA 3 ETIOLOGIA DE COMAS METABÓLICOS
Privação de oxigênio, substratos ou cofatores metabólicos
Hipóxia
Isquemia
Hipoglicemia
Déficit de cofatores (tiamina, piridoxina)

(continua)

(continuação)

Doenças primárias de outros órgãos
Coma hepático
Coma urêmico
Narcose por elevação de CO_2
Coma diabético
Mixedema
Porfiria
Intoxicações exógenas
Etanol
Drogas sedativas (barbitúricos e benzodiazepínicos)
Psicotrópicos (neurolépticos e antidepressivos)
Metais pesados, metanol, organofosforados e cianetos
Desequilíbrio iônico ou acidobásico
Hiponatremia ou hipernatremia
Acidose respiratória
Infecções e inflamações do SNC
Meningites e encefalites
Hemorragias meníngeas
Crises epilépticas e estado pós-crítico
Distúrbios metabólicos congênitos (erros inatos do metabolismo)
Aminoacidopatias
Acidemias orgânicas
Distúrbios do ciclo da ureia
Distúrbio dos carboidratos
Distúrbios da betaoxidação dos ácidos graxos
Síndrome Reye-símile
Mitocondriopatias

DIAGNÓSTICO

O paciente em coma exige um tratamento rápido e preciso que influi decisivamente na morbidade e mortalidade. Deve-se proceder seguindo o padrão clássico da semiologia clínica, ou seja, anamnese, exame físico, exame neurológico e exames complementares, o qual deve ocorrer quase simultaneamente ao tratamento.

Anamnese

A anamnese dirigida permite ganhar tempo e eficiência para a análise de dados essenciais. É importante verificar: a forma de instalação do coma, se abrupto ou gradual; os sintomas/sinais precedentes ou associados; a condição neurológica prévia; a história de quadros anteriores semelhantes, epilepsia ou trauma; a existência de doenças extraneurológicas (hepatopatias, diabetes, nefropatias, cardiopatias); a possibilidade de ingestão acidental ou voluntária de medicamentos ou produtos tóxicos.

Exame físico

No exame físico geral, deve-se buscar sinais que auxiliem na identificação etiológica. Verificar os sinais vitais (temperatura, pulso, pressão arterial, frequência respiratória). Avaliar pele e mucosa, presença de sinais que indiquem trauma, de odores particulares do hálito e urina.

Exame neurológico

O exame neurológico deve ser sistematizado de tal forma que permita uma avaliação rápida e precisa. Deve-se avaliar:

- estado da consciência;
- ritmo respiratório;
- exame dos olhos;
- função motora.

Estado da consciência

A consciência é o conhecimento que o indivíduo tem de si e do meio que o rodeia. Os componentes da consciência passíveis de avaliação são o seu conteúdo (funções corticais superiores e suas integrações) e a sua reatividade, ou seja, a capacidade de despertar e o estado de vigília.

O conteúdo da consciência está relacionado à integridade e ao funcionamento normal dos hemisférios cerebrais e em especial o córtex. A reatividade depende de estruturas subcorticais (diencéfalo, mesencéfalo e ponte).

A avaliação mais objetiva do nível de consciência e a mais amplamente usada, conforme citado anteriormente, é a escala de Glasgow (Tabela 4), que permite uma avaliação rápida e precisa, mesmo se realizada por diferentes examinadores, e possibilita uma avaliação evolutiva. Para a faixa etária com menos de 5 anos, pode-se usar a escala de Glasgow modificada[6] para criança (Tabela 4).

TABELA 4 ESCALA DE GLASGOW (EG)

	> 5 anos	< 5 anos
Abertura ocular		
O4	Espontânea	Idem
O3	À voz	Idem
O2	À dor	Idem
O1	Sem resposta	Idem
F	Olhos fechados (por bandagem ou edema)	Idem
Verbal		
V5	Orientado	Balbucio, palavras ou sentenças – normal para a idade
V4	Confuso	Menos que a habilidade habitual, choro irritado
V3	Palavras inapropriadas	Choro à dor
V2	Sons incompreensíveis	Gemido à dor
V1	Sem resposta à dor	Sem resposta à dor
E	Entubado	Idem
Motor		
M6	Obedece a comandos	Movimentos espontâneos normais
M5	Retirada ao toque	Idem
M4	Retirada à dor	Idem
M3	Flexão à dor supraorbital	Idem
M2	Extensão à dor supraorbital	Idem
M1	Sem resposta à dor supraorbital	Idem

Normal: O4, V5, M6. "Coma": O1, ≤ V2, ≤ M5, simultaneamente.
O estímulo doloroso deve ser feito por pressão do globo ocular, exceto M4, que deve ser testado por compressão do leito ungueal.
Crianças abaixo de 9 meses de vida podem não localizar dor.

Ritmo respiratório

O centro respiratório, localizado na formação reticular do tronco cerebral inferior, entre a parte média da ponte e a junção cervicomedular, tem como função primordial manter a oxigenação normal e o equilíbrio acidobásico. As alterações do padrão respiratório podem representar alterações fisiológicas por estímulos, como hipóxia ou acidose, mas lesões anatômicas ou alterações metabólicas de estruturas centrais que controlam a respiração são causas frequentes de mudanças no padrão respiratório do paciente em coma. Na Tabela 5, estão listados os padrões de ritmo respiratório encontrados no coma e correlacionados com nível de lesão.

TABELA 5 PADRÕES DE RITMO RESPIRATÓRIO NO COMA, CORRELACIONADOS COM O NÍVEL DE LESÃO

Padrão respiratório	Característica	Nível de lesão
Cheyne-Stokes	Fases de hiperpneia intercaladas por outras mais curtas de apneia	Diencéfalo Mesencéfalo superior
Hiperventilação central	Hiperpneia mantida, rápida e profunda	Mesencéfalo inferior Ponte superior
Apnêustica	Pausas inspiratórias	Ponte média e inferior
Atáxica	Irregular e anárquico, com pausas. Significa a iminência de uma parada respiratória	Bulbo

Exame dos olhos

Pálpebras: piscamento

A presença de piscamento espontâneo é testemunha da existência de certa atividade funcional da formação reticular do tronco cerebral.

A pesquisa de outras variedades de reflexos de piscamento (cocleopalpebral, nasopalpebral, corneano) permite a investigação da ponte, na qual são integrados (Tabela 6).

TABELA 6 VIAS DE AFERÊNCIA E EFERÊNCIA DE ALGUNS REFLEXOS		
Reflexo	**Aferência**	**Eferência**
Cocleopalpebral (ruído)	VIII par	VII par
Nasopalpebral (percussão da glabela)	V par	VII par
Corneano (algodão na córnea)	V par	VII par
Fotomotor	II par	III par

Motricidade ocular intrínseca (MOI)

A MOI, ou seja, o tamanho e a reatividade pupilar (Tabela 7), é função dos sistemas:

- iridoconstritor: é constituído pelo contingente parassimpático do III par (núcleo de Edwinger-Westphal);
- iridodilatador: é constituído pelo simpático, que tem um trajeto longo e complexo (do hipotálamo caminha pelo tronco cerebral até o nível torácico da medula espinal, na qual faz sinapse na coluna intermediolateral, de onde partem fibras para o gânglio cervical superior). As fibras simpáticas pós-ganglionares acompanham a artéria carótida interna dentro do crânio, e as fibras pupilodilatadoras acompanham o ramo oftálmico do trigêmeo até alcançar o músculo pupilodilatador.[7]

TABELA 7 TAMANHO E REATIVIDADE PUPILAR		
	Via lesada	**Nível da lesão**
Miose (2 a 3 mm) + RFM presente	Simpática	Hipotalâmico
Midríase arreativa homolateral	Parassimpática	Hérnia temporal (lesão do III par)
RFM abolido + pupila média (4 a 5 mm) ou midríase (5 a 6 mm)	Simpática/ parassimpática	Tegmento do mesencéfalo
Miose acentuada	Simpática/perda de inibição da parassimpática	Tegmento da ponte

RFM: reflexo fotomotor.

Os comas metabólicos ou tóxicos caracterizam-se pelas pupilas pequenas com preservação do reflexo pupilar, que são relativamente resistentes a insultos desse tipo, mas há exceções: nas intoxicações por anticolinérgicos (atropina e escopolamina), por exemplo, podem estar dilatadas e arreativas.

Motricidade ocular extrínseca (MOE)

O globo ocular em repouso pode apresentar desvios (estrabismos) lateral (divergente) ou medial (convergente), quando há lesão do nervo oculomotor (III) ou troclear (IV). Nesses casos, também ocorrem perda da adução e abdução do olhar, respectivamente. Pode haver desvio conjugado do olhar para o lado da lesão, quando esta se encontra acima da ponte (Foville superior) ou no sentido contrário ao da lesão, quando esta ocorre na região pontina.

A pesquisa de motricidade ocular também pode fornecer dados que auxiliam na localização da lesão (Tabela 8). Baseia-se nos reflexos oculocefálicos e oculovestibular:

- reflexo oculocefálico: rotação lateral passiva da cabeça, observar os olhos (certificar-se que não há lesão cervical). Resposta esperada: desvio conjugado do olhar para o lado contrário;
- reflexo oculovestibular: manter a cabeça em flexão de 30° e certificar-se de que não há perfuração da membrana timpânica e que o conduto auditivo esteja livre. Injetar lentamente (2 a 3 minutos) 120 mL de água gelada. Resposta esperada: desvio lento dos olhos para o lado estimulado com retorno rápido batendo para o lado oposto. Para a pesquisa do olhar vertical, irrigam-se simultaneamente os dois condutos auditivos com água gelada (desvio para baixo) ou com água quente (desvio para cima). O sinal do "sol poente" (desvio do olhar para baixo) é, na realidade, paralisia do olhar conjugado para cima.

TABELA 8 REFLEXOS OCULOCEFÁLICO E OCULOVESTIBULAR	
Desvio conjugado dos olhos	**Causas prováveis**
Presente	Supratentorial Comas metabólicos Comas por intoxicações
Ausente	Lesões extensas do tronco cerebral
Assimétrica ou desconjugada	Comas tóxicos ou por sedativos e hipnóticos
Falha no desvio medial	Lesão mesencefálica com acometimento do fascículo longitudinal medial
Para o lado contrário ao da lesão	Lesões pontinas

Fundo de olho

Pesquisar presença de:

- edema de papila: indicando hipertensão intracraniana;
- hemorragias retinianas: indicando traumatismo, etc.

Função motora

A avaliação da motricidade também fornece indícios localizatórios (Tabela 9). Pesquisa-se por meio da observação de respostas motoras a estímulos nociceptivos.

TABELA 9 FUNÇÃO MOTORA[2]	
Resposta motora	**Localização anatômica**
Flexão dos braços com extensão das pernas (decorticação)	Lesões supratentoriais diencefálicas pouco graves
Extensão dos braços e das pernas (descerebração)	Lesões supratentoriais diencefálicas graves
Extensão dos braços com flexão das pernas	Lesões pontinas
Flacidez difusa com resposta leve ou sem ela	Pontobulbar

Exames complementares

Devem ser solicitados de acordo com as possibilidades diagnósticas aventadas.

- Sangue: hemograma, glicemia, ionograma, provas de função hepática (incluindo amônia), renal, tireoidiana e suprarrenal, provas de atividade inflamatória, gasometria arterial, lactato, coagulograma, eletroforese de hemoglobina, sorologias para agentes infecciosos, cultura para bactérias e fungos, e exame toxicológico;
- liquor: só deve ser evitado em casos em que há suspeita de hipertensão intracraniana. Deve compreender exame quimiocitológico, bacteriológico, culturas para bactérias e fungos, adenosina diaminase (ADA), lactato, eletroforese de proteínas e reação em cadeia da polimerase (PCR) para vírus;
- eletrocardiograma;
- eletroencefalograma: para diagnóstico de estado de mal eletrográfico. Na classificação de graus de coma de Fishgold e Matias, alterações eletroencefalográficas são utilizadas associadas aos critérios clínicos;
- Doppler de carótida, quando há suspeita de oclusão de carótida;
- ultrassonografia transfontanelar: em lactentes com fontanela aberta, permite avaliar tamanho de ventrículo, presença de massas, sangramentos, ecogenicidade de parênquima;
- tomografia computadorizada (TC) de crânio: tem indicação formal nos casos em que há sinais localizatórios;
- ressonância magnética (RM) de crânio: além dos dados fornecidos pela TC, permite avaliar melhor as estruturas anatômicas, principalmente as da fossa posterior;
- angiorressonância (ARM): suspeita de distúrbios vasculares (aneurismas, oclusão arterial ou do sistema venoso);
- RM com espectroscopia (RMS): permite avaliar a presença de lactato ou outros marcadores de dano tecidual.

São os dados clínicos e exames complementares que darão indícios para o diagnóstico etiológico (Tabela 10).[8]

TABELA 10 DADOS CLÍNICOS E LABORATORIAIS E RESPECTIVAS HIPÓTESES DIAGNÓSTICAS NAS ENCEFALOPATIAS AGUDAS

Dados clínicos	Dados laboratoriais
Febre	**Hepatomegalia**
Afecções bacterianas	Hepatite aguda fulminante
Meningites	Coma hepático
Abscessos	Síndrome de Reye
Tuberculose (rara)	**Presença de sinais de localização**
Afecções virais	Encefalites
Encefalites	Encefalomielites pós-infecciosas
Encefalites pós-infecciosas	Abscessos
Convulsões febris	Infartos
SCHE	Hemorragia cerebral
Pele	**Sinais meníngeos**
Icterícia	Meningites
Hepatite fulminante	Hemorragia meníngea
Coma hepático	Encefalites
Hemorragias	Encefalomielites pós-infecciosas
Meningococcemia	**Hemograma infeccioso**
Hemopatia	Meningites
Hemorragia cerebral ou meníngea	Abscessos
Coagulopatia	**Urina, ureia ou creatinina alterada**
CIVD	Nefropatia
SCHE	Coma urêmico
Cianose	Encefalopatia hipertensiva
Cardiopatia	**Hipoglicemia**
Infarto	Diabete ou outros distúrbios do metabolismo
Hemorragias	Glicose (coma hipoglicêmico)
Abscessos	Síndrome de Reye
Eritema, *rash* cutâneo	**Hiperglicemia**
Doença exantemática	Diabete (coma diabético)
Encefalite pós-infecciosa	**Hiperamonemia e/ou transaminases elevadas**
Hálito	Hepatite aguda fulminante
Cetônico	Coma hepático
Diabete (coma diabético)	Síndrome de Reye
Álcool	
Intoxicação (coma alcoólico)	

(continua)

(continuação)

Pressão arterial	Distúrbio de coagulação e hemoglobinopatias
Aumentada	Infarto
Encefalopatia hipertensiva	Hemorragias, SCHE
Choque	**Liquor infeccioso**
Septicemia	Meningites
Meningite	Encefalites
SCHE	Encefalomielites virais
Ritmo respiratório	Abscessos
Kussmaul (acidose)	**TC anormal**
Intoxicação salicílica	Encefalite herpética
Taquipneia (acidose)	Abscessos
Coma diabético	Infartos
Cheyne-Stokes	Hemorragias cerebrais
Lesão central	Necrose estriatal aguda

SCHE: síndrome do choque hemorrágico e encefalopatia; CIVD: coagulação intravascular disseminada; TC: tomografia computadorizada.

TRATAMENTO

No tratamento dos comas, o objetivo principal é a manutenção do fluxo sanguíneo cerebral (FSC) e da pressão de perfusão cerebral, a fim de minimizar os fatores que podem agravar a lesão neuronal ou aumentar a pressão intracraniana (PIC).[9]

Medidas gerais

- Verificar e monitorar sinais vitais (pulso, temperatura, pressão arterial e respiração). A pressão arterial deve ser mantida em nível acima do normal para a idade;
- manter vias aéreas permeáveis para garantir oxigenação adequada por meio de entubação endotraqueal (EET) e aspirações constantes de secreções. Geralmente, nível ≤ 8 na escala de Glasgow tem indicação de EET. A hiperventilação mecânica é terapêutica quando há hipertensão intracraniana (HIC) e se foi descartada a hipoperfusão cerebral;

- manter a cabeça na linha média e inclinada a 30° acima do plano do leito, para favorecer a drenagem venosa central e diminuir a HIC;
- obter acesso venoso, central, de preferência, para coleta de exames e administração de medicamentos ou fluidos;
- manter estado hemodinâmico (fluxo plasmático renal e cerebral suficiente), por meio de hidratação e/ou drogas vasoativas, quando necessário;
- manter a temperatura corporal adequada, evitando hipertermia ou hipotermia. Ressalta-se que a hipotermia induzida tem fins terapêuticos na presença de HIC e/ou hipóxia/anóxia cerebral.

Medidas especiais

Dependendo da etiologia do coma, medidas específicas devem ser tomadas, como:

- se intoxicação exógena, verificar existência de antídoto;
- glicose hipertônica, na presença de hipoglicemia;
- prescrever antivirais e/ou antibióticos nos casos de suspeita de meningites ou encefalites;
- usar medicações que diminuem o edema cerebral e HIC, como dexametasona (0,5 a 1 mg/kg/dia), manitol (0,25 mg/kg/dose, a cada 6 horas), solução salina hipertônica, diuréticos;
- drogas antiepilépticas (benzodiazepínicos, fenitoína ou fenobarbital), se houver crises epilépticas.

PROGNÓSTICO

No trabalho de Wong et al.,[4] anteriormente citado, a mortalidade foi de 13,7/100.000 crianças por ano. Vários trabalhos tentam correlacionar dados objetivos, como padrão motor, MOE, MOI e pressão arterial, com o prognóstico. Observa-se que a mortalidade e a morbidade do coma estão intimamente relacionadas à sua profundidade e duração, além da etiologia, evidentemente.

CONSIDERAÇÕES FINAIS

O coma é a expressão mais grave de lesão neurológica, seja decorrente de distúrbios funcionais ou estruturais. Uma abordagem sistematizada que inclui anamnese e exames físico e neurológico, permite rapidez e eficiência na condução desses pacientes, pois, delas, dependem a mortalidade e a morbidade.

REFERÊNCIAS BIBLIOGRÁFICAS

1. Fishgold H, Matias P. Obnubilations, comas et stupeurs. Paris: Masson, 1959.
2. Campistol J. Coma y edema cerebral. In: Fegerman N, Alvarez EF. Neurología pediátrica. 3.ed. Buenos Aires: Médica Panamericana, 2007.
3. Teasdale G, Jennett B. Assesment of coma and impaired consciousness: a practical scale. Lancet 1974; 2:81.
4. Wong CP, Forsyth RJ, Kelly TP, Eyre JA. Incidence, aetiology, and outcome of non-traumatic coma: a population based study. Arch Dis Child 2001; 84:193-9.
5. Casella EB. Comas. In: Diament A, Cypel S, Reed UC (eds.). Neurologia infantil. 5.ed. São Paulo: Atheneu, 2010.
6. Simpson D, Reilly P. Pediatric coma scale. Lancet 1982; 2:450.
7. Brodal A. The reticular formation and some related nuclei. In: Neurological anatomy. 3.ed. New York: Oxford University Press, 1981.
8. Rosemberg S. Encefalopatias agudas: comas. In: Rosemberg S (eds.). Neuropediatria. 2.ed. São Paulo: Sarvier, 2010.
9. Bennett A, Shaywitz MD. Management of acute neurologic syndromes in infants and children. Yale J Biol Med 1984; 57:83-95.

Doenças Cerebrovasculares na Infância e na Adolescência

30

Juliana Paula Gomes de Almeida

DEFINIÇÃO

Anormalidades que comprometem determinada área cerebral, transitória ou permanentemente, seja por isquemia (acidente vascular cerebral grau I – AVCI) ou sangramento (acidente vascular cerebral hemorrágico – AVCH).[1]

INCIDÊNCIA DOS ACIDENTES VASCULARES CEREBRAIS (AVC)

A incidência anual de AVC em crianças após o período neonatal é de aproximadamente 2,3 por 100.000. Em 50% dos casos a origem é isquêmica, e nos outros 50% são hemorragias intracranianas não traumáticas e subaracnóideas. A incidência é maior em crianças negras e do sexo feminino.

Aproximadamente 25% dos AVCI têm um fator de risco conhecido e a coexistência de múltiplos fatores de risco predispõe a pior prognóstico.[2]

QUADRO CLÍNICO

Varia conforme a idade da criança e a localização da lesão cerebral.

Geralmente, o quadro clínico se caracteriza por instalação súbita de manifestação epiléptica, precedida de choro e irritabilidade, e no período pós-crise se verifica hemiparesia, particularmente em crianças abaixo de 2 anos. Em pré-escolares ou escolares, o quadro se instala com hemiparesia precedida de modificações comportamentais.

Outros sinais e sintomas podem ser descritos na fase aguda, como alteração nos movimentos oculocefálicos, anormalidades sensório-motoras e de linguagem/fala e cegueira cortical.

Portanto, na criança, os eventos clínicos de início súbito, acompanhados de alterações deficitárias focais, associadas ou não a manifestações epilépticas, podem refletir um comprometimento vascular.[1]

CAUSAS DE ACIDENTE VASCULAR ISQUÊMICO

Oclusões arteriais agudas "idiopáticas"

As oclusões arteriais agudas "idiopáticas" são provavelmente a causa mais frequente de distúrbios circulatórios cerebrais na criança. É um evento súbito no qual uma criança, previamente hígida, se torna hemiplégica, associado a crises epilépticas e eventual afasia. A causa dessa condição é ignorada, uma vez afastada todas as outras causas possíveis de provocar a oclusão vascular. A angiografia cerebral pode mostrar oclusões, se for realizada nas primeiras 24 ou 48 horas que sucedem o acidente. No entanto, o número de exames normais é frequente.[3]

Doenças cardíacas

As cardiopatias congênitas cianóticas constituem causa frequente de AVCI em crianças, uma vez que podem propiciar condições para a oclusão vascular, como a formação de êmbolos, policitemia, hipóxia e arritmias.

Outras condições cardíacas também relacionadas são os tumores cardíacos (p.ex., mixomas), as anomalias de válvulas e septos e a cardiopatia reumática.[1,3]

Em crianças com comunicação cardíaca direita-esquerda ou portadoras de próteses valvares, há a possibilidade de formação de aneurismas micóticos secundários a êmbolos sépticos bacterianos. Nesses casos, a manifestação clínica mais comum é a hemorragia subaracnóidea ou no parênquima, decorrentes da ruptura do referido aneurisma.[1]

Dissecção arterial

Ocorre com maior frequência de horas, dias ou semanas após trauma ocular, intraoral, cervical e outros.

A patogenia das dissecções arteriais tem como base a fragilidade do endotélio vascular, que permite ao sangue difundir-se entre as camadas do vaso, causando uma lesão expansiva ou não. As manifestações clínicas dependem da porção da parede arterial mais acometida. Quando há envolvimento das camadas mais internas (íntima e média) ocorre estenose luminal, promovendo isquemia distal por hipoperfusão. Se as camadas mais externas (média e adventícia) forem afetadas, ocorrerá dilatação aneurismática, causando compressão de estruturas adjacentes.[4]

O padrão-ouro para o diagnóstico é a arteriografia, que permite identificar com precisão o local e a extensão da dissecção, a integridade da luz arterial e o grau de dilatação vascular. Entretanto, a angiorressonância tende a adquirir papel cada vez maior, por ser um método pouco invasivo e possibilitar o diagnóstico com alta precisão. Outro método complementar importante é a ressonância magnética (RM) com pulso de saturação de gordura, que possibilita identificar com exatidão a localização e a extensão do trombo mural e suas relações anatômicas com as áreas envolvidas.[4]

Vasculites

As causas mais frequentes são as decorrentes de:

- meningoencefalites bacterianas;
- meningite tuberculosa;
- doença da arranhadura do gato;
- pneumonia por micoplasma;
- infecções virais (p.ex., infecção por HIV, pós-varicela);
- autoimunes (p.ex., lúpus eritematoso sistêmico, poliarterite nodosa, arterite de Takayasu, síndrome urêmico-hemolítica, uso de cocaína, doença de Behçet, doença de Kawasaki, púrpura de Henoch-Schönlein, granulomatose de Wegener).

Anemia falciforme

Nos grandes vasos, a doença provavelmente está relacionada ao dano endotelial causado pelo trauma decorrente da contínua passagem de hemácias anormais, que leva à lesão do endotélio e à obstrução vascular. Nos pequenos vasos, a lentificação excessiva do fluxo pode facilitar a trombose.

Na criança em idade precoce, tem como importante complicação o AVCI (predomínio da artéria cerebral média e anterior), oclusão sinovenosa que se manifesta por meio de déficits focais recorrentes, ou pode também ser assintomático. Nos adolescentes e adultos, ocorrem mais frequentemente hemorragias parenquimatosa e subaracnóidea.[1]

Distúrbios hematológicos

Uma condição pré-trombótica está presente em 30 a 40% das crianças que tiveram um AVCI ou uma trombose venosa.[2]

A policitemia está associada ao AVCI e à trombose venosa, por aumentar a viscosidade sanguínea.

Na trombocitose, em virtude do aumento de plaquetas, há uma obstrução da microvasculatura.

Doenças metabólicas e AVC

As encefalomitocondriopatias podem levar a episódios isquêmicos cerebrais recorrentes. Entre elas, a doença mais conhecida é a MELAS (*mitochondrial myopathy, encephalopaty, lactic acidosis and stroke-like episodes*). Essas crianças apresentam episódios de vômitos, cefaleia, crises epilépticas e fraqueza muscular, seguidos de quadros isquêmicos.

Outras doenças que podem causar defeitos nas cadeias metabólicas facilitando a oclusão vascular são as acidemias metilmalônica, propiônica e isovalérica, além da homocistinúria e Fabry.[1,3,5]

Doença *moyamoya*

É uma vasculopatia não inflamatória, crônica e progressiva com atrofia e estenose das artérias do polígono de Willis. Pode ser idiopática (doença) ou secundária (síndrome), quando associada a anemia falciforme, síndrome de Apert, tuberculose, esclerose tuberosa, anemia de Falconi, leptospirose, síndrome de Marfan, síndrome de Turner, síndrome de Down e neurofibromatose I.

O quadro clínico sugere episódios isquêmicos transitórios, com cefaleia inespecífica e hemiparesia associada ou não a crises epilépticas, hemianopsia, hemianestesia e afasia. Alguns casos, com recorrência dos infartos cerebrais, desenvolvem movimentos involuntários, déficits motores permanentes e deterioração mental progressiva.

A tomografia de crânio (TC) ou RM mostram as áreas de AVC recentes ou pregressos. O diagnóstico definitivo é feito com angiografia cerebral, que revela estreitamento das artérias do polígono de Willis e desenvolvimento de vasos colaterais neoformados nos gânglios da base e meninges que evocam o aspecto de fumaça de cigarro, de onde vem o nome da doença (*moyamoya* em japonês, significa enevoado).

Outras etiologias

Anomalias congênitas cerebrovasculares como displasia fibromuscular, diabete e anormalidades vasoespásticas na migrânea devem ser consideradas.

A hipovolemia e o choque têm repercussão na perfusão vascular em territórios limítrofes das grandes artérias cerebrais, predispondo ao AVC.

A subluxação da articulação atlantoaxial, observada na síndrome de Down, mucopolissacaridose e artrite reumatoide juvenil, pode levar à obstrução da circulação vertebrobasilar e isquemia da fossa posterior.

CAUSAS DE ACIDENTE VASCULAR HEMORRÁGICO

O quadro neurológico inicial é de irritabilidade, choro contínuo, vômitos, manifestação epiléptica, cefaleia, paresia e comprometimento da consciência.

A recuperação geral e neurológica do paciente depende da localização e extensão da hemorragia.

Malformações vasculares intracranianas

As malformações arteriovenosas comprometem artérias, veias, capilares ou todos conjuntamente, sendo consideradas de natureza congênita. A hemorragia intracraniana causa a hemiparesia aguda, acompanhada de perda da consciência e crises. Grandes hematomas causam desvio das estruturas de linha média e hipertensão intracraniana.

Angioma cavernoso

É uma malformação vascular congênita, responsável por 15% dos AVCH nesta faixa etária.[5]

Seu rompimento provoca hemorragia cerebral, que, dependendo da localização, pode causar hemiplegia aguda.

Malformação da veia de Galeno

Malformação rara, com diagnóstico por meio do exame clínico (avaliação de suturas, fontanela, ausculta craniana que detecta sopro grosseiro audível e macrocrania) e neuroimagens.

No período neonatal, pode ser detectada insuficiência cardíaca em função da descompensação hemodinâmica, facilitada pela malformação de grandes proporções, que compromete o débito cardíaco.[1]

Aneurismas arteriais

A maior parte dos aneurismas da infância é secundária a infecções e traumas.

Raramente são encontrados os aneurismas saculares, cuja origem é congênita. Geralmente, se mantêm assintomáticos nos primeiros anos de vida; no entanto, sua rotura, com hemorragia subaracnóidea, determina manifestação súbita de cefaleia, vômitos e deterioração da consciência.

Distúrbios hematológicos

Os defeitos mais relacionados são hemofilia A (deficiência do fator VIII), hemofilia B (deficiência do fator IX), deficiência do fator V de Leiden e do fator II, deficiência de vitamina K e coagulopatia secundária a disfunção hepática.[5]

INVESTIGAÇÃO NA FASE AGUDA DO AVC

- Tomografia de crânio: deve ser realizada prontamente e repetida em 24 a 48 horas nos casos em que não sejam evidenciadas alterações no exame inicial ou de evolução insatisfatória. Objetiva identificar a natureza isquêmica ou hemorrágica da doença vascular, informar a extensão e a topografia da lesão, excluir possíveis diagnósticos diferenciais e identificar complicações;[6]

- RM de crânio: apresenta positividade maior que a TC de crânio nas primeiras 24 horas para o AVCI;[6]
- outros exames de imagem podem ser realizados conforme a necessidade: ultrassom Doppler de carótidas, Spect, angiorressonância de crânio e arteriografia convencional (p.ex., para as malformações vasculares intracranianas e aneurismas).

Na primeira etapa é importante a avaliação do hemograma, hemossedimentação, coagulograma, glicemia, eletrólitos, ureia, creatinina, ácido úrico, colesterol total e frações, triglicérides, fibrinogênio, gasometria arterial, ácido láctico e avaliação cardiológica. O exame de líquido cefalorraquidiano está indicado nos casos de suspeita de hemorragia subaracnóidea com TC de crânio normal e de vasculites inflamatórias ou infecciosas.[6]

Em etapa posterior, a pesquisa deve incluir proteínas C, S e C ativada, antitrombina, fator V de Leiden, defeito de protrombina, eletroforese de hemoglobina, anticorpo anticardiolipina, anticoagulante lúpico e dosagem de homocisteína.

TRATAMENTO E PROGNÓSTICO

A partir da confirmação do AVC, seja isquêmico ou hemorrágico, iniciam-se condutas visando ao tratamento ou à prevenção de novos eventos ictais.

Deve-se manter a criança em repouso e indicar, se necessário, analgésicos, antieméticos, tranquilizantes, antiedematosos, correção hidroeletrolítica e metabólica e manutenção das condições vitais. Se houver crises epilépticas, geralmente na primeira semana, usar diazepam endovenoso (EV) na primeira crise e, se necessário, manutenção com hidantoína.[6] Não se justifica o uso de drogas antiepilépticas profilaticamente.[6]

Deve-se controlar rigorosamente:

- condições respiratórias e cardiovasculares;
- pressão arterial: a hipertensão decorre de vários fatores, como estresse da doença aguda, dor, náuseas e vômitos, repleção vesical, resposta cerebral a

hipóxia ou hipertensão intracraniana; a hipotensão também deve ser evitada, pois embora seja incomum na fase aguda do infarto cerebral, pode ter efeitos deletérios sobre os déficits neurológicos;

- glicemia: a hiperglicemia (glicemia maior que 120 mg/dL) é deletéria na fase aguda do AVC, independente da idade do paciente ou da extensão e do tipo do AVC;
- temperatura: a hipertermia deve ser tratada adequadamente.

O tratamento das embolias arteriais decorrentes de cardiopatias, sem evidência de infarto hemorrágico, inclui anticoagulante preventivo, antimicrobianos (até 1 semana após o evento e por 6 a 8 semanas, se houver abscesso) e dexametasona, se houver edema cerebral e efeito de massa associados ao infarto.[2]

Na dissecção arterial, preconiza-se a anticoagulação seguida por terapia antiagregante plaquetária, apesar de não existir um consenso.[2]

Na anemia falciforme, a terapia transfusional previne a recorrência de episódios isquêmicos e hemorrágicos. A hidroxiureia também se mostra benéfica no tratamento, uma vez que induz à síntese de HbF, que diminui a falcização e melhora a sobrevivência das hemácias, além de agir como um vasodilatador.

Em crianças com AVCI de natureza trombótica, é controverso o uso de antiagregantes plaquetários, anticoagulantes e agentes trombolíticos. Não é recomendável também o uso de ativador recombinante de plasminogênio tissular (APT-r), em função das complicações hemorrágicas.[1]

Indica-se tratamento neurocirúrgico para os casos de angioma cavernoso, malformação da veia de Galeno e aneurisma arterial. Deve-se controlar a pressão intracraniana e, se houver hidrocefalia, esta deverá ser acompanhada do ponto de vista clínico e por imagem.

Na doença de *moyamoya*, o tratamento também pode ser cirúrgico; porém, visa a promover novas anastomoses entre territórios carotídeos extracranianos e intracranianos.

No final da primeira semana de internação, torna-se necessária a avaliação fisioterápica e fonoaudiológica.

É importante o acompanhamento prospectivo cliniconeurológico, complementado com avaliação das funções corticais superiores, em ambulatório especializado, com equipe multidisciplinar. Os estudos das funções superiores, do comportamento e do aprendizado, a longo prazo, revisados periodicamente, comprovam a intensidade das alterações.[7]

O prognóstico das doenças cerebrovasculares na infância e na adolescência está relacionado à etiologia, ao tipo, à extensão da lesão, à possibilidade de recorrência e à idade do paciente.[1] Mais de 50% das crianças sobreviventes apresentam sequelas neurológicas.[5] O AVCH geralmente tem pior prognóstico.

REFERÊNCIAS BIBLIOGRÁFICAS

1. Diament A, Cypel S. Neurologia infantil. 4.ed. São Paulo: Atheneu, 2005.
2. Fenichel GM. Clinical pediatric neurology. 6.ed. Philadelphia: Saunders Elsevier, 2009.
3. Rosemberg S. Neuropediatria. 2.ed. São Paulo: Sarvier, 2010.
4. Vieira VLF, Pereira DC, Ribeiro VT, Leite ABC, Emerique I. Dissecção espontânea de artéria carótida interna com paralisia de nervos cranianos inferiores. Arq Neuropsiquiatr 2006; 64(4):1047-9.
5. Ciceri EF, Cuccarini V, Chiapparini L, Saletti V, Valvassori L. Paediatric stroke: review of the literature and possible treatment options, including endovascular approach. Stroke Res Treat 2011; (7).
6. Sociedade Brasileira de Doenças Cerebrovasculares. Primeiro consenso brasileiro do tratamento da fase aguda do acidente vascular cerebral. Arq Neuropsiquiatr 2001; 59(4).
7. Guimarães IE, Ciasca SM, Moura-Ribeiro MVL. Neuropsychological evaluation of children after ischemic cerebrovascular disease. Arq Neuropsiquiatr 2002; 60(2-B):386-9.

31 Encefalopatia Crônica Não Evolutiva em UTI Pediátrica

Heiki Mori

Nelio de Souza

INTRODUÇÃO

A encefalopatia crônica não evolutiva (ECNE) ou encefalopatia fixa é um dos distúrbios mais frequentes de procura ao neurologista. Basicamente, é uma encefalopatia estática, com uma apresentação de atraso do desenvolvimento. A área do cérebro afetada ou danificada está diretamente relacionada com a deficiência, seja ela um distúrbio motor, e também pode estar associada com o desenvolvimento, como déficit cognitivo, dependendo do grau de dano cerebral que ocorreu. Não há cura para essa condição da vida, mas terapia, educação e tecnologia podem maximizar o potencial de cada criança, melhorando a capacidade funcional e a qualidade de vida.[1] A paralisia cerebral foi primeiramente descrita por William Little, em 1862 e inicialmente era chamada de doença de Little. Foi descrita como uma doença que apareceu para atacar as crianças no primeiro ano de vida, afetando a evolução do desenvolvimento de habilidades. A asfixia durante o parto também está ligada a esse distúrbio.[2-8]

ETIOLOGIA E FATORES DE RISCO

Muitas condições ou fatores de risco associados à ECNE podem ser divididos em: aqueles que ocorrem no período pré-natal, perinatal ou pós-natal. A ECNE pode resultar de uma ou mais etiologias, sendo a verdadeira causa difícil de determinar em todos os casos. De fato, em mais de 30% das crianças, não existem fatores de risco ou de etiologia conhecida. Atualmente, os problemas que ocorrem durante o desenvolvimento intrauterino, as doenças congênitas, a asfixia em qualquer idade gestacional e o parto prematuro são tidas como as principais causas. Aproximadamente 25 a 40% de todas as crianças com ECNE nasceram de uma gestação de menos de 37 semanas. Aquelas com peso de nascimento inferior a 1.500 g estão em maior risco. A causa mais comum de ECNE na população pré-termo é uma lesão da substância branca periventricular do cérebro, resultante da hemorragia intraventricular ou leucomalácia periventricular. Essas lesões são resultado da vulnerabilidade dos tratos motores no cérebro em desenvolvimento entre 24 e 32 semanas de gestação. Danos na substância branca periventricular são altamente preditivos para o desenvolvimento de ECNE em 80 a 85% das crianças.[9-13]

- Pré-natal: hipóxia, distúrbios genéticos, condições metabólicas e trombofílicas, gemelaridade, infecções intrauterinas, exposição a teratogênicos, corioamnionites, febre materna, exposição a toxinas, malformações cerebrais, crescimento intrauterino restrito (CIUR), trauma abdominal e insulto vascular;
- perinatal: asfixia, pré-termo < 32 semanas ou < 2.500 g, incompatibilidade sanguínea, infecção, apresentação fetal anormal, descolamento prematuro de placenta (DPP), parto fórceps;
- pós-natal: asfixia, convulsões precoces, infarto cerebral, sepse, hiperbilirrubinemia, síndrome do desconforto respiratório, doença pulmonar crônica, meningites, corticosteroides pós-natal, hemorragia intraventricular, leucomalácia periventricular, síndrome do bebê sacudido e traumatismo cranioencefálico.

CLASSIFICAÇÃO

Um método para classificar a ECNE é descrever as características, predominantemente motoras, que incluem a espástica, hipotônica, atetótica, distônica e atáxica. Assim como pelo padrão topográfico da participação dos membros, como monoplegia, diplegia, triplegia, hemiplegia ou tetraplegia. Um segundo método divide em duas grandes classificações fisiológicas: piramidal (espástica) e extrapiramidal (não espástica), indicando a área do cérebro que foi afetada, resultando assim em um transtorno predominantemente motor.[10-13]

DIAGNÓSTICO

O diagnóstico de ECNE é feito principalmente por meio de observações clínicas e pela anamnse. A história do pré-natal e das condições de nascimento e parto muitas vezes pode levantar suspeitas. Os principais sinais que podem levar a um diagnóstico são: atraso do desenvolvimento neuropsicomotor, exame neurológico anormal, persistência de reflexos primitivos, reações anormais e postural. É importante lembrar que nenhum sinal anormal físico único é diagnóstico, e sim um conjunto de sintomas e/ou a evolução dos padrões de movimentos anormais podem ser indicativos e, portanto, devem ser mais explorados.[1,14,15]

TRATAMENTO

Como ainda não existe nenhuma terapêutica curativa na ECNE, todos os esforços possíveis devem ser empregados na prevenção. Quanto mais precoces as ações no sentido de proteger e/ou estimular o sistema nervoso central, melhores serão as respostas.[16]

O enfoque terapêutico deve ser multiprofissional, com ênfase na fisioterapia. Os objetivos principais são a facilitação do desenvolvimento motor o mais normal possível, prevenção de complicações secundárias como deformidades e inabilidades, aquisição de habilidades funcionais, integração com a comunidade e prevenção de complicações sistêmicas. Outro ponto fundamental é a educação e o apoio psicológico para os pais, sem os quais não será possível uma abordagem adequada da criança com ECNE. Além do apoio multiprofissional, existem vários grupos de apoio e vários *sites* de ajuda para esses pais.[16-18]

A terapia ocupacional objetiva melhorar a integração com a sociedade, a fim de adquirir habilidades como sentar, permanecer em pé, andar, usar cadeira de rodas e habilidades para atividades diárias como se vestir, comer, higiene pessoal, escrever, entre outras. Quanto mais se chegar perto da independência, melhor será a qualidade de vida desses pacientes, apesar de saber que a independência completa é quase impossível de ser conseguida.[16,17]

Vários métodos fisioterápicos podem ser empregados. Como principais podem ser citados o de Bobath, que atua na inibição dos reflexos primitivos e dos padrões de movimentação; o de Phelps, que atua na habilitação dos grupos musculares por etapas até chegar à independência motora; e o de Kabat, que utiliza estímulos proprioceptivos facilitadores da resposta motora.[16,18]

A fisioterapia motora também ajuda na prevenção e tratamento da osteoporose, problema frequente nessas crianças e que deve ter seu diagnóstico precoce realizado através da densitometria óssea. Além da imobilidade, outros fatores envolvidos na gênese da osteoporose são o déficit nutricional, uso de algumas medicações e doenças crônicas associadas. O tratamento visa a diminuir a perda óssea e o aparecimento de fraturas, principalmente nas crianças espásticas, e baseia-se na fisioterapia motora, suplementação de cálcio e vitamina D.[16]

Além da fisioterapia motora, a fisioterapia respiratória é de suma importância no desenvolvimento dessas crianças, para adequar a dinâmica respiratória e evitar infecções de repetição, assim como sequelas pulmonares e internações frequentes. A ventilação não invasiva noturna pode ser necessária nos pacientes com apneia do sono.[18,19]

A imunização deve ter atenção especial, principalmente as que evitam complicações respiratórias, como a antipneumocóccica e anti-influenza.[17,18] Aliadas à fisioterapia e à terapia ocupacional, também se recorre à terapia com drogas antiespásticas (local, intratecal ou sistêmicas), intervenções cirúrgicas ortopédicas e neurocirúrgicas e tratamento gerais, como nutricional, anticonvulsivos, tratamento para sialorreia, entre outros, como será abordado a seguir.

Manejo da espasticidade

A espasticidade pode causar inabilidade funcional, dores e até fraturas. Os objetivos principais da terapêutica são melhorar a mobilidade, prevenir ou reduzir contraturas, melhorar a higiene, melhorar o posicionamento, prover conforto e diminuir a dor. O tratamento baseia-se em fisioterapia, dispositivos para manter posicionamento adequado, medicamentos orais, toxina botulínica, baclofeno intratecal e cirurgias.[16-21]

Os medicamentos mais utilizados são os que agem no sistema gabaérgico (diazepam, baclofeno, piracetam e progabide), os que afetam o sistema iônico (dantrolene, lamotrigina e riluzole), os que agem nas momoaminas (tizanidina, clonidina e betabloqueadores) e os que agem no sistema glutaminérgico.[16,17]

A droga mais utilizada é o baclofeno, como monoterapia ou associado com a tizanidina. É uma droga que passa pouco a barreira hematoencefálica, podendo ser necessárias altas doses. Pode provocar fadiga, irritabilidade, hipotensão, prejuízo à memória e atenção e diminuição do limiar para convulsão. A retirada abrupta pode causar espasticidade rebote, irritabilidade, febre, alucinações e convulsões.[16,17]

O baclofeno intratecal é reservado para os casos de espasticidade grave refratária, pois pode causar sonolência, hipotensão, depressão respiratória, náuseas, vômitos, cefaleia, fístula liquórica e infecção. É usada através de um cateter intratecal associado a uma bomba de infusão localizada no subcutâneo abdominal.[16,17,20,21]

A toxina botulínica tem início de ação de 2 a 10 dias e efeito por 2 a 6 meses, necessitando de novas doses para manter o efeito. Age melhor em espasticidade desproporcionada se para liberar grupos musculares específicos. Tem poucos efeitos colaterais como dor local, febre e fraqueza muscular, e tem a grande virtude de evitar o uso de medicamentos por tempo prolongado.[16,17,21]

As cirurgias são indicadas em casos rebeldes e geralmente realizadas após os 5 a 8 anos de idade. As mais comuns são o alongamento de tendões, rizotomia dorsal seletiva, fasciotomia, osteotomia e correção de deformidades da coluna espinal.[17,20]

Convulsões

Com alta incidência nessas crianças, pode provocar complicações graves e até levar à morte e pode causar grandes problemas no convívio social. As drogas mais utilizadas são o fenobarbital, especialmente útil nas crises generalizadas, e a fenitoína, que pode ser associada ao fenobarbital e age bem nas epilepsias focais. Nas epilepsias focais, também podem ser usadas a carbamazepina e a oxacarbamazepina, e o valproato de sódio é o mais indicado nas polifocais. Em casos refratários, podem ser associados lamotrigina, vagabatrina, gabapentina e topiramato. Em crianças com mal convulsivo e internadas em UTI, pode ser utilizado o midazolam contínuo ou o tiopental contínuo.[16,18]

Problemas alimentares

Os principais problemas alimentares dessas crianças são a diminuição das habilidades motoras orais, deglutição inadequada (podendo levar a aspiração), dor relacionada à alimentação (principalmente por problemas dentários, refluxo gastroesofágico e gastrite), obstipação intestinal, obesidade, aumento das necessidades calóricas decorrente de espasticidade, dependência para se alimentar e inabilidade para indicar que está com fome ou sede.[18]

A condução desses problemas é multidisciplinar e inclui fonoaudióloga, fisioterapeuta, nutricionista e médicos especialistas, além da orientação aos pais e cuidadores. Em alguns casos pode ser necessária a realização de gastrostomia, principalmente nos casos de ingesta inadequada levando a desnutrição ou aspirações do conteúdo alimentar para a árvore brônquica.[18]

Sialorreia

As principais causas são a hipersecreção de saliva, a diminuição do tônus muscular oral, o controle inadequado da mandíbula, problemas posturais, déficit de deglutição e má oclusão dentária. Em decorrência a essa sialorreia pode ocorrer desidratação, odor fétido, erosão de esmalte dentário, lesão da pele ao redor da boca e principalmente estigmatização social. A melhora da sialorreia é conseguida com terapia motora oral, anticolinérgicos como o glicopirrolato e escopolamine, toxina botulínica em glândulas salivares e cirurgias para exerese de glândulas salivares.[18]

Outros problemas

Cerca de 40% dessas crianças apresentam anormalidades visuais como nistagmo, estrabismo e erros de refração. Outros 30 a 40% podem apresentar problema de audição podendo afetar a comunicação. A avaliação rotineira com oftalmologista e otorrinolaringologista é obrigatória na condução desses casos.[18]

A dor é um sintoma constante, mas nem sempre é fácil de ser diagnosticada. As principais causas de dor são esofagite, obstipação, doença da vesícula biliar, cálculo renal, fraturas ocultas, otites, sinusites, problemas dentários, lesões de pele e subluxação. O manejo da causa específica é fundamental para o controle da dor, mas medicações antálgicas podem ser necessárias com frequência.[18,20]

REFERÊNCIAS BIBLIOGRÁFICAS

1. Bennett F. Diagnosing cerebral palsy: the earlier the better. Contemporary Pediatrics 1999; 16:208-16.
2. Grether J, Nelson K, Emory E. Prenatal and perinatal factors and cerebral palsy in very low birth weight infants. J Pediatrics 1996; 128:407-14.
3. Moster D, Lie RT, Irgens L, Bjerkedal T, Markestad T. The association of Apgar score with subsequent death and cerebral palsy: a population-based study in term infants. J Pediatrics 2001; 138:798-803.
4. Nelson KB, Ellenberg JH. Children who "outgrew" cerebral palsy. Pediatrics 1982; 69:529-36.
5. Nelson KB, Ellenberg JH. Antecedents of cerebral palsy: multivariate analysis of risk. N Engl J Med 1986; 315:81-6.
6. Perlman J, Risser R, Broyles R. Bilateral cystic periventricular leukomalacia in the premature infant: associated risk factors. Pediatrics 1996; 97(6Pt1):822-7.
7. Rosemberg S. Neuropediatria. São Paulo: Sarvier, 1992. p.115-33.
8. Winter S, Autry A, Boyle C, Yeargin-Allsopp M. Trends in the prevalence of cerebral palsy in a population-based study. Pediatrics 2002; 110(6):1220-5.
9. Naeye RL, Peters E, Bartholomew M, Landis R. Origins of cerebral palsy. Am J Dis Child 1989; 143(10):1154-61.
10. Rosembaum P. Cerebral palsy: what parents and doctors want to know. Brit Med J 2003; 326:970-4.
11. Rosenbaum PL, Walker SD, Hanna SE, Palisano RJ, Russell DJ, Raina P et al. Prognosis for gross motor function in cerebral palsy: creation of motor development curves. J Am Med Assoc 2002; 288:1357-63.

12. Taft LT. Cerebral palsy. Pediatrics in Review 1995; 16:411-8.
13. Taft LT. Accentuating the positive for children with cerebral palsy. Exceptional Parent 1999; 29:64-6.
14. Morgan AM, Aldag JC. Early identification of cerebral palsy using a profile of abnormal motor patterns. Pediatrics 1996; 98:642-9.
15. Roberts G, Palfrey J, Bridgemohan C. A rational approach to the medical evaluation of a child with developmental delay. Contemporary Pediatrics 2004; 21(3):76.
16. Rotta NT. Paralisia cerebral, novas perspectivas terapêuticas. J Pediatr 2002; 78:S48-54.
17. Jan MMS. Cerebral palsy: comprehensive review and update. Ann Saudi Med 2006; 26(2):123-32.
18. Jones MW, Morgan E, Shelton JE. Primary care of the child with cerebral palsy: a review of systems (part II). J Pediatr Health Care 2007; 21(4):226-37.
19. Ferreira HC. Características do sistema respiratório na encefalopatia crônica não progressiva da infância. Rev Neurocienc 2012; 20(1):101-8.
20. McKearnan KA, Kieckhefer GM, Engel JM, Jensen MP, Labyak S. Pain in children with cerebral palsy: a review. J Neurosci Nurs 2004; 36(5):252-9.
21. Reports from the 56th Annual Meeting of the American Academy of Cerebral Palsy and Developmental Medicine; New Orleans, Lousiana; September 11-14, 2002. Medscape 2002 Oct 25.

32 Morte Encefálica

Dirce Takako Fujiwara
Luciana Andréa Digiere Chicuto

INTRODUÇÃO

As funções cardiocirculatórias e respiratórias de pacientes que sofreram danos totais e irreversíveis de todas as funções encefálicas podem ser mantidas por períodos prolongados em virtude de avanços médico-tecnológicos. Assim, não se define a morte unicamente pela parada definitiva daquelas funções.

Em março de 1988, o Congresso Nacional Brasileiro emitiu um parecer determinando que é da competência do Conselho Federal de Medicina (CFM) decisões relacionadas à área médica. Em 1990, o CFM reconheceu que a morte encefálica tem equivalência à morte clínica, de acordo com "critérios já bem estabelecidos pela comunidade científica mundial". Considerando ainda os ônus psicológico e material causados pelo uso prolongado de recursos extraordinários para o suporte das funções vegetativas em pacientes com parada total e irreversível da atividade encefálica, a necessidade de indicação judiciosa para a interrupção do emprego desses recursos e a possibilidade do uso autorizado de órgãos, tecidos e partes do corpo humano para fins de transplante e tratamento, no ano de 1997, o CFM apresentou a Resolução n. 1.480, adotando critérios diagnósticos de morte encefálica no Brasil para crianças a partir de 7 dias de vida.

Resolução do CFM n. 1.480/1997

Art. 1º A morte encefálica será caracterizada através da realização de exames clínicos e complementares durante intervalos de tempo variáveis, próprios para determinadas faixas etárias.

Art. 2º Os dados clínicos e complementares observados quando da caracterização da morte encefálica deverão ser registrados no "termo de declaração de morte encefálica" anexo a esta Resolução.

Parágrafo único. As instituições hospitalares poderão fazer acréscimos ao presente termo, que deverão ser aprovados pelos Conselhos Regionais de Medicina da sua jurisdição, sendo vedada a supressão de qualquer de seus itens.

Art. 3º A morte encefálica deverá ser consequência de processo irreversível e de causa conhecida.

Art. 4º Os parâmetros clínicos a serem observados para constatação de morte encefálica são: coma aperceptivo com ausência de atividade motora supraespinal e apneia.

Art. 5º Os intervalos mínimos entre as duas avaliações clínicas necessárias para a caracterização da morte encefálica serão definidos por faixa etária, conforme abaixo especificado:

a) de 7 dias a 2 meses incompletos – 48 horas;

b) de 2 meses a 1 ano incompleto – 24 horas;

c) de 1 ano a 2 anos incompletos – 12 horas;

d) acima de 2 anos – 6 horas.

Art. 6º Os exames complementares a serem observados para constatação de morte encefálica deverão demonstrar de forma inequívoca:

a) ausência de atividade elétrica cerebral ou,

b) ausência de atividade metabólica cerebral ou,

c) ausência de perfusão sanguínea cerebral.

Art. 7º Os exames complementares serão utilizados por faixa etária, conforme abaixo especificado:

a) acima de 2 anos – um dos exames citados no Art. 6º, alíneas "a", "b" e "c";

b) de 1 a 2 anos incompletos – um dos exames citados no Art. 6º, alíneas "a", "b" e "c". Quando optar-se por eletroencefalograma, serão necessários 2 exames com intervalo de 12 horas entre um e outro;

c) de 2 meses a 1 ano incompleto – 2 eletroencefalogramas com intervalo de 24 horas entre um e outro;

d) de 7 dias a 2 meses incompletos – 2 eletroencefalogramas com intervalo de 48 horas entre um e outro.

Art. 8º O Termo de Declaração de Morte Encefálica, devidamente preenchido e assinado, e os exames complementares utilizados para o diagnóstico de morte encefálica deverão ser arquivados no próprio prontuário do paciente.

Art. 9º Constatada e documentada a morte encefálica, deverá o Diretor-clínico da instituição hospitalar, ou quem for delegado, comunicar tal fato aos responsáveis legais do paciente, se houver, e à Central de Notificação, Captação e Distribuição de Órgãos a que estiver vinculada à unidade hospitalar onde o mesmo se encontrava internado.

Art. 10. Esta resolução entrará em vigor na data de sua publicação e revoga a Resolução CFM n. 1.346/91.

TERMO DE DECLARAÇÃO DE MORTE ENCEFÁLICA

(Resolução CFM n. 1.480 de 08/08/97)

Nome:____

Pai:____

Mãe:____

Idade: ______ anos ______ meses _____ dias Data de nascimento: ____/____/____

Sexo: ( ) M ( ) F Raça: ( ) A ( ) B ( ) N Registro Hospitalar: ____________

A. CAUSA DO COMA

A.1. Causa do coma: ____________________________________

A.2. Causas do coma que devem ser excluídas durante o exame:

a) Hipotermia ( ) SIM ( ) NÃO

b) Uso de drogas depressoras do sistema nervoso central ( ) SIM ( ) NÃO

Se a resposta for SIM a qualquer um dos itens, interrompe-se o protocolo.

B. EXAME NEUROLÓGICO – Atenção: verificar o intervalo mínimo exigível entre as avaliações clínicas, constantes da tabela abaixo:

Idade	Intervalo
7 dias a 2 meses incompletos	48 horas
2 meses a 1 ano incompleto	24 horas
1 ano a 2 anos incompletos	12 horas
Acima de 2 anos	6 horas

(Ao efetuar o exame neurológico, assinalar uma das opções SIM/NÃO, obrigatoriamente, para todos os itens abaixo)

Elementos do exame neurológico	Resultados	
	1º exame	2º exame
Coma aperceptivo	( ) SIM ( ) NÃO	( ) SIM ( ) NÃO
Pupilas fixas e arreativas	( ) SIM ( ) NÃO	( ) SIM ( ) NÃO
Ausência de reflexo córneo-palpebral	( ) SIM ( ) NÃO	( ) SIM ( ) NÃO
Ausência de reflexos oculocefálicos	( ) SIM ( ) NÃO	( ) SIM ( ) NÃO
Ausência de respostas às provas calóricas	( ) SIM ( ) NÃO	( ) SIM ( ) NÃO
Ausência de reflexo de tosse	( ) SIM ( ) NÃO	( ) SIM ( ) NÃO
Apneia	( ) SIM ( ) NÃO	( ) SIM ( ) NÃO

C. ASSINATURAS DOS EXAMES CLÍNICOS (Os exames devem ser realizados por profissionais diferentes, que não poderão ser integrantes da equipe de remoção e transplante)

1. Primeiro exame	2. Segundo exame
Data: ____/____/____ Hora: _____:_____ Nome do médico: ____________________ CRM: ____________ Tel: ________ End.: ____________________________ Assinatura: ________________________	Data: ____/____/____ Hora: _____:_____ Nome do médico: ____________________ CRM: ____________ Tel: ________ End.: ____________________________ Assinatura: ________________________

D. EXAME COMPLEMENTAR (Indicar o exame realizado e anexar laudo com identificação do médico responsável)

1. Angiografia cerebral	2. Cintilografia radioisotópica	3. Doppler transcraniano	4. Monitoração da pressão intracraniana	5. Tomografia computadorizada com xenônio
6. Tomografia por emissão de fóton único	7. Eletroencefalografia (EEG)	8. Tomografia por emissão de pósitrons	9. Extração cerebral de oxigênio	10. Outros (citar)

E. OBSERVAÇÕES

1 – Interessa, para o diagnóstico de morte encefálica, exclusivamente a arreatividade supraespinal. Consequentemente, não afasta este diagnóstico a presença de sinais de reatividade infraespinal (atividade reflexa medular) como: reflexos osteotendinosos ("reflexos profundos"), cutaneoabdominais, cutaneoplantar em flexão ou extensão, cremastérico superficial ou profundo, ereção peniana reflexa, arrepio, reflexos flexores de retirada dos membros inferiores ou superiores, reflexo tônico cervical.

2 – Prova calórica

2.1 – Certificar-se de que não há obstrução do canal auditivo por cerúmen ou qualquer outra condição que dificulte ou impeça a correta realização do exame.

2.2 – Usar 50 mL de líquido (soro fisiológico, água, etc.) próximo de 0 (zero) grau Celsius em cada ouvido.

2.3 – Manter a cabeça elevada em 30 (trinta) graus durante a prova.

2.4 – Constatar a ausência de movimentos oculares.

3 – Teste da apneia

No doente em coma, o nível sensorial de estímulo para desencadear a respiração é alto, necessitando-se da pCO_2 de até 55 mmHg, fenômeno que pode determinar um tempo de vários minutos entre a desconexão do respirador e o aparecimento dos movimentos respiratórios, caso a região ponto-bulbar ainda esteja íntegra. A prova da apneia é realizada de acordo com o seguinte protocolo:

3.1 – Ventilar o paciente com O_2 de 100% por 10 minutos.

3.2 – Desconectar o ventilador.

3.3 – Instalar cateter traqueal de oxigênio com fluxo de 6 litros por minuto.

3.4 – Observar se aparecem movimentos respiratórios por 10 minutos ou até quando o pCO_2 atingir 55 mmHg.

4 – Exame complementar. Este exame clínico deve estar acompanhado de um exame complementar que demonstre inequivocadamente a ausência de circulação sanguínea intracraniana ou atividade elétrica cerebral, ou atividade metabólica cerebral. Observar o disposto abaixo (itens 5 e 6) com relação ao tipo de exame e à faixa etária.

5 – Em pacientes com dois anos ou mais – 1 exame complementar entre os abaixo mencionados:

5.1 – Atividade circulatória cerebral: angiografia, cintilografia radioisotópica, Doppler transcraniano, monitoração da pressão intracraniana, tomografia computadorizada com xenônio, tomografia computadorizada por emissão de fóton único (SPECT).

5.2 – Atividade elétrica: eletroencefalograma.

5.3 – Atividade metabólica: tomografia por emissão de pósitrons (PET), extração cerebral de oxigênio.

6 – Para pacientes abaixo de 02 anos:

6.1 – De 1 a 2 anos incompletos: o tipo de exame é facultativo. No caso de eletroencefalograma, são necessários 2 registros com intervalo mínimo de 12 horas.

6.2 – De 2 meses a 1 ano incompleto: dois eletroencefalogramas com intervalo de 24 horas.

6.3 – De 7 dias a 2 meses de idade (incompletos): dois eletroencefalogramas com intervalo de 48 h.

7 – Uma vez constatada a morte encefálica, cópia deste termo de declaração deve obrigatoriamente ser enviada ao órgão controlador estadual (Lei 9.434/97, art. 13).

Exame neurológico complementar: ______________________________

Data: _____/ _____/ _____ Hora: _____:_____

Nome do paciente: ______________________________

Descrição e laudo do exame: ______________________________

____

____

____

____

Assinatura e carimbo do médico

____

Observações complementares

1. Hipotermia: a temperatura retal deve ser superior a 32,5°C.
2. Uso de drogas depressoras do sistema nervoso central, como: barbitúricos, diazepínicos e curares. Quando essas drogas forem usadas de forma terapêutica, deve-se aguardar um tempo de eliminação equivalente a quatro vezes a vida média da droga ou 24 horas para os barbitúricos, 12 horas para os opiáceos, 8 horas para os diazepínicos e curares e 48 horas para o tiopental. No caso de suspeita de intoxicação por qualquer droga, o protocolo não deve ser iniciado enquanto essa possibilidade não for definitivamente afastada.
3. Coma aperceptivo (Glasgow 3): o estímulo doloroso deve ser realizado preferencialmente na face (região supraorbital ou articulação temporomandibular), pois os estímulos dolorosos sobre mamilo, região supraesternal ou leito ungueal podem elicitar reflexos medulares.

Reflexo fotomotor

No paciente em morte encefálica, as pupilas são dilatadas ou médio-fixas (4 a 9 mm) e não apresentam nenhuma resposta (contração) à estimulação por luz forte sobre elas por pelo menos 10 segundos. A pupila pode ser observada por 1 minuto, para se certificar de que não ocorrerá uma resposta mais lenta. Os efeitos de atropina, anfetamina, trauma ocular e midriáticos tópicos devem ser excluídos.

Reflexo corneopalpebral

Estimulação da córnea com a ponta de uma gaze ou de um algodão não produz nenhuma resposta (contração palpebral) de defesa.

Reflexo oculocefálico

É avaliado por meio da movimentação passiva da cabeça no plano horizontal, enquanto se observa se ocorre movimento ocular na direção contrária (olhos de boneca). No paciente em morte encefálica, não ocorre movimentação dos olhos relacionados à rotação do segmento cefálico. Também se pode testar o movimento no plano sagital, fletindo e estendendo a cabeça, mas como a flexão do pescoço implica algum risco de extubação acidental, essa fase do teste não é considerada essencial. O movimento do pescoço não deve ser realizado em caso de trauma com possibilidade de fratura cervical. Nesses casos, o reflexo oculovestibular (prova calórica), que testa as mesmas vias neurológicas, é suficiente.

Reflexo de tosse

Não deve ser observada nenhuma reação de tosse, movimentação do tórax ou do diafragma ao introduzir a sonda de aspiração além do tubo endotraqueal.

Prova calórica

Conforme descrito anteriormente. Observar nessa prova a posição da cabeça: na linha média e elevada a 30°, o que assegura que o canal semicircular horizontal esteja na posição vertical, que é a de máxima resposta.

Prova da apneia

Realizada conforme foi citado. Lembrar que:

- a $PaCO_2$ tende a subir 4 mmHg/min nos primeiros 5 minutos, se ventilação, e 3,5 mmHg nos minutos seguintes;
- a prova deve ser interrompida quando ocorrer insaturação grave com bradicardia e hipotensão, mas só é considerada válida se constatada a persistência da apneia em vigência de $PaCO_2$ > 55 mmHg. Se no final do teste a pCO_2 não atingir o limite de 55 mmHg, repetir o teste após 30 minutos;
- em pneumonias crônicas, usar limites maiores (p.ex., 70 a 80 mmHg).

Na maioria dos protocolos internacionais, os critérios clínicos são suficientes em pacientes com mais de 5 anos de idade com causa de lesão bem estabelecida.

Em crianças com menos de 7 dias e prematuros, ainda não há consenso da aplicabilidade dos critérios de morte encefálica.

Em 2007, o CFM apresentou a Resolução n. 1.826, que dispõe sobre a legalidade e o caráter ético da suspensão dos procedimentos de suporte terapêutico, quando ocorre determinação de morte encefálica de um indivíduo não doador:

Resolução CFM n. 1.826/2007

Art. 1º É legal e ética a suspensão dos procedimentos de suportes terapêuticos quando determinada a morte encefálica em não doador de órgãos, tecidos e partes do corpo humano para fins de transplante, nos termos do disposto na Resolução CFM n. 1.480, de 21 de agosto de 1997, na forma da Lei n. 9.434, de 4 de fevereiro de 1997.

§ 1º O cumprimento da decisão mencionada no *caput* deve ser precedido de comunicação e esclarecimento sobre a morte encefálica aos familiares do paciente ou seu representante legal, fundamentada e registrada no prontuário.

§ 2º Cabe ao médico assistente ou seu substituto o cumprimento do *caput* deste artigo e seu parágrafo 1º.

Art. 2º A data e hora registradas na Declaração de Óbito serão as mesmas da determinação de morte encefálica.

Art. 3º Esta resolução entra em vigor na data de sua publicação, revogando-se as diposições em contrário.

BIBLIOGRAFIA

1. Carvalho WB, Hirschheimer MR, Matsumoto R. Terapia intensiva pediátrica. In: Kolpelman BI, Hirschheimer MR (eds.). Morte encefálica e doação de órgãos e tecidos. 3.ed. São Paulo: Atheneu, 2006. p.647-75.
2. Lago PM, Piva JP, Garcia PCR, Troster E, Bousso A, Sarno MO et al. Morte encefálica: condutas médicas adotadas em sete unidades de tratamento intensivo pediátrico brasileiro. J Pediatr 2007; 133-40.
3. Piva JP, Garcia PCR. Medicina intensiva em pediatria. In: Kipper DJ, Piva JP, Garcia PCR (eds.). Morte encefálica e doação de órgãos. Rio de Janeiro: Revinter, 2005. p.773-83.

Hipertensão Intracraniana na Infância

33

Aline Motta de Menezes

INTRODUÇÃO

A hipertensão intracraniana (HIC) é uma condição clínica potencialmente grave, presente em muitos pacientes nas unidades de terapia intensiva (UTI).

Em pediatria, a maior parte dos casos é secundária a lesões neurológicas traumáticas; porém, as causas metabólicas, infecciosas, as massas tumorais e as hidrocefalias também são frequentemente encontradas.

A HIC é definida como uma elevação patológica da pressão intracraniana (PIC), e os valores considerados normais na faixa etária pediátrica ainda são controversos. Em geral, valores acima de 15 mmHg já requerem intervenção.

A relação direta do grau da HIC e morbimortalidade desses pacientes justifica a compreensão dos mecanismos fisiopatológicos envolvidos, permitindo tratamento adequado, com o objetivo de reduzir a PIC, melhorar a pressão de perfusão cerebral (PPC) e corrigir o insulto primário.

Dessa forma, o exame clínico desses pacientes muitas vezes se torna insuficiente para a obtenção de dados reais do grau de HIC. Nesses casos, a monitoração invasiva da PIC tem extremo valor no manejo do paciente.

FISIOPATOLOGIA

O compartimento intracraniano é definido pela calota craniana, que determina um volume fixo, com alguma capacidade de acomodação de variações volumétricas em pacientes que ainda apresentam as suturas abertas.

Na faixa etária pediátrica, o volume intracraniano é composto de sangue (10%), liquor (10%) e parênquima cerebral (80%); a pressão exercida por eles, delimitados pelo crânio, determina a PIC.

A HIC deriva das variações nos volumes dos componentes intracranianos e eventualmente de massas patológicas como tumores intracerebrais, os quais exercem pressão sobre os outros componentes.

Com essas variações volumétricas, passam a ocorrer mecanismos compensatórios que, dentro de certos limites, permitem que a soma de todos os volumes intracerebrais se mantenha constante, mantendo a PIC estável.

Em geral, para compensar o aumento no volume de um dos componentes intracerebrais, há diminuição no volume de outros. Esse estado compensado se mantém até um ponto crítico, a partir do qual pequenas adições volumétricas intracerebrais determinam grandes variações de PIC.

Os principais mecanismos compensatórios a variações de volumes intracranianos são: aumento do perímetro cefálico em crianças com fontanela aberta, compressão do tecido cerebral, diminuição do fluxo sanguíneo cerebral com redução do volume sanguíneo cerebral circulante, diminuição no volume liquórico por deslocamento para o espaço subaracnoide espinhal ou aumento na sua reabsorção, e herniação do tecido cerebral.

O liquor é formado na maior parte no plexo coroide, presente nos ventrículos cerebrais, e em menor parte pelas células ependimárias no canal medular. A sua absorção ocorre pelas vilosidades aracnóideas até o sistema venoso, as quais aumentam a absorção conforme aumenta a PIC.

FLUXO SANGUÍNEO CEREBRAL E AUTORREGULAÇÃO

O fluxo sanguíneo cerebral é regulado por estímulos químicos e metabólicos que influenciam variações na resistência vascular cerebral.

As variações visam a manter estável a pressão de perfusão cerebral, determinada pela pressão arterial média menos a pressão intracraniana, mantendo a oferta de oxigênio aos tecidos cerebrais, fenômeno denominado autorregulação cerebral.

Esses mecanismos são possíveis dentro de determinada faixa de pressão arterial média (PAM), limites não bem estabelecidos em crianças.

Em adultos, a PPC normal se encontra entre 50 e 70 mmHg; em crianças, esses valores variam conforme a idade, e não há consenso sobre valores de normalidade, porém preconiza-se a manutenção de valores de manutenção entre 40 e 65 mmHg, a depender da idade.

Acima ou abaixo desses valores de PAM, a PPC passa a variar conforme as variações de PAM, levando a uma pressão de perfusão cerebral inadequada. Insultos como traumatismo cranioencefálico, isquemia e hipoxemia podem levar a perda nesses mecanismos de autorregulação.

Valores muito baixos de PPC podem determinar fluxo sanguíneo cerebral (FSC) insuficiente, indicando isquemia cerebral.

EDEMA CEREBRAL

O edema cerebral é uma importante causa de HIC, decorrente de aumento no volume cerebral por acúmulo de líquidos no tecido cerebral ou secundário a lesões locais ou insultos sistêmicos com repercussão no sistema nervoso central (SNC).

O excesso de líquidos pode ficar acumulado no compartimento intracelular (edema citotóxico), extracelular (edema vasogênico, por aumento da permeabilidade vascular por lesão na barreira hematoencefálica) ou intersticial (hidrocefalia aguda por obstrução na circulação liquórica).

Tipos de edema cerebral

- Compartimento intracelular: relacionado a eventos hipóxico-isquêmicos;
- compartimento extracelular: ocorre em situações de alteração na barreira hematoencefálica, como nas massas tumorais com neovasos, infartos, hematomas, etc.;
- compartimento intersticial: lesões obstrutivas a circulação liquórica.

Também pode ocorrer edema intracelular em situações de grandes variações na osmolaridade plasmática, como nas intoxicações hídricas.

QUADRO CLÍNICO

As manifestações iniciais da HIC, nos adultos e nas crianças maiores podem ser bastante inespecíficas, cursando com cefaleia, náuseas, tonturas e vômitos.

O quadro clínico irá variar conforme a velocidade de aumento na pressão intracraniana e a capacidade de acomodação dos volumes cerebrais, podendo cursar com alterações no nível de consciência, alterações visuais, distúrbios psiquiátricos e de marcha.

Em recém-nascidos e crianças sem fusão nas suturas, podem ser encontrados abaulamento de fontanelas, macrocrania acompanhados de sintomas menos específicos como irritabilidade, choro intenso e recusa alimentar.

Pacientes com lesões expansivas de SNC, ocorrência de isquemia ou herniação podem apresentar sintomas focais, caracterizando um quadro de descompensação da HIC.

A piora progressiva no nível de consciência pode sugerir fortemente HIC com herniação de tecido cerebral e deslocamento cefalocaudal do tronco cerebral.

Com a progressão da lesão, o paciente pode passar a apresentar um padrão de respirações com inspirações profundas e pausas intermitentes (tipo Cheyne-Stokes), posição de decorticação ou descerebração, hipertensão arterial, bradicardia, bradipneia, coma arreflexo e óbito.

A ocorrência de hipertensão arterial, bradicardia e variações no padrão respiratório configuram a tríade de Cushing, em um estado de HIC descompensado e risco eminente de herniação cerebral.

A avaliação do fundo de olho pode ser útil tanto no diagnóstico como na etiologia. A presença de hemorragias retinianas pode sugerir lesões traumáticas (síndrome do bebê sacudido) e papiledema nos casos de elevação mais lenta na PIC.

Nos pacientes vítimas de trauma, preconiza-se o uso da escala de coma de Glasgow sequencial para a monitoração no nível de consciência.

EXAMES DE IMAGEM

A tomografia computadorizada (TC) de crânio sem contraste é o exame radiológico de escolha para avaliação em casos de suspeita de HIC. Ele deve ser realizado após a estabilização inicial ou em casos de resposta neurológica inconsistente com o tratamento clínico, não sendo preconizada a realização sequencial desse exame como rotina.

Os achados tomográficos não permitem predizer valores de PIC, mas podem fornecer dados indiretos importantes para sua avaliação, identificação etiológica, bem como para a condução do paciente.

São eles: desvio das estruturas normais por efeito de massa causado por uma lesão expansiva (massas tumorais, hemorragias), desvio da linha média, desaparecimento dos ventrículos laterais e do terceiro ventrículo ou dilatação do sistema ventricular, desaparecimento das cisternas e herniação de estruturas intracranianas.

Outros exames radiológicos são: radiografia simples de crânio e ressonância nuclear magnética, que permite avaliação mais detalhada da anatomia cerebral, porém de custo elevado e não indicada na fase aguda do tratamento; TC de crânio com contraste, na investigação de patologias que cursam com quebra de barreira hematoencefálica; angiografia cerebral para avaliação e tratamento de lesões vasculares de SNC.

MONITORAÇÃO DA PRESSÃO INTRACRANIANA

Existe uma forte relação entre valores elevados de PIC, tempo de manutenção de HIC e mau prognóstico dos pacientes. Vítimas de traumatismo cranioencefálico (TCE) têm melhor sobrevida quando o tratamento é guiado por metas de PIC e PPC, quando comparadas a pacientes conduzidos sem essa monitoração mais invasiva.

A monitoração da PIC permite que o tratamento seja guiado por critérios objetivos, fornecendo a segurança necessária para a condução clínica do paciente, e tem por objetivo a obtenção de valores dentro da normalidade e manutenção adequada da PPC, o que muitas vezes não é possível apenas com o exame clínico.

Não existem critérios absolutos de indicação para a instalação do monitor de PIC, e muitas vezes ela se torna uma avaliação subjetiva do risco-benefício do procedimento.

Em geral, indica-se em pacientes vítimas de TCE grave e deve ser fortemente considerada em pacientes cujo exame neurológico está prejudicado pelo uso de sedativos e bloqueadores neuromusculares ou presença de lesões expansivas com efeito de massa.

Os eletrodos para a monitoração da PIC podem ser colocados em região epidural, intraparenquimatosa ou intraventricular. Com os transdutores intraventriculares é possível a drenagem liquórica como manobra de redução da PIC.

Também é possível a monitoração com eletrodos colocados no espaço extradural e através da fontanela bregmática, porém são necessários transdutores de pressão mais sofisticados.

Eventos indesejados relacionados a colocação dos eletrodos no SNC são raros mas podem ocorrer, como hemorragias e infecções intracranianas, além de obstrução dos cateteres com necessidade de troca.

TRATAMENTO

O tratamento da HIC varia conforme a sua etiologia, porém, independentemente da causa, medidas gerais de estabilização cardiopulmonar são essenciais, uma vez que fatores como hipoxemia, hipotensão e distúrbios metabólicos contribuem para piora da lesão neurológica e morbimortalidade.

A avaliação precoce do neurocirurgião para condução do caso e tomada de decisão é fundamental nos casos de lesões expansivas, necessidade de drenagem de coleções e instituição de monitoração da PIC.

São objetivos de PPC durante o tratamento:

- lactentes e crianças menores: 40 a 45 mmHg;
- crianças maiores e adolescentes: 50 a 55 mmHg.

Terapias adjuvantes devem ser instituídas para atingir esses objetivos, e em situações de PIC >15 mmHg em lactentes e pré-escolares e PIC > 20 mmHg em crianças maiores e adolescentes.

Terapias de primeira linha

A adequação das trocas gasosas, a fim de manter a oxigenação e ventilação, alem da estabilidade hemodinâmica do paciente são medidas primordiais do atendimento. Nesses pacientes, deve-se objetivar valores de PaO_2 e PCO_2 dentro da normalidade, se necessário instituindo a ventilação mecânica.

A obtenção de vias aéreas seguras, especialmente em pacientes com flutuações no *status* neurológico, vítimas de TCE grave (eletrocardiograma – ECG <

8), perda de capacidade de manutenção da oxigenação e reflexos de proteção de vias aéreas e hipoventilando, deve ser prontamente instituída.

Atualmente, se sabe que a entubação orotraqueal cursa com efeitos adversos inerentes ao procedimento, entre eles elevação na PIC, podendo gerar lesão neurológica adicional e contribuir para a piora no prognóstico neurológico.

Por esse motivo, preconiza-se a realização do procedimento com uso de medicações sedativas e analgésicas que tenham efeito neuroprotetor, além de associação com bloqueadores neuromusculares, objetivando menores flutuações na PIC durante o procedimento, o qual deve ser tentado por pessoas experientes.

O suporte hemodinâmico visa a evitar a hipotensão, corrigir a hipovolemia, corrigindo-a com uso de fluidos e drogas vasoativas, evitando danos cerebrais associados e visando à manutenção da PPC. Recomenda-se a monitoração hemodinâmica invasiva com medida de pressão arterial contínua e pressão venosa central.

O decúbito dorsal e cabeceira elevada a 30° otimizam o retorno venoso, a reabsorção de liquor e a ventilação. Outras posições da cabeça levam à obstrução ao fluxo da jugular com piora no retorno venoso e consequente elevação da PIC.

O controle agressivo da dor e adequação no nível de sedação desses pacientes, principalmente os que estão em uso de bloqueadores neuromusculares, é fundamental não só para conforto do paciente, mas para evitar as flutuações na PIC.

A sedação e a analgesia são igualmente importantes durante procedimentos como entubação orotraqueal, colocação de drenos, aspiração traqueal, etc., como de manutenção em pacientes submetidos à ventilação mecânica. Deve-se lembrar que o efeito neuroprotetor de alguns sedativos utilizados é desejável e que muitos têm ação anticonvulsivante adjuvante.

A adequada sincronia entre o paciente e o ventilador mecânico é de fundamental importância, uma vez que elevações na pressão intratorácica durante os esforços respiratórios ou durante a tosse podem prejudicar o retorno venoso e gerar elevações na PIC. Nesses casos, o uso de bloqueadores neuromusculares pode ser indicado para melhor controle sobre a ventilação e oxigenação do paciente e melhora na sincronia.

O controle dos eletrólitos, principalmente sódio, e balanço hídrico, com atenção especial para intoxicações hídricas e grandes variações de osmolaridade sérica também deve ser rigoroso, pois contribuem para a formação do edema cerebral.

Deve ser realizado o controle das crises convulsivas, as quais contribuem para a elevação no metabolismo cerebral, hipoxemia e hipercapnia, com aumento no FSC e consequentemente na PIC. O uso profilático de anticonvulsivantes é controverso e não é recomendado de rotina, devendo ser avaliado a cada caso. Na ocorrência de crises convulsivas, o tratamento habitual é preconizado.

O uso do eletroencefalograma contínuo tem a função de monitorar a ocorrência de crises convulsivas eletrográficas e permitir seu tratamento precoce, bem como auxiliar na titulação no nível de sedação desses pacientes.

A febre deve ser controlada por sua relação com a taxa metabólica cerebral e FSC, levando a elevações na PIC.

Terapias adjuvantes

Hiperventilação

Indicada em curtos períodos na vigência de herniação eminente (presença da tríade de Cushing), piora neurológica aguda ou elevação na PIC, refratária às medidas de primeira linha. Sua manutenção por tempo prolongado pode levar a isquemia cerebral e piora da lesão neurológica. Pode ser instituída de modo agressivo, com $PaCO_2$ < 30 mmHg nos casos mais graves, ou mantida entre 30 e 35 mmHg em associação com outras medidas adjuvantes, como descritas a seguir, quando estas não são suficientes para controle da PIC.

Drenagem do liquor

É possível por meio de monitores de PIC locados no espaço ventricular ou de derivações externas que podem ter a mesma função, se conectadas a um monitor de PIC ou coluna d'água. Pode ser feita em conjunto com a drenagem lombar, nos casos de HIC refratária e quando não há lesões expansivas importantes, com cisternas da base livres e em associação com uma ventriculostomia funcionante.

Corticosteroides

Apenas indicados na presença de lesões com efeito de massa, como tumores e abscessos cerebrais, por suas propriedades anti-inflamatórias para controle do edema vasogênico. Não estão indicados de rotina em outras etiologias de HIC.

Barbitúricos

Têm efeito neuroproteror, diminuindo a taxa metabólica cerebral com redução no FSC e na PIC, consequentemente. No entanto, têm ação direta sobre o tônus simpático, sendo comum a ocorrência de vasodilatação periférica e hipotensão nesses pacientes, com depressão miocárdica associada. A indução do coma barbitúrico é recomendada em pacientes com TCE grave, e nos casos de HIC refratária ao tratamento de primeira linha e que se encontram hemodinamicamente estáveis.

Soluções hiperosmolares (manitol e salina hipertônica)

O manitol age no controle da HIC por dois mecanismos distintos: inicialmente age diminuindo a viscosidade sanguínea e melhorando o FSC, reduzindo o volume sanguíneo cerebral total circulante, diminuindo a PIC. Tem efeito osmótico entre o plasma e o tecido cerebral, diminuindo o volume de água intracelular, levando a uma diminuição no volume do parênquima cerebral em regiões de barreira hematoencefálica intacta. Em locais onde a barreira foi lesada, ocorre deposição do manitol para o intracelular com influxo de líquido para dentro da célula, levando a um efeito oposto ao desejado, com aumento no volume cerebral e piora do edema. Pode ser usado em bolo e repetido a cada 6 a 8 horas, e seu uso está indicado em situações de herniação eminente ou elevações na PIC que não sejam responsivas às medidas de primeira linha. Deve-se monitorar a volemia de forma rigorosa, bem como a osmolaridade plasmática, que deve ser mantida abaixo de 320 mOsm/L pelo risco de insuficiência renal associado.

A solução salina hipertônica a 3% também pode ser usada e tem seu efeito também pela indução do gradiente osmótico, induzindo o volume cerebral por meio da "desidratação celular".

Pode ser utilizada em bolo ou infusão contínua, sempre ajustando a dose para a mínima capaz de manter a PIC < 20 mmHg em pacientes que não responderam à terapia de primeira linha. Assim como no uso do manitol, a osmolaridade sérica deve ser monitorada de perto, neste caso tolerando valores de até 360 mOsm/L, pelo risco de insuficiência renal. O controle do sódio sérico deve ser feito a cada 6 horas, titulando o uso para uma variação máxima diária de 15 mEq/L.

Cirurgia

A craniectomia descompressiva está indicada em situações de HIC refratária ao manejo clínico e tem como objetivo controlar a PIC, melhorando a PPC, e evitar a herniação cerebral.

Hipotermia

Parece ter efeito benéfico no manejo da HIC, pois diminui o metabolismo cerebral reduzindo o FSC e consequentemente a PIC, porém faltam dados que suportem essa terapia de rotina em pacientes pediátricos.

BIBLIOGRAFIA

1. Brain Trauma Foundation. Guidelines for the management of severe traumaatic brain injury. Journal of Neurotrauma 2007; 24 (suppl.1): 51-5106.
2. Kochaneck PM, Carney N, Adelson PD, Ashwal S et al. Guidelines for the acute medical management of severe traumatic brain injury in anfants, children and adolescents. Pediatr Crit Care Med 2012; 13 (suppl.1):51-82.
3. Mazzola CA, Adelson PD. Critical care management of head trauma in children. Crit Care Med 2002; 30:393-401.

Analgesia, Sedação e Bloqueio Neuromuscular

34

Maria Augusta Junqueira Alves
Moacir Rodrigues

INTRODUÇÃO

Internações em unidade de terapia intensiva (UTI) representam um fator importante de medo, estresse e ansiedade em pacientes pediátricos. É de suma relevância a humanização do tratamento e a minimização da dor e do desconforto por meio do uso de medicamentos específicos.

Em particular, crianças menores apresentam significativas alterações fisiológicas em resposta a pequenos estímulos, além de não serem capazes de verbalizar adequadamente a intensidade e localização da dor, tornando difícil a diferenciação entre sedação e analgesia.[1]

Analgesia é definida como o bloqueio ou erradicação da dor ou outros estímulos nocivos. A eliminação da dor é um direito básico, e seu alívio uma obrigação ética.

Sedação é a redução do estado de agitação e ansiedade para calmo e tranquilo, podendo envolver a hipnose.

Hipnose é o estado semelhante ao sono.

Dor é a experiência emocional ou sensorial desagradável que está associada a um dano tecidual real ou potencial.

TERMINOLOGIA

A nova terminologia, segundo a Joint Comission on Acreditation of Healthcare Organizations, é:

- sedação leve – ansiólise: estado de sedação em que as técnicas e medicações utilizadas permitem que o paciente mantenha os reflexos de proteção, as vias aéreas pérvias e emita resposta aos estímulos táteis e a comando verbal;
- sedação/analgesia moderada: utilizada para promover estado cooperativo e ansiólise, com manutenção da função cardiorrespiratória e habilidade em manter comandos verbais ou táteis, produzindo analgesia em procedimentos dolorosos e sincronismo entre paciente e respirador durante a retirada de ventilação mecânica;
- sedação/analgesia profunda: estado de depressão da consciência ou inconsciência acompanhado de perda parcial ou completa dos reflexos protetores;
- anestesia geral: estado de inconsciência, analgesia e relaxamento muscular;
- bloqueio neuromuscular: abolição ou redução da atividade dos músculos esqueléticos por meio da interrupção total ou parcial da transmissão entre a terminação nervosa e a placa motora.

INDICAÇÕES

As principais indicações são:

- entubação traqueal;
- ventilação mecânica;
- procedimentos invasivos (inserção de cateter, drenos, cirurgias);
- cateterização vesical;
- aspiração de tubo traqueal;
- alteração do padrão do sono;
- agitação psicomotora;
- pacientes terminais;
- curativos extensos.

DROGAS UTILIZADAS

Analgésicos

Utilizados preferencialmente na prevenção e também no tratamento da dor. Por meio deles, há diminuição do risco de complicações físicas e psicológicas adversas ligadas à resposta ao estresse causado pelo ambiente hospitalar, que incluem: taquicardia, hipercoagulabilidade, imunossupressão, catabolismo persistente que aumenta a demanda cardiovascular, ansiedade e delírio.

Toda criança criticamente enferma tem direito a alívio adequado da dor.

A avaliação da dor depende da idade, gravidade e capacidade de comunicação do paciente. Deve ser avaliada e documentada diariamente por meio de escalas comportamentais que envolvem expressão facial, respostas motoras e fisiológicas. Para crianças maiores de 10 anos, pode-se utilizar escala de faces ou progressão numérica com escolha de um número de 1 a 10 para classificar a intensidade da dor, sendo 10 a de maior intensidade.

FIGURA 1 Escala de avaliação facial. Explicar para a criança que uma das faces é de uma pessoa que se sente feliz porque ela não tem dor. Pedir à criança que aponte a que melhor indique o que está sentindo.

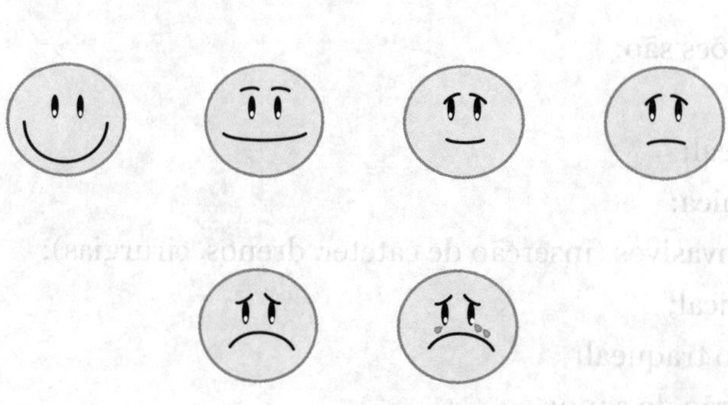

TABELA 1 ANALGÉSICOS OPIOIDES: INDICAÇÕES E POSOLOGIA			
Droga	**Via**	**Dose**	**Dose máxima**
Morfina: dor moderada a severa	IV/IM/SC/ VO/VR/ epidural/ intratecal	0,1 a 0,2 mg/kg/dose PCA intravenoso: 0,5 a 3 mg Infusão: 0,005 mg/kg/h	15 mg, início de ação – IV: cerca de 1 min; IM: 5 min; SC: 30 min; oral e epidural: 60 min
Meperidina: analgésico com potência de 1/10 da morfina	IV/VO/SC/IM/ evitar SC e IM	1 a 2 mg/kg/dose, a cada 2 a 3 horas para IV/IM/VO 0,2 a 0,4 mg/kg/h para IV 3 a 5 mcg kg/dose para IV/IM/SC	1 g no primeiro dia e não mais que 700 mg/dia nos dias subsequentes Início de ação: IV < 1 min; IM: até 5 min
Codeína: dor leve a moderada	VO/IM	0,5 a 1 mg/kg/dose	30 mg/dose
Fentanil: potência 100 vezes maior que a morfina	IV/IM/SC/ epidural/ intratecal/ intradérmico e transmucosa	IV: 1 a 5 mcg/kg IV contínuo: 1 a 5 mcg/ kg/h	
Metadona: agonista sintético semelhante à morfina/dor aguda e crônica	IV/VO/SC/IM	VO/SC/IM: 0,1 a 0,2 mg/kg/dose IV: 0,1 mg/ kg/dose a cada 4 h	10 mg/dose
Tramadol: dor leve a moderada Potência 10 a 15 vezes menor que a morfina	IV/VO/VR	1 mg/kg/dose	30 mg/dose e 500 mg/dia para adolescentes e adultos
Alfentanil: rápido início de ação e duração mais curta que o fentanil/ rápida reversão quando interrompida a infusão	IV	IV: 20 a 75 mcg/kg IV contínuo: 0,5 a 1,5 mcg/kg/min	

(continua)

(continuação)

Droga	Via	Dose	Dose máxima
Sulfentanila	IV/epidural	IV contínuo: 0,02 a 0,05 mcg/kg/min Epidural: 25 a 50 mcg em bupivacaína 0,125%	
Renifentanila: ação ultracurta	IV	1 mcg/kg para indução, seguido de 0,5 a 1 mcg/kg/min	
Nalbufina: tão potente quanto a morfina, possui efeito teto para analgesia e depressão respiratória	IV/IM	IV: 0,05 a 0,2 mg/kg IV contínuo: 0,02 a 0,15 mg/kg/h	10 mg a cada 3 ou 6 horas

IV: intravenosa; IM: intramuscular; SC: subcutânea; VO: via oral; VR: via retal; PCA: analgesia controlada pelo paciente.

TABELA 2 ANALGÉSICOS OPIOIDES: METABOLISMO E EFEITOS ADVERSOS

Droga	Efeitos adversos	Metabolismo	Eliminação
Morfina	Náuseas, vômitos, depressão respiratória, liberação histamínica, diminuição da motilidade do trato gastrointestinal, retenção urinária, miose, bradicardia	Hepático	Renal
Meperidina	Euforia, sedação, convulsão, alucinação, agitação, tremores, mioclonias, TSV	Hepático	Renal
Codeína	Atravessa a barreira hematoencefálica, porém não se acumula nos tecidos /não recomendada para crianças prematuras ou recém-nascidos Contraindicada na presença de hipersecreção brônquica e diarreia por colite pseudomembranosa	Hepático	Renal

(continua)

(continuação)

Droga	Efeitos adversos	Metabolismo	Eliminação
Fentanil	Rigidez torácica, laringoespasmo, depressão respiratória, retenção urinária e prurido nasal	Hepático	Renal
Metadona	Hipotensão, bradicardia, náuseas, vômito, miose, depressão respiratória, dependência física e psicologia em uso prolongado	Hepático	Renal
Tramadol	Convulsão, náuseas, vômito	Hepático	Renal
Alfentanil	Miose, bradicardia, arritmias, rigidez muscular, náuseas, prurido, tremores musculares		Hepática
Sulfentanila	Miose, bradicardia, rigidez muscular, náuseas, retenção urinária, íleo, depressão respiratória	Hepático	Hepática
Renifentanil	Náuseas, vômito, bradicardia, depressão respiratória	Plasma	Hepática
Nalbufina	Náuseas, vômitos, íleo, retenção urinária, espasmos biliares Sua associação com opioides como fentanil e morfina está contraindicada por tender a anular o efeito analgésico	Hepático	Renal

TSV: taquicardia supraventricular.

Em casos de instabilidade hemodinâmica e insuficiência renal, a preferência recai sobre o fentanil.

TABELA 3 ANALGÉSICOS NÃO OPIOIDES: INDICAÇÕES E POSOLOGIA

Droga	Via	Dose	Dose máxima
Aspirina: analgésico pela inibição não específica da ciclo-oxigenase e precursores das prostaglandinas com redução da inflamação	VO	Analgésico: 10 a 15 mg/kg, até a cada 4 h Anti-inflamatório: 60 a 90 mg/kg/dia, até 6 a 8 h	4 g/dia
Acetaminofeno: fraca potência analgésica e nenhuma anti-inflamatória	VO	10 a 15 mg/kg, a cada 4 ou 6 horas	Não exceder 5 doses em 24 h
Ibuprofeno: forte ação anti-inflamatória, analgésica e antipirética	VO	5 a 10 mg/kg, a cada 6 a 8 horas	1,2 g/dia
Diclofenaco: anti-inflamatório potente e analgésico moderado	VO	1 a 3 mg/kg	50 mg a cada 8 h
Indometacina: pós-operatório	VO	1 a 2 mg/kg/dia	200 mg/dia
Cetoprofeno: analgésico forte/dor severa a moderada	VO	1 gota/kg, a cada 6 a 8 horas; entre 7 e 11 anos: 25 gotas, a cada 6 ou 8 horas; acima de 11 anos: 50 gotas	200 a 300 mg/dia
Cetorolaco: para pós-operatório, crise vaso-oclusiva, dor musculoesquelética	IV/IM	0,5 mg/kg, a cada 6 horas	IV: 30 mg/dia IM: 60 mg/dia

IM: intramuscular; IV: intravenosa; VO: via oral.

TABELA 4 ANALGÉSICOS NÃO OPIOIDES: METABOLISMO E EFEITOS ADVERSOS

Droga	Efeitos adversos	Metabolismo	Excreção
Aspirina	Gastrite, úlcera, coagulopatia	Hepático	Renal
Acetaminofeno	*Rash*, discrasias sanguíneas, insuficiência hepática	Hepático	Renal
Ibuprofeno	Náuseas, vômitos, tontura, insônia	Renal	Renal
Diclofenaco	Trombocitopenia, insônia, epigastralgia	Renal	Hepática
Indometacina	*Rash*, náuseas, vômitos, hipercalemia, anemia hemolítica, inibidor da agregação plaquetária	Hepático	Hepática/renal
Cetoprofeno		Hepático	Renal
Cetorolaco	Falência renal e sangramento intestinal	Hepático	Renal

Anestésicos locais

- Utilizados em procedimentos de curta duração;
- prilocaína + lidocaína: anestesia em pele intacta; esperar 60 a 90 minutos para o efeito;
- lidocaína: infiltração local de 0,5 a 5 mg/kg/dose. Apresentações em gel 2%, *spray* 10%, ampolas a 2% sem vasoconstritor. Pode ser usada via endotraqueal para diminuir reflexo de tosse, broncoespasmo ou reflexo vagal durante os procedimentos (dose de 1 a 3 mg/kg – 1 dose em *spray* = 10 mg).

Clonidina

Alfa-2-agonista com efeito analgésico, sedativo, hipnótico, ansiolítico dose-dependente, sem causar depressão ventilatória, tolerância ou dependência química com estabilidade cardiovascular. Adicionada aos anestésicos locais, a clonidina melhora a qualidade, bem como a duração da analgesia peridural, usada em *bolus* ou infusão contínua. Isso permite que menores concentrações de anestésicos locais sejam utilizadas, evitando a possibilidade de toxicidade sistêmica e bloqueio motor, quando concentrações mais elevadas são utilizadas.

É usada como substituta de opioides em pacientes que se tornam tolerantes ou de difícil sedação.

TABELA 5 CLONIDINA: ADMINISTRAÇÃO E POSOLOGIA

Droga	Via	Dose	Dose máxima
Clonidina	VO/epidural/subaracnóidea e em bloqueio de nervos periféricos IV/IM	IV: 0,2 a 2 mcg/kg/h VO: 2 a 4 mcg/kg/dose a cada 4 a 6 horas	0,4 mg

TABELA 6 CLONIDINA: METABOLISMO E EFEITOS ADVERSOS

Droga	Efeitos colaterais	Metabolismo	Excreção
Clonidina	Broncoespasmo, hemorragia digestiva, miólise	Hepático	Hepática Renal

Sedativos

Seu uso é claramente obrigatório mediante agitação psicomotora (evitando contenção física desnecessária) ou inadaptação à ventilação artificial. Entretanto, a sedação sistemática com finalidade de redução do estresse psíquico é controversa. Não há evidência de que qualquer tratamento farmacológico possa vir a atenuar eventuais sequelas psiquiátricas em pacientes submetidos a tratamento intensivo.

Várias escalas são utilizadas para a avaliação da sedação. A principal delas é a de Comfort, que utiliza oito variáveis: pressão arterial média, frequência cardíaca, tônus muscular, tônus facial, nível de consciência, agitação/calma, movimentos respiratórios e movimento físico; determinadas após 2 minutos de observação. Nessa escala, escore menor que 17 indica sedação excessiva; valores entre 17 e 26, sedação adequada; e maiores que 26, insuficiente.

TABELA 7 ESCALA DE COMFORT	
1. Alerta	Sono profundo – 1 Sono leve – 2 Cochilando – 3 Totalmente acordado e alerta – 4 Hiperalerta – 5
2. Calma/agitação	Calmo – 1 Levemente ansioso – 2 Ansioso – 3 Muito ansioso – 4 Pânico – 5
3. Resposta respiratória	Sem tosse e respiração espontânea – 1 Respiração espontânea com pouca ou nenhuma resposta à ventilação – 2 Tosse ocasional ou resistência ao respirador – 3 Respira ativamente contra o respirador ou tosse regularmente – 4 Briga com o respirador, tosse ou sufocação – 5
4. Movimento físico	Sem movimento – 1 Movimento leve ocasional – 2 Movimento leve frequente – 3 Movimento vigoroso limitado às extremidades – 4 Movimento vigoroso incluindo tronco e cabeça – 5
5. Linha de base da pressão arterial (pressão arterial média)	Pressão abaixo da linha de base (LB) – 1 Pressão arterial consistente na LB – 2 Elevações infrequentes de 15% ou mais (1 a 3 durante o período de observação) – 3 Elevações frequentes de 15% ou mais (mais de 3) acima da LB – 4 Elevação sustentada maior que 15% – 5
6. Linha de base da frequência cardíaca (FC)	FC abaixo da LB – 1 FC consistente na LB – 2 Elevações infrequentes (1 a 3) de 15% ou mais acima da LB, durante o período de observação – 3 Elevações frequentes (> 3) de 15% ou acima da LB – 4 Sustentada maior que 15% – 5

(continua)

(continuação)

7. Tônus muscular	Músculos totalmente relaxados, sem tônus – 1 Tônus reduzido – 2 Tônus normal – 3 Tônus aumentado e flexão de extremidades – 4 Rigidez muscular extrema e flexão de extremidades – 5
8. Tensão facial	Músculos faciais totalmente relaxados – 1 Músculos faciais com tônus normal, sem tensão facial evidente – 2 Tensão evidente em alguns músculos da face – 3 Tensão evidente em todos os músculos da face – 4 Músculos faciais contorcidos – 5

Os principais sedativos utilizados em medicina intensiva são benzodiazepínicos, propofol, cetamina, hidrato de cloral, tiapental, cloridrato de dexmedetomidina e bloqueadores neuromusculares.

A sedação ideal deve ser individualizada para cada caso.

Benzodiazepínicos

Os benzodiazepínicos são os sedativos mais utilizados em medicina intensiva e agem como ansiolíticos, anticonvulsivantes, hipnóticos e relaxantes musculares. Causam também amnésia anterógrada, o que reduz consideravelmente o estresse causado pela internação. Não aliviam a dor.

O midazolam é o benzodiazepínico recomendado para a maioria das crianças em UTI pediátrica que requerem sedação intravenosa.

TABELA 8 ADMINISTRAÇÃO E DOSAGEM DOS BENZODIAZEPÍNICOS

Droga	Via	Dose	Dose máxima
Diazepam	IV/VR	0,04 a 0,3 mg/kg, a cada 2 a 4 horas	10 mg/dose
Lorazepam	VO	0,02 a 0,1 mg/kg/dose	2 mg/dose
Midazolam	IM/VO/VR/IN	VO: 0,5 a 0,7 mg/kg IV: 0,15 a 0,5 mg/kg/dose e contínua: 0,1 a 0,5 mg/kg/h IN: 0,3 a 0,4 mg/kg	10 mg/dose

IV: intravenosa; VR: via retal; VO: via oral; IM: intramuscular; IN: intranasal.

TABELA 9 EFEITOS ADVERSOS, METABOLISMO E EXCREÇÃO DOS BENZODIAZEPÍNICOS

Droga	Efeitos adversos	Metabolismo	Excreção
Diazepam	Depressão respiratória, confusão, excitação paradoxal, tromboflebite altamente esclerosante	Renal	Hepática
Lorazepam	Bradicardia, depressão do SNC, retenção urinária Utilizado na retirada do midazolam para evitar síndrome de abstinência	Hepático	Renal
Midazolam	Depressão respiratória, efeitos hemodinâmicos discretos. Interrupção associada a manifestações de abstinência. Antagonizado pelo flumazenil, IV, 0,01 mg/kg	Hepático	Renal

SNC: sistema nervoso central; IV: intravenosa.

Propofol

Produz hipnose e prejudica a formação de memória (amnésia anterógrada). Indicado para induzir anestesia em maiores de 3 anos e adultos e manutenção anestésica em maiores de 2 meses.

A interrupção da infusão segue-se ao rápido despertar, característica notável desse agente. Sugere-se que a sedação seja superficializada gradativamente para evitar ansiedade e agitação associadas ao despertar abrupto. Pode ser utilizado para sedação profunda durante procedimentos em associação com opioides, ou como droga isolada. É altamente lipossolúvel, o que faz com que atravesse rapidamente a barreira hematoencefálica. Pode elevar triglicérides séricos.

A instabilidade hemodinâmica pode limitar o emprego do propofol. Principalmente após a injeção em bolo, pode causar hipotensão arterial. A hiperlipidemia é outro efeito associado ao seu uso prolongado.

Não deve ser usado por período prolongado em crianças abaixo de 3 anos de idade, pois pode levar à síndrome de infusão do propofol, que inclui acidose metabólica, rabdomiólise, hiperlipidemia, insuficiência cardíaca, bradiarritmia e morte. Doses menores que 75 mcg/kg/min minimizam a possibilidade de ocorrência da síndrome de infusão de propofol.

Ainda não há suporte na literatura para seu uso prolongado.

TABELA 10 ADMINISTRAÇÃO E DOSAGEM DO PROPOFOL

Droga	Via	Dose	Dose máxima
Propofol	Intravenosa	1 a 3 mg/kg	40 mg/dose

TABELA 11 EFEITOS ADVERSOS, METABOLISMO E EXCREÇÃO DO PROPOFOL

Droga	Efeitos adversos	Metabolismo	Excreção
Propofol	Depressão cardiovascular e respiratória	Hepático	Renal

Cetamina

Agente anestésico não barbitúrico que promove sedação, analgesia intensa e amnésia anterógrada. Diminui o broncoespasmo e a resistência das vias aéreas em asmáticos, sendo considerada a droga de escolha para esse caso. É recomendada para a sedação e analgesia em pacientes asmáticos que necessitam de ventilação mecânica, isoladamente ou em associação com benzodiazepínicos.

Não deve ser utilizada em menores de 3 meses.

TABELA 12 ADMINISTRAÇÃO E DOSAGEM DA CETAMINA

Droga	Via	Dose	Dose máxima
Cetamina	IM/IV/VO/VR	IM/IV: 1 a 5 mg/kg/dose VR/VO: 6 a 10 mg/kg IV contínuo: 1 a 5 mg/kg/h	

IM: intramuscular; IV: intravenosa; VO: via oral; VR: via retal.

TABELA 13 EFEITOS ADVERSOS, METABOLISMO E EXCREÇÃO DA CETAMINA

Droga	Efeitos adversos	Metabolismo	Excreção
Cetamina	Taquicardia, hipertensão, depressão respiratória, apneia, laringoespasmo, alucinações, pesadelos, aumento da pressão intraocular e pressão intracraniana secundária a vasodilatação	Hepático	Renal

Hidrato de cloral

Sedativo e hipnótico sem efeito analgésico. Pode ser útil em pacientes em ventilação mecânica como agente suplementar, quando há tolerância a outros sedativos.

TABELA 14 ADMINISTRAÇÃO E DOSAGEM DO HIDRATO DE CLORAL

Droga	Via	Dose	Dose máxima
Hidrato de cloral	VO/VR	25 a 120 mg/kg	500 mg/dose

VO: via oral; VR: via retal.

TABELA 15 EFEITOS ADVERSOS, METABOLISMO E EXCREÇÃO DO HIDRATO DE CLORAL

Droga	Efeitos adversos	Metabolismo	Excreção
Hidrato de cloral	Gastrite, excitação paradoxal do SNC, hiperbilirrubinemia em recém-nascidos	Hepático	Renal

SNC: sistema nervoso central.

Tiopental

Analgésico potente com rápido início de ação. Indicado em estado de mal convulsivo refratário, traumatismo cranioencefálico e hipertensão intracraniana grave. Sua utilização pressupõe uso de vasopressores e suporte ventilatório.

Os barbitúricos são agentes de segunda ou terceira escolha para uso em sedação prolongada.

TABELA 16 ADMINISTRAÇÃO E DOSAGEM DO TIOPENTAL

Droga	Via	Dose	Dose máxima
Tiopental	IV	1 a 5 mg/kg/h	250 mg/dose

IV: intravenosa.

TABELA 17 EFEITOS ADVERSOS, METABOLISMO E EXCREÇÃO DO TIOPENTAL

Droga	Efeitos adversos	Metabolismo	Excreção
Tiopental	Depressão respiratória, instabilidade hemodinâmica, tosse, anafilaxia, laringoespasmo	Hepático	Renal

Cloridrato de dexmedetomidina

Agonista-alfa de receptores alfa-2 potentes e altamente seletivos. Tem ação analgésica e sedativa simulando sono natural não REM (*rapid eye movement*).

Indicado para pacientes em ventilação pulmonar mecânica, durante entubação e procedimentos em pacientes em respiração espontânea. Medicação para indução anestésica; atenuar delírio pós-cetamina.

TABELA 18 ADMINISTRAÇÃO E DOSAGEM DO CLORIDRATO DE DEXMEDETOMIDINA

Droga	Via	Dose	Dose máxima
Cloridrato de dexmedetomidina	IV	0,2 a 0,7 mcg/kg/h	Não exceder 24 h de uso

IV: intravenosa.

TABELA 19 EFEITOS ADVERSOS, METABOLISMO E EXCREÇÃO DO CLORIDRATO DE DEXMEDETOMIDINA

Droga	Efeitos adversos	Metabolismo	Excreção
Cloridrato de dexmedetomidina	Hipotensão, arritmia, cefaleia, hiperglicemia, acidose, visão anormal, elevação de transaminases	Hepático	Renal

Bloqueadores neuromusculares

Usados para facilitar a entubação traqueal, otimizar ventilação artificial, reduzir risco de deslocamento de dispositivos, síndrome neuroléptica maligna, diminuição do metabolismo em condições associadas à hiperatividade muscular.

É fundamental assegurar a analgesia e sedação durante o bloqueio neuromuscular. A monitoração com índice bispectral (BIS) tem sido sugerida; no entanto, não há dados suficientes para sua utilização em crianças.

TABELA 20 ADMINISTRAÇÃO E DOSAGEM DOS BLOQUEADORES NEUROMUSCULARES

Droga	Via	Dose	Dose máxima
Succinilcolina: agente despolarizante de curta duração	IV	1 a 2 mg/kg	150 mg
Pancurônio: agente não despolarizante de longa duração	IV	0,06 a 0,1 mg/kg; IV contínuo: 0,02 a 0,03 mg/kg/h	–
Atracúrio: início de ação rápida	IV	0,3 a 0,5 mg/kg; IV contínuo: 2 a 15 mcg/kg/min	–
Rocurônio: agente não despolarizante de ação intermediária	IV	0,6 a 1,2 mg/kg 7 a 12 mcg/kg/min	–

(continua)

(continuação)

Droga	Via	Dose	Dose máxima
Vecurônio: mais potente que o pancurônio	IV	0,08 a 0,1 mg/kg	–
Cisatracúrio	IV	0,15 a 0,4 mg/kg	–

IV: intravenosa.

TABELA 21 EFEITOS ADVERSOS, METABOLISMO E EXCREÇÃO DOS BLOQUEADORES NEUROMUSCULARES

Droga	Efeitos adversos	Metabolismo	Excreção
Succilnicolina	Fasciculações, mialgia, aumento da pressão intraocular, intragástrica, elevação do potássio sérico, hipertermia maligna, miólise aguda, arritmias cardíacas	Plasmático	Renal
Pancurônio	Taquicardia e aumento da pressão arterial, liberação de histamina, *rash* cutâneo, broncoespasmo	Hepático	Renal
Atracúrio	Hipotensão arterial, taquicardia, broncoespasmo	Plasmático	Renal
Rocurônio	Efeitos hemodinâmicos mínimos	Hepático	Hepática
Vecurônio	Efeitos hemodinâmicos mínimos	Hepático	Biliar
Cisatracúrio	Efeitos hemodinâmicos mínimos	Plasmático	Renal

SÍNDROME DE ABSTINÊNCIA, TOLERÂNCIA E ADIÇÃO

- Tolerância: é a diminuição do efeito da droga com o passar do tempo, traduzindo a necessidade de aumentar a dose para se obter o mesmo efeito. Está mais relacionada à infusão contínua do que intermitente da droga;

- dependência: relaciona-se à necessidade do organismo em continuar a receber a droga;
- adição: é um padrão complexo de comportamento caracterizado pelo uso compulsivo e repetitivo da substância;
- síndrome de abstinência: é o aparecimento de sinais e sintomas quando a administração de sedativos ou analgésicos é descontinuada em um paciente que é fisicamente tolerante. Ocorre sobretudo com benzodiazepínicos e opioides. Está relacionada ao uso prolongado e a doses altas, cumulativas.

A retirada pode ser realizada rapidamente com reduções a cada 6 horas, cerca de 10 a 15%, quando o tempo de uso for menor que 5 dias. Em casos de administração prolongada, a suspensão total do medicamento pode levar de 2 a 4 semanas, com reduções diárias em 10%.

O lorazepam é utilizado para tratamento da abstinência por benzodiazepínicos; a metadona para opioides; e o fenobarbital para barbitúricos.

A clonidina pode ser usada para controlar os sintomas.

CONCLUSÃO

A avaliação da intensidade da dor e ansiedade na população pediátrica representa para o intensivista um constante desafio. A dificuldade de expressão dos sentimentos inerentes à faixa etária pediátrica exige o uso de escalas de dor e constante ajuste da dose de sedativos e analgésicos.

A escolha dos sedativos e analgésicos deve ser individualizada para cada caso e necessidade do paciente.

Com a descontinuidade do uso dessas drogas, deve-se avaliar os sinais e sintomas de tolerância e abstinência e tratá-los de forma adequada.

REFERÊNCIA BIBLIOGRÁFICA

1. Scherrer PD. Safe and sound: pediatric procedural sedation and analgesia. Minn Med 2011; 94(3):43-7.

BIBLIOGRAFIA

1. Amaral JLG (coord.). Recomendações da Associação de Medicina Intensiva Brasileira sobre analgesia, sedação e bloqueio neuromuscular em terapia intensiva. São Paulo: Associação de Medicina Intensiva Brasileira, 1999.
2. Fernandes VR, Bresolin NL. Sedação, analgesia e bloqueio neuromuscular. São Paulo: Associação de Medicina Intensiva Brasileira. Disponível em: http://www.sbp.com.br/pdfs/sedacao-e-analgesia-em-vent-mec.pdf; acessado em 6 de outubro de 2013.
3. Fonseca MC, Carvalho WB. Sedação da criança submetida à ventilação pulmonar mecânica: estamos avançando. Rev Bras Ter Intensiva 2011; 23(1): 4-5.
4. Khilnani P, Kaur J. Sedation and analgesia in pediatric intensive care unit. IJCCM 2003; 7(1):42-49.
5. Knight G et al. Analgesia e sedação em UTI pediátrica. In: Piva JP, Garcia PCR (eds.). Medicina intensiva em pediatria. Rio de Janeiro: Revinter, 2005. p.733-52.
6. Lamas A, López-Herce J. Monitoring sedation in critically ill child. Anaesthesia 2010; 6(5):516-24.
7. Sfoggia A, Fontela OS, Moraes A, Silva F, Sober RB, Noer RB et al. A sedação e analgesia de crianças submetidas à ventilação mecânica estariam sendo superestimadas? J Pediatr (RJ) 2003; 79:343-8.
8. Smania MC, Garcia PC (eds.). Clonidina como droga sedativa e analgésica em pediatria. Scientia Medica 2005; 15(4):270-3.

6 Doenças Cardíacas e Vasculares

35 Anatomia e Fisiologia Cardíaca

Carolina Morasco Geraldini Porto
Bárbara Oliveira da Eira
Argemiro Scatolini Neto

INTRODUÇÃO

Câmaras cardíacas e troncos arteriais

O coração apresenta as câmaras "direitas" e "esquerdas". As câmaras direitas são posicionadas mais anteriormente no corpo. Entretanto, em corações congenitamente malformados, câmaras descritas como "direitas" podem ocupar a posição à esquerda e vice-versa. A aorta, mesmo emergindo do ventrículo esquerdo, está localizada à direita do tronco pulmonar.

O átrio direito é anatomicamente dividido em componente venoso, vestíbulo, septo e apêndice. O componente venoso recebe as veias cavas superior e inferior, além do seio coronário na junção com o septo. A crista terminal corre lateralmente e separa o componente venoso do apêndice, e, a partir dela, originam-se músculos pectíneos, que correm no interior do apêndice (Figura 1).

FIGURA 1 Espécime anatômico, aberto ao longo das veias cavas e da margem aguda, mostra as marcas anatômicas do átrio direito.

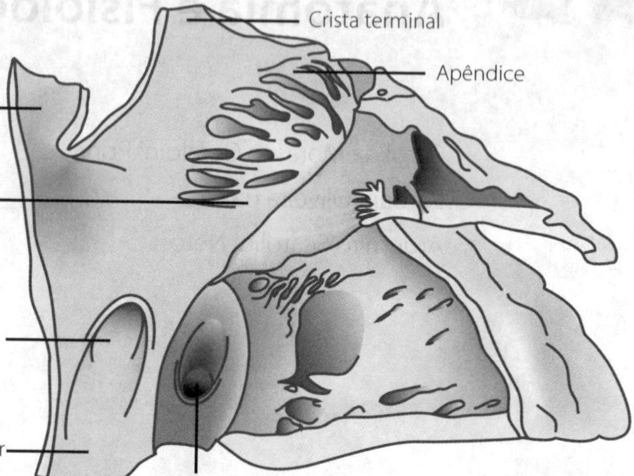

As valvas venosas de Eustáquio, próximo à veia cava e à de Thebesius, junto ao seio coronário, são redes fibrosas que se ligam à crista na região de abertura da veia cava inferior e do seio coronário. A comissura dessas valvas, chamada tendão de Todaro, corre no septo atrial, e é importante para a localização do tecido de condução atrioventricular.

A superfície septal é composta pelo assoalho da fossa oval e pelo septo atrioventricular (Figura 2). O chamado *septum secundum* não é parte do verdadeiro septo atrial, mas, sim, o resultado de pregas das paredes atriais. O vestíbulo atrial tem paredes lisas e contém as inserções dos folhetos da valva tricúspide.

O átrio esquerdo também apresenta componente venoso, superficial septal, vestíbulo e apêndice. O componente venoso, com paredes lisas, recebe as quatro veias pulmonares.

A superfície septal é rugosa, sendo constituída pela valva da fossa oval. O vestíbulo também é liso e contém os folhetos da valva mitral. Dentro do átrio esquerdo, os músculos pectíneos são muito menos evidentes, estando restritos ao interior do apêndice. A forma do apêndice esquerdo também difere bastante da forma direita, sendo o fator mais confiável para diferenciação dos átrios morfologicamente direito e esquerdo.

FIGURA 2 Quatro câmaras cardíacas e as valvas atrioventriculares com desnível de implantação (setas) com o septo atrioventricular entre elas.

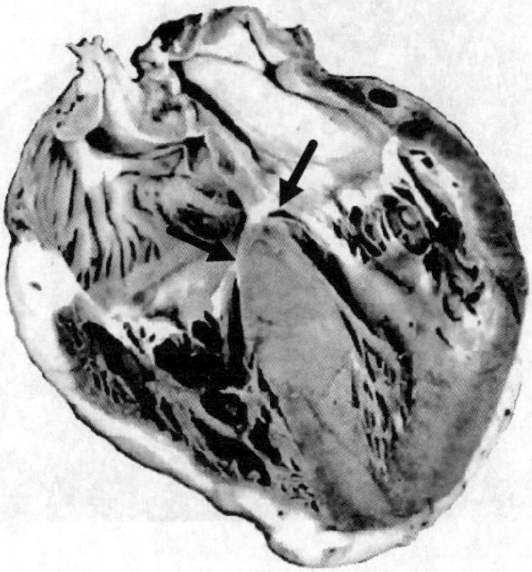

O ventrículo direito possui via de entrada, porção trabecular apical e via de saída (Figura 3). A via de entrada suporta as cúspides da valva tricúspide. A característica mais importante da valva tricúspide é a presença de cordas tendíneas inserindo sua cúspide septal no septo ventricular. O componente apical trabecular tem características de trabeculações grosseiras, e os folhetos da valva pulmonar são suportados por um infundíbulo muscular.

O septo tem apenas componentes muscular e membranoso. Em virtude da localização central da aorta, o septo muscular separa a via de entrada do ventrículo direito da via de saída do esquerdo (Figura 4).

O ventrículo esquerdo também apresenta via de entrada, porção trabecular e via de saída. A via de entrada contém a valva mitral, que não apresenta inserções das cordas no septo ventricular. A porção apical tem trabéculas finas e cruzadas, e a superfície septal é lisa. Parte dos folhetos da valva aórtica estão inseridos em estruturas fibrosas e parte nas paredes musculares do ventrículo.

O tronco da pulmonar emerge do infundíbulo pulmonar, indo até a bifurcação, onde se originam as artérias pulmonares direita e esquerda.

FIGURA 3 Ventrículo direito. (1) Via de entrada; (2) trabéculas apicais; (3) via de saída.

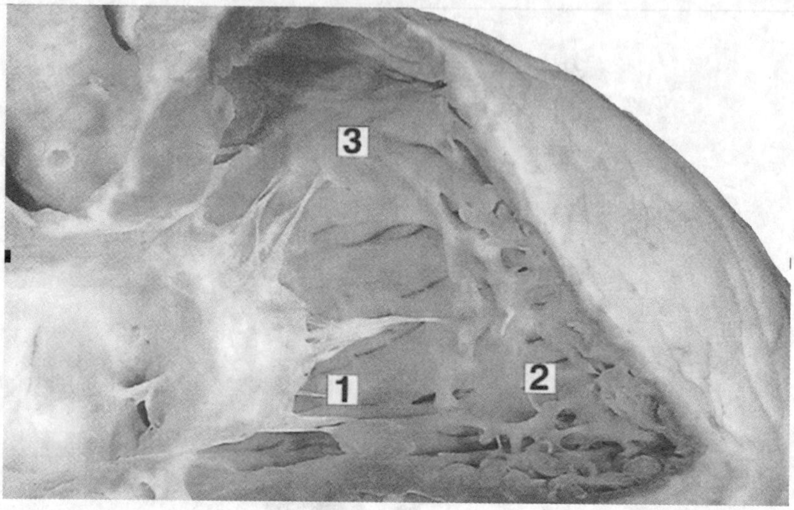

FIGURA 4 Septo ventricular separando (VS) a via de entrada do ventrículo direito do trato de saída do ventrículo esquerdo.

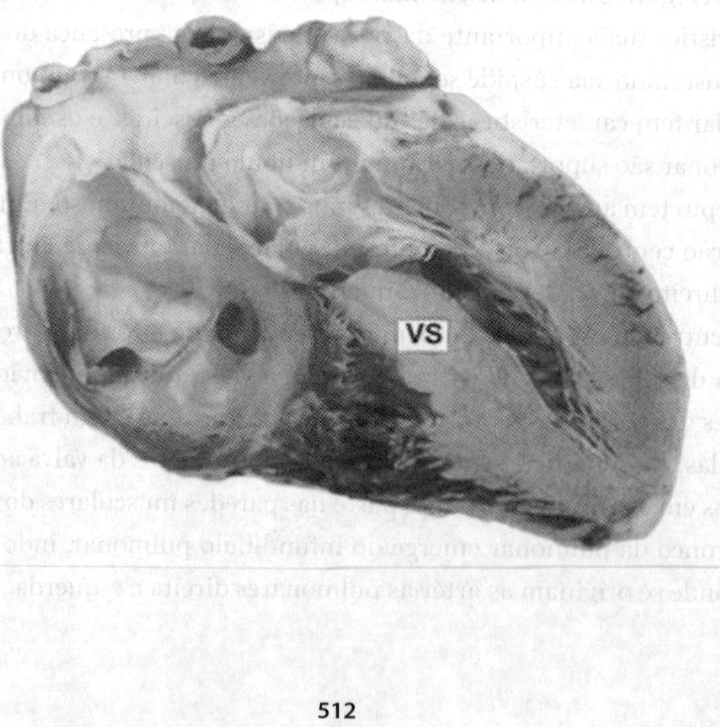

A aorta origina-se no ponto central da base do coração e se curva para cima para o arco aórtico, o qual dá origem aos vasos braquiocefálicos. Os folhetos da valva aórtica contêm os seios de Valsalva, e dois deles dão origem às artérias coronárias.

A artéria coronária direita origina-se do seio adjacente direito, segue no sulco atrioventricular direito e termina no sulco interventricular posterior. Já a artéria coronária esquerda origina-se do seio adjacente esquerdo, bifurca em um ramo descendente anterior, que corre no sulco interventricular anterior, e uma artéria circunflexa, que segue no sulco atrioventricular esquerdo (Figuras 5 e 6).

FIGURA 5 Anatomia do sistema arterial.

Fonte: adaptada de Neter, 2000.[1]

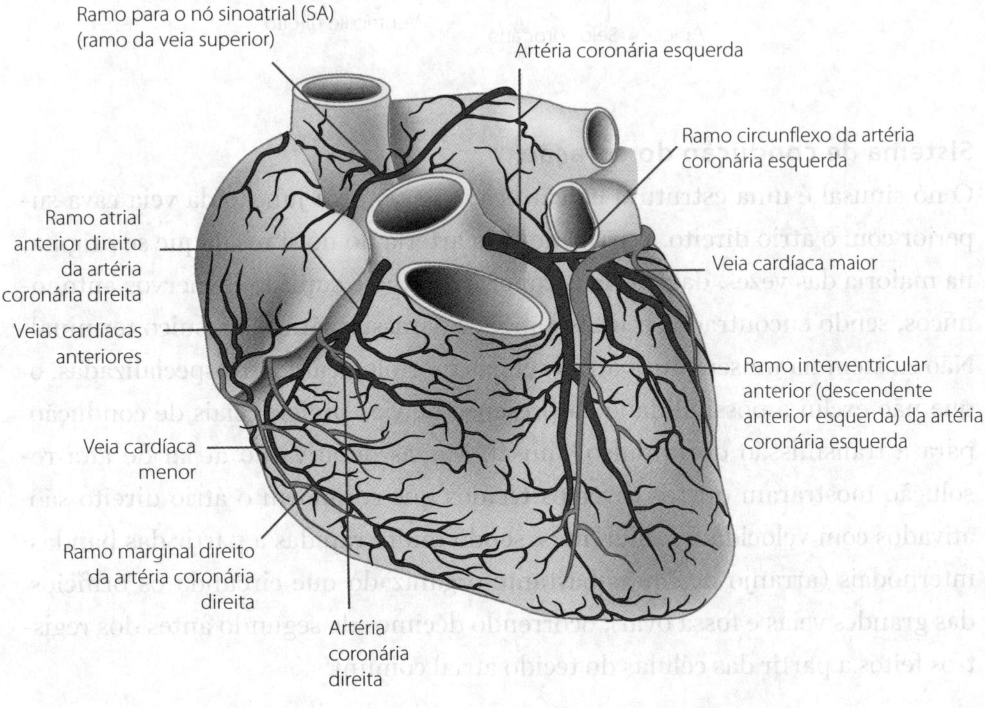

FIGURA 6 Anatomia dos vasos cardíacos.

Fonte: adaptada de Neter, 2000.[1]

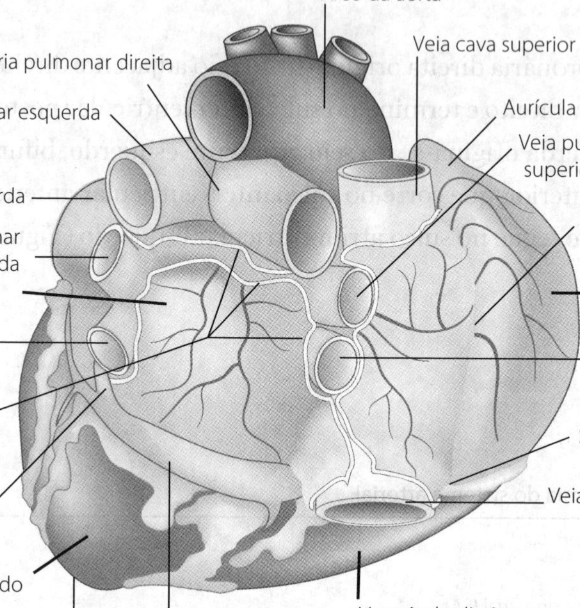

Sistema de condução do coração

O nó sinusal é uma estrutura epicárdica, que ocupa a junção da veia cava superior com o átrio direito. É irrigado pela artéria do nó sinusal, que se origina, na maioria das vezes, da artéria coronária direita, e suprido de nervos autonômicos, sendo encontrados muitos gânglios parassimpáticos no sulco terminal. Não existem na musculatura atrial células morfologicamente especializadas, o que não exclui a possibilidade da presença de vias preferenciais de condução para a transmissão do impulso sinusal. Mapas de ativação atrial de alta resolução mostraram que os diversos tecidos que compõem o átrio direito são ativados com velocidades diferentes, sendo muito rápidas a partir das bandas internodais (arranjo de fibras bastante organizado que circunda os orifícios das grandes veias e fossa oval), ocorrendo décimos de segundo antes dos registros feitos a partir das células do tecido atrial comum.

A área de junção atrioventricular especializada divide-se em quatro zonas: área celular transicional, nó atrioventricular compacto, feixe de His e ramos do feixe de His. O nó atrioventricular situa-se no triângulo de Koch, delimitado anteriormente pelo anel tricuspídeo, posteriormente pelo tendão de Todaro e inferiormente pelo óstio do seio coronário. À frente do nó atrioventricular compacto, forma-se o tronco do feixe de His, que penetra no músculo ventricular. Parte do tronco e dos ramos direito e esquerdo encontram-se entre o septo membranoso e muscular. O local da bifurcação do feixe de His ocorre na crista do septo muscular, abaixo da comissura entre a cúspide coronariana direita e a não coronariana da valva aórtica.

A irrigação dos tecidos de condução atrioventricular tem duas origens. A primeira deriva da coronária direita irrigando diretamente o nó atrioventricular. A segunda origina-se dos ramos perfurantes septais da artéria descendente anterior e irriga o feixe de His e os segmentos proximais dos ramos direito e esquerdo.

Na região proximal do nó atrioventricular, são encontrados numerosos gânglios autonômicos, o que não acontece em sua região distal (Figura 7).

FISIOLOGIA CARDÍACA

A função primária do sistema cardiovascular é bombear sangue. O débito cardíaco (litros por minuto) é a medida básica de quanto sangue o coração bombeia. Seus fatores determinantes são: frequência cardíaca (FC) e volume de ejeção (VE). O VE, por sua vez, é determinado pelo volume diastólico final (VDF) e pela fração de ejeção (FE).

$$DC = FC \times VE \quad \text{ou} \quad DC = FC \times VDF \times FE$$

Portanto, os fatores que limitam o aumento na FC atuam negativamente sobre o aumento do débito cardíaco, como os betabloqueadores, o bloqueio atrioventricular ou a síndrome do nó sinoatrial.

O volume diastólico final (pré-carga) relaciona-se com o aumento no volume intravascular e vice-versa. Logo, patologias como cardiomiopatia restritiva, derrame pericárdico e pericardite constritiva, que limitam o preenchimento ventricular, diminuem o volume diastólico e, por consequência, o débito cardíaco.

FIGURA 7 Feixes intracardíacos.

Fonte: adaptada de Neter, 2000.[1]

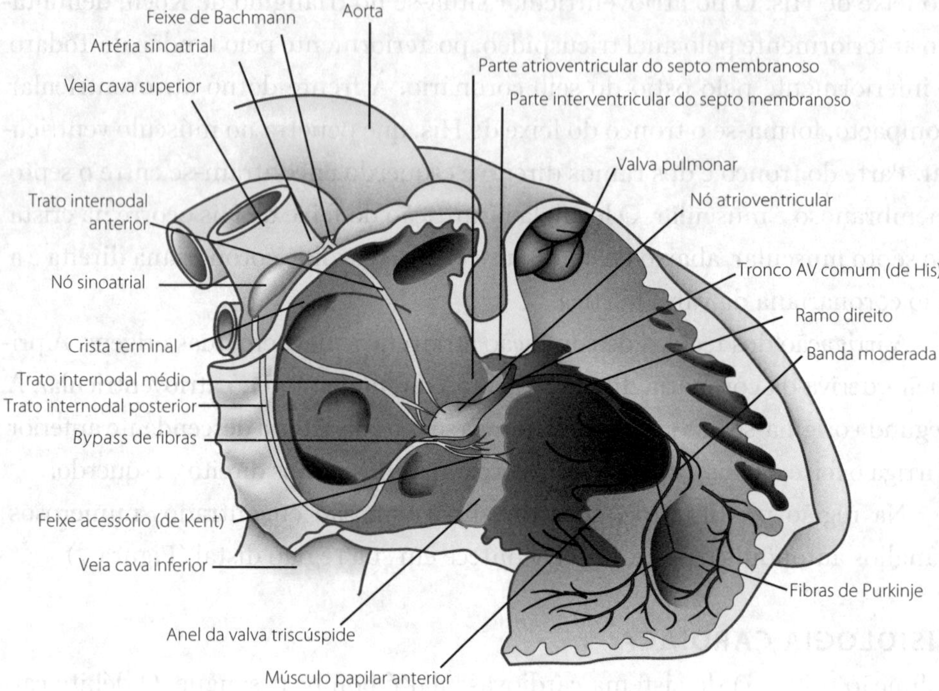

A fração de ejeção diminui com pré-carga reduzida, pós-carga aumentada e diminuição da contratilidade. Seu aumento ocorre com a pré-carga aumentada, pós-carga diminuída e aumento da contratilidade e da frequência cardíaca, o que altera também o débito cardíaco.

Lei de Ohm

É a relação entre pressão, fluxo e resistência, muito importante para compreender a diferença entre hipertensão pulmonar e doença pulmonar obstrutiva, o efeito dos *shunts* da esquerda para a direita sobre a pressão da artéria pulmonar e os efeitos das resistências da artéria pulmonar e vascular sistêmica sobre o volume dos *shunts* da esquerda para a direita e vice-versa.

$$\text{Resistência (R)} = \text{pressão (P)}/\text{fluxo (Q)}$$

O aumento da pressão da artéria pulmonar pode resultar do aumento da resistência no leito pulmonar ou do aumento de fluxo para o pulmão ou ambos.

$$P = R \times Q$$

Fica claro também que o fluxo diminui à medida que a resistência aumenta.

$$Q = P/R$$

Portanto, uma substância que reduz a resistência vascular sistêmica (reduz a pós-carga) aumenta o débito cardíaco (Q).

Lei de Poiseuille

Δ Pressão (P) = 8LQ (viscosidade)/πr^4 ou
Fluxo (Q) = ΔP πr^4/8L (viscosidade) ou
Resistência (R) = 8L (viscosidade)/πr^4
Em que: L = comprimento; r = raio; π = 3,14; AP = variação da pressão entre as extremidades.

Essa relação mostra os determinantes de fluxo sanguíneo, pressão e resistência. A pressão está diretamente relacionada ao comprimento do tubo, por onde passa um fluido, ao volume fluindo pelo tubo e à viscosidade do fluido, e inversamente relacionada ao raio do tubo.

O fluxo está diretamente relacionado à pressão propulsora e ao raio do tubo, e indiretamente à viscosidade do fluido e ao comprimento do tubo por onde passa o fluxo.

Com isso, torna-se evidente que a resistência (P/Q) está diretamente relacionada à viscosidade e à extensão do tubo, e inversamente relacionada ao raio do tubo. À medida que a viscosidade do sangue aumenta, por exemplo na policetemia, aumentam a resistência e a pressão da artéria pulmonar.

Princípio de Fick

Fick, em 1870, elaborou um método para determinar o débito cardíaco com base no consumo de oxigênio e no teor de oxigênio arterial e venoso misturado.

$$DC = VO_2/[\text{hemoglobina}] \times 1{,}36 \times (\text{saturação ART} - \text{saturação MV}) \times 10$$

Em que: VO_2 = consumo de oxigênio; ART = arterial; MV = venoso misturado.

Para que o oxigênio seja consumido, ele deve se ligar às hemácias nos pulmões e então ser carregado para os tecidos do corpo. Ao conhecer a quantidade de oxigênio ligado às hemácias que penetra nos pulmões, a quantidade ligada às hemácias que sai dos pulmões e o consumo de oxigênio, pode-se determinar a taxa de fluxo sanguíneo que passa pelos pulmões.

Lei de Laplace

Descreve a relação entre pressão, tensão da parede e raio.

$$\text{Pressão (P)} = \text{tensão da parede/raio}$$

Implicações: o consumo de oxigênio pelo miocárdio aumenta à medida que aumenta a tensão da parede; logo, um coração com tensão de parede mais baixa funciona com mais eficiência que outro com tensão de parede mais alta. Um ventrículo esquerdo dilatado e bombeando o fluxo contra uma pós-carga alta estará em desvantagem, se comparado a uma câmara pequena bombeando contra uma pós-carga mais baixa.

Resistência e complacência

Resistência é a facilidade ou a dificuldade encontrada por um fluido ao percorrer a extensão de um tubo ou vaso sanguíneo. Complacência é a dificuldade ou a facilidade encontrada por um fluido ao preencher uma câmara, como o ventrículo esquerdo ou direito.

$$\text{Complacência} = \text{alteração de volume/alteração de pressão}$$

Em um paciente portador de comunicação interatrial significativa, durante a diástole, o sangue no átrio esquerdo poderá fluir através da valva mitral ou através do defeito e, a seguir, através da valva tricúspide. No átrio direito, o sangue poderá fluir através da valva tricúspide ou através do defeito e, a seguir, através da valva mitral. O fluxo de sangue será determinado pelas complacências relativas dos ventrículos direito e esquerdo durante a diástole. Uma vez que o ventrículo direito tem uma estrutura de paredes finas, ele é mais distensível ou complacente do que o ventrículo esquerdo e, portanto, haverá mais sangue fluindo pela valva tricúspide e para o interior do ventrículo direito do que pela valva mitral e para o ventrículo esquerdo.

Sistema de condução

As células que compõem o nó sinusal têm a capacidade de se despolarizar sem a necessidade de estímulo externo, isto é, capacidade de determinar um batimento cardíaco funcionando como um marca-passo natural do coração. A despolarização celular do nó sinusal é voltagem-dependente, acontecendo na fase I da despolarização da membrana ao atingir o limiar de despolarização, por volta de -60 mV, momento em que se abrem os canais de cálcio e também os de sódio, que são ativados em níveis de potenciais bem mais próximos de zero. As fases II e III da repolarização são de ativação de vários canais, basicamente com a entrada de potássio para o intracelular e a saída de sódio e cálcio para o extracelular, fazendo com que o potencial da membrana celular retorne ao seu gradiente eletroquímico de repouso. Na fase IV, acontece uma progressiva e lenta despolarização da célula até atingir o limiar a partir do qual os canais de cálcio novamente se ativam e a despolarização acontece (Figura 8). O mecanismo da autodespolarização é determinado pela corrente de marca-passo (I*f*), ativada durante a fase IV do potencial de ação, que tem o sódio como seu carreador de carga e é ativada em potenciais ao redor de -40 a -50 mV. A existência de uma corrente de fundo, sódio-dependente, constante durante todo o ciclo cardíaco, com sódio, potássio e cálcio como seus carreadores de cargas, produziria influxo de cargas positivas, que, associado à ação da corrente de marca-passo, levaria o potencial de membrana até o potencial limiar.

A frequência cardíaca é determinada pela taxa de despolarização intrínseca do marca-passo cardíaco. Normalmente, a frequência de disparo sinusal é maior do que a de outras regiões que apresentam automatismo normal. Logo, essas frentes de ativação alcançam algumas regiões antes que elas se despolarizem, permanecendo em repouso.

No coração intacto, a frequência cardíaca é influenciada pelas ações simpáticas e parassimpáticas. Em repouso, há o predomínio parassimpático, com efeito de diminuir ou até mesmo interromper a atividade automática do nó sinusal. O aumento na atividade simpática é capaz de elevar a frequência cardíaca a níveis superiores à frequência cardíaca intrínseca do nó sinusal.

As células do nó atrioventricular são ativadas logo após as células atriais comuns. É nessa região que ocorrem os retardos e bloqueios relacionados à frequência cardíaca elevada ou à prematuridade dos estímulos. Uma hipótese para o retardo nodal é a de que as propriedades de condução ao longo do nó atrioventricular se modificam no trajeto, de forma que a propagação do potencial de ação se torna progressivamente menos efetiva à medida que avança. Outra possibilidade é a de que o padrão de propagação se mantém constante, mas que pequenos segmentos de inexitabilidade produzam certa estagnação entre as regiões do nó atrioventricular. À medida que a frente de ativação migra do nó atrioventricular compacto para a zona de transição nodal-His, a velocidade de transmissão é acelerada. Ao atingir o feixe de His, a frente de ativação é rápida e maciçamente transmitida aos ventrículos por meio da rede de Purkinje.

As células de Purkinje apresentam o fenômeno de autodespolarização, frequência cardíaca intrínseca muito menor do que aquelas geradas nos nós sinusal e atrioventricular.

FIGURA 8 Potencial de ação de célula do nó sinusal.

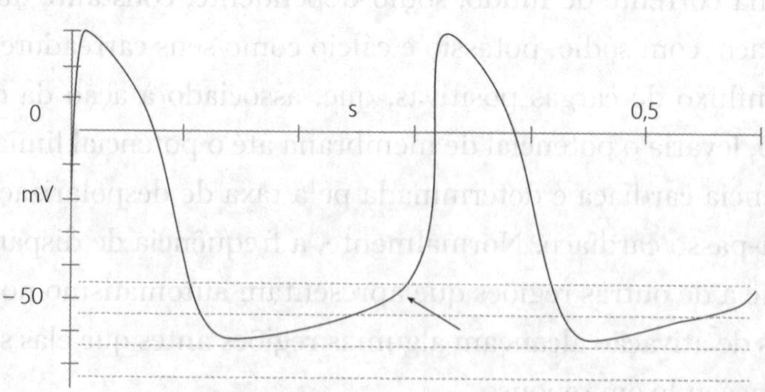

REFERÊNCIA BIBLIOGRÁFICA

1. Neter FH. Atlas de anatomia humana. 2.ed. Porto Alegre: Artmed, 2000.

BIBLIOGRAFIA

1. Allen HD, Driscoll DJ, Shaddy RE, Feltes TF. Moss and Adams' heart disease in infants, children, and adolescents. 7.ed. Philadelphia: Lippincott Williams & Wilkins, 2008.
2. César LAM. Corrente I*f* e o controle da frequência cardíaca. Arq Bras Cardiol 2007; 88(4).
3. Driscoll DJ. Fundamentos da cardiologia pediátrica. Rio de Janeiro: Revinter, 2008.
4. Guyton AC, Hall JE. Tratado de fisiologia médica. 9.ed. São Paulo: Guanabara Koogan, 1997.
5. Martinelli Filho M, Zimerman LI. Sobrac – Séries Clínicas Brasileiras de Arritmias Cardíacas. vol.1. Bases Fisiopatológicas das Arritmias Cardíacas. São Paulo: Atheneu, 2008.
6. Yen Ho S, Baker EJ, Rigby ML, Anderson RH. Atlas colorido de cardiopatias congênitas: correlações clínico-morfológicas. Rio de Janeiro: Revinter, 1998.

Monitoração Hemodinâmica em Pediatria

36

Carolina Serafini de Araújo
Luciana Andréa Digieri Chicuto

INTRODUÇÃO

Monitorar é uma forma de estabelecer o diagnóstico por meio da observação sequencial de uma série de dados clínicos e laboratoriais, permitindo prevenir e/ou diagnosticar com maior segurança e rapidez os eventos adversos que acometem pacientes gravemente doentes. A monitoração é um meio auxiliar na orientação diagnóstica e terapêutica.

O choque é caracterizado pela má perfusão tecidual e por uma inadequada relação entre o oxigênio oferecido aos tecidos e seu consumo. A monitoração hemodinâmica permite avaliar sistematicamente se a otimização da oferta está sendo realizada de forma apropriada.

A monitoração de pacientes pediátricos precisa ser cuidadosa, utilizando habilidades de exame físico, técnicas invasivas e não invasivas e avaliação laboratorial.

AVALIAÇÃO DO SENSÓRIO/PALIDEZ CUTÂNEA/ ENCHIMENTO CAPILAR

O cérebro é um grande consumidor de oxigênio e está muito vulnerável à diminuição da sua oferta. A perfusão cerebral inadequada prejudica as atividades cognitivas, o que pode ser facilmente percebido.

O aumento da resistência vascular tem como objetivo a redistribuição do fluxo sanguíneo para órgãos mais nobres, visualmente perceptível pela palidez da pele e das mucosas.

O enchimento capilar lentificado é um bom marcador de perfusão tecidual, principalmente em pediatria, em que a hipotensão arterial é mais tardia.

AVALIAÇÃO DOS PULSOS

Devem ser avaliados os pulsos centrais e periféricos, levando-se em conta: frequência, volume, ritmo e simetria. A frequência do pulso varia com a idade da criança e com as arritmias apresentadas. Durante a avaliação, é possível encontrar um pulso amplo na fase hiperdinâmica do choque séptico e em patologias cardíacas, como persistência do canal arterial e insuficiência aórtica. A diminuição da amplitude pode ser encontrada nos casos de choque e na insuficiência cardíaca congestiva. Uma diferença entre o volume de pulsos centrais e periféricos pode ser sinal precoce de diminuição do débito cardíaco. A assimetria dos pulsos está presente na coarctação da aorta: pulsos femorais e pediosos são fracos ou ausentes, enquanto pulsos radiais são amplos.

TEMPERATURA

Lactentes jovens e recém-nascidos sofrem maior influência das variações da temperatura ambiente, por isso estão mais sujeitos a hipotermia e hipertermia. Essas variações podem determinar alterações orgânicas. A hipertermia aumenta o consumo de oxigênio, a resistência vascular pulmonar e a produção de gás carbônico, além de causar taquicardia, taquipneia, vasodilatação periférica e desvio da curva de dissociação de hemoglobina para a direita. A hipotermia, por sua vez, pode promover diminuição do débito cardíaco pela bradicardia sinusal. É importante avaliar o gradiente de temperatura central e periférico.

DÉBITO URINÁRIO

A avaliação do débito urinário é importante para a avaliação da perfusão tecidual e do débito cardíaco. A diminuição da diurese é um indicador precoce da diminuição da perfusão renal. O débito urinário normal varia de 1 a 2 mL/kg/h. As principais causas da diminuição do débito urinário em pediatria são os quadros de hipovolemia, como nas gastroenterites agudas. Em pacientes instáveis, a diurese deve ser monitorada rigorosamente, seja por sondagem vesical de demora, por coletores externos ou por pesagem das fraldas.

PRESSÃO ARTERIAL (PA)

A medida da pressão arterial é fundamental na monitoração hemodinâmica. Como regra, o P50 é utilizado para pressão sistólica em crianças acima de 1 ano de idade e pode ser obtido pela seguinte fórmula: PA sistólica = 90 mmHg + (2 × idade em anos). O limite inferior para PA sistólica (P5) é dado por meio da fórmula: 70 mmHg + (2 × idade em anos). Para medição da PA em crianças, é importante utilizar manguito de tamanho apropriado. A largura da borracha deve ter 40% da circunferência do membro e o comprimento deve ser suficiente para envolver pelo menos 60% do membro. Não há problema se o manguito der a volta sobre si.

A PA sistólica reflete a pressão de perfusão dos órgãos. A hipotensão diminui o fluxo sanguíneo dos órgãos, estimulando uma resposta que aumenta o tônus vascular, a frequência cardíaca e a contratilidade miocárdica. Os determinantes da PA sistólica podem ser definidos de forma simples, como o fluxo arterial sistêmico e o fluxo sanguíneo.

Em pacientes mais instáveis, a PA sistólica pode ser medida de maneira contínua e acurada por meio da cateterização arterial, utilizando os seguintes sítios: radial, pedioso, femoral e braquial. Embora a cateterização seja um procedimento invasivo, a maioria das complicações não é grave, estando entre os principais oclusão vascular transitória e hematomas.

OXIMETRIA DE PULSO

Atualmente, a oximetria de pulso é o método mais usado para a avaliação da oxigenação na criança grave, pois fornece a estimativa da saturação da oxiemoglobina de maneira não invasiva. O oxímetro de pulso mede a absorção de luz em um comprimento de onda específico, relativo à proporção entre hemoglobina oxigenada e não oxigenada. A hipoperfusão periférica, a hipotermia, a pigmentação da pele, as arritmias cardíacas e a movimentação do paciente alteram a sensibilidade do método, fornecendo resultados falsamente altos ou baixos. Na prática clínica, as principais aplicabilidades são a detecção de hipoxemia, a titulação de fração inspirada de oxigênio (FiO_2) durante a parada cardiorrespiratória e a avaliação de fluxo sanguíneo.

MONITORAÇÃO ELETROCARDIOGRÁFICA

O eletrocardiograma é utilizado para monitorar a frequência cardíaca, detectar isquemia miocárdica e caracterizar arritmias cardíacas. Essa monitoração contínua permite uma avaliação precisa das variações de frequência cardíaca, que muitas vezes estão relacionadas à instabilidade do quadro clínico do paciente. Também é possível detectar alterações anatômicas, metabólicas, iônicas e hemodinâmicas.

GASOMETRIA VENOSA CENTRAL

A medida da saturação do sangue venoso central (átrio direito) reflete a relação entre a oferta e o consumo de oxigênio. Em pacientes com sepse grave ou choque séptico em que se conseguiu manter uma saturação venosa central acima de 70%, há menor morbidade e menor mortalidade.

DOSAGEM DE LACTATO SÉRICO

A hiperlactatemia pode indicar perfusão inadequada ou indicar mau prognóstico. A concentração sérica normal varia de 0,75 a 1 mmol/L. O aumento do lactato pode ocorrer com ou sem acidose metabólica. No choque, a quantidade do lactato produzido correlaciona-se à magnitude da hipoperfusão. Durante a monitoração do lactato, níveis decrescentes são indicativos de que o tratamento está sendo efetivo. Níveis de lactato que permanecem acima de 2 mmol/L estão relacionados ao aumento da mortalidade.

PRESSÃO VENOSA CENTRAL (PVC)

É a pressão nas grandes veias centrais próximas ao átrio direito. Para mensurar a pressão, é necessária a inserção de um cateter venoso através das veias jugulares ou subclávia. A PVC estima a pré-carga do ventrículo direito. Consideram-se normais valores entre 5 e 13 cmH_2O, porém eles devem ser interpretados de forma sequencial e comparativa e associados a outros parâmetros hemodinâmicos. As alterações de PVC refletem os volumes de conteúdo do leito vascular. A medida da PVC pode ser realizada por meio de transdutores para medida eletrônica ou manométrica de pressão.

ECOCARDIOGRAMA

É um método simples, menos invasivo que o uso de cateter de artéria pulmonar (CAP), capaz de avaliar a função cardíaca por meio de ondas de ultrassom. Mensura o débito cardíaco pela integral tempo-velocidade medida através da valva aórtica, e também do diâmetro do anel da valva. O trabalho ventricular é descrito por meio das funções sistólicas e diastólicas. Associando medidas com Doppler, o débito cardíaco pode ser rapidamente estimado. Essas medidas podem ser obtidas por via transtorácica ou transesofágica.

CATETER DE ARTÉRIA PULMONAR

A utilização do CAP permitiu estudar o modelo fisiológico de choque em diversas situações. É considerada a melhor forma de monitoração das variáveis hemodinâminas e permite as seguintes medidas: pressão do ventrículo direito, pressão de oclusão da artéria pulmonar, pressão da artéria pulmonar, saturação do sangue venoso misto, débito cardíaco, oferta e consumo de oxigênio. Atualmente, em pediatria, o uso de CAP está reservado para os casos de choque séptico refratários ao uso de catecolaminas, já que há métodos menos invasivos para uma boa monitoração, como a medida de saturação venosa central (sangue colhido por meio de cateter inserido no átrio direito) e a utilização rotineira e cada vez mais acessível do ecocardiograma Doppler transtorácico, que permite a medida de débito cardíaco e a avaliação da função cardíaca, além de auxiliar na análise do estado volêmico do paciente.

CONCLUSÃO

A monitoração hemodinâmica em pediatria é essencial para a condução de crianças criticamente doentes e deve ser feita de maneira cuidadosa, com o objetivo de diminuir a morbidade e a mortalidade das crianças admitidas em unidade de terapia intensiva (UTI) pediátrica.

BIBLIOGRAFIA

1. Barbosa AP, Johnston C, Carvalho WB. Monitorização e suporte hemodinâmico. Série Terapia Intensiva Pediátrica e Neonatal. v.2. Rio de Janeiro: Atheneu, 2007.
2. Carvalho WB, Hirschheimer MR, Matsumoto T. Terapia intensiva pediátrica. 3.ed. Rio de Janeiro: Atheneu, 2006.
3. Casserly B, Read R, Levy MM. Hemodynamic monitoring in sepsis. Crit Care Clin 2009; 25(4):803-23.
4. Consenso Brasileiro de Monitorização e Suporte Hemodinâmico. Revista Brasileira de Terapia Intensiva 2006; 18(1).
5. Delgado AF, Kimura HM, Troster EJ. Pediatria intensiva. Coleção Pediatria Instituto da Criança HC-FMUSP. Barueri: Manole, 2010.

Insuficiência Cardíaca Congestiva

37

Aida Maria Martins Sardi
Laura Monteiro Alves Moreira
Wilson Roberto Endruveit

DEFINIÇÃO[1-3]

A insuficiência cardíaca congestiva (ICC) é uma síndrome clínica de caráter progressivo. Uma vez iniciada a disfunção ventricular, ocorre uma série de mecanismos compensatórios que irão perpetuar o processo.

Nessa síndrome, ocorre uma incapacidade do coração em fornecer e manter um débito cardíaco adequado para as demandas metabólicas do organismo, incluindo as relacionadas ao crescimento ou à necessidade de aumento das pressões de enchimento das câmaras cardíacas para atingir tal objetivo. Pode ocorrer em decorrência de uma disfunção sistólica (por um déficit de esvaziamento) ou diastólica (por um déficit de relaxamento e enchimento ventricular, isoladas ou em conjunto).

O diagnóstico e o tratamento adequados são de suma importância, pois uma criança conduzida de maneira inapropriada poderá evoluir com complicações severas e morte precoce. Com o tratamento clínico e a estabilização do paciente associados ao progresso dos tratamentos cirúrgico e hemodinâmico, é possível mudar o prognóstico das crianças portadoras de insuficiência cardíaca.

FISIOPATOLOGIA[1,4,5]

A ICC é vista como uma desordem da circulação, não meramente uma doença específica do coração, sendo desenvolvida não no momento em que o coração é lesado, mas, sim, quando os mecanismos hemodinâmicos e neuro-hormonais compensatórios são ameaçados ou exauridos com o objetivo de manter a oferta metabólica basal.

A resposta neuro-humoral compensatória pode ser resumida da seguinte maneira:

- aumento da atividade adrenérgica nos receptores beta-1-miocárdicos: primeiramente, há ativação dos receptores beta-1-miocárdicos, após uma resposta aumentada dos receptores e, em consequência, um aumento do cronotropismo e inotropismo miocárdico. A persistência do estímulo leva à dessensibilização dos receptores beta e a consequências deletérias ao miocárdio;
- ativação do sistema renina-angiotensina-aldosterona: é feita pela redução da perfusão renal que, a curto prazo, aumenta a resistência vascular periférica, promove retenção de sal e água, hipervolemia e hiponatremia dilucional. Já a presença da angiotensina II estimula a hipertrofia do miocárdio e o remodelamento com posterior formação de fibrose;
- vasopressina, endotelina e angiotensina são fatores de vasoconstrição e aumento da pressão arterial;
- a incapacidade de esvaziamento dos ventrículos durante a sístole resulta em aumento das pressões de enchimento ventriculares direito e esquerdo, da distensão diastólica das células miocárdicas não lesadas e do volume e da pressão diastólica final, além da queda do volume sistólico, levando à redução do débito cardíaco (lei de Frank-Starling);
- a diminuição do débito cardíaco gera baixo fluxo renal e cerebral, levando à retenção de sódio e água e ao surgimento de edemas periférico e pulmonar. Isso ocorre em decorrência da liberação de vasopressina e ativação do sistema renina-angiotensina-aldosterona;

- o peptídeo natriurético atrial é liberado dos grânulos secretores presentes nos átrios, após sua distensão. Seus principais efeitos ocorrem sobre a vasculatura periférica e os rins, induzindo vasodilatação e excreção de sódio e água, e seus níveis são elevados precocemente na insuficiência cardíaca.

CAUSAS[2,3,6]

As causas da ICC variam de acordo com a faixa etária. Em recém-nascidos, há causas cardíacas e não cardíacas. As causas cardíacas são as lesões obstrutivas críticas das vias de saída dos ventrículos, sobretudo a do ventrículo esquerdo (VE), como ocorre na estenose aórtica, coarctação aórtica, interrupção do arco aórtico, hipoplasia do VE e transposição dos grandes vasos. Todas essas cardiopatias acabam por ser dependentes do canal arterial e, quando este sofre seu fechamento/diminuição de calibre fisiológico, ocorre diminuição do fluxo sistêmico, levando ao choque. Ainda se encontra como causa de insuficiência cardíaca nessa faixa etária as insuficiências valvares severas e a persistência do canal arterial em prematuros. Entre as causas não cardíacas, as mais frequentes nessa idade são os distúrbios metabólicos, como hipoglicemia e hipocalcemia, a síndrome hipoxêmica, as fístulas arteriovenosas, as taquiarritmias e as bradiarritmias.

Nos lactentes, as causas mais frequentes são as que levam à sobrecarga volumétrica por aumento do fluxo pulmonar, como as comunicações interventriculares (CIV), o defeito do septo atrioventricular (DSAV), a persistência do canal arterial (PCA) e as cardiopatias complexas, assim como as que levam a sobrecarga pressórica, principalmente com obstrução da via de saída do VE, como a estenose aórtica e a coarctação da aorta. Outra causa comum é a origem anômala de coronária esquerda.

Um coração estruturalmente normal também pode apresentar insuficiência cardíaca, como ocorre nas miocardiopatias primárias (dilatada, restritiva e hipertrófica) e nas miocardiopatias secundárias (arritmogênicas, por desnutrição severa, tóxicas, infiltrativas e infecciosas).

Em crianças maiores e adolescentes, além das causas que acometem os lactentes, são frequentes as lesões residuais, após a correção da cardiopatia congênita, e as cardiopatias adquiridas, como as miocardites e miocardiopatias, surgindo então as de origem tóxicas ocasionadas pelo uso de drogas ilícitas e por febre reumática.

EXAMES COMPLEMENTARES[2,3]

Hemograma, proteína C reativa (PCR), ureia, creatinina, eletrólitos, enzimas hepáticas, urina tipo I, hormônio estimulante da tireoide (TSH), tiroxina (T4) livre.

- Eletrocardiograma (ECG): taquicardia sinusal, sobrecarga de câmaras. Pode ajudar nos sinais específicos de determinadas cardiopatias congênitas;
- raio X de tórax: área cardíaca e congestão pulmonar. Casos mais graves de edema agudo de pulmão e derrame pleural;
- ecocardiograma: imprescindível para cardiopatias congênitas, avaliação da função ventricular e também da terapêutica empregada;
- cateterismo: reservado para investigação de cardiopatias adquiridas sem boa definição anatômica ao ecocardiograma;
- cintilografia: utilizado para avaliação fina de função ventricular e viabilidade miocárdica;
- dosagem de peptídeo natriurético do tipo B (BNP);
- ressonância magnética cardíaca, para investigar as cardiopatias congênitas e a circulação pulmonar e avaliar a função do ventrículo direito (VD) e a presença de processo inflamatório;
- biópsia endomiocárdica, para doença miocárdica desconhecida;
- cintilografia miocárdica com 1231-MIBIG, para avaliar a inervação adrenérgica cardíaca e estimar prognóstico nas miocardiopatias.

CLASSIFICAÇÃO[1-3]

Classificação de Ross modificada de insuficiência cardíaca (IC) em criança

- Classe 1: paciente sem limitações para atividades habituais. Capaz de acompanhar crianças da mesma idade em atividades físicas escolares regulares;
- classe 2: limitações leves a atividades físicas. Confortável no repouso, pode apresentar palpitações, taquicardia e cansaço quando realizadas atividades físicas comuns. Capaz de realizar atividades físicas escolares, porém não

sendo capaz de acompanhar crianças da mesma faixa etária nessas atividades. Dificuldade de ganho de peso pode estar presente;

- classe 3: acentuada ou importante limitação de atividades físicas. Incapacidade de realizar atividades habituais sem apresentar dispneia, taquicardia e cansaço. Criança em idade escolar é incapaz de realizar atividades físicas escolares regulares. Dificuldade de ganho de peso pode estar presente;
- classe 4: incapacidade em executar qualquer atividade física sem desconforto. Sintomas em repouso com piora relacionada ao esforço físico. Déficit de desenvolvimento ponderal e estatural.

CLÍNICA[1-4,7]

As manifestações clínicas, em geral, variam de acordo com a idade do paciente. Em neonatos, em virtude de características específicas que dependem das peculiares em seu coração, como sua reserva funcional limitada, incompleta inervação simpática, menor número de miofibrilas e menor complacência ventricular, ocorre um comprometimento de sua função diastólica com sintomas de congestão pulmonar e efusões serosas. Nessa faixa etária, torna-se muito difícil diferenciar sepse, doença pulmonar e falência cardíaca, pois apresentam sinais e sintomas comuns.

Em lactentes, os sintomas mais comuns incluem taquipneia, taquicardia, dispneia às mamadas, assim como hepatomegalia, ritmo de galope no exame físico, cardiomegalia e congestão pulmonar. Em crianças maiores, a manifestação clínica mais comum é fadiga, assim como intolerância ao exercício; sendo a falta de apetite e a dificuldade de crescimento e desenvolvimento frequentes. Pode-se observar também distensão venosa e edema periférico. Em adolescentes, os sintomas se assemelham aos dos adultos, apresentando taquipneia, dispneia, intolerância ao exercício, ortopneia, fadiga, sintomas gastrointestinais e dispneia paroxística noturna.

TRATAMENTO[1,3-6]

É muito importante que as ações terapêuticas sejam adaptadas a cada paciente, segundo uma avaliação clínica objetiva sobre o estado da pré-carga (volemia), do nível de contratilidade e da pós-carga, a função diastólica e o débito cardíaco resultante dessas variáveis. Nos últimos 15 anos, deu-se atenção especial aos mecanismos neuro-hormonais e celulares, propiciando o surgimento de novas opções terapêuticas.

Essa abordagem terapêutica evoluiu da utilização somente de inotrópicos e vasodilatadores, os quais claramente aliviam os sintomas agudos, para drogas que manipulem os sistemas neuro-hormonais e atuem no remodelamento celular miocárdico (inibidores/antagonistas da angiotensina e betabloqueadores, especialmente os de terceira geração).

Em muitos casos, a ação terapêutica mais importante é o controle de fatores precipitantes ou agravantes (tratar acidose, hipoxemia, broncoespasmo, infecções, corrigir anemia, controlar hipertensão, nutrir bem o paciente, etc.).

Medidas gerais

- Tratar a causa básica e fatores desencadeantes ou mantenedores;
- oxigênio (somente cautela em pacientes dependentes de canal arterial);
- decúbito elevado (30 a 45°). Com esta manobra, visa-se a diminuir a congestão pulmonar e a facilitar a dinâmica respiratória. Auxilia também na prevenção de aspiração de conteúdo gástrico nos neonatos e lactentes;
- o repouso deve ser restrito ao leito para os pacientes com miocardiopatias agudas graves e na febre reumática aguda. Também deve ser respeitado nos pacientes com dispneia importante em repouso;
- dieta hipossódica (não deve ser usada em crianças pequenas e pode ser alternativa em adolescentes), hipercalemia, hipercalórica (130 a 140 kcal/kg/dia) via oral (VO) ou por sonda nasogástrica (SNG) ou orogástrica (SOG);
- a restrição hídrica não precisa ser usada como rotina, mas pode ser útil nos casos mais graves, pacientes com hiponatremia associada à congestão e nos casos associados à insuficiência renal. Restrição hídrica: 60 a 70% do volume basal;
- sedação e analgesia criteriosa (risco de cardiodepressão e/ou hipotensão severas) (morfina, 0,05 a 0,2 mg/kg), se edema agudo de pulmão (EAP);
- normotermia: manter o paciente em temperatura neutra. O controle desta é de grande importância, pois tanto a hipotermia quanto a hipertemia levam a um maior consumo energético e de oxigênio;

- ventilação mandatória intermitente sincronizada (SIMV) com cuidado no uso da pressão expiratória final positiva (Peep) – melhora congestão; porém, se muito aumentada, pode causar queda de débito cardíaco (DC) e pressão arterial (PA), hepatomegalia;
- transfusão de hemoglobina para manter hematócrito (Ht) de 30 a 35% nos acianóticos e 40 a 45% nos cianóticos;
- correções hidroeletrolíticas, sempre que necessário (tolerar sódio sérico entre 125 e 130 para evitar hipervolemia).

Medicamentoso

Diuréticos

O objetivo do uso de diurético é reduzir a pré-carga até um nível ótimo, que permita um débito cardíaco adequado, com o mínimo possível de sintomas congestivos. É essencial evitar a redução exagerada da volemia e da pré-carga, pois a hipovolemia leva a uma baixa pressão de enchimento dos ventrículos, que reduzirá ainda mais o débito cardíaco, piorando a situação hemodinâmica.

Os diuréticos mais usados são:

- furosemida: indicado nos casos de ICC grave e aguda. Pode levar a hipocalemia grave. Dose: 1 a 6 mg/kg/dia, VO/endovenosa (EV); a cada 6 horas, ou infusão contínua por não ocasionar flutuações importantes na volemia em pacientes com instabilidade hemodinâmica;
- hidroclorotiazida: coadjuvante nos casos de ICC grave e como droga única em casos mais leves. Dose: 1 a 2 mg/kg/dia, 2 a 3 vezes/dia;
- espironolactona: antagonista competitivo da aldosterona com efeitos relacionados à remodelação cardíaca, diminuição da liberação adrenérgica e diminuição da mortalidade a longo prazo (em adultos). Causam hipercalemia e ginecomastia. Dose: 1 a 4 mg/kg/dia, VO, 2 a 3 vezes/dia.

Quando uma maior potência diurética é necessária, a associação de furosemida com espironolactona, antagonista da aldosterona, é bastante útil, pois, além do efeito sinérgico, a espoliação de potássio é evitada.

Catecolaminas

Nos casos de insuficiência cardíaca muito grave ou de falência cardíaca aguda com diminuição crítica do débito cardíaco, com ou sem choque cardiogênico, é necessário o uso de drogas inotrópicas mais potentes, como a dobutamina, a dopamina ou uma associação de ambas.

- Dobutamina: ação predominante em beta-1 e menos em beta-2. Causa aumento do inotropismo, cronotropismo, vasodilatação periférica leve e reduz a resistência vascular pulmonar. Dose: 5 a 20 mcg/kg/min;
- dopamina: uma catecolamina endógena precursora da norepinefrina. Seus efeitos são dose-dependentes: em pequenas doses, seu efeito principal é o estímulo dos receptores dopaminérgicos, localizados no leito vascular renal e mesentérico, ocasionando vasodilatação nesses locais; em doses intermediárias, aumenta o inotropismo diretamente por meio do estímulo de receptores beta-1; em altas doses, ocorre o estímulo de receptores alfa ocasionando vasoconstrição de artérias e veias, elevando a resistência vascular sistêmica;
- adrenalina: na dose de 0,1 a 0,3 mcg/kg/min, causa aumento do DC e diminuição pós-carga por efeito dilatador periférico. Doses mais altas têm efeito vasopressor;
- noradrenalina: ação em receptores alfa e menos ação inotrópica. Aumenta muito o consumo de oxigênio pelo miocárdio.

Inibidores da fosfodiesterase

- Estimulação inotrópica do coração com vasodilatação pulmonar e sistêmica;
- inibidor da fosfodiesterase tipo III: aumenta o AMPc, a contratilidade miocárdica e a frequência cardíaca (FC), além de relaxar os músculos lisos dos vasos;
- muito útil no choque cardiogênico por aumentar a contratilidade e reduzir a pós-carga por vasodilatação periférica, sem aumento importante no consumo de oxigênio;
- milrinona: tem efeito inotrópico e efeito vasodilatador direto. É mais potente e acarreta menos efeitos adversos que a amrinona. A resposta hemodinâmica pode ser notada após 10 a 15 minutos. Ataque: 50 a 75 mcg/kg/min. Manutenção: 0,5 a 0,75 mcg/kg/min. Pode ser infundida sem dose de ataque, chegando a uma concentração plasmática estável em 4 horas e meia.

Vasodilatadores

A vasoconstrição que ocorre na ICC (ação adrenérgica, o sistema renina-angiotensina e o sistema arginina-vasopressina) visa a manter a pressão sanguínea, apesar da queda do débito cardíaco, e, nos casos mais graves, a promover a redistribuição do fluxo sanguíneo para órgãos mais nobres (coração e sistema nervoso central). Entretanto, ao aumentar a pós-carga, a vasoconstrição passa a prejudicar o desempenho cardíaco. Assim, a redução da pós-carga com o uso de vasodilatadores é uma opção terapêutica valiosa em boa parte dos casos de ICC.

- Hidralazina: age diretamente na musculatura lisa arteriolar e mostrou resultados benéficos quando utilizada em patologias com grandes *shunts* esquerda-direita, em miocardiopatia dilatada, uso em quadros de hipertensão arterial refratária e em quadros hipertensivos no pós-operatório. Em doses elevadas, a hidralazina pode levar a uma síndrome lúpus-*like*, principalmente em acetiladores lentos; dose: 1 a 7,5 mg/kg/dia, VO, 2 vezes/dia, 0,1 a 0,2 mg/kg/dose, EV/intramuscular (IM), 2 vezes/dia;
- nitroglicerina: diminui a pré-carga, aliviando os sintomas de congestão pulmonar, sendo reservada para casos com comprometimento do retorno venoso. Dose: 0,1 a 0,5 mcg/kg/min, EV;
- inibidores da enzima de conversão da angiotensina (IECA): diminuição da pressão capilar pulmonar, pressão diastólica final do VE, diminuição da pressão arterial, com melhora do DC e dos sintomas. Os inibidores da enzima conversora de angiotensina I em angiotensina II, como o captopril e o enalapril, são considerados atualmente os vasodilatadores de escolha, para uso oral, na insuficiência cardíaca. Também apresentam diminuição da mortalidade nos pacientes com quadro de ICC que fazem uso desta droga, em virtude da inibição do processo de remodelação miocárdica;
- captopril, 0,3 a 3 mg/kg/dia, VO, 3 a 4 vezes/dia, ou enalapril, 0,1 a 0,5 mg/kg/dia, VO, 1 a 2 vezes/dia. Não utilizar o captopril em coarctação de aorta e estenose de artéria renal.

Betabloqueadores

O aumento da atividade simpática é uma das respostas neuro-hormonais mais precoces em pacientes com insuficiência cardíaca e das mais importantes causas do remodelamento progressivo, que induz ao declínio da função miocárdica. Os betabloqueadores podem reverter todas as alterações associadas ao remodelamento ventricular.

- Caverdilol: é um antagonista neuro-hormonal, com propriedade betabloqueadora não seletiva, alfabloqueadora e antioxidante. Dose usual de 0,05 a 0,4 mg/kg/dia, VO, 1 vez/dia;
- propranolol: é um betabloqueador adrenérgico não seletivo. Dose usual de 1 a 3 mg/kg/dia, VO, 2 a 3 vezes/dia.

Digitálicos

Aumento da contratilidade cardíaca por meio da inibição da ATPase Na/K, levando a uma diminuição do gradiente transmembrana de sódio que consequentemente leva ao aumento na concentração de cálcio intracelular.

Digoxina elixir pediátrico: as doses de digoxina preconizadas visam a atingir níveis séricos entre 1,1 e 1,7 ng/mL, os quais se mostram eficazes na resposta inotrópica positiva, assim como estudos também mostram que níveis abaixo de 2,0 ng/mL raramente levam à intoxicação. Doses habituais: recém-nascido (RN) prematuro – 5 mcg/kg/dia; RN a termo – 8 a 10 mcg/kg/dia; crianças até 2 anos – 10 a 12 mcg/kg/dia; maiores 2 anos – 8 a 10 mcg/kg/dia; pré-adolescentes e adolescentes menores que 25 kg – 0,125 mg/dia; pré-adolescentes e adolescentes maiores que 25 kg – 0,25 mg/dia. Iniciar durante desmame de drogas vasoativas. Apresentações da digoxina – digoxina elixir pediátrico: 1 mL = 0,05 mg (50 mcg); comprimidos: 0,125 e 0,25 mg.

Após o tratamento da ICC ou se ICC refratária, reavaliar outras medidas:

- cirurgia corretiva de redução ventricular (cirurgia de Batista), se necessária;
- transplante cardíaco, quando indicado, e implantação de próteses mecânicas ventriculares e de desfibriladores;
- diálise se refratariedade ou efeitos colaterais muito intensos ao tratamento diurético;
- outras drogas: sensibilizadores de cálcio (levosimedan), antagonistas de vasopressina e peptídeos natriuréticos.

REFERÊNCIAS BIBLIOGRÁFICAS

1. Cartolano SL. Insuficiência cardíaca. In: Matsumoto T, Hirschheimer MR, Carvalho WB (eds.). Terapia intensiva pediátrica. 2.ed. São Paulo: Atheneu, 2006. p.247-63.
2. Carvalho AMF. Atualização em insuficiência cardíaca na criança. Saúde Criança Adolesc 2011; 3(1):81-92.
3. Arduini RG, Catani LH, La Torre FPF. Insuficiência cardíaca congestiva. In: La Torre FPF, Passarelli MLB, Cesar RG, Pecchini R (eds.). Emergências em pediatria. Barueri: Manole, 2011. p.213-20.
4. Beggs S, Thompson A, Nash R, Tompson A, Peterson G. Cardiac failure in children. 17th Expert Committee on the Selection and Use of Essential Medicines; 2009 March; Genève, Suíça.
5. Molossi S. Insuficiência cardíaca: causas e tratamento. In: Piva JP, Celiny P. Medicina intensiva em pediatria. Rio de Janeiro: Revinter, 2006. p.269-97.
6. Azeka E, Vasconcelos LM, Cippiciani TM, Oliveira AS, Barbosa DF, Leite RMG et al. Insuficiência cardíaca congestiva em crianças: do tratamento farmacológico ao transplante cardíaco. Rev Med (SP) 2008; 87(2):99-104.
7. Madriago E, Silberbach M. Heart failure in infants and children. Pediatr Rev 2010; 31(1):4-12.

38 Cardiomiopatias

Ana Maria Thomaz

INTRODUÇÃO

As cardiomiopatias são afecções primárias do miocárdio associadas à disfunção cardíaca. São classificadas pela fisiopatologia dominante, ou, se possível, pelos fatores etiopatológicos, como cardiomiopatias dilatadas, hipertróficas, restritivas, arritmogênica do ventrículo direito (VD) e outras (miocárdio não compactado, fibroelastose, disfunção sistólica com dilatação mínima, mitocondriopatias).[1]

Na forma arritmogênica do VD, a arritmia é a maior expressão clínica. As demais possuem ocorrência rara.[1]

Neste capítulo, são comentadas as principais cardiomiopatias: dilatada e hipertrófica.

CARDIOMIOPATIA DILATADA (CMD)

É a doença primária do músculo cardíaco caracterizada pela dilatação e disfunção sistólica do ventrículo esquerdo (VE).[2]

Pode resultar de vários transtornos específicos. Dentre eles, destacam-se:

- defeito da beta-oxidação;
- deficiência de selênio;
- defeitos mitocondriais;
- miocardites;
- anomalias da artéria coronária;
- tireotoxicose;
- doenças de depósito;
- amiloidose;
- cardiomiopatia pós-parto;
- indução por abuso de álcool/cocaína;
- taquiarritmias;
- medicamentos (doxorrubicina/adriamicina);
- miocardite anterior.

A manifestação clínica é a insuficiência cardíaca congestiva (ICC) por baixo débito, frequentemente progressiva. Outras apresentações clínicas são arritmias, tromboembolismo e morte súbita.

A incidência varia de 0,34 a 3,8 casos para cada 100 mil crianças ao ano.[2] Segundo dados da literatura, há taxas de mortalidade elevadas que variam de 16% em 10 anos, até 49, 66 e mesmo 80% em 5 anos.[2]

Vários defeitos genéticos já foram descritos como causa dessa cardiomiopatia denominada idiopática (Tabela 1).[3]

Apresentação clínica

Lactentes e crianças menores podem apresentar sopro de insuficiência mitral ou sinais e sintomas de ICC, como taquipneia, recusa alimentar, ganho de peso não satisfatório, taquicardia, agitação, dispneia às mamadas.

Crianças maiores apresentam sintomas semelhantes aos dos adultos, como fadiga, intolerância ao esforço, síncope e/ou arritmias, ortopneia, dispneia paroxística noturna, sintomas gastrointestinais (inapetência, náuseas, vômitos e dores abdominais), estase jugular e edema periférico.[2,4]

TABELA 1 MUTAÇÕES ASSOCIADAS À CARDIOMIOPATIA DILATADA

Actina cardíaca	Metavinculina	Cadeia pesada de alfa-miosina
Desmina	Ligação da miosina à proteína C	SUR2A
Delta-sarcoglicano	Proteína muscular LIM	Lâmina A/C
Betamiosina de cadeia pesada	Alfa-actina-2	Distrofina
Troponina T cardíaca	Fosfolambana	Tafazina
Alfa-tropomiosina	Cypher/LIM de ligação ao domínio 3	Troponina cardíaca I
Titina		

Tríade clássica da ICC: hepatomegalia, cardiomegalia e ritmo de galope

A classificação desenvolvida pela New York Heart Association (NYHA)[5] é útil para quantificar a ICC em crianças maiores, e a de Ross et al. para a ICC em lactentes.[6]

Exame físico[1,2]

Abaulamento do precórdio: demonstra grau de cardiomegalia e tempo de instalação da cardiomiopatia.

- *Ictus cordis*: implosivo, desviado para a esquerda e para baixo;
- bulhas:
  - 1ª: hipofonética no foco mitral;
  - 2ª: hiperfonética no foco pulmonar;
  - 3ª: pode estar presente;
- sopro sistólico, geralmente suave, de frequência moderada de regurgitação mitral e um ritmo diastólico de galope no ápice do coração. No baixo débito sistêmico, o sopro é pouco audível e pode não ser ouvido até que o tratamento clínico seja iniciado;

- estase jugular, hepatomegalia e edema de membros inferiores até anasarca nos casos com maior comprometimento da função miocárdica;
- ausculta pulmonar quase sempre revela estertores crepitantes, sobretudo nas bases de ambos os hemitórax.

Exames complementares[1,3,4]

Eletrocardiograma (ECG)

- Taquicardia sinusal é a mais comum;
- sobrecarga ventricular esquerda ou biventricular;
- extrassistolias supraventriculares e/ou ventriculares, complexos QRS de baixa voltagem, alteração difusa da repolarização ventricular e infradesnivelamento do segmento ST;
- bloqueio divisional anterossuperior (BDAS) e bloqueio de ramo são raramente detectados e, em geral, correlacionam-se com disfunção ventricular importante;
- diagnósticos diferenciais:
  - origem anômala de coronária esquerda: ondas Q profundas nas derivações D_1 e aVL;
  - doença de Pompe (glicogenose tipo I): intervalo PR curto e voltagens de QRS muito altas, especialmente nas derivações precordiais;
  - taquicardiomiopatias: um erro frequente é atribuir uma FC mais elevada que a normal (120 a 140 bpm) a uma ICC, e não a uma taquiarritmia primária. Os ritmos mais comuns são ritmo atrial ectópico ou *flutter* atrial.

Radiografia de tórax[3]

- Cardiomegalia (principalmente à custa do átrio esquerdo e do ventrículo esquerdo);
- elevação do brônquio principal esquerdo;
- pulmão esquerdo colabado (compressão brônquica) pelo átrio esquerdo e artéria pulmonar esquerda;
- congestão venosa pulmonar;
- possível derrame pleural.

Exames laboratoriais[1]

Tem o intuito de realizar o diagnóstico diferencial com outras patologias: hemograma, mucoproteína, eletroforese de proteínas, velocidade de hemossedimentação (VHS), proteína C reativa, ASLO (na cardite reumática).

Enzimas cardíacas, CKMB e troponina I são utilizadas nos processos agudos de miocardite ativa. Nos casos de miocardite aguda viral, solicitar reações de Sabin-Feldman, Mantoux, Machado-Guerreiro e sorologias para sífilis e HIV.

Deve-se tentar o isolamento do vírus no sangue, nas fezes, na orofaringe ou no líquido pericárdico (se presente). A comprovação indireta pode ser feita pelos títulos crescentes de anticorpos neutralizantes ou de IgM específica e, atualmente, realizada com a técnica da reação em cadeia da polimerase (PCR) reversa.

Ecocardiografia[1]

Comprova o diagnóstico, quantifica as disfunções ventricular e valvar, avalia as dimensões cavitárias e afasta afecções congênitas associadas ou complicações como trombo intracavitário.

Ventriculografia radioisotópica (gated blood pool)[1]

Quantifica as funções ventriculares direita e esquerda, bem como de regurgitações valvares. Tem importância na evolução da função miocárdica e na indicação do transplante cardíaco.

Cintilografia miocárdica com gálio-67[2]

Revela a presença ou não de processo inflamatório miocárdico.

Ressonância magnética[2]

Demonstra alterações anatômicas e funcionais, porém não consegue diferenciar a cardiomiopatia dilatada de outras causas de disfunção do VE. Propicia melhor análise do VD em relação ao ecocardiograma.

Estudo hemodinâmico[1,2]

É fundamental na indicação de transplante cardíaco ortotópico, com a obtenção das pressões de cavidades direitas, artéria pulmonar, capilar pulmonar, débito cardíaco e cálculo do índice de resistência pulmonar em condição basal e durante a administração de vasodilatador pulmonar.

É usual o encontro de aumento da pressão média de átrio esquerdo (AE) e da pressão diastólica final de VE. Pressão média do átrio direito (AD), pressão diastólica final de VD, pressão da artéria pulmonar, resistências vasculares sistêmica e pulmonar podem estar elevadas. A cinecoronariografia descarta a doença isquêmica (coronárias normais) ou confirmação de origem anômala de coronária esquerda.

Biópsia miocárdica

Realizada na suspeita de miocardite para tratamento específico.

Diagnóstico diferencial[1]

- Anomalia de coronária;
- lesões obstrutivas do coração esquerdo: estenoses aórticas (subvalvares, valvares, supravalvares), coarctação de aorta;
- valvulopatias: insuficiências mitral e aórtica (congênita ou adquirida);
- arterites e miocardites;
- doença de Kawasaki;
- doenças de depósito (mucopolissacaridoses e glicogenoses);
- arritmias cardíacas: taquicardiomiopatias.

Tratamento[2,4]

Tem como objetivo abordar cada um dos componentes do quadro clínico da miocardiopatia congestiva:

- baixo débito cardíaco;
- retenção de líquidos;
- vasoconstrição: em virtude da ativação neuro-humoral, para manter pressão de perfusão adequada;
- na suspeita de deficiência metabólica, iniciar suplementação empírica.

Medidas gerais

Devem visar à melhora do estado clínico, à redução do trabalho cardíaco e ao aumento da oxigenação tecidual do paciente, com:

- repouso absoluto no leito;
- restrição hídrica;
- dieta hipossódica, hiperproteica e hipercalórica;
- correção de eventuais hipoproteinemia (hipoalbuminemia), anemia e distúrbios metabólicos/hidroeletrolíticos;
- oxigenoterapia nos casos de ICC grave.

Medidas específicas

Consiste no uso de digital, diuréticos e vasodilatadores, como os inibidores da enzima de conversão de angiotensina (IECA). A ICC e a disfunção ventricular podem progredir, evoluindo para transplante cardíaco. Nesses casos, deve-se considerar o uso de drogas endovenosas, como a dopamina, a dobutamina e a milrinona.

Outros vasodilatadores podem ser considerados na terapia intensiva, por exemplo: o nitroprussiato de sódio (uso por curto tempo em decorrência do potencial tóxico pelo tiocianeto) e a hidralazina (em associação ou em substituição aos IECA).

Os betabloqueadores, como o carvedilol, melhoram a fração de ejeção, reduzindo a mortalidade e a necessidade de hospitalização com melhora da classe funcional (NYHA) e da tolerância ao exercício. Há poucos estudos em crianças, porém seu uso também tem mostrado melhora da função ventricular e redução da progressão da ICC permitindo a retirada de alguns pacientes pediátricos da lista de espera para o transplante.

Outras medidas terapêuticas

L-carnitina no início do tratamento da CMD, não relacionado a erro do metabolismo, acelera a recuperação nutricional e previne ou reverte a caquexia cardíaca, melhorando a função ventricular.

Uso de antiagregantes plaquetários pelo aumento acentuado das câmaras cardíacas favorece a formação de trombos. Nos casos em que o trombo intracavitário é visualizado ao ecocardiograma, o uso de cumarínicos ou heparina de baixo peso molecular deve ser considerado.

Antiarrítmicos são usados quando o diagnóstico de taquicardiomiopatia é estabelecido.

Na refratariedade do tratamento clínico, são indicados:

- implante de marca-passo biventricular: sincronização da contração das paredes ventriculares;
- ventriculotomia parcial: redução do diâmetro transverso do VE, diminuindo a tensão parietal e melhorando a função;
- tratamento cirúrgico da valva mitral: ponte para o transplante;
- assistência circulatória;
- transplante cardíaco.

Prognóstico

A história natural da CMD depende da causa de base. Um terço dos casos terá melhora da função ventricular, 1/3 permanecerá praticamente sem alterações, mas com sobrevida de vários anos, e 1/3 continuará a piorar e mesmo evoluir para óbito ou transplante.

Com o uso atual de novos medicamentos para o tratamento da disfunção ventricular, há uma tendência em melhorar esses resultados.

Um dos erros principais no tratamento de crianças com CMD é a não utilização de medicamentos apropriados nas doses adequadas. Crianças que apresentaram recuperação da função ventricular podem ter deterioração da função anos depois, exigindo uma vigilância por toda a vida.

CARDIOMIOPATIA HIPERTRÓFICA (CMH)

É uma doença cardíaca primária, frequentemente familiar (autossômica dominante), com expressão clínica e morfológica diversa, caracterizada por VE desproporcionalmente hipertrófico e não dilatado, na ausência de outra doença cardíaca ou sistêmica. Apresenta maior comprometimento do septo interventricular do que da parede livre. O acometimento isolado do VD é raro.[2,4]

Tem prevalência estimada em 2,5:100.000 em crianças e 1:500 em indivíduos na população geral. Ocorre em ambos os sexos, em todas as faixas etárias, desde recém-nascidos até idosos, sendo mais grave nas fases mais iniciais da vida. Lactentes até a vida escolar e adolescência, na maioria, apresentam sintomas entre 20 e 40 anos de idade.

Hemodinamicamente, é dividida nas formas obstrutiva (obstrução ao fluxo na via de saída do VE) e não obstrutiva.

Do ponto de vista genético, são conhecidos quatro tipos que causam mutação de genes que codificam as proteínas do sarcômero cardíaco:

- tipo I: gene do lócus 1 do braço longo do cromossomo 14 (14q1) – alteração na cadeia pesada da miosina b cardíaca (é o mais frequente e representa 50% das CMH);
- tipo II: cromossomo 1 (1q3) – modifica a troponina T;
- tipo III: cromossomo 15 (15q2) – alteração da tropomiosina;
- tipo IV: cromossomo 11 – modifica a miosina cardíaca ligada à proteína C.

Anatomia patológica

- Arranjos caóticos dos cardiomiócitos – substrato para arritmias;
- aumento do colágeno intersticial;
- espessamento das artérias coronárias intramurais – diminui a reserva coronariana associada à desproporção entre massa miocárdica hipertrofiada, levando à isquemia miocárdica e fibrose;
- deslocamento anterior da valva mitral – hipertrofia do músculo papilar, causando obstrução da via de saída do VE e insuficiência mitral.

Apresentação clínica[1,2]

A presença de obstrução da via de saída do VD é frequente na faixa etária pediátrica – há uma projeção do septo interventricular (SIV) para o VD, em razão de sua hipertrofia – e que se manifesta com ICC (dispneia e cianose aos esforços progressivos em lactentes). Pode-se também observar a presença de sopro sistólico ejetivo audível na borda esternal esquerda médio-alta, sem estalidos, com ou sem 3ª ou 4ª bulhas.

Em crianças maiores, as manifestações clínicas podem ser desde assintomáticas até mesmo com sintomas de dispneia, dor precordial, palpitações, síncope e morte súbita.

- Dispneia: hipodiastolia (hipertrofia miocárdica + rigidez da cavidade ventricular) ⇒↑ PD_2 do VE ⇒↑ pressão do capilar pulmonar ⇒ dispneia (esforço até repouso);
- dor precordial: desequilíbrio entre oferta e demanda de O_2. Infarto do miocárdio em raros os casos;
- palpitações: arritmias cardíacas – supraventriculares ou ventriculares;
- síncope: não há aumento do débito cardíaco pelo ventrículo durante os períodos de arritmias e/ou de obstrução da via de saída do VE;
- morte súbita (MS): comum em adolescentes e adultos jovens. Pode ser a primeira manifestação clínica entre os assintomáticos ou entre aqueles sem diagnóstico prévio estabelecido. Os principais fatores predisponentes são: alteração genética tipo I, história familiar de morte súbita (forma maligna), taquicardia ventricular não sustentada (TVNS) e síncopes recorrentes em jovens.

Exame físico[1,2]

Geralmente, é normal nos casos assintomáticos ou sem obstrução na via de saída do VE.

- Pulso venoso jugular;
- pulso arterial carotídeo;
- *ictus cordis* pode estar desviado para esquerda e para baixo;
- pode existir a presença de frêmito sistólico;
  - 1ª e 2ª bulhas são normais. Na obstrução acentuada – 2ª bulha desdobrada paradoxalmente;
  - 3ª e 4ª bulhas podem estar presentes;
- raramente há a presença de *clicks* de ejeção sistólica;
- sopro sistólico audível na borda esternal esquerda média e no ápice nas formas obstrutivas;
- sopro holossistólico de regurgitação em foco mitral com irradiação para axila quando há insuficiência mitral;
- fenômeno de Bernheim: hepatomegalia e edema de membros inferiores – protrusão acentuada do SIV hipertrofiado para o VD.

Exames complementares[1,2,4]

ECG

- Está alterado em 90% dos casos;
- ritmo geralmente sinusal. Nos casos mais graves – fibrilação atrial;
- sobrecarga das câmaras cardíacas esquerdas com ou sem depressão do segmento ST ou inversão da onda T;
- ondas Q profundas em precordiais esquerdas e R de grande amplitude nas precordiais direitas – predomínio septal;
- onda T negativa e profunda em precordiais esquerdas – hipertrofia septal;
- os traçados do ECG têm valor diagnóstico no aumento da suspeita de CMH em membros familiares e atletas sem hipertrofia de VE ao ecocardiograma.

Radiografia de tórax

- Tem valor limitado;
- silhueta cardíaca pode estar aumentada – à custa do VE (2/3 dos casos) ou normal (metade dos casos);
- congestão pulmonar $\Rightarrow\uparrow$ pressão venocapilar pulmonar.

Ventriculografia radioisotópica (tecnécio)

- Avaliação das funções sistólica e diastólica;
- avaliação do grau de regurgitação mitral.

Holter de 24 horas

Indicado para detecção de arritmias mesmo nos assintomáticos – elevada incidência de arritmias, principalmente as TVNS: relação com morte súbita.

Ressonância magnética

Quando o ecocardiograma não é suficiente para identificar segmentos de hipertrofia do VE. Maior sensibilidade na visualização da textura da parede miocárdica (diagnóstico diferencial com doenças de depósito).

Teste ergométrico

- Avaliação atual e evolutiva;
- orientação para exercícios físicos.

Biópsia endomiocárdica

Diagnóstico diferencial com doenças de depósito.

Estudo hemodinâmico

- Terapêutica cirúrgica nas formas obstrutivas;
- avaliar a diminuição da distensibilidade diastólica do VE;
- medida de gradientes.

↓ complacência VE →↑ PDF → ↑ pressão média AE ⇒↑ pressão venocapilar pulmonar

↓

HP (25% casos)

Em que: HP = hipertensão pulmonar; PDF= pressão diastólica final.

Diagnóstico diferencial

O diagnóstico de CMH pode ser negligenciado, principalmente em lactentes e crianças jovens, em razão de essa doença mimetizar muitas outras condições cardíacas.

- Hipertensão arterial sistêmica – HAS (primária ou secundária);
- cardiopatia congênita: estenose aórtica, estenose subaórtica por anel fibroso, estenose supravalvar aórtica, coarctação de aorta;
- doenças de depósito (glicogênio, ferro, etc.);
- síndromes: Noonan, Turner;
- hipertrofia miocárdica transitória em recém-nascidos filhos de mães diabéticas ou prematuros em terapêutica de corticosteroides pela doença pulmonar crônica;
- doenças sistêmicas: ataxia de Friedreich, hipotireoidismo congênito, acromegalia;
- anomalias da neuroectoderma: lentiginose, feocromocitoma, esclerose tuberosa, neurofibromatose;
- síndrome hipereosinofílica;
- cardiomiopatia restritiva familiar com desarranjo celular;
- distúrbios mitocondriais;

- distúrbios do metabolismo oxidativo;
- deficiência de carnitina;
- defeitos da beta-oxidação;
- síndrome de Costello.

Tratamento

Tem por objetivo, reduzir os sintomas e prolongar a sobrevida. A MS ocorre:

- em adolescentes e adultos jovens (12 a 35 anos de idade);
- ocasionalmente nos menores de 10 anos de idade;
- raramente em lactentes.

Pode ser clínico, elétrico, hemodinâmico intervencionista e cirúrgico.

Clínico

Assintomático

Reavaliação a cada 6 a 12 meses sem medicação, mesmo naqueles pacientes com gradiente pressórico e de grande magnitude.

Sintomático

- Forma obstrutiva – betabloqueadores (inotrópico negativo): propranolol, 3 a 5 mg/kg/dia em duas tomadas diárias ou atenolol/metoprolol;
- forma não obstrutiva ou contraindicados para o uso de betabloqueadores: bloqueador dos canais de cálcio (maior ação inotrópica negativa e menos efeito vasodilatador periférico) – verapamil, 5 mg/kg/dia, com máximo de 16 mg/kg/dia, em duas tomadas diárias.

Nos pacientes em que predomina arritmia, a droga de preferência é o sotalol. Agentes diuréticos, como espironolactona, podem ser administrados de forma cuidadosa, visando a diminuir a congestão pulmonar, reduzindo as pressões de enchimento do VE.

Os pacientes com CMH também podem manifestar evidências de ICC: pressão venosa capilar pulmonar elevada (dispneia paroxística noturna, ortopneia ou dispneia de esforço) com função sistólica preservada ou hiperdinâmica;

nesses casos, deve-se evitar o uso de agentes inotrópicos positivos. Em contrapartida, naqueles indivíduos com sintomas congestivos e disfunção sistólica, a abordagem terapêutica é semelhante à empregada na ICC de outras doenças: administração de agentes inotrópicos positivos e diuréticos.

Elétrico

Marca-passo DDD

Indicado para pacientes com sintomas incapacitantes ou nos casos refratários ao tratamento clínico.

Ativação precoce ponta VD → movimento paradoxal do SIV → redução do contato do folheto anterior da valva mitral → ↓ obstrução subaórtica (melhora hemodinâmica e não há alteração significativa na sobrevida).

Experiência escassa na faixa etária pediátrica. É um procedimento menos invasivo e com menos complicações graves que o cirúrgico.

CDI (cardiodesfibrilador interno): indicado para pacientes com alto risco

- Hipertrofia VE severa;
- TVNS;
- morte súbita abortada;
- história familiar de morte súbita;
- síncopes recorrentes;
- resposta pressórica anormal ao exercício.

Hemodinâmico intervencionista

É uma opção terapêutica (oclusão por cateter-balão ou embolização alcoólica) que visa a produzir infarto septal com a oclusão do 1º ramo septal da artéria descendente anterior, provocando redução ou abolição do gradiente na via de saída do VE. No grupo pediátrico, não tem sido considerado, em virtude dos riscos elevados decorrentes das canulações dos pequenos vasos.

Complicações:

- Bloqueio atrioventricular total (BAVT) transitório ou permanente;
- arritmias ventriculares;
- infarto agudo do miocárdio.

Cirurgia

É indicada nas formas obstrutivas em que se esgotaram todos os métodos terapêuticos ou em que há obstrução severa ao repouso (gradiente entre o VE e a aorta > 80 mmHg).

A cirurgia proposta é a miectomia septal ventricular, que alivia a via de saída do VE, bem como da insuficiência mitral; em alguns casos, faz-se necessária a sua substituição por prótese valvar (alteração orgânica dos folhetos da valva mitral).

Em razão da relativa raridade da doença em idade pediátrica e da indicação cirúrgica nessa faixa etária, há dificuldades em se estabelecer, com segurança, a indicação e o papel do tratamento operatório. A recorrência da obstrução é rara em crianças maiores (2%) e mais frequente em neonatos e lactentes.

Transplante

Indicado nos casos resistentes às formas terapêuticas clínica, intervencionista e cirúrgica, sendo considerado última opção terapêutica. Sua indicação é rara nesse tipo de cardiomiopatia.

Prevenção

Avaliação dos parentes quando se faz o diagnóstico de CMH

Fatores de risco para morte súbita

- Jovem;
- história familiar de MS;
- MS cardíaca recuperada;
- taquicardia ventricular sustentada, taquicardia supraventricular;
- síncope recorrente em jovens;
- TVNS no *holter*;
- bradicardias.

Fatores que acarretam risco para MS na CMH

- Grandes espessuras do septo (> 30 mm) e da massa;
- taquicardia induzindo isquemia miocárdica;
- obstrução da via de saída do VE;
- exercício físico induzindo hipotensão;

- exercício físico intenso;
- período matutino.

Em crianças, a ocorrência de MS parece estar mais relacionada ao relaxamento anormal e ao enchimento diastólico retardado do VE associado ao excessivo e precoce esvaziamento durante a sístole, favorecendo a redução importante do fluxo sanguíneo e o aparecimento de fibrilação ventricular, e não de TVNS como no adulto.

Está contraindicada a realização de exercícios intensos e competitivos. A profilaxia para endocardite deve ser realizada nos casos com a forma obstrutiva e insuficiência mitral (manipulação oral, genital e cirúrgica).

A precocidade com a qual a CMH se manifesta ou é diagnosticada está relacionada diretamente à sua gravidade.

MIOCARDITE[1,7,8]

É uma doença inflamatória do miocárdio que compromete o parênquima e o interstício de forma aguda ou crônica. É a causa mais frequente de cardiomiopatia dilatada na infância.

Fisiopatologia

- Fase 1: invasão do miocárdio nos 3 primeiros dias da viremia;
- fase 2: 3º ao 14º dia após invasão, há miocitólise (replicação viral) e resposta inflamatória;
- fase 3: após 14º dia – dilatação das cavidades. O mecanismo final é o espasmo microvascular coronariano (anticorpo contra células endoteliais), necrose do miocárdio com fibrose, calcificação e dilatação do coração.

A transformação da miocardite aguda em CMD depende da persistência viral, de apoptose e de fatores de imunidade.

Etiologia

- Agentes infecciosos:
  - vírus: os mais comuns são aqueles chamados de cardiotrópicos, pertencente ao grupo dos enterovírus (coxsackie, ECHO, poliovírus). Estima-se

que 40 a 50% das miocardites virais no homem sejam decorrentes da infecção pelo vírus coxsackie B. Outros vírus também têm destaque: adenovírus, parvovírus B19, citomegalovírus (CMV), Epstein-Barr, do sarampo, das hepatites B e C, herpes-vírus, da rubéola, da raiva, da caxumba, vírus sincicial respiratório (VSR) e HIV;
  - bactérias: estreptococos, estafilococos, meningococos, pneumococos, salmonela, bacilo diftérico, *Clostridium*, brucela, gonococos, hemófilos, micoplasma, legionelas;
  - fungos: *Actinomyces, Aspergillus, Blastomices*, cândida, coccioides, histoplasma, nocardia, esporotrix;
  - protozoários: *Entamoeba,* leishmania, tripanossoma (doença de Chagas) e toxoplasma (toxoplasmose);
  - helmintos: cisticerco, equinococos, esquistossoma, toxocara e triquinela;
  - riquétsias: febre das Montanhas Rochosas e febre Q;
  - espiroquetas: borrelia, leptospira, treponemas;
- reações imunitárias ou de hipersensibilidade: doença reumática, colagenoses;
- agentes químicos, físicos, farmacológicos;
- mistos: miocardite ativa na qual existe inicialmente agressão viral ao miócito e posterior agressão imunitária.

Quadro clínico

Pode se apresentar de diversas formas:

- assintomático;
- ICC;
- arritmias;
- dor precordial;
- infarto agudo do miocárdio (IAM);
- bloqueios de condução;
- morte súbita (FV).

Na maioria dos casos, é antecedida por um quadro de infecção de vias aéreas superiores (IVAS) ou do trato gastrointestinal (TGI), geralmente leve e que, após alguns dias, geralmente 7 a 14 dias, se apresenta com as manifestações cardíacas anteriormente descritas.

Ao exame físico:

- taquicardia (com ou sem arritmias);
- ritmo galope;
- bulhas abafadas;
- atrito pericárdico;
- eventualmente sopro de regurgitação mitral;
- hepatomegalia;
- turgência jugular;
- edema de membros inferiores nas crianças maiores.

Diagnóstico

Baseia-se em critérios histológicos, imunológicos e imuno-histoquímicos – infiltrado inflamatório no miocárdio com predomínio de celulares mononucleares (linfócitos, histiócitos e macrófagos), evidências de agressão à fibra, por células mononucleares (lesões em saca bocado e necrose celular). Hipertrofia de fibras cardíacas pode existir, bem como fibrose intersticial, que, na criança, se apresenta como um fino rendilhado entre os miócitos.

Exames complementares

- Exames laboratoriais: enzimas cardíacas (troponina cardíaca específica elevadas e a CK-MB, menos frequente), hemograma completo, mucoproteína, eletroforese de proteína, VHS, proteína C reativa, ASLO para afastar cardite reumática. Desidrogenase lática (DHL) – valores discretamente elevados nos casos crônicos. Em processos específicos: reação de Sabin-Feldman, Mantoux, Machado Guerreiro, sorologias para sífilis e HIV. Nos casos agudos com suspeita de etiologia viral, deve-se tentar o isolamento do vírus no sangue, nas fezes, na orofaringe ou no líquido pericárdico, quando houver;
- ECG: inespecífico. Nas condições agudas: taquicardia sinusal, arritmias (extrassistolias supraventriculares ou ventriculares), complexo QRS de baixa voltagem e alterações difusas da repolarização ventricular. Nas de evolução prolongada: sobrecargas ventriculares ou até mesmo biventriculares e biatriais;

- radiografia de tórax: cardiomegalia e congestão pulmonar. Eventualmente derrames pleural e pericárdico;
- ecocardiograma: avalia o tamanho das cavidades cardíacas, o grau de disfunção ventricular (sistólica e/ou diastólica), os sinais de regurgitação das valvas atrioventriculares, principalmente a mitral;
- exames radioisotópicos:
  - gálio-67: evidencia a presença de inflamação no sítio cardíaco em virtude do aumento do radiofármaco nesta região (gálio positivo). Há o inconveniente na demora da obtenção das imagens (por volta de 72 h);
  - ventriculografia radioisotópica (*Gated*): evidencia câmaras cardíacas dilatadas e hipocinéticas;
- ressonância magnética de realce tardio com gadolíneo: sensibilidade para detecção de inflamação, além de avaliar dilatação de câmaras cardíacas e da função ventricular;
- biópsia miocárdica: por meio da técnica de PCR, é considerada padrão-ouro para o diagnóstico.

Tratamento

O tratamento está ligado à etiologia. Nos casos graves e agudos, segue o tratamento de suporte para CMD (anteriormente descrito).

O tratamento específico baseia-se na imunossupressão:

- prednisona: 2,5 mg/kg/dia, por 1 semana; 2 mg/kg/dia, por 6 semanas; 1 mg/kg/dia, por 4 meses;
- prednisona + azatioprina: azatioprina (Imuran®) – comprimidos, 50 mg: 2,5 mg/kg/dia, por 1 semana; 2 mg/kg/dia, por 1 semana; 1,5 mg/kg/dia, por 6 semanas; 1 mg/kg/dia, por 4 meses; prednisona (mesmo esquema anterior);
- prednisona + ciclosporina: ciclosporina (Sandimmun) – líquido contendo 100 mg/mL: 15 mg/kg/dia, por 2 semanas; 10 mg/kg/dia, por 6 semanas; 5 a 10 mg/kg/dia, por 4 meses; prednisona: 1 mg/kg/dia, por 2 meses; 0,5 mg/kg/dia, por 4 meses.

Critérios de controle e suspensão das drogas nos pacientes à medicação imunossupressora:

- hemograma e plaquetas;
- transaminase glutâmico oxalacética (TGO); transaminase glutâmico pirúvica (TGP); DHL;
- ureia e creatinina (função renal);
- urina I.

Acompanhamento clínico mensal com exames laboratoriais (hemograma e plaquetas, urina tipo I, avaliação das funções hepática e renal).

Após o 2º mês de imunossupressão – exames subsidiários não invasivos:

- radiografia de tórax;
- ECG;
- ecocardiograma;
- provas radioisotópicas (cintilografia com gálio-67).

Após o 6º mês – exames subsidiários não invasivos + exames invasivos (estudo hemodinâmico + biópsia miocárdica):

- resolução clínica, hemodinâmica e histológica → suspender imunossupressão;
- melhora clínica, hemodinâmica e histológica discreta ou moderada → continuar imunossupressão por mais 4 a 6 meses (controle pelos exames invasivos e não invasivos);
- sem melhora clínica, hemodinâmica e histológica → suspender imunossupressão (manter medicamento clássico) → opção: transplante cardíaco.

Atualmente, a combinação de técnicas de imuno-histoquímica com as de biologia molecular para a detecção viral permite o tratamento antiviral específico ou imunomodulador, melhorando assim o prognóstico.

Nos casos de evolução aguda, o uso de imunossupressão está contraindicado pelo fato de promover a recrudescência viral.

A associação da medicação imunossupressora à medicação convencional no tratamento da miocardite ativa da criança mostrou-se uma interferência benéfica em elevada porcentagem dos pacientes na história natural da doença.

Nos casos em que a medicação imunossupressora não se mostra eficaz e a disfunção ventricular é importante, o transplante cardíaco torna-se uma opção terapêutica.

Complicações

Relacionadas à disfunção ventricular:

- arritmias;
- trombos intracavitários;
- embolias sistêmica e pulmonar.

REFERÊNCIAS BIBLIOGRÁFICAS

1. Croti UA, Mattos SS, Pinto Júnior VC, Aiello VD. Cardiomiopatias e pericardiopatias. Cardiol Cirurg Cardiovasc Pediatr 2008; 43:620-42.
2. Albanesi Filho FM. Cardiomiopatias. Arq Bras Cardiol 1998; 71(2):95-107.
3. Driscoll DJ. Cardiomiopatias. Cardiol Pediatric Fundament 2008; 13:181-90.
4. Emmnouilides GC, Allen HD, Riemenschneider TA, Gutgesell HP. Cardiomiopatias. In: Emmnouilides GC, Allen HD, Riemenschneider TA, Gutgesell HP (eds.). Moss e Adams' Doenças do coração na criança e adolescente (incluindo feto e adulto jovem). São Paulo: Medsi, 2000. p.505-27.
5. Connolly D, Rutkowski M, Auslender M, Artman M. The New York University Pediatric Heart Failure Index: a new method of quantifying chronic heart failure severity in children. J Pediatr 2001; 138:644-8.
6. Ross RD, Bollinger RO, Pinsky WW. Grading the severity of congestive heart failure in infants. Pediatr Cardiol 1992; 13:72-5.
7. Ebaid M. Miocardiopatias e miocardites. In: Ebaid M. Cardiologia em pediatria: temas fundamentais. São Paulo: Roca, 2000. p.439-62.
8. Araújo e Silva AE, Liberal EF, Vasconcelos MM. Miocardites. In: Cardiologia pediátrica. Rio de Janeiro: Guanabara Koogan, 2012. p.121-30.

Arritmias Cardíacas em Crianças

39

Carolina Morasco Geraldini
Bárbara Oliveira da Eira
Argemiro Scatolini Neto

INTRODUÇÃO

As arritmias cardíacas estão presentes em cerca de 55 em 100.000 visitas a unidades de emergência pediátricas[1] e em cerca de 29% dos pacientes admitidos em unidades de tratamento intensivo (UTI), de acordo com alguns estudos.[1,2] Crianças com cardiopatias congênitas são propensas a apresentar arritmias cardíacas durante toda a vida, e o tipo de arritmia vai depender da cardiopatia associada e também da correção cirúrgica realizada. Distúrbios do ritmo são comuns no período pós-operatório precoce dessas cirurgias,[3] o que pode levar a deterioração hemodinâmica nesse período de instabilidade, tornando necessário aos cardiologistas pediátricos e intensivistas ter intimidade com o diagnóstico e o manejo agudo dos vários tipos de arritmias com que podem se deparar.

Em geral, os distúrbios do ritmo cardíaco em crianças podem ocorrer de forma primária, associados a cardiopatias congênitas ou associados a estados pós-operatórios de cirurgias cardíacas. Presença de anatomia cardíaca complexa, aumento das câmaras por sobrecarga de pressão e de volume, lesão celular por hipóxia decorrente da circulação extracorpórea, fibrose em sítios de sutura e em *patches*, e trauma direto ao tecido de condução especializado são mecanismos predisponentes para a ocorrência de disritmias nessa população.[4] Conhecer a anatomia cardíaca e as intervenções cirúrgicas prévias permite reconhecer os diferentes tipos de arritmias possíveis em cada caso, uma vez que diferentes formas de cardiopatias congênitas e suas respectivas correções apresentam predisposição para determinados tipos de arritmia (Tabela 1).

TABELA 1 RISCO RELATIVO PARA ARRITMIAS ESPECÍFICAS NAS CARDIOPATIAS CONGÊNITAS

	TA	FA/FLA	Sínd WPW	TJ	TV/MS	DNS	BAV
CIV	+			+++	+		+
CIA	+	+				+	
T4F	++				++		+
EAo		+			++		+
D-TGA	+++				++	+++	+
L-TGA	+		++		+		+++
DCAV	+						++
VE (Fontan)	+++	+			+	+++	
Ebstein	++	+	+++		+		
DVSVD					++	+	

CIV: comunicação intraventricular; CIA: comunicação interatrial; T4F: tetralogia de Fallot; EAo: estenose aórtica; TGA: transposição das grandes artérias; DCAV: defeito do anel atrioventricular; VE: ventrículo único; DVSVD: dupla via de saída de ventrículo direito; TA: taquicardia atrial; FA: fibrilação atrial; FLA: *flutter* atrial; Sind WPW: síndrome de Wolff-Parkinson-White; TJ: taquicardia juncional; TV: taquicardia ventricular; MS: morte súbita; DNS: doença do nó sinusal; BAV: bloqueio atrioventricular.

Inicialmente, para diagnóstico correto e consequente tratamento dirigido das diversas arritmias, é necessária uma avaliação adequada do eletrocardiograma.

A análise do eletrocardiograma deve sempre ser sistematizada, com avaliação sequencial da frequência e do ritmo cardíacos, da presença de sinais sugestivos de sobrecarga de câmaras e de anormalidades da repolarização. Frequências e intervalos em eletrocardiogramas pediátricos são idade-específicos e podem ser consultados na Tabela 2.[5]

TABELA 2 INTERVALOS NORMAIS NO ELETROCARDIOGRAMA PEDIÁTRICO

Idade	Frequência cardíaca (bpm)	Intervalo PR (s)	QRS (s)
1ª semana	90 a 160	0,08 a 0,15	0,03 a 0,08
1 a 3 semanas	100 a 180	0,08 a 0,15	0,03 a 0,08
1 a 2 meses	120 a 180	0,08 a 0,15	0,03 a 0,08
3 a 5 meses	105 a 185	0,08 a 0,15	0,03 a 0,08
6 a 11 meses	110 a 170	0,07 a 0,16	0,03 a 0,08
1 a 2 anos	90 a 165	0,08 a 0,16	0,03 a 0,08
3 a 4 anos	70 a 140	0,09 a 0,17	0,04 a 0,08
5 a 7 anos	65 a 140	0,09 a 0,17	0,04 a 0,08
8 a 11 anos	60 a 130	0,09 a 0,17	0,04 a 0,09
12 a 15 anos	65 a 130	0,09 a 0,18	0,04 a 0,09
> 16 anos	50 a 120	0,12 a 0,20	0,05 a 0,10

Em relação ao eletrocardiograma nas arritmias cardíacas,[6] a análise quanto à presença de ondas P, à morfologia, ao eixo elétrico e à relação com os complexos QRS dessas ondas P, assim como a avaliação do QRS, quanto à largura (estreito ou largo) e ao padrão morfológico (monomórfico, polimórfico, etc.) são importantes para o diagnóstico de cada tipo de arritmia e podem sugerir sua etiologia e seu mecanismo.

TAQUIARRITMIAS

As taquicardias são identificadas quando a frequência cardíaca é superior à frequência cardíaca máxima considerada normal para a idade. Para crianças, em geral, consideram-se taquicardias as frequências cardíacas maiores que 220 bpm em neonatos e lactentes, e maiores que 180 bpm em pré-escolares e escolares.

As taquiarritmias possuem numerosos esquemas de classificação; um deles é baseado no local de origem da arritmia: se no nó atrioventricular ou em estruturas acima dele (tecido atrial, nó sinusal), que são as taquicardias supraventriculares; ou se originadas no ventrículo, que são as taquicardias ventriculares. Outra forma prática de classificá-las é baseada na largura dos complexos QRS: taquicardias com complexos QRS estreitos (< 90 ms) e taquicardias com QRS largos (> 120 ms), de maneira a sugerir a origem da taquicardia, sendo, na maioria dos casos, as primeiras de origem supraventricular e as últimas de origem ventricular. Em crianças, esse limite de 120 ms utilizado para sugerir origem ventricular das taquicardias nem sempre é válido, porque os complexos QRS tendem a ser mais estreitos que em adultos, com complexos de 100 ms, em algumas situações sendo ventriculares. Por outro lado, algumas taquicardias com QRS largos nem sempre são de origem ventricular, devendo ser considerados os seguites diagnósticos: taquicardias supraventriculares com condução aberrante, taquicardias supraventriculares na presença de bloqueio de ramo prévios, taquicardias por reentradas atrioventriculares antidrômicas e fibrilação atrial conduzida por uma via acessória (pré-excitada).

Os possíveis mecanismos responsáveis pelas taquiarritmias são as macrorreentradas ou microrreentradas, as alterações de automatismo ou as atividades deflagradas por pós-potenciais. As taquicardias por reentrada são as mais comuns, e os circuitos reentrantes podem se formar no nível do nó sinusal, dos átrios, do nodo atrioventricular, dos ramos de condução direito e/ou esquerdo e dos ventrículos. Exemplos são a fibrilação atrial, o *flutter* atrial, a taquicardia atrial cicatricial, as taquicardias por reentrada nodal ou atrioventricular por vias acessórias e as taquicardias fasciculares. As taquicardias automáticas ocorrem por automatismo exacerbado e são comuns na infância nos casos de taquicardias atriais idiopáticas e taquicardias juncionais pós-operatórias. A atividade deflagrada é o mecanismo menos comum, podendo ser responsável pelas arritmias encontradas na intoxicação digitálica.

Arritmias cardíacas na infância apresentam diferentes sinais e sintomas, a depender da idade da criança. Recém-nascidos e lactentes podem apresentar falta de apetite, letargia, irritabilidade e palidez. Crianças maiores e adolescentes podem se queixar de palpitações, tonturas, dor torácica, síncope e dispneia. Algumas crianças podem apresentar sinais e sintomas de insuficiência cardíaca congestiva, que pode se desenvolver em pouco tempo após o início de taquiarritmia sustentada, se não for revertida ou controlada. Embora muitas crianças possam tolerar bem taquiarritmias sustentadas por 24 horas, dentro de 48 horas, 50% delas desenvolverão insuficiência cardíaca e poderão apresentar deterioração hemodinâmica rapidamente,[6] resultante da taquicardiomiopatia.

De forma geral, na avaliação de um paciente com taquiarritmia, primariamente deve-se obter informações quanto à estabilidade hemodinâmica. Toda taquiarritmia com sinais clínicos de instabilidade hemodinâmica, supraventricular ou ventricular, deve ter tratamento imediato com cardioversão elétrica. São considerados sinais clínicos de instabilidade: rebaixamento do nível de consciência, hipotensão severa ou outros sinais de hipoperfusão. Nos casos estáveis, quando sua realização é possível, o registro de um eletrocardiograma de 12 derivações acrescenta informações diagnósticas ao traçado de 2 ou 3 derivações obtidas do monitor à beira do leito.

Em geral, após tratamento das crises agudas das taquiarritmias, a indicação para observação por determinado período na sala de emergência vai se basear na gravidade da apresentação da taquicardia, na idade da criança e na presença de cardiopatia associada. A internação hospitalar para seguimento e investigação está indicada em crianças menores de 1 ano, com sinais e sintomas de instabilidade hemodinâmica provocada pela arritmia, e naquelas com cardiopatias associadas. A terapia de manutenção nas crianças que recebem alta hospitalar está indicada quando as arritmias são sintomáticas e recorrentes, e deve, sempre que possível, ser discutida com um especialista.

Quanto ao prognóstico das taquiarritmias, a probabilidade de resolução completa das taquicardias supraventriculares depende da idade de início das crises. Na maioria das crianças com início das crises com 1 ano de idade ou menos, as taquiarritmias são prováveis de se resolver, diferentemente daquelas que se iniciam após 1 ano, quando a probabilidade de resolução espontânea diminui para 33%.[7] O fator determinante do prognóstico das taquiarritmias ventriculares é a presença de cardiopatias associadas, estruturais ou elétricas (canalopatias).

Em seguida, são descritas, de forma breve, algumas das taquiarritmias mais frequentes em emergências e UTI pediátrica, e algumas peculiaridades na identificação e no manejo das suas manifestações.[8]

TAQUICARDIA SINUSAL

A taquicardia sinusal é a mais frequente das taquicardias de origem supraventricular, caracterizada por ondas P de origem sinusal (positivas em I, II, III e aVF e negativas em aVR) precedendo cada complexo QRS. As taquicardias sinusais caracteristicamente apresentam frequências cardíacas acima de 180 bpm em neonatos e lactentes, e frequências acima de 160 bpm em crianças maiores. Raramente, frequências superiores a 220 bpm, em repouso, são de origem sinusal.

Geralmente, a taquicardia sinusal é fisiológica e secundária a condições que aumentam a demanda cardíaca (p.ex., exercício, desidratação, febre, anemia, tireotoxicose, etc.). Em raros casos, em que não se encontram causas para sua ocorrência, é considerada primária e denominada taquicardia sinusal inapropriada.

O tratamento deve ser dirigido para correção das causas primárias. Na taquicardia sinusal inapropriada, medicações cronotrópicas negativas (p.ex., propranolol, diltiazem) devem ser utilizadas para controle da frequência cardíaca. A ablação por cateter está indicada nos casos com resposta insatisfatória da terapia medicamentosa.

TAQUICARDIA ATRIAL

Taquicardia de origem supraventricular caracterizada por onda P de morfologia diferente das ondas P de origem sinusal, frequência cardíaca que pode variar de 120 a 300 bpm e linha de base isoelétrica bem definida entre ondas P (Figura 1). O fenômeno de "aquecimento e desaquecimento", ou seja, de aumento e de lentificação da frequência cardíaca no início e no término da

FIGURA 1 Taquicardia atrial em recém-nascido de 15 dias.

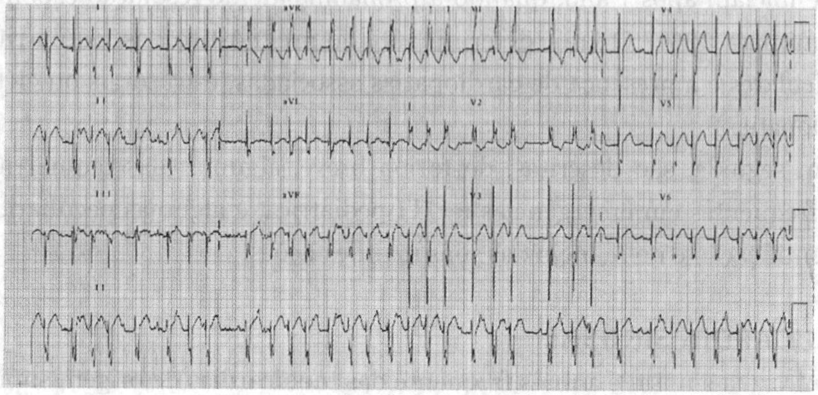

arritmia, respectivamente, é uma característica que ajuda a diagnosticar as taquicardias atriais automáticas. Essas taquicardias podem ser curtas e autolimitadas, paroxísticas e sustentadas ou incessantes.

Taquicardias atriais são incomuns em crianças, ocorrendo em cerca de 10% dos casos de todas as taquicardias supraventriculares nessa população. As taquicardias atriais automáticas ocorrem em corações estruturalmente normais, enquanto as taquicardias macrorreentrantes ou microrreentrantes geralmente estão relacionadas a cardiopatias congênitas ou a cirurgias cardíacas. As taquicardias atriais automáticas podem ser direitas ou esquerdas, e podem ter origem na crista *terminalis* (mais comum), no apêndice atrial direito ou esquerdo, no seio coronariano, no anel atrioventricular mitral ou tricuspídeo e nas veias pulmonares. As taquicardias atriais microrreentrantes ou macrorreentrantes ocorrem em áreas de fibrose atriais ou envolvendo cicatrizes cirúrgicas, também à direita ou à esquerda.

As taquicardias atrias sustentadas incessantes e aquelas associadas a cardiopatias congênitas e no pós-operatório dessas cardiopatias podem ser de difícil controle. De forma geral, a terapia aguda para taquicardia atrial consiste na administração de betabloqueadores ou bloqueadores dos canais de cálcio para o término da taquicardia ou para o controle da frequência cardíaca. Drogas antiarrítmicas, a depender da função ventricular, como propafenona, sotalol ou amiodarona, podem ser administradas como segunda escolha. A adenosina geralmente não apresenta boa resposta. Nos casos de insucesso com os antiarrítmicos, está indicada a cardioversão elétrica das taquicardias atriais reentrantes, porém as taquicardias atriais automáticas raramente sofrem reversão elétrica.

A terapia a longo prazo, como em outras taquicardias supraventriculares, é direcionada de acordo com a idade e com a presença de cardiopatia estrutural nessas crianças, uma vez que cerca de 30 a 50% daquelas que ocorrem em corações estruturalmente normais podem apresentar resolução espontânea.[9] Crianças com mais de 3 anos na apresentação geralmente persistem com taquicardias, e provavelmente necessitarão de ablação por cateter.[10] A ablação por cateter da arritmia pode ser indicada em crianças com mais de 7 anos e com peso maior que 30 kg.

TAQUICARDIA SUPRAVENTRICULAR POR REENTRADA ATRIOVENTRICULAR

A taquicardia supraventricular por reentrada atrioventricular é a segunda arritmia mais frequente nas crianças.[11] Ocorre em razão da presença de uma via acessória muscular que permite comunicação entre o átrio e o ventrículo e/ou entre o ventrículo e o átrio sem o retardo característico do nodo atrioventricular. A presença dessas vias acessórias permite o surgimento de algumas formas de taquicardias, sendo elas a taquicardia atrioventricular ortodrômica (taquicardia regular, QRS estreito), a taquicardia atrioventricular antidrômica (taquicardia regular, QRS largo) e a fibrilação atrial pré-excitada (taquicardia irregular, QRS variável). Essas taquicardias, quando muito rápidas, podem predispor a arritmias ventriculares perigosas e fatais, responsáveis pelo baixo, porém presente, risco de morte súbita (0,01%) nesses pacientes.

O eletrocardiograma, em ritmo sinusal, de pacientes portadores de vias acessórias com condução atrioventricular apresenta intervalo PR curto, complexo QRS alargado com lentificação inicial (onda delta) e alterações secundárias da repolarização ventricular, caracterizando a pré-excitação ventricular ou padrão de Wolff-Parkinson-White, presente em 50% dos pacientes (Figura 2). Vias acessórias com condução ventriculoatrial exclusiva são chamadas de vias acessórias ocultas e não apresentam padrão de pré-excitação ventricular.

Manobras vagais são efetivas em terminar boa parte dos episódios de taquicardia supraventricular estáveis na infância, podendo alcançar sucesso em

FIGURA 2 Pré-excitação ventricular em criança.[12]

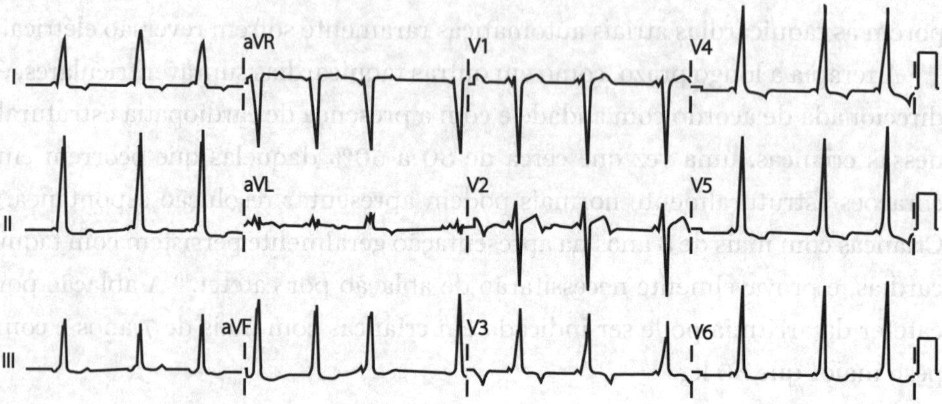

30 a 60% dos casos, sendo menos eficazes em lactentes. Além de efetivas, são seguras, rápidas e não interferem nos tratamentos subsequentes, quando necessários. Em crianças, são recomendadas a manobra de Valsalva e a aplicação de bolsa de gelo na face, dependendo da idade da criança e do grau de colaboração.[13] Nos casos com insucesso, a adenosina intravenosa é o tratamento medicamentoso de primeira escolha e, quando utilizada, é eficiente na reversão para ritmo sinusal em 90% dos casos. O verapamil (para crianças maiores de 1 ano) ou o metoprolol são as drogas de segunda escolha. A cardioversão sincronizada deve ser realizada nos casos com instabilidade hemodinâmica ou com refratariedade às drogas. Para o tratamento de manutenção, deve-se levar em consideração a presença de pré-excitação em ritmo sinusal, a idade da criança e o risco de fibrilação atrial. Nas crianças com pré-excitação ventricular, a droga de manutenção deve ter ação predominante sobre a via acessória, sendo indicada a amiodarona para crianças com menos de 6 meses e o propranolol ou a propafenona para crianças maiores. Nas crianças sem pré-excitação, mas com crises de taquicardia, deve-se utilizar drogas que atuam no nodo atrioventricular, como o verapamil e o propranolol. De forma geral, a ablação por cateter está indicada em crianças com taquicardias recorrentes, refratárias à terapia medicamentosa e sintomáticas, em idade determinada pela gravidade da apresentação clínica, sendo, sempre que possível, preferível após os 7 anos.

TAQUICARDIA SUPRAVENTRICULAR POR REENTRADA NODAL

A taquicardia por reentrada nodal é relativamente rara em crianças, e corresponde a cerca de 15% das taquicardias supraventriculares na população pediátrica.[10,14] Ocorre por reentrada no nível do nodo atrioventricular, utilizando uma via de condução lenta com período refratário curto e outra via de condução rápida e com período refratário longo.

O eletrocardiograma caracteriza-se por taquicardias regulares, com frequências cardíacas acima de 220 bpm em neonatos e superiores a 180 bpm em crianças maiores e ausência de onda P visível, que pode estar representada por entalhes finais no QRS, formando pseudo-"s" em II, III e aVF e pseudo-"r" em V1 (Figura 3).

O tratamento das crises e o de manutenção é semelhante ao das taquicardias atrioventriculares com QRS estreito. A ablação por cateter da via lenta é uma opção para tratamento definitivo das crises.

FIGURA 3 Criança portadora de taquicardia por reentrada nodal, antes e após ablação por cateter.

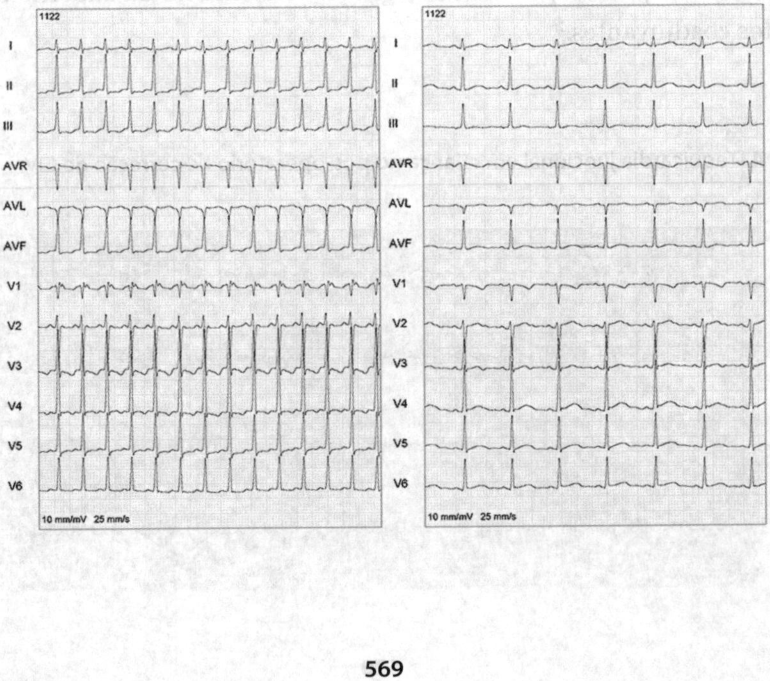

TAQUICARDIA JUNCIONAL ECTÓPICA

A taquicardia juncional ectópica é uma taquiarritmia associada, principalmente, com pós-operatórios de cirurgias para cardiopatias congênitas. Na maioria dos casos, é uma taquicardia autolimitada, mas que pode causar importante deterioração hemodinâmica em pós-operatórios precoces, quando a perda da sincronia atrioventricular leva a queda significativa do débito cardíaco.

A fisiopatologia da taquicardia juncional ectópica ainda não está totalmente estabelecida, porém o trauma mecânico ao sistema de condução é reconhecido como um importante mecanismo. Fatores de risco que têm sido associados a essa arritmia são: ressecção de bandas musculares, correção de via de saída de ventrículo direito, correção do septo ventricular, idade jovem do paciente, tempo prolongado de circulação extracorpórea e de clampeamento aórtico, baixos níveis de magnésio plasmático, uso de catecolaminas e hipertermia.[15]

No eletrocardiograma, manifesta-se como uma taquicardia com QRS estreito e regular, usualmente com dissociação atrioventricular. Em alguns casos, pode apresentar condução retrógrada ventriculoatrial 1:1 (Figura 4).

O tratamento deve ser instituído sempre que houver sinais de comprometimento hemodinâmico. A amiodarona é a droga mais efetiva. Correção de distúrbios eletrolíticos, principalmente do magnésio, diminuição das drogas vasoativas, se e quando possível, sedação e resfriamento da superfície são tratamentos coadjuvantes.[16]

FIGURA 4 Taquicardia juncional em criança no pós-operatório de correção de CIV.

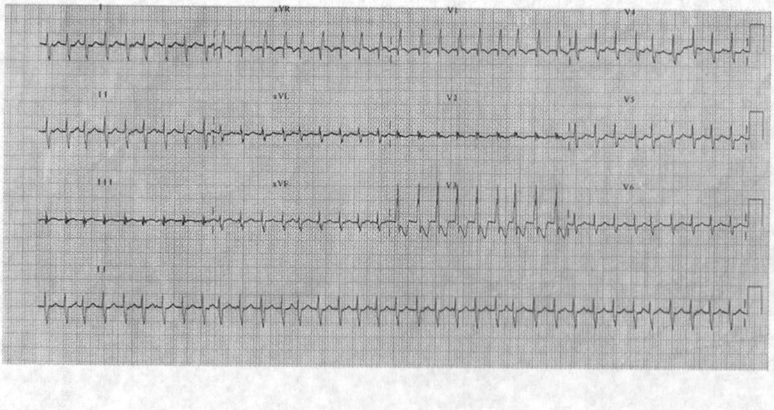

FLUTTER ATRIAL

Flutter atrial é incomum em crianças, respondendo por 30% das taquiarritmias fetais, 18% das taquiarritmias neonatais e apenas 8% das arritmias em lactentes e crianças maiores. Nestas, 80% dos casos de *flutter* atrial correlacionam-se com cardiopatias congênitas ou ocorrem no pós-operatório de cirurgias cardíacas.[17]

A atual classificação de *flutter* atrial compreende as formas de *flutter* atrial típico, típico reverso e atípico. O *flutter* típico é caracterizado por ausência de ondas P no eletrocardiograma, que são substituídas por ondas F, com morfologia de "serrilhados ou dentes de serra", negativas em II, III e aVF, e positivas em V1 (Figura 5). A frequência de despolarização atrial varia entre 250 e 350 bpm, sendo a condução 1:2 para os ventrículos a mais comum; porém, quando 1:1, como em fetos e neonatos, e com duração maior que 48 horas, pode levar à rápida deterioração da função ventricular e das condições hemodinâmicas.

O tratamento do FLA segue os mesmos princípios que o da fibrilação atrial quanto aos cuidados na prevenção de eventos tromboembólicos. A cardioversão elétrica deve ser considerada nos casos agudos com menos de 48 horas. A cardioversão química tem menor taxa de sucesso, sendo a amiodarona a droga mais eficaz. Em crianças portadoras de marca-passo, a estimulação atrial com frequências elevadas pode restaurar o ritmo sinusal. Nos casos com mais de 48

FIGURA 5 *Flutter* atrial em neonato sem cardiopatia estrutural.[12]

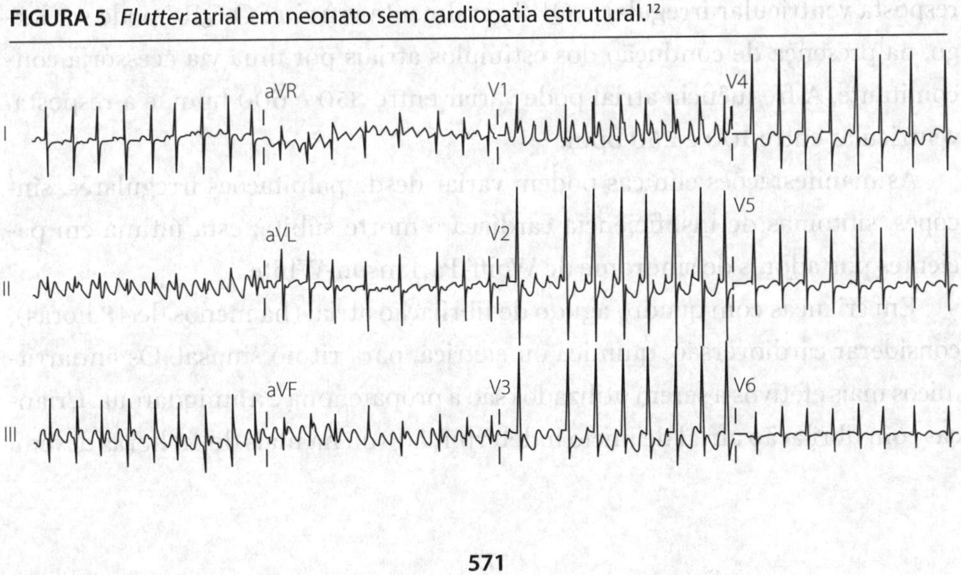

horas, a conduta consiste na administração de drogas que diminuam a condução pelo nó atrioventricular para controle da frequência cardíaca e início de anticoagulação para programação de futura cardioversão (após período de 4 semanas de anticoagulação ou após ecotransesofágico que descarte a presença de trombo atrial).[18] Manobras vagais e adenosina, por não agirem no circuito da taquicardia, não a interrompem, porém permitem a identificação das ondas F, ao aumentarem o grau de bloqueio dos estímulos atriais para os ventrículos.

Na ausência de cardiopatia estrutural, o risco de recorrência do *flutter* atrial neonatal é muito baixo, não sendo indicada terapia de manutenção. Em casos de recorrência ou de cardiopatia estrutural associada, a terapia de manutenção a longo prazo, com betabloqueadores ou amiodarona, está indicada. A ablação por cateter do istmo cavotricuspídeo está indicada em crianças maiores.

FIBRILAÇÃO ATRIAL

A fibrilação atrial (FA) é uma arritmia rara em crianças, com maior incidência em portadores de cardiopatia congênita e no pós-operatório de cirurgias, principalmente naquelas com extensa manipulação atrial (p.ex., Senning e Mustard). Em crianças com corações estruturalmente normais, a FA pode ocorrer associada a vias acessórias e a hipertireoidismo. Cardiopatias adquiridas, como miocardites, miocardiopatias dilatadas e pericardites, também são fatores predisponentes para essa arritmia.

O eletrocardiograma na fibrilação atrial apresenta ausência de ondas P, resposta ventricular irregular e QRS geralmente estreito. O QRS pode ser largo, na presença de condução dos estímulos atriais por uma via acessória concomitante. A frequência atrial pode variar entre 350 e 600 bpm, e a resposta ventricular entre 100 e 250 bpm.

As manifestações clínicas podem variar desde palpitações irregulares, síncopes, sintomas de insuficiência cardíaca e morte súbita, esta última em pacientes portadores de síndrome de Wolff-Parkinson-White.

Em crianças com quadro agudo de fibrilação atrial (há menos de 48 horas), considerar cardioversão, química ou elétrica, para ritmo sinusal. Os antiarrítmicos mais efetivos a serem utilizados são a propafenona e a amiodarona. Crianças com fibrilação atrial de início indeterminado ou há mais de 48 horas devem ter a resposta ventricular controlada, com drogas que lentificam a condução elétrica pelo nó atrioventricular, como os betabloqueadores, digitais ou bloqueadores dos canais de cálcio. Outra opção terapêutica possível é a realização de ecocardiograma transesofágico previamente à cardioversão para descartar a presença de trombos, e iniciar a anticoagulação. A anticoagulação sistêmica deve ser mantida por mais 4 semanas, tempo necessário para a recuperação da atividade mecânica atrial. Em crianças com cardiopatias estruturais, independente da estratégia de controle do ritmo ou da frequência cardíaca, a anticoagulação deve ser mantida por tempo indeterminado.

ARRITMIAS VENTRICULARES

As taquicardias ventriculares, embora raras em crianças com corações estruturalmente normais, devem sempre ser consideradas na presença de taquicardias com QRS largo, pois são potencialmente perigosas e podem levar à morte súbita. Os critérios de Brugada podem ser utilizados para diferenciação diagnóstica em taquicardias ventriculares e não ventriculares, na maioria dos casos de taquicardias com QRS largo, porém sua aplicação não deve retardar o início do tratamento (Figura 6).

As arritmias ventriculares usualmente surgem na presença de cardiopatias estruturais, de alterações eletrolíticas graves, de intoxicação por drogas ou de distúrbios hereditários raros, como é o caso da síndrome do QT longo, da síndrome do QT curto e da taquicardia ventricular polimórfica catecolaminérgica.

Extrassístoles ventriculares manifestam-se eletrocardiograficamente como complexos QRS largos, de morfologia bizarra e com ondas T de direção oposta, em virtude da alteração na repolarização. Podem apresentar pausas compensatórias e podem ser monomórficas ou polimórficas, sendo as primeiras menos preocupantes. Episódios de três ou mais extrassístoles ventriculares sucessivas são denominados taquicardias ventriculares, que são não sustentadas quando duram menos de 30 segundos ou não provocam instabilidade hemodinâmica (Figura 7). Taquicardias ventriculares sustentadas geralmente apresentam dissociação ventriculoatrial, são regulares e têm frequências cardíacas entre 100 e 250 bpm. Taquicardias ventriculares polimórficas podem ser irregulares.

FIGURA 6 Critérios de Brugada para diferenciação entre taquicardias ventriculares (TV) e taquicardias supraventriculares (TPSV).

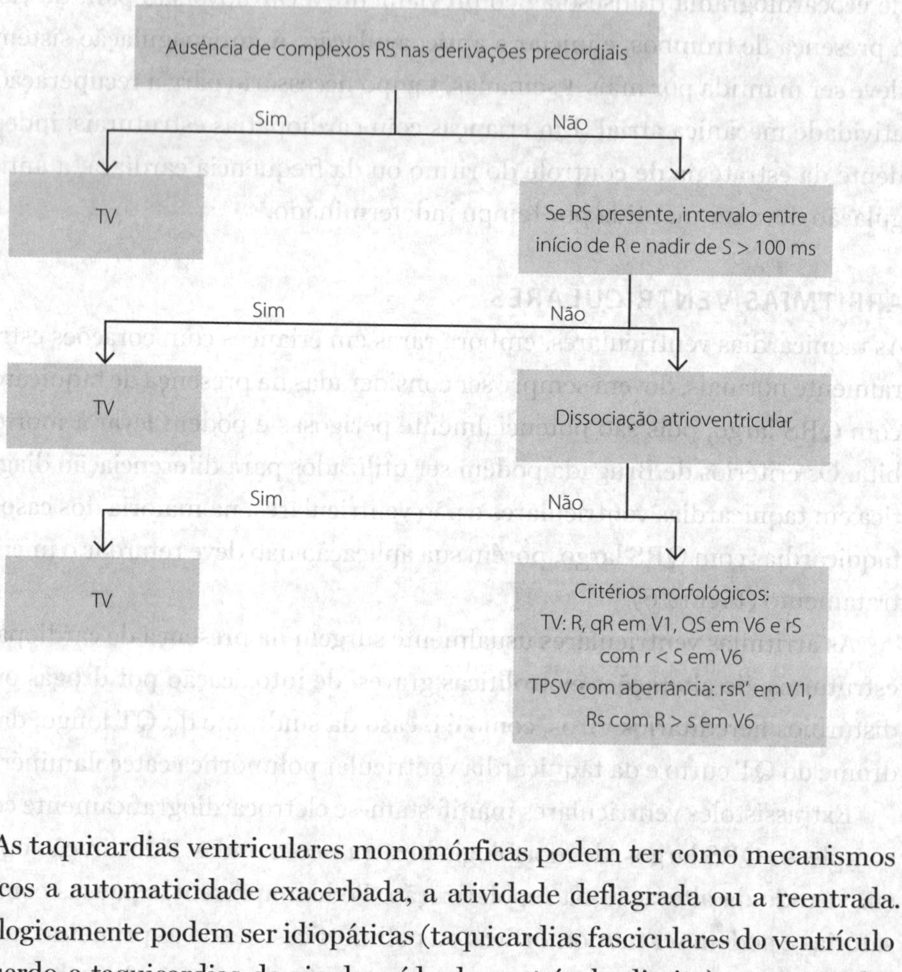

As taquicardias ventriculares monomórficas podem ter como mecanismos básicos a automaticidade exacerbada, a atividade deflagrada ou a reentrada. Etiologicamente podem ser idiopáticas (taquicardias fasciculares do ventrículo esquerdo e taquicardias de via de saída do ventrículo direito) ou associadas a cardiopatias estruturais congênitas ou adquiridas, ou a pós-operatórios de cirurgias cardíacas.

As taquicardias de origem ventricular podem manifestar-se clinicamente por palpitações, síncopes, sintomas de baixo débito cardíaco ou morte súbita.

FIGURA 7 Taquicardia ventricular não sustentada de via de saída de ventrículo direito em adolescente de 16 anos.

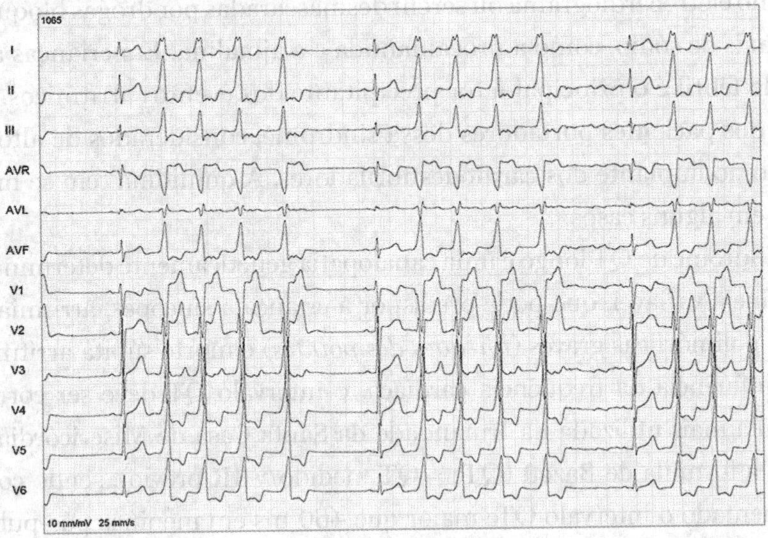

O tratamento das crises de taquicardias ventriculares tem como base a cardioversão elétrica, limitando-se à terapia medicamentosa para os casos hemodinamicamente estáveis e na ausência de cardiopatias estruturais. Na maioria dos casos, a amiodarona é a droga de escolha, pelo seu perfil de segurança e eficácia mesmo em pacientes cardiopatas. Nos casos de taquicardias ventriculares idiopáticas do ventrículo esquerdo, chamadas de taquicardias fasciculares, o verapamil é a droga de escolha para as crises e para manutenção. Para profilaxia secundária, deve ser considerada a utilização dos cardiodesfibriladores implantáveis.

A síndrome de Brugada é uma canalopatia herdada autossômica dominante, rara e que pode ser letal por predispor a taquicardias ventriculares polimórficas graves e morte súbita arrítmica. Responde por 19% dos casos de morte súbita em crianças entre 1 e 13 anos de idade.[19] O eletrocardiograma apresenta um padrão típico com elevação do ponto J e do segmento ST e ondas T negativas nas derivações precordiais direitas, que podem estar presentes espontaneamente no eletrocardiograma ou serem desmascaradas por drogas bloqueadoras dos canais de sódio, como a procainamida e a ajmalina. Em crianças afetadas, o estado febril é o principal fator precipitante dos eventos arrítmicos. O tratamento dos pacientes portadores dessa síndrome, considerados de alto risco, é baseado no implante dos cardiodesfibriladores. A quinidina tem se mostrado efetiva em alguns casos.[20]

A síndrome do QT longo é uma canalopatia geneticamente determinada com penetrância variável, que pode predispor a criança a síncopes, arritmias ventriculares polimórficas graves (*torsades des pointes*) e morte súbita arrítmica. Por sofrer influência da frequência cardíaca, o intervalo QT deve ser corrigido, e a fórmula mais utilizada na Irmandade da Santa Casa de Misericórdia de São Paulo é a fórmula de Bazett ($QTc = QT\ medido/\sqrt{RR}\ prévio$), sendo considerado aumentado o intervalo QTc maior que 460 ms em meninas pós-puberais, e maior que 450 ms nas outras crianças.[8] O prolongamento do intervalo QT pode ocorrer por inúmeras causas, sendo elas congênitas ou adquiridas. As formas adquiridas podem ocorrer por alterações eletrolíticas (p.ex., hipocalemia, hipocalcemia), por efeito de determinadas medicações (p.ex., antibióticos, antipsicóticos, antiarrítmicos) ou por sofrimento miocárdico grave. O tratamento das crises de taquicardia polimórfica por intervalo QT aumentado deve ser feito com suspensão de drogas que possam aumentar o intervalo QT, administração de sulfato de magnésio, estimulação cardíaca artificial com frequências mais altas para supressão da arritmia e lidocaína. O tratamento de manutenção tem como base a administração de betabloqueadores e implante de cardiodesfibriladores para profilaxia primária nos pacientes com alto risco de morte súbita. Em alguns casos, o implante de marca-passos cardíacos para suporte terapêutico e a denervação simpática cervicotorácica são considerados.[21]

TABELA 3 DROGAS ANTIARRÍTMICAS			
	Arritmias indicadas	**Dose**	**Efeitos colaterais possíveis**
Adenosina	TRN, TAV	0,1 a 0,2 mg/kg, máx. 6 mg na 1ª dose e 12 mg na 2ª dose	Fibrilação atrial Broncoespasmo em asmáticos
Propranolol	TS, TA, TPSV	1 a 4 mg/kg/dose	Broncoespasmo, bradicardia, hipotensão
Diltiazem	TS, TA, TPSV	1 a 3 mg/kg/dia	Colapso cardiovascular em < 1 ano
Propafenona	TA, TAV, FLA, FA	Ataque: 1 a 2 mg/kg/dose Manutenção: 5 a 20 mg/kg/dia	Efeitos gastrointestinais
Sotalol	FLA, FA, TV	2 a 8 mg/kg/dia Manutenção oral: 1 a 1,5 mg/kg/dia	Aumento do QT e TV polimórfica
Lidocaína	TV monomórfica, TV polimórfica	Bolo: 1 mg/kg Manutenção: 20 a 50 mcg/kg/min	Sonolência, desorientação, tremores e convulsões
Amiodarona	TA, TRN, TAV, TJ, TVM	5 a 15 mg/kg/dose, máx. 300 mg Manutenção oral: 3 a 5 mg/kg/dia	Hipotensão, bradicardia, TV polimórfica
Sulfato de magnésio	TV polimórfica associada com QT longo	25 a 50 mg/kg, máx. 2 g	Hipotensão

TRN: taquicardia por reentrada nodal; TAV: taquicardia atrioventricular; TS: taquicardia sinusal; TA: taquicardia atrial; TPSV: taquicardia supraventricular; FLA: *flutter* atrial; FA: fibrilação atrial, TV: taquicardia ventricular; TJ: taquicardia juncional; TVM: taquicardia ventricular monomórfica.

BRADIARRITMIAS

As bradiarritmias podem ser causadas por distúrbios no nível do nó sinusal ou do nodo atrioventricular. De forma geral, frequências cardíacas menores que 100 bpm para crianças com menos de 3 anos, menores que 60 naquelas com menos de 9 anos e menores que 50 bpm nas demais são consideradas bradicárdicas.

A bradicardia sinusal é definida como um ritmo de origem sinusal, porém com frequência inferior àquela corrigida para a idade da criança. As bradicardias sinusais são incomuns em crianças sem cardiopatias estruturais. Podem ocorrer em crianças submetidas a correções cirúrgicas cardíacas com manipulação atrial (correção de CIA, correção de CIV, algumas técnicas de cirurgia de Fontan, etc.) como manifestação de disfunção do nó sinusal. Outras causas são hipertensão intracraniana, alterações eletrolíticas, insuficiência respiratória, hipotireoidismo e algumas medicações (p.ex., betabloqueadores, fentanil). Bradicardias sinusais associadas a episódios paroxísticos de taquicardias supraventriculares compõem a síndrome braditaqui, uma forma de manifestação da doença do nó sinusal. Reações vagais exacerbadas e autolimitadas, que resultam em bradicardias e hipotensão arterial em crianças, podem ocorrer e ser secundárias à estimulação nasofaríngea ou esofágica por sondas, refluxo gastroesofágico severo e crises de perda de fôlego.

Além do tratamento da causa, raramente são necessárias medidas específicas para tratamento de bradicardias sinusais. Na presença de episódios de bradicardia com repercussão hemodinâmica, atropina e epinefrina são as drogas a serem utilizadas enquanto se trata a causa ou se providencia o implante de marca-passo provisório. Para pacientes sintomáticos e com disfunção do nó sinusal irreversível, primária ou após intervenção cirúrgica, o implante de marca-passo cardíaco definitivo está indicado.

O bloqueio atrioventricular do 1º grau é diagnosticado quando o intervalo PR no eletrocardiograma está prolongado para a idade. Crianças com bloqueio atrioventricular do 1º grau são assintomáticas e geralmente não são portadoras de doença no sistema de condução. Esses bloqueios podem ocorrer durante o sono e em atletas treinados com baixa frequência cardíaca, com o uso de determinadas drogas (p.ex., fentanil) e na presença de algumas doenças, como doença de Lyme e miocardite.

Os bloqueios atrioventriculares do 2º grau são divididos em: Mobitz tipo I ou Wenkebach, em que o prolongamento do intervalo PR é progressivo até que ocorra bloqueio da condução atrioventricular; e Mobitz tipo II, em que a falha na condução atrioventricular é súbita e sem nenhum prolongamento do intervalo PR prévio (Figura 8). Na maioria dos casos, o bloqueio Mobitz tipo I é benigno e pode estar presente em crianças com corações sadios, durante o

FIGURA 8 Bloqueio atrioventricular do 2º grau tipo II em criança de 14 anos.

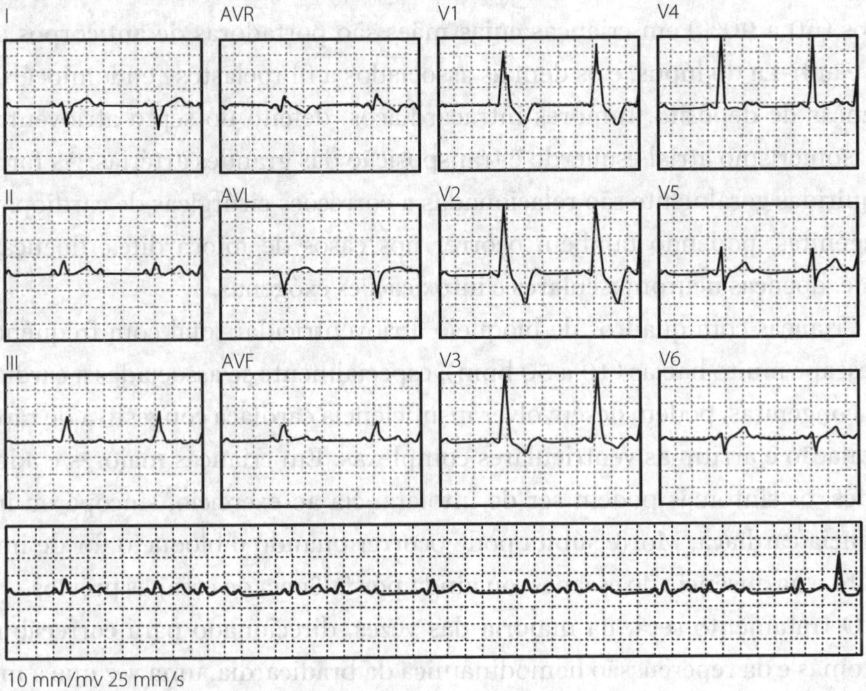

sono ou mesmo durante o dia, como é o caso em atletas treinados. O bloqueio Mobitz tipo II merece maior atenção pela possibilidade de progressão súbita para bloqueios atrioventriculares totais com baixas frequências de escape. De forma geral, nos bloqueios atrioventriculares do 2º grau sintomáticos está indicado o implante de marca-passo definitivo.

O bloqueio atrioventricular total é identificado na ausência completa de condução dos átrios para os ventrículos, com ritmos distintos em cada uma das câmaras. O ritmo cardíaco de escape pode ser juncional (complexos QRS estreitos) ou ventricular (complexos QRS largos).

O bloqueio atrioventricular total pode ser congênito ou adquirido. A forma congênita ocorre em cerca de 1 em 20.000 nascidos vivos, sendo a maioria dos casos (60 a 90%) em crianças cujas mães são portadoras de anticorpos anti-Ro e anti-La do lúpus, e os demais associados a fibroelastose endomiocárdica, doenças de depósito, tumores intracardíacos, defeito do septo atrioventricular, isomerismo atrial esquerdo e transposição das grandes artérias. As formas adquiridas geralmente são relacionadas a correções cirúrgicas de cardiopatias congênitas, podendo também ocorrer nos casos de miocardites, doença de Lyme, doenças neuromusculares e intoxicações exógenas.

Crianças com quadros de bloqueio atrioventricular total com frequências de escape muito baixas (40 a 50 bpm), especialmente se associadas a cardiopatias congênitas, podem desenvolver insuficiência cardíaca congestiva de rápida instalação e arritmias ventriculares complexas. Em crianças maiores e adolescentes, os sintomas podem ser de intolerância ao exercício, síncope ou insuficiência cardíaca. Morte súbita pode ocorrer quando o bloqueio for de início súbito e na ausência de escapes, ou ainda por falência de escapes prévios.

O tratamento será, na maioria das vezes, direcionado para correção dos sintomas e da repercussão hemodinâmica da bradicardia, uma vez que a maioria das causas são irreversíveis. Drogas não são indicadas pelo seu efeito mínimo e fugaz. O marca-passo cardíaco está indicado em todos os casos de bradicardia sintomática ou com repercussão hemodinâmica, e mesmo na ausência de sintomas ou alterações hemodinâmicas, nos casos de disfunção miocárdica ventricular grave, bloqueio persistente após 7 dias de pós-operatório cardíaco, frequência cardíaca abaixo de 70 bpm em crianças com cardiopatias congênitas ou abaixo de 55 bpm naquelas com coração estruturalmente normal.[22]

FIGURA 9 Algoritmo de taquicardias PALS.[23]

ECG: eletrocardiograma; FC: frequência cardíaca; CVE: cardioversão elétrica; PA: pressão arterial.

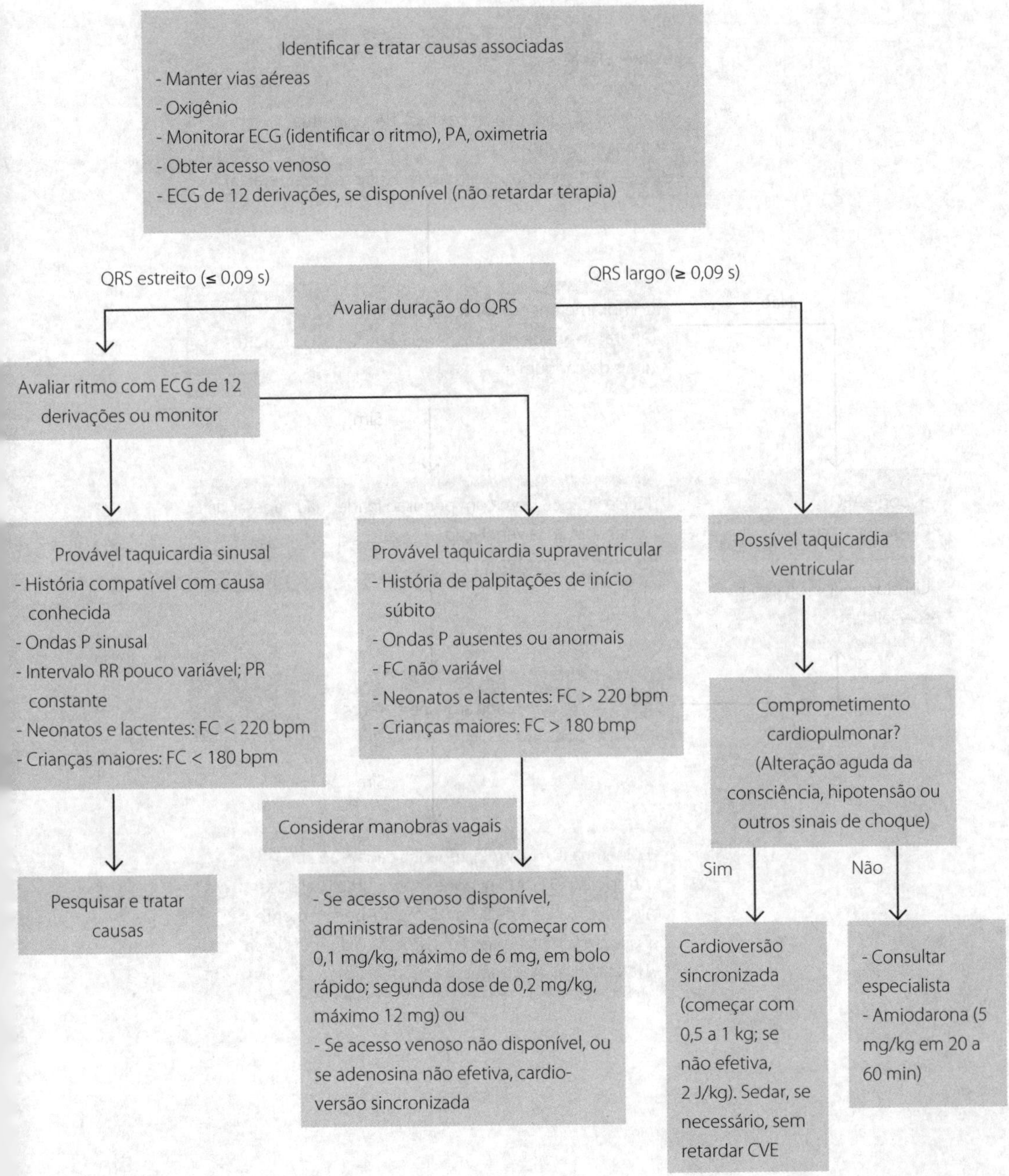

FIGURA 10 Algoritmo de bradicardias PALS.[22]

ECG: eletrocardiograma; FC: frequência cardíaca; CVE: cardioversão elétrica; PA: pressão arterial.

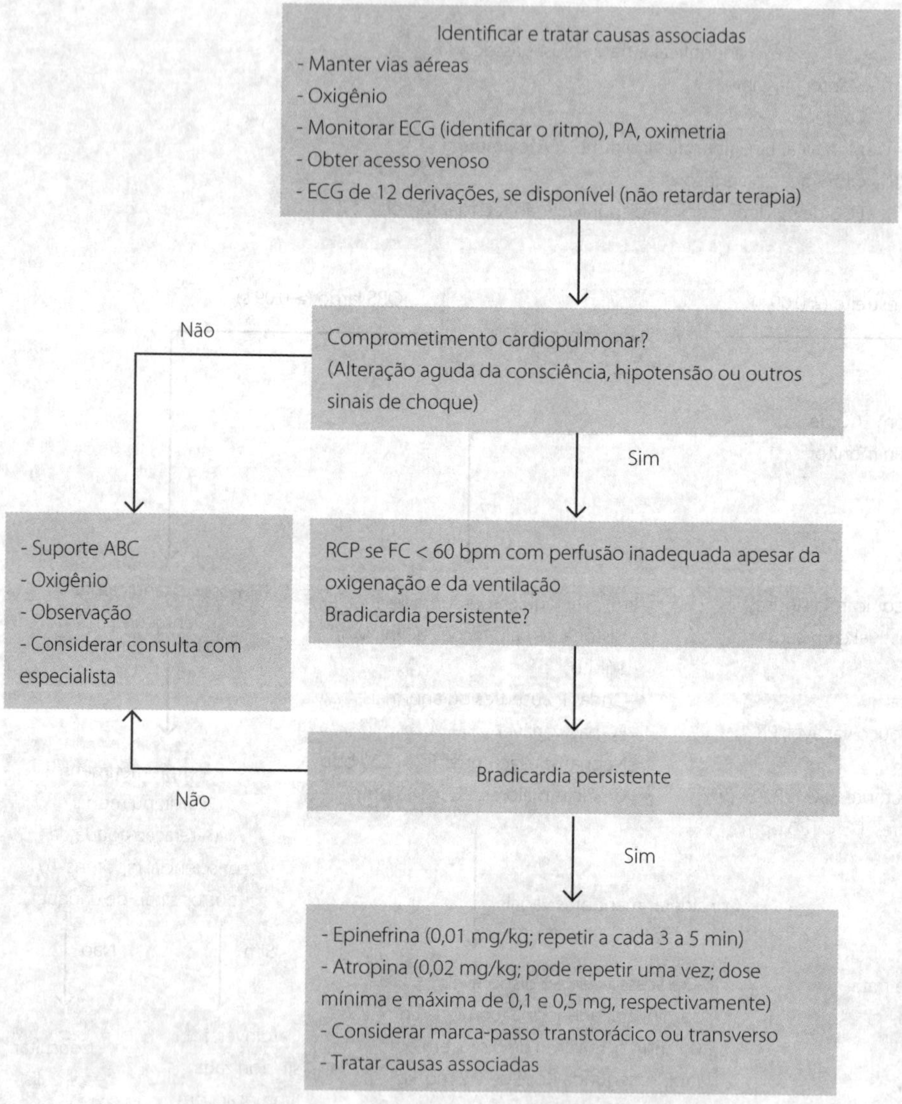

REFERÊNCIAS BIBLIOGRÁFICAS

1. Sacchetti A, Moyer V, Baricella R, Cameron J, Moakes ME. Primary cardiac arrhythmias in children. Pediatr Emerg Care 1999; 15(2):95-8.
2. Hoffman TM, Wernovsky G, Wieand TS, Cohen MI, Jennings AC, Vetter VL et al. The incidence of arrhythmias in a pediatric cardiac intensive care unit. Pediatr Cardiol 2002; 23(6):598-604.
3. Delaney JW, Moltedo JM, Dziura JD, Kopf GS, Snyder CS. Early postoperative arrhythmias after pediatric cardiac surgery. J Thorac Cardiovasc Surg 2006, 131(6):1296-300.
4. Walsh EP. Interventional electrophysiology in patients with congenital heart disease. Circ 2007; 115:3224-34.
5. Doniger SJ, Sharieff GQ. Pediatric dysrhythmias. Pediatr Clin N Am 2006; 53:85-105.
6. Perry J. Supraventricular tachycardia. In: Garson Jr. A, Bricker JT, Fisher DJ, Neish SR (eds.). The science and practice of pediatric cardiology. Baltimore: Lippincott Williams & Wilkins, 1998.
7. Deal BJ, Keane JF, Gillette PC, Garson Jr. A. Wolff-Parkinson-White syndrome and supraventricular tachycardia during infancy: management and follow-up. J Am Coll Cardiol 1985; 5(1):130-5.
8. Hanash CR, Crosson JE. Emergency diagnosis and management of pediatric arrhythmias. J Emerg Trauma Shock 2010; 3(3):251-60.
9. Mehta AV, Sanchez GR, Sacks EJ, Casta A, Dunn JM, Donner RM. Ectopic automatic atrial tachycardia in children: clinical characteristics, management and follow-up. J Am Coll Cardiol 1986; 11(2):379-85.
10. Salerno JC, Kertesz NJ, Friedman RA, Fenrich Jr. AL. Clinical course of atrial tachycardia is age-dependent: results and treatment in children < 3 or > or = 3 years of age. J Am Coll Cardiol 2004; 43(3):438-44.
11. Sekar RP. Epidemiology of arrhythmias in children. Indian Pacing Electrophysiol J 2008; 8:S8-13.
12. O'Connor M, McDaniel N, Brady WJ. The pediatric electrocardiogram. Part II: Dysrhythmias. Am J Emerg Med 2008; 26:348-58.
13. Waxman MB, Wald RW, Sharma AD, Huerta F, Cameron DA. Vagal techniques for termination of paroxysmal supraventricular tachycardia. Am J Cardiol 1980; 46(4):655-66.

14. Ko JK, Deal BJ, Strasburger JF, Benson Jr. DW. Supraventricular tachycardia mechanisms and their age distribution in pediatric patients. Am J Cardiol 1992; 69(12):1028-32.
15. Dodge-Khatami A, Miller OI, Anderson RH, Gil-Jaurena JM, Goldman AP, de Leval MR. Impact of junctional ectopic tachycardia on postoperative morbidity following repair of congenital heart defects. Eur J Cardiothorac Surg 2002; 21(2):255-9.
16. Kovacikova L, Hakacova N, Dobos D, Skrak P, Zahorec M. Amiodarone as a first-line therapy for postoperative junctional ectopic tachycardia. Ann Thorac Surg 2009; 88(2):616-22.
17. Garson Jr. A, Bink-Boelkens M, Hesslein PS, Hordof AJ, Keane JF, Neches WH et al. Atrial flutter in the young: a collaborative study of 380 cases. J Am Coll Cardiol 1985; 6(4):871-8.
18. Sawhney NS, Anousheh R, Chen WC, Feld GK. Diagnosis and management of typical atrial flutter. Cardiol Clin 2009; 27:55-67.
19. Wren C, O'Sullivan JJ, Wright C. Sudden death in children and adolescents. Heart 2000; 83:410-3.
20. Probst V, Denjoy I, Meregalli PG, Amirault JC, Sacher F, Mansourati J et al. Clinical aspects and prognosis of Brugada syndrome in children. Circulation 2007; 115(15):2042-8.
21. Goldenberg I, Moss AJ. Long QT syndrome. J Am Coll Cardiol 2008; 51:2291--300.
22. Fischbach PS, Frias PA, Strieper MJ, Campbell RM. Natural history and current therapy for complete heart block in children and patients with congenital heart disease. Congenit Heart Dis 2007; 2(4):224-34.
23. Kleinman ME, Chameides L, Schexnayder SM, Samson RA, Hazinski MF, Atkins DL et al. Part 14: pediatric advanced life support: 2010 American Heart Association Guidelines for Cardiopulmonary Resuscitation and Emergency Cardiovascular Care. Circulation 2010; 122(18Suppl3):S876-908.

40 Hipoxemia como Causa Cardiológica em Pacientes Pediátricos

Ana Maria Thomaz

INTRODUÇÃO

Condição clínica em que ocorre piora súbita da hipóxia, reduzindo o transporte e a oferta de oxigênio aos tecidos, o que impossibilita o suprimento adequado das necessidades metabólicas do organismo e a instalação de acidose metabólica grave, caracterizando, assim, uma emergência clínica.

Uma série de mecanismos fisiopatológicos é apontada como responsável pelo quadro hipoxêmico; dentre eles, destacam-se as cardiopatias congênitas cianogênicas. O destaque para as cardiopatias congênitas deve-se ao fato de que, quando se apresentam com descompensação, são, em sua maioria, anomalias graves que constituem situações ameaçadoras à vida, com graves danos neurológicos e até mesmo óbito.

FISIOPATOLOGIA

É importante que o pediatra, diante de um paciente com taquipneia e cianose (que não responda à administração de oxigênio e às medidas de ventilação necessárias), admita a possibilidade de cardiopatia congênita, mesmo na ausência de sopro, incluindo no raciocínio terapêutico esse grupo de patologias. Na avaliação e conduta desses casos, é fundamental manter adequada oferta de oxigênio aos tecidos, pois, na presença de cardiopatia congênita cianogênica, as variáveis relacionadas com o transporte de oxigênio devem ser otimizadas, para que não haja comprometimento da atividade metabólica do organismo. Como há redução na saturação de oxigênio, deve-se manter o hematócrito em torno de 45% (adequando o conteúdo arterial de oxigênio), além do mais adequado débito cardíaco possível.

A cianose é a coloração azulada da pele e das mucosas decorrente da reduzida concentração de hemoglobina (Hb) no sangue arterial, igual ou superior a 5 g/dL. Considerando que nos capilares, habitualmente, já se encontram 2 g/dL de Hb reduzida, a cianose somente será detectada nas situações em que for acrescentado ao sangue arterial 3 g/dL de Hb reduzida, ou seja, quando a saturação de oxigênio apresentar queda em percentual suficiente para preencher essa quantidade de Hb reduzida. Isso faz com que, em presença de menor quantidade de hemoglobina (anemia), seja necessária diminuição da saturação de oxigênio mais significativa para a constatação da cianose. Por outro lado, em presença de policitemia, a cianose será mais facilmente detectada.

Em resumo:

- diminuição do fluxo pulmonar → hipóxia → espasmo subpulmonar (diminuição ou desaparecimento do sopro) = não explica hipóxia quando não existe estenose infundibular;
- ↓ resistência vascular periférica → *shunt* D-E ↑ insaturação arterial = hipoxemia (drogas vasodilatadoras, febre, exercício físico);
- hiperpneia ↑ consumo de oxigênio (febre, choro, etc.) → *shunt* D-E ↑ pCO_2 e ↑ pO_2/pH = hiperpneia → ↓ pressão intratorácica e retorno venoso ↑ obstrução de via de saída de VD = *shunt* D-E → acidose ↑ estimula centro respiratório = hiperpneia.

ETIOLOGIA

A incidência de cardiopatias congênitas na população é de aproximadamente 1%. Dentre as cardiopatias que apresentam cianose, destacam-se: 10% de tetralogia de Fallot (T4F), 7% de transposição de grandes artérias (TGA), 2% de atresia tricúspide (AT), 1 a 2,5% de tronco arterial comum (TAC), 1% de drenagem anômala total de veias pulmonares (DATVP) e 0,5% de anomalia de Ebstein.

Há cardiopatias em que o estado hipoxêmico está habitualmente presente. Pode-se classificá-las em grupos, de acordo com a fisiopatologia. A seguir são apresentados alguns exemplos.

Primeiro grupo

Obstrução ao fluxo pulmonar com *shunt* intracardíaco:

- tetralogia de Fallot;
- estenose infundibular ou infundibulovalvar pulmonar com *shunt* intracavitário;
- ausência de conexão atrioventricular direita (atresia tricúspide) com obstrução ao fluxo pulmonar;
- dupla via de saída do ventrículo direito com estenose infundibular pulmonar.

Segundo grupo

Conexão anômala (venosa ou arterial):

- TGA;
- conexão anômala total de veias pulmonares (obstrutiva).

Terceiro grupo

Câmara comum associada à obstrução pulmonar:

- cardiopatias univentriculares com obstrução ao fluxo pulmonar.

FATORES DESENCADEANTES

Tudo o que promove o espasmo infundibular:

- anemia;
- febre;

- infecção;
- acidose;
- estresse ou dor;
- desidratação, etc.

QUADRO CLÍNICO

As crises hipoxêmicas são mais frequentes entre 3 meses e 2 anos de idade, em decorrência de redução e/ou fechamento do canal arterial, anemia fisiológica, aumento de massa corpórea e atividade física da criança e hipertrofia infundibular progressiva. Ocorrem mais frequentemente pela manhã, ao acordar, e são precipitadas por vários fatores. Clinicamente, há aumento da cianose com taquipneia e agitação com progressão para flacidez, hipotonia, sonolência e possibilidade de convulsão, coma e morte. Têm duração mais frequente de 15 a 60 minutos. Também podem se apresentar como episódios de palidez e perda de consciência.

Taquidispneia → progressivo da cianose → agitação e perda de força → sofrimento cerebral

- Movimentos oculares incoordenados;
- convulsões;
- coma;
- morte.

DIAGNÓSTICO

- Cianose: excluir causas não cardiológicas: pulmonares, hematológicas, do sistema nervoso central (SNC), secundária a sepse, frio ou hipoglicemia;
- sopro: na maioria não está presente ou é pouco intenso e audível.

Portanto, os exames subsidiários incluem: glicemia, eletrólitos, ureia, creatinina, hemograma, radiografia de tórax e ecocardiograma.

FIGURA 1 Fatores desencadeantes e quadro clínico.

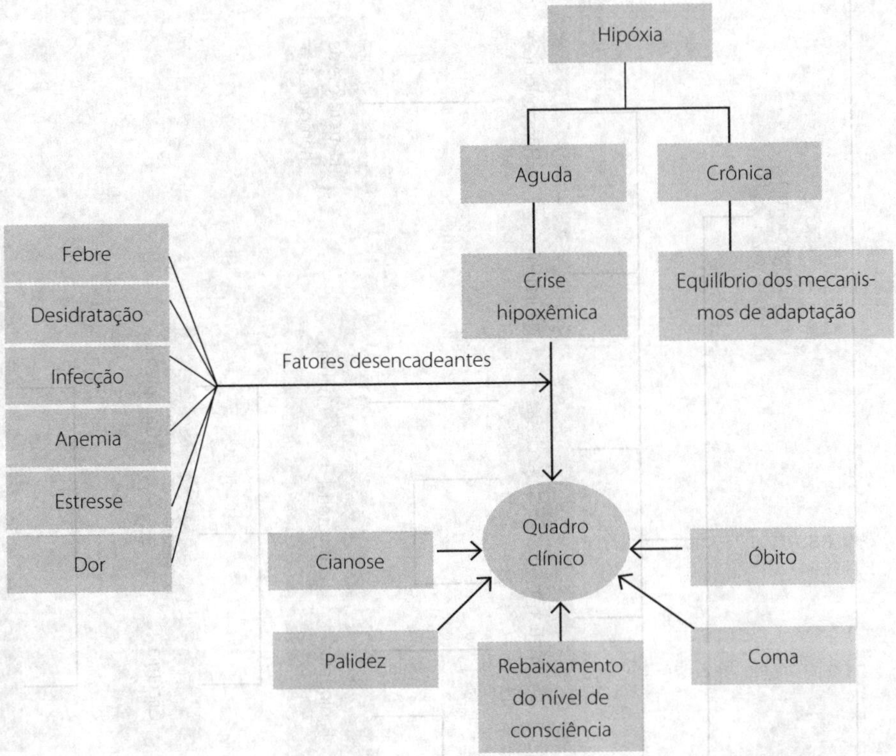

TRATAMENTO

Diante da suspeita de cardiopatia, deve-se estabelecer uma conduta inicial baseada no quadro funcional, independentemente do diagnóstico anatômico preciso. Essa conduta não deve ser postergada, à espera do especialista (cardiologista pediátrico) ou de exames complementares específicos (como o ecocardiograma e o cateterismo), pois a atuação imediata pode ser determinante para a sobrevida do paciente.

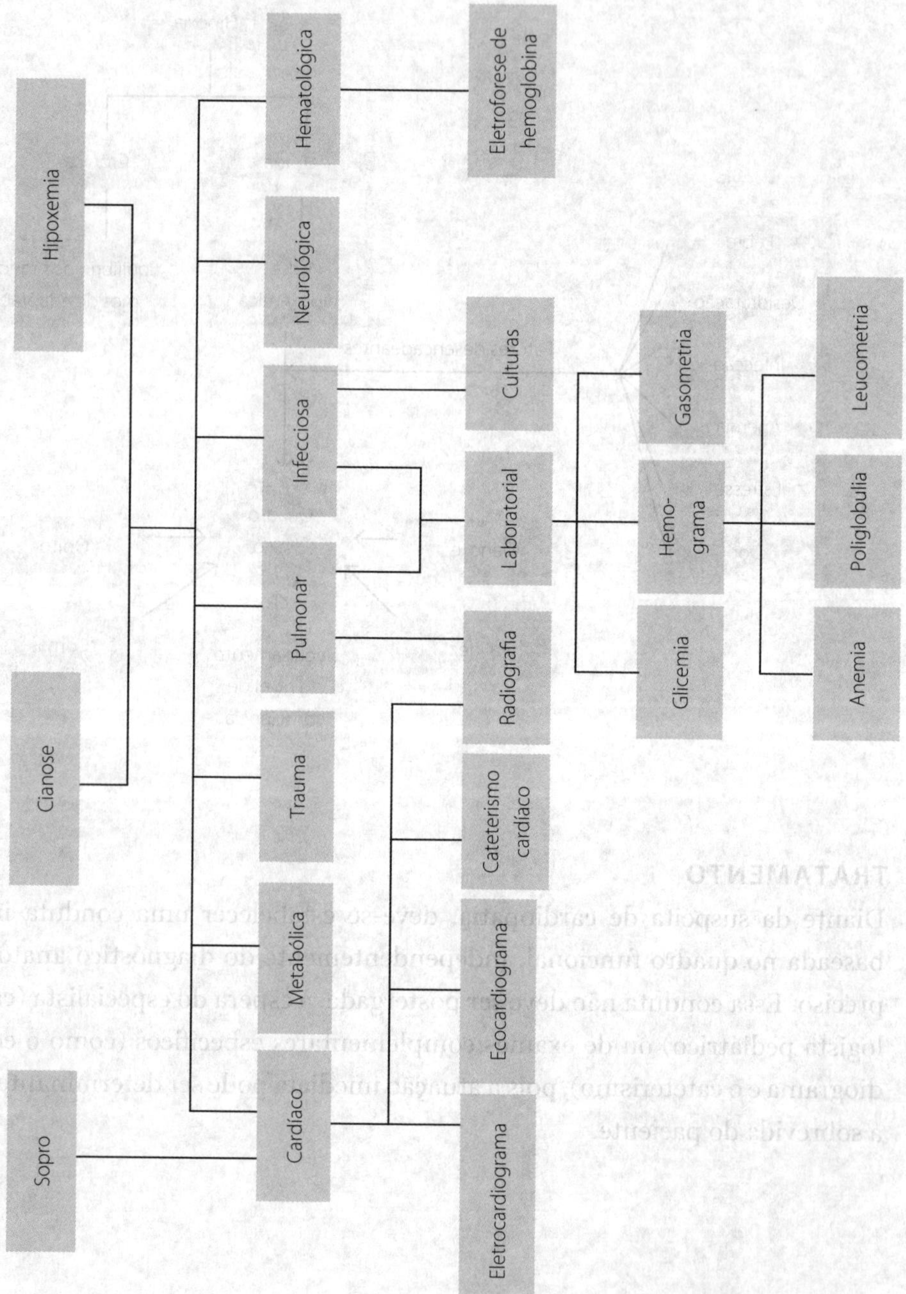

FIGURA 2 Diagnóstico diferencial.

Com isso, o tratamento visa a medidas gerais e específicas, como:

- aumento da resistência vascular sistêmica com a posição genitopeitoral;
- sedação e analgesia para diminuir catecolaminas endógenas;
- relaxamento do infundíbulo pulmonar, utilizando medicações como morfina e betabloqueadores;
- correção agressiva dos fatores desencadeantes, como anemia, infecção, febre, dor, acidose metabólica e desidratação;
- oxigenoterapia, apesar de a patologia de base consistir na redução da perfusão pulmonar.

TABELA 1 ETAPAS FUNDAMENTAIS PARA A CONDUÇÃO DE CRISE DE HIPOXEMIA
1. Colocar o paciente em posição genitopeitoral
2. Oxigenoterapia
3. Sedação e analgesia: a) Morfina: 0,1 mg/kg/dose, IM ou IV b) Cetamina: 1 mg/kg/dose, IM ou IV
4. Acesso venoso para infusão de volume: Ringer lactato, soro fisiológico ou outros expansores
5. Gasometria, hematócrito, glicemia, leucograma e culturas, eletrólitos, função renal
6. Corrigir distúrbios como acidose, infecção, anemia, hipoglicemia e hipovolemia
7. Avaliar a necessidade de suporte ventilatório
8. Não obtendo resposta satisfatória e saturação abaixo de 70% (com acidose metabólica persistente), deve-se avaliar a necessidade de: • betabloqueadores como metoprolol (0,05 a 0,1 mg/kg/dose, IV) • fenilefrina para aumentar a resistência vascular periférica: - IM: 0,1 mg/kg/dose, até a cada 1 hora - IV: 5 a 20 mcg/kg/dose, a cada 10 a 15 minutos
9. Definir o diagnóstico anatômico para indicação do tratamento cirúrgico

IM: intramuscular; IV: intravenoso.

Cirúrgico

- *Shunt* sistêmico pulmonar: Blalock-Taussig (clássico ou modificado) ou cirurgia de Waterson-Cooley;
- atriosseptectomia: Blalock-Hanlon;
- valvotomia pulmonar: cirurgia de Brock;
- ampliação da via de saída do ventrículo direito.

Hemodinâmico

Realizado para criar condições, paliativas ou corretivas, que aumentem o fluxo pulmonar ou a mistura nas circulações sanguíneas em paralelo.

Considerações finais do tratamento

Após a abordagem inicial com resolução da emergência, deve ser realizada a avaliação cardiológica completa para definir a necessidade de abordagem cirúrgica.

PREVENÇÃO

As medidas preventivas visam a evitar a repetição e a severidade das crises:

1. Orientações aos responsáveis pelo paciente, quanto a se evitarem situações que precipitem as crises, por exemplo: exercícios físicos extenuantes, febre, choro intenso e prolongado, desidratação e constipação intestinal.
2. Combate precoce das infecções que acometem as vias aéreas superiores e as broncopneumonias, bem como de otites e infecções urinárias.
3. Prevenção e correção da anemia. O hematócrito ideal é em torno de 45 a 50%:
   - preventivamente, a suplementação de ferro;
   - correção: por meio da transfusão de concentrado de hemácias, na dose de 10 mL/kg, que pode ser realizada em dias sucessivos até atingir o hematócrito ideal.
4. Combate à poliglobulia: a policitemia aumenta a viscosidade sanguínea, resultando em diminuição do fluxo sanguíneo na microcirculação e piora da cianose. Ela deve ser tratada com a realização de "sangria", que consiste

na hemodiluição com plasma, albumina ou soro fisiológico ou Ringer lactato. É indicada quando Ht > 65% ou quando o paciente apresentar alterações respiratórias, neurológicas ou fenômenos tromboembólicos. O volume total a ser retirado deve ser fracionado em 2 a 3 vezes, em dias consecutivos para evitar alterações hemodinâmicas bruscas (não retirar mais que 10% da volemia por vez). Cálculo do volume a ser retirado:

$$\text{Vol (mL)} = \frac{\text{Ha} - \text{Hd} \times 80\ \text{mL} \times \text{peso (kg)}}{\text{Hi}}$$

Em que: Vol = volume; Ha = hematócrito atual; Hd = hematócrito desejado Hi = hematócrito ideal.

Medicamentos preventivos de crise: propranolol, na dose de 1 a 2 mg/kg/dia, de 2 a 3 vezes ao dia, podendo aumentar até 4 mg/kg/dia.

BIBLIOGRAFIA

1. Croti UA, Mattos SS, Pinto Jr. VC, Aiello V.D. Cardiologia e cirurgia cardiovascular pediátrica. São Paulo: Roca, 2008.
2. Ebaid M. Crise hipoxêmica ou de cianose. Cardiologia em pediatria: temas fundamentais. São Paulo: Roca, 2000. p.213-21.
3. Lopes AA, Tanaka ACS. Estados hipoxêmicos: reconhecimento clínico e abordagem no paciente pediátrico. Emerg Cardiol Pediatr 2007; 2:27-49.
4. Marcondes E. Pediatria básica. 8.ed. São Paulo: Sarvier, 1992.
5. Mattos SS. Crises de cianose. In: Mattos SS (ed.). Cardiologia para o pediatra: manual prático para o reconhecimento e manuseio das cardiopatias na infância. Recife: Caduceus, 2004. p.123-5.
6. Schvartsman BGS, Maluf Jr. PT, Lopes AAB. Estado hipoxêmico. In: Schvartsman BGS, Maluf J (eds.). Cardiologia pediátrica. Barueri: Manole, 2011. p.173-80. (Coleção Pediatria: Instituto da Criança, Hospital das Clínicas.)

Cardiopatias Congênitas: Como Conduzi-las

41

Liane Hulle Catani

Juliana Zaccarias Gomes

Flavia Sala Pasquinelli de Sales Cabral

INTRODUÇÃO

As cardiopatias congênitas resultam da embriogênese patológica do sistema cardiovascular e podem apresentar amplo espectro de manifestações clínicas.

EPIDEMIOLOGIA E ETIOLOGIA

A incidência de cardiopatias congênitas em diferentes estudos varia de 4 a 50 para cada mil nascidos vivos. Essa grande variação decorre da inclusão ou não de lesões mínimas, como pequenas comunicações interventriculares, nos estudos.

Cerca de 6 em cada mil nascidos vivos apresentam formas moderadas e graves de cardiopatias, representando a causa mais frequente de emergência em cardiologia pediátrica.

A etiologia geralmente é multifatorial, decorrente da interação entre fatores genéticos e ambientais.

Cerca de 25% dos defeitos cardíacos congênitos ocorrem em associação com malformações extracardíacas.

CLASSIFICAÇÃO

A presença ou não de cianose divide classicamente as cardiopatias em acianogênicas (saturação arterial normal de oxigênio) e cianogênicas (insaturação arterial de oxigênio) (Figura 1).

Cardiopatias congênitas acianogênicas

Podem ser subdivididas em dois grandes grupos:

- defeitos com desvio do fluxo de sangue da circulação sistêmica para a pulmonar (*shunt* esquerda-direita) levando a hiperfluxo pulmonar. Esse *shunt* pode ocorrer nos átrios (comunicação interatrial – CIA), nos ventrículos (comunicação interventricular – CIV), nos átrios e ventrículos (defeito do septo atrioventricular – DSAV) ou em nível arterial (persistência do canal arterial – PCA, janela aortopulmonar e fístulas arteriovenosas);
- lesões obstrutivas: podem ocorrer do lado direito ou do lado esquerdo do coração. A estenose pulmonar é o principal exemplo de cardiopatia com obstrução das câmaras direitas levando a hipofluxo pulmonar. Já nas lesões obstrutivas das câmaras esquerdas, não há alteração do fluxo pulmonar. Incluem estenose valvar aórtica, coarctação de aorta, estenose mitral congênita e *cor triatriatum*.

Cardiopatias congênitas cianogênicas

Por sua vez, são subdivididas em dois grandes grupos de acordo com o volume do fluxo pulmonar:

- hipofluxo pulmonar: presença de obstrução ao fluxo pulmonar em associação com comunicação intracavitária que permita o desvio do sangue da direita para a esquerda. São exemplos: tetralogia de Fallot, atresia pulmonar com septo íntegro, atresia tricúspide e anomalia de Ebstein;

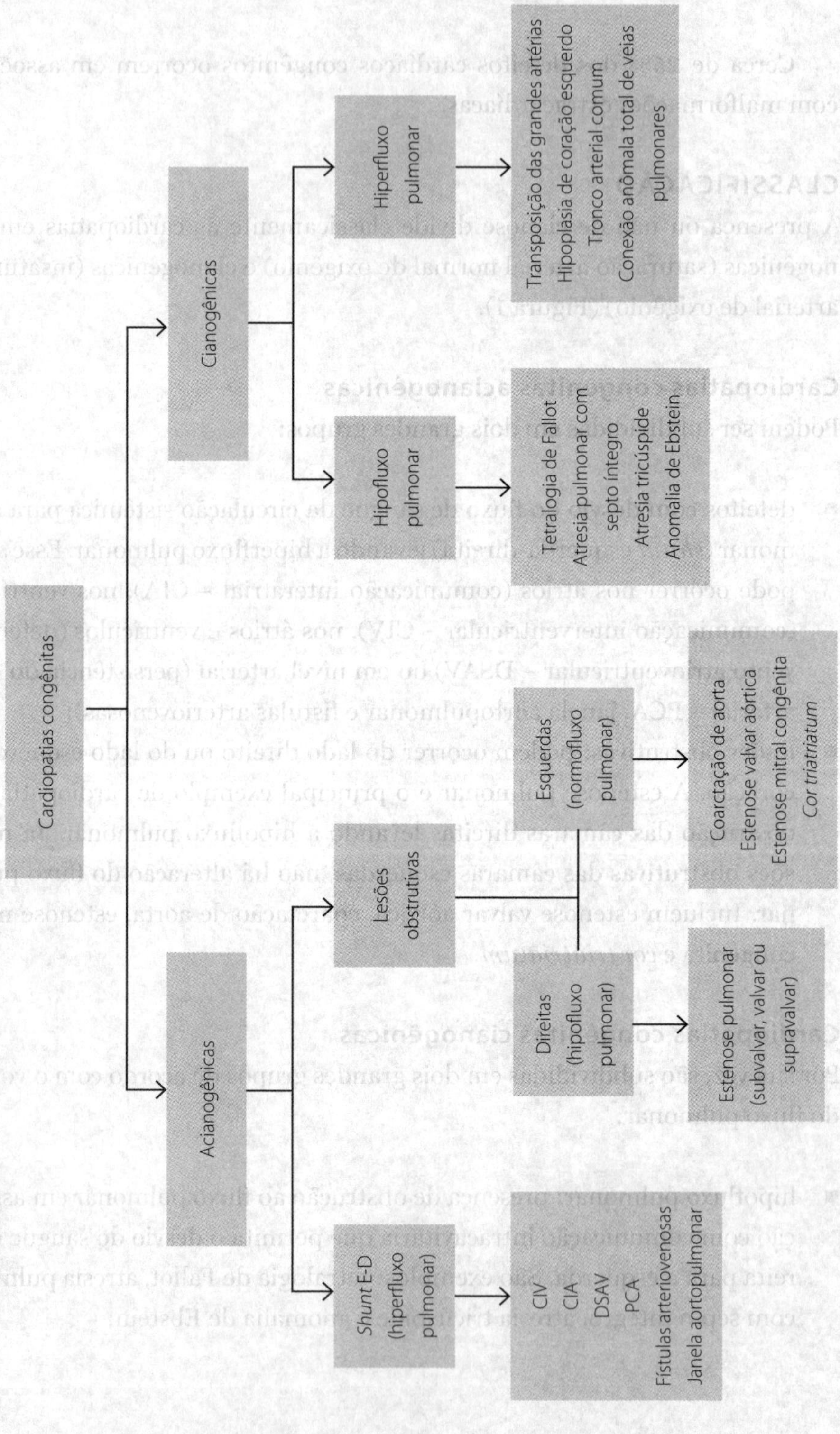

FIGURA 1 Cardiopatias congênitas: diagnóstico diferencial.
CIV: comunicação interventricular; CIA: comunicação interatrial; DSAV: defeito do septo atrioventricular; PCA: persistência do canal arterial.

- hiperfluxo pulmonar: defeitos caracterizados por conexão anômala (venosa ou arterial), não acompanhados de obstrução ao fluxo pulmonar. Assim, o sangue segue preferencialmente para a árvore pulmonar. Representados pela transposição das grandes artérias, síndrome da hipoplasia do coração esquerdo, tronco arterial comum e conexão anômala total das veias pulmonares.

ABORDAGEM SEGUNDO A FORMA DE APRESENTAÇÃO

A fim de facilitar entendimento e abordagem, as cardiopatias congênitas podem ser divididas de acordo com o tipo de repercussão clínica: insuficiência cardíaca, cianose/crise de hipoxemia e síndrome do baixo débito cardíaco.

Cardiopatias que cursam com insuficiência cardíaca

As malformações cardíacas podem levar a insuficiência cardíaca (IC) por meio de diferentes mecanismos:

- sobrecarga de volume: ocorre nos defeitos com *shunt* esquerda-direita (p.ex., PCA, CIV ampla, DSAV total com comunicações amplas). O início dos sintomas coincide com a transição da circulação fetal para a neonatal, entre a 6ª e a 8ª semana de vida. As insuficiências valvares (p.ex., anomalia de Ebstein e DSAV total) também são causas de IC por sobrecarga volumétrica;
- sobrecarga de pressão: decorrente de malformações com obstrução das vias de saída dos ventrículos. De acordo com o grau de obstrução ao fluxo pulmonar (obstruções direitas) ou sistêmico (obstruções esquerdas), a manutenção do canal arterial patente é fundamental;
- obstrução ao retorno venoso pulmonar: estenose mitral congênita, drenagem anômala total das veias pulmonares, síndrome da hipoplasia do coração esquerdo e *cor triatriatum*.

Como reconhecer

Independentemente da causa, o diagnóstico da IC em crianças é baseado na presença de sinais e sintomas, como:

- déficit ponderoestatural e perda de peso;
- taquidispneia;
- taquicardia;
- pulsos finos;
- aumento do tempo de enchimento capilar;
- hepatomegalia;
- estase jugular;
- edema de membros inferiores e anasarca;
- ascite;
- derrame pleural;
- diminuição do volume urinário;
- irritabilidade e sonolência.

Cardiopatias que cursam com cianose e crise de hipoxemia

A cianose é definida como a coloração azulada da pele e mucosas, confirmada pela oximetria de pulso, e resulta da concentração aumentada de hemoglobina reduzida no sangue. Ela se manifesta quando essa concentração é igual ou maior que 5 g/dL.

Deve-se lembrar que os níveis de hemoglobina (Hb) reduzida não dependem apenas da saturação de oxigênio, mas também dos níveis séricos de hemoglobina. Assim, um paciente anêmico terá menor quantidade proporcional de Hb reduzida que um paciente policitêmico. O paciente com anemia será menos cianótico, mesmo que ambos apresentem a mesma saturação periférica de oxigênio.

Os portadores de cardiopatias congênitas cianogênicas podem apresentar-se com cianose crônica em intensidade variável ou com crises agudas de cianose, as chamadas crises de hipoxemia.

Nas cardiopatias em que o fluxo pulmonar é mantido pelo canal arterial (canal arterial dependente), o paciente pode apresentar cianose acentuada no período neonatal (p.ex., atresia pulmonar, atresia tricúspide, transposição das grandes artérias). Após esse período, as cardiopatias que se manifestam com cianose em geral não dependem do canal arterial para a manutenção do fluxo pulmonar.

A crise de hipoxemia é caracterizada por piora súbita da hipoxemia com queda da saturação e acentuação da cianose. Ocorre em cardiopatias com obstrução ao fluxo pulmonar e desvio de sangue da circulação sistêmica para a pulmonar (*shunt* direita-esquerda), sendo a tetralogia de Fallot o exemplo mais típico. Em geral, é desencadeada por fatores que elevam a resistência pulmonar (como choro, evacuação) ou diminuem a resistência vascular sistêmica (como calor, hipotensão, desidratação, exercícios). A criança apresenta irritabilidade e agitação, taquipneia e cianose acentuada, que podem evoluir para hipotonia, sonolência, síncope e até convulsões e óbito.

Como reconhecer

Cianose central (mucosas, língua e leito ungueal).

Nas crises de hipoxemia:

- cianose central acentuada;
- agitação e irritabilidade;
- taquipneia;
- hipotonia;
- sonolência;
- convulsões.

Cardiopatias que cursam com síndrome do baixo débito cardíaco

O baixo débito cardíaco é definido como a incapacidade de manutenção de um fluxo tecidual adequado, levando a hipóxia tecidual e consequente falência de múltiplos órgãos e sistemas, se não revertido.

Dentre as cardiopatias congênitas que cursam com baixo débito cardíaco, destacam-se:

- cardiopatias obstrutivas críticas do lado esquerdo: síndrome da hipoplasia do coração esquerdo, interrupção do arco aórtico, coarctação de aorta crítica;
- cardiopatias em que o débito cardíaco é prejudicado por comunicação interatrial restritiva: conexão anômala total das veias pulmonares.

Como reconhecer

O diagnóstico nem sempre é simples, já que os sinais e sintomas se assemelham ao choque hipovolêmico e distributivo:

- na fase inicial:
  - taquicardia;
  - palidez;
  - extremidades frias;
  - redução dos pulsos periféricos;
  - aumento do tempo de enchimento capilar;
  - dor abdominal e/ou vômitos;
- na fase mais avançada:
  - alteração do nível de consciência: variando da agitação ao coma;
  - oligúria;
  - taquipneia;
  - redução dos pulsos centrais;
  - hipotensão arterial.

EXAMES COMPLEMENTARES

Na suspeita de cardiopatia congênita, os seguintes exames devem ser solicitados:

- hemograma: descartar anemia ou policitemia, alterações sugestivas de infecção concomitante;
- eletrólitos;
- função renal;
- gasometria arterial e venosa;
- lactato;
- eletrocardiograma: avaliar ritmo cardíaco, frequência cardíaca, desvios do eixo do QRS, sobrecargas atriais e/ou ventriculares, bloqueios e alterações da repolarização ventricular;
- radiografia de tórax: notar tamanho da área cardíaca, sinais de aumento de câmaras cardíacas e alterações do fluxo pulmonar;

- eco-Dopplercardiograma: definir detalhes da anatomia cardíaca, tamanho e função dos ventrículos.

CONDUTA

As medidas iniciais devem ser feitas rapidamente, antes mesmo do diagnóstico etiológico ou anatômico preciso.

Cardiopatias que cursam com insuficiência cardíaca

Medidas gerais

A criança cardiopata com descompensação hemodinânica deve ser tratada com medidas que reduzam a demanda metabólica e permitam a adequada perfusão e oxigenação dos tecidos:

- repouso e sedação: com o objetivo de reduzir a demanda energética e o consumo de oxigênio;
- decúbito elevado a 30°: melhora a dinâmica respiratória e a congestão pulmonar, além de prevenir a broncoaspiração em neonatos e lactentes;
- adequação da temperatura corporal (aproximadamente 36,5°C);
- oxigenoterapia: deve ser feita com cautela em neonatos com suspeita de cardiopatia canal-dependente;
- suporte ventilatório não invasivo e invasivo: entubação e ventilação mecânica nos casos de baixo débito progressivo, esforço respiratório e hipoxemia não devem ser retardadas, já que esses pacientes apresentam baixa reserva miocárdica e o choque cardiocirculatório pode se instalar rapidamente;
- restrição hídrica: manter oferta hídrica de cerca de 60 a 70% das necessidades basais diárias;
- dieta hipossódica (em escolares e adolescentes), hipercalêmica e hipercalórica;
- diminuição e fracionamento do volume da dieta: nos casos mais graves, a nutrição parenteral deve ser considerada, já que períodos prolongados de jejum e a baixa absorção da mucosa intestinal nos pacientes instáveis leva a desnutrição e pior prognóstico clínico;

- correção de anemia com o objetivo de aumentar o conteúdo arterial de oxigênio. Manter os níveis de hematócrito acima de 30 a 35% nos acianóticos e 45% nos cianóticos;
- correção de distúrbios acidobásicos e eletrolíticos;
- tratamento de processos infecciosos associados.

Medidas específicas

As medicações utilizadas para o tratamento da insuficiência cardíaca visam a aumentar o débito cardíaco agindo na pré-carga, na contratilidade miocárdica e/ou na pós-carga (Tabela 1).

TABELA 1 MEDICAÇÕES UTILIZADAS PARA O TRATAMENTO DA INSUFICIÊNCIA CARDÍACA

Droga	Dose e via de administração	Apresentação
Diuréticos		
Furosemida	1 a 6 mg/kg/dia, VO, IM ou IV, a cada 6, 8 ou 12 horas Pode ser feito em infusão contínua	Comprimido: 40 mg Injetável: 10 mg/mL
Espironolactona	1 a 3,5 mg/kg/dia, VO, a cada 6, 12 ou 24 horas	Comprimido: 25, 50 e 100 mg
Digitálicos		
Digoxina	VO Prematuros: 5 mcg/kg/dia Neonatos: 8 a 10 mcg/kg/dia Menores de 2 anos: 10 a 12 mcg/kg/dia Maiores de 2 anos: 8 a 10 mcg/kg/dia, VO, a cada 12 horas Pré-adolescentes e adolescentes: Até 25 kg: 0,125 mg, 1 vez/dia Acima de 25 kg: 0,25 mg, 1 vez/dia	Elixir pediátrico: 50 mcg/mL Solução oral: 500 mcg/mL Comprimido: 0,125 e 0,25 mg

(continua)

(continuação)

Droga	Dose e via de administração	Apresentação
Catecolaminas		
Dopamina	IV Efeito beta 1: 5 a 10 mcg/kg/min Efeito alfa > 10 mcg/kg/min	Injetável: 5 mg/mL
Dobutamina	IV 5 a 20 mcg/kg/min	Injetável: 12,5 mg/mL
Epinefrina	IV 0,1 a 1 mcg/kg/min	Injetável: 1 mg/mL
Norepinefrina	IV 0,1 a 2 mcg/kg/min	Injetável: 1 mg/mL
Isoproterenol	IV 0,02 a 2 mcg/kg/min	Injetável: 0,2 mg/mL
Inibidores da fosfodiesterase		
Milrinona	IV Dose de ataque: 50 a 75 mcg/kg em 10 min Manutenção: 0,5 a 0,75 mcg/kg/min	Injetável: 1 mg/mL
Vasodilatadores		
Nitroprussiato de sódio	IV 0,05 a 10 mcg/kg/min	Injetável: 25 mg/mL
Nitroglicerina	IV Iniciar com 0,25 a 0,5 mcg/kg/min, aumentar 0,5 a 1 mcg/kg/min a cada 3 a 5 min até resposta Manutenção: 1 a 5 mcg/kg/min	Injetável: 5 mg/mL
Captopril	VO 0,3 a 6 mg/kg/dia a cada 6 ou 12 horas	Comprimido: 12,5; 25 e 50 mg

IV: intravenoso; VO: via oral.

Diuréticos

Os mais empregados são os de alça, como a furosemida, que atuam nas porções distais da alça de Henle inibindo a reabsorção ativa de cloreto e passiva de sódio e água. Pode ser empregada nas formas oral e endovenosa (intermitente ou contínua).

A espironolactona, um antagonista dos receptores da aldosterona, além de manter os níveis séricos de potássio, demonstrou-se efetiva na redução das frequências cardíaca e respiratória, da hepatomegalia e do edema, quando usada em associação com digital e outro diurético.

Em adultos, mostrou-se também efetiva na remodelação miocárdica e na diminuição da mortalidade em longo prazo. Esse efeito não foi comprovado na população pediátrica.

Digitálicos

O digital foi a primeira droga a ser utilizada no tratamento da insuficiência cardíaca. É um glicosídio que atua no receptor da bomba de sódio, inibindo a ATPase sódio-potássio. O aumento do sódio leva ao aumento de cálcio intracelular, que favorece a contração miocárdica. Embora o digital não aumente a sobrevida dos pacientes, seu uso diminui o número de internações, melhora a classe funcional e, consequentemente, a qualidade de vida.

No Departamento de Pediatria da Santa Casa de São Paulo, a dose de manutenção da digoxina é calculada conforme descrito na Tabela 2.

TABELA 2 DOSE DE MANUTENÇÃO DA DIGOXINA NA POPULAÇÃO PEDIÁTRICA

Idade	Dose de manutenção diária, administrada a cada 12 horas
Prematuros	(0,02 mg × peso) + 25%/4
< 2 anos	(0,04 mg × peso) + 25%/4
2 a 5 anos	(0,03 mg × peso) + 25%/4
> 5 anos	(0,02 mg × peso) + 25%/4

Catecolaminas

- Dopamina: catecolamina endógena precursora da norepinefrina que possui efeito dose-dependente. Em doses intermediárias, aumenta a contratilidade miocárdica por meio do estímulo de receptores beta-1-adrenérgicos. Também age indiretamente aumentando a liberação e diminuindo a reabsorção da norepinefrina nas terminações simpáticas. Em doses elevadas, age nos receptores alfa, levando à vasoconstrição sistêmica;

- dobutamina: amina simpatomimética sintética, agonista beta-1-adrenérgica. Ela aumenta o débito cardíaco e reduz a resistência vascular periférica. Tem efeito cronotrópico positivo e arritmogênico, sendo a taquicardia um fator que pode limitar seu uso no pós-operatório de cirurgia cardíaca. É a droga de escolha nos casos de septicemia com IC;
- epinefrina: catecolamina endógena que atua nos receptores alfa, beta-1 e beta-2-adrenérgicos. Aumenta frequência cardíaca e pressão arterial sistólica. Em altas doses, com o predomínio do efeito alfa-adrenérgico, leva a vasoconstrição periférica, esplâncnica e renal;
- norepinefrina: tem ação beta-1 e alfa-adrenérgica. Leva ao aumento da pressão sistólica e diastólica. Como leva ao aumento da pós-carga, o débito cardíaco pode ser prejudicado, principalmente nos casos de baixa reserva miocárdica, como pós-operatório de cirurgia cardíaca. Além disso, aumenta o consumo de oxigênio pelo miocárdio;
- isoproterenol: análogo sintético da norepinefrina que estimula os receptores beta-1 miocárdicos e beta-2 periféricos. Leva ao aumento do débito cardíaco e da frequência cardíaca, aumento da pressão sistólica e queda da pressão diastólica com vasodilatação periférica.

Inibidores da fosfodiesterase

Essa classe de drogas, representada pela milrinona e pela amrinona, inibe seletivamente a fosfodiesterase tipo III, aumentando o AMPc que resulta em aumento do cálcio intracelular. Seus efeitos são: inotropismo positivo, vasodilatação arterial e venosa e melhora da função diastólica ventricular (relaxamento miocárdico). Não tem ação sobre a frequência cardíaca e leva à vasodilatação da vasculatura pulmonar. A milrinona é usada com maior frequência, já que é 10 vezes mais potente que a amrinona e tem menor incidência de trombocitopenia.

Vasodilatadores

Atuam reduzindo a pré-carga e a pós-carga:

- nitroprussiato de sódio: ação arteriolar e venosa. Usado no controle de quadros de hipertensão arterial severa e na melhora do débito cardíaco por diminuição da pós-carga. Seu efeito tem início poucos minutos após a administração endovenosa. Seus efeitos colaterais mais temidos são a hipotensão e a intoxicação pelo cianato e tiocianato;
- nitroglicerina: atua na via de liberação do óxido nítrico com vasodilatação venosa. Tem ação conhecida na dilatação coronariana. Pode prejudicar o débito cardíaco, já que reduz o retorno venoso. Observar hipotensão e taquicardia;
- inibidores da enzima conversora da angiotensina (IECA): inibem a formação de angiotensina II, um potente vasoconstritor. Além da ação vasodilatadora arterial e venosa, proporcionam melhora da qualidade de vida e da sobrevida dos pacientes com insuficiência cardíaca congestiva (ICC).

Agentes sensibilizadores de cálcio

O levosimendan é uma droga que está em estudo para o tratamento de IC grave. Atua no complexo troponina C-cálcio, prolongando o efeito do cálcio no miocárdio. Tem efeito cronotrópico e inotrópico positivo, provoca vasodilatação sistêmica e pulmonar e consequente aumento do débito cardíaco.

Cardiopatias que cursam com cianose e crise de hipoxemia

O tratamento da crise de hipoxemia deve ser imediato, independentemente do diagnóstico anatômico preciso.

Medidas gerais

- Posicionar o paciente em decúbito horizontal, com as pernas fletidas sobre as coxas e as coxas sobre o abdome: aumenta a resistência periférica e melhora o retorno venoso;
- sedação e analgesia;
- oxigenoterapia: deve ser feita de forma que não piore a agitação do paciente;
- puncionar acesso venoso;
- hidratação;
- correção de distúrbios acidobásicos e eletrolíticos;
- correção de anemia: manter hematócrito > 45%;
- avaliar a necessidade de suporte ventilatório.

Medidas específicas

- Morfina: além do efeito sedativo, provoca relaxamento do infundíbulo do ventrículo direito;
- nos casos refratários ao tratamento com as medidas gerais e morfina;
  - metoprolol: betabloqueador com ação de relaxamento infundibular;
  - drogas que aumentam a resistência vascular periférica favorecendo o *shunt* esquerda-direita: fenilefrina e norepinefrina;
  - considerar cirurgia paliativa de urgência (anastomose sistêmico-pulmonar).

TABELA 3 DROGAS NA CARDIOPATIA CIANÓTICA

Droga	Dose e via de administração	Apresentação
Morfina	IM ou IV 0,1 mg/kg/dose	Injetável: 0,1 mg/mL e 0,2 mg/mL
Metoprolol	IV 0,05 a 0,1 mg/kg/dose	Injetável: 1 mg/mL
Fenilefrina	IM 0,1 mg/kg/dose até a cada 1 h IV 5 a 20 mcg/kg/dose a cada 10 a 15 min	Injetável: 10 mg/mL
Norepinefrina	IV 0,05 a 2 mcg/kg/min, contínuo	Injetável: 1 mg/mL

IV: intravenoso; IM: intramuscular.

Cardiopatias que cursam com síndrome do baixo débito cardíaco

Medidas gerais

São as mesmas descritas para o tratamento das cardiopatias que cursam com insuficiência cardíaca.

Medidas específicas

- Prostaglandina E1: com o objetivo de manter o canal arterial pérvio em neonatos com suspeita de cardiopatia canal-dependente;
- drogas vasopressoras como dopamina, epinefrina e norepinefrina (ver Tabela 1).

BIBLIOGRAFIA

1. Atik E. Imagens e correlações em cardiologia pediátrica. São Paulo: Roca, 2011.
2. Bayram M, De Luca L, Massie MB, Gheorghiade M. Reassessment of dobutamine, dopamine, and milrinone in the management of acute heart fFailure syndromes. Am J Cardiol 2005; 96:47G-58G.
3. Beggs S, Thompson A, Nash R, Tompson A, Peterson G. Cardiac failure in children. 17. Expert Committee on the Selection and Use of Essencial Medicines. Genebra: WHO, 2009.
4. Croti UA. Cardiologia e cirurgia cardiovascular pediátrica. São Paulo: Roca, 2008.
5. Ebaid M, Atik E, Ikari NM, Afiune JY. Cardiologia em pediatria: temas fundamentais. São Paulo: Roca, 2000.
6. Hoffman JI, Kaplan S, Liberthson RR. Prevalence of congenital heart disease. Am Heart J 2004; 147(3):425-39.
7. Hsu DT, Pearson GD. Heart failure in children: Part I: History, etiology, and pathophysiology. Circ Heart Fail 2009; 2:63-70.
8. Hsu DT, Pearson GD. Heart failure in children: Part II: Diagnosis, treatment, and future directions. Circ Heart Fail 2009; 2:490-8.
9. International Society for Heart and Lung Transplantation. Practice guidelines for management of heart failure in children. J Heart Lung Trasplant 2004; 23:1313-33.
10. La Torre FPF, Passarelli MLB, Cesar RG, Pecchini R. Emergências em pediatria: Protocolos da Santa Casa. Barueri: Manole, 2011.
11. Lopes AA. Emergências em cardiologia pediátrica. São Paulo: Atheneu, 2007.
12. Lopes AA. Cardiologia pediátrica. Barueri: Manole, 2011.
13. Moss AJ, Allen HD. Heart disease in infants, children, and adolescents. 7.ed. Filadélfia: Lippincott Williams & Wilkins, 2008.
14. Suominen PK. Single-center experience with levosimedan in children undergoing cardiac surgery and in children with decompensated heart failure. BMC Anesthesiology 2011; 11:18.
15. Taketomo CK, Hodding JH, Kraus DM. Pediatric & neonatal dosage handbook. 18.ed. Hudson: Lexi-Comp, 2011.

42 Tromboembolismo Venoso Profundo em Neonatologia e Pediatria

Werther Brunow de Carvalho

INCIDÊNCIA

O tromboembolismo venoso profundo apresenta relatos de incidência de 0,07 a 0,14/10 mil crianças na população geral. As razões para a menor ocorrência em pediatria não são bem esclarecidas; entretanto, o endotélio vascular íntegro, a menor habilidade de produção de trombina e os maiores níveis de uma substância que inibe a trombina podem ter papel relevante. Apesar da baixa incidência, existe aumento da atenção para os eventos de trombose venosa (ETV) em pediatria/neonatologia.

Em pacientes adultos, existe associação entre os ETV e o aumento do risco de morbidade e mortalidade naqueles que não recebem tromboprofilaxia. Os dados do registro canadense relatam que a mortalidade por embolia pulmonar (EP) é de aproximadamente 10%, mas que ela frequentemente não é reconhecida e o risco pode ser maior.[1] Nas últimas duas décadas, o tromboembolismo venoso pulmonar (TVP) tornou-se uma complicação endêmica importante em situações de cuidados terciários. Recentemente, dados epidemiológicos do sistema de informação de saúde pediátrica demonstraram que o TVP é uma complicação com aumento crescente em crianças hospitalizadas, ocorrendo em 42 a 58/10 mil admissões.[2] O aumento dramático da incidência está relacionado aos avanços dos cuidados terciários, os quais resultam em melhora da sobrevida das crianças criticamente enfermas, mas determinam a possibilidade de TVP.[3] Existem pelo menos três explicações para esse aumento de incidência:

- previamente essas crianças morriam da sua condição médica subjacente antes de desenvolver TVP;
- existe uma intervenção médica mais intensa e invasiva que pode alterar a parte vascular e/ou homeostática (p.ex., sistemas de acesso venoso central);
- melhor consciência e reconhecimento relacionados ao evento. Os ETV em neonatologia variam de 2 a 4/1.000 admissões em unidade de terapia intensiva neonatal (UTIN).[4]

Uma revisão mais recente de 4.734 recém-nascidos relata incidência de 6 a 8/1.000 admissões na UTIN.[5] As tromboses em neonatologia ocorrem tanto no recém-nascido (RN) pré-termo e de termo e acometem igualmente os sexos masculino e feminino.

O sistema de coagulação do RN é diferente do da criança e de pacientes adultos (Tabela 1).

TABELA 1 COMPARAÇÃO DOS NÍVEIS DE PROTEÍNAS PRÓ-COAGULANTE E ANTICOAGULANTE ENTRE RECÉM-NASCIDOS E ADULTOS

Nível neonatal comparativamente com adultos	Proteínas pró-coagulantes	Proteínas anticoagulantes
Aumentado	Fator VIII Atividade do fator de von Willebrand	
Diminuído	Fatores II, VII, IX, X, XI e XII	Proteína S Proteína C Antitrombina Cofator II da heparina

Fonte: adaptada de Manco-Johnson, 2005.[6]

Essas diferenças determinam uma condição pró-trombótica relativa, mas que habitualmente são balanceadas por outros fatores que previnem a trombose espontânea.[7] Ao redor de 6 meses de vida, os RN prematuros e de termo possuem todos os componentes do sistema de coagulação em concentrações similares à dos adultos.[8]

A trombose venosa profunda ocorre quando um trombo se desenvolve em uma veia profunda com retorno sanguíneo para o coração. Os sintomas são frequentemente vagos ou mesmo ausentes. Um trombo não tratado pode se deslocar e impedir o fornecimento de sangue arterial para os pulmões (EP).

FATORES DE RISCO

Existem dois picos de idade para ETV em pediatria: um nos RN/lactentes e outro nos adolescentes. Nos RN/lactentes é em decorrência dos vasos sanguíneos pequenos, um sistema de coagulação alterado e a utilização de cateteres venosos centrais. Nos adolescentes, as razões são similares aos adultos: fumo, uso de contraceptivos, gravidez e obesidade. "Gatilhos" adicionais incluem: asfixia perinatal, cardiopatias congênitas, trauma e sepse, os quais alteram a coagulação e a fibrinólise. Os fatores de risco como fumo, obesidade, gravidez e uso de contraceptivo oral já não são mais específicos da população adulta (Figura 1).

A necessidade de o médico suspeitar que a criança está com ETV é evidente; entretanto, a necessidade de adequar medidas preventivas e identificar fatores de risco é igualmente importante.

FISIOPATOLOGIA

Em 1845, Virchow postulou que três fatores eram importantes para o desenvolvimento da trombose:

- alteração do fluxo sanguíneo (estase);
- lesão vascular;
- alteração da hipercoagulabilidade do sangue (Figura 2).

A fisiologia da hemostase é muito complexa, existindo um balanço delicado entre fluxo sanguíneo ininterrupto e resposta localizada rápida à lesão vascular. A dicotomia da coagulação e inflamação tem sido implicada na trombose

FIGURA 1 Fatores de risco para o desenvolvimento de ETV em pediatria e neonatologia.

ETV: eventos de trombose venosa; RN: recém-nascido.

Fonte: adaptada de Parasuraman e Goldhaber, 2006.[9]

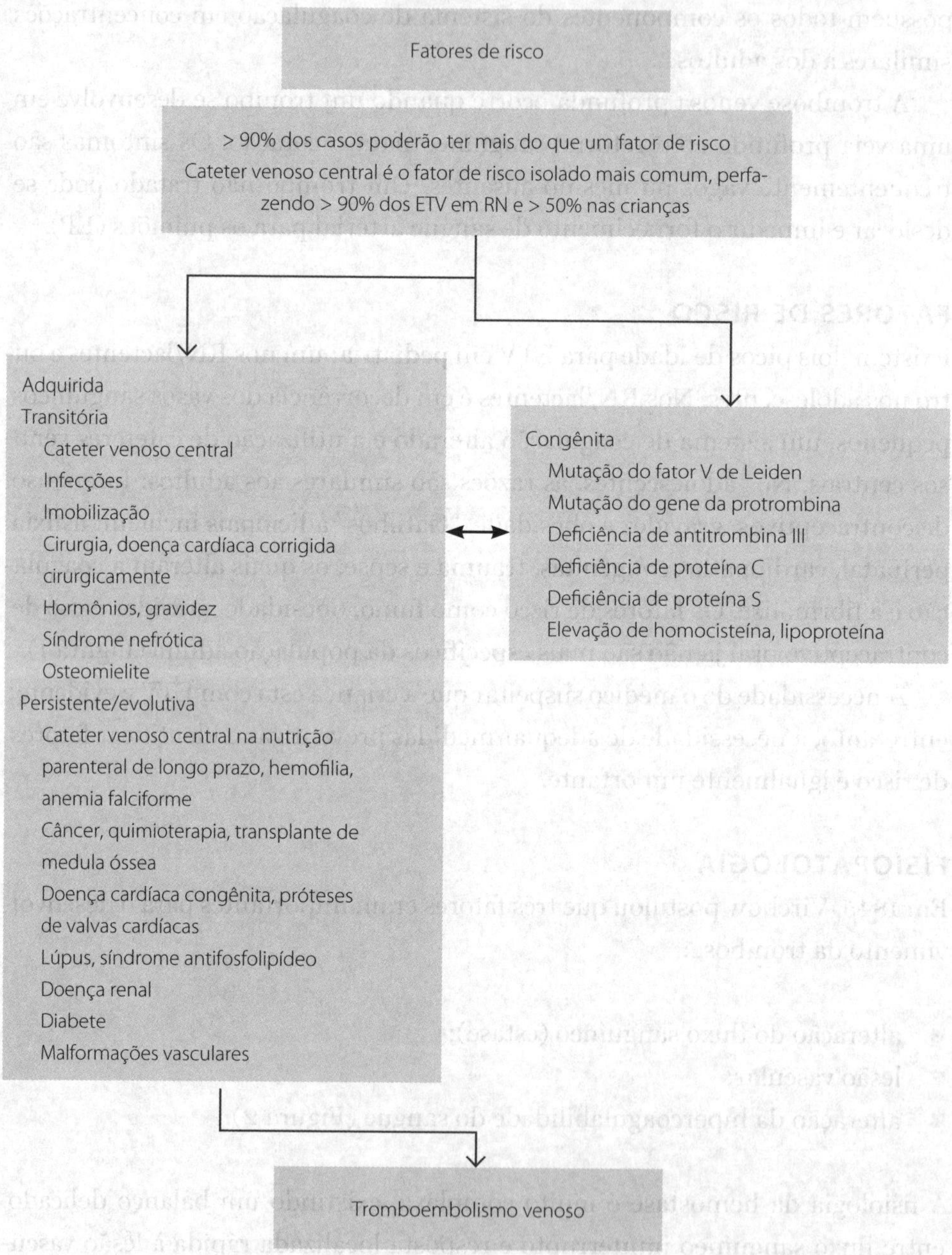

FIGURA 2 Tríade de Virchow.

Fonte: adaptada de Lyons R, 2012.[10]

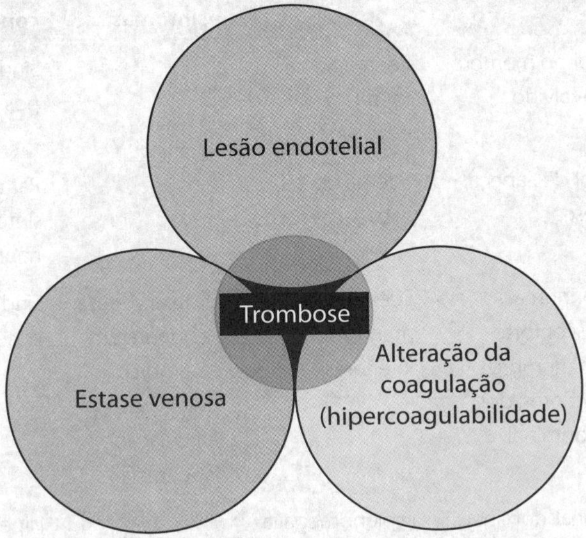

venosa. A inflamação determina um aumento na geração de trombina, a qual reciprocamente desencadeia uma resposta inflamatória por meio da ativação de monócitos, plaquetas, células endoteliais, liberação de citocinas, início da resposta da fase aguda e indução da apoptose endotelial.[3]

DIAGNÓSTICO

A suspeita diagnóstica deve ser realizada mesmo na presença de sintomas mais comuns (p.ex., dor de cabeça pode ser um sintoma único na trombose de seios venosos cerebrais). A Tabela 2 resume os sintomas mais comuns de ETV em pediatria.

O quadro clínico em RN é extremamente variável e depende da localização e tamanho do trombo ou êmbolo. A apresentação varia de sintomas leves ou mesmo ausência de sintomas. Embora o evento tromboembólico possa ser categorizado como arterial, venoso e do sistema nervoso central, deve-se ter em mente que no RN mesmo de termo, vários *shunts* direita para a esquerda se mantêm patentes por tempo considerável. Portanto, a possibilidade de um êmbolo paradoxal não deve ser afastada, mesmo na ausência de doença cardíaca congênita.

TABELA 2 SINAIS E SINTOMAS COMUNS DE ETV EM PEDIATRIA

Local da trombose	Dor	Edema	Outros sintomas	Possíveis consequências
Membros	Dor no membro envolvido	Edema no membro envolvido		Síndrome pós-trombótica
Veia cava superior	Dor de cabeça, pescoço	Edema de cabeça, pescoço		Raramente sintomas neurológicos
Veia cava inferior	Nenhuma, desconforto em membros inferiores, dor abdominal	Edema de membros inferiores	Estase venosa evidente em membros inferiores, circulação superficial	Síndrome pós-trombótica
Veia esplênica	Dor abdominal no quadrante superior esquerdo	Esplenomegalia		Hiperesplenismo
Veia portal	Dor abdominal	Nenhum ou esplenomegalia		Ascite e hiperesplenismo
Veia renal	Dor no flanco	Rins aumentados	Hematúria	Alteração da função renal
Veia hepática	Dor no quadrante superior direito	Hepatomegalia		Alteração da função hepática
Veia mesentérica	Dor abdominal difusa	Nenhum		Íleo
Embolia pulmonar	Nenhuma ou dor torácica	Nenhum	Tosse, falência respiratória, dispneia	Hipóxia, falência respiratória
Sinusoides cerebrais	Dor de cabeça	Nenhum	Vômito, sinais neurológicos focais, letargia, astenia	Déficit neurológico ocasional

ETV: eventos de trombose venosa.

Fonte: adaptada de Molinari et al., 2011.[11]

Os eventos tromboembólicos que permanecem clinicamente assintomáticos no período neonatal podem se tornar mais evidentes posteriormente, apresentando-se com circulação colateral venosa, síndrome pós-trombótica (edema, púrpura, dermatite eczematosa, prurido, úlcera e/ou celulite), diminuição do crescimento do membro e outras complicações tardias como hipertensão portal (Tabela 3).

Uma ferramenta útil, que pode ser utilizada em pediatria para ajudar a identificar e prever os ETV, é a regra de Wells de predição clínica para TVP. É um sistema estratificado, utilizado na população pediátrica, que fornece uma orientação para avaliar a necessidade de terapêutica antitrombótica (Tabela 4).

O diagnóstico laboratorial em um RN com suspeita de trombose deve incluir triagem relacionada à coagulação, com determinação do tempo de protrombina, tempo de trombina e tempo de tromboplastina parcial ativada, além da contagem de sangue total. O nível de D-dímero pode estar elevado com reação da fase aguda em todos os pacientes com infecção ou síndrome da resposta inflamatória sistêmica, o que ocorre em quase todos os RN e crianças gravemente enfermos. Inversamente, um D-dímero negativo tem uma acurácia em afastar a possibilidade de trombose na maioria dos pacientes. Em quase todos os RN, o número de plaquetas diminui após o nascimento; entretanto, uma queda súbita e grave deve ser sinal de alerta para o intensivista, pois a plaquetopenia permanece como um dos indicadores mais sensíveis para trombose na microcirculação ou macrocirculação.

A utilização de ultrassonografia por ecocardiografia ou ultrassonografia abdominal é o método de diagnóstico por imagem mais aplicado para confirmar a suspeita clínica de evento tromboembólico ou para a realização de triagem em crianças com doença clinicamente silenciosa. Entretanto, apesar das vantagens (não invasiva e sem utilização de radiação), o desempenho global da ultrassonografia na detecção do trombo é ruim. O venograma com a utilização de contraste permanece como padrão-ouro no diagnóstico de evento tromboembólico de RN com a utilização de cateter. Um intensificador de imagem portátil permite que o venograma com contraste seja realizado na unidade de cuidados intensivos, levando-se em consideração as orientações relacionadas à exposição de radiação.[15] Angiografia com ressonância magnética (RM) está recomendada para o

TABELA 3 SINAIS E SINTOMAS CLÍNICOS DE TROMBOEMBOLISMO NO RECÉM-NASCIDO GRAVEMENTE ENFERMO

Sinais e sintomas	Extremidades	Intestinal	Rins	Aorta	Sistema nervoso central	Pulmonar
Precoces – arteriais	Palidez e/ou extremidades frias Pulso fraco ou ausente Diminuição da pressão arterial	Intolerância alimentar Aspirado gástrico bilioso Fezes com sangue Pneumatose da parede intestinal	Aumento da pressão arterial	Pressão arterial elevada maior nos braços do que nas pernas	Letargia Convulsões (sem hemiplegia)	Falência de ventrículo direito Saturação de O_2 baixa Alteração da relação ventilação/perfusão
Precoces – venosos	Inchaço Dor Cianose Hiperemia	Veia portal Alteração da função hepática Esplenomegalia	Hematúria Proteinúria Presença de massa abdominal	Veia cava inferior Hematúria Edema do membro inferior Rins palpáveis Desconforto respiratório	Letargia Convulsões	
Tardios	Circulação colateral venosa Diminuição do crescimento das extremidades Síndrome pós-trombótica	Veia portal Hipertensão portal Hemorragia gastrointestinal Atrofia hepática Esplenomegalia	Alterações da pressão arterial	Veia cava inferior Dor, veias varicosas Síndrome pós-trombótica	Retardo do desenvolvimento neurológico Alteração cognitiva Paralisia cerebral	Hipertrofia de coração direito

Adaptado de Veldman et al., 2008.[12]

TABELA 4 ESTIMATIVA PELO ESCORE DE WELLS SOBRE A PROBABILIDADE DE TVP
Os elementos de escore de Wells devem ser averiguados na avaliação habitual de um paciente com suspeita de TVP
1 ponto para cada um dos itens
Câncer ativo Paralisia, paresia e imobilização recente, com um molde no membro inferior Acamado por mais de 3 dias ou uma grande cirurgia nas últimas 4 semanas Desconforto (irritação) localizado no local da distribuição do sistema venoso profundo Inchaço total da perna Edema da panturrilha > 3 cm comparativamente com a perna assintomática Edema grosseiro Veias colaterais superficiais
2 pontos para
Diagnóstico alternativo pelo menos parecido com TVP
Probabilidade
Alta > 3 pontos Intermediária 1 ou 2 pontos Baixa 0 ponto

TVP: tromboembolismo venoso pulmonar.
Fonte: adaptada de Schumann e Ewigman, 2007[13] e Sandoval et al., 2008.[14]

diagnóstico de acidente vascular isquêmico no RN e é uma opção para a embolia pulmonar no período neonatal. A necessidade de transporte limita um pouco a aplicabilidade em RN e crianças gravemente enfermos.[12]

A Tabela 5 resume o diagnóstico radiológico em pediatria baseado em eco-Doppler, tomografia computadorizada (TC), angiotomografia, RM e angiorressonância magnética, com suas vantagens e desvantagens.

A seguir são enumerados alguns pontos práticos relacionados ao diagnóstico do ETV, dependendo da localização do trombo:

- sistema venoso superior: maioria assintomático, pode ocorrer edema, dor e descoloração da extremidade, síndrome da veia cava superior, quilotórax e quilopericárdio;

TABELA 5 VANTAGENS E DESVANTAGENS DAS TÉCNICAS RADIOLÓGICAS PARA O DIAGNÓSTICO DE TROMBOEMBOLISMO VENOSO

Técnica	Vantagens	Desvantagens
Flebografia	Sensibilidade máxima excluindo a veia jugular interna	Método invasivo, necessita de um radiologista especializado, preparação específica e acesso venoso periférico
Eco-Doppler	Não invasivo, sensível para avaliação de extremidades inferiores, não necessita de preparação, baixo custo	Baixa sensibilidade para o sistema venoso superior, é operador-dependente
Angiorressonância magnética	Não invasivo, exceto pela necessidade de acesso venoso, fornece imagens excelentes de todos os grandes vasos venosos, ideal para trombose venosa sinusoidal cerebral	Crianças mais jovens podem necessitar de sedação, custo elevado, nem sempre é disponível
Angiotomografia computadorizada	Não invasivo, exceto em relação à necessidade de acesso venoso	Custo elevado e expõe o paciente a uma quantidade considerável de radiação

Fonte: adaptada de Molinari et al., 2011.[11]

- sistema venoso inferior: habitualmente dor abdominal, inguinal ou na perna, edema no abdome ou perna, cor avermelhada ou arroxeada da extremidade;
- trombose crônica do cateter se apresenta com circulação colateral;
- deficiência homozigótica de proteínas C e S pode se apresentar como púrpura neonatal fulminante;
- ultrassonografia venosa com Doppler é sensível e específica para trombose de veias proximais das extremidades inferiores e porção extratorácica das extremidades superiores;
- TC com contraste é utilizada para avaliar o sistema venoso superior, abdominal e de pelve;
- *scan* com avaliação da ventilação/perfusão e TC com contraste são usados para diagnosticar embolia pulmonar;

- angiografia com cateter e RM são usadas para avaliar o sistema venoso intracraniano, a veia cava superior e as veias subclávias proximais;
- ecocardiografia pode detectar trombos no coração, na veia cava superior e avaliar a função do ventrículo direito;
- D-dímero e níveis de fator VIII são úteis na monitoração da terapêutica e determinam a duração do tratamento.

TRATAMENTO

A utilização de medicações antitrombóticas em pacientes pediátricos e neonatais é totalmente diferente do emprego em pacientes adultos. A distribuição, ligação e depuração das medicações antitrombóticas são dependentes da idade.[16-18] Não existem formulações específicas para pediatria, tornando a reprodutibilidade da dose difícil, especialmente no caso dos antagonistas da vitamina K (não existe preparação líquida ou em suspensão). Sugere-se que, quando possível, um hematologista pediátrico com experiência em ETV acompanhe o paciente pediátrico. Quando isso não é possível, sugere-se a combinação de um neonatologista e/ou pediatra em conjunto com um hematologista de adulto, com experiência em hematologia pediátrica.

A heparina não fracionada ou padrão é habitualmente utilizada nos pacientes pediátricos. Não existem estudos clínicos que determinem o nível terapêutico para a utilização da heparina em RN e crianças, e esses níveis são extrapolados do tratamento de ETV em adultos. Sugere-se que a terapêutica com heparina seja titulada para atingir um nível alvo de atividade de anti-Xa de 0,35 a 0,7 U/mL ou um tempo de tromboplastina parcial ativada que se correlacione com esse nível de anti-Xa ou para um alvo de titulação de protamina de 0,2 a 0,4 U/mL.

Existem nomogramas para a utilização de doses-padrão de heparina não fracionada em pediatria (Tabela 6).

Sugere-se que, quando se iniciar a heparina não fracionada, os bolos não devem ser maiores do que 75 a 100 U/kg e que devem ser suspensos ou reduzidos, se existir risco de sangramento significativo. Sugere-se também evitar a utilização a longo prazo da heparina não fracionada.

TABELA 6 PROTOCOLO PARA ADMINISTRAÇÃO E AJUSTE DA HEPARINA SISTÊMICA EM PEDIATRIA

I. Dose de ataque: heparina, 75 U/kg/IV, em 10 minutos				
II. Dose de manutenção inicial: 28 U/kg/hora para crianças < 1 ano de idade; 20 U/kg/h para crianças > 1 ano				
III. Ajustar a heparina para manter o TTPa de 60 a 80 segundos (assumindo que este dado reflete um nível de anti-Xa de 0,35 a 0,70)				
TTPa (s)	**Bolo (U/kg)**	**Manutenção (min)**	**Percentual de alteração da taxa**	**Repetir o TTPa**
< 50	50	0	+ 10	4 h
50 a 59	0	0	+ 10	4 h
60 a 85	0	0	0	Dia seguinte
86 a 95	0	0	- 10	4 h
96 a 120	0	30	- 10	4 h
> 120	0	60	- 15	4 h
IV. Obter amostra sanguínea para TTPa 4 horas após a administração da dose de ataque de heparina e 4 horas após cada alteração na taxa de infusão				
V. Quando os valores de TTPa estão em níveis terapêuticos, realizar TTPa e contagem de leucócitos diariamente				

TTPa: tempo de tromboplastina parcial ativada.

Fonte: adaptada de Michelson et al., 1995.[19]

Como efeitos adversos, são relatados: sangramentos de graus variados (casos graves são decorrentes de overdose acidental), osteoporose (apenas relatos de casos) e trombocitopenia induzida pela heparina, que permanece um problema em pediatria (as taxas variam de valores próximos a 0 até 2,3% em crianças em UTI).

Se a heparina não fracionada necessitar ser interrompida por motivos clínicos (sangramento), o término da infusão é habitualmente suficiente em razão de sua rápida depuração. Se for necessária a reversão imediata, o sulfato de protamina neutraliza rapidamente a atividade da heparina não fracionada. A dose necessária de sulfato de protamina é baseada na quantidade recebida previamente de heparina não fracionada (Tabela 7).

TABELA 7 REVERSÃO DA TERAPÊUTICA COM HEPARINA

Tempo desde a última dose de heparina (minuto)	Dose de protamina
< 30	1 mg/100 U de heparina recebida
30 a 60	0,5 a 0,75 mg/100 U de heparina recebida
60 a 120	0,375 a 0,5 mg/100 U de heparina recebida
> 120	0,25 a 0,375 mg/100 U de heparina recebida

Fonte: adaptada de Monagle et al., 2012.[20]

Dose máxima de 50 mg. Taxa de infusão de 10 mg/mL, a solução não deve exceder 5 mg/min. Pode ocorrer reação de hipersensibilidade em pacientes com alergia a peixe ou naqueles previamente expostos a terapêutica com protamina ou insulina contendo protamina.

Apesar da eficácia ainda não comprovada, a heparina de baixo peso molecular tem se tornado um anticoagulante de escolha (especialmente a enoxaparina) em grande parte dos pacientes pediátricos/neonatais para a profilaxia primária e secundária dos ETV.[3,21] As razões para essa idealização inclui resposta mais previsível relacionada à dose, não necessitar de acesso venoso, diminuição da necessidade de monitoração, ausência de interferência com outras medicações ou dieta, diminuição da trombocitopenia induzida pela heparina e uma provável diminuição do risco de osteoporose. As doses subcutâneas de heparina de baixo peso molecular necessárias para o paciente pediátrico têm sido avaliadas para enoxaparina, reviparina, dalteparina e tinzaparina (Tabela 8).

Sugere-se que RN e crianças recebam uma ou duas doses diárias de heparina de baixo peso molecular e que a medicação seja monitorada para um valor de atividade de anti-Xa de 0,5 a 1 U/mL em uma amostra colhida 4 a 6 horas após a injeção subcutânea, ou de 0,5 a 0,8 U/mL em uma amostra colhida 2 a 6 horas após a injeção subcutânea.

Como efeitos adversos da enoxaparina, podem-se citar: sangramento importante (5% dos RN)[22] e sangramento leve. Não existem dados relacionando à frequência de osteoporose, trombocitopenia induzida pela heparina ou outras reações de hipersensibilidade.

TABELA 8 DOSES DE HEPARINA DE BAIXO PESO MOLECULAR UTILIZADAS EM PEDIATRIA

Medicação	Peso	Idade	Dose inicial de tratamento	Dose inicial profilática
Dose-dependente do peso – reviparina	< 5 kg > 5 kg	NA NA	150 U/kg/dose, a cada 12 h 100 U/kg/dose, a cada 12 h	50 U/kg/dose, a cada 12 h 30 U/kg/dose, a cada 12 h
Dose-dependente da idade – enoxaparina	NA NA	< 2 meses > 2 meses	1,5 mg/kg/dose, a cada 12 h 1 mg/kg/dose, a cada 12 h	0,75 mg/kg/dose, a cada 12 h 0,5 mg/kg/dose, a cada 12 h
Dose pediátrica (todas as idades) – dalteparina	NA	Todas	129 ± 43 U/kg/ dose, a cada 24 h	92 ± 52 U/kg/dose, a cada 24 h
Dose-dependente da idade de tinzaparina	NA NA NA NA NA	0 a 2 meses 2 a 12 meses 1 a 5 anos 5 a 10 anos 10 a 16 anos	275 U/kg 250 U/kg 240 U/kg 200 U/kg 175 U/kg	– – – – –

NA: não aplicável; a enoxaparina tem 110 U/mg de fator anti-Xa; a deltaparina tem 100 U/mg de fator anti-Xa.

Fonte: adaptada de Monagle et al., 2012.[20]

A utilização de antagonistas da vitamina K é bastante problemática no RN, uma vez que os níveis de vitamina K são dependentes dos fatores de coagulação e estão fisiologicamente diminuídos no neonato, além de as fórmulas infantis terem como suplementação a vitamina K para a prevenção da doença hemorrágica do RN. O leite materno contém baixas concentrações de vitamina K, fazendo com que as crianças alimentadas ao seio sejam bastante sensíveis aos antagonistas da vitamina K.[23] Adicione-se também o fato de que essas medicações são disponíveis apenas em comprimidos e que, embora possam ser dissolvidos em água, não existem dados de avaliação clínica relacionados à estabilidade e ao uso. Existe uma informação maior para a utilização dos antagonistas de vitamina K em crianças acima de 3 meses de vida, embora problemas relacionados ao acesso vascular, frequentes infecções intercorrentes, ausência de preparação líquida e pequena adesão continuem sendo dificuldades para a utilização destes em crianças mais velhas.[24]

A varfarina é a medicação mais utilizada em crianças, empregando-se dose inicial de 0,2 mg/kg e ajustes posteriores de acordo com o nomograma do índice internacional normalizado (INR), conforme a Tabela 9.

TABELA 9 PROTOCOLO DA TERAPÊUTICA DE ANTICOAGULAÇÃO ORAL PARA MANTER O INR ENTRE 2 E 3 PARA PACIENTES PEDIÁTRICOS

I	1º dia: se o valor basal do INR é 1 a 1,3: dose igual a 0,2 mg/kg	
II	Dose nos dias 2 a 4	
	INR	Ação
	1,1 a 1,3	Repetir a dose de ataque inicial
	1,3 a 1,9	50% da dose de ataque inicial
	2 a 3	50% da dose de ataque inicial
	3,1 a 3,5	25% da dose de ataque
	> 3,5	Manter até INR < 3,5 e posteriormente reiniciar com uma dose 50% menor
III	Dose de manutenção da anticoagulação oral	
	1,1 a 1,4	Aumento de 20% da dose
	1,5 a 1,9	Aumento de 10% da dose
	2 a 3	Não alterar
	3,1 a 3,5	Diminuição de 10% da dose
	> 3,5	Manter até INR < 3,5 e posteriormente reiniciar com uma dose 20% menor

INR: índice internacional normalizado.

Fonte: adaptada de Michelson et al., 1995.[19]

A monitoração da anticoagulação por via oral em crianças é muito difícil e necessita de supervisão estrita com ajustes frequentes da dose.[25]

Sugere-se que as crianças que recebam antagonistas de vitamina K sejam monitoradas para um valor de INR de 2,5 (variação de 2 a 3).

Podem-se utilizar também medicações antiplaquetárias, tanto em RN como em crianças maiores. A aspirina é a medicação mais habitualmente usada em pediatria. A dose de aspirina para inibir a agregação plaquetária não é conhecida. Sugerem-se doses de 1 a 5 mg/kg/dia. Em crianças maiores, a aspirina raramente causa hemorragia importante, exceto se existir um defeito hemostático subjacente ou nos casos em que a criança seja tratada com anticoagulantes e trombolíticos. Embora a aspirina esteja associada com a síndrome de Reye, essa associação parece ser dose-dependente e ocorre com doses acima de 40 mg/kg.[26] O dipiridamol é utilizado como medicação antiplaquetária de segunda linha na dose de 2 a 5 mg/kg/dia,[27] existindo poucos trabalhos com o uso deste em pediatria. O clopidogrel tem a sua utilização em pediatria, atualmente com um aumento de frequência. Relatos iniciais indicam uma dose segura e eficaz de 1 mg/kg/dia. Recomenda-se a monitoração sistemática da função renal e hepática. Recentemente, Li et al.[28] conduziram o estudo Picolo – inibição da agregação plaquetária em crianças utilizando clopidogrel, empregando uma dose de 0,2 mg/kg/dia em crianças recém-nascidas até 24 meses que tinham doença cardíaca, obtendo um percentual de inibição da adenosina difosfato que induz a agregação plaquetária similar aos objetivos dos estudos em adultos que empregavam doses de clopidogrel de 75 mg/dia.

TROMBÓLISE EM RN E CRIANÇAS

Ao nascimento, as concentrações plasmáticas de plasminogênio são de aproximadamente 50% dos valores de adultos. Esses níveis diminuídos no RN ocasionam uma geração lenta de plasmina e diminuem os efeitos trombolíticos da estreptoquinase, uroquinase e do ativador do plasminogênio tecidual (tPA).[29] O tPA é a medicação de escolha em pacientes pediátricos.[30] Existe uma experiência muito pequena com a utilização de outros trombolíticos em crianças. Uma avaliação demonstra não existir consenso das indicações para trombólise, assim como das doses, modo de fornecimento ou duração da terapêutica.[30]

A Figura 3 resume os diversos mecanismos de ação das medicações anticoagulantes, antiplaquetárias e para trombólise em RN e crianças.

FIGURA 3 Opções terapêuticas e mecanismos de ação de medicações anticoagulantes, antiplaquetárias e para trombólise em RN e crianças.

Adaptada de Veldman et al., 2008.[12]

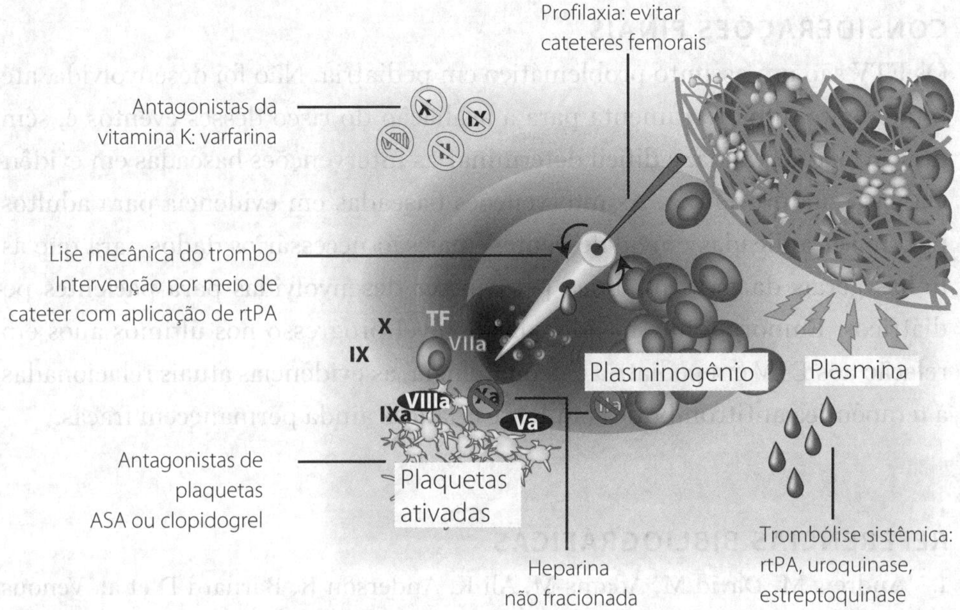

PROFILAXIA

A anticoagulação de rotina para crianças com cateter venoso central ainda não é recomendada. Existem sugestões de que a utilização de cateteres impregnados com heparina possam ter um papel na profilaxia;[31] entretanto, em crianças < 1 ano de vida com cardiopatia congênita não houve nenhuma vantagem.[32]

COMPLICAÇÕES

A mortalidade é de aproximadamente 1 a 2%. Os ETV podem ter recorrência – um estudo demonstra uma taxa de 21%.[33] A síndrome pós-trombótica (SPT) é uma complicação com a presença de dor, edema, alterações de coloração da pele e algumas vezes ulceração da perna (incidência de 33 a 60%). Felizmente, a SPT em pediatria é habitualmente leve e poucos pacientes evoluem com ulceração.

CONSIDERAÇÕES FINAIS

Os ETV são um assunto problemático em pediatria. Não foi desenvolvida, até o momento, uma ferramenta para a avaliação do risco desses eventos e, sem uma avaliação válida, é difícil determinar as intervenções baseadas em evidência para sua prevenção. As intervenções baseadas em evidência para adultos podem ser aplicadas em adolescentes, mas são necessários dados para que as linhas gerais da prática clínica possam ser desenvolvidas para pacientes pediátricos. Embora tenha havido considerável progresso nos últimos anos em relação aos ETV em pediatria e neonatologia, as evidências atuais relacionadas à terapêutica antitrombótica em RN e crianças ainda permanecem fracas.

REFERÊNCIAS BIBLIOGRÁFICAS

1. Andrew M, David M, Adams M, Ali K, Anderson R, Barnard D et al. Venous thromboembolic complications (VTE) in children: first analyses of the Canadian Registry of VTE. Blood 1994; 83(5):1251-7.
2. Raffini L, Huang YS, Witmer C, Feudtner C. Dramatic increase in venous thromboembolism in children's hospitals in the United States from 2001 to 2007. Pediatrics 2009; 124(4):1001-8.
3. Manco-Johnson MJ. How I treat venous thrombosis in children. Blood 2006; 107(1):21-9.
4. Schmidt B, Andrew M. Neonatal thrombosis: report of a prospective Canadian and international registry. Pediatrics 1995; 96(5 Pt 1):939-43.
5. Van Elteren HA, Veldt HS, Te Pas AB, Roest AA, Smiers FJ, Kollen WJ et al. Management and outcome in 32 neonates with thrombotic events. Int J Pediatr 2011; 1-5.
6. Manco-Johnson MJ. Development of hemostasis in the fetus. Thromb Res 2005; 115(1):55-63.
7. Saxonhouse MA, Manco-Johnson MJ. The evaluation and management of neonatal coagulation disorders. Semin Perinatol 2008; 33:52-65.

8. Oschman A, Kuhn RJ. Venous thromboembolism in the pediatric population. Orthopedics 2010; 33(3):180-4.
9. Parasuraman S, Goldhaber SZ. Venous thromboembolism in children. Circulation 2006; 113(2):e12-6.
10. Lyons R. Treating venous thromboembolic events in the pediatric population. Nurse Pract 2012; 37(3):47-52.
11. Molinari AC, Saracco P, Cecinati V, Miano M, Parodi E, Grassi M et al. Venous thrombosis in children: an emerging issue. Blood Coagul Fibrinolysis 2011; 22(5):351-61.
12. Veldman A, Nold MF, Michel-Behnke I. Thrombosis in the critically ill neonate: incidence, diagnosis, and management. Vasc Health Risk Manag 2008; 4(6):1337-48.
13. Schumann SA, Ewigman B. Is it DVT? Wells score and D-dimer may avert costly workup. J Fam Pract 2007; 56(12):1010-2.
14. Sandoval JA, Sheehan MP, Stonerock CE, Shafique S, Rescorla FJ, Dalsing MC. Incidence, risk factors, and treatment patterns for deep venous thrombosis in hospitalized children: an increasing population at risk. J Vasc Surg 2008; 47(4):837-43.
15. Roy M, Turner-Gomes S, Gill G, Way C, Mernagh J, Schmidt B. Accuracy of Doppler echocardiography for the diagnosis of thrombosis associated with umbilical venous catheters. J Pediatr 2002; 140(1):131-4.
16. Ignjatovic V, Summerhayes R, Than J, Gan A, Monagle P. Therapeutic range for unfractionated heparin therapy: age-related differences in response in children. J Thromb Haemost 2006; 4(10):2280-2.
17. Ignjatovic V, Straka E, Summerhayes R, Monagle P. Age-specific differences in binding of heparin to plasma proteins. J Thromb Haemost 2010; 8(6):1290-4.
18. Ignjatovic V, Najid S, Newall F, Summerhayes R, Monagle P. Dosing and monitoring of enoxaparin (low molecular weight heparin) therapy in children. Br J Haematol 2010; 149(5):734-8.
19. Michelson AD, Bovill E, Andrew M. Antithrombotic therapy in children. Chest 1995; 108(4):506S-22S.
20. Monagle P, Chan AK, Goldenberg NA, Ichord RN, Journeycake JM, Nowak-Göttl U et al. Antithrombotic therapy in neonates and children: Antithrombotic Therapy and Prevention of Thrombosis, 9th ed: American College of

Chest Physicians Evidence-Based Clinical Practice Guidelines. Chest 2012; 141(2):e737S-801S.

21. Saxonhouse MA. Management of neonatal thrombosis. Clin Perinatol 2012; 39(1):191-208.
22. Malowany JI, Monagle P, Knoppert DC, Lee DS, Wu J, McCusker P et al. Enoxaparin for neonatal thrombosis: a call for a higher dose for neonates. Thromb Res 2008; 122(6):826-30.
23. Von Kries R, Shearer M, McCarthy PT, Haug M, Harzer G, Göbel U. Vitamin K1 content of maternal milk: influence of the stage of lactation, lipid composition, and vitamin K1 supplements given to the mother. Pediatr Res 1987; 22(5):513-7.
24. Bonduel MM. Oral anticoagulation therapy in children. Thromb Res 2006; 118(1):85-94.
25. Newall F, Savoia H, Campbell J, Monagle P. Anticoagulation clinics for children achieve improved warfarin management. Thromb Res 2004; 114(1):5-9.
26. Young RS, Torretti D, Williams RH, Hendriksen D, Woods M. Reye's syndrome associated with long-term aspirin therapy. Jama 1984; 251(6):754-6.
27. Solymar L, Rao PS, Mardini MK, Fawzy ME, Guinn G. Prosthetic valves in children and adolescents. Am Heart J 1991; 121(2 Pt 1):557-68.
28. Li JS, Yow E, Berezny KY, Bokesch PM, Takahashi M, Graham Jr. TP et al. Dosing of clopidogrel for platelet inhibition in infants and young children: primary results of the Platelet Inhibition in Children On cLOpidogrel (PICOLO) trial. Circulation 2008; 117(4):553-9.
29. Corrigan Jr. JJ, Sleeth JJ, Jeter M, Lox CD. Newborn's fibrinolytic mechanism: components and plasmin generation. Am J Hematol 1989; 32(4):273-8.
30. Yee DL, Chan AK, Williams S, Goldenberg NA, Massicotte MP, Raffini LJ. Varied opinions on thrombolysis for venous thromboembolism in infants and children: findings from a survey of pediatric hematology-oncology specialists. Pediatr Blood Cancer 2009; 53(6):960-6.
31. Pierce CM, Wade A, Mok Q. Heparin-bonded central venous lines reduce thrombotic and infective complications in critically ill children. Intensive Care Med 2000; 26(7):967-72.
32. Anton N, Cox PN, Massicotte MP, Chait P, Yasui Y, Dinyari PM et al. Heparin-bonded central venous catheters do not reduce thrombosis in infants with

congenital heart disease: a blinded randomized, controlled trial. Pediatrics 2009; 123(3):e453-8.

33. Nowak-Göttl U, Kosch A, Schlegel N. Thromboembolism in newborns, infants and children. Thromb Haemost 2001; 86(1):464-74.

43 Vasculites Primárias

Eunice M. Okuda
Maria Carolina dos Santos
Marcos V. Ronchezel
Wanda Alves Bastos
Silvana Brasília Sacchetti

As vasculites primárias da criança e do adolescente compreendem um grupo de doenças raras que têm em comum uma inflamação vascular e por vezes compromete órgãos como coração, rins, sistema nervoso central (SNC) e pulmão. Afetam menos que 25/100 mil crianças, nas quais a púrpura de Henoch-Schönlein e a doença de Kawasaki são as vasculites mais frequentes. Entre as vasculites associadas ao anticorpo anticitoplasma de neutrófilos (Anca), podem ser citadas: granulomatose com poliangeíte, poliangeíte microscópica, Churg-Strauss, a mais frequente delas na criança é a granulomatose com poliangeíte.[1,2]

PÚRPURA DE HENOCH-SCHÖNLEIN

Púrpura de Henoch-Schönlein (PHS) é uma vasculite de pequenos vasos caracterizada pela deposição de imunoglobulina A (IgA) nos vasos sanguíneos que pode acometer pele, trato gastrointestinal, articulações, rins e, mais raramente, SNC. Sua etiologia permanece desconhecida, mas acredita-se no papel de processos infecciosos e uso de medicações. Ocorre mais frequentemente na infância (2 a 11 anos), com picos sazonais (outono e primavera).[2]

Clinicamente, manifesta-se por lesões cutâneas (petéquias, púrpura palpável), edemas localizados no subcutâneo, artrite e dor abdominal. O comprometimento renal ocorre em mais de 1/3 das crianças com PHS, mas em apenas 10% é uma complicação com risco de morte. Pode preceder as manifestações cutâneas, mas geralmente é posterior. Seu quadro clínico varia desde quadros leves como hematúria microscópica e proteinúria discreta a quadros de hipertensão e falência renal.[2]

O comprometimento do SNC ocorre ocasionalmente, e as manifestações clínicas variam de cefaleia e alteração de comportamento até crises convulsivas, neuropatias periféricas, hemorragia intracerebral e encefalopatia, as duas últimas mais raramente.[2]

Diagnóstico

Atualmente se baseia nos critérios propostos pela Eular/PReS (2006), conforme descrito na Tabela 1.

TABELA 1 CRITÉRIOS DE CLASSIFICAÇÃO DE PHS[3]
Púrpura palpável (critério obrigatório) e pelo menos um dos itens a seguir:
Dor abdominal difusa
Artrite ou artralgia
Envolvimento renal (hematúria e/ou proteinúria)
Biópsia com depósito predominante de IgA

Complicações

O comprometimento gastrointestinal ocorre em decorrência da vasculite entérica, levando a isquemia, edema e hemorragia. Geralmente, ocorre após o eritema, mas em 15 a 35% dos casos, pode acontecer antes. O quadro clínico inclui dor abdominal, náuseas, vômitos, íleo paralítico transitório, isquemia, necrose e/ou sangramento intestinal.[4] A intussuscepção é suspeitada na presença de abdome agudo e sangramento intestinal e pode ocorrer em cerca de 2 a 3,5% dos casos, sendo mais frequente a ileoileal. Perfuração intestinal, sangramento intestinal maciço e enteropatia perdedora de proteína são mais raros.[4]

A ultrassonografia do abdome demonstra espessamento da parede intestinal, hematoma ou intussuscepção.[5] Para o diagnóstico, é melhor do que o enema, em razão de o acometimento ser ileoileal.

A endoscopia mostra achados inespecíficos, como a duodenite, desde eritema de mucosa a ulceração, mas tem sua importância nos casos em que a manifestação abdominal ocorre antes das lesões cutâneas, uma vez que a duodenite é incomum na criança.[6]

Tratamento

- Jejum e manutenção da hidratação e equilíbrio eletrolítico e nutrição;
- medicamentoso: administração de corticosteroide como pulsoterapia com metilprednisolona (30 mg/kg/dose) por 3 dias, seguido pela administração de corticosteroide oral, com regressão da dose progressivamente;[2]
- intervenção cirúrgica tem indicação nos casos de abdome agudo, sugerindo intussuscepção, em que não há redução com enema com bário. Raramente há necessidade de embolização em decorrência de sangramento grave;[7]
- comprometimento escrotal: orquite, epididimite ou torção testicular correspondem também a quadros de urgência na PHS. A confirmação diagnóstica é feita por meio de ultrassonografia escrotal que confirma o diagnóstico e pode demonstrar alargamento epididimal, edema subcutâneo ou hidrocele e, mais raramente, torção testicular. O uso de corticosteroide por curto período é eficaz.[8]

DOENÇA DE KAWASAKI

Outra vasculite que é importante ser abordada é a doença de Kawasaki (DK) em razão da urgência no seu diagnóstico, pois o atraso no seu reconhecimento causa retardo na instituição da terapia adequada, podendo causar sequela irreversível nos vasos coronarianos.

DK é uma vasculite sistêmica que acomete predominantemente vasos de médio calibre (predileção pelas coronárias), de caráter agudo e autolimitado cujo marcador é a presença da febre.[2]

A etiologia é desconhecida; alguns autores relatam agentes infecciosos como desencadeantes do processo imunológico, mas não existe consenso em relação à etiopatogenia desta doença.[9]

As manifestações clínicas compreendem:[2,10]

- febre: é um critério obrigatório, sem processo infeccioso localizado;
- alterações de pele e mucosas: as manifestações na pele podem ser desde exantemas morbiliformes, eritema polimorfo, urticariformes, escarlatiniformes, exceto vesicobolhosos; na mucosa, observam-se fissuras labiais, enantema e língua em framboesa. Ainda em relação à pele, mais tardiamente pode ser encontrada uma descamação fina na região perineal e nas pontas dos dedos;
- oculares: hiperemia conjuntival não secretora, mais raramente uveíte anterior;
- extremidades dos membros: edema não depressível de mãos e/ou pés;
- cardiovasculares: miocardites, insuficiência cardíaca congestiva, pericardite, comprometimento das coronárias;
- musculoesqueléticas: artralgias e artrites;
- genital: uretrite estéril;
- gastrointestinais: vômitos, dor abdominal, hidropsia de vesícula, disfunção hepática;
- neurológicas: meningite asséptica, irritabilidade intensa, perda auditiva.

Diagnóstico

Baseia-se nas manifestações clínicas principais e foram estabelecidos critérios para a doença de Kawasaki. A Liga Europeia Contra o Reumatismo (Eular) e a Sociedade de Reumatologia Pediátrica Europeia (PReS) propuseram os atuais critérios (Tabela 2).[3]

TABELA 2 CRITÉRIOS DIAGNÓSTICOS PARA DK
Febre com duração igual ou superior a 5 dias (excluir processo infeccioso), mais 4 dos critérios a seguir:
Alterações de mucosa: hiperemia e fissuras labiais, língua em framboesa, enantema de orofaringe
Alterações de extremidades periféricas ou região perineal
Exantema polimorfo
Conjuntivite bilateral não purulenta
Linfoadenopatia cervical > 1,5 cm, unilateral

Fonte: Eular/PReS, 2006.[3]

A presença de 3 critérios com a identificação de aneurisma também permite o diagnóstico de Kawasaki.[3]

A DK é considerada incompleta quando, além da febre, estão presentes 2 ou 3 critérios característicos. Nesses casos, a investigação minuciosa de outras manifestações clínicas e laboratoriais deve ser feita, no prazo mais rápido, para o diagnóstico correto da doença.[11]

Exames laboratoriais

Não são diagnósticos, mas auxiliam no acompanhamento e demonstram o comprometimento de outros órgãos:[10]

- hemograma: leucocitose com neutrofilia, plaquetose a partir da primeira semana;
- provas de atividade inflamatória: velocidade de hemossedimentação (VHS) e proteína C reativa elevadas;
- enzimas hepáticas: podem estar elevadas;
- sedimento urinário: leucocitúria estéril;
- líquido cefalorraquidiano: pode apresentar aumento da celularidade;
- eletrocardiograma (ECG): pode demonstrar alterações inespecíficas no segmento ST, intervalo PR prolongado e alterações na onda T;
- ecocardiograma: dilatações ou aneurismas de coronárias, derrame pericárdico.

Tratamento

Deve ser instituído o mais rapidamente possível para diminuir o risco de comprometimento dos vasos coronarianos:

- imunoglobulina intravenosa (Ig IV) na dose de 2 g/kg/dia, dose única até o 10º dia do início da febre;[2]
- ácido acetilsalicílico (AAS): em doses anti-inflamatórias (80 a 100 mg/kg/dia) por pelo menos 48 horas após o controle da febre. Após esse período, reduzir para dose antiagregante plaquetária (3 a 5 mg/kg/dia), que deve ser mantida indefinidamente nos pacientes com alterações coronarianas e por pelo menos 2 meses de seguimento nos pacientes sem evidência de envolvimento coronariano;[10]
- acompanhamento: a avaliação com ecocardiograma deve ser realizada ao diagnóstico, na a 2ª semana, entre a 6ª e a 8ª semana do início da doença e depois anualmente.[10]

Complicações

- Hepatite fulminante: deve-se sempre monitorar a função hepática e suspender a administração de anti-inflamatórios na presença de alterações;
- miocardite com insuficiência cardíaca congestiva (ICC): tratar a ICC e administrar imunoglobulina IV;
- infarto agudo de miocárdio: pode ocorrer precocemente no curso da doença, apresenta alterações ao ECG compatíveis com infarto, podendo apresentar disfunção ventricular importante. Pode demonstrar elevação da troponina I no sangue;[12]
- pseudo-obstrução intestinal: dor abdominal, distensão abdominal e vômitos biliosos podem sugerir comprometimento intestinal obstrutivo. Nessa suspeita:[13]
  - jejum com suporte hidroeletrolítico; avaliação do cirurgião pediátrico;
  - solicitar: radiografia simples de abdome, que pode demonstrar a presença de distensão abdominal; ultrassonografia é muito útil para evidenciar a obstrução e a dilatação intestinal e sempre deve ser pedida na suspeita de abdome agudo. A imunoglobulina IV, mesmo após o período de 10 dias, pode estar indicada nesses casos.

POLIARTERITE NODOSA

A poliarterite nodosa (PAN) é uma vasculite caracterizada pela inflamação necrosante de artérias de médio e pequeno calibres, levando à formação de nódulos aneurismáticos.[14]

Sua etiologia permanece desconhecida, mas alguns trabalhos descreveram que agentes infecciosos virais e bacterianos (entre eles o vírus da hepatite B, estreptococo beta-hemolítico do grupo A) podem desencadear o processo imunológico no endotélio vascular. Essa vasculite é rara na infância, sendo mais prevalente entre 9 e 10 anos de idade, ocorrendo com igual frequência em ambos os sexos.[2,15]

As formas de apresentação da PAN podem ser: sistêmica, cutânea e como poliangeíte microscópica.

PAN sistêmica

É uma doença multissistêmica que acomete principalmente a pele, os tratos gastrointestinal e renal e o sistema nervoso central. Manifestações constitucionais como febre, emagrecimento e fadiga podem ser os sintomas iniciais da doença.[2,14]

- Pele: caracteristicamente apresenta lesões nodulares eritematovioláceas, de tamanho variado, extremamente dolorosas, localizadas no trajeto dos vasos; entre outras manifestações encontram-se edema de subcutâneo, lesões petequiais e livedo reticular;
- trato gastrointestinal: está envolvido em 23 a 80% dos pacientes com PAN, e os sintomas mais comuns são dor abdominal, náuseas e vômitos, diarreia, às vezes simulando quadro de abdome agudo. A dor abdominal é causada pela isquemia mesentérica e de outras artérias intra-abdominais, podendo ocorrer úlceras, perfurações, hemorragia e obstrução intestinal;[16]
- comprometimento neurológico: pode manifestar-se por déficits focais, hemiparesia, convulsões, cegueira, mononeurite múltipla e sua frequência varia de 50 a 70% nas crianças;
- renal: constitui a principal causa de morbimortalidade na PAN. Pode apresentar-se com síndrome nefrítica e/ou nefrótica, alterações do sedimento urinário como proteinúria, hipertensão renovascular e falência renal.[17]

PAN cutânea

Essa forma de apresentação se restringe ao tecido celular subcutâneo e nervos periféricos. Na PAN cutânea, existem evidências de infecções de vias aéreas superiores pelo estreptococo precedendo a doença, justificando a profilaxia semelhante à da febre reumática, nas recorrências desses doentes associadas a evidência de estreptococcia recente. Caracteriza-se pela presença de nódulos subcutâneos dolorosos, livedo reticular, mialgia, artralgia e sintomas constitucionais sem o comprometimento de outros sistemas.[15]

Diagnóstico

Baseia-se nos critérios de classificação (Tabela 3).[3]

TABELA 3 CRITÉRIOS DE CLASSIFICAÇÃO DE PAN NA INFÂNCIA
Presença de doença sistêmica e biópsia demonstrando vasculite necrosante de pequenos e médios vasos ou anormalidades angiográficas, mais dois dos seguintes critérios:
Envolvimento cutâneo (livedo, nódulos dolorosos ou outras lesões vasculíticas)
Mialgia
Hipertensão arterial sistêmica
Mononeuropatia ou polineuropatia
Alterações urinárias ou queda da função renal
Dor testicular
Sinais ou sintomas sugerindo vasculite de algum sistema orgânico (gastrointestinal, cardíaco, pulmonar ou sistema nervoso central)

Fonte: Eular/PReS, 2006.[3]

Exames complementares

Os exames laboratoriais são inespecíficos:[2]

- hemograma: anemia, leucocitose, plaquetose;
- provas de fase aguda (proteína C reativa e VHS): na atividade estão elevadas;

- função renal: sedimento urinário, ureia e creatinina que podem demonstrar alterações;
- endoscopia: auxilia nos casos de sangramento digestivo;
- arteriografia: demonstra os aneurismas e em alguns casos pode ser substituída pela angiorressonância magnética.

Tratamento

O tratamento se baseia na corticoterapia oral (prednisona, 1 a 2 mg/kg/dia) ou venosa (metilprednisolona, 30 mg/kg) e, dependendo da necessidade, pode-se associar um imunossupressor como a ciclofosfamida ou a azatioprina.[2]

Prognóstico

Depende da presença e da gravidade do comprometimento visceral, em que as manifestações neurológicas, renais e complicações isquêmicas são determinantes na morbimortalidade.

Complicações

Quanto às complicações gastrointestinais, aproximadamente 6% dos pacientes com PAN desenvolvem sangramento gastrointestinal e 31%, quadros de abdome agudo.

As emergências mais frequentes são relacionadas ao trato gastrointestinal, entre elas quadro de peritonite, infarto intestinal, pancreatite aguda, colecistite aguda, inflamação do apêndice mimetizando uma apendicite, úlcera duodenal, melena e hematoquezia. As principais complicações são ulceração, perfuração, hemorragia e obstrução intestinal. A hemorragia digestiva baixa ocorre por rupturas de aneurismas e, nesses casos, a mortalidade pode atingir 75%.[18]

Na PAN cutânea, algumas lesões maculopapulares e ulcerativas podem coexistir e evoluir para isquemia e gangrena. Muitas vezes, em razão do atraso no tratamento, o quadro isquêmico pode ocasionar amputação de falanges distais.

Tratamento

Diante de um paciente com suspeita de PAN e quadro clínico sugestivo de processo isquêmico, deve-se promover ao paciente:[2]

- suporte hidroeletrolítico e analgesia;
- avaliação cirúrgica:
  - realização de exames de imagem (radiografia, ultrassonografia, angiografia, endoscopia), de acordo com o caso;
  - abordagem cirúrgica, se necessário;
  - pulsoterapia com metilprednisolona.

GRANULOMATOSE COM POLIANGEÍTE (GPA)

A GPA é uma vasculite necrosante granulomatosa que compromete as arteríolas, extremamente rara na faixa pediátrica – sua incidência varia de 0,3 a 1,2/100 mil crianças/ano. Acomete principalmente as vias aéreas superiores, inferiores e rins. As manifestações clínicas decorrem sobretudo do envolvimento desses órgãos; são elas: sintomas de sinusites, epistaxes, perda auditiva, vasculite pulmonar com tosse, chiado, escarros hemoptoicos e mesmo hemorragia pulmonar maciça. No início, queixas inespecíficas como febre, adinamia, fadiga e emagrecimento podem estar presentes.[19]

O envolvimento renal pode ser demonstrado por meio das alterações no sedimento urinário: hematúria microscópica; proteinúria, inclusive nefrótica; alteração na função renal com ou sem insuficiência. O quadro pode ser rapidamente progressivo, necessitando de terapia dialítica. A hipertensão arterial pode ser decorrente da própria terapia com corticosteroides (CE) como pela falência renal.[20]

Outras manifestações clínicas que podem estar presentes na GPA são: artralgia e artrite, estenose subglótica e estenose traqueal.

Como já mencionado, a GPA é uma vasculite associada ao anticorpo anticitoplasma de neutrófilos (Anca), principalmente ao c-Anca (por imunofluorescência ou por Elisa contra proteína PR3).[21]

O diagnóstico baseia-se nos critérios de classificação Eular/PReS (Tabela 4). O tratamento tem por objetivo o controle do processo inflamatório, preservando a função e a integridade de cada órgão envolvido. Na fase ativa, utiliza-se CE oral ou em forma de pulsoterapia, associado a imunossupressores como a ciclofosfamida. A azatioprina pode ser indicada na fase de manutenção.[3]

TABELA 4 CRITÉRIOS PARA CLASSIFICAÇÃO DE GRANULOMATOSE COM POLIANGEÍTE
Presença de pelo menos 3 dos seguintes critérios:
Inflamação dos seios paranasais
Alteração pulmonar: raio X ou tomografia computadorizada
Alteração do sedimento urinário, incluindo proteinúria importante
Estenose subglótica, traqueal ou endobrônquica
Inflamação granulomatosa ou necrosante pauci-imune à biópsia
Presença de PR3 ou c-Anca

Fonte: Eular/PReS, 2006.[3]

Complicações

Respiratórias

Insuficiência respiratória aguda: pela própria vasculite pulmonar, por hemorragia pulmonar maciça ou por estenose de traqueia. A avaliação é realizada por meio de radiografias, gasometria arterial, índices hematimétricos (quedas agudas do Hb/HT) e tomografia pulmonar de alta resolução, quando as condições do paciente permitirem.[22]

Renais

- Encefalopatia hipertensiva, oligoanúria, distúrbios hidroeletrolíticos: avaliação e conduta nefrológica, pois pode haver indicação de terapia dialítica de urgência;[2,20]
- suporte ventilatório adequado;
- pulsoterapia com metilprednisolona intravenosa: 30 mg/kg/dose por dia (dose máxima de 1 g) por 3 dias seguidos;
- pulsoterapia com ciclofosfamida intravenosa: 500 mg/m por mês;
- plasmaférese.

ARTERITE DE TAKAYASU

A arterite de Takayasu (AT) é uma vasculite sistêmica granulomatosa, de etiologia desconhecida, que acomete grandes vasos, principalmente a aorta e seus ramos.

Apesar de ser uma vasculite relativamente rara na faixa etária pediátrica, seu reconhecimento e tratamento adquirem importância em razão de sua evolução com sequelas vasculares: lesões estenóticas, desenvolvimento de aneurismas e/ou formação de trombos.[2]

Em uma fase inicial, os pacientes apresentam um quadro inespecífico decorrente do processo inflamatório (fadiga, astenia, febre baixa, emagrecimento); a segunda fase reflete a exacerbação do processo inflamatório, com manifestações de dor; e a terceira fase resulta do processo fibrótico, resultando em quadros secundários a oclusões arteriais, com isquemia (claudicação, hipertensão arterial, diminuição de pulsos, acidente vascular cerebral).[2]

A Liga Europeia Contra o Reumatismo (Eular), a Sociedade Europeia de Reumatologia Pediátrica (PReS) e o Paediatric Rheumatology International Trials Organisation (Printo) propuseram e validaram os atuais critérios de classificação para a arterite de Takayasu.[3]

Presença de anormalidades angiográficas da aorta e de seus principais ramos e artérias pulmonares (critério mandatório), mais um dos 5 critérios a seguir:

- diminuição do pulso ou claudicação;
- diferença da pressão arterial sistêmica entre os membros;
- sopro sobre aorta e seus principais ramos;
- hipertensão arterial;
- provas de fase aguda elevadas.

Exames complementares

Exames laboratoriais não são diagnósticos, mas auxiliam na detecção de processo inflamatório ativo:[23]

- hemograma: leucocitose e plaquetose;
- provas de atividade inflamatória: VHS e proteína C reativa elevadas, na fase ativa;
- exames de imagem: úteis para o diagnóstico e a monitoração e incluem ecocardiografia, ressonância magnética e angiorressonância.

Tratamento

O tratamento a ser instituído está na dependência da presença ou não de atividade inflamatória. A presença de atividade inflamatória na parede vascular indica a necessidade de imunossupressão, apresentando-se como opções terapêuticas: corticosteroides, metotrexato, ciclofosfamida e agentes biológicos antifator de necrose tumoral (TNF).[24]

Nos casos de AT inativa, mas na presença de estenoses ou aneurismas significativos, procedimentos cirúrgicos ou endovasculares como a angioplastia percutânea transluminal podem ser benéficos.[25]

Os pacientes com AT podem necessitar da unidade de tratamento intensivo, geralmente na terceira fase, quando podem surgir complicações da doença:

- encefalopatia hipertensiva: é de extrema importância o controle da pressão arterial, lembrando que, neste caso, trata-se de hipertensão renovascular;[2]
- infarto agudo do miocárdio: está diretamente relacionado à inflamação da parede aórtica com regurgitação aórtica pela dilatação aórtica e estenose do óstio coronário. A ecocardiografia transesofágica permite a avaliação da parede aórtica, exclusão de outras alterações, como a dissecção de aorta, e também avaliação da função miocárdica. A ultrassonografia e a tomografia computadorizada são consideradas métodos diagnósticos de primeira escolha por serem acessíveis e seguros. A ressonância magnética cardíaca, embora possibilite melhor caracterização de edema da parede vascular e avaliação da função miocárdica, apresenta menor acessibilidade;[26]
- vasculite ou infarto mesentérico: decorrente da isquemia da artéria mesentérica, que pode levar a dor abdominal, diarreia e hemorragia gastrointestinal. A confirmação diagnóstica ocorre pelo aspecto arteriográfico, que inclui irregularidade das paredes vasculares, estenose, dilatação pós-estenótica, formação de aneurismas, oclusão e aumento da circulação colateral;
- acidente vascular cerebral: pode ocorrer tanto por destacamento de trombos intracardíacos como por ruptura de aneurismas intracerebrais, podendo resultar em crises convulsivas e hemiplegias;[2]
- ruptura de aneurisma.

REFERÊNCIAS BIBLIOGRÁFICAS

1. Ozen S, Duzova A. Henoch-Schönlein purpura, polyarteritis nodosa, Wegener's granulomatosis, and other vasculitidis. In: Cimaz R, Lehman T. (eds.). Handbook of systemic autoimmune diseases. Amsterdã: Elsevier, 2008. p.151-67.
2. Cassidy JT, Petty RE. Polyarteritis nodosa and related vasculitides. In: Cassidy JT, Petty RE (eds.). Textbook of pediatric rheumatology. 5.ed. Philadelphia: WB Saunders, 2005. p.512-8.
3. Ozen S, Ruperto N, Dillon M, Bagga A, Barron K, Davin JC et al. Eular/PReS endorsed consensus criteria for the classification of childhood vasculitides. Ann Rheum Dis 2006, 65:936-41.
4. Chang WL, Yang YH, Lin YT, Chiang BL. Gastrointestinal manifestations in Henoch-Schonlein purpura: a review of 261 patients. Acta Paediatr 2004; 93(11):1427-31.
5. Hiran-Karasmanis R, Smith RG, Radina M, Soboleski DA. Abdominal wall and labial edema preventing in a girl. Henöch-Schölein purpura: a case report. J Med Care Reports 2010; 29:1-4.
6. Gunasekaran TS; Berman J, Gonzalez M. Duodenojejunitis: is it idiopathic or is it Henoch-Schonlein purpura without the purpura. J Pediatr Gastroenterol Nutr 2000; 30(1):22-8.
7. Schwab J, Benya E, Lin R, Majd K. Contrast enema in children with Henoch--Schonlein purpura. J Pediatr Surg 2005; 40(8):1221-3.
8. Chamberlain RS, Greenberg LW. Scrotal involvement in Henoch-Schonlein purpura: a case report and review of the literature. Pediatr Emerg Care 1992; 8(4):213-5.
9. Matsubara K, Fukaya T, Miwa K, Shibayama N, Nigami H, Harigaya H et al. Development of serum IgM antibodies against superantigens of Staphylococcus aureus and Streptococcus pyogenes in Kawasaki disease. Clin Exp Immunol 2006; 143:427-34.
10. Newburger JW, Takahashi M, Gerber MA, Gewitz MH, Tani LY, Burns JC et al. Diagnosis, treatment and long-term management of Kawasaki disease. Circulation 2004; 110:2747-71.
11. Anderson MS, Todd JK, Glodé MP. Delayed diagnosis of Kawasaki syndrome: an analysis of the problem. Pediatrics 2005; 115:428-33.

12. Schrol AM, Dominguez P, Laghezza LB, Melonari PA, Olguin M, Miatello R. Kawasaki disease: heart disease during childhood. Rev Esp Cardiol 2006; 59:387-90.
13. Tiao MM, Huang LT, Liang CD, Ko SF. Atypical Kawasaki disease presenting as intestinal pseudo-obstruction. J Formos Med Assoc 2006; 105:252-5.
14. Morello FP. Vasculitis in children and adolescents. Seminar Interv Radiol 2002; 19:89-98.
15. Ramos F, Figueira R, Fonseca JE, Valente P, Costa JT, Viana Queiroz M. Poliarterite nodosa cutânea infantil associada a infecção estreptocócica. Acta Reum Port 2006; 31:83-8.
16. Carpi JM, Castejon E, Masiques L, Vilar P, Anton J, Varea V. Gastrointestinal involvement in pediatric polyarteritis nodosa. J Pediatr Gastroenterol Nutr 2007; 44: 274-8.
17. Besbas N, Ozen S, Saatci S, Topaloglu U, Tinaztepe K, Bakkaloglu A. Renal involvement in polyarteritis nodosa: evaluation of 26 Turkish children. Pediatr Nephrol 2000; 14:325-7.
18. Pagnoux C, Mahr A, Cohen P, Guillevin L. Presentation and outcome of gastrointestinal involvement in systemic necrotizing vasculitides: analysis of 62 patients with polyarteritis nodosa, microscopic polyangiitis, Wegener granulomatosis, Churg-Strauss syndrome, or rheumatoid arthritis-associated vasculitis. Medicine (Baltimore) 2005; 84:115.
19. Cabral DA, Uribe AG, Benseler S, O'Neil KM, Hashkes PJ, Higgins G et al.; for the ARChiVe (A Registry for Childhood Vasculitis: e-entry) Investigators Network. Classification, presentation, and initial treatment of Wegener's granulomatosis in childhood. Arthritis Rheum 2009; 60:3413-24.
20. Magrey MN, Villa-Forte A, Koening CL, Myles JL, Hoffman GS. Persistent hematuria after induction of remission in Wegener granulomatosis: a therapeutic dilemma. Medicine 2009; 88:315-21.
21. Sebastiani GD. Anticorpi anti-citoplasma dei granulociti neutrofili (ANCA). Reumatismo 2009; 61:69-76.
22. Blaivas AJ, Strauss W, Yudd M. Subglottic stenosis as a complication of Wegener's granulomatosis. Prim Care Resp J 2008; 17:114-16.

23. Brunner J, Feldman BM, Tyrrel PN, Kuemmerle-Deschner JB, Zimmerhackl LB, Gassner I et al. Takayasu arteritis in children and adolescents. Rheumatology; 49(10):1806-14.
24. Ozen S, Duzova A, Bakkaloglu A, Bilginer Y, Cil BE, Demircin M et al. Takayasu arteritis in children: preliminary experience with cyclophosphamide induction and corticosteroids followed by methotrexate. J Pediatr 2007; 150(1):72-6.
25. Araújo FDR, Meira ZM, Araújo FA, Severiano GM, Brandão KN. Takayasu's disease with severe heart and arterial involvement in a preschool-age child. Arq Bras Cardiol 2010; 95(4):e101-4.
26. Roghi A, Pedrotti P, Milazzo A, Vignati G, Martinelli L, Paino R et al. Acute myocardial infarction and cardiac arrest in atypical Takayasu aortitis in a young girl: unusual diagnostic role of cardiac magnetic resonance imaging in emergency setting. Circulation 2010; 121:e370-5.

Urgências em Lúpus Eritematoso Sistêmico

44

Eunice M. Okuda
Maria Carolina dos Santos
Marcos V. Ronchezel
Wanda Alves Bastos
Silvana Brasília Sacchetti

INTRODUÇÃO

A reumatologia pediátrica engloba um conjunto de doenças inflamatórias e autoimunes, da infância e adolescência, de curso crônico, com períodos de remissão e reagudização. As emergências não são frequentes, mas podem ocorrer pela evolução e complicação da própria doença ou em decorrência do tratamento.

Os estudos das emergências, em reumatologia pediátrica, são poucos e se baseiam em relatos de caso ou descrição de pequenas séries, em geral, retrospectivas, dificultando a padronização de condutas, que muitas vezes se baseiam na experiência dos casos em adultos.

O treinamento do pediatra, do intensivista, do reumatologista e das diferentes especialidades pediátricas envolvidas no atendimento dos pacientes com doenças nos casos de emergências das doenças reumáticas é fundamental para a abordagem correta.

Emergências gastrointestinais, como sangramento gastrointestinal maciço, perfuração intestinal ou pancreatite aguda, podem ocorrer na poliarterite nodosa (PAN) e no lúpus eritematoso sistêmico (LES); na púrpura de Henoch-Schönlein (PHS), pela vasculite intestinal, observam-se intussuscepção e sangramento intestinal. Pneumonite bilateral, hemorragia alveolar difusa, em decorrência do LES ou vasculite sistêmica, e falência ventilatória, em razão da polimiosite, são algumas das emergências respiratórias. Falência renal rapidamente progressiva é uma manifestação da poliangeíte microscópica e da granulomatose com poliangeíte. Acidente vascular cerebral, trombose venosa, convulsão e psicose aguda são importantes complicações neurológicas das doenças reumáticas.[1] Emergências cardíacas incluem tamponamento, miocardite aguda e infarto do miocárdio. A síndrome de ativação macrofágica, uma emergência reumatológica grave, está mais frequentemente associada à artrite idiopática juvenil de início sistêmico e ao LES.

O tratamento dessas emergências pode incluir: cuidados intensivos, corticosteroides, imunossupressão, anticoagulação, gamaglobulina e plasmaférese; às vezes, há necessidade de tratamento cirúrgico nos casos de intussuscepção não reversível e terapia dialítica nas emergências renais, como encefalopatia hipertensiva por insuficiência renal. Nos casos de iatrogenia, indica-se a suspensão da droga causadora.

O conhecimento dessas condições é importante para um diagnóstico precoce e tratamento adequado, minimizando a morbidade e a mortalidade das doenças reumáticas, proporcionando crescimento e desenvolvimento normais das crianças.

São abordadas, neste capítulo, as emergências em algumas patologias reumatológicas mais frequentes na faixa pediátrica.

LÚPUS ERITEMATOSO SISTÊMICO E LÚPUS NEONATAL

Lúpus eritematoso sistêmico é uma doença crônica multissistêmica, caracterizada por intensa inflamação dos vasos sanguíneos e do tecido conjuntivo, em vários órgãos e sistemas, e por anormalidades imunológicas com produção de múltiplos autoanticorpos, especialmente anticorpo anti-DNA nativo e anticorpo anti-Sm, marcadores da doença lúpica.[2] Evolui com remissões e exacerbações no curso de sua doença. Sua etiologia é desconhecida; admitem-se vários fatores associados ao seu desenvolvimento: genéticos, hormonais, imunológicos e ambientais.[1]

É raro na criança menor de 5 anos de idade, tendo maior incidência na adolescência.[3] No Brasil, não há estatísticas para essa doença na infância. Estudos nos Estados Unidos, na década de 1970, mostraram incidência de 0,53 a 0,60/100 mil crianças por ano.[1]

Afeta principalmente o sexo feminino, porém varia conforme a faixa etária atingida; antes da adolescência, a relação entre os sexos feminino e masculino é de 3:1, e na adolescência passa a 9:1. Quanto à raça, observa-se maior frequência nas raças negra e amarela.[1,3]

Quadro clínico

A apresentação clínica varia desde uma doença crônica, insidiosa, até uma doença aguda grave, potencialmente fatal. Pelo seu caráter multissistêmico, pode determinar sintomatologia muito variada. Os critérios utilizados atualmente para classificação do LES foram modificados em 1997 (Tabela 1), os quais têm sido usados para o diagnóstico.[4]

TABELA 1 CRITÉRIOS DE CLASSIFICAÇÃO DO LÚPUS ERITEMATOSO SISTÊMICO
Eritema malar
Úlceras de mucosa
Fotossensibilidade
Lesão cutânea discoide
Artrite não erosiva
Nefrite: proteinúria > 0,5 g/dia e/ou cilindrúria
Sistema nervoso: convulsões e/ou psicose
Serosite: pleurite e/ou pericardite
Alterações hematológicas: anemia hemolítica e/ou leucopenia (menos que 4.000/mm³) e/ou linfopenia (menos que 1.500/mm³) e/ou plaquetopenia
Alterações imunológicas: anti-DNA dupla-hélice positivo, anti-Sm e/ou anticorpo antifosfolípide: anticorpos anticardiolipina IgG ou IgM, ou anticoagulante lúpico, ou reação sorológica para sífilis falso-positiva por pelo menos 6 meses
Fator antinúcleo (FAN) positivo
A presença de 4 ou mais critérios permite identificar o paciente com lúpus eritematoso sistêmico

Emergências no lúpus

O LES pode determinar comprometimento grave dos órgãos vitais, levando a uma situação de risco de morte, caracterizando emergência e exigindo tratamento precoce e agressivo.[2]

Tamponamento cardíaco

A pericardite é a manifestação mais frequente do comprometimento cardíaco, ocorrendo em aproximadamente 30% das crianças com LES em atividade.

O tamponamento cardíaco decorrente de derrame pericárdico volumoso é uma complicação rara, mas constitui uma condição de emergência médica.[5]

O quadro clínico é representado por dor torácica, dispneia, ingurgitação jugular, pulso paradoxal, bulhas cardíacas abafadas, hipotensão, hepatomegalia e oligúria.[5]

Exames complementares incluem:[6]

- radiografia de tórax: aumento global da área cardíaca, com aspecto de coração em moringa (Figura 1);
- eletrocardiograma: pode demonstrar alterações não específicas: complexos QRS de baixa voltagem, depressão do segmento PR, elevação do segmento ST, intervalo PR curto;
- ecocardiograma: é o exame de escolha que confirma o diagnóstico clínico e estima a quantidade de líquido no pericárdio (Figura 2);
- o diagnóstico baseia-se no quadro clínico e em exames complementares;
- diagnóstico diferencial: derrames pericárdicos no lúpus podem estar associados a síndrome nefrótica, uremia e insuficiência cardíaca congestiva.

Tratamento[6]

- Pericardiocentese;
- a análise do líquido pericárdico deve incluir exames de cultura, citológico, bioquímico, Gram, pesquisa de Baar e pesquisa do fator antinúcleo (FAN) e anticorpo anti-DNA (presentes nos derrames lúpicos);
- pulso de metilprednisolona, corticosteroide via oral.

FIGURA 1 Tamponamento cardíaco: aumento global da área cardíaca.

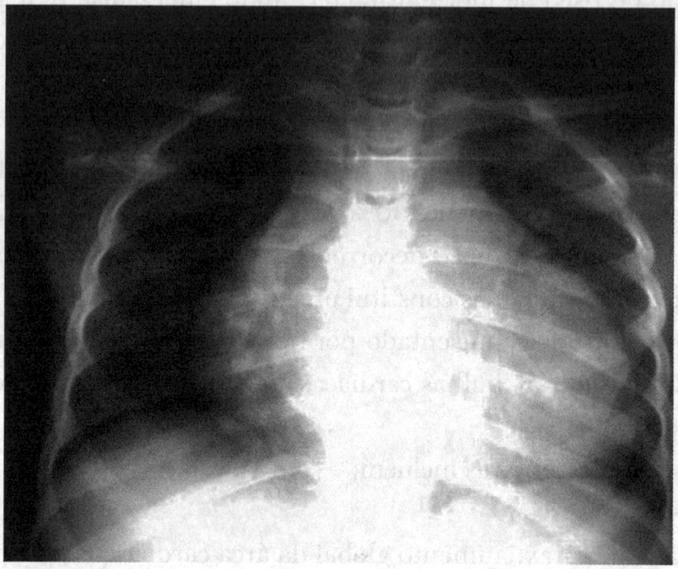

FIGURA 2 Ecocardiograma: derrame pericárdico.

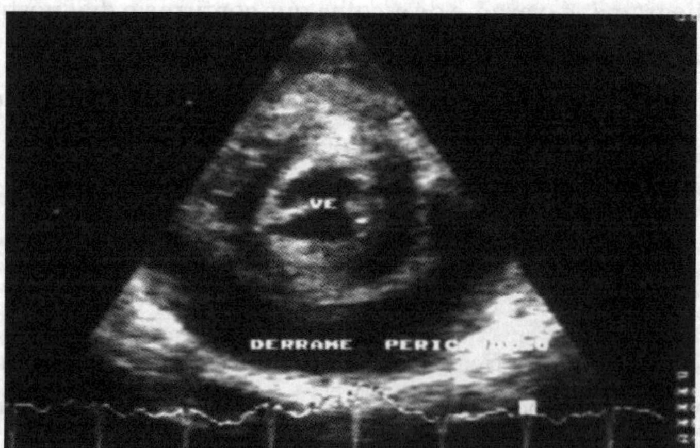

Hemorragia pulmonar

- É uma manifestação rara do LES e com alto índice de mortalidade;
- ocorre em 5 a 6% das crianças lúpicas com envolvimento multissistêmico, incluindo anticorpos anti-DNA positivos e hipocomplementenemia;[7]
- o quadro clínico é representado pelo início súbito de febre, tosse, escarro hemoptoico e dispneia;
- o curso clínico é rapidamente progressivo, em horas ou dias, com taquipneia, taquicardia, desconforto respiratório agudo, hipóxia arterial e hemoptise. A queda súbita da hemoglobina e do hematócrito é sugestiva desse diagnóstico, mesmo na ausência de hemoptise. Franca hemoptise nem sempre ocorre;[8,9]
- ausculta pulmonar: estertores finos, principalmente nas bases;
- exames complementares: radiografia de tórax revela infiltrados pulmonares com distribuição bibasilar, ocasionalmente unilateral e com padrão predominantemente alveolar[7,9] (Figura 3);
- tomografia de tórax de alta resolução: útil no diagnóstico;
- o diagnóstico é baseado nos achados clínicos e nos exames de imagem;[7,9]
- diagnóstico diferencial com pneumonite lúpica aguda e infecção;
- estudo histopatológico do pulmão demonstra capilarite pulmonar com hemorragia alveolar difusa, com eritrócitos intactos e macrófagos com hemossiderina no alvéolo.

Tratamento[2,6]

- O tratamento deve ser precoce e agressivo;
- pulso de metilprednisolona intravenosa (IV) – 30 mg/kg/dia (dose máxima: 1 g) em 100 mL de soro glicosado 5%, para correr em 1 hora e durante 3 dias consecutivos. Controle rigoroso de pressão arterial;
- pulso de ciclofosfamida IV – 500 mg a 1 g/m² de superfície corporal em 100 mL de soro glicosado 5%, para correr em 1 hora;
- corticosteroide via oral (VO) – 1 a 2 mg/kg/dia (dose máxima: 60 mg/dia). Nos dias do pulso de metilprednisolona, não administrar corticosteroide oral;
- plasmaférese: para pacientes com resposta clínica inadequada;
- ventilação mecânica é frequentemente necessária para hipóxia arterial acentuada.

FIGURA 3 Radiografia de tórax: hemorragia pulmonar.

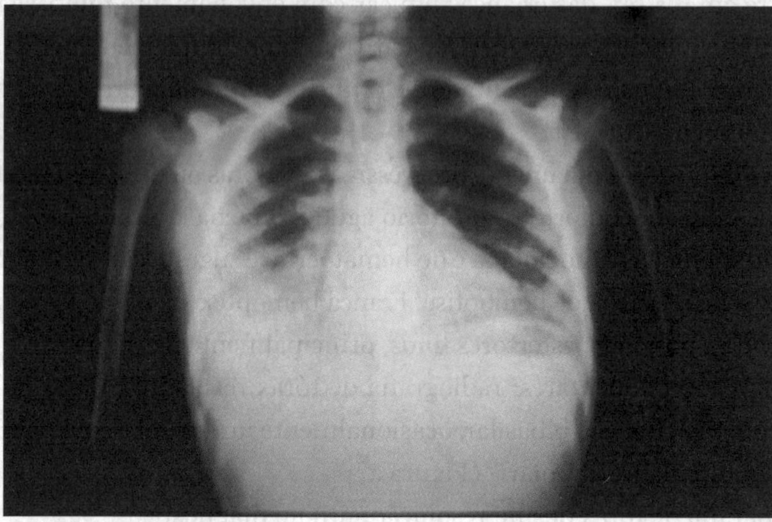

Infarto agudo do miocárdio

Doença arterial coronariana, embora rara, pode acometer a criança e o adolescente com LES.[10] Há vários fatores possíveis para a ocorrência dessa complicação nesses doentes lúpicos:[1,11]

- arterite coronariana: lesão direta do endotélio pela vasculite do LES em atividade;[11]
- elevação dos lípides no soro, comum nessa doença e persistente com o lúpus em atividade;
- aterosclerose acelerada pelo uso prolongado de corticosteroides;
- hipertensão arterial sistêmica pode afetar indiretamente as artérias coronárias;
- presença de anticorpos antifosfolípides associados aos efeitos trombóticos. Também podem contribuir para formação de placas ateromatosas.[12]

Manifestações clínicas

Pode se apresentar com um quadro agudo de dor no peito em aperto ou opressão, que se localiza na região precordial ou retroesternal. Frequentemente, a dor se irradia para o pescoço, membro superior esquerdo ou para a mandíbula ou epigástrio. Podem ocorrer náuseas e vômitos.[13,14]

- exame físico: ausculta cardíaca pode revelar taquiarritmia ou bradiarritmia;
- exames complementares: creatinofosfoquinase (CPK) e fração MB da creatinofosfoquinase (CKMB) elevadas;
- eletrocardiograma: na vigência da dor precordial, as alterações da onda T confirmam o diagnóstico e podem fornecer a localização das paredes comprometidas pelo processo isquêmico;[13]
- radiografia de tórax: para diagnóstico diferencial de dor no peito causada por pericardite ou pleurite;
- ecocardiograma: particularmente o de estresse com dobutamina detecta a isquemia do miocárdio. É uma alternativa aos testes com radioisótopos;[15]
- angiografia coronariana: diagnóstico anatômico da obstrução coronariana, avaliação do ventrículo esquerdo (distúrbio da contratilidade pelo processo isquêmico);[15]
- cintilografia miocárdica com radioisótopo: tálio ou Mibi mostra zonas com defeito da perfusão miocárdica.[15]

Tratamento

- Trombolítico IV intracoronariano: até 4 horas do início dos sintomas (reperfusão mecânica com ou sem *stent*);[16]
- suporte para dor;
- suporte inotrópico, se necessário.

Infecções no LES

A infecção é a principal causa de óbito na criança e adolescente com LES. Esses pacientes estão sujeitos a desenvolver processos infecciosos. Eles são imunodeprimidos, em virtude da disfunção imunológica pela própria doença lúpica, como também pelo tratamento com corticosteroide e outras drogas imunossupressoras.[14]

Havendo suspeita de processo infeccioso, esses pacientes devem ser cuidadosamente investigados e devem ser realizados hemograma, culturas de sangue, de orofaringe e urina. Deve ser instituído tratamento imediato do processo infeccioso.

Infecção bacteriana

- As infecções bacterianas são as mais frequentes no lúpus e são comumente causadas por germes, como *S. aureus*, *E. coli*, *Klebsiella pneumoniae* e *Pseudomonas* sp;[17]
- em geral, coco Gram-positivo e bacilo Gram-negativo são frequentes;
- pacientes hospitalizados apresentam maior risco para infecções por *Salmonella* spp, que podem se manifestar com diarreia, abcessos e artrite séptica, principalmente em locais de necrose avascular;
- pacientes com glomerulonefrite têm maior propensão de se tornar portadores de *Salmonella* spp;[17]
- infecção por *Listeria monocytogenes* pode ocorrer predominantemente na criança e, em geral, se manifesta com meningite e bacteremia. É grave e muitas vezes fatal;[17]
- no Brasil, tuberculose é uma doença com incidência alta. A apresentação com a forma miliar é grave (Figura 4) e, muitas vezes, fatal;

FIGURA 4 Radiografia de tórax: tuberculose miliar.

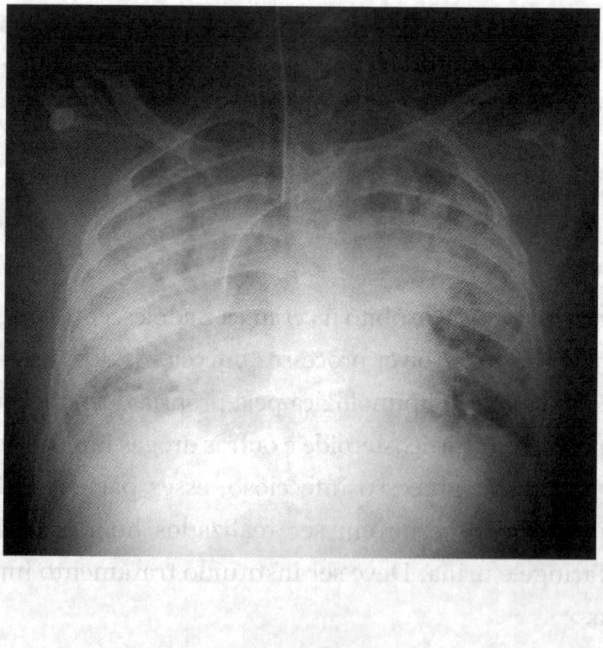

Infecção viral

- Mais frequente, é causada pelo herpes-zóster. O tratamento com corticosteroides e drogas citotóxicas aumenta significativamente o risco dessa infecção. Estabelecido o seu diagnóstico, o tratamento é imediato com aciclovir;[17]
- a infecção por citomegalovírus não é muito frequente; a apresentação usual é infecção pulmonar e pode causar morte;
- a infecção por parvovírus B19 na criança pode ter apresentação semelhante ao lúpus com eritema malar, com fadiga, artralgias e fator antinúcleo (FAN) positivo. Geralmente, é autolimitada.

Infecções por fungo

- *Candida albicans* é a causa principal de infecção por fungo associada ao tratamento imunossupressor;
- *Cryptococcus* geralmente determina meningite;
- *Aspergillus* sp comumente afeta o pulmão. Pesquisar hifas no escarro.[17]

Infecção por parasitas

- *Strongyloides stercoralis* pode acarretar má absorção, diarreia e distúrbios eletrolíticos. A eosinofilia pode estar ausente, em virtude do tratamento com corticosteroides.[17]

Infecções por protozoários

- *Pneumocystis carinii* ocorre principalmente em doentes com tratamento agressivo com corticosteroides em doses altas e drogas citotóxicas;[17]
- toxoplasmose: principalmente em pacientes com LES linfopênicos e imunossuprimidos. Pode ser de difícil identificação, pois a produção aumentada de autoanticorpos pode interferir com os testes usados para o diagnóstico.

Síndrome antifosfolípide

A síndrome antifosfolípide (SAF) é caracterizada pela associação de trombose arterial e/ou venosa, morbidades gestacionais e títulos elevados de anticorpos antifosfolípides (aPL).[11]

Anticorpos antifosfolípides constituem uma família heterogênea de autoanticorpos que reagem contra epítopos presentes nos fosfolípides de carga negativa e em complexos de proteínas plasmáticas ligadas aos fosfolípides. Os aPL mais úteis para identificar pacientes com SAF são: anticorpos anticardiolipina (aCL), anticorpo antibeta-2-glicoproteína 1 (beta-2GP1) e o anticorpo anticoagulante lúpico (AL).[18]

A SAF pode ocorrer isoladamente (SAF primária), ou secundária a doença autoimune subjacente, particularmente o LES.

A trombose pode ocorrer em vaso arterial ou venoso de maior ou menor calibre, em qualquer órgão, determinando sintomatologia variada e situações de grave morbidade e mortalidade.

O local mais frequente da trombose venosa relacionada à SAF é a trombose venosa superficial e profunda dos membros inferiores. A embolia pulmonar pode se desenvolver em alguns pacientes. A trombose venosa também pode afetar vasos como a veia cava inferior e superior, renal, mesentérica, hepática, adrenal, retina e pode determinar trombose do seio venoso cerebral.[19]

Em crianças, a trombose arterial frequentemente[4] se localiza nas artérias cerebrais, principalmente na artéria cerebral média. É frequente o acidente vascular cerebral ou ataques isquêmicos transitórios.

No rim, a trombose da artéria renal resulta em hipertensão renovascular. Microangiopatia trombótica renal pode estar associada a SAF e, conforme a extensão do processo, pode resultar em proteinúria e insuficiência renal.[11]

Pode ocorrer trombose da artéria mesentérica com queixa de dor abdominal aguda.

No coração, pode afetar as artérias coronárias levando a infarto do miocárdio. Pode ocorrer trombo intracardíaco (Figura 5).

Na artéria da retina, podem ocorrer oclusão arterial e isquemia transitória (amaurose fugaz).

Várias outras anormalidades têm sido relatadas ligadas aos anticorpos antifosfolípides: coreia, mielopatia transversa, psicose, necrose óssea avascular na ausência de tratamento prévio com corticosteroide.[18]

Trombocitopenia, anemia hemolítica e síndrome de Evans têm sido associadas a antifosfolípides. Trombocitopenia geralmente é leve, com plaquetas entre 70.000 e 120.000/mm^3.

FIGURA 5 Ecocardiograma com trombo em átrio direito.

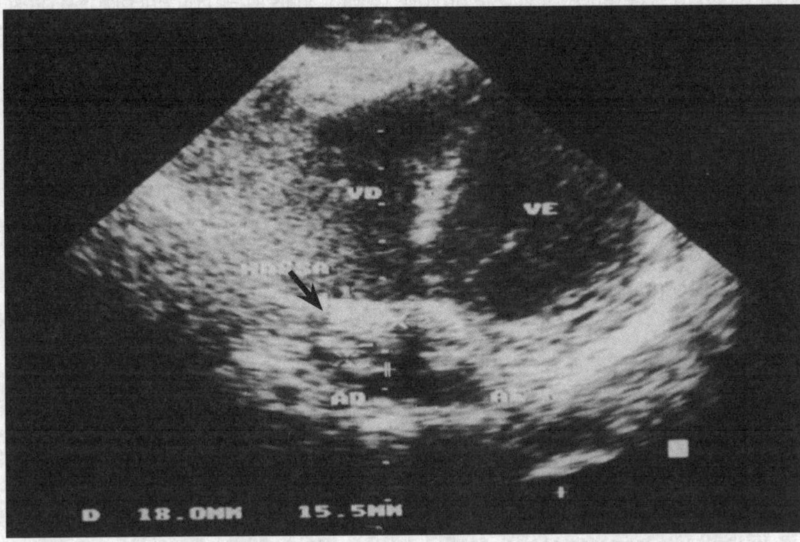

Diagnóstico

- Baseia-se em critérios clínicos e laboratoriais (Tabela 2);[20]
- realizar os testes laboratoriais para pesquisa de anticorpos anticardiolipina, anticoagulante lúpico e beta-2GP1, porque os pacientes podem estar negativos em relação a um teste, e não a outro.

A presença do anticorpo antifosfolípide deve ser investigada em toda criança que apresente trombose ou manifestações clínicas sugestivas de SAF, como coreia, trombocitopenia, anemia hemolítica e livedo reticular.[21]

O diagnóstico da SAF deve ser evitado se pelo menos 12 semanas ou mais de 5 anos separarem o teste laboratorial positivo para anticorpo antifosfolípide e a manifestação clínica.

TABELA 2 CRITÉRIOS REVISADOS PARA A CLASSIFICAÇÃO DA SAF[20]
Se pelo menos um dos critérios clínicos e um dos laboratoriais forem preenchidos, a presença da SAF é considerada
Critérios clínicos Trombose vascular: um ou mais episódios de trombose arterial, venosa ou em vasos de pequeno calibre em qualquer tecido ou órgão Morbidade gestacional: uma ou mais mortes de feto morfologicamente normal a partir da 10ª semana de gestação, um ou mais nascimentos prematuros de um neonato morfologicamente normal, ou antes, da 34ª semana de gestação em virtude de pré-eclâmpsia grave ou eclâmpsia ou insuficiência placentária, três ou mais abortos espontâneos antes da 10ª semana de gestação
Critérios laboratoriais Anticorpo anticardiolipina de isotipo IgG e/ou IgM no soro ou plasma. Devem estar presentes em título moderado ou elevado (> 40 GPL ou MPL ou > percentil 99) em duas ou mais ocasiões com intervalo de pelo menos 12 semanas, detectado pelo teste de Elisa (imunoabsorção enzimática) Anticorpo antibeta-2 glicoproteína-1 de isotipo IgG e/ou IgM no soro ou plasma. Deve estar presente em título > percentil 99 em duas ou mais ocasiões com intervalo de pelo menos 12 semanas, medido pelo teste de Elisa (imunoabsorção enzimática) Anticoagulante lúpico no plasma. Deve estar presente em duas ou mais ocasiões com intervalo de pelo menos 12 semanas, detectado de acordo com os critérios da International Society on Thrombosis and Hemostasis

Diagnóstico diferencial

- Investigar condições pró-trombóticas congênitas (proteína S, proteína C, antitrombina III, colesterol total, triglicérides, homocisteína, fator V Leiden, protrombina) e fatores de risco pró-trombóticos adquiridos (infecção, malignidade, doença cardíaca, síndrome nefrótica, vasculite sistêmica, imobilização prolongada ou cirurgia).[18]

Tratamento

Para pacientes assintomáticos com títulos de anticorpos antifosfolípides elevados persistentemente, recomenda-se ácido acetilsalicílico (AAS), 3 a 5 mg/kg/dia, como profilaxia.[22]

Para pacientes com quadro isquêmico agudo, acidente vascular cerebral (AVC) não hemorrágico: anticoagulação com heparina de baixo peso molecular na dose de 1 mg/kg, a cada 12 horas. Doses subsequentes devem ser ajustadas por meio do controle do antifator Xa.[22]

Anticoagulação oral: varfarina para manter INR de 2 a 3.

O tempo de duração da profilaxia oral ainda está em discussão. Alguns autores sugerem profilaxia com varfarina após o evento trombótico durante o tempo em que os anticorpos fosfolípides forem positivos. Outros indicam essa profilaxia por toda a vida.[18,22]

Síndrome antifosfolípide catastrófica

Caracterizada por extensa doença trombótica com insuficiência em múltiplos órgãos. É frequentemente fatal, em virtude da rápida disseminação das tromboses em dias ou semanas.

O tratamento necessita ser agressivo com associação de terapia imunossupressora, anticoagulação com heparina, imunoglobulina IV, na tentativa de uma rápida redução dos anticorpos antifosfolípides, ou plasmaférese.[18]

Síndrome do lúpus neonatal (SLN)

A SLN é uma doença autoimune rara, na qual os autoanticorpos são transmitidos através da placenta de uma mãe portadora de LES, síndrome de Sjögren, outras doenças autoimunes ou mesmo completamente assintomáticas, para seu feto.[1]

Esses autoanticorpos dirigidos contra os antígenos nucleares SSA/Ro e SSB/La estão relacionados às manifestações clínicas do bloqueio cardíaco congênito de vários graus, associado ou não a outras manifestações cutâneas, hepáticas e hematológicas[1] (Figura 6).

O bloqueio cardíaco, a manifestação mais importante do SLN, ocorre pela lesão do sistema de condução cardíaco, o que se dá entre a 18ª e a 24ª semana de idade gestacional. Estima-se que a incidência da SLN nos recém-nascidos de mães lúpicas seja de 2%, e a de bloqueio seja de 1:20.000 nascidos vivos.[23]

O bloqueio cardíaco atrioventricular total ou de 3º grau é a manifestação mais grave da SLN e, uma vez estabelecido, é irreversível e caracteriza situação

FIGURA 6 ECG: bloqueio cardíaco de recém-nascido com SLN.

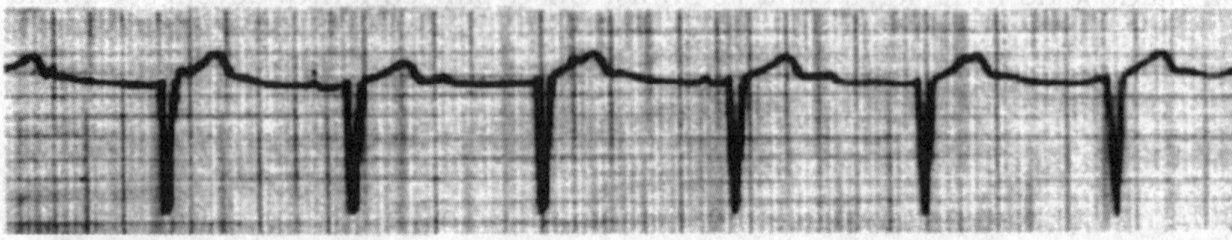

de emergência. Apresenta alto índice de mortalidade, 15 a 30% de morbidade e 2/3 das crianças afetadas necessitam de marca-passo permanente.

Os sinais e sintomas estão principalmente relacionados à frequência ventricular que, geralmente, varia entre 15 e 70 bpm; quanto mais baixa a frequência, mais alta a possibilidade de hidropisia e insuficiência cardíaca neonatal.[23]

Histologicamente, a evidência de um infiltrado inflamatório pode estar presente. Nessa fase, bradicardia é detectada, mas na fase mais tardia do processo, calcificação pode ser o único achado.

A primeira lesão pode ser a pancardite, subsequentemente resultando em fibrose do sistema de condução com bloqueio cardíaco permanente.[23]

O diagnóstico se estabelece pelo quadro clínico e pela presença de autoanticorpos no soro do recém-nascido e no de sua mãe. O tratamento do bloqueio cardíaco total consiste em implantar marca-passo.

Na presença de extrema bradicardia ou arritmia, deve-se administrar isoproterenol (0,1 a 0,3 ug/kg/min) ou lidocaína (1 mg/kg/IV).[23]

Deve-se priorizar o tratamento da insuficiência cardíaca, assim como o uso de drogas vasoativas, como a dopamina, para manter a pressão arterial normal.

REFERÊNCIAS BIBLIOGRÁFICAS

1. Petty RE, Laxer RM. Systemic lupus erythematosus. In: Cassidy JT, Petty RE, Laxer RM, Lindsley CB (eds.). Textbook of pediatric rheumatology. 5.ed. Philadelphia: Elsevier Saunders, 2005. p.342-91.
2. Fitch JA, Bernhard HS. Emergency and critical care issues is pediatric rheumatology. Rheum Dis North Am 1997; 23:439-60.

3. Gotlieb BS, Ilowite NT. Lupus erythematosus in children and adolescents. Pediatr Rev 2006; 27:323-30.
4. Hochberg MC. Updating the American College of Rheumatology revised criteria for the classification of systemic lupus erythematosus. Arthritis Rheum 1997; 40:1725.
5. Weich HS, Burges LJ, Reuter H. Large pericardial effusions due to systemic lupus erythematosus: a report of eight cases. Lupus 2005; 14:450-7.
6. Adams A, Macdermott EJ, Lehman JA. Systemic lupus erythematosus: etiology, pathogenesis, clinical manifestations and management. In: Cimaz R, Lehman T (eds.). Pediatrics in systemic autoimmune diseases. Amsterdam: Elsevier, 2008. p.64-75.
7. D'Cruz D, Khamashta A, Hughes G. Pulmonary manifestations of systemic lupus erythematosus. In: Wallace DJ, Han BH (eds.). Dubois' lupus erythematosus. 7.ed. Philadelphia: Lippincot Williams & Wilkins, 2007. p.678-99.
8. Santos-Ocampo SA, Mandell FB, Fessler JB. Alveolar hemorrhage in systemic lupus erythematosus. Chest 2000; 4:1083-90.
9. Cifrei F, Yalcinka E, Elkin M, Ileri M, Örgerin S, Fetoz S. Pulmonary involvement in childhood – onset systemic lupus erythematosus: a report of five cases. Rheumatology 2004; 587-91.
10. Lehman TJA. Cardiac abnormalities in children and adolescents with systemic lupus erythematosus. Last literature review for version 16.2, 2008 maio 31. Disponível em: http://www.uptodate.com/contents/cardiac-abnormalities-in--children-and-adolescents-with-systemic-lupus-erythematosus. Acessado em: 16 de dezembro de 2013.
11. Lehman TJA. Systemic lupus erythematosus in childhood and adolescence. In: Wallace DJ, Han BH (eds.). Dubois' lupus erythematosus. 7.ed. Philadelphia: Lippincot Williams & Wilkins, 2007. p.848-69.
12. Campos MAC, Sallum AME. Síndrome antifosfolípide. In: Terreri MTRA, Sacchetti SB. Reumatologia para o pediatra. São Paulo: Atheneu, 2008. p.97-103.
13. Friedman MD, Lazarius MH, Fierman HA. Acute infarction in pediatric systemic lupus erythematosus. J Rheumatol 1990; 117:263-6.
14. Miller DJ, Maisch SA, Perez MD, Kearney LD, Fierman HA. Acute myocardial infarction in pediatric systemic lupus erythematosus. J Rheumatol 1995; 22:768-73.

15. Gazarian M, Feldman BM, Benson LN. Assesment of myocardial perfusion and function in childhood systemic lupus erythematosus. Pediatr 1998; 132:109-14.
16. Vance EW, Ech LS, Bates RE. Evaluation and treatment of acute myocardial infarction complicating systemic lupus erythematosus. Chest 1992; 101:420-4.
17. Ginzler ME, Divorkna O. Infections in systemic lupus erythematosus. In: Wallace DJ, Han BH (eds.). Dubois' lupus erythematosus. 7.ed. Philadelphia: Lippincot Williams & Wilkins, 2007. p. 901-10.
18. Ravelli A, Martini A. Antiphospholipid syndrome. Pediatr Clin N Am 2005; 52:469-91.
19. Gattorno M, Falcini F, Ravelli A, Zulian F, Buoncompagni A, Martini G et al. Outcome of primary antiphospholipid syndrome in childhood. Lupus 2003; 12:449-53.
20. Myakis S, Lochshin MD, Atsumi T, Branch DW, Brey RL, Cervera R et al. International consensus statement on an update of the classification criteria for definite antiphospholipid syndrome (APS). J Thromb Haemost 2006; 4:295--306.
21. Avcin T, Cimaz R. Pediatric antiphospholipid syndrome. In: Cimaz R, Lehman T (eds.). Handbook of systemic autoimmune diseases. Amsterdam: Elsevier, 2008. p.169-80.
22. Kamat AV, D'Cruz DP, Hunt JB. Managing antiphospholipid antibodies and antiphospholipid syndrome in children. Haematologica 2006; 91:1674-80.
23. Cimaz R, Catelli L, Luzzana C, Panzeri P, Meroni PL. Neonatal lupus syndromes. Isr Med Assoc J 2000; 2:228-31.

45

Síndrome de Ativação Macrofágica

Eunice M. Okuda
Maria Carolina dos Santos
Marcos V. Ronchezel
Wanda Alves Bastos
Silvana Brasília Sacchetti

INTRODUÇÃO

Uma das complicações mais temidas nas doenças reumáticas é a síndrome de ativação macrofágica (SAM). A SAM é uma linfo-histiocitose secundária, particularmente associada à artrite idiopática juvenil (AIJ) de início sistêmico, podendo ocorrer mais raramente em pacientes com lúpus eritematoso sistêmico (LES) ou dermatomiosite juvenil.[1]

A etiologia é desconhecida, assim como sua incidência. O que ocorre é uma proliferação e ativação excessiva de macrófagos causando liberação intensa de citocinas pró-inflamatórias com lesão tecidual maciça. Fatores como agentes virais (Epstein-Barr, coxsackie B, varicela-zóster, etc.) e drogas (indometacina, metotrexato) podem ser desencadeadores dessa síndrome.[2]

O quadro clínico é, muitas vezes, dramático e fatal; por isso, o reconhecimento e o tratamento precoce dessa síndrome são essenciais para o prognóstico.[3]

QUADRO CLÍNICO[3]

- Febre de início agudo e persistente (não responsiva aos antitérmicos);
- palidez e icterícia, letargia, irritabilidade, cefaleia;
- ataxia, convulsão, coma, paresias e plegias;
- sangramentos, equimoses;
- dificuldade respiratória aguda;
- miocardiopatia;
- oligúria, insuficiência renal.

LABORATÓRIO[3]

- Hemograma: a pancitopenia (anemia, leucopenia e plaquetopenia) constitui a principal alteração na SAM;
- disfunção hepática: elevação das transaminases, diminuição da albumina;
- alteração de coagulação: tempo de protrombina (TP) e tempo de tromboplastina parcial ativada (TTPA) prolongados, aumento dos produtos de degradação do fibrinogênio;
- ferritina sérica extremamente elevada (> 10.000 ng/mL);
- aumento de triglicérides;
- normalização da velocidade de hemossedimentação (VHS);
- alteração urinária: hematúria, proteinúria e diminuição da função renal.

DIAGNÓSTICO

Baseia-se nos achados clínicos e laboratoriais descritos anteriormente. Ravelli et al. propuseram critérios para classificar esta síndrome (Tabela 1).[3] Quando existe dúvida em relação ao diagnóstico, pode ser realizada biópsia de medula óssea, que demonstrará numerosos macrófagos fagocitando elementos hematopoéticos.[3,4]

Para o diagnóstico de SAM, é necessária a presença de dois ou mais critérios clínicos e dois ou mais critérios laboratoriais.

TABELA 1 CRITÉRIOS CLÍNICOS E LABORATORIAIS PARA SAM
Critérios clínicos
Sistema nervoso central: irritabilidade, confusão mental, letargia, cefaleia, zumbido e coma
Hemorragias: púrpura, hematomas, equimoses, sangramentos em mucosas
Hepatomegalia: ≥ 3 cm, rebordo costal direito
Critérios laboratoriais
Plaquetopenia: < 100.000/mm^3
Elevação de TGO: > 59 U/L
Leucopenia: < 4.000/mm^3
Queda de fibrinogênio: ≤ 2,5 g/L
Critérios histopatológicos
Evidência de hemofagocitose na medula óssea

TGO: transaminase glutâmico-oxalacética.

TRATAMENTO[5,6]

- Suspensão imediata das drogas que podem desencadear a SAM: anti-inflamatórios não hormonais, metotrexato, sulfassalazina;
- tratamento dos processos infecciosos associados;
- correção dos distúrbios eletrolíticos, da coagulação por meio de plasma fresco e fatores;
- corticosteroides em forma de pulsoterapia com metilprednisolona intravenosa (IV): na dose de 30 mg/kg/dia (dose máxima de 1 g), diluídos em 100 mL de soro glicosado 5% e infundido em 1 hora com controle rigoroso de pressão arterial por 3 dias seguidos;
- ciclosporina A: algumas crianças necessitam de associação com imunossupressor. A dose inicial de ciclosporina é de 2 mg/kg/dia, IV, por 24 horas, e depois 3 a 5 mg/kg/dia, via oral (VO);
- imunoglobulina IV: alguns trabalhos descreveram boa resposta com imunoglobulina nesta síndrome. Dose: 2 g/kg em dose única, infundidos com monitoração contínua dos dados vitais.

REFERÊNCIAS BIBLIOGRÁFICAS

1. Silva CAA, Silva CHM, Robazzi TCMV, Lotito APN, Junior AM, Jacob CMA et al. Síndrome de ativação macrofágica associada com artrite idiopática juvenil sistêmica. J Pediatr (RJ) 2004; 80:517-22.
2. Ramos VS, Okuda EM. Síndrome de ativação macrofágica. In: Terreri MTRA, Sacchetti SB. Reumatologia para o pediatra. São Paulo: Atheneu, 2008. p.105-9.
3. Ravelli A, Manzoni SM, Pistorio A, Besana C, Foti T, Ruperto N et al. Preliminary diagnostic guidelines for macrophage activation syndrome complicating systemic juvenile idiopathic arthritis. J Pediatr 2005; 146:598-604.
4. Davi S, Consolaro A, Guseinova D, Pistorio A, Ruperto N, Martini A et al. An international consensus survey of diagnostic criteria for macrophage activation syndrome in systemic juvenile idiophatic arthritis. J Rheumatol 2011; 38:764-8.
5. Ravelli A, Caria MC, Buratti S, Mallatia C, Temporini F, Martini A. Methotrexate as a possible trigger of macrophage activation syndrome in systemic juvenile idiopathic arthritis. J Rheumatol 2001; 28:865-7.
6. Prado R, Terreri MT, Len CA, Braga J; Hilário MO. Síndrome de ativação macrofágica em pacientes com artrite idiopática juvenil. Rev Bras Reumatol 2004; 44:378-82.

7 Doenças Imunológicas

46 Dermatite Atópica Grave

Ronney Corrêa Mendes
Maria da Conceição Santos de Menezes
Wilma Carvalho Neves Forte

INTRODUÇÃO

Dermatite atópica é uma doença crônica, com evolução em surtos, predominante na infância, sendo que 50% dos casos se manifestam até o primeiro ano de vida. O principal sintoma é o prurido com intensidade variável. Há ainda xerose cutânea e lesões de padrão eczematoso com localizações características de acordo com a idade. É descrito que cerca de 80% das crianças com dermatite atópica desenvolvem rinite e/ou asma alérgica na infância.[1,2]

A expressão sintomática grave e refratária da doença não é comum. A dermatite atópica é interpretada por alguns autores como uma síndrome, uma vez que a etiopatogenia é complexa e envolve a interação de fatores genéticos, ambientais, imunológicos e psicossomáticos que se refletem na estrutura da pele.[1]

EPIDEMIOLOGIA

Doenças atópicas, como dermatite atópica, alergia alimentar, rinoconjuntivite, asma e reações a insetos, estão aumentando progressivamente e conferem grande morbidade aos pacientes e seus familiares. No Brasil, a prevalência da dermatite atópica na infância nas últimas 4 décadas praticamente dobrou e, em estudos recentes, encontra-se em torno de 13%.[1]

QUADRO CLÍNICO

O espectro clínico da dermatite atópica varia de formas brandas e localizadas até as mais graves e generalizadas. A lesão clássica é o eczema, o qual é definido como uma dermatite com prurido, eritema, pápula, seropápula, vesículas, escamas, crostas e liquenificação. A distribuição das lesões de pele varia com a idade e a ausência de prurido leva à dúvida diagnóstica.

Fase infantil (até 2 anos de idade)

Em geral, as lesões são na face, poupando o maciço central, no tronco e em região extensora dos membros. Predominam eritema, pápulas, vesículas e prurido intenso. É comum a infecção secundária nas exacerbações.

Fase pré-puberal (entre 2 e 12 anos)

Localização em regiões flexoras, principalmente poplítea e antecubital, nádegas e raiz posterior de coxas. As lesões são mais secas com caráter subagudo.

FASE DO ADOLESCENTE E DO ADULTO

Lesões crônicas em várias localizações, com predomínio da liquenificação em regiões flexurais; apresenta períodos de agudização.

Para acompanhar a evolução clínica da dermatite atópica existem escalas padronizadas de gravidade, como o Severity Scoring of Atopic Dermatitis (Scorad) e o Eczema Area and Severity Index (Easi), cada vez mais utilizadas.[2]

ETIOPATOGENIA

A dermatite atópica pode ser interpretada como uma síndrome com várias apresentações fenotípicas e ser classificada como extrínseca (mediada por IgE, com sensibilização a alérgenos em cerca de 80% dos pacientes) ou intrínseca (quando não se identificam essas características).

Há dois distúrbios básicos na etiopatogenia da dermatite atópica: o da resposta imunológica alterada e o da disfunção da barreira cutânea.[3] Essa divisão é somente didática, pois existe nitidamente uma inter-relação entre esses fatores, levando a um ciclo vicioso cujo bloqueio deve ser o foco da terapêutica.

Alterações na barreira cutânea

A barreira cutânea é formada principalmente pelos corneócitos (equivalentes a tijolos) e pelos lipídios extracelulares, como ceramidas, colesterol e ácidos graxos livres (correspondentes ao cimento). Na dermatite atópica, os corneócitos apresentam menor quantidade de aminoácidos hidrossolúveis derivados da filagrina, além de alteração na composição dos lipídios extracelulares. O resultado é a maior perda de água transepidérmica e o aumento da penetração de alérgenos e irritantes. Recentemente, foi comprovado que mutações no gene responsável pela codificação de filagrinas estão presentes em muitos pacientes com dermatite atópica.[3]

Alterações imunológicas

Após passar mais facilmente pela barreira cutânea alterada, os alérgenos entram em contato com as células imunológicas, iniciando o processo inflamatório. Os alérgenos unem-se às células apresentadoras de antígenos, por meio de receptores de alta e baixa afinidade presentes em células dendríticas. Pacientes com dermatite atópica apresentam maior quantidade desses receptores. Após ser internalizado e processado, o antígeno é apresentado por células dendríticas aos linfócitos *naive*, ou virgens, nos linfonodos regionais. Os principais linfócitos ativados pertencem à população T auxiliar tipo 2 (Th2), que se tornam comprometidos a responder especificamente ao antígeno que os ativou. Após a recirculação dos linfócitos, havendo presença do antígeno indutor, esses linfócitos retornam à pele, deixando a circulação sanguínea, após a expressão de moléculas de adesão. Unem-se a linfócitos Th2 específicos, passando a sintetizar citocinas pró-inflamatórias: IL-4, IL-5, IL-6, IL-10, IL-13 (padrão Th2). Há, ainda, a ativação de linfócitos Th17 e a presença de IL-17, IL-22 e IL-31.

Como consequência, há síntese de IgE e atração de eosinófilos. A IgE une-se aos mastócitos, provocando sua degranulação, com liberação de mediadores químicos, como a histamina, que causa prurido e eritema (fase aguda ou reagudizações da dermatite).[4]

Com a persistência do processo inflamatório, os macrófagos são progressivamente ativados, passando também a apresentar os antígenos aos linfócitos Th1, que liberam IL-2 e transformam a inflamação em um padrão celular, com respostas tardias aos estímulos alergênicos (padrão Th1 associado a Th2).

DIAGNÓSTICO

O diagnóstico é baseado na anamnese e no quadro clínico. Em estudos clínicos, realizados desde 1980, são utilizados os critérios de Hanifin e Hajka; na prática diária, estão validados os critérios de Williams. Dessa forma, o paciente deve apresentar prurido associado a três ou mais dos seguintes achados:[1]

- história de dermatite flexural;
- história de alergia respiratória no paciente ou em parente de primeiro grau;
- pele seca;
- lesões eczematosas antes dos 2 anos de idade;
- eczema presente.

DIAGNÓSTICO DIFERENCIAL

Um diagnóstico incorreto pode ser a causa de uma resposta inadequada à terapêutica:

- imunodeficiências: síndrome de Wiskott-Aldrich, síndrome de hiper IgE, síndrome de Di George, imunodeficiência combinada grave;
- doenças metabólicas: fenilcetonúria, tirosinemia, deficiência de ácidos graxos essenciais, deficiências de descarboxilases, acrodermatite enteropática;
- genodermatoses: ictioses;
- doenças neoplásicas: linfoma cutâneo de células T, histiocitose de células de Langerhans, síndrome de Sézary;

- outras dermatoses inflamatórias: dermatite seborreica, dermatite de contato, psoríase;
- doenças infecciosas: foliculite por *Staphylococcus aureus, Streptococcus pyogenes,* herpes simples, escabiose.

AVALIAÇÃO LABORATORIAL

Eosinofilia e IgE total

Cerca de 20% dos pacientes com dermatite atópica não apresentam aumento de eosinófilos e/ou de IgE.

Determinação dos níveis de anticorpos IgE específicos

Os níveis de anticorpos IgE específicos são determinados a partir de exames realizados com sangue periférico, que auxiliam na identificação dos possíveis alérgenos envolvidos na doença; sua interpretação deve levar em conta que mostram a sensibilização, mas não necessariamente a reatividade a determinado alérgeno. A reatividade clínica a determinado alimento pode ocorrer mesmo sem a elevação desses anticorpos e sempre deve ser pesquisada em casos graves com dietas de exclusão e posterior provocação.

Testes cutâneos de leitura imediata

Esses testes identificam a sensibilização a determinado alérgeno por meio da puntura da pele, utilizando extratos padronizados e posterior dimensionamento da pápula formada. Nem sempre são realizáveis em virtude do comprometimento da pele e por sofrerem interferência do uso de anti-histamínicos por até 3 semanas.

Provocação oral com alimentos

São muito úteis para determinar a reatividade clínica a determinado alérgeno alimentar. O teste duplo-cego placebo controlado é considerado padrão-ouro para o diagnóstico de alergia alimentar.

FATORES DESENCADEANTES E AGRAVANTES DA DERMATITE ATÓPICA

- Irritantes: sabões, desinfetantes, irritantes ocupacionais, fibra sintética e baixa umidade do ar;
- aeroalérgenos: ácaros desencadeiam crises frequentes em maiores de 5 anos de idade;
- fatores emocionais: estresse, ansiedade, depressão, conflitos familiares e escolares;
- infecção: infecção secundária deve ser cogitada em pacientes com a forma refratária da doença. Estudos do Laboratório de Imunologia da Santa Casa de São Paulo demonstraram, na maioria dos pacientes com dermatite atópica moderada a grave, diminuição da atividade quimiotática e fagocitária por neutrófilos e mononucleares, justificando a alta incidência de infecções por bactérias e fungos:[5]
  - bactérias: colonização por *Staphylococcus aureus* ocorre mais intensamente em indivíduos com dermatite atópica. Mesmo sem infecção clínica, essas bactérias podem exacerbar e manter as crises;[6]
  - vírus: os pacientes com dermatite atópica possuem suscetibilidade aumentada a infecções virais cutâneas por molusco contagioso, papilomavírus humano (HPV), herpes simples e varicela-zóster;
  - fungos: são mais encontrados em regiões com muitas glândulas sebáceas, como axilas, pescoço e face, e podem causar a refratariedade da dermatite atópica;[6]
- alérgenos: apesar do nome, a dermatite atópica não é uma alergia somente IgE mediada e não está necessariamente associada à sensibilização alérgica.[7] A alergia envolve a fisiopatologia de uma parcela de pacientes com dermatite atópica, destacando-se aqueles com início precoce, gravidade do quadro clínico, evolução para rinite e/ou asma alérgica.[7] Não está descartada a relação alérgica nos demais espectros da doença.

Demonstrar sensibilização alérgica é evidenciar a existência de IgE específica contra determinado alérgeno no sangue por ImmunoCAP, RAST ou do teste cutâneo. Crianças menores de 5 anos de idade com dermatite atópica comumente possuem sensibilidade a alimentos (leite de vaca, ovo, soja e trigo), enquanto crianças maiores e adultos costumam ter sensibilidade aos aeroalérgenos.

Em pacientes com dermatite atópica, a taxa de sensibilização a alimentos pode chegar a 80%, dependendo da população estudada. Entretanto, a reatividade clínica é bem menor quando analisada por teste duplo-cego placebo controlado ou com testes abertos de exclusão e provocação. Acredita-se que pelo menos 30% dos pacientes com dermatite atópica grave apresentam exacerbação da doença por algum alimento.[8] Em crianças no primeiro ano de vida e com dermatite atópica grave, essa relação é mais provável.

TRATAMENTO DA DERMATITE ATÓPICA GRAVE REFRATÁRIA

Para a busca pelo melhor tipo de tratamento do paciente com dermatite atópica grave é necessário, inicialmente, tentar identificar os principais fatores agravantes de cada caso. Assim, deve-se considerar que a dermatite atópica reflete uma síndrome e que, em cada indivíduo, podem prevalecer alguns dos múltiplos fatores que a influenciam: emocional, alimentos, infecções secundárias, disfunção da barreira cutânea e ambiente físico, com irritantes e alérgenos. A dermatite atópica pode evoluir como um ciclo vicioso: inflamação, prurido, inflamação. A terapia tenta bloquear esse ciclo.

Hospitalização

A internação hospitalar dos casos de dermatite atópica grave e refratária mostra excelentes resultados, mesmo sem o emprego de medicamentos altamente potentes. Cuidados gerais básicos da pele, orientação psicológica e retirada do doente da sua dinâmica familiar conturbada podem ser suficientes para controlar as crises.[1]

Fatores psicológicos

Possuem grande influência em adolescentes em razão da questão estética. A avaliação com psicólogos ou psiquiatras e até a terapia medicamentosa para depressão e/ou ansiedade podem ser de grande ajuda.

Hidratação

A hidratação objetiva a umectação do estrato córneo e a estabilização da função da barreira cutânea, cuja alteração é uma característica da dermatite atópica. Dependendo da disponibilidade no serviço, podem ser usadas vaselina, lanolina, *cold cream* ou produtos que contenham ceramidas, vitamina E, mistura de lipídios, ácido ômega-3, *Natural moisturing factor* (NMF), *Derma-membrane structure* (DMS) ou similares.[1,2]

Nos casos graves, a hidratação deve ser feita com compressas úmidas que ajudem a acalmar a pele e a reduzir o prurido e a hiperemia, além de restaurar a barreira cutânea e limitar o acesso à pele. Os emolientes e tecidos de algodão umedecidos são aplicados sobre a área afetada da pele. Outra camada seca do tecido deve ser aplicada por cima da camada úmida.[9]

Controle do prurido

Os anti-histamínicos são amplamente usados em pacientes com dermatite atópica, a fim de minimizar o prurido, que é o sintoma básico da doença e um dos pontos-chave do ciclo vicioso da inflamação. Os anti-histamínicos anti-H1 sedantes de primeira geração acrescentam como vantagem facilitar o sono e diminuir o prurido (hidroxizine, difenidramina, dexclorfeniramina, cipro-heptadina). Os não sedantes (cetirizina, levocetirizina, loratadina, desloratadina, epinastina, fexofenadina) também são utilizados. A associação de anti-histamínicos anti-H1 sedantes e não sedantes e até mesmo anti-H2 (ranitidina) pode ser utilizada.[1,2]

Infecções bacterianas

A presença de secreção purulenta ou crostas cor de mel e resposta inadequada ao tratamento são sugestivas de infecção por *Staphylococcus aureus*. Essa complicação é comum quando o prurido não está controlado e deve-se considerá-la nas reagudizações e iniciar antibioticoterapia sistêmica e tópica. A maioria dos *Staphylococcus aureus* isolados nesses pacientes é sensível à oxacilina.[10]

Infecções fúngicas

Lesões cervicais e em couro cabeludo, com pouca resposta ao tratamento convencional, ou até mesmo piora com o corticosteroide tópico sugerem complicação por fungos. Casos graves devem receber antifúngicos, com controle adequado.[1]

Infecções virais

Erupção variceliforme de Kaposi (eczema herpético) ocorre em pacientes com dermatite atópica por causa da disseminação do herpes vírus simples. Caracteriza-se por erupção generalizada grave, febre baixa, linfadenomegalia e vesículas superficiais que evoluem para erosões em saca bocados. Considera-se esse diagnóstico em pacientes não responsivos a antibióticos sistêmicos e inicia-se antiviral sistêmico, pois o óbito é possível.[11]

Corticosteroides tópicos

Corticoterapia tópica é muito utilizada no tratamento da dermatite atópica, nos diferentes estados de gravidade.[1] Cremes são indicados em áreas úmidas, como em lesões agudas e subagudas, bem como pomadas e unguentos para lesões secas e crônicas. Uma unidade de ponta de dedo é a quantidade de creme ou pomada extraída de um tubo convencional que vai da extremidade do dedo de um adulto até a primeira prega deste. Essa quantidade de corticosteroide é capaz de tratar o dobro da área correspondente a uma palma da mão de um adulto com os dedos juntos.[12]

Em região genital, virilhas, face e axilas devem ser usados somente corticosteroides com potência baixa (desonida, hidrocortisona), em virtude do maior risco de efeitos adversos locais, como atrofia cutânea, estrias, despigmentação, fragilidade vascular e erupção acneiforme.[1] É necessário cuidado com efeitos dos raios solares em regiões de corticoterapia tópica. Para as formas graves, podem ser usados os com potência moderada (mometasona, triancinolona), pois os resultados são mais rápidos, diminuindo o tempo de uso. Em grandes áreas ou a longo prazo, sua utilização leva a uma maior absorção do medicamento, podendo gerar efeitos sistêmicos: hipertensão arterial, retardo no crescimento, linfopenia, osteoporose, catarata e efeito rebote.[1]

Corticoterapia sistêmica

De uso não recomendado por causa do frequente efeito rebote: melhora significativa pode ser seguida por uma piora grave da dermatite, após a descontinuação do fármaco.[1,13] Com extrema cautela, a curto prazo, pequenos cursos de corticosteroides sistêmicos são esporadicamente usados para abortar uma crise. Deve ser retirado muito lentamente após a melhora da crise, além de se realizar o controle hidroeletrolítico, hemodinâmico e de infecções. Assim, a corticoterapia sistêmica é um recurso de exceção no tratamento da dermatite atópica grave.[1] Outra complicação possível com o uso inadequado de esteroides sistêmicos é a eritrodermia exfoliativa, uma urgência dermatológica caracterizada por eritemas confluentes e descamação furfurácea, na maior parte ou na totalidade da superfície corporal, linfadenomegalia, febre, calafrios e toxemia.[14]

Imunossupressão sistêmica

Drogas imunossupressoras são efetivas no tratamento da dermatite atópica grave, mas seu uso é limitado pelo potencial risco de efeitos adversos e efeito rebote (apesar de menos frequente que nos corticosteroides sistêmicos). Antes do emprego de uma droga imunossupressora, infecções e outros fatores exacerbantes devem ser verificados, também sendo necessário afastar a presença de imunodeficiência associada.[15]

Ciclosporina

É um inibidor da calcineurina que bloqueia a ativação de linfócitos T e é efetivo em induzir a remissão de dermatite atópica grave em crianças e adultos.[16] Pode ser usado a curto prazo ou intermitentemente em pacientes que não respondem ao tratamento convencional.

Antes do início de ciclosporina, deve-se considerar, a relação da gravidade da doença e os riscos de efeitos adversos, descartar infecções e avaliar a pressão sanguínea, a função renal, o hemograma, as enzimas hepáticas, o coagulograma, a glicemia, o ácido úrico e os eletrólitos.

A dose inicial é de 3 a 5 mg/kg/dia, dividida em duas tomadas. Alguns autores propõem diminuir 1 mg/kg/dia a cada 3 meses.[17] Não existem estudos duplos-cego randomizados em crianças nem dados claros sobre a segurança do uso da droga a longo prazo nessa faixa etária.

A interação com alguns fármacos pode aumentar o risco de nefro ou hepatotoxicidade, devendo-se evitar associação com outros imunossupressores, macrolídeos, sulfas, carbamazepina, fenitoína, fenobarbital, anti-inflamatórios não hormonais, itraconazol, fluconazol, tiazidas e furosemidas. Entre os medicamentos que diminuem as concentrações plasmáticas de ciclosporina, estão: carbamazepina, isoniazida, rifampicina, fenobarbital, metamizol, nafclina, clotrimoxazol. Os fármacos que aumentam as concentrações plasmáticas de ciclosporina são macrolídeos, imidazólicos, cimetidina, doxiciclina, antagonistas do cálcio, metilprednisolona.

A nefrotoxicidade pode ser aguda ou progressiva e é o efeito adverso mais comum e significativo dessa droga. A nefrotoxicidade aguda independe da dose e é reversível após suspensão do fármaco. A nefrotoxicidade progressiva é irreversível e pode ocorrer mesmo que não se verifique um aumento da creatinina ou da pressão arterial. Outros efeitos adversos renais menos frequentes são a disfunção tubular e a síndrome hemolítico-urêmica. A hipertensão é dose-dependente e pode ser leve ou moderada, com instalação gradual. Em geral, não contraindica o uso do medicamento, desde que controlada com hipotensores. Outros efeitos adversos descritos da ciclosporina são: hiperlipidemia, hipercalemia, hipomagnesemia, hiperuricemia, tremor distal, parestesias, cefaleia, hiperplasia gengival, hipertricose, acne, foliculite, vômitos e diarreias.

As condutas durante o uso da ciclosporina são: exames laboratoriais e acompanhamento da pressão a cada 2 semanas nos primeiros 2 meses e depois mensalmente até o fim do tratamento. Reduz-se a dose em 25% se: evidência de hipertensão, duplicação do valor das enzimas hepáticas e aumento em 50% da creatinina basal. Suspende-se a droga se os valores mencionados não normalizarem em 2 semanas, se ocorrer infecção grave ou se não houver melhora da doença em 15 dias de tratamento. A possibilidade de recorrência após a suspensão do tratamento com a ciclosporina é elevada.

Mofetil micofenolato

Inibe a proliferação de linfócitos T e B. Estudos escassos em crianças mostraram eficácia significativa. Mais dados sobre a segurança são necessários, em virtude do risco de leucopenia grave, sepse, infecções oportunistas e doenças linfoproliferativas.[18]

Azatioprina

Os poucos estudos existentes sugerem eficácia moderada em pacientes com dermatite atópica grave. Entre os potenciais efeitos adversos, estão mielossupressão, hepatotoxicidade, distúrbios gastrointestinais e infecções.[19]

Omalizumabe

Anticorpo monoclonal anti-IgE recombinante humanizado que se liga a IgE livre circulante. Adicionalmente, o tratamento leva a inibição da expressão de receptores de alta afinidade em mastócitos, basófilos e células apresentadoras de antígenos, além de existir a possibilidade de diminuir a ativação de linfócitos T.

Em dermatite atópica grave, até o momento, há apenas um estudo prospectivo com 21 pacientes mostrando melhora da doença. Efeitos adversos possíveis são reações locais, anafilaxia e possível aumento no risco de câncer.[20] São necessários mais estudos para o seu uso na dermatite atópica.

Imunoglobulina humana endovenosa

Poucos trabalhos científicos mostraram que doses altas de imunoglobulina humana (2 g/kg) apresentam efeito imunomodulador, levando à melhora da dermatite atópica em crianças.[15]

Fototerapia

Apesar de estudos mostrarem melhora clínica da dermatite atópica grave, o uso da fototerapia é restrito em crianças, em razão da possibilidade de carcinogênese.[21]

CONSIDERAÇÕES FINAIS

Na dermatite atópica grave, há lesões intensas e extensas de pele que causam sofrimento físico e emocional ao paciente e aos familiares. Podem ser refratárias ao não responderem ao tratamento convencional. É sempre necessário observar a necessidade de tratamento medicamentoso, controle ambiental, hidratação da pele, afastamento dos fatores desencadeantes e apoio psicológico ao paciente e a seus familiares.

REFERÊNCIAS BIBLIOGRÁFICAS

1. Castro AP, Sole D, Rosário Filho NA, Jacob CMA, Rizzo MCFV, Fernandes MFM et al. Guia prático para o manejo da dermatite atópica – opinião conjunta de especialistas em alergologia da Associação Brasileira de Alergia e Imunopatologia e da Sociedade Brasileira de Pediatria. Rev Bras Alergia Imunopatol 2007; 29(6):268-82.
2. Hanifin JM, Cooper KD, Ho VC, Kang S, Krafchik BR, Margolis DJ et al. Guidelines of care for atopic dermatitis. J Am Dermatol 2004; 5050:391-404.
3. O'Regan GM, Sandilands A, McLean WH, Irvine AD. Filaggrin in atopic dermatitis. J Allergy Clin Immunol 2009; 124(Suppl.3):R2-6.
4. Forte WCN. Hipersensibilidade tipo I. In: Forte WCN. Imunologia: do básico ao aplicado. 2.ed. Porto Alegre: Artmed, 2007. p.179-237.
5. Forte WCN, Guardian VC, Mantovani PA, Dionigi PCL, Menezes MCS. Evaluation of phagocytes in atopic dermatitis. Allergol Immunopathol 2009; 37(6):302-8.
6. Sehra S, Tuana FMB, Holbreich M, Mousdicas N, Kaplan MH, Travers JB. Clinical correlations of recent developments in pathogenesis of atopic dermatitis. An Bras Dermatol 2008; 83(1):57-3.
7. Novak N. New insights into mechanism and management of allergic diseases: atopic dermatitis. Allergy 2009; 64:265-75.
8. Werfel T, Ballmer-Weber B, Eigenmann PA, Niggemann B, Rancé F, Turjanmaa K et al. Eczematous reactions to food in atopic eczema: position paper of the EAACI and GALEN. Allergy 2007; 62:723-28.
9. Devillers ACA, Oranje AP. Efficacy and safety of "Wet Wrap" dressing as an intervention treatment in children with severe and or refractory atopic dermatitis: a critical review of the literature. Br J Dermatol 2006; 154(4):579-85.
10. Chung HJ, Jeon HS, Sung H, Kim MN, Hong SJ. Epidemiological characteristics of methicillin-resistant Staphylococcus aureus isolates from children with eczematous atopic dermatitis lesions. J Clin Microbiol 2008; 46(3):991-5.
11. Forte W, Mendes R, Tanaka E, Bastos C, Villamizar J, Dionigi P. Erupção variceliforme de Kaposi em paciente com alergia ao leite de vaca sem dermatite atópica: relato de caso. Rev Bras Alerg Imunopatol 2002; 25(5):166.

12. Chris Anderson P, Dinulos JG. Atopic dermatitis and alternative management strategies. Current Opinion in Pediatrics 2009; 21:131-8.
13. Forte WCN, Sumita JM, Rodrigues AG, Liuson D, Tanaka E. Rebound phenomenon to systemic corticosteroid in atopic dermatitis. Allergol Immunopathol 2005; 33(6):307-11.
14. Kondo RN, Gon AS, Minelli L, Mendes MF, Pontello R. Dermatite esfoliativa: estudo clínico-etiológico de 58 casos. An Bras Dermatol 2006; 81(3):233-7.
15. BuBmann C, Bieber T, Novak N. Systemic therapeutic options for severe atopic dermatitis. J Dtsch Dermatol Ges 2009; 7(3):205.
16. Schmitt J, Schmitt N, Meurer M. Cyclosporin in the treatment of patients with atopic eczema a systematic review and meta-analysis. J Eur Acad Dermatol Venereol 2007; 21(5):606.
17. Brazzelli V, Prestinari F, Chiesa MG, Borroni RG, Ardigò M, Borroni G. Sequential treatment of severe atopic dermatitis with cyclosporin A and low-dose narrow-band UVB phototherapy. Dermatology 2002; 204(3):252.
18. Heller M, Shin H, Orlow S, Schaffer J. Mycophenolate mofetil for severe childhood atopic dermatitis: experience in 14 patients. British Journal of Dermatology 2007; 157:127-32.
19. Hon KL, Ching GK, Leung TF, Chow CM, Lee KK. Efficacy and tolerability at 3 and 6 months following use of azathioprine for recalcitrant atopic dermatitis in children and young adults. J Dermatolog Treat 2009; 20(3):141.
20. David MD. Anti immunoglobulin E in the treatment of refractory atopic dermatitis. South Med J 2010; 103(6):554-88.
21. Clayton TH, Clark SM, Turner D, Goulden V. The treatment of severe atopic dermatitis in childhood with narrowband ultraviolet B phototherapy. Clin Exp Dermatol 2007; 32(1):28.

47 Imunomodulação na Criança Grave

Patrícia Cristina Loureiro Dionigi
Maria da Conceição Santos de Menezes
Wilma Carvalho Neves Forte

INTRODUÇÃO

Os imunomoduladores são fármacos que exacerbam ou reduzem a resposta imunológica. Eles são utilizados em unidades de terapia intensiva (UTI) para diferentes situações clínicas, como choque séptico, leucemias, linfomas, doenças autoimunes, transplantes, doença do enxerto *versus* hospedeiro, etc.[1-3]

Neste capítulo, são abordados os principais imunomoduladores aplicados em pediatria.

AGENTES BIOLÓGICOS

Os agentes biológicos são definidos pela Food and Drug Administration (FDA) como derivados de material vivo (humano, vegetal, animal ou micro-organismo) usados no tratamento, prevenção ou cura de doenças em humanos.

Todos os agentes biológicos utilizados podem levar à reativação da infecção por *Mycobacterium tuberculosis* e outras infecções, como hepatite, vírus da imunodeficiência humana (HIV) e citomegalovírus. É necessária a suspensão do biológico antes e após a vacinação contra micro-organismos vivos, por períodos que variam de acordo com a meia-vida do agente. As vacinas inativadas podem ser usadas, porém com risco de imunização incompleta.[3]

Anticorpos monoclonais

Os anticorpos monoclonais são originários de um único clone de linfócitos bursa-equivalentes (linfócitos B) e podem ser quiméricos, humanizados ou humanos.[3-6] Eles bloqueiam citocinas e receptores em células linfocitárias e levam à lise por citotoxicidade celular dependente de anticorpo (ADCC).[3,4] Os monoclonais são utilizados no tratamento de várias doenças graves e como método diagnóstico. Os utilizados na faixa etária pediátrica podem ser divididos em:

- infliximabe (Remicade®);
- rituximabe (Mabthera®, Rituxan®);
- daclizumabe (Zenapax®);
- palivizumabe (Synagis®);
- adalimumabe (Humira®);
- basiliximabe (Simulect®);
- omalizumabe (Xolair®).

Infliximabe (Remicade®)

Anticorpo monoclonal quimérico (IgG1) que se liga ao fator de necrose tumoral alfa (TNF-α) solúvel e ao ligado à membrana. Não há união do TNF-α à célula, mas, quando houver, resultará em lise celular, mediada por complemento.[3]

É indicado e aprovado pela FDA para pacientes com doença de Crohn que não respondam ao tratamento convencional. Na forma inicial poliarticular da artrite idiopática juvenil (AIJ) é utilizado em associação ao metotrexato. Existem relatos de uso em espondilite anquilosante, artrite psoriática, retocolite ulcerativa, doença de Kawasaki resistente à gamaglobulina endovenosa, granulomatose de Wegener, arterite de células gigantes e sarcoidose.

Recomenda-se a dose de 3 a 10 mg/kg, por via endovenosa, nas primeira, segunda e sexta semanas e depois a cada 8 semanas.[3]

Como reações adversas, há relatos de dispneia, urticária, cefaleia, náuseas, diarreia, infecções de vias aéreas superiores e inferiores, febre, hepatotoxicidade, reações tipo doença do soro e reativação de tuberculose.[3]

Rituximabe (Mabthera®, Rituxan®)

É um IgG1 humanizado que se liga ao antígeno transmembrana CD20+ de linfócitos B maduros, com lise das células de linfoma maligno mediada por complemento, por ADCC e por apoptose.[6]

É o primeiro anticorpo não conjugado aprovado pelo FDA para tratamento de recidivas de linfoma não Hodgking de baixo grau e folicular CD20+. É seguro em crianças e eficaz no lúpus eritematoso sistêmico juvenil (LESJ) como alternativa em pacientes refratários a tratamentos convencionais. É benéfico no tratamento da artrite reumatoide (AR) refratária a drogas e a anti-TNF. Na anemia hemolítica e na esclerose múltipla, seu uso está sob investigação.[6]

A dose indicada é de 375 mg/m^2, por via endovenosa, semanalmente em 2 a 4 doses.

Como efeitos adversos, são descritos febre, urticária, cefaleia, broncoespasmo, angioedema, arritmias, infecções, hipertensão, leucopenia e hiperglicemia.

Daclizumabe (Zenapax®)

Anticorpo monoclonal IgG1 humanizado que atua como antagonista do receptor de interleucina 2 (IL-2) e se liga a antígenos na superfície de linfócitos timo-dependentes (linfócitos T), diminuindo a resposta imunológica do organismo.[2,6]

Na prevenção da rejeição aguda a rins transplantados e na doença enxerto *versus* hospedeiro. Seu uso pode reduzir a dose de ciclosporina e corticosteroide e diminuir a nefrotoxicidade e os efeitos adversos dos corticosteroides; também diminui a taxa de rejeição aguda após transplante renal, quando adicionado à terapia tríplice de imunossupressão (ciclosporina, azatioprina e prednisona).[6]

É recomendada a dose de 1 mg/kg, por via intravenosa, 24 horas antes e após o transplante, em intervalos de 14 dias, totalizando 5 doses em adultos e crianças.

Há relatos de diarreia, dispepsia, cefaleia, necrose tubular renal, dor torácica, febre, infecções e hipertensão arterial como efeitos adversos.[5]

Palivizumabe (Synagis®)

Anticorpo monoclonal IgG1 humanizado dirigido contra o sítio A, local mais antigênico da glicoproteína F do vírus sincicial respiratório, o que bloqueia a fusão do vírus à célula epitelial do hospedeiro.[2,6]

Foi aprovado pela FDA para prevenção da infecção respiratória pelo vírus sincicial respiratório em crianças prematuras com displasia broncopulmonar e para doença pulmonar crônica e doença cardíaca congênita, reduzindo hospitalizações em até 55%. Sua aplicação foi estudada em pacientes com fibrose cística, porém ainda há poucos estudos sobre sua eficácia.

Indica-se a dose de 15 mg/kg, por via intramuscular, a cada 30 dias durante 5 meses, nos meses de maior incidência do vírus sincicial respiratório.

Como efeitos adversos, são descritos raros casos de febre, reações no local da aplicação, ansiedade e diarreia.

Adalimumabe (Humira®)

Anticorpo monoclonal IgG1 totalmente humano que forma complexos com o TNF-α solúvel e impede sua interação com os receptores p55 e p75 da superfície celular, modula as respostas promovidas por TNF, como funções de macrófagos e células T, e leva à lise de células que expressam o TNF-α na presença de complemento.[5]

É indicado e aprovado em AR moderada e grave, com diminuição do dano estrutural das articulações. Também é efetivo em artrite psoriática, espondilite anquilosante, doença de Crohn, psoríase em placas e AIJ com uveíte crônica.[6]

A dose indicada é de 0,4 a 0,8 mg/kg, por via subcutânea, a cada 2 semanas. Na AR, utilizam-se 40 mg em dose única a cada 14 dias; na doença de Crohn, recomendam-se 160 mg na primeira semana, 80 mg na segunda semana e 40 mg na quarta semana.

São descritos como efeitos adversos, infecções, angioedema, dor no local da injeção, exantema, gastroenterite, leucopenia, plaquetopenia, púrpura, artralgias e infecções oportunistas.[2]

Basiliximabe (Simulect®)

IgG1 que se liga à subunidade alfa (CD25) do complexo do receptor de IL-2 (IL-2R) de alta afinidade, expresso na superfície dos linfócitos ativados, inibe sua proliferação e induz à apoptose.[5]

É indicado para a prevenção da rejeição aguda após o transplante renal em crianças e adultos, já que reduz a rejeição aguda quando em receptores transplantados renais que recebem ciclosporina, corticosteroides, azatioprina ou micofenolato mofetil.[6]

Recomenda-se dose de 20 mg, por via endovenosa, 2 horas antes e 4 dias após a cirurgia.

São descritos raros casos de reações de hipersensibilidade e de distúrbios linfoproliferativos pós-transplante como efeitos adversos.

Omalizumabe (Xolair®)

Anticorpo murino IgG1 humanizado anti-IgE (rhuMAb-E25) dirigido contra IgE humana circulante inespecífica, evita sua ligação ao receptor de alta afinidade da IgE (Fc RI), com a formação de complexos solúveis de baixo peso molecular, inibindo a ligação da IgE ao mastócito. Níveis séricos de IgE total aumentam após a primeira dose, por causa da formação do complexo IgE-omalizumabe que tem uma taxa de eliminação mais lenta se comparada com a IgE livre. Após a aplicação do produto, ocorre aumento dos níveis séricos de IgE total decorrente da eliminação lenta dos complexos formados com IgE. Entretanto, os valores séricos de IgE livre total caem em mais de 96% dos casos 1 hora após a aplicação do medicamento. Essa diminuição permanece com a continuidade do medicamento.[6]

É indicado para pacientes com diagnóstico de asma grave e de difícil controle que não respondem ao tratamento convencional. Há redução nas exacerbações da asma, com melhora na qualidade de vida, diminuição dos sintomas e parâmetros das provas de função pulmonar, redução das doses de corticosteroides e beta-2-agonistas. O omalizumabe não foi totalmente estudado em outras condições IgE mediadas (rinite alérgica sazonal, alergia alimentar, dermatite atópica) e algumas não IgE mediadas (urticária crônica autoimune). Até o momento, não foi aprovado como tratamento de outras doenças além da asma.[2,6]

Para idade acima de 12 anos, indicam-se nível sérico de IgE total entre 30 e 700 UI/mL e peso corporal entre 20 e 150 kg. É recomendado 0,016 mg/kg de peso/nível de IgE total, por via subcutânea, a cada 2 ou 4 semanas. É descrita eficácia depois de 12 semanas, com efeito máximo após 16 semanas de terapia.[4]

São descritos como efeitos adversos reação no local da injeção, fadiga, urticária, infecções de vias aéreas superiores, broncoespasmo paradoxal, náusea, diarreia, cefaleia e anafilaxias.

PROTEÍNAS DE FUSÃO

Resultantes da união da porção constante de uma IgG humana com o domínio extracelular de um receptor de superfície de células com atividade imunológica. Bloqueiam a emissão dos sinais necessários para a propagação da resposta imunológica.[3] Entre as proteínas de fusão encontram-se etanercepte, rinolacept, abatacept e alefacept, porém apenas o etanercepte é licenciado para uso em pediatria.

Etanercepte (Enbrel®)

Proteína de fusão recombinante com dois componentes de receptores p75 do TNF solúvel ligado à região constante de uma IgG1 humana, inibindo a interação do TNF-alfa e beta com os receptores de TNF endógenos.[5,6]

É indicado e aprovado na AIJ, com diminuição de novas erosões ósseas. É terapia de escolha na síndrome periódica associada ao receptor do TNF (TNF-*-receptor associated periodic syndrome* – TRAPS), esclerodermia sistêmica juvenil e psoríase infantil. Indicado ainda em espondilite anquilosante, doença de Crohn, artrite psoriática, entesite relacionada à artrite e uveíte crônica.

A dose utilizada é 4 mg/kg, 2 vezes/semana, ou 0,8 mg/kg, 1 vez/semana, por via subcutânea.

São efeitos adversos reações locais, linfomas, infecções, síndrome da ativação macrofágica, náuseas, febre, manifestações psiquiátricas, pancitopenia, uveíte recorrente e reativação de tuberculose latente.[5]

GAMAGLOBULINA HUMANA (ENDOBULIN KLOVIG®, FLEBOGAMMA®, IMMUNOGLOBULIN®, OCTAGAN®, PENTAGLOBIN®)

É a fração das proteínas plasmáticas separada por eletroforese que contém grande quantidade de anticorpos[4,7] derivada de um *pool* de plasma de doadores humanos saudáveis. Constituída por IgG monomérica (76 a 99%), dímeros de IgG (1 a 17%), polímeros de IgG (0 a 2%), dímeros de IgA (1 a 6.100 µg/mL), IgM (1 a 2.500 µg/mL), estabilizadores (açúcares e aminoácidos).[7] Contém, ainda, em mínimas quantidades, células CD4+ e CD8+, citocinas e antígenos leucocitários humanos classes I e II.[5,7,8] Algumas imunoglobulinas contêm veículos, como aminoácidos ou açúcares, a fim de minimizar a formação de agregados de IgG e preservar a molécula de IgG na forma monomérica quando as moléculas de IgG ficam agregadas não tem qualquer valor clínico.[7]

Os mecanismos de ação da gamaglobulina humana incluem redução das células T auxiliares, aumento das células T reguladoras, bloqueio do receptor Fc, formação de dímeros idiotipo anti-idiotipo, neutralização de autoanticorpos, atuação como opsoninas, estímulo à produção de anticorpos anti-idiotipos, neutralização e remoção de superantígenos, solubilização de imunocomplexos com diminuição dos imunocomplexos circulantes e aumento da função e do número de células *natural killer* (NK).[2,9]

É indicada para a reposição de imunoglobulinas em imunodeficiências primárias com infecções respiratórias de repetição, como agamaglobulinemia ligada ao X, imunodeficiência comum variável, síndrome de hiper-IgM e deficiência de anticorpos antipolissacarídeos.[7] É efetiva em pacientes pediátricos HIV positivos para prevenir infecções respiratórias, na prevenção de infecções e de doença enxerto *versus* hospedeiro após transplante de medula óssea, na doença de Kawasaki com redução de aneurismas de artéria coronária, na púrpura trombocitopênica idiopática, na síndrome de Guillain-Barré e na leucemia linfocítica crônica. Como terapêutica adjuvante, pode ser utilizada na sepse, na doença inflamatória intestinal, em vasculites, na esclerose múltipla, na dermatopolimiosite e na miastenia grave.[7]

A dose inicial é 400 a 600 mg/kg, por via endovenosa, subcutânea ou intramuscular, a cada 3 a 4 semanas em imunodeficiências primárias (até que o nível sérico de IgG permaneça acima de 500 mg/dL; alguns pacientes necessitam de doses maiores). A dose como imunomodulador é de 2 g/kg, como em casos de sepse ou doença de Kawasaki.[7,9]

Como reações adversas, são descritos tremores e febre durante a infusão que mimetizam quadros infecciosos, artralgias, mialgias, dores abdominais, náuseas, cefaleia, dispneia e taquicardia. Entre as reações graves, estão anafilaxia, urticária, meningites assépticas, trombose e anemia hemolítica.[7,9] É descrito, ainda, insuficiência renal aguda por lesão tubular, complicação que está associada ao uso de imunoglobulinas com açúcar na sua formulação (Flebogamma® 5%, Immunoglobulin®, Octagan®, Pentaglobin®). Para os pacientes com maior risco de desenvolver lesão renal, ou seja, idade superior a 65 anos e com diabete melito, doença renal preexistente, hidratação inadequada ou sepse, ou aqueles que fazem uso concomitante de medicações nefrotóxicas, devem ser evitados os produtos com açúcar ou usar produtos que contenham a mínima quantidade de açúcar possível, administrando-os com velocidade de infusão lenta. Em geral, nos pacientes que recebem gamaglobulina, recomenda-se monitoração por meio de exames laboratoriais, como leucograma, velocidade de hemossedimentação (VHS) e proteína C reativa, para detecção de infecção subclínica, sendo também importante acompanhar a função renal e hepática, examinando-as a cada 6 a 12 meses. A monitoração de doenças infecciosas pode ser feita pelo método de detecção de micro-organismos com reação em cadeia de polimerase (PCR).[7]

CORTICOSTEROIDES

São os mais potentes agentes anti-inflamatórios conhecidos. Reduzem a morbimortalidade, especialmente em doenças autoimunes, processos alérgicos, transplantes de órgãos e insuficiência adrenal, e modulam a resposta de citocinas, inibindo a produção e a atividade de IL-1, IL-2, IL-3, IL-6, interferon-gama (INF-gama), TNF-alfa, quimiocinas, eicosanoides e bradicinina. Estimulam a produção de agonistas do receptor de IL-1, do receptor solúvel de TNF, de IL-10 e do fator transformador de crescimento beta (TGF-beta). Quando em uso contínuo, aumenta a taxa catabólica de IgG, reduz a concentração efetiva dos anticorpos específicos, reduz a proliferação e a meia-vida de eosinófilos e de linfócitos T.[10]

Indicados para casos de insuficiência adrenocortical primária ou secundária, hiperplasia adrenal congênita, tireoidite não supurativa, hipercalcemia associada a câncer, AIJ, osteoartrite, sinovite, artrite psoriática, espondilite anquilosante, LESJ, dermatomiosite, poliarterite nodosa, cardite reumática aguda, pênfigo, dermatite esfoliativa, eritema multiforme grave, psoríase grave, asma, rinite alérgica sazonal, dermatite de contato, reações de sensibilidade a medicamentos, doença do soro, urticária pós-transfusões, colite ulcerativa, enterite regional, anemia hemolítica autoimune, púrpura trombocitopênica idiopática, leucemias, linfomas, esclerose múltipla e transplante de órgãos.[10-12] Na sepse, além da modulação inflamatória, seu principal efeito em doses baixas é atuar na ação vasomotora de catecolaminas circulantes, auxiliando na restauração hemodinâmica.

A dosagem e a via de administração dependem da doença. Deve-se considerar a dose que levará ao melhor resultado com menores efeitos colaterais. O tratamento pode ser por via oral, intramuscular ou endovenosa, com dose de 300 mg/dia de hidrocortisona na sepse até 2 mg/kg de prednisona ou dose equivalente de outros corticosteroides. Em algumas doenças, o corticosteroide é administrado na forma de pulsoterapia (administração de dose muito alta de corticosteroide em um curto período, com objetivo de deter rapidamente um quadro progressivo), especialmente metilprednisolona (500 a 1.000 mg) e dexametasona (100 a 200 mg), diários, durante 3 a 5 dias.

Os efeitos adversos variam de sintomas leves e reversíveis após cessar o uso do medicamento até manifestações irreversíveis e graves que, em geral, são diretamente proporcionais às doses, ao tempo de uso e à frequência de administração. São descritos infecções, hiperglicemia, aumento da gordura corporal com ganho de peso, retardo do crescimento, aumento do apetite, imunossupressão, insuficiência aguda de suprarrenal, osteoporose, hipertensão arterial, síndrome de Cushing, intolerância gastrointestinal, hirsutismo, estrias, catarata subcapsular posterior, glaucoma e distúrbios comportamentais e psicológicos (insônia, nervosismo, euforia).

AZATIOPRINA (IMURAN®)

Atua por meio de seu metabólito principal, a 6-tioguanina, a qual suprime a síntese de ácido inosínico, a função das células B e T, a produção de imunoglobulinas e a secreção de IL-2.[12]

É utilizada para diminuir o excesso da resposta imunológica em crianças com AIJ, arterite de Takayasu, LESJ e esclerodermia juvenil. Indicada para prevenção da rejeição de órgãos transplantados e tratamento da doença do enxerto *versus* hospedeiro. Modula doenças autoimunes, incluindo doença de Crohn, anemia hemolítica autoimune, hepatite crônica autoimune, púrpura trombocitopênica idiopática e artrite psoriática.[12]

A dose é 0,25 a 2,5 mg/kg de peso/dia, por via oral, 2 vezes/dia.

Como reações adversas, há relatos de toxicidade gastrointestinal e hepática, supressão medular, infecções, úlceras de mucosa e distúrbios linfoproliferativos.[12]

METOTREXATO (BIOMETROX®, MIANTREX CS®)

É um antimetabólito, análogo ao ácido fólico, que inibe a enzima diidrofolato-redutase, necessária para a síntese de nucleotídeos e aminoácidos, reduzindo a síntese de DNA.[2,8]

É tratamento de escolha em AIJ (com alteração na progressão da doença e boa resposta clínica), arterite de Takayasu resistente a tratamentos convencionais, LESJ, miopatias inflamatórias (como droga de segunda linha), esclerodermia localizada em crianças, dermatite atópica grave, asma grave e urticária crônica refratárias ao tratamento e prevenção da doença do enxerto *versus* hospedeiro em pacientes pós-transplantados de medula óssea.[8]

A dose utilizada é de 10 a 15 mg/m^2/semana, por via oral.

Suas reações adversas são estomatite ulcerativa, toxicidade gastrointestinal e hepática, supressão medular, infecções e fibrose pulmonar e hepática.[8]

MICOFENOLATO MOFETIL (CELLCEPT®)

É um éster 2-morfolinoetil derivado do ácido micofenólico, inibidor potente, seletivo, não competitivo e reversível da enzima inosina monofosfato desidrogenase, com efeito citostático em linfócitos; interfere na adesão dos leucócitos às células endoteliais pela inibição da E-selectina, P-selectina e da molécula de adesão intercelular-1 (ICAM-1).[8]

É indicado para prevenção e tratamento dos casos refratários de rejeição em transplante renal, cardíaco e hepático alogênicos; também é recomendado na doença do enxerto *versus* hospedeiro pós-transplante de células-tronco hematopoéticas refratária a esteroides,[8] no LESJ, na nefrite lúpica refratária e em uveítes não infecciosas em pacientes pediátricos. Estudos em esclerodermia juvenil mostraram melhora do escore cutâneo. Embora utilizado algumas vezes em AIJ, há poucos estudos controlados sobre a eficácia nessa doença.[12]

A dose é 250 mg ou 600 mg/m^2, por via oral, a cada 12 horas, até o máximo de 1 g a cada 12 horas.

As reações adversas são toxicidade gastrointestinal, citopenias e infecções oportunistas.

CICLOFOSFAMIDA (GENUXAL®)

Agente nitrogênico do grupo das oxazoforinas, alquilante, com potente efeito citotóxico e imunossupressor. Reduz o número de linfócitos, promove a supressão de IL-12 e estimula a produção de IL-4, IL-10 e TGF-beta.[12]

É indicado em AIJ não responsiva ao tratamento convencional, púrpura de Henoch-Schönlein, linfomas, leucemias e alguns tumores sólidos, nos casos graves de LESJ, granulomatose de Wegener e poliarterite nodosa, miopatias inflamatórias, anemia hemolítica e trombocitopenias não controladas, no tratamento da esclerodermia juvenil com fibrose pulmonar e comprometimento renal e nas formas agressivas de esclerose múltipla em crianças.[8]

A dose recomendada é de 0,5 a 2 mg/kg, por via oral, ou na forma de pulso intravenoso na dose de 0,5 a 1 g/m^2.

Observam-se como efeitos adversos infecções, úlceras orais, supressão medular, cistite hemorrágica, leucemias, linfomas, infertilidade e hepatotoxicidade.

CLORAMBUCIL (LEUKERAN®)

Forma uma reação cruzada com o DNA por meio de seu metabólito mostarda de ácido fenilacético, impedindo sua replicação na célula. Também forma ligações interfilamentares do DNA com metabólitos que exercem um efeito alquilante celular.[8]

É indicado em AIJ nos casos de toxicidade aos corticosteroides ou doença erosiva progressiva, doença de Hodgkin e leucemia linfoide crônica.

Recomenda-se a dose de 0,1 a 0,2 mg/kg/dia, por via oral ou endovenosa, por 3 a 6 semanas.

São descritas as seguintes reações adversas: supressão medular, doenças malignas, erupção cutânea, febre, hemorragias, hepatotoxicidade e infertilidade.

CICLOSPORINA (SANDIMMUN®)

Antibiótico hexapeptídeo cíclico que bloqueia a via de sinalização-transdução cálcio-dependente, inibe a proliferação clonal das células T auxiliares, IL-2, IL-3, IL-4, INF-gama, TNF-alfa e fator estimulador de colônias de granulócitos macrófagos (GM-CSF).[4,8]

A ciclosporina é indicada em casos de AIJ, doenças renais que culminam em síndrome nefrótica (esteroide-dependente e esteroide-resistente, causadas por doenças glomerulares, como nefropatias de lesão mínima, glomeruloesclerose focal e segmentar ou glomerulonefrites), glomerulonefrite membranosa do LESJ, miopatias inflamatórias e síndrome da ativação macrofágica (como droga de segunda linha); é um esquema usado na prevenção da doença do enxerto *versus* hospedeiro em transplantes de medula óssea, em combinação com o metotrexato, e também na prevenção da rejeição de transplantes de órgãos sólidos e na dermatite atópica e ceratoconjuntivite graves. A ciclosporina inalada está sendo estudada para uso em transplantes de pulmão.[8]

A dose recomendada é de 3 a 5 mg/kg/dia, por via oral, em 2 doses fracionadas.

Como efeitos adversos são descritos hiperglicemia, hirsutismo, hipertensão arterial, ginecomastia, crises convulsivas, diarreia, nefrotoxicidade, pancreatite, hepatotoxicidade e hemorragia do trato gastrointestinal.

TACROLIMO (TOPGRAF®)

Antimicrobiano macrolídeo com atividade imunossupressora de origem fúngica (*Streptomyces tsukubaensis*) que inibe a ação de certos genes nas células T, principalmente aqueles que codificam citocinas como a IL-2. Inibe diretamente a atividade enzimática da proteína fosfatase calcineurina ativada por cálcio/calmodulina. Como a calcineurina é necessária para ativar a transcrição do fator nuclear de células T ativadas (NFAT), ocorre bloqueio da ativação do NFAT e da transcrição de IL-2 e de outros genes de citocinas. O resultado final é o bloqueio do crescimento dependente de IL-2, na diferenciação e ativação de células T (principalmente linfócitos T citotóxicos), podendo levar a leucopenia e a supressão das reações mediadas por células, como rejeição alográfica, hipersensibilidade do tipo tardia e doença do enxerto *versus* hospedeiro, além da inibição na proliferação de células B, com supressão da imunidade humoral secundária ao bloqueio da produção de IL-2.[8]

É indicado para prevenção da rejeição em transplantes alogênicos de fígado, rins e da doença enxerto *versus* hospedeiro em combinação com metotrexato e micofenolato, miopatias inflamatórias, LES e AR refratários a tratamento convencional. Também é efetivo em dermatite atópica, psoríase e vitiligo.[8]

A dose é de 0,03 a 0,05 mg/kg/dia, por via endovenosa, com dose oral inicial de 0,15 a 0,20 mg/kg/dia.

Os efeitos adversos são diarreia, hipertensão, hiperglicemia, nefrotoxicidade, neurotoxicidade, linfomas e neoplasias de pele.

CITOCINAS RECOMBINANTES

Proteínas clonadas a partir da sequência genômica humana, divididas em pró-inflamatórias, ativadoras de linfócitos e leucócitos, imunossupressoras e fatores de crescimento de colônias e interferons.[3]

Interferons

Proteínas divididas em tipos I e II. Os INF tipo I são produzidos por fagócitos mononucleares, células linfoblásticas, fibroblastos e células infectadas por vírus e incluem o INF-alfa, o INF-beta e o INF-kappa.[4] O INF-gama ou do tipo II é produzido por células CD4+, NK e é sinérgico ao INF-alfa e beta na atividade antiviral.[3,4]

O INF-alfa é indicado em melanoma maligno, condiloma acuminado, linfoma folicular, hepatites virais (hepatites B e C crônicas), infecção pelo HIV (com retardo na progressão do sarcoma de Kaposi e redução na incidência de infecções oportunistas), leucemia mieloide crônica, carcinoma renal e hepatocelular. O INF-beta é indicado em pacientes com esclerose múltipla recidivante. O INF-gama é indicado em doença granulomatosa crônica, fibrose pulmonar idiopática e infecções recorrentes pelo *Mycobacterium avium*.[3,4,8] A posologia e a administração variam de acordo com a doença.

Como efeitos adversos, são descritos febre, fadiga, irritabilidade, calafrios, cefaleia e mialgias.

Fatores de crescimento hematopoéticos

Regulam a diferenciação das células progenitoras hematopoéticas da medula óssea, aumentam o número de neutrófilos circulantes, o *pool* de armazenamento de neutrófilos na medula óssea e a expressão de receptores em neutrófilos, e promovem o recrutamento das células apresentadoras de antígenos, que ativam os linfócitos T.[8] Os fatores de crescimento hematopoéticos disponíveis e as recomendações de uso clínico são:[4]

- eritropoetina (Eritromax®, Hemax®): em anemia secundária à insuficiência renal crônica, anemias causadas por distúrbios primários da medula óssea e anemias secundárias (anemia aplástica e outros estados de insuficiência medular, distúrbios mieloproliferativos e mielodisplásicos, mieloma múltiplo e neoplasias malignas da medula óssea), anemias associadas à inflamação crônica, aids e neoplasias;

- fatores de crescimento mieloides (G-CSF – Filgrastine®, Granulokine® e GM-CSF): neutropenia induzida por quimioterapia (acelera a taxa de recuperação de neutrófilos, diminui a duração da neutropenia), neutropenia congênita, neutropenia cíclica e anemia aplástica, transplante de células-tronco autólogas;[8]
- interleucina-11 (IL-11): estimula o crescimento de células linfoides e mieloides e de progenitores megacariocíticos primitivos para aumentar o número de plaquetas e neutrófilos no sangue periférico. Aprovado para tratamento da trombocitopenia e prevenção da trombocitopenia secundária em pacientes submetidos à quimioterapia no tratamento de neoplasias não mieloides.

As doses recomendadas são:

- eritropoetina: 50 a 150 UI/kg, por via endovenosa, 3 vezes na semana, mantendo hematócrito aproximadamente em 35%;
- fatores de crescimento hematopoético: dose inicial de 20 mg/kg/dia (2 UM/kg/dia), por via subcutânea, ou 30 mg/kg/dia (3 UM/kg/dia), por via endovenosa, até que a contagem de neutrófilos retorne a valores normais. A dose deve ser mantida de acordo com a resposta por neutrófilos, variando de 1 a 70 mg/kg/dia;[8]
- IL-11: 50 mcg/kg/dia, por via subcutânea, com início 6 a 24 horas após o término da quimioterapia, durante 14 a 21 dias.

São efeitos adversos dores musculoesqueléticas, disúria, hipotensão, elevação da desidrogenase lática, fosfatase alcalina e gama-glutamiltransferase, febre e ruptura do baço (reação rara).

ANTIBIÓTICOS COM FUNÇÃO IMUNOMODULADORA

Além do efeito antimicrobiano, apresentam atividade imunomoduladora, regulando a resposta imunológica e inflamatória. Também diminuem a produção de citocinas pró-inflamatórias, estimulam a produção de linfócitos e a ativação de polimorfonucleares, inibem o recrutamento de eosinófilos, a secreção de citocinas quimiotáticas para eosinófilos (RANTES) e eotaxina, diminuem a expressão de moléculas de adesão, IL-6 e TNF-alfa e estimulam o aumento de IL-10.[13,14]

Os principais macrolídeos utilizados com função imunomoduladora são a azitromicina, a claritromicina e a eritromicina, e suas doses são direcionadas de acordo com a doença de base.

Estudos mostram que podem melhorar a inflamação, a hiper-responsividade brônquica e a função pulmonar de pacientes corticorresistentes na asma; são utilizados, ainda, em bronquiolite obliterante, doença pulmonar obstrutiva crônica, doença inflamatória intestinal, rinossinusites crônicas, doenças do tecido conjuntivo, deficiências primárias de anticorpos, sepse e psoríase. Nos últimos anos, a azitromicina tem sido utilizada em pacientes com fibrose cística e bronquiectasias, também com boa resposta clínica.[13,14]

Como efeitos adversos, são descritos anorexia, náuseas, vômitos, diarreia, hepatotoxicidade, urticária, angioedema e anafilaxia.

CONSIDERAÇÕES FINAIS

Os estudos de agentes biológicos prometem levar contribuições significativas para o manejo de pacientes pediátricos com diversas doenças. Assim, nos próximos anos, estudos mais completos, comparativos e com maior duração podem aprimorar as indicações dessa nova classe de medicamentos na prática clínica, a fim de proporcionar melhor qualidade de vida aos pacientes.

REFERÊNCIAS BIBLIOGRÁFICAS

1. Turgeon AF, Hutton B, Fergusson DA, McIntyre L, Tinmouth AA, Cameron DW et al. Meta-analysis: intravenous immunoglobulin in critically ill adult patients with sepsis. Ann Intern Med 2007; 146:193-203.

2. Laupland KB. Polyclonal intravenous immunoglobulin for the prophylaxis and treatment of infection in crittically ill adults. Can J Infect Dis 2002; 13(2):100-6.
3. Ypiranga S. Systemic treatment of psoriasis – Part II: biologic immunomodulator agents. An Bras Dermatol 2004; 79(4):393-408.
4. Forte WCN. Citocinas. In: Forte WCN. Imunologia do básico ao aplicado. 2.ed. Porto Alegre: Artmed, 2007. p.149-66.
5. Breedveld FC. Therapeutic monoclonal antibodies. Lancet 2000; 355:735-40.
6. Santos RV, Lima PMG, Nitsche A, Harth FM, Melo FY, Akamatsu HT. Aplicações terapêuticas dos anticorpos monoclonais. Rev Bras Alergia Imunopatol 2006; 29(2):77-85.
7. Costa-Carvalho BT, Condino-Neto A, Solé D, Rosário-Filho N, Ouricuri AL, Grumach A et al. I Consenso Brasileiro sobre o uso de Imunoglobulina Humana em pacientes com imunodeficiências primárias. Rev Bras Alergia Imunopatol 2010; 33(3):104-16.
8. Nelson RP, Ballow M. Immunomodulation and immunotherapy: drugs, cytokines, cytokine receptors, and antibodies. J Allergy Clin Immunol 2003; 111:S720-32.
9. Kreymann KG, Heer G, Nierhaus A, Kluge S. Use of polyclonal immunoglobulins as adjunctive therapy for sepsis or septic shock. Crit Care Med 2007; 35(12):2677-85.
10. Porto ACPMM, Gianini ACC, Teixeira BSRS, Paiva BMG, Silva ES, Manin MG et al. Corticoterapia no choque séptico e sepse grave. Rev Soc Bras Clin Med 2011; 9(1):50-3.
11. Lloret MG, McGhee S, Chatila T. Immunoglobulin replacement therapy in children. Immunol Allergy Clin North Am 2008; 28(4):833-49.
12. Lotito APN, Mello SBV. Artrite idiopática juvenil. In: Silva CAA. Doenças reumáticas na criança e no adolescente. 2.ed. Barueri: Manole, 2010. p.82-109.
13. Tenembaum SN. Therapy of multiple sclerosis in children and adolescents. Clin Neurol Neurosurg 2010; 112:633-40.
14. Giamarellos-Bourboulis EJ. Immunomodulatory therapies for sepsis: unexpected effects with macrolides. Int J Antimicrob Agents 2008; 32S:S39-S43.

BIBLIOGRAFIA

1. Kanoh S, Rubin BR. Mechanisms of action and clinical application of macrolides as immunomodulatory medications. Clin Microbial Rev 2010; 23:590-615.
2. Shinkai M, Henke MO, Rubin BK. Macrolide antibiotics as immunomodulatory medications: Proposed mechanisms of action. Pharmacol Ther 2008; 117:393-405.

48 Doenças Alérgicas Graves

Juliana de Castro Maturana
Isabela Santucci Freire do Amaral

ANAFILAXIA

Introdução

Anafilaxia é uma reação sistêmica rápida que geralmente determina risco de morte. Decorre de uma hipersensibilidade imediata mediada pela imunoglobulina E (IgE), com liberação de mediadores químicos de mastócitos e basófilos.

A reação anafilactoide é um termo não mais utilizado atualmente, representada por mecanismos não imunológicos, que apresenta manifestações clínicas e, portanto, abordagem terapêutica, semelhantes à anafilaxia.

A incidência é desconhecida, já que a maioria dos estudos faz referência a casos fatais, desconsiderando os casos leves que muitas vezes passam despercebidos.

Fisiopatologia

A maioria dos casos resulta da ativação de mastócitos e basófilos por moléculas de IgE alérgeno-específicas ligadas às células,[1] liberando mediadores pré-formados. A ação desses mediadores químicos leva à vasodilatação sistêmica com aumento da permeabilidade capilar e broncoconstrição, sendo responsável por toda a sintomatologia, que varia de leve a grave.

Etiologia

A maioria das substâncias que provocam anafilaxia é de natureza proteica.

No ambiente hospitalar, a anafilaxia é geralmente causada por medicamentos ou látex, enquanto em pacientes ambulatoriais, a alergia alimentar é responsável por aproximadamente 50% dos casos.[1]

Estatísticas da América Latina mostram as maiores causas da reação de acordo com a idade:

- menores de 4 anos: leite de vaca e picada de formiga;
- entre 4 e 8 anos: picada de formiga e amendoim;
- maiores de 8 anos: anti-inflamatórios não esteroides (AINE) e picada de abelha.

As principais substâncias alergênicas causadoras de reações anafiláticas são:

- alimentos: amendoim, leite de vaca, clara de ovo, nozes, peixes, soja, trigo, crustáceos;
- insetos: abelhas, vespas e formigas;
- medicamentos: penicilina (responsável por 80% de reações fatais por droga), ácido acetilsalicílico (AAS), AINE, opiáceos, polimixina B, *curare* e contrastes iodados;
- látex;
- outras: exercício físico, vacina (difteria, tétano e coqueluche – DPT –, sarampo, raiva), anestésicos locais, relaxantes musculares.

Fatores de risco

- Atopia: maior incidência e gravidade da anafilaxia por alimentos e látex;
- medicação administrada via intravenosa: causam anafilaxia com maior frequência e gravidade;
- uso de betabloqueador: leva a quadros mais graves e mais refratários ao tratamento.

Manifestações clínicas

O diagnóstico é basicamente clínico, sendo essencial uma boa anamnese para a determinação da etiologia.

As manifestações variam de leve a grave e costumam se instalar rapidamente após o contato com o antígeno. Também dependem da sensibilidade do paciente (quanto maior, mais rápida a instalação da clínica), da concentração da substância alergênica e da via de entrada desta (via intravenosa causa reações mais rapidamente). Quanto mais rápido aparecer a sintomatologia clínica, mais grave será o quadro.

As manifestações mais frequentes são cutâneas, respiratórias e cardiovasculares. Podem ocorrer alguns sinais premonitórios, como gosto metálico, calor, formigamento de extremidades e ansiedade, além de sintomas de rinite e conjuntivite, como coriza, congestão nasal, prurido ocular, edema periorbitário e coceira no palato.

- Sintomas cutâneos: calor, rubor, prurido, urticária e angioedema muitas vezes produzindo edema de glote;
- sintomas respiratórios: sinais de broncoespasmo (tosse, dispneia e sibilância), sensação de sufocamento, disfonia, rouquidão, estridor (edema laríngeo);
- sintomas cardiovasculares: perda da consciência, arritmias, isquemia miocárdica; hipotensão arterial e taquicardia são sinais característicos e que a diferem da reação vasovagal (na qual ocorrem bradicardia e pressão arterial pouco alterada);
- sintomas gastrointestinais: náuseas, cólicas abdominais, vômitos, diarreia, disfagia (decorrente do edema).

A reação anafilática pode ser bifásica, ou seja, horas após a recuperação da primeira manifestação imediata, o paciente apresenta recrudescimento dos sintomas. Isso pode ocorrer em 20% dos casos e, mais frequentemente, entre 4 e 8 horas após o quadro inicial. Por isso, é indispensável manter observação de no mínimo 4 horas após o tratamento do episódio anafilático.

A anafilaxia pode ser confirmada laboratorialmente com níveis plasmáticos elevados de histamina e betatriptase. Esta última apresenta maior estabilidade e permanece elevada por mais tempo, podendo ser dosada até 6 horas após o evento agudo.

Diagnóstico diferencial

Entre os principais diagnósticos diferenciais estão a reação vasovagal, outras formas de choque (hemorrágico, cardiogênico, séptico), síndrome de excesso de histamina (mastocitose sistêmica), síndrome carcinoide, aspiração de corpo estranho e outros mais raros.

Tratamento

As chaves do manejo da anafilaxia são diagnóstico rápido e intervenção imediata, já que o estado do paciente pode se tornar crítico em questão de minutos.

O primeiro passo é avaliar o estado de consciência e o *status* cardiovascular, além da manutenção das vias aéreas e do fornecimento de oxigênio.

O próximo passo é a administração de adrenalina em solução 1:1.000, por via intramuscular (vastolateral da coxa), na dose de 0,01 mL/kg, máximo de 0,3 mL/dose, podendo ser repetida a cada 5 a 10 minutos. A adrenalina contém propriedade alfa-adrenérgica, que promove vasoconstrição e aumenta a pressão arterial, e também beta-adrenérgica, que promove broncodilatação. Não há contraindicações para a administração de adrenalina em pacientes com reação anafilática, e o atraso dessa conduta representa um dos principais fatores que levam esses pacientes à morte. A via subcutânea também pode ser utilizada; porém, a intramuscular tem absorção mais rápida e atinge maiores níveis plasmáticos.

Apesar de a adrenalina ajudar a reverter o broncoespasmo, a inalação com beta-2-agonista também beneficia os pacientes com manifestações respiratórias. Se houver estridor laríngeo, é recomendada a nebulização com budesonida

(0,5 mg/mL). Caso o edema laríngeo progrida, realizar entubação orotraqueal (EOT) e, se não for possível, considerar cricotireoidotomia.[2]

Pacientes com hipotensão ou choque anafilático refratário à adrenalina devem ficar em posição de Trendelemburg e necessitam de reposição volêmica agressiva via intravenosa (IV). Opta-se por soro fisiológico (20 mL/kg), podendo ser repetido caso não haja melhora. Se o choque persistir, utilizar dopamina (5 a 25 mcg/kg/min).

Para aliviar sintomas como prurido, urticária e angioedema, também devem ser utilizados anti-histamínicos H1 e H2. Os mais indicados são difenidramina (1 mg/kg) ou prometazina (0,5 mg/kg; contraindicada para menores de 2 anos).

Corticosteroides não têm ação comprovada na anafilaxia e demoram a agir (4 a 6 horas), não sendo base da terapia para melhora dos sintomas imediatos. No entanto, acredita-se que essa medicação pode diminuir a chance de haver reação bifásica. Em casos de choque prolongado, edema de glote e broncoespasmo refratário, está indicada a administração de hidrocortisona (5 a 10 mg/kg, a cada 4 horas) ou metilprednisolona (1 a 2 mg/kg).

É também papel do médico orientar o paciente sobre anafilaxia e fatores desencadeantes. Todos os pacientes devem ser encaminhados para o alergista, além de ser orientados quanto ao uso de anti-histamínicos por via oral e ao aparecimentos dos primeiros sintomas e de autoinjeção de adrenalina.

URTICÁRIA E ANGIOEDEMA

Introdução

A urticária é umas das dermatoses mais frequentes, comum em todas as faixas etárias e descrita desde a Antiguidade. Em algum momento da vida, 15 a 20% da população apresentará um episódio agudo.[3,4] No grupo dos indivíduos que já apresentaram um episódio anterior de urticária aguda, pelo menos 5% apresentarão recorrência.[5] Possui diversas formas clínicas e um grande número de causas e fatores que levam ao aparecimento das urticas. Cerca de 5 a 6% dos casos ocorrem em crianças, particularmente após os 8 anos de idade, e admite-se que 15 a 20% das crianças tenham pelo menos um episódio de urticária até a adolescência.[3] Na infância, distribui-se igualmente entre os sexos. Por volta de 10 a 30% dos casos agudos tornam-se crônicos.[5] A urticária ocorre frequentemente com angioedema. Quando isso é observado, o prognóstico é pior, com 75% dos doentes apresentando episódios recorrentes por mais de 5 anos.[4]

A urticária é classificada de acordo com a duração da evolução temporal como aguda, quando as lesões cutâneas duram menos de 6 semanas, e crônica, com episódios que persistem por mais de 6 semanas.[6] As crianças apresentam principalmente a forma aguda.[3]

Dentre as principais causas podem ser citados os alimentos, os medicamentos e as infecções.

O tratamento da urticária pode compreender medidas não farmacológicas e intervenções medicamentosas.

Definição

A urticária é caracterizada pelo rápido aparecimento de urticas, as quais podem ser acompanhadas pelo angioedema em até 50% dos casos.[5] O edema da derme superficial é denominado urticária, enquanto o edema da derme profunda, do subcutâneo e do trato gastrointestinal é chamado de angioedema.[4]

A urtica é lesão elementar dermatológica constituída por três características típicas:

- edema central de tamanho variado, circundado por eritema reflexo;
- prurido associado;
- natureza efêmera, com a pele retornando ao aspecto normal geralmente em período que varia de 1 a 24 horas.[4]

São decorrentes da vasodilatação e do edema da derme, desaparecendo sob digitopressão.

O angioedema é definido por:

- edema súbito e acentuado da derme profunda e subcutâneo;
- maior frequência do sintoma de dor em relação ao prurido;
- acometimento frequente das membranas mucosas;
- resolução do quadro em torno de 72 horas, de forma mais lenta em relação às urticas.[4]

Fisiopatologia

As urticárias podem ser desencadeadas por mecanismos imunológicos e não imunológicos.

A urticária aguda e o angioedema são causados frequentemente por reação alérgica IgE-mediada, por mecanismo de hipersensibilidade tipo I. Após episódio de sensibilização, que na maioria dos casos não é identificável, ocorre união do alérgeno à sua IgE específica de mastócito e basófilos. Os mastócitos são considerados as células que desempenham o papel central na patogênese da urticária, independentemente de sua causa. A duração da ligação IgE antígeno-específica ao mastócito é de cerca de 13 dias; portanto, o tratamento das urticárias não pode ser inferior a 2 semanas.[3] Como resultado dessa ligação ocorre liberação de mediadores pré-formados (armazenados nos mastócitos) e neoformados (formados no momento da atuação dos mastócitos). O mecanismo básico de formação das urticas apoia-se na tríplice reação de Lewis: eritema inicial pela dilatação capilar; resposta secundária produzida por uma dilatação arteriolar mediada por reflexos nervosos axonais; e formação da urtica causada pelo extravasamento de fluido do intravascular para o extravascular, em decorrência do aumento da permeabilidade vascular.

Mediadores pré-formados

- Histamina: ativa os receptores H1, que geram contração da musculatura lisa dos brônquios, do intestino e das células endoteliais, aumentando o espaço entre as células, resultando em aumento da permeabilidade vascular, da secreção da mucosa nasal, da quimiocinesia de eosinófilos e polimorfonucleares e aumento do monofosfato cíclico de guanosina (GMP cíclico), favorecendo a liberação de mediadores e prostaglandinas.[3] Determina prurido;
- fatores quimiotáticos eosinofílico e neutrofílico: quimiotaxia de neutrófilos e eosinófilos. Induzem a expressão de receptores C3b na superfície dos eosinófilos;
- heparina: faz anticoagulação local, inibe a ativação da cascata do complemento e promove liberação de fatores ativadores de plaquetas (fosfolipase A e lipase triglicerídica);[3,4]

- fator de necrose tumoral: ativa fagocitose, quimiotaxia de polimorfonucleares e células endoteliais. Produz lise de eosinófilo, diminui o número de células apresentadoras de antígenos, estimula a produção de citocinas – interleucina-8 (IL-8) e interleucina-4 (IL-4) – e causa necrose hemorrágica nos tecidos, febre e choque;[3]
- enzimas: proteases naturais – triptases: cliva C3 em C3a e C3b e inativa o fibrinogênio; quimase: cliva a epiderme ao nível da lâmina lúcida e converte angiotensina I em angiotensina II.

Mediadores neoformados

- Derivados do ácido aracdônico: a prostaglandina 2 produz eritema e edema por vasodilatação e infiltração de polimorfonucleares. Os leucotrienos produzem vasodilatação e quimiotaxia de polimorfonucleares;
- fator ativador de plaqueta: vasopermeabilidade, contração de músculos lisos, secreção mucosa, agregação de plaquetas, quimiotaxia e ativação de neutrófilos e eosinófilos.

Provavelmente, a histamina é a principal mediadora, uma vez que apresenta maiores concentrações teciduais após a degranulação e tem papel central na patogênese dos sintomas alérgicos iniciais e inflamatórios de fase tardia.

A sucessão de mediadores secretados pelos mastócitos ativados inicia uma resposta imediata na urticária e pode ser capaz de desencadear estado mais persistente de inflamação, que é denominado resposta de fase tardia da urticária.[4] A fase tardia ocorre cerca de 6 a 12 horas após a fase imediata e está associada à produção de citocinas e quimiocinas liberadas principalmente pelas células inflamatórias, como eosinófilos, neutrófilos e basófilos. Portanto, após o episódio agudo, o fenômeno pode se repetir e o paciente deve ser mantido em observação por no mínimo 10 horas, principalmente se se tratar de caso grave ou se houver angioedema de glote.[5]

A urticária pode ser desencadeada por outro mecanismo imunológico, de hipersensibilidade tipo III, envolvendo o sistema complemento, pela via clássica ou alternativa. Produtos da clivagem do C3, como C3a e C5a, atuam como anafilatoxinas, desencadeando a liberação de mediadores de mastócitos e basófilos.[3,5] São as chamadas urticárias por hipocomplementenemia.

Outra via mediadora envolve o sistema formador de cininas, na qual a bradicinina aumenta a permeabilidade vascular.[5]

Pelo mecanismo não imunológico das urticárias, os agentes patogênicos irão atuar sobre os mastócitos, promovendo a liberação dos mediadores causadores das urticas.

- Liberadores químicos de histamina: liberaram a histamina e outros mediadores por ação direta nos mastócitos. Aqui se incluem as bases orgânicas (aminas e derivados), drogas de uso clínico (morfina, codeína, vancomicina, aspirina, anti-inflamatórios não hormonais [AINH] e contrastes radiológicos) e polímeros biológicos (lagostas, toxinas bacterianas, venenos de cobras);
- efeito direto de agente físicos sobre os mastócitos: urticária ao frio, ao calor, à luz e urticária de pressão.

Além dos fatores imunológicos e não imunológicos, fatores moduladores e genéticos também são causa de urticária:

- fatores moduladores: favorecem a vasodilatação – ingesta de álcool, febre, estresse emocional, calor e fatores hormonais;
- fatores genéticos: edema angioneurótico hereditário, urticária ao frio familiar, urticária ao calor localizada familiar, angioedema vibratório e urticária solar protoporfiria eritropoética.

Etiologia

Urticária aguda

Dentre os mecanismos imunes e não imunes, diversas são as causas da formação das urticas:

- alimentos: ovo, leite, amendoins, castanhas, soja, frutos do mar, morango. Em geral, os alimentos são os mais envolvidos nas urticárias agudas, não só pelas proteínas dos alimentos, mas também pelos corantes, aromatizantes, aditivos e conservantes.[3] Ocorre tanto por reações tipos I e III, quanto por degranulação direta dos mastócitos, como é o caso do morango. Geralmente, os sintomas se iniciam até 2 horas após a ingestão. Urticária ou

angioedema podem ocorrer isoladamente ou acompanhados de manifestações respiratórias ou gastrointestinais típicas de reações mediadas por IgE, podendo representar um quadro inicial de anafilaxia;[7]
- medicamentos: antibióticos (penicilinas e outros betalactâmicos), AINH, antitérmicos, analgésicos, contrastes iodados hiperosmolares, transfusão de sangue.

Essas são as causas mais comuns de urticária em crianças, ainda que nelas alguns autores acreditem que a infecção possa ser a causa mais frequente.[3]

Entre os antibióticos, a penicilina e outros betalactâmicos são importantes causas de reação alérgica.

A chance de desenvolver reação alérgica a penicilina é de aproximadamente 2% por tratamento. É raro ocorrer anafilaxia. Estudos vêm demonstrando que a reação alérgica moderada está presente em 0,5 a 1/1.000 tratamentos e a reação de anafilaxia fatal pode ocorrer em 1 a 2/100.000 tratamentos.[8]

A reação de hipersensibilidade a penicilina pode ser dividida em:

- reação imediata, que ocorre em até 20 minutos depois da aplicação parenteral da droga e em até 1 hora após a administração oral. Em geral é a reação mais severa e inclui urticária e, menos frequentemente, edema de glote, arritmia cardíaca e choque. É a reação IgE-mediada;
- reação acelerada, que se manifesta de 1 a 72 horas após a administração da penicilina. Causa urticária ou angioedema, edema de glote e, em casos raros, hipotensão e morte. É a reação antígeno-anticorpo;
- reação tardia, que pode ser vista depois de 72 horas, é a mais comum, benigna, com o aparecimento de *rash* morbiliforme com bom prognóstico. Menos frequentemente reações não cutâneas podem ocorrer, como febre, anemia hemolítica, trombocitopenia e síndrome de Stevens-Johnson.

Os AINH são a segunda causa de reação medicamentosa, depois dos betalactâmicos.[9] A prevalência de reação alérgica na população geral é de 0,1 a 0,3%, e a prevalência de anafilaxia é de 0,01%. Vários AINH podem causar angioedema, sendo a aspirina o mais comum.[7] O angioedema por AINH, na maioria dos casos, é decorrente de uma reação pseudoalérgica, que se relaciona com as propriedades farmacológicas da droga. Os inibidores da ciclo-oxigenase 1 (COX-1) inibem a síntese de prostaglandinas por meio do metabolismo do ácido aracdônico. Ocorre um redirecionamento para a via da lipo-oxigenase, levando a um aumento compensatório de leucotrienos. O uso de inibidores da ciclo-oxigenase 2 (COX-2) ou de paracetamol costuma ser aceito pelos pacientes com angioedema por AINH, já que essa droga tem ação inibitória fraca sobre a COX-1.[7]

- Infecções: vírus (hepatite, mononucleose), bactérias (faringite estreptocócica, sinusite), fungos (cândida) e parasitas (*Ascaris, Ancylostoma, Toxocara*), por meio de seus antígenos.

Os vírus estão mais comumente envolvidos. Em algumas crianças, a combinação entre a infecção viral e o uso de alguns medicamentos, como os AINH, desencadeia o quadro de urticária.[7]

- Insetos: *Hymenoptera* (abelha, mosquito, vespas, formigas lava-pés);
- alergia de contato: látex, pólen, saliva de animais, plantas (urtica);
- reações transfusionais: sangue e hemoderivados, imunoglobulinas;
- causa idiopática.

Urticária crônica

- Causa idiopática: 75 a 90% dos casos;[6]
- agentes físicos: por meio de estímulo físico específico causam urticária física, responsáveis por 20% dos casos de urticária;[3]
- urticária colinérgica: ocorre por aumento da temperatura corporal e pela sudorese. Responde por 5% dos casos de urticária, principalmente em adolescentes e jovens.[3] Caracteriza-se pelo surgimento de pequenas pápulas circundadas por halo eritematoso proeminente. Aparecem após banho quente, exercícios físicos, sudorese, febre e estresse. Com o resfriamento da pele, as lesões desaparecem em 30 a 60 minutos.[6] Decorre da liberação em excesso de acetilcolina, com consequente liberação de histamina, por mecanismo não imunológico;

- urticária solar: lesões surgem dentro de 1 a 3 minutos após a exposição solar e distribuem-se nas áreas expostas. Tipicamente, o prurido ocorre antes, seguido pelo edema envolto por área eritematosa. Desaparecem após 1 a 3 horas da cessação do estímulo solar;
- urticária ao frio: lesões com prurido, eritema e urticária/angioedema em áreas expostas ao frio;
- dermatografismo ou urticária factícia: é a forma mais comum de urticária física. Acontece resposta linear eritematoedematosa após fricção linear na pele. É achado de exame em 2 a 3% da população geral e encontrado em 20% dos pacientes com urticária;
- urticária aquagênica: surgimento de pápulas após contato com a água, independentes da temperatura;
- urticária por pressão: sintomas ocorrem cerca de 4 a 6 horas após ter sido aplicada. Predomina nas áreas de pressão de roupas, sapatos e bolsas. Sintomas aparecem cerca de 4 a 6 horas após ter sido aplicada a pressão. É uma das formas mais frequentes de urticária crônica, chegando a 35% em algumas estatísticas.[3]

Manifestações clínicas

Urticária aguda

Caracteriza-se por lesões em forma de placas eritematoedematosas de tamanhos e formas variáveis, de início súbito e duração efêmera. As lesões podem atingir algumas regiões ou estender-se por quase toda a superfície corpórea, desaparecem à digitopressão e não deixam pigmentação residual. Persistem somente por algumas horas, surgindo novas lesões em outras áreas.

Frequentemente fenômenos gerais acompanham o quadro, como dores articulares, dor abdominal, tenesmo, cólica, asma, derrame pleural, febre, estado sincopal e angústia precordial. O prurido está sempre presente, com intensidade variável. Pode ocorrer edema de pálpebras, úvula e língua, manifestando-se como tosse, rouquidão, estridor respiratório, esforço respiratório, cianose e hipotensão, sendo um grado emergencial quando associado ao broncoespasmo.

Diagnóstico

O diagnóstico clínico das urticárias é relativamente fácil. A história detalhada do doente e o exame físico completo são fundamentais para o diagnóstico etiológico das urticárias. Exames laboratoriais e testes de provocação orientados pela anamnese e pelo exame físico complementam a investigação.[4]

Os dados a serem perguntados ao doente devem incluir os seguintes itens:[4]

- tempo do início da doença;
- frequência e duração das lesões;
- variação durante o dia/noite;
- forma, tamanho e distribuição das lesões;
- angioedema associado;
- sintomas associados com as lesões (prurido, queimação, dor);
- história familiar e pessoal de urticária e atopia;
- história prévia ou concomitante de alergia, infecções, doenças internas ou outras causas possíveis;
- indução por agentes físicos ou exercício;
- alimentos relacionados à urticária e hábitos alimentares;
- exposição a inalantes;
- uso de medicamentos (AINH, antibióticos, betabloqueadores, inibidores da enzima conversora da angiotensina, imunizações, hormônios, laxantes, supositórios, gotas oculares e instilações nasais e auriculares e medicamentos de medicina alternativa);
- tabagismo;
- tipo de atividade profissional;
- atividades recreativas;
- ocorrência em relação a fins de semana, férias ou viagens ao exterior;
- implantes cirúrgicos;
- reações a picadas de inseto;
- relação ao ciclo menstrual;
- resposta à terapêutica;

- estresse;
- qualidade de vida em relação à urticária.

Apesar do quadro característico de urticária, a descoberta do agente causal pode ser difícil. Nas formas agudas, é mais frequente a identificação em razão da relação temporal da exposição ao possível agente e o aparecimento do quadro alérgico. Nas formas crônicas, em pelo menos 70% dos casos, a causa permanece obscura.[3] Anamnese detalhada, exame físico completo, observação prolongada do paciente e investigação laboratorial[3] podem ser necessários para chegar à causa do quadro.

Como exames complementares podem ser citados hemograma, velocidade de hemossedimentação (VHS), exame de urina, raio X de tórax e seios da face, fatores antinucleares, dosagem de complemento e frações, sorologias para hepatite, mononucleose, sífilis, crioglobulinas, dosagem de hormônios e anticorpos antitireoidianos, exames micológicos e parasitológicos, orientados para cada indivíduo.[3,5]

Diagnóstico diferencial

Quando a urticária se associa a outras lesões cutâneas, ou quando a sua duração é mais persistente, sem prurido ou com edema mais profundo, o diagnóstico pode se tornar difícil e o diagnóstico diferencial deve ser feito com as seguintes enfermidades:[7]

- eritema multiforme;
- exantema maculopapular;
- eritema *marginatum*;
- granuloma anular;
- *tinea corporis*;
- síndrome de Sweet;
- pênfigo;
- dermatite herpetiforme.

Tratamento

O tratamento da urticária consiste em três princípios básicos:[7]

1. Eliminar ou tratar o estímulo indutor.
   - nem sempre é possível, uma vez que o indutor do quadro pode ser desconhecido;
   - essa conduta é útil principalmente nos casos de urticárias físicas, em que evitar o estímulo da pressão, do calor, do frio, entre outros pode cessar ou diminuir os sintomas;
   - na causa alimentar, quando o mecanismo for IgE-mediado, a melhora dos sintomas ocorre em 24 a 48 horas após a retirada do alimento.[7]
2. Inibir a liberação de histamina de mastócitos e basófilos.
   - os corticosteroides são as drogas mais utilizadas. Na urticária aguda, em que é utilizado por um curto período, pode ser útil na redução da duração da crise. Entretanto, na forma crônica, o uso por tempo prolongado deve ser evitado.[7]
3. Inibir ou bloquear os efeitos dos mediadores nos tecidos.
   - é o procedimento mais realizado, pela disponibilidade de drogas eficientes e seguras – anti-histamínicos.

Tratamento da crise aguda[5]

Urticária leve

- Anti-histamínico anti-H1 por 3 a 5 dias, domiciliar;
- hidroxizina, 0,5 a 2 mg/kg/dia (dose máxima: 100 mg/dia), fracionada em 2 a 4 doses;
- dexclorfeniramina, 0,15 mg/kg/dia, fracionada em 2 ou 3 doses;
- afastar o agente desencadeante, se conhecido, e excluir por 7 dias agravantes inespecíficos, como exercícios físicos, superaquecimento e uso de AINH.

Urticária moderada

Na sala de emergência:

- adrenalina subcutânea (SC), 0,01 mL/kg, na solução 1:1.000 (dose máxima: 0,3 mL). Pode ser repetida a cada 15 minutos em até três doses;

- pode ser realizada a administração de prometazina, 0,5 mg/kg/dose, intramuscular (IM), ou prednisolona 1 a 2 mg/kg/dose, para evitar o recrudescimento das lesões na fase tardia da urticária;
- no domicílio, recomenda-se o mesmo tratamento da urticária leve. Pode-se manter de 3 a 5 dias os corticosteroides, em casos selecionados de exposição inevitável ao provável agente.

Urticária grave e anafilaxia sem choque

Na anafilaxia sem choque, além da urticária, edema angioneurótico e prurido, ocorre o acometimento de 2 ou mais sistemas orgânicos, como congestão nasal ou conjuntival, tosse, broncoespasmo e/ou estridor respiratório, vômito, diarreia, ansiedade e tontura. Há alto risco de evolução para o choque. A presença de angioedema, mesmo que isolado, já autoriza o médico a utilizar adrenalina.

- Na sala de emergência com monitoração, acesso venoso e suporte de oxigênio;
- adrenalina, IM, no músculo vasto lateral da coxa, repetida a cada 5 minutos, se necessário;
- prometazina, IM, e hidrocortizona (5 mg/kg/dia) ou metilprednisolona (1 mg/kg/dose, dose máxima: 125 mg) endovenosa (EV);
- se estridor laríngeo presente: nebulização com budesonida (0,5 mg/mL) com oxigênio. Se houver broncoespasmo, associar à inalação o beta-2-adrenérgico;
- no domicílio deve ser tratado com corticosteroide via oral por 3 a 5 dias (prednisolona ou prednisona, 1 a 2 mg/kg/dia em duas tomadas), associado ao anti-histamínico H1, por 3 a 5 dias.

Urticária grave e anafilaxia com choque

Tratamento hospitalar e, se possível, em unidade de terapia intensiva (UTI).

Adrenalina, 0,1 a 0,3 mL (solução 1:1.000), IM, no músculo vasto lateral da coxa pode ser repetida a cada 5 minutos, associada a prometazina, 0,5 mg/kg, IM (dose máxima: 50 mg).

- Vias aéreas: manter as vias aéreas pérvias, oferecer oxigênio e, caso progrida o edema laríngeo, realizar EOT. Preparar material para cricotireoidostomia de urgência, caso necessário;
- respiração: se não houver resposta com a adrenalina, utilizar nebulização com beta-2-agonista; se necessário, fazer uso de aminofilina, 5 mg/kg, em bolo, seguida ou não de infusão contínua;
- circulação: pode estar presente o choque distributivo. Deve-se iniciar reposição volêmica com 20 mL/kg de solução cristaloide, em acesso venoso calibroso ou por via intraóssea. Pode-se utilizar dopamina (5 a 25 mcg/kg/min).

REFERÊNCIAS BIBLIOGRÁFICAS

1. Sampson HA, Leung DYM. Anafilaxia. In: Behrman RE, Arvin A.M, Kliegman RM (eds.). Nelson: Tratado de pediatria. 18.ed. Rio de Janeiro: Elsevier, 2009. p.983-4.
2. Rosario Filho NA, Chong Neto HJ. Anafilaxia. In: Jacob CMA, Pastorino AC (eds.). Alergia e imunologia para o pediatra. 2.ed. Barueri: Manole, 2010. p.390-402.
3. Oliveira ZNP, Rivitti EA. Dermatologia pediátrica. Barueri: Manole, 2009. p.187-207.
4. Criado PR, Criado RFJ, Maruta CW, Martins JEC, Rivitti EA. Urticária. Anais Brasileiro de Dermatologia 2005; 80(6):613-32.
5. Alonso CFR, Mendes TL, Forte WCN, Pinheiro CF. Emergências em pediatria: protocolos da Santa Casa. Barueri: Manole, 2011. p.1043-57.
6. Kliegman RM, Behrman RE, Jenson HB, Staton BF. Nelson: Tratado de pediatria. 18.ed. Rio de Janeiro: Elsevier, 2009. p.979-83.
7. Valle SOR, França AT. Tratado de alergia e imunologia clínica. São Paulo: Atheneu, 2011. p.319-35.
8. Rosário NA, Grumach AS. Allergy to beta-lactams in pediatrics: a pratical approach. Jornal de Pediatria 2006; 82(5):181-8.
9. Cardona R, Ramírez RH, Reina Z, Escobar MF, Morales E. Alergia e intolerancia a aintiinflamatorios no esteroides: desenbilización existosa en tres casos y revisión de la literatura. Biomédica 2009; 29:181-90.

BIBLIOGRAFIA

1. Chambel M, Antunes J, Prates S. O mundo da urticária, com e sem alergia: Rev Port Clin Geral 2011; 27(1):84-94.
2. Criado PR, Criado FRJ, Vasconcellos C, Ramos RO, Gonçalves CA. Reações cutâneas graves adversas a drogas: aspectos relevantes ao diagnóstico e ao tratamento. Parte I: Anafilaxia e reações anafilactoides, eritrodermias e o espectro clínico da síndrome de Stevens-Johnson & necrólise epidérmica tóxica (doença de Lyell). An Bras Dermat 2004; 79(4):471-88.
3. Forte WCN, Alonso CFR. Anafilaxia. In: La Torre FPF, Passarelli MLB, Grigolli RC, Pecchini R (eds.). Emergências em pediatria: protocolos da Santa Casa. Barueri: Manole, 2010. p.1059-64.
4. Liberman DB, Teach SJ. Management of anaphylaxis in children. Pediatr Emerg Care 2008; 24(12):861-6.
5. Rubio C, Lasa E, Arroabarren E, Garrido S, Garcia BE, Tabar AI. Anaphylaxis. An Sis Sanit Navar 2003; 26(2):103-10.

8 Doenças Infecciosas

49 Princípios de Antibioticoterapia

Marcelo Jenné Mimica

INTRODUÇÃO

Micro-organismos resistentes aos antimicrobianos têm sido cada vez mais frequentes na comunidade e nos hospitais. Em unidades de terapia intensiva (UTI) o problema é ainda maior, já que os pacientes internados nesses setores acumulam diversos fatores de risco para colonização e infecção por esses patógenos, como ventilação mecânica, nutrição enteral, nutrição parenteral, uso prévio e/ou atual de antimicrobiano, internações hospitalares prévias, maior tempo de internação, cirurgias e procedimentos invasivos (incluindo cateteres diversos), entre outros.

Diversos dados da literatura demonstram que as infecções causadas por bactérias resistentes estão associadas a maiores morbidade, mortalidade e custo para os sistemas de saúde.[1] Nesse panorama, a utilização racional e adequada dessas drogas é vital para o sucesso terapêutico e o controle da seleção e disseminação das cepas resistentes.

O objetivo deste capítulo é apresentar alguns conceitos fundamentais para a utilização dos antimicrobianos e comentar de forma breve alguns dos principais problemas atuais na área de resistência a essas drogas.

FARMACOCINÉTICA E FARMACODINÂMICA APLICADA AO USO DE ANTIMICROBIANOS

Distribuição, ligação proteica, penetração tecidual, efeito pós-antibiótico, biodisponibilidade e meia-vida

Os antimicrobianos são distribuídos pela circulação sanguínea com proporção variável de ligação proteica; a albumina é a proteína carreadora mais importante. A ligação proteica diminui o efeito antimicrobiano *in vitro*, pois somente a fração livre da droga possui ação antimicrobiana. *In vivo*, porém, a situação pode ser diferente, já que a ligação a proteínas pode facilitar a penetração em um tecido inflamado, em virtude do aumento da permeabilidade capilar e do maior fluxo de proteínas para dentro do tecido, bem como a retenção da droga no tecido, possibilitando sua ação mais prolongada mesmo após a concentração sérica ter diminuído (efeito pós-antibiótico).

A meia-vida é o tempo necessário para que a concentração sérica máxima, atingida após a administração de uma dose, se reduza à metade. A meia-vida depende também da distribuição tecidual, do metabolismo e da eliminação da droga. É necessário conhecer a meia-vida para estabelecer um intervalo ideal entre as doses, reduzindo efeitos tóxicos e, principalmente, maximizando o sucesso terapêutico.

A biodisponibilidade é a porcentagem ou fração do antimicrobiano que circula na forma ativa.[2-5]

Concentração inibitória mínima e concentração bactericida máxima

A concentração inibitória mínima (CIM) e a concentração bactericida máxima (CBM) são, respectivamente, a menor concentração necessária de um antimicrobiano para a inibição do crescimento bacteriano e a menor concentração necessária para a morte bacteriana. Existem diversos métodos laboratoriais para a avaliação da CIM, incluindo testes automatizados, diluição do antimicrobiano em ágar, diluição do antimicrobiano em caldo e gradiente de difusão em ágar. A cepa a ser testada é colocada em contato com diferentes concentrações do antimicrobiano e, após incubação em temperatura ideal para o crescimento bacteriano, avalia-se a partir de qual concentração não houve crescimento bacteriano (inibição).

É importante lembrar que, em algumas das concentrações testadas, pode haver bactérias vivas, cujo crescimento fora apenas inibido. Para avaliar se essas concentrações são bactericidas (causaram morte da bactéria) e não apenas bacteriostáticas (causaram só inibição), é necessário inocular amostras desses meios (após ação do antimicrobiano em diferentes concentrações) em meio sem antimicrobiano e avaliar se há crescimento bacteriano, definindo-se, assim, a CBM.[2-7]

Tempo acima da CIM e concentração máxima

Nos antimicrobianos tempo-dependentes, a maior eficácia é atingida quanto maior o tempo (T) que a concentração da droga fica acima da CIM (T > CIM), mesmo que a concentração máxima atingida seja pouco maior que ela. Os betalactâmicos são um exemplo de classe de antimicrobianos com esse perfil farmacodinâmico.

Para outros antimicrobianos, como os concentração-dependentes, a máxima potência antimicrobiana é atingida quanto mais acima da CIM estiver a concentração máxima (Cmáx/CIM), mesmo que durante o resto do tempo a concentração esteja abaixo da CIM. Esse é o caso dos aminoglicosídeos, por exemplo.

Em certos antimicrobianos, como a azitromicina, tanto a concentração máxima acima da CIM quanto o tempo acima da CIM são importantes. Assim, o parâmetro farmacodinâmico relacionado à potência desses antimicrobianos é a correlação entre a área sob a curva (ASC) da concentração *versus* o tempo e a CIM (ASC/CIM).[4-7]

Bacteriostáticos e bactericidas

As atividades bactericida e bacteriostática de um antimicrobiano dependem dos parâmetros farmacocinéticos e farmacodinâmicos anteriormente expostos. Exatamente por isso, determinado antimicrobiano pode ser bactericida em algumas situações e bacteriostático em outras.

Em alguns casos, como em indivíduos imunodeprimidos ou com infecções em locais de difícil penetração de polimorfonucleares e do próprio antimicrobiano (p.ex., osteomielite, endocardite e meningite), o uso de um antimicrobiano com atividade bactericida tem grande importância. No entanto, antimicrobianos que, em geral, são bacteriostáticos, como a clindamicina e o cloranfenicol, podem ser bactericidas em casos de osteomielite e meningite, respectivamente, em virtude da alta penetração tecidual, o que mostra a importância de um parâmetro farmacocinético em sua atividade bactericida.

É importante lembrar que em infecções nas quais as toxinas têm um papel importante, como a síndrome do choque tóxico, os antimicrobianos bacteriostáticos, principalmente os inibidores da síntese proteica, são parte importante do esquema terapêutico, por reduzirem a síntese de toxinas bacterianas.[5-7]

EFEITOS ADVERSOS DOS ANTIMICROBIANOS

Como em qualquer outro fármaco, o uso de antimicrobianos envolve risco variável de eventos adversos, que deve ser avaliado detalhadamente em cada paciente. Os efeitos adversos dos antimicrobianos podem decorrer da ação direta do medicamento ou de reações de hipersensibilidade, as quais podem ser divididas em quatro tipos, dependendo do mecanismo pelo qual ocorrem: tipo I (imediata), tipo II (citotóxica), tipo III (imunocomplexos) ou tipo IV (celular ou idiopática). As mais temidas são as reações imediatas (tipo I), que podem se manifestar como urticária, angioedema ou até anafilaxia.

Os efeitos adversos também podem ser classificados em sistêmicos ou locais, sendo que os efeitos locais mais frequentes são cutâneos e gastrointestinais. As drogas mais comumente associadas aos efeitos cutâneos são as sulfonamidas, os glicopeptídeos, os betalactâmicos e as quinolonas. Entre as apresentações possíveis, estão exantema maculopapular, eritema multiforme, dermatite exfoliativa e fotossensibilidade, entre outras. Uma das reações adversas cutâneas mais peculiares é a síndrome do homem vermelho, que pode ocorrer após a infusão de vancomicina. Caracteriza-se por eritema difuso, mas principalmente cefálico, geralmente maculopapular. A síndrome do homem vermelho não é uma reação de hipersensibilidade, sendo decorrente da ação direta de resíduos da droga durante infusão rápida. Dessa forma, não contraindica o uso da droga e pode ser prevenida com infusão mais lenta.

Os efeitos adversos gastrointestinais mais comuns são intolerância gástrica e diarreia. Um efeito potencialmente grave do uso de alguns antimicrobianos, como a clindamicina, a ciprofloxacina e a tigeciclina, é a colite pseudomembranosa, decorrente de proliferação e produção das toxinas A e B pelo *Clostridium difficile*, que pode levar, em casos extremos, a perfuração intestinal e óbito. Fígado e vias biliares também podem ser acometidos por alguns antimicrobianos, como a isoniazida, a eritromicina, as novas quinolonas, a nitrofurantoína, as sulfonamidas e o ceftriaxone.

A toxicidade renal também é muito comum, sendo que os antimicrobianos mais associados são os aminoglicosídeos e a vancomicina. Os aminoglicosídeos e a vancomicina também podem ser ototóxicos. O acompanhamento do nível sérico, com a adequação das doses, tem sido recomendado para prevenir esses efeitos.

Sobre os efeitos adversos hematológicos, os antimicrobianos potencialmente mais associados à mielotoxicidade são o cloranfenicol, a linezolida e as sulfonamidas. A vancomicina e os betalactâmicos também podem ter efeitos adversos hematológicos, induzindo destruição periférica de eritrócitos, leucócitos ou plaquetas, por meio de mecanismo imunológico.

Pneumonite aguda ou pneumopatia crônica pode ocorrer raramente após o uso de nitrofurantoína. A pneumonite aguda ocorre após as primeiras doses e é uma reação de hipersensibilidade, enquanto a crônica ocorre com uso crônico e está relacionada à ação direta da droga. Distúrbios do ritmo cardíaco podem ocorrer, também raramente, com alguns antimicrobianos, como os macrolídeos, as novas quinolonas, a telitromicina e o sulfametoxazol-trimetoprim.

Diversas manifestações neurológicas também podem ocorrer. Algumas drogas, como as penicilinas e as quinolonas, podem levar a convulsões. O imipenem também pode deflagrar convulsões, sobretudo em indivíduos com doença neurológica e mais frequentemente em crianças. Neuropatia periférica pode ocorrer com o uso de isoniazida, metronidazol, polimixina e linezolida. Meningite asséptica pode ser um raro efeito adverso do trimetoprim. Já a infusão rápida de aminoglicosídeos ou polimixina pode até causar parada respiratória, por sua ação na placa neuromuscular.

Quanto aos efeitos adversos sistêmicos, um dos mais comuns é a febre, que pode ser decorrente do uso de quase qualquer antimicrobiano, embora seja mais comum com o uso de glicopeptídeos, sulfonamidas e betalactâmicos. Outro efeito adverso sistêmico clássico muito grave é a síndrome do bebê cinzento, que pode ocorrer após o uso de cloranfenicol no período neonatal e decorre de toxicidade mitocondrial. O quadro clínico pode incluir acidose metabólica, cianose, distensão abdominal, respiração irregular, hipotermia, hipotensão, choque e óbito.[2,3]

PATÓGENOS RESISTENTES EM UTI

A prevalência de patógenos com diferentes mecanismos de resistência a diversos antimicrobianos é muito variável geograficamente. Mesmo em um único hospital, as UTI podem ter perfis diferentes de resistência bacteriana. Por isso, é extremamente importante o conhecimento desses perfis, não só pela equipe de controle de infecção hospitalar, mas também pelos prescritores de antimicrobianos, sejam eles infectologistas ou intensivistas.

De modo geral, um problema preocupante em boa parte das UTI de vários países é a emergência e/ou disseminação de algumas bactérias com perfil de resistência específico. Entre elas, merecem destaque os *Staphylococcus aureus* resistentes à oxacilina (MRSA), os *S. aureus* resistentes ou com suscetibilidade reduzida à vancomicina (VRSA e VISA), os enterococos resistentes à vancomicina (VRE) e os Gram-negativos multirresistentes, incluindo os produtores de betalactamases do tipo AmpC, betalactamases de espectro estendido (ESBL) e carbapenemases. Entre os produtores dessas últimas enzimas, merecem destaque a *Pseudomonas aeruginosa*, o *Acinetobacter baumannii* e a *Klebsiella pneumoniae*.[1,8]

O tratamento das infecções causadas pelos micro-organismos descritos tem sido cada vez mais complicado, em virtude da limitação de opções terapêuticas. Novas opções têm surgido na prática clínica, mas de maneira mais lenta que o necessário. Para os Gram-positivos, entre as importantes e recentes aquisições para o arsenal terapêutico, estão a linezolida (antimicrobiano da classe das oxazolidinonas) e a daptomicina (classe dos lipopeptídios cíclicos). Vale citar, também, a tigeciclina (uma glicilciclina derivada das tetraciclinas) com amplo espectro contra Gram-positivos, Gram-negativos e anaeróbios, mas que conta, entre suas limitações, com baixa atividade contra *Pseudomonas* e relativa baixa eficácia geral clínica e microbiológica. Também são extremamente promissoras as novas cefalosporinas (ceftarolina e ceftobiprole) com atividade anti-MRSA. Desse modo, as novas opções são relativamente poucas, sobretudo para os Gram-negativos multirresistentes e principalmente para os não fermentadores, como a *P. aeruginosa*.[9-13]

Assim, as medidas mais efetivas para limitar a disseminação desses patógenos ainda são as medidas básicas de controle de infecção hospitalar, incluindo, além da lavagem de mãos, a utilização adequada dos antimicrobianos disponíveis.

REFERÊNCIAS BIBLIOGRÁFICAS

1. Foglia EE, Fraser VJ, Elward AM. Effect of nosocomial infections due to antibiotic-resistant organisms on length of stay and mortality in the pediatric intensive care unit. Infect Control Hosp Epidemiol 2007; 28:299-306.
2. Briskier A. Antimicrobial agents: antibacterials and antifungals. Washington: American Society for Microbiology, 2005.
3. Michelow IC, McCracken Jr GH. Antibacterial therapeutic agents. In: Feigin RD, Cherry JD, Demmler GJ, Kaplan SL. Textbook of pediatric infectious diseases. 6.ed. Filadélfia: Saunders, 2009. p.3178-226.
4. Lorian V. Antibiotics in laboratory medicine. 5.ed. Filadélfia: Lippincott Williams & Wilkins, 2005.
5. Abdel-Rahman SM, Kearns GL. The pharmacokinetic-pharmacodynamic interface: determinants of anti-infective drug action and efficacy in pediatrics. In: Feigin RD, Cherry JD, Demmler GJ, Kaplan SL. Textbook of pediatric infectious diseases. 6.ed. Filadélfia: Saunders, 2009. p.3156-77.
6. Pankey GA, Sabath LD. Clinical relevance of bacteriostatic versus bactericidal mechanisms of action in the treatment of Gram-positive bacterial infections. Clin Infect Dis 2004; 38:864-70.
7. Nicolau DP. Optimizing outcomes with antimicrobial therapy through pharmacodynamic profiling. J Infect Chemother 2003; 9:292-6.
8. Toltzis P, Blumer JL. Antibiotic resistance. In: Feigin RD, Cherry JD, Demmler GJ, Kaplan SL. Textbook of pediatric infectious diseases. 6.ed. Filadélfia: Saunders, 2009. p.3132-55.
9. Micek ST. Alternatives to vancomycin for the treatment of methicillin-resistant Staphylococcus aureus infections. Clin Infect Dis 2007; 45(Suppl.3):S184-90.

10. Eisenstein BI, Oleson Jr FB, Baltz RH. Daptomycin: from the mountain to the clinic, with essential help from Francis Tally, MD. Clin Infect Dis 2010; 50(Suppl.1):S10-5.
11. Yahav D, Lador A, Paul M, Leibovici L. Efficacy and safety of tigecycline: a systematic review and meta-analysis. J Antimicrob Chemother 2011; 66:1963-71.
12. Saravolatz LD, Stein GE, Johnson LB. Ceftaroline: a novel cephalosporin with activity against methicillin-resistant Staphylococcus aureus. Clin Infect Dis 2011; 52:1156-63.
13. Widmer AF. Ceftobiprole: a new option for treatment of skin and soft-tissue infections due to methicillin-resistant Staphylococcus aureus. Clin Infect Dis 2008; 46:656-8.

50 Vírus Respiratórios

Giuliana Stravinskas Durigon
Eitan Naaman Berezin

INTRODUÇÃO

As infecções respiratórias agudas (IRA) são responsáveis por altos índices de morbidade e mortalidade em todo o mundo. Crianças, principalmente lactentes, em decorrência de um sistema imune relativamente imaturo são altamente suscetíveis à ação dos vírus respiratórios. Apesar de a grande maioria das doenças causadas pelos vírus respiratórios ser autolimitada e restrita ao trato respiratório superior (ITRS), complicações e infecções do trato respiratório inferior (ITRI), como bronquiolite, pneumonia e sibilância, são causas de internações na infância. Ademais, algumas IRA adquiridas precocemente podem levar a sibilância recorrente e asma em indivíduos predispostos e causar doença pulmonar crônica.

Os principais vírus respiratórios relacionados com IRA em humanos até o momento são:

- vírus sincicial respiratório humano (VSR);
- metapneumovírus humano (MPVh);
- parainfluenza;
- influenza;
- rinovírus;
- coronavírus;
- adenovírus;
- bocavírus humano (BoVh).

A seguir serão abordadas as principais características de cada um desses vírus respiratórios.

VÍRUS SINCICIAL RESPIRATÓRIO HUMANO

O VSR é o principal causador de ITRI em crianças com menos de 1 ano de idade, sendo o principal agente relacionado à bronquiolite. Aproximadamente 50% das crianças são infectadas até o primeiro ano de vida e 100% das crianças até 3 anos de idade já apresentaram pelo menos uma infecção pelo VSR.[1]

Características

O VSR pertence à família *Paramyxoviridae*, gênero *Pneumovirus*. É um vírus envelopado, nucleocapsídeo helicoidal, RNA fita simples, com diâmetro variando entre 150 e 300 nm. Apresenta dois subgrupos, A e B, distintos em relação à propriedade antigênica de uma das duas principais proteínas de superfície, a proteína G (adesão). A glicoproteína F (fusão) mantém conservação antigênica entre os dois subgrupos.[2] A imunidade induzida pela primoinfecção é limitada e pouco efetiva, sendo as reinfecções frequentes. A gravidade da doença geralmente é reduzida após a terceira infecção. A replicação ocorre no citoplasma com formação de sincícios.

Epidemiologia

A sazonalidade do vírus sincicial respiratório é bem marcada nos climas temperados, sendo que a estação de VSR geralmente ocorre nos meses de outono e inverno, sendo praticamente ausente a circulação viral nos meses de verão. No

Brasil, o VSR apresenta circulação principalmente entre abril e agosto, correspondendo à estação chuvosa nas Regiões Norte e Nordeste do país.

A transmissão do VSR ocorre por meio de contato, com inoculação viral no nariz e nos olhos. Dessa forma, a transmissão no ambiente hospitalar é comum, devendo ser controlada com isolamento de contato, uso de óculos, máscaras e luvas e lavagem adequada das mãos.

O período de incubação é em média de 5 dias. Nas crianças, a excreção viral ocorre em média durante 10 dias após a infecção, podendo durar por mais de 3 semanas em até 15% dos infectados.

Manifestações clínicas

O quadro clínico mais associado ao VSR é a bronquiolite. Nesta, ocorre um infiltrado linfocítico peribronquiolar com formação de rolhas de muco e restos celulares que ocluem os bronquíolos terminais, causando sibilância e desconforto respiratório. Crianças maiores e adultos costumam apresentar sintomas mais restritos ao trato respiratório superior, como resfriados, porém pneumonias, no geral não alveolares, também podem ser causadas pelo VSR.

Diagnóstico

O diagnóstico do VSR é essencialmente laboratorial. Durante a estação de VSR, pode-se inferir um diagnóstico clínico, principalmente nos quadros de bronquiolite, por causa da grande prevalência do vírus nessa época do ano.

O diagnóstico laboratorial é feito por meio da coleta de secreção respiratória, em especial lavado ou aspirado de nasofaringe e/ou *swab* nasofaríngeo. Pode-se isolar o VSR em cultura de células, considerada o melhor método, geralmente restrito a ensaios clinicolaboratoriais por causa da alta complexibilidade e da demora nos resultados (média de 5 dias). Métodos de detecção antigênica por meio de imunofluorescência direta ou indireta apresentam boa sensibilidade (80 a 90%) e especificidade (90 a 98%). São métodos rápidos com diagnóstico em até 6 horas, de baixo custo e de grande praticidade. Testes rápidos que podem ser realizados à beira do leito ou em serviços de emergência já estão disponíveis, permitindo diagnóstico de VSR por meio de reação de enzima imunoensaio (EIA) em até 15 a 20 minutos e são de grande valia na prática clínica. Métodos moleculares com amplificação viral por meio da reação de polimerização em cadeia (PCR) atualmente estão mais disponíveis, porém ainda apresentam alto custo. Permitem um diagnóstico preciso com altas sensibilidade e especificidade.

Níveis séricos de anticorpos IgM e IgG específicos para VSR podem ser dosados, no entanto, não são de grande valia na prática clínica, uma vez que a elevação dos títulos de anticorpos ocorre em média após 5 a 7 dias do início da infecção.

Tratamento

O tratamento do VSR consiste em suporte clínico com hidratação, nebulização das vias aéreas e oxigenoterapia. Até 3% dos pacientes com menos de 1 ano com bronquiolite necessitam de hospitalização.

A terapia antiviral para o VSR deve ser considerada em crianças com quadros graves com ventilação mecânica ou de alto risco, como pacientes com doença ou terapia imunossupressora, cardiopatia congênita grave, doença pulmonar crônica e lactentes com antecedente de prematuridade. A única droga atualmente aprovada para tratamento do VSR é a ribavirina, um análogo nucleosídeo. Sua administração é inalatória, por meio da dispersão da droga em solução aquosa de 20 mg/mL, via tenda de oxigênio, máscara ou ventilação mecânica, durante um período de 12 a 20 horas por dia, durante 3 a 5 dias. O uso da ribavirina intravenosa demonstrou menor eficácia do que a via aerossol. A administração oral não demonstrou benefícios. Outras drogas utilizadas são imunoglobulina humana simples intravenosa (IVIG), imunoglobulina humana intravenosa hiperimune específica para VSR (RSV-IVIG) e anticorpo monoclonal humanizado específico para o VSR (palivizumabe). Estudos com uso de ribavirina e palivizumabe intravenoso apresentam redução da mortalidade em comparação com uso de ribavirina isolada. O uso de imunoglobulina específica ou simples para o tratamento como terapia isolada não demonstrou benefícios.

Prevenção

A prevenção do VSR pode ser feita por meio da imunização passiva com anticorpos monoclonais específicos ou com imunoglobulina humana intravenosa hiperimune específica para VSR (RSV-IVIG). O palivizumabe é um anticorpo monoclonal IgG1 humanizado, direcionado para o epítopo no sítio antigênico A da proteína F do VSR. Apresenta atividade neutralizante e inibitória de fusão contra o VSR, inibindo a replicação viral. A dose é de 15 mg/kg, com aplicações intramusculares mensais durante a estação do VSR.

A Academia Americana de Pediatria (AAP) recomenda a utilização do palivizumabe nos seguintes pacientes:

- crianças de até 2 anos de idade, com doença pulmonar crônica e que tenham necessitado de oxigênio suplementar ou terapêutica com esferoide, broncodilatador ou diurético nos 6 meses que antecederam a estação do VSR;
- crianças nascidas com idade gestacional ≤ 28 semanas e que tenham até 12 meses de idade ao início da estação do VSR;
- crianças nascidas com idade gestacional entre 29 e 32 semanas e que tenham até 6 meses de idade ao início da estação do VSR;
- crianças nascidas com idade gestacional entre 32 e 35 semanas, sem doença pulmonar crônica, que apresentem fatores de risco para doença grave por VSR e que tenham até 6 meses de idade ao início da estação do vírus.

A Secretaria do Estado de São Paulo aprovou norma técnica em 2007 para aplicação do palivizumabe. São beneficiadas as crianças menores de 1 ano de idade nascidas com idade gestacional ≤ 28 semanas e as crianças menores de 2 anos de idade portadoras de cardiopatia congênita com repercussão hemodinâmica ou com doença pulmonar crônica da prematuridade que necessitaram de tratamento nos 6 meses anteriores ao período de circulação do VSR. As doses são mensais no período entre abril e agosto.

A eficácia do palivizumabe é em torno de 50% nas hospitalizações relacionadas ao VSR; e já é descrita resistência de algumas cepas virais.

A RSV-IVIG requer administração intravenosa, na dose de 750 mg/kg, com infusão durante 4 horas. A administração é mensal durante a estação do VSR, assim como o palivizumabe. A eficácia da RSV-IVIG é comparável à do palivizumabe, no entanto, este último é preferido pela facilidade de administração e maior segurança.

METAPNEUMOVÍRUS HUMANO

O metapneumovírus humano (MPVh) foi descrito em 2001 e é um importante causador de ITRI em crianças.

Características

É um vírus RNA fita simples, pertencente à família *Paramyxoviridae*, gênero *Metapneumovirus*. É envelopado e nucleocapsídeo helicoidal, com diâmetro de 150 a 300 nm. Apresenta dois grupos principais, A e B, e quatro subgrupos. Apresenta grande semelhança com o VSR, com presença das glicoproteínas de superfícies G e F.

Epidemiologia

Apresenta maior circulação durante os meses de inverno e início de primavera, porém regiões subtropicais podem apresentar picos durante a primavera e o início do verão.

Estudos de soroprevalência indicam que praticamente todas as crianças são infectadas até 5 a 10 anos de idade.[3]

A transmissão ocorre por contato, o período de incubação dura em geral 4 a 6 dias, e a excreção viral pode durar até 3 semanas.

Causa IRA em todas as faixa etárias, sendo mais frequente em lactentes e idosos. É responsável por 5 a 10% das hospitalizações por IRA em crianças pequenas e é detectado em 15 a 18% das amostras clínicas respiratórias.[3]

Manifestações clínicas

O metapneumovírus pode causar como quadro clínico bronquiolite, pneumonia, sibilância e ativação de crises asmáticas, mimetizando os quadros provocados por VSR.

Diagnóstico

O diagnóstico laboratorial é por cultura de células, detecção antigênica por imunofluorescência e métodos moleculares por PCR em amostra de secreção respiratória. O diagnóstico sorológico é possível, porém pouco útil na prática clínica.

Tratamento

O tratamento é sintomático e de suporte. O uso de antivirais, como ribavirina e imunoglobulina humana intravenosa, apresentou benefícios *in vitro*.

PARAINFLUENZA

O vírus parainfluenza (PIV) é um importante agente causador de IRA em crianças com idade até 5 anos, sendo o principal causador de laringotraqueobronquite ou crupe.

Características

Pertence à família *Paramyxoviridae*, gênero *Paramyxovirus*, com 4 tipos, sendo que os tipos 1, 2 e 3 são os de maior relevância clínica. É um vírus RNA fita simples, envelopado, simetria helicoidal, diâmetro 150 a 300 nm. Apresenta duas proteínas de superfície: HN (atividade de hemaglutinação e neuroaminidase) e F (fusão).

Estudos demonstram que o PIV causa em crianças pré-escolares 65% de crupe, 20 a 40% de ITRI e 20% de ITRS.

Epidemiologia

Parainfluenza 1 e 2 geralmente circulam mais durante o outono, causando epidemias bianuais em crianças entre 2 e 5 anos de idade, sendo o PIV-1 mais prevalente. O parainfluenza 3 infecta crianças menores, com 50 a 67% das crianças abaixo de 1 ano de idade. É endêmico ao longo do ano, com maior circulação na primavera.[4]

A transmissão ocorre por contato, com inoculação do vírus na mucosa nasal e ocular. O período de incubação varia de 5 a 7 dias, e a excreção viral ocorre em média durante 7 dias, podendo atingir até 4 semanas, principalmente no tipo 3.

Manifestações clínicas

O quadro clínico mais frequente é a laringotraqueobronquite, porém também causa bronquiolite, pneumonia e infecção no trato respiratório superior.

Diagnóstico

O diagnóstico laboratorial é realizado por meio de cultura de células, detecção antigênica por imunofluorescência e PCR em amostra de secreção respiratória.

Tratamento

O tratamento é sintomático e de suporte. O uso de ribavirina demonstrou pouca eficácia em estudos clínicos.

INFLUENZA

O vírus influenza pode causar doença em todas as faixas etárias, sendo que idosos e crianças abaixo de 2 anos de idade apresentam os maiores riscos de complicações.

Características

O influenza pertence à família *Orthomyxoviridae*, com simetria helicoidal, RNA segmentado, envelopado e diâmetro entre 80 e 120 nm. Apresenta três tipos: A, B e C, sendo que o influenza A possui subtipos que são classificados de acordo com as duas principais proteínas de superfície, a hemaglutinina (HA) e neuroaminidase (NA). Em seres humanos, são mais frequentemente isolados os subtipos com HA H1, H2 e H3 e com NA N1 e N2, porém outros subtipos são descritos em outras espécies animais. As cepas de influenza são nomeadas de acordo com tipo, local de isolamento, número da cepa, ano de isolamento e subtipo, como A/Beijing/32/92/ (H3N2). Expressa na superfície algumas glicoproteínas importantes, como a hemaglutinina, que é responsável pela adsorção e penetração do vírus; a neuroaminidase, que atua na liberação viral e na disseminação para o trato respiratório; e M2, presente apenas no influenza A, que regula a montagem viral.

Epidemiologia

O vírus influenza apresenta distribuição mundial, sendo que as principais cepas circulantes são os subtipos de influenza A H1N1 e H3N2 e influenza B. Apresenta maior circulação durante os meses de inverno em climas temperados, causando surtos epidêmicos anuais. Alterações antigênicas menores do tipo *drift* com mutações pontuais no segmento genético que codifica HA e NA causam variações antigênicas responsáveis por surtos epidêmicos sazonais que garantem a circulação viral ao longo das décadas. Já mutações antigênicas maiores do tipo *shift* com aquisição de novos segmentos genéticos, inclusive de outras espécies animais, ocorrem mais raramente e estão associadas às pandemias em populações totalmente suscetíveis.

Uma vez iniciada a estação de influenza, a circulação viral geralmente ocorre durante 8 semanas. A transmissão é respiratória e ocorre de pessoa para pessoa por meio de tosse ou espirros, mas também por fômites em superfícies contaminadas. O período de incubação é em média de 2 dias, e a transmissão inicia-se 24 horas antes do início dos sintomas, com máxima excreção viral nos 3 primeiros dias da doença, podendo permanecer por até 3 semanas. Em geral, os surtos comunitários atingem primeiro crianças em idade escolar, disseminando-se para adultos e outros membros da família. Aproximadamente 1% das crianças com influenza são hospitalizadas, sendo que 80% delas possuem menos que 5 anos de idade. Entre as crianças internadas com vírus influenza confirmado, até 15% necessitam de terapia intensiva com 3% em ventilação mecânica. A mortalidade em crianças internadas com influenza é, em média, de 0,6%.[5]

Manifestações clínicas

A manifestação clínica principal é febre de início súbito com calafrios, tosse não produtiva, cefaleia, adinamia e mialgia difusa, caracterizando quadro gripal típico. Outros sintomas, como congestão e obstrução nasal, coriza, odinofagia, dor abdominal, náuseas e vômitos, diarreia e conjuntivite estão relacionados com influenza. Lactentes não costumam apresentar sintomas típicos de gripe. Nessa faixa etária, os sintomas são inespecíficos do trato respiratório superior ou apresenta-se como febre sem sinais de localização, sendo diagnóstico diferencial de bacteremia oculta. Otite média, pneumonia, bronquiolite e crupe podem ser manifestações do vírus influenza nos lactentes.

Os sintomas de gripe duram em média de 3 a 7 dias. Outras manifestações clínicas associadas ao influenza são encefalopatia, mielite transversa, miosite, miocardite, pericardite e síndrome de Reye. As principais complicações são infecções bacterianas secundárias, em especial por *Streptococcus pneumoniae* e *Staphylococcus aureus*.

A imunidade gerada pela infecção é subtipo específica e duradoura.

Diagnóstico

O diagnóstico do influenza pode ser realizado por isolamento do vírus em secreção respiratória por cultura de células, detecção antigênica por meio de ensaios enzimáticos e imunofluorescência, métodos moleculares com PCR e sorologias. Testes rápidos comerciais com detecção de neuroaminidase em secreção respiratória permitem um diagnóstico simples e rápido com possibilidade de intervenção terapêutica nos casos positivos.

Tratamento

O tratamento do vírus influenza é realizado com medicação sintomática e antivirais específicos. Estão disponíveis atualmente os inibidores da neuroaminidase (NA), oseltamivir e zanamivir, e os inibidores da M2 (adamantanes), amantadina e rimantadina. Os inibidores da neuroaminidase são preferidos por causa da alta resistência dos adamantanes, com até 80% de resistência durante a terapia antiviral.

O oseltamivir está aprovado para crianças a partir de 12 meses de idade. Existem apresentações em cápsula de 75 mg e solução oral de 60 mg/5 mL. A dose recomendada é de 4 mg/kg/dia divididos em duas tomadas, por 5 dias. O início do tratamento deve ocorrer o quanto antes, de preferência nas primeiras 48 horas do início dos sintomas, uma vez que a inibição da neuroaminidase impede a dispersão do vírus no trato respiratório, com redução dos sintomas e possíveis complicações. Profilaxia pós-exposição com oseltamivir, quando iniciada até 48 horas a partir do diagnóstico do caso índice, apresenta eficácia em torno de 70%. Utilizam-se 2 mg/kg/dia em única tomada durante 7 dias.

A AAP recomenda o uso de drogas antivirais para o tratamento de crianças de alto risco (crianças com menos de 2 anos, doença pulmonar ou cardíaca preexistente, imunodeficientes, hemoglobinopatias, renal crônico, diabete melito e outros distúrbios metabólicos crônicos, doenças neuromusculares e uso crônico de aspirina) e crianças saudáveis com sintomas moderados ou graves.

A profilaxia está indicada para crianças de alto risco durante as 2 semanas após a vacinação de influenza, ou quando esta é contraindicada, e para contatos domiciliares de caso confirmado.

Prevenção

A prevenção pode ser realizada por meio de vacinas. Existem dois tipos de vacinas atualmente licenciadas, uma vacina trivalente inativada e uma vacina intranasal com vírus vivo atenuado, que ainda não está disponível no Brasil. A vacina inativada é constituída por dois subtipos de influenza A (H1N1 e H3N2) e um tipo B, que são atualizados anualmente de acordo com estudos de vigilância das cepas circulantes. Está aprovada para crianças com mais de 6 meses, com doses anuais. Crianças de até 9 anos de idade devem receber duas doses da vacina com intervalo de 4 semanas entre as doses na primeira vacinação. A soroconversão ocorre em 70 a 100% das crianças, com eficácia em torno de 65 a 70%. Os efeitos colaterais mais frequentes são reações locais e febre, bem tolerados.

A Sociedade Brasileira de Pediatria (SBP) recomenda a vacinação contra influenza para todas as crianças entre 6 e 24 meses e crianças de alto risco de qualquer idade. O Ministério da Saúde fornece a vacina gratuitamente para os grupos de alto risco.

RINOVÍRUS

Os rinovírus são os principais agentes envolvidos na etiologia do resfriado comum. São responsáveis por 30 a 50% das identificações virais nos casos de IRA.[2]

Características

Pertencem à família *Picornaviridae*, gênero *Rhinovirus*, compondo mais de 100 sorotipos. São vírus RNA fita simples, não envelopados, icosaédricos e pequenos, com diâmetro entre 25 e 30 nm.

Epidemiologia

A incidência nos Estados Unidos é em média de 0,75 infecção/pessoa/ano em adultos e 1,2 infecção/pessoa/ano em crianças. Estudos com identificação de vírus respiratórios em crianças com sintomas do trato respiratório superior e inferior, hospitalizadas ou não, têm encontrado uma prevalência de rinovírus em torno de 45%, sendo o vírus respiratório mais encontrado. Seu papel na ITRI tem sido tema de grande discussão e pesquisa.

A transmissão é por contato com inoculação viral na mucosa nasal ou ocular. Nos doentes, a contaminação da pele e ambiente é importante, sendo que 39% apresentam vírus isolados nas mãos e 6% dos objetos domiciliares estavam contaminados com rinovírus.[2] O uso de solução iodada 2% na higiene das mãos de mães com crianças com rinovírus tornou taxa de transmissão 67% menor.

O maior período de circulação viral ocorre durante os meses de outono e inverno, porém pode ser isolado ao longo de todo o ano.

O período de incubação é rápido, em torno de 8 a 18 horas. A maior excreção viral ocorre entre o 2º e 3º dia, quando os sintomas são mais exuberantes, podendo perdurar por até 3 semanas.

Manifestações clínicas

A replicação viral ocorre nas células epiteliais ciliadas e não ciliadas do nariz e nasofaringe, ativando mediadores inflamatórios que serão responsáveis pelos sintomas clínicos.

O quadro clínico habitual é congestão das vias aéreas superiores por dilatação vascular com transudação e produção de muco, causando obstrução nasal, rinorreia, dor de garganta e sensação de plenitude na tuba auditiva. Ocorrem a ativação do reflexo de tosse e espirros e a liberação de interleucinas, em especial 1 e 6, com presença de febre, mialgia, adinamia e cefaleia. Os sintomas duram em média 7 dias, e as complicações mais frequentes são infecções bacterianas secundárias, principalmente otite média aguda e rinossinusite, pela disfunção da drenagem dos seios paranasais produzida pelos rinovírus.

É frequente a associação de rinovírus no desencadeamento de episódios de broncoespasmo. Rinovírus foi detectado em até 60% de crianças asmáticas com quadro agudo de sibilância. Lactentes com quadro de bronquiolite podem apresentar rinovírus como agente etiológico em associação com VSR ou isoladamente em até 18% dos casos.

Diagnóstico

O diagnóstico laboratorial pode ser feito por meio de coleta de material de secreção respiratória e isolamento viral em cultura de células. Métodos de detecção antigênica e sorológicos são limitados pelo grande número de sorotipos existentes. Os métodos moleculares por meio de PCR são precisos e mais sensíveis que a cultura celular, sendo o método de eleição para diagnóstico.

Tratamento

O tratamento é sintomático com fluidificação de vias aéreas e uso de anti-histamínicos e anti-inflamatórios não hormonais quando indicados. Drogas antivirais inespecíficas, como interferon e pleconaril de uso tópico nasal, têm sido estudadas, porém ainda sem resultados satisfatórios.

CORONAVÍRUS

Os coronavírus são responsáveis por infecções do trato respiratório superior e mais recentemente foram associados à síndrome respiratória aguda grave (SARS), no período entre 2002 e 2003.

Características

Pertencem à família *Coronaviridae*, gênero *Coronavirus*. Apresenta como hospedeiros humanos e animais. São vírus RNA fita simples, envelopados, nucleocapsídeo helicoidal, com diâmetro de 100 a 150 nm. As cepas de importância humana são, até o momento, OC43 e 229E; além das mais recentes, descritas a partir de 2003: NL63, HKU1 e SARS.

Epidemiologia

Estima-se que os coronavírus são responsáveis por em média 15% dos resfriados em adultos, sendo agentes de 35% das infecções respiratórias durante os períodos de maior circulação viral. Estudos em crianças com menos de 1 ano de idade com IRA demonstraram prevalência entre 5,5 e 18%, sendo que as cepas mais envolvidas são OC43 e NL63.

Em climas temperados, as infecções por coronavírus ocorrem mais nos meses de inverno e primavera. A transmissão é por contato. O período de incubação é em média de 2 dias, com pico dos sintomas entre 3 e 4 dias. A excreção viral pode durar até 3 semanas.

Manifestações clínicas

As manifestações clínicas provocadas pelos coronavírus são principalmente de vias aéreas superiores, como resfriados comuns. Bronquiolite, pneumonia e exacerbação de broncoespasmo são descritos. Quadros gastrointestinais associados ou não a sintomas respiratórios podem ocorrer.

Diagnóstico

O diagnóstico dos coronavírus ocorre por meio da identificação viral em material de secreção respiratória por métodos moleculares com PCR ou detecção antigênica por Elisa ou imunofluorescência. A cultura de células é pouco sensível pela dificuldade de crescimento dos coronavírus.

Tratamento

O tratamento é de suporte e sintomático.

ADENOVÍRUS

Os adenovírus são responsáveis por 5 a 8% das infecções respiratórias em crianças.[2]

Características

São da família *Adenoviridae*, gênero *Mastadenovirus*. Apresentam 6 subgrupos: de A a F, com 51 sorotipos distintos. São vírus DNA dupla fita, não envelopados, icosaédricos, com diâmetro variando entre 65 e 80 nm.

Epidemiologia

São causadores de doença respiratória, gastrointestinal e conjuntivites, sendo que os respiratórios são os tipos mais frequentes: 1, 2, 3, 5 e 7; gastrointestinais: 40 e 41; e oculares: 8, 19 e 37.

A faixa etária mais acometida é a de crianças até 5 anos de idade e estima-se que até o primeiro ano de vida 33% das crianças já foram infectadas com pelo menos um sorotipo e metade das crianças em idade pré-escolar apresenta anticorpos contra os subtipos entéricos.[2]

Os adenovírus são transmitidos pelas vias respiratória e fecal-oral, por contato, fômites e água contaminada. O período de incubação é longo, variando de 2 a 15 dias, com média de 10 dias. A replicação viral ocorre geralmente nos tratos respiratório e gastrointestinal, e o vírus pode ser excretado nas secreções respiratórias por 5 a 10 dias e nas fezes por semanas ou meses. É descrita a latência nos tecidos linfoides.

Surtos de sorotipos respiratórios são mais comuns no inverno e na primavera. Gastroenterites por adenovírus ocorrem durante todo o ano. Ceratoconjuntivites e febre faringoconjuntival têm associação com água de piscina contaminada e ocorrem mais no verão.

Uma vez que a via de transmissão é ampla e a excreção é longa, o adenovírus é causador de surtos em unidades fechadas (creches, quartéis) e hospitais. O isolamento respiratório e de contato do paciente internado com adenovírus tem grande importância na prevenção de surtos nosocomiais, em especial em unidades de terapia intensiva e neonatal, nas quais as infecções podem ser mais graves e letais.

Manifestações clínicas

O adenovírus ativa a cascata inflamatória, com produção de citocinas e mediadores inflamatórios, entre eles TNF-alfa, IL6 e IL8, com grande lesão celular.

As manifestações clínicas principais em crianças com menos de 5 anos são infecções do trato respiratório superior com febre. O sintomas mais frequentes são tonsilite, otite, laringite, pneumonia, bronquiolite e febre sem sinais de localização. A febre na infecção por adenovírus é alta e prolongada, com duração em média 5 a 7 dias. O quadro por adenovírus muitas vezes mimetiza quadros bacterianos, com comprometimento do estado geral, alteração laboratorial com leucocitose (> 15.000 células), aumento de provas de atividade inflamatória, como VHS e proteína C reativa, e quadros disseminados, com sepse e óbito.

As pneumonias causadas por adenovírus correspondem a 10 a 20% das pneumonias na infância e podem se disseminar com taxa de letalidade de até 30%. Os achados radiológicos variam desde quadros intersticiais não alveolares a consolidações e derrame pleural. Os sorotipos 3, 7 e 21 estão mais frequentemente associados e podem deixar lesão pulmonar permanente com bronquiectasias e quadros de bronquiolite obliterante.

A tonsilite por adenovírus corresponde por até 20% das tonsilites agudas em crianças. Geralmente, ocorre em crianças com menos de 3 anos de idade e são difíceis de distinguir das tonsilites estreptocócicas.

Ceratoconjuntivite e febre faringoconjuntival são mais causadas pelos sorotipos 3 e 7 nas crianças. Comumente, são quadros unilaterais ou assimétricos, com hiperemia conjuntival, fotofobia, dor e lacrimejamento. Podem durar entre 1 e 2 semanas, sendo descritas as complicações com pseudomembranas e opacificação corneal.

Quadros diarreicos por adenovírus são mais comuns em crianças com menos de 2 anos de idade. Em geral, duram de 3 a 10 dias, com produção de fezes aquosas com muco em até 57% dos casos. Não é frequente a presença de sangue. Febre e vômitos são sintomas associados.

Diagnóstico

O diagnóstico laboratorial pode ser realizado por meio de detecção viral em amostras respiratórias, secreção ocular, fezes e sangue. Cultura de células, detecção antigênica, PCR e sorologias podem ser realizadas para o diagnóstico.

Tratamento

O tratamento é sintomático e de suporte clínico, necessitando de internação hospitalar em quadros graves ou em pacientes imunocomprometidos. O tratamento com drogas antivirais inespecíficas, como ribavirina, ganciclovir e cidofovir, apresenta eficácia *in vitro*, porém com pouca evidência clínica até o momento.

BOCAVÍRUS HUMANO

Com o advento de técnicas moleculares, novos vírus respiratórios têm sido identificados, como o BoVh, descrito em 2005 por Allander et al.

Características

É um vírus da família *Parvoviridae*, gênero *Bocavirus*. Apresenta DNA fita simples, não é envelopado e tem simetria icosaédrica.

Epidemiologia

Apresenta incidência variável em crianças com quadro respiratório agudo entre 3 e 19%. Geralmente, é detectado em crianças com menos de 2 anos de idade e está associado a quadros respiratórios agudos do trato respiratório superior e inferior e quadros gastrointestinais. Apresenta distribuição mundial, com sazonalidade ainda não bem definida, sendo descritos picos de circulação nos meses de inverno e início da primavera.

É frequente a associação do BoVh com outros vírus respiratórios na forma de coinfecção, variando de 35 a 83%.[4]

Manifestações clínicas

O BoVh está relacionado com quadros respiratórios agudos, em especial do trato respiratório inferior em síndromes clínicas, como bronquiolites, ativação de broncoespasmo e pneumonias. Podem causar quadros diarreicos associados.

Diagnóstico

Atualmente, o único método diagnóstico disponível é por PCR. Novos métodos, entre eles detecção antigênica e sorológicos, estão em desenvolvimento.

Tratamento

O tratamento é sintomático e de suporte, e novos estudos são necessários para melhor elucidação desse novo agente de infecção respiratória aguda.

Coinfecção viral

A coinfecção viral é frequente e tem sido cada vez mais descrita com o desenvolvimento de técnicas diagnósticas moleculares com possibilidade de PCR multiplex com detecção de múltiplos agentes por reação.

Estudos relatam presença de dois vírus distintos em 21% das amostras, 3 vírus em 5% e 4 vírus em 2%.[4] Os agentes mais envolvidos nas coinfecções são rinovírus, coronavírus e BoVh.

Métodos moleculares quantitativos do tipo RT-PCR tentam diferenciar o vírus predominante, mas ainda pouco se sabe sobre o grau de participação de cada vírus nas coinfecções.

Alguns autores descrevem coinfecção viral como fator de risco para gravidade nos quadros de ITRI em lactentes, em especial bronquiolite, porém novos estudos são necessários para estabelecer essa relação.

CONSIDERAÇÕES FINAIS

Com a disponibilidade de métodos diagnósticos com menor custo e maior praticidade, o diagnóstico etiológico das infecções virais respiratórias tem se tornado uma realidade em muitos serviços de saúde no Brasil e no mundo. A caracterização das síndromes clínicas relacionadas com agentes específicos e os avanços nos estudos de fisiopatologia viral permitirão a elaboração de tratamentos específicos e terapias preventivas com vacinas e anticorpos monoclonais, reduzindo a morbidade e a mortalidade provocadas por esses agentes.

REFERÊNCIAS BIBLIOGRÁFICAS

1. Mejías A, Chávez-Bueno S, Jafri HS, Ramilo O. Respiratory syncytial virus infections: old challenges and new opportunities. Pediatr Infect Dis J 2005; 24:S189-197.
2. Richman DD, Whitley RJ, Hayden RG (eds.). Clinical virology New York-London: Churchill Livingstone, 2003.
3. Hamelin ME, Boivin C. Human metapneumovirus: a ubiquitous and long standing respiratory pathogen. Pediatr Infect Dis J 2005; 24:S203-S207.
4. Christensen A, Nordbø SA, Krokstad S, Rognlien AG, Døllner H. Human bocavirus commonly envolved in multiple viral airway infections. J Clin Virology 2008; 41:34-7.
5. Ampofo K, Gesteland PH, Bender J, Mills M, Daly J, Samore M et al. Epidemiology, complications and cost of hospitalization in children with laboratory confirmed influenza infection. Pediatrics 2006; 118(6):2409-17.

51 Meningite Bacteriana Comunitária

Orlando Cesar Mantese
Aglai Arantes
Eitan Naaman Berezin
Marco Aurélio Palazzi Sáfadi

CONCEITO

Meningite é a inflamação das membranas (meninges) que revestem o cérebro e a medula espinal. A inflamação acomete principlamente o espaço entre a aracnoide (membrana intermediária) e a pia-máter (interna), denominado espaço liquórico; mas estende-se também à superfície do cérebro, o que caracteriza, na maioria das vezes, uma meningoencefalite.[1,2]

ETIOLOGIA

A meningite pode ser causada por agentes infecciosos (vírus, bactérias, fungos) e não infecciosos (colagenoses, leucoses, drogas, agentes físicos, traumatismos). Para a saúde pública, os principais agentes são os infecciosos, particularmente os vírus e as bactérias; para o objetivo deste texto, são consideradas as bactérias que mais frequentemente causam meningite aguda em crianças (Tabelas 1 a 4).[2]

TABELA 1 *STREPTOCOCCUS PNEUMONIAE* (PNEUMOCOCO)
Diplococo Gram-positivo facultativo
Polissacarídeo capsular: 92 sorotipos em 46 sorogrupos (1 a 48, exceto 26 e 30)
Sem reatividade imunológica cruzada entre os sorogrupos
Alguma reatividade cruzada dentro de alguns sorogrupos, com alguma proteção clínica (6A/B)
Variação geográfica e temporal
Pequeno número de sorogrupos (10) responsável pela maioria das doenças (62%)

Fonte: American Academy of Pediatrics, 2009;[3] Mantese, Paula, 2007.[4]

Park IH, Pritchard DG, Cartee R, Brandão A, Brandileone MCC, Nahm MH. Discovery of a new capsular serotype (6C) within serogroup 6 of Streptococcus pneumonia. J Clin Microbiol. 2007;45(4):1225-1233.

Jin P, Kong F, Xiao M, Oftadeh S, Zhou F, Liu C et al. First report of putative Streptococcus pneumoniae serotype 6D among nasopharyngeal isolates from Fijian children. JID 2009;200:1375-1380.

TABELA 2 *NEISSERIA MENINGITIDIS* (MENINGOCOCO)
Diplococo Gram-negativo aeróbico
Polissacarídeo capsular: 13 sorogrupos (A, B, C, D, H, I, K, L, W135, X, Y, Z, 29-E)
Proteína da membrana externa: sorotipos (> 20), subtipos (≥10) e imunotipos (> 11)
Grande mutabilidade genética (intercâmbio de fatores de virulência e mudança espontânea de sorogrupo)

Fonte: American Academy of Pediatrics, 2009;[5] Farhat, Marques, 2007;[6] Sáfadi, Cintra, 2010.[7]

TABELA 3 *HAEMOPHILUS INFLUENZAE* (HI)
Cocobacilo Gram-negativo pleomórfico
Polissacarídeo capsular: 6 sorotipos (de a a f)
Cepas não encapsuladas, pleomórficas e não tipáveis
Sorotipo capsular b responsável pela maioria das doenças na era pré-vacinal (45 a 62%). Atualmente, acomete 5 a 10% dos casos
Substituição por outros sorotipos que causam MBA (sorotipo a)

Fonte: American Academy of Pediatrics, 2009;[8] Martins, 2007;[9] Brouwer, Tunkel, van de Beek, 2010.[10]

TABELA 4 BACTÉRIAS MAIS COMUMENTE ISOLADAS DE PACIENTES COM MBA, SEGUNDO A IDADE

Idade	Bactérias
0 a 8 a 12 semanas	BGN (*E. coli*, *Klebsiella* sp, *Proteus* sp, *Salmonella* sp, *Flavobacterium meningosepticum*, *Serratia* sp, *Enterobacter* sp, *Pseudomonas aeruginosa*), *Streptococcus agalactiae*, *Listeria monocytogenes*
2 a 3 meses a 5 anos	*Neisseria meningitidis* (meningococo), *Streptococcus pneumoniae* (pneumococo), *Haemophilus influenzae* b
Acima de 5 anos	*Neisseria meningitidis* (meningococo), *Streptococcus pneumoniae* (pneumococo)

BGN: bacilo Gram-negativo; MBA: meningite bacteriana aguda.

Fonte: Sáfadi, Farhat, 2007.[2]

EPIDEMIOLOGIA

Cerca da metade dos casos de meningite notificados no Brasil é de etiologia indefinida, provavelmente viral.[11] Do restante, os agentes mais comumente isolados são o meningococo e o pneumococo. A notificação de casos de meningite por *Haemophilus influenzae* b (Hib) tem diminuído acentuadamente desde o ano 2000, em decorrência da inclusão da vacinação contra este agente, no Calendário Nacional de Imunização, em 1999.[11] A expectativa é de que ocorra o mesmo impacto com a doença invasiva por meningococo e por pneumococo, pela introdução das respectivas vacinas conjugadas no Calendário Nacional de Imunização, em 2010.[10,12]

No Brasil, o Projeto Sireva II, em levantamento de representação nacional, captou no período de 2000 a 2010, 1.128 cepas de Hi (575 [51%] cepas do sorogrupo b), dentre as quais 751 (66,6%) eram provenientes de pacientes com meningite; captou, também, no mesmo período, 7.753 cepas de meningococo cuja distribuição de sorogrupos era a seguinte: 58% do sorogrupo C; 32,7% do B; 7% do W135; 2,2% do Y e 0,07% do sorogrupo 29E. Em 73,2% (5.679) das ocasiões, as cepas foram obtidas de paciente com meningite. O sorogrupo B era predominante até 2005, quando começou a ser superado pelo sorogrupo C que, em 2009, foi responsável por 75% dos casos notificados.[12] Das 4.128 cepas de pneumococo captadas durante o período de 2006 a 2010, 68,9% (2.843 cepas) foram isoladas de pacientes com meningite. Os sorotipos predominantes foram o St 14 (17,6%), 6B/D (8,6%), 23F (7,3%), 19F (6,9%), 3 (6,2%), 6A/C (5,7%), 18C (5%), 4 (2,9%), 19A (2,8%), 7F (2,4%), 9V (2,4%), 5 (1,2%) e St 1 (0,7%).[13-18]

A doença acomete principalmente as crianças abaixo de 5 anos de idade, em especial aquelas menores de 2 anos. Possui caráter sazonal, com predomínio nos meses mais frios do ano, e, no caso do meningococo, pode ocorrer em surtos com intervalos irregulares de anos.[3,5-8]

Nos 2 primeiros meses de vida, as bactérias que causam meningite refletem a microbiota materna e o meio em que vivem os recém-nascidos e lactentes jovens. São adquiridas no canal de parto ou em contato respiratório íntimo no domicílio[10] (Tabela 4).

Com o meningococo, pneumococo e Hib, a transmissão ocorre de pessoa a pessoa, pelas vias respiratórias, por gotículas e secreções do nariz e garganta, favorecida pelo clima frio e seco, ambientes apinhados e presença de poluição. O ser humano é o único reservatório natural e, na maioria das vezes, há colonização assintomática em trato respiratório superior (nasofaringe, em geral), o que caracteriza o estado de portador. Entretanto, na dependência de fatores ligados ao agente (virulência, inóculo) e ao hospedeiro (estado imune, concomitância de infecção respiratória viral), a bactéria pode romper a barreira da mucosa respiratória (deixando o estado de portador), invadir e multiplicar-se na corrente sanguínea (bacteremia), e alojar-se no espaço liquórico (causando meningite). Ocasionalmente, a bactéria pode atingir o liquor (líquido cefalorraquidiano – LCR) a partir de um foco infeccioso adjacente, como otite média, sinusite ou mastoidite crônica, celulite orbitária, osteomielite craniana ou vertebral, trauma perfurante ou malformação neuroectodérmica. Para esses 3 agentes, o período de incubação é de 2 a 10 dias, em geral, 3 a 4, e, o período de transmissibilidade é de 24 a 48 horas após o início da antibioticoterapia eficaz.[2,3-6,8,9] A prevalência de portadores assintomáticos é relatada em 1 a 5% para o Hi (indivíduos não vacinados), 5 a 15% para o meningococo (adolescentes e adultos jovens) e 40% para pneumococo (menores de 2 anos).[1]

A doença apresenta alta taxa de morbidade (até 30% dos sobreviventes de meningite pneumocócica evoluem com sequela neurológica grave) e de letalidade (mais de 50% dos pacientes com meningococcemia fulminante não sobrevivem). A meningite por Hib apresenta letalidade de 3 a 6%; por meningococo, de 8 a 15%; e de 10 a 30% por pneumococo.[1,2,19,20]

QUADRO CLÍNICO

Em geral, o quadro é agudo, intenso e rapidamente progressivo, mas dependente de fatores como idade e estado imune do hospedeiro (Tabela 5).[2,3-6,8-10,21]

TABELA 5 MANIFESTAÇÕES CLÍNICAS MAIS COMUNS EM CRIANÇAS COM MBA, SEGUNDO A IDADE

Idade	Manifestações clínicas
Recém-nascidos	Febre ou hipotermia, letargia e irritabilidade, anorexia, sucção débil, náusea e vômitos, cianose de extremidades, apneia, rigidez corporal com ou sem convulsão, abaulamento e tensão de fontanela
Lactente	Febre, anorexia, náusea, vômitos, gemência, apatia, irritabilidade, abaulamento e tensão de fontanela, convulsão
Pré-escolares e escolares	Febre alta e persistente, cefaleia intensa e contínua, vômitos em jato, fotofobia, rigidez de nuca e rebaixamento do nível de consciência. Sinais de irritação meníngea (Kernig, Brudzinski, Lasegue) e, eventualmente, sinais neurológicos focais (pares cranianos, convulsões) e generalizados (convulsões, coma). Choque hemodinâmico, exantema petequial/equimótico e coma são sinais de mau prognóstico

MBA: meningite bacteriana aguda.

Fonte: Sáfadi, Farhat, 2007.[2]

DIAGNÓSTICO

Considerando que a meningite bacteriana (MB) é potencialmente letal, com altas taxas de morbidade e que o tempo de evolução sem tratamento adequado é fator prognóstico, é importante estabelecer um elevado grau de suspeição e fundamentar o manuseio inicial em um exame clínico acurado.

Assim, é possível, mas muito pouco provável, que um escolar ou adolescente receba o diagnóstico de MB se estiverem ausentes, simultaneamente, as manifestações clássicas de febre, cefaleia e rigidez de nuca. De modo alternativo, o quadro clínico de meningite viral costuma ser menos intenso e acompanhado de bom estado geral. Dependendo do vírus, há associação com manifestações gastroentéricas (náuseas, vômitos, diarreia), respiratórias (coriza, tosse, dor de garganta), dermatológicas (exantemas) ou locomotoras (artralgia, mialgia). A meningite tuberculosa e fúngica apresentam caráter mais crônico, com instalação pouco sintomática e evolução insidiosa, refratárias aos tratamentos habituais.

O diagnóstico definitivo de meningite requer o exame do LCR para contagem do número absoluto e diferencial de células e dosagem de proteínas e glicose (Tabela 6). Para a pesquisa da etiologia, são importantes a realização, no LCR, de testes imunológicos (aglutinação do látex, contraimunoeletroforese), de bacterioscopia (pesquisa de bactérias, bacilo da tuberculose e fungos) e de cultura e antibiograma. O sangue representa também importante fonte de recuperação do agente, pois em um paciente com MB a identificação em hemocultura de uma bactéria patogênica constitui evidência aceitável da etiologia do processo, mesmo na ausência da recuperação simultânea no LCR. O rendimento da hemocultura é dependente do agente, com relatos de 50 a 90% para os casos de meningite por Hi, de 75% para pacientes com meningite pneumocócica e de 40% (crianças) e 60% (adultos) para os casos com meningite meningocócica.[10] O rendimento da cultura do LCR, em pacientes não tratados com antibióticos, é de 96% para meningite por Hi, 87% para pneumocócica e 80% para a meningocócica.[10] Do ponto de vista de vigilância epidemiológica, o diagnóstico de um caso de doença meningocócica invasiva com quadro clínico compatível pode ser considerado confirmado, quando apresenta cultura positiva de espécime normalmente estéril; provável, quando apresenta um teste imunológico ou reação da polimerase em cadeia positivo no sangue e/ou no LCR e a cultura é negativa; e suspeito, quando, além do quadro clínico compatível, há o resultado positivo no esfregaço do LCR, ou, então, diante de um quadro clínico de púrpura fulminante, mesmo com culturas, esfregaço e testes imunológicos negativos.[1,6] Em cerca de 10% das amostras de LCR obtidas de pacientes com suspeita de MB, a cultura é positiva e as alterações quimiocitológicas são praticamente ausentes; portanto, mesmo diante de um resultado normal do exame do LCR, a amostra deve ser encaminhada para cultura, se houver suspeita clínica da meningite.

TABELA 6 PADRÃO DO LCR EM TRÊS DIFERENTES ETIOLOGIAS DE MENINGITE			
LCR	**Bacteriana**	**Viral**	**Tbc/fúngica**
Aspecto, cor	Opaco, turvo ou purulento	Límpido ou opaco	Límpido ou opaco
Citometria (cel/mm^3)	Muito aumentada > 1.000	Pouco aumentada Até 1.000	Pouco aumentada Até 500
Citologia (%)	Predomínio PMN (> 80)	Predomínio LFM	Predomínio LFM
Glicose (mg%)	Diminuição acentuada (< 30)	Normal	Normal ou pouco baixa (30 a 45)
Proteína (mg%)	Muito aumentada (100 a 500)	Pouco aumentada (50 a 100)	Aumentada (> 100)

LCR: líquido cefalorraquidiano; LFM: leucócito linfomononuclear; PMN: leucócito polimorfonuclear; Tbc: tuberculose.

Fonte: Sáfadi, Farhat, 2007.[2]

O melhor valor preditivo das alterações liquóricas para o diagnóstico de MB em crianças, consiste nos achados de esfregaço (Gram) positivo, leucócitos acima de 1.000/mm^3, proteinorraquia acima de 0,8 g/L, leucograma periférico acima de 10.000/mm^3 e presença de convulsão no início do quadro.[10] Para adultos, o critério inclui a glicorraquia abaixo de 0,34 g/L, a relação da glicorraquia com a glicemia abaixo de 0,23, a proteinorraquia acima de 2,2 g/L e o número de leucócitos acima de 2.000/mm^3.[10] A repetição da punção e exame do LCR está indicada em pacientes submetidos a esquemas antibióticos alternativos por terem sido acometidos por agentes resistentes às drogas habituais (bacilos Gram-negativos em recém-nascidos, pneumococo resistente à penicilina [PRP]), em pacientes com resposta inadequada ao tratamento (ausência de regressão das principais manifestações clínicas) e pacientes nos quais há suspeita de complicação (aparecimento de novas manifestações infecciosas ou neurológicas).

Embora o aumento da pressão intracraniana possa resultar em herniação cerebral diante da punção liquórica lombar, a imensa maioria dos pacientes com meningite não apresenta complicações em decorrência do procedimento.

Portanto, parece razoável realizar a punção lombar para o diagnóstico de meningite sem a realização prévia de uma tomografia computadorizada do crânio, desde que o paciente não apresente convulsões recentes ou refratárias, sinais sugestivos de lesões que ocupam espaço (déficit neurológico focal, papiledema) ou alteração progressiva e acentuada do nível de consciência.[10,22]

Outros exames importantes para avaliação da repercussão da doença no organismo são o hemograma, provas inflamatórias inespecíficas (proteína C reativa, pró-calcitonina sérica), ionograma, glicemia, provas de função renal e, eventualmente, o coagulograma.

MANUSEIO

Orientação geral

Diante da suspeita de MB, o paciente deve procurar assistência médica imediatamente. Caso a suspeita seja corroborada pelo quadro clínico e, preferencialmente, confirmada pelo exame do LCR, o paciente deve ser internado para tratamento, monitoração da evolução e notificação à Secretaria Municipal de Saúde. A meningite é doença de notificação compulsória, de acordo com a Portaria 2.325/GM-08/12/2003.

É importante salientar que, caso a instituição de saúde não disponha de recursos para punção e exame do LCR ou para manuseio do paciente gravemente enfermo, é fundamental que, após avaliação clínica cuidadosa, o paciente seja estabilizado da melhor forma possível, que o tratamento empírico (primeira dose do antibiótico e da dexametasona) seja iniciado e que o paciente seja, então, adequadamente transportado. Essas medidas visam a prevenir a morte e a minimizar as complicações de uma doença na qual tempo de evolução sem tratamento é fator prognóstico.

As medidas de isolamento intra-hospitalar dependem do agente envolvido. Para meningococo e Hib são recomendadas as precauções universais (lavagem das mãos antes e após manuseio do paciente, uso de luvas e avental limpos não estéreis ao manusear sangue e secreções, uso de máscara e óculos durante procedimentos invasivos) e os cuidados com gotículas (quarto privativo ou compartilhado quando a etiologia for a mesma, uso de máscara quando a distância do paciente for menor que 1 metro); para o pneumococo, são indicadas apenas as precauções universais. O período de isolamento com cuidados com gotículas é de 24 horas após o início do tratamento eficaz e com precauções universais, durante toda a internação.[23]

Tratamento de suporte

As prioridades são:

- estabilização das condições respiratórias, hemodinâmicas e neurológicas com suporte básico ou avançado à vida. Para essas ações, há protocolos específicos, entre eles, o do American College of Critical Care Medicine, para a abordagem do choque séptico em crianças: a importância do diagnóstico precoce baseado no quadro clínico (febre ou hipotermia e manifestações de baixa perfusão visceral e tissular periférica) e a importância do manuseio adequado na primeira hora de atendimento (manutenção da via aérea, da oxigenação e da ventilação; restauração da circulação com infusão de líquidos orientada por objetivos terapêuticos específicos e, caso necessário, o emprego de catecolaminas). O atendimento na primeira hora é decisivo e deve ser iniciado na sala de emergência; mas o suporte hemodinâmico, com infusão de líquidos e drogas vasoativas, requer monitoração em ambiente apropriado, em geral uma unidade de terapia intensiva (UTI) pediátrica. Nesse momento, é importante definir a presença e o tipo do choque (frio ou quente, com pressão arterial normal ou baixa), pois a escolha da(s) droga(s) vasoativa(s) depende dessa definição;[24-26]
- anticonvulsivantes, para o controle rápido e efetivo das convulsões. A MB, em especial a pneumocócica, é uma doença grave, justificada em parte pelo acometimento neurológico inicial: déficits neurológicos focais em 40%, convulsões em 25% e depressão do nível de consciência em cerca de 20% dos pacientes. As sequelas neurológicas, como os déficits focais, a surdez, a epilepsia e o déficit cognitivo, são detectadas em até 50 a 60% dos sobreviventes.[10,19,20,27] Sugestão:
  - diazepam na crise aguda. Cuidado com depressão e parada respiratória. Posologia: 0,1 a 0,3 mg/kg/dose (máximo 10 mg), endovenosa (EV);

- ou midazolam: 0,15 mg/kg;
- difenil-hidantoína para crise aguda e prevenção das repetições. Posologia: 15 a 25 mg/kg, EV, lentamente (20 minutos); após 12 horas, 4 a 8 mg/kg/dia, EV – em esquema a cada 12 horas;
- fenobarbital para recém-nascidos: 20 mg/kg;

■ dexametasona. Até o momento, não há dados suficientes para a recomendação do corticoide em recém-nascidos e lactentes jovens, como adjuvante no tratamento da MB. Em pacientes maiores,.o assunto é controverso, ainda não definitivamente esclarecido.[28] Estudos de metanálise têm confirmado a diminuição da perda auditiva em crianças e da mortalidade em adultos, particularmente em casos de etiologia por Hi e por pneumococo e em países industrializados, em relação aos países em desenvolvimento.[10] Assim, a recomendação de especialistas e de suas entidades é de que nessas situações o seu emprego deve ser considerado e, caso a decisão seja pelo uso, a dexametasona deve ser iniciada imediatamente antes (até 30 minutos) ou concomitantemente com a primeira dose do antibiótico para crianças acima das 6 semanas de idade, com etiologia presumida (ou confirmada) por Hib, pneumococo ou meningococo. Posologia:
- crianças: 0,15 mg/kg/dose, EV, a cada 6 horas, por 2 dias; ou 0,4 mg/kg/dose, EV, a cada 12 horas, por 2 dias;
- adultos: 0,15 mg/kg/dose (máximo de 10 mg), EV, a cada 6 horas, por 4 dias.[28]

Tratamento antibiótico

O tratamento empírico ideal para MB ainda não está estabelecido, mas deve variar segundo idade, imunização prévia, estado imune de base do paciente, avaliação laboratorial inicial e, finalmente, segundo a frequência local/regional de patógenos resistentes aos antimicrobianos disponíveis. A emergência de PRP tem induzido modificações no manuseio empírico inicial de crianças com MB, particularmente naquelas vacinadas contra o Hib.

Tratamento empírico inicial

Empírico quanto à etiologia e à sensibilidade aos antibióticos. Baseia-se nos dados epidemiológicos locais (quais são os agentes mais comumente recuperados na comunidade ou região, qual é o padrão de resistência às drogas), nos antecedentes (presença de imunodeficiência primária ou secundária, contato íntimo recente com caso-índice, tratamento recente com antibiótico, presença de trauma de crânio ou fístula liquórica), no exame físico (sinais de meningococcemia fulminante) e nos resultados liquóricos iniciais (Gram, aglutinação do látex) (Tabelas 7 e 8).

TABELA 7 TRATAMENTO ANTIMICROBIANO EMPÍRICO INICIAL DA MBA, SEGUNDO IDADE

Idade	0 a 3 meses	3 meses a 5 anos	> 5 anos
Agentes prováveis	BGN, S-beta-B, *Listeria*	Meningococo, pneumococo, Hib	Meningococo, pneumococo
Tratamento empírico proposto*	Ceftriaxona ou cefotaxima + ampicilina +/- oxacilina ou vancomicina	Ampicilina + cloranfenicol ou ceftriaxona	Penicilina G ou ampicilina ou ceftriaxona
Tratamento definitivo	Após resultado de cultura e antibiograma. Importante considerar evolução clínica e laboratorial.		

*Influenciado pelas condições epidemiológicas locais, como: perfil etiológico e de sensibilidade aos antimicrobianos. Projeto SIREVA II 2000-2010.

BGN: bacilo Gram-negativo; Hib: *Haemophilus influenzae* b; MBA: meningite bacteriana aguda; S-beta-B: estreptococo beta-hemolítico do grupo B (*S. agalactiae*).

Fonte: American Academy of Pediatrics, 2009;[29] Sáfadi, Farhat, 2007;[2] Tunkel et al., 2004;[22] Bamberger, 2010;[21] Brouwer, Tunkel, van de Beek, 2010.[10]

TABELA 8 TRATAMENTO ANTIMICROBIANO EMPÍRICO INICIAL DA MBA

Subgrupo	Antimicrobiano (posologia)	Bactéria(s) predominante(s)
Recém-nascidos, início precoce – 1ª semana de vida	Ampicilina[I] + gentamicina[II] ou cefotaxima[III]	*S. agalactiae, E. coli; L. monocytogenes*

(continua)

(continuação)

Subgrupo	Antimicrobiano (posologia)	Bactéria(s) predominante(s)
Recém-nascidos, início tardio – até 6ª semana de vida	Ampicilina[IV] + gentamicina[V] ou cefotaxima[VI]	*L. monocytogenes*, *S. agalactiae*; *E. coli*
Lactentes e pré-escolares	Ceftriaxona[VII] com ou sem vancomicina[VIII]	Pneumococo, meningococo
Adultos	Cef3[VIII] com ou sem vancomicina[IX]	Pneumococo, meningococo
Idosos	Cef3[VIII] ou cef4[X] com ampicilina[XI] e vancomicina[9]	Pneumococo, meningococo, *L. monocytogenes*
Imunocomprometidos	Cef3[VIII] ou cef4[X] com ampicilina[XI] e vancomicina[IX]	Pneumococo, meningococo, *L. monocytogenes*
MBA recorrente	Cef3[VII] + vancomicina[IX]	Pneumococo, meningococo, *H. influenzae*
MBA nosocomial	Cefepime[X] ou meropenem[XII] com vancomicina[IX] e/ou amicacina[XIII]	*S. aureus*, *S. epidermidis*, bacilo Gram-negativo
MBA e fratura de base de crânio	Cef3[VIII] + vancomicina[IX]	Pneumococo

MBA: meningite bacteriana aguda.
Posologias recomendadas para pacientes com metabolização e excreção normais.
[I] Ampicilina: 150 mg/kg/dia a cada 8 horas.
[II] Gentamicina: 5 mg/kg/dia a cada 12 horas.
[III] Cefotaxima: 100 a 150 mg/kg/dia a cada 8 a 12 horas
[IV] Ampicilina: 200 mg/kg/dia a cada 6 a 8 horas.
[V] Gentamicina: 7,5 mg/kg/dia a cada 8 horas.
[VI] Cefotaxima: 150 a 200 mg/kg/dia a cada 6 a 8 horas.
[VII] Ceftriaxona: 80 a 100 mg/kg/dia a cada 6 horas.
[VIII] Vancomicina: 60 mg/kg/dia a cada 6 horas.
[IX] Vancomicina: 30 a 60 mg/kg/dia a cada 8 a 12 horas.
[X] Cefepime: 6 g/dia a cada 8 horas.
[XI] Ampicilina: 12 g/dia a cada 4 a 6 horas.
[XII] Meropenem: 6 g/dia a cada 8 horas.
[XIII] Amicacina: 30 mg/kg/dia a cada 8 horas.
Observação: nos casos de meningite pneumocócica, a vancomicina deve ser acrescentada ao esquema terapêutico empírico inicial, associada a ceftriaxona ou cefotaxima, em populações com elevada taxa de resistência à cefalosporina (valores acima de 5%).

Fonte: Tunkel et al., 2004;[22] Brouwer MC, Tunkel AR, van de Beek, 2010.[10]

Alguns dados locais, regionais e nacionais, acerca da resistência do Hi, meningococo e pneumococo às drogas habituais podem ser citados. No Brasil, cepas de Hi produtoras de betalactamases (e resistentes à ampicilina) têm sido detectadas em estudos de vigilância laboratorial em cifras de 18%.

Entre 7.753 cepas de meningococo testadas pelo Projeto Sireva II durante o período de 2000 a 2010, foram detectadas 10,2% com resistência (restrita à intermediária, com concentração inibitória mínima [CIM] de 0,1 a 1 mcg/mL) à penicilina.

Das 8.932 cepas de pneumococo captadas pelo Projeto Sireva II, no período de 2000 a 2010, 63,2% (5.644 cepas) foram obtidas de pacientes com meningite.[13-18] Considerando as amostras testadas a partir de 2007, quando os resultados passaram a ser relatados de acordo com os novos critérios de sensibilidade *in vitro*, a taxa de resistência do pneumococo à penicilina foi de 32,1% (686/2.139).[15-18,30] Para a ceftriaxona, as taxas de resistência (segundo critério do NCCLS 2002)[31] são relatadas em 10,5% para pacientes de diferentes idades e diagnósticos (398 cepas resistentes dentre 3.806 testadas – Projeto Sireva II, no período de 2006 a 2010)[14-18] e em 12,3% para os casos de meningite, de diferentes faixas de idade (321 cepas resistentes entre 2.616 testadas – Projeto Sireva II, de 2006 a 2010).[14-18]

Tanto para a penicilina quanto para a ceftriaxona, é possível verificar que as taxas de resistência documentadas são variáveis, na dependência, entre outros fatores, da localidade, da dimensão da amostra, da época e do período de avaliação, da idade dos pacientes e da nosologia. Em geral, observa-se tendência do predomínio de resistência em crianças, em especial com meningite.

Na Tabela 7, são apresentadas sugestões para tratamento empírico da meningite segundo a faixa etária do paciente, que é um bom preditor do espectro etiológico. Assim, o esquema para meningite neonatal pode incluir ampicilina, gentamicina e cefotaxima, para a cobertura empírica de *S. agalactiae*, *E. coli*, *L. monocytogenes*. A suspeita de participação do estafilococo requer o acréscimo de oxacilina ou vancomicina. Para lactentes e crianças maiores, deve ser empregada a cefalosporina de terceira geração (ceftriaxona ou cefotaxima) associada à vancomicina nas populações que apresentam elevadas taxas de resistência à cefalosporina. Apesar da dificuldade de transferir conclusões de levantamentos epidemiológicos (p.ex., taxas de resistência) para assistência direta ao paciente (escolha do antibiótico empírico inicial), os especialistas recomendam a modificação do esquema quando a taxa de resistência do provável agente supera 1%[10,32] ou 5%[33,34] para a meningite. Assim, diante da elevada taxa de resistência *in vitro* da cefalosporina, é recomendável associar vancomicina, pelo menos até que o eventual resultado positivo da cultura permita direcionar o tratamento.

Tratamento específico (Tabelas 9 a 11)

A cefotaxima e a ceftriaxona continuam sendo excelentes opções para o tratamento empírico de MB em crianças, graças à atividade intrínseca contra os patógenos mais comuns, à estabilidade às betalactamases (cerca de 13 a 18% dos Hib recuperados de crianças com meningite no Brasil são produtores de betalactamase),[2,13-18,35,36] à elevada concentração liquórica alcançada com a posologia habitual e à experiência clínica acumulada.[33] Entretanto, cepas de pneumococos com CIM da cefalosporina ≥ a 1 mcg/mL podem não ser erradicadas do LCR com doses habituais de cefotaxima ou ceftriaxona.[36,39] É importante ressaltar que, mesmo sobre cepas altamente resistentes (CIM de 2 a 4 mcg/mL), observa-se um efeito sinérgico *in vitro,* com a associação da ceftriaxona (ou cefotaxima) com a vancomicina[33] (Tabelas 12 a 14).

TABELA 9 TRATAMENTO ANTIMICROBIANO ESPECÍFICO PARA MBA

Bactéria	Antimicrobiano
Meningococo	Penicilina G ou ampicilina (CIM < 0,1mcg/mL) ou ceftriaxona (CIM = 0,1 a 1 mcg/mL)
Hib	Ampicilina (S) ou cloranfenicol ou ceftriaxona (betalactamase +)
Enterobactéria	Ceftriaxona ou cefotaxima ou cefepima, com ou sem amicacina
P. aeruginosa	Cefepima ou meropenem com ou sem amicacina
S. aureus	Oxacilina (MSSA) ou vancomicina ou linezolida (MRSA)
S. epidermidis	Vancomicina ou linezolida

(continua)

(continuação)

Bactéria	Antimicrobiano
Enterococcus spp	Ampicilina com gentamicina (S) ou vancomicina com gentamicina (R à ampicilina) ou linezolida (R à ampicilina e vancomicina)
S. agalactiae	Penicilina G ou ampicilina com ou sem gentamicina ou ceftriaxona ou cefotaxima
L. monocytogenes	Ampicilina com ou sem gentamicina ou meropenem

Hib: *Haemophilus influenzae* b; MBA: meningite bacteriana aguda; MRSA: *S. aureus* multirresistente; MSSA: *S. aureus* multissensível; S: sensível; R: resistente.

Esquema para o pneumococo na Tabela 11.

Fonte: American Academy of Pediatrics, 2009;[3] American Academy of Pediatrics, 2009;[5] American Academy of Pediatrics, 2009;[8] Farhat, Marques, 2007;[6] Martins, 2007.[9]

TABELA 10 TRATAMENTO ANTIMICROBIANO ESPECÍFICO PARA MBA

Agente	Esquema-padrão	Esquema alternativo
H. influenzae: betalactamase Negativo Positivo Negativo e R a ampicilina	 Ampicilina Cef3 Cef3 + meropenem	 Cef3, Cef4, cloranfenicol Cef4, cloranfenicol, FQ Cef3+FQ
N. meningitidis: CIM Pen < 0,1 mcg/mL 0,1 a 1 mcg/mL	 Penicilina G ou ampicilina Cef3	 Cef3, cloranfenicol Cloranfenicol, FQ, meropenem
L. monocytogenes	Ampicilina ou penicilina G*	Cotrimoxazol
S. agalactiae	Ampicilina ou penicilina G*	Cef3
S. pyogenes	Penicilina	Cef3
S. aureus: oxacilina Sensível Resistente	 Oxacilina Vancomicina	 Vancomicina, meropenem, linezolida, daptomicina Cotrimoxazol, linezolida, daptomicina
S. epidermidis	Vancomicina	Linezolida

Cef3: cefotaxima ou ceftriaxona; Cef4: cefepima; MBA: meningite bacteriana aguda.

*Associação com aminoglicosídeo é possível. Esquema para o pneumococo na Tabela 11.

Fonte: Brouwer MC, Tunkel AR, van de Beek, 2010.[10]

TABELA 11 TRATAMENTO ESPECÍFICO DA MENINGITE PNEUMOCÓCICA, SEGUNDO A SENSIBILIDADE AOS ANTIBIÓTICOS

CIM da penicilina (mcg/mL)	CIM da ceftriaxona/ cefotaxima (mcg/mL)	Antibiótico recomendado
< ou = 0,06 (S)	< ou = 0,5 (S)	Penicilina ou ampicilina ou ceftriaxona[I]
> ou = 0,1 (R)	< ou = 0,5 (S) > ou = 1 (R) > ou = 2 (R)	Ceftriaxona[II] ou cefotaxima[III] Ceftriaxona[II] ou cefotaxima[IV] e vancomicina[VI] Ceftriaxona[II] ou cefotaxima[IV] ou cefepima[V] e vancomicina[VI] e rifampicina meropenem[VII] + moxifloxacin

CIM: concentração inibitória mínima; S: sensível; R: resistente.
[I]Ceftriaxona: 100 mg/kg/dia, via endovenosa (EV), 1 vez/dia.
[II]Ceftriaxona: 100 mg/kg/dia, EV, a cada 12 horas.
[III]Cefotaxima: 200 a 225 mg/kg/dia, EV, a cada 6 a 8 horas.
[IV]Cefotaxima: 300 mg/kg/dia, EV, a cada 6 a 8 horas.
[V]Cefepima; 100 a 150 mg/kg/dia, EV, a cada 8 horas.
[VI]Vancomicina: 60 mg/kg/dia, EV, a cada 6 horas.
[VII]Meropenem: 120 mg/kg/dia, EV, a cada 8 horas.
Fonte: Kaplan, Mason Jr., 1998;[37] Brouwer MC, Tunkel AR, van de Beek, 2010;[10] Tunkel et al., 2004.[22]

TABELA 12 POSOLOGIA DOS PRINCIPAIS ANTIMICROBIANOS EMPREGADOS NO TRATAMENTO DA MB

Antimicrobiano	Posologia EV* (u ou mg/kg/dia)	Intervalo (h)**
Penicilina G	200.000 a 400.000 u	4 a 6
Ampicilina	300	6
Cloranfenicol	100	6
Ceftriaxona	100	12
Cefotaxima	200 a 300	6
Cefepima	100 a 150	8 a 12
Meropenem	60 a 120	8
Vancomicina	60	6

(continua)

(continuação)

Antimicrobiano	Posologia EV* (u ou mg/kg/dia)	Intervalo (h)**
Oxacilina	200	6
Amicacina	30	12
Gentamicina	7,5	8

* Posologia máxima, para uso EV.
** Intervalos recomendados para pacientes sem falência de metabolização e excreção das drogas.
EV: via endovenosa; MB: meningite bacteriana.
Fonte: American Academy of Pediatrics, 2009;[29] Sáfadi, Farhat, 2007.[2]

TABELA 13 POSOLOGIA DOS PRINCIPAIS ANTIMICROBIANOS EMPREGADOS NO TRATAMENTO DA MB DE RECÉM-NASCIDOS, SEGUNDO A IDADE PÓS-NATAL E O PESO DE NASCIMENTO

Idade pós-natal	0 a 4 semanas	< 1 semana	< 1 semana	> 1 semana	> 1 semana
Peso de nascimento	< 1,2 kg	1,2 a 2 kg	> 2 kg	1,2 a 2 kg	> 2 kg
Penicilina G*	25.000 a 50.000 u a cada 12 horas	Idem	Idem, a cada 8 horas	Idem	Idem, a cada 6 horas
Ampicilina	25 a 50, a cada 12 horas	Idem	Idem, a cada 8 horas	Idem	Idem, a cada 6 horas
Oxacilina	25, a cada 12 horas	Idem	Idem, a cada 8 horas	Idem	Idem, a cada 6 horas
Cefotaxima	50, a cada 12 horas	Idem	Idem, a cada 8 horas	Idem	Idem, a cada 6 horas
Vancomicina	15, 24 horas	10 a 15, a cada 12 a 18 horas	Idem	Idem	Idem, 6 a 8 horas
Meropenem	20 a 40, a cada 12 horas	Idem	Idem	Idem, a cada 8 horas	Idem

(continua)

(continuação)

Idade pós-natal	0 a 4 semanas	< 1 semana	< 1 semana	> 1 semana	> 1 semana
Gentamicina	2,5, a cada 18 a 24 horas	Idem, 12 horas	Idem	Idem, 8 a 12 horas	Idem, a cada 8 horas
Amicacina	7,5, a cada 24 horas	Idem, a cada 12 horas	10, a cada 12 horas	Idem, 8 a 12 horas	10, a cada 12 horas

* As posologias máximas, para uso EV, são dadas em u (para a penicilina G) ou mg/kg/dia, e os intervalos mínimos, dados em horas.

EV: via endovenosa; MB: meningite bacteriana.

Fonte: American Academy of Pediatrics, 2009;[29] Sáfadi, Farhat, 2007.[2]

TABELA 14 POSOLOGIA DE ANTIMICROBIANOS EMPREGADOS EM INFECÇÃO SISTÊMICA

Antimicrobiano	Posologia EV[I] (mg/kg/dia)	Intervalo (h)[II]
Oxacilina	150 a 200	6
Cefazolina	100 a 150	8
Cefuroxima	75 a 100	8
Vancomicina[III]	40 a 60	8 a 6
Teicoplanina	10	12 (3 vezes); 24
Gentamicina	5 a 7,5	8
Clindamicina	30 a 40	6 a 8
SMX/TMP	40 a 60/6 a 12	6
Linezolida	30	8
Tigeciclina (> 18 anos)	100 mg/50 mg	1 vez/12
Daptomicina (> 18 anos)	4	24

[I] Posologia máxima para uso EV.

[II] Intervalos recomendados para pacientes sem falência de metabolização e excreção das drogas.

[III] *Steady-state* (30 minutos antes da 5ª dose). Para CIM de 1 mcg/mL e nível sérico de 15 a 20 mcg/mL. ASC/CIM ≥ 400.

EV: via endovenosa.

O emprego de doses elevadas de cefotaxima (300 mg/kg/dia, em vez de 200 a 225 mg/kg/dia, EV, a cada 6 a 8 horas) aumenta teoricamente a chance de cura da meningite causada por pneumococo com CIM de 1 a 2 mcg/mL; contudo, cepas com CIM da cefalosporina no valor igual ou acima de 0,5 mcg/mL podem, ainda assim, não ser erradicadas do LCR, quando o antibiótico é utilizado isoladamente.[34,38] O esquema de duas doses, uma de 50 mg/kg a cada 12 horas, é preferível ao da dose única diária, de 100 mg/kg se a ceftriaxona for empregada para o tratamento de meningite causada por PRP.[3,18]

O cloranfenicol, outrora considerado droga de escolha para o tratamento de meningite pneumocócica em pacientes alérgicos à penicilina, apresenta, além de boa atividade *in vitro* contra pneumococos sensíveis, uma excelente penetração liquórica.[33] Entretanto, em uma série de crianças com meningite causada por PRP (e sensível ao cloranfenicol), a eficácia clínica do cloranfenicol foi significativamente inferior, quando comparada à da penicilina, no tratamento de crianças com meningite causada por pneumococo sensível à penicilina (PSP).[39] Foram relatadas falhas terapêuticas do cloranfenicol no tratamento de meningite provocada por cepas sensíveis *in vitro* ao antibiótico, mas que demostraram concentração bacterida mínima (CBM) – ≥ 4 mcg/mL – superior à CIM – < 4 mcg/mL –, o que compromete o efeito bactericida da droga.[39] Esse antibiótico, portanto, pode ser considerado no tratamento de meningite causada por PRP, quando o paciente não puder receber um betalactâmico (p.ex., alergia *major*), desde que a CBM seja comprovadamente ≤ 4 mcg/mL.[3,33] Todavia, nessa eventualidade, a associação da vancomicina com a rifampicina é preferencialmente indicada.[3,33] No Brasil, o cloranfenicol (na posologia de 75 a 100 mg/kg/dia, EV, a cada 6 horas) tem sido empregado particularmente em duas situações: em meningite por PSP (e sensível ao clorafenicol), em indivíduos alérgicos aos betalactâmicos e, associado à ampicilina, no esquema empírico de MB em crianças até 5 anos de idade, quando a ceftriaxona (ou cefotaxima) não está disponível.[2] A resistência ao cloranfenicol é relatada entre nós, em taxas relativamente baixas, de 0,8% (Sireva II 2000-2010: 65 cepas resistentes em um total de 7.975 testadas)[13-18] a 2%[40] entre as cepas invasivas de pneumococos; mas em 12,7 a 19,1%[36] entre os Hib recuperados do LCR de crianças com MB.

Não há documentação de pneumococo resistente à vancomicina, até o momento. Mesmo cepas resistentes à penicilina (CIM ≥ 2 mcg/mL) apresentam consistentemente CIM ≤ 0,25 mcg/mL. A vancomicina, quando empregada no tratamento da meningite pneumocócica, deve estar sempre associada à ceftriaxona (ou à cefotaxima) independentemente da resistência da cepa à cefalosporina, e em dose nunca inferior a 60 mg/kg/dia, EV, a cada 6 horas (dose máxima diária de 2 g).[3,37]

O meropenem demonstra excelente atividade *in vitro* contra os principais patógenos responsáveis por meningite em crianças, incluídos o Hib produtor de betalactamase e o PRP.[33] Possui excelente penetração liquórica e, em relação ao imipenem, apresenta menor potencial epiliptogênico. A posologia é de 120 mg/kg/dia, EV, a cada 8 horas.[3,29] Estudos em crianças confirmam a segurança e a eficácia do meropenem no tratamento da MB causada pelos 3 principais patógenos; contudo, a eficácia contra PRP e pneumococo resistente à cefalosporina está para ser mais bem demonstrada.

A resistência em nível intermediário (CIM de 0,1 a 1 mcg/mL) do meningococo à penicilina, já descrita em nosso meio em cerca de 10% das cepas testadas[13-18] parece não requerer modificação do esquema terapêutico,[7] apesar da recomendação de alguns especialistas da substituição da penicilina por uma cefalosporina de terceira geração.[10]

Em resumo, não há consenso no manuseio da MB em crianças, e vários fatores interferem na escolha do melhor esquema terapêutico. Em nosso meio, a ceftriaxona ou a cefotaxima tem sido recomendada para o tratamento empírico inicial da MB em crianças fora do período neonatal.[2] Quando não disponível, a associação da ampicilina com cloranfenicol pode ser empregada em crianças com até 5 anos de idade e, a partir daí, a penicilina ou a ampicilina.[2]

Diante da suspeita de etiologia pneumocócica, proporcionada pelo resultado do Gram ou da aglutinação do látex no LCR, a ceftriaxona (ou a cefotaxima) representa a melhor opção, pelo menos nos pacientes oriundos de comunidades com elevada frequência de PRP. A associação empírica com vancomicina é aconselhável se a taxa de ocorrência de pneumococos resistentes à cefalosporina na comunidade for de pelo menos 5%.[33,34] Pacientes com alergia severa aos betalactâmicos devem receber vancomicina associada à rifampicina.

Quando disponíveis, os resultado de cultura e sensibilidade *in vitro* orientam as eventuais modificações no esquema empírico inicial. O PSP (CIM ≤ 0,06 mcg/mL) deve ser tratado com penicilina cristalina (250.000 a 400.000 U/kg/dia, EV, a cada 4 a 6 horas) ou com ampicilina (200 a 300 mg/kg/dia EV, a cada 6 horas).[3,37] A conduta ante cepas PRP (CIM ≥ 0,1 mcg/mL) depende da sensibilidade do patógeno à cefalosporina: quando sensível (CIM ≤ 0,5 mcg/mL), o tratamento pode ser mantido apenas com a ceftriaxona ou a cefotaxima e, quando resistente (CIM ≥ 1 mcg/mL), é necessário associar a vancomicina[21,41] (ver Tabela 10).[37]

Todo paciente com meningite por PRP deve ser submetido a punção liquórica de controle, 24 a 48 horas após o início do tratamento, particularmente quando a doença é causada por cepa resistente à ceftriaxona, quando a dexametasona é empregada ou quando a evolução clínica é de algum modo desfavorável.[3,33,37] Nesses casos, é também aconselhável realizar um exame liquórico de alta, 24 a 48 horas após a interrupção dos antibióticos.

A duração do tratamento antimicrobiano nos casos não complicados não deve ser inferior a dez dias. Independentemente da etiologia, as crianças vítimas de MB devem ser seguidas pelo período mínimo de 6 a 12 meses, para detecção de sequelas neurológicas e auditivas (Tabela 15).

TABELA 15 DURAÇÃO DO TRATAMENTO ANTIMICROBIANO EM MENINGITES BACTERIANAS, SEGUNDO O AGENTE ETIOLÓGICO

Bactéria	**Duração em dias***
Meningococo	5 a 7
Pneumococo	10 a 14
Hib	7 a 10
S. agalactiae	14 a 21
L. monocytogenes	14 a 21
Bacilo Gram-negativo	21 a 28

*Tempo habitual com tratamento adequado e evolução sem complicações.

Hib: *Haemophilus influenzae* b.

Fonte: American Academy of Pediatrics, 2009;[29] Sáfadi, Farhat, 2007.[2]

TABELA 16 ANTIMICROBIANOS RECENTES PARA TRATAMENTO DE INFECÇÃO SISTÊMICA

Propriedade	Vancomicina	Linezolida	Daptomicina	Tigeciclina
Grupo químico	Glicopeptídeo	Oxazolidinona	Lipopeptídeo cíclico	Glicilciclina
Ação	Bactericida: síntese da parede celular	Bacteriostática: síntese proteica 70s (23s)	Bactericida: despolarização da mem. celular e efluxo K	Bacteriostática: síntese proteica (30S)
Espectro	CGP: MSSA, MRSA, SCoN, PRP, VRE	CGP: MSSA, MRSA, SCoN, PRP, VRE	CGP: *E. faecium* (VRE), *E. faecalis* (VSE), MSSA, MRSA, SCoN, VISA (não VRSA)	CGP: MSSA, MRSA, VRE; BGN: não *Proteus* e *Pseudomonas*
Preditor da eficácia	ASC24h/CIM > 350[2]	ASC24h/CIM > 80 Efeito pós +/-	% T NS > CIM Efeito pós +	ASC24h/CIM Efeito pós +
Resistência	VISA: espessa/parede. Mutação pontual VRSA: plasmidial (VanA)	Mutação 23s	Mutações: alteração do W de membrana	Bomba de efluxo
Disponibilidade VO/LP	Baixa/45%	100%/30%	Baixa/90%	Baixa/70%
Penetração	Pulmão (18 a 41%)	Pulmão (100 a 400%), osso e SNC: sim	Espaço vascular (pulmão, osso e SNC: não)	Pulmão, trato biliar (osso, articulação e SNC: não)
Metabolismo/ excreção	Renal (80 a 90%)	Hepático/renal	Renal (80%)	Biliar (70%)
Toxicidade	Renal (em associação), SHV	Mielo (PQT > 14 dias)	Miopatia e CPK	Náuseas, vômitos Teratogênica

(continua)

(continuação)

Propriedade	Vancomicina	Linezolida	Daptomicina	Tigeciclina
Principais indicações	Infecções por CGP multi-R	IPSC, PnH	IPSC, EB > 18 anos	IPSC, I Abd, PAC > 18 anos
Posologia	40 a 60 mg/kg/dia, EV, 6/6h	30 mg/kg/dia, EV, VO, 8/8h	4 a 6 mg/dia, EV, 1 vez	100 mg/50 mg EV, 12/12h

ASC24h/CIM: área sob a curva de 24 horas sobre a concentração inibitória mínima; BGN: bacilo Gram-negativo; CGP: coco Gram-positivo; EV: via endovenosa; EB: endocardite bacteriana; IPSC: infecção de pele e subcutâneo; MRSA: *S. aureus* multirresistente; MSSA: *S. aureus* multissensível; NS: nível sérico; PAC: pneumonia aguda comunitária; PnH: pneumonia hospitalar; PRP: pneumococo R à penicilina; SCoN: estafilococo coagulase negativo; SHV: síndrome do homem vermelho; VISA: *S. aureus* com RI à vancomicina; VRE: enterococo R à vancomicina; VRSA: *S. aureus* R à vancomicina; VSE: enterococo S à vancomicina.

PREVENÇÃO

Quimioterapia

Considerada apenas para contatos íntimos de casos de doença invasiva por menigococo e por Hib.

Meningococo

A profilaxia pós-exposição deve limitar-se aos indivíduos que mantiveram contato íntimo e prolongado com um caso-índice, durante os 7 a 10 dias antes do aparecimento dos sintomas. Estão incluídas as pessoas que conviveram no mesmo ambiente fechado (domicílio, quartel, orfanato, creche e prisão). Estão incluídos, também, indivíduos que mantiveram contato direto e intenso, mesmo que esporádico, com secreção oral de paciente (p.ex., respiração boca a boca). A quimioprofilaxia deve ser iniciada o mais rapidamente possível (nas primeiras 24 horas), mas seu benefício é demonstrado quando iniciada até 30 dias após o contato. A profilaxia pós-tratamento, com o objetivo de erradicar o agente do trato respiratório do paciente não é necessária.

As drogas e posologias indicadas são:[5-7]

- rifampicina: 10 mg/kg/dose (máximo de 600 mg), via oral (VO), a cada 12 horas, por 2 dias. Para recém-nascidos, a dose é 5 mg/kg; e para adultos, de 600 mg, ambos a cada 12 horas, por 2 dias. A gravidez é uma contraindicação relativa;

FIGURA 1 Tratamento da síndrome convulsiva.

EEG: eletroencefalografia; IV: intravenoso; IO: intraoral; IM: intramuscular; IN: intranasal; VR: via retal; DAE: dosagem de anticonvulsivantes.

Fonte: Neiva. Serviço de Neurologia Pediátrica. Depto. de Pediatria. Faculdade de Medicina. UFU.

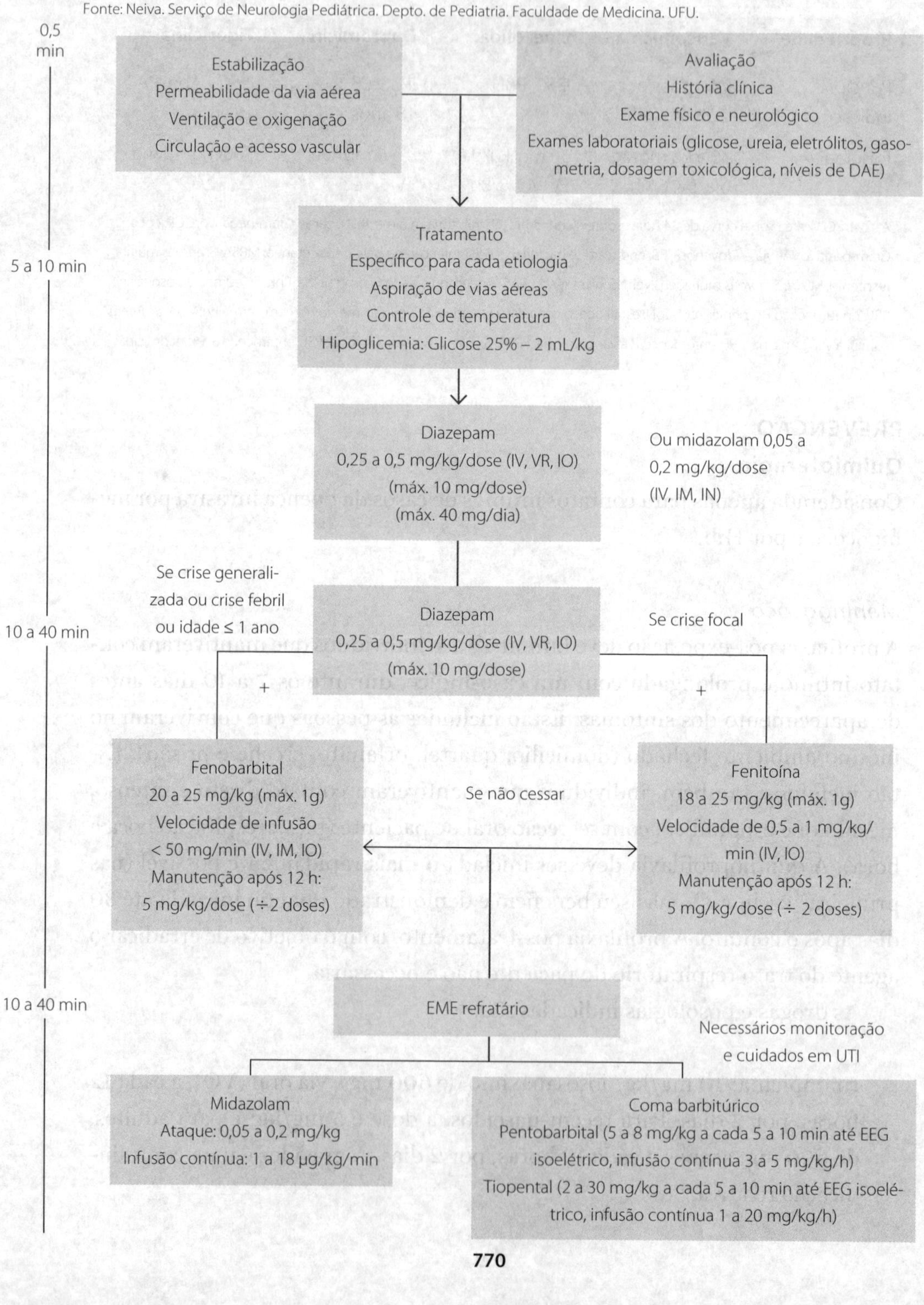

- ceftriaxona: dose única intramuscular (IM) de 125 mg para menores de 15 anos de idade e 250 mg, para maiores;
- ciprofloxacina: dose única VO de 500 mg, para maiores de 18 anos de idade.

Haemophilus influenzae *b (Hib)*

A quimioprofilaxia é indicada para todos os contatos íntimos quando, no domicílio do paciente, houver pelo menos um comunicante com idade abaixo de 48 meses e com esquema vacinal anti-Hib ausente ou incompleto. De modo semelhante, todos os contatos íntimos devem receber a profilaxia, quando no domicílio houver criança imunodeprimida, mesmo com idade acima dos 48 meses (a vacina pode não ter sido eficaz). Nos domicílios com criança abaixo de 12 meses de idade que não tenha recebido a série completa de 3 doses da vacina anti-Hib, todos os contatos íntimos devem receber a droga. Portanto, a quimioprofilaxia não está indicada quando todos os contatos domiciliares tiverem mais de 48 meses ou quando os contatos domiciliares com idade de 12 a 48 meses forem imunocompetentes e estiverem com a vacinação anti-Hib em dia.[5,9]

Em creches, deve-se considerar a possibilidade de quimioprofilaxia (para todas as crianças e funcionários) quando ocorrerem pelo menos 2 casos de doença invasiva por Hib no período de 60 dias e houver crianças com vacinação anti-Hib ausente ou incompleta.[5,9]

A profilaxia pós-tratamento, com o objetivo de erradicar o agente do trato respiratório do paciente, pode ser considerada apenas quando o tratamento se limitou à ampicilina ou cloranfenicol; ainda assim, a indicação é controversa, pois a persistência do agente é de apenas 2%, e a ocorrência de casos secundários é rara. A droga e a posologia são:

- rifampicina: 20 mg/kg/dia (máximo de 600 mg), VO, 1 vez/dia, por 4 dias. Para recém-nascidos, a dose é de 10 mg/kg e, para adultos, de 600 mg, ambos a cada 24 horas, por 4 dias.

REFERÊNCIAS BIBLIOGRÁFICAS

1. Organización Panamericana de la Salud (OPS, 2009). Vigilancia de las neumonias y meningitis bacterianas en menores de cinco años: guia práctica. Publicación Científica y Técnica no. 633. Washington, DC.

2. Sáfadi MAP, Farhat CK. Meningites bacterianas. In: Farhat CK, Carvalho LHFR, Succi RCM. Infectologia Pediátrica. 3.ed. São Paulo: Atheneu, 2007. p.155-79.
3. American Academy of Pediatrics. Pneumococcal infections. In: Pickering LK (ed.). Red Book: 2009 Report of the Committee of Infectious Diseases. 28.ed. Elk Grove Village: American Academy of Pediatrics, 2009. p.524-35.
4. Mantese OC, Paula A. Infecção pneumocócica. In: Farhat CK, Carvalho LHFR, Succi RCM. Infectologia Pediátrica. 3.ed. São Paulo: Atheneu, 2007. p.431-43.
5. American Academy of Pediatrics. Meningococcal infections. In: Pickering LK (ed.). Red Book: 2009 Report of the Committee of Infectious Diseases. 28.ed. Elk Grove Village: American Academy of Pediatrics, 2009. p.455-63.
6. Farhat CK, Marques SR. Doença meningocócica. In: Farhat CK, Carvalho LHFR, Succi RCM. Infectologia pediátrica. 3.ed. São Paulo: Atheneu, 2007. p.413-29.
7. Sáfadi MAP, Cintra OAL. Epidemiology of meningococcal diseases in Latin America: current situation and opportunities for prevention. Neurological Research 2010; 32(3):263-71.
8. American Academy of Pediatrics. Haemophilus influenzae infections. In: Pickering LK (Ed.). Red Book: 2009 Report of the Committee of Infectious Diseases. 28.ed. Elk Grove Village, IL: American Academy of Pediatrics; 2009. p.314-21.
9. Martins RM. Infecções por Haemophilus influenzae. In: Farhat CK, Carvalho LHFR, Succi RCM. Infectologia pediátrica. 3.ed. São Paulo: Atheneu, 2007. p.381-98.
10. Brouwer MC, Tunkel AR, van de Beek. Epidemiology, Diagnosis, and Antimicrobial Treatment of Acute Bacterial Meningitis. Clin Microbiol Rev 2010; 23(3):467-92.
11. Ministério da Saúde. Secretaria de Vigilância em Saúde. Boletim Epidemiológico. Disponível em: http://portal.saude.gov.br/portal/saude/profissional. Acesso em: 13 jan 2010.
12. Centro de Vigilância Epidemiológica "Prof. Alexandre Vanjrac". Cordenadoria de Controle de Doenças. Secretaria de Estado da Saúde, São Paulo. Informe técnico: vacina conjugada contra o meningococo C., de 30 de agosto de 2010. Disponível em: www.cve.saude.sp.gov.br. Acesso em: 2 fev 2012.

13. Organización Panamericana de la Salud. Informe Regional de SIREVA II: datos por país y por grupo de edad sobre las características de los aislamientos de Streptococcus pneumoniae, Haemophilus influenzae y Neisseria meningitidis em processos invasores, 2000-2005. Documentos Técnicos. Tecnologias Esenciales de Salud. THS/EV-2007/002. Washington: OPS; 2007.
14. Organización Panamericana de la Salud. Informe Regional de SIREVA II, 2006: datos por país y por grupo de edad sobre las características de los aislamientos de Streptococcus pneumoniae, Haemophilus influenzae y Neisseria meningitidis em processos invasores. Documentos Técnicos. Tecnologias Esenciales de Salud. THS/EV-2008/001. Washington: OPS; 2008.
15. Organización Panamericana de la Salud. Informe Regional de SIREVA II, 2007: datos por país y por grupo de edad sobre las características de los aislamientos de Streptococcus pneumoniae, Haemophilus influenzae y Neisseria meningitidis em processos invasores. Documentos Técnicos. Tecnologias Esenciales de Salud. THS/EV-2008/003. Washington: OPS; 2008.
16. Organización Panamericana de la Salud. Informe Regional de SIREVA II, 2008: datos por país y por grupo de edad sobre las características de los aislamientos de Streptococcus pneumoniae, Haemophilus influenzae y Neisseria meningitidis em processos invasores. Documentos Técnicos. Tecnologias Esenciales de Salud. THS/EV-2009. Washington: OPS; 2009.
17. Organización Panamericana de la Salud. Informe Regional de SIREVA II, 2009: datos por país y por grupo de edad sobre las características de los aislamientos de Streptococcus pneumoniae, Haemophilus influenzae y Neisseria meningitidis em processos invasores. Documentos Técnicos. Tecnologias Esenciales de Salud. THS/EV-2010. Washington: OPS; 2010.
18. Organización Panamericana de la Salud. Informe Regional de SIREVA II, 2010: datos por país y por grupo de edad sobre las características de los aislamientos de Streptococcus pneumoniae, Haemophilus influenzae y Neisseria meningitidis em processos invasores. Documentos Técnicos HSD/IR. Tecnologias Esenciales de Salud. THS/EV-2010. Washington: OPS; 2011.
19. Berezin EN, Carvalho LH, Lopes CR, Sanajotta AT, Brandileone MMC, Menegatti S et al. Meningite pneumocócica na infância: características clínicas, sorotipos mais prevalentes e prognóstico. J Pediatr (Rio J) 2002; 78(1):19-23.

20. Saha SK, Khan NZ, Ahmed ASMNV et al.; for The Meningitis Study Group Bangladesh. Neurodevelopmental Sequelae in Pneumococcal Meningitis Cases in Bangladesh: a Comprehensive Follow-up Study. Clin Infect Dis 2009; 48(S5):S90-96.
21. Bamberger DM. Diagnosis, Initial Management and Prevention of Meningitis. American Family Physician 2010; 82(12):1491-8.
22. Tunkel AR, Hartman BJ, Kaplan SL, Kaufman BA, Roos KL, Scheld WM et al. Practice Guidelines for the Management of Bacterial Meningitis. Clin Infect Dis 2004; 39:1267-84.
23. Calil R. Prevenção da Transmissão da Infecção no Ambiente Hospitalar. In: Brasil. Ministério da Saúde. Agência Nacional de Vigilância Sanitária. Pediatria. Prevenção e Controle de Infecção Hospitalar. Brasília: Editora ANVISA, 2006. p.19-27.
24. Brierley J, Carcillo JA, Choong K, Cornell T, DeCaen A, Deymann A, et al. Clinical practice parameters for hemodynamics support of pediatric and neonatal septic shock: 2007 update from the American College of Critical Care Medicine. Crit Care Med 2009; 37(2):666-88.
25. Oliveira CF, Oliveira DSF, Gottschald AFC, Moura JDG, Costa GA, Ventura AC, et al. ACCM/PALS haemodynamic support guidelines for paediatric septic shock: an outcome comparison with and without monitoring central venous oxygen saturation. Intensive Care Med 2008; 34:1065-75.
26. Dellinger RP, Levy MM, Carlet JM, Bion J, Parker MM, Jaeschke R et al. Surviving Sepsis Campaign: International guidelines for management of severe sepsis and septic shock: 2008. Crit Care Med 2008; 36(1):296-327.
27. Arditi MJ, Mason E, Bradley JS, Tan TQ, Barson WJ, Schutze GE et al. Três anos de vigilância multicêntrica da meningite pneumocócica em crianças: características clínicas e eventos relacionados com a susceptibilidade à penicilina e uso de dexametazona. Pediatrics (Ed. brasileira) 1999; 3(3):143-58.
28. van de Beek D, Farrar J, Gans J, Mai NTH, Molyneux EM, Peltola H et al. Adjunctive dexamethasone in bacterial meningitis: a meta-analysis of individual patient data 2010; 9:254-63.
29. American Academy of Pediatrics. Antimicrobial Agents and Related Therapy. In: Pickering LK (ed.). Red Book: 2009 Report of the Committee of Infectious Diseases. 28.ed. Elk Grove Village: American Academy of Pediatrics; 2009. p.745-57.

30. Clinical and Laboratory Standards Institute. Performance Standards for Antimicrobial Susceptibility Testing; Eighteenth Informational Supplement. Clinical and Laboratory Standards Institute. CLSI Publication, USA 2008; 28(1): M100-S18.
31. National Committee for Clinical Laboratory Standards. Supplemental Tables. Performance Standards for Antimicrobial Susceptibility Testing; Twelfth Informational Supplement. National Committee for Clinical Laboratory Standards. NCCLS Publication 2002; 22(1): M2-A7; M7-A5; M100-S12.
32. van de Beek D, de Gans J, McIntyre P, Prasad K. Corticosteroids for acute bacterial meningitis (Cochrane Review). Cochrane Database Syst Rev 2007; 1:CD004405. Disponível em: www.ncbi.nlm.nih.gov. Acessado em: 11 abr 2007.
33. Bradley JS, Scheld M. The challenge of penicillin-resistant Streptococcus pneumoniae meningitis:current antibiotic therapy in the 1990s.Clin Infect Dis 1997; 24(Suppl 2):S213-21.
34. Friedland IR, Klugman KP. Cerebrospinal fluid bactericidal activity against cephalosporin-resistant Streptococcus pneumoniae in children with meningitis treated with high-dosage cefotaxime. Antimicrobial Agents Chemother 1997; 41:1888-91.
35. Koeth LM, Felmingham D, Jacobs MR, Rossi F. Antimicrobial resistance of Streptococcus pneumoniae and Haemophilus influenzae in Sao Paulo, Brazil from 1996 to 2000. Int J Antimicrob Agents 2004; 23:356-61.
36. Zanella RC, Casagrande ST, Bokermann S, Almeida SCG, Brandileone MCC. Characterization of Haemophilus influenzae Isolated from Invasive Disease in Brazil from 1990 to 1999. Microbial Drug Resistance 2002; 8(1):67-72.
37. Kaplan SL, Mason Jr. EO. Management of infections due to antibiotic-resistant Streptococcus pneumoniae. Clin Microbiol Reviews 1998; 11:628-44.
38. Friedland IR, Klugman KP. Failure of chloramphenicol therapy in penicillin--resistant pneumococcal meningitis. Lancet 1992; 339(8790):405-8.
39. Berezin EN, Carvalho ES, Casagrande S, Brandileone MC, Mimica I, Farhat CK. Streptococcus pneumoniae penicillin-nonsusceptible strains in invasive infections in São Paulo, Brazil. Pediatr Infect Dis J 1996; 15:1051-2.
40. Friedland IR. Comparison of the response to antimicrobial therapy of penicillin-resistant and penicillin-susceptible pneumococcal disease. Pediatr Infect Dis J 1995; 14:885-90.

BIBLIOGRAFIA

1. Alvares JR, Mantese OC, Paula A, Wolkers PCB, Almeida VVP, Almeida SCG et al. Prevalence of pneumococcal serotypes and resistance to antimicrobial agents in patients with meningitis: ten year analysis. Braz J Infec Dis 2011; 15(1):22-7.
2. Centers for Disease Control and Prevention (CDC). Progress in Introdution of Pneumococcal Conjugate Vaccine-Worldwide, 2000-2008. MMWR 2008; 57(42):1148-51.
3. Doit C, Barre J, Cohen R, Bonacorsi S, Bourrillon A Bingen EH. Bactericidal activity against intermediately resistant Streptococcus pneumoniae in cerebrospinal fluid of children with bacterial meningitis treated with high doses of cefotaxime and vancomycin. Antimicrobial Agents Chemother 1997; 41:2050-2.
4. Gorla MCO, Paiva MV, Salgueiro VC, Lemos APS, Brandão AP, Vázquez JÁ, Brandileone MCC. Antimicrobial susceptibility of Neisseria meningitidis strains isolated from meningitis cases in Brazil from 2006 to 2008. Infer Infecc Microbiol Clin 2011; 29(2):85-9.
5. Hausdorff WP, Bryant J, Paradiso PR, Siber GR. Which pneumococcal serogroups cause the most invasive disease: implications for conjugate vaccine formulation and use, part I. Clin Infect Dis 2000; 30:100-21.
6. Lutsar I, Ahmed A, Friedland IR, Trujillo M, Webbel L, Olsen K, McCracken Jr GH. Pharmacodynamics and bactericidal activity of ceftriaxone therapy in experimental cephalosporin-resistant pneumococcal meningitis. Antimicrobial Agents Chemother 1997; 41:2414-7.
7. Menezes APO, Campos LC, Santos MS, Azevedo J, Santos RCN, Carvalho MGS, et al. Serotype distribuition and antimicrobial resistance of Streptococcus pneumoniae prior to introduction of the 10-valent pneumococcal conjugate vaccine in Brazil, 2000-2007. Vaccine 2011; 29:1139-44.
8. Reinert RR, Paradiso P, Fritzell B. Advances in pneumococcal vaccines: the 13-valent pneumococcal conjugate vaccine received market authorization in Europe. Expert Rev Vaccines 2010; 9(3):229-36.
9. Reis JN, Cordeiro SM, Coppola SJ, Salgado K, Carvalho MGS, Teixiea LM et al. Population-Based Survey of Antimicrobial Susceptibility and Serotype Distribution of Streptococcus pneumoniae from Meningitis Patients in Salvador, Brazil. J Clin Microbiol 2002; 40(1):275-7.

10. Sáfadi MAP, Barros AP. Meningococcal conjugate vaccines: efficacy and new combinations. J Pediatr (Rio J) 2006; 82(suppl3):S35-44.
11. van de Beek DJG, Tunkel AR, Wijdickis EF. Community-acquired bacteria meningitis in adults. N Engl J Med 2006; 354:44-53.
12. Vieira AC, Gomes MC, Rolo Filho M, Eudes Filho J, Bello EJM, Figueiredo RB. Streptococcus pneumoniae: estudo de cepas isoladas de liquor. J Pediatr (Rio J) 2007; 83(1):71-8.

52 Pneumonia Relacionada à Ventilação Mecânica

Mariana Volpe Arnoni
Simone Altobello

INTRODUÇÃO

A pneumonia relacionada à ventilação mecânica (PAV) está entre as infecções mais frequentes relacionadas à assistência à saúde, sendo a segunda causa de infecção hospitalar em pacientes de terapia intensiva pediátrica e neonatal.[1] Está relacionada a maior morbimortalidade, maior tempo de ventilação mecânica, maior tempo de internação hospitalar e, consequentemente, a aumento de custos.[1,2] Além disso, a suspeita de PAV é considerada a principal causa de uso empírico de antibióticos em unidades de terapia intensiva (UTI) pediátricas.[1]

As taxas de PAV divulgadas em estudos de vigilância variam de 0,7 a 17,1 episódios/1.000 ventilações/dia.[3-6] Nos hospitais do Estado de São Paulo, a mediana da taxa de PAV nas UTI pediátricas entre 2004 e 2008 variou de 5,7 a 7,4/1.000 ventilações/dia.[7]

Entre os agentes isolados nas amostras de secreção traqueal em casos pediátricos, os mais frequentes foram *S. aureus* e *P. aeruginosa*, também sendo relatado *Streptococcus* do grupo B em recém-nascidos com PAV precoce nas primeiras 48 horas de vida. Outros bacilos Gram-negativos e infecções polimicrobianas também são descritos.[1-5,8]

DIAGNÓSTICO

A PAV é definida como pneumonia nosocomial em pacientes sob ventilação mecânica há 48 horas ou mais, de acordo com os critérios da Agência Nacional de Vigilância Sanitária (Anvisa) e do Centers for Disease Control and Prevention/National Healthcare Network System (CDC/NHNS), conforme os achados clínicos, laboratoriais e radiológicos.[9,10]

Os achados radiológicos valorizados são: presença de infiltrado persistente, novo ou progressivo, cavitação, consolidação ou pneumatocele em uma ou mais imagens seriadas. Em casos de pacientes portadores de doenças de base, são valorizados achados radiológicos em duas ou mais imagens seriadas.

Quanto aos achados clínicos e laboratoriais, são considerados: piora da troca gasosa, instabilidade térmica, leucopenia ou leucocitose com desvio à esquerda, mudança no aspecto da secreção traqueal, presença de sibilância ou roncos ou instabilidade hemodinâmica com bradicardia ou taquicardia.

Vale ressaltar que a combinação de dados clínicos, laboratoriais e radiológicos possibilita um diagnóstico mais preciso, uma vez que apenas a alteração radiológica pode ser insuficiente para determinar diagnóstico de PAV. Da mesma forma, a valorização de cultura de aspirado traqueal positiva também depende dos dados clínicos e radiológicos para distinguir entre colonização de vias aéreas e infecção.[1,2,8]

A realização de lavado broncoalveolar mostrou-se segura em crianças maiores e estáveis, com sensibilidade de 50 a 72% e especificidade de 80 a 88%.[1,2]

FATORES DE RISCO

A patogenia da PAV não está totalmente esclarecida, mas parece estar relacionada a aspiração de secreções da orofaringe, disseminação hematogênica ou translocação bacteriana do trato gastrointestinal.[1] Além disso, a imaturidade imunológica e a deficiência na integridade das barreiras mucosas e cutâneas tornam as crianças mais suscetíveis ao desenvolvimento de infecções.

Existem poucos estudos específicos sobre fatores de risco para PAV na população pediátrica, mas são descritos: ventilação mecânica prolongada, gravidade da doença de base, uso prévio de antibióticos, reentubação, transporte do paciente fora da UTI, uso de bloqueadores de histamina-2, síndromes genéticas, nutrição enteral, uso prolongado de cateter central, escore PRISM ≥ 10, pós-operatório de cirurgia cardíaca, falta de aspiração traqueal e broncoscopia.[1,3,5,11]

TRATAMENTO

O tratamento empírico inicial da PAV em pacientes pediátricos deve considerar a utilização de antimicrobianos de amplo espectro, em virtude dos fatores de risco do paciente para infecção por agentes multirresistentes, do uso prévio de antibióticos e de dados epidemiológicos da flora hospitalar de cada instituição. No entanto, esse esquema deve ser ajustado a partir dos resultados de culturas e do tempo de tratamento planejado em função da evolução clínica do paciente. Sempre que possível, deve-se procurar descalonar para drogas de menor espectro e evitar exposição prolongada aos antimicrobianos.

PREVENÇÃO

Diante da magnitude da PAV entre as infecções relacionadas à assistência à saúde, é fundamental que os serviços de saúde desenvolvam um sistema de vigilância, com controle de taxas e discussão dos resultados com as equipes de assistência. Como descrito para outras topografias de infecções hospitalares, as ações educativas e os programas de adesão à higienização das mãos constituem a base para sua prevenção e controle.[1,12-14]

Além das medidas gerais, são fortemente recomendadas medidas específicas para prevenção e controle da PAV, considerando sua patogenia e seus fatores de risco. São elas:

- cabeceira elevada: prescrição médica diária de cabeceira elevada em 30 a 45°, salvo em casos de contraindicação, a fim de reduzir aspiração de secreções gástricas e de orofaringe. Se necessário, utilizar macacão antirrefluxo;
- aspiração do paciente: sempre que necessário, usando técnica estéril para remoção de secreção subglótica. A utilização de sistema fechado de aspiração mostrou-se pouco superior ao sistema aberto em relação à prevenção de PAV;

- posicionamento da sonda nasoenteral: checar posicionamento correto da sonda antes da instalação da dieta e fazer remoção precoce sempre que possível;
- preservar acidez gástrica: sempre que possível, usar protetores gástricos não alcalinizantes, pois a acidez gástrica reduz a colonização por agentes patogênicos;
- interrupção diária na sedação: a equipe médica deve realizar diariamente a interrupção da sedação, nos casos com indicação, a fim de avaliar possibilidade de extubação precoce, e, sempre que possível, optar por ventilação não invasiva;
- higiene oral: deve ser realizada, pelo menos 3 vezes/dia, com escovação seguida de aplicação de antisséptico bucal, para reduzir flora colonizante da orofaringe;
- entubação orotraqueal: via preferencial para entubação, para evitar sinusopatia, que está mais associada à entubação nasotraqueal;
- evitar extubação acidental: como reentubações são consideradas fator de risco para PAV, deve-se realizar controle da pressão do *cuff* nas crianças que tiverem indicação de uso;
- circuitos ventilatórios e umidificadores: estabelecer rotina de troca em função de presença de sujidade, mau funcionamento ou entre pacientes.[1,12-14]

REFERÊNCIAS BIBLIOGRÁFICAS

1. Foglia E, Meier MD, Elward A. Ventilator-associated pneumonia in neonatal and pediatric intensive care unit patients. Clin Microbiol Rev 2007; 20(3):409-25.
2. Venkatachalam V, Hendley JO, Wilson DF. The diagnostic dilemma of ventilator-associated pneumonia in critically ill children. Pediatr Crit Care Med 2011; 12(3):286-96.
3. Roeleved PP, Guijt D, Kuijper EJ, Hazekamp MG, Wilde RBP, Jonge E. Ventilator-associated pneumonia in children after cardiac surgery in The Netherlands. Intensive Care Med 2011; 37:1656-63.
4. Becerra MR, Tantalean JA, Saurez VJ, Alvarado MC, Candela JL, Urcia FC. Epidemiologic surveillance of nosocomial infections in a Pediatric Intensive Care Unit of a developing country. BMC Pediatrics 2010; 10:66. Disponível em: http://www.biomedcentral.com.

5. Almuneef M, Memish ZA, Balkhy HH, Alalem H, Abutaleb A. Ventilator-associated pneumonia in a pediatric intensisve care unit in Saudi Arabia: a 30-month prospective surveillance. Infect Control Hosp Epidemiol 2004; 25(9): 753-8.
6. Dudeck MA, Horan TC, Peterson KD, Bridson KA, Morrell GC, Pollock DA et al. National Healthcare Safety Network (NHSN) Report. Data Summary for 2010, device-associated Module.
7. Vigilância das Infecções Hospitalares no Estado de São Paulo, dados de 2004-2008. Divisão de Infecção Hospitalar do Centro de Vigilância Epidemiológica "Prof. Alexandre Vranjac" (DIH/CVE) – Coordenadoria de Controle de Doenças da secretaria da Saúde (CCD/SES-SP). Coordenação: Denise Brandão Assis. Equipe técnica: Geraldine Madalosso, Silvia Alice Ferreira e Yara Yatiko Yassuda. Julho 2009.
8. Carvalho CE, Berezin EN, Pistelli IP, Mímica L, Cardoso MRA. Monitoramento microbiológico sequencial da secreção traqueal em pacientes intubados internados em unidade de terapia intensiva pediátrica. J Ped 2005; 81:29-33.
9. Agência Nacional de Vigilância Sanitária. Trato respiratório: critérios nacionais de infecções relacionadas à assistência à saúde. Anvisa, 2009. Disponível em: http://portal.anvisa.gov.br.
10. Horan TC, Andrus M, Dudeck MA. CDC/NHSN surveillance definition of health care-associated infection and criteria for specific types of infections in the acute care setting. Am J Infect Control 2008; 36:309-32.
11. Pessoa-Silva CL, Ritchmann R, Calil R, Santos RM, Costa ML, Frota AC et al. Healthcare-associated infections among neonates in Brazil. Infect Control Hosp Epidemiol 2004; 25:772-7.
12. Tablan OC, Anderson LJ, Besser R, Bridges C, Hajjeh R. Centers for Disease Control and Prevention. Guidelines for the prevention of health-care-associated pneumonia, 2003.
13. Feijó RDF, Coutinho AP. Prevenção das infecções hospitalares do trato respiratório. 2.ed. São Paulo: Associação Paulista de Estudos e Controle de Infecção Hospitalar, 2005.
14. Agência Nacional de Vigilância Sanitária. Infecções do trato respiratório: orientações para prevenção de infecções relacionadas à assistência à saúde. Anvisa, 2009. Disponível em: http ://portal.anvisa.gov.br.

53 Síndrome do Choque Tóxico

Marcelo Jenné Mimica
Paula Andrade Alvares

SÍNDROME DO CHOQUE TÓXICO ESTAFILOCÓCICO

A síndrome do choque tóxico estafilocócico é geralmente causada por cepas produtoras da toxina-1 (TSST-1). Apesar de cerca da metade dos casos ocorrerem em mulheres que utilizam tampões menstruais, também pode ocorrer após procedimentos cirúrgicos, em decorrência de lesões cutâneas, ou mesmo sem um foco identificável de infecção.[1-4]

A toxina age como um superantígeno, estimulando a síntese de fator de necrose tumoral e outros mediadores inflamatórios que, por sua vez, levam a aumento da permeabilidade capilar, hipotensão e falência de múltiplos órgãos.[1-3] As manifestações clínicas incluem febre, exantema, hipotensão e sinais de envolvimento de múltiplos órgãos, como vômitos, diarreia, hiperemia conjuntival e mialgia importante, entre outros.[1]

Os critérios para definição clínica de casos[1] de síndrome do choque tóxico estafilocócico são:

- critérios clínicos:
  - febre ≥ 38,9°C;
  - exantema macular difuso;
  - descamação: cerca de 1 a 2 semanas após o início do quadro, principalmente nas palmas, nas plantas e nos dedos dos pés e das mãos;
  - hipotensão: pressão sistólica ≤ 90 mmHg para adultos, < percentil 5 para a idade em crianças menores de 16 anos, queda ortostática ≥ 15 mmHg, tontura ou síncope ortostáticas;
  - envolvimento de múltiplos órgãos e sistemas (três ou mais dos seguintes):
    - gastrointestinal: vômito ou diarreia no início do quadro;
    - muscular: mialgia grave ou elevação de creatinofosfoquinase (CPK) > 2 vezes o limite superior da normalidade;
    - mucosas: hiperemia conjuntival, vaginal ou orofaríngea;
    - renal: ureia ou creatinina > 2 vezes o limite superior da normalidade ou sedimento urinário ≥ 5 leucócitos/campo na ausência de infecção de trato urinário;
    - hepático: bilirrubinas totais, aspartato aminotransferase (AST) ou alanina aminotransferase (ALT) > 2 vezes o limite superior da normalidade;
    - hematológico: contagem de plaquetas ≤ 100.000/mm³;
    - sistema nervoso central: desorientação ou alteração no nível de consciência sem sinais neurológicos focais, quando febre e hipotensão estão ausentes;
- critérios laboratoriais:
  - resultados negativos dos seguintes testes, se obtidos:
    - culturas de sangue, orofaringe ou liquor (hemocultura pode ser positiva para *Staphylococcus aureus*);
    - sorologias para febre maculosa, leptospirose e sarampo;
- classificação de caso:
  - provável: preenche os critérios laboratoriais e 4 dos 5 critérios clínicos estão presentes;
  - confirmado: preenche os critérios laboratoriais e todos os 5 critérios clínicos estão presentes, incluindo descamação (exceto se o paciente evoluir para óbito antes que a descamação possa ocorrer).

O diagnóstico da síndrome é basicamente clínico. Há crescimento de *S. aureus* em hemocultura em menos de 5% dos casos e devem ser colhidas amostras para cultura de quaisquer sítios suspeitos de infecção, na tentativa de maximizar a chance de se identificar o agente etiológico.[1,2]

No tratamento de pacientes com síndrome do choque tóxico, a prioridade deve ser o suporte intensivo, incluindo hidroeletrolítico, respiratório e cardíaco. O esquema antimicrobiano empírico deve incluir um betalactâmico com atividade antiestafilocócica, como a oxacilina, e um inibidor de síntese proteica, como a clindamicina. O primeiro tem objetivo bactericida, de erradicar a bactéria do sítio de infecção, e o segundo tem o objetivo de diminuir a síntese da toxina. Em casos de infecções associadas aos cuidados em saúde ou em locais com alta prevalência de *Staphylococcus aureus* resistentes à oxacilina associados à comunidade, o betalactâmico deve ser substituído pela vancomicina.

Se houver identificação do micro-organismo, o esquema empírico deve ser adaptado conforme o possível, de acordo com os dados fornecidos pelo teste de suscetibilidade. A duração mínima recomendável é de 10 a 14 dias, mas depende também da localização da infecção e da evolução do paciente.[1,3,5,6] Sempre que possível, deve-se fazer a drenagem do sítio de infecção e retirar corpos estranhos potencialmente relacionados.[1,2]

O uso de imunoglobulina intravenosa (Ig IV) também pode ser considerado, sobretudo em pacientes refratários às medidas iniciais. O racional para a utilização é a neutralização da toxina circulante pelos anticorpos. Há evidências limitadas quanto a recomendações posológicas, mas tanto o esquema de 150 a 400 mg/kg/dia durante 5 dias como o de 1 a 2 g/kg em dose única têm sido utilizados. A preferência dos autores deste capítulo é o esquema em dose única.[1,3,7,8]

SÍNDROME DO CHOQUE TÓXICO ESTREPTOCÓCICO

A maioria dos casos é causada por cepas produtoras de alguma das exotoxinas pirogênicas que agem como superantígenos, da mesma forma que a TSST-1. O quadro clínico também inclui febre, exantema, hipotensão e sinais de envolvimento de múltiplos órgãos e sistemas.[2,3,9]

Apesar de poder ocorrer sem um foco identificável de infecção, é mais comum que exista evidência de foco, sobretudo em partes moles, como celulite, miosite e fasceíte necrosante. A síndrome também pode ocorrer associada a outras infecções invasivas, incluindo pneumonia, infecções de corrente sanguínea, osteomielite, pioartrite e endocardite.[9]

O diagnóstico é baseado em critérios clínicos e no isolamento do *Streptococcus pyogenes* (Tabela 1). Ao contrário do que ocorre com a síndrome do choque tóxico estafilocócico, quando a etiologia é estreptocócica, as hemoculturas costumam ser positivas em mais de 50% dos casos. O agente também pode ser resgatado com frequência em amostras colhidas do foco de infecção.[2,9]

A maioria das recomendações terapêuticas descritas para a síndrome do choque tóxico estafilocócico pode ser aplicada também no caso de etiologia estreptocócica. Suporte ventilatório, cardíaco e hidroeletrolítico, associado a drenagem do foco de infecção e ressecção de quaisquer tecidos necróticos, são vitais.

TABELA 1 SÍNDROME DO CHOQUE TÓXICO ESTREPTOCÓCICO: DEFINIÇÃO DE CASO*

I.	**Isolamento de *Streptococcus pyogenes***
A.	Sítio normalmente estéril (sangue, liquor, líquido peritoneal, tecido colhido por biópsia, etc.)
B.	Sítio não estéril (orofaringe, escarro, vagina, sítio cirúrgico, outras lesões superficiais, etc.)
II.	**Sinais clínicos de gravidade**
A.	Hipotensão: pressão sistólica ≤ 90 mmHg para adultos; < percentil 5 para a idade em crianças menores de 16 anos
B.	Dois ou mais dos seguintes sinais:
■	insuficiência renal: creatinina ≥ 2 mg/dL em adultos ou ≥ 2 vezes o limite superior da normalidade para a idade em crianças
■	coagulopatia: contagem de plaquetas ≤ 100.000/mm³ ou coagulação intravascular disseminada
■	envolvimento hepático: bilirrubinas totais, AST ou ALT > 2 vezes o limite superior da normalidade
■	síndrome do desconforto respiratório agudo
■	exantema macular difuso, que pode descamar
■	necrose de partes moles, incluindo fasceíte necrosante, miosite ou gangrena

Fonte: adaptado de American Academy of Pediatrics, 2009.[9]

* Um caso que preencha os critérios IA e IIA e IIB pode ser definido como caso confirmado. Um caso que preencha os critérios IB e IIA e IIB pode ser definido como caso provável, se nenhuma outra causa para as manifestações clínicas for identificada.

Como clinicamente não é possível distinguir as etiologias estreptocócica e estafilocócica, o esquema antimicrobiano empírico deve ser o mesmo, incluindo um betalactâmico com atividade antiestafilocócica, como a oxacilina, e um inibidor de síntese proteica, como a clindamicina. Se o *Streptococcus pyogenes* for identificado, o esquema pode ser modificado para penicilina e clindamicina. Assim como para a síndrome do choque tóxico estafilocócico, a duração mínima recomendável do tratamento com antimicrobianos é de cerca de 10 a 14 dias, dependendo também da localização da infecção e da evolução do paciente.[2,3,5,9]

A utilização de Ig IV também tem lugar como adjuvante na terapêutica, nos mesmos esquemas posológicos indicados anteriormente.[9]

REFERÊNCIAS BIBLIOGRÁFICAS

1. American Academy of Pediatrics. Staphylococcal infections. In: Pickering LK, Baker CJ, Kimberlin DW, Long SS (eds.). Red Book: 2009 Report of the Committee on Infectious Diseases. 28.ed. Elk Grove Village: American Academy of Pediatrics, 2009. p.601-15.
2. Suen J, Chesney PJ, Davis JP. Toxic shock syndrome. In: Feigin RD, Cherry JD, Demmler GJ, Kaplan SL. Textbook of Pediatric Infectious Diseases. 6.ed. Filadélfia: Saunders, 2009. p.1197-212.
3. Lappin E, Ferguson AJ. Gram-positive toxic shock syndromes. Lancet Infect Dis 2009; 9:281-90.
4. DeVries AS, Lesher L, Schlievert PM, Rogers T, Villaume LG, Danila R et al. Staphylococcal toxic shock syndrome 2000-2006: epidemiology, clinical features, and molecular characteristics. PLoS One 2011; 6:e22997.
5. Russell NE, Pachorek RE. Clindamycin in the treatment of streptococcal and staphylococcal toxic shock syndromes. Ann Pharmacother 2000; 34:936-9.
6. Stevens DL, Ma Y, Salmi DB, McIndoo E, Wallace RJ, Bryant AE. Impact of antibiotics on expression of virulence-associated exotoxin genes in methicillin--sensitive and methicillin-resistant Staphylococcus aureus. J Infect Dis 2007; 195:202-11.
7. Schlievert PM. Use of intravenous immunoglobulin in the treatment of staphylococcal and streptococcal toxic shock syndromes and related illnesses. J Allergy Clin Immunol 2001; 108(Suppl.4):107-10.

8. Yanagisawa C, Hanaki H, Natae T, Sunakawa K. Neutralization of staphylococcal exotoxins in vitro by human-origin intravenous immunoglobulin. J Infect Chemother 2007; 13:368-72.
9. American Academy of Pediatrics. Group A streptococcal infections. In: Pickering LK, Baker CJ, Kimberlin DW, Long SS (eds.). Red Book: 2009 Report of the Committee on Infectious Diseases. 28.ed. Elk Grove Village: American Academy of Pediatrics, 2009. p.616-28.

54 Infecções Fúngicas – Como Conduzir?

Mariana Volpe Arnoni

INTRODUÇÃO

As infecções fúngicas invasivas representam um grande desafio para médicos e pacientes, com grande impacto em termos de morbidade e mortalidade e elevados custos hospitalares decorrentes dos métodos diagnósticos envolvidos, da internação prolongada e da terapêutica utilizada.[1,2]

O aumento na incidência dessas infecções, que vem sendo reportado na literatura nas últimas décadas, parece estar relacionado à maior sobrevida de doentes críticos e à introdução de métodos diagnósticos e terapêuticos mais agressivos. Particularmente em pediatria, observam-se maior sobrevida dos prematuros, maior número de transplantes realizados, uso de quimioterapia mais intensa e avanços no diagnóstico e no tratamento das imunodeficiências primárias e secundárias.[1,2]

Há poucos dados disponíveis sobre epidemiologia, fatores de risco, tratamento e mortalidade nas infecções fúngicas em pediatria, de modo que as particularidades da população pediátrica devem sempre ser consideradas para o melhor manejo dos casos. A própria imaturidade imunológica, isto é, barreira cutâneo-mucosa deficiente, somada a uma tolerância aumentada aos tratamentos quimioterápicos agressivos, já coloca a população pediátrica sob maior risco de infecções fúngicas invasivas.[1]

Em linhas gerais, pode-se dizer que as diferenças anatômicas e fisiológicas entre adultos e crianças, e mesmo entre a população neonatal e crianças maiores, têm impacto na apresentação clínica, na evolução da doença e em sua resposta ao tratamento.[1]

A partir dos anos 1990, houve aumento importante do arsenal de antifúngicos disponíveis, com a introdução das equinocandinas (caspofungina, anidulafungina e micafungina), das formulações lipídicas da anfotericina e dos novos azólicos (voriconazol e posaconazol). No entanto, a maior parte dos estudos de eficácia e segurança dessas drogas é desenvolvida em adultos e crianças maiores de 12 anos de idade, de modo que ainda existem muitas dúvidas em relação à adequação de doses para crianças, especialmente para a população neonatal. Em geral, crianças menores e recém-nascidos toleram melhor a toxicidade das drogas e doses maiores são necessárias para atingir níveis séricos similares aos dos adultos.[1]

CANDIDÍASE INVASIVA

As espécies de *Candida* são as principais responsáveis pelas infecções fúngicas nos hospitais terciários, estando entre os quatro agentes mais frequentes nas infecções da corrente sanguínea de origem hospitalar.[1-3] Os principais fatores de risco descritos são: antecedentes de cirurgias de grande porte, exposição a procedimentos invasivos, uso prévio de antibióticos de amplo espectro, uso de nutrição parenteral, doenças imunossupressoras e internação em unidades de terapia intensiva (UTI). Entre os pacientes pediátricos, os principais grupos de risco são os pacientes oncológicos e os prematuros de baixo peso ao nascer.[1,4,5]

As infecções invasivas pelo gênero *Candida* provocam um grande impacto econômico, pois aumentam os custos relacionados a hospitalização prolongada e técnicas terapêuticas e diagnósticas.[2,5]

A mortalidade atribuída nos casos de candidemia é alta, apesar de ser menor que a descrita para a população adulta, com taxas em torno de 10 a 30%, e, a despeito dos avanços na terapia antifúgica, vem se mantendo elevada nas últimas décadas e não parece estar relacionada a aumento nas taxas de resistência aos antifúngicos. A introdução precoce de antifúngicos é fundamental para a redução da mortalidade, haja vista que cada dia de atraso na introdução do tratamento implica pior prognóstico.[1-3]

A identificação das espécies de *Candida* pode ser utilizada como preditora de seu perfil de sensibilidade, guiando a escolha terapêutica.

TABELA 1 PADRÃO GERAL DE SENSIBILIDADE DAS ESPÉCIES DE *CANDIDA*

Espécies	Fluconazol	Itraconazol	Voriconazol	Flucitosina	Anfotericina B	Caspofungina
C. albicans	S	S	S	S	S	S
C. tropicalis	S	S	S	S	S	S
C. parapsilosis	S	S	S	S	S	S/I
C. glabrata	S-DD/R	S-DD/R	S/I	S	S/I	S
C. krusei	R	S-DD/R	S/I	I/R	S/I	S
C. lusitaniae	S	S	S	S	S/R	S
C. guilliermondii	S	S	S	S	S	S

S: sensível; I: intermediário; R: resistente; S-DD: dose-dependente.

Fonte: adaptada de Pappas et al.[3]

Os princípios do tratamento da candidíase invasiva são:

- introdução precoce de terapia antifúngica;
- investigação de focos de disseminação hematogênica (exame oftalmológico, ecocardiografia e ultrassonografia abdominal);
- remoção de cateteres/dispositivos invasivos (sempre que possível).

Os principais objetivos do tratamento são a negativação sustentada das amostras de hemocultura e a resolução dos sinais e sintomas associados. No caso da candidíase crônica disseminada, o sucesso terapêutico depende também da resolução ou calcificação das lesões radiológicas. A necessidade de intervenção cirúrgica é frequente nos casos de endocardite, osteomielite e endoftalmite. Da mesma maneira, o sucesso terapêutico das candidemias, peritonites e infecções do trato urinário, muitas vezes, depende da remoção dos dispositivos invasivos (Tabela 2).[1-3]

INFECÇÕES POR FUNGOS FILAMENTOSOS

As infecções por fungos filamentosos vêm sendo descritas com maior frequência nas últimas décadas, considerando-se micoses emergentes, inclusive na população pediátrica, ainda que os dados disponíveis em literatura sejam bastante escassos para esse grupo de pacientes.[1,2]

De modo geral, pode-se dizer que são infecções observadas em pacientes de risco, como portadores de neoplasias hematológicas, transplantados, diabéticos e aqueles que fazem uso crônico de imunossupressores, incluindo corticoterapia prolongada e outros que apresentam altas taxas de letalidade.[1,2,6]

Além da aspergilose invasiva, podem-se citar como micoses emergentes mais frequentes a fusariose e a zigomicose.[6,7] A aspergilose invasiva se manifesta mais frequentemente na forma pulmonar, mas também são descritos casos de comprometimento sinusal, em sistema nervoso central e formas disseminadas da doença.[8]

A evolução favorável dos casos depende, em grande parte, do diagnóstico correto e precoce, guiando a escolha terapêutica. São ferramentas importantes para o diagnóstico: métodos de imagem, dosagem seriada de biomarcadores (galactomanana) e biópsia com anatomopatológico, sempre que possível.[8,9]

A fusariose (*Fusarium* spp) também pode ter apresentações clínicas distintas, além da forma disseminada. Frequentemente, encontram-se manifestações cutâneas e positividade de hemocultura.[6]

Os principais pacientes de risco para a zigomicose (*Mucor* spp, *Rhizopus* spp e *Lichtheimia* spp) são os diabéticos e os transplantados. Sua apresentação clínica mais comum é a forma rino-cerebral, de evolução rápida e que atinge até 70% dos casos.[7]

TABELA 2 MANEJO CLÍNICO DA CANDIDÍASE INVASIVA

Tipo de infecção	Drogas de escolha	Alternativas	Tempo de tratamento
Candidemia	Equinocandina Fluconazol	Anfo-B Anfo-L Anfo-CL	14 dias Após hemocultura negativa
Candidemia neonatal	Anfo-B Fluconazol	Equinocandina Anfo-L Anfo-CL	14 dias Após hemocultura negativa
Candidíase crônica disseminada	Anfo-B Fluconazol	Equinocandina Anfo-L Anfo-CL	3 a 6 meses
Candidíase mucocutânea disseminada	Fluconazol	Anfo-B Equinocandina Voriconazol	7 a 21 dias
Candidíase urinária	Fluconazol	Anfo-B	14 dias Remover cateter urinário, se presente
Osteomielite/ Artrite	Fluconazol Anfo-B	Equinocandina, seguida por fluconazol	6 a 12 semanas Frequente necessidade de tratamento cirúrgico associado
Meningite	Anfo-L Anfo-CL	Fluconazol	4 semanas
Peritonite	Anfo-B Fluconazol	Equinocandina	14 a 21 dias
Endocardite	Anfo-L, Anfo-CL, seguidos por fluconazol	Equinocandina, seguida por fluconazol	6 semanas Frequente necessidade de tratamento cirúrgico associado
Endoftalmite	Fluconazol Anfo-B	Voriconazol	6 a 12 semanas Frequente necessidade de tratamento cirúrgico associado

Anfo-B: anfotericina B; Anfo-CL: anfotericina complexo lipídico; Anfo-L: anfotericina lipossomal.

O diagnóstico microbiológico dessas infecções, com definição de espécie, é bastante importante para guiar a escolha terapêutica. A terapia antifúngica combinada pode ser alternativa nos casos de doença refratária, com associação de drogas de classes distintas.[6-9]

TABELA 3 MANEJO CLÍNICO DAS INFECÇÕES POR FUNGOS FILAMENTOSOS

Tipo de infecção	Droga de escolha	Alternativas	Tempo de tratamento
Aspergilose	Voriconazol	Anfo-L Anfo-CL Equinocandina	6 a 12 semanas
Fusariose	Anfo-L Anfo-CL Anfo-B	Voriconazol Equinocandina	6 a 12 semanas
Zigomicose	Anfo-L Anfo-CL Anfo-B	Posaconazol	6 a 12 semanas e frequente necessidade de tratamento cirúrgico associado

Anfo-B: anfotericina B; Anfo-CL: anfotericina complexo lipídico; Anfo-L: anfotericina lipossomal.

TABELA 4 DOSES PRECONIZADAS DE ANTIFÚNGICOS EM PEDIATRIA

Antifúngicos	Doses pediátricas	Observações
Anfotericina B	1 a 1,5 mg/kg 1 vez/dia	↑↑↑ Toxicidade renal e reação à infusão
Anfotericina complexo lipídico	5 mg/kg, 1 vez/dia	↑↑ Toxicidade renal e reação à infusão
Anfotericina lipossomal	5 mg/kg, 1 vez/dia	↑ Toxicidade renal e reação à infusão
Fluconazol	Ataque: 12 a 25 mg/kg Manutenção: 6 a 12 mg/kg, 1 vez/dia	Toxicidade gastrointestinal e hepática leve

(continua)

(continuação)

Antifúngicos	Doses pediátricas	Observações
Caspofungina	Ataque: 70 mg/m^2 Manutenção: 50 mg/m^2, 1 vez/dia	Toxicidade gastrointestinal e hepática leve Uso recomendado a partir dos 3 meses de vida
Micafungina	2 a 10 mg/kg, 1 vez/dia	Toxicidade gastrointestinal e hepática leve
Anidulafungina	1,5 mg/kg, 1 vez/dia	Toxicidade gastrointestinal e hepática leve Uso recomendado a partir dos 18 anos de idade
Posaconazol	200 mg, a cada 6 h	Toxicidade gastrointestinal e hepática leve Uso recomendado a partir dos 12 anos de idade
Voriconazol: 2 a 12 anos de idade	EV: 7 mg/kg VO: 200 mg, a cada 12 h	Toxicidade gastrointestinal e hepática leve e distúrbios visuais
Voriconazol: > 12 anos de idade	EV: Ataque: 6 mg/kg, a cada 12 h Manutenção: 4 mg/kg, a cada 12 h VO: < 40 kg Ataque: 200 mg, a cada 12 h Manutenção: 100 mg, a cada 12 h VO: > 40 kg Ataque: 400 mg, a cada 12 h Manutenção: 200 mg, a cada 12 h	Apresentação EV contraindicada em pacientes com insuficiência renal Uso recomendado a partir dos 2 anos de idade

EV: via endovenosa; VO: via oral.

REFERÊNCIAS BIBLIOGRÁFICAS

1. Zaoutis TE. Invasive fungal infections in pediatric patients: challenges to optimal management. J Ped 2010; 156(4):A1-S86.
2. Arendrup MC, Fisher BT, Zaoutis TE. Invasive fungal infections in the paediatric and neonatal population: diagnostics and management issues. Clin Microbiol Infect 2009; 15(7):613-24.
3. Pappas PG, Kauffman CA, Andes D, Benjamin Jr DK, Calandra TF, Edwards Jr JE et al. Clinical practice guidelines for the management of candidiasis: 2009 update by the Infectious Diseases Society of America. Clin Infect Dis 2009; 48:503-35.
4. Feja KN, Wu F, Roberts K, Loughrey M, Nesin M, Larson E et al. Risk factors for candidemia in critically ill infants: a matched case-control study. J Pediatr 2005; 147(2):156-61.
5. Colombo AL, Nucci M, Park BJ, Nouér SA, Arthington-Skaggs B, da Matta DA et al. Epidemiology of candidemia in Brazil: a nationwide sentinel surveillance of candidemia in eleven medical centers. J Clin Microbiol 2006; 44(8):2816-23.
6. Park BJ, Pappas PG, Wannemuehler KA, Alexander BD, Anaissie EJ, Andes DR et al. Invasive non-aspergillus mold infections in transplant recipients, United States, 2001-2006. Emerg Infect Dis 2011; 17(10):1855-64. Disponível em: http://www.cdc.gov/eid.
7. Saliba F. Emerging fungal infections. Expert Rev Anti Infect Ther 2012; 10(4):419-21.
8. Walsh TJ, Anaisse EJ, Denning DW, Herbrecht R, Kontoyiannis DP, Marr KA et al. Treatment of aspergillosis: clinical practice guidelines of the Infectious Diseases Society of America. Clin Infect Dis 2008; 46:327-60.
9. Pauw BE, Patterson TF. Should the consensus guidelines' specific criteria for the diagnosis of invasive fungal infection be changed? Clin Infect Dis 2005; 41:S377-80.

55 Profilaxia de Contactuantes de Doenças Infecciosas

Paula Andrade Alvares

Alguns agentes infecciosos podem se propagar, colonizando e contagiando indivíduos que tenham contato com pessoas portadoras ou infectadas por esses mesmos agentes. Nesses casos, é indicado o uso de medicamentos pela pessoa que teve contato com o agente infeccioso (através da pessoa infectada) para prevenir o desenvolvimento de determinada doença e a continuidade da propagação do agente de pessoa para pessoa.

Este capítulo aborda a quimioprofilaxia que deve ser realizada às pessoas que tenham contato com indivíduos vítimas de doenças infecciosas.

DIFTERIA

A difteria é uma doença causada pelo *Corynebacterium diphtheriae*, um bacilo Gram-positivo, que leva a um quadro clínico de nasofaringite membranosa ou laringotraqueíte obstrutiva, podendo evoluir de forma grave, com insuficiência respiratória.

É transmitida via contato direto com uma pessoa infectada e suas secreções nasofaríngeas, podendo raramente ser transmitida via fômites.

Seu diagnóstico é realizado por meio do isolamento da bactéria. Seu tratamento é realizado com penicilina cristalina (100.000 a 150.000 UI/kg/dia, a cada 6 horas, por 14 dias), ertitromicina (40 a 50 mg/kg/dia, a cada 6 horas, por 14 dias), ou penicilina procaína (50.000 UI/kg/dia, a cada 12 horas, por 14 dias).

Também faz parte do tratamento o uso do soro antidiftérico, com a dose variando entre 20.000 e 120.000 UI, de acordo com a gravidade do caso.

É recomendado isolamento respiratório de gotículas para os pacientes que estejam hospitalizados por 14 dias após início da antibioticoterapia.

A profilaxia primária da doença diftérica é realizada por meio da vacina DTP-HiB (difteria, tétano, coqueluche e *Haemophilus influenzae* B), DTP (difteria, tétano e coqueluche), DTPa (difteria, tétano e coqueluche acelular) ou DT (dupla infantil – difteria e tétano) para as crianças, realizada aos 2, 4 e 6 meses, com reforço da vacina DTP, DT ou DTPa aos 15 meses e aos 5 anos, e da dT (dupla adulto – difteria e tétano) ou dTpa (tríplice adulto – difteria, tétano e coqueluche acelular) para os adultos, realizada a cada 10 anos.

No caso de diagnóstico de doença diftérica, os contatos próximos do paciente devem ser prontamente identificados. São eles os contatos domiciliares, os contatos próximos habituais (incluindo contatos sexuais), contatos que tenham crianças sob seus cuidados, contatos que dividem utensílios de cozinha e membros da equipe médica expostos a secreções nasofaríngeas do paciente.

Para os contatos próximos, deve ser realizada a cultura para pesquisa do *C. diphtheriae*, seguida de observação nos 7 dias subsequentes para evolução com doença clínica. No caso de cultura positiva, deve ser realizada a quimioprofilaxia com eritromicina (50 mg/kg/dia) por 10 dias ou dose única de penicilina benzatina intramuscular, sendo 600.000 UI para crianças que pesam < 30 kg, e 1.200.000 UI para crianças que pesam > 30 kg. No caso de contatos próximos não imunizados, imunizados parcialmente ou com estado vacinal desconhecido e que não coletaram material para cultura, deve ser realizada a quimioprofilaxia independentemente de cultura.

Para os contatos próximos assintomáticos e com a sua imunização completa, deve ser realizada dose de reforço da vacina para difteria adequada à idade se o seu último reforço foi realizado há mais de 5 anos.

Para os contatos próximos assintomáticos que ainda não foram imunizados, deve ser realizada a imunização com a vacina apropriada para a idade.

HAEMOPHILUS INFLUENZAE

O *H. influenzae* é um cocobacilo Gram-negativo capaz de causar diversas infecções no ser humano, desde infecções mais leves – como otite média aguda e sinusite – a infecções sistêmicas e mais graves – como pneumonia, meningite, epiglotite, osteomielite, entre outras.

O diagnóstico é realizado por meio do isolamento do agente.

O tratamento das infecções pelo *H. influenzae* pode ser realizado com uma cefalosporina, como o ceftrixone ou cefotaxima; uma combinação de cloranfenicol e ampicilina; ou um carbapenêmico, como o meropeném. No caso de doenças mais leves que permitam tratamento ambulatorial, como a otite média, este pode ser realizado com amoxicilina-clavulanato (cerca de 30 a 40% dos *H. influenzae* são produtores de betalactamase e consequentemente resistentes à amoxicilina e outros betalactâmicos, necessitando de um agente inibidor de betalactamase, como o ácido clavulânico).

O paciente com infecção invasiva pelo *H. influenzae* deve permanecer em isolamento respiratório quando hospitalizado, por até 24 horas após o início do tratamento antimicrobiano.

A profilaxia primária é realizada com a vacina conta o *H. influenzae B*, realizada aos 2, 4 e 6 meses, sem necessidade de reforço. A vacina atualmente utilizada é a vacina DTP-HiB.

Os contatos próximos de um paciente vítima de uma infecção invasiva pelo *H. influenzae* estão mais suscetíveis a infecções invasivas por esse agente, devendo então receber quimioprofilaxia. São eles:

- contatos domiciliares com pelo menos uma criança menor de 4 anos, que ainda não recebeu o esquema vacinal completo;
- contatos domiciliares com crianças menores de 12 anos ainda não completamente imunizadas;
- contatos domiciliares com crianças imunocomprometidas, independentemente do estado vacinal;

- contatos em creche e escola, quando há dois ou mais casos de doença invasiva pelo *H. influenzae* dentro de 60 dias;
- para o paciente, caso tenha menos de 2 anos e tenha sido tratado com outro esquema que não ceftriaxona ou cefotaxima.

A profilaxia é realizada com a rifampicina, na dose 20 mg/kg/dia, sendo a dose máxima de 600 mg, uma vez ao dia, por 4 dias. Para menores de 1 mês de vida, é feita com 10 mg/kg/dia, uma vez ao dia, por 4 dias.

COQUELUCHE

Doença causada pela *Bordetella pertussis*, um bacilo Gram-negativo que causa infecção das vias aéreas inferiores, levando a um quadro clínico clássico de tosse paroxística com cianose e guincho, com risco de apneia e insuficiência respiratória.

Ela é transmitida pelo contato direto com uma pessoa infectada, por meio da sua secreção nasofaríngea.

O diagnóstico é realizado por meio do isolamento da bactérias em secreção nasofaríngea, via cultura ou proteína C reativa (PCR).

O tratamento pode ser realizado com os seguintes medicamentos:

- azitromicina, 10 mg/kg/dia, por 5 dias (para lactentes menores que 6 meses), 10 mg/kg/dia no primeiro dia e 5 mg/kg/dia nos 4 dias subsequentes (para lactentes e crianças com 6 meses ou mais);
- eritromicina, 50 mg/kg/dia, a cada 6 horas, por 14 dias;
- claritromicina, 15 mg/kg/dia, a cada 12 horas, por 7 dias;
- sulfametoxazol-trimetropim, 40 mg/kg/dia (dose da sulfa), a cada 12 horas, por 14 dias (contraindicado em menores de 2 meses de vida).

O paciente deve permanecer em isolamento respiratório de gotículas por 5 dias a partir do início da terapia antimicrobiana, se estiver hospitalizado.

A profilaxia primária é feita por meio da vacinação, que varia de acordo com a idade. Crianças menores de 7 anos de idade devem receber a vacina DTP-HiB, DTP ou a DTPa, aos 2, 4 e 6 meses. O reforço é realizado com a vacina DTP ou DTPa aos 15 meses e 5 anos de idade. É recomendado que seja realizada 1 dose 10 anos após a última, com a vacina apropriada para adultos, a dTpa.

A quimioprofilaxia recomendada aos contactuantes corresponde exatamente ao tratamento da doença, tanto no antimicrobiano utilizado, quanto na sua dose e duração de uso, conforme descrito anteriormente.

Os contactuantes que têm indicação de receber quimioprofilaxia são os seguintes:

- contatos próximos menores de 1 ano, independentemente do estado vacinal;
- contatos próximos menores de 7 anos, desde que não vacinados ou com calendário vacinal incompleto;
- comunicantes próximos adultos que trabalham diretamente com crianças menores de 1 ano ou imunossuprimidas (e devem ser afastados dessas atividades por até 5 dias do início da quimioprofilaxia);
- comunicantes próximos adultos que residam com menores de 1 ano;
- comunicantes próximos que sejam imunossuprimidos.

DOENÇA MENINGOCÓCICA

A *Neisseria meningitidis* é um diplococo Gram-negativo. De acordo com as suas características, é dividida em sorogrupos, sendo os principais A, B, C, Y e W135. Ela pode causar uma série de infecções, variando de um quadro inespecífico com febre e bacteremia, passando pela meningite isolada até o quadro mais grave, caracterizado por septicemia e choque, podendo levar a óbito em diversas ocasiões se não prontamente reconhecido e tratado.

A transmissão se dá pelo contato íntimo com uma pessoa infectada, por meio de gotículas e secreção nasofaríngea.

O diagnóstico se dá pelo isolamento do agente. O tratamento recomendado é penicilina cristalina 300.000 a 500.000 UI/kg/dia, a cada 6 horas, por 7 dias. Tratamentos alternativos incluem o ceftriaxona, na dose de 100 mg/kg/dia, a cada 12 horas, por 7 dias, e o cloranfenicol, na dose de 75 a 100 mg/kg/dia, máximo de 4 g ao dia, a cada 6 horas, também por 7 dias.

O paciente deve permanecer em isolamento respiratório de gotículas por 24 horas após o início da terapia antimicrobiana, se estiver hospitalizado.

A profilaxia primária pode ser realizada por meio da vacina conjugada contra o meningococo C, que já está no calendário vacinal do governo, devendo ser aplicada aos 3 e 5 meses de idade, com um reforço aos 15 meses.

A quimioprofilaxia é indicada para todos os contatos próximos do paciente nos últimos 7 dias do início dos sintomas. São eles: moradores do mesmo domicílio, indivíduos que compartilham o mesmo dormitório, comunicantes de creches, pessoas expostas diretamente às secreções do paciente, profissionais de saúde que tenham realizado respiração boca a boca, profissionais de saúde que tenham realizado procedimentos como entubação orotraqueal e reanimação cardiopulmonar sem o devido equipamento de segurança (máscara, luvas, óculos, etc.) e passageiros sentados diretamente ao lado do paciente em voos por mais de 8 horas.

As medicações indicadas para realizar a quimioprofilaxia são:

- rifampicina: 10 mg/kg/dia, a cada 12 horas, por 2 dias; para menores de 1 mês a dose é de 5 mg/kg/dia, a cada 12 horas, por 2 dias;
- ceftriaxona: 125 mg, intramuscular (IM) ou endovenosa (EV), dose única, para menores que 15 anos de idade; 250 mg, IM ou EV, dose única para maiores de 15 anos;
- ciprofloxacino: 20 mg/kg, dose única;
- azitromicina: 10 mg/kg, dose única.

TUBERCULOSE

A tuberculose é uma doença causada pelo complexo *Mycobacterium tuberculosis*, composto por diversos agentes, sendo os mais comuns o *M. bovis*, *M. microti*, *M. africanum* e *M. tuberculosis*.

É uma doença que pode se apresentar sob a forma de vários quadros clínicos diferentes, de acordo com o seu local de infecção. Pode ser pulmonar, pleural, ganglionar, cutânea, renal, intestinal, entre outras. Na infância o seu quadro clínico costuma ser atípico e de difícil diagnóstico.

A transmissão ocorre de pessoa a pessoa, no caso da tuberculose pulmonar bacilífera. Nesse caso, o agente é transmitido por meio de aerossóis.

O diagnóstico é clínico e pode ser auxiliado pelo isolamento do agente infeccioso em pesquisa direta e cultura.

O tratamento preconizado utiliza quatro medicações: a rifampicina, a pirazinamida, a isoniazida e o etambutol. No caso de tuberculose pulmonar, a rifampicina, a isoniazida, a pirazinamida e o etambutol são administrados por 2 meses; a rifampicina e a isoniazida são administradas por mais 4 meses, totalizando 6 meses de tratamento. Crianças menores de 10 anos não devem receber etambutol. No caso de meningite tuberculosa, o tratamento se prolonga por mais 3 meses na manutenção, totalizando 9 meses.

O paciente diagnosticado com tuberculose pulmonar bacilífera, deve permanecer em isolamento respiratório para aerossóis até que se encontre não bacilífero (pelo menos duas pesquisas negativas de bacilo de Koch [BK] no escarro), se necessitar de hospitalização.

A vacina BCG, administrada ao nascimento, protege contra doença invasiva pelo *M. tuberculosis*.

No caso de pessoas que tenham contato próximo com pacientes diagnosticados com tuberculose pulmonar bacilífera, deve ser realizada investigação diagnóstica para determinar se há doença ativa. O paciente deve ser examinado cuidadosamente, e deve realizar raiografia X de tórax e PPD (derivado proteico purificado, do inglês *purified protein derivative*). Para contatos identificados como doentes, o tratamento deve ser prontamente iniciado. Já para contatos próximos não doentes, deve ser considerada a quimioprofilaxia, ou como é chamado atualmente, o tratamento da tuberculose latente.

A definição de contato próximo compreende os contatos domiciliares, contatos de ambiente de trabalho ou instituições de longa permanência, ou quaisquer contatos com duração acima de 200 horas para pacientes com baciloscopia positiva e acima de 400 horas para pacientes com apenas cultura positiva.

As indicações para tratamento da tuberculose latente constam a seguir, de acordo com o PPD e as condições de base. Esse tratamento deve sempre ser ponderado considerando-se o risco de adoecimento e o risco de hepatotoxicidade pelo medicamento utilizado.

- PPD ≥ 5 mm:
  - pacientes com HIV/aids;
  - contatos recentes (há menos de 2 anos) de tuberculose pulmonar, vacinados com BCG há mais de 2 anos;
  - indivíduos não tratados para tuberculose e portadores de imagens sequelares na radiografia de tórax;
  - pacientes candidatos a transplante ou transplantados;

- imunossuprimidos por outras razões (inclusive uso de prednisona, dose acima de 15 mg/dia, por mais de 1 mês).

- PPD ≥ 10 mm:
  - contatos recentes (há menos de 2 anos) de tuberculose pulmonar, vacinados com BCG há 2 anos ou menos;
  - usuários de drogas injetáveis;
  - imunodeprimidos por diabete melito, silicose, linfomas, neoplasias de cabeça e pescoço e pulmão, hemodiálise, procedimentos cirúrgicos;
  - populações indígenas.
- Independente do PPD:
  - HIV positivos com história de contato recente com tuberculose bacilífera ou apresentando imagem de sequela radiográfica pulmonar sem história prévia de tratamento para tuberculose.
- Viragem tuberculínica:
  - profissionais da área de saúde;
  - trabalhadores do sistema prisional;
  - cuidadores de idosos;
  - pessoal de laboratório de micobactérias;
  - contatos recentes de TB pulmonar de qualquer idade.

No caso de contatos com PPD negativo, esse exame deve ser repetido entre 4 e 8 semanas após o primeiro. Caso haja incremento de 10 mm, esse paciente deve iniciar o tratamento da tuberculose latente.

O tratamento da tuberculose latente é realizado com isoniazida, na dose de 5 a 10 mg/kg/dia, por 6 meses. Dose máxima de 300 mg/dia.

VARICELA

A varicela é uma doença sistêmica causada pelo vírus varicela-zóster.

Sua infecção primária se manifesta com um pródromo de sintomas inespecíficos, como febre, e com exantema pelo corpo todo, com lesões em diversos pontos de evolução (pápulas, vesículas, pústulas e crostas). Costuma ser autolimitada e de tratamento apenas sintomático. No caso de imunodeprimidos e recém-nascidos, ela pode evoluir de forma desfavorável, chegando até mesmo a levar a óbito.

Uma vez que causa infecção em uma pessoa, o vírus varicela-zóster permanece no seu organismo de forma latente. Em algumas situações que levam a queda de imunidade, o vírus pode sofrer reativação e levar a um segundo quadro clínico, conhecido como herpes-zóster. As lesões nesse caso costumam ser localizadas, seguem os dermátomos e respeitam a linha média do indivíduo. Costumam ser muito doloridas e evoluir de forma autolimitada. Nos pacientes imunodeprimidos, podem comprometer mais que um dermátomo e evoluir de forma sistêmica e desfavorável também, necessitando de tratamento com antiviral EV.

A transmissão da varicela se dá por via respiratória, por meio de aerossóis, e por contato direto com as vesículas. No caso do herpes-zóster limitado em paciente imunocompetente, a transmissão se dá apenas por contato direto com as lesões. Quando se trata de paciente imunodeprimido ou paciente com zóster disseminado, aí então a transmissão também ocorre através da via respiratória.

O tratamento da varicela em pacientes imunocompetentes é apenas sintomático. Em imunossuprimidos, o tratamento inclui aciclovir EV. No caso do herpes-zóster, o tratamento para pacientes imunocompetentes pode ser realizado com aciclovir via oral (VO) ou tópico. Quando acomete imunodeprimidos, quando o zóster é disseminado ou quando compromete a região oftálmica, deve ser tratado com aciclovir EV.

O isolamento do paciente com varicela deve ser de contato e respiratório para aerossóis. Pacientes com herpes-zóster localizado necessitam apenas de isolamento de contato. Pacientes com herpes-zóster disseminado ou pacientes imunossuprimidos com herpes-zóster devem permanecer em isolamento respiratório para aerossóis, além de isolamento de contato. O isolamento de todos esses pacientes só deve ser encerrado quando não houver mais lesões vesiculosas.

A profilaxia de contactuantes é realizada em casos de surtos em ambiente hospitalar ou instituições como creches, escolas e abrigos. Ela também deve ser sempre realizada em caso de pacientes imunossuprimidos ou gestantes que tenham contato com algum paciente com varicela ou herpes-zóster.

Ela pode ser realizada de duas formas:

- por meio da vacina contra a varicela, uma vacina de vírus vivo atenuado, recomendada para crianças acima de 12 meses de idade; e contraindicada para imunossuprimidos e gestantes pelo risco de desenvolver doença pelo vírus vacinal;

- por meio da imunoglobulina humana específica para varicela, a VZIG, que pode ser aplicada em indivíduos de qualquer idade, mas tem indicações específicas (gestantes, imunodeprimidos, recém-nascidos cujas mães desenvolveram varicela 2 dias antes até 5 dias após o parto, recém-nascidos que tenham contato com varicela, lactentes menores de 6 meses em situações de surto); dose única de 125 UI/kg (mínima de 125 UI e máxima de 625 UI), via intramuscular.

HIV

O vírus da imunodeficiência humana (HIV) causa uma deficiência imunológica progressiva e importante, que culmina com o aparecimento de diversas doenças oportunistas, se não tratado.

O tratamento do HIV é recomendado hoje em dia para todas as crianças infectadas e para os adultos que já apresentam certo grau de imunocomprometimento clínico ou laboratorial. Esse tratamento inclui pelo menos três medicamentos diferentes.

O vírus é transmitido por contato sexual, contato sanguíneo e pelo leite materno.

Um paciente com HIV que esteja internado não necessita de isolamento respiratório ou de contato, a não ser que o seu grau de imunocomprometimento seja muito grave e o isolamento seja reverso.

Existem alguns casos de exposição ao vírus em que a quimioprofilaxia deve ser realizada.

O primeiro caso é o do recém-nascido de mãe HIV positivo. Nesse caso, devem ser realizados todos os cuidados com a gestante, como uso de terapia antirretroviral durante a gestação e cuidados especiais no intraparto. O recém-nascido deve fazer uso de zidovudina até a sexta semana de vida, na dose de 2 mg/kg/dose, a cada 6 horas.

O segundo caso é do indivíduo vítima de abuso sexual por penetração vaginal ou anal. A profilaxia deve ser iniciada até 72 horas após a violência, desde que a sorologia da vítima seja negativa, independente da sorologia do agressor. Nesse caso, a profilaxia recomendada é realizada com três antirretrovirais:

- zidovudina (AZT), na dose de $180/mg^2$, dose máxima de 300 mg, a cada 12 horas;
- lamivudina (3TC), na dose de 4 mg/kg, dose máxima de 150 mg, a cada 12 horas;
- lopinavir/ritonavir, na dose de 300 mg/m^2 para menores de 2 anos e 230 mg/m^2 para maiores de 2 anos, dose máxima de 400 mg, a cada 12 horas.

A profilaxia deve ser realizada por 4 semanas e a vítima deve fazer acompanhamento clínico e sorológico periódico.

O terceiro caso é do profissional de saúde que se acidenta durante a coleta de material do paciente HIV positivo. Nesse caso, devem ser solicitadas sorologias do paciente e do profissional acidentado. No caso de paciente HIV positivo e profissional HIV negativo, deve ser iniciada a profilaxia com antirretrovirais, conforme a gravidade do paciente, o seu estado imunológico e o tipo de exposição acidental.

- Paciente assintomático, carga viral baixa: exposição percutânea grave (agulha com lúmen, com material infectado no seu lúmen) → indica profilaxia com 3 antirretrovirais;
- paciente assintomático, carga viral baixa: exposição percutânea leve (agulha sem lúmen) → indica profilaxia com 2 antirretrovirais;
- paciente assintomático, carga viral baixa: exposição de mucosas a grande quantidade de secreção do paciente → indica profilaxia com 2 antirretrovirais;
- paciente assintomático, carga viral baixa: exposição de mucosas a pequena quantidade de secreção do paciente → considerar profilaxia com 2 antirretrovirais;
- paciente com aids, carga viral elevada: qualquer exposição percutânea → indica profilaxia com 3 antirretrovirais;
- paciente com aids, carga viral elevada: exposição de mucosas à grande quantidade de secreção do paciente → indica profilaxia com 3 antirretrovirais;
- paciente com aids, carga viral elevada: exposição de mucosas à pequena quantidade de secreção do paciente → indica profilaxia com 2 antirretrovirais.

Os antirretrovirais utilizados para a profilaxia são:

- no caso de profilaxia com duas drogas: dois inibidores da transcriptase reversa análogos de nucleosídeos; em geral, utiliza-se a zidovudina (AZT), na dose de 300 mg, a cada 12 horas, por 4 semanas; e a lamivudina (3TC), na dose de 150 mg a cada 12 horas, por 4 semanas;
- no caso de profilaxia com três drogas: dois inibidores da transcriptase reversa análogos de nucleosídeos e um inibidor de protease, como o indinavir, na dose de 800 mg, a cada 8 horas, por 4 semanas; ou o nelfinavir, na dose de 750 mg, a cada 12 horas, por 4 semanas.

O seguimento clínico e laboratorial do paciente deve ser realizado aos 45, 90 e 180 dias do contato e início da profilaxia.

HEPATITE B

A hepatite B é uma doença viral, com acometimento hepático, de transmissão via sexual ou via contato direto com sangue do paciente infectado.

Na maior parte das vezes, sua evolução é autolimitada, mas pode levar a um quadro crônico, aumentando as chances de o paciente desenvolver neoplasias hepáticas em um momento mais tardio.

A profilaxia primária é realizada com a vacina contra hepatite B, administrada ao nascimento, com 1 mês e 6 meses de vida.

No caso de exposição ao vírus da hepatite B, pode ser realizada, além da vacina, a imunoglobulina específica para hepatite B, conforme as indicações a seguir:

- vítimas de abuso sexual: aplicar vacina e imunoglobulina o mais rápido possível, desde que a pessoa seja suscetível ao vírus da hepatite B, até no máximo 14 dias após a exposição;
- comunicantes sexuais de casos agudos de hepatite B: aplicar vacina e imunoglobulina o mais rápido possível, desde que a pessoa seja suscetível ao vírus da hepatite B, até no máximo 14 dias após a exposição;
- recém-nascido de mãe HbsAg reagente: aplicar vacina e imunoglobulina nas primeiras 12 horas de vida;

- no caso de recém-nascidos com menos de 2.000 g e recém-nascidos de mães também HIV positivas, devem ser administradas 4 doses da vacina: aos 0, 1, 2 e 6 meses;

- profissionais da saúde não vacinados expostos a material biológico:
  - paciente-fonte HbsAg positivo: iniciar vacinação e imunoglobulina;
  - paciente-fonte HbsAg desconhecido: iniciar vacinação;
  - paciente-fonte HbsAg negativo: iniciar vacinação;
- profissionais de saúde com vacinação incompleta expostos a material biológico:
  - paciente-fonte HbsAg positivo: completar vacinação e imunoglobulina;
  - paciente-fonte HbsAg desconhecido: iniciar vacinação;
  - paciente-fonte HbsAg negativo: completar vacinação;
- profissionais de saúde vacinados expostos a material biológico:
  - com resposta vacinal adequada conhecida (> 10 UI/mL): nenhuma medida profilática a ser realizada;
  - sem resposta vacinal após a primeira série:
    - paciente-fonte HbsAg positivo: vacinação e imunoglobulina;
    - paciente-fonte HbsAg negativo ou desconhecido: iniciar nova série vacinal;
    - sem resposta vacinal após a segunda série:
    - paciente-fonte HbsAg positivo ou desconhecido: imunoglobulina, em 2 doses, com intervalo de 30 dias entre elas;
    - paciente-fonte HbsAg negativo: nenhuma medida profilática a ser realizada;
  - com resposta vacinal desconhecida: testar a resposta vacinal do paciente:
    - se resposta vacinal adequada: nenhuma medida profilática a ser realizada;
    - se resposta vacinal inadequada: paciente-fonte HbsAg positivo: vacina e imunoglobulina; paciente-fonte HbsAg desconhecido ou negativo: iniciar segunda série vacinal.

A dose da imunoglobulina é de 0,06 mL/kg, via intramuscular. Ela deve ser administrada em local diverso onde foi administrada a vacina. Se o volume ultrapassar 5 mL, deve ser dividido e aplicado em dois locais distintos.

RAIVA

A raiva é uma doença viral que causa uma encefalite progressiva aguda letal.

O vírus da raiva é transmitido pelo contato direto da saliva de animais infectados, por soluções de continuidade como mordeduras e arranhaduras.

Uma vez exposto ao animal que possa estar contaminado, a profilaxia deve ser prontamente iniciada.

No caso de exposição, a profilaxia pode ser realizada com a vacina antirrábica de cultivo celular e/ou o uso da soroterapia, como descrito a seguir:

- acidentes leves (ferimentos superficiais, não acometendo região de mãos, planta do pé, pescoço e face) ou lambedura de pele com lesões superficiais:
  - animal sem suspeita de raiva: observar o animal por 10 dias; no caso de morte ou desaparecimento do animal, ou se o animal se tornar raivoso, deve ser iniciada a profilaxia com vacinação antirrábica, em 5 doses (0, 3, 7, 14 e 28 dias);
  - animal suspeito de raiva: iniciar profilaxia com 2 doses da vacina (dias 0 e 3) e observar o animal por 10 dias; no caso de morte ou desaparecimento do animal, ou se o animal se tornar raivoso, deve ser completada a profilaxia com mais 3 doses da vacina, uma entre o 7º e o 10º dia, outra no 14º e outra no 28º dia;
  - animal raivoso, morto ou desaparecido, ou animal silvestre: iniciar a profilaxia com 5 doses da vacina (0, 3, 7, 14 e 28 dias).
- acidentes graves (ferimentos profundos, múltiplos, acometendo face, pescoço, mãos ou planta do pé), lambedura de mucosas ou pele onde haja lesão extensa:
  - animal sem suspeita da raiva: iniciar profilaxia com 2 doses da vacina (0 e 3 dias), e observar o animal por 10 dias; no caso de animal morto, desaparecido ou raivoso, completar a vacinação com mais 3 doses e iniciar a soroterapia;

- animal com suspeita de raiva: iniciar soroterapia e realizar 5 doses da vacina (0, 3, 7, 14 e 28 dias); observar o animal por 10 dias – se nos 10 dias o animal continuar vivo e saudável, suspender o restante da soroterapia e a vacinação;
- animal raivoso, morto ou desaparecido ou animal silvestre: iniciar a soroterapia e realizar 5 doses da vacina (0, 3, 7, 14 e 28 dias).

A soroterapia é realizada com soro heterólogo, na dose de 40 UI/kg. Ele deve ser infiltrado na lesão. No caso de lesões extensas ou múltiplas, pode ser diluído para que infiltre a maior parte das lesões. No caso de lesões pequenas, o que sobrar do soro deve ser administrado via intramuscular na região glútea.

A profilaxia pós-exposição deve ser iniciada o mais rápido possível, pois uma vez que inicie o quadro clínico, as chances de sobrevivência do paciente são mínimas.

TÉTANO

O tétano é uma infecção grave, não contagiosa, causada pela ação de toxinas produzidas pelo *Clostridium tetani*, um bacilo Gram-positivo anaeróbio.

O quadro clínico é composto de hipertonia muscular, hiper-reflexia e espasmos e contraturas musculares, de forma progressiva, comprometendo a deglutição e até mesmo os músculos respiratórios.

A transmissão se dá pela penetração do esporo em uma solução de continuidade, por meio de objetos contaminados com terra, poeira e fezes.

O tratamento inclui debridamento e limpeza das lesões, sedação e suporte clínico ao paciente evoluindo com insuficiência respiratória, antibioticoterapia para erradicar o bacilo (com penicilina cristalina, 100.000 UI/kg/dia, a cada 4 horas; ou metronidazol, 30 mg/kg/dia, a cada 8 horas) e utilização da imunoglobulina humana antitetânica (1.000 a 3.000 UI, IM) ou do soro antitetânico (10.000 a 20.000 UI, EV ou IM).

A profilaxia primária é realizada com a vacina DTP-HiB, administrada aos 2, 4 e 6 meses, com reforços aos 15 meses e 5 anos, continuando, a cada 10 anos com a vacina dT.

No caso de pacientes expostos a ferimentos com objetos que possam estar contaminados, pode ser realizada a profilaxia pós-exposição, conforme descrito a seguir.

- Ferimentos com risco baixo de tétano (ferimentos limpos, sem tecido desvitalizado e sem corpos estranhos) → não administrar imunoglobulina ou soro, indicações de vacinação abaixo:
  - paciente vacinado com pelo menos 3 doses, sendo o último reforço há menos de 10 anos: não aplicar vacina;
  - paciente não vacinado, com vacinação incompleta ou desconhecida: iniciar e completar esquema vacinal;
  - paciente com pelo menos 3 doses, sendo o último reforço há mais de 10 anos: fazer novo reforço vacinal;
- ferimentos com alto risco de tétano (ferimentos extensos, com tecidos desvitalizados e presença de corpos estranhos):
  - paciente vacinado com pelo menos 3 doses, sendo o último reforço há menos de 5 anos: não aplicar a vacina nem imunoglobulina ou soroterapia;
  - paciente vacinado com pelo menos 3 doses, sendo o último há mais de 5 anos: administrar novo reforço da vacina; não administrar imunoglobulina ou soroterapia;
  - paciente vacinado com pelo menos 3 doses, sendo o último reforço há mais de 10 anos: administrar novo reforço da vacina e não administrar imunoglobulina ou soroterapia;
    - considerar imunoglobulina ou soroterapia para pacientes com condições que não permitam realizar cuidados posteriores adequadamente, pacientes imunocomprometidos, desnutridos graves ou idosos;
  - paciente não vacinado, com vacinação incompleta ou incerta: iniciar e completar esquema vacinal; administrar imunoglobulina ou soroterapia.

A imunoglobulina é administrada na dose de 250 UI, via intramuscular, em duas localizações diferentes.

A soroterapia é administrada na dose de 5.000 UI, via intramuscular, também aplicada em duas localizações diferentes.

Existe outra condição especial, o tétano neonatal, que ocorre em decorrência da contaminação do cordão ou do recém-nascido, durante o parto, em condições não adequadas. A profilaxia do tétano neonatal é realizada durante a gestação. Toda gestante que não tenha sido vacinada ou que tenha vacinação incompleta, deve completar o esquema vacinal com pelo menos 3 doses durante a gestação. No caso de gestantes com esquema vacinal completo, porém último reforço há mais de 10 anos, deve ser realizada uma dose de reforço da vacina durante a gestação.

BIBLIOGRAFIA

1. Brasil. Ministério da Saúde, Secretaria de Atenção à Saúde, Departamento de Ações Programáticas Estratégicas. Exposição a materiais biológicos. Brasília: Ministério da Saúde, 2006.
2. Brasil. Ministério da Saúde, Secretaria de Vigilância em Saúde, Departamento de Vigilância Epidemiológica. Doenças infecciosas e parasitárias: guia de bolso. 8.ed. rev. Brasília: Ministério da Saúde, 2010.
3. Brasil. Ministério da Saúde, Secretaria de Vigilância em Saúde, Departamento de Vigilância Epidemiológica. Guia de vigilância epidemiológica. 7. ed. Brasília: Ministério da Saúde, 2009.
4. Brasil. Ministério da Saúde, Secretaria de Vigilância em Saúde, Programa Nacional de DST e Aids. Recomendações para profilaxia da transmissão vertical do HIV e terapia antirretroviral em gestantes: manual de bolso. Brasília: Ministério da Saúde, 2010.
5. Ministério da Saúde, Secretaria de Atenção à Saúde, Departamento de Ações Programáticas e Estratégicas. Prevenção e tratamento dos agravos resultantes de violência sexual contra mulheres e adolescentes: norma técnica. 3.ed. atual. e ampl. 1.reimpr. Brasília: Ministério da Saúde, 2012.

6. Pickering LK, Baker CJ, Kimberlin DW, Long SS (eds.). Red Book: 2009 Report of the Committee on Infectious Diseases. 28.ed. Elk Grove Village: American Academy of Pediatrics, 2009.

56

Cuidados Intensivos em Crianças e Adolescentes Portadores de Infecção pelo HIV/Aids

Flávia Jacqueline Almeida

INTRODUÇÃO

A infecção pelo vírus da imunodeficiência humana tipo 1 (HIV-1) representa uma doença pediátrica de grande importância no mundo, com uma estimativa atual de 3,4 milhões de crianças vivendo com HIV-1. Apesar do declínio de novas infecções em crianças, os números ainda são alarmantes. Segundo dados do Programa Conjunto das Nações Unidas sobre HIV/Aids (Unaids), em 2011, 330.000 crianças adquiriram a infecção pelo HIV-1.

O Brasil tem como meta a eliminação da transmissão vertical (TV) do HIV (menos de 1% de transmissão) até 2015. As diversas intervenções já consagradas e implementadas no país têm reduzido significativamente os casos de TV, com queda de 49% no número absoluto de casos de síndrome de imunodeficiência adquirida (Aids) em menores de 5 anos, nos últimos 12 anos. Entretanto, as taxas de TV ainda estão acima das metas de eliminação, com variações regionais de 2 a 12,5%. É fundamental que, diante de casos graves internados em terapia intensiva, especialmente em lactentes, seja realizada a pesquisa da infecção pelo HIV.

Ao se passarem três décadas desde os primeiros relatos da Aids, resultante da infecção pelo HIV, em crianças e jovens, observam-se mudanças no perfil dos pacientes acometidos. Desde a introdução da terapia antirretroviral altamente ativa (HAART), composta por pelo menos três antirretrovirais (ARV), na década de 1990, houve grande aumento na sobrevida dos pacientes infectados pelo HIV, bem como a diminuição na incidência das doenças oportunistas graves da Aids, proporcionando a conversão de doença grave em infecção crônica e controlável.

Este cenário de mudanças clínicas e epidemiológicas impõe novos desafios aos profissionais envolvidos no cuidado de crianças e adolescentes com HIV/Aids. Com o aumento da sobrevida e a redução da frequência de infecções oportunistas, aumenta a importância dos aspectos ligados à promoção da saúde integral e da qualidade de vida, principalmente na adolescência e na juventude. A interação entre a fisiopatologia da infecção pelo HIV e os efeitos adversos dos medicamentos componentes da terapia antirretroviral (TARV), agindo no organismo em desenvolvimento desde idades precoces, está associada a uma variedade de distúrbios orgânicos e mentais, acometendo o metabolismo de lipídios e carboidratos, a mineralização óssea, a composição corporal e as funções hepática e renal. Tais distúrbios, em complexa interação, podem ocasionar aumento do risco de doenças degenerativas, principalmente do sistema cardiovascular, inflamação crônica e envelhecimento celular precoce. Assim, novas rotinas de cuidado, visando à prevenção e ao tratamento dessas condições, devem ser incorporadas à prática clínica.

Os pacientes com infecção pelo HIV podem ter indicação de admissão em unidade de terapia intensiva (UTI) por diversas razões (Tabela 1), sendo a insuficiência respiratória a causa mais comum.

TABELA 1 CAUSAS DE ADMISSÃO DE PACIENTES COM INFECÇÃO PELO HIV EM UTI NA ERA HAART	
Insuficiência respiratória	25 a 50%
Sepse	33 a 50%
Doença do sistema nervoso central	11 a 27%
Doença gastrointestinal	6 a 15%
Doença cardiovascular	8 a 13%
Síndrome da reconstituição imunológica	20 a 25%

Neste capítulo, são abordados os principais quadros que levam à necessidade de cuidados intensivos neste grupo de pacientes.

DOENÇA PULMONAR

A insuficiência respiratória aguda representa a principal indicação de internação em UTI para crianças e adolescentes com HIV/Aids.

Pneumonia bacteriana, pneumonia por *Pneumocystis jiroveci* e tuberculose são as principais causas de insuficiência respiratória. No entanto, outras infecções também ocorrem. Muitas vezes, o diagnóstico diferencial entre elas é difícil. A Tabela 2 mostra os padrões radiológicos que podem ser observados em cada infecção.

TABELA 2 CORRELAÇÃO ENTRE PADRÃO RADIOLÓGICO E AGENTE ETIOLÓGICO
Pneumonia lobar Bactérias comunitárias *Mycobacterium tuberculosis*
Infiltrado difuso *Pneumocystis jiroveci* *Mycobacterium tuberculosis* Bactérias comunitárias Vírus respiratórios Sarcoma de Kaposi Fungo Citomegalovírus (CMV)

(continua)

(continuação)

Infiltrado nodular Sarcoma de Kaposi (nódulos grandes) *Mycobacterium tuberculosis* (nódulos miliares) *Pneumocystis jiroveci* Fungo (nódulos pequenos)
Pneumotórax *Pneumocystis jiroveci*
Adenomegalia mediastinal *Mycobacterium tuberculosis* Complexo *Mycobacterium avium*
Sarcoma de Kaposi Linfoma Fungo
Derrame pleural Bactéria *Mycobacterium tuberculosis* Sarcoma de Kaposi Linfoma Fungo Miocardiopatia Hipoproteinemia
Cavitação *Mycobacterium tuberculosis* *Pseudomonas aeruginosa* *Rhodococcus equi* *Nocardia* Fungo

Pneumonia por *Pneumocystis jiroveci*

O *Pneumocystis jiroveci*, inicialmente conhecido como *Pneumocystis carinii*, foi identificado como um protozoário há aproximadamente 100 anos e reclassificado como um fungo em 1988. A pneumonia por *Pneumocystis jiroveci* é a infecção oportunista mais comum na doença pelo HIV, em especial nos pacientes com imunossupressão grave (CD4 < 15%) (Tabela 3), que apresentam 9 vezes mais chances de desenvolver infecção quando não estão recebendo profilaxia.

TABELA 3 CATEGORIAS IMUNOLÓGICAS DA CLASSIFICAÇÃO DA INFECÇÃO PELO HIV EM CRIANÇAS E ADOLESCENTES MENORES DE 13 ANOS

Alteração imunológica	Contagem de LT-CD4+		
	Idade		
	< 12 meses	1 a 5 anos	6 a 12 anos
Ausente (1)	> 1.500 (> 25%)	≥ 1.000 (≥ 25%)	≥ 500 (≥ 25%)
Moderada (2)	750 a 1.499 (15 a 24%)	500 a 999 (15 a 24%)	200 a 499 (15 a 24%)
Grave (3)	< 750 (< 15%)	< 500 (< 15%)	< 200 (< 15%)

Quadro clínico

Os sintomas iniciais incluem dispneia de início súbito e progressivo, tosse não produtiva e febre baixa. Dispneia aguda com dor pleurítica pode indicar a presença de pneumotórax espontâneo. No exame físico, observam-se taquidispneia e taquicardia; a ausculta pulmonar pode ser normal.

Na avaliação laboratorial, observam-se hipoxemia marcante e aumento da desidrogenase lática (DHL).

O padrão radiológico mais comum é de infiltrado intersticial bilateral peri-hilar. Pode ocorrer pneumotórax espontâneo. Na tomografia (TC) de tórax, é característico o comprometimento de áreas simétricas bilateralmente, com padrão de vidro moído, com predominância peri-hilar, poupando a periferia.

Diagnóstico

O diagnóstico de certeza requer a observação do *Pneumocystis jiroveci* no escarro. A broncoscopia com lavado ou até mesmo biópsia deve ser realizada se houver a suspeita de doença e não for possível obter uma amostra de escarro ou se a doença não for diagnosticada. Deve-se utilizar coloração pela prata ou pelo azul de toluidina. A imunofluorescência com emprego de anticorpos monoclonais também pode ser feita e apresenta sensibilidade e especificidade boas. A reação de cadeia de polimerase (PCR) apresenta sensibilidade e especificidade maiores.

Tratamento

Quando houver suspeita de pneumonia por *Pneumocystis jiroveci*, o tratamento empírico deve ser iniciado imediatamente.

- Tratamento primário: sulfametoxazol (SMX) 100 mg/kg/dia + trimetoprim (TMP) 20 mg/kg/dia, via intravenosa (IV), a cada 6 h, por 21 dias. A medicação pode ser administrada por via oral (VO) após a melhora do quadro;
- deve-se associar: prednisona 1 a 2 mg/kg/dia, VO, 2 x/dia, por 5 dias, depois dar a metade da dose por mais 5 dias ou hidrocortisona 5 a 10 mg/kg/dia, IV, a cada 6 h, por 5 a 10 dias ou equivalente;
- tratamento alternativo, em casos de alergia à sulfa: dapsona, 2 mg/kg/dia, VO, 1 x/dia (máximo 100 mg) + TMP, 20 mg/kg/dia, VO, 4 x/dia, por 21 dias ou pentamidina, 4 mg/kg/dia, IV, 1 x/dia, por 21 dias. Atovaquone pode ser usado em casos leves e moderados, mas os dados são limitados em crianças. A dose deve ser de 30 a 40 mg/kg/dia, a cada 12 horas, VO, com alimentos gordurosos, que melhoram a biodisponibilidade da droga. Lactentes entre 3 e 24 meses: 45 mg/kg/dia.

Após o início do tratamento, a melhora clínica ocorre em uma média de 4,5 dias, com melhora radiológica em aproximadamente 7 dias.

Com o HAART houve grande melhora da mortalidade nos últimos anos (6 a 20%). Entretanto, a mortalidade aumenta muito nos pacientes que necessitam de ventilação mecânica (VM) (35 a 49%). Assim, é fundamental que a doença seja suspeitada precocemente, antes de evoluir de forma grave, com necessidade de VM.

Os fatores associados com melhor sobrevida incluem: frequência respiratória, ausculta pulmonar, pO_2 e albumina sérica normais. Os fatores associados com piores resultados incluem: história prévia de pneumocistose, DHL muito elevada e presença de outra infecção pulmonar concomitante.

Após o término do tratamento, é fundamental que pacientes que apresentam CD4 < 15% recebam profilaxia. Além disso, todo filho de mãe infectada pelo HIV deve receber profilaxia a partir de 6 semanas de vida, até que a infecção seja excluída. Se a infecção pelo HIV for confirmada, deve ser mantida até 1 ano de vida, independente do valor de CD4. A droga de escolha é SMX-TMP 750 mg SMX/m^2/dia, a cada 12 h, 3 x/semana. Quando houver alergia à sulfa, o tratamento alternativo pode ser feito com pentamidina aerosol (para maiores de 5 anos) 300 mg, 1 x/mês; ou dapsona 2 mg/kg/dia; ou pentamidina 4 mg/kg, IV, a cada 2 a 4 semanas.

INFECÇÕES BACTERIANAS INVASIVAS

Crianças infectadas pelo HIV apresentam risco aumentado de infecções bacterianas moderadas ou graves, com recorrências frequentes. A infecção bacteriana mais frequente é a pneumonia adquirida na comunidade. O patógeno mais comum nas infecções bacterianas graves é o *Streptococcus pneumoniae*.

A introdução da HAART levou à diminuição de mais de 50% da doença pneumocócica invasiva (DPI) nesses pacientes. Entretanto, apesar da HAART, as taxas de incidência da DPI continuavam significativamente maiores do que na população não infectada pelo HIV. Após a introdução da vacina pneumocócica conjugada 7-valente (PCV7), houve diminuição importante da DPI causada pelos sorotipos vacinais. Por outro lado, observou-se a emergência de sorotipos não vacinais, acompanhada de mudanças nas características da doença e nas complicações, como altas taxas de pneumonia com empiema. Atualmente, a PCV10V faz parte do Programa Nacional de Imunizações para todas as crianças até os 2 anos de idade e está disponível para crianças infectadas pelo HIV até os 5 anos de idade. Além disso, os pacientes infectados pelo HIV que sejam maiores de 2 anos de idade devem receber também a vacina pneumocócica 23-valente polissacarídica, em duas doses, com intervalo de 5 anos.

O tratamento antimicrobiano das infecções bacterianas invasivas deve seguir as mesmas normas indicadas para crianças imunocompetentes, com decisões individualizadas para o grupo etário, atentando para a gravidade e os fatores epidemiológicos, como a origem comunitária ou hospitalar, bem como para padrões locais de resistência bacteriana.

Tuberculose

A tuberculose (TB) representa um problema de saúde pública mundial, com estimativa de que 1/3 da população já se infectou pelo *Mycobacterium tuberculosis*, apresentando sua forma latente. No cenário brasileiro, vem se firmando como uma das principais causas de morbidade e mortalidade, atingindo indistintamente diversas faixas etárias e classes sociais. A taxa de incidência no Brasil vem se reduzindo gradativamente nos últimos 20 anos, com queda de cerca de 30% na incidência e na mortalidade, no entanto, a TB continua a ser uma das principais endemias brasileiras. Os dados de 2010 revelam a ocorrência de 71.000 novos casos por ano e de 4.800 óbitos anuais. A doença persiste como a 3ª causa de morte por doenças infecciosas e a 1ª causa de morte dos pacientes com Aids como causa definida.

A infecção pelo HIV aumenta a suscetibilidade à infecção pela *M. tuberculosis*, o risco de rápida progressão para TB doença e também a reativação da tuberculose-latente em crianças maiores e adolescentes. Os níveis de coinfecção TB/HIV são elevados em crianças que vivem em países pobres, onde a prevalência de infecção pelo HIV entre crianças com TB varia entre 10 e 50% e estudos brasileiros verificaram prevalência de 6 e 7%.

A população pediátrica infectada pelo HIV apresenta alta incidência de TB, decorrente tanto da imunodeficiência como da maior possibilidade de convivência com adultos doentes.

Na maioria dos casos, a TB é pulmonar. Os sintomas clínicos são relativamente pobres, existindo um contraste com os achados radiológicos que, às vezes, são bastante pronunciados. Cerca de 50% das crianças com alterações radiológicas consideráveis são assintomáticas ou oligossintomáticas. Quando existem queixas, as mais comuns são tosse seca, febre baixa, falta de apetite, perda ou redução do ganho ponderoestatural e, ocasionalmente, sudorese vespertina. As crianças menores podem ter sintomas mais exuberantes, incluindo tosse mais intensa, febre mais elevada, chiado, anorexia e emagrecimento. O exame torácico é quase sempre inocente. O principal quesito para o diagnóstico da TB na criança é pensar em TB em primeiro lugar.

Para alcançar o diagnóstico, recomenda-se seguir um roteiro organizado, visando à investigação de casos com suspeita de TB e tomando como base os seguintes elementos:

- história clínica cuidadosa, incluindo história de contato e sintomas sugestivos de TB;
- exame clínico, inclusive avaliação do crescimento e do desenvolvimento;
- quadro radiológico. O quadro mais sugestivo é o complexo bipolar (foco de condensação pulmonar e aumento ganglionar hilar). As adenopatias hilares e/ou paratraqueais são importantes achados de suspeição e podem ser responsáveis por atelectasias ou hiperinsuflação localizadas. Outros achados são pneumonia e derrame pleural. Nas formas de disseminação hematogênica, encontra-se a imagem característica denominada miliar (infiltrado intersticial reticular ou micronodular). Deve-se valorizar também a dissociação clinicorradiológica, quando se observa extenso comprometimento pulmonar sem a devida repercussão clínica. A TC permite melhor identificação de adenomegalias pouco evidenciadas à radiografia simples de tórax, TB endobrônquica, pericardite e cavitações iniciais ou bronquiectasias;
- prova tuberculínica. Nas crianças infectadas pelo HIV, considera-se enduração > 5 mm como indicativa de infecção por *M. tuberculosis*;
- confirmação bacteriológica (baciloscopia e cultura);
- outros exames, quando disponíveis: dosagem de atividade da enzima adenosina deaminase (ADA), reação de cadeia da polimerase (PCR) e testes de liberação de gama-interferon.

O Ministério da Saúde preconiza o quadro de pontuação (Tabela 4) para a abordagem diagnóstica inicial nos casos de suspeita clínica de TB. Tomando-se por base os estudos que permitiram a validação do sistema de pontuação do Ministério da Saúde, é possível adotar o ponto de corte de 30 pontos, a critério médico, para iniciar o tratamento do paciente.

TABELA 4 ESCORE CLINICOEPIDEMIOLÓGICO PARA O DIAGNÓSTICO DE CRIANÇAS MENORES DE 10 ANOS E ADOLESCENTES COM BACILOSCOPIA NEGATIVA, INFECTADOS OU NÃO POR HIV

Quadro clinicorradiológico		Contato com adulto com TB	Teste tuberculínico	Estado nutricional
Febre ou sintomas como tosse, adinamia, expectoração, emagrecimento e sudorese > 2 semanas (15 pontos)	Adenomegalia ou padrão miliar Condensação ou infiltrado com ou sem escavação, inalterado por > 2 semanas, evoluindo com piora ou sem melhora com antibióticos comuns (15 pontos)	Próximo, nos últimos 2 anos (10 pontos)	> 10 mm em vacinados com BCG há menos de 2 anos ou > 5 mm em vacinados há mais de 2 anos ou não vacinados (15 pontos)	Desnutrição grave (5 pontos)
Assintomático ou com sintomas < 2 semanas (0 ponto)	Condensação ou infiltrado de qualquer tipo < 2 semanas (5 pontos)			Eutrofia ou desnutrição não grave (0 ponto)
Infecção respiratória com melhora após uso de antibióticos para germes comuns ou sem antibióticos (subtrair 10 pontos)	Radiografia normal (subtrair 5 pontos)		< 5 mm (0 ponto)	

≥ 40 pontos: diagnóstico muito provável; 30 a 35 pontos: diagnóstico possível; ≤ 25 pontos: diagnóstico pouco provável.

As manifestações extrapulmonares da TB na criança ocorrem em cerca de 25% do total de casos. Algumas localizações são mais frequentes, como gânglios periféricos (67%), envolvimento do sistema nervoso central (SNC) (13%), pleura (6%), miliar (5%) e ossos (4%). A TB do aparelho digestivo (peritoneal e intestinal), pericardite, geniturinária e cutânea são mais raras. Em geral, a positividade bacteriológica da TB extrapulmonar é mais baixa ainda do que na forma pulmonar. Crianças infectadas pelo HIV têm risco maior tanto de apresentações pulmonares atípicas quanto de manifestações extrapulmonares, as quais acometem 60% desse grupo.

As principais decisões diante de pacientes com infecção pelo HIV e TB referem-se à escolha de quando começar a TARV e ao esquema a ser utilizado, devendo-se levar em conta a interação de vários antirretrovirais com a rifampicina.

Dois princípios devem ser destacados:

1. Crianças com diagnóstico recente e/ou simultâneo de TB e HIV:
   - qualquer criança com diagnóstico de TB-doença deve iniciar o tratamento de TB imediatamente e iniciar a TARV logo após, entre 2 e 8 semanas do início do tratamento de TB, independentemente da contagem de linfócitos T-CD4+ e da classificação clínica. Em pacientes com LT-CD4+ < 200, a TARV deve ser iniciada na 2ª semana após o início do tratamento para TB. Se o LT-CD4+ > 200, a TARV deve ser iniciada após a fase intensiva (8ª semana) de tratamento para TB.
2. Crianças infectadas pelo HIV que desenvolvem TB e já estão sob TARV:
   - o tratamento de TB deve ser iniciado imediatamente, continuar a TARV, realizar ajustes do esquema ARV para diminuir o risco potencial de toxicidade por causa das interações das drogas.

Os esquemas de tratamento de TB, segundo as normas do Ministério da Saúde do Brasil, estão descritos nas Tabelas 5 a 8.

TABELA 5 ESQUEMA BÁSICO PARA CRIANÇAS INDICADO NOS CASOS NOVOS DE TODAS AS FORMAS DE TB PULMONAR E EXTRAPULMONAR, INCLUSIVE INFECTADOS PELO HIV (CRIANÇAS ATÉ 10 ANOS)

Fases do tratamento	Drogas	Peso			
		Até 20 kg mg/kg/dia	Mais de 20 kg e até 35 kg mg/dia	Mais de 35 kg e até 45 kg mg/dia	Mais de 45 kg mg/dia
1ª fase (2 meses – RHZ)	R H Z	10 10 35	300 200 1.000	450 300 1.500	600 400 2.000
2ª fase (4 meses – RH)	R H	10 10	300 200	450 300	600 400

R: rifampicina; H: isoniazida; Z: pirazinamida.

TABELA 6 ESQUEMA INDICADO PARA A FORMA MENINGOENCEFÁLICA DA TB EM CRIANÇAS ATÉ 10 ANOS

			Peso		
Fases do tratamento	Drogas	Doses para todas as idades (mg/kg/dia)	Mais de 20 kg e até 35 kg mg/dia	Mais de 35 kg até 45 kg mg/dia	Mais de 45 kg mg/dia
1ª fase (2 meses – RHZ)	R H Z	10 a 20 10 a 20 35	300 200 1.000	450 300 1.500	600 400 2.000
2ª fase (7 meses – RH)	R H	10 a 20 10 a 20	300 200	450 300	600 400

R: rifampicina; H: isoniazida; Z: pirazinamida.

Observações:

Nos casos de concomitância entre TB meningoencefálica e qualquer outra localização, usar este esquema.

Na meningoencefalite tuberculosa, deve ser associado corticosteroide ao esquema antiTB: prednisona oral (1 a 2 mg/kg/dia) por 4 semanas ou dexametasona intravenosa nos casos graves (0,3 a 0,4 mg/kg/dia), por 4 a 8 semanas, com redução gradual da dose nas 4 semanas subsequentes.

A fisioterapia na TB meningoencefálica deverá ser iniciada o mais cedo possível.

TABELA 7 ESQUEMA BÁSICO PARA O TRATAMENTO DE TB PARA ADULTOS E ADOLESCENTES (> 10 ANOS DE IDADE)				
Regime	**Fármacos**	**Faixa de peso**	**Unidade/dose**	**Meses**
2 RHZE Fase intensiva	RHZE 150/75/400/275 Comprimido em dose fixa combinada	20 a 35 kg 36 a 50 kg > 50 kg	2 comprimidos 3 comprimidos 4 comprimidos	2
4 RH Fase de manutenção	RH Comprimido ou cápsula de 300/200 mg ou 150/100 mg ou comprimidos de 150/75* mg	20 a 35 kg	1 comprimido ou cápsula de 300/200 mg ou 2 comprimidos de 150/75*	4
		36 a 50 kg	1 comprimido ou cápsula de 300/200 mg + 1 comprimido ou cápsula de 150/100 mg ou 3 comprimidos de 150/75*	
		> 50 kg	2 comprimidos ou cápsulas de 300/200 mg ou 4 comprimidos de 150/75*	

* As apresentações de comprimidos de rifampicina/isoniazida em 150/75 mg estão substituindo as apresentações de RH em 300/200 e 150/100 mg e deverão ser adotadas tão logo estejam disponíveis.
R: rifampicina; H: isoniazida; Z: pirazinamida; E: etambutol.

TABELA 8 ESQUEMA PARA A FORMA MENINGOENCEFÁLICA DA TB EM ADULTOS E ADOLESCENTES (> 10 ANOS DE IDADE)				
Regime	**Fármacos**	**Faixa de peso**	**Unidade/dose**	**Meses**
2 RHZE Fase intensiva	RHZE 150/75/400/275 Comprimido em dose fixa combinada	20 a 35 kg 36 a 50 kg > 50 kg	2 comprimidos 3 comprimidos 4 comprimidos	2
7 RH Fase de manutenção	RH Comprimido ou cápsula de 300/200 mg ou 150/100 mg ou comprimidos de 150/75* mg	20 a 35 kg	1 comprimido ou cápsula de 300/200 mg ou 2 comprimidos de 150/75*	7
		36 a 50 kg	1 comprimido ou cápsula de 300/200 mg + 1 comprimido ou cápsula de 150/100 mg ou 3 comprimidos de 150/75*	
		> 50 kg	2 comprimidos ou cápsulas de 300/200 mg ou 4 comprimidos de 150/75*	

* As apresentações de comprimidos de rifampicina/isoniazida em 150/75 mg estão substituindo as apresentações de RH em 300/200 e 150/100 mg e deverão ser adotadas tão logo estejam disponíveis.
R: rifampicina; H: isoniazida; Z: pirazinamida; E: etambutol.

DOENÇA NEUROLÓGICA

As manifestações neurológicas do HIV incluem doenças causadas pelo próprio HIV (principalmente encefalopatia do HIV e leucoencefalopatia multifocal progressiva – LEMP), doenças oportunistas (toxoplasmose, criptococose, tuberculose, herpes simples, citomegalovírus – CMV) e doença oncológica (particularmente linfoma primário do SNC). Entretanto, ao contrário dos adultos e dos adolescentes, as infecções oportunistas são raras em lactentes e crianças. Elas, em geral, são decorrentes de imunodeficiência grave (CD4 classe 3) e muitas vezes manifestam-se em quadros agudos graves, necessitando de cuidados intensivos.

Os sinais e os sintomas dependem da extensão e da localização da infecção e da idade do paciente. Mas, em geral, as síndromes neurológicas agudas podem ser classificadas em três grandes grupos:

- síndrome meníngea: meningite criptocócica, meningite tuberculosa;
- síndrome com lesão cerebral focal: neurotoxoplasmose, tuberculoma, criptococoma, herpes simples, linfoma primário do SNC;
- síndrome com encefalite: herpes simples, CMV.

Neurotoxoplasmose

O quadro clínico, em geral, é subagudo, com média de 5 a 28 dias. Os achados clínicos mais comuns são cefaleia, febre, confusão mental e déficit neurológico focal, incluindo hemiparesia, ataxia, paralisia de nervos cranianos e crise convulsiva.

O líquido cefalorraquidiano (LCR) é inespecífico, podendo ser normal ou apresentar pleocitose e hiperproteinirraquia.

O diagnóstico geralmente é feito com base na apresentação clínica e em achados radiológicos. A TC ou ressonância magnética nuclear (RMN) de crânio revelam lesões únicas ou múltiplas com realce anelar, localizadas na região frontal, parietal ou gânglios da base, além de edema perilesional. A biópsia cerebral dá o diagnóstico de certeza, mas só é realizada em pacientes que não respondem à terapia empírica inicial.

Tratamento

- Tratamento primário: sulfadiazina 100 a 200 mg/kg/dia, VO, a cada 6 h + pirimetamina 1 a 2 mg/kg/dia, VO, 1 vez/dia + ácido folínico 5 a 10 mg, VO, 1 vez/dia, por 4 a 6 semanas;

- manutenção: sulfadiazina 75 mg/kg/dia, VO, 2 vezes/dia + pirimetamina 1 mg/kg/dia, VO, 1 vez/dia (dose máxima 25 mg/dia) + ácido folínico 5 a 10 mg, VO, 1 vez/dia, indefinidamente;
- tratamento alternativo: clindamicina 40 mg/kg/dia, VO ou IV, a cada 6 h + pirimetamina 2 mg/kg/dia, VO, 2 vezes/dia, por 3 dias e após 1 mg/kg/dia + ácido folínico 5 a 10 mg, VO, 1 vez/dia por 30 a 40 dias;
- manutenção: clindamicina 40 mg/kg/dia, VO, 4 vezes/dia.

Neurocriptococose

Mais comumente apresenta-se como meningite aguda, com cefaleia, vômitos e febre. Menos frequentemente pode causar lesão cerebral focal (criptococoma), apresentando-se com sinais neurológicos focais.

O LCR mostra pleocitose com predomínio de linfócitos e hiperproteinorraquia. O diagnóstico é feito com a positividade da tinta da China (60 a 80% de sensibilidade), látex (sensibilidade de 100%) e cultura (sensibilidade de 95%).

Tratamento

- Tratamento primário: anfotericina B 0,7 a 1,5 mg/kg/dia, IV, 1 vez/dia até a negativação das culturas ou com dose total de 1,0 a 1,5 g;
- tratamento alternativo: fluconazol 3 a 6 mg/kg/dia, VO, 1 vez/dia, por 6 a 10 semanas;
- resposta inadequada: anfotericina B + fluconazol 3 a 6 mg/kg/dia, VO ou IV, 1 vez/dia ou anfotericina B+ fluocitosina 100 mg/kg/dia, VO, 4 vezes/dia, por 45 dias (especialmente indicado para formas cerebrais e doença invasiva);
- manutenção: anfotericina B 1 mg/kg, IV, 1 a 3 vezes/semana, indefinidamente, ou fluconazol 3 a 6 mg/kg, VO, 1 vez/dia, indefinidamente.

Tuberculose do sistema nervoso central

A TB meníngea normalmente tem início gradual, com quadro inicial inespecífico, febre, cefaleia, irritabilidade, tontura, fadiga e com duração de 1 a 2 semanas. Seguem-se sinais de irritação meníngea, letargia, crises convulsivas, hipertonia, vômitos e paralisia de nervos cranianos até evolução para coma.

O diagnóstico deve ser baseado em epidemiologia, quadro clínico e radiológico, LCR e PPD. A pesquisa do *Mycobacterium tuberculosis* no LCR por meio da baciloscopia (bacilos álcool-ácido resistentes) e da cultura é fundamental, mas apresenta baixa positividade. O LCR apresenta pleocitose linfomonocitária (50 a 500 leucócitos/mm^3), proteinorraquia muito elevada e glicorraquia muito baixa. TC ou RMN de crânio podem mostrar hidrocefalia comunicante e edema cerebral.

O prognóstico correlaciona-se com a instituição do tratamento precoce.

Eventualmente, a doença pode apresentar-se com tuberculomas, únicos ou múltiplos. O quadro clínico é de cefaleia, crise convulsiva, febre e sinais e sintomas de hipertensão intracraniana.

O tratamento é feito com esquema já descrito anteriormente.

DOENÇA HEPÁTICA

As coinfecções HIV/hepatite B e HIV/hepatite C emergiram como causa importante de aumento da morbidade e da mortalidade nos últimos anos. Muitos pacientes evoluem para cirrose hepática e apresentam suas complicações, muitas vezes necessitando de cuidados intensivos.

DOENÇA CARDIOLÓGICA

A terapia antirretroviral é associada com várias complicações metabólicas, incluindo dislipidemia (hipertrigliceridemia e hipercolesterolemia), resistência à insulina e diabete melito. O uso da HAART aumentou as internações por doença cardiovascular e cerebrovascular. Dessa forma, os pacientes em uso de HAART apresentam risco cardiovascular elevado, se comparados com pacientes não infectados pelo HIV; entretanto, este risco ainda é baixo, particularmente em comparação à dramática melhora na morbidade e na mortalidade.

DOENÇA RENAL

A insuficiência renal pode ser secundária à nefropatia associada ao HIV, coinfecção por hepatite B ou C, diabete melito, hipertensão. O manejo inclui diálise e transplante.

Além disso, como a infecção pelo HIV pode ser a causa da nefropatia, o tratamento antirretroviral pode retardar a progressão da doença.

DOENÇA ONCOLÓGICA

O sarcoma de Kaposi, raro em crianças, pode acometer o pulmão, apresentando-se como lesões brônquicas PATCHY com derrame pleural de aspecto sanguinolento. O diagnóstico geralmente é antecipado por lesões de pele concomitante. Pode apresentar boa resposta à quimioterapia.

O linfoma também pode ser uma causa de doença pulmonar. O uso da HAART diminuiu muito a frequência do linfoma primário do SNC, entretanto, o linfoma primário de células B continua ocorrendo. Apresenta-se com infiltrado pulmonar PATCHY. O diagnóstico é feito por biópsia.

TOXICIDADES RELACIONADAS À HAART

Toxicidade mitocondrial

A disfunção ou toxicidade mitocondrial é considerada um dos principais efeitos adversos do uso dos antirretrovirais. A principal função das mitocôndrias é a produção de energia em forma de trifosfato de adenosina (ATP) via fosforilação oxidativa, que usa ácidos graxos e piruvato como substratos, sendo que a DNA polimerase gama mitocondrial é a enzima mais importante nesse processo.

Os inibidores da transcriptase reversa análogos de nucleosídeo (ITRN) têm alta afinidade por enzimas DNA polimerase, inibindo, assim, a replicação do HIV mediante sua ligação com a enzima viral transcriptase reversa, que é uma DNA polimerase. Entretanto, essas drogas também inibem DNA polimerases humanas, como a DNA polimerase gama mitocondrial, levando à depleção dos níveis de energia (ATP), o que causa respiração anaeróbica, aumento da produção de lactato e de íons hidrogênio no citoplasma, com consequente acidose metabólica. A afinidade dos ITRN pela enzima gama DNA polimerase é variável, o que explica, em parte, os diferentes graus de toxicidade de tais drogas. Estudos *in vitro* mostram maior toxicidade do ddI, seguido pelo d4T e pelo AZT. O 3TC, o ABC e o TDF têm baixa afinidade pela polimerase mitocondrial. Estudo recente mostrou que os ITRN de 1ª geração (AZT, DDI, d4T) causam maior dano mitocondrial que os de 2ª geração (ABC, 3TC/FTC, TDF) em crianças usando TARV e também evidenciou que o próprio vírus causa depleção mitocondrial. Estudos anteriores já haviam mostrado a associação do HIV na patogênese da disfunção mitocondrial.

A apresentação clínica da toxicidade mitocondrial é variável e depende do órgão envolvido. O início dos sintomas costuma ocorrer entre 1 e 20 meses após o início da TARV, com apresentação aguda ou subaguda.

- Miopatia: fadiga, fraqueza muscular e mialgia, mais comumente relacionada ao AZT;
- neuropatia periférica: parestesia e dor em mãos e pés, geralmente relacionada ao d4T e ao ddI;
- pancreatite: não está bem claro se está relacionada com toxicidade mitocondrial, mas, quando ocorre concomitantemente com acidose láctica, sugere uma etiologia comum. Geralmente, é associada ao uso de ddI. Os sintomas são dor abdominal e vômitos associados ao aumento de amilase e lipase sérica;
- hiperlactatemia e acidose láctica: ocorrem sem hipoperfusão sistêmica e com disfunção hepática, já que o fígado é o órgão mais importante na depuração do lactato. Há um aumento na produção e na diminuição da sua eliminação. Os sintomas são inespecíficos, com apresentação insidiosa, incluindo náuseas, vômitos, perda de peso, dor abdominal, fadiga, dispneia ou taquipneia;
- esteatose hepática: ocorre por inibição da oxidação dos ácidos graxos e acúmulo destes nos hepatócitos;
- lipodistrofia: inclui lipoatrofia, perda da gordura subcutânea na face e nas extremidades, e lipo-hipertrofia, acúmulo de gordura dorso cervical e abdominal.

Os pacientes com esses sintomas em uso de ITRN devem ser cuidadosamente avaliados, pois a progressão da acidose causa falência hepática e renal, arritmia cardíaca e óbito. As alterações metabólicas associadas à acidose láctica incluem, além da hiperlactatemia, queda do bicarbonato, acidose sistêmica e aumento do ânion *gap*, das enzimas hepáticas, da creatininafosfoquinase, da desidrogenase láctica, da lipase e da amilase.

O nível sérico de lactato deve ser avaliado quando houver sintomatologia compatível com acidose láctica. Se o nível sérico do lactato situar-se entre 2,1 e 5 mmol/L, o tratamento antirretroviral deve ser mantido; considerar a troca de ddI ou d4T, se presentes no esquema, preferencialmente por drogas de menor toxicidade mitocontrial, como o ABC e o TDF. Se o mesmo nível estiver maior que 5 mmol/L, a TARV deve ser suspensa e reiniciada somente após a resolução do quadro, preferencialmente com drogas de menor toxicidade mitocondrial. O tratamento para acidose láctica sintomática consiste em suporte, com hidratação endovenosa e oxigênio, se necessário.

Neurotoxicidade

Os inibidores da transcriptase reversa não análogos de nucleosídeo (ITRNN), principalmente o efavirenz, estão associados a sintomas neuropsiquiátricos, que incluem tontura, sonolência, insônia, pesadelos, dificuldade de concentração, alucinação, psicose, ideação suicida e convulsões. Estas alterações têm duração de 2 a 4 semanas, e os pacientes devem ser orientados a tomar o medicamento na hora de deitar, à noite. Em um pequeno número, os efeitos no SNC são persistentes e a droga precisa ser trocada.

Toxicidade renal

Apesar da significativa frequência de doença renal em adultos portadores de HIV, a nefrotoxicidade relacionada aos ARV é ainda considerada rara, mas em ascensão à medida que a exposição a estas drogas se torna cada vez mais longa. As manifestações clínicas da nefrotoxicidade da TARV são distúrbios eletrolíticos, insuficiência renal aguda, acidose láctica e doença renal crônica.

Toxicidade hepática

Todos os ARV disponíveis podem se associar à toxicidade hepática, mas a nevirapina e o tipranavir são os mais frequentes. Em crianças, essa toxicidade é menos frequente do que em adultos. Deve-se lembrar ainda a possibilidade de acometimento hepático no curso da síndrome inflamatória de reconstituição imune (SIR), acompanhando reação de hipersensibilidade à nevirapina, abacavir e raltegravir. Pacientes em uso de ITRN podem apresentar esteatose hepática associada à acidose láctica. A apresentação da lesão hepática vai desde elevação assintomática das enzimas ALT e AST até quadro de hepatite aguda.

Outras toxicidades

O abacavir pode causar uma síndrome de hipersensibilidade grave e, algumas vezes, fatal; e, de modo significativo, é mais comum em pacientes com HLA-B*5701. Inicia-se após 10 a 14 dias do tratamento e é caracterizada por febre, exantema, náusea, vômito, dor abdominal; e pode evoluir para hipotensão, pneumonia intersticial, insuficiência respiratória, hepatite fulminante e síndrome de Stevens-Johnson. A nevirapina pode causar um quadro semelhante. A suspensão da droga e o suporte de terapia intensiva constituem a terapia.

SÍNDROME INFLAMATÓRIA DE RECONSTITUIÇÃO IMUNE

A SIR ocorre em pacientes com infecção pelo HIV que iniciaram HAART. Resulta do processo de recuperação da imunidade, tanto para agentes infecciosos específicos, como para antígenos não infecciosos. Estima-se a ocorrência em geral de 10 a 20% de crianças.

A imunorreconstituição que ocorre após o início da TARV e da supressão máxima da replicação viral geralmente se instala de maneira rápida, e a maioria das crianças apresenta excelente resposta terapêutica. Na SIR, os pacientes apresentam piora clínica, apesar do controle viral e da elevação da contagem de CD4.

A apresentação clínica da SIR pode ser de dois tipos. A primeira é chamada de SIR desmascarada, por se caracterizar por infecção oportunista oculta e subclínica e com patógeno geralmente detectável. As mais frequentes são a pneumonia por *Pneumocystis jiroveci*, TB ou outras doenças por micobactérias, CMV e micoses endêmicas. A segunda é chamada de SIR paradoxal e se caracteriza por recrudescência ou relapso de infecção tratada com sucesso anteriormente e marcada ativação imune induzida por antígeno com nenhum ou poucos patógenos detectáveis. Clinicamente, pode se expressar por aparecimento ou aumento de linfonodos, febre, perda de peso, piora de sintomas respiratórios e radiológicos.

O manejo da SIR vai depender da apresentação clínica. Na forma desmascarada, o diagnóstico e o tratamento da infecção oportunista que se apresenta inicialmente de forma oculta e depois subclínica é o recomendado. Nas formas muito graves, ocasionalmente, a descontinuação temporária de TARV pode ser necessária. Na forma paradoxal, o manejo deve ser baseado em medidas anti-inflamatórias e específicas (p.ex., antibioticoterapia na ocorrência de infecções bacterianas). Os casos leves geralmente só requerem observação. Nos casos moderados, podem ser usados AINEs. Nos casos severos, podem ser necessários o uso de corticosteroides, a interrupção temporária da TARV e o debridamento cirúrgico.

BIBLIOGRAFIA

1. Burgos J, Peñaranda M, Payeras A, Villoslada A, Curran A, Garau M et al. Invasive pneumococcal disease in HIV-infected adults: clinical changes after the introduction of the pneumococcal conjugate vaccine in children. J Acquir Immune Defic Syndr 2012; 59(1):31-8.

2. Corona A, Raimondi F. Critical care of HIV infected patients in the highly active antiretroviral therapy era. Minerva Anestesiol 2007; 73(12):635-45.
3. Departamento de DST, Aids e hepatites virais. Secretaria de Vigilância em Saúde. Ministério da Saúde [online]. Protocolo clínico e diretrizes terapêuticas para manejo da infecção pelo HIV em crianças e adolescentes. Disponível em: http://www.aids.gov.br/publicacao/2014/protocolo-clinico-e-diretrizes-terapeuticas-para-manejo-da-infeccao-pelo-hiv-em-cria.
4. Dickson SJ, Batson S, Copas AJ, Edwards SG, Singer M, Miller RF. Survival of HIV-infected patients in the intensive care unit in the era of highly active antiretroviral therapy Thorax 2007; 62(11):964-8.
5. Hirsch HH, Kaufmann G, Sendi P, Battegay M. Immune reconstitution in HIV-infected patients. Clin Infect Dis 2004; 38(8):1159-66.
6. Huang L, Quartin A, Jones D, Havlir DV. Intensive care of patients with HIV infection. N Engl J Med 2006; 355(2):173-81.
7. Mansharamani NG, Garland R, Delaney D, Koziel H. Management and outcome patterns for adult *Pneumocystis carinii* pneumonia, 1985 to 1995: comparison of HIV-associated cases to other immunocompromised states. Chest. 2000; 118(3):704-11.
8. Monnet X, Vidal-Petiot E, Osman D, Hamzaoui O, Durrbach A, Goujard C et al. Critical care management and outcome of severe *Pneumocystis* pneumonia in patients with and without HIV infection. Crit Care 2008; 12(1):R28.
9. Narasimhan M, Posner AJ, DePalo VA, Mayo PH, Rosen MJ. Intensive care in patients with HIV infection in the era of highly active antiretroviral therapy. Chest 2004; 125(5):1800-4.
10. Sarkar P, Rasheed HF. Clinical review: respiratory failure in HIV-infected patients - a changing picture. Crit Care 2013; 17(3):228.
11. Sonneville R, Ferrand H, Tubach F, Roy C, Bouadma L et al. Neurological complications of HIV infection in critically ill patients: clinical features and outcomes. J Infect 2011; 62(4):301-8.
12. Thomas CF Jr, Limper AH. Pneumocystis pneumonia. N Engl J Med 2004; 350(24):2487-98.
13. Walzer PD, Evans HE, Copas AJ, Edwards SG, Grant AD, Miller RF. Early predictors of mortality from *Pneumocystis jiroveci* pneumonia in HIV- infected patients: 1985-2006. Clin Infect Dis 2008; 46(4):625-33.

57 Infecção Estreptocócica

Paula Andrade Alvares
Eitan Naaman Berezin
Orlando Cesar Mantese

INTRODUÇÃO

O gênero *Streptococcus* inclui várias espécies de interesse clínico (Tabela 1), todas tendo em comum o aspecto de coco Gram-positivo à coloração do esfregaço. São bactérias imóveis, aeróbias preferenciais e anaeróbias facultativas, catalase e oxidase-negativas. Os estreptococos são classificados em pelo menos 21 diferentes espécies, segundo:

- padrão hemolítico, tamanho e opacidade das colônias na superfície da placa de ágar-sangue: alfa-hemolítico (hemólise incompleta), beta-hemolítico (hemólise completa) e gama-hemolítico (ausência de hemólise). A maioria dos estreptococos patogênicos ao homem pertence ao grupo beta-hemolítico (*S. pyogenes, S. agalactiae*); ao grupo alfa-hemolítico pertencem o pneumococo e os estreptococos viridantes. As espécies do grupo gama-he-

TABELA 1 ESTREPTOCOCOS DE INTERESSE CLÍNICO

Grupo	Espécie	Hemólise	Doenças mais comuns
A	*S. pyogenes*	Beta	Respiratórias: faringite, otite média, sinusite, pneumonia De pele e SC: piodermite, celulite, erisipela, fasciíte Sistêmicas: sepse Toxinas: escarlatina, SCTE Complicações tardias pós-infecciosas: GNDA, FR
B	*S. agalactiae*	Beta	I. RN: sepse, meningite I. puerperal: corioamnionite, ITU
D	Não enterococo *S. bovis, S. equinus*	Gama	Bacteremia
NT	Grupo viridans *S. mutans, S. mitis, S. sanguis*	Alfa	Cáries, abscessos dentários, periodontite
NT	*S. pneumoniae*	Alfa	Não invasivas: otite média, sinusite, pneumonia Invasivas: pneumonia, meningite, bacteremia, sepse, celulite, artrite

GNDA: glomerulonefrite difusa aguda; ITU: infecções do trato urinário; RN: recém-nascidos; NT: não tipável; SCTE: síndrome do choque tóxico estreptocócico; SC: subcutâneo; FR: febre reumática.

Fonte: adaptada de Santos VP.[1]

molítico raramente causam doença em humanos (estreptococos do grupo D, não enterococos). Por reação de precipitação do carboidrato da parede é possível identificar diferentes sorogrupos do estreptococo beta-hemolítico do grupo A (S-beta-A) de A a S, sendo o A, B, C, D e G os mais comuns;

- padrão de crescimento *in vitro* e de reações bioquímicas;
- característica antigênica (p.ex., da proteína M do S-beta-A) e genotípica (do gene *emm*, que codifica a proteína M). Há mais de 120 distintos sorotipos M e genotipos *emm* do S-beta-A.

São descritas as características das principais espécies do gênero *Streptococcus* de interesse clínico. Os enterococos constituem, atualmente, um gênero a parte e não são aqui considerados.

STREPTOCOCCUS PYOGENES

O S-beta-A, ou *Streptococcus pyogenes*, é um coco Gram-positivo, sensível à bacitracina (enquanto a imensa maioria dos outros estreptococos beta-hemolíticos é resistente), que possui, entre outras características, a seguinte estrutura básica na cápsula, parede celular e membrana citoplasmática:

- cápsula com ácido hialurônico, responsável pelo típico aspecto mucoide das colônias dos estreptococos dos grupos A e C, na superfície do ágar-sangue. Dificulta a fagocitose pelos neutrófilos e macrófagos. Os componentes da parede celular são as fímbrias e as proteínas de superfície na parte mais externa, o carboidrato C abaixo e na parte interna o peptidoglicano;
- fímbrias, originárias da membrana celular, atravessam a parede celular e fazem protusão além da cápsula. Contêm ácido lipoteicoico e proteína M, e promovem a aderência às células epiteliais. A proteína M é considerada o principal fator de virulência do S-beta-A e, pela característica antigênica, permite o reconhecimento de 120 diferentes sorotipos M;
- proteínas de superfície: T, R, proteínas da reação de opacificação do soro, proteínas que ligam a porção Fc das imunoglobulinas;
- carboidrato grupo específico, cuja composição química e antigênica permite reconhecer diferentes grupos, de A a O. Apesar da localização na parede celular, possui expressão na superfície da bactéria;
- peptidoglicano, responsável pela estrutura rígida da parede.

Outros componentes são: lipoproteína da membrana celular, ácidos nucleicos e enzimas intracitoplasmáticas, produtos extracelulares, como as estreptolisinas O e S, toxinas eritrogênicas A, B e C e hialuronidase, entre outros.

O S-beta-A apresenta as seguintes possibilidades de interação com o hospedeiro humano:

- estado de portador assintomático em mucosa nasal e orofaríngea (às vezes, na pele). A transmissão ocorre por contato íntimo, por meio de grandes gotículas;
- doenças localizadas, não invasivas: farigoamigdalite, otite média, rinossinusite, celulite;
- doenças invasivas: bacteremia, pneumonia, celulite, necrose aguda de pele e tecido subcutâneo, osteoartrite, síndrome do choque tóxico estreptocócico (SCTE).

O S-beta-A é o agente mais comum das faringoamigdalites bacterianas e das infecções de pele, como impetigo e erisipela. Em situações menos comuns, porém, o S-beta-A pode causar quadros invasivos, como bacteremias, infecções ósseas e de partes moles profundas e pneumonia. Em geral, os quadros invasivos se devem à propagação regional ou sistêmica, por via linfática ou hematogênica, das infecções localizadas. Apesar de facilmente diagnosticadas, quando não tratadas a tempo, essas infecções podem levar ao desenvolvimento de complicações tardias não supurativas como a febre reumática e glomerulonefrite pós-estreptocócica.

O S-beta-A pode acometer pessoas de todas as idades, independentemente de seu estado imunológico, apesar de a imunodepressão primária ou secundária representar um risco maior para infecções invasivas graves. Outros fatores de risco incluem as lesões de pele prévias (queimaduras, varicela, feridas operatórias) e a concomitância com infecção viral respiratória (p.ex., influenza).

Por tratar-se de um livro de terapia intensiva, são abordadas aqui, resumidamente, as formas mais graves da infecção estreptocócica.

Celulite[2-4]

Celulite é o processo infeccioso agudo da derme e do tecido subcutâneo profundo. A classificação baseia-se, entre outros aspectos, nos dados epidemiológicos (celulite após mordedura, celulite em imunodeficientes, celulite com lesão de pele prévia); na topografia (celulite de extremidades, celulite de face, celulite perineal); na faixa etária (celulite em recém-nascido [RN], celulite em lactente jovem) e em alguns dados clínicos proeminentes (celulite necrotizante rapidamente progressiva, celulite contendo gás) (Tabelas 2 e 3).

TABELA 2 CELULITE EM CRIANÇAS
Manuseio inicial
Regime de internação ou ambulatorial
Imobilização e elevação da extremidade
Drenagem de abscessos
Desbridamento de tecido necrótico
Áreas expostas ou curativo oclusivo
Isolamento de contato
Antibioticoterapia

TABELA 3 CLASSIFICAÇÃO DA CELULITE EM CRIANÇAS	
Por idade	Celulite em RN e lactente jovem Celulite em criança abaixo de 5 anos
Por topografia	Celulite em extremidades Celulite facial Celulite periorbitária Celulite perineal
Por epidemiologia	Celulite com lesão prévia Celulite espontânea Celulite em imunodeprimido Celulite pós-mordedura
Por dados clínicos	Celulite necrotizante progressiva Celulite contendo gás

RN: recém-nascido.

Os agentes etiológicos mais comumente encontrados em crianças com celulite são o S-beta-A (ocasionalmente dos grupos B, C e G) e o *Staphylococcus aureus*. Em geral, há uma porta de entrada na pele causada por trauma, picada de inseto, lesões de varicela ou de impetigo, escoriação ou cirurgia recente. O quadro clínico genérico é caracterizado pelo aparecimento de área mal definida de eritema, edema, calor e dor, com progressão em extensão e intensidade, medida em horas ou poucos dias. Ocasionalmente, sobre a pele acometida aparecem vesículas, bolhas ou pústulas. Há tendência à circunscrição da lesão e supuração nos casos de infecção pelo estafilococo e de progressão rápida em extensão, nos casos pelo estreptococo. Como o processo inflamatório predomina no tecido subcutâneo, seus limites projetados na pele são mal definidos, exceção feita à erisipela, que, por acometer estruturas mais superficiais, se caracteriza por placas eritematosas com bordas bem delimitadas. A febre, o mal-estar, a anorexia e a toxemia estão, em geral, presentes, com intensidade variável, precedendo ou sucedendo o início das lesões de pele em 1 a 2 dias. A atividade inflamatória pode ser avaliada por meio de exames inespecíficos (leucocitose, neutrofilia e elevação da velocidade de hemossedimentação [VHS] ou da proteína C reativa [PCR], geralmente presentes) e a extensão do processo por meio de exames de imagem (radiografia, ultrassonografia, tomografia computadorizada [TC], ressonância magnética [RM]). Na maioria dos casos, a hemocultura e a cultura do aspirado local não permitem recuperação do agente. O diagnóstico é eminentemente clínico. O alto grau de suspeição e o reconhecimento precoce dos sinais inflamatórios são suficientes para o manuseio adequado da maioria das crianças com celulite. Em casos selecionados, como nos imunodeficientes, nos RN, nos pacientes com celulite necrotizante rapidamente progressiva e em lactentes jovens toxemiados, a documentação bacteriológica pode ser fundamental para a adequação do tratamento antimicrobiano.

A celulite pode ser uma doença grave, com risco de disseminação sistêmica e/ou local, quando não tratada de imediato, particularmente em RN, lactentes jovens e imunodeficientes. As complicações mais comuns são a necrose de pele e de tecido subcutâneo e a formação de abscessos profundos. A disseminação linfo-hematogênica e o envolvimento de órgãos e tecidos contíguos são complicações mais graves e, felizmente, menos comuns.

Em RN e lactentes jovens, têm sido descritos episódios de celulite submandibular ou submentoniana provocadas pelo estreptococo beta-hemolítico do grupo B (*S. agalactiae*), caracterizados por febre alta, irritabilidade e aparecimento em 1 a 2 dias de sinais inflamatórios locais intensos e adenopatia satélite. O diagnóstico etiológico é feito pela hemocultura (positiva em até 94% das vezes) e pela cultura do aspirado local (até 83% das vezes) (Tabela 4).

TABELA 4 DOENÇAS CAUSADAS PELO *STREPTOCOCCUS AGALACTIAE*

Parâmetro	Infecção precoce	Infecção tardia	Infecção mais tardia
Idade	< 7 dias	7 a 90 dias	> 90 dias
Mediana da idade de início	1 hora	27 dias	Desconhecida
< 37 semanas de gestação	30%	Pouco frequente	Frequente
Formas clínicas	Sepse, meningite, SDR	Meningite, bacteremia, osteoartrite	Meningite, bacteremia
Letalidade	20%	10%	--

SDR: síndrome do desconforto respiratório.

Fonte: adaptado de Santos[1] e AAP.[2]

O pneumococo tem sido recuperado em hemoculturas de crianças com celulite facial (periorbitária ou bucal) ou de extremidades, predominantemente naquelas de baixa idade que, à semelhança do que ocorre em outras doenças bacterêmicas, apresentam importante toxemia, leucocitose, neutrofilia e elevação da VHS ou da PCR. A porta de entrada é o trato respiratório superior, e o paciente pode apresentar, simultaneamente, otite média ou sinusite (Figura 1).

A erisipela é uma celulite superficial causada, na maioria das vezes, pelo *S. pyogenes* e raramente por estreptococos dos grupos C ou G, pelo *S. aureus* ou mesmo *Clostridium* sp. O agente, ao penetrar na pele, determina, em 1 a 4 dias, o aparecimento de placa eritematosa brilhante, dolorosa, indurada e rapidamente progressiva. Seus bordos são nítidos, e o intenso edema propicia o aspecto clássico de "casca de laranja". Sobre a área inflamada podem aparecer vesículas ou bolhas de conteúdo seroso ou sanguinolento. O diagnóstico é eminentemente clínico, com baixo rendimento de hemocultura e cultura da secreção local.

O tratamento da celulite visa a bloquear a progressão local do processo inflamatório e suas complicações sistêmicas. Requer, para isso, o uso judicioso de antimicrobianos, de procedimentos cirúrgicos como a drenagem de abscessos, desbridamento de material necrótico e descompressão tecidual, e de medidas de suporte como a imobilização e elevação da extremidade afetada, a utilização de compressas frias (para combater a dor) ou quentes (para auxiliar na delimitação do processo inflamatório). Dependendo do agente etiológico, o paciente pode ser mantido em regime de isolamento até a erradicação bacteriana ou a cura clínica.

A intensidade do processo inflamatório e o acometimento de tecidos nobres constituem indicações para internação e antibioticoterapia parenteral por pelo menos 2 a 3 dias com penicilina cristalina (100.000 U/kg/dia, via endovenosa [EV], a cada 4 a 6 horas) associada ou não à oxacilina (100 a 200 mg/kg/dia, EV, a cada 6 horas). Drogas alternativas incluem a clindamicina (40 mg/kg/dia, EV, a cada 4 a 6 horas) ou a cefazolina (100 mg/kg/dia, EV, a cada 8 horas). Diante da boa resposta clínica, o tratamento pode ser completado por via oral (VO), com a clindamicina (30 mg/kg/dia, a cada 8 horas) ou a cefalexina (80 a 100 mg/kg/dia, a cada 6 horas) ou a amoxicilina (45 mg/kg/dia, a cada 8 horas), até o 7º ou 10º dia. Diferentes esquemas considerados alternativos, por

FIGURA 1 Gráfico de distribuição das doenças pneumocócicas invasivas, em crianças menores de 5 anos de idade, admitidas no hospital da Santa Casa de São Paulo, no período de 1995 a 2005.

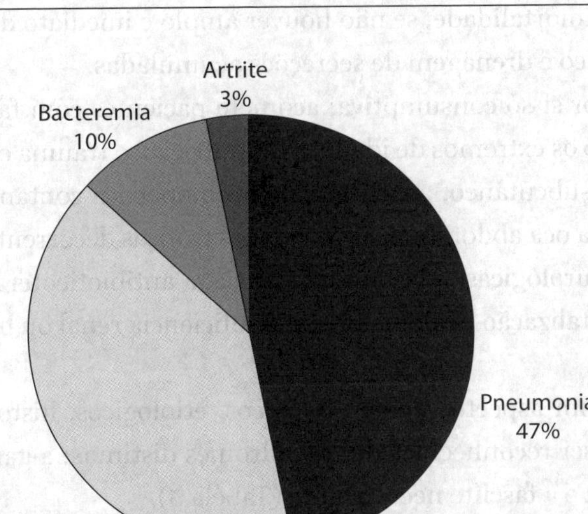

acrescentar custo sem o benefício do aumento da eficácia, incluem o emprego da cefuroxima (30 mg/kg/dia, VO, a cada 12 horas), cefpodoxima (8 mg/kg/dia, VO, a cada 12 horas), cefprozil (30 mg/kg/dia, VO, a cada 12 horas), claritromicina (15 mg/kg/dia, VO, a cada 12 horas), azitromicina (10 mg/kg/dia, VO, 1 vez no 1º dia e, posteriormente, 5 mg/kg/dia, 1 vez/dia) ou roxitromicina (10 mg/kg/dia, VO, a cada 12 horas).

O tratamento de pacientes com erisipela consiste em penicilinoterapia parenteral (penicilina cristalina, na dose 50.000 a 100.000 U/kg/dia, EV, a cada 4 a 6 horas ou penicilina procaína, na dose de 50.000 U/kg/dia, via intramuscular [IM], a cada 12 horas), por pelo menos 24 a 72 horas e na complementação, por via IM (penicilina procaína) ou VO (amoxicilina, na dose de 45 mg/kg/dia, VO, a cada 8 horas; ou cefalexina, na dose de 50 a 75 mg/kg/dia, VO, a cada 6 horas), até o 7º ou 10º dia. É recomendado o repouso com elevação da extremidade afetada e, às vezes, aplicações locais de soluções antissépticas.

Necrose aguda do tecido celular subcutâneo[4]

A celulite necrotizante é uma condição grave que envolve pele e tecido subcutâneo (PTSC), com risco de acometimento de fáscia e músculo, muitas vezes com repercussão sistêmica. A etiologia é, em geral, mista (aeróbios e anaeróbios) e múltipla (mais de um agente), e a doença, apesar de incomum, apresenta elevada taxa de morbimortalidade, se não houver amplo e imediato desbridamento do tecido necrótico e drenagem de secreções acumuladas.

A doença, por si só consumptiva, acomete pacientes com fatores de risco associados, como os extremos de idade, a desnutrição, o trauma ou lesão prévia da pele e tecido subcutâneo, a cirurgia abdominopélvica contaminada, a perfuração de víscera oca abdominal, as alterações tróficas decorrentes de doenças vasculares ou neurológicas, a imunodeficiência, a antibioticoterapia de amplo espectro, a hospitalização prolongada e a insuficiência renal ou hepática, entre outros.

De acordo com aspectos epidemiológicos, etiológicos, histopatológicos e clínicos, podem ser reconhecidas duas síndromes distintas: a gangrena bacteriana progressiva e a fasciíte necrotizante (Tabela 5).

TABELA 5 NECROSE AGUDA DE PELE E SUBCUTÂNEO		
	Gangrena bacteriana progressiva	**Fasciíte necrotizante**
Denominações	Doença de Fournier (1883) Celulite necrotizante sinérgica de Meleney (1931)	Doença de Wilson (1952) SCTE
Pico de ocorrência	Adultos	Adultos
Fatores predisponentes	Lesões de pele (1/3 casos) Doença de base	Sem lesões de PSC Doença de base
Topografia	Períneo, pelve, coxas abdome	Abdome, pelve e extremidades
Histologia	PSC[2] Vasculite obliterante	Tecido SC profundo, fáscia e posterior/PSC superficial
Etiologia	Múltipla, mista	Múltipla, mista *S. pyogenes*
Toxemia geral	Moderada – intensa, evolução rápida Leve – moderada, evolução lenta	Intensa. Dor excessiva Evolução fulminante
Prognóstico	Bom, em geral. Doença de base Morte em até 30%	Mau, em geral Morte em até 80% Fasciotomia < 24 horas

PSC: pele e subcutâneo; SC: subcutâneo; SCTE: síndrome do choque tóxico estreptocócico.

Fonte: Ledinghan e Tehrani, 1975.

A gangrena bacteriana progressiva caracteriza-se pelo acometimento lento ou rapidamente progressivo, de início restrito à PTSC, poupando fáscia e músculo. As áreas mais comumente afetadas são a região pélvica, o períneo, as coxas, as pernas, os pés, o pescoço e os braços. A gangrena bacteriana progressiva da região perineal, também denominada de síndrome ou gangrena ou doença de Fournier, inicialmente descrita em adultos, mas reconhecida também em crianças, caracteriza-se pelo acometimento da PTSC do pênis, escroto e região perianal. Os fatores de risco predisponentes, identificados em cerca de 1/3 dos casos, são as lesões traumáticas de pele, infectadas ou não, a dermatite de fralda, o eczema, as queimaduras, a circuncisão e os defeitos estruturais de pênis, escroto ou ânus. Na maioria das vezes, o início da lesão é súbito e a evolução é rápida, apesar da ausência das principais causas identificáveis de isquemia e necrose tissular. A febre e a toxemia, quando aparecem, denunciam a presença de abscessos e acúmulo de material necrótico. A área necrótica costuma estar delimitada em poucos dias, e, nos pacientes adequadamente tratados, a recuperação local é plena, sem sequelas. A expansão da lesão, quando ocorre, atinge regiões inguinais, raízes das coxas, parede pélvica inferior e todo o períneo. Admite-se que o(s) agente(s) bacteriano(s) invade(m) o tecido subcutâneo e provoca(m) uma endarterite obliterante na artéria pudenda interna e ramos da pudenda externa, com consequente necrose e gangrena escrotal. Os testículos, irrigados pelas artérias espermáticas, são poupados.

Os agentes bacterianos identificados em material retirado das lesões têm sido descritos como "cocos aeróbios Gram-positivos, bacilos Gram-negativos e anaeróbios", em associações diversas. Supondo uma ação simbiótica entre esses agentes, alguns autores denominam o quadro de celulite necrotizante sinérgica. Diante do aparecimento de lesões bolhosas equimóticas ou de ectima gangrenosa, a participação da *P. aeruginosa* deve ser aventada.

A fasciíte necrotizante consiste no processo infeccioso necrotizante agudo, rapidamente progressivo, que afeta de início a fáscia e o tecido subcutâneo. A pele, de início intacta, acaba sendo secundariamente acometida por causa da lesão vascular e da isquemia. A gravidade e a extensão só podem ser adequadamente avaliadas no ato cirúrgico, quando a fáscia e o tecido subcutâneo profundo são visualizados. As partes do corpo mais comumente atingidas são as extremidades, a parede abdominal e o períneo.

Na maioria, mas não totalidade dos casos, o quadro clínico é precedido por trauma ou lesão de pele, mesmo que imperceptível a princípio. A doença, dramática, caracteriza-se pelo aparecimento súbito de dor intensa, desproporcional aos sinais inflamatórios de edema, calor e rubor local, seguido em horas ou poucos dias pelo desenvolvimento de uma lesão de tonalidade acinzentada, com contornos mal definidos e anestesia central. Este aspecto denuncia a necrose tecidual subjacente, e a perda de PTSC é inevitável. A evolução para choque séptico ou tóxico, que pode ocorrer em horas, deve ser precocemente reconhecida pela presença de alterações do nível de consciência, da perfusão periférica, da pressão arterial e pelas alterações das funções renal e hepática.

O exame bacteriológico do material necrótico fornece resultados diversos, em geral "estreptococo hemolítico, estafilococo hemolítico, bacilos Gram-negativos ou anaeróbios", em múltiplas associações. À semelhança do que ocorre com os casos de gangrena bacteriana progressiva, o encontro de múltiplos germes pode refletir mais uma contaminação secundária, cada vez mais bem identificadas em decorrência de recentes técnicas de coleta e cultura de bactérias.

A doença é mais comum em pacientes portadores de condições clínicas de risco, como a imunodeficiência, a insuficiência vascular periférica e a insuficiência renal ou hepática; contudo, recentemente, têm sido descritos casos de fasciite necrotizante em crianças previamente sadias acometidas por varicela, caracterizada pela destruição tecidual maciça e pela evolução sistêmica fulminante (síndrome do choque tóxico). Nelas, os agentes mais frequentemente isolados (em hemoculturas) são o S-beta-A e o *S. aureus.*

A letalidade da fasciite necrotizante é extremamente variável, de 2 a 80%, na dependência, entre outros fatores, da idade, da presença e natureza dos fatores de risco, da precocidade do diagnóstico e do tratamento cirúrgico apropriado.

Para a maioria dos pacientes com celulite, o tratamento empírico baseado nos dados clínico-epidemiológicos é suficiente para o manuseio adequado. No entanto, diante de crianças imunodeprimidas, de RN, de lesões sugestivas de etiologia múltipla e mista, diante de lesões rapidamente progressivas refratárias ao tratamento inicial, de acometimento de territórios nobres e de suspeita de doença sistêmica potencialmente grave, impõe-se a busca do agente etiológico e da sua sensibilidade aos antimicrobianos. A presença de flora bacteriana cutânea e mucosa, permanente ou transitória, torna os exames bacteriológicos em amostras de superfície exposta de valor restrito na busca de etiologia de processos inflamatórios profundos, subjacentes aos planos superficiais. Tal fato ocorre com o exame do esfregaço de material coletado em saco conjuntival, em oro ou nasofaringe, em superfície cutânea ou lesão exposta. Entretanto, sobre as lesões de pele e tecidos desvitalizados, agentes oportunistas podem instalar-se e passar a participar secundariamente do processo inflamatório. O exame bacteriológico deve ser realizado em material coletado sob as crostas (esfregaço na porção oculta e cruenta da lesão), material aspirado de vesículas, bolhas, pústulas ou abscessos (punção com agulha ou drenagem cirúrgica) ou em sangue (hemocultura). O rendimento é variável, conforme o material a ser examinado, a técnica utilizada para a coleta e o cultivo, a topografia da lesão, o tipo clínico da celulite e o uso prévio de antibióticos.

Síndrome do choque tóxico estreptocócico (SCTE)

A SCTE, descrita por Cone et al.[5] e por Stevens et al.[6], é uma doença sistêmica aguda caracterizada por febre alta, hipotensão arterial e falência de múltiplos órgãos (em especial, falência renal em cerca de 80% e pulmonar em 55% dos casos). Em muitos casos, há um exantema generalizado precoce (até 65%) e, em alguns, uma descamação tardia (20 a 30% das vezes, após 1 ou 2 semanas). A porta de entrada costuma ser um foco infeccioso rapidamente progressivo (70 a 80% dos casos), acometendo partes moles (PTSC, fáscia, músculo). A toxemia extrema é desproporcional ao foco infeccioso, e a evolução é fulminante. A hemocultura é positiva em cerca de 60% das vezes, e a letalidade é da ordem de 30 a 80%, na dependência da gravidade do foco infeccioso inicial (Tabelas 6 e 7).

TABELA 6 SÍNDROME DO CHOQUE TÓXICO ESTREPTOCÓCICO
Conceito
Doença sistêmica toxi-infecciosa aguda, caracterizada por febre alta, hipotensão arterial e falência de múltiplos órgãos. Em muitos casos, há um exantema generalizado precoce e, em alguns, uma descamação tardia. A "porta de entrada" é geralmente um foco infeccioso rapidamente progressivo, acometendo partes moles (pele, subcutâneo, fáscia, músculo). A evolução é fulminante e a falência envolve rins, fígado, pulmões e células sanguíneas em associações diversas.

Lappin e Ferguson[7]; AAP[2]; Venkataraman[8].

TABELA 7 SÍNDROME DO CHOQUE TÓXICO ESTREPTOCÓCICO
Definição de caso (A)
I. Isolamento do *S. pyogenes*
a. Local normalmente estéril: sangue, liquor, líquido pleural ou peritoneal, biópsia tissular
b. Local normalmente não estéril: orofaringe, catarro, vagina, lesão superficial da pele

(continua)

(continuação)

Definição de caso (B)
II. Sinais clínicos
a. Hipotensão arterial: PAs < 90 mmHg (adulto) ou < 5° percentil para idade (< 16 anos)
b. Envolvimento multissistêmico (2 ou mais): 1. Renal: creatinina sérica > 2 mg% (adultos) ou > 2 vezes o limite superior nefropatas > 2 vezes o nível anterior 2. Coagulação: PQT < 100.000/mm³ ou CIVD (fibrinogênio baixo e PDF +) 3. Hepático: BT, TGO ou TGP > 2 vezes o limite superior. Hepatopatas > 2 vezes nível anterior 4. Pulmonar (SARA): infiltrado pulmonar de início súbito e intenso, hipoxemia severa, ausência de ICC e/ou hipoalbuminemia 5. Exantema macular generalizado, que descama 6. Necrose de partes moles (fasciíte, miosite, gangrena)
Definição de caso (C)
Caso definitivo: $I_a + II_{a+b}$
Caso provável: $I_b + II_{a+b}$

Fonte: Stevens; Lappin e Ferguson[7]; AAP[2]; Venkataraman.[8]

As exotoxinas pirogênicas A, B e C, em especial a A, são as causadoras da SCTE. Atuam como superantígenos, promovendo a liberação em massa de diversas citocinas inflamatórias. Como consequência, há o desenvolvimento do choque hemodinâmico, com aumento da permeabilidade vascular, hipotensão arterial e falência de múltiplos órgãos. O quadro clínico, inicialmente inespecífico, com febre, mialgia, náuseas, vômitos e exantema escarlatiniforme (em cerca de 65% dos pacientes) rapidamente evolui com sinais e sintomas de choque, com alteração do nível de consciência, diminuição da diurese, tempo de enchimento capilar prolongado e hipotensão. Esses pacientes tendem a evoluir com insuficiência renal, insuficiência respiratória, aumento sérico de enzimas musculares, comprometimento hepático e alterações do equilíbrio ácido-base e hidroeletrolítico (Figuras 2 a 4).

FIGURA 2 Superantígenos TSTS-1, enterotoxinas (B), exotoxinas pirogênicas (A, B), proteína M.

Fonte: Skov, 1995.

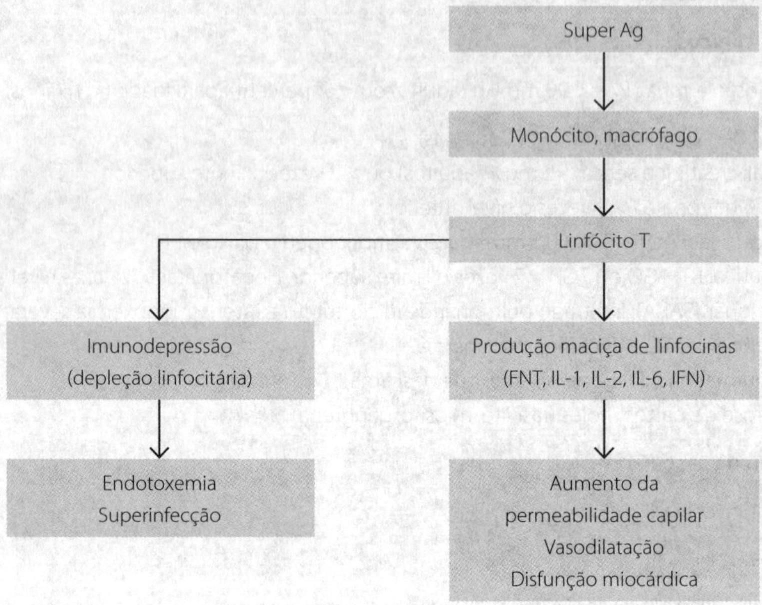

FIGURA 3 Síndrome do choque tóxico estreptocócico – patogenia.

Fonte: Stevens; Lappin e Ferguson[7]; AAP[2]; Venkataraman.[8]

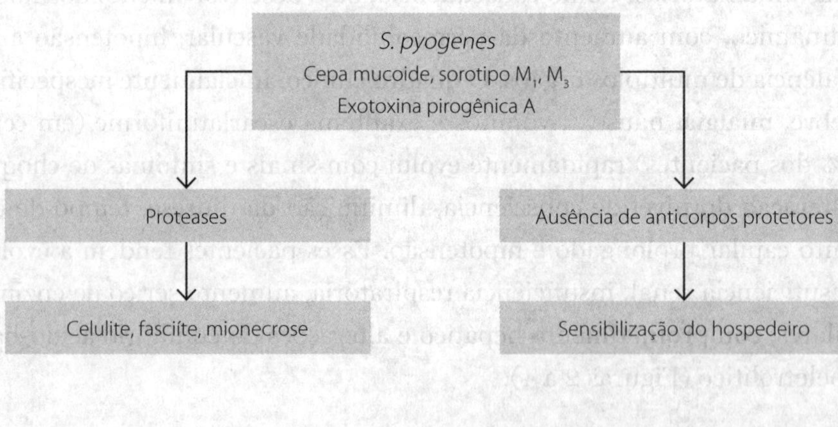

FIGURA 4 Esquema da interação entre: receptor da célula T (TCR), superantígeno (Sag) e complexo de histocompatibilidade *Major*, classe II (MHCII).

Fonte: http://emedicine.medscape.com/article/169177.

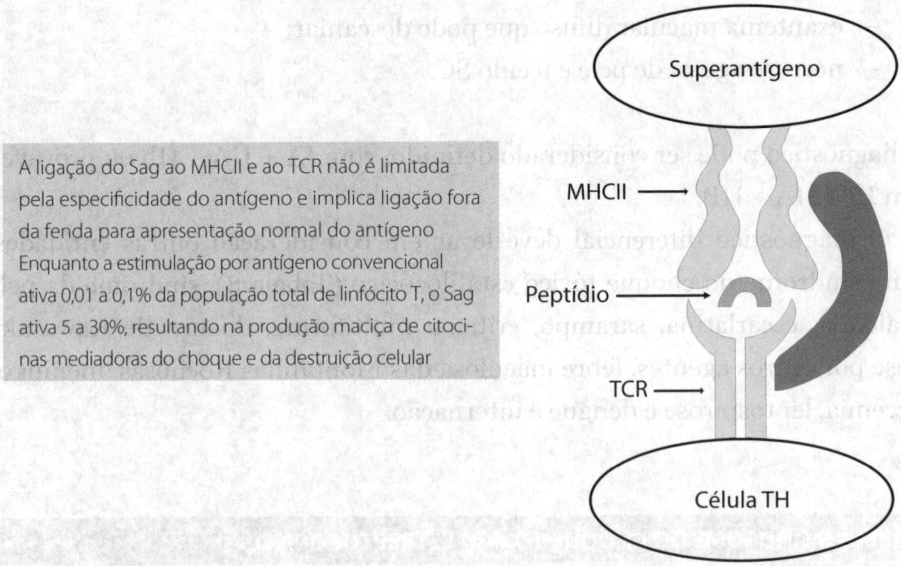

Segundo o critério do Working Group on Severe Streptococcal Infections[2], o diagnóstico é baseado nos seguintes parâmetros (Tabela 7 e Figura 2):

1. isolamento do S-beta-A de local:
- normalmente, estéril (líquido pleural, sangue, liquor [LCR], etc.);
- normalmente, não estéril (catarro, mucosa da faringe e da vagina, ferida operatória ou lesão de pele superficial, etc.);
2. sinais clínicos de gravidade:
- hipotensão arterial: pressão arterial (PA) sistólica ≤ 90 mmHg em adultos ou < percentil 5 para a idade em crianças;
- 2 ou mais dos seguintes sinais:
- comprometimento renal: (creatinina) ≥ 2 mg/dL ou ≥ 2 vezes o limite superior para a idade;
- comprometimento hepático: (transaminases, bilirrubina total) ≥ 2 vezes o limite superior para a idade;

- coagulopatia: plaquetas ≤ 100.000/mm³ ou coagulação intravascular disseminada (CIVD);
- síndrome do desconforto respiratório agudo (SDRA);
- exantema macular difuso que pode descamar;
- necrose aguda de pele e tecido SC.

O diagnóstico pode ser considerado definido, com IA + IIA + IIb ou provável, com IB + IIA + IIB.

O diagnóstico diferencial deve levar em consideração outras entidades, como síndrome do choque tóxico estafilocócico (Tabela 8), síndrome da pele escaldada, escarlatina, sarampo, eritema multiforme, doença de Kawasaki, sepse por outros agentes, febre maculosa das Montanhas Rochosas, meningococcemia, leptospirose e dengue e internação.

TABELA 8 SÍNDROME DO CHOQUE TÓXICO ESTREPTOCÓCICO

Diagnóstico diferencial

SCT	Estafilocócico	Estreptocócico
Etiologia	*S. aureus* TSST-1 ou Enterotoxina B	*S. pyogenes* Exotoxina pirogênica A, B, C
Foco inicial	Colonização ou infecção superficial	Celulite, fasciíte, miosite (70 a 80%)
Exantema	≅ 100%	≅ 65%
Descamação	≅ 100% (solas e plantas)	20 a 30%
FMO	Menos severa	Mais severa (SARA – 55%; I. Renal – 80%)
Letalidade	2,6% (menstruais) a 50% (não menstruais)	30 a 80%
Hemocultura	< 15%	> 50%
Tratamento	Oxacilina, cefalotina, clindamicina, vancomicina	Penicilina G, cefalotina, clindamicina, vancomicina

SCT: síndrome do choque tóxico; FMO: falência de múltiplos órgãos, SARA: síndrome da angústia respiratória aguda.

Fonte: Wolf, 1995.

O manuseio da SCTE inclui (Figura 5 e Tabela 9):

FIGURA 5 Choque séptico.

Fonte: Brierley et al., 2009.[9]

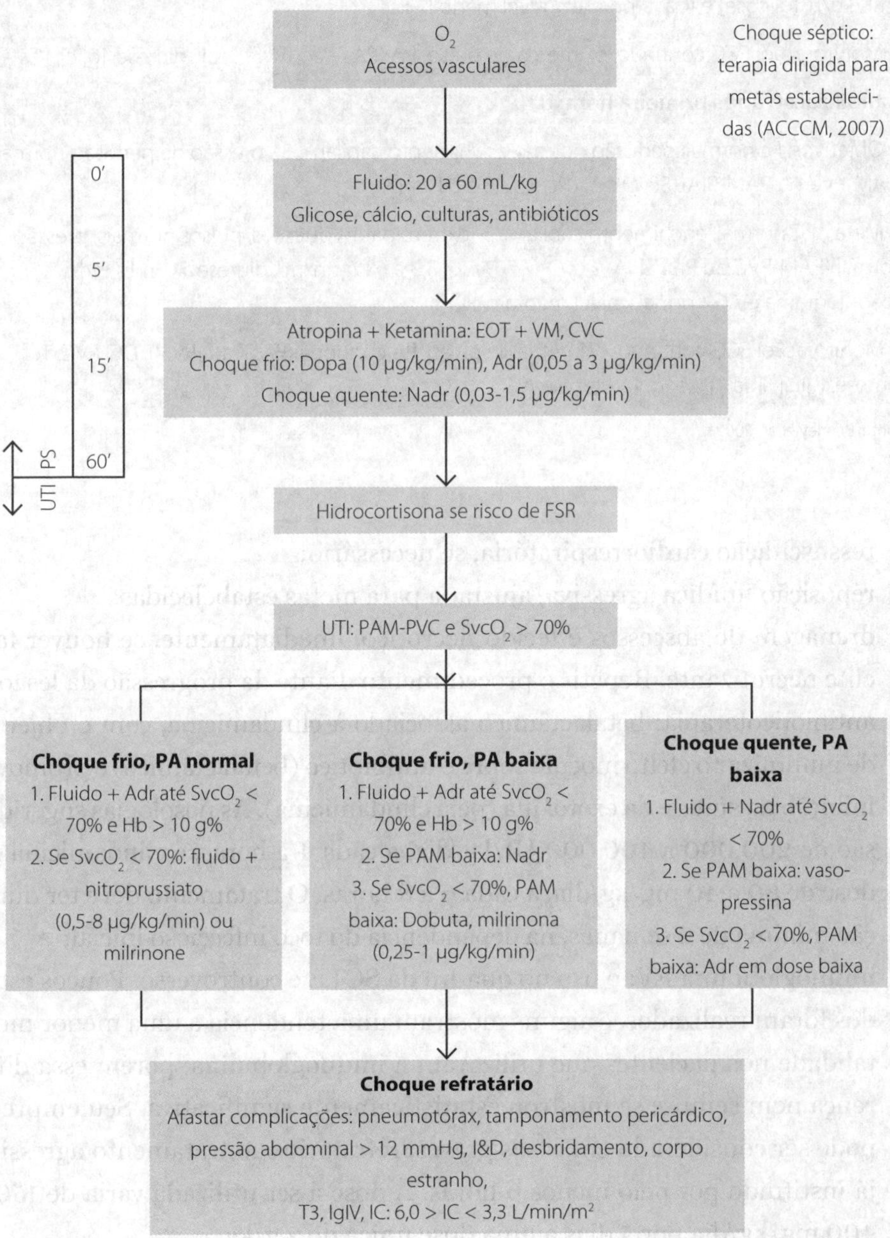

TABELA 9 SUPORTE HEMODINÂMICO PARA CHOQUE SÉPTICO EM CRIANÇAS
Ressuscitação na primeira hora: OS
1. Objetivos: O_2 ventilação (IOT), VM), circulação (Fc, PA, perfusão)
2. Metas: enchimento capilar < 3", extremidades quentes, pulsos normais, PA normal, diurese > 1mL/kg/h, [glicose] e [Ca^{++}] normais, nível mental
3. Monitoração: ECG contínuo, oximetria de pulso, PA (PAs-Pad [RVS]), Tax, diurese, [glic], [Ca^{++}]
Estabilização após primeira hora: UTIP
1. Objetivos: Fc normal, perfusão normal, enchimento capilar < 3", pressão de perfusão normal (PAM-PVC ou PAM-PIA), $ScvO_2$ > 70%, IC: 3,3 a 6 L/min/m^2
2. Metas: FC normal, enchimento capilar < 3" extremidades quentes, pulsos normais, pressão normal (PAM-PVC ou PAM-PIA), $ScvO_2$ > 70%, IC: 3,3 a 6 L/min/m^2, diurese > 1 mL/kg/h, coagulograma e AG normais, nível mental
3. Monitoração: ECG contínuo, oximetria de pulso, PA contínua (PAs-Pad [RVS]), DC, PVC, Tct, diurese, [glic], [Ca^{++}], coagulograma e AG

Fonte: Brierley et al., 2009.[9]

- ressuscitação cardiorrespiratória, se necessário;
- reposição fluídica agressiva, ajustada para metas estabelecidas;
- drenagem de abscessos e tecido necrótico, imediatamente, se houver fasciíte necrotizante. Repetir o procedimento diante da progressão da lesão;
- antibioticoterapia: betalactâmico associado à clindamicina, com o objetivo de minimizar o efeito inóculo sobre o antibiótico (betalactâmico) e promover inibição da síntese da exotoxina (pela clindamicina). As posologias sugeridas são de 200.000 a 400.000 UI/kg/dia, a cada 4 a horas, e clindamicina na dose de 30 a 40 mg/kg/dia, a cada 6 a 8 horas. O tratamento deve ter duração mínima de 2 semanas, na dependência do foco infeccioso inicial;
- imunoglobulina EV: o uso no quadro da SCTE é controverso. Poucos estudos foram realizados, e alguns mostram uma tendência a uma menor mortalidade nos pacientes que utilizaram a imunoglobulina, porém essa diferença nem sempre se mostrou estatisticamente significativa. Seu emprego pode ser considerado em casos graves, refratários ao tratamento agressivo já instituído por pelo menos 6 horas. A dose a ser utilizada varia de 150 a 400 mg/kg/dia por 5 dias a uma dose única de 2 g/kg;

- medidas de controle: pacientes hospitalizados com doença respiratória por S-beta-A devem permanecer em isolamento respiratório pelas 24 horas iniciais do tratamento antimicrobiano. No caso de pacientes com quadro cutâneo e lesões que não podem ser ocluídas por curativos, o isolamento deve ser de contato, pela mesma duração de tempo.

STREPTOCOCCUS PNEUMONIAE (TABELA 10)

O *Streptococcus pneumoniae* é um dos agentes mais frequentes de pneumonia, otite média aguda, meningite e sinusite em crianças.[10] É responsável por elevadas taxas de morbimortalidade em crianças abaixo de 5 anos de idade e adultos acima de 65 anos, particularmente nos países em desenvolvimento.[11] A Organização Mundial da Saúde (OMS) estima que das 10,6 milhões de mortes que ocorrem anualmente em crianças menores de 5 anos ao redor do mundo, de 700 mil a 1 milhão são causadas por infecções pneumocócicas.[12] Além da idade (particularmente abaixo de 2 anos), outros fatores de risco para aquisição e/ou desenvolvimento de formas graves de doença são a imunodeficiência congênita ou adquirida (como a Aids) e certas condições crônicas debilitantes, a frequência em creches, a exposição domiciliar à fumaça, a ausência de amamentação com leite materno e a suscetibilidade genética[4] (Tabelas 11 a 14).

TABELA 10 *STREPTOCOCCUS PNEUMONIAE* (PNEUMOCOCO)
Diplococo Gram-positivo facultativo
Polissacarídeo capsular: 92 sorotipos em 46 sorogrupos (1 a 48, exceto 26 e 30)
Sem reatividade imunológica cruzada entre os sorogrupos
Alguma reatividade cruzada dentro de alguns sorogrupos, com alguma proteção clínica (6A/B)
Variação geográfica e temporal
Pequeno número de sorogrupos (10) responsável pela maioria das doenças (62%)

Fonte: American Academy of Pediatrics. Pneumococcal infections. In: Pickering LK (Ed.). Red Book: 2009 Report of the Committee of Infectious Diseases. 28.ed. Elk Grove Village, IL: American Academy of Pediatrics; 2009. p.524-35; Mantese OC, Paula A. Infecção pneumocócica. In: Farhat CK, Carvalho LHFR, Succi RCM. Infectologia Pediátrica. 3.ed. São Paulo: Atheneu; 2007. p.431-43; Park IH, Pritchard DG, Cartee R, Brandão A, Brandileone MCC, Nahm MH. Discovery of a new capsular serotype (6C) within serogroup 6 of Streptococcus pneumonia. J Clin Microbiol 2007; 45(4):1225-33; Jin P, Kong F, Xiao M, Oftadeh S, Zhou F, Liu C, et al. First report of putative Streptococcus pneumoniae serotype 6D among nasopharyngeal isolates from Fijian children. JID 2009; 200:1375-80.

TABELA 11 INFECÇÃO RESPIRATÓRIA AGUDA (IRA)
OMS: no mundo (2004)
140 a 160 milhões de casos novos de PAC/ano < 5 anos:
- 7 (11 milhões) a 13% (20 milhões) hospitalizados, com letalidade média de < 1 (ambulatoriais) a 4% (hospitalizados) - 12 milhões de mortes/ano em crianças < 5 anos: 30% PAC
OPAS: na América Latina e Caribe (1999)
20 a 40% das internações por PAC
0,5 milhão de mortes/ano < 5 anos: 80.000 IRA (85% PAC)
Brasil (2000)
~ 435.000 crianças < 5 anos hospitalizadas com PAC
~ 80.000 mortes em crianças < 5 anos: 6% por PAC

Fonte: Consenso da SLIPE sobre PAC, 2010.

TABELA 12 INFECÇÃO PNEUMOCÓCICA INVASIVA
IPI
10,7 milhões de mortes/ano, < 5 anos, ao redor do mundo
700.000 a 1 milhão das mortes/ano, < 5 anos, ao redor do mundo por IPI

TABELA 13 PNEUMONIA PNEUMOCÓCICA
Pneumococo é a principal causa de PAC em crianças e adultos
17 a 44% das hospitalizações por PAC em < 5 anos
13 a 34% das hospitalizações por PAC em adultos

TABELA 14 PRINCIPAIS FATORES DE RISCO PARA GRAVIDADE E MORTE POR IRA, EM PAÍSES EM DESENVOLVIMENTO
Fatores de risco definitivos
Desnutrição
Baixo peso ao nascer
Desmame precoce (< 4 meses)
Falta da vacina contra o sarampo no 1º ano
Poluição intradomiciliar
Aglomeração intradomiciliar
Atenção médica tardia
Fatores de risco prováveis
Tabagismo dos pais
Deficiência de zinco
Inexperiência materna
Doenças concomitantes (diarreia, asma, cardiopatia)
Fatores de risco possíveis
Educação materna
Frequência em creche
Época de chuva (umidade)
Alta altitude (frio)
Deficiência de vitamina A
Poluição fora do domicílio

Fonte: Rudan et al. Epidemiology and Etiology of Childhood Pneumonia. Bull WHO 2008.

Pneumonia pneumocócica

A pneumonia aguda comunitária (PAC) é uma das doenças infecciosas mais frequentes ao redor do mundo, cuja gravidade e morbimortalidade se concentram em crianças no primeiro ano de vida que residem em países em desenvolvimento e subdesenvolvidos.[13-15] A incidência média estimada para países em desenvolvimento é de 0,28 episódios por criança por ano, o que resulta em uma estimativa de 150,7 milhões de novos casos de PAC por ano, em crianças menores de 5 anos ao redor do mundo. A taxa de hospitalização é de 7 (11 milhões) a 13% (20 milhões),[13,14] e a taxa de letalidade é de menos de 1 (casos ambulatoriais) a 4% (entre os hospitalizados).[15,16] Representa cerca de 20% de todas as mortes em crianças nessa idade.[17,20] No continente americano, aproximadamente 70 mil crianças com menos de 5 anos morrem anualmente em consequência de infecções respiratórias agudas, o que corresponde a 15% das mortes em crianças nessa faixa etária na região.[21]

O agente bacteriano mais comum da PAC é o pneumococo, relacionado de 30 a 50%[19] a 42 a 85% dos casos.[22] São descritas cifras variadas, segundo a metodologia e as condições de avaliação, como idade do paciente, tipo e gravidade da doença, regime de internação, estação do ano, concomitância de epidemia de outro patógeno (p.ex., influenza), vacinação ampla na população e número e tipo de exames realizados.[22]

A pneumonia pneumocócica é uma das formas mais comuns de doença pneumocócica, e o quadro clínico costuma ser bastante sugestivo[15,23] (Tabelas 15 e 16). Resulta da infecção bacteriana em geral facilitada pela exposição a fatores de risco relacionados ao hospedeiro e ao ambiente.[19] Consiste na infecção aguda do parênquima pulmonar com acometimento lobar ou segmentar, podendo ser uni ou multifocal. As manifestações clínicas denotam acometimento pulmonar (taquipneia e tiragem), processo inflamatório (febre e comemorativos) e irritação de vias aéreas (tosse).[16] O diagnóstico baseia-se no reconhecimento do quadro agudo de taquipneia e tosse, geralmente acompanhado de febre moderada ou alta e de ausência de sibilos. O conceito de taquipneia, que varia com a idade, requer frequência respiratória acima de 60 ipm para crianças com menos de 2 meses de idade, acima de 50 ipm para crianças de 2 meses a 1 ano, acima de 40 ipm para aquelas com 1 a 3 anos,[24] e acima de 30 ipm para crianças de 3 a 5 anos de idade.[25] Na radiografia de tórax, há evidência de consolidação lobar, às vezes acompanhada de derrame pleural.[26] Segundo os critérios e definições estabelecidos pela OMS[26] para interpretação de radiografia de tórax em crianças com pneumonia, nos casos de etiologia bacteriana há, em geral, "uma imagem densa de aspecto algodonoso (infiltrado alveolar), que compromete parcial ou totalmente um ou mais segmentos ou lóbulos pulmonares ou mesmo um pulmão completo. Esses infiltrados apresentam frequentemente imagens de broncograma aéreo, às vezes associado com derrame pleural".[27] O derrame pleural parapneumônico ocorre em 0,6 a 2% das crianças com PAC de etiologia bacteriana[15,28] e em até 54% das crianças internadas com pneumonia pneumocócica invasiva.[15,20,29] A distinção entre o transudato e o exsudato pode ser realizada pelo critério de Hamm e Light,[30] que emprega características clínicas e laboratoriais como o aspecto macroscópico do líquido (purulento ou seropurulento no empiema) e a recuperação da bactéria em cultura do líquido (positiva em cerca de 20 a 40%[31] a 80%[27] dos casos de empiema), entre outras. As taxas de bacteremia nos pacientes com pneumonia complicada por empiema são mais elevadas (13 a 26,5%) do que naqueles com forma não complicada (≤ 10%).[20,32]

TABELA 15 PNEUMONIA BACTERIANA AGUDA

Infecção bacteriana aguda do parênquima pulmonar, com acometimento lobar ou segmentar, uni ou multifocal

Acometimento pulmonar: taquipneia e tiragens
Irritação das vias aéreas: tosse
Processo inflamatório: febre e comemorativos

Limites superiores de FR em crianças

Idade (meses)	FR (imp)
< 2	≥ 60
2 a 11	≥ 50
12 a 35	≥ 40
36 a 60	≥ 30
> 60	≥ 20

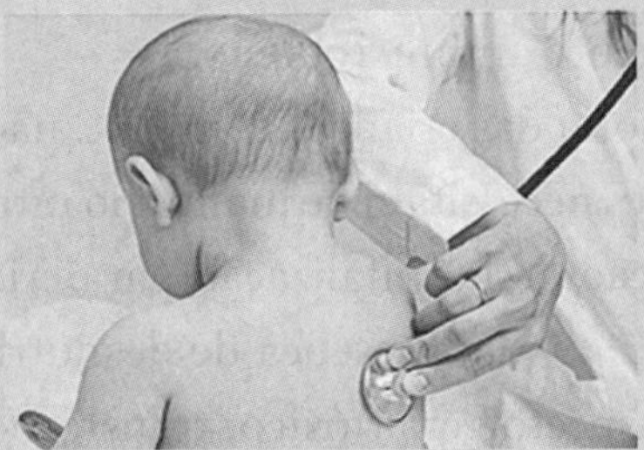

FR: frequência respiratória.

Fonte: OMS, 1991; Gupta et al. J Trop Pediatr 1996;42(4):196; Consenso da SLIPE sobre PAC, 2010

TABELA 16 DIAGNÓSTICO CLÍNICO E LABORATORIAL DA PNEUMONIA. AVALIAÇÃO INDIVIDUAL

Diagnóstico clínico
FR é sinal indicativo de diagnóstico e gravidade da PAC Alto risco: FR > 60 irpm (< 2 meses) FR > 50 irpm (2 a 11 meses) FR > 40 irpm (12 a 35 meses) FR > 30 irpm (36 a 60 meses) FR > 20 irpm (> 5 anos)
Diagnóstico laboratorial
Marcadores inflamatórios (PCR, PCT) têm limitações no diagnóstico diferencial entre PAC bacteriana e viral Hemocultura: positividade apenas em 5 a 20% dos pacientes internados Cultura de líquido pleural: positividade de 10 a 30% Sorologia: para micoplasma e clamídia

Fonte: Guidelines for the management of community acquired pneumonia in children. Thorax 2011;63:i1-123.

IDSA Guidelines for the management of community acquired pneumonia in infants and children older than 3 mounths of age. CID 2011; 53:i25-i76.

OMS, 1991; Gupta et al. J Trop Pediatr 1996;42(4):196; Consenso da SLIPE sobre PAC, 2010.

A obtenção de amostra de sangue para cultura tem sido recomendada nos pacientes admitidos com suspeita de etiologia bacteriana da PAC, antes do início do tratamento antimicrobiano.[20,32]

A maioria das crianças com PAC não requer internação; contudo, os casos mais graves necessitam de manuseio intra-hospitalar.[20,24,32] Os critérios clínicos de indicação de hospitalização para crianças com 2 meses de vida ou menos com PAC[15,24,33] são presença de desnutrição grave, condição imunodepressora de base, aspecto geral tóxico, transtorno do sensório, dificuldade respiratória importante e/ou progressiva (gemido, tiragem intercostal, batimento de aleta nasal, respiração paradoxal), cianose central, meningismo, desidratação, diurese abaixo de 1 mL/kg/h, intolerância VO, falha terapêutica ambulatorial e risco social. Radiografia de tórax, em incidência posteroanterior e lateral, deve ser realizada à admissão em casos moderados ou graves da doença e, durante a evolução, diante da suspeita de falha terapêutica e desenvolvimento de complicações, como empiema, abscesso pulmonar, pneumonia necrotizante e focos metastáticos (meningite, pericardite, endocardite).[20] Os critérios radiológicos e laboratoriais para hospitalização consistem na presença de acometimento pulmonar extenso e/ou multifocal e/ou rapidamente progressivo (progressão em menos de 48 horas), derrame pleural, piopneumotórax, etiologia documentada ou fortemente suspeita de *S. aureus* ou *P. aeruginosa*, pneumatocele, leucopenia e saturação de pulso ≤ 92%, $PaO_2 \leq 50$ mmHg e $PaCO_2 \geq 50$ mmHg, sob ar ambiente.[15,33]

Para admissão em unidade de terapia intensiva (UTI) pediátrica, os critérios incluem a presença de pelo menos um dos seguintes sinais clínicos ou laboratoriais:[15,20] alteração importante ou progressiva do sensório (progressivos graus de coma), convulsão ou estado de mal epiléptico, choque hemodinâmico (hipovolêmico ou séptico, diurese < 0,5 mL/kg/h, necessidade de inotrópicos), falência renal, coagulação intravascular disseminada, sinais de falência respiratória instalada ou iminente (apneia ou respiração agônica, tiragem universal com batimento de aleta nasal, cianose, saturação de pulso < 90% e $PaO_2 \leq$ 50 mmHg sob FiO_2 de 40%, $PaO_2/FiO_2 < 300$, e $PaCO_2 \geq 50$ mmHg agudamente). A presença de fatores de risco, como a desnutrição, o baixo peso ao nascimento, a amamentação não exclusiva durante os primeiros 4 meses de vida, a poluição intradomiciliar e a alta densidade demográfica, e de condições predisponentes, como hiper-reatividade brônquica, diarreia, síndromes genéticas, desordens neurológicas, imunológicas, hematológicas, cardíacas ou pulmonares crônicas, propicia maior frequência e gravidade dos episódios de pneumonia.[20,22,32]

A evolução clínica da infecção pneumocócica é influenciada por diversos fatores, entre eles a adequação do tratamento instituído. O tratamento para as infecções pneumocócicas é baseado na antibioticoterapia inicial, que, em geral, é empírica quanto à etiologia e à sensibilidade *in vitro* aos antimicrobianos. Diante do isolamento da bactéria em cultura e do antibiograma, a antibioticoterapia pode ser, então, devidamente ajustada. A penicilina é a droga de escolha para muitas doenças pneumocócicas;[10] entretanto, com a descrição crescente de cepas resistentes à penicilina, a partir da década de 1980, esquemas alternativos têm sido propostos.[34] Diante da resposta adequada ao tratamento com betalactâmicos (penicilina ou ampicilina) de pacientes com doença pneumocócica invasiva (exceto meningite), mesmo quando causada por cepas com concentração inibitória mínima (CIM) até 2 mcg/mL, foi adotada uma redefinição das categorias de sensibilidade.[29,34,35] A duração do tratamento, de 7 a 10 dias para formas moderadas não complicadas, pode ser estendida para igual período (até 4 a 6 semanas) após o desaparecimento da febre, para pneumonia complicada.[20] Pacientes com pneumonia pneumocócica adequadamente tratada devem apresentar melhora da febre, do desconforto respiratório e do estado geral em 48 a 72 horas; da tosse em até 8 dias; da ausculta pulmonar em até 3 semanas e das alterações à radiografia de tórax em até 4 semanas. Caso contrário, deve ser considerada a possibilidade de resistência do pneumococo ao antibiótico ou o desenvolvimento de complicação, como o derrame pleural, empiema, abscesso pulmonar ou foco metastático extrapulmonar.[20,32]

A punção e drenagem torácica estão indicadas em crianças com derrame pleural moderado (radiografia em decúbito lateral com mais de 1 cm de linha de derrame ou radiografia em PA com opacificação de menos de 1/4 do hemitórax) associado à positividade do esfregaço e/ou da cultura do líquido pleural, ou associado ao desconforto respiratório moderado a intenso, estável ou progressivo. O procedimento cirúrgico está indicado, também, no derrame pleural extenso (radiografia em PA com opacificação de mais da metade do hemitórax), independentemente da associação com bacterioscopia ou cultura positiva, ou com desconforto respiratório (em geral, presente).[20]

A prevenção de doença invasiva baseia-se, fundamentalmente, na imunização ativa.[11] De acordo com o antígeno polissacarídico capsular, são descritos, até o momento, 92 diferentes sorotipos,[36,37] contidos em 46 sorogrupos de pneumococos.[38] Vacinas com polissacarídeo capsular de diferentes sorotipos conjugados a um carreador proteico têm sido licenciadas desde 2000.[12] A vacina 7-valente, PCV7 (Prevenar®, Wyeth Pharmaceuticals, Inc.), contém o oligossacarídeo capsular de sete diferentes sorotipos: 4, 6B, 9V, 14, 18C, 19F e 23F. Licenciada nos Estados Unidos em 2000 e no Brasil em 2003, era distribuída na rede privada e nos Centros de Referência para Imunobiológicos Especiais (CRIES) do Ministério da Saúde até ser substituída pelos produtos mais recentes 10-valente e 13-valente.

A vacina 13-valente, PCV13 (Prevenar13®, Pfizer/Wyeth Pharmaceuticals, Inc.) contém a proteína carreadora CRM_{197} conjugada ao polissacarídeo capsular dos sorotipos 1, 3, 4, 5, 6A, 6B, 7F, 9V, 14, 18C, 19F, 19A e 23F e apresenta imunogenicidade semelhante à 7-valente.[11] Foi licenciada pela Agência de Vigilância Sanitária (Anvisa) do Ministério da Saúde do Brasil em abril de 2010 (Resolução-RE 1702. Diário Oficial da União-Suplemento 73, de 19 de abril de 2010).

A vacina conjugada 10-valente, PCV10 (Synflorix®, GlaxoSmithKline Biologics AS), oferece cobertura para antígeno dos sorotipos 1, 4, 5, 7F, 6B, 9V, 14, 18C, 19F, 23F, contidos no produto.[12,39] Foi licenciada no Brasil em junho de 2009 pela Anvisa (www.anvisa.gov.br, acesso em 20/12/2009) e incluída no Calendário do Programa Nacional de Imunização (PNI) para vacinação universal em crianças até 2 anos de idade, a partir de abril de 2010.

Meningite pneumocócica

Dos casos de meningite com etiologia definida notificados no Brasil,[40] os agentes mais comumente identificados são o meningococo e o pneumococo.

No Brasil, o Projeto Sireva II, em levantamento de magnitude nacional, captou, no período de 2006 a 2010, 4.128 cepas de pneumococo, sendo 68,9% (2.843 cepas) provenientes de meningite. Os sorotipos predominantes foram o St 14 (17,6%), 6B/D (8,6%), 23F (7,3%), 19F (6,9%), 3 (6,2%), 6A/C (5,7%), 18C (5%), 4 (2,9%), 19A (2,8%), 7F (2,4%), 9V (2,4%), 5 (1,2%) e St 1 (0,7%).[41-45]

A doença acomete principalmente as crianças abaixo de 5 anos de idade, em especial aquelas menores de 2 anos. Possui caráter sazonal, com predomínio nos meses mais frios do ano.[46-48] A transmissão ocorre de pessoa a pessoa, através das vias respiratórias, por gotículas e secreções do nariz e garganta, favorecida pelo clima frio e seco, ambientes apinhados e presença de poluição. O ser humano é o único reservatório natural, e, na maioria das vezes, há colonização assintomática em trato respiratório superior (nasofaringe, em geral), o que caracteriza o estado de portador. Entretanto, na dependência de fatores ligados ao agente (virulência, inóculo) e ao hospedeiro (estado imune, concomitância de infecção respiratória viral), a bactéria pode romper a barreira da mucosa respiratória (deixando o estado de portador), invadir e multiplicar-se na corrente sanguínea (bacteremia) e alojar-se no espaço liquórico (causando meningite). Ocasionalmente, a bactéria pode atingir o LCR a partir de um foco infeccioso adjacente, como otite média, sinusite ou mastoidite crônica, celulite orbitária, osteomielite craniana ou vertebral, trauma perfurante ou malformação neuroectodérmica. O período de incubação é de 2 a 10 dias, em geral 3 a 4 dias, e o período de transmissibilidade, de 24 a 48 horas após o início da antibioticoterapia eficaz.[46-49] A prevalência de portadores assintomáticos é relatada em 40% (menores de 2 anos).[50]

A meningite pneumocócica apresenta alta taxa de morbidade (até 30% dos sobreviventes evoluem com sequela neurológica grave) e de letalidade (10 a 30%).[46,50-53]

Em geral, o quadro é agudo, intenso e rapidamente progressivo, mas dependente de fatores como idade e estado imune do hospedeiro (Tabela 17).[46,54-56]

TABELA 17 MANIFESTAÇÕES CLÍNICAS MAIS COMUNS EM CRIANÇAS COM MENINGITE BACTERIANA AGUDA, SEGUNDO A FAIXA ETÁRIA

Faixa etária	Manifestações clínicas
RN	Febre ou hipotermia, letargia e irritabilidade, anorexia, sucção débil, náusea e vômitos, cianose de extremidades, apneia, rigidez corporal com ou sem convulsão, abaulamento e tensão de fontanela
Lactente	Febre, anorexia, náusea, vômitos, gemência, apatia, irritabilidade, abaulamento e tensão de fontanela, convulsão
Pré-escolar e escolar	Febre alta e persistente, cefaleia intensa e contínua, vômitos em jato, fotofobia, rigidez de nuca e rebaixamento do nível de consciência. Sinais de irritação meníngea (Kernig, Brudzinski, Lasegue) e, eventualmente, sinais neurológicos focais (pares cranianos, convulsões) e generalizados (convulsões, coma). Choque hemodinâmico, exantema petequial/equimótico e coma são sinais de mau prognóstico

RN: recém-nascidos.

Fonte: Sáfadi MAP, Farhat CK. Meningites bacterianas. In: Farhat CK, Carvalho LHFR, Succi RCM. Infectologia Pediátrica. 3.ed. São Paulo: Atheneu; 2007. p.155-79.

O diagnóstico definitivo de meningite requer o exame do LCR para contagem do número absoluto e diferencial de células e dosagem de proteínas e glicose (Tabela 18). Para a pesquisa da etiologia, são importantes a realização no LCR de testes imunológicos (aglutinação do látex, contraimunoeletroforese), de bacterioscopia (pesquisa de bactérias, bacilo da tuberculose e fungos) e de cultura e antibiograma. O sangue também representa importante fonte de recuperação do agente, com rendimento da hemocultura de 75% e da cultura do LCR de 87% para pacientes com meningite pneumocócica não parcialmente tratada.[54]

TABELA 18 PADRÃO DO LCR EM TRÊS DIFERENTES ETIOLOGIAS DE MENINGITE

LCR	Bacteriana	Viral	Tbc/Fúngica
Aspecto, cor	Opaco, turvo ou purulento	Límpido ou opaco	Límpido ou opaco
Citometria (cél./mm^3)	Muito aumentada > 1.000	Pouco aumentada Até 1.000	Pouco aumentada Até 500
Citologia (%)	Predomínio PMN (> 80)	Predomínio LFM	Predomínio LFM
Glicose (mg%)	Diminuição acentuada (< 30)	Normal	Normal ou pouco baixa (30 a 45)
Proteína (mg%)	Muito aumentada (100 a 500)	Pouco aumentada (50 a 100)	Aumentada (> 100)

LCR: líquido cefalorraquidiano; LFM: leucócito linfomononuclear; PMN: leucócito polimorfonuclear, Tbc: tuberculose.

Fonte: Sáfadi MAP, Farhat CK. Meningites bacterianas. In: Farhat CK, Carvalho LHFR, Succi RCM. Infectologia Pediátrica. 3.ed. São Paulo: Atheneu; 2007. p.155-79.

Diante da suspeita de meningite bacteriana (MB), o paciente deve procurar assistência médica imediatamente. Caso a suspeita seja corroborada pelo quadro clínico e, preferencialmente, confirmada pelo exame do LCR, o paciente deve ser internado para tratamento, monitoração da evolução e notificação à Secretaria Municipal de Saúde.

É importante salientar que, caso a instituição de saúde não disponha de recursos para punção e exame do LCR ou para manuseio do paciente gravemente enfermo, é fundamental, após avaliação clínica cuidadosa, que o paciente seja estabilizado o melhor possível, que tenha início o tratamento empírico (primeira dose do antibiótico e da dexametasona) e que o paciente seja, então, adequadamente transportado. Essas medidas visam a prevenir a morte e a minimizar as complicações de uma doença na qual tempo de evolução sem tratamento é fator prognóstico.

As medidas de isolamento intra-hospitalar dependem do agente envolvido. Para o pneumococo, devem ser adotadas Precauções Universais durante toda internação: lavagem das mãos antes e após manuseio do paciente, uso de luvas e avental limpos não estéreis ao manusear sangue e secreções, uso de máscara e óculos durante procedimentos invasivos.[49]

As prioridades no manuseio são:

- estabilização das condições respiratórias, hemodinâmicas e neurológicas com suporte básico ou avançado à vida. Para essas ações, há protocolos específicos, entre eles, o da American College of Critical Care Medicine, para a abordagem do choque séptico em crianças: a importância do diagnóstico precoce baseado no quadro clínico (febre ou hipotermia e manifestações de baixa perfusão visceral e tissular periférica) e a importância do manuseio adequado na primeira hora de atendimento (manutenção da via aérea, da oxigenação e da ventilação; restauração da circulação com infusão de líquidos orientada por objetivos terapêuticos específicos e, caso necessário, o emprego de catecolaminas). O atendimento na primeira hora é decisivo e deve ser iniciado na sala de emergência; mas o suporte hemodinâmico, com infusão de líquidos e drogas vasoativas, requer monitoração em ambiente apropriado, em geral uma UTI pediátrica. Nesse momento, é importante definir a presença e o tipo do choque (frio ou quente, com pressão arterial normal ou baixa), pois a escolha da(s) droga(s) vasoativa(s) depende dessa definição[57-59] (Tabela 9);
- anticonvulsivantes, para o controle rápido e efetivo das convulsões. A MB, em especial a pneumocócica, é uma doença grave, justificada em parte pelo acometimento neurológico inicial: déficits neurológicos focais em 40%, convulsões em 25% e depressão do nível de consciência em cerca de 20% dos pacientes. As sequelas neurológicas, como déficits focais, surdez, epilepsia e déficit cognitivo, são detectadas em até 50 a 60% dos sobreviventes.[51-54] Sugestão (Figura 6):

FIGURA 6 Estado de mal epiléptico (Serviço de Neuropediatria do Departamento de Pediatria da Faculdade de Medicina da UFU).

DAE: dosagem de anticonvulsivantes; EEG: eletroencefalograma.

Fonte: Neiva. Serviço de Neurologia Pediátrica. Depto. de Pediatria. Faculdade de Medicina. UFU.

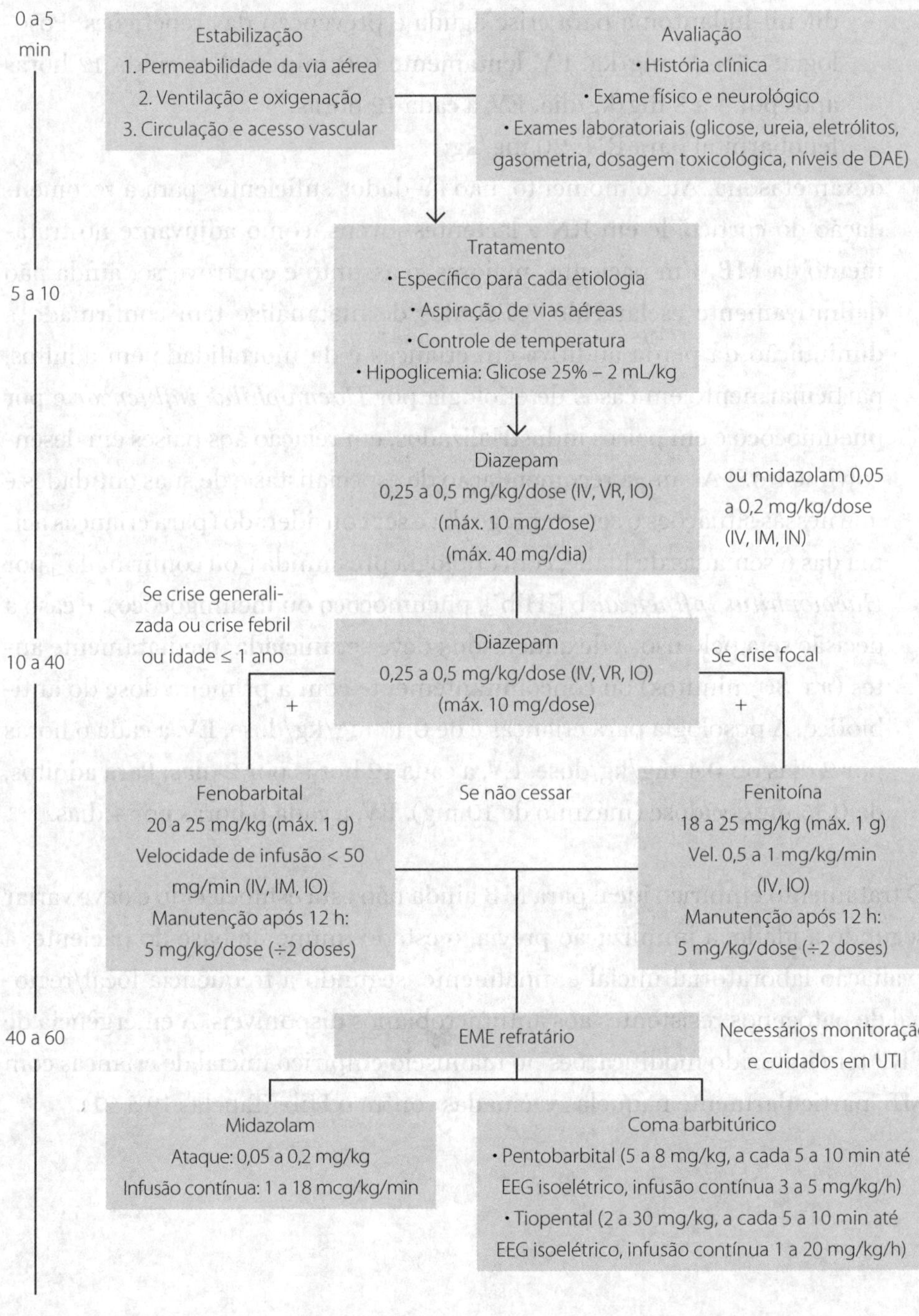

- diazepam na crise aguda. Cuidado com depressão e parada respiratória. Dose de 0,1 a 0,3 mg/kg/dose (máximo 10 mg), EV, ou midazolam a 0,15 mg/kg, EV;
- difenil-hidantoína para crise aguda e prevenção das repetições. Posologia: 15 a 25 mg/kg, EV, lentamente (20 minutos), seguida 12 horas após por 4 a 8 mg/kg/dia, EV, a cada 12 horas;
- fenobarbital para RN: 20 mg/kg;

- dexametasona. Até o momento, não há dados suficientes para a recomendação do corticoide em RN e lactentes jovens, como adjuvante no tratamento da MB. Em pacientes maiores, o assunto é controverso, ainda não definitivamente esclarecido.[60] Estudos de metanálise têm confirmado a diminuição da perda auditiva em crianças e da mortalidade em adultos, particularmente em casos de etiologia por *Haemophilus influenzae* e por pneumococo e em países industrializados, em relação aos países em desenvolvimento.[54] Assim, a recomendação de especialistas e de suas entidades é que nessas situações o seu emprego deve ser considerado (para crianças acima das 6 semanas de idade, com etiologia presumida [ou confirmada] por *Haemophilus influenzae* b [Hib], pneumococo ou meningococo), e caso a decisão seja pelo uso, a dexametasona deve ser iniciada imediatamente antes (até 30 minutos) ou concomitantemente com a primeira dose do antibiótico. A posologia para crianças é de 0,15 mg/kg/dose, EV, a cada 6 horas por 2 dias ou 0,4 mg/kg/dose, EV, a cada 12 horas por 2 dias. Para adultos, de 0,15 mg/kg/dose (máximo de 10 mg), EV, a cada 6 horas por 4 dias.[54-56]

O tratamento empírico ideal para MB ainda não está estabelecido e deve variar segundo a idade, a imunização prévia, o estado imune de base do paciente, a avaliação laboratorial inicial e, finalmente, segundo a frequência local/regional de patógenos resistentes aos antimicrobianos disponíveis. A emergência de PRP tem induzido modificações no manuseio empírico inicial de crianças com MB, particularmente naquelas vacinadas contra o Hib (Tabelas 19 a 21).

TABELA 19 TRATAMENTO ANTIMICROBIANO EMPÍRICO INICIAL DA MENINGITE BACTERIANA AGUDA, SEGUNDO A IDADE

Idade	0 a 3 meses	3 meses a 5 anos	> 5 anos
Agentes prováveis	BGN, S-beta-B, Listeria	Meningococo, pneumococo, Hib	Meningococo, pneumococo
Tratamento empírico proposto*	Ceftriaxona ou cefotaxima + ampicilina +/- oxacilina ou vancomicina	Ampicilina + cloranfenicol ou ceftriaxona	Penicilina G ou ampicilina ou ceftriaxona
Tratamento definitivo	Após resultado de cultura e antibiograma. Importante considerar evolução clínica e laboratorial		

BGN: bacilo Gram-negativo; Hib: *Haemophilus influenzae* b; S-beta-B: estreptococo beta-hemolítico do grupo B (*S. agalactiae*).

*Influenciado pelas condições epidemiológicas locais, tais como: perfil etiológico e de sensibilidade aos antimicrobianos. Projeto SIREVA II, 2000-2010.

Fonte: American Academy of Pediatrics. Antimicrobial Agents and Related Therapy. In: Pickering LK (Ed.). Red Book: 2009 Report of the Committee of Infectious Diseases. 28.ed. Elk Grove Village, IL: American Academy of Pediatrics; 2009. p.745-57;
Sáfadi MAP, Farhat CK. Meningites bacterianas. In: Farhat CK, Carvalho LHFR, Succi RCM. Infectologia Pediátrica. 3.ed. São Paulo: Atheneu; 2007. p.155-79;
Tunkel AR, Hartman BJ, Kaplan SL, Kaufman BA, Roos KL, Scheld WM, et al. Practice Guidelines for the Management of Bacterial Meningitis. Clin Infect Dis 2004; 39:1267-84;
Bamberger DM. Diagnosis, Initial Management and Prevention of Meningitis. American Family Physician 2010; 82(12):1491-8;
Brouwer MC, Tunkel AR, van de Beek. Epidemiology, Diagnosis, and Antimicrobial Treatment of Acute Bacterial Meningitis. Clin Microbiol Rev 2010; 23(3):467-92.

TABELA 20 TRATAMENTO ANTIMICROBIANO EMPÍRICO INICIAL DA MENINGITE BACTERIANA AGUDA

Subgrupo	Antimicrobiano (posologia)	Bactéria(s) predominante(s)
RN, início precoce 1ª semana de vida	Ampicilina[I] + gentamicina[II] ou cefotaxima[III]	*S. agalactiae*, *E. coli*; *L. monocytogenes*
RN, início tardio Até 6ª semana	Ampicilina[IV] + gentamicina[V] ou cefotaxima[VI]	*L. monocytogenes*, *S. agalactiae*; *E. coli*
Lactentes e Pré-escolares	Ceftriaxona[VII] com ou sem vancomicina[VIII]	Pneumococo, meningococo
Adultos	Cef3[VIII] com ou sem vancomicina[IX]	Pneumococo, meningococo

(continua)

(continuação)

Subgrupo	Antimicrobiano (posologia)	Bactéria(s) predominante(s)
Idosos	Cef3[VIII] ou cef4[X] com ampicilina[XI] e vancomicina[IX]	Pneumococo, meningococo, *L. monocytogenes*
Imunocomprometidos	Cef3[VIII] ou cef4[X] com ampicilina[XI] e vancomicina[IX]	Pneumococo, meningococo, *L. monocytogenes*
Meningite bacteriana aguda recorrente	Cef3[VII] + vancomicina[IX]	Pneumococo, meningococo, *H. influenzae*
Meningite bacteriana aguda nosocomial	Cefepime[X] ou meropenem[XII] com vancomicina[IX] e/ou amicacina[XIII]	*S. aureus, S. epidermidis,* Bacilo Gram-negativo
Meningite bacteriana aguda e fratura de base de crânio	Cef3[VIII] + vancomicina[IX]	Pneumococo

Posologias recomendadas para pacientes com metabolização e excreção normais:
[I] Ampicilina: 150 mg/kg/dia, a cada 8 horas.
[II] Gentamicina: 5 mg/kg/dia, a cada 12 horas.
[III] Cefotaxima: 100 a 150 mg/kg/dia, a cada 8 a 12 horas.
[IV] Ampicilina: 200 mg/kg/dia, a cada 6 a 8 horas.
[V] Gentamicina: 7,5 mg/kg/dia, a cada 8 horas.
[VI] Cefotaxima: 150 a 200 mg/kg/dia, a cada 6 a 8 horas.
[VII] Ceftriaxona: 80 a 100 mg/kg/dia, a cada 6 horas.
[VIII] Vancomicina: 60 mg/kg/dia, a cada 6 horas.
[IX] Vancomicina: 30 a 60 mg/kg/dia, a cada 8 a 12 horas.
[X] Cefepime: 6 g/dia, a cada 8 horas.
[XI] Ampicilina: 12 g/dia, a cada 4 a 6 horas.
[XII] Meropenem: 6 g/dia, a cada 8 horas.
[XIII] Amicacina: 30 mg/kg/dia, a cada 8 horas.

Observação: Nos casos de meningite pneumocócica, a vancomicina deve ser acrescentada ao esquema terapêutico empírico inicial, associada à ceftriaxona ou à cefotaxima, em populações com elevada taxa de resistência à cefalosporina (valores > 5%).

Fonte: Tunkel AR, Hartman BJ, Kaplan SL, Kaufman BA, Roos KL, Scheld WM, et al. Practice Guidelines for the Management of Bacterial Meningitis. Clin Infect Dis 2004; 39:1267-84;
Brouwer MC, Tunkel AR, van de Beek. Epidemiology, Diagnosis, and Antimicrobial Treatment of Acute Bacterial Meningitis. Clin Microbiol Rev 2010; 23(3):467-92.

TABELA 21 POSOLOGIA DOS PRINCIPAIS ANTIMICROBIANOS EMPREGADOS NO TRATAMENTO DA MENINGITE BACTERIANA

Antimicrobiano	Posologia EV[I] (u ou mg/kg/dia)	Intervalo (h)[II]
Penicilina G	200.000 a 400.00 u	4 a 6
Ampicilina	300	6
Cloranfenicol	100	6
Ceftriaxona	100	12
Cefotaxima	200 a 300	6
Cefepima	100 a 150	8 a 12
Meropenem	60 a 120	8
Vancomicina	60	6
Oxacilina	200	6
Amicacina	30	12
Gentamicina	7,5	8

[I] Posologia máxima, para uso endovenoso (EV).
[II] Intervalos recomendados para pacientes sem falência de metabolização e excreção das drogas.
Fonte: American Academy of Pediatrics. Antimicrobial Agents and Related Therapy. In: Pickering LK (Ed.). Red Book: 2009 Report of the Committee of Infectious Diseases. 28.ed. Elk Grove Village, IL: American Academy of Pediatrics; 2009. p.745-57; Sáfadi MAP, Farhat CK. Meningites bacterianas. In: Farhat CK, Carvalho LHFR, Succi RCM. Infectologia Pediátrica. 3.ed. São Paulo: Atheneu; 2007. p.155-79.

O tratamento inicial é empírico quanto à etiologia e à sensibilidade aos antibióticos. Baseia-se nos dados epidemiológicos locais (quais são os agentes mais comumente recuperados na comunidade ou região, qual é o padrão de resistência às drogas), nos antecedentes (presença de imunodeficiência primária ou secundária, contato íntimo recente com caso-índice, tratamento recente com antibiótico, presença de trauma de crânio ou fístula liquórica), no exame físico e nos resultados liquóricos iniciais (Gram, aglutinação do látex) (Tabelas 19 a 21).

Alguns dados locais, regionais e nacionais acerca da resistência do pneumococo[61] às drogas habituais podem ser citados. No Brasil, taxas de resistência à penicilina têm sido citadas de 32,1%;[41-45] de 15%;[62] de 20%;[63] de 20,3%;[64] de 22,1%;[65] de 23,6%;[66] e de 36%.[51] Para a ceftriaxona, as taxas de resistência (segundo critério do NCCLS 2002)[67] são relatadas em 12,3% para os casos de meningite,[41-45] com valores extremos de 1%[65] e 12,5%[68] em levantamentos locais de pacientes de diferentes idades, internados com MB.

Para lactentes e crianças maiores, deve ser empregada a cefalosporina de terceira geração (ceftriaxona ou cefotaxima) associada à vancomicina nas populações que apresentam elevadas taxas de resistência à cefalosporina. Apesar da dificuldade de transferir conclusões de levantamentos epidemiológicos (p.ex., taxas de resistência) para assistência direta ao paciente (escolha do antibiótico empírico inicial), os especialistas recomendam a modificação do esquema quando a taxa de resistência do provável agente supera 1%[54,69] ou 5%[70,71] para a meningite. Assim, diante da elevada taxa de resistência *in vitro* da cefalosporina, é recomendável associar vancomicina, pelo menos até que o eventual resultado positivo da cultura permita que o tratamento seja direcionado (Tabela 22).

TABELA 22 TRATAMENTO ESPECÍFICO DA MENINGITE PNEUMOCÓCICA, SEGUNDO A SENSIBILIDADE AOS ANTIBIÓTICOS

CIM da penicilina (mcg/mL)	CIM da ceftriaxona/ cefotaxima (mcg/mL)	Antibiótico recomendado
≤ 0,06 (S)	≤ 0,5 (S)	Penicilina ou ampicilina ou ceftriaxona[I]
≥ 0,10 (R)	> 0,5 (S)	Ceftriaxona[II] ou cefotaxima[III]
		Ceftriaxona[II] ou cefotaxima[IV] e vancomicina[V]
	≥ 1 (R) ≥ 2 (R)	Ceftriaxona[II] ou cefotaxima[IV] ou cefepima[V] e vancomicina[VI] e rifampicina meropenem[VII] + moxifloxacin

CIM: concentração inibitória mínima; S: sensível; R: resistente.
[I] Ceftriaxona: 100 mg/kg/dia, EV, 1 vez/dia;
[II] Ceftriaxona: 100 mg/kg/dia, EV, a cada 12 horas.
[III] Cefotaxima: 200 a 225 mg/kg/dia, EV, a cada 6 a 8 horas.
[IV] Cefotaxima: 300 mg/kg/dia, EV, a cada 6 a 8 horas.
[V] Cefepima; 100 a 150 mg/kg/dia, EV, a cada 8 horas.
[VI] Vancomicina: 60 mg/kg/dia, EV, a cada 6 horas.
[VII] Meropenem: 120 mg/kg/dia, EV, a cada 8 horas.
Fonte: Kaplan SL, Mason Jr EO. Management of infections due to antibiotic-resistant Streptococcus pneumoniae. Clin Microbiol Reviews 1998; 11:628-44;
Brouwer MC, Tunkel AR, van de Beek. Epidemiology, Diagnosis, and Antimicrobial Treatment of Acute Bacterial Meningitis. Clin Microbiol Rev 2010; 23(3):467-92;
Tunkel AR, Hartman BJ, Kaplan SL, Kaufman BA, Roos KL, Scheld WM, et al. Practice Guidelines for the Management of Bacterial Meningitis. Clin Infect Dis 2004; 39:1267-84.

A cefotaxima e a ceftriaxona continuam sendo excelentes opções para o tratamento empírico de MB em crianças, graças à atividade intrínseca contra os patógenos mais comuns, à estabilidade às betalactamases, à elevada concentração liquórica alcançada com a posologia habitual e à experiência clínica acumulada.[70] Entretanto, cepas de pneumococos com CIM da cefalosporina de pelo menos 1 mcg/mL podem não ser erradicadas do LCR com doses habituais de cefotaxima ou ceftriaxona.[71,72] É importante ressaltar que mesmo sobre cepas altamente resistentes (CIM de 2 a 4 mcg/mL), observa-se um efeito sinérgico *in vitro*, com a associação da ceftriaxona (ou cefotaxima) com a vancomicina[70] (ver Tabela 22).

O emprego de doses elevadas de cefotaxima (300 mg/kg/dia, em vez de 200 a 225 mg/kg/dia, EV, a cada 6 a 8 horas) aumenta teoricamente a chance de cura da meningite causada por pneumococo com CIM de 1 a 2 mcg/mL; contudo, cepas com CIM da cefalosporina de pelo menos 0,5 mcg/mL podem, ainda assim, não ser erradicadas do LCR, quando o antibiótico é utilizado isoladamente.[71,73] O esquema de duas doses, uma de 50 mg/kg a cada 12 horas, é preferível ao da dose única diária, de 100 mg/kg se a ceftriaxona for empregada para o tratamento de meningite causada por PRP.[47,74]

O cloranfenicol, outrora considerado droga de escolha para o tratamento de meningite pneumocócica em pacientes alérgicos à penicilina, apresenta, além de boa atividade *in vitro* contra pneumococos sensíveis, uma excelente penetração liquórica.[70] Entretanto, em uma série de crianças com meningite causada por PRP (e sensível ao cloranfenicol), a eficácia clínica do cloranfenicol foi significativamente inferior, quando comparada à da penicilina, no tratamento de crianças com meningite causada por pneumococo sensível à penicilina (PSP).[75] Foram relatadas falhas terapêuticas do cloranfenicol no tratamento de meningite provocada por cepas sensíveis *in vitro* ao antibiótico, mas que demonstraram concentração bactericida mínima (CBM) (≥ 4 mcg/mL) superior à CIM (< 4 mcg/mL), o que compromete o efeito bactericida da droga.[75] Esse antibiótico, portanto, pode ser considerado no tratamento de meningite causada por PRP, quando o paciente não puder receber um betalactâmico (p.ex., alergia *major*), desde que a CBM seja comprovadamente ≤ 4 mcg/mL.[47,70] No Brasil, o cloranfenicol (na posologia de 75 a 100 mg/kg/dia,

EV, a cada 6 horas) tem sido empregado particularmente em duas situações: em meningite por PSP (e sensível ao cloranfenicol), em indivíduos alérgicos aos betalactâmicos e, associado à ampicilina, no esquema empírico de MB em crianças até 5 anos, quando a ceftriaxona (ou cefotaxima) não está disponível.[46] A resistência ao cloranfenicol é relatada entre nós, em taxas relativamente baixas, de 0,8[41-45,76] a 2%[68] dentre as cepas invasivas de pneumococos.

Não há documentação de pneumococo resistente à vancomicina, até o momento. Mesmo cepas resistentes à penicilina (CIM de pelo menos 2 mcg/mL) apresentam consistentemente CIM de no máximo 0,25 mcg/mL. A vancomicina, quando empregada no tratamento da meningite pneumocócica, deve estar sempre associada à ceftriaxona (ou à cefotaxima) independentemente da resistência da cepa à cefalosporina, e, em dose nunca inferior a 60 mg/kg/dia, EV, a cada 6 horas (dose máxima diária de 2 g).[47,77]

O meropenem demonstra excelente atividade *in vitro* contra os principais patógenos responsáveis por meningite em crianças, incluídos o Hib produtor de betalactamase e o PRP.[70] Possui excelente penetração liquórica e em relação ao imipenem apresenta menor potencial epiliptogênico. A posologia é de 120 mg/kg/dia, EV, a cada 8 horas.[47,70,78]

Em resumo, não há consenso no manuseio da MB em crianças, e vários fatores interferem na escolha do melhor esquema terapêutico. Em nosso meio, a ceftriaxona ou a cefotaxima têm sido recomendadas para o tratamento empírico inicial da MB em crianças, fora do período neonatal.[46] Quando não disponível, a associação da ampicilina com cloranfenicol pode ser empregada em crianças com até 5 anos de idade e, a partir daí, a penicilina ou a ampicilina.[46]

Diante da suspeita de etiologia pneumocócica, proporcionada pelo resultado do Gram ou da aglutinação do látex no LCR, a ceftriaxona (ou a cefotaxima) representa a melhor opção, pelo menos nos pacientes oriundos de comunidades com elevada frequência de PRP. A associação empírica com vancomicina é aconselhável se a taxa de ocorrência de pneumococos resistentes à cefalosporina na comunidade for de 5% ou superior.[70,71] Pacientes com alergia *major* aos betalactâmicos devem receber vancomicina associada à rifampicina.

Quando disponíveis, os resultados de cultura e sensibilidade *in vitro* orientam as eventuais modificações no esquema empírico inicial. O PSP (CIM ≤

0,06 mcg/mL) deve ser tratado com penicilina cristalina (250 mil a 400mil u/kg/dia, EV, a cada 4 a 6 horas) ou com ampicilina (200 a 300 mg/kg/dia, EV, a cada 6 horas).[47,77] A conduta diante de cepas PRP (CIM ≥ 0,1 mcg/mL) depende da sensibilidade do patógeno à cefalosporina: quando sensível (CIM ≤ 0,5 mcg/mL), o tratamento pode ser mantido apenas com a ceftriaxona ou a cefotaxima, e, quando resistente (CIM ≥ 1 mcg/mL), é necessário associar a vancomicina[55,77] (Tabela 22).[77]

Todo paciente com meningite por PRP deve ser submetido à punção liquórica de controle, 24 a 48 horas após o início do tratamento, particularmente quando a doença é causada por cepa resistente à ceftriaxona, quando a dexametasona é empregada, ou quando a evolução clínica é de algum modo desfavorável.[47,70,77] Nesses casos, também é aconselhável realizar um exame liquórico de alta, 24 a 48 horas após a interrupção dos antibióticos.

A duração do tratamento antimicrobiano nos casos não complicados não deve ser inferior a 10 dias. Independentemente da etiologia, as crianças vítimas de MB devem ser seguidas pelo período mínimo de 6 a 12 meses, para detecção de sequelas neurológicas e auditivas.

A vacina antipneumocócica conjugada 10-valente, PCV10 (Synflorix®, GlaxoSmithKline Biologics AS), oferece cobertura para antígeno dos sorotipos 1, 4, 5, 7F, 6B, 9V, 14, 18C, 19F, 23F, contidos no produto.[79,80] Foi licenciada no Brasil em junho de 2009 pela Anvisa (www.anvisa.gov.br, acesso em 20/12/2009) e incluída no PNI para vacinação universal em crianças até 2 anos de idade, a partir de abril de 2010. Outro produto, a vacina 13-valente, PCV13 (Prevenar13®, Pfizer Pharmaceuticals, Inc.), contém a proteína carreadora CRM_{197} conjugada ao polissacarídeo capsular dos sorotipos 1, 3, 4, 5, 6A, 6B, 7F, 9V, 14, 18C, 19F, 19A e 23F e apresenta imunogenicidade semelhante à 7-valente.[79,81] Foi licenciada pela Anvisa (www.anvisa.gov.br.) do Ministério da Saúde do Brasil em abril de 2010 (Resolução-RE 1702, Diário Oficial da União-Suplemento 73, de 19 de abril de 2010). Está disponível para consumo particular.

STREPTOCOCCUS AGALACTIAE[1]

O *S. agalactiae* possui na parede celular o carboidrato B, sorogrupo específico; atualmente, são identificados dez diferentes sorotipos: Ia, Ib, Ic, II, III até VIII (o II e o III são os mais comuns). Coloniza o trato gastrointestinal e ginecológico das gestantes em valores que oscilam de 2 a 25% e pode, no momento do parto (em especial os prematuros) infectar por via ascendente o RN, que, em 1 a 2% das contaminações, adoecerá. As principais formas clínicas são a infecção precoce e a infecção tardia do RN (ver Tabela 4). O diagnóstico definitivo depende do isolamento do agente em espécimes clínicos normalmente estéreis, como sangue, LCR, líquido articular e outros. A antibioticoterapia de escolha é a penicilina cristalina associada ou não à gentamicina, em posologia ajustada para idade gestacional e peso de nascimento (Tabela 23). A duração mínima de tratamento é de 14 dias para bacteremia e pneumonia, 21 dias para meningite e 28 dias para osteomielite e endocardite. A mortalidade é da ordem de 20% para a forma precoce e 10% para a forma tardia da doença (Tabelas 19 a 23).

TABELA 23 POSOLOGIA DOS PRINCIPAIS ANTIMICROBIANOS EMPREGADOS NO TRATAMENTO DA MENINGITE BACTERIANA DE RN, SEGUNDO A IDADE PÓS-NATAL E O PESO DE NASCIMENTO

Idade pós-natal	0 a 4 semanas	< 1 semana	< 1 semana	> 1 semana	> 1 semana
Peso de nascimento	< 1,2 kg	1,2 a 2 kg	> 2 kg	1,2 a 2 kg	> 2 kg
Penicilina G*	25.000 a 50.000 u a cada 12 horas	Idem	Idem, a cada 8 horas	Idem	Idem, a cada 6 horas
Ampicilina	25 a 50, a cada 12 horas	Idem	Idem, a cada 8 horas	Idem	Idem, a cada 6 horas
Oxacilina	25, a cada 12 horas	Idem	Idem, a cada 8 horas	Idem	Idem, a cada 6 horas
Cefotaxima	50, a cada 12 horas	Idem	Idem, a cada 8 horas	Idem	Idem, a cada 6 horas

(continua)

(continuação)

Vancomicina	15, 24 horas	10 a 15, a cada 12 a 18 horas	Idem	Idem	Idem, a cada 6 a 8 horas
Meropenem	20 a 40, a cada 12 horas	Idem	Idem	Idem, a cada 8 horas	Idem
Gentamicina	2,5, a cada 18 a 24 horas	Idem, 12 horas	Idem	Idem, a cada 8 a 12 horas	Idem, a cada 8 horas
Amicacina	7,5, 24 horas	Idem, a cada 12 horas	10, a cada 12 horas	Idem, a cada 8 a 12 horas	10, a cada 8 horas

*As posologias máximas, para uso endovenoso (EV), são dadas em u (para a penicilina G) ou mg/kg/dia, e os intervalos mínimos, dados em horas.
RN: recém-nascidos.
Fonte: American Academy of Pediatrics. Antimicrobial Agents and Related Therapy. In: Pickering LK (Ed.). Red Book: 2009 Report of the Committee of Infectious Diseases. 28.ed. Elk Grove Village, IL: American Academy of Pediatrics; 2009. p.745-57; Sáfadi MAP, Farhat CK. Meningites bacterianas. In: Farhat CK, Carvalho LHFR, Succi RCM. Infectologia Pediátrica. 3.ed. São Paulo: Atheneu; 2007. p.155-79.

STREPTOCOCCUS VIRIDANS

São um grupo de diferentes espécies que apresentam em comum a alfa-hemólise (ver Tabela 2). Integram a microbiota oral e são caracteristicamente pouco virulentos. Diante da quebra da barreira de defesa local, como trauma, cirurgia, manipulação dentária, lesão gengival e outras, o agente pode causar bacteremia e, por vezes, quando há lesão prévia de válvula cardíaca, causar endocardite subaguda. As espécies mais comumente isoladas são o *S. sanguis*, *S. mitis*, *S. milleri*, *S. salivarius* e o *S. mutans*. O tratamento da endocardite por um desses agentes é realizado com penicilina cristalina ou cefalosporina de terceira geração (p.ex., ceftriaxone) associado ou não à gentamicina. Diante de estreptococo sensível à penicilina (CIM ≤ 0,1 mcg/mL), o tratamento de escolha é com penicilina cristalina por 4 semanas; esquemas alternativos incluem a cefalosporina de terceira geração (p.ex., ceftriaxona) por 4 semanas; a associação da cefalosporina com gentamicina por 2 semanas e, em caso de alergia *major* aos betalactâmicos, a vancomicina por 4 semanas. Diante de estreptococo moderadamente sensível à penicilina (CIM > 0,1 a 0,5 mcg/mL), o tratamento de escolha é com a associação da penicilina cristalina ou da cefalosporina de terceira geração (p.ex., ceftriaxona) com gentamicina por 4 a 6 semanas.

REFERÊNCIAS BIBLIOGRÁFICAS

1. Santos VP. Estreptococcias. In: Farhat CK, Carvalho LHFR, Succi RCM. Infectologia pediátrica. 3.ed. São Paulo: Atheneu, 2007. p.351-72.
2. American Academy of Pediatrics. Group A Streptococcal Infections. In: RED BOOK - Report of the Committee on Infectious Diseases. 28.ed. Elk Grove Village: American Academy of Pediatrics, 2009. p.616-34.
3. Campos SO. Infecções de pele e partes moles. In: Farhat CK, Carvalho LHFR, Succi RCM. Infectologia Pediátrica. 3.ed. São Paulo: Atheneu, 2007. p.95-103.
4. Mantese OC. Celulite. In: Carvalho ES, Carvalho WB. Terapêutica e Prática em Pediatria. 2.ed. São Paulo: Atheneu, 2000. p.797.
5. Cone LA, Woodard DR, Schlivert PM, Tomory GS. Clinical and bacteriologic observations of a toxic shock-like syndrome due to Streptococcus pyogenes. N Engl J Med 1987; 317:146-9.
6. Stevens DL, Tanner MH, Winship J. Severe Group A Streptococcal infections associated with a toxic shock-like syndrome and scarlet fever toxin A. N Engl J Med 1989; 321(1):1-7.
7. Lappin E, Ferguson AJ. Gram-positive toxic shock syndromes 2009; 9:281--290. Disponível em: www.thelancet.com/infection.
8. Venkataraman R, Sharma S. Toxic shock syndrome. Medscape 2010. Disponível em: www.emedicine.medscape.com/article/169177.
9. Brierley J, Carcillo JA, Choong K, Cornell T, DeCaen A, Deymann A et al. Clinical practice parameters for hemodynamics support of pediatric and neonatal septic shock: 2007 update from the American College of Critical Care Medicine. Crit Care Med 2009;37(2):666-88.
10. American Academy of Pediatrics. Pneumococcal infections. In: RED BOOK - Report of the Committee on Infectious Diseases. 28.ed. Elk Grove Village: American Academy of Pediatrics, 2009. p.524-35.

11. Centers for Disease Control and Prevention (CDC). Progress in Introduction of Pneumococcal Conjugate Vaccine-Worldwide, 2000-2008. MMWR 2008; 57(42):1148-51.
12. World Health Organization (WHO). Target Product Profile for the Pneumococcal Advanced Marked Commitment. Independent Assessment Committee. Department of International Health. Johns Hopkins Bloomberg School of Public Health. Baltimore, 2008. Disponível em: www.vaccineamc.org/update-dec_08.html. Acesso em: 23 fev 2009.
13. World Health Organization (WHO). Acute Respiratory Infection (Update September 2009). 1-41. Disponível em: www.who.int/vaccine_research/diseases/ari/en/print.html. Acesso em: 24 abr 2010.
14. Johnson HL, Deloria-Knoll M, Levine OS, Stoszek SK, Hanse LF, Reithinger R et al. Systematic Evaluation of Serotypes Causing Invasive Pneumococcal Disease among Children Under Five: The Pneumococcal Global Serotype Project. PLOS Medicine. Disponível em: www.plosmedicine.org 2010; 7(10):1-13.
15. Sociedade Latinoamericana de Infectologia Pediátrica. In: Ruvinsky RO. Consenso de la Sociedade Latinoamericana de Infectologia Pediátrica (SLIPE) sobre Neumonia Adquirida em la Comunidade (NAC). Comité de Infecciones Respiratórias de la SLIPE. Publicado no endereço da web da SLIPE em 8 de setembro de 2010. p.1-59.
16. Rudan I, Tomaskovic I, Boschi-Pinto C, Campbell H. Global estimate of the incidence of clinical pneumonia among children under five years of age. Bull. WHO 2004; 82(12):895.
17. Williams BG, Gouws E, Boschi-Pinto C, Bryce J, Dye C. Estimates of world--wide distribution of child death from acute respiratory infections. The Lancet Infect Dis 2002; 2:25-32.
18. Wardlaw T, Salama P, Johansson EN, Mason E. Pneumonia: the leading killer of children. Lancet 2006; 368:1048-50.
19. Rudan I, Boschi-Pinto C, Biloglav Z, Mulholland K, Campbell H, et al. Epidemiology and etiology of childhood pneumonia. Bull. WHO 2008; 86(5):321--416.
20. Bradley JS, Byington CL, Shah SS, Alverson B, Carter ER, Harrison C et al. The Management of Community-Acquired Pneumonia in Infants and Children Older Than 3 Months of Age: Clinical Practice Guidelines by The Pedia-

tric Infectious Disease Society and the Infectious Diseases Society of America. Clin Infect Dis 2011; 53:e25-76.

21. Benguigui Y. As infecções respiratórias agudas na infância como um problema de saúde pública. Boletim de Pneumologia Sanitária 2002; 10(1):13-22.
22. Michelow IC, Olsen K, Lozano J, Rollins NK, Duffy LB, Ziegler T et al. Epidemiology and Clinical Characteristics of Community-Acquired Pneumonia in Hospitalized Children. Pediatrics 2004; 113:701.
23. World Health Organization (WHO). Case management of acute respiratory infections in developing countries: report of a working group meeting. Document WHO/RDS/1985.15 Rev. 1. Geneva.
24. Organización Panamericana de la Salud (OPS). Atención del niño con infección respiratória aguda. (Série PALTEX para técnicos médios y auxiliaries, 21). Washington, DC; 1992.
25. Gupta D, Mishra S, Chaturvedi P. Fast breathing in the diagnosis of pneumonia-A reassessment. J Trop Pediatr 1996; 42(4):196-9.
26. World Health Organization (WHO). Vaccine Trial Investigators Group. Standardization of interpretation of chest radiographs for the diagnosis of pneumonia in children. Geneva.
27. Organización Panamericana de la Salud (OPS). Vigilancia de las neumonias y meningitis bacterianas en menores de cinco años: guia práctica. Publicación Científica y Técnica n. 633. Washington, DC.
28. Hardie N, Bokube R, Garcia FV, Reising SF, Christie CD. Pneumococcal pleural empyema in children. Clin Infect Dis 1996; 22:1057-63.
29. Cardoso MR, Nascimento-Carvalho C, Ferrero F, Berezin EN, Ruvinsky R, Camargos PAM et al. Penicillin-resistant pneumococcus and risk of treatment failure in pneumonia. Arch Dis Child 2008; 93:221-5.
30. Hamm H, Light RW. Parapneumonic effusion and empyema. Eur Respir J 1997; 10(5):1150-6.
31. Sociedade Brasileira de Pneumologia. Diretrizes brasileiras em pneumonia adquirida na comunidade em pediatria – 2007. J Bras Pneumol 2007; 33(Supl 1):S31-50.
32. Harris M, Clark J, Coote N, Fletcher P, Harnden A, McKean M et al. British Thoracic Society (BTS) Guidelines for the management of community acquired pneumonia in children. Thorax 2011; 66:ii1-ii23.

33. Nascimento-Carvalho CM, Souza-Marques HH. Recomendação de Sociedade Brasileira de Pediatria para antibioticoterapia em crianças e adolescentes com pneumonia comunitária. Rev Panam Salud Publica/Pan Am J Public Health, Washington 2004; 15(6):380-7.
34. Heffelfinger JD, Dowell SF, Jorgensen JH, Klugman KP, Mabry LR, Musher DM et al. Management of Community-Acquired Pneumonia in the Era of Pneumococcal Resistance. Arch Intern Med 2000; 160:1399-408.
35. Clinical and Laboratory Standards Institute. Performance Standards for Antimicrobial Susceptibility Testing; Eighteenth Informational Supplement. CLSI Publication M100-S18, v.28, n.1. Wayne, PA: Clinical and Laboratory Standards Institute; 2008.
36. Park IH, Pritchard DG, Cartee R, Brandão A, Brandileone MCC, Nahm MH. Discovery of a new capsular serotype (6C) within serogroup 6 of Streptococcus pneumonia. J Clin Microbiol 2007; 45(4):1225-33.
37. Jin P, Kong F, Xiao M, Oftadeh S, Zhou F, Liu C et al. First report of putative Streptococcus pneumoniae serotype 6D among nasopharyngeal isolates from Fijian children. JID 2009; 200:1375-80.
38. Hausdorff WP, Feikin DR, Klugman KP. Epidemiological differences among pneumococcal serotypes. Lancet Infect Dis 2005; 5:83-93.
39. Hausdorff WP, Bryant J, Paradiso PR, Siber GR. Which pneumococcal serogroups cause the most invasive disease: implications for conjugate vaccine formulation and use, part I. Clin Infect Dis 2000; 30:100-21.
40. Ministério da Saúde. Secretaria de Vigilância em Saúde. Boletim Epidemiológico. Disponível em portal.saude.gov.br/portal/saude/profissional. Acesso em: 13 jan 2010.
41. Organización Panamericana de la Salud. Informe Regional de SIREVA II, 2006: datos por país y por grupo de edad sobre las características de los aislamientos de Streptococcus pneumoniae, Haemophilus influenzae y Neisseria meningitidis em processos invasores. Documentos Técnicos. Tecnologias Esenciales de Salud. THS/EV-2008/001. Washington, DC. OPS; 2008.
42. Organización Panamericana de la Salud. Informe Regional de SIREVA II, 2007: datos por país y por grupo de edad sobre las características de los aislamientos de Streptococcus pneumoniae, Haemophilus influenzae y Neisse-

ria meningitidis em processos invasores. Documentos Técnicos. Tecnologias Esenciales de Salud. THS/EV-2008/003. Washington, DC: OPS; 2008.
43. Organización Panamericana de la Salud. Informe Regional de SIREVA II, 2008: datos por país y por grupo de edad sobre las características de los aislamientos de Streptococcus pneumoniae, Haemophilus influenzae y Neisseria meningitidis em processos invasores. Documentos Técnicos. Tecnologias Esenciales de Salud. THS/EV-2009. Washington, DC: OPS; 2009.
44. Organización Panamericana de la Salud. Informe Regional de SIREVA II, 2009: datos por país y por grupo de edad sobre las características de los aislamientos de Streptococcus pneumoniae, Haemophilus influenzae y Neisseria meningitidis em processos invasores. Documentos Técnicos. Tecnologias Esenciales de Salud. THS/EV-2010. Washington, DC: OPS; 2010.
45. Organización Panamericana de la Salud. Informe Regional de SIREVA II, 2010: datos por país y por grupo de edad sobre las características de los aislamientos de Streptococcus pneumoniae, Haemophilus influenzae y Neisseria meningitidis em processos invasores. Documentos Técnicos HSD/IR. Tecnologias Esenciales de Salud. THS/EV-2010. Washington, DC: OPS; 2011.
46. Sáfadi MAP, Farhat CK. Meningites bacterianas. In: Farhat CK, Carvalho LHFR, Succi RCM. Infectologia Pediátrica. 3.ed. São Paulo: Atheneu, 2007. p.155-79.
47. American Academy of Pediatrics. Pneumococcal infections. In: Pickering LK (ed.). Red Book. 2009 Report of the Committee of Infectious Diseases. 28.ed. Elk Grove Village: American Academy of Pediatrics, 2009. p.524-35.
48. Mantese OC, Paula A. Infecção pneumocócica. In: Farhat CK, Carvalho LHFR, Succi RCM. Infectologia Pediátrica. 3.ed. São Paulo: Atheneu, 2007. p.431-43.
49. Calil R. Prevenção da Transmissão da Infecção no Ambiente Hospitalar. In: Brasil. Ministério da Saúde. Agência Nacional de Vigilância Sanitária. Pediatria. Prevenção e Controle de Infecção Hospitalar. Brasília: Editora Anvisa, 2006. p.19-27.
50. Organización Panamericana de la Salud (OPS). Vigilancia de las neumonias y meningitis bacterianas en menores de cinco años: guia práctica. Publicación Científica y Técnica n. 633. Washington, DC; 2009
51. Berezin EN, Carvalho LH, Lopes CR, Sanajotta AT, Brandileone MMC, Menegatti S et al. Meningite pneumocócica na infância: características clínicas, sorotipos mais prevalentes e prognóstico. J Pediatr (Rio J) 2002; 78(1):19-23.

52. Saha SK, Khan NZ, Ahmed ASMNV, et al for The Meningitis Study Group Bangladesh. Neurodevelopmental Sequelae in Pneumococcal Meningitis Cases in Bangladesh: a Comprehensive Follow-up Study. Clin Infect Dis 2009; 48(S5):S90-96.
53. Arditi MJ, Mason E, Bradley JS, Tan TQ, Barson WJ, Schutze GE et al. Três anos de vigilância multicêntrica da meningite pneumocócica em crianças: características clínicas e eventos relacionados com a susceptibilidade à penicilina e uso de dexametazona. Pediatrics (Ed brasileira) 1999; 3(3):143-58.
54. Brouwer MC, Tunkel AR, van de Beek. Epidemiology, diagnosis, and antimicrobial treatment of acute bacterial meningitis. Clin Microbiol Rev 2010; 23(3):467-92.
55. Bamberger DM. Diagnosis, initial management and prevention of meningitis. American Family Physician 2010; 82(12):1491-8.
56. Tunkel AR, Hartman BJ, Kaplan SL, Kaufman BA, Roos KL, Scheld WM et al. Practice Guidelines for the Management of Bacterial Meningitis. Clin Infect Dis 2004; 39:1267-84.
57. Brierley J, Carcillo JA, Choong K, Cornell T, DeCaen A, Deymann A et al. Clinical practice parameters for hemodynamics support of pediatric and neonatal septic shock: 2007 update from the American College of Critical Care Medicine. Crit Care Med 2009; 37(2):666-88.
58. Oliveira CF, Oliveira DSF, Gottschald AFC, Moura JDG, Costa GA, Ventura AC et al. ACCM/PALS haemodynamic support guidelines for paediatric septic shock: an outcome comparison with and without monitoring central venous oxygen saturation. Intensive Care Med 2008; 34:1065-75.
59. Dellinger RP, Levy MM, Carlet JM, Bion J, Parker MM, Jaeschke R et al. Surviving Sepsis Campaign: International guidelines for management of severe sepsis and septic shock: 2008. Crit Care Med 2008; 36(1):296-327.
60. van de Beek D, Farrar J, Gans J, Mai NTH, Molyneux EM, Peltola H et al. Adjunctive dexamethasone in bacterial meningitis: a meta-analysis of individual patient data. 2010; 9:254-63.
61. Clinical and Laboratory Standards Institute. Performance Standards for Antimicrobial Susceptibility Testing; Eighteenth Informational Supplement. CLSI Publication M100-S18, v.28, n.1. Wayne, PA: Clinical and Laboratory Standards Institute; 2008.

62. Reis JN, Cordeiro SM, Coppola SJ, Salgado K, Carvalho MGS, Teixiea LM et al. Population-Based Survey of Antimicrobial Susceptibility and Serotype Distribution of Streptococcus pneumoniae from Meningitis Patients in Salvador, Brazil. J Clin Microbiol 2002; 40(1):275-7.
63. Koeth LM, Felmingham D, Jacobs MR, Rossi F. Antimicrobial resistance of Streptococcus pneumoniae and Haemophilus influenzae in Sao Paulo, Brazil from 1996 to 2000. Int J Antimicrob Agents 2004; 23:356-61.
64. Vieira AC, Gomes MC, Rolo Filho M, Eudes Filho J, Bello EJM, Figueiredo RB. Streptococcus pneumoniae: estudo de cepas isoladas de liquor. J Pediatr (Rio J) 2007; 83(1):71-8.
65. Menezes APO, Campos LC, Santos MS, Azevedo J, Santos RCN, Carvalho MGS et al. Serotype distribution and antimicrobial resistance of Streptococcus pneumoniae prior to introduction of the 10-valent pneumococcal conjugate vaccine in Brazil, 2000-2007. Vaccine 2011; 29:1139-44.
66. Alvares JR, Mantese OC, Paula A, Wolkers PCB, Almeida VVP, Almeida SCG et al. Prevalence of pneumococcal serotypes and resistance to antimicrobial agents in patients with meningitis: ten year analysis. Braz J Infec Dis 2011; 15(1):22-7.
67. National Committee for Clinical Laboratory Standards. Supplemental Tables. Performance Standards for Antimicrobial Susceptibility Testing; Twelfth Informational Supplement. NCCLS Publication M100-S12, v.22, n.1. M2-A7 and M7-A5. Villanova, PA: National Committee for Clinical Laboratory Standards; 2002.
68. Berezin EN, Carvalho ES, Casagrande S, Brandileone MC, Mimica I, Farhat CK. Streptococcus pneumoniae penicillin-nonsusceptible strains in invasive infections in São Paulo, Brazil. Pediatr Infect Dis J 1996; 15:1051-2.
69. van de Beek DJG, Tunkel AR, Wijdickis EF. Community-acquired Bacteria meningitis in adults. N Engl J Med 2006; 354:44-53.
70. Bradley JS, Scheld M. The challenge of penicillin-resistant Streptococcus pneumoniae meningitis:current antibiotic therapy in the 1990s. Clin Infect Dis 1997; 24(Suppl 2):S213-21.
71. Friedland IR, Klugman KP. Cerebrospinal fluid bactericidal activity against cephalosporin-resistant Streptococcus pneumoniae in children with meningitis treated with high-dosage cefotaxime. Antimicrobial Agents Chemother 1997; 41:1888-91.

72. Friedland IR. Comparison of the response to antimicrobial therapy of penicillin-resistant and penicillin-susceptible pneumococcal disease. Pediatr Infect Dis J 1995;14:885-90.
73. Doit C, Barre J, Cohen R, Bonacorsi S, Bourrillon A Bingen EH. Bactericidal activity against intermediately resistant Streptococcus pneumoniae in cerebrospinal fluid of children with bacterial meningitis treated with high doses of c efotaxime and vancomycin. Antimicrobial Agents Chemother 1997; 41:2050-2.
74. Lutsar I, Ahmed A, Friedland IR, Trujillo M, Webbel L, Olsen K, McCracken Jr. GH. Pharmacodynamics and bactericidal activity of ceftriaxone therapy in experimental cephalosporin-resistant pneumococcal meningitis. Antimicrobial Agents Chemother 1997; 41:2414-7.
75. Friedland IR, Klugman KP. Failure of chloramphenicol therapy in penicillin--resistant pneumococcal meningitis. Lancet 1992; 339(8790):405-8.
76. Organización Panamericana de la Salud. Informe Regional de SIREVA II: datos por país y por grupo de edad sobre las características de los aislamientos de Streptococcus pneumoniae, Haemophilus influenzae y Neisseria meningitidis em processos invasores, 2000-2005. Documentos Técnicos. Tecnologias Esenciales de Salud. THS/EV-2007/002. Washington, DC: OPS; 2007.
77. Kaplan SL, Mason Jr. EO. Management of infections due to antibiotic-resistant Streptococcus pneumoniae. Clin Microbiol Reviews 1998; 11:628-44.
78. American Academy of Pediatrics. Antimicrobial Agents and Related Therapy. In: Pickering LK (Ed.). Red Book: 2009 Report of the Committee of Infectious Diseases. 28.ed. Elk Grove Village: American Academy of Pediatrics, 2009. p.745-57.
79. Centers for Disease Control and Prevention (CDC). Progress in Introduction of Pneumococcal Conjugate Vaccine-Worldwide, 2000-2008. MMWR 2008; 57(42):1148-51.
80. Hausdorff WP, Bryant J, Paradiso PR, Siber GR. Which pneumococcal serogroups cause the most invasive disease: implications for conjugate vaccine formulation and use, part I. Clin Infect Dis 2000; 30:100-21.
81. Reinert RR, Paradiso P, Fritzell B. Advances in pneumococcal vaccines: the 13-valent pneumococcal conjugate vaccine received market authorization in Europe. Expert Rev Vaccines 2010; 9(3):229-36.

BIBLIOGRAFIA

1. Annane D, Bellissant E, Bollaert PE, Briegel J, Keh D, Kupfer Y. Corticosteroids for severe sepsis and septic shock: a systematic review and meta-analysis. BMJ 2004; 329(7464):480.
2. Dellinger RP, Levy MM, Carlet JM, Bion J, Parker MM, Jaeschke R et al. Surviving Sepsis Campaign: International guidelines for management of severe sepsis and septic shock: 2008. Crit Care Med 2008; 36(1):296-327.
3. Johansson L, Thulin P, Low DE, Norrby-Teglund A. Getting under the skin: the immunopathogenesis of Streptococcus pyogenes deep tissue infections. Clin Infect Dis 2010; 51:58-65.
4. Keys TF. Guideline infective endocarditis. America Heart Association, 2010. Disponível em: www.clevelandclinic.meded.com/medicalpubs/disease. Acesso em: 18 fev 2012.
5. Khan ZZ, Salvaggio MR, Sharma S, Harding G. Streptococcus Group A Infections. Medscape 2009. Disponível em: www.emedicine.medscape.com/article/228936. Acesso em: 24 nov 2010.
6. Laupland KB, Boucher P, Rotstein C, Cook DJ, Doig CJ. Intravenous immunoglobulin for severe infections: a survey of Canadian specialists. Journal of Critical Care 2004; 19(2):75-81.
7. Majeski JA, John Jr. JF. Necrotizing soft tissue infections: a guide to early diagnosis and initiation of therapy. South Med J 2003; 96(9):900-5.
8. Oliveira CF, Oliveira DSF, Gottschald AFC, Moura JDG, Costa GA, Ventura AC et al. ACCM/PALS haemodynamic support guidelines for paediatric septic shock: an outcome comparison with and without monitoring central venous oxygen saturation. Intensive Care Med 2008; 34:1065-75.
9. Shorr AF. Current Controversies in Sepsis. Medscape 2004. Disponível em: www.medscape.com/viewprogram/5078. Acesso em: 12 out 2006.
10. Stevens DL, Bisno AL, Chambers HF, Everett ED, Dellinger P, Goldstein EJC et al. Guidelines for the diagnosis and management of skin and soft-tissue infections. Clin Infect Dis 2005; 41(15):1374-406.
11. van de Beek D, de Gans J, McIntyre P, Prasad K. Corticosteroids for acute bacterial meningitis (Cochrane Review). Cochrane Database Syst Rev. 2007 Jan 24;(1):CD004405. Disponível em: www.ncbi.nlm.nih.gov. Acessado em: 11 abr 2007.
12. Zimmerman JJ, Williams MD. Adjunctive corticosteroid therapy in pediatric severe sepsis: observations from the RESOLVE study. Pediatr Crit Care Med 2010; 11(6):e1-7.

58 Infecções Estafilocócicas

Paula Andrade Alvares
Marcelo Jenné Mimica

INTRODUÇÃO

O *S. aureus* pode causar várias infecções localizadas ou invasivas em pacientes pediátricos, além de síndromes mediadas por toxinas estafilocócicas.[1-3] Entre as infecções localizadas, podem-se citar: hordéolo, furúnculo, celulite, parotidite, linfadenite e infecções de feridas (cirúrgicas ou traumáticas).

As infecções por *S. aureus* também podem estar relacionadas a dispositivos extremamente importantes em unidades de terapia intensiva (UTI), como cateteres vasculares, cateteres de derivação ventricular, marca-passos, cateteres peritoniais e próteses ortopédicas, que podem complicar com bacteremia. A bacteremia, por sua vez, pode ser complicada por sepse, endocardite, pericardite, pneumonia, empiema pleural, abscessos viscerais ou musculares, artrite, osteomielite, tromboflebite, meningite ou outros focos de infecção.[1-3] Assim, as infecções por *S. aureus* tendem a ocorrer de forma metastática, com coleções supurativas nos locais supracitados, servindo como potenciais focos para infecções recorrentes.[4]

Há três síndromes mediadas por toxinas: síndrome estafilocócica do choque tóxico, síndrome da pele escaldada e intoxicação alimentar.[3-4]

RESISTÊNCIA AOS ANTIMICROBIANOS

Antes da introdução dos antimicrobianos na prática clínica, a letalidade da bacteremia por *S. aureus* ultrapassava 80% e mais de 70% dos pacientes desenvolviam infecções metastáticas.[4] No início da década de 1940, com a introdução da penicilina, o prognóstico desses pacientes melhorou bastante;[5,6] porém, já em 1942, foram relatadas cepas de *S. aureus* resistentes à penicilina.[5]

A resistência à penicilina foi reconhecida e cresceu, primeiramente, em cepas hospitalares e, depois, na comunidade, sendo que ao final dos anos 1960 as taxas de resistência tanto hospitalares quanto comunitárias chegavam a 90 e 70%, respectivamente, em alguns lugares da Europa.[7] Atualmente, a imensa maioria dos *S. aureus* que causam infecção ou simplesmente colonizam adultos saudáveis é resistente à penicilina.[8]

Esse padrão de evolução da resistência, primeiro nos hospitais e depois na comunidade, hoje é um padrão conhecido que recorre a cada introdução e uso de um antimicrobiano na prática clínica. A evolução da resistência à oxacilina guarda grande similaridade com esse padrão (Tabela 1).[9]

TABELA 1 TEMPO NECESSÁRIO PARA TAXAS DE RESISTÊNCIA DO *S. AUREUS* A PENICILINA, VANCOMICINA E METICILINA ATINGIREM 25% NOS HOSPITAIS E NA COMUNIDADE

Antimicrobiano	Ano de introdução na prática clínica	Anos até primeiro relato de resistência	Anos até taxa de 25% de resistência em hospitais	Anos até taxa de 25% de resistência na comunidade
Penicilina	1941	1 a 2	6	15 a 20
Vancomicina	1956	40	?	?
Meticilina	1961	< 1	25 a 30	40 a 50 (projeção)

Fonte: adaptada de Chambers.[9]

Em 1959, o isolamento do ácido 6-amino-penicilânico tornou possível a produção de penicilinas semissintéticas. Modificações na cadeia desse precursor da penicilina resultaram em proteção do anel betalactâmico contra a ação hidrolítica das betalactamases. Os primeiros agentes antimicrobianos disponíveis para uso clínico foram a oxacilina e a meticilina, que solucionaram temporariamente o problema causado pela resistência do *S. aureus* à penicilina.[5] Contudo, o uso desses agentes foi rapidamente seguido pelo surgimento de cepas resistentes, em 1961.[5] Desde então, as taxas de resistência do *S. aureus* à oxacilina aumentaram vertiginosamente.[5,6,9,10]

No início, os MRSA (*methicillin-resistant Staphylococcus aureus*) estavam restritos a centros médicos de referência e hospitais terciários, mas logo se alastraram para serviços e centros de saúde menores. Estudos de vigilância recentes feitos em várias partes do mundo mostram prevalência variável de MRSA, dependendo do país e principalmente do hospital ou setor do hospital estudado. Em alguns locais, taxas acima de 80% já foram relatadas.[8,11]

O MRSA não pode mais ser considerado um patógeno relacionado exclusivamente a infecções relacionadas aos serviços de saúde. A partir dos anos 1990, surgiram relatos de infecções por MRSA associadas à comunidade (*community-associated methicillin-resistant Staphylococcus aureus* - CA-MRSA) em pacientes sem fatores de risco identificáveis para aquisição de MRSA, ou seja, que não tinham contato frequente, direto ou indireto com serviço de saúde, algo que pudesse explicar a infecção por MRSA associada aos cuidados em saúde (*health-care associated methicillin-resistant Staphylococcus aureus* - HCA-MRSA).[9,12-14] Os CA-MRSA já foram descritos em várias regiões do mundo, inclusive no Brasil.[15]

Para os HCA-MRSA, a opção tem sido, nas últimas décadas, os glicopeptídeos, principalmente a vancomicina. Todavia, em 1996, foi identificado no Japão o primeiro isolado de *S. aureus* com suscetibilidade reduzida à vancomicina (*vancomycin-intermediate Staphylococcus aureus* - VISA)[16] e, desde então, diversos relatos de isolados de VISA ocorreram no mundo, inclusive no Brasil.[17,18] Em junho de 2002, o primeiro *S. aureus* com resistência plena à vancomicina (*vancomycin-resistant Staphylococcus aureus* - VRSA) foi identificado em Michigan, nos Estados Unidos.[19] Apenas 2 meses depois, um segundo VRSA foi isolado na Pensilvânia,[20] e uma terceira cepa de VRSA foi descrita em Nova York, depois de mais 1,5 ano.[21] Os quarto, quinto e sexto isolados de VRSA também foram identificados em Michigan, o último em janeiro de 2006.[22]

CA-MRSA *versus* HCA-MRSA

Existem algumas diferenças genéticas, clínicas e epidemiológicas entre os CA-MRSA e os *Staphylococcus aureus* resistentes à oxacilina associadas aos cuidados em saúde (HCA-MRSA). Enquanto os HCA-MRSA carregam *SCCmec* (elemento genético móvel que contém determinantes de resistência estafilocócica aos antimicrobianos) dos tipos I a III, os CA-MRSA estão mais associados aos tipos IV, V e VI. Os tipos IV, V e VI são elementos genéticos menores e mais móveis que os outros; esses tipos carregam menos genes determinantes de resistência que os dos tipos I, II e III. Assim, caracteristicamente, os CA-MRSA mostram resistência apenas aos betalactâmicos, enquanto os HCA-MRSA tendem a ser multirresistentes.[23,24]

Além disso, existe um fator de virulência que tem sido identificado em grande parte dos CA-MRSA, a leucocidina de Panton-Valentine (PVL). A presença dos genes determinantes da produção dessa leucocidina no *Staphylococcus aureus* está relacionada a infecções muito graves e com alta letalidade, incluindo pneumonia necrosante e principalmente infecções de pele e partes moles.[25-27]

Atualmente, existe discussão na literatura sobre PVL ser realmente um fator de virulência importante nas infecções estafilocócicas ou apenas um marcador da presença de outros fatores de virulência.[28,29]

DIAGNÓSTICO DAS INFECÇÕES ESTAFILOCÓCICAS EM UTI

O padrão-ouro é o isolamento do agente em cultura

À bacterioscopia é possível identificar cocos de coloração Gram-positiva agrupados em estruturas semelhantes a cachos de uva, o que sugere fortemente o diagnóstico de infecção pelo *Staphylococcus aureus*.

Quase nunca pode se considerar o crescimento do *Staphylococcus aureus* em uma hemocultura como fruto de contaminação da amostra. É um agente que deve ser sempre valorizado.

Já quando o agente isolado é um *Staphylococcus* coagulase-negativo, esse resultado deve ser observado com cautela. Esse agente é um colonizante de pele e, na maioria das vezes, o seu isolamento em culturas é fruto de contaminação da amostra. Deve-se considerar o *Staphylococcus* coagulase-negativo como potencial agente infectante quando o paciente apresentar duas ou mais hemoculturas positivas de diferentes sítios; quando as duas ou mais culturas de sítios estéreis apresentarem o mesmo perfil de sensibilidade a antimicrobianos; quando o crescimento do agente se dá antes das primeiras 15 horas de incubação; quando o quadro clínico do paciente sugerir uma infecção (ainda não determinada por outros exames, sem outros agentes isolados); e em presença de dispositivos, como cateteres vasculares, por mais de 3 dias, no paciente.

TRATAMENTO DAS INFECÇÕES ESTAFILOCÓCICAS EM UTI

O tratamento de infecções estafilocócicas da comunidade, em que prevalecem os MSSA (*methicillin-sensitive Staphylococcus aureus*), deve ser realizado com a oxacilina – um betalactâmico bactericida, de ação antiestafilocócica. A dose utilizada em pediatria é de 200 mg/kg/dia, a cada 6 horas. A duração do tratamento varia de 10 a 14 dias. No caso de hemocultura positiva para *Staphylococcus aureus*, a duração do tratamento deve ser de pelo menos 14 dias.

Esquemas alternativos incluem cefalosporinas de primeira geração (como cefazolina e cefalexina), clindamicina, sulfametoxazol-trimetoprim e vancomicina.

Na suspeita de choque tóxico estafilocócico, o tratamento deve obrigatoriamente incluir a clindamicina, um antimicrobiano bactericida que interfere na síntese proteica do *Staphylococcus aureus*, interrompendo a síntese de toxinas.

Quando se trata de infecção estafilocócica hospitalar, em que prevalecem os MRSA ou quando é identificado em cultura agente MRSA, o tratamento deve ser realizado com vancomicina. A dose para as infecções invasivas e de sistema nervoso central é de 60 mg/kg/dia, a cada 6 horas. O tratamento com vancomicina ideal inclui o monitoramento da concetração sérica de vancomicina, que deve ser mantida acima de 10 mcg/mL, sendo que, no caso de infecções invasivas, deve-se situar entre 15 e 20 mcg/mL.

Outro antibiótico que pode ser utilizado no tratamento de MRSA é a teicoplanina, da mesma classe da vancomicina, porém com apresentação para administração endovenosa ou intramuscular, ao contrário da vancomicina que só tem apresentação para administração endovenosa. A dose da teicoplanina é de 6 mg/kg/dose, a cada 12 horas, nas primeiras 3 doses. As doses seguintes devem ser de 6 mg/kg/dose, administradas 1 vez ao dia.

Quando se identifica um VRSA, o tratamento é baseado em antibiograma. O principal antimicrobiano que pode apresentar atividade contra este agente é a linezolida, na dose de 10 mg/kg/dose, administradas a cada 8 horas.

O antibiograma ainda pode revelar sensibilidade a sulfametoxazol-trimetoprim, rifampicina e cloranfenicol, que não devem ser utilizados como monoterapia no tratamento de infecções invasivas, mas podem ser utilizados como adjuvantes de tratamento.

REFERÊNCIAS BIBLIOGRÁFICAS

1. Sattler CA, Correa, AG. Coagulase-positive staphylococcal infections (*Staphylococcus aureus*). In: Feigin RD, Cherry JD, Demmler GJ, Kaplan SL. Textbook of pediatric infectious diseases. 5.ed. Philadelphia: Saunders; 2004. p.1099-129.
2. Trabulsi LR, Teixeira LM, Bueris V. *Staphylococcus aureus*. In: Trabulsi LR, Alterthum, F. Microbiologia. 4.ed. São Paulo: Atheneu; 2004. p.175-82.
3. American Academy of Pediatrics. Staphylococcal infections. In: Pickering LK. Red book: 2003 Report of the Committee on Infectious Diseases. 26.ed. Elk Grove Village, IL: American Academy of Pediatrics, 2003. p.561-73.
4. Lowy FD. *Staphylococcus aureus* infections. N Engl J Med 1998; 339:520-32.
5. Maranan MC, Moreira B, Boyle-Vavra S, Daum RS. Antimicrobial resistance in Staphylococci: Epidemiology, molecular mechanisms and clinical relevance. Infect Dis Clin N Am 1997; 11(4):813-49.
6. Lowy FD. Antimicrobial resistance: the example of *Staphylococcus aureus*. J Clin Invest 2003; 111:1265-73.
7. Jessen O, Rosendal K, Bulow P, Faber V, Eriksen KR. Changing staphylococci and staphylococcal infections: A ten-year study of bacteria and cases of bacteremia. N Engl J Med 1969; 281:627-35.
8. Oliveira DC, Tomasz A, de Lencastre H. Secrets of success of a human pathogen: molecular evolution of pandemic clones of methicillin-resistance *Staphylococcus aureus*. Lancet Infect Dis 2002; 2:180-9.
9. Chambers HF. The changing epidemiology of *Staphylococcus aureus*? Emerg Infect Dis 2001; 7:178-82.
10. Belkum A, Verbrugh H. 40 years of methicillin resistant *Staphylococcus aureus*. MRSA is here to satay-but it can be controlled. Br Med J 2001; 323:644-5.
11. Farr BM. Prevention and control of methicillin-resistant *Staphylococcus aureus* infections. Curr Op Infect Dis 2004; 17:317-22.
12. Herold BC, Immergluck LC, Maranan MC, Lauderdale DS, Gaskin RE, Boyle-Vavra S et al. Community-acquired methicillin-resistant *Staphylococcus aureus* in children with no identified predisposing risk. JAMA 1998; 279:593-8.
13. Centers for Disease Control and Prevention (CDC). Four pediatric deaths from community-acquired methicillin-resistant *Staphylococcus aureus* – Minessota and North Dakota, 1997-1999. Morb Mortal Wkly Rep 1999; 48:707-10.

14. Gorak EJ, Yamada SM, Brown JD. Community-acquired methicillin-resistant *Staphylococcus aureus* in hospitalized adults and children without known risk factors. Clin Infect Dis 1999; 29:797-800.
15. Ribeiro A, Dias C, Silva-Carvalho MC, Berquo L, Ferreira FA, Santos RNS, et al. First report of infection with community-acquired methicillin-resistant *Staphylococcus aureus* in South America. J Clin Microbiol 2005; 43:1985-8.
16. Hiramatsu K, Hanaki H, Ino T, Yabuta K, Oguri T, Tenover FC. Methicillin--resistant *Staphylococcus aureus* clinical strain with reduced vancomycin susceptibility. J Antimicrob Chemother 1997; 40:135-6.
17. Marlowe EM, Cohen MD, Hindler JF, Ward KW, Bruckner DA. Practical strategies for detecting and confirming vancomycin-intermediate *Staphylococcus aureus*: a tertiary-care hospital laboratorys experience. J Clin Microbiol 2001; 39:2637- 9.
18. Oliveira DC, de Lencastre H. Multiplex PCR strategy for rapid identification of structural types and variants of the mec element in methicillin-resistant *Staphylococcus aureus*. Antimicrob Agents Chemother 2002; 46:2155–61.
19. Chang S, Sievert DM, Hageman JC, Boulton ML, Tenover FC, Downes FP et al. Infection with vancomycin-resistant *Staphylococcus aureus* containing the vanA resistance gene. N Engl J Med 2003; 348:1342-7.
20. Centers for Disease Control and Prevention (CDC). Vancomycin-resistant *Staphylococcus aureus* – Pennsylvania, 2002. Morb Mortal Wkly Rep 2002; 51:902.
21. Centers for Disease Control and Prevention (CDC). Vancomycin-resistant *Staphylococcus aureus* – New York, 2004. Morb Mortal Wkly Rep 2004; 53:322-3.
22. Somsel P. The bugs fight back: VRSA, CA-MRSA and QRNG. LabLink - Michigan Department of Community Health – Bureau of Laboratories. 2006. Disponível em: http://www.michigan.gov/documents/Vol11no1_150647_7.pdf.
23. Naimi TS, LeDell KH, Como-Sabetti K, Borchardt SM, Boxrud DJ, Etienne J et al. Comparison of community and health care-associated methicillin-resistant *Staphylococcus aureus* infection. JAMA 2003; 290:2976-84.
24. Fridkin SK, Hageman JC, Morrison M, Sanza LT, Como-Sabetti K, Jernigan JA et al. Methicillin-resistant *Staphylococcus aureus* in three comunities. N Engl J Med 2005; 352:1436-44.

25. Lina G, Piemont Y, Godail-Gamot F, Bes M, Peter MO, Gaudchon V et al. Involvement of Panton-Valentine leukocidin-producing *Staphylococcus aureus* in primary skin infections and pneumonia. Clin Infect Dis 1999; 29:1128-32.
26. Gillet Y, Issartel B, Vanhems P, Fournet JC, Lina G, Bes M et al. Association between *Staphylococcus aureus* strains carrying gene for Panton-Valentine leukocidin and highly lethal necrotising pneumonia in young immunocompetent patients. Lancet 2002; 359:753-9.
27. Vandenesch F, Naimi T, Enright MC, Lina G, Nimmo GR, Heffernan H. Community-acquired methicillin-resistant *Staphylococcus aureus* carrying Panton- Valentine leukocidin genes: worldwide emergence. Emerg Infect Dis 2003; 9:978-84.
28. Labandeira-Rey M, Couzon F, Boisset S, Brown EL, Bes M, Benito Y et al. *Staphylococcus aureus* Panton-Valentine leukocidin causes necrotizing pneumonia. Science 2007; 315:1130-3.
29. Bubeck Wardenburg J, Palazzolo-Ballance AM, Otto M, Schneewind O, DeLeo FR. Panton-Valentine leukocidin is not a virulence determinant in murine models of community-associated methicillin-resistant *Staphylococcus aureus* disease. J Infect Dis 2008; 198:1166-70.

59 Infecção Relacionada a Cateter Vascular

Fabíola Peixoto Ferreira La Torre
Simone Altobello
Regina Grigolli Cesar

INTRODUÇÃO

Na atualidade, o uso do cateter vascular tornou-se essencial à assistência ao paciente, e frequentemente está associado a complicações infecciosas, sendo a infecção de corrente sanguínea (ICS) a complicação mais importante. O cateter venoso central (CVC) tem maior risco de apresentar esse tipo de infecção.

A ICS associada ao CVC é uma importante causa de morbidade e mortalidade e pode ser prevenida. Estimativas sugerem que a ICS ocorra em 3 a 7% dos cateteres inseridos, sendo reportada em alguns estudos uma incidência de até 15%. Para minimizar os riscos de aquisição dessas complicações, medidas preventivas e educativas devem ser adotadas.

A magnitude das infecções relacionadas a cateteres vasculares se deve a vários fatores:

- apresentam-se com menor número que as pneumonias e infecção do trato urinário, porém com gravidade e letalidade maiores;
- a maior parte das epidemias de bacteremias ou candidemias hospitalares estão associadas ao cateter vascular;
- sepse relacionada a cateter vascular é a principal causa de bacteremia nosocomial.

Apesar do indiscutível benefício em algumas circunstâncias do uso do cateter vascular, o crescente aumento de sua utilização nas últimas décadas tem sido associado a diversas complicações, dentre elas as infecções de corrente sanguínea, que vêm apresentando destacável crescimento.

VIAS DE CONTAMINAÇÃO DE CATETERES VENOSOS

A aquisição da infecção do cateter pode ocorrer por dois mecanismos principais:

- o primeiro e mais reconhecido ocorre pela colonização externa dos cateteres por organismos provenientes da pele do paciente ao redor do sítio de inserção;

FIGURA 1 Patogênese das infecções associadas a cateter venoso central.

Fonte: Safdar, Maki, 2004.[1]

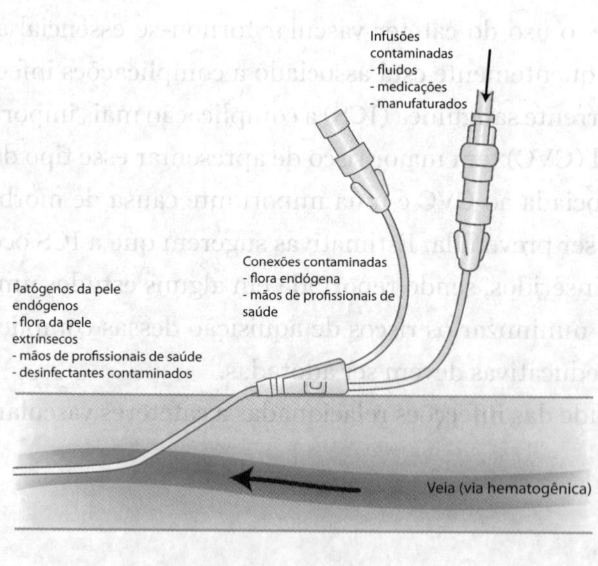

- o segundo ocorre pela contaminação da conexão dos lúmens do CVC, com disseminação do micro-organismo para a superfície intraluminal.

Além disso, outros possíveis mecanismos são disseminação hematogênica do micro-organismo com fixação na superfície do cateter, que ocorre eventualmente, e a contaminação de fluidos infundidos.

MICROBIOLOGIA

- Os agentes mais frequentes são os Gram-positivos, com destaque para: *Staphylococcus* coagulase-negativos (37%), *Staphylococcus aureus* (13%); enterococo (13%);
- as bactérias Gram-negativas correspondem a cerca de 20% dos casos;
- água destilada e emulsões lipídicas: *Serratia*, *Pseudomonas*, *Acinetobacter*, *Enterobacter*, *Klebsiella*, *Citrobacter*, *Burkholderia* e *Stenotrophomonas*;
- *Mycobacterium fortuitam* e *Mycobacterium mucogenicum*: em imunodeprimidos;
- fungos:
  - *Candida* (*albicans* e não *albicans*: 8%): associação com nutrição parenteral prolongada (NPP);
  - *Aspergillus*: contaminação aérea durante a inserção do cateter.

TIPOS DE CATETERES

- Cateter venoso periférico:
  - mais usado e com menor risco de infecção;
  - causas mais frequentes de infecção: inserção em membros inferiores; material; inserção de emergência; solução com pH baixo;
- cateter venoso central:
  - tipos de acesso:
    - punção;
    - dissecção: maior risco de infecção;
    - cateter umbilical:
    - principal complicação é a infecção;
  - material: ver Tabela 1;

TABELA 1 PRINCIPAIS TIPOS DE MATERIAL DO CATETER VENOSO CENTRAL	
Agulha de aço	Menor risco de infecção É rígida; portanto, ocorre perda mais rápida do acesso
Polivinil (o 1º de plástico)	Permanece mais tempo Maior chance de colonização Predispõe à ocorrência de infecção Mais de um lúmen
Silicone ou siliconizado ou Sylastic®	Biocompatível Dificulta a colonização dos micro-organismos Maior segurança na utilização
Semi-implantáveis (Broviac®, Hickman®, QuintonTM)	De longa permanência Implantados cirurgicamente no AD Têm uma porção tunelizada (SC) e um *cuff* de dracon no sítio de saída que impede a migração de micro-organismos
Implantáveis (Port-a-Cath®)	Possuem reservatório SC, auto-oclusivo, acessível à punção por agulha
PICC	Inserido perifericamente Menor incidência de complicações mecânicas e infecção Nas veias cefálicas ou basílicas

AD: átrio direito; SC: subcutâneo(a); PICC: cateter central de inserção periférica.

- cateter arterial:
  - monitoração da pressão arterial: cateterização arterial no terço distal do antebraço – maior risco de infecção quando associado a inflamação no sítio de infecção, cateterização por mais de 4 dias ou cateter inserido por incisão na pele;
  - monitoração da oxigenação sanguínea;
  - monitoração da artéria pulmonar: maior chance de endocardite.

FATORES RELACIONADOS À INFECÇÃO DE CATETER

TABELA 2 FATORES RELACIONADOS À INFECÇÃO DE CATETER	
Fatores predisponentes	Quebras das normas de assepsia na inserção do acesso vascular (p.ex., na urgência) Falhas no preparo e paramentação da equipe Não utilização de campos estéreis
Fatores de risco para IRC	Menores de 1 ou maiores de 60 anos de idade Sexo feminino Doença com perda da integridade epitelial Granulocitopenia Quimioterapia imunossupressora Presença de foco infeccioso a distância Gravidade da doença de base Alteração da microflora cutânea na região periorificial Tempo de hospitalização prévia Contato com cepas transportadas pelas mãos da equipe Grau da umidade local
Fatores relacionados ao cateter	Duração da cateterização: é o principal; o risco de infecção surge a partir do 3º dia Prevalência de IAV = - 0,02 + 0,006 × dias de cateterização Habilidade técnica: menor trauma e duração do procedimento, diminui 10 vezes a incidência de infecção Região: femoral ou MMII: maior chance para os adultos; subclávia tem menor chance que jugular Dissecção: aumenta 6 vezes Urgência: maior risco Troca de cateter: central não estabelecido Metal < biocompatíveis < não biocompatíveis Teflon® < poliuretano < silicone/polivinilcloreto Lúmen: quanto maior o número de lúmens, maior o risco infecção Tamanho do cateter Tipo de curativo, troca e antisséptico Uso do cateter para outros fins Características dos líquidos infundidos: pH ácido, alta velocidade de infusão, concentrações altas de KCl e ausência de antibiótico

IRC: infecções relacionadas a cateter; IAV: infecções relacionadas a acesso venoso; MMII: membros inferiores; KCl: cloreto de potássio.

DEFINIÇÕES

Infecção hospitalar (IH)

A infecção hospitalar é definida como condição localizada ou sistêmica, resultante da ação adversa à presença de agente(s) infeccioso(s) ou sua(s) toxina(s), sem nenhuma evidência de que estivesse presente ou em período de incubação no momento da admissão. Convenciona-se nomear "infecção hospitalar toda manifestação clínica de infecção que se apresentar a partir de 72 (setenta e duas) horas após a admissão" (Portaria n. 2.616/98).[1]

Infecção de corrente sanguínea, infecção relacionada a CVC e infecção associada a cateter

A Associação Paulista de Controladores de Infecção Hospitalar (APCIH)[2] recomenda a terminologia baseada nas definições do Centers for Disease Control and Prevention (CDC) e da Society for Healthcare Epidemiology of America (SHEA).[2] São elas:

- flebite: inflamação, dor e calor ao redor do cateter de inserção periférica, com ou sem associação a trombose;
- contaminação do cateter: presença de micro-organismos no cateter, detectados pela cultura, porém com baixa probabilidade de ser o foco de infecção relacionada a cateter – contagem de colônias pela técnica semiquantitativa de Maki menor de 15 unidades formadoras de colônias (UFC);
- colonização do cateter: cultura positiva, maior de 15 UFC pela técnica semiquantitativa de Maki ou cultura quantitativa positiva (maior de 1.000 UFC), na ausência de sinais clínicos de infecção. É o crescimento significativo de um micro-organismo em cultura quantitativa ou semiquantitativa de ponta de cateter, ou de seu segmento;
- bacteremia (ou infecção de corrente sanguínea) relacionada a cateter: isolamento de um mesmo micro-organismo na hemocultura e cultura do cateter pela cultura semiquantitativa ou quantitativa, não havendo outro foco infeccioso identificável;
- bacteremia (ou infecção de corrente sanguínea) associada a cateter:
  - bacteremia primária (ou infecção primária de corrente sanguínea), segundo definição do CDC;

- presença de cateter vascular no momento da coleta de hemocultura, desde que a hemocultura colhida pelo cateter seja negativa ou não realizada, não sendo possível estabelecer com certeza a relação causa-efeito;

- infecção do sítio de inserção (infecção local): sinais locais de infecção, ou seja: presença de eritema, calor, edema ou dor local de até 2 cm, associados à presença de secreção purulenta e/ou cultura semiquantitativa ou quantitativa do cateter positiva; presença de sinais inflamatórios até 2 cm do sítio de saída; pode ocorrer febre ou não, e estar associada ou não à infecção de corrente sanguínea;
- infecção do túnel: termo utilizado somente para cateteres de longa permanência, caracterizado pela presença de celulite circulando o trajeto subcutâneo do cateter em 2 cm ou mais a partir do óstio;
- bacteremia primária (ou infecção primária de corrente sanguínea), segundo definição do CDC:
  - com confirmação laboratorial: deve apresentar um dos seguintes critérios:
    - critério 1: uma ou mais hemocultura(s) positiva(s) e o micro-organismo não deve estar relacionado com infecção em outro sítio;
    - critério 2: deve apresentar pelo menos um dos seguintes sinais ou sintomas: febre ou hipotermia, hipotensão ou oligúria e pelo menos um dos itens que se seguem: micro-organismos contaminantes comuns da pele devem ser identificados em duas ou mais hemoculturas colhidas em ocasiões diferentes; micro-organismos contaminantes da pele identificados em uma hemocultura de paciente com CVC e o médico institui terapia antimicrobiana adequada;
  - com apresentação clínica (sepse clínica): deve apresentar o seguinte critério: paciente com pelo menos um dos seguintes sinais e sintomas sem outra causa conhecida: febre ou hipotermia; hipotensão ou oligúria, ou hemocultura (HMC) não realizada ou negativa. Não havendo evidência de infecção em outro sítio, deve-se instituir terapia antimicrobiana para sepse mais um dos seguintes:
    - 15 UFC na cultura semiquantitativa do cateter (ou 100 na quantitativa) e o mesmo agente na HMC periférica;

- HMC quantitativa central:periférica ≥ 5:1, colhidas simultaneamente;
- tempo de positivação da HMC central 2 horas antes da periférica, quando são colhidas simultaneamente.

Em 50% dos casos, a infecção não apresenta sinais locais e há febre de origem indeterminada que melhora com a retirada do cateter.

Em relação aos micro-organismos contaminantes de pele, a presença de uma hemocultura positiva, associada ao quadro clínico de infecção e instituição de terapêutica apropriada será considerada como ICS com confirmação laboratorial.

As principais complicações infecciosas associadas a CVC de curta permanência são: infecção local do sítio de inserção e infecção de corrente sanguínea associada a CVC. Outras complicações infecciosas incluem: tromboflebite supurativa, endocardite, infecção a distância e arterite.

É importante diferenciar colonização do cateter com infecção associada a CVC. A colonização do cateter é confirmada laboratorialmente pela realização da cultura de seu segmento distal, podendo essa cultura ser realizada por técnica semiquantitativa ou quantitativa.

A mais frequentemente utilizada é a técnica semiquantitativa de Maki, descrita em 1977. Essa técnica preconiza o encaminhamento ao laboratório de 5 cm do segmento distal do CVC, sendo então realizado rolamento em meio de cultura. Resultado positivo é considerado quando há crescimento de 15 ou mais UFC na placa. Um problema dessa técnica é que ela possibilita apenas a identificação de micro-organismos com crescimento na parte externa do CVC, não ocorrendo identificação quando há colonização do lúmen do CVC.

Técnicas quantitativas incluem o método descrito por Cleri et al. e o método descrito por Brun-Buisson et al. ou sonificação.

Infecção de corrente sanguínea associada a CVC é a principal complicação infecciosa observada.

COMPLICAÇÕES MECÂNICAS ASSOCIADAS A CATETER VENOSO CENTRAL

As principais complicações mecânicas incluem oclusão, trombose e quebra do cateter, sendo oclusão a complicação não infecciosa mais frequente, que pode ser decorrente de vários fatores, como:

- bainha de fibrina (manifesta-se como impossibilidade de aspirar sangue, apesar da possibilidade de infusão de medicamentos ou outros fluidos);
- pressão do cateter contra a parede do vaso: manifesta-se como impossibilidade de aspirar sangue, apesar da possibilidade de infusão de medicamentos ou outros fluidos, sendo a oclusão diminuída com a tosse ou manobra de Valsalva;
- coágulo: manifesta-se como impossibilidade de infundir ou aspirar medicamentos ou outros fluidos após coleta de sangue para exames;
- precipitação de medicamentos: manifesta-se como impossibilidade de infundir ou aspirar medicamentos ou outros fluidos após infusão de agentes incompatíveis;
- *pinch-off syndrome*: manifesta-se como impossibilidade intermitente de infundir ou aspirar medicamentos ou outros fluidos pelo cateter, dependendo da posição do paciente. Ocorre quando um cateter venoso central inserido pela veia subclávia é comprimido pela clavícula e pela primeira costela. Essa síndrome resulta em oclusão intermitente do cateter, podendo ocasionar sua transecção parcial ou total, com embolização para sistema venoso central. Quando se suspeita da possibilidade de *pinch-off syndrome*, o cateter deve ser removido o mais precocemente possível.

Coágulo intraluminal é uma causa de oclusão do cateter, podendo ser resolvido por meio da utilização de agentes trombolíticos. Na tentativa de desobstrução do cateter, pode-se tentar utilizar ácido hidroclorídrico com o objetivo de diminuir o pH e assim dissolver o precipitado.

As complicações de trombose são comuns nas veias cateterizadas, podendo ser decorrentes do dano à parede da veia durante ou após a inserção do cateter ou induzida quimicamente. Trombose do cateter representa um importante risco para infecção, pois o trombo atua como verdadeiro nicho para multiplicação de micro-organismos. Os sintomas que podem estar presentes incluem: distensão de veias do pescoço, edema ou dor no braço, pescoço ou mão ipsilaterais e proeminente circulação colateral venosa na região torácica. A terapêutica dependerá da extensão da trombose, do vaso envolvido, da severidade dos sintomas e da necessidade de restabelecimento do acesso. Se medidas conservadoras forem realizadas, o cateter deve ser mantido e a anticoagulação, iniciada;

porém, se os sintomas forem mais severos, deve-se realizar terapia trombolítica e/ou retirada do cateter e iniciar a anticoagulação do paciente.

DIAGNÓSTICO

O diagnóstico de infecção de corrente sanguínea associada a CVC permanece difícil, principalmente pelo fato de não existir método ideal para afirmar qual resultado obtido a partir da cultura de cateter se relaciona ou não com bacteremia e pela falta de consenso entre as diversas publicações.

Métodos que necessitam da retirada do CVC

- Bacterioscopia: Gram ou pela laranja acridina;
- cultura: Maki et al. mostraram que a cultura semiquantitativa realizada com 5 cm distais do cateter vascular, por meio de seu rolamento em placa de Petri, poderia ser uma maneira eficaz de diagnosticar ICS associada a CVC, quando houvesse crescimento maior ou igual a 15 UFC. Não obstante trabalhos posteriores terem demonstrado baixo valor preditivo positivo (VPP), esse método é o mais frequentemente utilizado para diagnóstico de infecção de corrente sanguínea associada a CVC.

Também utilizada é a cultura quantitativa, avaliada inicialmente por Cleri et al., que analisaram 140 cateteres intravenosos empregados para nutrição parenteral em pacientes adultos e pediátricos. Infundiram meio de cultura pelo interior do cateter com objetivo de detectar colonização ou infecção deste e consideraram positiva a presença de mais de 1.000 colônias/mL.

Brun-Buisson et al. avaliaram um novo método de diagnóstico de infecção ou colonização do CVC, por meio do estudo de 331 CVC em acesso jugular ou em veia subclávia e que não foram utilizados para nutrição parenteral prolongada (NPP). Colocaram as pontas dos cateteres em meio de cultura e a seguir foram sonificadas por 1 minuto. Consideraram positivas culturas com mais de 1.000 colônias/mL.

Métodos que não necessitam de retirada do cateter

Estudos comparativos de hemocultura quantitativa sugerem que a hemocultura obtida de acesso venoso central, com crescimento 5 vezes maior do mesmo micro-organismo, quando comparada a hemocultura periférica, indicaria forte relação de que a fonte de infecção seria o CVC.

Outro método é colher simultaneamente HMC do cateter e periférica e considerar o tempo de positivação da HMC central 2 horas antes da periférica.

A Tabela 3 relata os exames diagnósticos e suas sensibilidade, especificidade e desvantagens.

TABELA 3 DESCRIÇÃO DOS EXAMES DIAGNÓSTICOS

	Critérios diagnósticos	Sensibilidade	Especificidade	Desvantagens
Técnicas sem remoção do cateter				
HC simultânea	Cultura do cateter com crescimento 5 × > HC	93%	97 a 100%	Custo alto
Tempo de positividade	> HC Cultura do cateter + 2 horas da HC periférica	89 a 90%	72 a 87%	Difícil interpretação, se uso de antibiótico no cateter
Cultura quantitativa do sangue do cateter	≥ 100 UFC/mL	81 a 86%	85 a 96%	Não diferencia infecção de colonização
Técnicas com remoção do cateter				
Cultura semiquantitativa do cateter	≥ 15 UFC/mL	45 a 84%	85%	Não tem validade para organismos no intraluminal
Cultura quantitativa	≥ 10^3 UFC/mL	82 a 83%	89 a 97%	O *cut-off* de $10^3 \times 10^2$ não está bem definido
Bacterioscópico: Gram ou laranja acridina	Visualização direta do micro--organismo	84 a 100%	97 a 100%	Difícil realização na prática

HC: hemocultura; UFC: unidade formadora de colônia.

TRATAMENTO (FIGURAS 2 E 3)

Culturas do cateter devem ser realizadas somente quando houver suspeita de infecção relacionada a cateter (semiquantitativa ou quantitativa). Nesse caso, fazer cultura do cateter e periférica, preferencialmente quantitativa, ou qualitativa pareada para avaliar o tempo de positivação.

Em pacientes com febre associada a doença leve/moderada, não retirar cateter de rotina (70% sem infecção). A remoção do cateter deve ser feita após 48 a 72 horas sem melhora, se houver piora clínica, infecção fúngica ou micobacteriana, ou tromboflebite séptica.

Se houver infecção local (hiperemia, pus), doença grave ou sepse, o cateter deve ser retirado; se o cateter for trocado por fio-guia e a cultura resultar em colonização significativa, retirar cateter e repuncionar em outro sítio.

Em alguns pacientes sem infecção de corrente sanguínea persistente, ou se o agente for estafilococo coagulase-negativo, e se não houver complicação local ou metastática, o cateter pode ser mantido.

Infecções por *Staphylococcus aureus* podem complicar com endocardite (em até 23% dos casos em adultos, com diagnóstico por eco transesofágico).

O tratamento inicial é geralmente empírico, cobrindo *Staphylococcus aureus* e coagulase-negativo (oxacilina ou vancomicina); em pacientes graves ou imunodeprimidos devem ser cobertas bactérias Gram-negativas, incluindo *Pseudomonas aeruginosa* (cefalosporinas, quinolonas ou carbapenemicos); fungos devem ser cobertos caso haja suspeita (anfotericina ou fluconazol).

Tratar por 10 a 14 dias nos casos não complicados, inicialmente via endovenosa (EV) e depois via oral (VO) (ciprofloxacina, sulfametoxazol + trimetropim).

Tratamento com *lock* de antibiótico

A falha no tratamento das infecções relacionadas a cateteres, quando estes não são retirados, ocorre porque as bactérias formam um biofilme na parede do cateter, sendo necessárias concentrações 100 a 1.000 vezes maiores para matar essas bactérias. Uma solução possível é o preenchimento do cateter com altas concentrações de antibióticos, deixando-os agir por horas ou dias, o chamado *lock* de antibiótico. Está indicado especialmente para cateteres tunelizados (de custo maior e de técnica mais difícil de inserção), geralmente por 2 semanas, e podem ser usados com ou sem antibiótico sistêmico associado. O antibiótico

FIGURA 2 Conduta mediante paciente com suspeita de infecção relacionada a cateter.

CVC: cateter venoso central; HMC: hemocultura; UFC: unidade formadora de colônia.

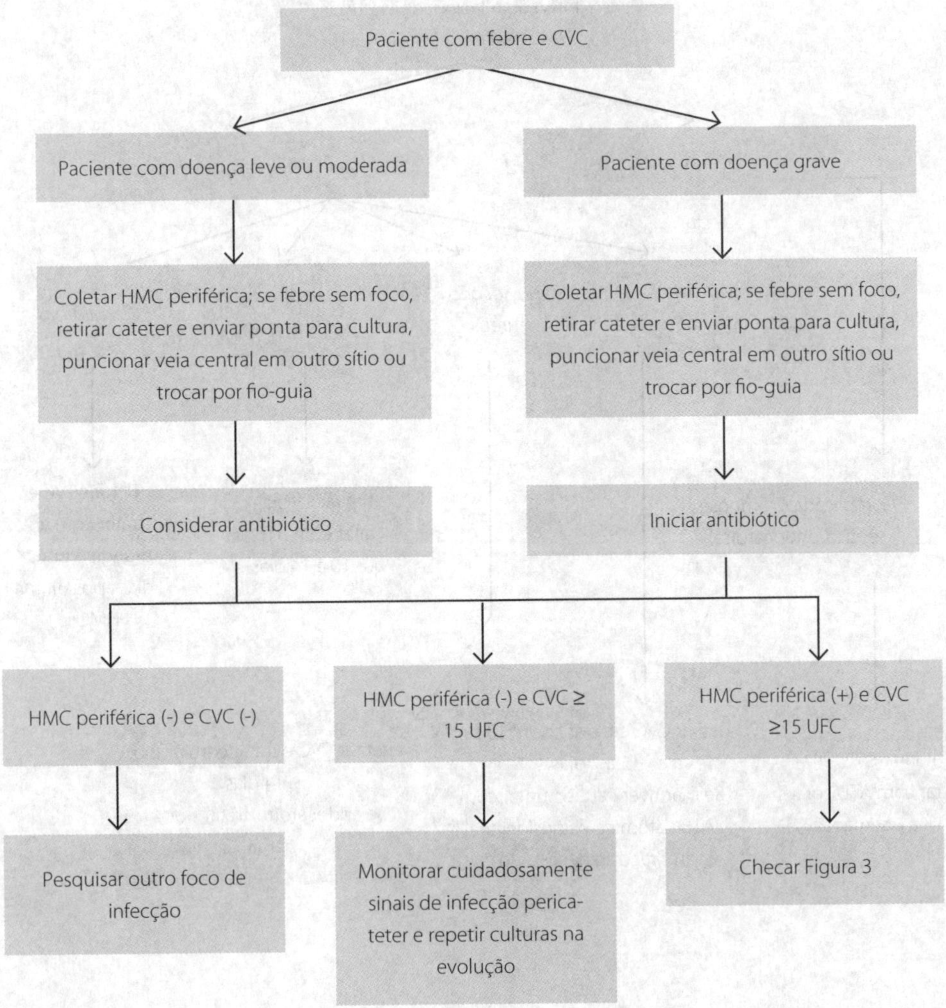

FIGURA 3 Conduta mediante paciente com infecção relacionada a cateter.

ATB: antibióticos.

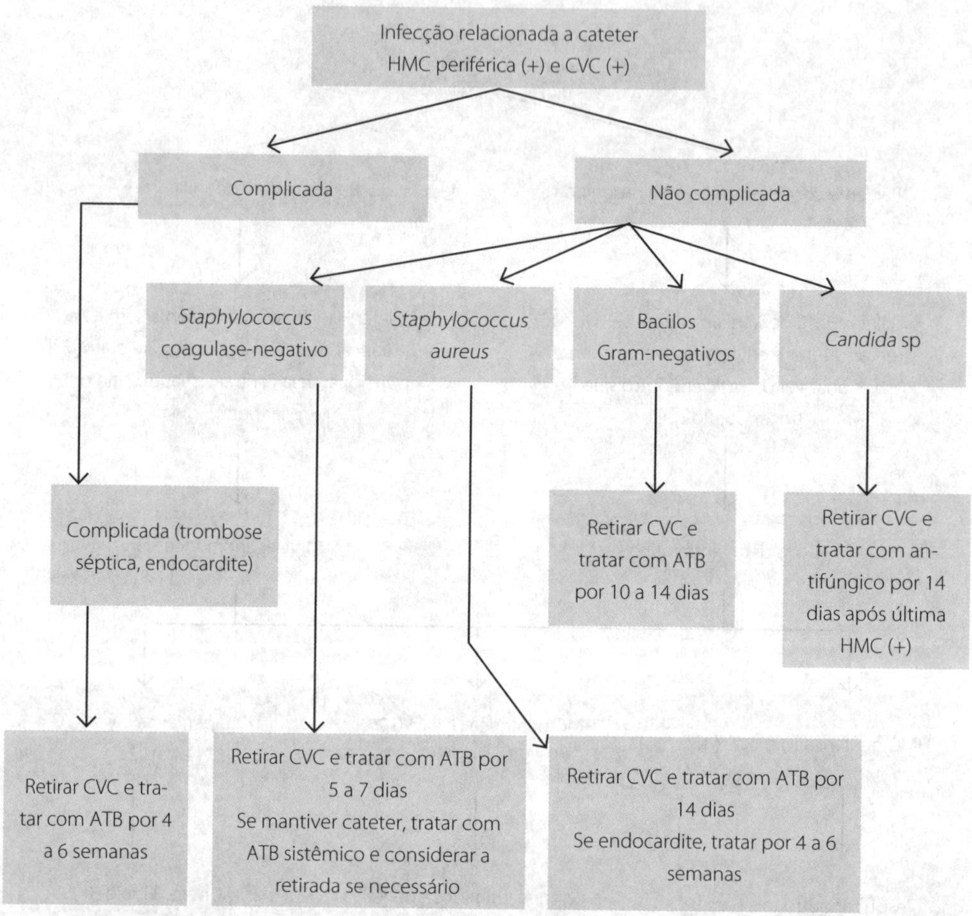

fica no cateter durante o não uso deste (horas). Salva até 82% dos cateteres tunelizados, com dose de antibiótico de 1 a 5 mg/mL. Ocorre falha em 70% dos casos de infecção causada por *Candida*.

MEDIDAS PREVENTIVAS DE INFECÇÃO ASSOCIADA A ACESSO VASCULAR

Condutas gerais

- Higienizar as mãos antes e após a manipulação de qualquer acesso vascular;
- utilizar luvas de procedimento ao manipular os acessos vasculares;
- racionalizar o uso de CVC, minimizando o seu uso e retirando-o o mais precocemente possível. Realizar preferencialmente punção periférica, sempre que possível;
- promover treinamento e aprimoramento dos profissionais que instalam ou manipulam cateteres;
- manter proporção adequada entre o número de profissionais de enfermagem em relação ao número de pacientes a serem assistidos.

Cateteres periféricos

Cuidados com a inserção do cateter

- Realizar higiene das mãos antes e após o procedimento;
- utilizar luvas de procedimento;
- para antissepsia da pele, utilizar álcool 70% ou clorexidina alcoólica 0,5%. Atenção: não tocar o local da punção após antissepsia. Se ocorrer, fazê-la novamente;
- realizar troca do dispositivo utilizado (jelco, *scalps*, etc.). Nunca reutilizar o dispositivo em caso de insucesso durante a punção; descartá-los e recomeçar o procedimento;
- utilizar fixação com cobertura estéril (película transparente) (CDC);
- anotar data da punção.

Cuidados na manipulação

- Realizar higiene de mãos antes e após manipular o cateter;
- utilizar luvas de procedimento;

- friccionar com álcool 70% por 3 vezes nas conexões e tampas rosqueadas, ao manusear o cateter;
- monitorar o sítio de inserção do cateter diariamente;
- realizar troca da fixação do cateter com película transparente até 7 dias ou quando apresentar sujidade, umidade ou estiver solto. Observar sinais de infecção;
- realizar a troca do cateter venoso periférico a cada 72 horas ou se houver sinais de infecção, exceto em crianças nas quais não há tempo estabelecido;
- remover os dispositivos intravasculares assim que seu uso não for necessário.

Cateteres centrais

Cuidados com a inserção do cateter

- Realizar antissepsia das mãos com clorexidina degermante 2% para inserir o cateter;
- realizar limpeza do local de inserção com clorexidina degermante 2%:
  - a antissepsia da pele adequada é fator importante de prevenção de infecção associada a cateter. A polivinilpirrolidona (PVPI) é o antisséptico mais utilizado, porém diversos estudos demonstraram maior eficácia na prevenção e menor taxa de colonização da pele do paciente quando a antissepsia foi realizada com gluconato de clorexidina a 2% (aguardar 2 minutos para iniciar a inserção do CVC). De preferência, utilizar gluconato de clorexidina alcoólico 5% para poder inserir o CVC imediatamente.
- utilizar barreira máxima para inserção do CVC (luvas e avental estéreis, gorro, máscara e campos largos); lembrar de utilizar óculos de proteção, neste caso esse equipamento faz parte do equipamento individual de proteção (EPI);
- preferir inserção do cateter em veia subclávia à veia jugular e/ou femoral (menor risco de infecção);
- preferir utilizar gaze estéril no primeiro curativo, em razão da presença de exsudato ou sangue no local da inserção.

Manipulação do cateter

- Realizar higiene de mãos antes e após manipular o cateter;
- utilizar luvas de procedimento;
- friccionar com álcool 70% por 3 vezes nas conexões e tampas rosqueadas, ao manusear o cateter;
- trocar o curativo a cada 7 dias, se utilizar filme transparente, e a cada 24 horas, se utilizar gaze estéril ou sempre que estiver úmido ou sujo; realizar limpeza com soro fisiológico 0,9% estéril e posteriormente clorexidina alcoólica 0,5%;
- anotar a data da troca do curativo;
- observar e anotar aspecto da inserção a cada curativo com intuito de observar a saída de secreção e hiperemia na inserção do cateter;
- não usar antimicrobianos tópicos no local da inserção;
- manter nutrição parenteral em via única exclusiva, sem outras medicações, preferencialmente;
- evitar troca do CVC com fio-guia, no intuito de diagnósticos de infecção;
- remover os dispositivos intravasculares assim que seu uso não for necessário;
- não há indicação de troca rotineira pré-programada;
- indicações de troca:
  - se houver saída de secreção purulenta no local da inserção, passar um novo cateter em outro local;
  - quando houver suspeita de febre associada a cateter: retirar o cateter e passar um novo em outro local;
  - se o CVC for passado na urgência, sem barreira máxima: trocar para outro local no máximo após 48 horas;
  - se houver mau funcionamento do cateter: trocar o cateter com fio-guia.

Observação: para a troca de cateter com fio-guia, utilizar a mesma técnica para a passagem de CVC.

PREVENÇÃO

A prevenção pode ser direcionada para:

- racionar o uso criterioso para a utilização do acesso venoso;
- adesão às medidas de controle: lavagem das mãos, precedendo a manipulação do sistema;
- existência de equipe especializada para inserção e manutenção do acesso: diminui em 5 a 10 vezes o risco de infecção;
- treinamento para o pessoal assistencial e um sistema de vigilância para controle de suas complicações, na impossibilidade de uma equipe própria;
- elaborar índices de infecção relacionada a cateter e comparar com outras instituições;
- rever periodicamente as rotinas de cuidado com acesso vascular;
- local:
  - CVC: não há diferença;
  - Swan-Ganz: em CC;
- assepsia rigorosa, com escovação cirúrgica das mãos, uso de gorro, máscara, avental, luvas e grandes campos frenestrados estéreis: diminui em 5 vezes a incidência de infecção;
- limpeza da pele sempre que houver sujidade:
  - uso de álcool a 70% para cateteres periféricos;
  - demais cateteres: limpeza da pele, PVPI ou clorexidina alcoólica.
- evitar tricotomia;
- escolher locais de menor contaminação e umidade da pele;
- preferir cateteres biocompatíveis;
- uso de máscaras e luvas durante a conexão e desconexão do sistema; manipulação por enfermagem experiente;
- tempo de troca:
  - CVC: não definido;
  - periférico: em criança, não definido;
  - sonda gástrica (SG): retirar após 4 dias;
  - arterial: retirar após 7 dias;
  - cateter umbilical arterial: retirar em até 5 dias;
  - cateter umbilical venoso: retirar em até 14 dias;
- curativo: trocar se sujidade visível; se fechado com gaze estéril, a cada 24 a 48 horas; se filme transparente, a cada 7 dias.

Para instalação de cateteres, realizar antissepsia da pele com clorexidina alcoólica (melhor) ou povidine (uso vem sendo abandonado).

- Curativo com gaze ou com material transparente, semipermeável: sem diferença em relação à infecção;
- cateteres impregnados com antimicrobianos ou antimicrobiano têm menos infecção em adultos. Em razão do maior custo dos cateteres impregnados com antisséptico e/ou antimicrobiano, a eficácia e a relação custo-benefício de sua utilização, bem como o risco de indução de resistência bacteriana, devem ser avaliados antes de sua ampla indicação (Tabela 4);
- troca de buretas/equipos a cada 72 horas;
- retirar o cateter assim que não for mais necessário.

TABELA 4 CATETERES IMPREGNADOS COM ANTIMICROBIANOS COM ALGUMA RECOMENDAÇÃO

Tipo de substância	Estudo	Resultado
Clorexidina-sulfadiazina de prata Recomendação IB pelo CDC** Obs.: somente na superfície externa do cateter Não efetivo para cateteres com mais de 14 dias	Maki: 403 CVC, UTI clínico--cirúrgica Collin: estudo prospectivo randomizado, serviço com referência de trauma Metanálise por Walter et al.	Redução de risco de ICS associada a CVC; prolongamento do tempo de permanência do cateter Diminuição da taxa de colonização de cateter Ação protetora por curto período (1 semana)
Minociclina e rifampicina Recomendação IB pelo CDC** Obs.: atinge as superfícies interna e externa do CVC	Raad et al.: estudo clínico, multicêntrico e randomizado Chatznikolaou et al.: trabalho retrospectivo de 4 anos, em pacientes oncológicos	Redução significativa nas taxas de infecção e colonização de cateter (0,3 × 3,4%) Eficácia na prevenção de ICS por estafilococo coagulase--negativo e baixo risco de indução de resistência bacteriana

CDC: Centers for Disease Control and Prevention; CVC: cateter venoso central; UTI: unidade de tratamento intensivo; ICS: infecção de corrente sanguínea; Categoria IB: recomendado fortemente para a execução e suportado por alguns estudos experimentais, clínicos ou epidemiológicos, e por uma base racional teórica forte.** Considerar se a taxa institucional de infecção do cateter for elevada, apesar da aplicação consistente de medidas preventivas e CVC utilizado por mais 5 dias.

INDICAÇÕES PARA ENVIO DE PONTA DE CATETERES PARA CULTURA

- Identificação de infecção local;
- não enviar rotineiramente a ponta do cateter para cultura, pois o resultado nem sempre é fidedigno (pode ser colonização e não infecção) e pode gerar tratamento desnecessário ao paciente.

Observação: valorizar cultura da ponta do cateter: quando houver crescimento acima de 15 UFC, pelo método semiquantitativo.

TABELA 5 ROTINA DE TROCA DE DISPOSITIVOS

Equipamentos e dispositivos	Método de reprocessamento	Frequência de troca
Equipos: Uso contínuo Uso intermitente	 Uso único Uso único	 A cada 72 horas A cada administração
Extensões, buretas, torneiras, adaptadores	Uso único	A cada 72 horas
Transfusão de sangue/NPP	Uso único	A cada infusão
Relacionado a cateter venoso		**Troca do cateter**
PICC CVC	Uso único	Na presença de sinais de infecção ou por indicação clínica Troca de curativo: – curativo com gaze estéril a cada 24 horas ou sempre que úmido ou sujo – curativo transparente: troca a cada 7 dias
Cateter de Swan-Ganz	Uso único	Manter o cateter por no máximo 5 dias
Cateter umbilical	Uso único	Venoso: manter no máximo 14 dias Arterial: manter no máximo 5 dias
Cateter periférico venoso e arterial	Uso único	Na presença de sinais de infecção ou por indicação clínica (manter acesso no máximo até 72 horas, exceto em crianças)

NPP: nutrição parenteral prolongada; PICC: cateter central de inserção periférica; CVC: cateter venoso central.

Observações importantes

- Os equipos devem ser trocados, antes do prazo estabelecido, caso aconteça refluxo de sangue ou contaminação durante o manuseio;
- em caso de troca do acesso venoso antes do período de 96 horas (por obstrução ou complicação inflamatória), as conexões também devem ser trocadas; os equipos devidamente protegidos podem ser mantidos;
- as buretas de uso intermitente devem ser mantidas vazias no período entre os horários das medicações;
- anotar a data de instalação do equipo e da bureta.

PARTICULARIDADES NO PACIENTE PEDIÁTRICO

- Maiores taxas de infecção que adultos;
- período neonatal: estafilococo coagulase-negativo é o mais prevalente (até 51% das infecções);
- instalação e troca de cateter mais dificultosa. Há uma tendência maior a manter o cateter. O tratamento com *lock* pode ser usado como alternativa;
- local de inserção do cateter com menor risco para infecção: subclávia < jugular < femoral (em adultos).

REFERÊNCIAS BIBLIOGRÁFICAS

1. Brasil. Portaria n. 2016, de 12 de maio de 1998. Brasília: Ministério da Saúde, 1998. Disponível em: http://bvsms.saude.gov.br/bvs/saudelegis/gm/1998/prt2616_12_05_1998.html; acessado em 11/03/2014.
2. Almeida ALSL, Levin ASS, Mangini C, Halker E, Arruda EAG, Queiroz ML et al. Infecção hospitalar relacionada ao uso de cateteres vasculares. São Paulo: Associação Paulista de Estudos e Controle de Infecção Hospitalar, 1999.

BIBLIOGRAFIA

1. Abramczyk ML, Carvalho WB, Carvalho ES, Medeiros EAS. Nosocomial infection in a developing country. Braz J Infect Dis 2003; 7:375-80.
2. Allen U, Ford-Jones EL. Nosocomial infections in pediatric patients: an update. Am J Infect Control 1990; 18:176-93.

3. Armenian SH, Singh J, Arrieta AC. Risk factors for mortality resulting from bloodsstream infections in a pediatric intensive care unit. Pediatric Infect Dis J 2005; 24:309-14.
4. Arruda E, Marinho IS, Rodrigues E, Basso M, Vilela IS, Gobara S et al. Central venous catheter-related infections in intensive care units. Braz J Infect Dis 1997; 1:182-5.
5. Atela I, Coll P, Rello J, Quintana E, Barrio J, March F et al. Serial surveillance cultures of skin and catheter hub specimens from critically ill patients with central venous catheters: molecular epidemiology of infection and implications for clinical management and research. J Clin Microbiol 1997; 35:1784-90.
6. Cicalini S, Palmieri F, Petrosillo N. Clinical review: new technologies for prevention of intravascular catheter-related infections. Critical Care 2004, 8:157-62.
7. Fortún J. Infecciones asociadas a dispositivos intravasculares utilizados para la terapia de infusion. Enferm Infecc Microbiol Clin 2008; 26(3):168-74.
8. Mermel LA, Farr BM, Sherertz RJ, Raad II, O'Grady N, Harris JS, Craven DE. Guidelines for the management of intravascular catheter related infections. CID 2001; 32:1249-72.
9. O'Grady NP, Alexander M, Dellinger EP, Gerberding JL, Heard SO, Maki DG et al. Guidelines for the prevention of intravascular catheter-related infections. CID 2002; 35:1281-307.
10. Raad I, Hanna H, Maki D. Intravascular catheter-related infections: advances in diagnosis, prevention, and management. Lancet Infect Dis 2007; 7:645-57.

60 Precauções e Isolamentos

Andréia Nunes de Barros Pacheco

INTRODUÇÃO

No ambiente hospitalar, ocorrem diversos surtos de infecções relacionadas à assistência em saúde (IRAS) que poderiam ser evitados, se técnicas de higienização das mãos e medidas de precauções e isolamentos fossem aplicadas adequadamente.

Ressalta-se também a elevada incidência de transmissão cruzada de patógenos multirresistentes, em virtude da falha na manutenção das medidas de precauções e isolamentos.

Os conceitos de limpeza, desinfecção e separação física dos pacientes já eram considerados importantes desde 1800, e em 1910 surgiram as primeiras barreiras de enfermagem com a utilização de aventais, lavagem das mãos com soluções antissépticas e desinfecção de materiais contaminados entre um paciente e outro.

O primeiro manual de isolamentos para hospitais surgiu em 1970 e foi publicado pelo Center for Disease Control and Prevention (CDC) de Atlanta.

MODO DE TRANSMISSÃO DOS MICRO-ORGANISMOS

Os micro-organismos podem ser transmitidos por contato de forma direta ou indireta, por via respiratória, pela exposição de sangue e líquidos corpóreos ou ainda por vetores e veículos inanimados, sendo estes últimos de pouca relevância na aquisição hospitalar.

Como a maior parte das infecções hospitalares tem origem endógena, o isolamento reverso é de pouca utilidade.

A transmissão por contato direto pode ocorrer através da pele ou da mucosa (contato direto – sem participação de um veículo inanimado), por exemplo, herpes simples ou herpes-zóster, secreção abundante de feridas, diarreia infecciosa, além de bactérias como os estafilococos, os estreptococos e as enterobactérias. Medidas como lavagem das mãos e o uso de barreiras como luvas e avental são suficientes para evitar a transmissão intra-hospitalar.

A transmissão por contato indireto ocorre pelo contato de pele ou mucosa com os fômites, que são artigos, equipamentos ou superfícies ambientais, nas quais podem estar os micro-organismos, por exemplo, enterococo resistente à vancomicina, que pode ser encontrado em termômetros, estetoscópios, pisos e paredes. As precauções para esse modo de transmissão são mais complexas, o que aumenta o custo e dificulta a adesão.

A transmissão por via respiratória pode ocorrer de duas formas:

- gotículas – partículas de > 5 mc, que alcançam até 1 m de distância, permanecem no ar por segundos, são adquiridas pelo contato próximo com o paciente, são eliminadas pela fala, espirros, respiração ou procedimentos como aspiração, porém não passam através da máscara cirúrgica (p.ex., doença meningocócica, coqueluche, difteria, caxumba, rubéola, infecção por *Haemophilus influenzae*);
- aerossóis – partículas < 5 mc, que alcançam muitos metros e até outros quartos, podem permanecer por horas no ar e também são eliminadas por meio da respiração, fala, tosse ou espirros, tendo eficácia o uso da máscara cirúrgica na redução de eliminação de partículas pelo paciente-fonte,

porém não serve para os contactantes (p.ex., *Mycobacterium tuberculosis*, vírus do sarampo, vírus varicela-zóster).

A transmissão por exposição a sangue e outros líquidos corpóreos ocorre pelo contato da pele não íntegra e mucosa aos líquidos que contenham agente infectante, por exemplo, vírus da imunodeficiência adquirida (HIV), vírus da hepatite B, C, malária, vírus T-linfotrópicos humanos tipos I e II (HTLV I e II), *Treponema pallidum* e *Tripanossoma cruzi*.

OBJETIVOS

Prevenir a transmissão de micro-organismos a partir de pacientes infectados/colonizados para outros pacientes ou profissionais de saúde.

Com base nesses objetivos, muitas normas de precauções e isolamentos foram elaboradas e aperfeiçoadas ao longo dos anos, conforme foram sendo adquiridos novos conhecimentos acerca dos modos de transmissão dos micro-organismos. A norma mais aplicada ou adaptada em hospitais é aquela elaborada pelo CDC e pelo Healthcare Infection Control Practices Advisory Committee (HICPAC), divulgada em 1996.

O novo sistema de precauções e isolamentos é divido em:

- precauções padrão;
- precauções baseadas nos modos de transmissão: devem ser empregadas para pacientes com suspeita ou diagnóstico confirmado de infecção, sendo precauções de contato, respiratórias para gotículas e para aerossóis infectantes.

As precauções padrão são um conjunto de medidas que devem ser aplicadas no atendimento de todos os pacientes hospitalizados, independente do seu estado presumível de infecção, e na manipulação de equipamentos e artigos contaminados ou sob suspeita de contaminação. Consistem em:

- higienização das mãos;
- uso de barreiras: luvas, avental, mascara, óculos, protetor de face;
- cuidado com artigos e equipamentos de assistência ao paciente;

- controle ambiental;
- cuidado com roupas;
- prevenção de exposição a patógenos veiculados por sangue e líquidos corpóreos;
- acomodação adequada do paciente.

Precauções de contato consistem em:

- manter aplicação das precauções padrão;
- quarto privativo ou coorte de pacientes com a mesma doença ou micro-organismo (a distância entre os leitos separados por coorte deve ter no mínimo três pés);
- uso de luvas para qualquer contato com o paciente, trocando-as após contato com área ou material infectante;
- uso de avental – deve ser usado uma única vez;
- evitar a saída do paciente para outros locais do hospital;
- limpeza do quarto que deve seguir a rotina do hospital;
- artigos de cuidados aos pacientes, termômetro, estetoscópio, de uso individual e adequadamente processados após a alta do paciente;
- visitas restritas e instruídas.

As medidas visando à prevenção da transmissão por contato indireto são mais rigorosas e restritas em razão de sua dificuldade de aplicação, e são reservadas para situações de surto e para prevenção da instalação endêmica de alguns organismos como *Enterococcus* resistente a glicopeptídios e *Clostridium difficile.*

Precauções adicionais para contato indireto:

- luvas e avental ao entrar no quarto do paciente (todos deverão usar, sejam visitantes e/ou funcionários);
- todos os itens (canetas, instrumentos, termômetros) manipulados devem sofrer desinfecção com álcool 70% ou hipoclorito de sódio se *Clostridium difficile*;

- desinfecção ambiental (colchões, criado-mudo, mesa de refeição, cabeceira da cama, grades).

Precauções respiratórias para aerossóis:

- manter as precauções padrão;
- quarto privativo com pressão negativa em relação às áreas adjacentes, com no mínimo 6 trocas de ar por hora e com filtro de alta eficiência (HEPA), além de manter a porta fechada;
- uso de máscara apropriada N-95: deve ser dentro do quarto do paciente e em áreas com grande potencial de gerar aerossóis pela tosse; sua troca deve ser diária;
- evitar o transporte do paciente: se necessário, ele deve ser transportado com máscara cirúrgica, em elevador exclusivo;
- as visitas devem ser restritas e orientadas.

Precauções respiratórias para gotículas:

- manter as precauções padrão;
- quarto privativo ou coorte de pacientes com a mesma doença;
- uso de máscara comum (tipo cirúrgica) por todos que entrarem no quarto durante o período de transmissão da doença;
- evitar o transporte do paciente (se necessário, deve ser feito com máscara cirúrgica, em elevador exclusivo);
- as visitas devem ser restritas e seguir as recomendações.

Dentre as recomendações, é importante a educação da equipe e visitantes sobre a contenção das secreções respiratórias, especialmente durante surtos sazonais de infecções virais do trato respiratório.

- precauções empíricas: são aquelas que devem ser aplicadas para determinadas síndromes clínicas, enquanto não se tem a confirmação do diagnóstico;

- precauções para aerossóis: exantema vesicular; exantema maculopapular com febre e coriza; tosse, febre, infiltrado pulmonar em qualquer localização em pacientes HIV-positivos;
- precauções para gotículas: meningite; exantema petequial e febre; tosse persistente paroxística ou severa durante períodos de ocorrência de coqueluche;
- precauções de contato: diarreia aguda provavelmente infecciosa em paciente incontinente ou em uso de fralda; diarreia em adulto com história de uso recente de antimicrobiano; exantema vesicular; infecção respiratória em lactentes e crianças jovens; história de colonização ou infecção com micro-organismo multirresistente;
- infecção de pele, ferida ou trato urinário em paciente com internação recente em hospital onde prevalecem micro-organismos multirresistentes;
- abscessos ou feridas com drenagem de secreção não contida pelo curativo;
- isolamento em situações especiais.

BERÇÁRIO E UTI NEONATAL

Os recém-nascidos são imunodeprimidos em virtude da imaturidade do sistema imunológico, sendo mais suscetíveis a infecções, que podem ser adquiridas precocemente, entre 2 e 4 dias de vida, tendo como principais agentes as bactérias presentes na flora vaginal materna (*E. coli* e estreptococos do grupo B); ou podem ser tardias, causadas por enterobactérias, muitas vezes multirresistentes, além de *Staphylococcus aureus* e estafilococos coagulase-negativos.

A transmissão dos agentes no berçário e unidade de tratamento intensivo (UTI) neonatal também ocorre pelas mãos dos profissionais e por equipamentos contaminados. Dentre as medidas de prevenção, a higienização das mãos ainda é a mais eficaz, e para tanto é necessário que haja pias, sabões e cartazes à vista de todos para facilitar a aderência a tal prática, além do emprego de precauções padrão, precauções de contato em casos de bactérias multirresistentes ou por vírus sincicial respiratório (VSR), herpes simples, impetigo e varicela, que por sua vez devem contemplar também precaução respiratória para aerossol. Nas situações de surto, deve-se adotar o sistema de coorte para pacientes colonizados ou infectados por um mesmo micro-organismo. As visitas devem ser restritas. Recém-nascidos de outros hospitais não devem ser admitidos nestas unidades; em caso de impossibilidade, devem ficar isolados até elucidação diagnóstica.

Algumas outras infecções que merecem atenção em unidades neonatais:

- herpes simples: no período pós-natal pode ser transmitida pelas mãos dos profissionais e se manifestar de forma muito grave; portanto, esses recém-nascidos devem ser colocados em quartos privativos e devem ser cuidados com precaução de contato durante toda a internação;
- rubéola congênita: deve-se instituir precaução de contato já à suspeita, e crianças infectadas devem ser consideradas contagiosas até 1 ano de idade, a não ser que se tenham culturas de urina e nasofaringe após 3 meses de idade consistentemente negativas para o vírus da rubéola;
- sífilis congênita: deve-se instituir precauções padrão e o uso de luvas ao manusear o recém-nascido até 24 horas de terapêutica eficaz com penicilina;
- varicela: o recém-nascido deve receber imunoglobulina contra varicela-zóster (VZIG), caso a mãe tenha iniciado varicela 5 dias antes do parto até 2 dias depois. Ambos devem ser isolados e mantidos com precauções respiratórias e de contato; a mãe deve ficar isolada até secarem as lesões e os recém-nascidos ficam isolados por 21 dias de vida ou até 28 dias, se tiverem recebido a VZIG. Qualquer prematuro cuja mãe tenha história negativa para varicela e for exposto, assim como os prematuros extremos com menos de 28 semanas ou menos de 1.000 g, devem receber a VZIG;
- VSR: pode ser transmitido por contato direto ou próximo com secreções contaminadas, podendo envolver gotículas ou fômites. O quadro clínico pode ser muito grave, aumentando a morbimortalidade; portanto, recomendam-se precauções de contato durante toda a duração da doença, mesmo nas incubadoras, e excelente lavagem das mãos, além de se implementar o sistema de coorte se houver outros casos.

PACIENTES IMUNODEPRIMIDOS

Em razão dos avanços terapêuticos, esses pacientes têm vivido mais, porém continuam muito suscetíveis a desenvolver infecções, principalmente aqueles que fazem granulocitopenia associada a quimioterapia, além de outros fatores de risco como a perda de barreira da pele e da mucosa, alterações nutricionais e o uso de antimicrobianos de amplo espectro. Algumas medidas, como o isolamento, têm sido tomadas, mas o mais eficiente é que se realize o isolamento em quartos com fluxo de ar laminar e com filtros de alta eficiência (HEPA). Além da necessidade de que todos os artigos que entram em contato com o paciente e a água sejam estéreis, toda a equipe profissional necessita de paramentação completa para entrar no quarto e os alimentos devem ser cozidos. Como essas medidas são caras e trabalhosas, devem ser utilizadas apenas em casos de alto risco com indicação precisa (transplante de medula óssea e anemia aplástica severa).

A utilização de isolamento reverso simples é inefetiva e não recomendada.

PACIENTE QUEIMADO

Esse é outro grupo com grande risco para aquisição de infecções hospitalares, principalmente da própria ferida, em razão da perda de tegumento, presença de tecido necrótico, presença de proteínas séricas e imunodepressão pela injúria térmica. A transmissão dos micro-organismos ocorre pela contaminação das mãos dos profissionais e de artigos contaminados entre pacientes. A prevenção deve ser feita com uso adequado das técnicas de barreira, pois o uso individual de luvas e de aventais impermeáveis tem mostrado diminuição na infecção cruzada entre pacientes queimados, além da utilização de equipamentos individuais como termômetros, estetoscópios, esfignomanômetros, antimicrobianos tópicos, etc.

Tuberculose

O risco da transmissão nosocomial varia conforme as características da instituição, da prevalência local da tuberculose e da efetividade dos programas de controle de infecção. A maior probabilidade de transmissão ocorre por meio de indivíduos com infecção pulmonar ou laríngea, ou por procedimentos como broncoscopia, entubação traqueal, irrigação de abscessos abertos, indução de escarro e tratamento com aerossóis. Como medidas preventivas deve-se isolar os casos suspeitos e os confirmados, as portas devem ser mantidas fechadas e a colocação de mais de um paciente por quarto deve ocorrer apenas se não houver o risco de tuberculose multirresistente. O isolamento só pode ser liberado se houver três baciloscopias negativas consecutivas com 24 horas de intervalo, realizadas após 2 semanas do início do tratamento; para o transporte do paciente deve-se utilizar máscara cirúrgica. As áreas de risco, aquelas nas quais os pacientes recebem cuidados, devem ficar sob pressão negativa em relação aos corredores e áreas adjacentes. Os profissionais de saúde devem usar máscaras N95, em quartos com pacientes suspeitos ou com tuberculose confirmada, em locais de procedimentos médicos que geram muitos aerossóis ou em locais que não há como impedir a inalação de partículas infectantes.

Pacientes com micro-organismos multirresistentes

Esse grupo de pacientes é de extrema importância em relação à disseminação de seus agentes; portanto, requerem apoio administrativo para que se tornem uma prioridade na instituição, necessitando de maior demanda de recursos humanos, da implantação de um programa de monitoração e adesão, da identificação precoce de multirresistência, de programas de educação e treinamento para o risco e prevenção da transmissão. As precauções para esses pacientes incluem a higiene das mãos com álcool gel ou solução antisséptica antes e após o contato com o paciente, luvas e aventais para realização de procedimentos, uso racional de antimicrobianos, evitar tratar colonização, manter vigilância e um bom contato entre o laboratório, o Serviço de Controle de Infecção Hospitalar (SCIH) e a diretoria, além de priorizar o uso de quartos privativos – na impossibilidade, sistema de coorte – e a instituição de precauções de contato por tempo indeterminado.

CONDUTA DIANTE DA EXPOSIÇÃO A VARICELA NO AMBIENTE HOSPITALAR

A varicela apresenta um grande desafio para os profissionais das enfermarias de pediatria e UTI pediátrica, em razão de sua alta infectividade e elevada incidência. O contágio ocorre a partir de 2 dias antes do aparecimento do exantema e o período de incubação dura em média 14 dias, podendo chegar a 21. Em crianças imunocomprometidas o período de incubação pode ser mais curto, e em crianças que receberam gamaglobulina específica hiperimune (VZIG) esse período pode chegar a 28 dias.

Na ocorrência de internação de um paciente com diagnóstico de varicela, as seguintes medidas devem ser aplicadas:

- crianças infectadas: deve-se instituir a precaução específica (aerossóis + contato) imediatamente, desde a observação do pronto-socorro. Caso o paciente não receba alta, essas precauções devem ser mantidas até que todas as lesões estejam em fase de crosta;
- avaliação de comunicantes/contactantes: são considerados comunicantes/contactantes os pacientes internados no mesmo quarto (de 2 a 4 leitos) ou em camas contíguas na enfermaria, pacientes que interagiram no mesmo recinto ou tiveram contato íntimo por no mínimo 1 hora. Os considerados comunicantes/contactantes (pacientes ou profissionais de saúde) devem ser avaliados em relação a seu *status* imunológico (considerados imunes aqueles com história documentada de vacina ou história de doença);
- conduta mediante os comunicantes/contactantes: a vacinação pós-exposição está indicada para controle de surto em ambiente hospitalar, nos comunicantes/contactantes suscetíveis imunocompetentes maiores de 1 ano de idade, preferencialmente nas 72 horas após o contágio. A VZIG é indicada para pacientes imunodeprimidos, recém-nascidos e gestantes, e deve ser aplicada o mais rapidamente possível após o contato, no máximo em 96 horas.

Medidas de precaução

Para os pacientes comunicantes/contactantes deve-se instituir a precaução (aerossóis + contato) do 8º ao 21º dia após a exposição. Caso o paciente tenha recebido a VZIG, a precaução deverá ser estendida até o 28º dia.

Os profissionais considerados comunicantes/contactantes, que comprovadamente nunca tiveram a doença (soronegativos), devem ser afastados ou transferidos para áereas de pouco risco para varicela, do 10º ao 21º dia após a exposição. Muitos serviços realizam vigilância de sintomas, observando sinais de lesões cutâneas, febre ou sinais sistêmicos, sugestivos de varicela.

CARACTERÍSTICAS DE UM SISTEMA DE PRECAUÇÃO E ISOLAMENTO IDEAL

- Utilização do conhecimento atual dos modos de transmissão de patógenos no ambiente hospitalar;
- evitar o isolamento do paciente que não o requer, e permitir o isolamento de todos os que o requerem;
- fácil entendimento por toda a equipe de saúde;
- cumprimento das recomendações técnicas;
- evitar o uso desnecessário de artigos descartáveis;
- ser de menor custo possível;
- interferir minimamente no cuidado ao paciente;
- minimizar o desconforto físico e emocional do paciente.

TABELA 1 INFECÇÕES QUE PODEM SER ENCONTRADAS EM CRIANÇAS INTERNADAS E QUE REQUEREM ALGUM TIPO DE PRECAUÇÃO

Infecção ou micro-organismo	Tipo de precaução	Período
Adenovírus	Gotículas e contato	Durante a doença
Bactérias multirresistentes Colonização/infecção	Contato (a critério da SCIH)	Durante toda a internação
Bronquiolite – VSR/ parainfluenza	Contato	Durante a doença
Caxumba	Gotículas	Até 9 dias após o início da tumefação
Celulite com drenagem não contida	Contato	Durante a doença
Clostridium difficile (colite associada ao antibiótico)	Contato	Durante a doença
Conjuntivite bacteriana Conjuntivite viral	Padrão Contato	Durante a doença
Coqueluche	Gotículas	Terapia eficaz durante 5 dias
Dengue	Padrão	

(continua)

(continuação)

Infecção ou micro-organismo	Tipo de precaução	Período
Enterovirose (coxsackie e echo vírus) Adulto Lactente e pré-escolar	 Padrão Contato	Durante a doença
Epiglotite (*Haemophylus influenzae*)	Gotículas	Terapia eficaz por 24 horas
Escabiose	Contato	Terapia eficaz por 24 horas
Estafilococcia – *S. aureus* Ferida com secreção não contida ou furunculose	Contato	Durante a doença
Estreptococcia – *Streptococcus* do grupo A Ferida com secreção não contida Faringite/escarlatina/ pneumonia	 Contato Gotículas	 Durante a doença Terapia eficaz por 24 horas
Gastroenterite *Campylobacter; Cholera; Criptosporidium* ou em casos de incontinência e uso de fraldas	Contato	Durante a doença
Gastroenterite *Escherichia coli; Shiguella; Salmonella; Yersinia*	Padrão	Durante a doença
Rotavírus	Contato	Durante a doença
Hepatite A Hepatite A – uso de fraldas ou incontinente Hepatite B ou C	Padrão Contato Padrão	Contato durante a doença
Herpes-zóster Localizado em imunossuprimido ou disseminado	Contato + aerossóis	Até todas as lesões se tornarem crostas
Impetigo	Contato	Terapia eficaz por 24 horas

(continua)

(continuação)

Infecção ou micro-organismo	Tipo de precaução	Período
Infecção de ferida cirúrgica com secreção não contida	Contato	Durante a doença
Influenza A, B, C	Gotículas	Durante a doença
Leptospirose	Padrão	
Meningite *Haemophilus influenzae* ou *Neisseria meningitidis* Por outras bactérias, fúngica, tuberculosa	 Gotículas Padrão	Terapia eficaz por 24 horas
Meningococemia	Gotículas	Terapia eficaz por 24 horas
Parvovírus B19: Doença crônica em imunossuprimido Crise aplástica transitória ou de células vermelhas	Padrão Gotículas Gotículas	 Durante a internação Durante 7 dias
Pediculose	Contato	Terapia eficaz por 24 horas
Pneumonia: Adenovírus *Mycoplasma* *Streptococcus* do grupo A em lactentes e pré-escolares Viral em lactentes e pré-escolares	 Contato + gotículas Gotículas Gotículas Contato	 Durante a doença Durante a doença Terapia eficaz por horas Durante a doença
Rubéola congênita	Gotículas Contato	Início do *rash* até 7 dias
Sarampo	Aerossóis	Durante a doença
Tuberculose pulmonar ou laríngea (suspeita ou confirmada)	Aerossóis	3 BAAR + terapia eficaz
Varicela	Aerossóis + contato	Até todas as lesões se tornarem crostas

SCIH: Serviço de Controle de Infecção Hospitalar; VSR: vírus sincicial respiratório; BAAR: bacilos álcool-ácido resistentes.

BRINQUEDOTECA

Existem diversas referências na literatura que demonstram que bactérias patogênicas foram recuperadas a partir de brinquedos utilizados por crianças hospitalizadas.

Os brinquedos utilizados na brinquedoteca devem ser passíveis de limpeza, devendo ser higienizados com água e sabão e desinfecção, com fricção de álcool a 70%. Deve ser evitada a utilização de brinquedos com pelúcia, panos e madeira, que dificultam a limpeza.

Os livros e objetos de papel também devem ser evitados, ou encapados com material que permita a limpeza e desinfecção.

Deve ser instituído protocolo de limpeza da brinquedoteca e dos brinquedos, que deve ser seguido diariamente. Os brinquedos devem ser identificados em recipientes distintos, evitando o cruzamento daqueles que já foram desinfetados com aqueles que ainda deverão passar pelo processo de limpeza e desinfecção.

Os profissionais que atuam na brinquedoteca devem participar dos treinamentos de higiene de mãos e precauções e isolamento.

As crianças devem ser orientadas a higienizar as mãos antes e após as brincadeiras, evitando, assim, a transmissão cruzada de patógenos.

Não se recomenda a utilização da brinquedoteca por crianças que estejam sob qualquer tipo de precaução, por contato ou respiratória. Os recreadores podem realizar as brincadeiras no quarto, desde que utilizem os equipamentos de proteção individual (EPI) de forma adequada e que higienizem rigorosamente as mãos.

BIBLIOGRAFIA

1. Associação Paulista de Estudos e Controle de Infecção Hospitalar. Precauções e isolamento. 2. ed. rev. e ampl. São Paulo: APECIH, 2012.
2. Brasil. Agência Nacional de Vigilância Sanitária. Pediatria: prevenção e controle de infecção hospitalar. Brasília: Ministério da Saúde, 2006.
3. Carvalho ES. Varicella: clinical aspects and prevention. J Pediatr (RJ) 1999; 75(1):S126-34.
4. Center for Disease Control and Prevention (CDC); Hospital Infection Control Practices Advisory Committe. Guideline for isolation: precautions in hospitals. Infect Control Hosp Epidemiol 2007; 17(1):53-80.
5. Jarvis WR. Epidemiology of nosocomial infections in pediatric patients. Pediatr Infect Dis J 1987; 6:344-51.

61 Choque Séptico

Fabíola Peixoto Ferreira La Torre
Eduardo Juan Troster
Gabriela Pereira de Almeida Rossetti

INTRODUÇÃO

O choque séptico, isto é, sepse grave associada à hipotensão não responsiva a volume, continua sendo uma das principais causas de morte na faixa etária infantil. Em pacientes pediátricos com esse diagnóstico, a taxa de mortalidade pode chegar a 40%. Sua incidência nos Estados Unidos é de 0,5/1.000 nas crianças, sendo 100 vezes maior em pacientes com menos de 1 ano de idade, apesar do significativo decréscimo na taxa de mortalidade (97% em 1966, para 10,3%, em 1995). Em estudo realizado no Brasil entre os anos de 1998 e 2005, foi encontrada uma taxa de mortalidade de 20% na faixa etária de 0 a 19 anos.

O objetivo deste capítulo é expor como um pediatra, na sua rotina diária, deve reconhecer e tratar o paciente, a fim de evitar que, de um quadro infeccioso, a criança evolua para um estado de risco mais elevado.

DEFINIÇÃO E ETIOPATOLOGIA

Trata-se de um tipo de choque distributivo, tendo como agente etiológico as bactérias, os fungos, os vírus e os parasitas. É um dos choques mais comuns na infância e, não raramente, apresenta fatores de hipovolemia e/ou falência cardíaca, ou seja, choque hipovolêmico e cardiogênico, respectivamente.

O choque séptico é caracterizado pela diminuição do débito cardíaco (DC), o que prejudica a perfusão tecidual e, consequentemente, o transporte de oxigênio para as células. Seja por aumento da demanda ou por deficiência na entrega de O_2, a perfusão é inadequada em relação às novas necessidades. Assim, há aumento da produção de ácido lático e consequente dano tecidual. A mortalidade na faixa etária pediátrica, após reposição fluídica, está mais associada ao baixo DC que, como nos adultos, à baixa resistência vascular sistêmica.

Como os sinais precoces de sepse podem ser sutis e o choque é uma condição dinâmica, há perigo de essa condição passar despercebida em um pronto-socorro. A base fisiológica para o uso de fármaco que age no sistema cardiovascular está em procurar manter uma perfusão tecidual (PP) próxima do normal.

$$\text{Perfusão tecidual} = \text{PAM} - \text{PVC}/\text{RVS}$$

Em que: PAM = pressão arterial média; PVC = pressão venosa central; RSV = resistência vascular sistêmica.

O DC ainda pode estar diminuído se a RVS estiver aumentada. Já a perfusão para os órgãos nobres pode ser mantida, mesmo com DC baixo, com aumento da resistência vascular sistêmica (RVS) O DC sofre influencia da frequência cardíaca (FC) e do volume de ejeção.

$$\text{DC} = \text{FC} \times \text{Volume de ejeção}$$

Inicialmente, o organismo lança mão de mecanismos compensatórios para manter um suprimento sanguíneo adequado aos órgãos nobres, sobretudo cérebro e coração. Caso não sejam iniciadas medidas terapêuticas efetivas, dentro de um curto período, esses mecanismos deixam de ser efetivos e ocorre a lesão tecidual grave.

TABELA 1 CARACTERÍSTICAS DO CHOQUE SÉPTICO

	Choque quente (hiperdinâmico)	Choque frio (hipodinâmico)
Perfusão periférica	Normal	Cianose/acrocianose
Pele	Quente/seca Instabilidade térmica	Fria/úmida
Respiração	Aumentada	Superficial
Frequência cardíaca	Aumentada	Aumentada
Pulsos	Cheios	Finos
Consciência	Alterada	Rebaixada
Débito urinário	Normal ou diminuído	Oligúria
DC/RVP	DC aumentado RVP diminuída	Inicialmente, diminuição do DC com aumento da RVP. Evolui com diminuição da RVP
Contagem de plaquetas	Trombocitopenia	Trombocitopenia
Saturação venosa de O_2 ($SatvO_2$)	≥ 70%	< 70%
Oxigenação	Hipóxia	Hipóxia
pH	Alcalose respiratória	Acidose metabólica
Glicemia	Hiperglicemia	Hipoglicemia

DC: débito cardíaco; RVP: resitência vascular periférica.

TERMINOLOGIAS

- Síndrome da resposta inflamatória sistêmica (SIRS): decorre de causas infecciosas ou não, sendo caracterizada por pelo menos dois dos critérios abaixo:
  - febre ou hipotermia;
  - taquicardia;
  - taquipneia ou hiperventilação ($PaCO_2 < 32$ mmHg);
  - leucócitos > 12.000 cél/mm³, < 4.000 cél/mm³ ou mais de 10% de células imaturas;

- bacteremia: é a presença de bactérias viáveis na corrente sanguínea, sendo essencial uma hemocultura positiva para o diagnóstico;
- sepse: é a SIRS causada por um processo infeccioso confirmado;
- sepse grave: é a sepse com disfunção orgânica, hipoperfusão ou hipotenção. Como sinais de hipoperfusão, podem-se encontrar:
  - dosagem elevada de ácido lático;
  - oligúria (diurese < 0,5 mL/kg/hora ou < 30 mL/hora);
  - acidose metabólica;
  - hipoxemia (relação $PaO_2/ FiO_2 < 350$);
  - diminuição abrupta do nível de consciência;
- choque séptico: sepse associada a hipotensão que persiste apesar de adequada reanimação hídrica, com nítidos sinais de hipoperfusão. Pacientes que, nessa fase, já estão recebendo drogas vasoativas, podem não apresentar hipotensão, mas têm sinais ou achados laboratoriais de hipoperfusão ou disfunção de órgãos;
- choque refratário a fluidos/dopamina resistente: manutenção dos sinais de choque após mais de 60 mL/kg de fluido na primeira hora (infusão de dopamina de 10 mcg/kg/min);
- choque resistente a catecolaminas: aquele que persiste após introdução de adrenalina e noradrenalina;
- choque refratário: choque mantido após uso de inotrópicos, vasopressores e vasodilatadores, além da manutenção da glicemia e hormonal (tireoide e adrenal);
- disfunção de múltiplos órgãos e sistemas: quando o paciente criticamente enfermo é detectado com disfunção de órgão caracterizada pela incapacidade do indivíduo para manter a homeostase, sem intervenção.

Apesar de as entidades descritas terem definições bem estabelecidas, ainda há controvérsia sobre como realizar o diagnóstico da doença. Não existe comparação entre doentes com certos tipos de infecção, portadores de doença de base e tempo de início da doença, para determinar o melhor manejo terapêutico em cada grupo específico de pacientes.

FASES DO CHOQUE

- Compensado: quando os mecanismos compensatórios ainda mantêm pressão arterial e adequada perfusão de órgãos nobres (cérebro, coração e rins), mas há alteração da perfusão periférica;
- descompensado: falha nos mecanismos compensatórios, com evidente vasodilatação. Assim, há diminuição da perfusão tecidual para manter a função dos diferentes órgãos. O quadro é sempre de uma hipovolemia, absoluta (extravazamento de líquidos por lesão endotelial) ou relativa (vasodilatação);
- refratário: má perfusão periférica, apesar de reposição adequada de volume, oxigenação, correção da acidose e uso de drogas vasoativas.

RECONHECIMENTO DO PACIENTE COM CHOQUE

O rápido reconhecimento dos sinais e sintomas do choque é extremamente importante, pois, assim, mais precoce será o início do tratamento e maior será a probabilidade de recuperação da criança. Qualquer alteração do estado de alerta (inconsciência, sonolência, confusão) em criança com febre deve chamar a atenção para choque séptico.

Sinais de alerta para descompensação

- Palidez, cianose ou pele rendilhada;
- extremidades frias;
- pulso periférico fino (dificuldade de palpação);
- perfusão periférica lentificada (> 3 segundos);
- sudorese fria;
- taquicardia;
- diminuição da diurese.

Com a evolução do quadro de choque, pode haver:

- taquipneia, taquidispneia e/ou respiração acidótica;
- alteração de comportamento (desde irritabilidade até coma, sendo importante notar a atividade da criança);
- hipotensão (sinal de gravidade);
- distensão abdominal (má perfusão tecidual);

- cianose periférica;
- acidose metabólica.

Em poucos segundos, com inspeção e palpação da criança, pode-se detectar os primeiros sinais mencionados. Todos eles são explicados pelo baixo DC e pelo lançamento dos mecanismos de compensação. Não é necessário haver hipotensão para se fazer o diagnóstico de choque em fase inicial (exceto em prematuro).

A velocidade com que o quadro de choque séptico progride (Tabela 2) depende da imunidade do paciente e virulência do agente etiológico.

TABELA 2 PROGRESSÃO DO PACIENTE PARA O CHOQUE SÉPTICO (APROXIMADAMENTE 48 HORAS)

Fase I/infecção	Fase II	Fase III
Regulação anormal da temperatura	Enchimento capilar rápido	Hipotensão
Fadiga/indisposição/prostração	Pulsos periféricos amplos	Taquicardia
Sensação de frio	Taquicardia	Pulsos finos
Ansiedade/irritabilidade	Taquipneia	Extremidades frias
	Alcalose respiratória ou acidose metabólica	Livedo reticular Taquipneia
	Hipoxemia	Oligúria
	Irritabilidade/sonolência	Nível de consciência rebaixado
	Inapetência	

EXAMES LABORATORIAIS

Não são imprescindíveis para o início do tratamento, mas auxiliam na condução. Deve-se colher gasometria arterial, hemograma, secreções, coagulograma, ionograma, glicemia, função renal e proteínas totais e frações, além de solicitar exames específicos que ajudem na detecção do foco de infecção.

A gasometria, além de avaliar a ventilação e a oxigenação, permite analisar a intensidade da hipoperfusão tecidual (consumo de bicarbonato e consequente acidose metabólica). O ecocardiograma é útil para determinar a função miocárdica em crianças com choque séptico.

MONITORAÇÃO

Todo paciente com sinais de choque deve ter monitoração médica e de enfermagem rigorosa. Assim, amplitude do pulso, FC, pressão arterial (PA), temperatura, frequência respiratória (FR) e quantificação de diurese (avaliar necessidade de sondagem vesical de demora) devem, obrigatoriamente, fazer parte desse controle. Em pacientes em fase inicial da sepse ou com choque séptico compensado, essas medidas, quando bem feitas, são suficientes para garantir a segurança e eficácia do tratamento.

Em pacientes mais graves, é recomendada monitoração invasiva de PA e da pressão venosa central. O uso do cateter de Swan-Ganz em pacientes pediátricos é discutível em razão de seus riscos. Seus benefícios podem ser substituídos por ecocardiogramas seriados.

TRATAMENTO

A intervenção precoce na primeira hora do choque está associada à diminuição da mortalidade dos pacientes pediátricos. Deve-se iniciar, o mais rápido possível, a reposição volêmica adequada, a oferta de oxigênio e a antibioticoterapia. O início precoce da antibioticoterapia está associado ao aumento da sobrevivência. A antibioticoterapia é empírica e deve abranger o maior número possível de patógenos envolvidos no tipo de infecção suspeitada. Em 24 a 48 horas, deve-se reavaliar o antibiótico, com base no resultado das culturas.

O prognóstico do paciente com sepse grave depende da recuperação da microcirculação, da função dos órgãos e da resposta imune. Assim, os antibióticos são coadjuvantes no tratamento, pois não intervêm sobre a resposta imunológica. A obtenção de um acesso venoso calibroso é de fundamental importância para se iniciar a reposição volêmica adequada. Esse acesso pode ser periférico, profundo ou intraósseo.

A administração de mais 60 mL/kg de volume na primeira hora de tratamento tem demonstrado redução significativa da mortalidade nos quadros de sepse em crianças. O fluido de escolha é o cristaloide (soro fisiológico ou Ringer lactato), em alíquotas de 10 a 20 mL/kg em 10 a 20 minutos, de maneira prudente, avaliando-se sempre o aparecimento ou não de sinais de insuficiência cardíaca congestiva (p.ex., estertoração pulmonar, rebaixamento de fígado). Deve-se reavaliar perfusão/diurese ao final de cada expansão, observando sua necessidade de manutenção. Sempre reavaliar o paciente pensando na resposta à terapia e planejando o próximo passo. É importante lembrar que a condição do choque séptico é dinâmica. Caso não haja melhoras dos sinais de choque, deve-se iniciar com drogas vasoativas.

Concomitantemente à fluidoterapia, deve-se ofertar oxigênio inalatório na maior concentração possível, visando a manter a pO_2 entre 65 e 70 mmHg. Se sinais de insuficiência respiratória aguda aparecerem, procede-se à entubação orotraqueal. A opção pela ventilação mecânica, primariamente, deve ser feita em dados de sinais clínicos, não sendo necessário aguardar alterações laboratoriais que justifiquem esse procedimento. Para tanto, utilizam-se drogas que não instabilizem mais o paciente, dando preferência pelo uso de cetamina.

A manutenção da saturação venosa central (> 70%) está associada à melhora do prognóstico. Aumento na oferta de oxigênio durante sepse e choque séptico é muito importante para evitar que ocorra falência de múltiplos órgãos. A entrega de O_2 pode ser maximizada aumentando-se o DC, a concentração de hemoglobina no plasma e a saturação de oxigenação arterial.

Deve-se ter atenção para hipoglicemia e hipocalcemia, situações comuns no choque, e sempre corrigi-las. O paciente com sinais de choque deve ser transferido para unidade de terapia intensiva (UTI), mas somente depois de estabilizado. Enquanto a vaga não for liberada, os cuidados devem ser iniciados onde o paciente estiver, seja em pronto-socorro ou em enfermaria.

O objetivo do tratamento é conseguir tempo de enchimento capilar inferior a 2 segundos, pulsos cheios, extremidades aquecidas, débito urinário superior a 1 mL/kg/hora e nível de consciência normal.

FIGURA 1 Algoritmo do tratamento da sepse.

ECMO: *extracorporeal membran oxigenation*; PA: pressão arterial.

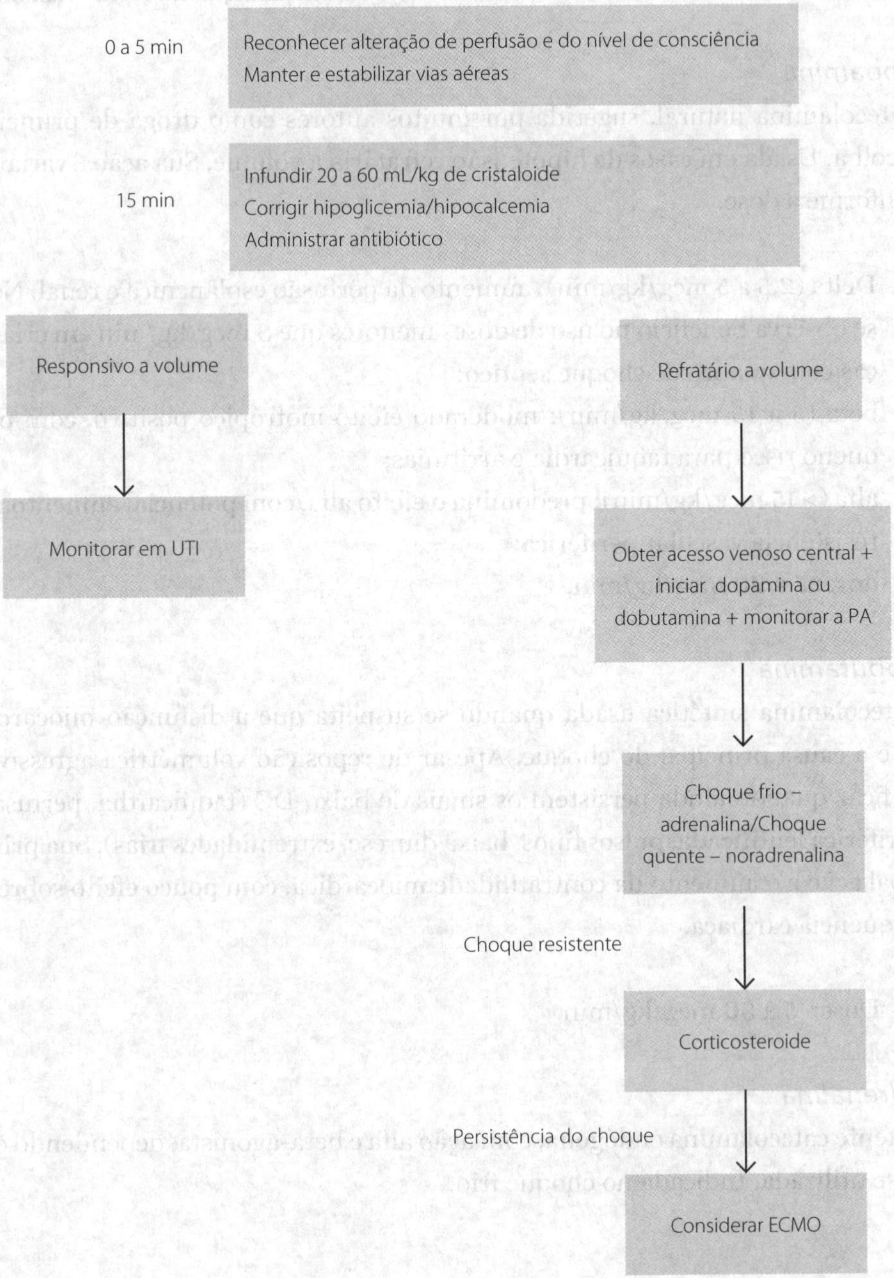

Drogas vasoativas

São classificadas em inotrópicos, vasopressores, vasodilatadores e inodilatadores. A escolha da droga inicial será baseada em alterações clínicas, como comprometimento cardiovascular e aumento ou diminuição do tônus vascular.

Dopamina

Catecolamina natural, sugerida por muitos autores como droga de primeira escolha. Usada em casos de hipotensão refratária a volume. Sua ação é variável conforme a dose.

- Delta (2,5 a 5 mcg/kg/min): aumento da perfusão esplâncnica e renal. Não se observa benefício no uso de doses menores que 3 mcg/kg/min em crianças com quadro de choque séptico;
- beta (5 a 15 mcg/kg/min): moderado efeito inotrópico positivo, com pequeno risco para taquicardia e arritmias;
- alfa (> 15 mcg/kg/min): predomina o efeito alfa, com potencial aumento na resistência vascular periférica;
- dose: 5 a 20 mcg/kg/min.

Dobutamina

Catecolamina sintética usada quando se suspeita que a disfunção miocárdica é a causa principal do choque. Apesar de reposição volumétrica agressiva, é eficaz quando ainda persistem os sinais de baixo DC (taquicardia, perfusão periférica lentificada, pulsos finos, baixa diurese, extremidades frias). Sua principal ação é o aumento da contratilidade miocárdica, com pouco efeito sobre a frequência cardíaca.

- Dose: 5 a 30 mcg/kg/min.

Adrenalina

Potente catecolamina endógena, com ação alfa e beta-agonista, dependendo da dose utilizada. Indicada no choque frio.

- Dose:
  - 0,05 a 0,2 mcg/kg/min: ação beta com moderado efeito alfa;
  - 0,2 a 1 mcg/kg/min: predominam os efeitos alfa.

Noradrenalina

Também é uma catecolamina endógena, sendo usada no choque quente, ou seja, quando há predomínio da vasodilatação (pacientes apresentam pressão diferencial aumentada). Tem, predominantemente, efeito alfa, levando a uma potente vasoconstrição. Sua principal vantagem está em manter uma elevada pressão diastólica e a perfusão coronariana.

- Dose: 0,1 a 2 mcg/kg/min.

Milrinona

Tem efeito inotrópico associado a uma ação vasodilatadora; portanto, sem efeito vasopressor. É uma alternativa em caso de falência miocárdica. Classificada como inodilatador, tem mecanismo de ação diferente das catecolaminas. Como desvantagens, pode levar a hipotensão, plaquetopenia e arritmias (com uso prolongado).

- Dose: 0,25 a 0,75 mcg/kg/min.

Isoproterenol

Não está disponível no mercado nacional e, por isso, é pouco utilizado. É um inotrópico e cronotrópico potente, com ação vasodilatadora periférica e pulmonar.

- Dose: 0,1 a 1,5 mcg/kg/min.

Nitroprussiato de sódio

Usado quando há sinais de vasoconstrição, com aumento da resistência vascular periférica e depressão da contratilidade miocárdica.

- Dose: 0,3 a 3 mcg/kg/min.

Nota: como calcular dose contínua em mcg/kg/min

$$\frac{\text{Dose desejada} \times \text{peso (kg)} \times 1{,}44 = \text{dose da droga (mL)}}{\text{Concentração da droga (mg/mL)}}$$

Completa-se a solução para 24 mL, tendo-se: 1 mL/hora = XX mcg/kg/min

Exemplo: paciente de 7 kg e no qual se deseja calcular uma dopamina de 5 mcg/kg/min, lembrando que cada mL de dopamina tem 5 mg.

$$(5 \times 7 \times 1{,}44) / 5 = 10 \text{ mL}$$

E, portanto, completa-se a solução com 14 mL de SG 5%: cada 1 mL dessa solução fornecerá 5 mc/kg/min de dopamina ao paciente.

Terapêuticas em estudos, ainda sem comprovação científica

- Corticosteroide (em dose de 100 mg/m²/dia);
- anticorpos monoclonais antiendotoxina;
- anticorpos antifator de necrose tumoral;
- ibuprofeno endovenoso;
- antagonistas de receptores de interleucina 1;
- plasmaférese;
- ECMO (*extracorporeal membran oxigenation*).

BIBLIOGRAFIA

1. Brierley J, Carcillo JA, Choong K, Cornell T, Decaen A, Deymann A et al. Clinical practice parameters for hemodynamic support of pediatric and neonatal septic shock: 2007 update from the American College of Critical Care Medicina. Critical Care Medicine 2009; 37(2):666-88.
2. Dellinger RP, Levy MM, Carlet JM, Bion J, Parker MM, Jaeschke R et al. Surviving sepsis campaing: international guidelines for management of severe sepsis and septic shock, 2008. Crit Care Med 2008; 36(1):296-327.
3. Garcia PCR, Piva JP, Martha VF. Tratamento do choque na criança. J Pediatr 1999; 75:185-97.

4. Han YY, Carcillo JA, Dragotta MA. Early reversal of pediatric-neonatal septic schock by community physicians is associated with improved outcome. Pediatrics 2003; 112:793-9.
5. Kanter RK, Zimmerman JJ, Strauss RH, Stoeckel KA. Pediatric emergency intravenous accesss. Evaluation of a protocol. Am J Disearse Child 1986; 140:132-4.
6. Tobin JR, Wetzel RC. Shock and multi-organ system failure. In: Rogers MC, Helfaer MA. Textbook of pediatric intensive care. 3.ed. Baltimore: Williams & Wilkins, 1990. p.324-515.
7. Watson RS, Carcillo JA, Linde-Zwirble WT. The epidemiology of severe sepsis in children in United States. Am J Resp Crit Care Med 2003; 167:695-701.
8. Wong HR, Nowak JE, Standage SW, Oliveira CF. Sepsis. In: Fuhrman BF (ed.). Pediatric critical care. 4.ed. St. Louis: Mosby, 2011. p.1-11.

9 Nutrição e Doenças do Trato Gastrointestinal

62 Terapia Nutricional no Paciente Criticamente Doente

Andrea Kussama Matsunaga

Roberta Machado Rissoni Laporte

INTRODUÇÃO

A nutrição adequada após o nascimento, durante a infância e a adolescência é essencial para promover o crescimento adequado.[1] As necessidades nutricionais variam de acordo com a etapa de crescimento; contudo, as crianças internadas em unidades de terapia intensiva (UTI) pediátrica requerem atenção especial em razão do risco de desnutrição, especialmente nos pacientes com internação prolongada. A resposta metabólica do paciente crítico e a dificuldade em ofertar adequado suporte nutricional durante a internação na UTI pediátrica são os principais fatores que contribuem para a desnutrição em crianças. A resposta metabólica ao estresse, às cirurgias ou aos processos inflamatórios não pode ser estimada com precisão no paciente crítico, sendo o *underfeeding* e *overfeeding* comuns em pacientes em UTI pediátrica.[2]

AVALIAÇÃO NUTRICIONAL

Recomendações

- Crianças admitidas na UTI pediátrica devem ser avaliadas para identificar os pacientes desnutridos e aqueles com maior potencial de desnutrição (Tabela 1);
- avaliação nutricional é essencial para definir um plano nutricional em todos os pacientes, mas principalmente nos desnutridos.

A avaliação nutricional, geralmente, é realizada por meio da história clínica, do exame físico e das medidas antropométricas, e leva em consideração as curvas de crescimento da Organização Mundial da Saúde (OMS).[3] Rotineiramente, o peso é um índice importante para avaliação nutricional; porém, no paciente grave esse fator pode sofrer influência da reposição fluídica, hipervolemia e diurese.

TABELA 1 CRIANÇAS COM ALTO RISCO DE ALTERAÇÕES METABÓLICAS QUE DEVEM SER AVALIADAS QUANTO AO GASTO ENERGÉTICO BASAL NA UTI PEDIÁTRICA[2]
Baixo peso (IMC < 5% percentil para idade), com risco de sobrepeso (IMC > 85% percentil para idade) ou sobrepeso (IMC > 95% percentil para idade)
Crianças com perda ou ganho de peso > 10% durante a internação na UTI pediátrica
Falha em atingir a meta calórica prescrita
Falha no desmame ou necessidade de escalonar o suporte ventilatório
Necessidade de relaxante muscular > 7 dias
Trauma neurológico com evidência de disautonomia
Pacientes oncológicos, incluindo crianças com transplante de células-tronco ou medula óssea
Crianças com queimadura
Crianças que necessitam de suporte ventilatório mecânico > 7 dias
Crianças em estado hipermetabólico, como estado de mal epiléptico, hipertermia, SIRS, estado disautonômico, etc., ou hipometabólico, como hipotermia, hipotireoidismo, coma induzido por fenobarbital ou midazolam, etc.
Qualquer paciente com tempo de estadia na UTI pediátrica > 4 semanas pode se beneficiar da calorimetria indireta para atingir a adequada ingestão nutricional

IMC: índice de massa corpórea; SIRS: síndrome da resposta inflamatória sistêmica.

Os marcadores inflamatórios também não são bons indicadores do estado nutricional atual. A albumina sérica apresenta *pool* elevado e meia-vida longa (14 a 20 dias); portanto, independentemente do estado nutricional, a concentração sérica pode ser afetada pela infusão de albumina, desidratação, sepse, trauma e disfunção hepática. A pré-albumina é um bom marcador da proteína visceral, tem meia-vida de 24 a 48 horas, embora não seja um bom marcador do estado nutricional atual, pois o nível sérico pode estar diminuído em doenças hepáticas e falsamente elevado na insuficiência renal.[2] Assim, as proteínas viscerais, como albumina e pré-albumina, não refletem com precisão o estado nutricional e a resposta da intervenção nutricional durante o processo inflamatório.

NECESSIDADE ENERGÉTICA

A necessidade energética deve atender as necessidades de cada paciente (taxa de metabolismo basal, atividade física, crescimento e correção de desnutrição preexistente).

O ideal é avaliar o gasto energético de acordo com o curso da doença e determinar a necessidade energética de cada criança na UTI pediátrica. O gasto energético pode ser estimado com algumas fórmulas, apesar de não ser a maneira mais desejável.

De modo geral, a oferta basal para um lactente sadio é 100 kcal/kg/dia, mantendo uma relação nitrogênio: calorias não proteicas entre 1:150 e 1:200. A oferta para lactentes em estresse metabólico é 57 kcal/kg/dia, com uma oferta proteica maior com relação nitrogenada entre 1:100 e 1:150.[4]

Para calcular a taxa do metabolismo basal, recomendam-se utilizar as fórmulas da OMS e, especialmente, de Schofield (Tabela 2) para crianças menores de 10 anos de idade. Para crianças a partir de 10 anos, é recomendado o uso das fórmulas de Harris Benedict (Tabela 3), OMS e Schofield.[5]

É recomendado estimar o gasto energético basal, principalmente de pacientes desnutridos ou com alterações metabólicas pela calorimetria indireta, e atentar-se para os desbalanços entre a energia gasta e a ofertada para evitar *overfeeding* e *underfeeding* nessa população.[2,5-7] Entretanto, essa medida não é realizada rotineiramente na maioria dos serviços pediátricos.

TABELA 2 FÓRMULAS PARA CALCULAR A TAXA DE METABOLISMO BASAL			
Idade	**Sexo**	**Schofield**[8]	**OMS**[9]
0 a 3 anos	Masculino	0,167 P + 1517,4 E – 617,6	60,9 P – 54
	Feminino	16,252 P + 1023,2 E – 413,5	61 P – 51
3 a 10 anos	Masculino	19,59 P + 130,3 E + 414,9	22,7 P + 495
	Feminino	16,969 P + 161,8 E + 371,2	22,5 P + 499
10 a 18 anos	Masculino	16,25 P + 137,2 E + 515,5	17,5 P + 651
	Feminino	8,365 P + 465 E + 200	12,2 P + 746

OMS: Organização Mundial da Saúde; P: peso (kg); E: estatura (cm).

TABELA 3 FÓRMULA PARA CÁLCULO DA TAXA DE METABOLISMO BASAL DE HARRIS BENEDICT[10]		
Idade	**Sexo**	
10 a 18 anos	Masculino	66,47 + 13,75 P + 5 E – 6,76 I
	Feminino	655,10 + 9,56 P + 1,85 E – 4,68 I

P: peso (kg); E: estatura (cm); I: idade (anos).

NECESSIDADE HÍDRICA

A água é essencial para o transporte de nutrientes e metabólitos e corresponde a maior parte da massa corpórea em qualquer idade. A necessidade hídrica é muito alta no período neonatal e diminui conforme o avanço da idade, a diminuição da taxa metabólica e a velocidade de crescimento.[5]

No período neonatal, os fatores ambientais são os principais responsáveis pelo aumento das perdas insensíveis. Nos prematuros de muito baixo peso, devem-se utilizar incubadoras umidificadas de parede dupla, protetores plásticos e umidificador na ventilação mecânica para diminuir as perdas insensíveis e monitorar a perda de peso nos primeiros 3 a 5 dias de vida, a fim de evitar a oligúria inferior a 0,5 mL/kg/h por mais de 8 a 12 horas (Tabela 4).

Nos lactentes e crianças maiores, a necessidade hídrica depende da taxa de metabolismo da água, que é maior. Consiste na manutenção da necessidade diária, reposição das perdas (perdas insensíveis, urinárias e fecais) e reposição dos déficits. Aumenta durante febre, hiperventilação, hipermetabolismo e acréscimo das perdas gastrointestinais e diminui na insuficiência renal e insuficiência cardíaca congestiva (Tabela 5). Na UTI pediátrica, deve-se ter cuidado com a sobrecarga hídrica.

TABELA 4 NECESSIDADE HÍDRICA NA PRIMEIRA SEMANA PÓS-NATAL (mL/kg/dia)[5]

Dias após nascimento	1° dia	2° dia	3° dia	4° dia	5° dia	6° dia
RNT	60 a 120	80 a 120	100 a 130	120 a 150	140 a 160	140 a 180
RNPT > 1.500 g	60 a 80	80 a 100	100 a 120	120 a 150	140 a 160	140 a 160
RNPT < 1.500 g	80 a 90	100 a 110	120 a 130	130 a 150	140 a 160	160 a 180

RNT: recém-nascido a termo; RNPT: recém-nascido pré-termo.

TABELA 5 NECESSIDADE HÍDRICA EM CRIANÇAS E ADOLESCENTES[11]

Peso corpóreo (kg)	Necessidade hídrica (mL/kg/dia)
Até 10 kg	100 mL/kg/dia
11 a 20 kg	1.000 mL + 50 mL/kg para cada kg > 10 kg
> 20 kg	1.500 mL + 20 mL/kg para cada kg > 20 kg

PROTEÍNA

A necessidade proteica no paciente gravemente doente é mais alta que na criança sadia (Tabela 6), pois as alterações metabólicas nesse estado provocam profundas modificações que induzem ao hipercatabolismo proteico.[12,13]

Nas crianças gravemente doentes, a atrofia muscular está associada a biossíntese diminuída (hipoanabolismo), proteólise aumentada (hipercatabolismo) ou a concomitância de ambos. A baixa ingestão alimentar também contribui para a desnutrição desses pacientes, por isso há necessidade de aumentar a oferta proteica para otimizar a síntese proteica por meio da melhora do balanço nitrogenado.

Em recente revisão sobre a suplementação proteica em pacientes em ventilação mecânica em UTI pediátrica, observou-se a necessidade mínima de 57 kcal/kg/dia e 1,5 g/kg/dia de proteína para alcançar o balanço proteico positivo.[4]

TABELA 6 NECESSIDADE PROTEICA EM PACIENTES GRAVEMENTE DOENTES[2]

Idade	Proteína
0 a 2 anos	2 a 3 g/kg/dia
2 a 13 anos	1,5 a 2 g/kg/dia
13 a 18 anos	1,5 g/kg/dia

CARBOIDRATOS

Os carboidratos são a principal fonte de energia, sendo que a maior parte é disponibilizada para os tecidos periféricos na forma de glicose. A glicose é utilizada por todas as células e serve como combustível metabólico para músculo, fígado, coração, rins e intestino e é fonte de energia obrigatória para o cérebro, a medula renal e os eritrócitos.[5]

A oferta de glicose deve corresponder de 60 a 75% das calorias não proteicas. A suplementação basal de glicose varia de 2 mg/kg/min nos adultos a 8 mg/kg/min nos prematuros (Tabela 7). Contudo, a oferta de glicose não deve ultrapassar 5 mg/kg/min nos pacientes graves.

É fundamental monitorar a glicemia durante toda a internação do paciente em UTI pediátrica, pois a hiperglicemia é comum na criança gravemente doente. Futuros estudos são necessários para o manejo do uso de insulina no controle glicêmico, visto que no paciente pediátrico o risco de hipoglicemia é alto.[14]

TABELA 7 RECOMENDAÇÃO DA SUPLEMENTAÇÃO PARENTERAL DE GLICOSE (g/kg/dia)				
	Dia 1	**Dia 2**	**Dia 3**	**Dia 4**
Até 3 kg	10	14	16	18
3 a 10 kg	8	12	14	16 a 18
10 a 15 kg	6	8	10	12 a 14
15 a 20 kg	4	6	8	10 a 12
20 a 30 kg	4	6	8	< 12
> 30 kg	3	5	8	< 10

TABELA 8 CONSUMO MÍNIMO DE GLICOSE PELO SISTEMA NERVOSO CENTRAL	
Faixa etária	**Consumo de glicose (VIG)**
Recém-nascido	8
1 ano de idade	7
5 anos de idade	4,7
Adolescente	1,9
Adulto	1

VIG: velocidade de infusão da glicose.

TABELA 9 CONSEQUÊNCIAS DA OFERTA EXCESSIVA DE GLICOSE[5]
Hiperglicemia
Aumento da lipogênese e deposição de gordura nos tecidos, ocasionando esteatose hepática e aumento na produção de VLDL pelo fígado
Aumento na produção de CO_2 e volume minuto
Comprometimento do metabolismo proteico
Aumento da mortalidade relacionada a infecções em pacientes adultos em UTI

VLDL: lipoproteínas de densidade muito baixa.

LIPÍDIOS

Os lipídios são constituintes das membranas celulares, armazenam vitaminas, originam moléculas mensageiras, como hormônios e prostaglandinas, e são considerados moduladores do sistema imunológico. Também são importante fonte de energia, permitindo a redução no uso de carboidratos com consequente diminuição da produção de CO_2.

De acordo com as recomendações da European Society of Paediatric Gastroenterology, Hepatology and Nutrition (ESPGHAN)/European Society for Clinical Nutrition and Metabolism (ESPEN)/European Society of Paediatric Research (ESPR), a oferta mínima de ácido linoleico é 0,25 g/kg/dia nos pacientes prematuros e 0,1 g/kg/dia nos lactentes e nas crianças maiores. A oferta lipídica deve ser iniciada com 1 g/kg/dia.[2] O aumento gradual da infusão de 0,5 a 1 g/kg/dia pode facilitar a monitoração da hipertrigliceridemia, que não deve ultrapassar o máximo de 3 a 4 g/kg/dia nos lactentes (velocidade 0,13 a 0,17 g/kg/h) e 2 a 3 g/kg/dia nas crianças maiores (velocidade 0,08 a 0,13 g/kg/h).[5]

O *turnover* de lipídios, geralmente, está acelerado no paciente criticamente doente, cirúrgico e traumatizado, devendo constituir na primeira fonte de energia nesse grupo.

Os níveis de triglicérides aceitáveis durante a infusão de lipídios são 250 mg/dL nos recém-nascidos e 300 a 400 mg/dL nas crianças maiores.

ELETRÓLITOS

TABELA 10 NECESSIDADES DIÁRIAS DE ELETRÓLITOS[15]

Eletrólito	Neonatos	Lactentes/crianças	Adolescentes
Sódio	2 a 5 mEq/kg	2 a 6 mEq/p cal	2 a 6 mEq/p cal
Cloro	1 a 5 mEq/kg	2 a 5 mEq/p cal	2 a 5 mEq/p cal
Potássio	1 a 4 mEq/kg	2 a 3 mEq/p cal	2 a 3 mEq/p cal
Cálcio	3 a 4 mEq/kg	1 a 2,5 mEq/p cal	10 a 20 mEq/dia
Fósforo	1 a 2 mMol/kg	0,5 a 1 mMol/p cal	10 a 40 mEq/dia
Magnésio	0,3 a 0,5 mEq/kg	0,3 a 0,5 mEq/p cal	10 a 30 mEq/dia

p cal: peso calórico.

TABELA 11 RECOMENDAÇÕES DE VITAMINAS POR VIA PARENTERAL EM LACTENTES E CRIANÇAS[15]		
Vitamina	**RNPT (dose/kg)**	**RNT e crianças (dose diária)**
A (UI)	1.640	2.300
E (mg)	2,8	7
K (mcg)	80	200
D (UI)	160	160
Ácido ascórbico – C (mg)	25	80
Tiamina – B1 (mg)	0,35	1,2
Riboflavina – B2 (mg)	0,15	1,4
Piridoxina – B6 (mg)	0,18	1
Niacina – B3 (mg)	6,8	17
Pantotenato – B5 (mg)	2	5
Biotina – B7 (mcg)	6	20
Folato – B9 (mcg)	56	140
Cianocobalamina B12 (mcg)	0,3	1

RNPT: recém-nascido pré-termo; RNT: recém-nascido a termo.

TABELA 12 RECOMENDAÇÕES DE OLIGOELEMENTOS POR VIA PARENTERAL[15]				
Mineral-traço	**Lactentes**			
	Pré-termo (mcg/kg/dia)	**Termo (mcg/kg/dia)**	**Crianças (mcg/kg/dia)**	**Dose máxima (mcg/dia)**
Zinco	400	250 (< 3 meses) 100 (> 3 meses)	50	5.000
Cobre	20	20	20	300
Selênio	2	2	2	30
Cromo	0,2	0,2	0,2	5
Manganês	1	1	1	50
Molibdênio	0,25	0,25	0,25	5
Iodo	1	1	1	1

TERAPIA NUTRICIONAL

Nutrição enteral

A nutrição enteral é a via preferencial no paciente criticamente doente com o sistema digestivo funcionante e deve ser iniciada entre 24 e 48 horas da admissão na UTI pediátrica.[2,6]

A nutrição enteral precoce parece ser bem tolerada nos pacientes críticos e está associada a obtenção mais rápida dos objetivos nutricionais. Além disso, a sua otimização tende a diminuir o uso da nutrição parenteral com potencial diminuição de custos e complicações infecciosas.

Vias de administração

Não há dados suficientes para recomendar o uso rotineiro da via gástrica ou pós-pilórica para nutrição enteral na criança criticamente doente. Entretanto, a via pós-pilórica tem sido utilizada para melhorar a tolerância nos pacientes com choque séptico apesar de sua segurança não ter sido comprovada.[16]

Tipo de dieta

A escolha da dieta depende principalmente da idade do paciente, das doenças associadas e da função do trato gastrointestinal.[17,18]

- Fórmulas poliméricas: nutrição completa composta de micronutrientes na forma de proteína intacta, triglicérides e polímeros de carboidratos, além de vitaminas, minerais, oligoelementos e, em alguns casos, fibra. É a fórmula mais usada em nutrição enteral;
- fórmulas monoméricas: nutrição completa composta de proteínas na forma de peptídeos e/ou aminoácidos, gorduras na forma de triglicéride de cadeia longa (TCL) ou uma mistura de triglicéride de cadeia longa e média (TCL/TCM) e carboidratos na forma de maltodextrina e oligossacarides de glicose, além de vitaminas, minerais e oligoelementos. Essas fórmulas são indicadas para pacientes com comprometimento na digestão e absorção e, também, para pacientes em estado grave, em uso de drogas vasoativas ou desnutridos, embora não se saiba se são mais vantajosas. Ademais, apresentam custo 10 vezes mais alto que as fórmulas poliméricas.[19,20]

A forma de administração preferível é a intermitente, na qual a dieta é infundida em 2 horas com pausa de 1 hora; porém, em pacientes graves e/ou com acentuado comprometimento da função digestiva e absortiva, pode-se optar pela administração contínua.[21] Em algumas situações em que existe dificuldade em progredir a dieta tanto contínua quanto intermitente, o uso de pró-cinéticos pode ser considerado.

Nutrição parenteral

A nutrição parenteral deve ser iniciada em pacientes com impossibilidade de uso do trato gastrointestinal ou quando a nutrição enteral isolada não atingir a meta nutricional estabelecida em aproximadamente 5 a 7 dias.[6] Esse período pode ser abreviado nos pacientes desnutridos e no período neonatal.[2,22] Sua indicação deve ser criteriosa, em razão do elevado risco de infecção e lesão hepática na administração prolongada.

TABELA 13 COMPLICAÇÕES METABÓLICAS DA NUTRIÇÃO PARENTERAL TOTAL E SUAS PROVÁVEIS ETIOLOGIAS[18]

Complicação	Etiologia provável
Desordens relacionadas à capacidade metabólica do paciente	
Hiperglicemia	Aporte excessivo (concentração ou taxa de infusão excessiva) e mudança do estado metabólico (infecção, estresse cirúrgico)
Hipoglicemia	Cessação abrupta da infusão
Azotemia	Aporte excessivo de nitrogênio
Distúrbios eletrolíticos	Aporte inadequado ou excessivo
Distúrbios minerais	Aporte inadequado ou excessivo
Distúrbios vitamínicos	Aporte inadequado ou excessivo
Deficiência de ácidos graxos essenciais	Falha no fornecimento de ácidos graxos essenciais
Hiperlipidemia	Aporte excessivo e mudança do estado metabólico (estresse, sepse)

(continua)

(continuação)

Desordens relacionadas aos componentes da infusão	
Complicação	**Etiologia provável**
Acidose metabólica	Uso de sais de hidroclorida dos aminoácidos (p.ex., cisteína)
Hiperamonemia	Aporte inadequado de arginina
Aminograma plasmático anormal	Aminoácidos padrão como fonte de nitrogênio
Distúrbios hepáticos	Desconhecida; etiologias sugeridas incluem prematuridade, desnutrição, sepse, estimulação inadequada do fluxo biliar, efeitos tóxicos dos aminoácidos, deficiência de aminoácidos específicos, aporte excessivo de aminoácidos e/ou de carboidratos e resposta não específica à falta de alimentação enteral

TABELA 14 PROGRAMA DE MONITORAÇÃO SUGERIDO DURANTE A NUTRIÇÃO PARENTERAL TOTAL[18]

Variáveis a serem monitoradas	Frequência sugerida (por semana)	
	Período inicial*	**Período posterior**
Variáveis de crescimento		
Peso	7	7
Comprimento	1	1
Circunferência da cabeça	1	1
Variáveis metabólicas		
Eletrólitos plasmáticos	3 a 4	2
Cálcio, magnésio e fósforo plasmático	2	1
Equilíbrio acidobásico do sangue	3 a 4	1
Ureia sanguínea	2	1
Albumina plasmática	1	1
Provas de função hepática	1	1
Lipídios séricos	3/dia	1
Hemoglobina	2	2
Glicose urinária	2 a 6/dia	2/dia
Variáveis para detecção de infecção		
Observações clínicas (atividade, temperatura, etc.)	Diário	Diário
Contagem de leucócitos	Conforme indicado	Conforme indicado
Culturas	Conforme indicado	Conforme indicado

*Período inicial é o tempo durante o qual o aporte desejado de energia está sendo alcançado ou o(s) momento(s) de instabilidade metabólica.

REFERÊNCIAS BIBLIOGRÁFICAS

1. Cappini LZ, Sampaio H, Marco D. Recomendações Nutricionais para Crianças em Terapia Nutricional Enteral e Parenteral. Sociedade Brasileira de Nutrição Parenteral e Enteral, Associação brasileira de Cirurgia Pediátrica, Sociedade Brasileira de Clínica Medica e Associação Brasileira de Nutrologia. Projeto Diretrizes, 2011.
2. Mehta NM, Compher C, A.S.P.E.N. Board of Directors. A.S.P.E.N. Clinical guidelines: Nutrition support of the critically ill child. JPEN J Parenter Enteral Nutr 2009; 33:260-76.
3. Brasil. Política Nacional de Alimentação e Nutrição. Sistema de Vigilância Alimentar e Nutricional – SISVAN. Disponível em: http:// nutricao.saude.gov.br/ sisvan.php. Acessado em: janeiro de 2013.
4. Bechard LJ et al. Systematic review of the influence of energy and protein intake on protein balance in critically ill children. J Pediatr 2012; 161(2):333-9.
5. Koletzko B, Goulet O, Hunt Joanne, Krohn K, Shamir R. Guidelines on Pediatric Parenteral Nutrition of the European Society of Paediatric Gastroenterology, Hepatology and Nutrition (ESPGHAN) and European Society for Clinical Nutrition and Metabolism (ESPEN), Supported by the European Society of Paediatric Research (ESPR). J Pediatr Gastroenterol Nutr; 2005; 41(Suppl. 2):S1-85.
6. Skillman HE, Mehta NM. Nutrition therapy in the critically ill child. Curr Opin Crit Care 2012; 18:192-8.
7. Letton RW, Chwals WJ, Jamie A, Charles B. Early postoperative alterations in infant energy use increase the risk of overfeeding. Journal of Pediatric Surgery 1995; 30:988-92.
8. Schofield WN. Predicting basal metabolic rate, new standards and review of previous work. Hum Nutr Clin Nutr 1985; 39(Suppl. 1):5-41.
9. Energy and protein requirements. Report of a joint FAO/WHO/UNU Expert Consultation. World Health Organ Tech Rep Ser 1985; 724:1-206.
10. Harris JA, Benedict FG. A Biometric Study of Human Basal Metabolism. Proceedings of the National Academy of Sciences 1918; 4:370-3.
11. Holliday MA, Segar WE. The maintenance need for water in parenteral fluid therapy. Pediatrics 1957; 19:823-32.
12. Hulst J, Joosten K, Zimmermann L et al. Malnutrition in critically ill children: from admission to 6 month after discharge. Clin Nutr 2004; 23:223-32.

13. Delgado AF. Alterações metabólicas na criança gravemente doente. Nutrologia Básica e Avançada. Barueri: Manole, 2010.
14. Jescheke MG, Kraft R, Emdad F et al. Glucose control in severely thermally injured pediatric patients: what glucose range should be the target? Ann surg 2010; 252:521-7; discussion 527-8.
15. Greene HL, Hambidge KM et al. Guidelines for the use of vitamins, trace elements, calcium, magnesium, and phosphorus in infants and children receiving total parenteral nutrition: report of the Subcommittee on Pediatric Parenteral Nutrient Requirements from the Committee on Clinical Practice Issues of The American Society for Clinical Nutrition. Am J Clin Nutr 1988; 48:1324-42.
16. López-Herce J, Mencia S, Sánchez C et al. Postpyloric enteral nutrition in the critically ill child with shock: a prospective observational study. Nutr J 2008; 7:6.
17. Delgado AF, Mignoni SG, Sakita NK. Terapia nutricional na síndrome da resposta inflamatória sistêmica/sepse. Nutrologia básica e avançada. Barueri: Manole, 2010.
18. Cooper A, Heird WC. Suporte nutricional de neonatos e crianças com doenças específicas ou outras condições. Nutrição moderna na saúde e na doença. 2.ed. Barueri: Manole, 2009. p.1065-78.
19. Vidigal MVM, Leite HP, Nogueira PCK. Factors associated with peptide-based formula prescrition in a pediatric intensive care unit. JPGN 2012; 54:620-3.
20. Shike M. Nutrição Enteral. Nutrição moderna na saúde e na doença. 2.ed. Barueri: Manole, 2009. p.1667-80.
21. Sarni ROS. Nutrição enteral e parenteral. In: Weffort VRS, Lamounier JA (coords.). Nutrição em pediatria da neonatologia à adolescência. Barueri: Manole, 2009. p.209-17.
22. Duggan C, Rizzo C, Cooper A et al. Effectiveness of a clinical practice guideline for parenteral nutrition: a 5-year follow-up study in a pediatric teaching hospital. JPEN J Parenter Enteral Nutr 2002; 26:377-81.

63

Abdome Agudo no Ambiente de Terapia Intensiva Pediátrica

Humberto Salgado Filho
Adriana Saez Caputo

INTRODUÇÃO

O abdome agudo apresenta-se em muitas situações clínicas e com várias definições. Na faixa etária pediátrica, não existe uma definição capaz de abranger todas as possibilidades, portanto, de forma genérica, diz-se que abdome agudo é toda manifestação dolorosa, súbita, na região abdominal, de causa não traumática, que necessite atenção médica.[1] De maneira didática, pode ser classificado em função da etiologia (inflamatório, obstrutivo, perfurativo, hemorrágico e vascular). Na Tabela 1, destacam-se os possíveis tipos de abdome agudo nas diferentes faixas etárias pediátricas.

TABELA 1 CLASSIFICAÇÃO DO ABDOME AGUDO

Faixa etária	Recém-nascido	Lactente	Pré-escolar	Escolar	Adolescente
Inflamatório	ECN Apendicite	Enterocolite Diverticulite	Apendicite Tiflite	Apendicite Colecistite Tiflite Peritonite primária	Apendicite Pancreatite Colecistite Tiflite Doença inflamatória intestinal
Obstrutivo	Atresias e estenoses intestinais Megacólon congênito Má rotação intestinal Estenose hipertrófica do piloro	Hérnia inguinal Hérnia interna Invaginação intestinal *Milk bolus*	Hérnia inguinal Hérnia interna	Hérnia inguinal	
Hemorrágico	Cisto de ovário				Cisto de ovário
Vascular		Vaculites	Vasculites		
Perfurativo	Volvo intestinal Perfuração intestinal focal				

ECN: enterocolite necrosante.

SINTOMAS E SINAIS

Em que pese a diferença etiológica entre os vários tipos, o sintoma comum a todos os tipos de abdome agudo é a dor abdominal, nem sempre expressa, mas sempre percebida. A dor pode variar em intensidade, frequência, localização, irradiação e tipo (cólica, contínua, aperto, etc.).

O vômito é outro sintoma presente, podendo ser pós-alimentar, gástrico, bilioso, entérico e fecaloide, dependendo do tempo de evolução e da localização do acometimento intestinal, assim como a distensão, secundária aos processos suboclusivo ou oclusivo, que se manifestam precoce ou tardiamente, limitada ou difusamente, em função da altura do segmento comprometido. A febre é geralmente um marcador do abdome agudo inflamatório, mas pode ocorrer no abdome agudo obstrutivo complicado e no perfurativo (Tabela 2).

TABELA 2 SINAIS CRÍTICOS NOS TIPOS DE ABDOME AGUDO

Sintoma/sinal	Tipo do abdome agudo			
	Inflamatório	Obstrutivo	Hemorrágico	Perfurativo
Dor	+	+	+	+
Distensão	-/+	+		
Febre	+			
Vômito	+	+	-/+	+/-

Pela relevância e prevalência, este capítulo aborda enterocolite necrosante neonatal, apendicite aguda e tiflite. A pancreatite aguda é tema de outro capítulo.

ENTEROCOLITE NECROSANTE

Descrita no final do século XIX e reconhecida como entidade nosológica na década de 1960, somente em fins da década de 1970 teve seus fundamentos clínicos e radiológicos definidos por Bell.[2] Continua, apesar de todo avanço tecnológico, como uma das principais causas de morte no período neonatal.[3] Embora ocorra em recém-nascidos a termo (geralmente com outras comorbidades), é uma doença do prematuro, sendo considerada a maior emergência gastrointestinal do período neonatal.[4]

Incidência

A exata incidência de enterocolite necrosante (ECN) é desconhecida, pois varia em função de condições regionais, assistência pré-natal, cuidados neonatais e estrutura hospitalar. Há uma multiplicidade de taxas em diversos centros; a incidência global é de 1 a 3/1.000 nascidos vivos e sobe para índices de 3 a 10% de acometimento dos recém-nascidos pré-termo (RNPT) com peso inferior a

1.500 g.[3,5] Além das diferenças regionais, agrava-se, no estudo da incidência, o fato de haver formas clínicas diferentes (suspeitada e confirmada).[6] O avanço observado nos cuidados aos recém-nascidos nos últimos 30 anos elevou a incidência, em razão da maior sobrevida. Recém-nascidos afrodescendentes, principalmente os do sexo masculino, apresentam maior risco do desenvolvimento da doença, além de maior taxa de mortalidade.[3]

Pode ocorrer de forma isolada ou em surtos epidêmicos periódicos. No Brasil, poucos dados sobre a incidência e prevalência estão disponíveis, e dados da Rede Brasileira de Neonatologia estimam em 6%.[6] A idade de aparecimento dos sintomas é inversamente proporcional à idade gestacional ao nascer. Em média, nos menores de 32 semanas ocorre na 3ª semana de vida; nos de 32 a 36 semanas, ocorre na 2ª semana; e nos maiores de 36 semanas, ocorre na 1ª semana de vida.

TABELA 3 INCIDÊNCIA POR PAÍSES

Japão	1 a 2%
Brasil	6%
Áustria	7%
Grécia	10%
Argentina	14%
Hong Kong	28%

Além da prematuridade, podem-se relacionar fatores de risco que, em certo modo, confundem-se com variáveis da fisiopatologia.

TABELA 4 ETIOLOGIA POR FAIXA ETÁRIA

Antenatal	Pós-natal
Peso ao nascer < 1.500 g	Membrana hialina
Hemorragia materna	Hipotermia: hipotensão
Hipóxia perinatal	Anemia-transfusão
Ruptura de membranas > 36 horas	Dieta de alta osmolaridade
Uso de cocaína	Dieta em grandes volumes

Fisiopatologia

Especula-se sobre a fisiopatologia da ECN, não havendo definição clara, ou melhor, fator único. Entende-se que se trata de condição multifatorial, resultante da agressão inicial à mucosa intestinal imatura, que gera uma resposta inflamatória, acrescida de invasão bacteriana, e leva a um quadro sistêmico reconhecível. O achado anatomopatológico em 89% dos casos é a necrose de coagulação.[7] Trabalho de revisão[4] didático separa os fatores entre intrínsecos e extrínsecos.

Fatores intrínsecos

- Desordem de motilidade intestinal, favorecendo o supercrescimento bacteriano;
- desenvolvimento incompleto das junções epiteliais (*tight*), favorecendo a permeabilidade e a translocação;
- diminuição da produção de mucina;
- ausência de secreção de IgA (que só é produzido semanas depois do nascimento);
- desbalanço na produção dos mediadores inflamatórios.

Fatores extrínsecos

- Dieta agressiva e hiperosmolar;
- aleitamento materno (protetor);
- anemia e transfusão.

Apresentação clínica

Muito variada, desde instabilidade térmica, aumento do resíduo gástrico na sonda orogástrica até quadro séptico fulminante.

Os sinais podem ser divididos em sistêmicos e gastrointestinais localizados.

Sinais sistêmicos

- Letargia;
- hipoatividade;
- apneia;

FIGURA 1 Enterocolite necrosante.

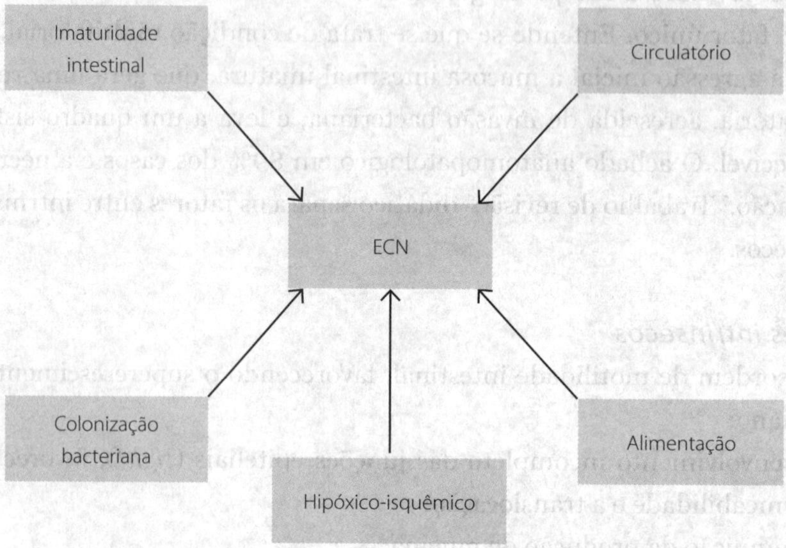

- instabilidade térmica;
- instabilidade hemodinâmica;
- perfusão periférica diminuída.

Sinais gastrointestinais

- Resíduo gástrico aumentado;
- distensão abdominal;
- sangramento intestinal;
- diarreia.

Os sinais foram classificados na década de 1970, por Bell, e modificados por Kligman, em 1986.

TABELA 5 SINAIS E SINTOMAS DE ENTEROCOLITE NECROSANTE

	Sistêmicos	Intestinais	Radiológicos
IA	Instabilidade térmica, bradicardia, apneia	Distensão abdominal leve	Normal ou dilatado, íleo leve
IB		Enterorragia	
IIA		Distensão abdominal leve, dor	Dilatação abdominal, íleo, pneumatose intestinal
IIB	Acidose metabólica, trombocitopenia	Sinais flogísticos Massa palpável	Gás no sistema porta Ascite
IIIA	Hipotensão, bradicardia, apneia, acidose, CIVD, neutropenia, anúria	Sinais de peritonite generalizada, dor acentuada, distensão	Ascite definida
IIIB			Pneumoperitônio

CIVD: coagulação intravascular disseminada.
Fonte: Walsh MC, Kliegman RM. Necrotizing Enterocolitis: treatment based on stage criiteria. Pediatr Clin North Am 1986; 33:179-97.

Manifestação

Paralelamente aos sinais clínicos, a evolução radiológica assume importante papel, definindo e graduando a manifestação. O marcador diagnóstico é a pneumatose, que é a invasão da submucosa pelo produto gasoso (hidrogênio) da reação bacteriana no intestino, embora não seja patognomônico. Sua rápida difusão explica a variedade de imagens, quando obtidas seriadamente.[8]

Outros métodos de imagem ainda não tiveram aceitação universal. Especula-se a possibilidade da utilização de ultrassonografia (US) com Doppler para avaliar a perfusão das alças intestinais, bem como a observação da peristalse e a presença de líquido ou debris na cavidade.[5,9,10]

Nos exames laboratoriais, o hemograma mostra leucocitose e trombocitopenia, com elevação do PCR. A gasometria evidencia acidose metabólica e respiratória. O perfil laboratorial é tanto pior quanto mais confirmada é a doença.[11]

Diagnóstico diferencial

- Sepse com íleo paralítico;
- enterocolite associada à doença de Hirschsprung;

FIGURA 2 Lesão epitelial.

LPS: lipopolissacarídeo; TAP: fator de ativação plaquetária; TNF: fator de necrose tumoral.

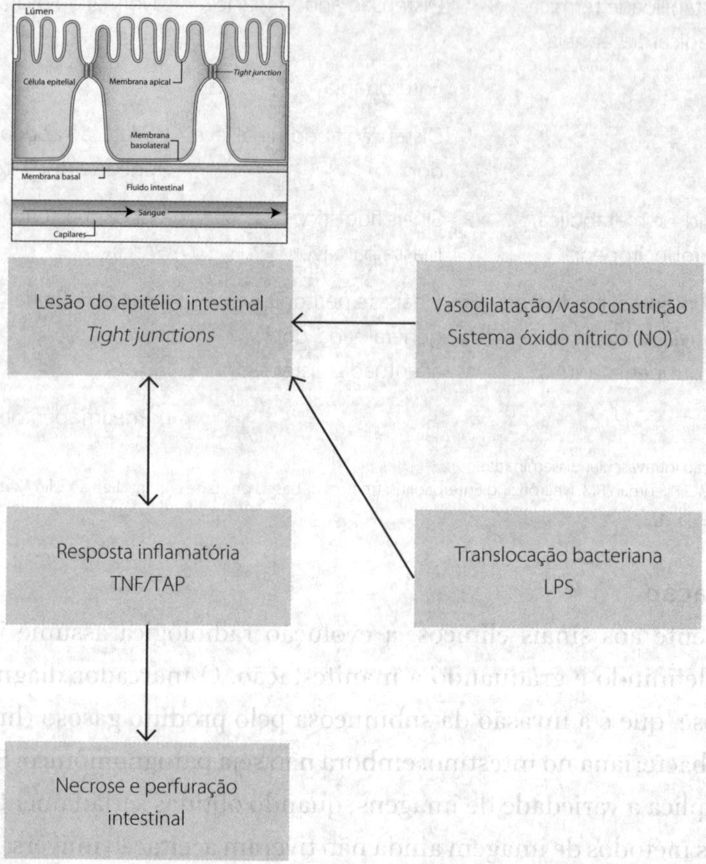

- volvo de intestino médio;
- íleo meconial;
- perfuração intestinal focal.

Tratamento

O tratamento clínico segue algumas premissas já adotadas há algumas décadas. Sendo a clínica e a avaliação radiológica compatíveis com ECN suspeitada,

FIGURA 3 Critérios de Bell modificados.

Fonte: Bell MJ, Ann Surg, 1978;187;1-7.

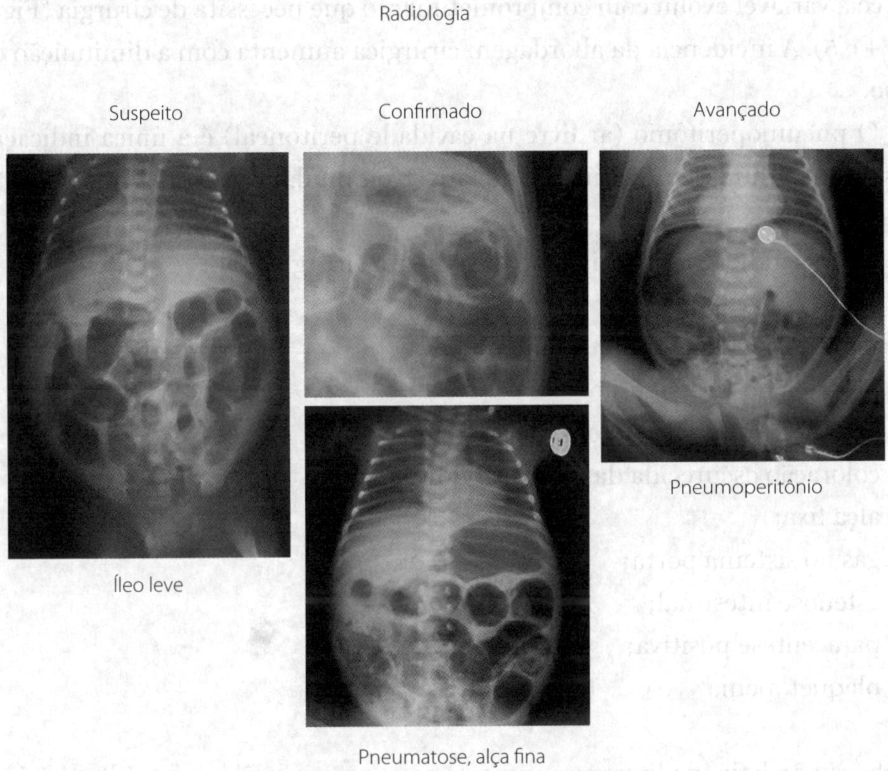

inicia-se o jejum, com sonda gástrica para descompressão; e hidratação endovenosa e antibiótico para cobertura de patógenos G-, G+. A cobertura para anaeróbios fica reservada para casos de ECN confirmados. A evolução mostrará outras necessidades, como: uso de droga vasoativa, hemoderivados, suporte ventilatório e nutrição parenteral.

O tempo do uso de antibiótico, assim como o tempo de jejum, ainda carecem de evidência, entretanto, várias séries publicadas recomendam o uso rotineiro de antibiótico e do jejum entre 7 e 10 dias nas ECN suspeitadas e durante 14 dias nas ECN confirmadas.[2-4]

Tratamento cirúrgico

Embora a maioria das crianças com ECN responda ao tratamento clínico, uma parcela variável evolui com comprometimento que necessita de cirurgia (Figuras 4 e 5). A incidência da abordagem cirúrgica aumenta com a diminuição do peso.

O pneumoperitônio (ar livre na cavidade peritoneal) é a única indicação absoluta de tratamento cirúrgico que mostrou mudanças expressivas nas últimas décadas.

Outras indicações relativas de tratamento cirúrgico são:

- piora clínica apesar do tratamento;
- piora da dor e distensão;
- massa abdominal com obstrução;
- coloração escurecida da parede abdominal;
- alça fixa;
- gás no sistema porta;
- estenose intestinal;
- paracentese positiva;
- plaquetopenia.

Embora não haja, na literatura, suporte para comparação com evidência científica da superioridade da anastomose sobre a estomia,[12] o tratamento cirúrgico utilizado tradicionalmente se baseia na laparotomia, com ressecção do material necrótico e estomia, em função da possível progressão da doença e risco da anastomose. Com o aumento da sobrevivência de recém-nascidos cada vez menores e, por conseguinte, muito lábeis, a técnica de drenagem peritoneal proposta em 1977 por Ein (para pacientes críticos e sem condições de serem levados a cirurgia) passou a ser utilizada.[4]

Inicialmente, a drenagem é feita em recém-nascidos com peso inferior de 1.500 g. Aguarda-se o equilíbrio clínico e procede-se à laparotomia.

FIGURA 4 Tratamento cirúrgico.

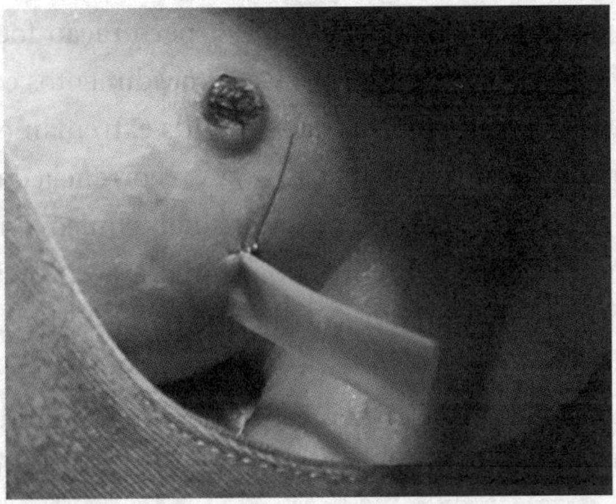

FIGURA 5 Tratamento cirúrgico.

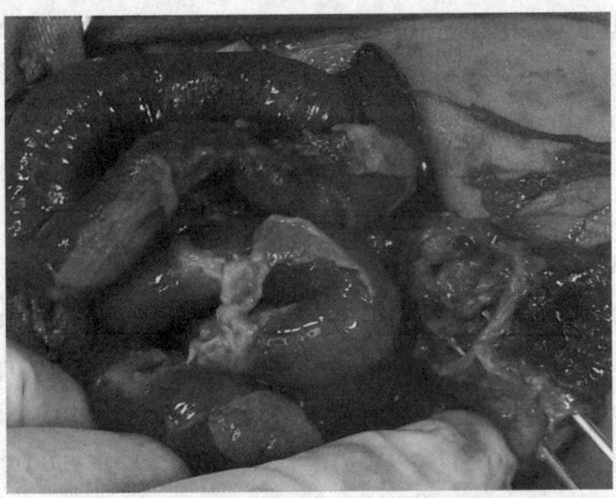

A discussão que decorre desta abordagem gira em torno da controvérsia entre a laparotomia e a drenagem, bem como a drenagem peritoneal isolada sem a complementação da laparotomia, visto que, em alguns casos, a simples drenagem foi satisfatória para o tratamento.

Não há evidência sobre a superioridade de um método em relação a outro quando se compara a mortalidade, muito em função do viés clínico, das comorbidades e da pouca elucidação sobre a perfuração focal isolada, como diferenciação da ECN,[7,13] considerando esses procedimentos complementares.

As complicações, exceto a mortalidade – ainda extremamente alta (entre 10 e 50%) –, incluem estenose (entre 15 e 40%). A recorrência da ECN é estimada entre 5 e 10% e é caracterizada pelos mesmos sinais clínicos em recém-nascidos já tratados.[14] Complicações referentes ao estoma e ao próprio procedimento (estenose, prolapso, dermatite, retração, hérnia paraestomal) também são frequentes (34 a 68%).

A longo prazo, a complicação gastrointestinal mais temida da ECN é a insuficiência intestinal, sendo verificada em 25% dos casos, que eleva a morbimortalidade.

Outra preocupação diz respeito ao desenvolvimento neuropsicomotor. Recém-nascidos tratados clinicamente apresentam evolução semelhante a outros recém-nascidos de mesma idade e peso, entretanto, os que foram submetidos a tratamento cirúrgico apresentam o dobro da incidência de problemas neurológicos.[4,12]

A evolução médica ainda insuficiente para diminuir a morbimortalidade da ECN faz com que a prevenção seja a estratégia a ser seguida.[7,11]

APENDICITE AGUDA

Apendicite é a inflamação do apêndice vermiforme, sendo uma das causas mais comuns de dor abdominal na criança, a maior causa de cirurgia de urgência e que frequentemente tem seu diagnóstico retardado (Figura 6). O pico de apresentação gira ao redor dos 11 e 12 anos de idade. Em crianças menores de 4 anos, sua ocorrência é menos frequente e, em geral, seu quadro clínico é pouco específico, sendo confundido com outras afecções, levando, habitualmente, a quadros complicados de peritonite. No período neonatal, é extremamente incomum; quando ocorre, é imperativo afastar o diagnóstico de doença de Hirschsprung.[1,2] Embora com muitos métodos diagnósticos possíveis, a apendicite aguda ainda apresenta altas taxas de morbidade. A mortalidade diminuiu consideravelmente nos últimos 20 anos, oscilando próximo a zero.[1]

FIGURA 6 Apendicite aguda.

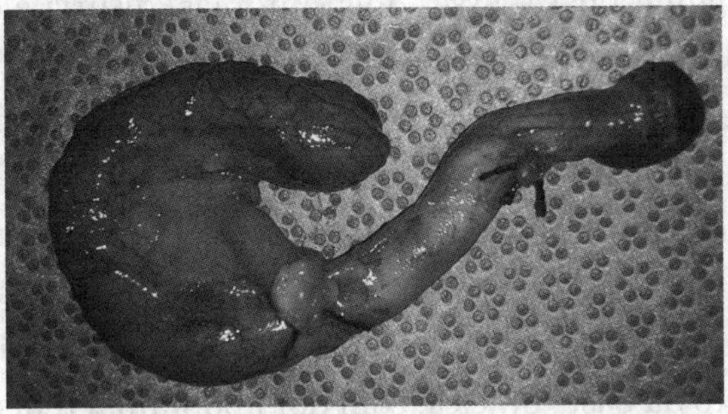

Apresentação clínica

O processo inflamatório do apêndice inicia-se com a obstrução da sua luz, seguido da infecção local por patógenos presentes no local. A calcificação de material fecal no interior do apêndice, conhecido como fecalito, está presente em 20% e pode ser vista em radiografia simples. Outras causas de obstrução incluem: hiperplasia linfoide, parasitose, corpo estranho, sementes de vegetais e frutas e tumor carcinoide.[3]

Classicamente, o sintoma mais presente da apendicite aguda é a dor, por vezes precedida de um mal-estar vago, como perda do apetite e alteração do hábito intestinal. Inicialmente, a dor é contínua e periumbilical, correspondendo ao dermátomo T10. A contínua distensão do apêndice leva ao aparecimento de náusea e vômito.

Mantida a obstrução, o aumento da pressão altera a drenagem linfática e venosa, culminando com isquemia da parede do apêndice, em um ambiente suscetível a invasão bacteriana. O exsudato resultante dessas alterações, em contiguidade com o peritônio visceral, localiza, então, a dor no quadrante inferior direito (ponto de MacBurney). A alteração de temperatura ocorre de maneira branda. São incomuns temperaturas muito altas nos casos não complicados. Taquicardia também é observada.

Um sintoma frequente em crianças, principalmente nas menores, é a diarreia de curta duração que ocorre por irritação do ceco, e, nos casos complicados com coleções perirretais, pode sugerir abscesso pélvico.[4]

Quando o apêndice se posiciona próximo ao ureter ou mesmo retrovesical, a disúria pode manifestar-se. Esses dois sintomas, disúria e diarreia, são responsáveis por falhas no diagnóstico e retardo do tratamento.

É importante pesquisar na história pregressa quadros semelhantes, constipação e, na menina, menarca e atividade sexual.

Outras informações também precisam ser colhidas, principalmente com relação a outros sítios passíveis de infecção, justificando os sintomas de uma possível adenite mesentérica, além da possibilidade de infecção pulmonar com comprometimento da base torácica, com dor abdominal reflexa.

O exame físico geral revela, nos casos não complicados, crianças em bom estado geral.

Deve-se avaliar a orofaringe e realizar ausculta pulmonar na busca de outros focos infeciosos.

O exame físico abdominal, embora varie nas faixas etárias, deve revelar resistência na palpação do flanco e fossa ilíaca direita. A ausculta abdominal pode revelar aumento ou diminuição dos ruídos hidroaéreos. Certos cuidados são importantes no exame físico. A busca da descompressão brusca, chamada, quando sobre o ponto de MacBurney, de sinal de Blumberg, por vezes, não é percebida, senão uma resistência ao exame. Há que se ter paciência e tranquilizar a criança, principalmente as mais novas.

O toque retal rotineiro não parece ter evidência no que tange a especificidade. Deve ser reservado a casos selecionados.

A evolução do processo inflamatório e a perfuração do apêndice levam a peritonite localizada e difusa, com o comprometimento local e sistêmico.

A dor torna-se difusa, os sinais clássicos de irritação estão presentes, com febre alta, desidratação, sinais de toxemia, podendo evoluir para o choque séptico.

Exames subsidiários

Laboratoriais

Os exames laboratoriais revelam, nos casos iniciais, leve leucocitose, sem desvio, e o PCR altera-se em função do tempo e envolvimento apendicular. Quanto mais postergado o diagnóstico e mais comprometida a criança, mais alterados serão os valores obtidos do leucograma, com desvio à esquerda e aumento do PCR.[5]

Estudos radiológicos

A radiografia simples do abdome em pé e deitado pode revelar os clássicos sinais de abdome agudo inflamatório (escoliose antálgica, apagamento da linha do músculo psoas, alça sentinela, além do fecalito, que pode ser visualizado em 10 a 20% dos casos).[3]

A US, embora sempre com a ressalva de ser exame observador-dependente, apresenta sensibilidade e especificidade superior a 85%.

A manutenção da dúvida diagnóstica pode ser minorada com a utilização da tomografia de abdome, que apresenta sensibilidade superior a 90%.

Vale ressaltar que esses exames devem ser solicitados somente quando se tem dúvida diagnóstica, e que não substituem nem são ferramentas melhores que o exame clínico, seriado, feito pelo mesmo profissional.[5]

Diagnóstico diferencial

- Adenite mesentérica;
- doença inflamatória;
- enterocolite neutropênica;
- diverticulite de Meckel;
- gastroenterocolite;
- colecistite;
- hepatite;
- infecção urinária;
- pielonefrite;
- litíase;
- gestação ectópica;
- processos anexiais;
- cetoacidose diabética.

Tratamento

O tratamento de apendicite aguda mais aceito atualmente é a apendicectomia, apesar de diferentes táticas e técnicas. Inicialmente, procede-se à hidratação e ao uso de antibiótico, na indução anestésica. O antibiótico utilizado depende do protocolo estabelecido. Em geral, o uso do antibiótico cobre bactérias

Gram-negativas, em função de ser o patógeno mais associado à apendicite não complicada.

Na apendicectomia clássica, ou convencional, procede-se à incisão de Babcok-Davis (transversa), ou McBurney (oblíqua) nos adolescentes.

A laparotomia medioumbilical ou pararretal interna direita fica reservada para esclarecer dúvida diagnóstica ou para casos mais avançados.

O tratamento do coto apendicular varia entre a ligadura simples, bolsa e sutura invaginante e não guarda diferenças entre as complicações. A drenagem é um ponto ainda sem consenso.[6] Dá-se preferência à drenagem de apendicites perfuradas ou peritonites difusas, evitando coleções e diminuindo o tempo de antibióticos e dias de internação.[7]

A videolaparoscopia tem sido empregada mais rotineiramente, porém ainda é um assunto em debate, em função de prós e contras,[8] embora em alguns parâmetros (readmissão por suboclusão, tempo de alta, dor) sejam superiores.[9]

Nas apendicites de longo tempo de evolução, que estão em processo de bloqueio inflamatório localizado, chamado de plastrão, ou massa, sem comprometimento sistêmico, residem as maiores discussões sobre o momento mais adequado da abordagem. Aproximadamente 9% das apendicites se apresentam dessa forma, e, em função das complicações decorrente da abordagem desse bloqueio inflamatório (abscesso intracavitário, lesão entérica, fístula, aderências), ganhou força na literatura a chamada apendicectomia intervalada, em que, após confirmação diagnóstica e não havendo comprometimento sistêmico, a antibioticoterapia é instituída e a cirurgia é postergada até um período variável de 8 a 12 semanas. Persiste a dúvida sobre a indicação sistemática após esse período.

Pós-operatório

O pós-operatório imediato se alicerça em hidratação, analgesia e antibioticoterapia de largo espectro por via venosa. A coleta da secreção intracavitária, quando presente, auxilia nos casos de febre persistente, determinando a orientação antibiótica.

O reinício da dieta é indicado quando o trânsito puder ser evidenciado: ausência de débito por sonda nasogástrica, distensão leve ou ausente, ausência de dor e ausculta com ruídos hidroaéreos bem distribuídos e propulsivos.

No Departamento de Cirurgia Pediátrica da Santa Casa de Misericórdia de São Paulo, o esquema de antibiótico utilizado é dividido:

- para as apendicectomias não complicadas: amicacina e metronidazol por 48 horas;
- nas apendicites complicadas: associa-se ampicilina em dose dobrada.

Complicações

A complicação mais comum é infecção de ferida operatória (5 a 50%), seguida de coleção intracavitária (2%), aderência pós-operatória (1%) e fístula,[1] embora esse cenário esteja se modificando com a difusão da videolaparoscopia.[9]

De maneira geral, as apendicites na infância têm curso favorável. Crianças menores apresentam possibilidade de maior índice de peritonite.

TIFLITE

Tiflite, também conhecida como enterocolite neutropênica, é caracterizada por inflamação transmural do ceco, que, com frequência, envolve o cólon ascendente e o íleo, em pacientes que estão com neutropenia severa (granulócitos abaixo de 500/mm^3).[15] Esse processo inflamatório transmural leva a lesão da mucosa intestinal com translocação bacteriana (Gram-negativos e anaeróbios), podendo evoluir com isquemia e necrose.

Incidência

A tiflite é mais frequente em pacientes portadores de neoplasias hematológicas que estão em tratamento quimioterápico, mas também pode estar presente em pacientes em tratamento quimioterápico para neoplasias sólidas e pacientes submetidos a transplante de medula óssea que estão neutropênicos.[16]

Pacientes com episódios de neutropenia mais prolongados têm maior risco para desenvolver a tiflite.

Observa-se incidência mais elevada na fase de indução, ou seja, no início do tratamento oncológico.[17]

A incidência varia de 2,6 a 6,7% dos pacientes em tratamento com quimioterapia.[16,18-20]

Apresentação clínica

Clinicamente, caracteriza-se pela tríade: dor abdominal, febre e neutropenia.[17-21] Alguns casos apresentam diarreia, náuseas e vômitos.

Sepse e sangramento intestinal também estão presentes em casos de maior gravidade.

A Tabela 6 apresenta a frequência dos principais sintomas de tiflite dos pacientes tratados no St. Jude Children's Research Hospital (Memphis, TN, Estados Unidos) entre 1990 e 2001.

TABELA 6 FREQUÊNCIA DE SINTOMAS DE TIFLITE	
Dor abdominal	91%
Neutropenia	88%
Febre	84%
Diarreia	72%

Diagnóstico

Os pacientes com quadro clínico sugestivo de tiflite devem ser submetidos a exames de imagem para a confirmação do diagnóstico e também realizar o diferencial com outros quadros de abdome agudo, como a apendicite aguda.

A evidência radiológica de inflamação do cólon sugere o diagnóstico de tiflite.[18]

A radiografia pode demonstrar sinais de pneumatose intestinal, ausência de ar no quadrante inferior direito ou presença de pneumoperitônio nos casos complicados.

A US é um exame bastante útil, pois consegue avaliar o espessamento da parede intestinal,[19] confirmando o diagnóstico de tiflite e excluindo outras causas de abdome agudo neutropênico, com a grande vantagem de poder ser realizado na unidade de terapia intensiva (UTI), sem a necessidade de transporte do paciente – o qual, muitas vezes, encontra-se instável por causa da sepse.

Outra vantagem da US é a possibilidade de se repetir o exame sempre que necessário, visto que o espessamento da parede está associado à manutenção dos sintomas.

A tomografia de abdome observa espessamento da parede do ceco com sinais inflamatórios ao redor.

Os exames de imagem também podem observar sinais de complicações como a formação de abscessos.

O diagnóstico precoce diferencia a tiflite de outras patologias abdominais em que a cirurgia está indicada, como a apendicite aguda, e, assim, o tratamento correto pode ser introduzido.[15,17,22]

Tratamento

A grande maioria das crianças (93%) tem sucesso com tratamento conservador.[18]

O tratamento clínico inclui jejum, nutrição parenteral e antibiótico de largo espectro. Nos casos mais graves, pode haver a necessidade do uso de drogas vasoativas e correção dos distúrbios hidroeletrolíticos e de coagulação.[16-18,20,21,23]

Suporte multidisciplinar está indicado nesse tipo de paciente.

Utiliza-se o fator estimulador de colônias de granulócitos humanos, pois, com a melhora da neutropenia, é comum haver melhora do quadro clínico.

Segundo Shamberger, quatro critérios são utilizados para a indicação cirúrgica, conforme mostra a Tabela 7.

TABELA 7 CRITÉRIOS DE SHAMBERGER PARA INDICAÇÃO CIRÚRGICA NA TIFLITE
Sangramento intestinal persistente após correção dos distúrbios de coagulação
Evidência de perfuração intestinal
Deterioração clínica sugerindo sepse incontrolável
Desenvolvimento de sintomas abdominais na ausência de neutropenia

O procedimento cirúrgico, quando indicado, deve ser realizado em caráter de urgência, com ressecção das áreas acometidas com necrose e perfuração; geralmente, realiza-se estomia.

Nos casos de dúvida diagnóstica, a videolaparoscopia está indicada.

Considerações finais

O diagnóstico de tiflite é baseado no quadro clínico e confirmado pelos achados dos exames de imagem. A grande maioria apresenta boa evolução com o tratamento clínico, e o tratamento cirúrgico fica reservado para os casos de complicações ou quando outra condição cirúrgica não pode ser excluída.[16,18,22]

REFERÊNCIAS BIBLIOGRÁFICAS

1. Brunetti A, Scarpelini S. Simpósio: Cirurgia de Urgência e Trauma. Medicina, Ribeirão Preto 2007; 40(3):358-67.
2. Kim SS, Albanese GT. Necrotizing enterocolitis. In: Grosfeld JL, O'Neill JA, Coran AG, Fonkalsrud EW (eds.). Pediatric Surgery Vol. 2.
3. Henry MC, Moss RL. Neonatal necrotizing enterocolitis. Semin Pediatr Surg 2008; 17(2):98-109.
4. Dominguez KM, Moss RL. Necrotizing enterocolitis. Clinics in Perinatology 2012; 39(2):387-401
5. Guner YS, Chokshi N, Petrosyan M, Upperman JS, Ford HR, Grikscheit TC. Necrotizing enterocolitis – bench to bedside: novel and emerging strategies. Seminars in Pediatric Surgery 2008; 17(Issue 4:255-65).
6. Braga TD, Silva GAP, Lira PIC, Lima MC. Enterocolite necrosante em recém-nascidos de muito baixo peso em uma unidade neonatal de alto risco do Nordeste do Brasil (2003-2007). Rev. Bras. Saude Mater Infant [online] 2012; 12(2):127-33 [cited 28 mar 2013].
7. de Oliveira ND, Miyoshi MH. Avanços em enterocolite necrosante. J Pediatr (Rio J) 2005; 81(1 Supl):S16-S22.
8. Alvarez BR, Martins DL, Roma RL, Pereira IMR. Aspectos radiológicos relevantes no diagnóstico da enterocolite necrosante e suas complicações. Radiol Bras [online] 2007; 40(2):127-30 [cited 24 mar 2013].
9. Epelman M, Daneman A, Navarro OM, Morag I, Moore AM, Kim JH, et al. Necrotizing enterocolitis: review of state-of-the-art imaging findings with pathologic correlation. Radiographics 2007; 27(2):285-305.
10. Shebrya NH, Sherine K, Amin SK, El-Shinnawy MA, Imam SS. Abdominal ultrasonography in preterm necrotizing enterocolitis. Is it superior to plain radiography? The Egyptian Journal of Radiology and Nuclear Medicine 2012; 43(Issue 3):457-63.

11. Miyaki M, Steil F, Sarquis AL, Silva R. Apresntação clínica da enterocolite necrosante: diagnóstico e prognóstico. Pediatria (São Paulo) 2007; 29(3):192-9.
12. Downard CD, Renaud E, St Peter SD, et al. Treatment of necrotizing enterocolitis: an American Pediatric Surgical Association Outcomes and Clinical Trials Committee systematic review. J Pediatr Surg 2012; 47(11):2111-22.
13. Moss RL, Dimmitt RA, Barnhart DC, Sylvester KG, Brown RL, Powell DM et al. Laparotomy versus peritoneal drainage for necrotizing enterocolitis and perforation. N Engl J Med 2006; 354(21):2225-34.
14. Thyoka M, Eaton S, Hall NJ, Drake D, Kiely E, Curry J et al. Advanced necrotizing enterocolitis part 2: recurrence of necrotizing enterocolitis. Eur J Pediatr Surg 2012; 22(1):13-6.
15. Angel CA, Rao BN, Wrenn Jr. E, Lobe TE, Kumar AP. Acute appendicitis in children with leukemia and other malignancies: still a diagnostic dilemma. J Pediatr Surg 1992; 27(4):476-9.
16. Moran H, Yaniv I, Ashkenazi S, Schwartz M, Fisher S, Levy I. Risk factors for typhlitis in pediatric patients with cancer. J Pediatr Hematol Oncol 2009; 31(9):630-4.
17. Shamberger RC, Weintein HJ, Delorey MJ, Levey RH. The medical and surgical management of typhlitis in children with acute nonlimphocytic (myelogenous) leukemia. Cancer 1986; 57(3):603-9.
18. Mulassery D, Bader A, Battersby AJ, Mohammad Z, Jones EL, Parmar C et al. Diagnosis, incidence, and outcomes of suspect typhlitis in oncology patients-experience in a tertiary pediatric surgical center in United Kingdom. J Pediatr Surg 2009; 44(2):381-5.
19. McCarville MB, Adelman CS, Li C, Xiong X, Furman WL, Razzouk BI et al. Typhlitis in childhood cancer. Cancer 2005; 104(2):380-7.
20. Altinel E, Yarali N, Isik P, Bay A, Kara A, Tunc B. Typhlitis in acute childhood leukemia. Med Princ Pract 2012; 21(1):36-9.
21. Sundell N, Bostrom H, Edenholm M, Abrahamsson J. Management of neutropenic enterocolitis in children with cancer. Acta Paediatr 2012; 101(3):308-12.
22. Schlatter M, Snyder K, Freyer D. Successful nonoperative management of typhlitis in pediatric oncology patients. J Pediatr Surg 2002; 37(8):1151-5.
23. Alioglu B, Avci Z, Ozcay F, Arda S, Ozbek N. Neutopenic enterocolitis in children with acute leukemia or aplastic anemia. Int J Hematol 2007; 86(4):364-8.

BIBLIOGRAFIA

1. Akkoyun I, Tuna AT. Advantages of abandoning abdominal cavity irrigation and drainage in operations performed on children with perforated appendicitis. Journal of Pediatric Surgery 2012; 47(Issue 10):1886-90.
2. Dunn JCY. Appendicitis. In: Grosfeld JL, O'Neill Jr. JA, Fonkalsrud EW, Coran AG (eds.). Pediatric Surgery. 6.ed.. St. Louis: Mosby, 2006. p.1501-13.
3. Gasior AC, St Peter SD, Knott EM, Hall M, Ostlie DJ, Snyder CL. National trends in approach and outcomes with appendicitis in children. J Pediatr Surg 2012; 47(12):2264-7.
4. Hall NJ, Jones CE, Eaton S, Stanton MP, Burge DM. Is interval appendicectomy justified after successful nonoperative treatment of an appendix mass in children? A systematic review. J Pediatr Surg 2011; 46(4):767-71.
5. Lee SL, Stark R, Yaghoubian A, Shekherdimian S, Kaji A. Does age affect the outcomes and management of pediatric appendicitis? J Pediatr Surg 2011; 46(12):2342-5.
6. Mathur A, Steffensen TS, Paidas CN, Ogera P, Kayton ML. The perforated appendiceal carcinoid in children: a surgical dilemma. J Pediatr Surg 2012; 47(6):1155-8.
7. Morrow SE, Newman KD. Current management of appendicitis. Seminars in Pediatric Surgery 2007; 16(Issue 1):34-40.
8. Piper HG, Derinkuyu B, Koral K, Perez EA, Murphy JT. Is it necessary to drain all postoperative fluid collections after appendectomy for perforated appendicitis? J Pediatr Surg 2011; 46(6):1126-30.
9. Schwartz KL, Gilad E, Sigalet D, Yu W, Wong AL. Neonatal acute appendicitis: a proposed algorithm for timely diagnosis. J Pediatr Surg 2011; 46(11):2060-4.
10. Vahdad MR, Troebs RB, Nissen M, Burkhardt LB, Hardwig S, Cernaianu G. Laparoscopic appendectomy for perforated appendicitis in children has complication rates comparable with those of open appendectomy. J Pediatr Surg 2013; 48(3):555-61.

64 Falência Hepática Aguda

Daniela Nasu Monteiro Medeiros

Fabíola Peixoto Ferreira La Torre

INTRODUÇÃO

É uma doença multissistêmica em que há redução da síntese e da detoxificação. O termo é mais adequado que insuficiência hepática aguda ou necrose hepática aguda.

Em crianças, os critérios para definir a falência hepática aguda (FHA) são:

- encefalopatia na presença de coagulopatia: índice internacional normalizado (INR) > 1,5;
- coagulopatia grave: INR > 2, na presença de evidência de doença hepática aguda.

Essa definição pode ser limitada, uma vez que os sinais de encefalopatia, em crianças, podem ser sutis e aparecer tardiamente no curso da doença; aproximadamente 16% das crianças com FHA nunca desenvolveram encefalopatia hepática, mas evoluíram para o óbito ou necessitaram de transplante de fígado.

FISIOPATOLOGIA

A FHA é uma doença hepática que é acompanhada de disfunção renal, imunológica, hematológica e de sistema nervoso central (SNC).

A insuficiência hepática leva ao prejuízo dos estoques de glicogênio, à diminuição da glicogenose e ao grande consumo de músculo e tecido adiposo. Os níveis de insulina, glucagon e hormônio do crescimento estão aumentados e causam gliconeogênese. A hipoglicemia é um problema persistente e leva ao aumento da síntese hepática de glucagon e ao catabolismo proteico. Também tem-se provado que o gasto energético está aumentado, mesmo na presença de sedação, analgesia e ventilação mecânica.

Há diminuição da produção e consumo de fatores de coagulação acompanhada de anormalidades qualitativas de plaquetas. O fator VII é o primeiro a iniciar o processo de hemostasia e o que primeiro diminui na FHA. Há defeitos na coagulação e na via fibrinolítica, acompanhados de plaquetopenia, provavelmente por causa do consumo.

Em relação ao sistema imunológico, são encontradas diminuição dos níveis e da função do complemento e opsonização, redução da aderência e função dos neutrófilos, bem como disfunção das células de Kupffer, o que diminui a filtração de endotoxinas da circulação porta. Os agentes mais comuns são *Staphylococcus aureus* e fungos. Por essas razões, geralmente, pacientes com FHA não mostram sinais clássicos, como febre e leucocitose, pois há disfunção do sistema imune. Além disso, infecções podem contribuir para insuficiência renal, hipotensão e progressão para encefalopatia hepática.

A encefalopatia hepática é explicada pela alteração do metabolismo da amônia e de benzodiazepínicos. Metade da amônia no intestino é produzida por bactérias e a sua elevação aumenta o risco de herniação cerebral. Parece existir alteração na entrada de amônia e saída de glutamina em pacientes que faleceram de herniação cerebral. Há perda da autorregulação do fluxo sanguíneo cerebral em pacientes com encefalopatia grau 4, deixando o cérebro suscetível a mudanças do fluxo sanguíneo sistêmico. Benzodiazepínicos naturais podem estar envolvidos (Ferenci) e antagonistas podem ter benefícios curtos e intermitentes.

Distúrbios metabólicos e acidobásicos surgem como consequência de disfunção renal, comprometimento hemodinâmico e encefalopatia hepática. Os distúrbios metabólicos mais encontrados são hiponatremia, hipocalemia, hipocalcemia, hipofosfatemia e hipomagnesemia.

A hiponatremia ocorre por diminuição da excreção de água pelos rins, excesso de hormônio antidiurético ou excesso de administração de soluções hipotônicas. A hipernatremia pode ocorrer pelo uso de lactulose.

Os níveis de potássio podem ser normais mesmo quando o potássio corpóreo total está diminuído. A severidade de depleção de potássio está relacionada com a gravidade da disfunção (Heinemann, Trocki). Os mecanismos são diminuição da ingestão, aumento das perdas (secundário ao uso de diuréticos ou ao hiperaldosteronismo) e perdas intestinais.

Hipofosfatemia é comum e está relacionada à regeneração do tecido hepático. Os níveis retornam ao normal com a melhora da função hepática. Provavelmente, o fosfato é substrato para várias enzimas que participam da regeneração.

ETIOLOGIA

A etiologia difere de acordo com a faixa etária (Figuras 1 e 2) e a localização geográfica.

Em países em desenvolvimento, o vírus da hepatite A é o mais comum. Em áreas endêmicas, o vírus da hepatite B é a principal causa. Em países desenvolvidos, a FHA difere conforme a idade e a localização geográfica; nas crianças inglesas menores de 2 anos de idade, as causas mais comuns são linfo-histiocitose hemofagocítica, hepatite criptogênica e doenças metabólicas. Na França, a hepatite viral e a induzida por medicamentos são as causas importantes.

Em estudo brasileiro com crianças e adultos, a causa mais comum foi a hepatite A (33%) e a média de idade foi de 13 anos, sendo o genótipo IA o mais frequente.

QUADRO CLÍNICO

Sintomas iniciais podem ser náuseas, vômitos, mal-estar e cefaleia, icterícia e dor abdominal. Icterícia progressiva e encefalopatia podem ocorrer semanas depois. Os sintomas clássicos de asterix, tremores e *fetor hepaticus* estão frequentemente ausentes em crianças. Sepse e FHA estão associados à disfunção de múltiplos órgãos e a diferenciação de ambos pode ser difícil.

A encefalopatia hepática é o sintoma chave, definido como alteração do estado mental por diminuição da função hepática, e não há como diferenciá-lo de

FIGURA 1 Etiologia de FHA em 209 crianças abaixo de 3 anos de idade que participaram do estudo Pediatric Acute Liver Failure (PALF).

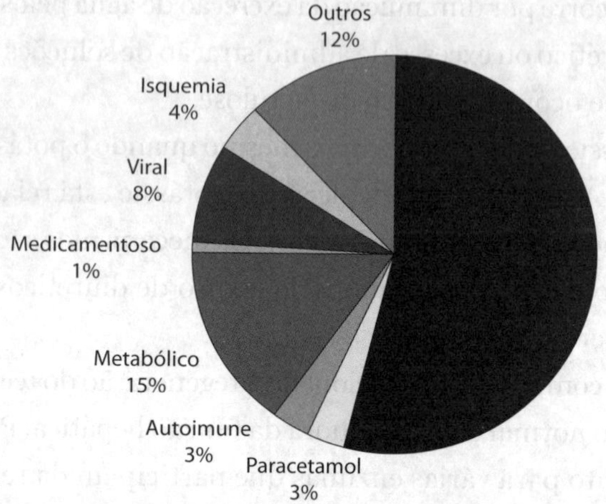

FIGURA 2 Etiologia de FHA em 339 crianças de 3 a 18 anos de idade que participaram do estudo PALF.

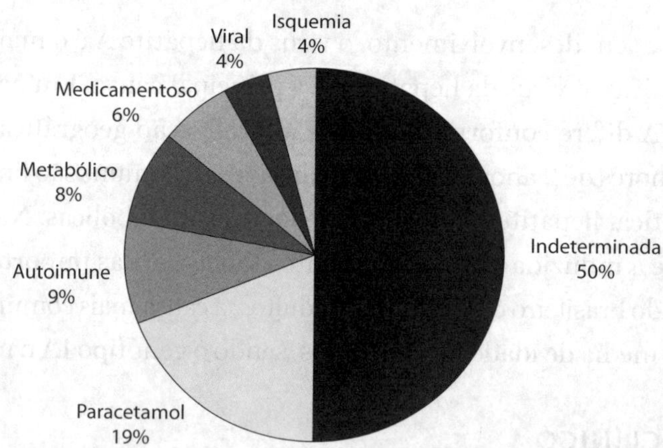

alterações mentais por outras causas (Tabela 1). Cerca de 70 a 80% dos pacientes com encefalopatia hepática graus 3 e 4 vão desenvolver hipertensão intracraniana.

A coagulopatia é o segundo marcador, sendo necessário INR de no mínimo 1,5 para se fazer o diagnóstico. Edema cerebral seguido de herniação são complicações temidas.

TABELA 1 APRESENTAÇÃO DA ENCEFALOPATIA HEPÁTICA EM CRIANÇAS
Classificação de encefalopatia hepática adaptada para crianças
Grau 1: confusão e alteração de humor
Grau 2: sonolência, comportamento inapropriado
Grau 3: estupor, mas a criança obedece a simples comandos, ou sonolento, mas que desperta
Grau 4: comatoso, mas desperta ao estímulo doloroso
Grau 5 : coma profundo, não responde a estímulo

Fonte: adaptada de Acute Liver Failure in Children.

TRATAMENTO SUPORTE

Deve-se considerar ventilação mecânica em pacientes com grau 3 ou 4 de encefalopatia ou naqueles com hipóxia. Altos níveis de pressão positiva expiratória final (Peep) devem ser evitados, pois aumentam a pressão venosa intra-hepática e a pressão intracraniana. Para procedimentos dolorosos e invasivos, devem-se utilizar sedativos de curta duração, como midazolam associado a morfina ou fentanil.

A colocação de cateter venoso central é importante para medir a pressão venosa central e administrar fluidos, medicações e hemoderivados. A oferta hídrica deve ser restrita a 3/4 das necessidades diárias.

Observa-se a glicemia e, geralmente, é necessário manter a velocidade de infusão de glicose (VIG) em 6 a 8 mcg/kg/min.

O nível de consciência deve ser rigorosamente observado, pois ocorrem mudanças rápidas nos pacientes. Quando há alterações de nível de consciência, devem ser descartadas as hipóteses de hipoglicemia, infecção e hemorragia intracraniana. Evita-se sedação para possibilitar o seguimento do nível de consciência.

Outras medidas para encefalopatia hepática seriam a restrição proteica na dieta e a utilização de ativadores do ciclo da ureia, como a glutamina e a ornitina-aspartato.

Deve-se fazer profilaxia para sangramento gastrointestinal pelo uso de omeprazol ou ranitidina.

No manejo da hipertensão intracraniana, é importante manter a cabeceira do leito elevada em 30°. *Bolus* de manitol de 0,5 g/kg podem ser infundidos para a redução da pressão intracraniana (PIC). Corticosteroides não são indicados.

A monitoração de PIC é indicada para pacientes no estágio de encefalopatia hepática graus 3 e 4. Um estudo retrospectivo com essa monitoração refletiu a experiência do cirurgião e do serviço, pois há risco de colocação do dispositivo na presença de coagulopatia. Os pacientes que utilizaram monitoração receberam tratamento mais agressivo de hipertensão intracraniana e foram em melhores condições clínicas para o transplante, entretanto não houve evidência de melhor desfecho.

Coagulopatia é raramente ameaçadora e pode ser corrigida. Na ausência de sangramento, não é necessário corrigi-la, exceto se INR for maior que 7 ou na realização de procedimentos invasivos. Em pacientes não responsivos a plasma fresco congelado, considera-se fator VIIa recombinante. Transfundem-se as plaquetas quando menor que 20.000 ou menor que 50.000 em vigência de procedimentos. O crioprecipitado está indicado quando o fibrinogênio estiver menor que 100.

Muitos pacientes apresentam padrão de choque quente. A hemodinâmica renal se assemelha à síndrome hepatorrenal: baixa resistência vascular sistêmica e vasoconstrição renal, possivelmente reversível com a melhora da função renal.

A insuficiência renal funcional ou síndrome hepatorrenal é a causa mais comum de insuficiência renal e ocorre secundária à intensa vasoconstrição renal decorrente do desbalanço entre vasodilatadores intrarrenais e vasoconstritores. O gatilho para a vasoconstrição sistêmica é provavelmente a vasodilatação esplâncnica que ocorre em virtude da hipertensão portal. A terapia para síndrome hepatorrenal é direcionada para diminuição da circulação esplâncnica com medicação ou por procedimentos cirúrgicos, como o TIPS (*transjugular intrahepatic portosystemic stent*). As medicações usadas em crianças são terlipressina, vasopressina e noradrenalina.

A FHA é um estado catabólico caracterizado por balanço nitrogenado negativo e imunodeficiência. A via enteral é a preferível, já que é mais fisiológica e é associada ao menor risco de infecção severa. O risco de sangramento em varizes esofágicas não é provado em trabalhos e alcança melhores resultados que a via oral. Não há restrição de dieta.

A limpeza intestinal seria útil para diminuir o número de bactérias. Os agentes usados são dissacarídeos pouco absorvidos no intestino (lactulose) e antibióticos (neomicina).

TRATAMENTO ESPECÍFICO

Paracetamol

O paracetamol pode ser uma hepatotoxina, dose-dependente, quando ingerida fora da dose segura de 4 g/dia.

Há muitos mecanismos de lesão hepática. O mais citado é a formação, através do citocromo P450, do metabólito reativo N-acetil-p-benzoquinonaimina (NAPQI) que se liga às proteínas hepáticas, levando à necrose celular.

O efeito tóxico do NAPQI é combatido pela glutationa, cujo estoque é reposto pelo uso de N-acetilcisteína.

O tratamento recomendado utiliza N-acetilcisteína, via endovenosa, na seguinte forma:

- dose de ataque: 150 mg/kg diluído em solução glicosada (SG) a 5% e 200 mL, infundido em 1 hora;
- segunda dose: 50 mg/kg diluído em SG a 5% e 500 mL administrado em 4 horas;
- terceira dose: 100 mg/kg diluído em SG a 5% e 1.000 mL, administrado em 16 horas.

Na forma oral, a dose de ataque é 140 mg/kg e após 70 mg/kg/dose, a cada 4 horas, com 17 doses no total; repetir doses se o paciente apresentar vômitos após 1 hora.

Plantas

Intoxicação por cogumelos do tipo *Amanita phalloides*. É seguida por sintomas como doença intestinal grave, dor abdominal, diarreia e vômito. O tratamento inclui o uso de carvão ativado e altas doses de penicilina.

Hepatite viral

A fisiopatologia da FHA induzida por vírus não está bem descrita e parece estar relacionada com a variabilidade genética.

Herpes-vírus é frequentemente encontrado em imunodeprimidos e o tratamento indicado é por aciclovir. Os tratamentos utilizados para hepatite B em crianças são interferon e lamivudina; já para a hepatite C, consiste em monoterapia com interferon-alfa ou combinação de interferon com ribavirina.

Causas vasculares

Síndrome de Budd-Chiari e trombose de veia hepática são mais frequentes em mulheres com idade média de 35 anos. Outras causas são trombose da veia porta e doença veno-oclusiva. O procedimento TIPS é utilizado para síndrome de Budd-Chiari aguda.

Doença de Wilson e doenças metabólicas

É considerada uma causa rara de FHA e pode se manifestar como agudização de um evento crônico.

A manifestação de fibrose hepática ou cirrose não é considerada critério de exclusão para o transplante. O tratamento consiste em quelante de cobre, plasmaférese e antioxidante.

Hepatite autoimune

O tratamento é a imunossupressão iniciada com prednisona 2 mg/kg/dia (dose máxima de 60 mg/dia), que será progressivamente reduzida em 4 a 8 semanas até a dose de 2,5 a 5 mg/dia. O objetivo da terapia é diminuir o nível de transaminases em 80% nas primeiras 8 semanas. Outras opções são associações de prednisona com azatioprina, micofenolato mofetil ou tacrolimo.

Idiossincrasia

É causa frequente de doença hepática, com incidência entre 10 e 15% nos Estados Unidos. Tem sido relatada por várias medicações, porém a incidência é baixa em relação ao número de prescrições. Os mecanismos podem ser lesão de hepatócitos do sistema biliar ou de organelas. A lesão idiossincrásica difere da lesão induzida pelo paracetamol em relação à bioquímica e ao tempo de evolução e recuperação (Tabela 2).

TABELA 2 DIFERENÇAS ENTRE FHA INDUZIDA POR PARACETAMOL E REAÇÕES MEDICAMENTOSAS IDIOSSINCRÁSICAS

	Paracetamol	Idiossincrasia
Duração dos sintomas antes do aparecimento do coma	2 a 3 dias	2 a 3 semanas
Sobrevida sem transplante	Aproximadamente 70%	Aproximadamente 25%
Necessidade de transplante	Aproximadamente 70%	Aproximadamente 70%
Aminotransferase	Frequentemente alta (5.000 a 20.000 IU/L)	Geralmente moderada (500 a 1.000 IU/L)

(continua)

(contiunuação)

	Paracetamol	Idiossincrasia
Bilirrubina	Pouco aumentada à admissão (3 a 5 mg/dL) e elevada após	Frequentemente alta na admissão (aproximadamente 20 mg/dL)
Creatinina	Frequentemente elevada à admissão por causa da nefrotoxicidade	Normal à admissão

Fonte: adaptada de Fulminant Liver Disease.

O tratamento é a suspensão imediata da medicação e o acompanhamento evolutivo das alterações clínicas e laboratoriais.

DESFECHO

As principais causas de morte são edema cerebral e sepse. Outras complicações podem ser insuficiência respiratória com necessidade de ventilação mecânica, insuficiência renal aguda, infecções bacterianas e fúngicas.

A evolução é melhor em crianças com sobrevida de 56% sem necessidade de transplante. Diagnósticos associados a altas taxas de sobrevida incluíram toxicidade ao paracetamol (93%) e hepatite A (100%).

TABELA 3 LISTA DE MEDICAÇÕES ASSOCIADAS A FHA POR IDIOSSINCRASIA			
Atorvastatina	Carbamazepina	Celecoxibe	Claritromicina
Cumarínicos	Acetato de ciproterona	Fosinopril	Fluconazol
Fluoxetina	Indinavir	Levofloxacina	Losartan
Mesalazina	Metformina	Nefazodona	Paroxetina
Pemoline	Pravastatina	Ranitidina	Risperidona
Terbinafina	Ticlopidina	Tolcapone	Trazodone
Trovafloxacina	Valproato	Venlafaxina	

PROGNÓSTICO

Definir o prognóstico precocemente no momento da admissão e logo após é fator-chave para identificar o melhor momento de indicar transplante hepático e desfecho da FHA. Marcadores de prognóstico efetivos devem permitir a diferenciação entre pacientes com chances de sobrevida por tratamento, aqueles com necessidade de transplante e os com pouco prognóstico de transplante.

Pacientes com encefalopatia hepática graus 1 e 2 na admissão têm maior probabilidade de recuperação sem necessitar de transplante hepático, quando comparados àqueles com graus 3 e 4. O tempo decorrido entre o primeiro sintoma de FHA e o surgimento de encefalopatia é maior naqueles que faleceram ou necessitaram de transplante hepático.

Crianças com níveis plasmáticos maiores de bilirrubina têm mais probabilidade de morrer por falência hepática aguda ou ser submetidas à transplante hepático. A combinação de aumento de bilirrubina e diminuição de transaminases está associada ao pior prognóstico.

TRANSPLANTE HEPÁTICO

Para indicar esse procedimento, são utilizados critérios variáveis entre os serviços. Os mais comuns são o King's College e o PELD (*pediatric end-stage liver disease*). O King's College foi desenvolvido por um estudo, de 1973 a 1985, com 588 pacientes com FHA que não foram transplantados (Tabela 4). Uma crítica a esse critério seria seu baixo valor preditivo negativo.

TABELA 4 CRITÉRIOS DO HOSPITAL KING'S COLLEGE PARA TRANSPLANTE HEPÁTICO EM HEPATITE FULMINANTE
Doença induzida por paracetamol pH arterial < 3 (independentemente do grau de encefalopatia) **ou** Encefalopatia graus 3 ou 4, tempo de protrombina > 100 segundos (ou INR > 6,5) e creatinina sérica > 3,4 mg/dL (301 mcmol/L)
Outras causas de FHA Tempo de protrombina > 100 segundos (independentemente do grau de encefalopatia) ou INR > 6,5
ou Presença de **três** das seguintes variáveis (independentemente do grau de encefalopatia): 1. Idade < 10 anos ou > 40 anos 2. Etiologia: hepatite viral ou não B, hepatite por halotano, reações medicamentosas idiossincrásicas 3. Duração de icterícia antes do surgimento de encefalopatia > 7 dias 4. Tempo de protrombina > 50 segundos ou INR > 3,5 5. Bilirrubina sérica > 18 mg/dL (308 mcmol/L)

O MELD (*model for end-stage liver disease*), originado de um estudo coorte com 3.437 adultos com cirrose compensada ou descompensada de novembro de 1999 a dezembro de 2001, valoriza informações de creatinina sérica, bilirrubina total e INR. Essa escala se mostrou superior à classificação de Child-Pugh e trabalhos recentes também provaram ser superior ao King's College e Klichy's.

O PELD é derivado do MELD e sua fórmula engloba os seguintes dados: idade, bilirrubina, altura, valores de albumina, gênero, valor de INR e peso. É bom preditor de mortalidade a partir de 3 meses de vida.

$$\text{PELD} = 0{,}436 \text{ idade } (> 1 \text{ ano}) - 0{,}687 \log(\text{albumina g/dL}) + \\ + 0{,}480 \log(\text{bilirrubina}) + 1{,}857 \log \text{INR} + \\ + 0{,}667 \text{ déficit de crescimento } (< -2 \text{ DP})$$

OUTRAS TERAPIAS

Hipotermia

A redução da temperatura corpórea para 32 a 35° diminui a pressão intracraniana e pode ser útil no tratamento do edema cerebral. Os possíveis mecanismos são a normalização do fluxo cerebral, a redução dos níveis de amônia, a diminuição de glutamato extracelular e a diminuição da glicólise anaeróbia e do estresse oxidativo nos astrócitos.

Plasmaférese

É a troca de elementos do plasma por outros. Os benefícios podem ser a remoção de toxinas e a reposição de fatores sintetizados pelo fígado, o que diminui os níveis de amônia e melhora a encefalopatia hepática.

Aparelhos de assistência hepática

São divididos em duas categorias:

- sistema de detoxificação não celular;
- sistemas celulares que promovem detoxificação e suporte metabólico, muito semelhante ao fígado artificial.

Os sistemas não celulares podem ser abertos ou fechados. Os abertos incluem uma passagem pelo sistema dialítico com albumina e troca de plasma. Os fechados incluem o sistema dialítico com albumina (*prometheus*) e o MARS (*molecular absorbents recirculation system*). As limitações são as dificuldades no controle da remoção e o custo do sistema.

BIBLIOGRAFIA

1. Ahya SN, Jose Soler M, Levitsky J, Batlle D. Acid-base and potassium disorders in liver disease. Semin Nephrol 2006; 26:466-70.
2. Albrecht J, Jones EA. Hepatic encephalopathy: molecular mechanisms underlying the clinical syndrome. J Neuro Sci 1999; 170:138-146.
3. Bailey RJ, Woolf IL, Cullens H et al. Metabolic inhibition of polymorphonuclear leucocytes in fulminant hepatic failure. Lancet 1976; 1:1162-3.
4. Baquerizo A, Anselmo D, Shackleton C et al. Phosphorus as an early predictive factor in patients with acute liver failure. Transplantation 2003; 75:2007-14.
5. Bernal W. Intensive care support therapy. Liver Transpl 2003; 9(9):S15-7.
6. Bernstein D. Effectiveness of the recombinant factor VIIa in patients with the coagulopathy of advanced Child's B and C cirrhosis. Semin Thromb Hemost 2000; 26:437-438.
7. Bhatia V, Lodha R. Intensive Care Management of Children with Acute Liver Failure. Indian J Pediatr 2010; 77:1288-1295.
8. Blei AT, Cordoba J. Hepatic encephalopathy. Am J Gastroenteol 2001; 96(7):1968-1975.
9. Broussard CN, Aggarwal A, Lacey SR, Post AB et al. Mushroom poisoning – from diarrhea to liver transplantation. Am J Gastroenterol 2001; 96:3195-98.
10. Clemmesen JO, Larsen FS, Kondrup J, Hansen BA, Ott P. Cerebral herniation in patients with acute liver failure is correlated with arterial ammonia concentration. Hepatology 1999; 29:648-53.
11. Cochran JB, Losek JD. Acute liver failure in children. Pediatr Emerg Care 2007; 23(2):129-35.
12. Cordoba J, Blei AT. Treatment of hepatic encephalopathy. Am J Gastroenterol 1997; 92(9):1429-1439.
13. Chung PY, Sitrin MD, Te HS. Serum phosphorus levels predict clinical outcome in fulminant hepatic failure. Liver Transpl 2003; 9:248-53.

14. Debray D, Yousef N, Durand P. New management options for end-stage chronic liver disease and acute liver failure: potential for pediatric patients. Paediatr Drugs 2006; 8:1-13.
15. Devictor D, Tahiri C, Rousset A et al. Management of fulminant hepatic failure in children: an analysis of 56 cases. Crit Care Med 1993; 21(suppl):S348-9.
16. Dhawan A, Cheeseman P, Mieli-Vergani G. Approaches to acute liver failure in children. Pediatr Transplant 2004; 8:584-8.
17. Ellis A, Wendon J. Circulatory, respiratory, cerebral, and renal derangements in acute liver failure: pathophysiology and management. Sem Liver Dis 1996; 16:379-88.
18. Fagan EA, Williams R. Fulminant viral hepatitis. Br Med Bull 1990; 46:462-80.
19. Ferenci P, Herneth A, Steindle P. Newer approaches to therapy of hepatic encephalopathy. Semin Liver Dis 1996; 16(3):329-38.
20. Ferenci P, Herneth A, Steindl P. Newer approaches to therapy of hepatic failure. Int Care Med 2001; 27:467-76.
21. Fujiwara K, Yokosuka O, Ehata T et al. Association between severity of type A hepatitis and nucleotide variations in the 5' non-translated region of hepatitis A virus RNA: strains from fulminant hepatitis have fewer nucleotide substitutions. Gut 2002; 51:82-8.
22. Gerbes AL, Gulberg V. Progress in treatment of massive ascites and hepatorenal syndrome. World J Gastroenterol 2006; 12:516-9.
23. Gotthardt D, Riediger C, Weiss KH et al. Fulminant hepatic failure: etiology and indications for liver transplantation. Nephrol Dial Transplant 2007; 22(Suppl 8).
24. Hedner U, Ingerslev J. Clinical use of recombinant FVIIa (rFVIIa). Transfus Sci 1998; 19:163-176.
25. Heinemann HO, Emirgil C. Hypokalemia in liver disease. Metabolism 1960; 9:869-79.
26. Higgins PDR, Fontana RJ. Liver transplantation in acute liver failure. Panminerva Med 2002; 52:93-97.
27. Imawari H, Hughes R, Gove C et al. Fibronectin and Kupffer cell function in fulminant hepatic failure. Dig Dis Sci 1985; 30:1028-1033.
28. James LP, Alonso EM, Hynan LS, Hinson JA, Davern TJ, Lee WM et al. the Pediatric Acute Liver Failure Study GroupDetection of acetaminophen protein adducts in children with acute liver failure of ndeterminate cause. Pediatrics 2006; 118:676-681.

29. Kamath PS, Wiesner RH, Malinchoc M, Kremers WK, Therneau TM, Kosberg CL et al. A model to predict survival in patients with end stage liver disease. Hepatology 2001; 33:464-470.
30. Khuroo MS, Kamili S, Yattoo GN. Hepatitis E virus infection may be transmitted through blood transfusions in an endemic area. J Gastroenterol Hepatol 2004; 19: 778-784.
31. Khuroo MS, Rustgi VK, Dawson GJ et al. Spectrum of hepatitis E virus infection in India. J Med Virol 1994; 43:281-286.
32. Kori I, Bar-Zohar D, Carmiel-Haggai M, Samuels D, Nakache R, Oren R et al. Budd-Chiari syndrome and acute portal vein thrombosis: management by a transjugular intrahepatic portosystemic shunt (TIPS) and portal vein interventions via a TIPS. J Gastrointest Surg 2006; 10:417-421.
33. Krusko A, Deshpande K, Bonvino S. Liver failure, transplantation, and critical care. Crit Care Clin 2003; 19(2):155-183.
34. Larcher VF,Wyke RJ, Mowat AP et al. Bacterial and fungal infection in children with fulminant hepatic failure: possible role of opsonisation and complement deficiency. Gut 1982; 23:1037-43.
35. Larsen FS, Ejlersen E, Hansen BA, Knudsen GM, Tygstrup N, Secher NH. Functional loss of cerebral blood flow autoregulation in patients with fulminant hepatic failure. J Hepatol 1995; 23:212-7.
36. Lee MW, Squires Jr RH, Nyberg SL, Doo E, Hoofnagle JH. Acute liver failure: summary of a workshop. Hepatology 2008; 47(4):1401-1415.
37. Lee WM, Hynan LS, Rossaro L et al; Acute Liver Failure Study Group. Intravenous N-acetylcysteine improves transplant-free survival in early stage non--acetaminophen acute liver failure. Gastroenterology 2009; 137(3):856-864.
38. Lee WS. Acute liver failure. Semin Respir Crit Care Med 2012; 33:36-45.
39. Lee WS, McKiernan P, Kelly DA. Etiology, outcome and prognostic indicators of childhood fulminant hepatic failure inthe United Kingdom. J Pediatr Gastroenterol Nutr 2005; 40:575–581.
40. Macdougall BR, Bailey RJ, Williams R. H2-receptor antagonists and antacids in the prevention of acute gastrointestinal haemorrhage in fulminant hepatic failure. Two controlled trials. Lancet 1977; 1:617-9.
41. Manns MP, Czaja AJ, Gorham JD, Krawitt EL, Mieli-Vergani G et al. Diagnosis and anagement of autoimmune hepatitis. Hepatology 2010; 51:2193-2213.

42. Mieli-Vergani G, Bhaduri B, Dhawan A et al. Acute liver failure in infancy [abstract]. J Hepatol 1995; 23:A125.
43. Muldrew KL, James LP, Coop L, McCullough SS, Hendrickson HP, Hinson JA et al. Determination of acetaminophen-protein adducts in mouse liver and serum and human serum after hepatotoxic doses of acetaminophen using high-performance liquid chromatography with electrochemical detection. Drug Metab Dispos 2002; 30(4):446-451.
44. Murad SD, Valla DC, de Groen PC et al. Determinants of survival and the effect of portosystemic shunting in patients with Budd-Chiari syndrome. Hepatology 2004; 39: 500-508.
45. Murad SD, Valla DC, de Groen PC et al. Pathogenesis and treatment of Budd-Chiari syndrome combined with portal vein thrombosis. Am J Gastroenterol 2006 ;101:83-90.
46. Nelson DC, McGrew Jr WR, Hoyumpa Jr AM. Hypernatremia and lactulose therapy. JAMA 1983; 249:1295-8.
47. O'Beirne JP, Heneghan MA. Current management of the hepatorenal syndrome. Hepatol Res 2005; 32:243-9.
48. O'Grady JG, Schalm SW, Williams R. Acute liver failure: redefining the syndromes. Lancet 1993; 342:273-5.
49. Ostapowicz GA, Fontana RJ, Schiodt FV, Larson A, Davern TJ, Han SBH et al. Results of a prospective study of acute liver failure at 17 tertiary care centers in the United States. Ann Intern Med 2002; 137:945-954.
50. Pereira SP, Langley PG, Williams R. The management of abnormalities of hemostasis in acute liver failure. Semin Liver Dis 1996; 16(4):403-14.
51. Peters DJ, Greene WH, Ruggiero F, McGarrity TJ. Herpes simplex-induced fulminant hepatitis in adults: a call for empiric therapy. Dig Dis Sci 2000; 45:2399-2404.
52. Quiros-Tejeira RE,Molina RA et al. Resolution of hypophosphatemia is associated with recovery of hepatic function in children with fulminant hepatic failure. Transpl Int 2005; 18:1061-6.
53. Rahman T, Hodgson H. Clinical management of acute hepatic failure. Int Care Med 2001; 27:467-476.
54. Riordan SM, Williams R. Fulminant hepatic failure. Clinic Liv Dis 2000; 4(1):25-45.

55. Record CO, Iles RA, Cohen RD, Williams R. Acid-base and metabolic disturbances in fulminant hepatic failure. Gut 1975; 16:144-9.
56. Rodriguez FE, Tremosa LG, Xiol QX, Lores OA, Castellote AJ, Gornals SJB et al. D-penicillamine and plasmapheresis in acute liver failure secondary to Wilson's disease. Rev Esp Enferm Dig 2003; 95:60-65.
57. Rolando N, Clapperton M, Wade J et al. Granulocyte colonystimulating factor improves function of neutrophils from patients with acute liver failure. Eur J Gastroenterol Hepatol 2000; 12(10):1135-1140.
58. Rolando N, Phillpott-Howard J, Williams R. Bacterial and fungal infection in acute liver failure. Semin Liver Dis 1996; 16(4):389-401.
59. Russell G, Fitzgerald J, Clark J. Fulminant hepatic failure. J Pediatr 1987; 111:313-319.
60. Sainokami S., Abe K. Sato A., et al. Initial load of hepatitis B virus (HBV), its changing profile, and precore/core promoter mutations correlate with the severity and outcome of acute HBV infection. J Gastroenterol 2007; 42:241-9.
61. Salmeron J, Tito L, Rimola A et al. Selective intestinal decontamination in the prevention of bacterial infection in patients with acute liver failure. J Hepatol 1992; 14:280-285.
62. Santos DCM, Martinho JMSG, Pacheco-Moreira LF et al. The Brazilian Journal of Infectious Diseases 2009; 13(5):323-329.
63. Schiodt FV, Lee WM. Fulminant Liver Disease. Clin Liver Dis 2003; 7: 331-49.
64. Schneeweiss B, Pammer J, Ratheiser K et al. Energy metabolism in acute hepatic failure. Gastroenterology 1993; 105:1515-1521.
65. Schwabe MJ, Dobyns WB, Burke B, Armstrong DL. Valproate-induced liver failure in one of two siblings with Alpers disease. Pediatr Neurol 1997; 16(4):337-343.
66. Shah U, Habib Z, Kleinman RE. Liver failure attributable to hepatitis Avirus infection in a developing country. Pediatrics 2000; 105:436-8.
67. Squires RH Jr, Shneider BL, Bucuvalas J, Alonso E, Sokol R, Narkewicz MR et al. Acute liver failure in children: the first 348 patients in the pediatric acute liver failure study group. J Pediatr 2006; 148:652-658.
68. Strauss GI, Knudsen GM, Kondrup J, Moller K, Larsen FS. Cerebral metabolism of ammonia and amino acids in patients with fulminant hepatic failure. Gastroenterology 2001; 121:1109-19.

69. Stravitz RT, Kramer AH, Davern T et al. Intensive care of patients with acute liver failure: recommendations of the U.S. Acute Liver Failure Study Group. Crit Care Med 2007; 35:2498-508.
70. Stravitz RT, Lisman T, Luketic VA et al. Minimal effects of acute liver injury/acute liver failure on hemostasis as assessed by thromboelastography. J Hepatol 2012; 56(1):129-136.
71. Tovo PA, Lazier L e Versace A. Hepatitis B virus and hepatitis C virus infections in children. Current Opinion in Infectious Diseases 2005; 18:261-66.
72. Trocki O, Wotton MJ, Cleghorn GJ, Shepherd RW. Value of total body potassium in assessing the nutritional status of children with end-stage liver disease. Ann NY Acad Sci 2000; 904:400–5.
73. Valasek A. Poisonings. In: Custer JW, Rau RE. The Harriet Lane Handbook. 18.edition. Philadelphia: Mosby; 2009. p.30-31.
74. Vaquero J, Fontana RJ, Larson AM et al. Complications and use of intracranial pressure monitoring in patients with acute liver failure and severe encephalopathy. Liver Transpl 2005; 11(12):1581-1589.
75. Vergani D, Mieli-Vergani G. Pharmacological management of autoimmune hepatitis. Expert Opin Pharmacother 2011; 12:607-613.
76. Wade J, Rolando N, Philpott-Howard J, Wendon J. Timing and etiology of bacterial infections in a liver intensive care unit. J Hosp Infect 2003; 53:144-146.
77. Wiesner RH, Edwards EB, Freeman RB, Harper AM, Kim R, Kamath PS et al. Model for end stage liver disease (MELD) and allocation of donor livers. Gastroenterology 2003; 124:91-96.
78. Wiesner RH, McDiarmid SV, Kamath PS, Edwars EB, Malinchoc M, Kremers WK et al. MELD and PELD: application of survival models to liver allocation. Liver Transpl 2001; 7:567-580.
79. Yantorno SE, Kremers WK, Ruf AE, Trentadue JJ, Podestá LG, Villamil FG. MELD Is Superior to King's College and Clichy's Criteria to Assess Prognosis in Fulminant. Liver Transplant 2007; 13:822-28.
80. Zacarias J, Brinck P, Cordero J, Velasco M. Etiologies of fulminant hepatitis in pediatric patients in Santiago, Chile. Pediatr Infect Dis J 1987; 6:686-7.

65 Insuficiência Hepática nas Doenças Metabólicas

Gilda Porta

INTRODUÇÃO

A insuficiência hepática aguda (IHA) é uma condição complexa multissistêmica, relativamente rara em crianças, embora associada a altas morbidade e mortalidade. Sua frequência na infância é desconhecida. Nos Estados Unidos, acomete cerca de 50 a 150 crianças por ano, correspondendo a 10 a 15% de todos os transplantes hepáticos realizados.[1]

É uma síndrome potencialmente reversível, caracterizada por acometimento da função hepática decorrente da necrose aguda de uma grande proporção de hepatócitos ou do comprometimento súbito e grave da função hepatocelular. Em geral, ocorre em indivíduos previamente sadios, mas pode ser a primeira manifestação de uma doença metabólica (doença de Wilson) ou de hepatite autoimune não reconhecidas previamente. Em recém-nascidos, a maioria dos casos de IHA é secundária a erros inatos do metabolismo não reconhecidos (mitocondriopatias ou defeito de oxidação de ácidos graxos) ou a um insulto intrauterino – ambos definidos como doenças preexistentes. A necrose hepática pode estar ausente em algumas doenças metabólicas, como a síndrome de Reye ou os erros inatos do metabolismo Reye-*like*. Em crianças, é muito difícil reconhecer os estágios precoces da encefalopatia, que pode ficar aparente apenas nos estágios tardios terminais da insuficiência hepática.[2-4]

A definição de IHA mais amplamente utilizada é a de Trey e Davidson,[1] em que há falência hepática associada a encefalopatia nas primeiras 8 semanas após o início dos sintomas em pacientes sem evidência de lesão hepática prévia. Contudo, essa definição não é aplicada quando a etiologia é metabólica. A investigação rápida e consistente da etiologia é necessária, em razão de sua relevância sobre o prognóstico e o tratamento.

As doenças metabólicas na infância, individualmente, são pouco frequentes, mas coletivamente numerosas, sendo sua incidência cumulativa em cerca de 1:4.000 recém-nascidos vivos na triagem neonatal por espectrometria de massa.[1] A determinação da frequência das doenças metabólicas é dificultada pela falta de informação e diagnóstico, em especial das doenças mais raras. Hoje em dia, muitas doenças metabólicas são diagnosticadas precocemente e, em consequência, também tratadas de forma precoce, o que impede sequelas e óbitos e possibilita orientação com aconselhamento genético.

Muitas doenças metabólicas que evoluem para insuficiência hepática iniciam os sinais e sintomas ainda nos primeiros meses de vida. O quadro clínico pode mimetizar infecções, intoxicações e doenças hematológicas e imunológicas. Um erro inato do metabolismo deve ser considerado no diagnóstico diferencial de qualquer doença aguda no período neonatal. Em muitas situações, o diagnóstico rápido e preciso é essencial para a sobrevida a longo prazo do paciente.

CAUSAS

As etiologias das doenças metabólicas que podem levar a IHA variam de acordo com a idade.[3,5]

Período neonatal e lactentes

- Hemocromatose neonatal;
- galactosemia;
- deficiência múltipla das acil-CoA desidrogenases;

- doenças do ciclo da ureia;
- tirosinemia hereditária tipo 1;
- intolerância hereditária a frutose;
- síndrome de Reye e doenças de oxidação de ácidos graxos;
- citopatias mitocondriais;
- doenças congênitas de glicosilação.

Crianças acima de 2 anos de idade

- Doença de Wilson;
- síndrome de Reye e doenças de oxidação de ácidos graxos;
- doenças congênitas de glicosilação;
- citopatias mitocondriais;
- doenças do ciclo da ureia;
- erros inatos da síntese de ácidos biliares.

QUADRO CLÍNICO

A doença metabólica deve ser considerada no diagnóstico diferencial de qualquer doença aguda desde o período neonatal até a adolescência. Assim, a idade de aparecimento dos sinais de disfunção hepática grave pode ser intra-útero com ascite fetal e hidropsia no recém-nascido. Sinais de falência hepática podem surgir nas primeiras horas de vida, como tirosinemia e doença congênita de glicosilação tipo 1a.

Os sinais de insuficiência hepática associados a doença metabólica do fígado estão relacionados com o grau de desequilíbrio bioquímico e podem manifestar-se com sangramentos difusos e espontâneos, vômitos recorrentes, hipoglicemia, convulsões, hipotonia generalizada, irritabilidade, coma, deficiência de sucção, disfunção/falência cardíaca, odores não usuais, raquitismo, catarata, icterícia persistente com aumento rápido da bilirrubina direta, hepatomegalia, esplenomegalia, edema generalizado, ascite, atraso do desenvolvimento/retardo psicomotor, hipotonia e deterioração. Os defeitos que levam ao acúmulo significativo de toxinas celulares, ou que interferem com a produção de energia, tendem a se apresentar no lactente como doença grave (p.ex., tirosinemia). Entre as causas metabólicas que podem evoluir com IHA na primeira semana de vida, estão hemocromatose neonatal, hepatopatia mitocondrial e doença congênita de glicosilação tipo 1a.[5] Nas segunda e terceira semanas de vida, as causas mais frequentes são citopatias mitocondriais, principalmente da cadeia respiratória (complexo III e IV), doenças da beta-oxidação e deficiência múltipla de acil-CoA desidrogenase.[5] Deterioração hepática súbita e grave na infância tardia é uma apresentação típica de defeito por acúmulo lento de substâncias tóxicas, como a doença de Wilson, na qual raramente as manifestações clínicas se iniciam antes dos 3 anos de idade.

A história familiar positiva para um distúrbio genético conhecido deve direcionar a investigação do paciente. Sempre devem-se pesquisar história de óbitos anteriores no período perinatal, abortos de repetição, hidropsia fetal, consanguinidade, acometimento de meninos no lado familiar materno, retardo de desenvolvimento, episódios recorrentes de doença clínica e vômitos intermitentes. É importante detalhar histórico alimentar (época de introdução dos alimentos, preferências não usuais, aversão a doces) e de circunstâncias provocativas consistentes (p.ex., jejum levando a sintomas) e listar as medicações utilizadas para a correta interpretação dos resultados laboratoriais.[6]

LABORATÓRIO

Hiperbilirrubinemia direta na fase precoce e indireta na fase tardia. Algumas doenças metabólicas podem cursar no início sem aumento de bilirrubinas (p.ex., tirosinemia hereditária). Quando há grave disfunção hepática nas doenças metabólicas, há aumento dos níveis das bilirrubinas. Nessa condição, deve-se valorizar, pois a piora clínica muitas vezes é rápida e, dependendo da etiologia, indica-se mais precocemente o transplante hepático.

Aminotransferases (aspartato aminotransferase [AST] e alanina aminotransferase [ALT]) não estão muito elevadas ou são normais. Em geral, esses exames não são muito importantes na análise da doença metabólica.

A hipoglicemia muitas vezes é persistente e de difícil correção, independentemente da etiologia. Deve-se monitorar a cada 2 a 3 horas, dependendo da etiologia da doença metabólica. A albumina sérica normal tende a cair com a progressão da doença. O nível sérico de amônia geralmente é elevado, mas níveis muito altos sugerem deficiência do ciclo da ureia. O tempo de protrombina prolongado não responde à administração de vitamina K. Há queda dos fatores sintetizados pelo fígado (I, II, V, VII, IX e X).

Frequentemente, há anormalidades nos níveis séricos de sódio, potássio, cálcio, fósforo e magnésio.

A alcalose respiratória ocorre nos estágios precoces da encefalopatia por hiperventilação central; a alcalose metabólica, por hipopotassemia e uso vigoroso de diuréticos; já a acidose metabólica é multifatorial (doença metabólica de base, acúmulo de lactato e de ácidos graxos livres, hipóxia tissular e insuficiência renal); e, por fim, a acidose respiratória pode ocorrer com o aprofundamento do coma.[1,7]

São sinais de alerta de IHA associada a doenças metabólicas: aumento discreto de aminotransferases, tempo de protrombina alargado não responsivo à vitamina K, sangramentos, icterícia persistente com rápido aumento das bilirrubinas, hipoglicemia, hiperamonemia, diminuição do tamanho do fígado, presença de encefalopatia e sinais de hipertensão intracraniana (pupilas dilatadas fixas, bradicardia, hipertensão e edema de papila). A Tabela 1 apresenta a pesquisa de investigação de algumas doenças metabólicas associadas a IHA.[6,8]

A biópsia hepática percutânea é pouco realizada na IHA por causa do risco de sangramento e da baixa probabilidade de se alterar a conduta. Os padrões histológicos na IHA incluem necrose hepatocelular maciça e esteatose micro e macrovesicular.[7]

TABELA 1 PESQUISA DE INVESTIGAÇÃO DE DOENÇAS METABÓLICAS ASSOCIADAS A IHA[6,8]

Doença	Laboratório
Tirosinemia hereditária tipo 1	Succinil-acetona na urina, radiografia de punho, níveis de tirosina, fenilalanina e metionina no plasma, alfafetoproteína
Galactosemia	Atividade de galactose-1-fosfato uridil transferase em eritrócitos
Intolerância hereditária a frutose	Análise de mutações, pesquisa de aldolase em tecido hepático
Doença congênita de glicosilação	Focalização isoelétrica da transferrina

(continua)

(continuação)

Doença	Laboratório
Hemocromatose	Nível de ferritina sérico, depósito extra-hepático de ferro (biópsia de glândulas salivares), RNM de pâncreas e fígado
Doença de Wilson	Níveis séricos de ceruloplasmina, cobre urinário de 24 h com e sem D-penicilamina, anel de Kayser-Fleischer
Doença de beta-oxidação	Cromatografia urinária e sanguínea de ácidos orgânicos, níveis de carnitina e ácidos graxos no sangue
Citopatia mitocondrial	Corpos cetônicos beta-hidroxibutirato, acetoacetato, lactato, piruvato sérico e ácidos orgânicos na urina DNA mitocondrial em biópsia de músculo e biópsia hepática para determinação quantitativa de enzimas da cadeia respiratória; lactato no líquor, CPK, CKMB, ecocardiograma
Erros inatos de síntese de ácidos biliares	Ácidos biliares totais séricos, espectrometria de massa-urina
Doença do ciclo da ureia	Dosagem de aminoácidos no plasma e ácido orótico urinário

Alterações bioquímicas podem aparecer quando o paciente tem falência hepática, independentemente da causa, e pode ser interpretado erroneamente (Tabela 2). Deve-se ter muito cuidado na interpretação dos exames solicitados. Um exame positivo não dá o diagnóstico definitivo; a suspeita de uma doença metabólica que cursa com insuficiência hepática deve ser sempre analisada em conjunto com dados clínicos (sinais e sintomas sugestivos) e resultados laboratoriais.[5]

TABELA 2 ALTERAÇÕES BIOQUÍMICAS PODEM APARECER QUANDO O PACIENTE TEM FALÊNCIA HEPÁTICA (INDEPENDENTEMENTE DA CAUSA) E PODE SER INTERPRETADO ERRONEAMENTE
Alterações bioquímicas
Hipoglicemia (± hiperinsulinismo)
Hiperamonemia
Substâncias redutoras positivas na urina (galactose)

(continua)

(continuação)

Aumento de tirosina, fenilalanina e metionina sérica e outros aminoácidos
Ácidos orgânicos anormais na urina (fenólicos, dicarboxílicos, hidroxidicarboxílicos)
Ácidos biliares anormais na urina (ácidos biliares 3-oxo-delta^4)
Aumento de lactato sérico
Presença anormal de 3-OH-butirato, acetoacetato e relação lactato/piruvato
Hipocetose
Perfil anormal de carnitina/acilcarnitina sérica

CONDUTA E TRATAMENTO

Na vigência de um quadro clínico de IHA, independentemente da idade, deve-se diagnosticar a etiologia da doença hepática, avaliar a gravidade da insuficiência hepática, iniciar medidas de suporte, introduzir terapias específicas (Tabela 3) o mais rápido possível, prevenir e tratar as complicações e considerar precocemente o transplante hepático. Após o diagnóstico etiológico, realiza-se o aconselhamento genético. Muitas vezes, pode ser necessário também, dependendo da etiologia, fazer exames específicos nos pais.

Evita-se estimulação e sedação do paciente, exceto para ventilação mecânica e procedimentos invasivos. Monitoram-se os sinais vitais. Mantêm-se os parâmetros hemodinâmicos e corrigem-se distúrbios hidroeletrolíticos e acidobásicos. Mantém-se a glicemia. Fornece-se energia suficiente para reverter o catabolismo.

As indicações de ventilação mecânica são hipóxia, encefalopatias graus 1 e 2 com agitação, antes da transferência para centros terciários e coma graus 3 e 4.[1,6,9,10]

Para terapias de suporte hepático e tratamento de complicações, as medidas são semelhantes a qualquer etiologia (ver capítulo 64).

TABELA 3 TERAPIAS ESPECÍFICAS

Doença	Terapia específica
Hemocromatose neonatal	Antioxidantes: desferroxamina, vitamina E, N-acetilcisteína, selênio e prostaglandina E1, transplante hepático
Hepatopatia mitocondrial	Transplante hepático, se não houver doença extra-hepática
Galactosemia	Dieta sem galactose
Tirosinemia	Nitisinona, leite especial XPT analog, dieta sem tirosina, fenilalanina, transplante hepático
Doença de Wilson	D-penicilamina, dieta pobre em cobre Casos de hepatite fulminante, transplante hepático
Erros inatos do metabolismo de ácidos biliares	Ácido quenodesoxicólico e ácido cólico
Doenças do ciclo da ureia	Diminuir a ingestão de proteínas e eliminar a amônia por diálise ou hemofiltração e benzoato de sódio e fenil butirato, transplante hepático
Intolerância a frutose	Dieta sem frutose, sem sorbitol, dieta pobre em galactose, transplante hepático
Defeito de glicosilação tipo 1b	Manose oral

Pacientes com doença do ciclo da ureia, muitas vezes, têm necessidade de tratamento de emergência: utilizam-se níveis de amônia acima de 600 mcg/dL em recém-nascidos ou crianças, além de:

- suspensão de proteínas da dieta, 48 a 72 horas; sua reintrodução deve ser lenta, com 0,25 a 0,5 mg/kg/dia;
- administração de glicose a 10% ou 25% (150 a 200 cal/kg/dia), por via parenteral central;
- diálise peritoneal, hemodiálise ou hemofiltração; benzoato de sódio ou fenilbutirato de sódio e arginina solução a 10%, por via oral.

O transplante hepático deve ser indicado em situações em que não há tratamento específico, como na doença de Wilson, quando os sintomas iniciais são de insuficiência hepática. Não se deve indicar em comprometimento grave em órgãos extra-hepáticos, principalmente neurológicos.

REFERÊNCIAS BIBLIOGRÁFICAS

1. Alonso EM, Squires RH, Whitington PF. Acute liver failure in children. In: Suchy FJ, Sokol RJ, Balistreri WF (eds.). Liver disease in children. 3.ed. New York: Cambridge University Press, 2007. p.71-96.
2. Dhawan A. Acute liver failure in childhood. J Gastroenterol Hepatol 2004; 19:S382-5.
3. Bucuvalas J, Yazigi N, Squires Jr RH. Acute liver failure in children. Clin Liver Dis 2006; 10:149-68.
4. Bansal S, Dhawan A. Acute liver failure. Indian J Pediatr 2006; 73(10):931-4.
5. Clayton PT. Inborn errors presenting with liver dysfunction. Semin Neonatol 2002; 7:49-63.
6. Devictor D, Tissieres P, Durand P, Chevret L, Debray D. Acute liver failure in neonates, infants and children. Expert Rev Gastroenterol Hepatol 2011; 5(6):717-29.
7. Miura IK. Insuficiência hepatica aguda. In: Porta G, Koda YKL (eds.). Gastroenterologia e Hepatologia. Barueri: Manole, 2011. p.573-82.
8. Oglesbee D, Rinaldo P. Laboratory diagnosis of inborn errors of metabolism. In: Suchy FJ, Sokol RJ, Balistreri WF (eds.). Liver disease in children. 3.ed. New York: Cambridge University Press, 2007. p.531-44.
9. Whitington PF, Alonso EM, Squires RH. Acute Liver Failure. In: Kelly D (ed.). Diseases of the liver and biliary system in children. 3.ed. West Sussex: Wiley-Blackwell, 2008. p.169-88.
10. Squires Jr RH. Acute liver failure in children. Semin Liver Dis 2008; 28:153-66.

66 Transplante Hepático Pediátrico

João Seda Neto
Eduardo Antunes da Fonseca
Paulo Chapchap

INTRODUÇÃO

O transplante hepático pediátrico é o ramo da cirurgia de transplantes que obteve a maior evolução em termos de sobrevida pós-operatória nos últimos 30 anos. No início dos anos 1980, a sobrevida dos pacientes não passava de 30%. Em razão de melhorias na técnica cirúrgica, no cuidado pós-operatório dos pacientes e com o advento de novas drogas imunossupressoras, atualmente, os pacientes obtêm sobrevida acima de 90% após um ano de transplante.

Parte do desenvolvimento técnico ligado ao transplante pediátrico ocorreu pela necessidade de se utilizar fígados parciais (fígado reduzido, *split* e transplante intervivos) em pacientes de baixo peso e com pequena cavidade abdominal. Todavia, ainda existe uma desproporção entre a necessidade de transplante e a oferta de doadores para a população pediátrica, em todo o mundo. No Brasil, a situação não é diferente, e a mortalidade em lista de espera para as crianças que têm acesso aos centros especializados chega a 50%. Este capítulo visa a ilustrar os aspectos técnicos e as complicações dos transplantes de fígado para a população pediátrica, embora o acesso das crianças hepatopatas aos centros de transplante ainda seja precário no Brasil. A conscientização da classe médica, da população geral e das autoridades é um desafio da sociedade brasileira para os próximos anos, quando o foco é a doença hepática na criança.

HISTÓRICO DO TRANSPLANTE PEDIÁTRICO

O primeiro transplante hepático foi feito por Thomas E. Starlz, em 1963, na Universidade de Denver, Colorado.[1] Foi realizado em uma criança com atresia de vias biliares em insuficiência hepática terminal. O paciente morreu durante a cirurgia, por sangramento. Os próximos dois pacientes, ambos adultos com tumores hepáticos primários, morreram 22 e 7,5 dias após o transplante. A imunossupressão, assim como nos transplantes renais da época, foi feita com prednisona e azatioprina, e a análise *post mortem* do fígado não mostrava sinais de rejeição. A técnica cirúrgica empregada nesses casos foi idêntica à usada nos transplantes caninos,[2] exceto pela anastomose biliar. O principal problema cirúrgico encontrado foi o uso de *bypass* venovenoso passivo, que permitiu a formação de trombos no sistema, com consequente embolização pulmonar. Ainda em 1963, mais dois transplantes foram realizados,[3] com sobrevida de 65 e 23 dias. *Causa mortis*: embolia pulmonar.

A primeira sobrevida a longo prazo (> 1 ano) pós-transplante ocorreu em Denver, Colorado, em 1967. Até 1979, a era pré-introdução da ciclosporina, a experiência acumulada em Denver incluía 84 pacientes com sobrevida em 2 anos de 30%. Outros centros de transplante hepático nos Estados Unidos e na Europa se desenvolveram, com especial atenção ao programa de transplante de Cambridge, Inglaterra, sob a chefia de Roy Calne.[4] Foi lá, em 1978, que a ciclosporina foi introduzida à pratica clínica[5] e posteriormente associada à prednisona[6] para imunossupressão pós-transplante.

A introdução de drogas imunossupressoras mais potentes e os avanços técnicos, especialmente a melhoria da preservação de enxertos por meio da perfusão do enxerto com a solução de Belzer et al.,[7] permitiram que o transplante hepático perdesse o caráter experimental.

Um novo problema surgiu no transplante de pacientes pediátricos: a desproporção entre o tamanho do fígado a ser transplantado e o tamanho do receptor pediátrico. A escassez de órgãos "tamanho-apropriado" foi resolvida com o uso de enxertos hepáticos reduzidos. O primeiro enxerto hepático reduzido utilizado em uma criança foi descrito em Denver, Colorado, em 1975. Todavia, esse caso só foi relatado após a descrição da técnica para redução de enxertos hepáticos por Bismuth e Houssin, em Paris,[8] e por Broelsch e Pichlmayr, em Hanover.[9] A técnica de redução hepática *ex situ* proposta por Bismuth foi posteriormente validada por outros autores no final dos anos 1980.[10-12] O conceito de bipartição ou *split* de um fígado de doador com morte encefálica pressupõe a utilização dos enxertos para dois receptores.

A experiência adquirida com as técnicas de redução hepática e *split* e a escassez de órgãos para satisfazer a demanda dos pacientes na lista de espera para transplante levaram ao transplante de fígado "intervivos". A primeira tentativa foi realizada no Brasil, por Raia et al.,[13] e o primeiro transplante intervivos com sucesso foi descrito por Strong et al.,[14] em julho de 1989, na Austrália. O grupo de transplantes de Chicago, liderado por Broelsch, foi o primeiro a desenvolver um programa de transplante intervivos "adulto para criança".[15] Em seguida, outros centros nos Estados Unidos e na Europa também reportaram seus resultados iniciais com o transplante intervivos.[16,17]

Os transplantes intervivos foram a solução para pacientes em países asiáticos que, por motivos culturais e religiosos, não possuíam transplantes de doadores com morte encefálica, como é o caso do Japão. Em 1993, o grupo de Kyoto reportou o uso de um lobo direito do fígado em um transplante "adulto para criança" em decorrência de alterações anatômicas da irrigação arterial do lobo esquerdo.[18] O primeiro transplante intervivos com lobo direito "adulto para adulto" foi realizado pelo grupo de Hong Kong em maio de 1996.[19]

INDICAÇÕES

A avaliação dos pacientes candidatos ao transplante de fígado deve ser direcionada para que se possa identificar:

- perda progressiva da função hepatocelular;
- hipertensão portal e sangramento gastrointestinal;
- desnutrição e falha de crescimento.

O encaminhamento para os centros de transplante deve ser feito quando há deterioração progressiva da função hepatocitária e antes da ocorrência de complicações graves associadas à insuficiência hepática/hipertensão portal.

As crianças que necessitam de transplante hepático podem apresentar um conjunto de sinais ou de sintomas que incluem hepatomegalia, colestase progressiva, encefalopatia, ascite, sangramento por varizes de esôfago, síndrome hepatopulmonar, desnutrição, infecções de repetição, disfunção sintética (tempo de protrombina prolongado, hipoalbuminemia), hiperesplenismo, prurido incapacitante e retardo no crescimento e desenvolvimento.

Atenção especial deve ser dada ao crescimento e desenvolvimento da criança. A desnutrição é encontrada principalmente na doença colestática, que leva à má absorção de gorduras e vitaminas lipossolúveis. O suporte nutricional com alimentação enteral – e parenteral, em casos extremos – deve ser sempre considerado. Crianças bem controladas do ponto de vista nutricional apresentam menor mortalidade e menor risco de infecção após o transplante.[20] Toda equipe de transplante hepático pediátrico deve ter um grupo de pediatras e nutricionistas responsáveis pelo suporte nutricional.

As doenças hepáticas que levam ao transplante de fígado nas crianças podem ser classificadas em quatro grupos:

- doença hepática crônica;
- insuficiência hepática aguda grave;
- doenças metabólicas não cirrotizantes localizadas no fígado;
- tumores hepáticos.

Doença hepática crônica

Atresia de vias biliares

A indicação mais comum para transplante hepático na infância é a atresia de vias biliares (AVB).[21] A AVB deve ser tratada nas primeiras semanas de vida pela realização da portoenterostomia de Kasai. Em casos não tratados ou tratados sem sucesso, ocorre progressão para cirrose biliar e necessidade de transplante hepático. A portoenterostomia está contraindicada em casos de diagnóstico tardio de AVB, quando estiverem presentes estigmas de insuficiência hepática e/ou hipertensão portal.

Os pacientes submetidos à cirurgia de Kasai que obtiveram drenagem estão sujeitos ao risco de desenvolverem colangite ascendente de repetição e infecção de lagos biliares com formação de abscessos hepáticos. Esses episódios de colangite podem agravar a lesão hepática, aumentando a necessidade de transplante precoce. Apesar de as crianças que obtiveram boa drenagem biliar terem prognóstico melhor (sobrevida com fígado nativo), a drenagem *per se* não impede o desenvolvimento progressivo de cirrose com hipertensão portal e a necessidade de transplante na transição infância para adolescência. Somente 20% dos pacientes com AVB operada não necessitarão de transplante hepático.

Síndrome de Alagille

A síndrome de Alagille (displasia angio-hepática) é uma doença genética autossômica recessiva, caracterizada por escassez de ductos biliares, colestase progressiva, prurido, xantomas, desnutrição e retardo do desenvolvimento ponderoestatural. Histologicamente, observa-se diminuição do número de ductos biliares interlobulares, podendo progredir para insuficiência hepática/cirrose. A maioria dos pacientes apresenta face característica com fronte alargada, queixo alongado e nariz em sela, podendo estar associada à doença cardíaca congênita (estenose pulmonar troncular ou periférica), alterações vertebrais e envolvimento ocular (embriotoxom posterior). Ocasionalmente, falência de crescimento, hipercolesterolemia e prurido podem comprometer a qualidade de vida da criança. Nessa situação, o transplante de fígado também está indicado.

Deficiência de alfa-1-antitripsina, tirosinemia e doença de Wilson são exemplos de doenças metabólicas cuja indicação do transplante se deve à insuficiência hepática crônica progressiva.

Insuficiência hepática aguda grave

Define-se como insuficiência hepática aguda grave a encefalopatia que ocorre menos de 2 semanas após o aparecimento da icterícia, e como subaguda grave a encefalopatia que ocorre de 2 semanas a 3 meses após o aparecimento da icterícia em um paciente previamente hígido.[22]

Quando não tratada, a insuficiência hepática aguda grave leva a maioria das crianças afetadas ao óbito. As causas mais comuns de insuficiência hepática aguda grave são as hepatites virais (A e B); outras causas incluem doenças metabólicas, como tirosinemia tipo 1, galactosemia, defeitos na oxidação dos ácidos graxos, hemocromatose neonatal, intoxicações por drogas (acetaminofeno, ácido valproico, difenil-hidantoína) e hepatite não A, não B, não C associadas à anemia aplástica. Quando as condições clínicas permitirem, a realização de biópsia hepática pode ajudar a direcionar o tratamento. O uso de monitoração da pressão intracraniana permite o reconhecimento precoce da hipertensão intracraniana. Essa modalidade está indicada em todos os pacientes com hepatite fulminante com encefalopatia grau III. Espera-se um resultado neurológico subótimo quando existe falha na manutenção da pressão de perfusão cerebral (deve ser > 50 mmHg). Ao mesmo tempo, a pressão intracraniana deve ser mantida abaixo de 20 mmHg.

Doenças metabólicas não cirrotizantes localizadas no fígado

Encontram-se neste grupo a síndrome de Crigler-Najjar tipo I, defeitos do ciclo da ureia, hipercolesterolemia familiar e hiperoxalúria primária. Nesses casos, as crianças apresentam função hepática normal, sem hipertensão portal, e a indicação do transplante de fígado decorre da disfunção de outros órgãos. Nesses pacientes, o transplante de fígado promove cura fenotípica e funcional para os doentes. Na doença da urina de xarope de bordo (MSUD, do inglês *maple syrup urine disease*), por exemplo, os níveis de leucina, isoleucina e valina se estabilizam dentro de 6 horas após o transplante, e os pacientes podem adotar dieta sem limitações no pós-operatório.[23] Nos casos de hiperoxalúria primária, pode ser necessário o transplante combinado de fígado e rim.

Tumores hepáticos

O transplante hepático para tratamento de hepatoblastomas é indicado nos pacientes submetidos a vários ciclos de quimioterapia que apresentam tumores restritos ao fígado e irressecáveis. Pacientes que inicialmente apresentavam metástases pulmonares, mas que desapareceram no curso da quimioterapia, também podem ser transplantados. Os fatores associados a um prognóstico favorável incluem:

- ausência de tentativas de ressecção prévia;
- tumores unifocais;
- ausência de invasão vascular;
- padrão fetal na histologia;
- resposta favorável à quimioterapia pré-transplante.

O estudo Siopel-1 mostra que, em hepatoblastomas multifocais ou solitários que invadam todos os quatro setores do fígado e nos tumores centrais que comprometam vasos importantes, o transplante primário de fígado determina sobrevida livre de tumor de 80% em longo prazo. Em contraste, os resultados dos transplantes de resgate nos casos de ressecção incompleta do tumor ou recorrência após hepatectomia inicial são desapontadores (30% de sobrevida em longo prazo).[24] Os pacientes com hepatoblastoma candidatos ao transplante hepático devem seguir os mesmos protocolos de quimioterapia que os pacientes candidatos à ressecção hepática parcial.

Os pacientes com hepatocarcinomas irressecáveis apresentam sobrevida livre de doença pós-transplante pior quando comparada à dos hepatoblastomas, em parte porque a quimioterapia sistêmica não é eficaz. Todavia, quando um hepatocarcinoma incidental é detectado no explante de um fígado cirrótico, o prognóstico pós-transplante não é comprometido.

A falência do fígado transplantado pode determinar a necessidade de retransplante. A trombose da artéria hepática e o não funcionamento primário do enxerto são as principais causas de retransplante agudo (até 7 dias). A recidiva de doenças primárias e a rejeição crônica são as principais causas de perda do enxerto em longo prazo.

A Tabela 1 mostra as indicações de transplante em 413 receptores pediátricos (< 18 anos de idade) nos Hospitais A.C. Camargo e Sírio-Libanês, de outubro de 1995 a abril de 2011.[25]

TABELA 1 DIAGNÓSTICO DE 413 TRANSPLANTES HEPÁTICOS PRIMÁRIOS REALIZADOS NOS HOSPITAIS A.C. CAMARGO E SÍRIO-LIBANÊS	
Diagnóstico	**N (%)**
Atresia de vias biliares	273 (66,1)
Síndrome de Alagille	8 (1,9)
Tirosinemia	15 (3,6)
Tumores hepáticos	14 (3,4)
Hepatite fulminante	10 (2,4)
Deficiência de alfa-1-antitripsina	11 (2,7)
Colangite esclerosante primária	10 (2,4)
Síndrome de Budd-Chiari	11 (2,7)
Cirrose criptogênica	22 (5,3)
Hepatite autoimune	8 (1,9)
Colestase intra-hepática familial progressiva	6 (1,5)
Colestase crônica	6 (1,5)
Outras doenças metabólicas	12 (2,9)
Outras doenças	7 (1,7)
Total	413 (100)

CONTRAINDICAÇÕES

As contraindicações ao transplante incluem:

- tumor extra-hepático irressecável;
- malignidade metastática para o fígado (exceto tumores neuroendócrinos);
- doença não hepática terminal;
- sepse sem controle;
- lesão neurológica irreversível.

Dentre as contraindicações relativas, podem ser citadas:

- encefalopatia avançada (grau IV);
- sepses;
- disfunção de múltiplos órgãos;
- doença mitocondrial;
- doença cardiovascular grave;
- infecção por HIV;
- problemas psicossociais.

LISTA DE ESPERA PARA O TRANSPLANTE

Após a avaliação inicial, os pacientes com indicação de transplante são listados junto à Secretaria da Saúde dos Estados segundo o critério de gravidade da doença hepática, o sistema Peld (*pediatric end-stage liver disease*). O Peld é calculado por meio da fórmula logarítmica das seguintes variáveis: peso, altura, albumina, bilirrubina e índice internacional normalizado (INR), e tem como finalidade detectar as crianças com maior probabilidade de óbito. Todavia, esse sistema estratifica as crianças mais graves dentro da população pediátrica, mas as coloca em desvantagem quando competem com adultos por fígados provenientes de doadores com morte encefálica.

TIPOS DE ENXERTOS HEPÁTICOS PARA RECEPTORES PEDIÁTRICOS

Oitenta por cento das mortes na população pediátrica causadas por falência hepática ocorrem antes dos 2 anos de vida.[15] Portanto, quase sempre se observa o problema da desproporção entre o tamanho do enxerto e o tamanho do receptor.

As opções de enxerto para o transplante pediátrico incluem:

- fígados totais, provenientes de doadores pediátricos com morte encefálica;
- transplantes com fígado reduzido,[26] provenientes de doadores com morte encefálica. Nesses, o segmento hepático não utilizado é descartado;
- bipartição do fígado para dois receptores (*split*),[9] provenientes de doadores adultos com morte encefálica;

- transplante intervivos;[27]
- transplantes com monossegmentos, que podem ser preparados a partir da redução dos segmentos II/III.

Essas variações técnicas permitiram o aumento da disponibilidade de enxertos para a população pediátrica. A Figura 1 mostra os planos de clivagem no parênquima hepático para obtenção dos diversos enxertos parciais. A utilização desses enxertos depende do tamanho do receptor que receberá o fígado. Enxertos parciais maiores e fígados inteiros podem ser usados em adolescentes e crianças maiores, mas a maioria dos receptores pediátricos recebe o segmento lateral esquerdo do fígado, seja ele obtido de doadores com morte encefálica ou no transplante intervivos. Os segmentos laterais são obtidos seccionando-se o parênquima hepático à direita do ligamento falciforme, conforme mostra a Figura 1. Na casuística recente dos transplantes intervivos dos Hospitais A.C. Camargo e Sírio-Libanês,[25] que compreende os transplantes realizados de outubro de 1995 a abril de 2011, 353 de 413 transplantes primários (85,4%) eram segmentos laterais esquerdos, 51 lobos esquerdos (12,3%) e 9 lobos direitos (2,1%).

FIGURA 1 Planos de secção do parênquima hepático.

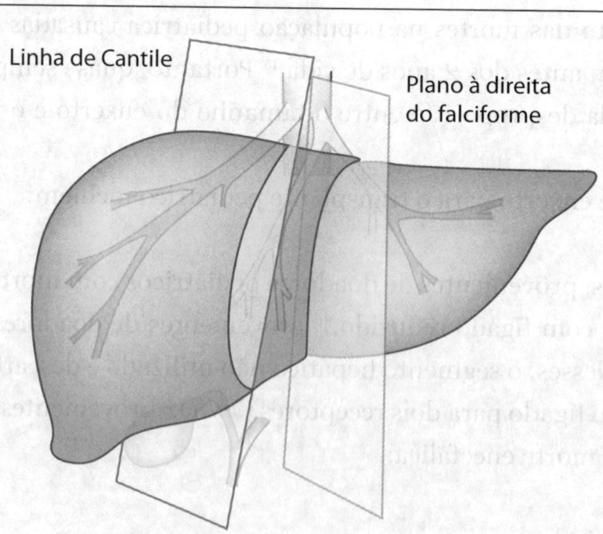

TABELA 2 TIPOS DE ENXERTO

Tipo de enxerto	Segmentos	Plano de secção	Receptor
Segmento lateral esquerdo	II – III	1 cm à direita do falciforme	Pediátrico
Direito estendido	I, IV – VIII	1 cm à direita do falciforme	Adulto
Lobo esquerdo	I – IV	Linha de Cantile	Adulto/pediátrico
Lobo direito	V – VIII	Linha de Cantile	Adulto

Os enxertos II/III, como já dito, podem ser obtidos de doadores com morte encefálica ou de doadores vivos. A secção do parênquima hepático nos *splits* pode ser feita *in situ*,[28-30] *ex situ*[31-33] ou com técnica combinada, como proposta por Carone et al., em 1999.[34] A separação do fígado produz dois enxertos hepáticos – o segmento lateral e o restante do fígado (segmentos I, IV, V, VI, VII, VIII) – com vascularização (arterial, portal), drenagem biliar e drenagem venosa independentes e suficientes para o implante em dois receptores, como mostra a Figura 2.

FIGURA 2 Separação do fígado para transplante em dois receptores (adulto/pediátrico). Os dois enxertos possuem todas as estruturas necessárias para o implante nos receptores (II a VIII: segmentação hepática).

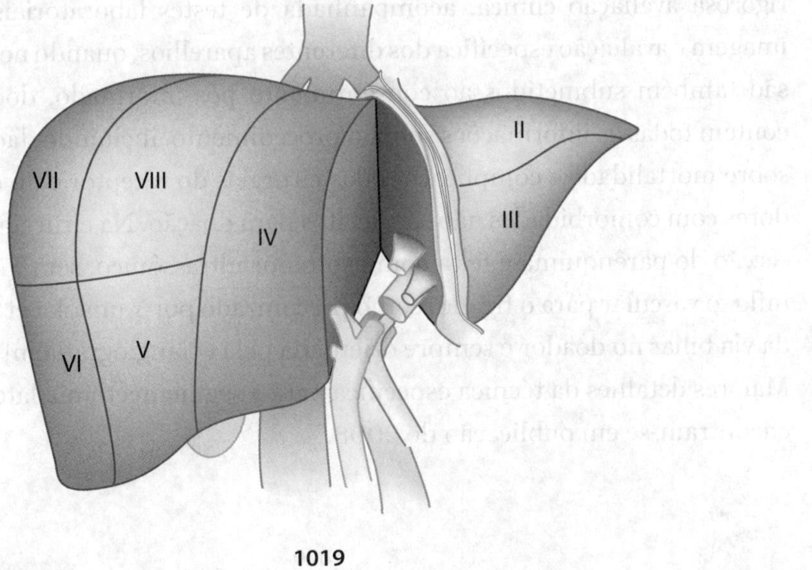

Os enxertos hepáticos que serão submetidos à redução ou *split* estarão sujeitos à lesão adicional representada pela secção do parênquima hepático, *in situ* ou *ex situ*. Portanto, os doadores cujos fígados sofrerão algum processo de bipartição devem ser jovens, hemodinamicamente estáveis, com função hepática até 2 vezes o valor normal e metabolicamente compensados. Não existe campo para utilização de doadores "marginais" (critério expandido) no transplante pediátrico, com a modalidade de redução ou *split*; todavia, o grupo do King's College de Londres, em publicação recente, descreve sucesso com transplante segmentar de doadores pós-parada cardíaca (*non-heart-beating donors*).[35]

A utilização de enxertos hepáticos provenientes de doadores vivos incita uma discussão ética sobre o assunto. Um doador jovem e saudável é submetido a uma cirurgia de grande porte, a hepatectomia parcial. Portanto, o uso de doadores vivos só se justifica se houver mortalidade na lista de espera para o transplante de doador com morte encefálica. Atualmente, a mortalidade em lista de espera para pacientes pediátricos no Estado de São Paulo é de quase 50%.[36] O transplante intervivos aumenta a disponibilidade de órgãos para o transplante e beneficia a todos os pacientes da lista. A qualidade do enxerto é uniformemente boa por causa da utilização de doadores estáveis e em curto período de preservação, característicos da cirurgia. Por se tratar de uma cirurgia programada, é possível evitar a deterioração do estado clínico do receptor (desnutrição, infecções), observada frequentemente durante a espera pelo fígado de doador falecido. Todos os candidatos à doação são submetidos à rigorosa avaliação clínica, acompanhada de testes laboratoriais, exames de imagem e avaliação específica dos diferentes aparelhos, quando necessário. Eles são também submetidos ao consentimento pós-informado, documento que contém todas as informações sobre o procedimento, incluindo dados concretos sobre mortalidade e complicações das cirurgias do receptor e do doador. Doadores com comorbidades não são aceitos para doação. Na cirurgia do doador, a secção do parênquima é feita com aspirador ultrassônico, sem interrupção do influxo vascular para o fígado, como preconizado por Yamaoka et al.[36] A secção da via biliar no doador é sempre orientada pela colangiografia intraoperatória. Maiores detalhes da técnica específica para a segmentectomia lateral esquerda encontram-se em publicação de 2008.[37]

CIRURGIA DO RECEPTOR PEDIÁTRICO

A cirurgia do receptor é dividida em três fases: hepatectomia total, fase de implantação do enxerto e fase pós-reperfusão. Na maior parte dos casos, a veia cava inferior é preservada durante a hepatectomia (técnica de Piggy-Back), mas, em algumas situações (comprometimento por tumores, retransplante), a veia cava deve ser removida com o enxerto. Um ponto particular da fase de hepatectomia nas crianças pós-cirurgia de Kasai é a grande quantidade de aderências entre as alças intestinais e a superfície do fígado. Essa dissecção é trabalhosa e aumenta o risco de perfuração intestinal após o transplante.

Em linhas gerais, quando a hepatectomia é realizada com preservação da veia cava inferior do receptor, a primeira etapa do implante do fígado independe do tipo de enxerto utilizado (fígado total, reduzido, *split* e intervivos). A anastomose inicial é feita na confluência dos óstios das veias supra-hepáticas, com clampeamento parcial da veia cava inferior, quando possível, para permitir o retorno venoso ao coração. Quando a confluência das veias é menor do que a veia hepática do doador a ser implantada, uma técnica de triangulação deve ser utilizada na veia cava para permitir um implante com anastomose ampla das veias hepáticas. A seguir, procede-se à anastomose da veia porta. Para diminuir as chances de trombose de veia porta no pós-operatório, o preparo da veia porta do receptor deve incluir:

- ressecção de linfonodos periportais, especialmente nos casos com atresia de vias biliares;
- ligadura de veias colaterais para aumentar o fluxo venoso portal;
- ressecção da zona esclerótica e doente da veia porta nos casos de atresia de vias biliares;
- utilização de enxertos de interposição junto à confluência das veias mesentérica superior e esplênica.

Ao término da anastomose portal, o fígado é revascularizado. O terceiro passo do implante é a anastomose arterial. Nos fígados totais e reduzidos, em que o tronco celíaco faz parte do enxerto, a anastomose é feita em artérias de maior calibre, como na artéria hepática própria. Nos transplantes intervivos e *split*, o Grupo de Transplante de Fígado do Hospital Sírio-Libanês e Hospital A.C. Camargo preconiza a anastomose microvascular, com microscópio cirúrgico e sutura monofilamentar 9-0 ou 10-0.[38] Por fim, na maioria das crianças, a reconstrução biliar é feita com alça jejunal em Y-de-Roux. A anastomose biliar deve ser hermética, livre de tensão em via biliar bem irrigada.

COMPLICAÇÕES PÓS-OPERATÓRIAS NA CIRURGIA DO RECEPTOR

Após a cirurgia, os pacientes são imediatamente encaminhados para uma unidade de terapia intensiva pediátrica. O sucesso do transplante gira em torno do manejo desses pacientes no intraoperatório e nos primeiros dias que se seguem ao transplante. Os pacientes submetidos ao transplante requerem monitoração contínua de:

- pressão arterial invasiva;
- pressão venosa central;
- eletrocardiograma;
- frequência respiratória;
- saturação de O_2;
- temperatura;
- débito urinário;
- débito dos drenos abdominais;
- *status* neurológico.

A evolução pós-operatória do paciente depende da gravidade da doença hepática e do grau de desnutrição antes do transplante. Está diretamente relacionada a eventos ligados à cirurgia, por exemplo, gravidade do sangramento, variações hemodinâmicas intraoperatórias, alterações metabólicas, extensão da dissecção e necessidade de transfusão de derivados de sangue.

A monitoração das enzimas hepáticas, do coagulograma e do nível de consciência é importante para avaliar o grau de lesão celular, com o objetivo de detectar disfunção precoce do enxerto. Assim, enxertos com longo tempo de isquemia fria, retirados de doadores instáveis com morte encefálica ou de doadores com esteatose hepática, têm maior chance de não funcionar adequadamente. Nesses casos, os pacientes apresentam coagulopatia, permanecem torporosos no pós-transplante (encefalopatia hepática), mantêm lactato sérico alto e evoluem para disfunção progressiva de múltiplos órgãos. O não funcionamento primário é menos frequente nos transplantes pediátricos e ocorre em menos de 5% dos casos.[39] Em transplante com doador vivo, a possibilidade de não funcionamento primário é praticamente nula.

A Tabela 3 apresenta a incidência de complicações pós-transplante em 413 transplantes intervivos primários de fígado. As complicações biliares foram as mais frequentes nessa série de pacientes, seguida pela trombose de veia porta (precoce e tardia). Apesar de a complicação cirúrgica mais comum após o transplante ser a hemorragia intra-abdominal (7 a 15% dos pacientes), nessa série de pacientes foram obtidos apenas 3,1% de pacientes com hemorragia intra-abdominal pós-transplante. Provavelmente, isso reflete a utilização de enxertos provenientes de doadores vivos. Com isso, praticamente não se observou disfunção hepática pós-operatória, a principal responsável por coagulopatia/sangramento após o transplante.

TABELA 3 COMPLICAÇÕES PÓS-OPERATÓRIAS EM 413 TRANSPLANTES INTERVIVOS DE FÍGADO REALIZADOS NOS HOSPITAIS A.C. CAMARGO E SÍRIO-LIBANÊS

Complicações	N (%)
Trombose da artéria hepática	18 (4,3)
Trombose precoce de veia porta (< 30 dias)	11 (2,6)
Trombose tardia de veia porta	24 (5,8)
Bloqueio do efluxo venoso	8 (1,9)
Fístula biliar	26 (6,2)
Estenose biliar	37 (8,9)
Sangramento	13 (3,1)
Perfuração intestinal	11 (2,6)

Em linhas gerais, a trombose da artéria hepática (TAH) é a principal causa de retransplante precoce (60%). Sua etiologia é variada e a incidência oscila de 4,3 a 25%, dependendo da casuística estudada.[25,40-42] Entre as prováveis causas, estão complicações técnicas, politransfusão, correção exagerada da coagulopatia, rejeição celular aguda grave com aumento da resistência intra-hepática ao fluxo arterial e pancreatite pós-operatória. Os pacientes apresentam elevação das enzimas hepáticas, febre, má perfusão tecidual e choque. A isquemia da via biliar pode resultar em necrose da via biliar intra-hepática e extra-hepática, formação de fístula biliar, estenoses e abscessos hepáticos. O tratamento consiste na reexploração cirúrgica da anastomose arterial, remoção dos coágulos e reconstrução da anastomose.

Os mesmos fatores relacionados à TAH podem causar a trombose de veia porta (TVP) após o transplante. As medidas intraoperatórias que visam a melhorar o fluxo sanguíneo portal são determinantes para se prevenir a TVP. Os pacientes apresentam, mais frequentemente, ascite e elevação de enzimas hepáticas, mas podem desenvolver necrose e não funcionamento do enxerto. Quando diagnosticada precocemente, a exploração cirúrgica está indicada. Tardiamente, os pacientes podem apresentar sangramento digestivo secundário a varizes de esôfago ou gástricas. Quando submetidos à exploração cirúrgica precoce, os pacientes com TAH ou TVP devem receber anticoagulação plena na 1ª semana pós-operatória. Muitos grupos de transplante preconizam ultrassonografia Doppler hepática seriada nos primeiros 5 dias pós-transplante para detecção precoce das complicações vasculares. A associação de TAH e TVP leva a necrose maciça do fígado transplantado e sepse pós-transplante. Esses pacientes são críticos e a mortalidade é alta, mesmo nos casos submetidos a retransplante.

As complicações biliares, fístulas e estenoses ocorrem em 10 a 30% dos receptores pediátricos, e são mais comuns após o transplante intervivos. Essas complicações ocorrem por diversos fatores, como erros técnicos durante a confecção da anastomose biliar, TAH com lesão biliar isquêmica e, nos casos de transplante de segmentos hepáticos, as fístulas podem ocorrer na superfície de corte do enxerto. Os pacientes com fístula apresentam febre, leucocitose, dor abdominal, íleo prolongado, sepse, elevação da bilirrubina sérica e saída de bile pelos drenos abdominais. Nas estenoses, os pacientes podem apresentar alterações menores e inespecíficas das enzimas hepáticas, principalmente canaliculares, que podem sugerir rejeição celular aguda ou hepatite. Outra apresentação comum nos casos de estenose é a colangite supurativa, acompanhada do quadro clínico típico. As fístulas obrigam a equipe cirúrgica a reexplorar o paciente, especialmente quando precoces. Pode ser necessária a conversão de uma anastomose biliar ducto-ducto para uma derivação bileodigestiva, e a perviedade da anastomose arterial deve ser sempre checada antes da exploração. A maioria das estenoses biliares é tratada por via transparieto-hepática. Raramente, após o insucesso do tratamento percutâneo, pode haver necessidade de reconstrução cirúrgica da anastomose biliar. O retransplante é necessário nos casos de múltiplas estenoses intra-hepáticas e nos casos de cirrose biliar secundária.

Os pacientes transplantados estão sujeitos a uma gama de complicações gastrointestinais após o transplante, como perfurações intestinais precoces e tardias (infecção por CMV), fístulas das anastomoses intestinais, obstruções intestinais e pancreatites. A equipe cirúrgica deve estar atenta à evolução pós-operatória do paciente. As intervenções devem ser feitas precocemente. Diagnósticos tardios podem comprometer a sobrevida dos doentes.

MANEJO CLÍNICO PÓS-TRANSPLANTE

O manejo clínico precoce na unidade de terapia intensiva deve ser direcionado e personalizado de acordo com o tipo de doença e receptor em questão. Assim, deve-se ter cuidado com a oferta de volume às crianças pequenas (< 10 kg) para evitar a congestão e o edema pulmonares. De fato, essa preocupação deve começar no centro cirúrgico, durante o manejo anestésico do paciente (evita-se politransfusão sanguínea), e, principalmente, a técnica cirúrgica utilizada deve procurar evitar grandes perdas sanguíneas. Ao contrário, as crianças maiores e os adolescentes comportam-se como os adultos transplantados, com circulação hiperdinâmica e má distribuição de fluidos, sendo a oferta hídrica positiva (balanço hídrico positivo) nos primeiros dias pós-transplante mais tolerada. Um passo importante no cuidado com o paciente crítico pós-transplante é a comunicação entre a equipe cirúrgica e os intensivistas com o único objetivo de prestar a melhor atenção ao paciente. Aspectos específicos da técnica cirúrgica, como o calibre das anastomoses arteriais e da anastomose portal e o uso de enxertos vasculares, devem ser ilustrados aos intensivistas. A decisão quanto à anticoagulação pós-operatória usualmente fica a cargo da equipe cirúrgica. Nos Hospitais A.C. Camargo e Sírio-Libanês, não existe protocolo específico para anticoagulação dos doentes, mas esta está indicada para os pacientes que apresentarem tromboses vasculares intraoperatória ou estados de hipercoagubilidade (p.ex., síndrome de Budd-Chiari).

A base da grande maioria dos protocolos de indução e manutenção da imunossupressão inclui a utilização de um dos agentes inibidores da calcineurina, tacrolimo ou ciclosporina, juntamente a esquemas variados de corticosteroides. No esquema de imunossupressão adotado pelo Grupo de Transplante de Fígado do Hospital Sírio-Libanês/Hospital A.C. Camargo, o tacrolimo é iniciado por via oral a partir do 1º ou 2º dia de pós-operatório, na dose de 0,15 mg/kg/dia, em 2 vezes. Paralelamente, no pós-operatório precoce, o corticosteroide é administrado em altas doses, que são reduzidas progressivamente nas primeiras semanas até sua retirada completa a partir do 3º mês, se não houver evidência de rejeição. Nas primeiras semanas, procura-se manter o nível sérico do vale de tacrolimo entre 8 e 12 ng/mL. A adição de uma terceira droga imunossupressora (azatioprina, micofenolato mofetil, micofenolato sódico ou sirolimo) é indicada nos casos de rejeição resistente a esteroides ou para reduzir os efeitos tóxicos dos inibidores da calcineurina, principalmente nefrotoxicidade e neurotoxicidade, que estão diretamente relacionados ao nível sérico das drogas.

Aproximadamente metade dos pacientes apresenta elevação enzimática transitória de 7 a 14 dias após o transplante, que pode corresponder a um quadro de rejeição celular aguda. Esse quadro deve ser prontamente tratado com corticosteroides (metilprednisolona) em bolo na dose de 20 mg/kg. Essa dose pode ser repetida por 3 vezes em dias consecutivos, dependendo da resposta enzimática obtida. Sempre que possível, a biópsia hepática deve ser realizada com o intuito de confirmar o diagnóstico de rejeição. Os aspectos histológicos da rejeição celular aguda incluem inflamação portal predominantemente mononuclear contendo linfócitos ativados e eosinófilos, infiltrado inflamatório com lesão dos ductos biliares e inflamação subendotelial dos ramos venosos (endotelialite). Paralelamente ao uso de esteroides, a imunossupressão de base deve ser aumentada; nos casos que apresentem repetidos episódios de rejeição celular aguda, uma terceira droga deve ser considerada.

Uma parcela dos pacientes apresentará rejeição celular aguda corticorresistente. Nesses casos, após confirmação do quadro com biópsia hepática, uma série de anticorpos pode ser usada, como o muromonab-CD3 (OKT3), a globulina antitimocítica (Thymoglobulin®) e os anticorpos anti IL-2 (daclizumabe). Essas drogas provocam profunda imunossupressão nos pacientes. A primeira dose dos anticorpos citados deve ser administrada em uma unidade de terapia intensiva, em virtude dos efeitos colaterais durante a infusão.

Cerca de 5% dos pacientes podem evoluir com rejeição crônica. O quadro histológico de rejeição crônica se caracteriza por ductopenia, fibrose portal com infiltrado inflamatório pobre e arteriopatia. Uma parcela dos pacientes em uso de ciclosporina pode ser resgatada com a mudança do regime de imunossupressão para tacrolimo. Nos casos mais graves, o retransplante é a única opção.

Os pacientes imunossuprimidos estão sujeitos a uma gama de complicações relacionadas aos efeitos colaterais da droga imunossupressora e ao estado de imunossupressão *per se.* Os inibidores da calcineurina são nefrotóxicos e provocam diminuição da taxa de filtração glomerular de até 50% após o 1º mês do início da terapia. Em longo prazo, de 5 a 10% desses pacientes apresentarão insuficiência renal crônica com necessidade de hemodiálise. Como regra geral, devem-se evitar outras drogas nefrotóxicas, como antibióticos e anti-inflamatórios, assim como substâncias que elevem o nível sérico da ciclosporina e do tacrolimo, como claritromicina e eritromicina. A rapamicina (sirolimo), uma alternativa aos inibidores da calcineurina que não causa toxicidade renal, está associada a dislipidemias, aumento da incidência de complicações vasculares no pós-operatório imediato e retardo no processo de cicatrização. Por essas razões, deve ser evitada nos primeiros meses após o transplante. O micofenolato mofetil está associado a epigastralgia e diarreia, e o uso crônico da azatioprina está associado à depressão medular.

Os pacientes imunossuprimidos têm maior risco de desenvolver neoplasias após o transplante. Os tumores de pele são os mais comuns na população transplantada em geral, mas as crianças estão mais suscetíveis ao desenvolvimento de doença linfoproliferativa pós-transplante (DLPT).[43] A doença compreende um espectro que vai desde proliferação policlonal induzida pelo vírus Epstein-Barr (EBV), semelhante à mononucleose infecciosa, até linfomas verdadeiros de diferentes tipos com predomínio do linfoma de células B. A doença envolve diferentes órgãos, ocorre em qualquer período após o transplante e é mais comum nos pacientes que têm primoinfecção pelo EBV em vigência de imunossupressão. O diagnóstico deve ser confirmado histologicamente, e o padrão polimórfico apresenta melhor prognóstico do que o monomórfico. A dosagem seriada da carga viral pelo EBV por proteína C reativa (PCR) quantitativa indica os pacientes em risco, e a imunossupressão pode ser gradativamente reduzida para permitir recuperação do sistema imune. O primeiro passo do tratamento da DLPT é a retirada da imunossupressão para reconstituição da resposta da célula T citotóxica do hospedeiro contra o EBV. Paralelamente, podem-se administrar antivirais, como o ganciclovir (5 mg/kg/dose, 2 vezes/dia) ou, mais raramente, Cytogam®. Para os pacientes que não respondem ao tratamento inicial, outras opções terapêuticas incluem anticorpos monoclonais antirreceptor do CD20, que é encontrado na maioria dos linfócitos B, além de quimioterapia. A ressecção cirúrgica está raramente indicada, devendo ser reservada para os casos de tumores que comprometem o trânsito intestinal.

Rotineiramente, a profilaxia antibiótica pós-transplante é feita por 48 horas com ampicilina e uma cefalosporina de 3ª geração, como o ceftriaxone. Os focos mais frequentes de infecção são os pulmões, cateteres venosos e cavidade abdominal. Muitos candidatos ao transplante pediátrico são desnutridos, estando sujeitos a infecções recorrentes. Pacientes com atresia de vias biliares por vezes são submetidos ao transplante com infecção ativa em lagos biliares, refratária ao tratamento com antibióticos. Nesses casos, a antibioticoterapia de amplo espectro deve ser prolongada com cobertura antifúngica associada.

Fatores que contribuem para o aumento do risco de infecção incluem as reexplorações cirúrgicas, transfusões sanguíneas, presença de cateteres centrais e estado pré-operatório do doente.

A imunossupressão de pacientes com sepse após o transplante deve ser reduzida, e a antibioticoterapia deve ser guiada pelos resultados da cultura e do antibiograma.

A infecção por *Candida albicans* é a infecção fúngica mais frequente após o transplante. O uso de nistatina via oral é preconizado nas primeiras semanas pós-transplante em todos os pacientes. A segunda infecção fúngica mais comum, que usualmente ocorre a partir do 6º mês de pós-operatório, é causada pelo *Aspergillus*. Infecções pulmonares ou dos seios da face podem se disseminar para cérebro, fígado e rins. A doença ocorre em pacientes extremamente imunossuprimidos e tem taxa de mortalidade de até 90%.[44]

Quando há suspeita de uma infecção viral, é importante identificar o *status* sorológico pré-operatório para CMV e EBV do par doador/receptor. As infecções virais podem ser associadas ao doador (CMV, EBV, adenovírus) ou adquiridas na comunidade (rotavírus, vírus sincicial respiratório ou influenza).

Com a introdução dos protocolos para profilaxia, a incidência e a severidade da doença pelo CMV diminuíram drasticamente.[45] Outro aspecto relacionado às infecções por CMV diz respeito ao limiar imunossupressão/rejeição. Os pacientes com infecção por CMV apresentam maior chance de desenvolver rejeição celular aguda e outras infecções oportunistas. Paralelamente ao quadro clínico, que é variado, o diagnóstico da infecção por CMV é feito pela antigenemia. Valores acima de 10 polimorfonucleares infectados em 200.000, mesmo em pacientes assintomáticos, indicam infecção ativa e necessidade de tratamento. O tratamento é feito com ganciclovir, 5 mg/kg/dose, a cada 12 horas, de 14 a 21 dias, e a dose da medicação deve ser ajustada nos casos de insuficiência renal. Foscarnet e cidofovir, embora extremamente nefrotóxicos, são usados nos casos de resistência ao ganciclovir. A resposta ao tratamento deve ser monitorada com sucessivas medidas de antigenemia.

EXPERIÊNCIA DO GRUPO DE TRANSPLANTE HEPÁTICO DOS HOSPITAIS A.C. CAMARGO E SÍRIO-LIBANÊS

De setembro de 1991 a novembro de 2010, 488 transplantes pediátricos foram realizados em 457 crianças nessas duas instituições: 412 transplantes intervivos (397 transplantes primários e 15 retransplantes) e 76 transplantes de doador com morte encefálica (60 primários e 16 retransplantes). A Figura 3 mostra a curva de sobrevida de uma série de transplantes mais recentes e analisa 413 transplantes com doador vivo, publicada em 2012.[25] A Tabela 4 mostra as causas de mortalidade nessa população, separadas por períodos pós-transplante. O total de óbitos foi de 62 pacientes.

CONCLUSÃO

Como observado, o transplante hepático em crianças requer um alto desenvolvimento técnico-científico de todos os profissionais envolvidos na assistência médica, pois o sucesso do procedimento depende do reconhecimento precoce e da intervenção para tratamento das complicações técnicas precoces pós-transplante e em longo prazo, associadas ao uso prolongado de imunossupressão.

FIGURA 3 Curva de sobrevida de 413 pacientes pós-transplante intervivos (1995 a 2011). Taxas de sobrevida em 12, 60 e 120 meses colocadas sobre a curva.

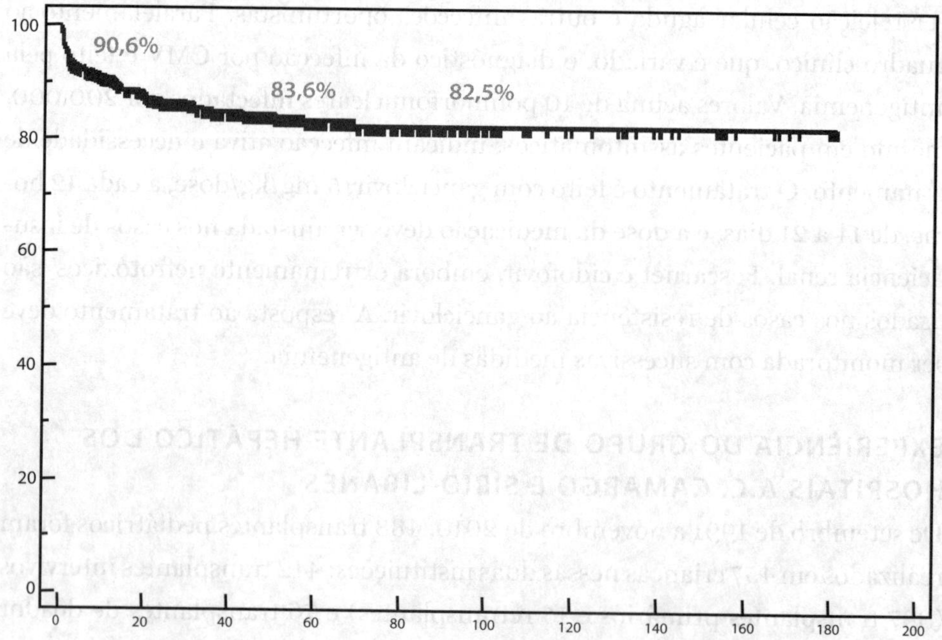

TABELA 4 CAUSAS DE MORTALIDADE PÓS-TRANSPLANTE ESTRATIFICADAS NOS DIVERSOS PERÍODOS

Período	Causa do óbito (n)	N (%)
0 a 1 mês	Edema cerebral (2) Hemorragia intraoperatória (1) Necrose hepática (3) Pancreatite hemorrágica (1) Parada cardiocirculatória (1) Não funcionamento primário (1) Choque séptico (5) TAH + TVP (2) Insuficiência respiratória (1)	17 (27,4)
1 a 3 meses	Broncoaspiração (1) Embolia pulmonar (1) Hemorragia cerebral (1) Insuficiência respiratória (3) Recidiva de doença primária (1) Choque séptico (4) TVP e TVH (1)	12 (19,4)
3 meses a 1 ano	Carcinoma hepatocelular (1) Linfoma (1) Metástase cerebral (1) Rejeição crônica (1) Pneumonia (4) Choque séptico (2)	10 (16,1)
> 1 ano	Coma hipoglicêmico (1) Dengue hemorrágica (1) Choque séptico (2) Imunodeficiência (1) Insuficiência respiratória (1) Linfoma (8) Metástase cerebral (1) Pneumonia (4) Rejeição crônica (2) Tromboembolismo pulmonar (1) Sarcoma Kaposi (1)	23 (37,1)

TAH: trombose da artéria hepática; TVP: trombose de veia porta; TVH: trombose da veia hepática.

REFERÊNCIAS BIBLIOGRÁFICAS

1. Starzl TE, Marchioro TL, Vonkaulla KN, Hermann G, Brittain RS, Waddell WR. Homotransplantation of the liver in humans. Surg Gynecol Obstet 1963; 117:659-76.
2. Moore FD, Smith LL, Burnap TK, Dallenbach FD, Dammin GJ, Gruber UF et al. One-stage homotransplantation of the liver following total hepatectomy in dogs. Transplant Bull 1959; 6(1):103-7.
3. Starzl TE, Marchioro TL, Rowlands Jr. DT, Kirkpatrick CH, Wilson WE, Rifkind D et al. Immunosuppression after experimental and clinical homotransplantation of theliver. Ann Surg 1964; 160:411-39.
4. Calne RY, Williams R. Liver transplantation in man. I. Observations on technique and organization in five cases. Br Med J 1968; 4(5630):535-40.
5. Calne RY, Rolles K, White DJ, Thiru S, Evans DB, McMaster P et al. Cyclosporin A initially as the only immunosuppressant in 34 recipients of cadaveric organs: 32 kidneys, 2 pancreases, and 2 livers. Lancet 1979; 2(8151):1033-6.
6. Starzl TE, Weil 3rd R, Iwatsuki S, Klintmalm G, Schroter GP, Koep LJ et al. The use of cyclosporin A and prednisone in cadaver kidney transplantation. Surg Gynecol Obstet 1980; 151(1):17-26.
7. Belzer FO, Kalayoglu M, D'Alessandro AM, Pirsch JD, Sollinger HW, Hoffmann R et al. Organ preservation: experience with University of Wisconsin solution and plans for the future. Clin Transplant 1990; 4(2):73-7.
8. Bismuth H, Houssin D. Reduced-sized orthotopic liver graft in hepatic transplantation in children. Surgery 1984; 95(3):367-70.
9. Pichlmayr R, Ringe B, Gubernatis G, Hauss J, Bunzendahl H. Transplantation of a donor liver to 2 recipients (splitting transplantation): a new method in the further development of segmental liver transplantation. Langenbecks Arch Chir 1988; 373(2):127-30.
10. Otte JB, de Ville de Goyet J, Sokal E, Alberti D, Moulin D, de Hemptinne B et al. Size reduction of the donor liver is a safe way to alleviate the shortage of size-matched organs in pediatric liver transplantation. Ann Surg 1990; 211(2):146-57.
11. Broelsch CE, Emond JC, Thistlethwaite JR, Rouch DA, Whitington PF, Lichtor JL. Liver transplantation with reduced-size donor organs. Transplantation 1988; 45(3):519-24.

12. Ong TH, Lynch SV, Pillay SP, Balderson GA, Wall DR, Shepherd R et al. Reduced-size orthotopic liver transplantation in children: an experience with seven cases. Transplant Proc 1989; 21(1 Pt 2):2443-4.
13. Raia S, Nery JR, Mies S. Liver transplantation from live donors. Lancet 1989; 2(8661):497.
14. Strong RW, Lynch SV, Ong TH, Matsunami H, Koido Y, Balderson GA. Successful liver transplantation from a living donor to her son. N Engl J Med 1990; 322(21):1505-7.
15. Broelsch CE, Emond JC, Whitington PF, Thistlethwaite JR, Baker AL, Lichtor JL. Application of reduced-size liver transplants as split grafts, auxiliary orthotopic grafts, and living related segmental transplants. Ann Surg 1990; 212(3):368-75; discussion 75-7.
16. Broelsch CE, Whitington PF, Emond JC, Heffron TG, Thistlethwaite JR, Stevens L et al. Liver transplantation in children from living related donors. Surgical techniques and results. Ann Surg 1991; 214(4):428-37; discussion 37-9.
17. Malago M, Rogiers X, Burdelski M, Broelsch CE. Living related liver transplantation: 36 cases at the University of Hamburg. Transplant Proc 1994; 26(6):3620-1.
18. Yamaoka Y, Washida M, Honda K, Tanaka K, Mori K, Shimahara Y et al. Liver transplantation using a right lobe graft from a living related donor. Transplantation 1994; 57(7):1127-30.
19. Lo CM, Fan ST, Liu CL, Lo RJ, Lau GK, Wei WI et al. Extending the limit on the size of adult recipient in living donor liver transplantation using extended right lobe graft. Transplantation 1997; 63(10):1524-8.
20. Moukarzel AA, Najm I, Vargas J, McDiarmid SV, Busuttil RW, Ament ME. Effect of nutritional status on outcome of orthotopic liver transplantation in pediatric patients. Transplant Proc 1990; (4):1560-3.
21. Whitington PF, Balistreri WF. Liver transplantation in pediatrics: indications, contraindications, and pretransplant management. J Pediatr 1991; 118(2):169--77.
22. Bernuau J, Rueff B, Benhamou JP. Fulminant and subfulminant liver failure: definitions and causes. Semin Liver Dis 1986; 6(2):97-106.
23. Strauss KA, Mazariegos GV, Sindhi R, Squires R, Finegold DN, Vockley G et al. Elective liver transplantation for the treatment of classical maple syrup urine disease. Am J Transplant. 2006; 6(3):557-64.

24. Otte JB, de Ville de Goyet J, Reding R. Liver transplantation for hepatoblastoma: indications and contraindications in the modern era. Pediatr Transplant 2005; 9(5):557-65.
25. Neto JS, Pugliese R, Fonseca EA, Vincenzi R, Pugliese V, Candido H et al. 430 consecutive pediatric live donor liver transplants: variables associated with post-transplant patient and graft survival. Liver Transpl 2012 Jan 23.
26. Gross E, Eid A, Katz E, Yatziv I, Ilan Y, Berlatzky Y et al. Reduced-size liver transplants in children. Harefuah 1994; 126(8):429-31.
27. Carone E, Chapchap P, Porta G, Miura I, Pugliese V, Ayoub A et al. Liver transplantation from living related donors. J Pediatr (RJ) 1998; 74(2):99-106.
28. Washburn K, Halff G, Mieles L, Goldstein R, Goss JA. Split-liver transplantation: results of statewide usage of the right trisegmental graft. Am J Transplant 2005; 5(7):1652-9.
29. Corno V, Colledan M, Dezza MC, Guizzetti M, Lucianetti A, Maldini G et al. Extended right split liver graft for primary transplantation in children and adults. Transpl Int 2006; 19(6):492-9.
30. Cintorino D, Spada M, Gruttadauria S, Riva S, Luca A, Volpes R et al. *In situ* split liver transplantation for adult and pediatric recipients: an answer to organ shortage. Transplant Proc 2006; 38(4):1096-8.
31. Deshpande RR, Bowles MJ, Vilca-Melendez H, Srinivasan P, Girlanda R, Dhawan A et al. Results of split liver transplantation in children. Ann Surg 2002; 236(2):248-53.
32. Broering DC, Rogiers X, Malago M, Bassas A, Broelsch CE. Vessel loop-guided technique for parenchymal transection in living donor or in situ split-liver procurement. Liver Transpl Surg 1998; 4(3):241.
33. Noujaim HM, Gunson B, Mayer DA, Mirza DF, Buckels JA, Candinas D et al. Worth continuing doing ex situ liver graft splitting? A single-center analysis. Am J Transplant 2003; 3(3):318-23.
34. Carone E, Chapchap P, Pugliese V, Porta G, Miura I, Parise ER et al. Combined technique for splitting liver grafts. Transplantation 1999; 68(1):162-3.
35. Muiesan P, Jassem W, Girlanda R, Steinberg R, Vilca-Melendez H, Mieli-Vergani G et al. Segmental liver transplantation from non-heart beating donors: an early experience with implications for the future. Am J Transplant 2006; 6(5 Pt 1):1012-6.

36. Yamaoka Y, Ozawa K, Tanaka A, Mori K, Morimoto T, Shimahara Y et al. New devices for harvesting a hepatic graft from a living donor. Transplantation 1991; 52(1):157-60.
37. Seda-Neto J, Godoy AL, Carone E, Pugliese V, Fonseca EA, Porta G et al. Left lateral segmentectomy for pediatric live-donor liver transplantation: special attention to segment IV complications. Transplantation 2008; 86(5):697-701.
38. Neto JS, Carone E, Pugliese V, Salzedas A, Fonseca EA, Teng H et al. Living donor liver transplantation for children in Brazil weighing less than 10 kilograms. Liver Transpl 2007; 13(8):1153-8.
39. McDiarmid SV. Risk factors and outcomes after pediatric liver transplantation. Liver Transpl Surg 1996; 2(5 Suppl 1):44-56.
40. Colombani PM, Cigarroa FG, Schwarz K, Wise B, Maley WE, Klein AS. Liver transplantation in infants younger than 1 year of age. Ann Surg 1996; 223(6):658-62; discussion 62-4.
41. Shackleton CR, Goss JA, Swenson K, Colquhoun SD, Seu P, Kinkhabwala MM et al. The impact of microsurgical hepatic arterial reconstruction on the outcome of liver transplantation for congenital biliary atresia. Am J Surg 1997; 173(5):431-5.
42. Sieders E, Peeters PM, TenVergert EM, de Jong KP, Porte RJ, Zwaveling JH et al. Early vascular complications after pediatric liver transplantation. Liver Transpl 2000; 6(3):326-32.
43. Penn I. De novo malignances in pediatric organ transplant recipients. Pediatr Transplant 1998; 2(1):56-63.
44. Green M, Michaels MG. Infectious complications of solid-organ transplantation in children. Adv Pediatr Infect Dis 1992; 7:181-204.
45. Couchoud C, Cucherat M, Haugh M, Pouteil-Noble C. Cytomegalovirus prophylaxis with antiviral agents in solid organ transplantation: a meta-analysis. Transplantation 1998; 65(5):641-7.

67

Afecções Gastroenterológicas em UTI Pediátrica

Mauro Sergio Toporovski

Clarice Blaj Neufeld

INTRODUÇÃO

A dor abdominal aguda representa uma das condições relativas ao trato digestório que mais condiciona a internação em unidades de terapia intensiva (UTI) e pode ter início súbito ou insidioso, com duração variável de horas ou dias.[1,2] O importante é identificar os pacientes com dor abdominal aguda que apresentam condições graves de ameaça à vida, como apendicite ou obstrução intestinal, volvo, intussuscepção ou aderências.

Scholer et al. observaram a evolução de dor abdominal em crianças ambulatoriais e no departamento de emergência, em que 22% tinham realizado tratamento cirúrgico ou com antibióticos.[3]

A etiologia da dor abdominal pode ser identificada por cuidadosa anamnese, exame físico e exames subsidiários. As urgências abdominais relacionam-se especialmente com a faixa etária; ressalta-se que, em lactentes, o pediatra deve estar atento às malformações anatômicas e às doenças metabólicas associadas.

CLASSIFICAÇÃO

As dores abdominais podem ser classificadas conforme demonstram as Tabelas 1 e 2.

TABELA 1 CAUSAS DE DOR ABDOMINAL SEGUNDO O TIPO DE PROCESSO DESENCADEANTE[4]	
Inflamatório	Apendicite aguda, colecistite aguda, pancreatite aguda, doença inflamatória pélvica, abscesso intra-abdominal, adenites mesentéricas, peritonites primárias e secundárias e febre do Mediterrâneo
Perfurativo	Úlcera péptica, amebíase, perfuração do apêndice, perfuração da vesícula biliar, febre tifoide e divertículos do colo
Obstrutivo	Aderências intestinais, hérnia estrangulada, intussuscepção, obstrução pilórica, volvo, fecaloma, cálculo biliar e corpo estranho
Vascular	Isquemia intestinal, trombose da artéria mesentérica, torção do grande omento, torção do pedículo de cisto ovariano e infarto esplênico
Hemorrágico	Ruptura de aneurisma de aorta abdominal, ruptura do baço, gravidez ectópica rota, cisto ovariano hemorrágico, ruptura de aneurisma de aorta abdominal, ruptura do baço e gravidez ectópica rota

TABELA 2 CAUSAS DE DOR ABDOMINAL AGUDA EM CRIANÇAS POR FAIXA ETÁRIA[5]	
Neonatos	Enterite necrosante, volvo intestinal, enterite por alergia alimentar, torção testicular e aderências
Lactentes	Gastroenterites, intussuscepção, pielonefrite, trauma e ingestão de corpo estranho
2 a 5 anos de idade	Gastroenterites, doenças virais, pneumonia, pielonefrite, crise de falcização, apendicite, trauma abdominal, constipação, abscessos intra-abdominais e tumores
Acima de 5 anos de idade	Apendicite, gastroenterites, cetoacidose diabética, pneumonia, torção de ovário, torção de testículo, litíase renal, úlcera perfurada, pancreatite, colelitíase e gravidez ectópica (adolescentes com vida sexual ativa)

FISIOPATOLOGIA

A dor visceral (dor produzida pelos órgãos ou vísceras abdominais) é transmitida por impulsos conduzidos por fibras não mielinizadas e bilaterais que entram na medula em vários níveis, causando dor mal definida, em peso, geralmente localizada na região mediana. Impulsos gerados no esôfago inferior e estômago determinam dor epigástrica, enquanto no delgado são referidas na área periumbilical. A dor parietal ou somática é originada no peritônio parietal, na parede abdominal, no músculo esquelético retroperitoneal ou em localizações extra-abdominais. Os impulsos são conduzidos por fibras nervosas mielinizadas que alcançam as raízes dos gânglios nervosos espinhais em áreas específicas para cada dermátomo e, por isso, geram a sensação de dor mais localizada e aguda.[6]

AVALIAÇÃO DA CRIANÇA COM DOR ABDOMINAL AGUDA

- Na avaliação inicial, devem-se valorizar a história de trauma recente, cirurgias abdominais anteriores, febre, vômitos, localização da dor abdominal, além das características dos sintomas. Em meninas na puberdade, devem-se verificar a data da última menstruação e a vida sexual;
- observação da expressão facial da criança durante o exame auxilia a avaliação da gravidade do caso,[6] assim como a presença de sintomas associados (febre, vômitos, diarreias e constipação);
- febre na história ou durante o exame físico orienta para a suspeita de apendicite, gastroenterite, doenças virais, faringite, pneumonia e infecção do trato urinário (ITU);
- vômitos são frequentemente relatados por crianças com dor abdominal e, na ausência de diarreia, é essencial avaliar se há ou não obstrução intestinal ou apendicite. Na obstrução intestinal, geralmente o vômito é bilioso e a criança pode apresentar distensão abdominal, constipação, peristaltismo visível e ausência ou exacerbação de ruídos abdominais;
- diarreia com dor abdominal, geralmente, é sugestiva de gastroenterite viral;
- infecção do trato urinário pode causar diarreia;
- crianças com intussuscepção, geralmente, apresentam fezes com muco e sangue, que podem ser precedidas por quadro de gastroenterite viral;
- devem-se descartar outras causas de sangue nas fezes, como colite infecciosa, doença inflamatória intestinal e púrpura de Henoch-Schönlein;
- palidez significativa e dor abdominal podem ocorrer nas crises de falcização.

EXAME FÍSICO

É essencial avaliar a aparência e os dados vitais, como temperatura, pulso, pressão arterial e frequência cardíaca e respiratória, e realizar um exame detalhado da região abdominal. Pacientes com hipovolemia, como em trauma abdominal, volvo e intussuscepção, ou peritonite (apendicite supurada) têm sinais de má perfusão. Crianças com peritonite, geralmente, ficam deitadas, enquanto aquelas com cólica biliar ou renal se contorcem. Crianças com icterícia podem ter hepatite ou hemólise. Pacientes com intussuscepção no começo do processo apresentam-se normais entre os episódios de dor.

Anormalidade nos sinais vitais pode orientar para o diagnóstico: febre sugere infecção, como ITU, pneumonia ou faringite; muitas crianças com apendicite apresentam febre, que não é sensível e nem específica para essa condição.

Taquipneia pode ser sinal de doença respiratória, como pneumonia, ou acidose metabólica, como gastroenterite, cetoacidose diabética, peritonite ou obstrução intestinal.

Na inspeção do abdome, deve-se observar o aspecto da pele (sufusões, petéquias, icterícia) e se há distensão abdominal localizada ou difusa, bem como presença de contrações visíveis. O abdome deve ser examinado com a criança quieta, cooperativa e em posição de conforto.

Algumas características podem ser observadas:

- distensão abdominal pode resultar de obstrução ou massa tumoral;
- ruídos hidroaéreos podem estar diminuídos, como no íleo paralítico, em resposta à irritação peritoneal no caso de apendicite, ou aumentados, como na obstrução intestinal ou gastroenterite.[7]

O procedimento inicia-se com a palpação superficial e depois profunda, em geral, em área distante da região dolorosa. A palpação deve ser aprofundada, procurando-se observar a intensidade da dor. Sinais de descompressão brusca orientam para irritação peritoneal, presente em casos de apendicite aguda.

Deve-se examinar a região retal e realizar a inspeção e o toque retal, observando a presença de massas fecais na ampola – dado importante nos casos de impactação fecal, abdome cirúrgico e abaulamento de parede retal. Os achados de sangue nas fezes podem ocorrer em razão de uma variedade de condições, como intussuscepção, doença inflamatória intestinal, alergia à proteína do leite de vaca, infecções intestinais e constipação com fissura anal.[8]

LABORATÓRIO

- Contagem de glóbulos brancos: aumento no número de leucócitos acima de 20 mil sugere um processo inflamatório agudo, podendo representar causa cirúrgica ou infecção, desde apendicite aguda a pneumonia lobar;
- hematócrito: na fase inicial de sangramento do trato digestório, o hematócrito pode ser normal, decaindo horas mais tarde. Quando ocorre anemia de caráter mais crônico, deve-se considerar a possibilidade de dor abdominal e hemoglobinopatias, como anemia falciforme;
- enzimas hepáticas estão elevadas nas hepatopatias, como hepatites agudas; amilase e lipase devem ser observadas nos casos de dores abdominais de forte intensidade de etiologia obscura, em virtude da possibilidade de ocorrência de pancreatite aguda. A acidose metabólica está presente nos casos de desidratação, obstrução intestinal, peritonite e cetoacidose diabética. Nesses casos, elevação constante das glicemias é um dado que deve ser sempre lembrado;
- exame de urina I é extremamente útil para a análise diagnóstica de muitos casos de dor abdominal. Hematúria pode ocorrer nos casos de litíase renal, púrpura de Henoch-Schönlein e síndrome hemolítico-urêmica. Piúria deve ser indicativa de infecção do trato urinário, sendo que leucocitúrias discretas podem estar presentes em outros processos infecciosos abdominais. Glicosúria e cetonúria estão presentes na cetoacidose diabética;
- a proteína C reativa e o lactato podem estar aumentados nos casos de abdome agudo inflamatório, sendo útil como *screening* de dor abdominal.[9]

IMAGEM

Os exames de imagem são bastante importantes na avaliação de muitas crianças que apresentam quadro de dor abdominal aguda no serviço de emergência. O histórico clínico deve apontar para trauma, irritação peritoneal, sinais de obstrução do trato digestório, massa, distensão e sinais de irritação peritoneal.

A radiografia simples de abdome demonstra disposição das alças intestinais, presença de nível hidroaéreo, alça sentinela e sinais de perfuração em casos graves.[10] A presença de massas fecais na moldura colônica aponta para a origem da dor abdominal decorrente de constipação intestinal crônica.

A ultrassonografia US de abdome é um exame complementar extremamente útil para o diagnóstico das afecções de vias biliares, pâncreas e geniturinárias. Os processos de litíase podem ser bem identificados, bem como inflamações, edema do parênquima e presença de líquido na cavidade abdominal. A US tem sido igualmente útil no diagnóstico de intussuscepção intestinal, volvo e torção de cisto de ovário. Nos casos de apendicite aguda, quando é possível a visualização do apêndice, o exame pode fornecer dados indicativos do processo inflamatório.

A tomografia computadorizada (TC) pode ser útil para o diagnóstico de uma série de afecções inflamatórias do trato digestório, como pancreatite, apendicite, abscessos e massas tumorais. A sensibilidade e a especificidade diagnóstica podem alcançar 85 a 95%. Em geral, a TC deve ser reservada para casos que não foram bem esclarecidos na US. Em casos de suspeita de urolitíase (dor abdominal, hematúria e leucocitúria estéril) não detectada pela US, a TC helicoidal é o exame subsidiário de eleição.[11]

CONDUTA TERAPÊUTICA

A maioria das crianças que entra no serviço de UTI pediátrica com dor abdominal exige rápida analgesia. Em geral, a sedação da dor é realizada com derivados opiáceos. Essas medicações não interferem nas secreções e na motilidade do trato gastrointestinal:[12]

- trauma abdominal: acidente automobilístico, colisão e quedas aparecem com frequência como causa aguda de dor abdominal, exigindo estabilização do quadro clínico e sedação da dor. Dependendo do tipo de injúria, suspeita-se de laceração de órgão sólido ou perfuração de alça intestinal. Devem-se, rapidamente, estabilizar os sinais vitais e realizar a sedação da dor. Passagem de sonda nasogástrica aberta e eventualmente sonda retal são medidas importantes. Devem ser requeridas US e radiografia simples de abdome, a fim de verificar a presença de líquido livre na cavidade, sangue ou presença de ar;[13]
- obstrução intestinal e irritação peritoneal: a distensão abdominal, acompanhada de vômitos, deve chamar a atenção para essa possibilidade, especialmente se ocorrerem vômitos com conteúdo bilioso. Sinais de irritação peritoneal (dor à percussão e descompressão brusca positiva) exigem rápida abordagem diagnóstica e terapêutica. Analgesia, acesso venoso e interrupção da alimentação são imperativos nesse momento; em crianças maiores, a apendicite aguda passa a ser o diagnóstico mais frequente, con-

dicionante de tal situação. Em lactente, especialmente nos primeiros meses de vida, a ocorrência de volvo ou intussuscepção intestinal deve ser sempre lembrada nos casos de distensão abdominal, interrupção das evacuações ou evacuações mucossanguinolentas. Radiografia simples e US de abdome são importantes na avaliação desses casos. Em prematuros e recém-nascidos de baixo peso nos primeiros dias de vida, situações de distensão abdominal, parada de eliminação de fezes e presença de vômitos são dados que chamam a atenção para possibilidade de enterite necrosante. As medidas de suporte são as mesmas, com interrupção da alimentação por via oral, acesso venoso e sonda nasogástrica aberta. Deve ser requerida a radiografia de abdome, na qual podem ser visualizados sinais de pneumatose intestinal;[14]

- massas abdominais: os tumores habitualmente acometem crianças previamente hígidas, quando é notada pelos familiares a presença de massa abdominal. Para a ocorrência de dor, essa massa deve apresentar sangramento ou crescimento rápido com acometimento de estruturas adjacentes. O pediatra deve considerar que crianças com constipação não raramente apresentam massas abdominais palpáveis, decorrentes de fecalomas, que, por vezes, muito volumosos, determinam dor abdominal aguda de forte intensidade. A radiografia simples de abdome identifica essa situação, que exige aplicação de enemas de alívio;
- dor focal: quando presente no quadrante direito, faz com que seja imperativo diagnosticar ou descartar apendicite aguda, torção de ovário, entre outras causas. Em hipocôndrio direito, lembrar a possibilidade de colelitíase. Dor focal lombar ou nos quadrantes inferiores pode ser indicativa de urolitíase, sendo necessária a observação do aspecto da urina, por vezes hematúrica. A US de abdome passa a ser o método de investigação prioritário para firmar o diagnóstico dessas condições citadas;
- causas variáveis de dor abdominal fazem parte do diagnóstico diferencial, como cetoacidose diabética, crise de falcização, púrpura de Henoch-Schönlein, pneumonia e intoxicações, entre outras, sendo imperativo para o diagnóstico e a abordagem terapêutica resgatar todos os dados de história e exame físico.[15]

REFERÊNCIAS BIBLIOGRÁFICAS

1. Tsalkidis A, Gardikis S, Cassimos D et al. Acute abdomen in children due to extra-abdominal causes. Pediatr Int 2008; 50(3):315-8.

2. Tseng YC, Lee MS, Chang YJ, Wu HP. Acute abdomen in pediatric patients admitted to the pediatric emergency department. Pediatric Neonatal 2008; (4):126-34.
3. Scholer SJ, Pituch K, Orr DP, Dittus RS. Clinical outcomes of children with acute abdominal pain. Pediatrics 1996; 98(4 Pt 1):680-5.
4. Dagistinho J. Common abdominal emergencies in children. Emerg Med Clin North Am 2002; 20:139-53.
5. Lopea AC, Reibscheid S, Szejnfeld J. Abdome agudo – clínica e imagem. São Paulo: Atheneu, 2004.
6. Boyle JT. Abdominal pain. In: Walker WA, Durine PR, Hamilton JR, Walker--Smith JA, Watkins JB (eds.). Pediatric gastrointestinal disease: pathophysiology-diagnosis-management. 2.ed. St. Louis: Mosby-Yearbook, 1996. p.205-6.
7. Leung AK, Sigalet DL. Acute abdominal pain in children. Am Fam Physician 2003; 67:2321.
8. Kristinsson G, Wall SP, Crain EF. The digital rectal examination in pediatric trauma: a pilot study. J Emerg Med 2007; 32:59.
9. Chi CH, Shiesh SC, Chen KW, Wu MH, Lin XZ. C-reactive protein for the evaluation of acute abdominal pain. Am J Emerg Med 1996; 14:254-6.
10. Reuchlin-Vroklage LM, Bierma-Zeinstra S, Benninga MA, Berger MY. Diagnostic value of abdominal radiography in constipated children: a systematic review. Arch Pediatr Adolesc Med 2005; 159:671.
11. Passerotti C, Chow JS, Silva A, Schoettler CL, Rosoklija I, Perez-Rossello J et al. Ultrasound versus computerized tomography for evaluating urolithiasis. J Urol 2009; 182(Suppl 4):1829-34.
12. Goldman RD, Crum D, Bromberg R et al. Analgesia administration for acute abdominal pain in the pediatric emergency department. Pediatr Emerg Care 2006; 22:18.
13. Newman B. Ultrasound body applications in children. Pediatr Radiol 2011; 41(Suppl 2):555-61.
14. Olson DE, Kim YW, Ying J, Donnelly LF. CT predictors for differentiating benign and clinically worrisome pneumatosis intestinalis in children beyond the neonatal period. Radiology 2009; 253:513-9.
15. Eskelinen M, Lipponen P. Usefulness of history-taking in non-specific abdominal pain: a prospective study of 1333 patients with acute abdominal pain in Finland. In Vivo 2012; 26:335-9.

68 Pancreatite

Renato Melli Carrera
Ilan Flank

INTRODUÇÃO

Doença pouco frequente na infância, a pancreatite pode ter várias etiologias, diferindo das principais da população adulta. Nos últimos anos, apresenta uma incidência crescente, principalmente quando causada por doenças multissistêmicas,[1] com taxas de mortalidade de aproximadamente 30%.[2]

Sua principal etiologia na população pediátrica está relacionada ao trauma abdominal fechado.[3]

Outras causas frequentes de pancreatite observadas na infância são doenças sistêmicas, uso de drogas, doenças da via biliar, idiopáticas e infecções (Tabela 1).

Há indícios, ainda, de que, nos casos de pancreatite hereditária, ocorre mutação genética no gene que codifica o tripsinogênio catiônico, aumentando as chances de pancreatite.[3]

TABELA 1 PRINCIPAIS CAUSAS DE PANCREATITE
Infecções sistêmicas
Rubéola
Vírus coxsackie B
Trauma
Anomalias das vias biliares
Pâncreas *divisum*
Cisto de colédoco
Coledocolitíase
Drogas
Corticosteroides
Imunossupressores
Ácido valproico
Doenças do metabolismo
Hipertrigliceridemia
Hipercalcemia
Idiopáticas

PANCREATITE AGUDA

A doença apresenta quadro inicial de dor na parte superior do abdome, com localização no epigastro, que se irradia para os hipocôndrios direito e esquerdo e a região lombar.[4] Acompanha, ainda, quadro de náuseas e vômitos incoercíveis, que podem causar desidratação importante.

Dependendo de sua etiologia, pode estar acompanhada de icterícia obstrutiva, com acolia fecal e colúria, e, em casos mais graves, com quadro infeccioso, que pode cursar com choque séptico e/ou hipovolêmico. Ainda pode ter dispneia associada com derrame pleural, geralmente em hemitórax esquerdo.

Na investigação laboratorial, apresenta-se com leucocitose e aumento nos valores séricos de amilase e lipase (cerca de 3 vezes a mais que o valor de referência), pico de aumento que habitualmente ocorre nas primeiras 48 horas.[1]

Na população adulta, é habitual utilizar alguns critérios laboratoriais (critérios de Ranson) para medir a gravidade da doença; contudo, esses valores não têm uso na população pediátrica.

A investigação por meio de imagem inicia-se com radiografia simples de abdome, na qual se pode observar distensão intestinal difusa com presença de bloqueio em região de epigastro. A radiografia de tórax permite observar presença de pneumoperitônio e derrame pleural, geralmente em hemitórax esquerdo.

A ultrassonografia (US) de abdome sempre é solicitada; embora não seja o melhor método para avaliar o pâncreas, apresenta grande sensibilidade para se observar a via biliar, o que pode definir a etiologia da doença. É comum observar vesícula biliar com múltiplos cálculos e dilatação das vias biliares intra e extra-hepática com coledocolitíase, principalmente em pacientes portadores de anemias.

A tomografia computadorizada (TC) de abdome superior é considerada exame padrão-ouro para o diagnóstico de pancreatite, permitindo avaliar a evolução do órgão afetado (classificação de Baltazar).

Também é possível utilizar a colangiorressonância para avaliação das vias biliares e da junção biliopancreática, que pode ser exame preparatório para a colangiopancreatografia retrógrada endoscópica (CPRE) – com potencial diagnóstico de alterações das vias biliares e potencial terapêutico.[5]

O tratamento da pancreatite aguda é dividido em duas formas: tratamento da doença em si e pesquisa e tratamento do que a causou.

O tratamento da doença em si é realizado por meio do repouso do pâncreas, obtido pelo jejum, que objetiva diminuir sua função endócrina e exócrina. Durante o período de jejum prolongado, é iniciado o suporte nutricional, por dieta enteral ou nutrição parenteral, pois não há diferenças na evolução entre a escolha de uma ou outra.[6]

Em virtude dos vômitos incoercíveis e do sequestro hídrico para terceiro espaço (decorrentes do processo inflamatório), o paciente frequentemente apresenta desidratação importante, necessitando de reposição hídrica parenteral vigorosa, com soluções de cristaloides, e o alívio dos vômitos pode ser conseguido com antieméticos e passagem de uma sonda nasogástrica, o que não altera a evolução, mas pode permitir conforto ao paciente.

O alívio da dor abdominal é conseguido com analgésicos ou anti-inflamatórios não esteroides e antiespamódicos; porém, não se utilizam analgésicos derivados da morfina, pois aumentam o tônus do esfíncter de Oddi, podendo dificultar a drenagem pancreática. Também é usado algum protetor de mucosa gástrica para proteção de doenças gástricas por causa do jejum.

O uso de antibióticos está indicado na vigência de infecção. A reintrodução de dieta oral pode ser feita assim que houver melhora clínica, com melhora da dor abdominal e queda nos valores de amilase.

O tratamento cirúrgico é indicado quando houver confirmação do processo infeccioso com formação de abscessos e/ou necrose da glândula; realiza-se, então, drenagem da cavidade abdominal e curetagem do tecido necrosado, em presença de pseudocistos, que podem ocorrer cerca de 6 semanas após o surto inicial. A drenagem dos pseudocistos pode ser feita por laparotomia ou via transcutânea.[4]

Em relação à idade, os lactentes e as crianças menores apresentam menos sintomas clínicos clássicos, têm diagnóstico mais frequente por meio de níveis mais elevados de lipase do que de amilase, apresentam período de internação maior e têm aceitação inicial de dieta melhor do que as crianças mais velhas.[7]

PANCREATITE CRÔNICA

Ao contrário da pancreatite aguda, na pancreatite crônica, tem-se alterações irreversíveis na arquitetura e função pancreáticas, bem como indícios de que, nos casos de pancreatite hereditária, pode haver uma alteração.

A doença manifesta-se por surtos recorrentes de dor abdominal, já com comprometimento das funções endócrinas e exócrinas da glândula. Pode apresentar-se com diabete, esteatorreia e, dependendo de sua etilologia, com icterícia obstrutiva.

Apresenta níveis laboratoriais de glicemia alterados, níveis baixos de quimiotripsina fecal (< 8,4 mg/dL), bilirrubinas totais com predomínio direto, gama-glutamiltransferase e fosfatase alcalina elevadas, caracterizando alteração na via biliar.

A radiografia de abdome pode apresentar sinais de calcificação pancreática e ser confirmada por US e TC de abdome, já que a última ainda pode mostrar aumento de volume da cabeça do pâncreas – por vezes, confundido com tumor de pâncreas[5] – e dilatação da via pancreática principal (ducto de Wirsung).

Também faz parte dos métodos de investigação o uso de CPRE, que tem tanto papel diagnóstico (avaliação anatômica da via biliar e pancreática) quanto terapêutico, porque pode realizar extrações de cálculos biliares, dilatações e inserção de *stents*, facilitando a drenagem biliar. Apresenta, ainda, morbidade menor quando comparada à cirurgia.[8]

O tratamento preconizado é definido por combate da dor abdominal nos episódios de crise, suplementação de enzimas pancreáticas e controle do diabete.

A cirurgia é indicada para pacientes com dor persistente, apesar do tratamento clínico, sintomas de obstrução biliar ou duodenal, pseudocistos sintomáticos e casos com fístulas pancreáticas,[8] consistindo em procedimentos que facilitam a drenagem pancreática.

CASOS ESPECIAIS

Pancreatites decorrentes de doenças da via biliar

São causadores de pancreatite por doença na via biliar fatores anatômicos, trauma na junção biliopancreática e coledocolitíase. Os fatores anatômicos mais encontrados são: pâncreas *divisum* e cisto de colédoco.

A colelitíase e a coledocolítiase ocorrem, geralmente, por microcálculos que migram da via biliar e, na passagem junto à papila duodenal maior (junção da via biliar com via pancreática), provocam reação inflamatória no local, com dificuldade de drenagem pancreática, levando ao quadro de pancreatite. Esses cálculos, na infância, em geral são formados por defeitos anatômicos da via biliar ou, em casos de anemias autoimunes, são cálculos compostos de ferritina derivados do processo de hemólise, causa frequente nesses pacientes. Os exames de imagem utilizados para a investigação desses casos são realizados por US de abdome, útil para detecção de dilatação das vias biliares, e por CPRE, a fim de obter boa definição da via biliar em 96% dos casos (com um bom sucesso terapêutico em 87% dos casos).[9]

Quanto ao tratamento dos pacientes com cálculos biliares, realiza-se a colecistectomia laparoscópica com exploração da via biliar, após ter sido resolvido o surto de pancreatite.[10]

Pancreatite de causa autoimune

Doença rara na população pediátrica e de etiologia indefinida, inicialmente apresenta quadro de síndrome colestática em 80% dos casos, com níveis normais de amilase.[11] Pode estar associada também a outras doenças autoimunes, como síndrome de Sjögren e doença inflamatória intestinal. Seu diagnóstico de eleição é feito por ressonância magnética (RM) de abdome após toda a investigação inicial para pancreatite. Em alguns casos, pode ocorrer dúvida sobre tumores de cabeça pancreática,[12] necessitando de laparotomia com biópsia: pancreatite crônica com infiltrado linfoplasmocitário intersticial e periductal.[10]

O tratamento é realizado com corticosteroides, prednisona 40 mg/kg/dia durante 4 semanas, com boa regressão dos sintomas.

PÂNCREAS *DIVISUM*

O pâncreas *divisum* foi primeiramente descrito por Opie, em 1903, e é tido como uma anomalia embriológica comum, ocorrida no segundo mês de gestação, no qual há falha de fusão da parte ventral do pâncreas com a parte dorsal e, por isso, a dorsal tem sua parte exócrina drenada pelo ducto de Santorini (ducto pancreático secundário) e a porção ventral é drenada pelo ducto de Wirsung (ducto pancreático principal).[4]

Essa falha na fusão leva a uma estenose ductal da porção dorsal do pâncreas junto à ampola de Vater ou na junção ductal da via biliar com a via pancreática.

Não se sabe ao certo por que essas alterações anatômicas ocorrem e, habitualmente, o paciente manifesta episódios de pancreatite crônica, apresentando dor abdominal recorrente, anorexia, vômitos, diarreia e icterícia, com níveis elevados de amilase em 80% dos casos.[13]

O diagnóstico é feito por meio do estudo da anatomia pancreática com a colangiorressonância[14] e CPRE.

O tratamento preconizado, além do tratamento da pancreatite, é a dilatação ductal ou colocação de *stents* na CPRE,[14,15] para manter pérvia a drenagem ductal do pâncreas.

Na falha dessa terapêutica, está indicada a cirurgia de Puestow, consistindo em abertura da glândula até seu ponto de drenagem e anastomose com alça intestinal para facilitar a drenagem da glândula.[4]

Pâncreas anular

Doença rara e congênita que consiste em um tecido pancreático em posição anômala, geralmente sobre a segunda porção duodenal, levando a um quadro de obstrução duodenal. Pode ocorrer em qualquer faixa etária, com predominância nos lactentes e na infância.[16] Cerca de 45% dos pacientes têm má rotação intestinal associada e 30% dos pacientes têm alguma alteração cromossômica associada.[16]

O diagnóstico de obstrução duodenal pode ser realizado no período pré-natal, quando há presença de polidrâmnio na US pré-natal.[17] O paciente apresenta quadro de obstrução duodenal, com aspirado gástrico de conteúdo bilioso, vômitos biliosos, desidratação e distensão do andar superior do abdome. Pode cursar, ainda, com episódios recorrentes de pancreatite.[19]

O diagnóstico é confirmado pela radiografia simples de abdome, em que é observado sinal da "dupla bolha", característico de obstrução duodenal, podendo ser complementado com exames contrastados (EED) ou endoscopia digestiva alta, que possibilita observar estenose duodenal.[18]

O tratamento é cirúrgico e após passagem de sonda nasogástrica, para alívio dos vômitos e controle hidroeletrolítico adequado, é realizada a duodenoduodenostomia.

Nesidioblastose

Doença também conhecida como hiperinsulinemia e hipoglicemia persistente da infância, sendo considerada a causa mais comum de hipoglicemia, com incidência estimada em 1 a 1,4:50.000 vivos.[19]

Carateriza-se por ser uma doença rara, que ocorre por defeito congênito no metabolismo da glicose, levando a descontrole da produção de insulina, pelas células β do pâncreas, e a quadro de hiperinsulinemia e consequente hipoglicemia.[20]

O diagnóstico é feito com base na necessidade de rápida infusão de glicose, para manter níveis glicêmicos acima de 35 mg/dL, ou em níveis plasmáticos elevados de insulina.

O tratamento preconizado é medicamentoso, com utilização de drogas antissecretórias (diazóxido), análogos da somatostatina (octreotide) e glicocorticosteroides, que promovem resistência à insulina,[21] podendo ser utilizados como monoterapia ou combinados.

Quando o tratamento medicamentoso falha, é indicado o tratamento cirúrgico com pancreatectomia subtotal, por via aberta ou laparoscópica, com resseção de 60 a 95% do órgão;[21,22] na remissão dos sintomas, a principal complicação da cirurgia, em 2/3 dos casos, é o aparecimento do diabete melito.[21]

REFERÊNCIAS BIBLIOGRÁFICAS

1. Werlin SL, Kugathasan S, Frautschy BC. Pancreatitis in children. Journal of Pediatric Gastroenterology and Nutrition 2003; 37(5):591-5.
2. Gupta DK, Arora DK et al. Pancreatic diseases in children in a North Indian referral hospital. Indian Pediatrics 2002; 41:704-11.
3. Lowe ME. Pancreatitis in childhood. Curr Gastroenterol Rep. 2004, 6(3):240-6.
4. O Neill JA, Neblett III WW. Surgical manegement of recurrent pancreatitis in children with pancreas divisum. Ann Surg 2000; 7:899-907.
5. Kamal C et al. Management of childhood pancreatic diseases: a multidisciplinary approach. Journal of Pediatric Gastroenterology and Nutrition 2003; 36:206-12.
6. Al-Omran M, Groof A, Wilke D. Enteral versus parenteral nutrition for acute pancreatitis. The Cochrane Library 2004. Cochrane Database Syst Rev 2001; CD002837.
7. Park AJ et al. A comparasion of presentation and management trends in acute pancreatitis between infants/toddlers and older children. Gastroenterology 2010; 51:167-70.
8. Iqbal CW, Moir CR, Ishitani MB. Manegement of chronic pancreatitis in the pediatric patient: endoscopic retrograde cholangiopancreatography vs operative therapy. Journal of Pediatric Surgery 2009, 44:139-43.
9. Tagge EP et al. Multidisciplinary approach to the treatment of pediatric pancreatobiliary disorders. Journal of Pediatric Surgery 1997; 32:158-65.
10. Bonnard A et al. Laparoscopic approach as primary treatment of common bile duct stones in children. Journal of Pediatric Surgery 2005; 40(9):1459-63.

11. Blejter J et al. Autoimmune pancreatitis: an adolescent case and review of literature. Journal of Pediatric Surgery 2008; 43:1368-72.
12. Park J, Dunn JCY, Atkinson JB. Management of children with pancreatic head mass. Journal of Pediatric Surgery 2006; 41:E1-4.
13. Neuhas H. Therapeutic pancreatic endoscopy. Endoscopy 2000; 32(3):217-25.
14. Arcement CM et al. MCRP in the evaluation of pancreaticobiliary disease in children. Pediatric Radiology 2007; 31:92-7.
15. Kamelma I, Elitsur Y. Pancreas divisum: the role of ERCP in children. W V Med J 1999; 95:14-6.
16. Jimenez JC et al. Annular pancreas in children: a recent decade's experience. Journal of Pediatric Surgery 2004; 39(11):1654-7.
17. Dankovick R et al. Prenatal diagnosis of annular pancreas: reliability of the double bubble sign with periduodenal hyperechogenic band. Fetal Diag Ther 2008; 24(4):483-90.
18. Ohno Y, Kanematsu T. Annular pancreas causing localized recurrent pancreatitis in a child: report of a case. Surgery Today 2008; 38(11):1052-5.
19. Stanley CA. Hyperinsulinism in infants and children. Pediatr Clin North Am 1997; 44:363-74.
20. Daneman D, Erlich RM. The enigma of persistent hyperinsulinemic hypoglycemia of infancy. J Pediatr 1993; 123:573-5.
21. Al-Shanafey S. Laparoscopic vs. open pancreatectomy for persistent hyperinsulinemic hypoglycemia of infancy. Journal of Pediatric Surgery 2009; 44:957-61.
22. Enriquez SS et al. Proximal pancreatectomy in a case of nesidioblastosis. Gac Med Mex 2005; 141:157-60.

69 Disfagia

Leonardo da Silva
Denise Lopes Madureira

INTRODUÇÃO

A nutrição adequada é um dos principais fatores determinantes na recuperação de pacientes hospitalizados. Vários estudos confirmam que o aporte nutricional insuficiente pode aumentar a morbidade e a mortalidade, independentemente da causa da internação. Contudo, há uma tendência de que a atenção com a nutrição em crianças acometidas por afecções graves e admitidas em UTI seja relegada a plano secundário e as prioridades sejam voltadas ao tratamento da doença de base.

Em certos grupos de pacientes, como os queimados, o cuidado nutricional pode reduzir as taxas de infecção, o tempo de recuperação e as sequelas.

Os procedimentos em UTI geralmente incluem o reestabelecimento e a manutenção das vias aéreas, aspiração frequente das vias aéreas inferiores, uso de antibióticos e suporte ventilatório. Todos esses fatores influenciam a rotina alimentar da criança, bem como a via de oferta da alimentação.

São considerados fatores de risco para deficiências nutricionais em crianças internadas em UTI:

- doenças graves;
- cardiopatias congênitas;
- baixa faixa etária;
- internação prolongada;
- ventilação mecânica;
- administração de catecolaminas e bloqueadores neuromusculares.

Mesmo em países de primeiro mundo, a prevalência de déficits nutricionais é alta em crianças atendidas em UTI pediátricas.

O cálculo inadequado dos gastos calóricos, a falta de assistência nutricional permanente, além da dificuldade ou impossibilidade da ingesta por via oral são apontados como fatores associados aos índices de desnutrição.

Nas últimas décadas, houve grande avanço na compreensão dos mecanismos da fisiologia da deglutição, bem como sobre a disfagia e suas repercussões no desenvolvimento do organismo.

Neste capítulo, o tema é abordado de forma concisa e didática, com o objetivo de levar ao pediatra, especialmente aquele que atua em UTI, alguns conceitos básicos sobre deglutição e disfagia que o auxiliarão em decisões clínicas.

DEGLUTIÇÃO

A deglutição é um processo complexo que requer a coordenação de ações voluntárias e involuntárias.

Didaticamente, divide-se a deglutição em 4 fases:

- fase preparatória e fase oral – correspondem à mastigação e à mistura do bolo à saliva e à propulsão do alimento em direção à faringe. Há controle voluntário nessas fases e pode-se modulá-las de acordo com a necessidade;
- fase faríngea – fase complexa e involuntária na qual o alimento deve ser conduzido pela faringe; a laringe deve ser elevada e ocluída para que não ocorra penetração do bolo para as vias respiratórias inferiores. Ao mesmo tempo, há uma abertura da transição faringoesofágica que permite a entra-

da do bolo sem resistência. Outra ação importante nesta fase é a oclusão da nasofaringe durante a ejeção do bolo de forma a evitar o refluxo oronasal;

- fase esofágica – transporte do alimento até o estômago. Qualquer anormalidade na eficiência, duração ou intensidade desses mecanismos pode levar à aspiração.

O desenvolvimento da deglutição

Os primeiros sinais de movimentos de deglutição surgem por volta da 10ª semana de vida intrauterina. A partir daí, o feto segue "treinando" e desenvolvendo diferentes habilidades sensitivas e motoras relacionadas à deglutição, tendo como objetivo a alimentação segura na fase neonatal. A deglutição durante a vida intrauterina tem também papel fundamental na regulação da circulação do líquido amniótico. Ao nascimento, a adaptação fisiológica brusca que surge com a função respiratória exige que o recém-nascido, que há pouco deglutia dentro de um ambiente líquido e não apresentava necessidade de ter ar nos pulmões, passe a coordenar a deglutição com os movimentos respiratórios. Dessa forma, o bebê que nasce a termo e não tenha sofrido anomalias genéticas ou danos ambientais durante a gestação tem plenas condições de executar os mecanismos de proteção.

Controle neural da deglutição

O controle das atividades motoras associadas à deglutição e à respiração incluem movimentos voluntários e reflexos. Sensações originadas em receptores periféricos localizados no trato aerodigestivo (boca, faringe, laringe e esôfago) suprem de informações o sistema nervoso central (SNC), que, por sua vez, as modula e envia ordens motoras aos grupos musculares. Assim, mudanças nas características do bolo alimentar, como na textura, volume ou temperatura, podem modificar de forma dinâmica o processo de deglutição.

Redes adaptadas de interneurônios, chamadas de geradores de padrão central (CPG – *central pattern generators*), ativam neurônios motores em resposta aos estímulos sensoriais obtidos pelos receptores periféricos. Estudos experimentais evidenciaram que núcleos de pares cranianos envolvidos no processo de deglutição, como o V, VII e XII, determinam o ritmo de sucção, mesmo sendo um grupo neural separado do outro. Esses grupos neuronais são coordenados a trabalharem conjuntamente a partir do fim da gestação e início da vida extrauterina. Os estímulos gerados pelos CPG são distribuídos para vários segmentos da formação reticular e, a partir daí, para neurônios motores periféricos que executarão as ordens centrais, como o ato de sucção.

Coordenação entre respiração e deglutição

Beber, comer, deglutir e respirar são comportamentos motores intimamente relacionados, tanto do ponto de vista anatômico quanto do fisiológico. A deglutição tem padrão dominante sobre a respiração em indivíduos normais, ou seja, a deglutição normalmente deve interromper o ciclo respiratório. A interrupção da respiração durante a deglutição é conhecida como apneia da deglutição e ocorre basicamente em razão de dois mecanismos:

- fechamento do esfíncter laríngeo – constrição anteroposterior e lateromedial da supraglote e glote que impede a penetração do alimento na via respiratória baixa;
- inibição dos movimentos respiratórios por estímulo dos CPG.

A coordenação entre a respiração e a deglutição pode ser avaliada pelo ponto em que a apneia ocorre em relação à fase do ciclo respiratório. Normalmente, a deglutição ocorre durante a fase expiratória do ciclo. Em adultos normais, até 95% dos episódios de deglutição ocorrem nesta fase, contra apenas 39% das deglutições em recém-nascidos. As pausas respiratórias duram entre 0,5 e 1,5 segundo. Durante esse período de pausa da respiração, o bolo alimentar ultrapassa a laringe e alcança o esôfago, onde não há mais risco de aspiração direta, permitindo que o ciclo respiratório reinicie. O padrão aceito como sendo o mais eficiente e seguro para a deglutição nutritiva em crianças saudáveis e nascidas a termo é aquele no qual a deglutição ocorre um pouco antes do término da fase expiratória do ciclo respiratório. Segue-se à deglutição um breve período final do ciclo expiratório. Mais raramente, algumas crianças normais podem iniciar a deglutição na transição entre expiração e inspiração. Desvios desses padrões devem ser observados como fatores de risco para a aspiração. Muitas crianças prematuras apresentam problemas respiratórios que podem interferir na fisiologia da deglutição. A coordenação e a eficiência entre sucção, deglutição e respiração são observadas quando a criança aceita alimentação oral sem apresentar sinais ou sintomas de aspiração, dessaturação de oxigênio, apneia ou bradicardia. As proporções consideradas normais entre as frequências de sucção, deglutição e respiração são de 1:1:1 ou 2:2:1.

Crianças pré-termo com distúrbios neurológicos e respiratórios podem apresentar coordenação entre esses eventos diferente da normal.

Apneia após a deglutição e inspiração pós-deglutição ocorrem com maior frequência em crianças que sofrem de distúrbios respiratórios do que em crianças normais. Há alto valor preditivo positivo entre a incoordenação entre respiração e deglutição e os efeitos adversos, como a aspiração em neonatos, e esses fatores podem impactar negativamente no desenvolvimento neurológico.

A tosse é um importante mecanismo de proteção para minimizar os efeitos da penetração e/ou aspiração de alimentos, secreções ou corpos estranhos nas vias aéreas inferiores. A tosse pode ser desencadeada por irritação da árvore traqueobrônquica por meio do estímulo de receptores mecânicos e químicos na laringe e na traqueia.

Crescimento, desenvolvimento e deglutição

Algumas características anatômicas relacionadas ao crescimento e desenvolvimento da criança fazem do estudo da deglutição na infância um tema extremamente desafiador. É importante que o especialista tenha conhecimento das particularidades relacionadas a cada uma das faixas etárias. O crescimento da criança determina mudanças abruptas na sua anatomia, que devem ser acompanhadas de adaptações fisiológicas rápidas e eficientes, a fim de que o processo de deglutição seja sempre seguro. Sabe-se, por exemplo, que o recém-nascido apresenta um crânio desproporcionalmente volumoso em relação à sua face e mesmo em relação às dimensões de outras estruturas do corpo. A epiglote é alta em relação à faringe e torna a respiração nasal praticamente obrigatória. Durante os primeiros 6 meses de vida, observa-se grande incremento na dimensão vertical da face, enquanto o palato atinge seu diâmetro transversal máximo apenas aos 10 anos. Os primeiros dentes surgem ao redor dos 8 meses, mas a dentição completa-se aos 16 anos, época em que os terceiros molares estão irrompendo. Desde o nascimento, a mandíbula alonga-se no sentido anteroposterior e une-se na sínfise, além de se retificar o ângulo mandibular. Esses são apenas alguns exemplos de como, ao longo da infância, ocorrem mudanças ora mais rápidas em certas regiões, ora mais importantes do ponto de vista funcional em outras. Essas mudanças promovem efetivas alterações fisiológicas e permitem "saltos" de qualidade e eficiência no processo de aquisição e desenvolvimento de habilidades relacionadas ao processo de deglutição.

ETIOLOGIA E QUADRO CLÍNICO DAS DISFAGIAS NA INFÂNCIA

As causas mais frequentes de disfagia e aspiração na infância estão relacionadas aos distúrbios severos do SNC, doenças neuromusculares, anomalias estruturais congênitas da boca, faringe, laringe e esôfago e alimentação forçada. Obstruções esofágicas extrínsecas ou intrínsecas e dismotilidades (acalasia) são também causas de alteração da fase esofágica.

Outras anormalidades congênitas do trato respiratório e digestivo, como estenoses de esôfago e fístulas traqueoesofágica, podem estar associadas ao quadro de disfagia. Na Tabela 1, observam-se as diferentes causas de disfagia em uma população de 614 pacientes entre 2 meses e 17 anos diagnosticadas a partir de nasofibrolaringoscopia.

TABELA 1 CAUSAS DE DISFAGIA EM PACIENTES PEDIÁTRICOS

Diagnóstico – causas	% pacientes
Estruturais	36
Neurológicas	26
Pulmonares	7
Genéticas	8
Gastrointestinais	12
Cardiovasculares	3
Metabólicas	2
Prematuridade	4
Psiquiátricas	1

Fonte: Hartnick, 2000.

A maior parte dos pacientes em UTI apresenta risco aumentado de aspiração frequentemente seguida de pneumonia aspirativa, o que pode ser atribuído a fatores como posição supina, gastroparesia, presença de sonda nasogástrica, utilização de sedativos e bloqueadores neuromusculares. Pacientes que permanecem em entubação orotraqueal (EOT) prolongada (> 48 horas) apresentam entre 10 e 50% de risco de aspiração, dos quais 20% são silenciosos. Dentro da escala de coma de Glasgow, índices abaixo da pontuação 14 também se enquadram na categoria de risco aumentado.

Os sinais e sintomas que podem sugerir quadro de disfagia em crianças estão resumidos na Tabela 2.

TABELA 2 SINAIS E SINTOMAS DE DISFAGIA NA INFÂNCIA
Salivação excessiva
Dificuldades na mastigação e na deglutição
Escape oral de alimentos e saliva
Recusa alimentar
Aumento do tempo de alimentação (> 45 minutos)
Sinais de aumento de esforço, fadiga e redução do nível de alerta à alimentação
Dificuldade na ingestão de líquidos, pastosos, semissólidos e sólidos
Presença de náusea, tosse e sufocamento durante ingestão de líquidos e/ou sólidos
Alterações respiratórias incluindo estridor e chiado durante ou após a alimentação
Alterações anatômicas do trato aerodigestivo
História de infecções pulmonares recorrentes
Aumento da sensibilidade oral tátil

VIAS ALTERNATIVAS DE ALIMENTAÇÃO

Nas últimas décadas, as vias alternativas de alimentação têm se tornado uma prática de consenso para o aporte nutricional de crianças com risco de aspiração e desnutridas.

A terapia nutricional enteral está indicada quando houver risco de desnutrição, ou seja, quando a ingestão oral for inadequada para prover algo entre

2/3 e 3/4 das necessidades diárias nutricionais. Pacientes disfágicos e com o trato gastrointestinal baixo funcionante podem se beneficiar dessa via de alimentação.

Deve-se sempre ter em mente que as sondas trazem grande desconforto ao paciente, risco de serem deslocadas para a árvore respiratória e que são foco de contaminação e infecção. Grande parte das crianças com sondas nasais por mais de 2 semanas apresenta sinusopatia decorrente da presença da sonda. Outra desvantagem é o aumento do índice de refluxo gastroesofágico. Esses fatores em crianças disfágicas podem aumentar ainda mais o risco de infecções pulmonares.

PNEUMONIA

A entubação traqueal determina uma fácil via de acesso para que as bactérias cheguem aos pulmões. Além disso, os tubos endotraqueais facilitam a colonização da via aérea inferior, interferem no reflexo de tosse e na função mucociliar, além de estimular secreção excessiva de muco.

A diminuição do volume salivar que pode ocorrer em consequência do uso de diferentes drogas, como diuréticos, anticonvulsivantes, anticolinérgicos e sedativos, acaba tendo impacto no equilíbrio da flora oral, que pode se transformar em fonte importante de bactérias e fungos aos pulmões. Outros fatores predisponentes à infecção são restrição hídrica, sondas gástricas ou enterais, posição supina, ausência ou diminuição de reflexos em orofaringe (Gag), imunodeficiências, desnutrição e mobilidade reduzida.

A aspiração é a causa mais frequente de pneumonia multifocal recorrente em crianças. O local do comprometimento radiológico pulmonar depende da posição da criança durante o evento aspirativo que determinou o quadro.

A pneumonia aspirativa é uma das complicações mais temidas em UTI e a causa mais frequente de morte em crianças com neuropatias graves. Muitos avanços têm sido feitos para se identificar os pacientes de maior risco para desenvolvimento desses quadros.

Além dos pacientes disfágicos, devem ser considerados pacientes de risco de aspiração aqueles com história de aspiração prévia, consciência rebaixada, refluxo gastroesofágico, gastroparesia, reflexo vagal diminuído, reflexo diminuído da tosse e com ventilação mecânica.

Embora a localização da pneumonia dependa de vários fatores, entre eles, condições anatômicas da árvore traqueobrônquica e posição preferencial da criança, as localizações descritas como mais frequentes das pneumonias aspirativas são os lobos inferiores (segmento basilar ou superior) e lobos superiores (segmento posterior).

Especial atenção deve ser dada a crianças com doenças neuromusculares, como distrofia muscular tipo Duchenne, que podem apresentar comprometimento pulmonar ainda mais severo.

ASPIRAÇÃO SALIVAR

A aspiração crônica de saliva em crianças disfágicas é uma forma de aspiração subdiagnosticada e geralmente não reconhecida até que danos pulmonares severos já tenham se instalado. A boca apresenta flora oral extremamente rica em bactérias e fungos que são potencialmente patogênicos ao parênquima pulmonar. Grande parte das crianças com distúrbios graves do SNC que aspiram a saliva o faz pela incoordenação das fases da deglutição, e não em decorrência de maior volume de produção salivar.

Crianças que mantêm sintomas aspirativos, apesar da cessação da oferta da dieta por via oral e do controle do refluxo gastroesofágico, devem ser avaliadas quanto à possibilidade de aspiração salivar.

Alguns estudos apresentam como fatores de risco para aspiração salivar em crianças:

- sialorreia;
- dificuldade respiratória pela secreção acumulada;
- comprometimento severo do SNC;
- fístula traqueoesofágica;
- paralisia de cordas vocais;
- síndrome Charge (cardiopatia congênita, atresia de coana, retardo de crescimento e desenvolvimento, problemas no trato geniturinário e afecções nas orelhas);
- outras síndromes: Moebius, West ou Pfeiffer.

TRAQUEOSTOMIA EM CRIANÇAS

Crianças com obstrução respiratória alta ou complicações de afecções pulmonares podem necessitar de traqueostomia. Atualmente, há várias opções de cânulas feitas com diferentes materiais e que podem ser complementadas com canal de aspiração, *cuff* e válvula de fala.

Infelizmente, na prática clínica diária, ainda se observa que muitas crianças com disfagia recebem indicação de traqueostomia como parte do processo de tratamento do distúrbio de deglutição.

As cânulas com *cuff* insuflado evitam a passagem de saliva ou alimento entre suas paredes e a traqueia. Assim, os alimentos e/ou secreções que porventura alcancem a subglote são impedidos de progredir aos pulmões pela barreira física exercida pelo *cuff*. Essa indicação, com muita frequência, agrava a dificuldade de deglutição por exercer limitação à mobilidade da laringe, diminuição da sensibilidade da região e compressão da parede esofágica, além de inibir o reflexo de tosse, dificultando a eliminação de secreções. A pressão constante do *cuff* na parede da traqueia e do esôfago pode determinar comprometimento da mucosa, favorecendo o surgimento de complicações locais como estenose subglótica, fístula traqueoesofágica e traqueomalácia. Outro impacto negativo da traqueostomia em crianças é a dificuldade de emissão vocal, que pode comprometer o processo de aprendizado e de comunicação.

DIAGNÓSTICO

Anamnese

O diagnóstico sempre tem início com a anamnese, dando ênfase à forma de alimentação da criança previamente à condição atual. Levar em conta o tempo gasto para alimentação, se os tipos de alimentos oferecidos estão de acordo com a faixa etária, os tipos de utensílios usados para oferta e fundamentalmente os antecedentes respiratórios. Sempre que possível, é importante avaliar o ciclo alimentar de 24 horas questionando também quem administra a alimentação para a criança. Essa primeira abordagem permite que se entenda se o paciente já era disfágico, se a disfagia teve início em consequência da doença atual ou se apenas há incapacidade ou risco temporário de oferta de alimentação por via oral em razão do tratamento atual, por exemplo por causa de sedação e entubação orotraqueal.

De forma geral, alguns dados da anamnese que devem chamar a atenção para a possibilidade de o paciente já apresentar um quadro de disfagia antes da internação na UTI são ganho de peso inadequado e pneumonias de repetição.

Deve-se sempre suspeitar de aspiração crônica quando a criança apresentar história de dificuldade de alimentação ou deglutição e pelo menos uma das situações a seguir:

- sinais e sintomas: tosse durante ou após a alimentação, respiração úmida, engasgos/sufocação com alimentos ou secreções, sinais radiológicos de doença pulmonar;
- antecedentes: déficit de ganho de peso, doença neuromuscular, alterações anatômicas de via aerodigestiva superior;
- doenças recorrentes: pneumonia, bronquite, desnutrição, hiperatividade de vias respiratórias.

Avaliação clínica da deglutição (ACD)

A ACD é um excelente método para determinar as habilidades motoras orais, mas insuficiente para determinar o risco de aspiração isoladamente, sendo necessária a complementação de informação com outros métodos diagnósticos. A ACD tem baixa sensibilidade na detecção de aspiração, se comparada a métodos objetivos de avaliação, principalmente em crianças com neuropatia grave. Os pré-requisitos clínicos são que a criança não esteja sedada e não faça uso de medicação que interfira na sensibilidade ou na motricidade do trato aerodigestivo superior. A avaliação clínica não é recomendada em crianças com desconforto respiratório, entubadas ou com nível de consciência muito rebaixado. Alguns estudos mostram que a avaliação clínica tem um valor preditivo negativo de 89% para aspiração de líquidos, comparado com o videodeglutograma, mas um valor preditivo positivo de apenas 54%. Para sólidos, o valor é ainda menor, algo em torno de 18%.

Exame endoscópico

A nasofibrolaringoscopia (NFL) funcional é conhecida por diferentes nomes: como NFL com oferta de alimentos, videoendoscopia da deglutição ou simplesmente nasofibroscopia para avaliação da alimentação. É um exame endoscópico simples realizado pelo otorrinolaringologista em crianças de qualquer idade à beira do leito ou em ambulatório/consultório, não exige sedação, tem baixo custo e não há exposição à radiação. Permite o diagnóstico de aspiração mesmo em pacientes graves. Um endoscópio de cerca de 3 mm de diâmetro é introduzido pela fossa nasal e posicionado entre o palato mole e a epiglote. Durante o exame, administra-se por via oral a mesma dieta que vem sendo oferecida rotineiramente para a criança, sendo possível avaliar diferentes volumes e consistências. Cora-se o alimento para aumentar a sensibilidade do exame. As deglutições realizadas são observadas e gravadas para posterior análise comparativa com achados de outros exames. O exame fornece informações importantes sobre a sensibilidade e a motilidade faríngea e laríngea, progressão do bolo na fase faríngea, mostra sinais de penetração e aspiração laringotraqueal, resíduos em paredes da faringe, resíduos em seios piriformes e transição faringoesofágica. Muitos centros de avaliação e tratamento de pacientes disfágicos orientam que a NFL seja o primeiro exame subsidiário a ser realizado na pesquisa da disfagia na infância, de forma a graduar o risco para exames mais invasivos. Anomalias anatômicas e funcionais como laringomalácia e paralisias laríngeas podem ser identificadas nesse exame sem a necessidade de expor o paciente a exames mais invasivos.

Videofluoroscopia (VF)

Também conhecido como videodeglutograma, é o exame considerado padrão-ouro na avaliação da deglutição. Avalia as fases oral (movimentos mastigatórios e de língua) e orofaríngea (propulsão do bolo e elevação do palato), a anatomia e a função laríngea, além de poder trazer informações sobre o esôfago e o estômago. A aspiração e a reação do paciente à aspiração, como a tosse, podem ser analisadas. O exame também é documentado em vídeo para futuras revisões e comparação da evolução dos pacientes. É um exame realizado em ambiente hospitalar e sempre deve ser acompanhado por médico pelo risco de aspiração do contraste (bário). A VF também apresenta algumas limitações. Embora a alimentação orientada pela VF tenha mostrado que reduz a taxa de infecções pulmonares em adultos vítimas de AVC, outros estudos sugerem que o falso-negativo da VF seja muito alto no sentido de predizer os pacientes que terão evolução para pneumonia aspirativa.

Radiografia e tomografia computadorizada de tórax

São exames importantes para o acompanhamento dos eventuais danos causados ao parênquima pulmonar nas crianças com aspiração crônica.

Cintilografia gastroesofágica

O tecnécio-99 é adicionado ao alimento oferecido à criança. A partir da deglutição, são feitas imagens radiológicas seriadas com o objetivo de seguir o marcador. Se o marcador for detectado nos campos pulmonares, caracteriza-se o quadro aspirativo, que pode ser resultado da aspiração direta durante a deglutição ou a partir de refluxo gastroesofágico. A exposição à radiação é baixa e o exame permite uma janela de avaliação ampla com período de observação de até 24 horas e pode cobrir mais de uma oferta alimentar. Apesar dessas vantagens, a sensibilidade do método não é boa. Crianças com paralisia cerebral submetidas ao exame apresentaram positividade de apenas 6% contra 39% da VF e 56% do salivograma.

Broncoscopia com lavado broncoalveolar

Altas taxas de macrófagos carregados de gordura no lavado broncopulmonar podem sugerir aspiração de alimentos de forma direta (a partir da deglutição) ou indireta (a partir do refluxo do conteúdo gástrico). Não há consenso na literatura sobre o papel deste exame, uma vez que alguns artigos indicam patologias pulmonares – como a fibrose cística – que podem cursar com altos índices de macrófagos com gordura mesmo na ausência de aspiração. Apesar das limitações, o exame pode oferecer informações adicionais em pacientes selecionados. Não há evidência de que o achado isolado de macrófagos com gordura seja suficiente para o diagnóstico de aspiração.

Salivograma

Para realizar esse exame, coloca-se um radiofármaco na boca da criança. A partir desse momento, o marcador é seguido radiologicamente em imagens seriadas. A presença do marcador em traqueia e pulmões indica a aspiração. O teste é considerado extremamente sensível, porém não há estudos conclusivos. Uma variação do salivograma é a broncoscopia com azul de metileno. Administra-se 1 mL do corante por via oral 2 horas antes da realização da broncoscopia. Durante o procedimento endoscópico, deve-se procurar o marcador azul nos brônquios, o que indica a aspiração.

Teste de Dye

Pacientes traqueostomizados podem ter a secreção traqueal avaliada quanto à quantidade e à qualidade. A adição de corante ao bolo alimentar ou à saliva pode facilitar a observação de eventuais quadros aspirativos. O teste de Dye, comparado à nasofibroscopia e à videofluoroscopia, não mostra concordância significativa. O teste mostra sensibilidade para crianças que aspiram quantidades suficientes para mudar o padrão de cor da secreção traqueal.

TRATAMENTO

O objetivo primordial do tratamento de pacientes disfágicos com risco de aspiração é evitar que alimentos e secreções alcancem as vias aéreas inferiores. Diferentes abordagens são propostas de acordo com a gravidade do caso, o risco de aspiração, o prognóstico e as sequelas respiratórias já instaladas.

O tratamento ideal tem como objetivos:

- cessar a aspiração;
- permitir a deglutição segura;
- possibilitar a emissão de voz;
- ser minimamente invasivo;
- ser reversível.

Existem 3 tipos principais de tratamento. São eles:

- temporários;
- definitivos reversíveis;
- definitivos irreversíveis.

Sendo assim, antes de propor o tipo de tratamento, é fundamental definir alguns parâmetros, pois a agressividade da terapia varia em função do curso do processo (agudo/crônico), das chances de recuperação, comorbidades, capacidade de se comunicar (falar) e prognóstico clínico de forma geral.

TRATAMENTOS PARA ISOLAMENTO DAS VIAS RESPIRATÓRIAS E DIGESTÓRIAS

A separação laringotraqueal (SLT) é o tratamento definitivo para aspiração crônica. Tal procedimento determina uma descontinuidade entre os tratos respiratório e digestório, desconectando a traqueia proximal da laringe. Após seccionada a traqueia, seu coto proximal é fechado em fundo cego enquanto a porção distal forma o traqueostoma definitivo. O fechamento em fundo cego da parte proximal faz com que secreções ou alimentos ali retidos acabem sendo eliminados pela boca ou deglutidos e não alcancem mais o pulmão. Técnicas alternativas propõem que a parte proximal da traqueia seja derivada para o esôfago, evitando o acúmulo de secreção na região. Essas técnicas apresentam um risco maior, tendo em vista a abertura e a anastomose esofágica. Na SLT, o risco de aspiração é eliminado de forma completa; porém, a criança não será capaz de fonar e o traqueostoma será definitivo. Embora teoricamente o procedimento seja reversível, a sua indicação deve ser restrita a pacientes com prognóstico fechado e definitivo quanto ao processo de aspiração crônica.

Uma alternativa à SLT é o fechamento supraglótico, procedimento no qual a epiglote, as aritenoides e as pregas ariepiglóticas são aproximadas. Na prática, há uma oclusão completa da laringe supraglótica impedindo a passagem de alimentos e secreções para as vias aéreas inferiores. Diferentemente da SLT, cujo acesso cirúrgico é cervical, o fechamento supraglótico pode ser feito por laringoscopia de suspensão.

Tratamentos para diminuição do volume salivar

O fluxo salivar é um mecanismo importante na promoção e na manutenção da saúde oral. A saliva promove a remoção mecânica da placa bacteriana e dos micro-organismos nela instalados. Além disso, ela contém uma grande quantidade de componentes imunoespecíficos. A importância da produção e distribuição da saliva pode ser observada em pacientes com quadros crônicos de xerostomia. Adultos com síndrome de Sjögren, por exemplo, apresentam acúmulo de placas bacterianas e cáries de rápida evolução, maior risco de colonização respiratória e pneumonia.

Em crianças com quadro aspirativo, a saliva tem o potencial de carregar restos alimentares e a flora oral para dentro dos pulmões, sendo fator agravante do prognóstico pulmonar. Diminuir o volume salivar acaba por diminuir de forma proporcional a agressão às vias aéreas inferiores.

Drogas anticolinérgicas como a propantelina têm sido utilizadas em crianças com sinais e sintomas de aspiração salivar crônica e têm como objetivo diminuir o volume total de produção da saliva. Os efeitos colaterais dessas drogas são: obstipação, retenção urinária e obstrução nasal. A secreção pulmonar pode ficar mais espessa, predispondo à formação de rolha e atelectasia. Outras drogas, como escopolamina e amitriptilina, também podem ser utilizadas com resultados variados de acordo com cada situação clínica. Outras opções terapêuticas são a infiltração de toxina botulínica tipo A e a cirurgia para ressecção das glândulas submandibulares associada à ligadura dos ductos parotídeos. A infiltração de toxina botulínica tem ação pela inibição da acetilcolina na junção neuroglandular. Em crianças, preconiza-se que a infiltração seja feita simultaneamente nas glândulas submandibulares e parotídeas e sempre guiada por US. O procedimento deve ser feito com apoio de anestesista e radiologista, e seu efeito tem duração média de 6 meses, período após o qual o procedimento pode ser novamente realizado. Deve ser evitada a realização de procedimentos em intervalos menores que possam levar à formação de autoanticorpos contra a droga.

A ablação das glândulas submandibulares associada à ligadura dos ductos parotídeos é a técnica considerada padrão-ouro para diminuição do volume salivar. Embora sem consenso na literatura, a diminuição do volume salivar total pode aumentar o índice cariogênico. A higiene oral deve ser ainda mais eficiente após a realização do procedimento em razão das possibilidades de mudança na flora oral.

Higiene oral

De forma geral, a higiene oral deficiente em crianças internadas em UTI está associada a acúmulo de placas bacterianas, colonização bacteriana da orofaringe e maiores índices de infecção nosocomial, particularmente pneumonia associada ao uso de ventilação mecânica. As floras oral e faríngea mais virulentas podem determinar um prognóstico pior às pneumonias nosocomiais. Vários trabalhos têm demonstrado que um dos fatores de risco mais importantes para o surgimento de pneumonia nosocomial em pacientes com ventilação mecânica é a colonização faríngea. Muitos fatores determinam mudanças na colonização faríngea nesses pacientes. Um deles, sem dúvida, é o crescimento de bactérias patogênicas na placa bacteriana. A redução do número de micro-organismos na boca leva à diminuição do número e da agressividade dos patógenos que alcançam o pulmão, reduzindo também o risco de pneumonia associada à ventilação mecânica.

INTERVENÇÃO FONOAUDIOLÓGICA EM UTI INFANTIL

Os fatores de risco anteriormente mencionados justificam a necessidade de avaliação da deglutição o mais cedo possível por profissionais especializados, buscando indicar medidas adequadas na prevenção da aspiração e melhora na qualidade de vida dos pacientes.

De acordo com o regulamento técnico para funcionamento de UTI, todo paciente que se encontra internado nessa unidade deve receber assistência integral e interdisciplinar. Ainda seguindo o regulamento, as assistências nutricional, farmacêutica, psicológica, fonoaudiológica e de terapia ocupacional devem estar integradas às demais atividades assistenciais prestadas.

TRIAGEM FONOAUDIOLÓGICA DENTRO DA UTI

A intervenção fonoaudiológica inicia-se frequentemente com uma triagem, na qual são considerados os seguintes aspectos:

- condições nutricionais;
- condições respiratórias e pulmonares;

- condições gastrointestinais;
- medicações em uso;
- condições clínicas de deglutição.

Deve-se estar atento ao nível de consciência do paciente, pois o uso de neurolépticos, relaxantes musculares e/ou medicamentos para controle de convulsões pode reduzir a habilidade de deglutir, aumentando ainda mais o risco de aspiração. Dentro da escala de coma de Glasgow, é considerado apto para avaliação aquele paciente que atingir o índice mínimo de 10. Crianças no curso de EOT não podem ser submetidas à avaliação clínica fonoaudiológica. Recomenda-se que a avaliação fonoaudiológica aguarde pelo menos 48 horas após a extubação.

MÉTODOS DE DIAGNÓSTICO FONOAUDIOLÓGICO

A avaliação sempre se inicia com o levantamento da história do paciente, seguida da história do seu desenvolvimento, completando-se com avaliação clínica da deglutição à beira do leito, podendo incluir a avaliação videofluoroscópica e videoendoscópica da deglutição.

Entre os itens que compõem a história do paciente, devem ser incluídos o histórico médico, o grau de compreensão da linguagem e o nível de alerta, bem como o *status* nutricional, respiratório e pulmonar. Questões como grau de integridade neuromuscular e via de alimentação devem também integrar o protocolo de avaliação.

Durante a avaliação clínica à beira do leito, o profissional deve se ater às condições do ambiente, fazer observação criteriosa da relação estabelecida entre o cuidador e o paciente em situações diversas, além da alimentação, realizar avaliação do funcionamento das estruturas orais, do posicionamento, examinar os utensílios e as consistências utilizadas no processo rotineiro de alimentação, avaliar a função da deglutição e, sempre que as condições favorecerem, realizar avaliação da função alimentar. Observar as habilidades de comunicação também compõe o roteiro de avaliação do paciente à beira do leito.

Anotar todos os parâmetros de monitoração do paciente é parte obrigatória do protocolo de avaliação de deglutição realizada à beira do leito de UTI. As medidas de saturação de oxigênio, frequência cardíaca e alterações respiratórias devem ser verificadas durante todo o processo de avaliação da deglutição. A ausculta cervical e pulmonar representa parâmetro de grande valia para o raciocínio clínico.

Durante o processo de avaliação, devem-se investigar a presença de reflexos patológicos e eventuais ausências dos reflexos fisiológicos, aspecto da musculatura dos órgãos fonoarticulatórios em repouso e no movimento, sensibilidade perioral e intraoral, mobilidade e tônus e avaliação da qualidade vocal.

Com base nos dados que foram coletados ao longo da avaliação estrutural e funcional da deglutição, é feita a opção pela avaliação da alimentação. Nesse caso, com o paciente monitorado, inicia-se o processo com a escolha do melhor utensílio, consistência e volume, associado ao uso de manobras posturais e de proteção de vias aéreas inferiores, respeitando as necessidades de cada paciente. Deve ser observada a presença de mudanças no estado geral do paciente, mudanças na qualidade vocal e eventuais ruídos na região de orofaringe, os quais poderão ser indicativos de estase alimentar. Ao término da avaliação, o paciente deverá se encontrar estável e livre de qualquer desconforto. Caberá ao fonoaudiólogo lançar mão de todas as provas terapêuticas indicadas para garantir o bem-estar do paciente.

Com o término da avaliação clínica à beira do leito, cabe ao profissional definir o diagnóstico fonoaudiológico e discutir com a equipe responsável a conduta, levando-se em conta o ganho real do paciente com a introdução de alimentação via oral. Caso a avaliação clínica não consiga responder com assertividade, torna-se necessária a realização de exames objetivos com o propósito de concluir o diagnóstico e definir a melhor conduta.

Na busca pela garantia do aporte nutricional e hídrico do paciente de maneira segura, pode ser indicada a fonoterapia direta ou indireta. A opção pela modalidade de terapia indireta implica a realização de exercícios isométricos e isotônicos dos órgãos fonoarticulatórios, bem como a estimulação tátil-térmica, associados à função da deglutição propriamente dita. O treino da via oral que define a terapia direta deve ser indicado quando as condições do paciente forem adequadas, de acordo com a avaliação da equipe. O trabalho de terapia direta tem como principal objetivo adequar a função de deglutição e de alimentação com adaptações de utensílios, temperatura e quantidade, e manobras capazes de garantir a nutrição e a hidratação do paciente, a segurança do processo e buscando diminuir a internação hospitalar.

BIBLIOGRAFIA

1. Associação de Medicina Intensiva Brasileira. Regulamento técnico para funcionamento de unidades de terapia intensiva. São Paulo: Amib, 2009. Disponível em: http://www.amib.org.br/fileadmin/RecomendacoesAMIB.pdf; acessado em 5 de outubro de 2013.
2. Barlow SM. Central pattern generation involved in oral and respiratory control for feeding in the term infant. Curr Opin Otolaryngol Head Neck Surg 2009; 17:187-93.
3. Bernstein T, Brilli R, Jacobs B. Is bacterial tracheitis changing? A 14-month experience in a pediatric intensive care unit. Clin Infect Dis 1998 Sep; 27(3):458-62.
4. Birnkrant DJ, Pope JF, Eiben RM. Management of the respiratory complications of neuromuscular diseases in the pediatric intensive care unit. J Child Neurol 1999; 14:139-43.
5. Brook I, Finegold SM. Bacteriology of aspiration pneumonia in children. Pediatrics 1980; 65:1115-20.
6. Buzzo CA, Silva ALND, Caruso L. O refluxo na terapia nutricional por via enteral de pacientes graves. Rev Bras Nutr Clin 2004; 19(4):216-23.
7. Canadian Paediatric Society. Nutrition in neurologically impaired children Paediatr Child Health 2009 Jul-Aug; 14(6):395-401.
8. Chan MM, Chan GM. Nutritional therapy for burns in children and adults. Nutrition 2009 Mar; 25(3):261-9.
9. Da Costa SP, van den Engel–Hoek L, Bos AF. Sucking and swallowing in infants and diagnostic tools. J Perinatol 2008; 28:247-57.
10. Deheinzelin D, Capelozzi VL, Kairalla RA, Barbas Filho JV, Saldiva PH, de Carvalho CR. Interstitial lung disease in primary Sjögren's syndrome: clinical-pathological evaluation and response to treatment. Am J Respir Crit Care Med 1996; 154:794-9.

11. De Neef M, Geukers VG, Dral A, Lindeboom R, Sauerwein HP, Bos AP. Nutritional goals, prescription and delivery in a pediatric intensive care unit. Clin Nutr 2008 Feb; 27(1):65-71.
12. Fujino V, Nogueira LABNS. Terapia nutricional enteral em pacientes graves:revisão de literatura. Arq Cienc Saúde 2007 Out-Dez; 14(4):220-6.
13. Hartnick CJ, Hartley BE, Miller C, Willging JP. Pediatric fiberoptic endoscopic evaluation of swallowing. Ann Otol Rhinol Laryngol 2000 Nov; 109(11):996-9.
14. Hulst JM, Joosten KF, Tibboel D, van Goudoever JB. Causes and consequences of inadequate substrate supply to pediatric ICU patients. Curr Opin Clin Nutr Metab Care 2006 May; 9(3):297-303.
15. Hussein I, Kershaw AE, Tahmassebi JF, Fayle SA. The management of drooling in children and patients with mental and physical disabilities: a literature review. Int J Paediatr Dent 1998; 8:3-11.
16. Joanna Briggs Institute. Identification and management of dysphagia in children with neurological impairment. Best Practice 2000; 4(3):1-5. Disponível em: http://citeseerx.ist.psu.edu/viewdoc/download;jsessionid=DA23BF93F9F39AA5B88664799C94D801?doi=10.1.1.175.7423&rep=rep1&type=pdf; acessado em 5 de outubro de 2013.
17. Jotz GP, De Angelis EC, Brandão AP. Tratado da deglutição e disfagia: no adulto e na criança. Rio de Janeiro: Revinter, 2009.
18. Lear CSC, Flanagan Jr. JB, Moorrees CFA. The frequency of deglutition in man. Arch Oral Biology 1965; 10(1).
19. Leder SB, Suiter DM, Warner HL, Kaplan LJ. Initiating safe oral feeding in critically ill intensive care and step-down unit patients based on passing a 3-ounce (90 milliliters) water swallow challenge. J Trauma 2011 May; 70(5):1203-7.
20. Lum Cheong RS, Cornwell EE. Suppurative sinusitis in critically ill patients: a case report and review of the literature. J Natl Med Assoc 1992; 84(12): 1057-9.
21. McNeill HE. Biting back at poor oral hygiene. Intensive Crit Care Nurs 2000 Dec; 16(6):367-72.
22. Mehta NM, Duggan CP. Nutritional deficiencies during critical illness. Pediatr Clin North Am 2009 Oct; 56(5):1143-60.
23. Miller CK. Updates on pediatric feeding and swallowing problems. Curr Opin Otolaryngol Head Neck Surg 2009 Jun; 17(3):194-9.

24. Munro CL, Grap MJ. Oral health and care in the intensive care unit: state of the science. Am J Crit Care 2004; 13(1):25-33.
25. Okubo PCMI. Detecção de disfagia na fase aguda do acidente vascular cerebral isquêmico. Proposição de conduta baseada nos fatores de risco [tese]. Ribeirão Preto: Faculdade de Medicina da Universidade de São Paulo, 2008.
26. Padovani AR, Moraes DP, Medeiros GC, Almeida TM, Andrade CRF. Intubação orotraqueal e disfagia: comparação entre pacientes com e sem dano cerebral. Einstein 2008; 6(3):343-9.
27. Puntil-Sheltman J. Medically fragile patients: fitting dysphagia into the bigger clinical picture. Disponível em: http://www.asha.org/Publications/leader/2002/021008/021008.htm; acessado em 5 de outubro de 2013.
28. Rommel N, De Meyer AM, Feenstra L, Veereman-Wauters G. The complexity of feeding problems in 700 infants and young children presenting to a tertiary care institution. J Pediatr Gastroenterol Nutr 2003 Jul; 37(1):75-84.
29. Seashore JH. Nutritional support of children in the intensive care unit. Yale J Biol Med 1984; 57:111-34.
30. Seddon PC, Khan Y. Respiratory problems in children with neurological impairment. Arch Dis Child 2003 Jan; 88(1):75-8.
31. Toufen Jr. C, Camargo FP, Carvalho CRR. Aspirative pneumonia associated to swallowing dysfunction: case report. Rev Bras Ter Intensiv 2007; 19(1):118-22. Disponível em: http://www.scielo.br/scielo.php?script=sci_arttext&pid=S0103-507X2007000100016&lng=en&nrm=iso; ISSN 0103-507X; acessado em 5 de outubro de 2013.
32. Toufen Jr. C, Camargo FP, Carvalho CRR. Aspirative pneumonia associated to swallowing dysfunction: case report. Rev Bras Ter Intensiv 2007; 19(1):118-22. Disponível em: http://wwwlscielo.com.br/scielo.php?script=sci_arttext&pid=s0103-507X2007000100016&Ing=en&nrm=iso; ISSN 0103507X; acessado em 5 de outubro de 2013..
33. Zemlin WR. Princípios de anatomia e fisiologia em fonoaudiologia. Porto Alegre: Artmed, 2000.

70

Hemorragia Digestiva

Roberto Antonio Mastroti
Daniel Reda Fenga

INTRODUÇÃO

A hemorragia digestiva é um tema de extrema importância por se tratar de uma emergência médica em qualquer faixa etária.[1] Ainda que possa ser determinada por afecções de baixo índice de gravidade, causa grande preocupação nos pais.[2] Em caso de criança com sangramento digestivo, as condutas diagnóstica e terapêutica devem ser estabelecidas de imediato, pois, em alguns casos, a vida do paciente pode estar em risco.

A maioria dos sangramentos na infância é pouco importante, sendo decorrentes de causas tratáveis clinicamente, e não necessita de cirurgia. Apenas um número pequeno de pacientes necessita de cirurgia ou procedimento endoscópico de urgência para coibir o sangramento.[2]

Com a comercialização do fibroendoscópio em 1960, houve uma revolução na abordagem diagnóstica das doenças do trato gastrointestinal. Na década de 1970, foram realizadas as primeiras esofagogastroduodenoscopias em crianças. Além disso, com os avanços obtidos com as técnicas de hemostasia endoscópica, houve progresso importante no que se refere ao tratamento farmacológico da hemorragia digestiva.[1]

CLASSIFICAÇÃO

A hemorragia digestiva é definida como a perda de sangue proveniente do trato gastrointestinal e de seus anexos, podendo se apresentar como:[1-3]

- hematêmese (vômito com sangue): indica que a origem do sangramento está acima do ângulo de Treitz, o que caracteriza hemorragia digestiva alta (HDA);
- melena (evacuação de sangue digerido, enegrecido e fétido): em 90% dos casos, associa-se a sangramento digestivo alto, mas pode ter origem no intestino delgado ou cólon proximal;
- hematoquezia ou enterorragia: evacuação com sangue vivo, em geral com origem no cólon, reto ou ânus. Hemorragias altas, volumosas ou associadas à rapidez no trânsito intestinal também podem se manifestar dessa forma;
- sangue oculto nas fezes: reflete a perda sanguínea nas fezes, macroscopicamente imperceptível. De maneira geral, traduz sangramentos de pequeno volume, originários do intestino delgado ou de segmentos mais altos.

DIAGNÓSTICO E DIAGNÓSTICO DIFERENCIAL

A hipótese diagnóstica é feita com anamnese cuidadosa e exame físico detalhado. Às vezes, a anamnese é suficiente, como em sangue deglutido pelo recém-nascido, junto ao leite materno, por fissuras mamárias; em outros casos, a hipótese pode ser feita apenas com o exame físico, como em fissura anal e hemorroidas. Outras hipóteses podem ser confirmadas pelos exames complementares, como hemograma, coagulograma, endoscopia, angiografia, cintilografia, laparoscopia e, até mesmo, laparotomia.[3] Devem-se excluir os falsos episódios de hemorragia digestiva, que podem ser ocasionados por diversos fatores, como deglutição do sangue materno, epistaxe, hemoptise, uso anterior de medicações e alimentos que coram as fezes (ferro, bismuto, amoras, chocolate, beterraba, etc.).[1,2] O conhecimento de doenças de base da criança pode sugerir algumas afecções que podem cursar com sangramento, como coagulopatias, doenças renais e tratamento quimioterápico.[2]

As Tabelas 1 a 3 demonstram as principais causas de hemorragia digestiva na infância, correlacionando as diferentes patologias com faixa etária e tipo de exteriorização do sangramento.[1]

TABELA 1 CAUSAS MAIS COMUNS E CARACTERÍSTICAS DO SANGRAMENTO DIGESTIVO EM RECÉM-NASCIDOS

Doença	Caráter	Quantidade	Condições associadas	Diagnóstico
Doença hemorrágica	Variável, desde melena até sangue vermelho-vivo	Variável	Sangramento difuso	Provas de coagulação
Sangue deglutido	Melena a marrom	Variável	-	História do parto, teste APT
Trauma anorretal	Vermelho-vivo	Pequena	Dor anal	Inspeção, anoscopia
Diarreia infecciosa	Vermelho, podendo conter muco	Pequena a moderada	Dor abdominal, febre	Coprocultura
Úlcera péptica ou gastrite secundária	Melena	Abundante	Assintomáticas, exceto choque hipovolêmico	Endoscopia digestiva alta
Enterocolite necrosante	Marrom a vermelho-vivo	Pequena a moderada	Distensão abdominal, diarreia, vômitos	Radiografia de abdome

TABELA 2 CAUSAS MAIS COMUNS E CARACTERÍSTICAS DO SANGRAMENTO DIGESTIVO EM CRIANÇAS ATÉ 2 ANOS DE IDADE

Doença	Caráter	Quantidade	Condições associadas	Diagnóstico
Verminose	Variável de marrom até vermelho-escuro	Moderada a abundante	Desnutrição, cólicas, tenesmo e outras	EPF, tubagem duodenal, retossigmoidoscopia
Diarreia infecciosa	Vermelho, podendo conter muco	Pequena a moderada	Dor abdominal, vômitos, febre	Cultura das fezes, presença de leucócitos fecais

(continua)

(continuação)

Doença	Caráter	Quantidade	Condições associadas	Diagnóstico
Fissura anal	Vermelho-vivo por fora das fezes, durante ou após a evacuação	Pequena, podendo ser em estrias	Pode haver dor	Inspeção anal
Invaginação intestinal	Vermelho--escuro, aspecto de geleia de groselha	Pequena a moderada	Dor abdominal, vômitos, massa abdominal	Enema opaco ou ecografia abdominal
Divertículo de Meckel	Marrom, vermelho--escuro ou vermelho-vivo	Geralmente abundante	Geralmente indolor	Cintilografia com tenécio e/ou ecografia abdominal

EPF: exame parasitológico de fezes.

TABELA 3 CAUSAS MAIS COMUNS E CARACTERÍSTICAS DO SANGRAMENTO DIGESTIVO EM CRIANÇAS MAIORES

Doença	Caráter	Quantidade	Condições associadas	Diagnóstico
Verminose	Variável de marrom até vermelho-escuro	Moderada a abundante	Desnutrição, cólicas, tenesmo e outras	EPF, tubagem duodenal, retossigmoidoscopia
Diarreia infecciosa	Vermelho, podendo conter muco	Pequena a moderada	Dor abdominal, vômitos, febre	Cultura das fezes, presença de leucócitos fecais
Pólipo juvenil	Geralmente vermelho-vivo, dependendo da localização	Leve a moderada	Assintomáticas	Anoscopia, retossigmoidoscopia, enema com duplo contraste
Úlcera péptica	Melena	Abundante	Dor epigástrica, hematêmese. Geralmente associada a situações de estresse	Radiografia de estômago e duodeno, endoscopia digestiva alta
Varizes esofágicas	Melena	Abundante	Hematêmese, doença hepática crônica, hepatoesplenomegalia	Radiografia de esôfago, endoscopia digestiva alta

ABORDAGEM DIAGNÓSTICA E TERAPÊUTICA

No atendimento de urgência da criança com hemorragia digestiva, deve-se fazer inicialmente:

- avaliação geral e estabilização hemodinâmica;
- diagnóstico etiológico;
- terapêutica específica.

Avaliação geral e estabilização hemodinâmica

Nessa fase, o pediatra deve avaliar rapidamente três itens: permeabilidade das vias aéreas superiores, existência de sangramento ativo (intensidade) e condições hemodinâmicas do paciente.[1,3]

O acesso venoso, a ressuscitação, a ventilação adequada e o controle do pulso e da pressão arterial são essenciais para a boa evolução do paciente.

A hemorragia digestiva pode ser classificada em:[1,3]

- leve: perda sanguínea < 10% de sua volemia;
- moderada: perda sanguínea entre 10 e 30% de sua volemia;
- grave: perda sanguínea > 30% de sua volemia.

A forma mais rápida de classificar a hemorragia digestiva é avaliar as repercussões clínicas que ela determinou:[1,3]

- leve: perda sanguínea assintomática;
- moderada: criança apresenta fraqueza, tontura, sudorese fria e palidez cutânea, embora sem perda da consciência (reação adrenérgica);
- grave: perda da consciência em decorrência da hipovolemia e do hipofluxo cerebral.

Diagnóstico etiológico

Nessa fase, deve-se realizar o esclarecimento do diagnóstico etiológico. O sangramento digestivo é um sintoma, e não a doença em si, podendo ser resultante de uma lista heterogênea de afecções, com diferentes peculiaridades terapêuticas.

Devem-se realizar boa história clínica, exame físico detalhado e exames complementares, como endoscopia digestiva, trânsito intestinal, cintilografia abdominal e arteriografia. Ressalta-se que, nessa fase dos exames complementares, a criança já deve estar hemodinamicamente normal.[1] As afecções que podem causar sangramento digestivo devem ser conhecidas, pois a distribuição por faixa etária facilita a identificação da etiologia.

Portanto, classificam-se os pacientes, conforme a idade, em três grupos:[2,3]

- período neonatal: até 28 dias de vida;
- lactentes: de 30 dias até 2 anos de idade;
- crianças: acima de 2 anos de idade.

Terapêutica específica

Uma vez com o diagnóstico, parte-se para o tratamento específico da patologia que está causando o sangramento.[1]

HEMORRAGIA DIGESTIVA NO PERÍODO NEONATAL

Deglutição de sangue materno

A deglutição de sangue materno oriundo do canal de parto ou de fissura mamilar pode provocar hematêmese e/ou melena no recém-nascido, sem que haja nenhuma repercussão hemodinâmica. A criança está bem, corada e ativa e o exame cuidadoso do seio materno é fundamental. A descontinuidade do aleitamento não está indicada.[2,3]

Doença hemorrágica do recém-nascido

Doença mais comum no bebê prematuro, ocorre em razão da imaturidade dos hepatócitos em sintetizar a protrombina. Manifesta-se entre o 2º e o 5º dia de vida como sangramento digestivo em forma de hematêmese, melena ou enterorragia e até mesmo como sangramento de outros sítios, como mucosa oral, nasofaringe, urotélio, mucosa traqueobrônquica, meninges e sistema nervoso central (SNC).

O diagnóstico é feito pelo exame de coagulograma, em que a atividade de protrombina está diminuída; o tratamento consiste em administração parenteral de vitamina K e, se necessário, transfusão de sangue fresco.[2,3]

Doença péptica gastroduodenal – gastropatia de estresse

Patologia mais comum, associa-se a condições de estresse, como anóxia, sepse, hipertensão pulmonar, hipoglicemia, corticoterapia e lesões do SNC. Podem ocorrer desde gastrites e duodenites difusas até úlceras rasas ou profundas. Manifesta-se por hematêmese e melena. O diagnóstico é confirmado pela endoscopia digestiva alta e o tratamento consiste em afastar ou diminuir a situação de estresse, com reposição volêmica associada a drogas antiácidas.[2,3]

ENTEROCOLITE NECROTIZANTE

Caracterizada por processo inflamatório com necrose isquêmica do tubo digestivo, acomete com mais frequência recém-nascidos, prematuros ou pequenos para a idade gestacional, que passaram por um ou mais dos seguintes fatores de estresse: hipóxia, infecção pré-natal, cateterização prolongada do coto umbilical, hipoglicemia, entre outros. Manifesta-se como quadro séptico que evolui para quadro de abdome agudo inflamatório ou perfurativo, caracterizado por distensão abdominal e, em alguns casos, enterorragia de pequena monta. O diagnóstico é feito pela clínica do recém-nascido e por radiografia simples de abdome, a qual pode demonstrar sinais de pneumatose intestinal (Figura 1), íleo paralítico, pneumoporta, ascite e pneumoperitônio. O tratamento preconizado é jejum absoluto, sonda nasogástrica (SNG) aberta e nutrição parenteral prolongada (NPP), monitorando a complicação abdominal. Associa-se antibioticoterapia de amplo espectro. O tratamento cirúrgico é realizado nas complicações (perfuração intestinal).[3,4]

FIGURA 1 Pneumatose intestinal.

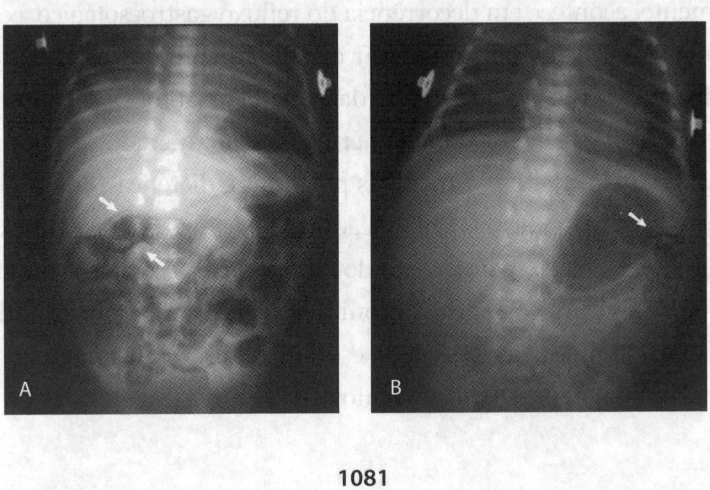

Volvo intestinal

Doença grave que é caracterizada pela torção do intestino delgado sobre seu eixo mesenterial. Normalmente, é acompanhada de vício de rotação, que ocasiona quadro de obstrução intestinal, bem como interrupção do fluxo sanguíneo mesentérico. Com isso, o aumento da pressão venosa mesentérica provoca transudação sanguínea para a luz do intestino e esse sangue é eliminado via retal na forma de enterorragia. Apresenta quadro clínico clássico: criança bem, saudável, que passa a apresentar quadro súbito de dor abdominal, vômitos biliosos, distensão abdominal progressiva e enterorragia, evoluindo rapidamente para choque. O exame radiológico pode ajudar no diagnóstico. O tratamento é cirúrgico de urgência, para realizar a distorção do intestino e, se houver sofrimento de alça, a ressecção do segmento necrosado.[3,4]

Fissura anal

É uma das causas mais comuns de sangramento intestinal baixo nas crianças, podendo ocorrer no período neonatal. É caracterizada por laceração da pele da borda anal, que aparece, normalmente, em crianças obstipadas. O bolo fecal endurecido traumatiza o canal e a borda anal, causando fissuras (Figura 2). O quadro clínico é caracterizado por dor ao evacuar seguida de sangramento vivo de pequena monta e o tratamento visa a melhorar a consistência das fezes e geralmente está associado a banhos de assento e pomadas anestésicas.[2-4]

HEMORRAGIA DIGESTIVA NO LACTENTE E NA CRIANÇA

Esofagite

Frequentemente, acontece em decorrência do refluxo gastroesofágico, com ou sem hérnia de hiato associada, podendo levar a sangramento que raramente gera hemorragia digestiva, uma vez que sua perda é oculta (Figura 3). A endoscopia faz o diagnóstico da esofagite, bem como da hérnia de hiato quando associada. O tratamento para o refluxo é feito por medidas posturais e dietéticas, com inibidores da bomba de prótons (mais eficazes), bloqueadores H2 e pró-cinéticos, que costumam resolver o problema. No caso de doença do refluxo gastroesofágico com hérnia hiatal, o tratamento é cirúrgico, sendo preconizado realizar uma válvula antirrefluxo.

Também existem outras causas de esofagite, como as esofagites virais, que têm como principal agente o citomegalovírus; e a herpes simples ou por vírus herpes-zóster. Essas esofagites acometem mais crianças imunocomprometidas e o tratamento é realizado com drogas antivirais.[1-3]

Úlcera péptica

Em geral, as úlceras pépticas são primárias e associadas a bactéria *Helicobacter pylori*. Também podem decorrer de quadros secundários, como traumas, graves infecções, queimaduras, doença de Crohn ou drogas anti-inflamatórias (Figura 4). A patologia deve ser confirmada por endoscopia digestiva alta e tratada clinicamente com bloqueadores H2, inibidores da bomba de prótons e antiácidos. Nos casos de sangramento ativo, o tratamento preconizado é por hemostasia endoscópica com drogas esclerosantes (adrenalina, álcool absoluto, etanolamina, etc.), associado ou não a outros métodos.[1-3]

FIGURA 2 Fissura anal.

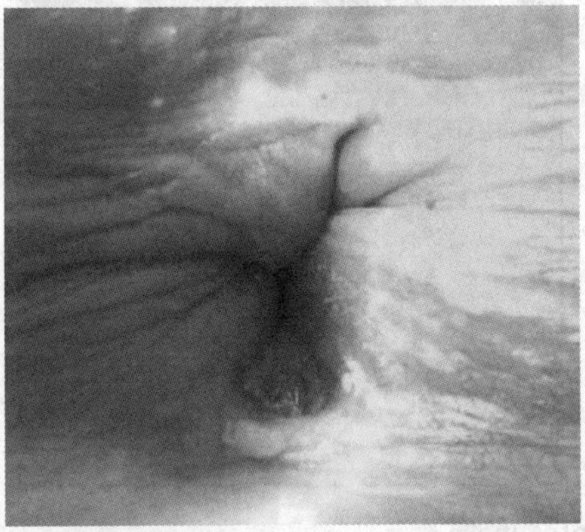

FIGURA 3 Esofagite.

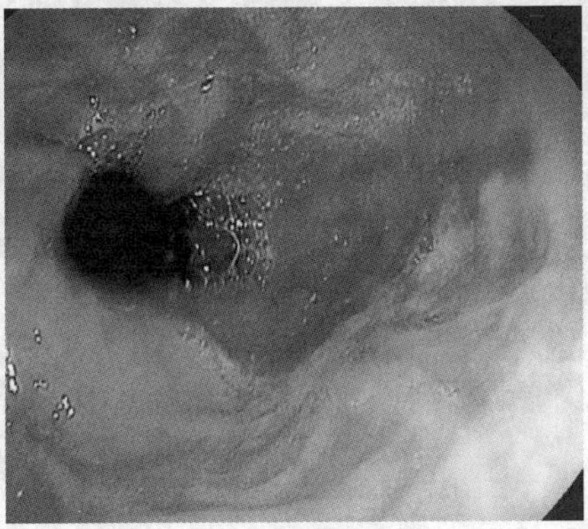

Invaginação intestinal

Caracterizada pela entrada de uma alça intestinal dentro do próprio intestino, por meio de um sistema conhecido como telescopagem (Figura 5). A invaginação provoca obstrução intestinal e compressão do pedículo vascular do segmento intestinal invaginado. A localização mais frequente é a ileocecocólica. Por apresentar o pedículo vascular obstruído, ocorre hipertensão venosa e transudação sanguínea para o interior do cólon, causando eliminação de sangue com muco. A faixa etária mais acometida é de 6 a 18 meses (lactente), apresentando dor abdominal com distensão abdominal, parada da eliminação de gases e fezes, vômitos e clássico sinal de eliminação de muco sanguinolento (conhecido como sinal da "geleia de morango"). No exame físico abdominal, pode-se notar ausência do

FIGURA 4 Úlcera péptica.

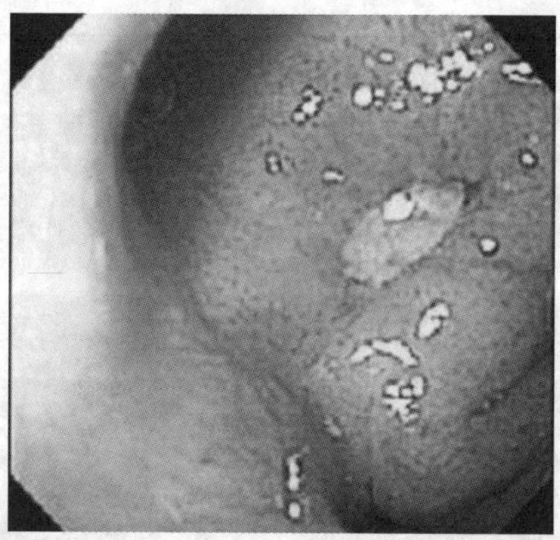

FIGURA 5 Invaginação intestinal.

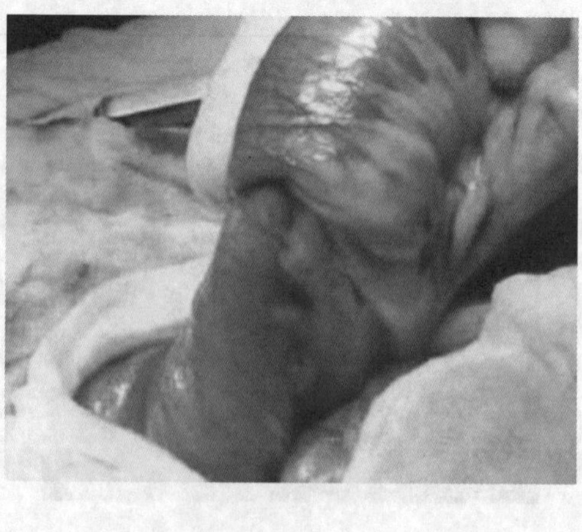

conteúdo na fossa ilíaca direita (sinal de Dance) e palpar uma massa tubuliforme no abdome. A confirmação diagnóstica é feita com ultrassonografia (US) ou por meio de enema com solução salina em conjunto com US ou bário, que, além de fornecer o diagnóstico, pode desinvaginar. Nos casos de insucesso com enema ou na suspeita de sofrimento de alça, está indicada cirurgia.[2-4]

Alergia à proteína do leite

Comum em lactentes, mas também pode acometer recém-nascidos, principalmente, quando em uso de leites artificiais. Pode-se apresentar como sangramento oculto ou, em alguns casos, como enterorragia, pela agressão da proteína à mucosa, ocasionando sua destruição e, como consequência, sangramento. O diagnóstico é clínico e podem ser colhidos testes de alergia ao leite. O tratamento consiste na exclusão do leite e seus derivados.

Duplicação intestinal

Afecções congênitas não comuns que podem aparecer em qualquer parte do trato gastrointestinal. Tem como localização mais comum o íleo terminal. Frequentemente, apresentam mucosa gástrica no seu interior, que provoca ulceração no intestino adjacente, determinando quadro de sangramento. O diagnóstico não tem manifestação clínica específica; o paciente pode obstruir, invaginar, sangrar ou apresentar apenas uma massa cística palpada. Os exames complementares podem mostrar massa cística abdominal e a cintilografia, exibir presença de mucosa gástrica ectópica ou mesmo sangramento. O tratamento é cirúrgico e pode ser feito por ressecada formação cística (marsupialização) ou ressecção da duplicidade e do intestino adjacente (técnica mais empregada).[2-5]

Varizes esofágicas e gástricas

As varizes esofágicas e gástricas são decorrentes da hipertensão portal, pois, com o aumento da pressão portal, ocorre formação de varizes no terço inferior do esôfago, no fundo gástrico e até mesmo no corpo gástrico (Figura 6). Essas varizes podem se romper causando sangramento profuso, que pode se exteriorizar na forma de hematêmese ou melena. É a causa mais grave de sangramento digestivo na infância. No período pré-escolar e escolar, as causas mais frequentes são fibrose hepática congênita e trombose de veia porta por infecção ou cateterismo,

FIGURA 6 Varizes esofágicas (três cordões).

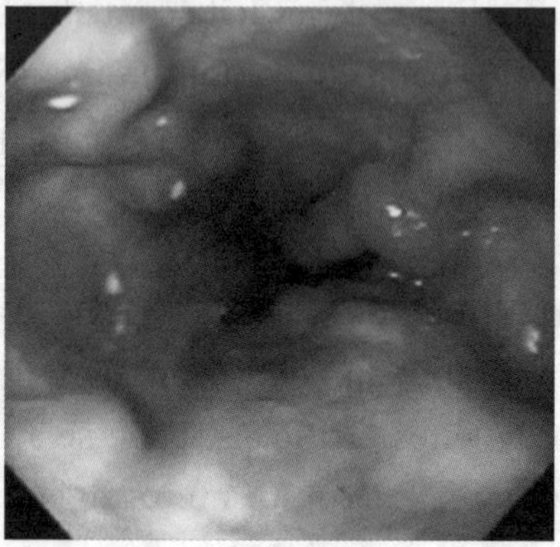

sendo que a esquistossomose passa a predominar na adolescência. O diagnóstico é feito pela US e pela endoscopia. O tratamento visa a interromper ou prevenir a hemorragia, embora, atualmente, sejam empregadas drogas como propranolol para evitar o sangramento. Em caso de vigência de sangramento, está indicada escleroterapia endoscópica ou ligadura elástica. O tratamento cirúrgico com desconexão ázigo-portal, derivação portossistêmica e transplante hepático deve ser considerado caso a caso. Vale lembrar que, para o tamponamento temporário em sangramento incontrolável, deve-se passar o balão de Sengstaken-Blakemore. As drogas vasoconstritoras, como somatostatina, octreotide ou glipressina, podem ser usadas na fase aguda do sangramento.[1-4,6,7]

Divertículo de Meckel

É a persistência anormal do ducto onfalomesentérico, em geral assintomático, podendo se manifestar por quadro obstrutivo, diverticulite ou sangramento (Figura 7). A presença de mucosa gástrica no divertículo provoca ulceração da parede intestinal adjacente, causando sangramento. Frequentemente, a manifestação principal é a enterorragia. É mais comum no primeiro ano de vida da criança. O diagnóstico pode ser confirmado com cintilografia abdominal e o tratamento é cirúrgico, de urgência ou não, indicando-se ressecção do divertículo.[2-4,8]

Pólipo

É causa relativamente comum de sangramento digestivo baixo na criança (Figura 8). Em geral, os pólipos que causam o sangramento são os juvenis; são

FIGURA 7 Divertículo de Meckel.

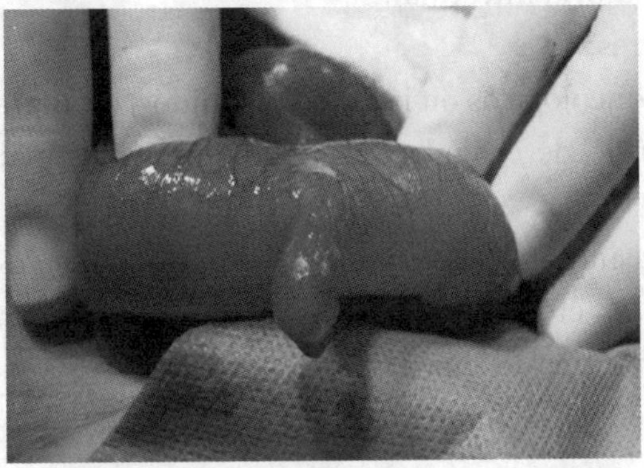

FIGURA 8 Pólipo.

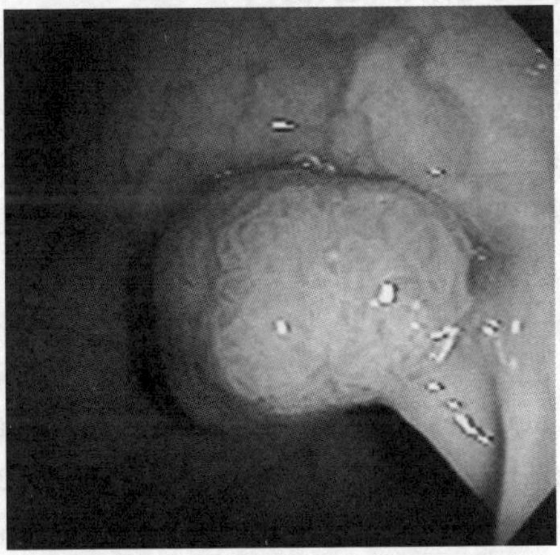

únicos e localizam-se mais frequentemente no cólon ou no reto. São pólipos hamartomatosos, ou seja, sem degeneração maligna, e, em 80% dos casos, são alcançáveis pelo toque retal. Ocorrem com mais frequência em crianças com 5 anos de idade e se manifestam como eliminação assintomática de sangue vivo misturado nas fezes. A utilização de colonoscopia tem sido a preferência para fazer o diagnóstico e ressecar a lesão.

Outras patologias

Existem, ainda, outras doenças, como:

- colite infecciosa (*E. coli*, *Salmonella*, *Shigella*, *Clostridium difficile*, etc.);
- doença inflamatória intestinal;
- lesões vasculares;
- em pacientes oncológicos ou imunodeprimidos, o sangramento pode ocorrer por distúrbio de coagulação, tuberculose intestinal, citomegalovírus, entre outros;
- doenças parasitárias (*Ascaris lumbricoides*, *Ancylostoma duodenale*, *Giardia lamblia*, etc.);
- síndrome hemolítico-urêmica;
- púrpura de Henoch-Schönlein.

REFERÊNCIAS BIBLIOGRÁFICAS

1. Carvalho E, Nita MH, Paiva LMA, Silva AAR. Hemorragia digestiva. J Ped 2000; Supl. 2/S135.
2. Mastroti RA. Sangramento digestivo. Tratado de Pediatria. p.2763-6.
3. Rodgers BM. Upper gastrointestinal hemorrhage. Ped Rev 1999; 20:171-4.
4. Maksoud JG et al. Cirurgia pediátrica. 1.ed Rio de Janeiro: Revinter, 1998.
5. Souza JCK et al. Cirurgia Pediátrica - teoria e prática. 1.ed São Paulo: Roca, 2007.
6. Schettino GCM, Fagundes EDT, Roquete MLV, Ferreira AR, Penna FJ. Portal vein thrombosis in children and adolescents. J Pediatr 2006; 82(3):171-8.
7. Pinto RB, Silveira TR. Trombose de veia porta em crianças e adolescentes: série de 14 anos. Revista AMRIGS 2002; 46(1,2):47-52.
8. Gandara CAT, Freitas SLD, Araújo ES, Fachin F, Linder FD. Complicações de divertículo de Meckel na infância. Rev Cient AMECS 2001; 10:1-13, 16.

10 Doença Renal, Endócrina e Metabólica

71 Insuficiência Adrenal

Carlos Alberto Longui
Cláudia Dutra Costantin Faria

INTRODUÇÃO

Os glicocorticoides apresentam um importante papel na regulação metabólica, nos sistemas cardiovascular, imune, nervoso, e na resposta adaptativa ao estresse. A insuficiência adrenal é um distúrbio caracterizado por produção inadequada de glicocorticoides, mineralocorticoides e/ou androgênios adrenais, podendo ser causada por doenças que afetam o córtex adrenal (primária); a hipófise anterior (secundária), com prejuízo da secreção do hormônio adrenocorticotrófico (ACTH); ou o hipotálamo (terciária), com secreção inadequada do hormônio liberador de corticotropina (CRH). Cronicamente, a produção inadequada de glicocorticoides cursa com sintomas insidiosos e inespecíficos, como mal-estar geral, fraqueza, inapetência, perda de peso e queixas gastrointestinais. Adicionalmente, quando há concomitante deficiência de mineralocorticoide, a deficiência de aldosterona resulta em hipotensão, síncope, desidratação e choque cardiocirculatório, com hiponatremia e hipercalemia.

Doenças infecciosas, traumas e cirurgias podem precipitar uma crise aguda, denominada crise addisoniana, na qual há risco de morte, quando não prontamente tratada. A insuficiência adrenal de origem central está frequentemente associada à deficiência de outros hormônios tróficos hipofisários. A prevalência em adultos é estimada em cerca de 120 casos/milhão, não havendo estimativa segura na infância. Este capítulo fornece uma visão geral sobre etiologia, manifestações clínicas, diagnóstico e tratamento da insuficiência adrenal.

ETIOLOGIA

A adrenalite autoimune é resultado de um processo imunológico que destrói o córtex adrenal. Ambos os mecanismos humoral e mediado por células dirigidas ao córtex estão envolvidos. Anticorpos que reagem contra enzimas da esteroidogênese são detectados em 60 a 75% dos pacientes com insuficiência adrenal primária autoimune.[1] Aproximadamente 50% dos pacientes apresentam uma ou mais doenças endócrinas autoimunes. A combinação de insuficiência adrenal autoimune com outras doenças endócrinas é referida como síndrome poliglandular autoimune tipos I e II.[2-3] Entretanto, pacientes com distúrbios endócrinos autoimunes mais comuns, como diabete melito tipo 1, tireoidite crônica autoimune ou doença de Graves, raramente desenvolvem insuficiência adrenal. Alguns agentes infecciosos podem afetar a glândula adrenal, resultando em insuficiência adrenal, incluindo o bacilo da tuberculose, as infecções fúngicas disseminadas e a infecção pelo HIV.[4-6] Infarto adrenal bilateral, causado por hemorragia ou trombose das veias suprarrenais, pode levar à insuficiência adrenal. A hemorragia adrenal bilateral frequentemente associa-se com a meningococcemia (síndrome de Waterhouse-Friderichsen) e com a infecção por *Pseudomonas aeruginosa*. Alguns medicamentos podem causar insuficiência adrenal por inibição da biossíntese do cortisol, incluindo aminoglutetimida, etomidato, cetoconazol e metirapona. Drogas como fenitoína, barbitúricos e rifampicina também podem contribuir para a etiologia da insuficiência adrenal por acelerarem o metabolismo do cortisol.[7]

As causas secundárias de insuficiência adrenal resultam de doenças da hipófise anterior que interferem na secreção de ACTH. A deficiência de ACTH pode ser isolada ou ocorrer em associação com deficiência de outros hormônios hipofisários. As causas terciárias de insuficiência adrenal relacionam-se a processos que envolvem o hipotálamo e interferem na secreção de CRH. Tanto a interrupção abrupta de corticoterapia prolongada quanto o tratamento da síndrome de Cushing estão entre as causas mais comuns de insuficiência adrenal central.[6] A Tabela 1 resume as causas de insuficiência adrenal de origem primária e central.

TABELA 1 ETIOLOGIA DA INSUFICIÊNCIA ADRENAL
Causas primárias
Autoimune
Sarcoidose, amiloidose, hemocromatose
Hemorragia (meningococcemia, anticoagulantes, trauma)
Infecções fúngicas
Neoplasia metastática/Infiltração
Hiperplasia adrenal congênita
Hipoplasia adrenal congênita
Hiporresponsividade congenital ao ACTH (resistência ao ACTH)
Adrenoleucodistrofia
Síndrome da imunodeficiência adquirida
Adrenalectomia bilateral
Medicamentos inibidores da síntese de cortisol (metirapona, cetoconazol, aminoglutetimida)
Agentes adrenolíticos (o,p'-DDD, suramin)
Antagonistas glicocorticoides (RU 486)
Causas secundárias/terciárias
Após retirada de glicocorticoide exógeno
Após tratamento da síndrome de Cushing
Lesões hipofisárias/hipotalâmicas
Tumores
Inflamação
Infecções
Doenças autoimunes
Infiltrações granulomatosas
Trauma
Cirurgia hipofisária-hipotalâmica
Radiação hipofisária-hipotalâmica
Hemorragia hipofisária-hipotalâmica
Deficiência isolada de ACTH

ACTH: hormônio adrenocorticotrófico.

MANIFESTAÇÕES CLÍNICAS

As manifestações clínicas dependem da extensão da perda da função adrenal e da manutenção da produção de mineralocorticoide. O surgimento dos sintomas de insuficiência adrenal geralmente é progressivo, podendo passar despercebido até que uma doença ou estresse precipitem uma crise adrenal.[6]

Na insuficiência adrenal primária crônica, os pacientes podem apresentar sintomas relacionados às deficiências de glicocorticoides, mineralocorticoides e androgênios. O surgimento dos sintomas da insuficiência adrenal primária crônica é muitas vezes insidioso, e o diagnóstico pode ser difícil nos estágios iniciais da doença. As manifestações clínicas mais comuns incluem mal-estar geral, fadiga, fraqueza, anorexia, perda de peso, náusea, vômito, dor abdominal, diarreia (podendo alternar com constipação intestinal), hipotensão, distúrbios eletrolíticos (hiponatremia, hipercalemia, acidose metabólica), hiperpigmentação (que pode ser generalizada ou predominar nas superfícies extensoras, pregas palmares e bordas gengivais), manifestações autoimunes associadas (vitiligo), diminuição dos pelos axilares e púbicos, perda da libido e amenorreia em mulheres adultas. A deficiência crônica de cortisol determina ainda leucopenia com eosinofilia. A deficiência de aldosterona cursa com hiponatremia, hiperpotassemia e aumento da atividade plasmática de renina.[6]

As características clínicas da insuficiência adrenal secundária ou terciária têm aspectos semelhantes às da insuficiência adrenal primária. No entanto, a hiperpigmentação não está presente, pois não há aumento de secreção de ACTH. Além disso, considerando que a produção de mineralocorticoides pela zona glomerulosa seja preservada, a desidratação e a hipercalemia não estão presentes, sendo a hipotensão menos relevante. A hiponatremia com manutenção do volume intravascular pode ser resultado de um aumento "inapropriado" de secreção de vasopressina. A hipoglicemia ocorre mais comumente em quadros de insuficiência adrenal secundária, possivelmente em virtude da insuficiência concomitante do hormônio de crescimento (GH). Manifestações clínicas de tumores do sistema nervoso central, como cefaleia e alterações do campo visual, também podem estar presentes.[6]

A crise adrenal ou insuficiência adrenal aguda pode complicar o curso da insuficiência adrenal primária crônica e pode ser precipitada por traumas, infecção grave, infarto ou hemorragia adrenal bilateral. É rara em pacientes com insuficiência adrenal secundária ou terciária. A principal manifestação clínica da crise adrenal é o choque, mas os pacientes também podem ter sintomas inespecíficos como anorexia, náusea, vômito, dor abdominal, fraqueza, fadiga, letargia, confusão ou coma. O principal fator precipitante de uma crise adrenal é a deficiência combinada de glicocorticoides e de mineralocorticoides, sendo a redução da perfusão tecidual e a hipotensão arterial as principais manifestações clínicas. A crise adrenal pode ocorrer em pacientes que estão recebendo doses substitutivas adequadas de glicocorticoides, caso a reposição mineralocorticoide não esteja adequada.[7] No entanto, a deficiência de glicocorticoides pode também contribuir para a hipotensão, em razão da diminuição da responsividade vascular à angiotensina II, à norepinefrina e a outros hormônios vasoconstritores, reduzindo a síntese do substrato da renina e aumentando a produção de prostaciclina e outros hormônios vasodilatadores.[7] Indivíduos com insuficiência adrenal secundária com secreção normal de aldosterona raramente apresentam crise adrenal.

DIAGNÓSTICO

O diagnóstico de insuficiência adrenal depende da demonstração de concentrações anormalmente baixas de cortisol em relação às necessidades do momento. As concentrações de cortisol são normalmente mais elevadas nas primeiras horas da manhã (das 4 às 8 horas). Em indivíduos que não fazem uso exógeno de glicocorticoides, concentrações de cortisol sérico determinadas às 8 horas inferiores a 10 mg/dL (275 nmol/L) podem sugerir o diagnóstico, enquanto valores inferiores a 3 mg/dL (80 nmol/L) confirmam a insuficiência adrenal.[8]

A associação entre concentrações baixas de cortisol e aumento das concentrações plasmáticas de ACTH é sugestiva de insuficiência adrenal primária, enquanto concentrações baixas de cortisol e de ACTH podem indicar doença secundária ou terciária. Entretanto, por causa das dificuldades relacionadas às quantificações de ACTH, bem como baixa especificidade, a confirmação do diagnóstico requer o estímulo adrenal com ACTH exógeno.[8]

O teste de estímulo com dose baixa de ACTH (1 mcg/m^2) deve ser realizado em todos os pacientes com suspeita clínica de insuficiência adrenal. Ele envolve a administração intravenosa de $ACTH_{1-24}$ sintético (Synacthen®), o qual possui atividade biológica similar ao ACTH $nativo_{1-39}$, com subsequente avaliação da concentração de cortisol sérico após 30 e 60 minutos seguintes à infusão. Em razão da utilização de uma dose mais baixa e fisiológica de ACTH, esse teste detecta casos leves e moderados. Em indivíduos saudáveis, o pico de cortisol deve ser superior a 18 mcg/dL em qualquer tempo após ACTH (sensibilidade de 100% e especificidade de 93%).[9]

O teste com dose alta de ACTH consiste na determinação do cortisol sérico imediatamente antes e 60 minutos após a administração intravenosa de 250 mcg de ACTH. Essa dose farmacológica pode ser muito alta para detectar casos leves e moderados de insuficiência adrenal, pois é capaz de elevar a concentração de cortisol acima de 18 mg/dL (500 nmol/L), determinando uma resposta falsamente normal ao teste de estímulo.[9-11] Em casos de insuficiência adrenal secundária de início recente, a adrenal ainda poderá responder ao estímulo com ACTH, pois a hipotrofia do córtex adrenal ainda não se estabeleceu.[12] Nesses casos, a realização posterior de um teste de ACTH em baixa dose pode ser necessária para confirmar o diagnóstico.[13]

Os testes de estímulo prolongados com ACTH raramente são utilizados, pois tanto o quadro clínico quanto os testes de estímulo anteriormente descritos podem fornecer todas as informações necessárias. Os testes de estímulo prolongados com ACTH foram descritos para diferenciar etiologias primárias, secundárias ou terciárias de insuficiência adrenal. Na insuficiência adrenal secundária ou terciária, as adrenais apresentam capacidade de secreção de cortisol após estímulo prolongado, enquanto na insuficiência adrenal primária não há resposta ao ACTH.

O teste de estímulo com CRH pode ser utilizado para diferenciar as causas secundárias (hipofisárias) das causas terciárias (hipotalâmicas) de insuficiência adrenal. Em pacientes com insuficiência adrenal secundária, há pouca ou nenhuma resposta do ACTH, enquanto, em pacientes com doença terciária, existe uma resposta exagerada e prolongada do ACTH.[14-15] Em ambas as situações, as concentrações de cortisol permanecem baixas após a administração de CRH, pois as adrenais necessitariam de mais tempo de estímulo com ACTH para recuperar sua hipoplasia.

TRATAMENTO

A insuficiência adrenal é uma condição potencialmente fatal. O tratamento deve ser iniciado tão logo o diagnóstico seja confirmado, ou antes, caso o paciente apresente crise adrenal.[16]

Tratamento da crise adrenal

A crise adrenal é uma situação de emergência, com risco de morte, que requer tratamento imediato. Os objetivos são: tratar a hipotensão, corrigir as anormalidades eletrolíticas e a deficiência de cortisol. Na crise aguda de insuficiência adrenal, não se devem esperar os resultados das dosagens hormonais para iniciar o tratamento com glicocorticoide. Nas primeiras 24 horas, são utilizadas doses altas de glicocorticoide (compatíveis com o nível de estresse) e hidratação parenteral com solução fisiológica. Tradicionalmente, utiliza-se a hidrocortisona endovenosa (EV) (succinato sódico de hidrocortisona, 100 mg/m^2 em bolo, seguido por 100 mg/m^2 divididos a cada 6 horas, ou contínuo se houver choque circulatório). A vantagem da hidrocortisona em relação a outros glicocorticoides é possuir biodisponibilidade imediata e, nessas doses elevadas, apresentar atividade mineralocorticoide significativa. Uma vez instituído o tratamento inicial, as causas da crise adrenal devem ser procuradas e tratadas. Quando a condição do paciente estiver estável e o diagnóstico confirmado, a corticoterapia parenteral deve ser gradualmente reduzida e a dose de manutenção oral iniciada.[17-18]

Tratamento da insuficiência adrenal crônica

Um dos aspectos importantes para o tratamento da insuficiência adrenal primária crônica é a educação do paciente e da família. Os pacientes devem entender os riscos envolvidos na falha do tratamento e a razão para a terapia de reposição, bem como a necessidade do aumento da dose de glicocorticoide em períodos de maior necessidade, ou de administração parenteral em caso de emergências.

Os pacientes devem portar um alerta médico contendo informações sobre o diagnóstico, os medicamentos e as doses diárias, bem como o serviço médico de origem.

Em pacientes com insuficiência adrenal crônica em uso de corticoterapia substitutiva, a dose diária de hidrocortisona costuma ser ao redor de 10 a 15 mg/m^2 de superfície corporal, dividida em 2 a 3 vezes ao dia. Glicocorticoides sintéticos como prednisona e prednisolona (2 mg/m^2/dia) podem ser utilizados quando a formulação oral de hidrocortisona não estiver disponível.[19]

Durante períodos de maior necessidade, como doença aguda sem complicações ou estresse de pequena intensidade, a dose de glicocorticoide deve ser aumentada para o dobro da dose de manutenção usual. Sob estresse moderado, sem impedimento da oferta por via oral, aumentar a dose diária de glicocorticoide para 3 a 5 vezes a dose substitutiva, durante o período agudo do estresse, habitualmente 3 a 4 dias, reduzindo-a gradualmente até a dose substitutiva usual. Pacientes com insuficiência adrenal primária em uso concomitante de mineralocorticoides devem ter a dose ajustada de acordo com a concentração plasmática dos eletrólitos.[19] No caso de estresse de maior gravidade, o aumento de até 10 vezes na dose diária de glicocorticoide pode ser necessário a fim de se evitar a crise adrenal.

Na ocorrência de procedimentos cirúrgicos, a hidrocortisona deve ser oferecida em bolo antes da indução anestésica. Durante o período intraoperatório, realizar infusão contínua de hidrocortisona (100 mg/m^2 infundida no período previsto para a duração do procedimento). A reposição de mineralocorticoide é necessária para prevenir a perda de sódio, a depleção de volume intravascular e a hipercalemia. Quando possível a oferta por via oral, o mineralocorticoide é a fludrocortisona (9-alfa-fluor-hidrocortisona), na dose de 0,1 mg/dia. A dose de fludrocortisona é titulada individualmente com base no exame clínico (principalmente na pressão arterial) e visando a manter o sódio no limite inferior e o potássio no limite superior. A atividade da renina plasmática pode ser usada como critério adicional. O tratamento da insuficiência adrenal crônica de etiologia central (secundária ou terciária) inclui a reposição de glicocorticoides de maneira semelhante à insuficiência adrenal primária; a reposição mineralocorticoide é raramente necessária.[20-21]

REFERÊNCIAS BIBLIOGRÁFICAS

1. Miyoshi Y, Sakai N, Hamada Y, Tachibana M, Hasegawa Y, Kiyohara Y et al. Clinical aspects and adrenal functions in eleven Japanese children with X--linked adrenoleukodystrophy. Endocr J 2010; 57(11):965-72.
2. Baker PR, Baschal EE, Fain PR, Triolo TM, Nanduri P, Siebert JC et al. Haplotype analysis discriminates genetic risk for DR3-associated endocrine autoimmunity and helps define extreme risk for Addison's disease. J Clin Endocrinol Metab 2010; 95(10):E263-70.
3. Brozzetti A, Marzotti S, La Torre D, Bacosi ML, Morelli S, Bini V et al.; Italian Addison Network. Autoantibody responses in autoimmune ovarian insufficiency and in Addison's disease are IgG1 dominated and suggest a predominant, but not exclusive, Th1 type of response. Eur J Endocrinol 2010; 163(2):309-17.
4. Wolff AS, Erichsen MM, Meager A, Magitta NF, Myhre AG, Bollerslev J et al. Autoimmune polyendocrine syndrome type 1 in Norway: phenotypic variation, autoantibodies, and novel mutations in the autoimmune regulator gene. J Clin Endocrinol Metab 2007; 92(2):595-603.
5. Erichsen MM, Løvas K, Skinningsrud B, Wolff AB, Undlien DE, Svartberg J et al. Clinical, immunological, and genetic features of autoimmune primary adrenal insufficiency: observations from a Norwegian registry. J Clin Endocrinol Metab 2009; 94(12):4882-90.
6. Neary N, Nieman L. Adrenal insufficiency: etiology, diagnosis and treatment. Curr Opin Endocrinol Diabetes Obes 2010; 17(3):217-23.
7. Bornstein SR Predisposing factors for adrenal insufficiency. N Engl J Med 2009; 360:2328-39.
8. Speckart PF, Nicoloff JT, Bethune JE. Screening for adrenocortical insufficiency with cosyntropin (synthetic ACTH). Arch Intern Med 1971; 128:761-3.
9. Dorin RI, Qualls CR, Crapo LM. Diagnosis of adrenal insufficiency. Ann Intern Med 2003; 139:194-204.
10. Kazlauskaite R, Evans AT, Villabona CV, Abdu TA, Ambrosi B, Atkinson AB et al. Corticotropin tests for hypothalamic-pituitary-adrenal insufficiency: a metaanalysis. J Clin Endocrinol Metab 2008; 93(11):4245-53.
11. Stewart PM, Clark PM. The low-dose corticotropin-stimulation test revisited: the less, the better? Nat Clin Pract Endocrinol Metab 2009; 5:68-9.

12. Park YJ, Park KS, Kim JH, Shin CS, Kim SY, Lee HK. Reproducibility of the cortisol response to stimulation with the low dose (1 microg) of ACTH. Clin Endocrinol (Oxf) 1999; 51(2):153-8.
13. Wade M, Baid S, Calis K, Raff H, Sinaii N, Nieman L. Technical details influence the diagnostic accuracy of the 1 microg ACTH stimulation test. Eur J Endocrinol 2010; 162(1):109-13.
14. Agha A, Tomlinson JW, Clark PM, Holder G, Stewart PM. The long-term predictive accuracy of the short synacthen (corticotropin) stimulation test for assessment of the hypothalamic-pituitary-adrenal axis. J Clin Endocrinol Metab 2006; 91(1):43-7.
15. Esteban NV, Loughlin T, Yergey AL, Zawadzki JK, Booth JD, Winterer JC et al. Daily cortisol production rate in man determined by stable isotope dilution/mass spectrometry. J Clin Endocrinol Metab 1991; 72(1):39-45.
16. Løvas K, Gjesdal CG, Christensen M, Wolff AB, Almås B, Svartberg J et al. Glucocorticoid replacement therapy and pharmacogenetics in Addison's disease: effects on bone. Eur J Endocrinol 2009; 160(6):993-1002.
17. Hahner S, Loeffler M, Fassnacht M, Weismann D, Koschker AC, Quinkler M et al. Impaired subjective health status in 256 patients with adrenal insufficiency on standard therapy based on cross-sectional analysis. J Clin Endocrinol Metab 2007; 92(10):3912-22.
18. Weitzman ED, Fukushima D, Nogeire C, Roffwarg H, Gallagher TF, Hellman L. Twenty-four hour pattern of the episodic secretion of cortisol in normal subjects. J Clin Endocrinol Metab 1971; 33(1):14-22.
19. Lennernas H, Skrtic S, Johannsson G. Replacement therapy of oral hydrocortisone in adrenal insufficiency: the influence of gastrointestinal factors. Expert Opin Drug Metab Toxicol 2008; 4:749-58.
20. Loriaux DL, Fleseriu M. Relative adrenal insufficiency. Curr Opin Endocrinol Diabetes Obes 2009; 16:392-400.
21. Marik PE, Pastores SM, Annane D, Meduri GU, Sprung CL, Arlt W et al. Recommendations for the diagnosis and management of corticosteroid insufficiency in critically ill adult patients: consensus statements from an international task force by the American College of Critical Care Medicine. Crit Care Med 2008; 36(6):1937-49.

72 Alterações Glicêmicas no Paciente Crítico

Cristiane Kochi
Nara Michelle de Araújo Evangelista

INTRODUÇÃO

As alterações metabólicas e endócrinas são muito frequentes nos pacientes críticos e a hiperglicemia é uma das mais comuns. Vários estudos mostram a associação da hiperglicemia com o risco de complicações, hospitalização prolongada e morte em crianças e adultos com ou sem diabete.[1,2]

EPIDEMIOLOGIA

A hiperglicemia é mais frequente que a hipoglicemia e está associada à gravidade da doença de base, ao tempo prolongado de internação e aos traumas. As taxas de incidência são variáveis e altas, tanto para picos isolados quanto para hiperglicemia persistente durante a internação, podendo atingir até 90%, quando o valor considerado para hiperglicemia é de 110 mg/dL[1,3], e 86% para glicemias de > 126 mg/dL.[1]

PATOFISIOLOGIA

A causa da hiperglicemia de estresse é multifatorial, decorrente da combinação da doença aguda e de tratamentos médicos com o aumento dos hormônios contrarreguladores, a ativação da cascata inflamatória e o estresse oxidativo.[2,4]

Nas situações de estresse, existe menor oferta calórica e o organismo passa a utilizar mecanismos que promovem a síntese endógena de glicose. Esses mecanismos basicamente são a neoglicogênese (hepática) e a glicogenólise (hepática e, posteriormente, renal), que são estimulados pelos hormônios contrarreguladores (catecolaminas, glucagon, hormônio do crescimento e cortisol). A insulina está diminuída em relação à glicemia elevada e existe resistência periférica à sua ação.

Produção aumentada de glicose

No início do quadro de estresse, a glicogenólise aumenta a produção hepática de glicose, mas esse processo é transitório, pois a quantidade de glicogênio hepático é restrita e consumida rapidamente em sua totalidade. Portanto, após esse período inicial, a hiperglicemia será mantida pela gliconeogênese. Lactato, alanina, piruvato, glutamina e glicerol são os principais substratos para a gliconeogênese, sendo o lactato e a alanina os mais importantes nos quadros de estresse.[5] Lactato e alanina são combinados para formar glicose pela via do ácido láctico e pelo ciclo da glicose-alanina. O glicerol é produto do metabolismo lipídico e, em condições normais, a produção de glicose a partir do glicerol é mínima. No entanto, em condições de estresse, a produção de glicose via mobilização de gordura pode aumentar em até 20%.

Embora o aumento da gliconeogênese seja típico após trauma, os quadros sépticos podem apresentar resposta bifásica, na qual ocorre hiperglicemia inicial seguida por hipoglicemia, em virtude da redução da produção de glicose.[6]

Portanto, pode-se assumir que a hiperglicemia gerada na fase catabólica do estresse está relacionada ao aumento da produção hepática de glicose, como resultado do estímulo da gliconeogênese por hormônios (catecolaminas, glucagon, hormônio do crescimento e cortisol) e citocinas.

Aumento da absorção e utilização de glicose

Trauma grave ou sepse estão associados ao consumo celular aumentado de glicose. Na maioria das células, o transporte de glicose ocorre por meio do processo de difusão facilitada, em que as proteínas facilitam a passagem da glicose pela membrana celular por alteração do gradiente de concentração. Essas proteínas da membrana são conhecidas como transportadoras de glicose (GLUT). O GLUT-4 está presente em tecidos nos quais a captação de glicose é mediada pela ação da insulina (músculo esquelético, tecido adiposo). Já nos quadros de estresse, a captação aumentada de glicose não é mediada pela insulina e a proteína transportadora envolvida é o GLUT-1. Após a captação de glicose pela célula, a formação de glicogênio hepático e muscular fica inibida durante o estresse, por causa do estímulo hormonal prolongado da glicogenólise ou da diminuição da atividade da glicogênio sintase.[6]

A atividade glicolítica ativada pelo estresse resulta no aumento da captação de glicose pela célula. O aumento da glicólise aeróbica leva ao aumento da concentração de lactato no sangue.

Resistência à insulina

A resistência à insulina ocorre nos quadros de estresse. O aumento dos hormônios contrarreguladores é o principal responsável pela resistência à insulina.

Outras causas de hiperglicemia durante o estresse

A administração parenteral de glicose é uma causa frequente de hiperglicemia. Além disso, a pancreatite relacionada a algum grau de deficiência de glucagon também pode causar hiperglicemia.

Alguns medicamentos podem alterar a tolerância à glicose, causando hiperglicemia. Embora os glicocorticoides sejam a causa medicamentosa mais frequente de hiperglicemia, outros medicamentos também devem ser citados: tiazídicos, pentamidina e fenitoína.

Apesar de a hiperglicemia ser a alteração mais frequente, em determinadas condições, pode-se desenvolver hipoglicemia por falha de um ou mais mecanismos de adaptação, como em caso de recém-nascidos (pouca proteína muscular, redução quantitativa do tecido adiposo, imaturidade enzimática, grande necessidade energética), defeitos enzimáticos congênitos ou secundários a infecções ou hepatites e distúrbios hormonais primários (hipotireoidismo, deficiência de cortisol, deficiência de GH).

HIPERGLICEMIA E MORBIMORTALIDADE EM CRIANÇAS GRAVES

Como em adultos, a ocorrência de hiperglicemia está associada a piores desfechos, incluindo sepse, maior permanência na unidade de terapia intensiva pediátrica (UTIP) e óbitos em pacientes graves. Estudos não randomizados em crianças apresentam relatos de UTIP geral e cirúrgicas com elevados índices glicêmicos em crianças graves, principalmente naquelas que vão a óbito.

Estudos retrospectivos demonstram que a hiperglicemia é comum em crianças críticas e que o pico de glicemia sérica e a duração da hiperglicemia são variáveis de risco independentes e de maior mortalidade.[1] Também são descritos piores prognósticos nas crianças submetidas a cirurgia cardíaca.[7]

Os mecanismos pelos quais a hiperglicemia está associada ao aumento da morbimortalidade são: glicose ter efeitos pró-inflamatórios no estresse oxidativo celular pela liberação de radicais livres de oxigênio e oxidação mitocondrial e mecanismo de respiração celular prejudicados na vigência de hiperglicemia. Além disso, em crianças com sepse, a hiperglicemia associada a menor secreção de insulina leva à supressão da resposta inflamatória mediada por citocinas.[8,9]

Hall[10] investigou a incidência de hiperglicemia em neonatos com enterocolite necrotizante e a relação entre níveis glicêmico e prognóstico. A taxa de mortalidade tendeu a ser mais alta quando a concentração máxima de glicose excedeu 11,9 mmol/L (215 mg/dL), comparados com aqueles com concentração sérica menor, e a mortalidade tardia (após 10 dias da admissão) também foi significativamente mais elevada.

Branco[11] evidenciou que há associação entre hiperglicemia e aumento da mortalidade em crianças com choque séptico.

Em revisão sistemática realizada por Filho et al., na qual foram avaliados 79 artigos relacionando hiperglicemia e risco aumentado de morbimortalidade em casos de traumatismo cranioencefálico, sepse, pós-operatório de cirurgia cardíaca e crianças em internação em UTIP geral, concluiu-se que há evidências de que a hiperglicemia, tanto isolada como persistente durante internação em UTIP, aumenta a morbimortalidade em crianças gravemente doentes, bem como seu tempo de internação hospitalar. Entretanto, esses estudos apresentaram problemas metodológicos, como ausência de protocolos específicos de coleta glicêmica, desenho (maioria coortes retrospectivos) e falta da caracterização isolada da hiperglicemia como preditor de morbimortalidade.[12]

CONTROLE DA HIPERGLICEMIA

A hiperglicemia foi previamente considerada uma resposta adaptativa essencial para a sobrevivência e, por isso, não era monitorada rotineiramente nas UTI.

Contudo, a concentração sanguínea ideal de glicose a ser mantida nos estados críticos permanece em discussão. Até 2001, acreditava-se que a concentração de glicose no paciente gravemente enfermo deveria permanecer entre 160 e 220 mg/dL (8,9 a 12,2 mmol/L), pois assim estaria garantido suprimento suficiente de energia para o cérebro, as adrenais e os eritrócitos.[13,14] No entanto, estudos mais recentes mostraram que a manutenção de glicemia entre 80 e 110 mg/dL (4,5 a 6,1 mmol/L) reduz a mortalidade em pacientes graves.[15,16]

Uma vez diagnosticada hiperglicemia, deve-se corrigir inicialmente a hipocalemia, quando presente. Deve-se, também, avaliar o uso de medicamentos que possam levar à hiperglicemia e a oferta parenteral de glicose.[6]

Outros estudos têm demonstrado que o controle mais agressivo da glicemia em pacientes gravemente enfermos está associado ao maior risco de hipoglicemia secundária ao tratamento.[17] Portanto, alguns autores preconizam a monitoração contínua da glicemia em tempo real, com o objetivo de evitar hipoglicemias, por meio de controles mais frequentes da glicemia. Sensores para esse tipo de monitoração já foram desenvolvidos para pacientes diabéticos, mas, em virtude da alteração de perfusão que os gravemente enfermos podem apresentar, questiona-se a acurácia desses sensores em pacientes de UTIP. Recentemente, Bridges et al. avaliaram 50 crianças em UTIP com hiperglicemia que foram submetidas à monitoração contínua da glicemia em tempo real e demonstraram que o uso desse tipo de sensor apresentou-se seguro e com grande grau de correlação com a glicemia sanguínea, podendo, assim, ser um instrumento útil no controle das alterações glicêmicas de pacientes graves.[18]

INTERVENÇÃO

Hormônios contrarreguladores, como o cortisol e a adrenalina, causam impacto negativo no metabolismo dos carboidratos por intensificar a resistência periférica à insulina, aumentando a gliconeogênese e a glicogenólise e diminuindo a produção de insulina. Elevações nos mediadores inflamatórios e fatores de transcrição pró-inflamatórios também estão associados a episódios de hiperglicemia. Todavia, essas alterações normalizam com o tratamento insulínico e o controle glicêmico. A ação da insulina pode suprimir os hormônios contrarreguladores, fatores de transcrição pró-inflamatórios, e, ainda, a formação de espécies da reação oxidativa. De fato, a insulina pode reverter variáveis como vasoconstrição, lipólise, produção elevada de ácidos graxos livres, agregação plaquetária e inflamação, que aumentam o risco cardiovascular.[2]

O estudo realizado em Leuven testou a hipótese de que a hiperglicemia de estresse era nociva e não uma resposta benéfica adaptativa, indicando a severidade da doença crítica. Esse estudo randomizado envolveu 1.548 pacientes de cirurgia cardíaca que receberam insulinoterapia intensiva e manutenção da glicemia entre 80 e 110 mg/dL (4,4 a 6,1 mmol/L) ou manejo glicêmico convencional de 180 a 200 mg/dL (10 a 11,1 mmol/L), com uso de infusão de insulina somente com glicemia acima de 215 mg/dL (12 mmol/L). O controle glicêmico rigoroso resultou em redução significativa da mortalidade e morbidade, refletida por baixa incidência de insuficiência renal aguda, sepse, polineuropatia da doença crítica, hiperbilirrubinemia, anemia e ventilação mecânica prolongada.[16]

Posteriormente, o efeito dessa intervenção foi investigado pelo mesmo grupo de UTI clínica em Leuven, com ocorrência similar de proteção de órgãos vitais e menor estadia na UTI, embora o efeito tenha sido menos pronunciado que no estudo cirúrgico.[19,20]

Estudos randomizados controlados em outras UTI apresentaram divergência nos resultados; nenhum dos estudos subsequentes evidenciou benefício significativo na mortalidade; porém, vários mostraram benefícios na morbidade, como redução nas taxas de infecção, estadias com menor tempo na UTI e melhor reabilitação. Ressalta-se que a amostra da maioria desses estudos foi muito pequena para demonstrar ou excluir benefícios na sobrevida.[21]

O estudo multicêntrico Normoglycemia in Intensive Care Evaluation and Survival Using Glucose Algorithm Regulation (NICE-SUGAR) foi o maior com 6.104 pacientes de UTI mista (clínica/cirúrgica), randomizados para o controle glicêmico rigoroso (81 a 108 mg/dL; 4,5 a 6 mmol/L) ou mais liberal (140 a 180 mg/dL; 7,7 a 10 mmol/L). Surpreendentemente, houve aumento na mortalidade no primeiro grupo, atribuído a causas cardiovasculares, embora ainda permaneça incerto o que o desencadeou. Em contrapartida, houve significativo aumento na incidência de hipoglicemias nesse grupo.[22]

Consensos em relação aos valores de glicemia e à administração de insulina ainda não estão bem definidos na população pediátrica.

Thabet et al. usou infusão contínua de insulina em 30 lactentes prematuros, que receberam nutrição parenteral, quando a glicemia alcançou valores de 12,1 ± 3,3 mmol/L (218 mg/dL).[23] A dose de insulina necessária para controlar a glicemia variou de 0,07 a 4,2 IU/kg/hora. Os autores acreditaram que a infusão contínua de insulina foi um método rápido e seguro de melhorar a glicemia desse grupo. Conclusões semelhantes foram obtidas por outros autores em diferentes grupos de pacientes, como o estudo realizado em crianças com mais de 30% da superfície corporal total queimada, que comparou a insulinoterapia convencional com a insulinoterapia intensiva e concluiu que esta foi segura e pode ser implementada de forma eficaz em unidades pediátricas de queimados, sendo positivamente associada à melhora da sobrevida e à redução das taxas de infecção.[24]

As recomendações finais para o manejo da hiperglicemia em pacientes adultos gravemente enfermos em UTI foram formalizadas em 8 de maio de 2009, pela Associação Americana de Endocrinologistas Clínicos (AACE) e pela Associação Americana de Diabetes (ADA). São elas:[25]

- insulinoterapia deve ser iniciada para tratamento de hiperglicemia persistente no limiar de 180 mg/dL (10 mmol/L);
- para a maioria dos pacientes críticos, recomenda-se a insulinoterapia, iniciada em níveis de 140 a 180 mg/dL (7,8 a 10 mmol/L);
- infusão de insulina intravenosa é o meio preferido para a manutenção do controle glicêmico em pacientes críticos;
- com a terapia de insulinoterapia intravenosa, a monitoração glicêmica é essencial para minimizar a ocorrência de hipoglicemias e atingir controle glicêmico eficaz;
- agentes hipoglicemiantes não insulínicos não são apropriados na maioria dos pacientes hospitalizados, os quais requerem terapia para hiperglicemia.

Assim, é consenso que a insulinoterapia intensiva, realizada por equipe bem treinada e equipada e por meio de protocolos de infusão de insulina contínua, pode ser efetiva e segura.

REFERÊNCIAS BIBLIOGRÁFICAS

1. Srinivasan V, Spinella PC, Drott HR, Roth CL, Helfaer MA, Nadkarni V. Association of timing, duration, and intensity of hyperglycemia with intensive care unit mortality in critically ill children. Pediatr Crit Care Med 2004; 5:329-36.
2. Umpierrez GE, Smiley D. Manegement of hyperglycemia in hospitalized patients. Ann NY Acad Sci 2010; 1212:1-11.
3. Faustino EV, Apkon M. Persistent hyperglycemia in critically Ill children. J Pediatr 2005; 146:30-4.
4. Brealey D, Singer M. Hyperglycemia in critical illness: a review. J Diabetes Sci Technol 2009; 3(6):1250-60.
5. Vary TC. Sepsis-induced alterations in pyruvate dehydrogenase complex activity in rat skeletal muscle: effects on plasma lactate. Shock 1996; 6:89-94.
6. Otto-Buczkowska E, Dworzecki T, Mazur U. Alterations of blood glucose homeostasis in critically ill children – hyperglycemia. Endokrynologia, Diabetologia i Choroby Przemiany Materii Wieku Rozwojowego 2007; 13:43-6.
7. Halverson-Steele B. The influence of hyperglycaemia on outcome in children following cardiac surgery. (Abstract PCIC Miami Dec 2004). Pediatr Crit Care Med 2005.
8. Raghavan M, Marik PE. Stress hyperglycemia and adrenal insufficiency in the critically Ill. Semin Respirat Crit Care Med 2006; 27:274-85.
9. Van Waardenburg DA, Jansen TC, Vos GD, Buurman WA. Hyperglycemia in children with Meningococcal sepsis and septic shock: the relation between plasma levels of insulin and Inflammatory Mediators. J Clin Endocrinol Metab 2006; 91:3916-21.
10. Hall NJ, Peters M, Eaton S, Pierro A. Hyperglycemia is associated with increased morbidity and mortality rates in neonates with necrotizing enterocolitis. J Pediatr Surg 2004; 39:898-901.
11. Branco RG, Garcia PC, Piva JP, Casartelli CH, Seibel V, Tasker RC. Glucose level and risk of mortality in pediatric septic shock. Pediatr Crit Care Med 2005; 6:470-2.
12. Filho EM, Carvalho WB, Troster EJ. Hiperglicemia e morbimortalidade em crianças graves – análise crítica baseada em revisão sistemática. Rev Assoc Med Bras 2009; 55(4):475-83.

13. McMahon MM. What to do about hyperglycemia in hospitalized patients. Nutr Clin Pract 1997; 12:35-41.
14. Mesotten D, Van den Berghe G. Clinical potential of insulin therapy in critically ill patients. Drugs 2003; 63:625-36.
15. Dandona P, Mohanty P, Chaudhuri A, Garg R, Aljada A. Insulin infusion in acute illness. Clin Invest 2005; 115(8):2069-72.
16. Van den Berghe G, Wouters P, Weekers F, Verwaest C, Bruyninckx F, Schetz M et al. Intensive insulin therapy in critically ill patients. N Engl J Med 2001; 345:1359-67.
17. Macrae D, Pappachan J, Grieve R, Parslow R, Nadel S, Schindler M et al. Control of hyperglycaemia en pediatric intensive care (CHiP): study protocol. BMC Pediatrics 2010; 10-5.
18. Bridges BC, Preissig CM, Maher KO, Rigby MR. Continuous glucose monitors prove highly accurate in critically ill children. Critical Care 2010; 14:R176.
19. Van den Bergue G, Wilmer A, Hermans G, Meersseman W, Wouters PJ, Milants I et al. Intensive insulin therapy in medical ICU. N Engl J Med 2006; 354:449-61.
20. Van den Bergue G, Gunst J. Blood glucose control in the intensive care unit: benefits and risks. Seminars in Dialysis 2010; 23:157-62.
21. Van den Bergue G, Schetz M, Vlasselaers D, Hermans G, Wilmer A, Bouillon R et al. Intensive insulin therapy in critically ill patients: NICE-SUGAR or Leuven blood glucose target? J Clin Endocrinol Metab 2009; 94(9):3163-70.
22. NICE-SUGAR Study Investigators, Finfer S, Chittock DR, Su SY, Blair D, Foster D et al. Intensive versus conventional glucose control in critically ill patients. N Engl J Med 2009; 360(13):1283-97.
23. Thabet F, Bourgeois J, Guy B, Putet G. Continuous insulin infusion in hyperglycaemic very-low-birth-weight infants receiving parenteral nutrition. Clin Nutr 2003; 22:545-7.
24. Pham TM, Warren AJ, Phan HH, Molitor F, Greenhalgh DG, Palmieri TL. Impact of tight glycemic control in severely burned children. J Trauma 2005; 59:1148-54.
25. Moghissi ES, Korytkowski MT, DiNardo M, Einhorn D, Hellman R, Hirsch IB et al. American association of clinical endocrinologists and American diabetes association consensus statement on inpatient glycemic control. Diabetes Care 2009; 32(6):1119-31.

73 Distúrbios do Sódio

Rogério Pecchini
Olberes Vitor Braga de Andrade

METABOLISMO DO SÓDIO

O sódio é o principal cátion do líquido extracelular e o principal determinante da osmolaridade plasmática (Osm estimada = $2 \times Na + [glicose/18] + [ureia/6]$). Por outro lado, menos de 3% do sódio se encontra no meio intracelular (concentração mantida pela bomba Na-K-ATPase). Cerca de 40% encontra-se no tecido ósseo e o restante, nos espaços intravascular e intersticial.

A aldosterona determina retenção de sódio por aumento da reabsorção tubular. O volume arterial efetivo baixo é um dos determinantes da ativação do sistema renina-angiotensina-aldosterona. O peptídeo natriurético atrial (PNA) tem ação contrária à aldosterona. Com a distensão da parede do átrio esquerdo, há a sua liberação, resultando no aumento da natriurese (aumenta a taxa de filtração glomerular) e na inibição da aldosterona. O paratormônio e a prostaglandina E2 também apresentam ação natriurética.

A elevação da osmolaridade plasmática induz a liberação do hormônio antidiurético (ADH) e ativação do mecanismo de sede. Ambos os mecanismos aumentam a quantidade de água corporal com consequente normalização da concentração de sódio plasmático e da osmolaridade. Caso ocorra queda da osmolaridade plasmática, há redução da secreção de ADH e consequente perda de água livre pelos rins, o que eleva a concentração plasmática de sódio.

A depleção de volume, mesmo sem alteração da osmolaridade, leva à liberação do ADH e à conservação renal de água. A depleção de volume tem precedência sobre a osmolaridade, por isso, mesmo que ocorra depleção de volume com baixa osmolaridade, o ADH será liberado.

O rim possui um papel central na homeostase do sódio e da água e no mecanismo de concentração e diluição urinárias, sendo importante a integridade do mecanismo contracorrente multiplicador, a hipertonicidade medular e o papel da alça de Henle e do túbulo coletor. O túbulo coletor é o local em que ocorre o equilíbrio osmolar entre a urina e a medula renal, sendo mediado pelo hormônio antidiurético. No túbulo coletor há células especializadas no transporte rápido de água, sendo fundamental o papel das aquaporinas. Destas, a ativação da AQP-2, mediada pela ação indireta do ADH, resulta na reabsorção de água livre.

O SÓDIO E O SISTEMA NERVOSO CENTRAL

Os distúrbios do sódio podem levar a lesões graves e irreversíveis do sistema nervoso central (SNC). As alterações bruscas da osmolaridade podem levar à desidratação das células cerebrais ou ao edema cerebral, que podem causar graves lesões.

Em situações de aumento abrupto da osmolaridade plasmática (da qual o sódio é o principal determinante), há uma desidratação cerebral com redução de volume, o que pode estirar vasos intracranianos, levando a trombose ou hemorragias. O SNC se protege imediatamente retendo compostos iônicos e orgânicos nos neurônios e, com o passar do tempo, acumula substâncias osmoticamente ativas (osmóis idiogênicos) de natureza proteica (taurina, glutamina, glutamato e mioinositol, principalmente). O ponto principal é que, ao ocorrer posterior redução da osmolaridade plasmática, há demora do SNC em se desfazer destes osmóis idiogênicos, e quedas rápidas de osmolaridade podem determinar edema cerebral (Figura 1).

Caso haja uma queda abrupta da osmolaridade plasmática, o SNC elimina rapidamente seu conteúdo iônico em uma adaptação rápida e, mais lentamente, perde conteúdo proteico. Nessa condição, uma elevação rápida dessa osmolaridade levará à desmielinização osmótica, conhecida como mielinólise central pontina (MCP). O quadro clínico da MCP caracteriza-se por tetraparesia espástica ou flácida, amimia facial, disartria e dificuldade para deglutir, tendo início de 3 a 5 dias após a correção rápida do sódio, com melhora lenta e gradual (Figura 2).

FIGURA 1 O sódio e seus efeitos no sistema nervoso central.

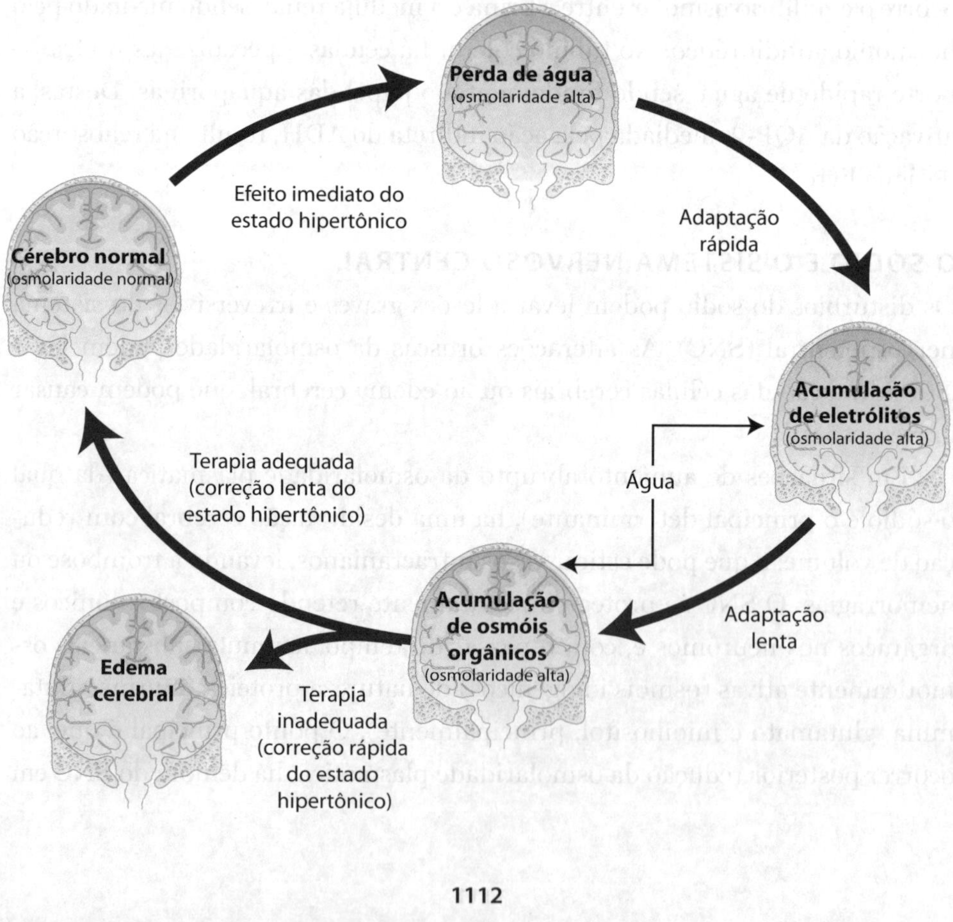

FIGURA 2 Efeitos da hiponatremia no sistema nervoso central.

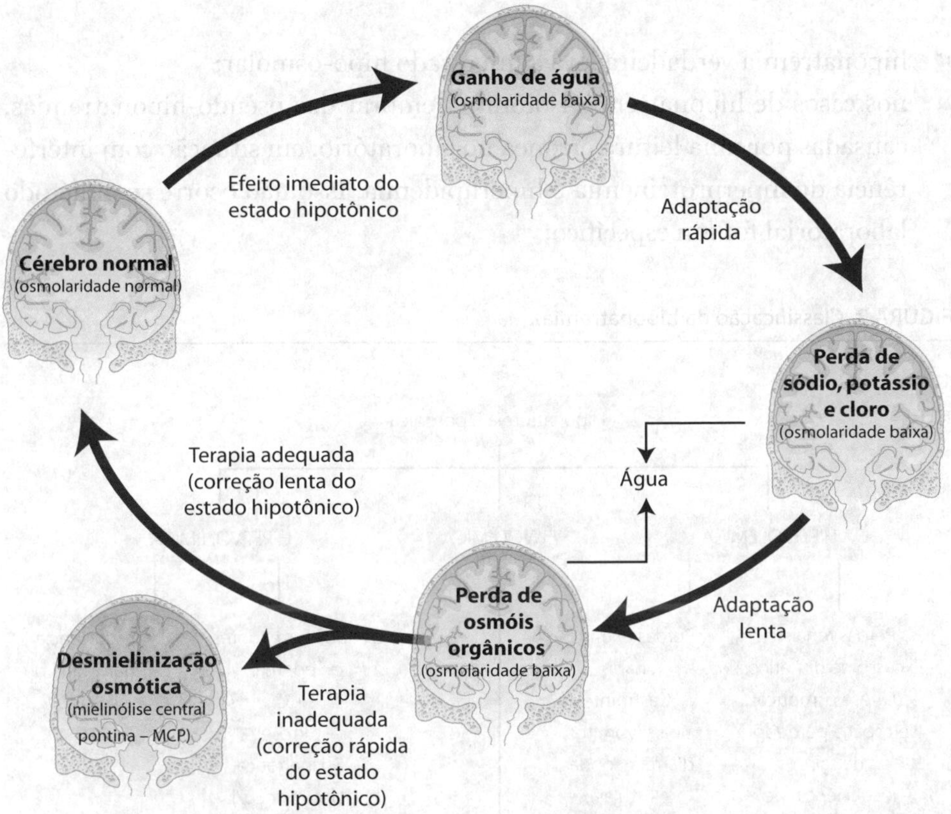

HIPONATREMIA

Definida como sódio sérico < 135 mEq/L, é o distúrbio eletrolítico mais comum em pacientes hospitalizados. A hiponatremia leva à diminuição da osmolaridade do espaço extracelular e ao movimento de líquidos do meio extracelular para o intracelular, resultando no edema das células. O edema do SNC é o responsável pela maioria dos sintomas da hiponatremia, que incluem:

- anorexia, náuseas e vômitos;
- mal-estar, letargia, confusão, agitação;
- cefaleia, crises convulsivas, coma e diminuição de reflexos.

Para que o rastreamento das causas de hiponatremia seja feito, é importante saber que:

- hiponatremia verdadeira leva a um estado hipo-osmolar;
- nos casos de hiponatremia isotônica, lembrar das pseudo-hiponatremias, causadas por uma leitura errônea no laboratório, em situação com interferência de hiperproteinemia e hiperlipidemia. Isso não ocorre se o método laboratorial for íon específico;

FIGURA 3 Classificação da hiponatremia.

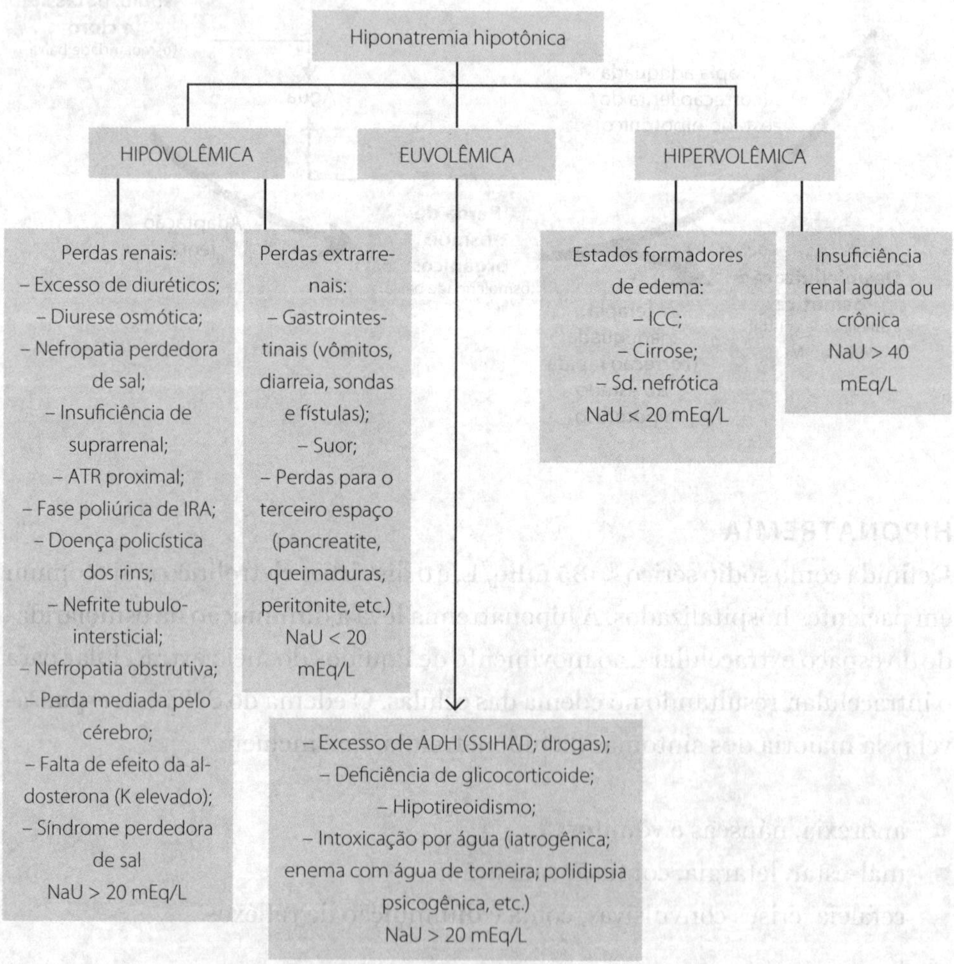

- hiponatremia hipertônica ocorre nos casos em que há hiperglicemia ou acúmulo de manitol ou glicerol. Nesses casos, há efetiva saída de água do meio intracelular para o plasma, com consequente diluição do sódio. No caso da hiperglicemia, pode-se corrigir o sódio em 1 mEq/L para cada 60 mg/dL de glicose > 100 mg/dL;
- após determinação da osmolaridade plasmática, é possível classificar as hiponatremias em normovolêmicas, hipovolêmicas ou hipervolêmicas.

Tratamento

Deve-se lembrar dos mecanismos adaptativos do SNC em situações de hiponatremia. Se houver correção excessivamente rápida da natremia, pode-se levar a uma mielinólise central pontina. Assim, recomenda-se elevar o sódio no máximo em 10 a 12 mEq/L a cada 24 horas, evitando-se bolo de sódio. Exceções à regra anterior são os casos sintomáticos e as hiponatremias agudas, dependendo do nível sérico de sódio. Nos casos de crise convulsiva por hiponatremia, pode-se administrar NaCl 3% (1 mL = 0,5 mEq), sendo que, geralmente, há melhora após oferta de 4 a 6 mL/kg. Observação: NaCl 3%: diluir 15 mL de NaCl 20% em 85 mL de água destilada.

No caso de hiponatremias inferiores a 120 mEq/L, lembrar que se está diante de um risco eminente de sintomatologia grave (descartar pseudo-hiponatremia). Nestes casos, utilizar a fórmula a seguir para correções mais rápidas:

$$\text{mEq de sódio para reposição} = ([\text{Na}]\ \text{desejado} - [\text{Na}]\ \text{encontrado}) \times 0{,}6 \times \text{peso (kg)}$$

Para correções seguras, o sódio desejado deve ser 125. Correções em 4 horas costumam ser seguras, devendo respeitar a velocidade máxima de infusão de sódio de 5 mEq/kg/hora.

Após correção do sódio, prosseguir tratamento específico, utilizando-se soluções hipotônicas para correção da volemia nos casos de hiponatremias hipovolêmicas.

Nas hiponatremias hipervolêmicas, há excesso de água e também de sódio. A administração de sódio piora a sobrecarga hídrica. O pilar da terapêutica é a restrição de sódio e água, sendo que diuréticos podem espoliar sódio e água. Os pacientes com síndrome nefrótica podem melhorar com albumina; os pacientes em insuficiência cardíaca congestiva (ICC) podem melhorar com a otimização do débito cardíaco, mas os pacientes em insuficiência renal não respondem a essas terapias, sendo necessária a restrição de água e sódio.

Nas hiponatremias euvolêmicas há excesso de água e de pouco sódio, sendo necessária a restrição hídrica. A administração de soluções hipertônicas pode ser prejudicial para o paciente, já que pode haver sobrecarga hídrica. No caso de hipotireoidismo, administrar levotiroxina. Para a síndrome da secreção inapropriada do ADH (SSIADH), a restrição hídrica continuada deve ser suficiente na grande maioria dos casos.

Síndrome da secreção inapropriada do hormônio antidiurético

O ADH é um hormônio octopeptídeo produzido nos núcleos supraópticos e paraventriculares, transportado pela haste hipofisária e armazenado na porção posterior da hipófise, sendo secretado em situações de aumento da osmolaridade. Como já comentado, leva a um aumento de retenção de água nos túbulos coletores renais. Outras situações patológicas e não necessariamente osmóticas podem levar a um aumento de sua secreção, o que levaria à maior retenção de água com consequente hiponatremia, oligúria e aumento da concetração de sódio urinário. Esta é a característica da SSIADH. A Tabela 1 lista as principais causas da SSIADH.

A princípio, a restrição da oferta hídrica para 60 a 80% das necessidades basais já é suficiente para o tratamento. No entanto, se houver progressão para hipervolemia, pode ser necessário administrar diurético de alça.

Síndrome cerebral perdedora de sal

Trata-se de uma síndrome que cursa com hiponatremia, hipovolemia e poliúria importante com concentrações altas de sódio urinário. Tal condição pode estar associada a secreção de péptides natriuréticos, como o peptídeo natriurético cerebral, levando a graves perdas volêmicas, as quais necessitam de vigorosa reposição hídrica e de sódio. Além de reposição hídrica e de sódio, são alternativas para o tratamento a administração de glicocorticoides (fludrocortisona) e o tratamento da doença de base.

TABELA 1 CAUSAS DA SSIADH

Alterações do SNC	Doenças torácicas	Drogas	Neoplasias	Outras
Meningite	Síntese de ADH símile	Carbamazepina	Pulmão	Dor
Abscesso cerebral	Pneumonias virais, por micoplasma, fungos, bactérias e tuberculose	Morfina	Duodeno	Estresse
Meningoencefalite	Estímulo a receptores volumétricos de átrio esquerdo	Meperidina	Pâncreas	Hipertermia
TCE	Ventilação pulmonar mecânica, ICC, tumores mediastinais, pericardites	Barbitúricos	Linfomas	Febre
Tumores		Fenotiazina	Leucemias	Hipertensão
Trombose		Éter	Sarcomas	Hipoalbuminemia prolongada corrigida rapidamente
Vasculite		Nicotina	Histiocitose	Hipotireoidismo
Hidrocefalia		Indometacina		
Hipóxia-isquemia		Colinérgicos		
		Prostaglandina E		
		Vincristina		
		Ciclofosfamida		
		Clorpropamida		

HIPERNATREMIA

Definida como sódio sérico acima de 145 mEq/L, embora às vezes seja definida como sódio acima de 150 mEq/L. Resulta da interação de três mecanismos: aporte deficiente de água, aporte excessivo de sal e existência de perdas diluídas em relação ao plasma, podendo ser água pura.

Causas de hipernatremia

1. Excesso de sódio:
   - erro no preparo de fórmula;
   - excesso de bicarbonato de sódio;
   - ingestão de água do mar ou cloreto de sódio;
   - intoxicação intencional com sal;
   - solução salina hipertônica endovenosa;
   - hiperaldosteronismo.
2. Déficit de água:
   - diabete insípido central ou nefrogênico;
   - aumento de perdas insensíveis;
   - ingestão inadequada.
3. Déficit de água e de sódio:
   - perdas gastrointestinais;
   - perdas cutâneas (queimaduras);
   - perdas renais.

O quadro clínico, na maioria das crianças, inclui o quadro típico de desidratação. Como há desvio de água para o meio intravascular, o quadro de desidratação se instala mais tardiamente e a criança mantém diurese. Por causa das alterações no SNC, é possível encontrar irritabilidade, letargia, fraqueza, coma, hipertonia muscular, hiper-reflexia e convulsões. Pode ocorrer hemorragia cerebral por desidratação neuronal, diminuição do volume encefálico e estiramento de vasos intracerebrais (ocorre na instalação aguda). É possível que haja também complicações trombóticas em seio dural, em veia renal ou sistema venoso periférico, em decorrência da hipercoagulabilidade sanguínea associada.

TRATAMENTO

O tratamento visa a restauração da volemia e da osmolaridade dos líquidos corporais. Por causa da formação de osmóis idiogênicos, a diminuição do sódio não deve ultrapassar 10 mEq/L/dia. Exceções a essa regra são os casos em que houve hipernatremia sabidamente aguda (< 12 horas).

A coleta frequente de sódio sérico está indicada para ajustar terapia endovenosa. Se houver crise convulsiva na evolução, provavelmente houve edema cerebral por queda inadvertidamente rápida do sódio, o que pode ser tratado com infusão de NaCl a 3%, 1 a 2 mL/kg, em bolo. Existem várias fórmulas para estimativa do déficit de água livre. A fórmula a seguir é a mais comumente utilizada na correção das hipernatremias, mas jamais houve comprovação clínica da sua utilidade e segurança:

$$\text{Déficit de água} = \text{peso corporal (kg)} \times 0{,}6 \times (1 - 145/\text{sódio encontrado})$$

Isso equivale à reposição de 3 a 4 mL/kg para cada 1 mEq/L de sódio acima de 145. A oferta de líquido deve ser feita em 48 horas, associada à reposição do volume de manutenção, com fluido que contenha concentrações de sódio de cerca de 20 a 30 mEq/L. Não esquecer de ofertar a necessidade basal de sódio e potássio (importante para manter volume celular), se houver diurese presente e o potássio for normal.

Utiliza-se na Santa Casa um tratamento preconizado por Finberg para desidratação hipernatrêmica, descrito na Tabela 2.

TABELA 2 TRATAMENTO DE FINBERG PARA HIPERNATREMIA
Colher ionograma na suspeita de hipernatremia, pesar a criança e monitorar a diurese. Se sódio > 150 mEq/L, iniciar correção da volemia e do sódio em 48 horas. Estimar déficit e programar a reposição (10 mL/kg para cada 1% de perda de peso), lembrando que a criança pode se apresentar menos desidratada do que realmente está
Se houver hipovolemia com instabilidade hemodinâmica, administrar 20 mL/kg de SF 0,9% (melhor do que Ringer Lactato, pois este contém menos sódio) em 1 hora, o que deve ser repetido até ocorrer estabilidade

(continua)

(continuação)

Ao obter estabilidade ou se esta já estava presente, iniciar e expansões com soro ao ½ (SG 5%: SF 0,9%), na velocidade de 5 a 10 mL/kg/h, até obtenção de 0,5 mL/kg de diurese. Esta fase dura em geral de 4 a 6 horas
O volume inicialmente estimado para reposição menos o infundido até obtenção de diurese fornece o déficit hídrico residual a ser infundido em 48 horas
Na fase de manutenção, administra-se um soro que pode ser a 1/4 (37,5 mEq/L de Na) até 1/2 (75 mEq/L de Na), acrescido de potássio 25 mEq/L e deve constar de volume basal, mais déficit hídrico residual (metade em cada 24 horas) e reposição criteriosa de perdas continuadas
Colher sódio com frequência e ajustar oferta de sódio de acordo com a velocidade de sua queda. Sempre que a queda for rápida, administrar soro a 1/2 e, se for lenta, administrar soro a 1/4
Lembrar de ofertar cálcio, pois pode haver hipocalcemia concomitante

Caso ocorra hiperglicemia concomitante, não administrar insulina, pois esta pode reduzir muito rapidamente a osmolaridade plasmática. O tratamento inclui redução de concentração de glicose no soro. Nos casos de intoxicação por sal com hipernatremia grave (> 200 mEq/L), pode ser indicada diálise com baixa concentração de sódio e alta concentração de glicose. Os casos de hipernatremia sem desidratação são raros e, em geral, iatrogênicos e podem ser tratados com furosemida (1 a 2 mg/kg).

Nos casos de diabete insípido central, corrigir volemia e administrar análogo sintético do ADH (acetato de desmopressina, intranasal ou parenteral). Sempre que ocorrer crise convulsiva, lembrar das etiologias possíveis: sangramento de SNC; edema cerebral e hipocalcemia. Se houver crises convulsivas em tratamento intempestivo, ou se houve melhora inicial e crise após, lembrar-se de edema cerebral e administrar NaCl 3%, 3 a 6 mL/kg.

RESUMO

Hipernatremia

- NA > 150 mEq/L;
- diminuir o Na na velocidade máxima de 0,5 mEq/L/hora;

- se acima de 170 mEq/L, é uma urgência, a natremia deve ser reduzida até 170, não importando o quanto, em 1 hora; a correção deve ser feita com SG 5% ou AD por meio do cálculo do déficit de água livre:
  - DAL = P (kg) × 0,6 × (170 – Na enc);
- o volume resultante do cálculo deve ser oferecido, com SG 5%, em 4 a 6 horas;
- quando não for possível o uso dessa fórmula, estima-se 4 mL/kg para cada mEq que se deseja diminuir de Na;
- corrigida a urgência (Na < 170 mEq/L), solicita-se um novo controle de Na e calcula-se uma correção lenta, em 24 horas;
- mudança Na (mEq/L) = Na infundido – Na sérico × (0,6 × peso kg) +1.

Hiponatremia

NA < 130 mEq/L.

Se o Na estiver abaixo de 120 mEq/L, é uma urgência, corrigir Na para 120 mEq/L (desnutrido) ou 125, pelo uso da fórmula:

(Na desnutrido – Na enc) × 0,6 × P (kg) = mEq de reposição

NaCl 3% = 0,5 mEq/mL.

- O valor resultante do cálculo deve ser oferecido com NaCl 3% (NaCl 20% 15 mL + AD 85 mL), em 4 horas; após pedir os controles e realizar correção lenta.
- Se o Na encontra-se entre 120 e 130 mEq/L, efetua-se o mesmo cálculo, corrigindo para 130 mEq/L, porém para correção lenta; adiciona-se a metade dos mEq encontrados ao restante do soro de manutenção, com Na da manutenção em 24 horas e a outra metade nas próximas 24 a 48 horas (não é necessário usar NaCl 3%).
- Na infundido, se SF 0,9% = 154 mEq/L e se NaCl 3% = 513 mEq/L (em 24 horas).
- Mudança Na (mEq/L) = Na infundido – Na sérico × (0,6 × peso k) +1.

BIBLIOGRAFIA

1. Adelman RA, Solhaug MJ. Pathophysiology of body fluids and fluid therapy. In: Berhman RE, Kliegman RM, Jenson HB (eds.). Nelson textbook of pediatrics. 16.ed. Philadelphia: W B Saunders Company, 2000; 109-202.
2. Andrade OVB. IRA em pediatria. In: Schor N, Boim MA, Santos OFP (eds.). Insuficiência renal aguda fisiopatologia clínica tratamento. São Paulo: Sarvier 1997; 245-70.
3. Belli LA. Distúrbios eletrolíticos no paciente grave. In: Carvalho WC, Souza N, Souza RL (eds.). Emergência e terapia intensiva pediátrica. 2.ed. São Paulo: Atheneu, 2004; 432-48.
4. Bresolin NL, Freddi NA. Insuficiência renal aguda no período neonatal. In: Cruz J, Cruz HMM, Barros RT (eds.). Atualidades em nefrologia. 7.ed. São Paulo: Sarvier, 2002; 386-96.
5. Gutierrez MT. Distúrbios do sódio. In: Perroni HC, Gutierrez MT (eds.). Pediatria: diagnóstico e terapêutica. São Paulo: Rode Editorial, 1998; 90-7.
6. Halperin ML, Goldstein MB. Fluid, electrolyte, and acid-base physiology: a problem-based approach. Philadelphia: WB Saunders Company, 1999; 229-352.
7. Moritz ML, Ayus JC. Disorders of water metabolism in children: hyponatremia and hypernatremia. Pediatr in Review 2002; 23:371-9.
8. Paschall JA, Melvin T. Fluid and electrolyte therapy. In: Holbrook PR (ed.). Textbook of pediatric critical care. Philadelphia: WB Saunders, 1993; 653-702.
9. Santos BFC, Andrei AM, Junior MR. Distúrbios na concentração plasmática de sódio. In: Knobel E (ed.). Condutas no paciente grave. São Paulo: Atheneu, 1998; 447-58.
10. Siegel NJ. Electrolyte disorders. In: Rudolph CD, Rudolph AM (eds.). Rudolph's Pediatrics. 21.ed. New York: McGraw-Hill, 2003; 1643-58.
11. Finberg L, Harrison HE. Hypernatremia in infants. An evaluation of the clinical and biochemical findings accompanying this state. Pediatrics 1955; 16:1.
12. Finberg L. Hypernatremia (hypertonic) dehydration in infants. N Engl J Med 1973; 289:196.
13. Finberg L, Luttrell C, Redd H. Pathogenesis of lesions in the nervous system in hypernatremic states: experimental studies of gross anatomic changes and alternations of chemical composition of the tissues. Pediatrics 1959; 23:46.

74 Distúrbios do Potássio

Rogério Pecchini
Olberes Vitor Braga de Andrade

INTRODUÇÃO

O potássio é o principal íon intracelular, sendo os músculos o seu maior reservatório. A concentração intracelular de potássio é de aproximadamente 150 mEq/L, sendo mantida pela bomba Na^+/K^+ ATPase. A concentração plasmática varia entre 3,5 e 5,5 mEq/L. Alterações do nível sérico de potássio não, necessariamente, levam a alterações no conteúdo corporal total de potássio.

Considerações sobre as alterações do potássio plasmático:

- a bomba Na+/K+ ATPase bombeia o sódio para fora da célula e o potássio para dentro;
- a insulina impulsiona o potássio para dentro da célula por meio da ativação da bomba Na+/K+ ATPase;
- a redução de pH impulsiona o potássio para dentro da célula, e sua elevação favorece o movimento contrário. Para cada 0,1 de variação no pH, estima-

-se uma variação no potássio de 0,3 a 1,3 mEq/L na direção oposta (em média, 0,5 a 0,6 mEq/L);

- os agonistas beta-adrenérgicos estimulam a bomba Na^+/K^+ ATPase, impulsionando o potássio para dentro da célula;
- os agonistas alfa-adrenérgicos e o exercício físico levam a saída de potássio da célula;
- o aumento de osmolaridade plasmática provoca saída de água do meio intracelular, com consequente arraste de potássio (a concentração de potássio aumenta cerca de 0,6 mEq/L a cada aumento de 10 mOsm).

A excreção de potássio ocorre pelo suor, pelo cólon e pelo rim, sendo este último o principal regulador do balanço de potássio. O potássio é filtrado livremente pelos glomérulos, mas um total de 90% dele é reabsorvido antes da chegada ao túbulo distal e ao túbulo coletor, principais sítios de regulação do potássio. Estimulam a excreção renal de potássio: a aldosterona, o alto fluxo urinário, os glicocorticoides, o HAD, alta oferta de sódio ao néfron distal, os diuréticos de alça e os diuréticos tiazídicos. Já a insulina, as catecolaminas e a amônia urinária diminuem a excreção de potássio.

Hipercalemia

Caracterizada por potássio maior que 5,5 mEq/L.

TABELA 1 CAUSAS DE HIPERCALEMIA

Aporte alto	Via oral ou parenteral, administração de sangue
Desvios transcelulares	Acidemia, rabdomiólise, síndrome da lise tumoral, necrose tecidual, hemólise, hematomas, succinilcolina (bloqueador neuromuscular despolarizante), intoxicação por digitálico e por fluoretos, bloqueadores beta-adrenérgicos, exercício, hiperosmolaridade, deficiência de insulina
Diminuição da excreção	Insuficiência renal, insuficiência suprarrenal, hipoaldosteronismo, doença tubular renal, inibidores da enzima de conversão de angiotensina, diuréticos poupadores de potássio (espironolactona, amiloride, trianterene), ciclosporina, anti-inflamatórios não hormonais, trimetoprim
Alteração laboratorial	Hemólise, isquemia tecidual durante coleta, trombocitose, leucocitose

TABELA 2 MANIFESTAÇÕES CLÍNICAS DA HIPERCALEMIA	
Cardíacas	K = 6,5 a 7 mEq/L: onda T apiculada e estreita, encurtamento do intervalo QT K = 7 a 8 mEq/L: QRS alargado, aumento de amplitude e largura de onda P K > 8 mEq/L: fusão QRS-T, fibrilação ventricular e assistolia
Outras	Fraqueza muscular, fasciculações, mialgia, hiper-reflexia Parestesias

Tratamento

1. Restringir ou suspender oferta de potássio, corrigir fatores causais.
2. Coletar amostra sanguínea para gasometria, dosagem de eletrólitos e função renal. Monitoração com traçado de ECG contínuo.
3. Antagonizar efeitos tóxicos cardíacos, em pacientes com alteração do ECG. Não haverá redução do potássio sérico. Utilizar gluconato de cálcio a 10% (0,5 a 1 mL/kg, EV, lento, podendo ser repetido, se necessário).
4. Redistribuir o potássio:
   - bicarbonato de sódio (1 a 2 mEq/kg, EV);
   - glicoinsulina terapia: (0,5 a 1 g/kg de glicose + 1 U de insulina para cada 5 g de glicose, EV, em 30 a 60 minutos);
   - beta-adrenérgico: 4 mcg/kg, EV, lento (estimula a entrada de potássio para dentro da célula e aumenta a excreção renal), diluído em 5 mL de água destilada.
5. Aumentar eliminação de potássio:
   - resinas de troca (Sorcal® – 1 g/kg via retal) a cada 6 horas;
   - diuréticos de alça (furosemida – 1 mg/kg/dose), se houver diurese.

Em casos graves, refratários, associados a outros distúrbios eletrolíticos ou insuficiência renal, considerar diálise.

Hipocalemia

Ocorre quando a concentração de potássio é menor que 3,5 mEq/L.

Manifestações clínicas

- Neuromusculares: sonolência, hipoexcitabilidade, fraqueza muscular, hipotonia, paralisia respiratória, apneia, dor muscular, rabdomiólise;

- cardiovasculares: diminuição de resposta às catecolaminas, retardo na repolarização ventricular, diminuição, entalhamento, achatamento ou inversão de onda T, aumento da onda U, aumento de amplitude de onda P, prolongamento do espaço PR, alargamento do complexo QRS e arritmias.

TABELA 3 CAUSAS DE HIPOCALEMIA	
Perda renal aumentada	Acidose tubular renal, cetoacidose diabética, toxinas tubulares (anfotericina, cisplatina, aminoglicosídeos), nefrite insterstícial, fase poliúrica da necrose tubular renal, diurese pós-obstrutiva, hipomagnesemia, síndrome de Bartter, uso de diurético de alça e tiazídicos, síndrome de Fanconi
Perdas extrarrenais	Diarreia, abuso de laxativos, sudorese Perda cutânea (mucoviscidose), síndrome de Cushing, hipomagnesemia, hiperaldosteronismo primário ou secundário (ICC, cirrose)
Desvios transcelulares	Alcalemia, insulina, agonistas beta-adrenérgicos, infusão de bicarbonato, infusão de adrenalina
Pseudo-hipocalemia	Leucemia (hiperleucocitose), soro lipêmico

Tratamento

- Colher amostra de sangue para avaliar demais eletrólitos, gasometria e função renal;
- sem repercussão no ECG: aumentar oferta parenteral ou enteral;
- com repercussão no ECG: - 0,3 a 0,5 mEq/kg/hora de potássio durante 3 a 5 horas. Concentração máxima de K em veia periférica é de 40 mEq/L podendo ser maior de acordo com a tolerância da veia. Em via central, pode-se chegar a 80 mEq/L ou mais, mas sempre sob monitoração. Não exceder a concentração de 80 mEq/L em enfermarias.

Apresentação do potássio

- KCl 19,1 % – 2,5 mEq/mL;
- KCl 10% – 1,34 mEq/mL;
- fosfato ácido de potássio 25% – 1 mL = 4,5 mEq de K e 6 mEq de P;
- xarope de KCl a 6% – 1 mL = 60 mg = 0,8 mEq.

Resumo

Hiperpotassemia (K > 5,5 mEq/L)

Monitorar o ECG. Opções:

- aumentar o limiar do potencial de membrana = GluCa 10% 0,5 – 1 mL/kg, EV, lento;
- redistribuição intracelular = bica 8,4% 1 a 2 mEq/kg, EV;
- glicoinsulina: glicose 0,5 – 1 g/k + 1 U insulina para cada 5 g. Glicose em 1 hora;
- salbutamol/terbutalina: 4 mcg/k em 20 minutos;
- remoção do K corporal = furosemida;
- sorcal: 1 g/k, VO ou VR (1 g/4 mL SG 10%, sorbitol ou manitol), a cada 4 ou 6 horas;
- diálise.

Hipocalemia (K < 3,5 mEq/L)

- Se K < 2,5 mEq/L, ou caso haja sintomas, é uma urgência, infundir 0,4 mEq/kg/hora, em 4 a 6 horas; com controle após a infusão. Monitorar ECG;
- se K entre 2,5 e 3 mEq/L, adicionar à manutenção 2 a 4 mEq/k/dia, fazer correção lenta;
- não exceder a concentração máxima de 80 mEq/L de K.

BIBLIOGRAFIA

1. Adelman RA, Solhaug MJ. Pathophysiology of body fluids and fluid therapy. In: Berhman RE, Kliegman RM, Jenson HB (eds.). Nelson textbook of pediatrics. 16.ed Philadelphia: WB Saunders Company, 2000; 109-202.
2. Andrade OVB. IRA em pediatria. In: Schor N, Boim MA, Santos OFP (eds.). Insuficiência renal aguda – fisiopatologia, clínica, tratamento. São Paulo: Sarvier, 1997; 245-70.
3. Belli LA. Distúrbios eletrolíticos no paciente grave. In: Carvalho WC, Souza N, Souza RL (eds.). Emergência e terapia intensiva pediátrica. 2.ed. São Paulo: Atheneu, 2004; 432-48.

4. Cortesi C, Foglia PEG, Bettinelli A, Bianchetti MG. Prevention of cardiac arrhytmias in pediatric patients with normotensive-hypokalemic tubulopathy. Ped Nephrol 2003; 18: 729-30.
5. Greenberg A. Hyperkalemia: treatment options. Semin Nephrol 1998; 18:46-57.
6. Halperin ML, Goldstein MB. Fluid, electrolyte, and acid-base physiology: a problem-based approach. In: Halperin ML, Goldstein MB (eds.). Fluid, electrolyte, and acid-base physiology: a problem-based approach. Philadelphia: WB Saunders Company, 1999; 229-352.
7. Paschall JA, Melvin T. Fluid and electrolyte therapy. In: Holbrook PR (ed.). Textbook of pediatric critical care. Philadelphia: WB Saunders, 1993; 653-702.
8. Sartori MEA. Distúrbios do potássio. In: Perroni HC, Gutierrez MT (eds.). Pediatria: diagnóstico e terapêutica. São Paulo: Rode Editorial, 1998; 98-100.
9. Siegel NJ. Electrolyte disorders. In: Rudolph CD, Rudolph AM (eds.). Rudolph's pediatrics. 21.ed. New York: McGraw-Hill, 2003; 1643-58.

75 Distúrbios Acidobásicos

Fabíola Peixoto Ferreira La Torre
Olberes Vitor Braga de Andrade
Fabricio Langella
Leonardo Honorato Cheng
Priscila Marcondes Biancalana
Mariana de Oliveira Valente

INTRODUÇÃO

Os distúrbios acidobásicos são muito frequentes no paciente grave e devem ser diagnosticados e tratados de maneira eficaz. Neste capítulo, serão reavaliados alguns aspectos fisiológicos antes da abordagem direta desses distúrbios.

CONCEITOS E DEFINIÇÕES (TABELA 1)

TABELA 1 CONCEITOS E DEFINIÇÕES	
Acidose metabólica	Condição fisiológica que pode estar associada à acidemia ou resultar nela se não compensada. Há diminuição de bicarbonato sérico, em geral, < 20 mEq/L
Acidemia	Diminuição do pH < 7,35

(continua)

(continuação)

Alcalose metabólica	Condição fisiológica que pode estar associada à alcalemia ou resultar nela se não compensada. Há aumento de bicarbonato sérico, em geral, > 26 mEq/L
Alcalemia	Aumento do pH > 7,45
Distúrbios acidobásicos simples	Implicam a alteração primária da $paCO_2$ ou do HCO_3^- Acidose metabólica: ↓ primária do HCO_3^- ou adição de H^+ Alcalose metabólica: ↑ primária do HCO_3^- ou perda de H^+ Acidose respiratória: ↑ primário da $paCO_2$ Alcalose respiratória: ↓ primária da $paCO_2$
Distúrbios acidobásicos mistos	Situações em que há complexidade de distúrbios metabólicos e respiratórios, podendo resultar em um pH na mesma direção Acidose respiratória e acidose metabólica (p.ex., sepse) Acidose respiratória e alcalose metabólica: pneumopatia, uso de diuréticos

EQUAÇÕES BÁSICAS (SISTEMA ÁCIDO CARBÔNICO--BICARBONATO)

- Equação de Henderson-Hasselbalch:

$$pH = 6{,}1 + \log10\,([HCO_3^-]/[0{,}03 \times pCO_2])$$

- Equação de Henderson modificada por Kassirer e Bleich:

$$[H+] = 24 \times PCO_2/\,[HCO_3^-]$$

- Por meio desta equação, obtendo-se o valor gasométrico direto da $[H^+]$ e da pCO_2 (mensuração direta por eletrodo), calcula-se o bicarbonato. Por meio da $[H^+]$, obtém-se o pH.

ÂNION *GAP*

Os distúrbios acidobásicos implicam a alteração primária ou da $PaCO_2$ ou do bicarbonato. Quando mistos, são considerados condições fisiológicas em que existe mais de um distúrbio primário. A história clínica, a análise crítica da correlação entre pH, $PaCO_2$, bicarbonato sérico e o cálculo de ânion *gap* (AG) ou do Δ[AG]/Δ[Bic] são necessários para sua caracterização.

O princípio físico-químico da eletroneutralidade estabelece que a somatória de cargas catiônicas deve ser igual à de cargas aniônicas. Considerando os ânions e os cátions extracelulares como mensuráveis e também não mensuráveis, pode-se estabelecer que:

$$AM + ANM = CM + CNM$$

O principal CM é o Na^+, constituindo cerca de 90% das cargas positivas. Assim, os CNM correspondem a 10% dos íons séricos (convenciona-se K^+, Ca^{++} e Mg^{++} como cátions não mensuráveis). Os AM constituem o HCO_3^- e o Cl^-, representando cerca de 85% das cargas negativas. Observa-se, dessa maneira, que existem 5% de ANM excedendo o de CNM para manutenção da eletroneutralidade normal (isto é, ANM – CNM = 5% dos íons séricos), correspondendo a 8 a 16 mEq/L (em média, 12 mEq/L), o que equivale ao AG sérico normal. Assim:

- cargas negativas = cargas positivas;
- AM + ANM = CM + CNM (reescrevendo);
- ANM - CNM = CM – AM (substituindo);
- ANM - CNM = $Na^+ - (HCO_3^- + Cl^-)$.

$$AG = Na^+ - (HCO_3^- + Cl^-);\ \text{normal: 8 a 16 mEq/L}$$
$$\text{(em geral = 12 + 4 mEq/L)}$$

A utilidade da determinação do AG é principalmente a avaliação da acidose metabólica. Existem duas grandes classes de acidose metabólica: as que cursam com AG sérico elevado e normocloremia e aquelas com AG sérico normal, hiperclorêmicas (Tabela 2). No primeiro caso, existe adição ou retenção de cargas ácidas ao sistema (p.ex., acidose láctica, cetoacidose diabética, etc.). Assim, há necessidade de elevação de cargas aniônicas (ânions não mensuráveis) para manutenção da eletroneutralidade, sem necessidade de alteração do cloro sérico. Assim, um AG elevado reflete um aumento de ânions não mensuráveis (usualmente, ácidos orgânicos que não são normalmente incluídos nas determinações padronizadas de outros ânions, como bicarbonato e cloretos). Nos casos de excesso de produção de ácidos, o AG estará elevado porque o bicarbonato diminuirá como resultado de sua combinação com o excesso de H^+, para formar H_2CO_3 e, posteriormente, CO_2, enquanto Na^+ e Cl^- permanecerão relativamente inalterados. Na segunda situação (AG normal e hiperclorêmica), existe perda de bicarbonato (trato gastrointestinal ou urinário) sem existir adição de cargas ácidas, não havendo necessidade de elevação da somatória de cargas aniônicas; o organismo compensa a eletroneutralidade em alguns casos, aumentando a reabsorção de cloreto pelo túbulo renal proximal.

TABELA 2 CORRELAÇÃO APROXIMADA ENTRE [H^+] E pH

pH	7,80	7,70	7,60	7,50	7,40	7,30	7,20	7,10	7,00	6,90	6,80
[H^+] nEq/L	16	20	26	32	40	50	63	80	100	125	160

A hipoalbuminemia é uma situação comum em pacientes críticos, podendo também ser um dado preditivo de mortalidade em populações específicas. Como a albumina é um componente importante dos ânions não mensuráveis em pacientes com acidose metabólica com AG elevado, a hipoalbuminemia pode mascarar a presença desse distúrbio. Pode-se utilizar um fator de correção entre a albuminemia e o AG, estabelecendo o AG corrigido (AGc):

$$AGc = AG + [0,25 \times (44 - \text{albumina em g/L})]$$

TABELA 3 CLASSIFICAÇÃO ÂNION *GAP*

AG aumentado	AG normal
Adição ou retenção de cargas ácidas ao sistema = necessidade de aumento das cargas aniônicas (ANM), sem necessidade de aumento de cloro para a manutenção da eletroneutralidade O bicarbonato diminui, pois se combina com H^+ para formar H_2CO_3 e posteriormente CO_2, enquanto o Na e Cl não se alteram	Perda de bicarbonato (pelo trato gastrointestinal ou urinário) sem necessidade de adição de cargas ácidas Aumento da reabsorção de cloreto para compensar a eletroneutralidade

PRINCÍPIOS GERAIS DOS DISTÚRBIOS ACIDOBÁSICOS

1. A alteração primária da [H^+], [HCO_3^-] ou da pCO_2 resulta em pH anormal.
2. Organismo apresenta sistemas de tamponamento: tampões intra e extracelular (minutos ou horas), respiratório e renal (horas ou dias).
3. Existem limites nestes diversos tipos de compensação.
4. O organismo não compensa totalmente os distúrbios acidobásicos primários, ou seja, a compensação não normaliza totalmente o pH.

REGRAS PARA O RECONHECIMENTO DO ESTADO ACIDOBÁSICO

1. Coletar gasometria arterial associada a eletrólitos (Na, K, CL, Ca, Mg, P, glicemia, ureia e creatinina) e outros metabólitos, conforme a necessidade:
   - lembrar relação entre doença de base e distúrbios acidobásicos e eletrólitos;
   - identificar as anormalidades de pH, $paCO_2$ e bicarbonato;
   - observar relação entre parâmetros normais e coleta, preservação e transporte:
     - excesso de heparina: ↓ $paCO_2$ e ↑ pH;
     - bolhas de ar: ↑ da paO_2 e pH ↓ $paCO_2$;
     - elevação da temperatura: ↓ paO_2 e pH e ↑ $paCO_2$;
     - mistura com sangue venoso: ↓ paO_2.
2. Determinar qual é a anormalidade primária e quais são as secundárias, com base no pH:
   - se pH $\leq$ 7,35: acidose; se > 7,45: alcalose. Interpretar considerando os valores normais de pCO_2, bicarbonato e BE (normal: - 5 a + 5);
   - lembrar: "o organismo não compensa totalmente as desordens acidobásicas primárias".
3. Calcular a compensação esperada dos distúrbios acidobásicos primários. Se pH, pCO_2 e HCO_3^- não correspondem às regras de compensação, pode-se estabelecer a presença de um distúrbio misto.

TABELA 4 RESPOSTA COMPENSATÓRIA AOS DISTÚRBIOS ACIDOBÁSICOS

Distúrbio	pH	Distúrbio primário	Resposta compensatória	Regra esperada
Acidose metabólica	↓	↓ $[HCO_3^-]$ ↑ $[H^+]$	↓ pCO_2	pCO_2 = (bic × 1,5) +8 ± 2
Alcalose metabólica	↑	↓ $[H^+]$ ↑ $[HCO_3^-]$	↑ pCO_2	Δ $[pCO_2]$ = 0,6-0,7 × Δ [bic]
Acidose respiratória	↓	↑ pCO_2	↑ $[HCO_3^-]$	Aguda: Δ [bic] = 0,1 × Δ $[pCO_2]$ Crônica: Δ [bic] = 0,35 × Δ $[pCO_2]$
Alcalose respiratória	↑	↓ pCO_2	↓ $[HCO_3^-]$	Aguda: Δ [bic] = 0,2 × Δ $[pCO_2]$ Crônica: Δ [bic] = 0,5 × Δ $[pCO_2]$

4. Calcular o AG: se > 16, primariamente há acidose metabólica:
   - levar em consideração que "o organismo não gera um AG elevado para compensar um distúrbio acidobásico primário";
   - corrigir o AG de acordo com a albumina sérica;
   - AG > 20 é altamente preditivo de acidose metabólica identificável.
5. Se o AG é elevado, calcular a titulação entre o aumento de AG e a diminuição proporcional de bicarbonato, ou seja, observar o Δ[AG]/(Δ bic). Normalmente, na acidose metabólica, com AG elevado, a redução do bicarbonato equivale ao aumento dos ANM. Dessa forma, 1 mEq/L de ácido não mensurável teoricamente titularia 1 mEq/L de bicarbonato:
   - se ΔAG < ΔHCO_3^-: ocorre acidose metabólica com AG elevado associada à acidose metabólica com AG normal (isto é, o bicarbonato reduziu mais do que proporcionalmente aumentou o AG);
   - se ΔAG > ΔHCO_3^-: ocorre acidose metabólica com AG elevado complicada com alcalose metabólica associada (isto é, o aumento de AG é maior do que a diminuição do bicarbonato). Em casos de acidose respiratória crônica, esta possibilidade pode corresponder.

TABELA 5 RELAÇÃO ENTRE TITULAÇÃO DE AG E VARIAÇÃO DE BICARBONATO	
Relação $\Delta AG/\Delta HCO_3^-$	**Considerações**
< 0,4	Acidose hiperclorêmica (AG normal)
0,4 a 0,8	Combinação de acidose AG normal e AG elevado
1 a 2	Acidose com AG elevado não complicada Acidose láctica: ~ 1,6 CAD razão próxima a 1
> 2	Considerar alcalose metabólica associada ou compensação de acidose respiratória crônica preexistente

Outra forma de avaliação: calcular o excesso de AG (isto é, o AG total subtraído do AG normal) e adicionar o valor à concentração do bicarbonato mensurado. Se a soma resultar maior que 30, sugere a presença de alcalose metabólica associada; caso a soma resulte menor que 23, sugere acidose metabólica de AG normal.

6. Observar e interpretar a mensuração de outros eletrólitos e função renal.
7. Avaliar os indicadores de oxigenação:
   - gradiente alveoloarterial de $O_2 = PAO_2 - PaO_2$: em geral 5 mmHg.

$$PA\,O_2 = [FiO_2 \times (Patm - PH_2O)] - [PaCO^2/R]$$

Patm = 697 mmHg; PH_2O = 47 mmHg; R (quociente respiratório) = 0,8

   - se > 15 a 20 mmHg em ar ambiente em crianças (não considerar período neonatal), equivale a aumento do *shunt*;
   - relação entre tensão arterial e FiO_2 (PaO_2/FiO_2);
     - normal: > 400 na faixa pediátrica;
     - < 300: distúrbio de troca gasosa;
     - < 200: em síndrome do desconforto respiratório agudo (SDRA).
8. Alcalose metabólica: determinar o cloro urinário (caracteriza a alcalose como salino-responsiva ou não, respectivamente):
   - hipovolemia e hipocloremia: induzem à conservação de cloro pelo rim:
     - redução de [Cl] urinário (< 10 mEq/L). O tratamento da causa básica, a reposição de soro fisiológico e a correção da hipocalemia podem minimizar a alcalose;

- hipovolemia ausente ou expansão do volume extracelular: a [Cl] urinário tende estar normal ou elevada, sendo inadequada e algumas vezes contraindicada a infusão de cloreto de sódio.

9. Eventualmente, calcular:
   - AG urinário [AG urinário = (Na + K) – Cl]: útil no diagnóstico das tubulopatias (acidose tubular renal). Quando ocorre acidose metabólica por perdas gastrointestinais ou administração de cloreto de amônio, o AG urinário torna-se negativo, indicando a presença de um cátion não mensurável (amônio). Na acidose tubular renal distal, o AG urinário continua positivo, sugerindo a falta de amônio na urina;
   - *gap* osmolar: é a diferença entre a osmolalidade real e a estimada (osmolalidade estimada: 2 × Na + ureia/6 + glicose/18; normal: 284 ± 4 mOsm/kg H_2O sérica). O valor normalmente situa-se abaixo de 15 mOsm/kg H_2O, AP apresenta-se elevado na cetoacidose diabética, nas intoxicações por metanol, etilenoglicol, infusão endovenosa de manitol, presença de choque grave, acidose lática e em casos de hiperlipidemia. É normal na intoxicação por salicilatos;
   - prova de acidificação: casos específicos.
10. Determinar a causa da desordem por meio de história e exame clínico. O tratamento deve levar em conta prioridades vitais e hemodinâmicas, eficiência do aparelho respiratório, função renal, DHE e associações de distúrbios mistos.

ACIDOSE METABÓLICA

Etiologia

TABELA 6 ETIOLOGIA DA ACIDOSE METABÓLICA SOB CLASSIFICAÇÃO DO ÂNION *GAP*

AG aumentado (>16; em geral > 20)	AG normal (8 a 16)
Cetoacidose diabética	Perdas de bicarbonato pelo trato gastrointestinal: diarreia, fístulas intestinais, ureterossigmoidostomia, drenagem pancreática, secreção biliar, síndrome do intestino curto

(continua)

(continuação)

AG aumentado (>16; em geral > 20)	AG normal (8 a 16)
Jejum prolongado	Perdas por via renal: acidose tubular renal, fase inicial da IRA, uso de inibidores da aldosterona e anidrase carbônica, hipoaldosteronismo, anfotericina B
Uremia e insuficiência renal crônica	Recuperação de CAD
Acidose láctica tipo A (perfusão ↓) ou B (↑ metabolismo carboidrato = EIM)	Aumento de cátions (Ca, Mg, K)
Intoxicações exógenas: metanol, etilenoglicol, salicilatos, paraldeído, penicilina, carbenicilina	
Rabdomiólise	
Hiperalbuminemia (transitória)	
Acidose metabólica tardia do recém-nascido	
Alcoolismo	

EIM: erro inato do metabolismo.

Manifestações clínicas

Respiratórias

- Hiperventilação (respiração de Kussmaul);
- desvio da curva de dissociação da Hb para D;
- diminuição de 2,3 difosfoglicerato (DPG) na Hb.

Cardiovasculares

- Diminuição da contratilidade miocárdica;
- aumento da atividade simpática (aumento da frequência cardíaca, vasoconstrição, diminuição limiar para arritmias);
- resistência aos efeitos das catecolaminas;
- vasodilatação arteriolar periférica;
- vasoconstrição da artéria pulmonar;
- venoconstrição de veias periféricas;
- hipercalemia.

Gastrointestinais

- Diminuição do ritmo e da força dos movimentos peristálticos dos intestinos – distensão abdominal e vômitos.

Outros

- Hipercalemia;
- aumento da reabsorção óssea.

Diagnóstico

Avaliar história, exame clínico, AG, lactato e outros parâmetros (Figura 1).

Tratamento

- Suporte básico de vida;
- corrigir o distúrbio primário;
- utilizar racionalmente bicarbonato nos casos de AG normal. Uso controverso e restrito nos casos de acidose de AG elevado (PCR, CAD, etc.);
- quando indicado bicarbonato parenteral, admitir quando pH < 7,10 e/ou bicarbonato < 10;

$(HCO_{3desejado} - HCO_{3esperado}) \times$ peso (kg) $\times 0,3$ ou bicarbonato = BE $\times 0,3 \times$ peso

Bic desejado = 15 (razoavelmente seguro quanto à compensação respiratória).

- usar fórmulas o menos isosmolares possível (1,5%);
- apresentações: 3, 8, 4, 10%;
- intervalo de 1 a 4 horas, dependendo da gravidade e da etiologia do distúrbio;
- considerar a quantidade de sódio infundida durante a correção;
- efeitos adversos: hipocalemia, sobrecarga de volume, hiperosmolaridade, acidose paradoxal do sistema nervoso central (SNC), alcalose metabólica sobreposta, hipocalcemia e hipernatremia e risco de hemorragia de SNC.

FIGURA 1 Fluxograma para o diagnóstico da acidose metabólica.

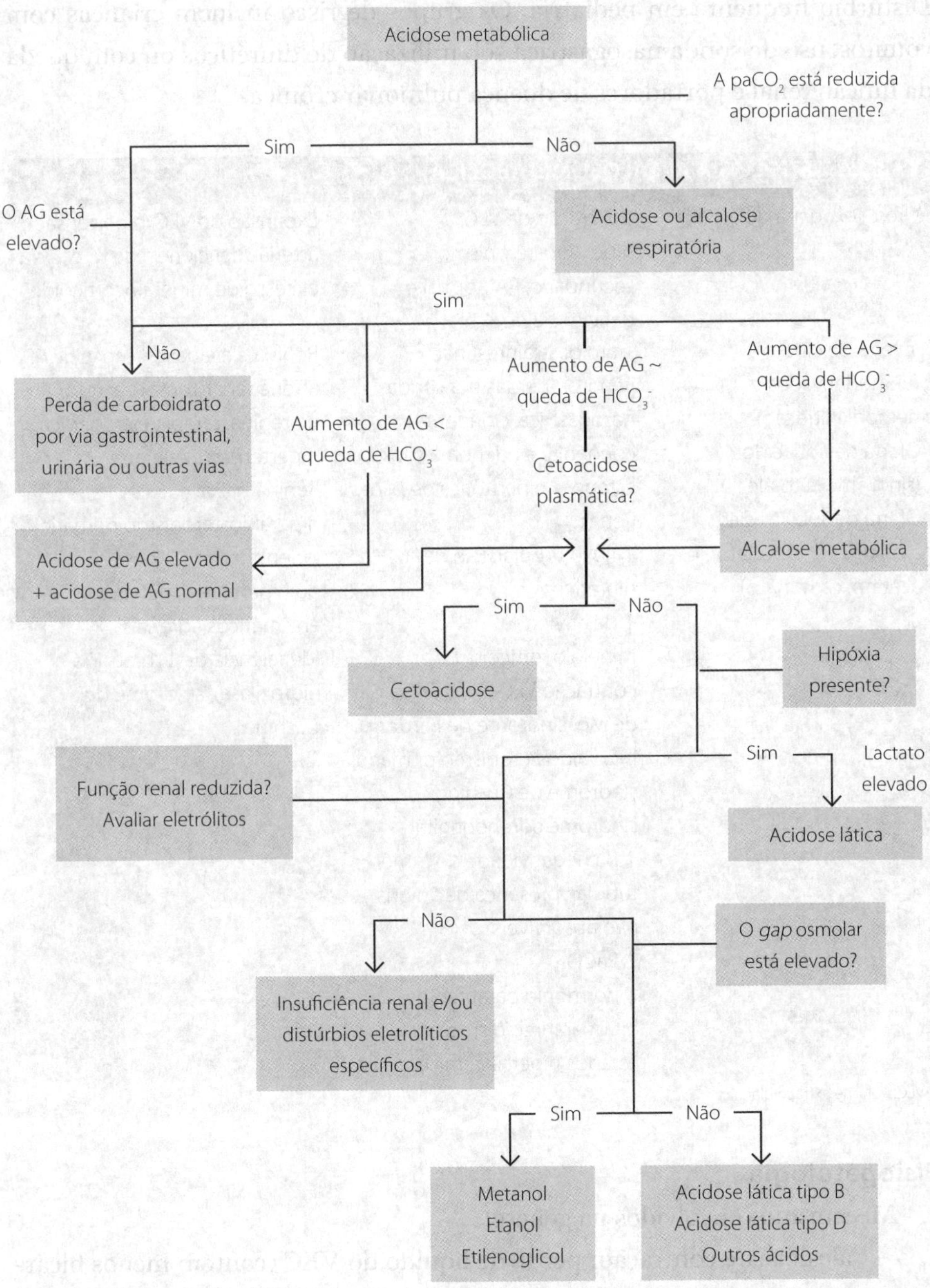

ALCALOSE METABÓLICA

Etiologia

Distúrbio frequente em pediatria. Os grupos de risco incluem crianças com vômitos, uso de sonda nasogástrica sob utilização de diuréticos ou com queda da função renal e portadores de doença pulmonar crônica.

TABELA 7 ETIOLOGIA ALCALOSE METABÓLICA

Oferta exógena de álcali	Contração de VEC, hiperaldosteronismo secundário, PA normal e deficiência de K^+	Expansão do VEC, hipertensão arterial, deficiência de K^+ e excesso de mineralocorticoide
Oferta de citrato (hemoderivados e hemodiafiltração) Oferta de antiácidos (síndrome leite-álcali) Oferta de substâncias alcalinas (bicarbonato, acetato, carbonato)	Trato gastrointestinal: vômitos, perdas por sonda nasogástrica, cloridorreia congênita e adenoma viloso, estenose hipertrófica de piloro Renal: ↑ fluxo tubular: uso de diuréticos ↑ da atividade mineralocorticoide: contração VEC, deficiência de Mg, síndrome de Bartter, hiperaldosteronismo primário, síndrome de Cushing, síndrome adrenogenital ↑ da negatividade do lúmen tubular: presença de ânions não absorvíveis ↑ $PaCO_2$ ↓ hormônio paratireoide: hipoparatireoidismo e estados hipercalcêmicos	Renina elevada: estenose de artéria renal, tumor secretor de renina, terapia estrogênica, hipertensão acelerada Renina baixa: hiperaldosteronismo primário (adenoma, carcinoma ou hiperplasia), defeitos enzimáticos adrenais (deficiência de 11b ou 17a hidroxilase), síndrome de Cushing

VEC: volume extracelular.

Fisiopatologia

1. Mecanismos envolvidos na gênese:
   - alcalose de contração: perda de líquido do VEC (contém menos bicarbonato e mais cloro que o plasma);

   - perda de ácido: balanço negativo de íons H^+;
   - administração de bicarbonato: na acidose lática e CAD.
2. Mecanismos envolvidos na perpetuação:
   - aumento da reabsorção renal de bicarbonato em decorrência da depleção de cloreto, hipocalemia ou decréscimo do ritmo de filtração glomerular. Por exemplo: alcalose de contração por drenagem gástrica, vômitos ou terapia diurética prolongada, pós-hipercapnia e cloridorreia congênita;
   - aumento da geração renal de bicarbonato nos quadros de atividade hipermineralocorticoide. Por exemplo: síndrome de Cushing, hiperaldosteronismo primário, síndrome de Bartter.

TABELA 8 CLASSIFICAÇÃO ETIOLÓGICA DE ACORDO COM O CI URINÁRIO

Salino-sensível (Cl urinário < 10 mEq/L)	Salino-resistente (Cl urinário > 10 mEq/L)	
↓ concentração Cl urinário	↑ concentração Cl urinário	
↑ níveis de aldosterona	↑ níveis de aldosterona	
Normotenso: Vômitos/sucção gástrica/ drenagem gástrica Fibrose cística Adenoma viloso Diurético pregresso Cloridorreia Pós-hipercapnia	Hipertenso: Hiperaldo primário Síndrome de Cushing Uso de esteroides Estenose da artéria renal IRA + terapia com álcali Estados de hiper-reninemia	Normotenso: Deficiência de Mg Depleção severa de K Síndrome de Bartter Uso recente de diurético

Manifestações clínicas

- Respiratórias: hipoventilação, microatelectasias pulmonares, aumento do *shunt*, desvio da curva de dissociação da Hb para a esquerda;
- cardiovasculares: arritmias, diminuição da contratilidade cardíaca;
- neurológicas: diminuição do fluxo sanguíneo cerebral, confusão, obnubilação, excitabilidade neuromuscular;
- outros: fraqueza, cãibras musculares, hipotensão postural, paresia, distensão abdominal, poliúria e polidipsia.

Diagnóstico

FIGURA 2 Diagnóstico da alcalose metabólica.

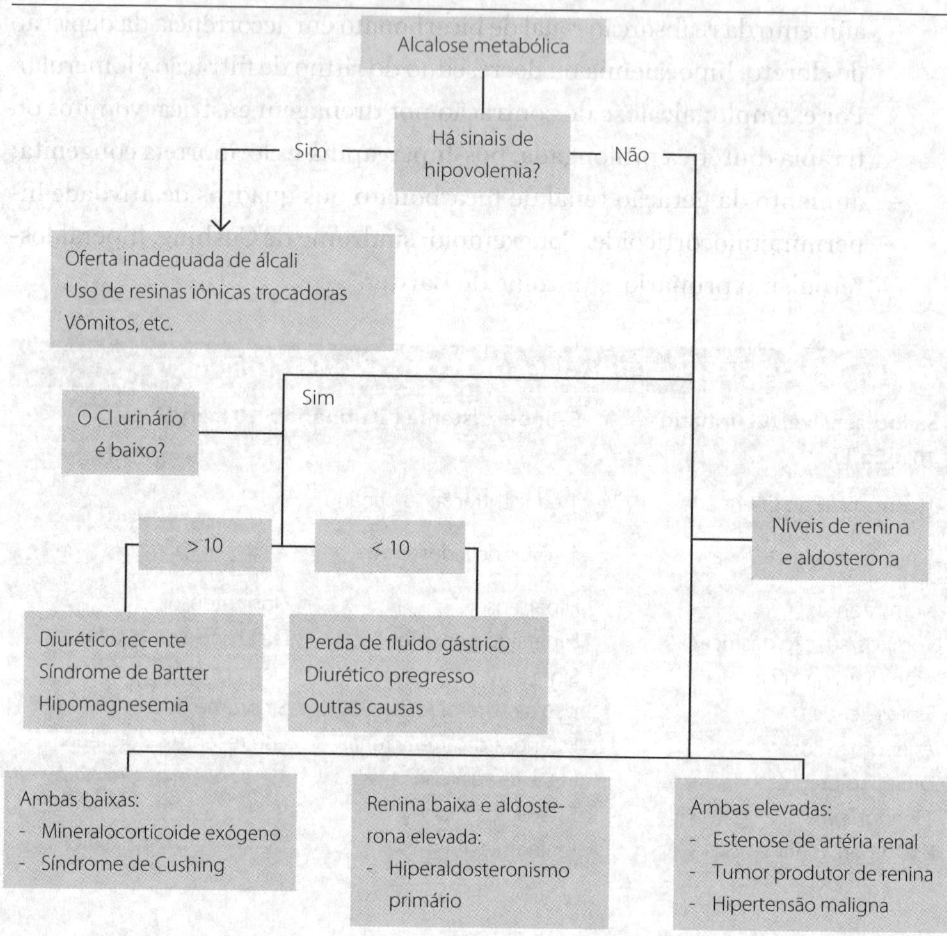

Tratamento

- Suporte básico de vida;
- investigação da causa e dos mecanismos de manutenção;
- salino-sensível: retirar causa básica, reposição de Cl com NaCl ou KCl;
- salino-resistente: abordar causa básica, corrigir hipocalemia e hipovolemia;
- se associada à ICC: acetazolamida (inibe a anidrase carbônica e aumenta a excreção de bicarbonato);

- bloqueio da atividade mineralocorticoide: uso da espironolactona;
- correção dos distúrbios hidroeletrolíticos associados.

ACIDOSE RESPIRATÓRIA

Etiologia

TABELA 9 ETIOLOGIA DA ACIDOSE RESPIRATÓRIA	
SNC	Depressão por drogas (barbitúricos, opiáceos, anestésicos) Hipertensão intracraniana (traumatismo cranioencefálico, infecção, tumores, hemorragias)
Medula, conexões neuromusculares e músculos estriados	Polineurite ou polirradiculoneurite Poliomielite Tétano, botulismo Drogas curarizantes, inseticidas organofosforados Hipofosfatemia, hipomagnesemia, paralisia hipocalêmica Miastenia *gravis*, distrofia muscular, esclerose lateral amiotrófica
Vias aéreas superiores	Laringotraqueobronquite Epiglotite Difteria Corpo estranho Laringoespasmo reflexo (aspiração, quase afogamento) Paralisia de cordas vocais
Vias aéreas inferiores	Asma, bronquite, bronquiolite, coqueluche Doença da membrana hialina, síndrome da angústia respiratória aguda Pneumonia, broncopneumonia, tuberculose Síndromes aspirativas Edema agudo pulmonar, embolia pulmonar Broncoespasmo Secreções espessas (fibrose cística, bronquiectasia, mecônio) Pneumotórax, derrame pleural, hemotórax Displasia broncopulmonar
Caixa torácica	Trauma Fadiga muscular Paralisia do nervo frênico Neuromiopatias Cifoescoliose

Manifestações clínicas

- SNC: ansiedade, sudorese, irritabilidade, alteração do nível de consciência, alterações visuais, confusão mental, estupor e coma;
- respiratório: taquipneia, dispneia, hipoxemia;
- cardiovascular: depressão da contratilidade, vasodilatação periférica, hipotensão, arritmias.

Tratamento

- Tratar causa básica;
- permeabilizar vias aéreas superiores: retificação, aspiração de secreções e oxigenoterapia, se necessário;
- posicionamento do paciente: decúbito elevado, descompressão de vísceras contra o diafragma, mudança de decúbito;
- transporte de O_2: manter débito cardíaco adequado e nível de hemoglobina $\geq$ 10 g/dL;
- oxigenoterapia: indicada para hipoxemia secundária aos distúrbios da relação ventilação/perfusão ou da difusão de O_2 pela barreira alveolocapilar, secundária ao baixo débito cardíaco ou ao *shunt* D-E (intra ou extrapulmonar);
- fisioterapia respiratória;
- bicarbonato de sódio: não deve ser utilizado antes da correção da etiologia, somente em casos de acidemia grave, pH < 7,1, com componente de acidose metabólica associada.

ALCALOSE RESPIRATÓRIA

A alcalose respiratória geralmente é secundária à hiperventilação, ocasionando a queda do CO_2 sem que ocorra aumento na produção compensatória.

Etiologia

TABELA 10 ETIOLOGIA DA ALCALOSE RESPIRATÓRIA	
Hipoxemia	Doenças pulmonares: pneumonia, edema agudo de pulmão, asma, laringoespasmo Cardíacas: ICC, cardiopatias cianóticas Anemia, altas altitudes, intoxicação por CO
Estimulação do receptor pulmonar	Pneumonia, asma, TEP, edema agudo de pulmão, pneumotórax, SDRA
Estímulo do centro respiratório	Febre, dor, ansiedade, gravidez Hiperventilação psicogênica ou voluntária Sepse Intoxicação por salicilatos, teofilina, cafeína, nicotina ECMO, hemodiálise Doença do SNC: trauma, tumor, infecções, hemorragia
Ventilação mecânica	

Manifestações clínicas

- SNC: ansiedade, irritabilidade, alteração do nível de consciência, alterações visuais, parestesias, alucinações;
- respiratória: taquipneia;
- cardiovascular: arritmias.

Tratamento

- Tratar a causa básica;
- ajustar parâmetros de ventilação pulmonar mecânica;
- nos pacientes cooperativos, tentar a reinalação em sacos plásticos.

BIBLIOGRAFIA

1. Andrade OVB, Hirschheimer MR. Gasometria arterial. In: Carvalho WB, Freddi NA, Hirschheimer MR, Proença Filho JO, Troster EJ. Ventilação pulmonar mecânica em neonatologia e pediatria. 2.ed. São Paulo: Atheneu, 2005. p. 369-76.

2. Andrade OVB, Ihara FO, Troster EJ. Metabolic acidosis in childhood: why, when and how to treat. J Pediatr (Rio J) Porto Alegre 2007; 83(2 Suppl):S11-21.
3. Andrade OVB, Matsuoka OT, Deutsch AD. Distúrbios ácido-base. In: Knobel E, Stape A, Troster EJ, Deutsch AD. Terapia intensiva – pediatria e neonatogia. São Paulo: Atheneu, 2005.
4. Bilan N, Behbahan AG, Khosroshahi AJ. Validity of venous blood gas analysis for diagnosis of acid-base imbalance in children admitted to pediatric intensive care unit. World J Pediatr 2008; 4(2):114-7.
5. Emmett M, Sterns RH, Forman JP. Simple and mixed acid-base disorders. Disponível em: http://www.uptodate.com/contents/simple-and-mixed-acid-base-disorders. 2012.
6. Emmett M, Sterns RH, Forman JP. The Δanion gap/ΔHCO3 ratio in patients with a high anion gap metabolic acidosis. Disponível em: http://www.uptodate.com/contents/the-anion-gap-hco3-ratio-in-patients-with-a-high-anion-gap-metabolic-acidosis, 2012.
7. Jyh JH, Nóbrega RF, Souza RL. Distúrbios ácidos-base em terapia intensiva pediátrica. São Paulo: Atheneu, 2007. p.121-40.

76 Distúrbios do Cálcio, Fósforo e Magnésio

Luiza Ghizoni

Olberes Vitor Braga de Andrade

METABOLISMO DO CÁLCIO E FÓSFORO

O cálcio é o principal mineral do esqueleto e um dos cátions mais abundantes no organismo, representando cerca de 2% do peso corporal. Quanto à sua distribuição corpórea, 99% encontram-se no tecido ósseo e apenas 1% no fluido extracelular e nas partes moles, sendo metade deste ligado às proteínas plasmáticas, enquanto a outra porção se encontra em sua forma iônica. O cálcio iônico é o melhor indicador da atividade fisiológica, sendo importante para a manutenção do potencial de membrana, a contração muscular, a regulação dos sistemas de coagulação e do complemento, além do papel como cofator de diversas reações enzimáticas, entre outras funções.

A homeostase do cálcio acontece pelo intercâmbio contínuo entre seu principal reservatório, o esqueleto e o meio extracelular. Essa interação é modulada por meio da ação dos osteoblastos (incorporação de tecido ósseo) e dos osteoclastos (reabsorção óssea), resultando no balanço interno do cálcio. Por outro lado, há o equilíbrio entre a absorção intestinal e a excreção renal de cálcio, chamado de balanço externo. A concentração plasmática de cálcio é um dos parâmetros mais rigidamente controlados no organismo, resultante principalmente da interação entre o paratormônio (PTH), a vitamina D e a calcitonina.

O PTH regula os níveis séricos de cálcio e fósforo, modulando a atividade de determinadas células nos tecidos ósseo e renal. Seu principal fator estimulador é a hipocalcemia (receptores cálcio-sensíveis – CaSR), que aumenta os níveis séricos de PTH, que, por sua vez, estimula os osteoclastos, promovendo a mobilização do cálcio do tecido ósseo para a circulação. Nos rins, o PTH aumenta a reabsorção tubular de cálcio (túbulo distal) e apresenta ação fosfatúrica (túbulo proximal), além de estimular a atividade da enzima alfa-1-hidroxilase, aumentando a conversão renal de 25-OH-vitamina D em sua forma metabolicamente ativa, a 1,25-OH-vitamina D (calcitriol). O calcitriol age nas células intestinais aumentando a absorção de cálcio e, em menor escala, a de fósforo. No tecido ósseo, estimula a diferenciação das células em osteoclastos, aumentando a reabsorção óssea e, assim, a calcemia. No tecido renal, sua ação é controversa, podendo ser semelhante à do PTH. Nas glândulas paratireoides, seu efeito consiste em reduzir a produção de PTH, exercendo ação moduladora sobre esse sistema. A calcitonina é o hormônio sintetizado nas células parafoliculares da tireoide e sua função é reduzir a calcemia, diminuindo a atividade dos osteoclastos e estimulando a excreção renal de cálcio, agindo principalmente nos episódios de hipercalcemia aguda.

O fósforo, por sua vez, também apresenta concentração significativa na composição do tecido ósseo, além de sua forma iônica no plasma. O fósforo varia sua concentração plasmática de forma não tão rigorosa quanto à do cálcio iônico, apresentando variações do nível sérico de acordo com a faixa etária, o sexo, a dieta, o pH e o ritmo circadiano. Assim como o cálcio, possui um balanço interno entre o tecido mineral ósseo e o fluido extracelular, e um balanço externo, cujo equilíbrio é baseado na absorção intestinal e na excreção renal. O calcitriol estimula a absorção intestinal de fósforo e o PTH apresenta ação fosfatúrica. Na homeostase do balanço do fósforo, também participam hormônios chamados fosfatoninas, sendo o principal deles o fator de crescimento de fibroblasto 23 (FGF-23), os quais também agem nas células tubulares renais, aumentando a excreção de fósforo, por meio de mecanismos diferentes do PTH. O FGF-23 pode estar aumentado já nas fases iniciais da doença renal crônica e está associado à sua progressão e ao hiperparatireoidismo. A Tabela 1 indica os valores de referência dos níveis séricos de cálcio, fósforo e magnésio.

TABELA 1 VALORES DE REFERÊNCIA DE CÁLCIO TOTAL, CÁLCIO IÔNICO, FÓSFORO E MAGNÉSIO		
Cálcio total*	8,5 a 10,2 mg/dL	2,1 a 2,5 mmol/L
Cálcio iônico	4,5 a 5,6 mg/dL	1,1 a 1,3 mmol/L
Fósforo**	2,3 a 4,5 mg/dL	0,8 a 1,4 mmol/L
Magnésio	1,7 a 2,7 mg/dL	0,7 a 2,6 mmol/L

*Entre 0 e 3 meses de idade: 8,8 a 11,3 mg/dL.

**Variável de acordo com a faixa etária: 0 a 3 meses: 4,8 a 7,4 mg/dL; 1 a 5 anos: 4,5 a 6,5 mg/dL; 6 a 12 anos: 3,6 a 5,8 mg/dL; 13 a 20 anos: 2,3 a 4,5 mg/dL.

Distúrbios do cálcio

Hipocalcemia

As concentrações séricas de cálcio devem ser mantidas constantes e, conforme citado previamente, estão sob regulação de um sistema de homeostase envolvendo PTH, seu receptor cálcio-sensível, vitamina D e calcitonina, com influência também de outros fatores externos, como fósforo e magnésio. A hipocalcemia tem como principais fatores etiológicos a falência de algum dos componentes desses sistemas. A Tabela 2 traz as principais causas de hipocalcemia.

No período neonatal, observa-se a hipocalcemia transitória do neonato, que está relacionada a fatores maternos – como deficiência de vitamina D, uso de antiepilépticos e diabetes gestacional – e fatores do recém-nascido, como prematuridade, baixo peso, retardo de crescimento intrauterino, anóxia neonatal, sepse, síndrome do desconforto respiratório e hiperbilirrubinemia. Pode surgir precocemente, nas primeiras 72 horas de vida, e sem produzir sintomas, ou tardiamente, por resistência renal ao PTH em virtude de imaturidade, evoluindo posteriormente com resolução espontânea.

TABELA 2 PRINCIPAIS CAUSAS DE HIPOCALCEMIA
PTH habitualmente baixo
Aplasia ou hipoplasia de paratireoides associada a síndromes genéticas Síndrome velocardiofacial Síndrome de DiGeorge
Pós-cirúrgica
Doença autoimune Poliendocrinopatia tipo 1 (associada com insuficiência adrenal primária) Isolada (ativação de anticorpos contra os CaSR)
Infiltração das paratireoides (granulomatoses, metástases, hemocromatose, doença de Wilson, etc.)
"Fome óssea" pós-paratireoidectomia
HIV
PTH habitualmente elevado
Deficiência ou resistência à vitamina D
Pseudo-hipoparatireoidismo
Hipomagnesemia (causando redução e resistência ao PTH)
Doença renal crônica
Hiperfosfatemia
Alcalose respiratória aguda
Pancreatite
Drogas
Queimaduras, sepse
Deficiência ou alteração da ativação de vitamina D Insuficiência dietética, síndrome nefrótica, síndrome da má absorção intestinal, uso de fenitoína, doenças renais, insuficiência hepática, rabdomiólise, etc.
Drogas Bifosfonados; glucagon, mitramicina, EDTA, protamina, colchicina, teofilina, cinacalcet; quelantes de cálcio (citrato, fosfato); fenitoína (conversão de vitamina D em seu metabólito inativo), cisplatina, aminoglicosídeo, cimetidina, etilenoglicol, bloqueadores beta-adrenérgicos, etc.
Período neonatal Asfixia perinatal, prematuridade, síndrome do desconforto respiratório, filhos de mães diabéticas, terapia com bicarbonato, exsanguineotransfusão, hipomagnesemia, hipoparatireoidismo neonatal transitório, etc.

PTH: paratormônio; CaSR: receptor cálcio-sensível; HIV: vírus da imunodeficiência humana; EDTA: ácido etilenodiamino tetra-acético.

O hipoparatireoidismo é uma das principais causas de hipocalcemia, podendo ser primário, relacionado às mutações genéticas, ou secundário a: comprometimento autoimune do tecido das paratireoides; ressecção cirúrgica (durante tireoidectomia ou exérese de adenoma de paratireoide); deposição de ferro na hemocromatose ou de cobre na doença de Wilson; comprometimento por radiação ou processos infecciosos, como na síndrome do choque tóxico, sepse por Gram-negativos e na síndrome de imunodeficiência (HIV).

Outros fatores etiológicos a serem citados são a mutação no receptor cálcio-sensível das paratireoides, a doença autossômica dominante em que o PTH não se eleva mediante o estímulo de hipocalcemia por insensibilidade do receptor, e a resistência periférica ao receptor de PTH, constituindo o pseudo-hipoparatireoidismo, em que se observa hipocalcemia, hiperfosfatemia e níveis elevados de PTH. A deficiência de vitamina D pode ser causada por fatores nutricionais ou por redução da exposição solar, bem como em síndromes disabsortivas em pacientes com antecedentes de enterectomia, doença celíaca, doença inflamatória intestinal ou insuficiência pancreática, como na fibrose cística, ou com perdas renais de vitamina D, como na síndrome de Fanconi e na síndrome nefrótica. A hipovitaminose também pode ser consequência do excesso de metabolização da 25-OH-vitamina D nas doenças hepáticas, em uso de fenobarbital pela interação com o citocromo P450, e pela redução ou deficiência de sua ativação no tecido renal, como na doença renal crônica e nos raquitismos vitamina D-dependentes. Estes podem ser do tipo I, em que há inativação da alfa-1-hidroxilase e inabilidade de conversão da vitamina D em sua forma ativa; ou tipo II, em que há mutação do receptor de calcitriol, com resistência periférica à sua ação. Observa-se também hipocalcemia relacionada à hipomagnesemia, quando essa condição promove resistência dos órgãos-alvo à ação do PTH e redução da liberação de PTH na circulação, com consequente redução da ativação de vitamina D. A hipocalcemia também pode estar relacionada à pancreatite, em que há precipitação de cálcio no tecido pancreático e outros fatores não completamente elucidados; situações de rápida remoção do cálcio iônico da circulação, como na alcalemia, em que o cálcio aumenta sua afinidade pela albumina e há redução de sua fração livre; ou em situações de hiperfosfatemia, com a rápida formação de fosfato de cálcio e depósito ósseo em tecidos moles; uso de citrato parenteral; síndrome da "fome óssea", observada após longos períodos de reabsorção óssea; uso de bifosfonados; furosemida; carcinoma medular de tireoide com produção de calcitonina, entre outras condições.

A investigação é baseada na história e no exame clínico do paciente, os quais devem direcionar a provável etiologia e os exames laboratoriais a serem solicitados. Além da dosagem sérica de cálcio total e iônico, auxiliam na investigação a dosagem de fósforo e magnésio séricos, PTH, 25-OH-vitamina D e 1-25$(OH)_2$vitamina D, fosfatase alcalina, análise gasométrica, função renal, amilase, enzimas e função hepática, albumina e avaliação de cálcio urinário. Deve-se considerar que na alcalose há aumento da ligação do cálcio às proteínas, reduzindo o cálcio ionizado (0,42 mmol/L para cada 0,1 mmol/L de mudança no pH). A Tabela 3 apresenta a avaliação laboratorial de acordo com as principais etiologias descritas.

TABELA 3 AVALIAÇÃO LABORATORIAL DA HIPOCALCEMIA

	PTH	Cálcio	Fósforo	Magnésio	25(OH)D	1,25$(OH)_2$D	Creatinina
Hipoparatireoidismo	↓	↓	↑	=	=	=/↓	=
Mutação/defeito do CaSR	=/↓	↓	↑	=	=	=	=
Hipomagnesemia	=/↓	↓	=	↓	=	=	=
Pseudo--hipoparatireoidismo	↑	↓	↑	=	=	=	=
Deficiência de vitamina D	↑	=/↓	=/↓	=	↓	=/↓	=
Doença renal crônica	↑	↓	↑	=/↑	=/↓	↓	↑

CaSR: receptor cálcio-sensível.

A presença de manifestações clínicas secundárias à hipocalcemia depende da severidade desta e da velocidade de instalação. A principal sintomatologia é a irritabilidade neuromuscular em virtude das alterações de potencial das membranas celulares. Essas manifestações podem variar desde parestesia e tetania leve de extremidades até crises convulsivas, broncoespasmo, laringoespasmo, hipotensão, falência cardíaca e arritmias. A hipocalcemia pode também causar sintomas psiquiátricos como instabilidade de humor ou sintomas depressivos. Os sinais clássicos ao exame físico são o sinal de Trousseau, em que há espasmo cárpico após insuflação do manguito do esfigmomanômetro acima da pressão arterial sistólica, e o sinal de Chvostek, com espasmo facial após percussão do trajeto do nervo facial em região pré-auricular. Também é possível observar papiledema, dentre outras várias manifestações sistêmicas, dependendo da etiologia. O eletrocardiograma (EGC) pode evidenciar aumento do intervalo QT (normal = 0,44 segundo) e inversão da onda T. Cronicamente, a hipocalcemia pode se manifestar com calcificações ectópicas nos gânglios da base com distúrbios motores, principalmente de marcha, sintomas extrapiramidais, demência, catarata subcapsular, entre outras manifestações.

O tratamento da hipocalcemia baseia-se na reposição desse elemento, a qual deve ser endovenosa, nos casos graves e com manifestações clínicas agudas; ou oral, em pacientes assintomáticos e com hipocalcemia leve. A terapêutica também deve ser dirigida primariamente para o controle dos fatores etiológicos ou outras condições associadas ao distúrbio (p.ex., alcalose respiratória). A reposição endovenosa deve ser realizada com 0,3 a 0,6 mL/kg de gluconato de cálcio a 10% (máximo de 10 mL/dose), conforme a gravidade, sob diluição com soro fisiológico ou glicosado pelo risco de flebite e administrado lentamente, em 20 a 30 minutos, com monitoração cardíaca/eletrocardiográfica em razão do risco de bradicardia. Outra opção é a infusão de cloreto de cálcio 10% (0,2 mL/kg, máximo de 5 mL). A infusão com gluconato de cálcio é preferida em razão do menor índice de complicações com essa preparação; entretanto, em pacientes com insuficiência hepática, o cloreto de cálcio é preferido, porque o gluconato requer o metabolismo hepático para sua ionização. Deve-se considerar a introdução de solução de manutenção com 0,5 a 1 mEq/kg/dia de cálcio. Se houver hipomagnesemia, esta também deve ser corrigida com 0,2 mL/kg de sulfato de magnésio a 50% em 20 a 30 minutos. Na presença de hiperfosfatemia, todos os esforços devem ser feitos para redução dos níveis de fosfato sérico em virtude do risco de precipitação e deposição metastática de sais de fosfato-cálcio durante a infusão de cálcio endovenosa. A precipitação endovenosa concomitante com cálcio também pode ocorrer com preparados contendo bicarbonato, sulfato e citrato. Se o paciente apresentar hipocalcemia leve e assintomática, esta deve ser tratada com suplementação oral de carbonato de cálcio, preferencialmente fora do horário das refeições (p.ex., 50 mg/kg/dia divididos em 4 a 5 doses). Quando a causa da hipocalcemia for o hipoparatireoidismo ou a deficiência de vitamina D, o paciente deve receber suplementação vitamínica, devendo ser feita com calcitriol, dependendo da doença de base. Há estudos com PTH humano recombinante, porém ainda sem aprovação para uso no hipoparatireoidismo. A Tabela 4 apresenta as principais formulações de cálcio para uso endovenoso e oral.

TABELA 4 PRINCIPAIS FORMULAÇÕES DE CÁLCIO PARA USO ENDOVENOSO E ORAL

Soluções para uso endovenoso		
Gluconato de cálcio 10%	1 mL = 8,9 mg de Ca elementar	0,45 mEq/mL
Cloreto de cálcio 10%	1 mL = 27,3 mg de Ca elementar	1,36 mEq/mL
Soluções para uso oral		
Carbonato de cálcio	1 g = 400 mg de Ca elementar	20 mEq
Acetato de cálcio	1 g = 250 mg de Ca elementar	12,7 mEq

Hipercalcemia

A hipercalcemia é uma situação clínica relativamente comum e resulta do desequilíbrio entre a disponibilização de cálcio na corrente sanguínea por meio do aumento da sua absorção intestinal ou da reabsorção óssea e/ou da redução da excreção renal. As principais causas são a administração iatrogênica de excesso de cálcio, o hiperparatireoidismo e as doenças oncológicas. As demais causas de hipercalcemia estão citadas na Tabela 5.

O hiperparatireoidismo pode ser primário, secundário ou terciário, porém apenas o primeiro e o último são causas de hipocalcemia. No hiperparatireoidismo primário há produção excessiva de PTH em razão principalmente do adenoma de paratireoide. O distúrbio secundário pode ser observado nos pacientes portadores de doença renal crônica, em que os níveis de PTH estão elevados secundariamente ao estímulo constante da hipocalcemia, hipofosfatemia e redução do calcitriol. O hiperparatireoidismo terciário se estabelece quando, após longo período de estimulação, ocorre produção autônoma de PTH pela glândula, independentemente da calcemia, quando o paciente volta a se apresentar hipercalcêmico.

TABELA 5 PRINCIPAIS CAUSAS DE HIPERCALCEMIA
Aumento da absorção intestinal
Aumento da ingestão de cálcio associada à suplementação de vitamina D
Síndrome leite-álcali (ingestão massiva de cálcio e vitamina D)
Doenças granulomatosas crônicas, por conversão extrarrenal de 25(OH)D em $1,25(OH)_2D$ Sarcoidose, tuberculose, granulomatose de Wegener, histoplasmose, etc.
Acromegalia, etc.
Aumento da reabsorção óssea
Hiperparatireoidismo Adenoma, hiperplasia da paratireoide, neoplasia endócrina múltipla (NEM) I, IIA, etc.
Neoplasias e doenças oncológicas com produção de PTH-rP
Metástases ósseas
Hipertireoidismo
Imobilização prolongada
Hipervitaminose A
Redução da excreção renal
Diuréticos tiazídicos
Hipercalcemia hipocalciúrica familiar
Hiperparatireoidismo
Miscelânea
Feocromocitoma
Insuficiência adrenal
Rabdomiólise
Nutrição parenteral
Síndrome de Williams
Drogas: lítio, GH, intoxicação por alumínio na insuficiência renal, etc.

PTH-rP: proteína relacionada ao paratormônio; GH: hormônio do crescimento.

Diversas doenças neoplásicas podem evoluir com hipercalcemia. Os principais mecanismos envolvidos são o aumento da reabsorção óssea nos locais de metástase, síndrome paraneoplásica com produção de análogos do PTH (PTH-rP), ou decorrente de hidroxilação tumoral da 25-OH-vitamina D em calcitriol.

A investigação, assim como na hipocalcemia, deve considerar os dados de história e exame físico, incluindo a análise sérica do cálcio total, cálcio iônico, fósforo, fosfatase alcalina, função renal, albumina, gasometria, PTH, vitamina D e cálcio urinário. A ultrassonografia de rins e vias urinárias pode evidenciar litíase ou nefrocalcinose. Outros exames podem ser direcionados para investigação etiológica, dependendo de cada situação.

Os pacientes apresentam-se, em geral, assintomáticos, podendo queixar-se de fraqueza, fadiga, anorexia, depressão, febre, dor abdominal inespecífica, constipação, artralgia, dores ósseas, poliúria e polidipsia. Hipercalcemia severa pode ocasionar pancreatite, confusão mental, alucinações, psicose, entre outras manifestações neurológicas. Em raros casos, convulsões e coma. Em situações prolongadas, podem determinar nefrolitíase, redução da volemia (por diminuição da reabsorção renal de sódio) e lesão renal aguda.

O tratamento deve ser direcionado para a doença de base, objetivando a redução da calcemia, o aumento da excreção renal de cálcio e a redução da reabsorção óssea e absorção intestinal desse mineral. Para aumentar a calciúria, devem-se promover hiperidratação e expansão volêmica com solução salina isotônica (em pacientes graves, 200 mL/kg/dia), observando que a excreção renal de cálcio está relacionada com a de sódio, associando-se diurético de alça (furosemida, 1 mg/kg cada 3 a 6 horas). Os corticosteroides agem suprimindo a absorção intestinal de cálcio e a formação extrarrenal de calcitriol. Cloroquina e hidroxicloroquina bloqueiam a produção periférica de calcitriol, assim como o cetoconazol, que também pode ser utilizado no tratamento de hipercalcemia induzida pelo calcitriol. Para bloquear a reabsorção óssea, a medida mais utilizada é o uso de bifosfonados (pamidronato e etidronato). A calcitonina também pode ser utilizada em combinação, apresentando ação calciúrica associada. Entre essas medicações, a calcitonina apresenta ação mais rápida; entretanto, seu efeito é mediano e transitório. O nitrato de gálio é uma droga emergente potencial para o tratamento de hipercalcemia induzida por neoplasia. O tratamento dialítico deve ser considerado em pacientes com sintomas severos e refratários aos tratamentos descritos (Tabela 6).

TABELA 6 TRATAMENTO DE HIPERCALCEMIA
Hidratação: soro fisiológico 0,9%, 200 mL/kg/dia ou 3 L/m^2/24 horas, EV
Diurético de alça: furosemida 1 mg/kg, EV, a cada 3 a 8 horas
Calcitonina 5 a 10 U/kg, EV, seguida por manutenção de 4 U/kg, EV ou SC, a cada 12 a 24 horas
Bifosfonados: pamidronato 1 mg/kg/dia, máx. 60 mg; diluir em SF para 12 mg/100 mL e infundir em 4 horas
Corticosteroides – em hipercalcemia crônica relacionada com ativação extrarrenal de vitamina D
Terapia dialítica em casos de hipercalcemia severa e/ou associação com insuficiência renal

EV: endovenosa; SC: subcutânea; SF: soro fisiológico.

Distúrbios do fósforo

Hipofosfatemia

Assim como o cálcio, o fósforo apresenta menos de 1% de seu estoque corporal no líquido extracelular, com a proporção de 65% do fósforo plasmático na forma de fosfolípides, cerca de 10% ligado à albumina e o restante como íon fosfato. Os valores de fosfatemia variam de acordo com a faixa etária, sendo proporcionalmente mais altos quanto menor a faixa etária. A principal causa de hipofosfatemia em pacientes internados são as trocas desse íon do plasma para o ambiente intracelular. Outros mecanismos descritos são a redução da absorção intestinal de fósforo e o aumento da sua excreção urinária. As principais causas de hipofosfatemia são apresentadas na Tabela 7.

As trocas de fósforo para o interior das células podem ser observadas durante a infusão de glicose ou insulina no tratamento de cetoacidose diabética, ou no processo de realimentação em desnutridos, em que as demandas de fósforo no intracelular aumentam e este é mobilizado do plasma. Isso também é descrito em doenças neoplásicas em que o crescimento celular acelerado aumenta a necessidade de fósforo, e na síndrome da "fome óssea", em que há ampla atividade dos osteoblastos e formação óssea. A redução da absorção intestinal pode estar relacionada com a deficiência nutricional, que, embora em adultos seja pouco importante, em crianças torna-se significativa em virtude da ampla demanda do crescimento e da formação do esqueleto. O uso de antiácidos contendo alumínio e magnésio também reduz a absorção de fósforo, além de induzir esteatorreia e diarreia crônica.

TABELA 7 PRINCIPAIS CAUSAS DE HIPOFOSFATEMIA
Influxo de fósforo para o intracelular
Infusão de glicose, insulina e realimentação na desnutrição
Crescimento tumoral
Síndrome da "fome óssea"
Redução da absorção
Nutricional
Uso de antiácidos
Perdas renais
Hiperparatireoidismo
PTH-rP
Raquitismo hipofosfatêmico ligado ao X
Raquitismo hipofosfatêmico autossômico dominante
Síndrome de Fanconi
Doença de Dent
Expansão volêmica com fluidos intravenosos
Diuréticos de alça e tiazídicos
Multifatorial
Deficiência ou resistência à vitamina D
Sepse
Terapia de substituição renal, etc.

PTH-rP: proteína relacionada ao paratormônio.

A fração de excreção renal de fósforo corresponde a aproximadamente 85%, sendo sua maior porção reabsorvida no túbulo contorcido proximal. Sua perda está aumentada na síndrome de Fanconi, em que há disfunção tubular proximal global, associada a acidose metabólica, hipocalcemia, hipocalemia, proteinúria tubular, glicosúria na ausência de hiperglicemia e hipouricemia. As perdas renais também estão aumentadas no hiperparatireoidismo, pela ação fosfatúrica do PTH que age no túbulo distal e no raquitismo hipofosfatêmico ligado ao X, em que o distúrbio primário é a perda renal de fósforo.

As manifestações clínicas dependem da etiologia, severidade e tempo de instalação. Cronicamente, observam-se sinais e sintomas de raquitismo, além de fraqueza e atrofia muscular. A hipofosfatemia leve e moderada, em geral, traz poucas repercussões clínicas, e, se severa, está associada a rabdomiólise, anemia hemolítica, disfunção leucocitária e plaquetária, distúrbios neurológicos com alteração de nível de consciência, *delirium*, crises convulsivas e até coma. A hipofosfatemia grave pode estar associada à falência respiratória, com aumento do índice de insucesso durante o desmame da ventilação mecânica, além de disfunção miocárdica.

Para o melhor manejo clínico da hipofosfatemia, devem-se levar em conta a história clínica, os fatores etiológicos envolvidos no estabelecimento, se a carência de fósforo é real ou se é originária de trocas para o ambiente intracelular. Para investigação, consideram-se os exames laboratoriais como a calcemia, a gasometria, a função renal e a avaliação da fração de excreção renal de fósforo. Outros testes laboratoriais são direcionados, conforme suspeita na etiologia.

A maior parte dos casos de hipofosfatemia não exige medidas bruscas de correção, principalmente se o distúrbio estiver associado a trocas com o fluido intracelular. A terapia com reposição endovenosa de fósforo está indicada para os pacientes com hipofosfatemia grave (≤ 1 mg/dL ou 0,3 mmol/L), criticamente doentes, entubados ou com sequelas de hipofosfatemia, como rabdomiólise e anemia hemolítica e naqueles casos de hipofosfatemia moderada (1 a 2,5 mg/dL ou 0,3 a 0,8 mmol/L) que estiverem sob ventilação mecânica. A reposição oral é indicada para os demais casos. O fosfato endovenoso deve ser reposto na dose de 0,08 a 0,16 mmol/kg de fósforo (2,5 a 5 mg/kg – podendo chegar até 10 mg/kg) em infusão lenta por 6 horas, lembrando que este é incompatível com soluções que contenham cálcio ou magnésio, em razão do risco de precipitação. A solução de fosfato deve ser diluída em soro glicosado 5% ou soro fisiológico, em uma proporção de 50 mL para cada 1 mL de solução de fosfato. Complicação da excessiva repleção de fósforo inclui calcificação metastática e nefrocalcinose (especialmente na presença de hipercalcemia e insuficiência renal). A reposição por via oral/enteral deve ser individualizada com oferta de 30 a 90 mg/kg/dia de fosfato, divididos em 4 a 5 doses, utilizando-se preparações comerciais disponíveis, formulações farmacêuticas padronizadas hospitalares ou formulações orais de manipulação contendo sais de sódio/potássio e fosfato. Deve-se considerar, entre os possíveis efeitos adversos, intolerância oral e diarreia. Durante a correção, controles periódicos de fósforo, cálcio, potássio e gasométricos são indicados. A Tabela 8 traz as principais formulações de fósforo para uso oral e endovenoso.

TABELA 8 PRINCIPAIS FORMULAÇÕES DE FÓSFORO PARA USO ORAL E ENDOVENOSO

Formulação	Composição	Especificação
Uso oral		
Xarope de fosfato	1 mL: 40 mg de fósforo elementar	Fosfato dibásico: 136 g Ácido fosfórico: 58,5 g Veículo edulcorante q.s.p.: 1.000 mL
Fosfato (comprimidos)	1 comprimido: 250 mg de fósforo elementar	Fosfato de sódio monobásico: 130 mg Fosfato de sódio dibásico (anidro): 852 mg Fosfato de potássio monobásico: 155 mg Excipiente q.s.p.: 1 comprimido
Solução fosfatada	1 mL: 15 mg de fósforo elementar	Fosfato de sódio monobásico: 11,55 g Fosfato de sódio dibásico (anidro): 55,6 g Xarope simples: 300 mL Solução conservante, 2 g: 10 mL Essência de groselha: 1 mL Água destilada q.s.p.: 1.000 mL
Uso endovenoso		
Fosfato ácido de potássio (2 mEq/mL)	1 mL = 2 mEq de fosfato, 2 mEq de potássio e 1,1 mmol de fósforo (34,7 mg/mL*)	

*1 mEq de fosfato da solução = 31 mg de fósforo elementar; q.s.p.: quantidade suficiente para.

Hiperfosfatemia

A doença renal crônica é a principal causa de hiperfosfatemia, que vai se agravando com a progressiva redução da taxa de filtração glomerular, principalmente pela redução da excreção renal deste íon. Como o fósforo é um dos principais componentes do intracelular, a hiperfosfatemia frequentemente se desenvolve em situações de rabdomiólise, hemólise e síndrome da lise tumoral. Outros fatores etiológicos estão relacionados com o excesso de ingestão ou reposição de fósforo para o tratamento de hipofosfatemia, intoxicação por vitamina D, hipoparatireoidismo, pseudo-hipoparatireoidismo e hipertireoidismo.

As manifestações clínicas mais importantes são a hipocalcemia e os sintomas decorrentes desta e calcificações metastáticas, que, em geral, se desenvolvem quando o produto cálcio-fósforo está acima de 65 para crianças de até 12 anos e acima de 55 para maiores de 12 anos.

A investigação deve ser individualizada e o tratamento depende da severidade e da etiologia. Se a função renal for preservada e houver aumento leve ou moderado de fosfato, apenas a restrição dietética é suficiente para reestabelecer os níveis séricos normais. Para os casos graves ou associados à insuficiência renal, deve-se promover hiperidratação endovenosa, se não houver necessidade de restrição hídrica pela doença renal, e o uso de quelantes gastrointestinais de fósforo, como carbonato de cálcio, sevelamer ou hidróxido de alumínio. O último deve ser evitado em uso prolongado e em pacientes renais crônicos pelo risco de intoxicação por alumínio. Nos casos refratários, inicia-se terapia dialítica.

METABOLISMO DO MAGNÉSIO

O magnésio é o segundo cátion mais prevalente no ambiente intracelular, com aproximadamente 60% de sua concentração no tecido ósseo e somente 1% no espaço extracelular (60% ionizado, 30% ligado às proteínas, principalmente albumina, e 10% associado aos ânions séricos). Esse cátion é um importante cofator de diversas reações enzimáticas e participa da estabilização das membranas e da condução dos estímulos neuronais. O balanço de magnésio é basicamente determinado por um complexo equilíbrio entre a absorção intestinal, trocas ósseas e excreção renal. Embora não exista nenhum hormônio diretamente envolvido em sua regulação, a sua absorção intestinal pode ser aumentada por meio da ação da vitamina D, do PTH e pelo aumento da absorção de sódio. O magnésio presente no tecido ósseo funciona como um reservatório; porém, apenas após longos períodos de hipomagnesemia é que ele começa a ser mobilizado do esqueleto para a circulação sanguínea. Diante disso, alterações nos níveis séricos de magnésio são controladas por meio de variações na taxa de reabsorção renal, de tal forma que, em situações de patologias renais, os distúrbios do magnésio podem ser mais evidentes.

A absorção intestinal corresponde a cerca de 1/3 do magnésio ingerido, ocorrendo principalmente no intestino delgado por meio de difusão passiva e por um sistema de transportador paracelular saturável. Nos rins, diferentemente dos demais íons, o magnésio tem pequeno percentual reabsorvido no túbulo contorcido proximal (15 a 20%) e no túbulo distal (5 a 10%), sendo 65 a 75% de sua reabsorção realizada por difusão paracelular na porção espessa ascendente da alça de Henle, favorecida pelo gradiente eletroquímico resultante da reabsorção de sódio e cloro, e controlada pelas proteínas das *tight junctions* claudina-16 (paracelina-1) e claudina-19. No túbulo distal, a reabsorção ocorre por via transcelular, através do canal TRPM6. Sob dieta normal, a fração de excreção de magnésio é de 3 a 5%, e o rim apresenta habilidade de redução para < 1% em situações de perdas extrarrenais de magnésio. Em condições de hipermagnesemia, hipercalcemia, acidose metabólica, hipofosfatemia e uso de diuréticos de alça, há redução de sua fração de reabsorção.

Hipomagnesemia

A hipomagnesemia é um distúrbio relativamente comum em pacientes hospitalizados, em especial em ambiente de terapia intensiva. É causada principalmente por redução da ingestão de magnésio, perdas pelo trato gastrointestinal ou por meio de perdas renais. A Tabela 9 apresenta as principais causas de hipomagnesemia. As perdas pelo trato gastrointestinal ocorrem em situações de diarreia, esteatorreia e síndrome disabsortiva. As perdas pelos vômitos também são importantes, porém de forma menos significativa que na diarreia. O uso prolongado de inibidores de bomba de prótons, em associação com diuréticos, também é descrito como causa de hipomagnesemia, com mecanismos não completamente elucidados, sendo reversível após suspensão da medicação. As perdas renais podem estar aumentadas por vários mecanismos intrínsecos ou adquiridos. Na Tabela 8, estão citados alguns dos medicamentos envolvidos no aumento da excreção renal de magnésio. Nos pacientes com diabete melito descompensado, a hipomagnesemia é bastante frequente pelo aumento das perdas renais, sendo essa perda revertida com o melhor controle da glicemia. As causas familiares e genéticas de hipermagnesiúria são, em geral, diagnósticos de exclusão, quando se comprova o aumento da excreção renal de magnésio, afastando outras causas secundárias. Pode-se destacar a hipomagnesemia familiar com hipercalciúria e nefrocalcinose, a hipomagnesemia isolada autossômica dominante e autossômica recessiva, e as síndromes de Bartter e Gitelman, ambas autossômicas recessivas. A síndrome de Gitelman é causada pela mutação nos cotransportadores sódio-cloro sensíveis aos tiazídicos, causando, além de hipomagnesemia, natriurese, alcalose metabólica hipocalêmica e hipocalciúria. Na síndrome de Bartter (SB), a hipomagnesemia é menos evidente, ocorrendo mais nos tipos III e IV dos cinco tipos conhecidos atualmente. Na SB, além de alcalose metabólica hipocalêmica, observam-se hipercalciúria e nefrocalcinose.

TABELA 9 PRINCIPAIS CAUSAS DE HIPOMAGNESEMIA
Doenças gastrointestinais
Diarreia
Síndromes disabsortivas
Doença inflamatória intestinal, doença celíaca, fibrose cística, linfangiectasia intestinal, pós-operatórios de ressecção intestinal
Pancreatite
Desnutrição
Hipomagnesemia associada à hipocalcemia
Perdas renais
Medicamentos
Anfotericina, cisplatina, ciclosporina, tacrolimo, diuréticos de alça, diuréticos tiazídicos, manitol, aminoglicosídios, dopamina, pentamidina, etc.
Hipercalcemia
Doenças genéticas
Síndrome de Gitelman, síndrome de Bartter, hipomagnesemia familiar com hipercalciúria e nefrocalcinose, hipomagnesemia autossômica dominante, hipomagnesemia autossômica recessiva
Hipoparatireoidismo
Hipertireoidismo
Diabete tipo I e II
Outros
Restrição da oferta de cálcio na dieta
Síndrome da "fome óssea"
Grande queimado

A hipomagnesemia, em geral, não causa sintomas, porém, quando grave, está associada à hipocalcemia, a qual pode ser sintomática ou apresentar sintomas semelhantes, como tremores, tetania, convulsões e os sinais de Chvostek e Trousseau. As alterações eletrocardiográficas da hipomagnesemia são o achatamento da onda T e o prolongamento do segmento ST, além de *torsades des pointes* (taquicardia ventricular polimórfica). As manifestações cardíacas são mais significativas em pacientes com cardiopatia prévia. O diagnóstico etiológico é feito com base na história e na situação clínica de cada paciente. A avaliação de fração de excreção de magnésio (FE_{Mg}) auxilia na diferenciação das perdas renais das demais causas. Ela deve ser calculada pela fórmula a seguir, na ausência de suplementação de magnésio. Se a hipomagnesemia necessitar estar abaixo de 2%, nesta condição, a FE_{Mg} acima de 4 a 5% sugere perda renal deste íon. Os demais exames devem ser solicitados de acordo com a suspeita clínica.

$$FE_{Mg} = (U_{Mg} \times P_{Cr}) / ([0,7 \times P_{Mg}] \times U_{Cr}) \times 100$$

O tratamento da hipomagnesemia é realizado com a reposição de magnésio por via parenteral nos casos graves ou por via oral para aqueles leves e prolongados. Para pacientes com função renal preservada, o sulfato de magnésio deve ser administrado na dose de 25 a 50 mg/kg (0,05 a 0,1 mL/kg da solução a 50%), em 15 a 60 minutos, sob monitoração, podendo repetir a dose após 6 a 8 horas. A concentração e a velocidade de infusão não devem exceder 200 mg/dL e 150 mg/min, respectivamente, em razão do risco de hipotensão, depressão respiratória e arritmias. Os pacientes com insuficiência renal devem receber doses menores e, em casos de bloqueio atrioventricular, há contraindicação relativa. Existem diversas preparações para uso oral, como gluconato de magnésio (5,4 mg de magnésio/100 mg), óxido de magnésio (60 mg de magnésio/100 mg), sulfato de magnésio (10 mg de magnésio/100 mg) e pidolato de magnésio (130 mg de magnésio elementar/10 mL, em que 1 mL = 1 mEq).

Hipermagnesemia

A principal causa de hipermagnesemia é o excesso de oferta, por meio da administração de medicamentos contendo magnésio, principalmente em situações de insuficiência renal. Em geral, existem mecanismos eficientes na regulação da absorção intestinal de magnésio e na eliminação renal do excesso; porém, quando há associação com insuficiência renal, esses mecanismos não são eficientes. O aumento da magnesemia também pode ocorrer em outras condições como hipercalcemia, hipocalciúria familiar, hiperparatireoidismo primário, cetoacidose diabética, intoxicação por lítio e na síndrome da lise tumoral. Em neonatos, pode estar relacionada com a infusão materna de sulfato de magnésio para o tratamento de pré-eclâmpsia.

Os sintomas geralmente estão ausentes até que o magnésio plasmático esteja acima de 4,5 mg/dL. Esse excesso inibe a acetilcolina nas junções neuromusculares, produzindo hipotonia, hiporreflexia e fraqueza, além de depressão, letargia, rubor facial e hipotensão por meio de efeito vasodilatador. As alterações eletrocardiográficas associadas são: prolongamento dos intervalos PR, QRS e QT, podendo evoluir para bloqueio atrioventricular total, bradicardia e parada cardíaca. Nos pacientes com função renal preservada, em geral, rapidamente se consegue eliminar o excesso de magnésio por meio do aumento da hidratação endovenosa associada aos diuréticos de alça e restrição da oferta. Em situações graves, com manifestações neurológicas e cardíacas, o uso de 100 mg/kg de gluconato de cálcio a 10%, endovenoso, em 5 a 10 minutos, é uma solução transitória. Para os casos de insuficiência renal ou de refratariedade, a terapia dialítica pode ser necessária. Em neonatos, pode-se utilizar também a exsanguineotransfusão.

BIBLIOGRAFIA

1. Ali FN, Langman CB. Disorders of magnesium balance. In: Chand DH, Valentini RP (eds.). Clinician's manual of pediatric nephrology. New Jersey: World Scientific, 2011. p.140-8.
2. Amanzadeh J, Reilly RF. Hypophosphatemia: an evidence-based approach to its clinical consequences and management. Nature 2006; 2(3):136-48.
3. Bohn D. Fluids and electrolytes in pediatrics. In: Fink MP, Abraham E, Vincent JL, Kochanek PM. Textbook of critical care. Philadelphia: Elsevier, 2005. p.1131-7.
4. Chan JC, Santos F, Hand M. Fluid, electrolyte, and acid-base disorders in children. In: Taal MW, Chertow GM, Marsden PA, Skorecki K, Yu ASL, Brenner BM (eds.). Brenner and Rector's the kidney. Philadelphia: Elsevier, 2011. p. 2572-21.

5. Endres DB. Investigation of hypercalcemia. Clin Biochem 2012; 45:954-63.
6. Ellis D. Regulation of fluids and electrolytes. In: Davis PJ, Cladis FP, Motoyama PK. Smith's anesthesia for infants and children. Philadelphia: Elsevier, 2011. p.116-56.
7. Greenbaum, LA. Electrolyte and acid-base disorders. In: Kliegman RM, Stanton BMD, St Geme J, Schor N, Behrman RE (eds.). Nelson textbook of pediatrics. 19. ed. Philadelphia: Elsevier, 2011. p.212-42.
8. Hauser GJ. Management of electrolyte disorders in the PICU. In: Pediatric multiprofessional critical care review. In: Shanley TP, Wheeler DS (eds.). Mount Prospect: Society of Critical Care Medicine, 2008. p.203-16.
9. Herroeder S, Schönherr ME, De Hert SG, Hollmann MW. Magnesium: essentials for anesthesiologists. Anesthesiology 2011; 114(4):971-93.
10. Hoorn EJ, Zietse R. Disorders of calcium and magnesium balance: a physiology-based approach. Pediatr Nephrol 2013; 28(8):1195-206.
11. Langlois V. Laboratory evaluation at different ages. In: Geary DF, Schaefer F (eds.). Comprehensive pediatric nephrology. Philadelphia: Mosby Elsevier, 2008. p.39-54.
12. Lynch RE, Wood EG. Fluid and electrolyte issues in pediatric critical illness. In: Fuhrman BP, Zimmerman JJ (eds.). Pediatric critical care. 4.ed. Philadelphia: Elsevier Saunders, 2011. p.944-62.
13. Moyses RMA, Reis LM, Jorgetti V. Distúrbios do cálcio e fósforo. In: Zatz R (ed.). Bases fisiológicas da nefrologia. São Paulo: Ateneu, 2011. p.251-71.
14. Oh MS. Evaluation of renal function, water, electrolytes and acid-base balance. In: McPherson RA, Pincus MR (eds.). Henry's clinical diagnosis and management by laboratory Methods. Philadelphia: Elsevier, 2011. p.169-92.
15. Portale AA, Perwad F. Calcium and phosphorus. In: Avner ED, Harmon WE, Niaudet P, Yoshikawa N (eds.). Pediatric nephrology. New York: Springer, 2010. p.231-65.
16. Rees L, Brogan PA, Brockenhauer D, Webb NJA. Homeostasis. In: Rees L, Brogan PA, Brockenhauer D, Webb NJA (eds.). Paediatric nephrology. Oxford Specialist Handbooks in Pediatrics. Oxford: Oxford University Press, 2012. p.99-138.
17. Topf JM, Rankin S, Murray P. Electrolyte disorders in critical care. In: Hall JB, Schimidt GA, Wood LDH (eds.). Principles of critical care. New York: McGraw-Hill, 2005. p.1161-99.

77 Síndrome do Doente Eutireoidiano

Luis Eduardo P. Calliari

Renata Maria de Noronha

INTRODUÇÃO

Trata-se de uma situação clínica em que a concentração de hormônios tireoidianos (HT) é baixa, porém sem comprometimento aparente da função tireoidiana.

A diminuição dos HT pode ser exclusiva da concentração de tri-iodotironina (T3), em doenças não muito graves, ou de T3 e tiroxina (T4), quando há aumento da severidade ou da duração da doença. Em ambos os casos, na maioria das vezes, não há elevação de tireotrofina (TSH).

Existem outros termos para definir essa condição. Em 1982, Wartofsky e Burman cunharam pela primeira vez a expressão *euthyroid sick syndrome* (síndrome do eutireoidiano doente), que ainda hoje é utilizada por alguns autores, e que considera que os pacientes com doenças sistêmicas são eutireoidianos.[1] O termo anteriormente utilizado para definir esse quadro (síndrome do T3 baixo) atualmente se refere a apenas um dos aspectos dessa síndrome. Outras terminologias utilizadas na literatura são síndrome da doença não tireoidiana (*nonthyroidal illness* – NTI) e síndrome do doente grave eutireoidiano.[2]

Nas últimas três décadas, vários autores tentaram interpretar tais alterações. Alguns consideram que possam ser apenas artefatos de laboratório. A maioria, porém, acredita que as alterações devem ser consideradas, mas que não representam hipotireoidismo verdadeiro, podendo ser interpretadas como uma resposta benéfica do organismo para preservar calorias.[2-4] Outros autores acreditam que as alterações sejam decorrentes da doença de base, deixando, dessa forma, de ter uma conotação de defesa do organismo e passando, portanto, a ser uma patologia que deveria ser tratada.[5]

De fato, não existem na literatura muitos estudos randomizados e controlados de grande impacto sobre o assunto que comprovem vantagens na introdução do tratamento, principalmente quando se trata da população pediátrica.

Neste capítulo, são discutidos aspectos referentes ao conhecimento atual sobre a síndrome do doente eutireoidiano (SDE).

DEFINIÇÃO

Alterações nos hormônios tireoidianos, sem comprovação de doença primária da glândula tireoide. Essas alterações são frequentemente encontradas em estados de inanição, sepse, cirurgias, infarto do miocárdio, transplante de medula óssea e provavelmente em qualquer doença severa.[2-4]

FISIOLOGIA DA SECREÇÃO DOS HT

A secreção dos HT se inicia pela liberação de TRH no hipotálamo, que estimula os tireótrofos da adeno-hipófise a produzir TSH. Este tem como alvo a célula tireoidiana, levando à produção de T4 e T3.

Todo T4 encontrado na circulação é gerado na tireoide. Já a produção de T3 e de rT3 dentro da tireoide é muito pequena, quando comparada à produção periférica (Figura 1).

O T4 circula ligado a uma globulina transportadora (TBG) e, em menor proporção, ligado a uma pré-albumina (TBPA ou transtirretina) e albumina. Estima-se que 0,03 a 0,05% do T4 circulante está sob a forma livre, ou seja, sob a forma metabolicamente ativa. Com relação ao T3, 85% dele é produzido perifericamente. A fração livre corresponde a 10% do T3 total circulante. A hipófise é capaz de produzir T3 a partir de T4 (deiodinase tipo II), de modo que a regulação nessas estruturas não depende do T3 circulante. Sob condições normais, acredita-se que 50% da produção diária de T4 é transformada em rT3, que, além de ser um composto inativo, parece inibir a atividade da 5'-deiodinase, dificultando a formação de T3.[6]

FIGURA 1 Em condições normais, o hipotálamo secreta TRH, que estimula a hipófise a secretar TSH. Este age na tireoide estimulando a produção de T4, principalmente, e T3. A maior produção de T3 ocorre nos tecidos periféricos, por meio da conversão de T4. O T3 circulante faz um *feedback* negativo na secreção de TSH e THR. A linha tracejada representa o efeito inibidor.

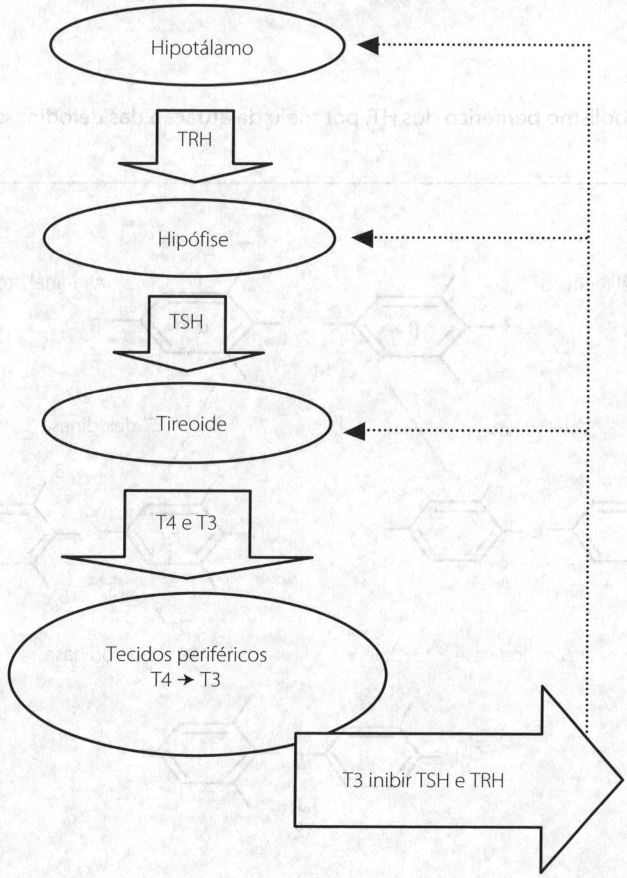

O metabolismo periférico dos HT é crítico para o impacto que os hormômios tireoidianos têm sobre a função intracelular. A transformação de T3 para T2 e para T1 ocorre quase exclusivamente em tecidos periféricos (Figura 2).

A deiodinação ocorre preferencialmente no fígado e nos rins, gerando tanto metabólitos ativos (T3) quanto inativos (rT3), por meio das deiodinases.

Deiodinases

- Deiodinase tipo I – é encontrada no fígado, nos rins e no sistema musculo-esquelético e é responsável pela 5 e 5'-deiodinação;
- deiodinase tipo II – é encontrada no cérebro, na hipófise e no tecido adiposo marrom e, diferentemente da deiodinase tipo I, realiza apenas a 5'-deiodinação;
- deiodinase tipo III – é encontrada no sistema nervoso central (SNC) e realiza apenas a 5-deiodinação, gerando rT3.

FIGURA 2 Metabolismo periférico dos HT, por meio da atuação das deiodinases (modificada de Kelly, 2000).[7]

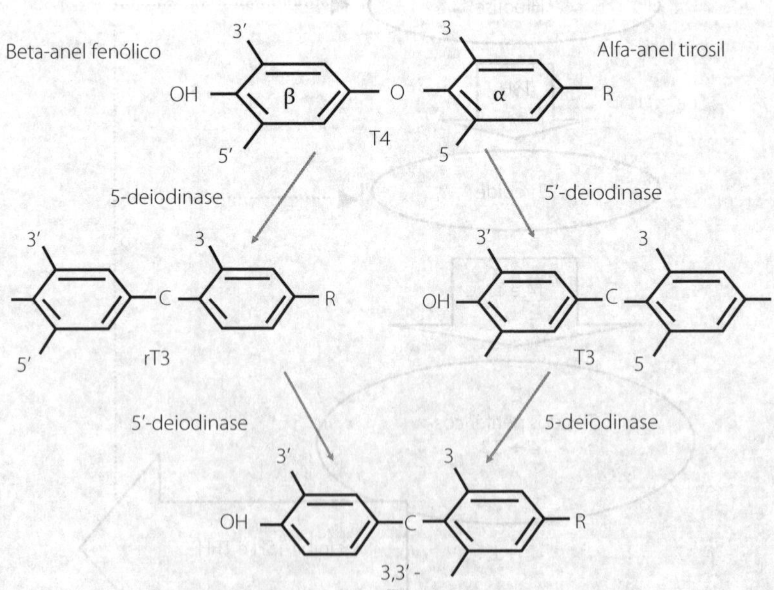

EFEITOS DAS INFECÇÕES SISTÊMICAS SOBRE O EIXO HHT

O mecanismo de interação entre o eixo hipotálamo-hipófise-tireoide (HHT) foi mais bem elucidado apenas nos últimos anos.[5,8] As citocinas pró-inflamatórias, provenientes dos monócitos durante a infecção – interleucinas (IL) 6, 8, 1-beta e fator de necrose tumoral (TNF) –, parecem ter efeito inibitório direto sobre a secreção do TSH. Além disso, o TNF e a IL-1 apresentam efeitos sobre a função tireoidiana, como inibição da incorporação do iodo e do processo de organificação, da modulação da tireoglobulina e da produção de AMP cíclico.[9] A IL-6, além de mediar os efeitos de IL-1, é capaz de inibir *in vitro* a expressão genética da peroxidase tireoidiana, a produção de AMP cíclico e a secreção de T3.

PADRÕES CLÍNICOS E LABORATORIAIS DA SDE

Síndrome do T3 baixo

É caracterizada pela baixa concentração de T3 total e livre. Esse padrão é o mais frequentemente observado em crianças, sendo descrito em 23% dos pacientes internados em enfermarias, e em 100% das crianças com falência de múltiplos órgãos, ou após cirurgia cardíaca.[10] Muitas vezes, pode estar associada à elevação de T3 reverso, com níveis séricos variáveis dos outros hormônios. A diminuição do T3 ocorre entre 12 e 48 horas após o início da doença. A recuperação ocorre paralelamente à melhora da doença de base, podendo ser precoce (em 24 horas) ou tardia (em até 2 semanas), na dependência da duração e repercussão do agravo.

Entre as causas da redução do T3, está o *down regulation,* que a deiodinase tipo 1 hepática sofre em afecções severas. Presume-se que outra causa possa ser a redução da nutrição, especialmente dos carboidratos.

Síndrome do T4 baixo

Também conhecida como hipotireoxinemia transitória, é caracterizada pela diminuição nos níveis séricos de T4 total, enquanto o T4 livre pode estar normal ou até elevado. É a forma mais encontrada da SDE em recém-nascidos doentes.[11] As concentrações séricas de T4 estão reduzidas na síndrome, de acordo com a severidade e cronicidade da doença de base.[12] No desconforto respiratório precoce grave, têm sido demonstrados valores baixos de T4 total, que podem persistir até os 20 dias de vida; as concentrações de T4 livre (T4L) e de

TSH podem estar normais.[13] A velocidade de recuperação pode ocorrer em 1 semana, nas doenças agudas, ou em até 8 semanas, na recuperação da desnutrição proteico-calórica grave.

A redução do T4 pode ser explicada por alguns mecanismos, como na sequência: baixo TRH, baixo TSH, baixa secreção tireoidiana de T4; ou em razão da redução da proteína carreadora (TBG), que sofre clivagem por ação das proteases, fazendo com que esta sofra diminuição da atividade ligadora ao T4.[14]

Estudos em adultos mostram que reduções do T4 abaixo de 4 ug/dL foram associadas a aumento do risco de morte em até 50%, e com T4 abaixo de 2 ug/dL o prognóstico foi extremamente reservado. Entretanto, em estudo realizado com crianças, esse achado não se confirmou.[15]

Outro problema na compreensão da SDE está na interpretação das variações do T4L. A maioria dos estudos acredita que o T4L representa a viabilidade para os tecidos. Os resultados de T4L na SDE são dependentes do método. No entanto, também podem ser influenciados por inibidores ou por efeito de agentes, como drogas, metabólitos ou ácidos graxos livres, presentes no soro ou nos ensaios.

Síndrome do T4 alto

Essa síndrome já foi descrita em muitos pacientes com doenças não tireoidianas, mas a prevalência costuma ser baixa. Na fase inicial, a diminuição do metabolismo periférico do T4, por inativação da tiroxina 5'deiodase, pode causar o aumento das taxas desse hormônio. Algumas horas depois, essa situação se reverte, levando à diminuição do T4.[15]

Formas mistas

Nessas formas, pode-se encontrar uma combinação das anormalidades previamente descritas. A septicemia pode provocar SDE mista, dependendo da intensidade do quadro.[11] Recém-nascidos a termo em sepse apresentam menores concentrações de T3 e de T4 até o 5º dia de vida.[16] Também os lactentes gravemente infectados entre 1 e 12 meses de vida apresentam T4 e T3 baixos e T3 reverso aumentado, tanto na fase aguda da doença como na fase de recuperação, sem alteração do TSH. Nesses casos, os baixos valores de T4 foram associados à evolução clínica mais desfavorável.[17]

Estudos em prematuros com desconforto respiratório grave encontraram alterações variáveis nas concentrações de T4. O T4 total é mais baixo até o 3º dia, igualando-se aos prematuros saudáveis por volta do 7º dia; porém, eleva-se após 28 dias, e assim permanece por pelo menos 3 semanas. A concentração de TBG nesses prematuros é menor na 1ª semana de vida, coincidente com a fase aguda da doença, tornando-se mais elevada após esse período.[18]

Variações do TSH

O TSH está na faixa de normalidade em 50% dos casos, levemente reduzido em 30% e francamente suprimido em 7% (especialmente em pacientes em uso de dopamina ou glicocorticoides), embora normalmente não se apresente inferior a 0,05 μU/mL.[19]

A capacidade de resposta da hipófise ao TRH durante a SDE é variável; muitos pacientes respondem menos do que o normal, enquanto outros respondem normalmente.[20] Há também uma diminuição ou perda do ritmo diurno do TSH e, em alguns estudos, há evidências de redução da glicosilação do TSH com menor bioatividade.[21]

HIPÓTESES PARA A SDE

Existem, na literatura, algumas hipóteses que tentam explicar a fisiopatologia da SDE, resumidas a seguir:[2]

- as anormalidades representam artefatos dos testes, e o eutireoidismo seria encontrado caso ensaios mais adequados fossem empregados. Não há hipotireoidismo verdadeiro; portanto, não há indicação de tratamento;
- as anormalidades séricas de hormônio tireoidiano devem-se aos inibidores da ligação proteica do T4, e testes não adequados refletem as concentrações de hormônio livre;
- na SDE, níveis de T3 na pituitária são normais, em virtude da deiodinação local aumentada. Então, a pituitária normalmente estaria em eutireoidismo, enquanto o resto do corpo em hipotireoidismo. Isso pressupõe aumento da deiodinação T4 > T3 pela enzima D2 intrapituitária como causa do hipotireoidismo periférico;

- concentrações hormonais séricas seriam de fato baixas, e os pacientes estariam bioquimicamente em hipotireoidismo, mas isso seria uma resposta fisiológica benéfica e não deveria ser alterado por tratamento;
- por fim, a SDE seria uma forma secundária de hipotireoidismo. Os níveis séricos e teciduais de hormônio estariam realmente baixos, existiria hipotireoidismo tecidual, e isso seria provavelmente desvantajoso para o paciente. A terapia deveria, nesse caso, ser considerada ou iniciada se os níveis de tiroxina estiverem abaixo do nível de 4 mcg/dL.

DIFICULDADES DIAGNÓSTICAS

Os sintomas clínicos comuns de hipotireoidismo estão ausentes na síndrome do doente não tireoidiano e se confundem com o quadro clínico da doença de base. Esses pacientes estão geralmente com doenças agudas e são diagnosticados em estado grave. Alguns estão sedados, febris, com extenso edema, em sepse ou com pneumonias e, em geral, com características que podem facilmente mascarar evidências de hipotireoidismo. Além disso, o quadro clínico típico de hipotireoidismo não se desenvolve dentro de 2 a 3 semanas sob deprivação severa de hormônio tireoideano. Testes laboratoriais gerais também são suspeitos, já que a inanição ou a doença grave podem induzir alterações no colesterol, enzimas hepáticas, TBG e creatinofosfoquinase (CPK), excluindo dessa forma o uso desses marcadores para a confirmação do hipotireoidismo.

Basicamente é muito difícil considerar se o hipotireoidismo está ou não presente, ou se essas condições clínicas são decorrentes apenas da doença de base.

REPOSIÇÃO COM HORMÔNIO TIREOIDIANO: INDICAR OU NÃO?

O argumento mais comumente encontrado contra a reposição de T3/T4 é que isso anularia o efeito de "economia de energia" gerado pelas alterações metabólicas da SDE.

Em extensa revisão sobre a função tireoidiana em recém-nascidos doentes, concluiu-se que a reposição hormonal em prematuros e recém-nascidos doentes não parece apresentar vantagens nem causar impacto sobre o desenvolvimento neuropsicomotor.[22]

Recente revisão avaliou se o desfecho de pacientes com sepse ou choque séptico foi associado aos testes de função tireoidiana realizados ao diagnóstico ou à admissão na unidade de terapia intensiva (UTI). Seis de 9 estudos incluídos nessa revisão constataram menores valores basais tireoidianos no grupo de pacientes com desfecho desfavorável. Em nenhum dos trabalhos, foi realizada a reposição hormonal; portanto, não se sabe se o tratamento teria alterado o prognóstico.[23]

Existem dois estudos importantes em adultos, em que foi realizada a reposição de hormônio tireoidiano em pacientes com SDE. Em um estudo, administrou-se 1,5 ug/kg de peso de T4 endovenosa (EV) diariamente, em 12 pacientes, durante período de 2 a 3 semanas. Os valores de T4 se normalizaram rapidamente (sugerindo que o T4 baixo não era decorrente de defeitos de ligação), mas não houve normalização dos valores de T3.[24] A mortalidade foi igual para ambos os grupos, de 80% para o grupo tratado e o grupo-controle, não evidenciando, dessa forma, benefícios no tratamento.[25]

A reposição hormonal foi realizada em queimados graves. Foi administrado T3 (200 ug/dia) e novamente não foram encontrados efeitos de vantagem ou desvantagem no tratamento.[26]

Um estudo randômico controlado, em pacientes com insuficiência renal aguda (IRA), evidenciou a necessidade de precaução na indicação da reposição hormonal para esse tipo de patologia. Foram administrados 150 µg de tiroxina EV, 4 vezes durante 2 dias. A única alteração laboratorial encontrada foi supressão parcial do TSH; não houve alteração nítida nos valores de T3 séricos e não se observou melhora alguma na severidade da IRA. Por outro lado, a mortalidade foi mais alta nos pacientes que foram tratados (43 *versus* 13%), em relação ao grupo-controle.[27]

Um estudo mostrou benefício na reposição de T3 para pacientes prematuros que tiveram seus baixos níveis de T3 elevados com a reposição.[28]

Crianças que realizaram cirurgia cardíaca e receberam T3 no pós-operatório também necessitaram de menor suporte cardíaco durante a recuperação. Não houve alteração do desempenho cardíaco em doadores de órgãos para transplante com morte cerebral quando se administrou T3 (dose única de aproximadamente 6 ug EV).[29] Em estudo realizado anos atrás, a administração de T3 em neonatos criticamente enfermos, com severo acometimento respiratório, pareceu melhorar a sobrevida. Crianças com menos de 37 semanas de vida gestacional, ou pesando menos de 2.200 g, receberam doses profiláticas de T3 diariamente e tiveram uma mortalidade menor do que o grupo não tratado.[30]

CONCLUSÃO

Em resumo, pode-se afirmar que os estudos disponíveis, tanto em animais como em seres humanos, não provam claramente que a reposição hormonal seja vantajosa ou desvantajosa.

Os grupos de situações que se apresentam como SDE diferem nas suas características individuais e é provável que, na maioria dos casos, realmente a melhor conduta seja a não intervenção. Por outro lado, fica clara a necessidade de realização de estudos bem desenhados sobre esse tema, para que as dúvidas quanto a esse assunto tão controverso sejam esclarecidas.

REFERÊNCIAS BIBLIOGRÁFICAS

1. Wartofsky L, Burman KD. Alterations in thyroid function in patients with systemic illness: the "euthyroid sick syndrome". Endocr Rev 1982; 3:164-217.
2. DeGroot LJ. The nonthyroidal illness syndrome. Disponível em: http://www.thyroidmanager.org/chapter/the-non-thyroidal-illness-syndrome/. Acessado em: 28 out 2013.
3. Plikat K, Langgartner J, Buettner R, Bollheimer LC, Woenckhaus U, Scholmerich J et al. Frequency and outcome of patients with nonthyroidal illness syndrome in a medical intensive care unit. Metabolism 2007; 56(2):239-44.
4. Suvarna JC, Fande CN. Serum thyroid hormone profile in critically Ill children IndianSerum thyroid hormone levels in critically ill children. J Pediatr 2009; 76(12):1217-21.
5. Bayarri VM, Palle SB, Llácer BM, Chinesta SS, López AM, Izquierdo ES et al. Prevalencia y significación pronóstica del syndrome del enfermo eutiroideo en patología crítica. Rev Clin Espanhola 2001; 201(10):572-4.
6. Kohrle J, Spanka M, Irmscher K, Hesch RD. Flavonoid effects on transport, metabolism and action of thyroid hormones. Prog Clin Biol Res 1988; 280:323-40.
7. Kelly G. Peripheral metabolism of thyroid hormones: a rewiew. Altern Med Rev 2000; 5(4):306-33.
8. Dembinski J, Arpe V, Kroll M, Bartmann P, Hieronimi PG. Thyroid function in healthy and sick very-low-birth-weightinfants-thyrotropin and free thyroxine levels until the sixthweek of age. Biol Neonate 2001; 80:210-4.

9. Hashimoto H, Igarashi N, Yachie A, Miyawaki T, Sato T. The relationship between serum levels of interleukin-6 and thyroid hormone in children with acute respiratory infection. J Clin Endocrinol Metab 1994; 78:288-91.
10. Chopra J, Hershman JM, Pardrige WM, Nicoloff JT. Thyroid function in nonthyroidal illness. AnnIntern Med 1983; 98:946-57.
11. Dembinski J, Arpe V, Kroll M, Bartmann P, Hieronimi PG. Thyroid function in healthy and sick very-low-birth-weight infants-thyrotropin and free thyroxine levels until the sixthweek of age. Biol Neonate 2001; 80:210-4.
12. Schilling JU, Zimmermann T, Albrecht S, Zwipp H, Saeger HD. Low T3 syndrome in multiple trauma patients: a phenomenon or important pathogenetic factor? Medizinische Klinik 1999; 3:66-9.
13. Klein RZ, Carlton EL, Faix JD, Frank JE, Hermos RJ, Mullaney D et al. Thyroid function in very low birth weight infants. Clin Endocrinol 1997; 47:411-7.
14. Jirasakuldech B, Schussler GC, Yap MG, Drew H, Josephson A, Michl J. A characteristic serpin cleavage product of thyroxin-binding globulin appears in sepsis sera. J Clin Endocrinol Metab 2000; 85:3996-9.
15. Trotta EA. Síndrome do doente eutireoidiano em crianças com sepse ou síndrome séptica. [Dissertação]. Porto Alegre: Universidade Federal do Rio Grande do Sul, 1991.
16. Franklin R, O'Grady C. Neonatal thyroid function: effects of nonthyroidal illness. J Pediatr 1985; 107:599-602.
17. Uzel N, Neyzi O. Thyiroid function in critically ill infants with infections. Pediatr Infect Dis 1986; 5:516-9.
18. Van Wassenaer AG, Kok JH, Dekker FW, De Vijlder JJM. Thyroid function in very preterm infants: influences of gestational age and disease. Pediatr Res 1997; 42:604-9.
19. Chopra IJ. Nonthyroidal illness syndrome or euthyroid sick syndrome? Endocrine Prac 1996; 2:45-52.
20. Faber J, Kirkegaard C, Rasmussen B, Westh H, Busch-Sorensen M, Jensen IW. Pituitary-thyroid axis in critical illness. J Clin Endocrinol Metab 1987; 65:315-20.
21. Arem R, Deppe S. Fatal nonthyroidal illness may impair nocturnal thyrotropin levels. Am J Med 1990; 88:258-62.
22. Araújo MCK, Silva MHBN, Diniz EMA, Vaz FAC et al. Thyroid function in sick newborns. Pediatria (São Paulo) 2003;. 25(3):114-23.

23. Angelousi AG, Karageorgopoulos DE, Kapaskelis AM, Falagas ME. Association between thyroid function tests at baseline and the outcome of patients with sepsis or septic shock: a systematic review. Eur J Endocrinol 2011; 164(2):147-55.
24. Brent GA, Hershman JM. Thyroxin therapy in patients with severe nonthyroidal illnesses and lower serum thyroxin concentration. J Clin Endocrinol Metab 1986; 63:1-8.
25. Acker CG, Singh AR, Flick RP, Bernardini J, Greenberg A, Johnson JP. A trial of thyroxin in acute renal failure. Kidney International 2000; 57:293-8.
26. Becker RA, Vaughan GM, Ziegler MG, Seraile LG, Goldfarb W, Mansour EH et al. Hypermetabolic low triiodothyronine syndrome of burn injury. Critical Care Med 1982; 10:870-5.
27. Acker CG, Singh AR, Flick RP, Bernardini J, Greenberg A, Johnson JP. A trial of thyroxin in acute renal failure. Kidney International 2000; 57:293-8.
28. Vesely DL, San Miguel GI, Hassan I, Gower WR, Schocken DD. Atrial natriuretic hormone, vessel dilator, long-acting natriuretic hormone, and kaliuretic hormone decrease the circulating concentrations of total and free T4 and free T3 with reciprocalincrease in TSH. J Clin Endocrinol Metab 2001; 86:5438-42.
29. Novitzky D, Cooper DK, Chaffin JS, Greer AE, DeBault LE, Zuhdi N. Improved cardiac allograft function following triiodothyronine therapy to both donor and recipient. Transplantation 1990; 49:311-6.
30. Schoenberger W, Grimm W, Emmrich P, Gempp W. Thyroid administration lowers mortality in premature infants. Lancet 1979; 2:1181.

78 Insuficiência Renal Aguda

Fabíola Peixoto Ferreira La Torre

Vanda Benini

DEFINIÇÃO

A insuficiência renal aguda (IRA) é uma síndrome clínica e laboratorial caracterizada por deterioração rápida da função renal, com retenção de metabólitos nitrogenados e disfunção no equilíbrio hidroeletrolítico, de forma que normalmente não há como manter a homeostase do organismo. Em cerca de 60% dos casos, ocorre oligúria (diurese < 0,5 a 1 mL/kg/h ou inferior a 250 mL/m^2/dia) ou anúria (diurese < 1 mL/kg/dia).

ETIOLOGIA

As principais causas de IRA são: síndrome hemolítico-urêmica (SHU), pós-operatórios cirúrgicos, sepse com falência de múltiplos órgãos, politraumatismos, nefrotoxicidade por drogas e glomerulopatias primárias e secundárias. No Brasil, deve-se lembrar das gastroenterites agudas e sepse, e no período neonatal da asfixia perinatal e da síndrome do desconforto respiratório.

TABELA 1 PRINCIPAIS CAUSAS DE INSUFICIÊNCIA RENAL AGUDA

IRA pré-renal	IRA renal	IRA pós-renal
Hipovolemia/hipotensão: diarreia, vômitos, desidratação, hemorragia, choque hipovolêmico, sepse, queimaduras Insuficiência cardíaca Drogas: indometacina, tolazolina, captopril, ciclosporina, antagonistas dos receptores da angiotensina Ventilação mecânica Síndrome nefrótica: perda para o terceiro espaço Anóxia e hipoxemia neonatal Síndrome do desconforto respiratório Trombose da artéria renal Policitemia	Hipoperfusão renal sustentada Sepse, síndrome hemolítico-urêmica GNDA Glomerulonefrite rapidamente progressiva Glomerulopatia de Wegener Nefropatia por IgA Vasculites Insuficiência cardíaca Anóxia neonatal Trombose de artéria ou veias renais Anomalias renais Nefrotoxinas: aminoglicosídeos, hemoglobinúria ou mioglobinúria, uratos, cefalosporinas, contraste iodado, anfotericina B, vancomicina, anestésicos, quimioterápicos Síndrome de lise tumoral Nefrite tubulointersticial: antimicrobianos, doenças imunológicas, analgésicos, anti-inflamatórios, infiltração linfoproliferativa	Válvula de uretra posterior Estenose da junção pieloureteral ou ureterovesical bilateral ou em um rim único Refluxo vesicoureteral grave bilateral ou em um rim único Uretelocele Coágulos vesicais Tumores renais ou vesicais Bexiga neurogênica Litíase renal bilateral Fibrose retroperitoneal

IRA: insuficiência renal aguda; GNDA: glomerulonefrite difusa aguda; IgA: imunoglobulina A.

QUADRO CLÍNICO

Além dos sintomas da doença de base, os sintomas direcionados à IRA são alterações da diurese, edema e outras manisfestações de hipervolemia (as mais graves incluem hipertensão e insuficiência cardíaca, acompanhada ou não de edema pulmonar), bem como distúrbios eletrolíticos, acidose metabólica e uremia.

Os distúrbios eletrolíticos mais comuns são hipercalemia, hiponatremia, hipocalcemia e hiperfosfatemia.

A uremia causa letargia, vômitos, confusão mental e manifestações hemorrágicas (com níveis de ureia superiores a 120 mg/dL). Mais raramente e com níveis mais altos de ureia, pode ocorrer pericardite urêmica.

A presença da oligúria não é obrigatória, e a IRA não oligúrica apresenta melhor prognóstico. A anúria é mais rara e pode sugerir ausência completa da função cortical, como necrose cortical bilateral.

A anemia está sempre presente em consequência da hemodiluição, supressão de eritropoese, hemólise e perda por sangramentos.

ALTERAÇÕES LABORATORIAIS E DIAGNÓSTICO

Os achados clínicos que alertam para o diagnóstico são a diminuição do débito urinário e o aumento das concentrações plasmáticas de creatinina. Embora na maior parte a IRA seja oligúrica, pode haver diurese normal ou aumentada, geralmente relacionada ao uso de antibióticos nefrotóxicos.

Em recém-nascidos, logo após o nascimento, as concentrações plasmáticas de creatinina refletem a função renal; na primeira semana de vida, os índices caem 40 a 50% dos valores iniciais. Entre 1 mês e 2 anos de idade, a concentração de creatinina estabiliza-se em torno de 0,3 a 0,4 mg/dL e depois se eleva gradualmente, atingindo valores do adulto na adolescência.

Em crianças, não há consenso a respeito dos critérios diagnósticos de IRA. Será considerado quando a creatinina se elevar acima de dois desvios-padrão acima da média para a idade.

TABELA 2 CONCENTRAÇÕES PLASMÁTICAS DE CREATININA (MG/DL) – MÉDIA E DESVIO-PADRÃO

Idade (anos)	Meninas – média (DP)	Meninos – média (DP)
1	0,35 (0,05)	0,41 (0,1)
2	0,45 (0,07)	0,43 (0,12)
3	0,42 (0,08)	0,46 (0,11)

(continua)

(continuação)

Idade (anos)	Meninas – média (DP)	Meninos – média (DP)
4	0,47 (0,12)	0,45 (0,11)
5	0,46 (0,11)	0,5 (0,11)
6	0,48 (0,11)	0,52 (0,12)
7	0,53 (0,12)	0,54 (0,14)
8	0,53 (0,11)	0,57 (0,16)
9	0,55 (0,11)	0,59 (0,16)
10	0,55 (0,13)	0,61 (0,22)
11	0,60 (0,13)	0,62 (0,14)
12	0,59 (0,13)	0,65 (0,16)
13	0,62 (0,14)	0,68 (0,21)
14	0,65 (0,13)	0,72 (0,24)
15	0,67 (0,22)	0,76 (0,22)
16	0,65 (0,15)	0,74 (0,23)
17	0,7 (0,2)	0,8 (0,18)
18 a 20	0,72 (0,19)	0,91 (0,17)

DP: desvio-padrão.

Diferenciar a doença aguda de uma insuficiência renal crônica (IRC) de base é fundamental e alguns dados podem ser importantes, como:

- rins diminuídos podem sugerir IRC;
- anemia persistente de difícil tratamento é indicativa de doença crônica.

Na IRA, os rins encontram-se, em geral, normais ou aumentados de volume pelo processo inflamatório.

Uma vez estabelecido o diagnóstico, o passo é diferenciar as formas funcionais (pré-renais), renais e obstrutivas (pós-renais).

A insuficiência renal funcional é secundária a uma queda do fluxo sanguíneo renal grave, que determina diminuição da filtração glomerular, porém com função tubular preservada e morfologia renal intacta. As provas laboratoriais revelam função tubular normal com intensa atividade absortiva, com consequente diminuição da excreção de água livre e sódio e aumento da osmolalidade urinária em relação à plasmática. A relação entre creatinina urinária e plasmática também está elevada. As concentrações séricas de ureia são desproporcionalmente mais elevadas.

Quando a função tubular está prejudicada, há diminuição da capacidade absortiva, a osmolalidade urinária é igual ou menor que a plasmática, a U/P de creatinina diminui e a fração de excreção de sódio está elevada (superior a 2%).

Solicitar no quadro agudo:

- hemograma com reticulócitos e plaquetas;
- ureia e creatinina: são produzidas de forma endógena e excretadas na urina primariamente por filtração glomerular. Na IRA, a ureia aumenta cerca de 20 a 40 mg/dL/dia. A creatinina resulta da degradação enzimática da creatina encontrada no músculo esquelético. Em condições metabólicas estáveis, em presença de anúria estima-se que aumente 0,5 a 1,5 mg/dL. Uma estimativa pode ser feita com as fórmulas a seguir:
  - creatinina sérica = 0,004 altura (cm);
  - creatinina sérica em meninos = 0,35 + 0,03 × idade em anos;
  - creatinina sérica em meninas = 0,37 + 0,02 × idade em anos;
  - sódio, potássio, cálcio, fósforo;
  - gasometria.

Para a investigação do quadro, solicitar também complemento total e frações, proteína total e frações, culturas, urina tipo I, sódio e potássio urinários, osmolaridade urinária, ureia e creatinina urinárias. Tem-se como exames complementares: radiografia de tórax, ultrassonografia de rins e vias urinárias.

TABELA 3 INSUFICIÊNCIA RENAL AGUDA PRÉ-RENAL × RENAL (PARENQUIMATOSA)		
	Pré-renal	**Renal**
Sódio urinário	< 20 mEq/L	> 40 mEq/L
Creatinina urinária/ creatinina plasmática	> 40	< 40
Fração de excreção de sódio	< 1%	> 1%
Ureia plasmática/ creatinina plasmática	> 20	
Osmolalidade urinária (mOsm/kg H_2O)	> 500	< 350
Osmolalidade urinária/plasmática	> 1,3	< 1,1
Índice de falência renal (IFR)	< 1	> 2

$$\text{FE do Na} = \frac{\text{Na urinário}}{\text{creatinina urinária}} \times \frac{\text{creatinina plasmática}}{\text{Na plasmático}} \times 100$$

Diferenciar a doença aguda de uma insuficiência renal crônica de base é fundamental e alguns dados podem ser importantes, como:

- rins diminuídos podem sugerir IRC;
- anemia persistente de difícil tratamento é um dado a favor de doença crônica;
- na IRA, os rins encontram-se em geral normais ou aumentados de volume pelo processo inflamatório.

MANEJO DO PACIENTE COM INSUFICIÊNCIA RENAL AGUDA

Conduta inicial

- Afastar rapidamente causas pré-renais: usar reposição volumétrica e suporte inotrópico, se indicado, associado ou não a diuréticos;
- afastar causa obstrutiva: cateterismo ou cirurgia;

- diferenciação entre IRA e IRC: história clínica e familiar detalhada; avaliar estatura, peso, hidratação, congestão pulmonar e sistêmica e edema;
- prova terapêutica com volume: para o caso de IRA pré-renal;
- prova terapêutica com furosemida: a terapia com diuréticos não afeta a mortalidade na IRA e não melhora seu prognóstico. Pode facilitar o manejo clínico de pacientes que respondem com diurese. Com essa finalidade, em pacientes oligúricos que não tenham respondido à prova de volume, deve-se administrar furosemida, 1 a 2 mg/kg/dose, em uma ou mais doses repetidas ou em infusão contínua. Havendo resposta, pode ser necessário o uso de altas doses para manter um débito urinário adequado. Pode-se tentar resposta ao uso de infusão contínua (0,1 a 1 mg/kg/h). Manter o diurético em altas doses por tempo prolongado não é recomendado.

O uso do manitol, quando da urgência de IRA, não apresenta eficácia comprovada e pode causar complicações como insuficiência cardíaca congestiva (ICC), edema pulmonar e hemorragia intracraniana. Seu uso nessa situação não é recomendado.

O uso de dopamina também não é recomendado, pois não mostrou benefícios em um estudo multicêntrico em pacientes com IRA, ou seja, não promoveu aumento da filtração glomerular, diminuição da diálise, diminuição da mortalidade ou do tempo da evolução da doença.

Deve-se manter uma sonda vesical para acompanhar as respostas.

Tratamento

- Terapia de reposição hídrica: em paciente com IRA oligúrica, adequar o volume às perdas insensíveis, acrescendo-se o volume de líquidos excretados; o objetivo é manter o paciente euvolêmico. O balanço hídrico deve ser visto diariamente e, em pacientes críticos, em intervalos menores. As perdas insensíveis subtraídas da produção de água endógena estão estimadas em 400 mL/m^2/dia (30 a 40 mL/kg/dia no recém-nascido). Para pacientes em ventilação pulmonar mecânica, deve-se considerar menor volume de perdas insensíveis. O paciente deve ser pesado diariamente e

TABELA 4 TRATAMENTO DA HIPERCALEMIA

Droga	Dose	Efeito	Início da ação	Duração da ação	Observações
Gluconato de cálcio 10%	0,5 a 1 mL/kg	Antagonização Efeitos eletrofisiológicos (K)	Imediato	Minutos	EV, em 5 a 10 minutos, com monitoração (ECG)
Salbutamol	2,5 mg, se < 25 kg 5 mg, se > 25 kg	Transfere o K para intracelular	15 a 30 minutos	4 a 6 horas	Nebulização em 10 a 15 minutos
Bicarbonato de sódio (se tiver acidose)	1 a 2 mEq/kg	Transfere o K para intracelular	15 a 30 minutos	1 a 4 horas	EV, em 10 a 30 minutos
Glicose	0,5 a 1 g/kg	Transfere o K para intracelular	30 a 60 minutos	3 a 6 horas	EV, em 15 a 30 minutos
Insulina	0,1 UI/kg	Transfere o K para intracelular			EV ou SC
Resina trocadora de K (Sorcal – 1 g tem 3,3 mEq de Ca; ou Kayexalate – 1 g tem 4,1 mEq de Na)	1 g/kg	Remover o K do corpo	1 a 2 horas	4 a 6 horas	VO ou enema, diluído em soro glicosado a 10%, 2 a 4 mL/g de resina com 1 a 2 horas de retenção, a cada 6 horas 1 g de resina remove 1 mEq de K

UI: unidades internacionais; EV: endovenoso(a); ECG: eletrocardiograma: SC: subcutânea; VO: via oral.

espera-se uma diminuição diária de 0,5 a 1% do peso em decorrência do hipercatabolismo;

- hiperpotassemia: requer monitoração eletrocardiográfica e dosagem sérica a cada 6 ou 12 horas, além da restrição rigorosa deste íon;
- hiponatremia: anormalidade comum na IRA, geralmente decorrente de sobrecarga hídrica. O tratamento deve ser restrição hídrica; a administração de NaCl 20% é reservada para casos graves, com sintomas neurológicos secundários ao edema e à hipertensão intracraniana, como torpor e convulsões (Na sérico < 120 mEq/L). Pode-se utilizar a seguinte fórmula:

$$\text{Quantidade de Na (mEq)} = (\text{Na desejado} - \text{Na atual}) \times \text{ACT}$$

Em que: ACT = água corporal total, 70% do peso em recém-nascido, 65% em lactentes e 60% em crianças maiores ou adolescentes, realizar a correção com NaCl 3%, com infusão lenta em 2 a 4 horas.

- hipernatremia: menos comum e geralmente se deve à administração iatrogênica de sódio;
- hipocalcemia: é secundária principalmente a hiperfosfatemia, deficiência de vitamina D3 e hipoalbuminemia. Em geral é leve e melhora com o tratamento da hiperfosfatemia. Nos casos graves e sintomáticos, administrar gluconato de cálcio (0,5 a 0,6 mL/kg), EV, em 5 a 10 minutos, com monitoração eletrocardiográfica;
- hiperfosfatemia: restrição de fósforo da dieta e uso de quelantes, como hidróxido de alumínio (60 mg/kg/dia, VO, por períodos curtos) ou carbonato de cálcio (100 mg/kg/dia, VO ou via sonda nasogástrica). A diálise para o tratamento desse distúrbio fica reservada para os casos refratários que cursam com hipocalcemia grave;
- acidose metabólica: em casos graves e refratários, o método de escolha para o tratamento, quando associado a hipervolemia, é a diálise.
  - bicarbonato < 12 mEq/L = corrigir pelas fórmulas usadas. 1/2 déficit × peso × 0,5 = mEq bicarbonato;

- hipertensão: diuréticos, restrição diurética e diálise podem ser úteis quando há hipervolemia. A nifedipina (0,25 a 0,5 mg/kg/dose, sublingual, a cada 6 horas) e o captopril (0,3 a 1 mg/kg, a cada 6 a 8 horas, com dose máxima de 6 mg/kg/dia, via oral) têm se mostrado as drogas mais úteis. O nitroprussiato de sódio é reservado (0,5 a 8 mcg/kg/min) para os casos graves e deve ser diluído em soro glicosado 5%, protegido da luz. A hidralazina é utilizada na hipertensão arterial sistêmica (HAS) aguda ou na substituição do nitroprussiato. É usada por via endovenosa, 0,2 a 0,5 mg/kg, com início de ação em 2 horas. O propranolol pode ser benéfico;
- infecções: tratar agressivamente (principal causa de óbito):
  - tratar anemia (concentrado de hemácias: 10 mL/kg), cuidando da expansão volumétrica.

Terapia nutricional na insuficiência renal aguda

Atualmente, o aporte de proteínas recomendado na IRA é de 0,8 a 1 g/kg/dia para pacientes não catabólicos e 1,2 a 1,5 g/kg/dia para pacientes hipercatabólicos, podendo-se atingir no máximo 2 g/kg/dia em situações de hipercatabolismo grave.

Deve-se iniciar com 0,6 g/kg/dia de proteínas e as quantidades devem ser aumentadas gradualmente, monitorando-se o nitrogênio ureico sanguíneo, que deve permanecer abaixo de 100 mg/dL.

Para pacientes com nutrição parenteral, recomenda-se atualmente o uso de soluções que contenham aminoácidos essenciais e não essenciais.

O gasto calórico pode ser calculado, multiplicando-se o gasto energético basal (pela regra de Holliday-Segar) por um fator de estresse.

Fatores de estresse:

- sepse: 1,1 a 1,3;
- disfunção de múltiplos órgãos: 1,2 a 1,4;
- politrauma: 1,2 a 1,4;
- queimadura: 1,2 a 2.

Ajustes de medicamentos na insuficiência renal aguda

A taxa da filtração glomerular é estimada na infância por meio da seguinte fórmula:

$$TFG = k \times \text{estatura (cm)/Cr (mg)}$$

Em que:

k = 0,33 em prematuros até 1 ano;

k = 0,45 no RN a termo até 1 ano;

k = 0,55 em crianças e adolescentes do gênero feminino;

k = 0,7 para adolescentes do gênero masculino.

Indicações de diálise peritoneal ou hemodiálise

- Hiperpotassemia grave e refratária ao tratamento conservador;
- complicações por sobrecarga hídrica como ICC, edema pulmonar, hipertensão arterial intratável;
- acidose grave e persistente (pH < 7,2 e bicarbonato < 12 mEq/L);
- complicações de uremia (nitrogênio ureico: 150 a 200 mg/dL), com uremia sintomática;
- hipocalcemia sintomática com fosfato aumentado;
- hiponatremia grave;
- "profilática" na presença de piora rápida e progressiva da IRA.

BIBLIOGRAFIA

1. Andreoli SP. Acute renal failure. Curr Opinion Ped 2002; 14:183.
2. Feld LG, Springate JE, Fildes RD. Acute renal failure. I. Pathophysiology and diagnosis. J Pediatr 1986; 109:401-8.
3. Schvartsman BGS, Andrade OVB. Insuficiência renal aguda. In: Knobel E (ed.). Terapia intensiva: pediatria e neonatologia. São Paulo: Atheneu, 2005. p.421-35.

4. Schvartsman BGS, Balestri D, Panico F. Insuficiência renal aguda. In: Marcondes E, Vaz FAC, Ramos JLA, Okay Y (eds.). Pediatria básica. 9.ed. São Paulo: Sarvier, 2003. p.468.
5. Strazdins V, Watson AR, Harvey B. Renal replacement therapy for acute renal failure in children: European guidelines. Pediatr Nephrol 2004; 19:199.

79 Crise Hipertensiva em Crianças e Adolescentes

Taís Helena Mastrocinque

INTRODUÇÃO

Definição de hipertensão arterial na infância e adolescência

A criança e o adolescente são considerados hipertensos quando a pressão arterial (PA) sistólica e/ou diastólica estiver igual ou acima do percentil (p) 95 das tabelas de normalidade de PA para sexo, idade e respectivo percentil de altura. A elevação deve ter sido confirmada em pelo menos três ocasiões diferentes em que se empregou metodologia adequada de aferição da PA, de acordo com as recomendações do National High Blood Pressure Education Program Working Group on High Blood Pressure in Children and Adolescents.

A PA deve ser aferida em consulta de rotina a partir dos 3 anos de idade ou em qualquer faixa etária se a criança apresentar comorbidades ou histórico de prematuridade, cardiopatia, cirurgias ou outras afecções.

A partir de 1 ano, as medidas encontradas devem ser lançadas em tabelas que levam em consideração sexo, idade e percentil de altura de crianças e adolescentes de 1 a 17 anos, e contêm os percentis 50, 90, 95 e 99 de pressão arterial sistólica (PAS) e pressão arterial diastólica (PAD) para os referidos parâmetros. O método de eleição é o auscultatório, sendo muito importante a escolha do manguito adequado.

TABELA 1 METODOLOGIA DE AFERIÇÃO DA PA

Ambiente e criança/adolescente	Calmos, maiores de 2 anos sentados, repouso de 5 minutos antes da aferição
Posição do braço	Braço direito elevado e apoiado na altura do coração
Posição do estetoscópio	Sobre a artéria braquial direita, na fossa cubital
Tamanho do manguito	Largura do componente inflável: 40% da circunferência do braço a meia distância entre o acrômio e o olécrano Comprimento do componente inflável: 80 a 100% da circunferência do braço
PAD	5º som de Korotkoff para qualquer idade
PAD igual a zero	Aferir novamente; se persistir zero, considerar o 4º som
PAS e PAD a se lançar nas tabelas	Aferir a PA 2 vezes na consulta com intervalo mínimo de 2 minutos, obter as médias das sistólicas e diastólicas e lançar nas tabelas

PA: pressão arterial; PAD: pressão arterial diastólica; PAS: pressão arterial sistólica.

Pré-hipertensão

Valores de PA sistólica e/ou diastólica entre o percentil 90 e o 95 ou, para adolescentes, PA maior ou igual a 120 × 80 mmHg e abaixo do percentil 95 para sexo, idade e altura.

Hipertensão estágio I

Valores de PA sistólica e/ou diastólica entre o percentil 95 e o 99 mais 5 mmHg para sexo, idade e altura.

Hipertensão estágio II

Valores de PA sistólica e/ou diastólica acima do percentil 99 mais 5 mmHg para sexo, idade e altura.

TABELA 2 CAUSAS DE HIPERTENSÃO ARTERIAL NA INFÂNCIA			
Recém-nascidos	**Primeiro ano de vida**	**1 a 6 anos de idade**	**6 a 12 anos de idade**
Trombose de veia/ artéria renal	Doença do parênquima renal	Doença do parênquima renal	Doença do parênquima renal
Malformação renal	Doença renovascular	Doença renovascular	Doença renovascular
Doença renal policística autossômica recessiva Broncodisplasia Coartação de aorta	Coartação de aorta	Coartação de aorta Medicamentos Causas endócrinas Hipertensão primária	Hipertensão primária Coartação de aorta Causas endócrinas Iatrogênicas

CAUSAS DE HIPERTENSÃO ARTERIAL NO ADOLESCENTE

A principal causa é a hipertensão primária ou essencial. No entanto, outras causas estão discriminadas na Tabela 3.

TABELA 3 CAUSAS DE HIPERTENSÃO ARTERIAL NO ADOLESCENTE
Hipertensão primária ou essencial
Associada à síndrome metabólica Associada à obesidade sem síndrome metabólica completa
Hipertensão de causa renal
Glomerulopatias Doença renal policística Síndrome de Liddle
Renovascular
Displasia fibromuscular de artéria renal Arterites (arterite de Takayasu, outras vasculites)
Vasculares
Coartação de aorta Síndrome da aorta média

(continua)

(continuação)

Causas endócrinas
Hipertireoidismo Hipotireoidismo Hiperplasia adrenal congênita (deficiência de 11-hidroxilase) Síndrome de Cushing/doença de Cushing Hiperaldosteronismo
Neurológicas
Hipertensão intracraniana Síndrome de Guillain-Barré Disautonomia Poliomielite
Tumores
Feocromocitoma Outros
Iatrogênicas
Uso de anticoncepcionais Anti-inflamatórios não hormonais Drogas simpatomiméticas Corticosteroides Eritropoetina Etanol Cafeína Licores Cocaína Anabolizantes

É importante lembrar que se pode estar diante de uma causa transitória de hipertensão, como glomerulonefrite difusa aguda pós-estreptocócica, hipervolemia de diversas etiologias, pielonefrite e outras.

CRISE HIPERTENSIVA

Geralmente, a hipertensão secundária é mais comum em lactentes e crianças e, entre os adolescentes, há maior prevalência de hipertensão primária. A hipertensão arterial (HA) grave, estágio II, frequentemente está associada a uma causa de base e os valores de PA encontrados estão 20 mmHg acima do p95 para sexo, idade e estatura.

A crise hipertensiva é definida como um aumento súbito e abrupto da pressão a partir de um valor basal. Pode ocorrer em indivíduos previamente hígidos ou previamente hipertensos.

Para adultos, a definição de crise hipertensiva é o aumento da PA para valores maiores que 50% em relação aos valores normais ou para valores acima de 180 × 120 mmHg. Para crianças e adolescentes, não há valores fixos definidos.

Trata-se de evento relativamente raro, principalmente na infância, porém se associa a altas taxas de morbidade e mortalidade, podendo ter efeitos devastadores a curto e longo prazos, daí a necessidade de atendimento rápido, seguro e efetivo, visando ao alívio rápido dos sintomas, bem como à prevenção do risco imediato de morte e de comorbidades futuras.

A crise hipertensiva deve ser dividida em urgência hipertensiva e emergência hipertensiva.

Urgência hipertensiva

A urgência hipertensiva é caracterizada pelo aumento abrupto da PA, porém sem sinais de acometimento agudo de órgãos-alvo e, portanto, sem risco iminente de morte para o paciente. Geralmente, os sintomas são leves, como cefaleia, irritabilidade e desconforto abdominal, não sendo acompanhados de sinais de disfunção orgânica. Os riscos, nesse caso, são potenciais, pois a hipertensão grave não controlada pode levar a sequelas ao longo dos anos, como danos neurológicos, renais e ao sistema cardiovascular.

Emergência hipertensiva

A emergência hipertensiva é acompanhada de risco imediato de morte pela ameaça iminente à integridade dos sistemas cardiovascular, renal e neurológico.

Clinicamente, podem ocorrer sinais de insuficiência cardíaca congestiva (ICC), encefalopatia hipertensiva: crises convulsivas, déficits neurológicos, sinais de acidente vascular cerebral (AVC) isquêmico ou hemorrágico, encefalopatia posterior reversível, hemorragia retiniana, papiledema, perda aguda de visão, oligoanúria e insuficiência renal aguda. Outros sinais e sintomas podem estar presentes, dependendo da doença de base ou desencadeante: crises paroxísticas de taquicardia, taquipneia, sudorese, cefaleia no feocromocitoma, edema nas glomerulopatias, sinais de vasculite, etc.

FISIOPATOGENIA DA CRISE HIPERTENSIVA

A sequência de eventos que culminam com a elevação abrupta da PA nem sempre está bem esclarecida. Sabe-se que a rapidez, o grau e a duração da elevação da PA são determinantes da gravidade da crise, a qual, por sua vez, pode estar relacionada a sobrecarga hídrica, retenção de sódio, disfunção endotelial, hormonal e outros fatores desencadeantes.

A homeostase da PA é determinada por várias forças incluindo o sistema cardiovascular e os rins, modulados por sistemas hormonais e pelo sistema nervoso central (SNC).

O SNC tem papel central na regulação da pressão sanguínea.

Os sistemas simpático e parassimpático, via reflexo barorreceptor, a ação de hormônios hipotalâmicos e hipofisários, a vasopressina e a angiotensina II têm ação homeostática, estabilizando a PA de forma a manter o fluxo tecidual constante.

Os barorreceptores estabilizam a pressão dentro de limites compensatórios de autorregulação. Quando os valores de PA ultrapassam o *set point* (ponto--alvo), podem ocorrer isquemia ou extravasamento de sangue para o SNC e edema cerebral.

Em pacientes com hipertensão crônica, ocorrem alterações vasculares funcionais e estruturais compensatórias, a fim de manter as perfusões cerebral e renal normais, de forma a proteger esses órgãos das lesões decorrentes da hiperperfusão. O *set point* dos barorreceptores nesses indivíduos está desviado para níveis mais elevados, e a sensibilidade de seus receptores é diminuída de forma que sua regulação do fluxo sanguíneo cerebral ocorre com valores de PA mais elevados (maior tolerância a valores de PA mais altos) e, de forma inversa, podem apresentar isquemia cerebral diante de quedas abruptas e rápidas da PA.

Na maioria dos casos de hipertensão arterial e crise hipertensiva, a resistência periférica está aumentada e as crises hipertensivas são predominantemente angiotensina-dependentes.

AVALIAÇÃO E DIAGNÓSTICO

A avaliação do paciente com crise hipertensiva deve ser iniciada no setor de emergência, priorizando história e exame físico detalhados e dirigidos de forma a se detectar o risco potencial ou imediato de morte e, portanto, a presença ou não de acometimento de órgãos vitais para que se inicie intervenção imediata.

Entre os dados de história, é importante que se obtenham informações sobre patologias de base do paciente, se já era hipertenso, se fazia uso de medicações e quais, se parou de usar medicações anti-hipertensivas, se tem história de uso de drogas ilícitas ou lícitas com efeito hipertensor e quais os sinais e sintomas que vinha apresentando nos últimos dias.

Entre os dados de exame físico, além de se aferir a PA e palpar os pulsos em todos os membros, devem-se obter os demais sinais vitais, avaliação cardiopulmonar completa, abdominal, avaliação neurológica e fundo de olho.

No atendimento de emergência, é possível colher hemograma, exames de função renal, hepática, eletrólitos, gasometria, urina tipo I, realizar eletrocardiograma, radiografia de tórax e, na medida do possível e com o paciente estabilizado, outros exames, como ecocardiograma, tomografia de crânio, etc., de acordo com a suspeita diagnóstica.

A sequência de avaliação da causa da hipertensão depende da faixa etária e da suspeita clínica. Uma investigação mais detalhada e dirigida só será possível à medida que se estabilize o quadro clínico do paciente.

TABELA 4 PRIMEIRA FASE DE INVESTIGAÇÃO

Exames gerais	Avaliação de órgãos-alvo
Hemograma completo	Eletrocardiografia
Urina tipo I/urocultura (individualizar)	Radiografia de tórax
Na/K; ureia/creatinina	Ecocardiograma bidimensional com cálculo de massa de VE
Glicemia de jejum/curva glicêmica	Fundo de olho/retinografia
Insulinemia/curva insulinêmica	
Colesterol total e frações	
Triglicérides	
Ácido úrico	
AST/ALT	
Microalbuminúria em urina de 24 horas	
Renina e aldosterona (individualizar)	
Ultrassonografia renal com Doppler das artérias renais	
Polissonografia (individualizar)	
MAPA (individualizar)	
Teste ergométrico (individualizar)	

AST: asparto aminotransferase; ALT: alanina aminotransferase; VE: ventrículo esquerdo; MAPA: monitoração ambulatorial da pressão arterial.

TABELA 5 INVESTIGAÇÃO ESPECÍFICA

Exame	Suspeita diagnóstica
Catecolaminas séricas e urinárias Metanefrinas urinárias Ácido vanilmandélico urinário	Feocromocitoma
Mapeamento com metaiodobenzilguanidina Exames de imagem	Feocromocitoma
T3, T4, TSH, anticorpos antitireoide Exames de imagem	Hipo/hipertireoidismo
Renina e aldosterona	Hiperaldosteronismo

(continua)

(continuação)

Exame	Suspeita diagnóstica
Cortisol, ACTH, teste de estímulo com CRH/exames de imagem	Síndrome de Cushing Doença de Cushing
Teste do captopril sensibilizado com dosagem de renina periférica	Hipertensão renovascular
Desoxicorticosterona Composto S	Hiperplasia adrenal congênita, deficiência de 11-hidroxilase
Cintilografia renal com Tc^{99} DMSA	Nefropatia do refluxo, hipoplasia renal, pielonefrite
TC/RNM de crânio	Tumores de SNC
Estudo com radioisótopo: Tc^{99} DTPA sensibilizado com captopril Estudo com radioisótopo: Tc^{99} MAG 3 Angiorressonância magnética de artérias renais Angiotomografia com reconstrução tridimensional de imagens Arteriografia (padrão-ouro) Venografia com coleta de renina nas veias renais	Hipertensão renovascular
TC/RNM de abdome	Tumores

ACTH: hormônio adrenocorticotrófico; CRH: hormônio liberador da corticotrofina; RNM: ressonância nuclear magnética; SNC: sistema nervoso central; TC: tomografia computadorizada.

MANUSEIO

Tanto a urgência como a emergência hipertensiva requerem tratamento imediato com anti-hipertensivos. O objetivo do tratamento é reduzir gradualmente a PA para a estabilização do quadro a fim de preservar os órgãos-alvo, porém sem que ocorram efeitos adversos da terapêutica, como, por exemplo, a neuropatia isquêmica do nervo óptico, a mielopatia isquêmica transversa ou até mesmo AVC isquêmico e insuficiência renal. Esses efeitos podem ocorrer quando a redução da PA é feita de forma abrupta levando à hipotensão em valores absolutos ou relativos (se considerarmos os hipertensos crônicos).

As urgências hipertensivas podem ser tratadas com anti-hipertensivos orais (Tabela 6).

As emergências hipertensivas devem ser tratadas com drogas endovenosas (EV) e que possam ser tituladas, preferencialmente em unidade de terapia intensiva (UTI) e sob monitoração (Tabela 7). O objetivo deve ser uma redução inicial da PA não maior que 25% dos valores iniciais em um período de 6 a 8 horas, seguida de redução gradual por 24 a 48 horas até que a PA atinja valores abaixo do p90 para sexo, idade e altura (pacientes com lesão de órgãos-alvo ou doenças de base como diabete melito e doença renal crônica) ou abaixo do p95 para sexo, idade e altura (pacientes sem comorbidades de base).

A escolha da droga na emergência depende da etiologia da hipertensão, mas sempre devem ser utilizados medicamentos de uso EV, com ação de início rápido, tituláveis, com meia-vida curta, eficazes e seguros. A Food and Drug Administration (FDA) não recomenda o uso de nifedipina de efeito rápido sublingual ou oral nas urgências e emergências hipertensivas, pois não se tem controle sobre os efeitos obtidos e as comorbidades secundárias a uma possível hipotensão. O risco é maior para crianças com hipertensão arterial crônica que para crianças previamente hígidas. Caso não haja outro recurso imediato, devem-se utilizar doses menores (0,1 mg/kg/dose) e repetir se necessário. Outra opção, enquanto se providencia a transferência para UTI ou se prepara a medicação para infusão contínua, é o uso de hidralazina intramuscular (IM) ou EV, se não houver contraindicações.

Na Santa Casa de Misericórdia de São Paulo, o nitroprussiato de sódio é o medicamento mais empregado, porém há outros medicamentos eficazes e que podem ser utilizados (Tabela 7).

Nitroprussiato de sódio

Vasodilatador direto, considerado medicamento de primeira linha no tratamento da emergência hipertensiva. Sua desvantagem é a toxicidade potencial do tiocianato, principalmente em casos de disfunção hepática e renal. A presença desse elemento pode ser monitorada, e o risco de toxicidade é menor se utilizado por curtos períodos. Não deve ser a droga de escolha em crianças com coartação de aorta, traumatismo de crânio fechado ou sinais de hipertensão intracraniana.

Nicardipina

Bloqueadora de canal de cálcio, pode ser utilizada por via EV e contínua. Leva a relaxamento da musculatura dos vasos e vasodilatação periférica. Trata-se também de droga de primeira linha. Pode ser uma boa alternativa para crianças em insuficiência renal e risco de intoxicação pelo tiocianato.

Labetalol

Alfa e betabloqueador. Não provoca taquicardia reflexa, porém tem meia-vida relativamente longa (3 a 5 horas). Também é considerado de primeira linha, porém não há muita experiência com seu uso em crianças. Não deve ser utilizado em pacientes com broncoespasmo ou ICC, e deve ser utilizado com cuidado em diabéticos.

Esmolol

Trata-se de betabloqueador cardiosseletivo. Pode causar bradicardia, ICC e broncoespasmo. É particularmente eficiente em lactentes em emergência hipertensiva, particularmente após cirurgias de correção de cardiopatia congênita.

Hidralazina

Droga vasodilatadora, pode ser utilizada em algumas situações como no período neonatal, adolescentes gestantes com crise hipertensiva e recém-nascidos gravemente doentes sem condições de uso de anti-hipertensivos por via enteral. É utilizada em bolo, não de forma contínua e titulável. Também pode ser administrada enquanto se prepara a medicação titulável. Pode provocar taquicardia reflexa.

Enalaprilato

É o único inibidor da enzima conversora da angiotensina (ECA) disponível para uso EV e que pode ser utilizado na hipertensão renino-mediada. Os dados são limitados quanto ao uso em crianças com crise hipertensiva. De preferência, seu uso deve ser evitado no período neonatal, em gestantes, pacientes com insuficiência renal e hipercalemia. Deve-se utilizar com cuidado em casos de hipertensão renovascular.

Fenoldopam

Trata-se de agonista dopaminérgico de ação rápida, aumentando o fluxo sanguíneo renal e excreção de sódio. Está bem indicado em pacientes com crise hipertensiva e insuficiência renal.

Fentolamina

Alfabloqueador exclusivo, droga de escolha em crises hipertensivas catecolamina-induzidas (feocromocitoma).

Diazóxido

Tem efeitos colaterais importantes, como retenção de água e sódio, hiperglicemia. Não tem sido utilizado.

CONSIDERAÇÕES GERAIS

Deve-se lembrar do uso de diuréticos em situações de hipervolemia.

Fentolamina, fenoxibenzamina, prazosin e doxazosina são bloqueadores alfa-adrenérgicos utilizados em hipertensão catecolamina-induzida, como é o caso do feocromocitoma. O preparo pré-operatório desses pacientes deve incluir boa hidratação e oferta de sódio para evitar a hipotensão durante e após a cirurgia. O alfabloqueio sempre deve preceder o betabloqueio.

Esmolol, labetalol e enalaprilato podem ser administrados de forma intermitente e não contínua. O labetalol e a nicardipina EV estão bem indicados na crise hipertensiva pós-transplante.

Apenas os pacientes em emergência hipertensiva requerem redução imediata da PA com medicação EV. Em todos os outros casos, prefere-se o uso de anti-hipertensivos orais. A escolha deve ser individualizada.

À medida que o paciente com emergência hipertensiva estiver estável, consciente e com a PA controlada à custa de medicação EV há 24 a 48 horas, anti-hipertensivos orais devem ser introduzidos gradualmente, e suas doses devem ser ajustadas à medida que se reduz a dose do anti-hipertensivo EV, até sua completa suspensão.

Em pacientes que sofreram AVC isquêmico, não se deve reduzir a PA, exceto em circunstâncias especiais e, nesse caso, nunca mais que 20% do valor inicial da PA nas primeiras 24 horas.

Em pacientes com aneurisma dissecante de aorta, a PAD deve ser reduzida em 15% nos primeiros 5 a 10 minutos.

FIGURA 1 Guia de avaliação e uso de anti-hipertensivos IV na emergência hipertensiva.

PA: pressão arterial.

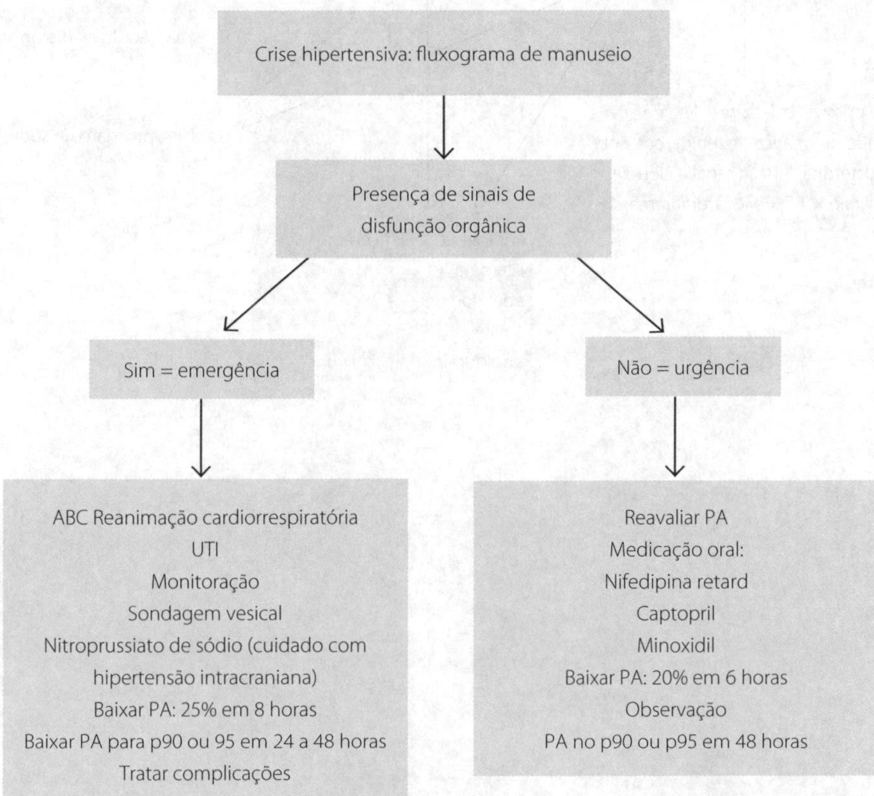

FIGURA 2 Fluxograma de atendimento da crise hipertensiva.

ECG: eletrocardiograma.
Fonte: Demetrius, 2009.

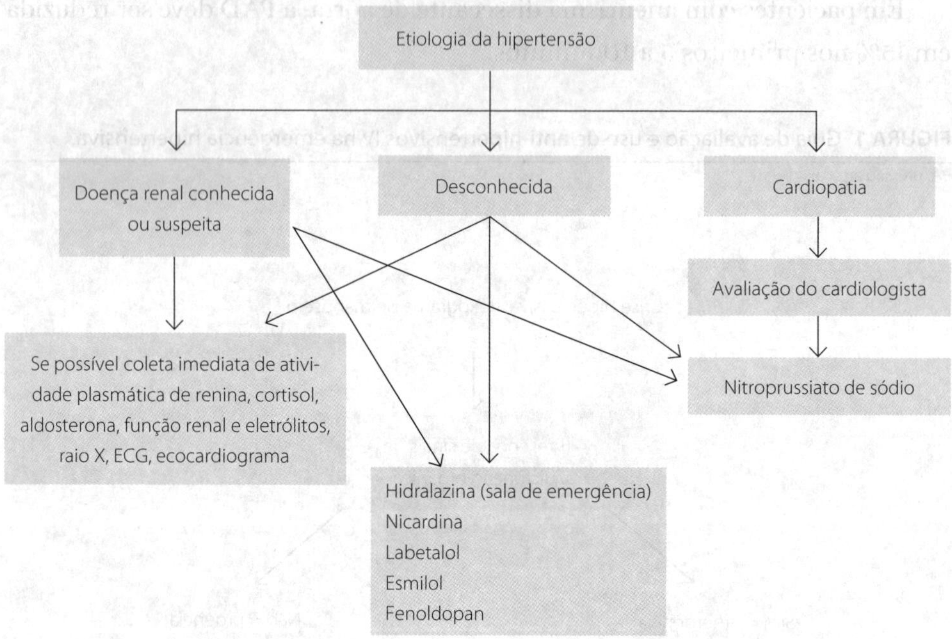

TABELA 6 ANTI-HIPERTENSIVOS MAIS UTILIZADOS NO TRATAMENTO DA HIPERTENSÃO ARTERIAL

Classe	Droga	Dose	Intervalo	Efeitos colaterais
Betabloqueadores	Atenolol	1 mg/kg/dia, máx. 2 mg/kg/dia ou 200 mg/dia	1 a 2 vezes/dia	Cuidado na asma Monitorar FC, lipídios e glicemia Contraindicado nos atletas
	Propranolol	0,5 a 1 mg/kg/dia, máx. 8 mg/kg/dia ou 640 mg/dia	2 a 3 vezes/dia	
Antagonistas dos canais de cálcio	Nifedipina de liberação lenta	0,25 a 0,5 mg/kg/dia, máx. 3 mg/kg/dia ou 180 mg/dia	1 a 2 vezes/dia	Taquicardia, rubor facial, edema de membros inferiores Anlodipino pode ser formulado como suspensão
	Anlodipino	0,1 a 0,6 mg/kg/dia, máx. 20 mg/dia	1 a 2 vezes/dia	

(continua)

(continuação)

Classe	Droga	Dose	Intervalo	Efeitos colaterais
Diuréticos	HCTZ	1 a 4 mg/kg/dia máx. 100 a 200 mg/dia	1 a 2 vezes/dia	Hipocalemia, hipercalemia, aumento de ácido úrico e glicemia, ineficaz com *clearance* de creatinina < 25 mL/min
	Clortalidona	1 a 3 mg/kg/dia ou máx. 50 mg/dia	1 vez/dia	
	Furosemida	0,5 a 6 mg/kg/dia, máx. 600 mg/dia	2 a 4 vezes/dia	Hipocalemia e hipocalcemia
	Espironolactona	1 a 3,3 mg/kg/dia, máx. 200 mg/dia	1 a 2 vezes/dia	Poupador de potássio
	Amilorida	0,4 a 0,625 mg/kg/dia, máx. 20 mg/dia	1 vez/dia	Poupador de potássio
Antagonista alfaperiférico	Doxazosina	1 a 4 mg/dia	1 vez/dia	Hipotensão postural
	Prazosin	0,05 a 0,1 mg/kg/dia, máx. 0,5 mg/kg/dia	1 a 3 vezes/dia	
Vasodilatadores	Hidralazina	0,75 a 7,5 mg/kg/dia, máx. 300 mg/dia	2 a 4 vezes/dia	Taquicardia reflexa, cefaleia, tontura

(continua)

(continuação)

Classe	Droga	Dose	Intervalo	Efeitos colaterais
Vasodilatadores	Minoxidil	0,1 a 0,2 mg/kg/dia, máx. 50 mg/dia ou 1 mg/kg/dia	1 ou 2 vezes/dia	Hipertricose Derrame pericárdico
Inibidores da ECA	Captopril	0,5 a 6 mg/kg/dia, máx. 450 mg/dia	3 a 4 vezes/dia	Tosse, hipercalemia, insuficiência renal aguda Teratogênico
	Enalapril	0,1 a 0,5 mg/kg/dia, máx. 40 mg/dia	1 a 2 vezes/dia	Tosse menos frequente
	Lisinopril	0,07 a 0,6 mg/kg/dia, máx. 80 mg/dia	1 vez/dia	Acima de 6 anos e *clearance* ≥ 30 mL/min
Bloqueadores do receptor AT 1	Losartan	6 a 12 anos: 0,7 mg/kg/dia, máx. 50 mg/dia até 100 mg/dia	1 ou 2 vezes/dia	Mesmas recomendações que para inibidores de ECA

FC: frequência cardíaca; ECA: enzima conversora de angiotensina.

TABELA 7 PRINCIPAIS DROGAS DE USO EV PARA EMERGÊNCIA HIPERTENSIVA

Droga	Dose	Ação	Pico	Duração	Contraindicações/precauções
Nitroprussiato de sódio	0,5 a 10 mcg/kg/min, EV	Vasodilatador de leito arteriolar e venoso	Segundos	1 a 2 min	Hipotensão, taquicardia, cefaleia, náuseas, aumento da PIC, toxicidade por tiocianato
Nicardipina	1 a 3 mcg/kg/min EV	Bloqueador de canal de Cálcio	Minutos, ou 15 a 30 min	Pode durar até 3 a 4 horas	*Flushing*, hipotensão, palpitação, síncope, cefaleia. Requer infusão de grandes volumes de fluido
Esmolol	125 a 500 mcg/kg/min, EV	Betabloqueador	2 a 10 min	10 a 30 min	Bradicardia, hipotensão, broncoconstrição. Para hipertensão de pós-operatório cardíaco. Contraindicado em ICC, asma, intoxicação por cocaína
Labetalol	0,25 a 3 mg/kg/h, EV	Beta e alfabloqueador	2 a 5 min efeito máx. em 5 a 15 min	Até 4 horas	Bradicardia, hipotensão, distúrbio de condução AV, cefaleia, broncoespasmo, congestão nasal
Hidralazina	0,1 a 0,6 mg/kg/dose, a cada 4 ou 6 horas, EV ou IM. Máx. 20 mg/dose	Vasodilatador direto	Pico de ação em 5 a 20 min	2 a 6 horas	Taquicardia, febre, *rash*, cefaleia, artrite, síndrome lúpus-*like*, neuropatia periférica

(continua)

(continuação)

Droga	Dose	Ação	Pico	Duração	Contraindicações/precauções
Fentolamina	0,05 a 0,1 mg/kg/dose EV. Máx. 5 mg/dose	Bloqueador alfa-adrenérgico	Efeito imediato, pico em 5 min	15 a 30 min	Taquicardia, hipotensão, cefaleia, reativação de úlcera péptica
Fenoldopan	0,8 a 1,2 mcg/kg/min, EV	Agonista do receptor d1 de dopamina	Age em menos de 15 min	1 hora	Taquicardia, hipotensão, cefaleia, hipocalemia, congestão nasal. Indicado para crianças com disfunção renal grave
Enalaprilato	5 a 10 mcg/kg/dose, a cada 8 a 24 horas	Inibidor da ECA	Pico em menos de 15 min. Efeito máx. em 1 hora	4 a 6 horas	Hipotensão, hipercalemia, oligúria, agranulocitose, neutropenia, tosse, necrose hepática (raro). Contraindicado em estenose de aorta suprarrenal e estenose bilateral de artérias renais. Usar doses mais baixas em neonatos

ECA: enzima conversora da angiotensina; ICC: insuficiência cardíaca congestiva; IM: intramuscular; EV: endovenoso; PIC: pressão intracraniana; AV: atrioventricular.

TABELA 8 NÍVEIS DE PA PARA MENINAS POR IDADE E PERCENTIL DE ESTATURA

Idade (anos)	Percentil (PA)	PAS							PAD						
		Percentil de estatura							Percentil de estatura						
		5	10	25	50	75	90	95	5	10	25	50	75	90	95
1	50	83	84	85	86	88	89	90	38	39	39	40	41	41	42
	90	97	97	98	100	101	102	103	52	53	53	54	55	55	56
	95	100	101	102	104	105	106	107	56	57	57	58	59	59	60
	99	108	108	109	111	112	113	114	64	64	65	65	66	67	67
2	50	85	85	87	88	89	91	91	43	44	44	45	46	46	47
	90	98	99	100	101	103	104	105	57	58	58	59	60	61	61
	95	102	103	104	105	107	108	109	61	62	62	63	64	65	65
	99	109	110	111	112	114	115	116	69	69	70	70	71	72	72
3	50	86	87	88	89	91	92	93	47	48	48	49	50	50	51
	90	100	100	102	103	104	106	106	61	62	62	63	64	64	65
	95	104	104	105	107	108	109	110	65	66	66	67	68	68	69
	99	111	111	113	114	115	116	117	73	73	74	74	75	76	76
4	50	88	88	90	91	92	94	94	50	50	51	52	52	53	54
	90	101	102	103	104	106	107	108	64	64	65	66	67	67	68
	95	103	106	107	108	110	111	112	68	68	69	70	71	71	72
	99	112	113	114	115	117	118	119	76	76	76	77	78	79	79

(continua)

(continuação)

Idade (anos)	Percentil (PA)	PAS							PAD						
		Percentil de estatura							Percentil de estatura						
		5	10	25	50	75	90	95	5	10	25	50	75	90	95
5	50	89	90	91	93	94	95	96	52	53	53	54	55	55	56
	90	103	103	105	106	107	109	109	66	67	67	68	69	69	70
	95	107	107	108	110	111	112	113	70	71	71	72	73	73	74
	99	114	114	116	117	118	120	120	78	78	79	79	80	81	81
6	50	91	92	93	94	96	97	98	54	54	55	56	56	57	58
	90	104	105	106	108	109	110	111	68	68	69	70	70	71	72
	95	108	109	110	111	113	114	115	72	72	73	74	74	75	76
	99	115	116	117	119	120	121	122	80	80	80	81	82	83	83
7	50	93	93	95	96	97	99	99	55	56	56	57	58	58	59
	90	106	107	108	109	111	112	113	69	70	70	71	72	72	73
	95	110	111	112	113	115	116	116	73	74	74	75	76	76	77
	99	117	118	119	120	122	123	124	81	81	82	82	83	84	84
8	50	95	95	96	98	99	100	101	57	57	57	58	59	60	60
	90	108	109	110	111	113	114	114	71	71	71	72	73	74	74
	95	112	112	114	115	116	118	118	75	75	75	76	77	78	78
	99	119	120	121	122	123	125	125	82	82	83	83	84	85	86

(continua)

(continuação)

Idade (anos)	Percentil (PA)	PAS							PAD						
		Percentil de estatura							Percentil de estatura						
		5	10	25	50	75	90	95	5	10	25	50	75	90	95
9	50	96	97	98	100	101	102	103	58	58	58	59	60	61	61
	90	110	110	112	113	114	116	116	72	72	72	73	74	75	75
	95	114	114	115	117	118	119	120	76	76	76	77	78	79	79
	99	121	121	123	124	125	127	127	83	83	84	84	85	86	87
10	50	98	99	100	102	103	104	105	59	59	59	60	61	62	62
	90	112	112	114	115	116	118	118	73	73	73	74	75	76	76
	95	116	116	117	119	120	121	122	77	77	77	78	79	80	80
	99	123	123	125	126	127	129	129	84	84	85	86	86	87	88
11	50	100	101	102	103	105	106	107	60	60	60	61	62	63	63
	90	114	114	116	117	118	119	120	74	74	74	75	76	77	77
	95	118	118	119	121	122	123	124	78	78	78	79	80	81	81
	99	125	125	126	128	129	130	131	85	85	86	87	87	88	89
12	50	102	103	104	105	107	108	109	61	61	61	62	63	64	64
	90	116	116	117	119	120	121	122	75	75	75	76	77	78	78
	95	119	120	121	123	124	125	126	79	79	79	80	81	82	82
	99	127	127	128	130	131	132	133	86	86	87	88	88	89	90

(continua)

(continuação)

Idade (anos)	Percentil (PA)	PAS							PAD						
		Percentil de estatura							Percentil de estatura						
		5	10	25	50	75	90	95	5	10	25	50	75	90	95
13	50	104	105	106	107	109	110	110	62	62	62	63	64	65	65
	90	117	118	119	121	122	123	124	76	76	76	77	78	79	79
	95	121	122	123	124	126	127	128	80	80	80	81	82	83	83
	99	128	129	130	132	133	134	135	87	87	88	89	89	90	91
14	50	106	106	107	109	110	111	112	63	63	63	64	65	66	66
	90	119	120	121	122	124	125	125	77	77	77	78	79	80	80
	95	123	123	125	126	127	129	129	81	81	81	82	83	84	84
	99	130	131	132	133	135	136	136	88	88	89	90	90	91	92
15	50	107	108	109	110	111	113	113	64	64	64	65	66	67	67
	90	120	121	122	123	125	126	127	78	78	78	79	80	81	81
	95	124	125	126	127	129	130	131	82	82	82	83	84	85	85
	99	131	132	133	134	136	137	138	89	89	90	91	91	92	93

(continua)

(continuação)

Idade (anos)	Percentil (PA)	PAS							PAD						
		Percentil de estatura							Percentil de estatura						
		5	10	25	50	75	90	95	5	10	25	50	75	90	95
16	50	108	108	110	111	112	114	114	64	64	65	66	66	67	68
	90	121	122	123	124	126	127	128	78	78	79	80	81	81	82
	95	125	126	127	128	130	131	132	82	82	83	84	85	85	86
	99	132	133	134	135	137	138	139	90	90	90	91	92	93	93
17	50	108	109	110	111	113	114	115	64	65	65	66	67	67	68
	90	122	122	123	125	126	127	128	78	79	79	80	81	81	82
	95	125	126	127	129	130	131	132	82	83	83	84	85	85	86
	99	133	133	134	136	137	138	139	90	90	91	91	92	93	93

PA: pressão arterial; PAD: pressão arterial diastólica; PAS: pressão arterial sistólica.

Fonte: The Fourth Report on The Diagnosis, Evaluation, and Treatment of High Blood Pressure in Children and Adolescents.

TABELA 9 NÍVEIS DE PA PARA MENINOS POR IDADE E PERCENTIL DE ESTATURA

Idade (anos)	Percentil (PA)	PAS							PAD						
		Percentil de estatura							Percentil de estatura						
		5	10	25	50	75	90	95	5	10	25	50	75	90	95
1	50	80	81	83	85	87	88	89	34	35	36	37	38	39	39
	90	94	95	97	99	100	102	103	49	50	51	52	53	53	54
	95	98	99	101	103	104	106	106	54	54	55	56	57	58	58
	99	105	106	108	110	112	113	114	61	62	63	64	65	66	66
2	50	84	85	87	88	90	92	92	39	40	41	42	43	44	44
	90	97	99	100	102	104	105	106	54	55	56	57	58	58	59
	95	101	102	104	106	108	109	110	59	59	60	61	62	63	63
	99	109	110	111	113	115	117	117	66	67	68	69	70	71	71
3	50	86	87	89	91	93	94	95	44	44	45	46	47	48	48
	90	100	101	103	105	107	108	109	59	59	60	61	62	63	63
	95	104	105	107	109	110	112	113	63	63	64	65	66	67	67
	99	111	112	114	116	118	119	120	71	71	72	73	74	75	75
4	50	88	89	91	93	95	96	97	47	48	49	50	51	51	52
	90	102	103	105	107	109	110	111	62	63	64	65	66	66	67
	95	106	107	109	111	112	114	115	66	67	68	69	70	71	71
	99	113	114	116	118	120	121	122	74	75	76	77	78	78	79

(continua)

(continuação)

Idade (anos)	Percentil (PA)	PAS							PAD						
		Percentil de estatura							Percentil de estatura						
		5	**10**	**25**	**50**	**75**	**90**	**95**	**5**	**10**	**25**	**50**	**75**	**90**	**95**
5	50	90	91	93	95	96	98	98	50	51	52	53	54	55	55
	90	104	105	106	108	110	111	112	65	66	67	68	69	69	70
	95	108	109	110	112	114	115	116	69	70	71	72	73	74	74
	99	115	116	118	120	121	123	123	77	78	79	80	81	81	82
6	50	91	92	94	96	98	99	100	53	53	54	55	56	57	57
	90	105	106	108	110	111	113	113	68	68	69	70	71	72	72
	95	109	110	112	114	115	117	117	72	72	73	74	75	76	76
	99	116	117	119	121	123	124	125	80	80	81	82	83	84	84
7	50	92	94	95	97	99	100	101	55	55	56	57	58	59	59
	90	106	107	109	111	113	114	115	70	70	71	72	73	74	74
	95	110	111	113	115	117	118	119	74	74	75	76	77	78	78
	99	117	118	120	122	124	125	126	82	82	83	84	85	86	86
8	50	94	95	97	99	100	102	102	56	57	58	59	60	60	61
	90	107	109	110	112	114	115	116	71	72	72	73	74	75	76
	95	111	112	114	116	118	119	120	75	76	77	78	79	79	80
	99	119	120	122	123	125	127	127	83	84	85	86	87	87	88

(continua)

(continuação)

Idade (anos)	Percentil (PA)	PAS							PAD						
		Percentil de estatura							Percentil de estatura						
		5	10	25	50	75	90	95	5	10	25	50	75	90	95
9	50	95	96	98	100	102	103	104	57	58	59	60	61	61	62
	90	109	110	112	114	115	117	118	72	73	74	75	76	76	77
	95	113	114	116	118	119	121	121	76	77	78	79	80	81	81
	99	120	121	123	125	127	128	129	84	85	86	87	88	88	89
10	50	97	98	100	102	103	105	106	58	59	60	61	61	62	63
	90	111	112	114	115	117	119	119	73	73	74	75	76	77	78
	95	115	116	117	119	121	122	123	77	78	79	80	81	81	82
	99	122	123	125	127	128	130	130	85	86	86	88	88	89	90
11	50	99	100	102	104	105	107	107	59	59	60	61	62	63	63
	90	113	114	115	117	119	120	121	74	74	75	76	77	78	78
	95	117	118	119	121	123	124	125	78	78	79	80	81	82	82
	99	124	125	127	129	130	132	132	86	86	87	88	89	90	90
12	50	101	102	104	106	108	109	110	59	60	61	62	63	63	64
	90	115	116	118	120	121	123	123	74	75	75	76	77	78	79
	95	119	120	122	123	125	127	127	78	79	80	81	82	82	83
	99	126	127	129	131	133	134	135	86	87	88	89	90	90	91

(continua)

(continuação)

Idade (anos)	Percentil (PA)	PAS							PAD						
		Percentil de estatura							Percentil de estatura						
		5	10	25	50	75	90	95	5	10	25	50	75	90	95
13	50	104	105	106	108	110	111	112	60	60	61	62	63	64	64
	90	117	118	120	122	124	125	126	75	75	76	77	78	79	79
	95	121	122	124	126	128	129	130	79	79	80	81	82	83	83
	99	128	130	131	133	135	136	137	87	87	88	89	90	91	91
14	50	106	107	109	111	113	114	115	60	61	62	63	64	65	65
	90	120	121	123	125	126	128	128	75	76	77	78	79	79	80
	95	124	125	127	128	130	132	132	80	80	81	82	83	84	84
	99	131	132	134	136	138	139	140	87	88	89	90	91	92	92
15	50	109	110	112	113	115	117	117	61	62	63	64	65	66	66
	90	122	124	125	127	129	130	131	76	77	78	79	80	80	81
	95	126	127	129	131	133	134	135	81	81	82	83	84	85	85
	99	134	135	136	138	140	142	142	88	89	90	91	92	93	93

(continua)

(continuação)

Idade (anos)	Percentil (PA)	PAS							PAD						
		Percentil de estatura							Percentil de estatura						
		5	10	25	50	75	90	95	5	10	25	50	75	90	95
16	50	111	112	114	116	118	119	120	63	63	64	65	66	67	67
	90	125	126	128	130	131	133	134	78	78	79	80	81	82	82
	95	129	130	132	134	135	137	137	82	83	83	84	85	86	87
	99	136	137	139	141	143	144	145	90	90	91	92	93	94	94
17	50	114	115	116	118	120	121	122	65	66	66	67	68	69	70
	90	127	128	130	132	134	135	136	80	80	81	82	83	84	84
	95	131	132	134	136	138	139	140	84	85	86	87	87	88	89
	99	139	140	141	143	145	146	147	92	93	93	94	95	96	97

PA: pressão arterial; PAD: pressão arterial diastólica; PAS: pressão arterial sistólica.

Fonte: The Fourth Report on The Diagnosis, Evaluation, and Treatment of High Blood Pressure in Children and Adolescents.

FIGURA 3 Gráfico de desenvolvimento de meninas para cálculo do percentil de altura.

Fonte: adaptada do CDC, 2000. Disponível em: http://www.cdc.gov/GrowthCharts/.

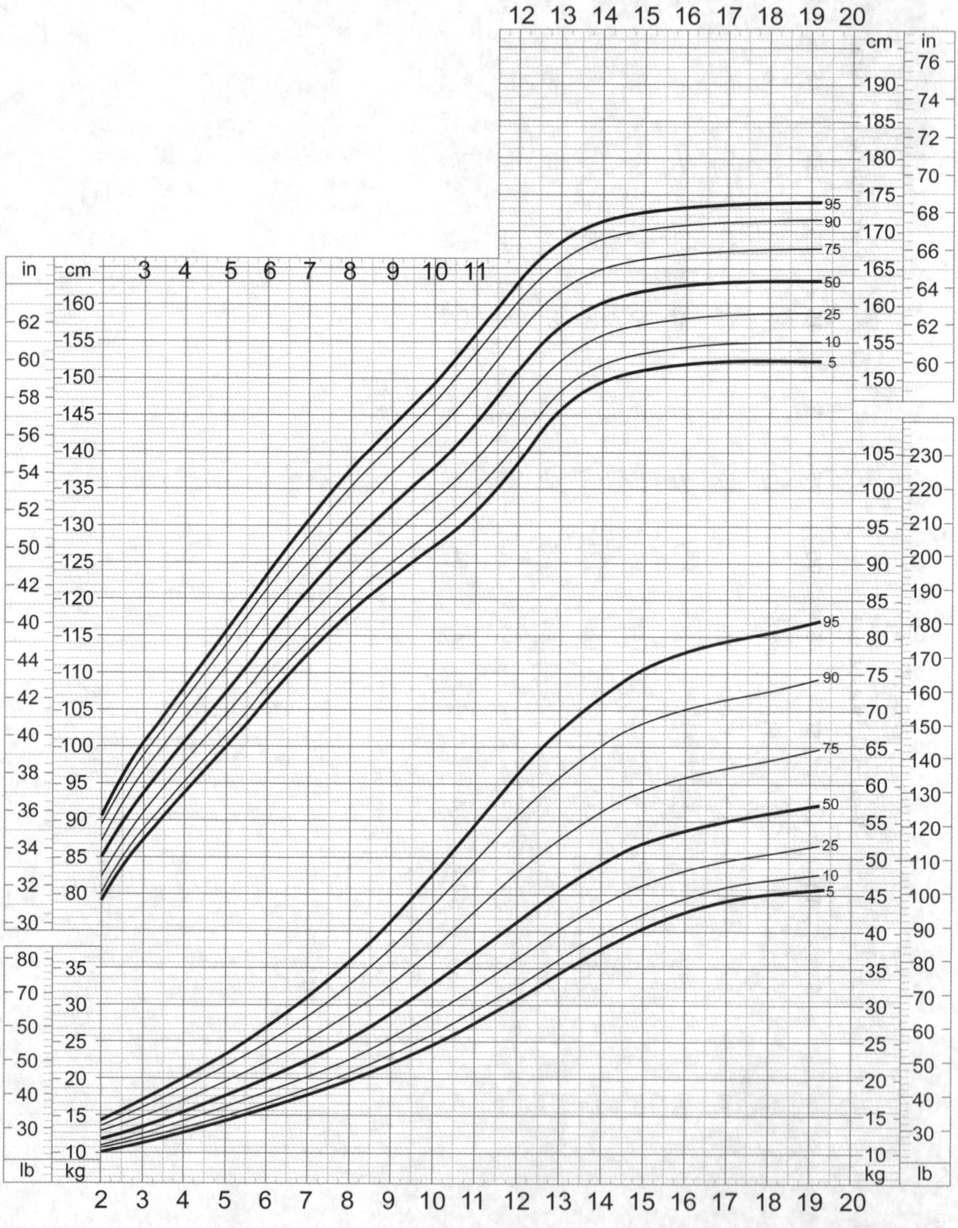

FIGURA 4 Gráfico de desenvolvimento de meninos para cálculo do percentil de altura.

Fonte: adaptada do CDC, 2000. Disponível em: http://www.cdc.gov/GrowthCharts/.

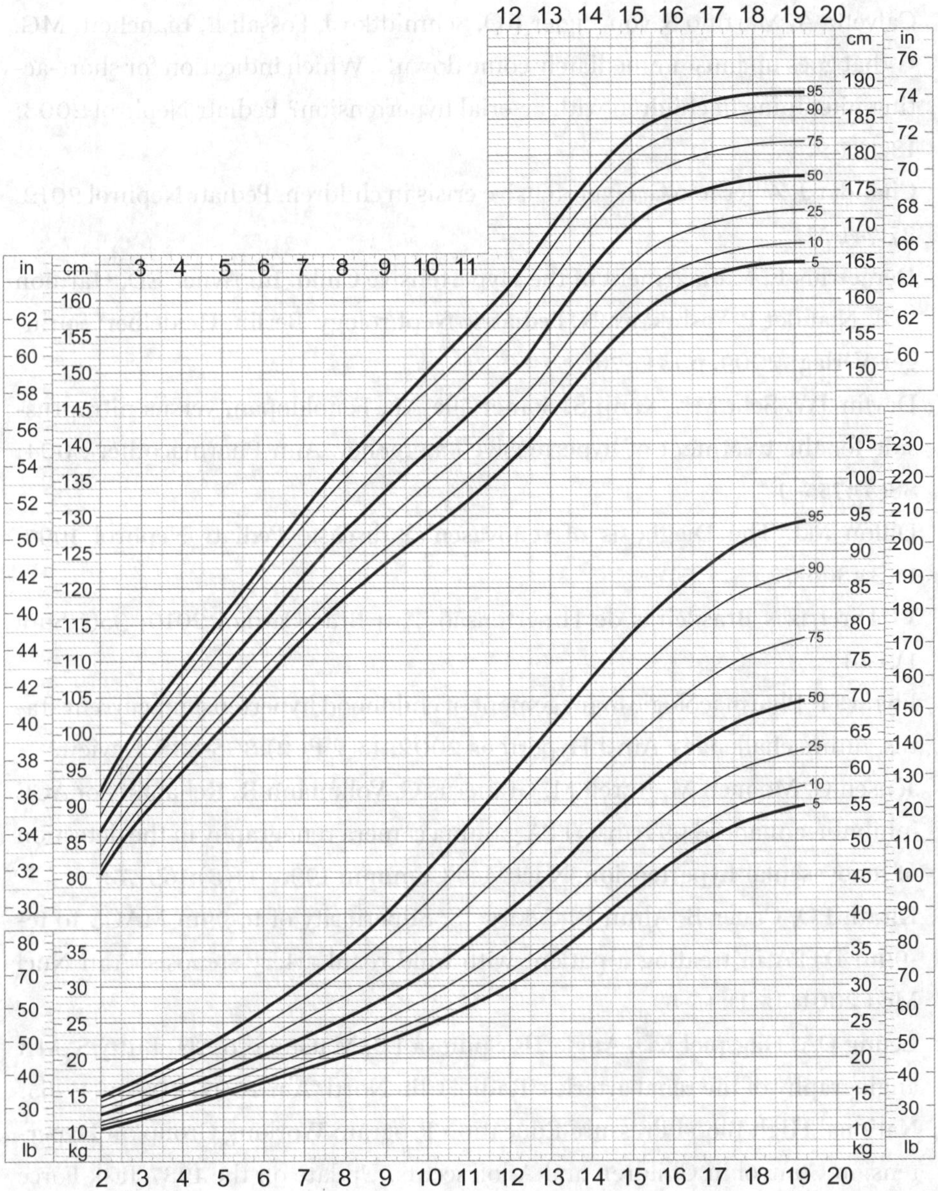

BIBLIOGRAFIA

1. Adelman RD, Coppo R, Dillon MJ. The emergency management of severe hypertension. Pediatr Nephrol 2000; 14(5):422-7.
2. Calvetta A, Martino S, von Vigier RO, Schmidtko J, Fossali E, Bianchetti MG. "What goes up must immediately come down!". Which indication for short-acting nifedipine in children with arterial hypertension? Pediatr Nephrol 2003; 18(1):1-2.
3. Chandar J, Zilleruelo G. Hypertensive crisis in children. Pediatr Nephrol 2012; 27:741-51.
4. Demetrius E. Management of the Hypertensive Child. In: Avner ED, Harmon WE, Niaudet P, Yoshikawa N. Pediatric Nephrology. Berlin, Heidelber: Springer-Verlag; 2009. p.1541-76.
5. Devlin JW, Seta ML, Kanji S, Somerville AL. Fenoldopam versus nitroprusside for the treatment of hypertensive emergency. Ann Pharmacother 2004; 38(5):755-9.
6. Dillon MJ. The Diagnosis of renovascular disease. Pediatr Nephrol 1997; 11(3):366-72.
7. VI Diretrizes Brasileiras de Hipertensão. Arq Bras Cardiol 2010; 95(1-Supl 1):1-51.
8. Flynn JT. Pharmacologic management of childhood hypertension: current status, future challenges. Am J Hypertens 2002; 15(2 Pt 2):30S-33S. Review.
9. Jensen G, Moonen M, Aurell M, Granerus G, Volkmann R. Reliability of ACE inhibitor-enhanced 99Tcm-DTPA gamma camera renography in the detection of renovascular hypertension. Nucl Med Commun 1993; 14(3):169-75.
10. Kiratli PO, Caner B, Altun B, Cekirge S. Superiority of tc-99m MAG3 to tc-99m DTPA in treating a patient with mild renal artery stenosis. Ann Nucl Med 2001; 15(1):45-8.
11. Leung DA, Hagspiel KD, Angle JF, Spinosa DJ, Matsumoto AH, Butty S. MR angiography of the renal arteries. Radiol Clin North Am 2002; 40(4):847-65.
12. National High Blood Pressure Education Program Working Group on Hypertension Control in Children and Adolescents. Update on the 1987 Task Force Report on High Blood Pressure in Children and Adolescents: a working group

report from the National High Blood Pressure Education Program. Pediatrics 1996; 98(4 Pt 1):649-58.

13. National High Blood Pressure Education Program Working Group on Hypertension Control in Children and Adolescents. The fourth report on the diagnosis, evaluation and treatment of high blood pressure in children and adolescents. Pediatrics 2004; 114 (2 Suppl 4th Report):555-76.
14. Oliveira RG, Lamounier JA, Oliveira AD, Castro MD, Oliveira JS. Blood pressure in school children and adolescents - The Belo Horizonte study. J Pediatr (Rio J) 1999; 75(4):256-66.
15. Salgado CM, Carvalhaes JT. Arterial hypertension in childhood. J Pediatr (Rio J) 2003; 79(Suppl 1):S115-24.
16. Sapolnik R. Hypertensive crisis. J Pediatr (Rio J) 1999; 75(Suppl 2):S207-13.
17. Singh D, Akingbola O, Yosypiv I, El-Dahr S. Emergency management of hypertension in children. Int J Nephrol 2012 (Review Article).
18. Thomas CA. Drug treatment of hypertensive crisis in children. Pediatr Drugs 2011; 13(5):281-9.
19. Vade A, Agrawal R, Lim-Dunham J, Hartoin D. Utility of computed tomographic renal angiogram in the management of childhood hypertension. Pediatr Nephrol 2002; 17(9):741-7.
20. Varon J, Marik PE. The diagnosis and management of hypertensive crises. Chest 2000; 118(1):214-27.

80

Síndrome da Secreção Inapropriada de Hormônio Antidiurético e Síndrome Cerebral Perdedora de Sal

Andrea Oliva e Silva

Olberes Vitor Braga de Andrade

INTRODUÇÃO

A água é fundamental para a manutenção da vida, exercendo funções fisiológicas imprescindíveis, visto que proporciona um ambiente aquoso adequado para as diversas reações químicas celulares. Além de participar da termorregulação corpórea (pela produção de suor), atua como solvente para a eliminação de produtos do metabolismo e como meio de transporte de inúmeros nutrientes, moléculas e gases.

Apresenta proporções variáveis conforme a idade. Em recém-nascidos, a água corporal total (ACT) possui maior percentual do peso em relação aos adultos, com aproximadamente 75 a 80% em neonatos pré-termos, 70% nos de termo, e 65% nas crianças entre 1 e 12 meses de idade. Ao final do primeiro ano de vida, a ACT corresponde a cerca de 60% da massa total do corpo, próximo à composição dos adultos. Os líquidos corporais estão presentes em 2 "compartimentos" principais, com as seguintes proporções em relação à distribuição da água: espaço ou líquido intracelular (LIC), 2/3; espaço ou líquido extracelular (LEC), 1/3. O compartimento extracelular é dividido em espaço intersticial (3/4) e intravascular (1/4). O componente intersticial do LEC, na pele e no tecido conjuntivo pode mobilizar água para o espaço intravascular em situações de hipovolemia com o intuito de preservar uma circulação efetiva.

Todos os compartimentos principais são separados por membranas semipermeáveis, que permitem livre passagem de solvente, porém, limitando o movimento de solutos. A água sempre se movimenta pelo gradiente de concentração para garantir igualdade de osmolalidade entre as soluções. As aquaporinas ou canais de água são expressas nas membranas de algumas células e facilitam o deslocamento da água em resposta ao gradiente osmótico. A existência de transportadores ativos, a exemplo da Na-K-ATPase, e canais seletivos permitem que a composição de solutos do LIC e LEC sejam bastante diferentes. Contudo, a eletroneutralidade em cada compartimento é mantida pelo equilíbrio entre a soma de cargas positivas dos cátions e a soma de cargas negativas dos ânions. O principal cátion do LEC é o sódio, com menor participação do cálcio, magnésio e potássio. Em relação aos ânions do LEC, o cloro é o mais abundante, seguido pelo bicarbonato e, no plasma, pelas proteínas. No LIC, o potássio é o principal cátion, com considerável concentração de magnésio e somente pequena quantidade de sódio. Em relação aos ânions do LIC, as proteínas e os fosfatos orgânicos são os mais abundantes.

O sódio é o principal e mais importante componente da osmolalidade sanguínea, estimada pela seguinte fórmula:

$$\text{Osm} = 2 \times \text{Na} + [\text{glicose}/18] + [\text{ureia}/6]$$

Os valores normais para o sódio variam entre 135 e 145 mEq/L. A hiponatremia é definida como sódio sérico < 135 mEq/L; entretanto, somente quando está abaixo de 125 mEq/L os sintomas clínicos costumam ser mais evidentes. A hiponatremia apresenta grande morbimortalidade e constitui achado comum em crianças hospitalizadas, sobretudo naquelas com insultos cerebrais agudos, como hemorragias, infecções, tumores e especialmente submetidas a procedimentos neurocirúrgicos. A utilização de soluções de manutenção parenterais hipotônicas é outro fator de risco. Em pacientes com hemorragia subaracnóidea, a hiponatremia é encontrada em aproximadamente 30% dos casos. A resposta primária do organismo à hiponatremia é a produção de urina diluída com maior perda de água livre.

A excreção de água pelos rins depende de 3 fatores: oferta adequada de filtrado para a alça de Henle; mecanismo de reabsorção de soluto na alça ascendente e néfron distal preservado; e, por último, baixos níveis plasmáticos de hormônio antidiurético (ADH) ou vasopressina (AVP). Alguns distúrbios podem comprometer essa excreção renal de água (Tabela 1). Desses 3 fatores, o maior responsável pela gênese da hiponatremia é a falência na supressão dos níveis de ADH.

TABELA 1 CONDIÇÕES QUE PREJUDICAM A EXCREÇÃO RENAL DE ÁGUA
Depleção do volume circulante efetivo Perdas gastrointestinais: vômitos e diarreia Perdas cutâneas: fibrose cística Perdas renais: nefropatia perdedora de sal, diuréticos, síndrome cerebral perdedora de sal, hipoaldosteronismo Estados edematosos: insuficiência cardíaca, cirrose, síndrome nefrótica e hipoalbuminemia Resistência vascular periférica diminuída, sepse, hipotireoidismo
Diuréticos tiazídicos
Disfunção renal: aguda e crônica
Estados não hipovolêmicos de excesso de ADH Distúrbios do SNC: meningites, encefalites, tumores, injúria cerebral Doenças pulmonares: pneumonia, asma, bronquiolite Neoplasias Medicamentos: ciclofosfamida, vincristina, morfina, carbamazepina, inibidores da recaptação da serotonina Náuseas, vômitos, dor, estresse Estado pós-operatório Deficiência de cortisol

ADH: hormônio antidiurético; SNC: sistema nervoso central.

HORMÔNIO ANTIDIURÉTICO

O ADH é um aminopeptídeo sintetizado pelos núcleos supraóptico e paraventricular do hipotálamo, estocado no lobo posterior da hipófise (neuro-hipófise) e liberado para a circulação em resposta a diversos estímulos osmóticos e não osmóticos. O ADH circulante é rapidamente metabolizado por aminopeptidases renais e hepáticas, apresentando meia-vida de 18 minutos.

Existem 3 tipos de receptores para esse hormônio na membrana celular: V1a, V1b (também conhecido como V3) e V2, pertencentes à superfamília dos receptores acoplados à proteína G. A ligação ao subtipo V1a ou V1b promove ativação da fosfolipase C e elevação do cálcio intracelular que, por sua vez, estimula a proteína quinase C. A ligação ao receptor V2 ativa a adenilatociclase, com consequente aumento intracelular da adenosina monofosfato cíclica (AMPc). O subtipo V1a é encontrado em algumas células, como células do músculo liso vascular, hepatócitos, plaquetas, células cerebrais e uterinas. Está relacionado principalmente com os efeitos cardiovasculares do ADH por meio da contração da musculatura lisa. Além disso, também regula a glicogenólise, a agregação plaquetária, a hipertrofia muscular, a ansiedade e o estresse. O subtipo V1b é encontrado predominantemente na hipófise anterior (adeno-hipófise); sua ativação resulta na liberação do hormônio adenocorticotrófico (ACTH).

Os receptores V2 são encontrados nas células endoteliais, induzindo a secreção do fator de Von Willebrand, e na membrana basolateral das células principais do ducto coletor, onde atuam na resposta antidiurética. O ADH, pela ativação dos receptores V2, via AMPc, aumenta a síntese e a inserção das aquaporinas 2 (AQP2) na membrana luminal dos ductos coletores, tornando-os permeáveis a água. Por meio de transporte passivo de água livre para o interstício hipertônico das pirâmides renais, ocorre formação de urina concentrada – efeito antidiurético.

A secreção do ADH pela neuro-hipófise é influenciada por diferentes estímulos osmóticos e não osmóticos (Tabela 2). Os osmorreceptores estão localizados no hipotálamo anterior, no sítio vascular da lâmina *terminalis* (fora da barreira hematoencefálica), expostos a variações da osmolalidade da circulação sistêmica. A liberação do ADH ocorre em resposta a pequenos aumentos de 1% ou menos na osmolalidade plasmática. A hipovolemia também estimula a liberação do ADH; porém, esse mecanismo é muito menos sensível a mudanças no volume e/ou pressão sanguínea, quando comparado ao estímulo osmótico. O principal soluto que atua na secreção do ADH é o sódio. O manitol, soluto exógeno usado na prática clínica para o tratamento de hipertensão intracraniana, é tão efetivo quanto o sódio. A ureia e a glicose causam alterações menos marcantes nos osmorreceptores, pois são mais permeáveis que o sódio; entretanto, em situações como falência renal aguda ou cetoacidose diabética, também estimulam a liberação de ADH.

Estímulos não osmóticos, como angiotensina II, norepinefrina, estresse, vômitos, náuseas, hipoglicemia, drogas, estímulos dolorosos e sobretudo dor em pós-operatório, estão claramente relacionados com aumento dos níveis de ADH, embora o mecanismo subjacente não esteja bem esclarecido.

TABELA 2 FATORES QUE AUMENTAM A LIBERAÇÃO DE ADH
↑ Osmolalidade plasmática (mais importante)
Hemodinâmica ↓ Pressão sanguínea ↓ Volume sanguíneo
Vômitos, náuseas
Hipoglicemia
Estresse, dor
Febre
Angiotensina II
Hipóxia/hipercapnia
Drogas (carbamazepina, ciclofosfamida, vincristina, etc.)

ADH: hormônio antidiurético.

O limiar para supressão do ADH corresponde a uma osmolalidade plasmática < 275 mOsm/kg/H_2O, enquanto a osmolalidade ≥ 284 mOsm/kg/H_2O está relacionada com o aumento linear na concentração de ADH. Uma falência na inibição da secreção do ADH pode levar à hiponatremia por retenção de água livre.

SÍNDROME DA SECREÇÃO INAPROPRIADA DE HORMÔNIO ANTIDIURÉTICO

A causa mais comum de hiponatremia em pacientes hospitalizados é a síndrome da secreção inapropriada de hormônio antidiurético (SSIADH), caracterizada por elevada secreção de ADH na ausência de estímulo osmótico ou hipovolêmico. A primeira descrição da SSIADH ocorreu em 1957 em 2 pacientes portadores de carcinoma broncogênico, com quadro severo de hiponatremia e perda renal de sódio. Os critérios diagnósticos dessa síndrome, estabelecidos por Bartter e Schwartz em 1967, permanecem válidos atualmente (Tabela 3). A SSIADH é definida por hiponatremia (< 135 mEq/L) e baixa osmolalidade plasmática (< 275 mOsm/kg/H_2O), com osmolalidade urinária elevada (> 100 mOsm/kg) e sódio urinário > 20 a 25 mmoL/L. O diagnóstico de SSIADH requer a ausência de sinais de hipovolemia, além da exclusão de outras situações que comprometam a excreção renal de água, como o uso de diuréticos, o hipotireoidismo, a insuficiência adrenal e as falências cardíaca, renal e hepática. Para compensar a expansão do LEC ocorre inibição da secreção de aldosterona, enquanto os níveis de peptídeo natriurético atrial (ANP) aumentam. Essa resposta compensatória visa a manter a euvolemia, porém, ao mesmo tempo, determina natriurese, agravando o quadro de hiponatremia.

TABELA 3 CRITÉRIOS DIAGNÓSTICOS PARA SÍNDROME DA SECREÇÃO INAPROPRIADA DE HORMÔNIO ANTIDIURÉTICO

Fatores essenciais	Baixa osmolalidade plasmática efetiva (< 275 mOsm/kg/H_2O) Alta osmolalidade urinária (> 100 mOsm/kg durante hipotonicidade) Sódio urinário elevado (> 20 a 25 mmoL/L) Euvolemia Funções adrenal e tireoidiana normais Não utilização de diuréticos
Fatores adicionais	Ácido úrico sérico reduzido (< 4 mg/dL) Ureia sérica baixa (< 21,4 mg/dL) Fração de excreção de sódio > 1% Falência na correção da hiponatremia após infusão de solução salina; correção da hiponatremia com a restrição hídrica Elevados níveis de ADH, apesar da presença de hipotonicidade e euvolemia

ADH: hormônio antidiurético.

As causas de SSIADH são divididas em endógenas, exógenas e idiopáticas (Tabela 4).

As causas endógenas podem ser subdivididas em 4 grupos:

- produção hipotalâmica de ADH (eutópica): desencadeada por insultos cerebrais como infecções, malignidades, eventos cerebrovasculares e esclerose múltipla. Várias drogas como quimioterápicos, antipsicóticos e antidepressivos também estimulam diretamente a liberação de ADH. Entre elas, os inibidores de recaptação de serotonina são os mais comuns. Doenças pulmonares como pneumonias bacterianas, tuberculose e asma constituem outras causas conhecidas;
- produção ectópica por células neoplásicas nos quadros de carcinoma broncogênico, carcinoma de pequenas células do pulmão e no mesotelioma. Outras malignidades que no curso da doença podem produzir ADH são o carcinoma de duodeno, pâncreas, linfomas, leucemias e sarcoma de Ewing;
- potencialização do efeito do ADH secundário ao aumento da expressão de AQP2, desencadeado pelo uso de drogas (carbamazepina, ciclofosfamida, clorpropramida, etc.);
- síndrome nefrogênica da antidiurese inapropriada (SNADI): quadro raro de mutação no receptor V2 com consequente ativação constitutiva deste. Esse grupo preenche todos os critérios para SSIADH, porém apresenta baixos níveis plasmáticos de ADH.

Formas exógenas de SSIADH resultam da administração excessiva de ADH ou de seus análogos – desmopressina (DDAVP).

O tratamento da SSIADH será discutido mais adiante.

SÍNDROME CEREBRAL PERDEDORA DE SAL

A síndrome cerebral perdedora de sal (SCPS) foi descrita por Peters em 1950 como um quadro de hiponatremia acompanhado por aumento paradoxal da excreção renal de sódio e desidratação em pacientes com doenças do sistema nervoso central (SNC). Após 1957, com o reconhecimento da SSIADH, o conceito da SCPS ficou abandonado por muitos anos. A SSIADH passou a ser considerada como responsável por todos os episódios de hiponatremia em

TABELA 4 CAUSAS DE SSIADH

Tipos	Doenças	
Endógeno	Aumento da produção hipotalâmica de ADH (eutópico)	Infecções: meningite, encefalite, abscesso Hemorragias subdural ou subaracnóidea, tromboses Tumores cerebrais Outras doenças do SNC: HIV, síndrome de Guillain-Barré, porfiria intermitente aguda, neuropatia autonômica, abordagem neurocirúrgica (hipófise), esclerose múltipla, psicose Drogas Quimioterápicos: ciclofosfamida, vincristina, vinblastina Antipisicóticos: haloperidol, tiotixeno, tioridazina Antidepressivos: inibidores da monoamina oxidase, tricíclicos, inibidores da recaptação de serotonina Miscelânea: bromocriptina, 3,4-MDMA (*ecstasy*) Doenças pulmonares: pneumonia, tuberculose, fibrose cística, insuficiência respiratória aguda, ventilação com pressão positiva, asma, atelectasia Náuseas, dor (pós-cirúrgica)
	Produção ectópica de ADH	Malignidades Carcinoma broncogênico, de pequenas células do pulmão, mesotelioma Carcinoma de duodeno, pâncreas ou timo Neuroblastoma olfatório Linfoma, leucemia Sarcoma de Ewing
	Potencialização do efeito do ADH: clorpropamida, carbamazepina, ciclofosfamida, tolbutamida	
	SNADI	
Exógeno	Administração de ADH ou seus análogos (desmopressina, vasopressina, ocitocina)	
Idiopático	–	

ADH: hormônio antidiurético; SNADI: síndrome nefrogênica da antidiurese inapropriada; SNC: sistema nervoso central; HIV: vírus da imunodeficiência adquirida.

Fonte: adaptada de Esposito et al.[1]

pacientes neurocirúrgicos. Em 1981, Nelson et al.[2] relataram casos de pacientes que preenchiam critério para SSIADH, porém apresentavam volume plasmático reduzido. A natriurese inapropriada, com consequente hipovolemia, justificava mais apropriadamente a hiponatremia do que a retenção renal de água livre, característica da SSIADH. Desde então, a SCPS reaparece como relevante hipótese diagnóstica de hiponatremia em pacientes hipovolêmicos com doenças do SNC, como em meningites, traumas e tumores. A SCPS pode alcançar prevalência equivalente quando comparada à SSIADH.

Peptídeos natriuréticos têm sido estudados em doenças do SNC que cursam com hiponatremia. Essa família consiste em 3 peptídeos: ANP, peptídeo natriurético cerebral (BNP) e peptídeo natriurético tipo C (CNP). Este último atua, primariamente, como agente vasodilatador cerebral e sistêmico, sem ação natriurética. O ANP é produzido sobretudo no átrio cardíaco, e o BNP nos ventrículos. O aumento da tensão nas paredes cardíacas atrial e ventricular constitui o grande estímulo para a liberação do ANP e BNP, respectivamente; entretanto, outros estímulos incluem hormônios e neurotransmissores como as catecolaminas. Seu efeito natriurético decorre tanto do aumento da taxa de filtração glomerular quanto do efeito direto nos ductos coletores renais e na supressão do eixo do sistema renina-angiotensina-aldosterona (SRAA). Estudos têm demonstrado níveis elevados de ANP e/ou BNP em pacientes com hemorragia subaracnóidea e outras patologias do SNC. Provavelmente, os peptídeos natriuréticos sejam responsáveis, pelo menos em parte, pelo aumento da natriurese e hiponatremia nos casos agudos de lesão ao SNC. A supressão da atividade da renina e a redução da concentração plasmática de aldosterona também participam da etiopatogenia da SCPS.

Outras hipóteses propostas para explicar a SCPS são: atividade simpática alterada após insulto cerebral que diminui o volume circulante e falha na regulação neuronal dos rins levando a reabsorção reduzida em nível do túbulo proximal. Esse defeito na reabsorção proximal aumenta a oferta distal de sódio que, associada à supressão do eixo do SRAA e à ação de fatores natriuréticos, promove natriurese importante sem perda de potássio (Figura 1). A fração de

FIGURA 1 Fisiopatologia proposta da SCPS – participação de peptídeos natriuréticos.

SCPS: síndrome cerebral perdedora de sal; SNC: sistema nervoso central; ADH: hormônio antidiurético; ANP: peptídio natriurético cerebral; BNP: pep.
Fonte: adaptado de Palmer.[3]

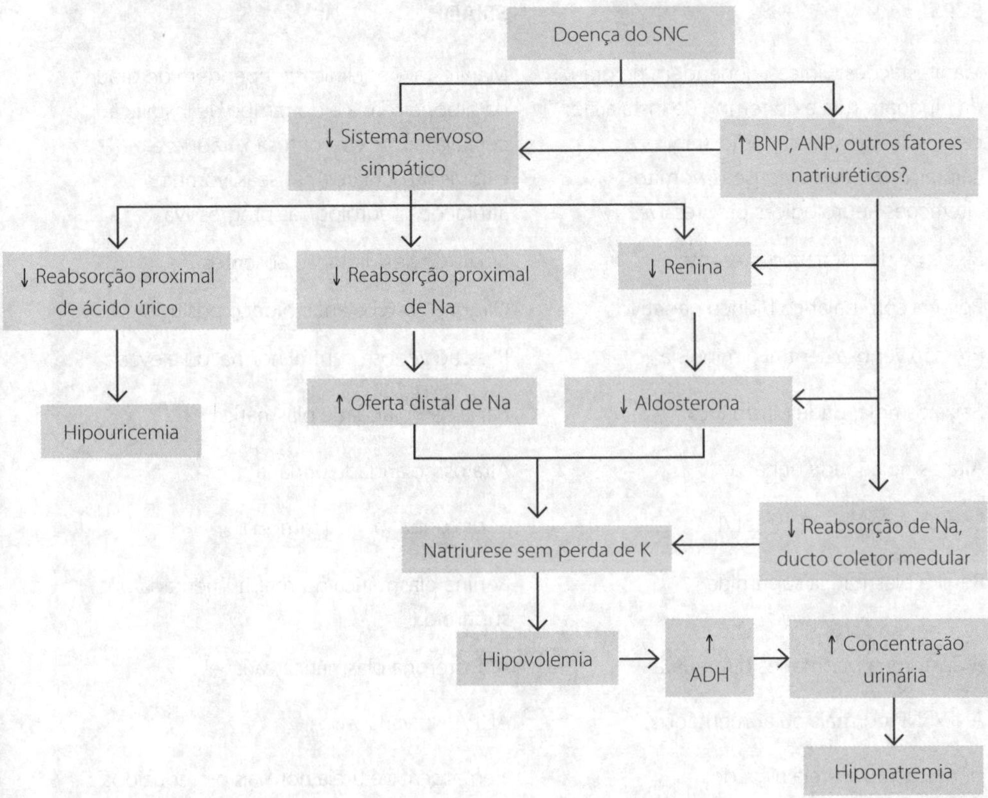

excreção do ácido úrico encontra-se elevada na SCPS pelo mesmo mecanismo anteriormente citado, ou seja, reabsorção prejudicada no túbulo proximal. Diferenciar SSIADH de SCPS é um grande desafio, pois suas características clínicas e laboratoriais podem ser praticamente idênticas. O ponto-chave para essa diferença está na depleção de volume, presente na SCPS (Tabela 5).

TABELA 5 CARACTERÍSTICAS CLÍNICAS E LABORATORIAIS DA SÍNDROME CEREBRAL PERDEDORA DE SAL (SCPS) E DA SÍNDROME DA SECREÇÃO INAPROPRIADA DE ADH (SSIADH)

SCPS	SSIADH
Manifestações clínicas: dependem do grau da hiponatremia e do tempo de instalação: cefaleia, anorexia, confusão, fraqueza e cãibras musculares, náuseas, vômitos, alterações neurológicas progressivas	Manifestações clínicas: dependem do grau da hiponatremia e do tempo de instalação: cefaleia, anorexia, confusão, fraqueza e cãibras musculares, náuseas, vômitos, alterações neurológicas progressivas
Sinais de desidratação presentes	Sinais de desidratação ausentes
Poliúria com balanço hídrico negativo	Oligúria com balanço hídrico positivo
Pressão venosa central diminuída	Pressão venosa central normal ou elevada
Baixa osmolaridade plasmática	Baixa osmolaridade plasmática
Alta osmolaridade urinária	Alta osmolaridade urinária
Sódio urinário > 20 mmoL/L	Sódio urinário > 20 mmoL/L
Renina plasmática suprimida	Renina plasmática normal, aumentada ou suprimida
Aldosterona plasmática diminuída	Aldosterona plasmática variável
ANP/BNP normais ou aumentados	ANP/BNP variáveis
Hematócrito e ureia elevados	Hematócrito e ureia normais ou reduzidos
Persistência de hipouricemia com F_EAU elevada após correção de hiponatremia	Desaparecimento da hipouricemia e F_EAU elevada após correção de hiponatremia

F_EAU: Fração de excreção de ácido úrico; ANP: peptídio natriurético atrial; BNP: peptídio natriurético cerebral.

TRATAMENTO DA SSIADH E DA SCPS

A intervenção terapêutica na SSIADH envolve restrição hídrica para 60 a 80% das necessidades basais. Somente em casos avançados com depleção corporal total de sódio, a reposição de sódio deve ser realizada. A hiponatremia sintomática severa com convulsões/coma deve ser corrigida com solução hiperosmolar NaCl 3%*, com 1 a 2 mL/kg/h (0,5 a 1 mmoL/kg/h), durante 3 a 4 horas, seguida de medida conservadora nas próximas 24 horas. Deve-se evitar aumento superior a 12 mEq/L nas 24 horas, pois a correção rápida da hiponatremia pode estar associada à evolução para síndrome de desmielinização osmótica (mielinólise central pontina).

O tratamento da SCPS inclui reposição salina e restauração do volume extracelular. O uso de glicocorticoides (fludrocortisona†) foi primeiro reportado na década de 1980 em pacientes adultos. Alguns relatos de casos em crianças têm aparecido esporadicamente. Seu uso requer controle rigoroso da concentração plasmática de potássio pelo risco de hipocalemia.

O tratamento inadequado pode ser fatal. Se os pacientes com SCPS são tratados com restrição hídrica, hipovolemia severa e maior risco de isquemia cerebral secundária à hemoconcentração e microtromboses podem ocorrer. Se pacientes com SSIADH receberem grandes reposições hídrica e salina, eles podem apresentar desmielinização.

REFERÊNCIAS BIBLIOGRÁFICAS

1. Esposito P, Piotti G, Biazina S, Malul Y, Dal Canton A. The syndrome of inappropriate antidiuresis: pathophysiology, clinical management and new therapeutic options. Nephron Clin Pract 2011; 119(1):c62-73.
2. Nelson PB, Seif SM, Maroon JC, Robinson AG. Hyponatremia in intracranial disease: perhaps not the syndrome of inappropriate secretion of antidiuretic hormone (SIADH). J Neurosurg 1981; 55(6):938-41.

---

* Preparação de NaCl 3%: diluir 15 mL de NaCl20% em 85 mL de água destilada.

† Fludrocortisona: dose 0,05 a 0,1 mg, 2 vezes ao dia.

3. Palmer BF. Hyponatremia in patients with nervous system disease: SIADH versus CSW. Trends Endocrinol Metab 2003; 14(4):182-87.

BIBLIOGRAFIA

1. Albanese A, Hindmarsh P, Stanhope R. Management of hyponatraemia in patients with acute cerebral insults. Arch Dis Child 2001; 85:246-51.
2. Andrade OVB, Gherpelli JLD, Andrea MLM, Stape A, Troster EJ. Cerebral salt-wasting syndrome in children: a case report. Critical Care 2007; 11(3):79.
3. Askar A, Tarif N. Cerebral salt wasting in a patient with head trauma: management with saline hydration and fludrocortisones. Saudi J Kidney Dis Transpl 2007; 18(1):95-9.
4. Berendes E, Walter M, Cullen P, Prien T, Van Aken H, Horsthemke J et al. Secretion of brain natriuretic peptide in patients with aneurismal subarachnoid hemorrhage. Lancet 1997; 349(9047):245-9.
5. Berger TM, Kistler W, Berendes E, Raufhake C, Walter M. Hyponatremia in a pediatric stroke patient: syndrome of inappropriate antidiuretic hormone secretion or cerebral salt wasting? Crit Care Med 2002; 30(4):792-5.
6. Betjes MGH. Hyponatremia in acute brain disease: the cerebral salt wasting syndrome. Eur J Intern Med 2002; 13(1):9-14.
7. Brimioulle S, Orellana-Jimenez C, Aminian A, Vicent JL. Hyponatremia in neurological patients: cerebral salt wasting versus inappropriate antidiuretic hormone secretion. Intensive Care Med 2008; 34(1):125-31.
8. Bussmann C, Bast T, Rating D. Hyponatremia in children with acute SNC disease: SIADH or cerebral salt wasting? Childs Nerv Syst 2001; 17(1-2):58-63.
9. Chan JC, Santos F, Hand M. Fluid, electrolyte, and acid-base disorders in children. In: Taal MW, Chertow GM, Marsden PA, Skorecki K, Yu ASL, Brenner BM (eds.). Brenner and Rector's the kidney. 9.ed. Philadelphia: Elsevier, 2011. p.2572-621.
10. Choi MJ, Oh YS, Park SJ, Kim JH, Shin JI. Cerebral salt wasting treated with fludrocortisone in a 17-year-old boy. Yonsei Med J 2012; 53(4):859-62.

11. Dagash M, Nakhoul F, Daoud D, Hayek T, Green J. The spectrum of "cerebral hyponatremia": cerebral salt wasting syndrome in a patient with pituitary adenoma. Isr Med Assoc J 2000; 2(11):865-7.
12. Hannon MJ, Thompson CJ. The syndrome of inappropriate antidiuretic hormone: prevalence, causes and consequences. Eur J Endocrinol 2010; 162:S5-12.
13. Inatomi J, Yokoyama Y, Sekine T, Igarashi T. A case of cerebral salt-wasting syndrome associated with aseptic meningitis in an 8-year-old boy. Pediatr Nephrol 2008; 23(4):659-62.
14. Lee SJ, Huh EJ, Byeon JH. Two cases of cerebral salt wasting syndrome developing after cranial vault remodeling in craniosynostosis children. J Korean Med Sci 2004; 19(4):627-30.
15. Moritz ML, Ayus JC. New aspects in the pathogenesis, prevention, and treatment of hyponatremic encephalopathy in children. Pediatr Nephrol 2010; 25(7):1225-38.
16. Moritz ML, Ayus JC. Preventing neurological complications from dysnatremias in children. Pediatr Nephrol 2005; 20:1687-700.
17. Palmer BF. The Role of V2 receptor antagonists in the treatment of hyponatremia. Electrolyte Blood Press 2013; 11(1):1-8.
18. Peters JP, Welt LG, Sims EA, Orloff J, Needham J. A salt wasting syndrome associated with cerebral disease. Trans Assoc Am Physicians 1950; 63:57-64.
19. Schwartz WB, Bennett W, Curelop S, Bartter FC. A syndrome of renal sodium loss and hyponatremia probably resulting from inappropriate secretion of antidiuretic hormone. Am J Med 1957; 23(4):529-42.
20. Taplin CE, Cowell CT, Silink M, Ambler GR. Fludrocortisone therapy in cerebral salt wasting. Pediatrics 2006; 118(6):e1904-8.
21. Tortora GJ, Derrickson B. Princípios de anatomia e fisiologia. 12. ed. Rio de Janeiro: Guanabara Koogan, 2013. p.1052-6.
22. Trachtman H. Sodium and water. In: Avner ED, Harmon WE, Niaudet P, Yoshikawa N (eds.). Pediatric nephrology. New York: Springer, 2010. p.159-84.

23. Verbalis JG, Goldsmith SR, Greenberg A, Schrier RW, Sterns RH. Hyponatremia treatment guidelines 2007: expert panel recommendations. Am J Med 2007; 120(11Suppl1):S1-21.
24. Von Bismark P, Ankermann T, Eggert P, Claviez A, Fritsch MJ, Krause MF. Diagnosis and management of cerebral salt wasting (CSW) in children: the role of atrial natriuretic peptide (ANP) and brain natriuretic peptide (BNP). Childs Nerv Syst 2006; 22(10):1275-81.

81 Erros Inatos do Metabolismo na UTI

Irene Kazue Miura

INTRODUÇÃO

Os erros inatos do metabolismo (EIM) são individualmente raros, porém coletivamente numerosos. Até o momento, existem mais de 4.000 defeitos genéticos únicos descritos. Nos Estados Unidos, a incidência estimada de EIM é de 1:4.000 nascidos vivos. No Brasil, é conhecida a incidência somente de algumas doenças, como doença da urina do xarope de bordo (DUXB), de 1:43.000, e da deficiência de biotinidase em recém-nascidos (RN) vivos, de 1:125.000.[1,2]

As manifestações da doença aparecem geralmente no RN e no lactente, podendo ocorrer em qualquer idade, inclusive na adulta.

O melhor conhecimento das bases moleculares e da patogênese das doenças genéticas e os avanços tecnológicos, especialmente a introdução da espectrometria de massa em *tandem* e a análise das mutações, têm permitido o diagnóstico preciso e o desenvolvimento de modalidades terapêuticas para muitas doenças metabólicas.

A mortalidade pode ser elevada em alguns EIM, principalmente naqueles que se iniciam no período neonatal. O tratamento imediato da descompensação aguda pode ser fundamental para a sobrevida e para o prognóstico.

O diagnóstico e o tratamento precoces são fundamentais para a prevenção de sequelas e óbitos e para o aconselhamento genético.

ETIOLOGIAS E QUADRO CLÍNICO

Os EIM podem se manifestar em qualquer órgão ou sistema, e o acometimento de múltiplos órgãos pode resultar em óbito por disfunção aguda e/ou crônica deles. A progressão pode ser rápida com deterioração em horas, pode haver episódios intermitentes de descompensação com intervalos assintomáticos ou pode ter caráter insidioso com degeneração em décadas. Cerca de 20% dos RN de termo que desenvolvem quadro de sepse sem fatores de risco conhecidos têm um EIM.[1-4]

Os EIM listados na Tabela 1 podem levar à ocorrência de doença aguda potencialmente fatal na infância precoce, ou a episódios de atraso de desenvolvimento inexplicados com episódios de descompensação metabólica na infância tardia.[5]

TABELA 1 CAUSAS MAIS COMUNS DE ERROS INATOS DO METABOLISMO ASSOCIADOS COM DOENÇA AGUDA POTENCIALMENTE FATAL
Acidúrias orgânicas
Acidemias láticas congênitas Defeitos da oxidação de piruvato Defeitos da gliconeogênese Defeitos do ciclo de Krebs Defeitos da cadeia respiratória
Distúrbios do transporte e oxidação de ácidos graxos
Defeitos do ciclo da ureia
Distúrbios dos aminoácidos Doença da urina do xarope de bordo Hiperglicinemia não cetótica

Em RN, as principais formas clínicas de apresentação são: deterioração neurológica, letargia, coma, apneia; colestase e falência hepática; hipoglicemia, acidose metabólica, alcalose respiratória; insuficiência cardíaca, miocardiopatia dilatada, miocardiopatia hipertrófica, arritmia; hiperlacticemia primária; convulsões intratáveis.

O quadro de insuficiência hepática é o achado predominante na galactosemia, intolerância hereditária à frutose (IHF) e tirosinemia tipo I e requer tratamento urgente e específico. A tirosinemia tipo I raramente se manifesta antes da terceira semana de vida; a galactosemia geralmente se manifesta no período neonatal e a IHF se manifesta quando a frutose é instituída.

Em crianças maiores, todas essas situações clínicas podem ocorrer. Qualquer tipo de coma ou sintomas psiquiátricos agudos podem ser o sinal de apresentação de um distúrbio metabólico, assim como ataques recorrentes de desidratação, dor abdominal, dor muscular e miólise ou neuropatia periférica.[6]

Os EIM tratáveis podem ser divididos em 3 grupos:

- grupo 1: inclui erros inatos do metabolismo intermediário que levam a quadro de intoxicação aguda ou crônica, como as aminoacidopatias, acidúrias orgânicas, defeitos do ciclo da ureia, intolerância aos açúcares, distúrbios do metabolismo de metais e porfiria. Aparecem em RN, crianças adolescentes e adultos;
- grupo 2: os EIM afetam processos energéticos citoplásmicos e mitocondriais. Incluem defeitos de glicólise, gliconeogênese, hiperinsulinismo, defeitos da via das pentoses e da creatina, doenças da cadeia respiratória, defeitos da oxidação de piruvato e do ciclo de Krebs, defeitos da oxidação de ácidos graxos;
- grupo 3: envolve alterações em lisossomos, peroxissomos, defeitos da glicosilação e síntese de colesterol.[3]

História familiar positiva, consanguinidade, hidropsia fetal, síndrome de HELLP (anemia hemolítica, elevação das enzimas hepáticas e baixa contagem de plaquetas, em inglês *hemolytic anemia, elevated liver enzims, low platelet count*) e movimentos fetais anormais (convulsões intrauterinas) favorecem a suspeita diagnóstica de EIM.

No diagnóstico diferencial de qualquer EIM, deve-se pensar em situações que mimetizam o quadro clinicolaboratorial, como ingestão acidental de substâncias tóxicas, insuficiência hepática aguda, paralisia cerebral, abuso infantil, incluindo síndrome de Münchausen *by proxy*, síndrome dos vômitos cíclicos, atraso do desenvolvimento, hemorragia cerebral intraventricular, distúrbios convulsivos, síndrome de Reye, sepse e síndrome da morte súbita do lactente.[5]

DIAGNÓSTICO

A investigação laboratorial de rotina na avaliação inicial dos EIM pode ser vista na Tabela 2.[1,2,4,5]

TABELA 2 EXAMES DE INVESTIGAÇÃO INICIAL DOS ERROS INATOS DO METABOLISMO (EIM)

Exames gerais		Exames específicos
Sangue:	Gasometria (arterial ou venosa) Glicemia Na, K, Cl (cálculo do ânion *gap*) Lactato, amônia, ácido úrico, creatinofosfoquinase Ureia, creatinina Corpos cetônicos	Cromatografia quantitativa de aminoácidos em plasma Dosagem de carnitina, acilcarnitinas e ácidos graxos livres no plasma Cromatografia de ácidos orgânicos e acilglicinas na urina
Urina:	Urina tipo I (pH, corpos cetônicos, glicose) Triagem urinária para EIM	

O cuidado na coleta dos exames iniciais é importante, pois as alterações podem ser revertidas rapidamente com as primeiras providências emergenciais. Devem-se coletar todos os exames ao mesmo tempo.

Recomenda-se congelar amostras de plasma, soro e de urina (estocar a -20°C) ou sangue em papel de filtro para posterior investigação ou complementação da investigação diagnóstica. O DNA também pode ser estocado para estudo molecular. Considerar a coleta de fluidos corpóreos e tecidos em caso de óbito para posterior avaliação.[5]

Não se pode excluir a possibilidade de EIM somente por meio da triagem urinária, que exclui poucas doenças, como:

- reação de Benedict ou Clinitest: galactosemia, frutosemia, alcaptonúria, síndrome de Lowe;
- reação do cloreto férrico: fenilcetonúria;
- dinitrofenil-hidrazina: fenilcetonúria, DUXB ;
- reação do nitrosonaftol: tirosinemia, disfunção hepática grave;
- reação do cianeto-nitroprussiato: homocistinúria, cistinúria;
- reação da paranitroanilina: acidemia metilmalônica;
- reação do azul de toluidina: mucopolissacaridose.

A Tabela 3 mostra os achados clínicos e laboratoriais de vários EIM.[1]

TABELA 3 QUADRO CLÍNICO E LABORATORIAL DE VÁRIOS ERROS INATOS DO METABOLISMO (EIM)

Achados clínicos*	AA	AO	DCU	CD	DDG	DOA	DDL	PD	DM
Descompensação episódica	X	+	++	+	X	+	-	-	X
Anorexia, vômitos, retardo do desenvolvimento	X	+	++	+	X	X	+	+	+
Características dismórficas, e/ou malformação de órgãos e esqueleto	X	X	-	-	X	X	+	X	X
Cabelo anormal e/ou dermatite	-	X	X	-	-	-	-	-	-
Cardiomegalia e/ou arritmias	-	X	-	-	X	X	+	-	X
Hepatomegalia e/ou esplenomegalia	X	+	+	+	+	+	+	X	X
Atraso de desenvolvimento e/ou neurorregressão	+	+	+	X	X	X	++	+	+

(continua)

(continuação)

Achados clínicos*	AA	AO	DCU	CD	DDG	DOA	DDL	PD	DM
Letargia ou coma	X	++	++	+	X	++	-	-	X
Convulsões	X	X	+	X	X	X	+	+	X
Hipotonia ou hipertonia	+	+	+	+	X	+	X	+	X
Ataxia	-	X	+	X	-	X	X	-	-
Odor anormal	X	+	X	-	-	-	-	-	-
Achados laboratoriais	**AA**	**AO**	**DCU**	**CD**	**DDG**	**DOA**	**DDL**	**PD**	**DM**
Acidose metabólica	X	++	+	+	X	+	-	-	X
Alcalose respiratória	-	-	+	-	-	-	-	-	-
Hiperamonemia	X	+	++	X	-	+	-	-	X
Hipoglicemia	X	X	-	+	X	+	-	-	X
Disfunção hepática	X	X	X	+	X	+	X	X	X
Substâncias redutoras	X	-	-	+	-	-	-	-	-
Cetonas	A	E	A	A	B/A	B	A	A	E/A

AA: aminoacidopatias; AO: acidúrias orgânicas; DCU: defeitos do ciclo da ureia; CD: distúrbios do metabolismo dos carboidratos; DDG: doença do depósito de glicogênio; DOA: defeito de oxidação de ácidos graxos; DDL: doença do depósito lisossomal; PD: deficiência de piruvato desidrogenase; DM: doença mitocondrial.

*Nem todas as doenças têm todos os achados. Nas doenças com descompensação episódica, os achados clínicos e laboratoriais podem aparecer somente durante as crises agudas. Nas doenças progressivas, podem estar presentes na fase precoce.

++: sempre presente; +: geralmente presente; X: algumas vezes presente; -: ausente; A: apropriado; E: inapropriadamente elevado; B: inapropriadamente baixo.

TRATAMENTO

Uma vez que se tenha a suspeita diagnóstica de EIM, um plano de tratamento deve ser feito (Tabela 4).[1,2,6-10]

TABELA 4 PRINCÍPIOS DO TRATAMENTO DOS ERROS INATOS DO METABOLISMO (EIM)
Tratamento de suporte: circulatório, ventilatório
Tratar emergências metabólicas potencialmente fatais: hiperamonemia, acidose metabólica, hipoglicemia
Procurar e tratar infecções
Prevenir o catabolismo
Interromper a fonte dietética de substrato agressor
Aumentar a excreção de metabólitos tóxicos
Aumentar a atividade residual de enzima e cofatores
Restabelecer o metabolismo normal

Em qualquer criança criticamente doente, o tratamento de suporte inclui suportes ventilatório e circulatório, correção de distúrbios hidroeletrolíticos, prevenção e tratamento de infecções.

A hipoglicemia neonatal deve ser corrigida imediatamente com bolo de glicose (0,5 a 1 g/kg) seguido de infusão contínua (iniciar com 150 mL/kg/dia de solução a 10% [~10 mg/kg/min]). Como os metabólitos patológicos podem se normalizar rapidamente com a terapia, amostras adequadas para pesquisa de acilcarnitinas, glicose, insulina, ácidos graxos e corpos cetônicos devem ser coletadas antes. A reposição com taxa equivalente à produção hepática de glicose (7 a 8 mg/kg/min no RN) é geralmente suficiente na glicogenose tipo I e nos distúrbios da neoglicogênese. No hiperinsulinismo congênito, há necessidade de reposição maior (10 a 20 mg/kg/min). Fora do período neonatal, pode-se corrigir a hipoglicemia com glicose 10 ou 25%.[6]

Se pH < 7 a 7,2, a acidose metabólica deve ser corrigida, lenta e cautelosamente, com bicarbonato de sódio, 0,25 a 0,5 mEq/kg/h (até 1 a 2 mEq/kg/h), EV. Na acidose intratável, considerar hemodiálise (diálise peritoneal, hemofiltração e exsanguineotransfusão são muito menos eficazes).[1]

Nos pacientes com deterioração neurológica com cetoacidose, como ocorre nas acidúrias orgânicas de cadeia ramificada e DUXB, há necessidade, além da terapia específica, de tratamento de suporte, procedimentos para remoção de toxinas e nutrição com alto teor energético e sem proteínas.[6]

Nos casos de deterioração neurológica com hiperamonemia, mais comumente observada nos RN com defeitos do ciclo da ureia, ocorrem, além do quadro neurológico agudo, instabilidade vasomotora, apneia, convulsões e alcalose metabólica com níveis plasmáticos de amônia maiores que 400 µmol/L. A cetonúria está ausente.[1,9]

Nos pacientes com deterioração neurológica leve, a hidratação deve ser feita em 24 horas com solução de glicose a 5 a 10% contendo 34 mmol/L de Na^+ e 20 mmol/L de K^+. A dieta deve ser hipercalórica e sem proteínas, utilizando carboidratos e lipídios fornecendo 100 kcal/kg/dia. Nas primeiras 24 a 36 horas necessárias para testar a tolerância gástrica, as nutrições parenteral e enteral são utilizadas simultaneamente. A remoção de toxinas vai depender do diagnóstico, dos níveis de metabólitos e do curso clínico a curto prazo. A dieta aproteica não deve durar mais que 2 dias. Quando os metabólitos tóxicos diminuírem, as proteínas naturais devem ser introduzidas usando-se fórmulas infantis adequadas.[6]

Os pacientes gravemente afetados, com cetoacidose grave, têm desidratação intracelular frequentemente subestimada, e a reidratação agressiva com fluidos hipotônicos e a alcalinização podem causar ou exacerbar edema cerebral preexistente. A reidratação deve ser feita em 48 horas com infusão de menos que 150 mL/kg/dia, contendo 70 a 85 mmol/L de Na^+, 30 a 40 mmol/L de K^+ e glicose 5%. Corrigir a acidose parcialmente com bicarbonato IV, especialmente se não houver melhora com as primeiras medidas de remoção de toxinas.[6]

Procedimentos extracorpóreos para remoção de toxinas (exsanguineotransfusão, diálise peritoneal ou hemodiálise, hemofiltração) podem ser indicados nas acidúrias de ácidos orgânicos de cadeia ramificada e nos defeitos do ciclo da ureia.

Deve ser considerada quando a concentração de amônia sérica for maior que 400 µmol/L e/ou os seus níveis não diminuírem adequadamente com o tratamento conservador. Em todos os casos de coma neonatal com hiperamonemia, considerar diálise. A DUXB pode requerer detoxificação extracorpórea se os níveis de leucina forem maiores que 20 mg/dL.[6,9,10]

A exsanguineotransfusão tem efeito transitório e deve ser utilizada em combinação com outros métodos ou quando puder ser realizada repetida ou continuamente. A diálise peritoneal requer pouca experiência técnica, pode ser iniciada rapidamente em qualquer UTI pediátrica e pode ser eficaz no RN. A principal causa de falha é o baixo fluxo sanguíneo esplâncnico secundário ao choque e à sepse. É menos efetiva em crianças maiores em razão da baixa área peritoneal relativa ao peso corpóreo. A hemofiltração e a hemodiafiltração contínuas têm como vantagens a boa tolerância em RN e lactentes com instabilidade hemodinâmica, falência de múltiplos órgãos e estado hipercatabólico e a capacidade de usar grandes volumes de nutrição parenteral prolongada (NPP) sem risco de hiperidratação. A hemodiálise é um método muito eficaz e rápido na remoção de pequenos solutos. Múltiplas sessões podem ser necessárias em virtude do rebote na circulação de metabólitos tóxicos, e o clareamento pode ser dificultado pela instabilidade vascular.[6,8-10]

As vias alternativas podem ser utilizadas para evitar dano neurológico, pois esse está relacionado com a duração e a gravidade da hiperamonemia. A amônia deve, portanto, ser removida o mais rapidamente possível. Antes do diagnóstico definitivo, o tratamento de emergência de hiperamonemia pode ser feito com: L-arginina, 300 mg/kg/dia, VO ou EV, e L-carnitina, 200 mg/kg/dia, VO ou EV. A L-arginina não deve ser administrada na deficiência de arginase. Uma vez feito o diagnóstico de defeito do ciclo da ureia, no tratamento de emergência hospitalar, recomenda-se: administrar volume de acordo com a idade e a condição do paciente. Deve-se restringir o volume nos casos de edema cerebral; suspender a ingesta proteica; dar solução de polímeros de glicose a 10 a 20%, VO, ou fórmula livre de proteínas, VO, ou por infusão periférica de glicose a 10%, EV, ou glicose 10 a 25% por via central, EV; benzoato de sódio, 500 mg/kg/dia, VO ou EV. Se não houver história de medicação recente, dar dose inicial de 250 mg/kg em 2 a 4 horas e depois 250 mg/kg nas outras 20 a 22 horas; fenilbutirato de sódio até 600 mg/kg/dia, VO ou EV. Se não houver história de medicação recente, dar dose inicial de 250 mg/kg em 2 a 4 horas e depois, 350 mg/kg nas outras 20 a 22 horas; L-arginina, VO ou EV, até 700 mg/kg/dia na citrulinemia e acidúria argininossuccínica e até 150 mg/kg/dia na deficiência de ornitina transcarbamilase e deficiência de carbamoil fosfato sintetase; diálise, quando não houver controle da hiperamonemia ou os medicamentos anteriormente citados não estiverem disponíveis; reduzir hipertensão craniana quando presente.[1,2,6,9,10]

A L-carnitina é utilizada na deficiência secundária de carnitina causada pela excreção de ácidos orgânicos ligados à carnitina. A sua administração deve ser evitada somente em caso de defeito de oxidação de ácidos graxos de cadeia longa em virtude do risco de arritmia cardíaca fatal.[6]

Alguns cofatores devem ser administrados em alguns EIM causados por mutações que afetam o metabolismo ou a ligação a uma coenzima ou a um cofator necessário para a atividade enzimática normal. As respostas à suplementação desses cofatores são variáveis, conforme observado na Tabela 5.[9]

TABELA 5 SUPLEMENTAÇÃO DE COFATORES EM ALGUNS ERROS INATOS DO METABOLISMO (EIM)

Distúrbio	Cofator	Dose	Frequência da resposta das variantes
Acidemia metilmalônica	Hidroxicobalamina	1 mg/semana, IM	Alguma
Deficiência de biotinidase	Biotina	5 a 10 mg/dia	Todos os casos
Deficiência múltipla da carboxilase	Biotina	10 a 40 mg/dia	Maioria
Acidúria glutárica tipo 1	Riboflavina	20 a 40 mg/dia	Rara
DUXB	Tiamina	10 a 50 mg/dia	Rara
D. cadeia respiratória	Ubiquinona	100 a 300 mg/dia	Evidência anedótica
Acidemia propiônica	Biotina	5 a 10 mg/dia	Possivelmente não
Deficiência de ornitina aminotransferase	Piridoxina	300 a 600 mg/dia	Rara

(continua)

(continuação)

Distúrbio	Cofator	Dose	Frequência da resposta das variantes
Deficiência de piridoxamina 5'-fosfato oxidase	Piridoxal fosfato	10 mg/kg, a cada 6 h	Todos
Convulsões responsivas a B6	Piridoxina	5 a 10 mg/kg/dia	Todos
S. deficiência cerebral de folato	Ácido folínico	0,5 a 1 mg/kg/dia	Todos

D: doença; DUXB: doença da urina do xarope de bordo; S: síndrome.

A maioria das coenzimas é segura mesmo em altas doses. Se houver atraso na investigação diagnóstica, o uso de um coquetel de vitaminas ou de cofatores pode estar indicado (Tabela 6).[9]

TABELA 6 COQUETEL DE VITAMINAS

Vitamina	Dose
Biotina	10 mg/dia
Tiamina	200 mg/dia
Ácido lipoico	100 mg/dia
L-carnitina	25 mg/kg, a cada 6 h
Coenzima-Q_{10}	5 mg/kg/dia
Vitamina C	100 mg/kg/dia
Riboflavina	100 a 300 mg/dia
Piridoxina	50 a 500 mg/dia
Fosfato de piridoxal	20 mg/kg/dia
Ácido folínico	20 mg/dia

Na acidúria metilmalônica, a diurese forçada e a alcalinização com bicarbonato de sódio ajudam a eliminar o ácido metilmalônico. Nas acidúrias propiônica e metilmalônica, o metronidazol suprime a produção bacteriana intestinal de propionato. Na acidúria isovalérica e deficiência de metilcrotonil CoA carboxilase, a glicina em combinação com a carnitina promove a excreção de conjugados de glicina. A suplementação de carnitina é essencial para compensar a deficiência secundária de carnitina.

A prevenção do catabolismo pode ser feita por meio do fornecimento de quantidade adequada de glicose. A nutrição deve ser, de preferência, oral, podendo ser necessária a nutrição enteral ou parenteral. Deve ser oferecida a energia diária recomendada para a idade. O gasto energético de repouso pode aumentar de 30 a 40% durante os episódios de descompensação metabólica. Por outro lado, o gasto energético em repouso de pacientes com distúrbios do metabolismo do propionato podem diminuir cerca de 80%, e a atividade física, que é responsável por 25 a 30% do total de gasto energético em crianças, é mínima no paciente imóvel.

A insulina pode ser utilizada para suprimir o catabolismo intenso, o que pode ser atingido se houver correção da desidratação e da acidose. A infusão de altas doses de insulina (0,2 a 0,3 UI/kg/h) pode ser utilizada em associação com altas quantidades de glicose fornecidas pela NPP. O ajuste de doses deve ser frequente para controlar a glicemia. A normalização mantida da glicemia é um marcador indireto de anabolismo, permitindo a suspensão da insulina.

Na suspeita de EIM, deve-se suspender inicialmente a infusão de qualquer componente potencialmente tóxico (proteína, gordura, galactose, frutose). Deve-se utilizar inicialmente acesso venoso periférico para a administração de solução com glicose 10%, 150 mL/kg/dia (~ 10 mg/kg/min ou ~ 60 kcal/kg/dia).

Uma vez feito o diagnóstico do EIM, o tratamento dietético pode ser introduzido, como descrito na Tabela 7.[9]

TABELA 7 TRATAMENTO DIETÉTICO DE ALGUNS ERROS INATOS DO METABOLISMO (EIM)

Distúrbio	Base da dieta	Eficácia da dieta
Restrição de substrato		
Distúrbios de oxidação de AG de cadeia longa	Restrição de AG de cadeia longa	+++
Galactosemia	Livre de galactose	++++ (fígado, rins, olhos)
		+ (cérebro, ovários)
Acidúria glutárica tipo 1	Restrição de lisina	+++
Intolerância hereditária a frutose	Restrição de frutose	+++++
DUXB	Restrição de Leu, Isoleu, Val	++++
Deficiência de ornitina aminotransferase	Restrição de arginina	+++
Acidemia orgânica	Restrição proteica	+
Deficiência de PDH	Baixo carboidrato	+
Fenilcetonúria	Restrição de fenilanina	+++++
Tirosinemia 1	Restrição de fenilalanina, tirosina	++
Defeito do ciclo da ureia	Restrição proteica	+
Reposição de produtos		
Doença do depósito de glicogênio	Ricos em carboidratos	+++
Reposição de substratos alternativos	Dieta cetogênica	+++

+ benefício mínimo a +++++ resolução completa ou quase completa dos problemas relacionados.

DUXB: doença da urina do xarope de bordo; AG: ácidos graxos, PDH: piruvato desidrogenase.

Nos quadros de insuficiência hepática neonatal, galactose, frutose e proteínas devem ser excluídas da dieta (com ingestão normal de todos os outros nutrientes) enquanto se aguarda a confirmação diagnóstica. Deve-se reintroduzir proteínas na galactosemia e IHF. Na tirosinemia tipo I, o tratamento com nitisinona e a dieta pobre em fenilalanina e tirosina devem ser iniciados para prevenir a produção de metabólitos tóxicos.[6]

No RN, a única insuficiência cardíaca tratável é a miocardiopatia ou distúrbios de condução associados aos defeitos de betaoxidação mitocondrial. Além do tratamento com drogas para o coração, existem tratamentos de emergência específicos.[6]

Na hiperlacticemia primária, a correção da desidratação e da cetoacidose é geralmente suficiente para diminuir o lactato. A hiperlacticemia persistente pode ser decorrente da alta taxa de infusão de glicose e pode ser corrigida utilizando-se glicose a 5 ou 2,5%. Deve-se dar tiamina na deficiência do complexo piruvato desidrogenase (PDH); riboflavina com cofator do complexo I e biotina como cofator da piruvato carboxilase; e carnitina na deficiência secundária de carnitina. É essencial corrigir a acidose metabólica com bicarbonato de sódio e, se o sódio sérico for maior que 160 mmol/L, com trometamol. O dicloroacetato, inibidor da PDH quinase, 50 mg/kg/dia em uma ou duas doses diárias, pode ser eficaz na redução do lactato nos distúrbios do PDH e da cadeia respiratória.[6,9]

Nas convulsões intratáveis, piridoxina, fosfato de piridoxal, biotina e ácido folínico devem ser testados. Considerar hipomagnesemia familiar com hipocalcemia secundária, que deve ser tratada com suplementação enteral de magnésio. Distúrbios da transferência do grupo metil, como deficiência de metilenotetra-hidrofolato redutase e distúrbios do metabolismo da cobalamina, necessitam de tratamento com hidroxicobalamina, ácido fólico, piridoxina, betaína ou metionina, dependendo do defeito enzimático. A deficiência de GLUT1 pode ser tratada com dieta cetogênica.[6,9]

CONSIDERAÇÕES FINAIS

O diagnóstico preciso e precoce dos EIM tratáveis é fundamental para o prognóstico do paciente. Os pediatras generalistas e especialistas devem sempre suspeitar desse diagnóstico nos recém-nascidos e nas crianças com sepse inexplicada, crises metabólicas, alterações hematológicas e neurológicas e quadros sugestivos de intoxicação.

REFERÊNCIAS BIBLIOGRÁFICAS

1. Weiner DL, Wilkes G, Windle ML, Wolfram W, Halamka JD. Inborn errors of metabolism. Disponível em: emedicine.medscape.com/article/804757-overview; acessado em 9 de dezembro de 2013.
2. Martins AM. Inborn errors of metabolism: a clinical overview. SP Med J/Rev Paul Med 1999; 117(6):251-6.
3. Saudubray JM, Sedel F, Walter JH. Clinical approach to treatable inborn metabolic diseases: an introduction. J Inherit Metab Dis 2006; 29(2-3):261-74.
4. Saudubray JM, Charpentier C. Clinical phenotypes: diagnosis/algorithms. In: Scriver CR, Beaudet AL, Sly WW, Valle D, Childs B, Kinzer KW et al. (eds.). The metabolic and molecular bases of inherited disease. 8.ed. Nova York: Mc Graw Hill, 2001.
5. Oglesbee D, Rinaldo P. Laboratory diagnosis of inborn errors of metabolism. In: Suchy FJ, Sokol RJ, Balistreri WF (eds.). Liver disease in children. 3.ed. Nova York: Cambridge University Press, 2007.
6. Prietsch V, Baulny HO, Saudubray JM. Emergency treatments. In: Fernandes J, Saudubray JM, van der Berghe G, Walter JH (eds.). Inborn metabolic diseases. Diagnosis and treatment. 4.ed. Heidelberg: Springer, 2006.
7. Cook P, Walker V. Investigation of the child with an acute metabolic disorder. J Clin Pathol 2011; 64:181-91.
8. Schwartz IV, Souza CFM, Giugliani R. Tratamento de erros inatos do metabolismo. J Pediatr 2008; 84(4):S8-19.

9. Walter JH, Wraith JE. Treatment: present status and new trends. In: Fernandes J, Saudubray JM, van der Berghe G, Walter JH (eds.). Inborn metabolic diseases: diagnosis and treatment. 4.ed. Heidelberg: Springer, 2006.
10. Kwon KT, Tsai VW. Metabolic emergencies. Emerg Med Clin N Am 2007; 25:1041-60.

82 Protocolo de Transplante Renal em Crianças

Vanda Benini

Simone Paiva Laranjo-Martins

INTRODUÇÃO

A indicação do transplante renal é feita para todas as crianças portadoras de doença renal crônica terminal, pois é o melhor tratamento e aumenta, com isso, a sobrevida e a qualidade de vida desses pacientes.

No entanto, existem algumas contraindicações absolutas ao transplante renal, como doenças malignas recorrentes ou metastáticas, retardo mental e/ou doenças psiquiátricas graves, não adesão aos tratamentos medicamentosos e doenças extrarrenais graves, como insuficiência hepática, doenças cardíacas e pacientes portadores de hiperoxalúria – nesses casos, deve-se ponderar a possibilidade de transplante combinado de órgãos. Sobre as contraindicações relativas, devem ser considerados: passado neoplásico, pacientes com vírus da imunodeficiência humana (HIV), crianças com peso inferior a 10 kg e crianças com alterações graves do trato urinário, devendo-se, nesses casos, realizar as correções cirúrgicas previamente ao transplante.[1]

A escolha do doador também tem aspectos próprios quando se trata de transplante em crianças. A utilização de rins provenientes de doadores vivos é mais vantajosa, pois a cirurgia será eletiva e a facilidade de realizar o estudo precoce do doador e receptor possibilita que o transplante seja feito antes do início da diálise. O transplante renal realizado antes da necessidade de tratamento dialítico ou transplante pré-emptivo é indicado quando a depuração de creatinina estiver abaixo de 10 mL/min/1,73 m^2.

Os rins provenientes de doador adulto (falecido ou vivo) servem perfeitamente para crianças; naquelas com peso acima de 10 kg, o órgão é implantado no retroperitônio sem abertura do peritônio. Por outro lado, rins provenientes de doador pediátrico (falecido), independentemente da faixa etária, hipertrofiam-se funcionalmente em curto período.

De acordo com as leis brasileiras, o transplante renal com doador vivo pode ser realizado apenas quando houver consanguinidade entre doador e receptor, até terceiro grau inclusive, ou quatro compatibilidades: compatibilidade do grupo sanguíneo ABO, antígenos leucocitários humanos (HLA) e *cross-match* negativo (prova cruzada entre os linfócitos do doador e o soro do receptor). A compatibilidade entre doador e receptor deve ser bem analisada. Inicialmente, em relação ao sistema ABO, o doador e o receptor devem ter compatibilidade, e não identidade, de acordo com as leis de compatibilidade aplicadas à transfusão de sangue. Transplantes realizados com incompatibilidade ABO levam quase sempre à rejeição humoral, com perda imediata do enxerto. O sistema Rh não é importante para o transplante renal. Os HLA são um dos fatores que interferem na sobrevida do enxerto, uma vez que, quanto maior for o número de compatibilidades entre doador e receptor, maior será a sobrevida do enxerto.[2,3]

AVALIAÇÃO DO RECEPTOR

No estudo do receptor para o transplante renal, além do exame clínico completo com avaliação do desenvolvimento ponderoestatural, neurológico e níveis pressóricos, devem-se solicitar tipagem sanguínea ABO, HLA, *cross-match* com o provável doador renal e quantificação dos anticorpos reativos contra painel (PRA). Paralelamente, colhem-se hemograma, ureia, creatinina, ionograma, cálcio, fósforo, enzimas hepáticas, eletroforese de proteínas, glicemia, amilase, colesterol total e frações, triglicérides, complemento total e frações, gasometria venosa, coagulograma, protoparasitológico de fezes em três amostras, sedimento urinário, urocultura, proteinúria de 24 horas, sorologias para varicela, vírus Epstein-Barr (EBV), citomegalovírus (CMV), HIV, doença de Chagas, herpes-vírus, hepatites A, B e C, rubéola, toxoplasmose e derivado proteico purificado (PPD). A criança deve estar imunizada contra varicela, difteria, tétano e coqueluche (DPT), *Haemophilus*, pneumococo, poliomielite e sarampo, caxumba e rubéola (MMR).[3,4]

Os exames radiológicos solicitados são: radiografia de tórax, ecocardiograma, ultrassonografia abdominal e renal, uretrocistografia miccional e eletrocardiograma.[1,2] Solicitar interconsultas com assistente social, oftalmologia, otorrinolaringologia, cardiologia, psicologia, odontologia e ginecologia, para as adolescentes.

AVALIAÇÃO DO DOADOR

O estudo do doador consta de exame clínico completo e minucioso e exames laboratoriais: tipagem ABO, HLA, *cross-match*, hemograma, ureia, creatinina, ionograma, cálcio, fósforo, enzimas hepáticas, eletroforese de proteínas, ácido úrico, glicemia, amilase, colesterol total e frações, triglicérides, coagulograma, depuração da creatinina, sedimento urinário, urocultura, calciúria e proteinúria em urina de 24 horas e sorologias para CMV, HIV, doença de Chagas, hepatites B e C e toxoplasmose.

Os exames radiológicos solicitados são: radiografia de tórax, ecocardiograma, ultrassonografia renal, urografia excretora, eletrocardiograma e arteriografia de vasos renais.[1-4] Devem ser realizadas interconsultas com profissionais de cardiologia e ginecologia.

Imunossupressão

O esquema de imunossupressão é variável de acordo com cada serviço.[5,6] Na Santa Casa de Misericórdia de São Paulo, utiliza-se a imunossupressão clássica, sendo iniciada, para os transplantes com doador vivo, 2 dias antes da data do transplante:

- azatioprina: 3 mg/kg/dia, ou micofenolato mofetil, 600 mg/m^2, dividido em duas doses diárias;
- prednisona: 0,5 mg/kg/dia.

O bloqueador da calcineurina (ciclosporina ou tacrolimo) é iniciado 1 dia antes do transplante, na dose de 10 mg/kg/dia para a ciclosporina e 0,3 a 0,6 mg/kg/dia para o tacrolimo, em duas tomadas diárias.

No dia do transplante, antes do encaminhamento para o centro cirúrgico, são administrados 30 mg/kg de metilprednisolona e introduzido antibiótico profilático.

O anticorpo monoclonal antirreceptor de interleucina-2 (IL-2) (basiliximab) deve ser usado como indução da imunossupressão. Basiliximab é administrado na dose de 1/2 ampola endovenosa (EV), em bolo, para pacientes com peso abaixo de 40 kg, e 1 ampola para aqueles acima de 40 kg. Deve ser administrado em duas doses, sendo a primeira 1 hora antes do transplante e a segunda no 4º dia pós-operatório (PO).

Nos transplantes com doador falecido, a imunossupressão inicia-se na decisão do transplante.

Após o transplante, administrar metilprednisolona, 60 mg/m^2/dia, EV, em 2 doses até o 4º dia PO. A partir daí, prednisona, 2,5 mg/kg/dia, VO, em duas doses até o 10º dia PO. Diminuição progressiva da prednisona de modo que, no 180º dia PO, a dose deve ser de 0,15 mg/kg/dia pela manhã, dose que deverá ser mantida.

A azatioprina deve ser administrada na dose de 2,5 mg/kg/dia pela manhã, a partir do 3º dia PO. Os inibidores de calcineurina devem ser administrados de acordo com os seus níveis séricos. Quando se usa ciclosporina, os níveis séricos pré-dose devem ser mantidos entre 250 e 300 ng/mL. Após o 30º dia PO, os níveis podem ser entre 150 e 200 ng/mL. Os níveis séricos para o tacrolimo estão descritos na Tabela 1.

TABELA 1 NÍVEIS SÉRICOS PRÉ-DOSE DE TACROLIMO

Tempo de transplante	Níveis séricos
0 a 15 dias	15 a 20 ng/mL
Após 15 dias	15 ng/mL
Após 1 mês	8 a 10 ng/mL
Após 6 meses	7 a 8 ng/mL

O antibiótico deve ser mantido até a retirada das sondas e drenos. Nos primeiros dias pós-operatório, quando a ingestão hídrica não é satisfatória e/ou a diurese é abundante, em caso de transplante com doador vivo, mantêm-se as seguintes perfusões endovenosas:

- perfusão de base:
  - soro glicosado (SG) 5% = 20 mL/kg/dia;
  - cloreto de sódio (NaCl) = 0,3 mEq/kg;
  - gluconato de cálcio = 1 g/L (se paciente nefrótico, dar 2 mL/kg);
- compensação horária da diurese:
  - repor cada mL com 2/3 de soro fisiológico (SF) 0,9% + 1/3 de SG 2,5%;
  - se nos controles laboratoriais a natremia permanecer baixa, repor com SF 0,9% apenas, principalmente se Dextro permanentemente elevada;
  - se potássio baixo, adicionar cloreto de potássio (KCl), 13 mEq/L.

Dentre as complicações pós-transplante renal, a que ocorre com maior frequência é a nefropatia tubulointersticial aguda (NTA), com incidência de 50 a 70% entre os transplantes com doadores falecidos, sendo o período de oligoanúria de aproximadamente 15 dias. A hipertensão arterial ocorre em 80% dos pacientes no primeiro ano pós-transplante, 50% dos quais continuam hipertensos após isso. Ademais, podem ocorrer complicações cirúrgicas, como as fístulas urinárias, trombose de artéria ou de veia renal, ruptura do rim, linfoceles, etc.[7,8]

No caso de aumento da creatinina e diminuição da diurese, uma das hipóteses diagnósticas é de rejeição aguda, evento frequente principalmente com doador falecido. Essa hipótese deve ser confirmada por biópsia renal; em caso afirmativo, utiliza-se metilprednisolona, 30 mg/kg, EV, em 1 hora, 1 vez/dia. Administrar quatro a seis pulsos em dias alternados, dependendo da resposta da função renal.

Nas rejeições corticorresistentes, pode-se utilizar timoglobulina, 1 mg/kg/dose, lentamente, em veia calibrosa, por 10 a 14 dias. Os linfócitos devem ser monitorados: se > 300, aumentar 1/2 dose; se 150 a 300, manter a dose; se 100 a 150, diminuir 1/2 dose; se < 100, suspender dose do dia.

REFERÊNCIAS BIBLIOGRÁFICAS

1. Harmon WE. Pediatric renal transplantation. In: Avner ED, Harman WE, Niaudet P (eds.). Pediatric nephrology. 5.ed. Philadelphia: Lippincott Williams & Wilkins, 2004. p.1437-68.
2. Niaudet P. Outcome of pediatric transplantation in children. Disponível em: http://www.uptodate.com. Acessado: em 11 de setembro de 2008.
3. Matas AJ, Chavers BM, Nevins TE, Mauner SM, Kashtan CE, Cook M et al. Recipient evaluation, preparation, and care in pediatric transplantation: The University of Minnesota Protocols. Kidney Intern 1996; 49(53):S99-102.
4. Ellis D, Gilboa N, Bellinger M, Shapiro R. Renal transplantation in infants and children. In: Shapiro R, Simmons RL, Starzl TE (eds.). Renal tranplantation. Stamford: Appleton & Lange, 1997. p.427-69.
5. Niaudet P. Imunosuppression after renal transplantation in children. Disponível em: http://www.uptodate.com. Acessado: em 7 de fevereiro de 2014.
6. Niaudet P. Traitements immunosuppresseurs aprés transplantation rénale. In: Loirat C, Niaudet P (eds.). Néphrologie pédiatrique. Paris: Doin Éditeurs, 1993. p. 331-40.
7. North American Pediatric Renal Trials and Collaborative Study. NAPRTCS 2010 Annual Transplant Report. Disponível em: https://web.emmes.com/study/ped/annlrept/2010_Report.pdf. Acessado em: 7 de fevereiro de 2014.
8. McDonald RA, Watkins SL. Progress in renal transplantation in children. Adv Ren Replace Ther 1996; 3:60-8.

BIBLIOGRAFIA

1. Kidney Disease: Improving Global Outcomes (KDIGO) Transplant Work Group. KDIGO clinical practice guideline for the care of kidney transplant recipients. Am J Transplant 2009; 9(3):S1-155.

11 Doenças Onco-hematológicas

83 Urgências Hematológicas

Silvia Maria Luporini
Helena Reis Marcellino da Silva
Ernani Carlos Teixeira
Paula Bruniera

ANEMIAS AGUDAS

A anemia pode ser vista em unidade de terapia intensiva (UTI) como um processo patológico primário ou secundário a doenças médicas ou cirúrgicas. A taxa de morbimortalidade depende da causa, velocidade e severidade com que a anemia se desenvolve.

Definição

A anemia é definida como redução da massa eritrocitária e da concentração sanguínea de hemoglobina, resultando em decréscimo da capacidade de transporte do oxigênio para os tecidos. Na prática, considera-se anemia quando o valor de hemoglobina estiver dois desvios-padrão abaixo do valor médio para determinada idade (< -2 DP) (Tabela 1).

TABELA 1 VALORES REFERENCIAIS MÉDIOS E MÍNIMOS DE CONCENTRAÇÃO SANGUÍNEA DE HEMOGLOBINA, HEMATÓCRITO, CONTAGEM DE ERITRÓCITOS E VOLUME CORPUSCULAR MÉDIO EM DIFERENTES IDADES[1]

Idade	Hemoglobina (g/dL)		Hematócrito (%)		Eritrócitos (10^{12}/L)		VCM (fL)	
	Média	-2 DP	Média	-2 DP	Média	-2 DP	Média	-2 DP
Nascimento	16,5	13,5	51	42	4,7	3,9	108	98
1 a 3 dias	18,5	14,5	56	45	5,3	4,0	108	95
1 semana	17,5	13,5	54	42	5,1	3,9	107	88
2 semanas	16,5	12,5	51	39	4,9	3,6	105	86
1 mês	14,0	10,0	43	31	4,2	3,0	104	85
2 meses	11,5	9,0	35	28	3,8	2,7	96	77
3 a 6 meses	11,5	9,5	35	29	3,8	3,1	91	74
0,5 a 2 anos	12,0	11,0	36	33	4,5	3,7	78	70
2 a 6 anos	12,5	11,5	37	34	4,6	3,9	81	75
6 a 12 anos	13,5	11,5	40	35	4,6	4,0	86	77
12 a 18 anos								
Mulheres	14,0	12,0	41	36	4,6	4,1	90	78
Homens	14,5	13,0	43	37	4,9	4,5	88	78

VCM: volume corpuscular médio; DP: desvio-padrão.

Etiologia

As causas de anemia são aquelas inerentes ao eritrócito ou relacionadas a um fator externo. Mais de um mecanismo pode estar envolvido em algumas anemias.

TABELA 2 CLASSIFICAÇÃO FISIOPATOLÓGICA DAS ANEMIAS
Anemias causadas por produção diminuída de eritrócitos. Em geral, desenvolvem-se gradualmente e causam anemia subaguda → crônica. Anormalidades ocorrem nas etapas de diferenciação e proliferação da hematopoese
Falências de medula óssea arregenerativas ou regenerativas podem resultar de:
Aplasia de medula óssea; síndromes mielodisplásicas; infiltrações medulares extensas – leucemias, neuroblastoma, linfomas não Hodgkin; constrição do espaço medular – osteopetrose, mielofibrose; anemia de Blackfan-Diamond (hipoplasia congênita da série vermelha); eritroblastopenia transitória da infância (em crianças saudáveis) e crise aplástica transitória (em pacientes com anemia hemolítica crônica) – ambas causadas por infecção pelo parvovírus B19 (eritrovírus); deficiência secundária de eritropoetina – insuficiência renal crônica, hipotireoidismo, doenças inflamatórias crônicas
Eritropoese ineficaz prejudicando a fase de proliferação eritropoética
Anemia diseritropoética congênita; deficiência de vitamina B12 e/ou folato; raras situações de doenças genéticas (p.ex., acidúria orótica)
Defeito na maturação eritropoética (deficiente hemoglobinização de eritroblastos)
Anemia ferropriva; anemia sideroblástica congênita; anemia por intoxicação crônica pelo chumbo; talassemias; anemia de doenças inflamatórias crônicas (diminuída biodisponibilidade do ferro) – em fases mais tardias
Anemias causadas por aumento de destruição eritrocitária
Defeito intracorpuscular
Defeitos na membrana proteica dos eritrócitos (esferocitose e síndromes correlacionadas – eliptocitose, estomatocitose e piropoiquilocitose); defeitos de enzimas eritrocitárias (deficiência de glicose-6 fosfato desidrogenase [G-6-PD], deficiência de piruvatoquinase) Defeitos da hemoglobina; (1) globina: quantitativos (talassemias); qualitativos (hemoglobinopatia S, C, E); (2) heme: porfirias eritropoéticas Hemoglobinúria paroxística noturna
Defeito extracorpuscular
Mediada por autoanticorpos, aloanticorpos ou isoanticorpos (anemia hemolítica autoimune, aloimune ou isoimune); mediada por danos mecânicos à membrana do eritrócito – síndrome hemolítico-urêmica, púrpura trombótica trombocitopênica, defeitos cardíacos valvares; mediada por agentes físicos – injúria térmica em queimaduras severas (danos em microcirculação); mediada por agentes biológicos – *Plasmodium vivax* e *Plasmodium falciparum*; mediada por agentes químicos – veneno de animais peçonhentos
Anemia causada por perdas sanguíneas
Aguda
Crônica

Avaliação do paciente anêmico

O desenvolvimento de anemia aguda no grupo etário pediátrico comumente ocorre em duas situações – perda sanguínea aguda e hemólise aguda.

Histórico

Observar idade, sexo, origem étnica, raça, histórico alimentar (fontes de ferro, folatos, vitamina B12), perdas sanguíneas, exposição a drogas e agentes tóxicos (uso crônico de fenitoína induzindo à anemia megaloblástica ou drogas que podem induzir aplasia de medula óssea, exposição a produtos tóxicos inalatórios, oxidantes), antecedentes pessoais, incluindo condições de gestação, nascimento e parto, infecções, doenças de base, uso prévio de hemoderivados e antecedentes familiares e hereditários – anemia, icterícia, esplenomegalia, esplenectomia, colecistopatia calculosa e consanguinidade – evidenciando possível anemia hemolítica herdada.

Exame físico

Pacientes com anemia aguda e severa apresentam-se com tontura, vertigem, taquicardia, taquipneia e hipovolemia. Aqueles com anemia crônica são tipicamente bem compensados e usualmente assintomáticos.

Observar grau de palidez, icterícia, edema e sinais de sangramento (p.ex., sangue oculto nas fezes, epistaxe frequente, púrpura, hematoma). Pacientes com anemia significativa comumente apresentam sopro sistólico. Pesquisar sinais de insuficiência cardíaca congestiva – taquicardia, ritmo em galope, taquipneia, cardiomegalia, chiados, tosse, distensão de veias jugulares e hepatomegalia. Esplenomegalia pode ser encontrada em muitas anemias hemolíticas, refletir infiltração maligna ou presença de hipertensão portal.

Crianças jovens com doença falciforme podem manifestar súbito aumento do baço e/ou dor abdominal e distensão concomitante a anemia. Ossos faciais proeminentes (bossas frontais) em hiperplasia eritropoética associada a anemias hemolíticas crônicas severas. Algumas síndromes de falência de medula óssea estão associadas com anomalia facial, alterações em membros, microftalmia e hiperpigmentação da pele. Sinais de hipotireoidismo incluem baixa temperatura corporal, crescimento deficiente, xerodermia e constipação.

Avaliação laboratorial inicial

Inclui hemograma completo, reticulócitos e esfregaço de sangue periférico.

É útil a regra para crianças mais jovens que 10 anos, VCM = 70 fL + idade em anos, e após essa idade seguem valores mínimos de 80 a 82 fL. O limite superior do volume corpuscular médio (VCM) é de aproximadamente 84 fL + 0,6 × idade em anos, com limite superior em adultos de 96 fL.

A largura de distribuição do volume de eritrócitos (RDW) é um coeficiente de variabilidade do tamanho das hemácias. Valor de RDW normal (11,5 a 14,5%) indica que existe população uniforme de eritrócitos (homogeneidade no tamanho dos eritrócitos) – produção normal ou diminuída. Valores elevados de RDW indicam eritrócitos de tamanhos variáveis (anisocitose) – presente em processos hemolíticos, anemias por carência de ferro, folato, vitamina B12 e outras.

A avaliação da resposta reticulocitária ajuda a distinguir situações de prejuízo na produção ou aumento de destruição. O valor de reticulócitos deve ser interpretado de acordo com o grau de anemia. Assim, um achado de 2 a 3% de reticulócitos (valor normal de aproximadamente 1%) em um paciente com anemia severa não indica uma "resposta" reticulocitária. Observar a porcentagem corrigida de reticulócitos (RET) para o grau de anemia:

$$\text{\% RET corrigido} = \text{hematócrito (Hto) paciente/}\\ \text{hematócrito normal (Hto NL)} \times \text{\% RET aferida}$$

Um parâmetro adicional é o valor de hemoglobina corpuscular média (HCM) medida em massa (pg). Valores menores de 25 indicam baixa formação de hemoglobina em eritrócitos. Situações de baixa formação do heme (anemia ferropriva, anemia sideroblástica, intoxicação crônica pelo chumbo, anemia da inflamação crônica) ou da globina (síndromes talassêmicas).

Esfregaço de sangue periférico

Ajuda a identificar a causa de anemia pelo reconhecimento da morfologia celular anormal (particularmente útil em anemias normocíticas):

- macrocitose – síntese alterada do DNA (deficiência de folato e/ou vitamina B12), eritropoese de estresse (em anemias arregenerativas) e algumas situações de rápida infiltração da medula óssea (leucemia aguda);
- microcitose e hipocromia – síntese diminuída de hemoglobina (p.ex., anemia ferropriva, talassemias);
- anisocitose – variabilidade do tamanho dos eritrócitos, presente em quadros hemolíticos, carência de ferro, vitamina B12, folatos;
- poiquilocitose – alterações de forma;
- policromasia – eritrócitos jovens circulantes ainda com presença de material nuclear e identificados como reticulócitos por coloração supravital;
- esquizócitos ou células fragmentadas – lesão eritrocitária por forças de cisalhamento (anemia hemolítica microangiopática);
- esferócitos – esferocitose hereditária, anemia hemolítica autoimune;
- células-fantasma – deficiência de glicose-6-fosfato desidrogenase (G-6-PD);
- células falcizadas – drepanócitos (doença falciforme);
- células em alvo – hemoglobinopatias C e S, talassemias.

Testes laboratoriais adicionais

- Valores de bilirrubina indireta e desidrogenase láctica (DHL) (anemia hemolítica);
- teste da antiglobulina direta ou teste de Coombs (anemia hemolítica autoimune);
- eletroforese de hemoglobinas (hemoglobinopatias);
- estudos enzimáticos eritrócitos (G-6-PD, piruvatoquinase);
- fragilidade osmótica (esferocitose e síndromes correlacionadas);
- ferro, saturação de transferrina, ferritina (anemia por deficiência de ferro);
- folato, vitamina B12 (anemia megaloblástica/macrocítica);
- tipagem sanguínea e reação cruzada para acessar possível anemia isoimune em neonato;
- sorologias (vírus Epstein-Barr, citomegalovírus, parvovírus e outras);
- funções hepática e renal;
- tiroxina (T4), hormônio tireoestimulante (TSH) – para afastar hipotireoidismo;
- aspirado de medula óssea (leucoses, anemia megaloblástica, anemias hipoplásicas).

Classificação das anemias

A classificação morfológica mais comumente associa VCM, coeficiente de RDW e porcentagem de reticulócitos (Figura 1).

Principais causas de anemias agudas

- Hemorragia aguda;
- anemia hemolítica autoimune com hemólise aguda;
- deficiência de G-6-PD com episódio hemolítico agudo;
- esferocitose hereditária com episódio hemolítico;
- anemia falciforme com sequestro esplênico agudo (SEA) e crise aplástica;
- anemia hemolítica microangiopática – síndrome hemolítico-urêmica (SHU).

Perda sanguínea aguda

Hemorragias agudas com sítios óbvios ou ocultos de perda sanguínea podem incluir o trato gastrointestinal, intra-abdominal, pulmonar ou intracraniano (em neonatos). Pacientes com distúrbios da hemostasia estão em particular risco para hemorragia maciça (externa ou interna).

Nas primeiras horas após o sangramento agudo, as dosagens de hemoglobina e hematócrito não refletem o volume de sangue perdido, pois há perda simultânea de plasma e hemácias, mas permite identificar pacientes que já apresentavam anemia antes do episódio agudo de perda sanguínea. Assim, a avaliação de gravidade da anemia deve ser feita com base em sinais clínicos – frequência cardíaca, pressão arterial, palidez mucocutânea, sudorese e temperatura das extremidades, estado de consciência e fluxo urinário.

Após a hemorragia, mecanismos hormonais atuam retendo água e eletrólitos, recompondo o volume circulante. Ocorrendo diluição do intravascular, haverá queda progressiva da hemoglobina e hematócrito para estabilizarem-se em novos valores 48 horas após o episódio. Consequente à hipóxia renal há elevação da eritropoetina, estimulação da medula óssea e ascensão de hemoglobina para valores basais. No período de produção acelerada, a partir do 3º ao 5º dia após a hemorragia, sobrevém a reticulocitose. Há mobilização do ferro dos depósitos para suprir a maior demanda na síntese de hemoglobina para repor o sangue perdido.

FIGURA 1 Classificação morfológica das anemias.

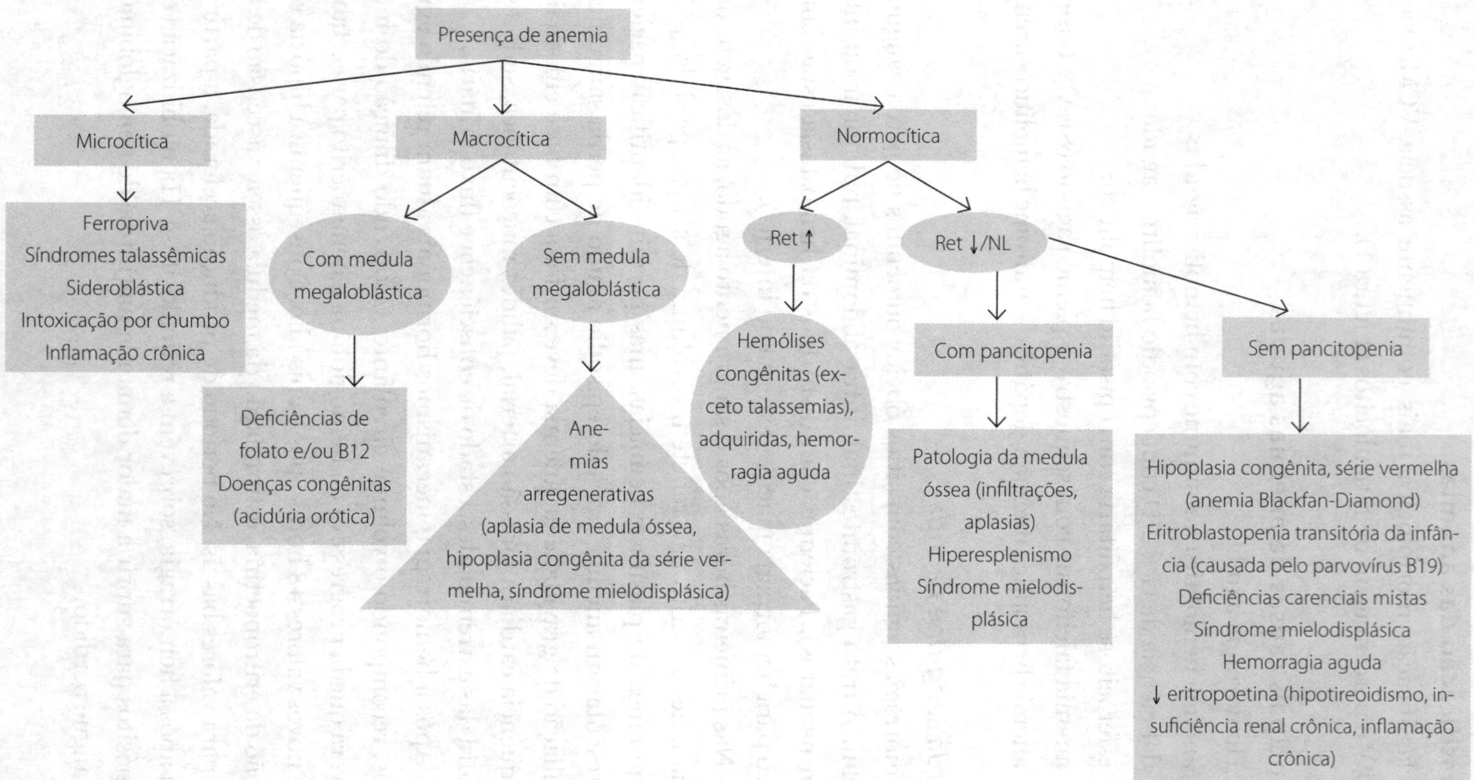

Anemia hemolítica autoimune (AHAI)

Caracterizada pela presença de autoanticorpos, que se ligam aos eritrócitos e induzem remoção precoce da circulação por macrófagos do sistema retículo-endotelial. A incidência estimada é de 1/80.000/ano na população geral. Entre crianças, é mais frequente em meninos; em adolescentes, é mais comum em meninas.

Em AHAI primária, a anemia hemolítica é o único achado clínico e não se identifica doença sistêmica de base. A AHAI secundária ocorre no contexto de uma doença sistêmica. Pode ocorrer em pacientes com doença autoimune (lúpus eritematoso sistêmico), em pacientes com neoplasias (linfoma de Hodgkin e não Hodgkin), leucemias, síndromes mielodisplásicas, imunodeficiências, infecção por *Mycoplasma pneumoniae*, vírus Epstein-Barr, citomegalovírus ou uso de drogas.

O diagnóstico é baseado na positividade do teste de Coombs direto em presença de hemólise, podendo ser negativo em 2 a 4% dos casos e falso-positivo em 8%. A evolução é extremamente variável; pode apresentar início agudo, com curta duração e resolução em até 6 meses; ou apresentar início insidioso tendendo à cronificação.

Classificação da AHAI conforme tipo de anticorpo envolvido

- AHAI mediada por anticorpo a quente – forma mais comum em crianças e usualmente envolve um anticorpo IgG, reagindo contra antígenos eritrocitários do sistema Rh que ligam eritrócitos em temperatura de 37°C, levando a hemólise extravascular. Frequentemente, a apresentação clínica é abrupta, mas segue curso crônico, com remissões intermitentes e recaídas – requerendo terapia de longo prazo;
- AHAI mediada por anticorpo a frio – mais comum em adultos (em crianças pode ocorrer após infecção por *Mycoplasma pneumoniae*). O autoanticorpo IgM liga-se aos eritrócitos em regiões corpóreas mais frias (< 37°C) e fixam complemento, promovendo hemólise intravascular ou extravascular (células fagocitárias no fígado). Geralmente, os autoanticorpos são dirigidos contra antígenos i/I eritrocitários. A maior ação dos autoanticorpos com o frio faz com que as áreas mais distais e frias do organismo sejam

mais acometidas. Aglutinação de hemácias em extremidades, com redução do fluxo sanguíneo e diminuição da oferta de oxigênio, induz aparência cianótica de dedos, nariz e orelhas, simulando o fenômeno de Raynaud. Segue curso autolimitado;

- hemoglobinúria paroxística a frio – ocorre principalmente em crianças menores de 5 anos após infecção viral de vias aéreas superiores, caracterizada por anticorpo IgG que se liga a baixas temperaturas, fixa complemento e promove hemólise intravascular (IgG – anticorpo de Donath-Landesteiner). A doença é caracterizada por hemólise intravascular aguda com palidez, icterícia e hemoglobinúria, acompanhada de dor abdominal, febre e sintomas gerais de gripe. O autoanticorpo policlonal da classe IgG é específico para o antígeno P eritrocitário;
- crianças em idade de 2 a 12 anos tendem a apresentar início abrupto do quadro com baixo número de reticulócitos (10% dos casos) – autoanticorpos podem reagir com antígenos em precursores eritroides promovendo sua destruição em medula óssea. Seguem com palidez, cansaço, ocasionalmente icterícia, com urina escura (usualmente em hemólises intravasculares) e valores de hemoglobina frequentemente abaixo de 5 g/dL. A combinação de AHAI e trombocitopenia é referida como síndrome de Evans, caracterizada por ampla desregulação imune. A granulocitopenia imune também pode estar presente – pancitopenia autoimune;
- exames laboratoriais: hemograma com reticulócitos, bilirrubinas totais e frações, desidrogenase lática, urina tipo I, teste da antiglobulina direta (teste de Coombs direto) – identifica anticorpos e componentes do complemento na superfície de eritrócitos. A investigação do soro e eluato das hemácias sensibilizadas auxilia a determinação da especificidade do autoanticorpo responsável pela hemólise.

Manuseio do paciente

- Evitar transfusões de hemácias em pacientes com AHAI, pois os autoanticorpos também destruirão hemácias transfundidas;
- se houver indicação clínica, transfundir pequenos volumes de hemácias menos incompatíveis e eventualmente lavadas (para remoção do complemento presente no plasma da unidade a ser transfundida);

- tratamento inicial em AHAI a quente com corticoterapia – pulsoterapia com metilprednisolona (30 mg/kg/dia) (máx.: 1 g) em infusão de 1 hora diluído em soro glicosado 5% – por 3 dias sequenciais; em seguida, iniciar prednisona ou prednisolona, 2 mg/kg/dia, mantendo-a por 1 ou 2 semanas até recuperar valores de hemoglobina e, então, reduzir a dose progressivamente, por meses. Pacientes que não respondem à corticoterapia podem receber gamaglobulina humana (400 mg/kg/dia por 5 dias) em infusão de 5 horas. Em situações refratárias, utilizar drogas imunossupressoras – azatioprina (1 a 2 mg/kg/dia) ou ciclofosfamida (1 a 2 mg/kg/dia) – diariamente, por período de alguns meses. A esplenectomia é indicada em casos selecionados, com cura ao redor de 50% dos pacientes;
- em AHAI a frio, a plasmaférese está indicada, embora o resultado seja transitório. O uso de corticosteroides está indicado, embora o curso clínico da doença seja pouco modificado por esses medicamentos. O mesmo resultado é obtido com utilização de imunossupressores e esplenectomia;
- em hemoglobinúria paroxística a frio, usualmente, o tratamento é de suporte, mantendo o paciente aquecido. Se há indicação de concentrado de hemácias, a transfusão deve ser realizada com sangue aquecido. A doença é autolimitada e raramente há necessidade de corticoterapia ou infusão de hemácias.

Deficiência de glicose-6-fosfatodesidrogenase (G-6-PD)

A G-6-PD é uma proteína presente no citoplasma de todas as células, participando de reações enzimáticas para a manutenção de glutationa reduzida e proteção contra danos induzidos por estresse oxidativo. Em eritrócitos normais, tem meia-vida de cerca de 60 dias. A enzima é produzida por um gene situado no cromossomo X (Xq28). Indivíduos do sexo masculino podem ter manifestações clínicas. Mulheres homozigotas para a condição e pequena porcentagem de heterozigotas (pelo efeito da lionização) também podem ter consequências.

É reconhecida como a mais frequente enzimopatia eritrocitária. A doença ocorre no Brasil em descendentes de mediterrâneos (especialmente italianos) e entre negros e pardos. Sua incidência no país ainda não está estabelecida, mas estima-se que pode atingir até 7% da população.

Centenas de variantes G-6-PD foram descritas, mas a imensa maioria dos indivíduos afetados é assintomática. A manifestação clínica e sua gravidade dependem da variante de enzima. Três variantes mais comuns, com consequências clínicas, são denominadas A- e A+ (africanas) e B- (mediterrânea). Na variante A-, a quantidade de enzima residual é suficiente para manter as atividades metabólicas do eritrócito em condições normais. No entanto, podem desencadear hemólise aguda intravascular com hemoglobinúria quando expostos a algumas substâncias, medicamentos ou infecções que induzem ao estresse oxidativo. Indivíduos com a variante A+ (atividade residual de 80% do normal) seguem sem manifestações clínicas. A variante B- tem atividade enzimática residual muito baixa e, assim, as reações hemolíticas agudas provocadas por drogas são muito mais graves. Alguns indivíduos com essa variante podem apresentar quadro de hemólise crônica ou favismo (hemólise aguda causada pela ingesta de favas frescas). No período neonatal precoce, pode ocorrer quadro de icterícia por hiperbilirrubinemia indireta e hemólise, na variante A- ou B-.

Exames laboratoriais: hemograma completo com reticulócitos e esfregaço de sangue periférico com coloração supravital – identificação dos corpos de Heinz nos primeiros dias do processo hemolítico agudo. A dosagem de G-6-PD durante processo hemolítico agudo pode resultar em valor falsamente normal, em decorrência da rápida destruição de eritrócitos mais velhos e presença de eritrócitos jovens circulantes, recém-lançados da medula óssea. Investigar a atividade de G-6-PD em amostra sanguínea de pacientes em período estável.

Manejo do paciente

Durante o processo hemolítico agudo intravascular, com hemoglobinúria: medidas sintomáticas e de suporte, com cuidados para evitar quadro de insuficiência renal (manter hidratação e controle da diurese).

Transfusão de concentrado de hemácias, se indicado.

Esferocitose hereditária (em crise hemolítica aguda)

O defeito é intrínseco da membrana proteica eritrocitária envolvendo a conexão vertical entre espectrina, anquirina, proteína 4.2 e banda 3 na ligação à camada lipídica da membrana. A deficiência ou disfunção de qualquer desses componentes da membrana pode debilitar ou desestabilizar o citoesqueleto, cujo papel é manter o modelo, deformabilidade e elasticidade do eritrócito. Isso resulta em perda de superfície de membrana e morfologia anormal do eritrócito (esférico), com encurtamento da meia-vida.

É mais comum em norte-europeus com prevalência de 1/3.000 indivíduos. Segue herança autossômica dominante em 75% dos casos e os demais recessivos ou novas mutações.

Os achados clínicos são anemia, icterícia e esplenomegalia. A doença pode apresentar-se em qualquer idade. No período neonatal, requer exsanguineotransfusão em 50% dos casos. A partir daí, a hemólise é parcial e compensada com anemia moderada (hemoglobina: 9 a 11 g/dL) e icterícia intermitente (agravada por infecções). A severidade é variável, refletindo a diversidade de mutações, em especial na forma dominante. A forma de apresentação clínica (leve, moderada e grave) reflete concentração de hemoglobina sanguínea, valores de bilirrubinas e contagem reticulocitária. Atividade física exagerada e infecções virais exacerbam a hemólise. Nas crises, há piora do grau de anemia e icterícia, e o volume do baço aumenta. Raramente pode associar-se à aplasia e demandar transfusões (infecção por parvovírus B19).

Em esfregaço de sangue, a esferocitose é típica, e em 20 a 25% dos casos, pode ser esparsa e sua identificação, difícil. O teste de fragilidade osmótica, com e sem incubação por 24 horas a 37°C, é útil. Outros testes, pouco utilizados na rotina, mas que contribuem para diagnósticos específicos, incluem eletroforese das proteínas de membrana em gel de poliacrilamida (SDS- PAGE), quantificação das proteínas por técnica de radioimunoensaio ou testes moleculares.

Crise aplástica em pacientes com hemólise crônica (doença falciforme, esferocitose hereditária)

Em anemias hemolíticas crônicas, a cessação temporária das eritropoese leva à anemia grave, conhecida como crise aplástica. Esse evento foi definido como uma queda do nível de hemoglobina (> 3 g/dL) com ausência de reticulócitos em sangue periférico.

Usualmente, é secundária à infecção pelo eritrovírus (parvovírus B19), afetando sobretudo escolares e pré-escolares. A evolução do processo infeccioso nesses pacientes segue com quadro febril e palidez intensa com comprometimento da função cardíaca. Valores de reticulócitos e hemoglobina estão muito diminuídos.

Manejo do paciente

- Transfusão de concentrado de hemácias em volume suficiente para alcançar valores basais de hemoglobina e estabilização hemodinâmica;
- oxigenoterapia;
- hidratação de manutenção.

Crise de sequestro esplênico agudo

Pacientes com doença falciforme podem apresentar repentinamente um acúmulo intraesplênico de grandes volumes de sangue. Há diminuição abrupta da concentração sanguínea de hemoglobina maior ou igual a 2 g/dL comparada ao valor basal do paciente, acompanhada de sinais sugestivos do aumento da atividade eritropoética e aumento súbito das dimensões do baço. Pode ser observada plaquetopenia moderada. É a segunda causa mais comum de morte em crianças menores de 5 anos de idade com doença falciforme. O mecanismo pelo qual se estabelece não está determinado; porém, muitas vezes está associado a infecções virais ou bacterianas. Em "formas severas" de doença falciforme (SS, S-β°talassemia), o SEA pode ocorrer nos primeiros anos de vida. Acima dessa faixa etária, ocorre em pacientes com doença falciforme em "formas leves" (SC, Sβ+talassemia), nos quais a esplenomegalia é persistente.

Manejo do paciente

- Correção da hipovolemia com soluções cristaloides;
- transfusão de hemácias. Após uma transfusão, usualmente, a maior parte do sangue sequestrado retorna à circulação à medida que a esplenomegalia regride;
- esplenectomia deve ser programada após duas crises de sequestro esplênico ou após um primeiro episódio grave, pelo risco de recidiva;
- crianças de até 3 anos: colocar em programa de transfusão mensal, mantendo a hemoglobina S (Hb S) < 30% e educação familiar quanto à palpação do baço;

- esplenectomia: se o paciente tiver mais de 3 anos com vacinações antipneumocóccica, anti-*Haemophilus* e antimenigococo C, previamente à cirurgia.

Síndrome hemolítico-urêmica

É suspeitada na presença de trombocitopenia, anemia aguda com sinais de hemólise microangiopática e lesão renal aguda evidenciada por hematúria, proteinúria ou aumento do valor de creatinina. A incidência de SHU é de 2/100.000/ano. A SHU típica atinge crianças entre 6 meses e 5 anos de idade, surgindo em geral após infecção gastrointestinal por enterobactérias, em particular pela *Escherichia coli* sorotipo O157:H7. Um grupo menor, chamado de SHU atípica, pode se relacionar ao uso de alguns fármacos, deficiência genética ou adquirida da metaloprotease clivadora do fator de von Willebrand de alto peso molecular (proteína ADAMTS-13), transplante de órgãos e alguns relatos com descrições de infecção invasiva por *Streptococcus pneumoniae* precedendo essa patologia. Ocorre a instalação de lesão endotelial com depósito de fibrina, agregados plaquetários e lesão mecânica dos eritrócitos por forças de cisalhamento, formação de esquizócitos com consequente anemia hemolítica microangiopática. A evolução clínica é geralmente benigna, com recuperação completa em 90% dos casos.

Manejo do paciente

- Tratamento de suporte – correção hidroeletrolítica e da anemia;
- em casos graves, com rápida e severa ascensão em valores de ureia e creatinina, a diálise temporária está indicada.

COMPLICAÇÕES AGUDAS NA DOENÇA FALCIFORME

Dados do Programa Nacional de Triagem Neonatal estimam o nascimento anual de 3.500 crianças com doença falciforme e 200 mil com traço falciforme. Estima-se que 4% da população brasileira tenha o traço falciforme (heterozigose simples) e que 25 mil a 50 mil pessoas tenham a doença falciforme – em estado homozigótico (anemia falciforme – SS) ou na condição de heterozigotos compostos (SC, $S\beta^{o}$talassemia e Sβ+talassemia, SD, SE).

Crises dolorosas

A crise dolorosa é o evento mais comum e principal causa de morbidade na doença, além de ser o motivo de maior frequência na procura por atendimento em emergências e admissão hospitalar. Os episódios dolorosos agudos podem ser recorrentes, não preditivos, variando em frequência, severidade, duração e etiologia. Podem ter duração de algumas horas, dias ou semanas. A severidade da dor é bastante variada, desde episódios moderados e transitórios, até episódios generalizados arrastados, necessitando de internação hospitalar.

Caracterizam-se por episódios de oclusão microvascular em um ou vários locais, causando dor e inaptidão, acompanhada por uma inflamação local. A oclusão microvascular origina-se, predominantemente, em áreas localizadas da medula óssea, levando à necrose. Os mediadores inflamatórios ativam fibras nervosas aferentes nociceptivas, evocando a resposta de dor. As áreas afetadas são ossos longos, costelas, esterno, coluna vertebral e pelve, muitas vezes com envolvimento de vários locais simultaneamente. A síndrome mão-pé (dactilite) é caracterizada por um edema doloroso de mãos, pés ou ambos, que afeta crianças menores de 3 anos de idade.

Fatores precipitantes incluem febre, infecções, exposição ao frio, desidratação, altitude, sono e apneia e exaustão física. Na maioria dos casos, não é possível a identificação do fator etiológico.

Não existe tratamento específico dirigido contra os agentes fisiopatológicos dos episódios dolorosos. O tratamento é de suporte. As metas são aliviar a dor e tratar os problemas desencadeantes, principalmente infecção, hipóxia e desidratação. Pacientes com evento doloroso devem sempre ser avaliados para possível processo infeccioso; a febre não deve ser simplesmente assumida como parte do episódio vaso-oclusivo.

Pacientes com dor moderada devem ser instruídos a tomar analgésicos não hormonais e aumentar ingestão hídrica, com reavaliação em 24 horas. Pacientes com dor devem ser avaliados e internados imediatamente se apresentarem concomitantemente:

- febre (> 38,6°C);
- dor abdominal;

- dor torácica ou sintomas pulmonares;
- letargia;
- cefaleia importante;
- dor, fraqueza ou perda de função em extremidades;
- dor que não melhorou com medidas habituais;
- dor em região lombar sugestiva de pielonefrite.

O médico deve estar atento às complicações que podem sugerir uma crise de dor. Sintomas de dor abdominal, por exemplo, devem ser internados para observação, avaliações laboratoriais e ultrassonografia, radiografia do tórax e eventual avaliação pela equipe cirúrgica.

Manejo do paciente

- Anamnese adequada e exame clínico completo. À admissão, solicitar hemograma completo com reticulócitos. Se houver febre, obter radiografia de tórax, hemocultura, análise de urina, punção e aspirado do fluido cerebrospinal, se necessário. Se houver sinais de síndrome torácica: radiografia de tórax, hemocultura e gasometria. Na suspeita de osteomielite ou artrite séptica: avaliação ortopédica para aspiração direta da área envolvida, drenagem e cultura;
- transfusão de concentrado de hemácias deve ser indicada se o paciente apresentar queda da hemoglobina maior que 2 g/dL ou se estiver menor que 5 g/dL, visando a restaurar valores basais de hemoglobina do paciente. Administrar concentrado de hemácias leucodepletado e fenotipado para os sistemas Rh (C, D, E), ABO, Kell e Duffy, para minimizar o risco de aloimunização;
- hidratação: deve ser administrada de maneira a corrigir os déficits e cobrir as perdas – volume de manutenção uma vez e meia do basal. Evitar hiperidratação, que poderá comprometer função cardíaca e evolução de quadros pulmonares;
- analgésicos devem ser introduzidos de forma sistemática, e não se necessário. As principais medicações analgésicas utilizadas estão listadas na Tabela 3.

TABELA 3 MEDICAÇÕES ANALGÉSICAS MAIS COMUMENTE UTILIZADAS EM CRISES DOLOROSAS

Medicamento	Dose	Via	Intervalo	Observação
Dipirona	Lactente: 10 mg/kg/dose	Oral	4 a 6 horas	Pode ser associado a opioides
	Pré-escolar: 15 a 20 mg/kg/dose	IM		
	Escolar: 25 mg/kg/dose	IV		
	Adulto: 500 mg/dose			
Paracetamol	Criança: 10 a 15 mg/kg/dose	Oral	4 a 6 horas	Pode ser associado a opioides
	Adulto: 500 mg/dose			
Ácido acetilsalicílico	Criança: 10 a 15 mg/kg/dose	Oral	4 a 6 horas	Pode ser associado a opioides
	Adulto: 500 mg/dose			
Ibuprofeno	Crianças: 10 mg/kg/dose	Oral	6 a 8 horas	–
	Adulto: 400 mg/dose			
Codeína	Criança: 1 a 1,5 mg/kg/dose	Oral	4 a 6 horas	–
	Adulto: 30 mg/dose	Retal		
Morfina	Criança: 0,1 a 0,2 mg/kg/dose	Oral	3 a 4 horas	–
	Adulto: 10 a 30 mg/dose	IV		
		SC		
Tramadol	100 a 400 mg/dose	Oral	4 a 6 horas	Não recomendado para crianças

IM: intramuscular; IV: intravenosa; SC: subcutânea.

Doença febril aguda

A infecção bacteriana é a maior causa de morte na doença falciforme, particularmente em crianças, além de ser a maior causa de hospitalização. O risco de infecções graves é maior em pacientes com menos de 5 anos de idade, sendo a doença pneumocócica invasiva e a meningite causadas por pneumococos as causas mais comuns de óbito nos primeiros anos de vida. Outras infecções frequentes são pneumonia, osteomielite e infecção urinária. A *Salmonella* sp pode estar envolvida em quadros de osteomielite em crianças, mas segue uma redução na incidência. A *Escherichia coli* e outros agentes Gram-negativos podem ser isolados em quadros de infecção urinária e, tipicamente, a infecção pelo eritrovírus (parvovírus B19) está implicada em quadros de crise de aplasia medular. Infecções pneumocócicas são menos frequentes após a primeira década de vida e outros agentes, encontrados na população normal, tornam-se comuns.

O paciente com doença falciforme tem a função esplênica comprometida já nos primeiros meses de vida, apesar de o baço apresentar dimensão normal ou mesmo aumentada. As múltiplas lesões orgânicas e a asplenia (orgânica e funcional) consequentes aos episódios de oclusões vasculares têm papel preponderante. São descritas deficiências de opsoninas séricas, defeito na via alternativa do complemento, alteração na atividade da via hexose-monofosfato dos leucócitos, entre outras.

Embora a prevenção – incluindo diagnóstico precoce, educação, imunizações, penicilina profilática e imediato acesso aos cuidados médicos – tenha diminuído significativamente a morbimortalidade associada a infecções em crianças, o tratamento precoce e agressivo de processos infecciosos intercorrentes é conduta necessária para evitar sérias complicações.

As bactérias envolvidas são aquelas que possuem envoltório de polissacarídios – *Streptococcus pneumoniae, Haemophilus influenzae* tipo b, *Neisseria meningitidis, Escherichia coli, Enterobacter* sp, *Klebsiella* sp e *Staphylococcus aureus,* além de *Mycoplasma* sp. As salmonelas podem ser causa de infecção grave alcançando a corrente sanguínea, por meio dos fenômenos de vaso-oclusão na microcirculação intestinal.

Manejo do paciente febril

- Internação do paciente febril:
  - temperatura > 38,6°C em crianças abaixo de 5 anos de idade;
  - crianças com doença falciforme (qualquer idade) e temperatura > 39,9°C;
  - estado geral comprometido;
  - dor torácica, hipoxemia ou infiltrado pulmonar;

  - se associada a crise aplástica, sequestro esplênico, sinais neurológicos ou priapismo;
- procedimento:
  - histórico e exame físico;
  - não demorar a administrar antibiótico;
  - obter hemograma, contagem de reticulócitos, hemocultura, urina tipo I e outras culturas;
  - considerar coleta de líquido cerebrospinal se toxemiado ou com sinais meníngeos;
  - radiografia de tórax (febre elevada, toxemia, sintomas respiratórios);
  - presença de outras complicações: sequestro esplênico, síndrome torácica aguda, crise aplástica;
  - se a meningite não for suspeitada ou foi descartada, iniciar antibioticoterapia focando especialmente pneumococo e *Haemophilus influenzae*. Se houver presença de pneumonia interstício-alveolar, associar com macrolídeo para cobertura contra *Mycoplasma* sp;
  - antibioticoterapia (esquema básico): ampicilina, 100 a 200 mg/kg/dia, endovenosa (EV), a cada 6 horas;
  - esquema alternativo para crianças em profilaxia com penicilina: ceftriaxona, 50 a 75 mg/kg/dia (máx.: 4 g/dia), EV, a cada 12 horas;
  - conforme localização de processo infeccioso e resultados de culturas, a antibioticoterapia deve se adequar aos achados;
  - os demais pacientes (não graves) devem ser abordados com a mesma propedêutica, porém o tratamento pode ser ambulatorial com reavaliação em 24 a 48 horas. Caso esteja indicada a antibioticoterapia empírica (febre sem foco), pode-se utilizar ampicilina (100 a 200 mg/kg/dia) via oral ou amoxicilina (50 mg/kg/dia).

Eventos neurológicos agudos e acidente vascular encefálico (AVE)

É uma complicação devastadora em pacientes com doença falciforme, afetando 6 a 12% de pacientes pediátricos, notadamente as formas mais graves da doença – genótipos SS e Sβ°talassemia. Apresenta-se com sinais e sintomas de hemiparesia ou monoparesia, hemiparestesia, deficiência de campo visual, afasia, paralisia de nervos cranianos ou mudança aguda do comportamento. Embora, ocasionalmente, a recuperação seja completa, prejuízo intelectual, motor e sensorial são sequelas típicas. O risco de recorrência é grande (entre 46 e 67%), principalmente nos primeiros anos após o primeiro evento, caso o paciente não seja tratado. Com o avanço da idade, quadros de hemorragia intracraniana tornam-se mais comuns. Nessas condições, não é rara a apresentação inicial com cefaleia, convulsões e coma.

Em acidente vascular encefálico (AVE) isquêmico, o infarto ocorre em um modelo segmentar com comprometimento de grandes artérias cerebrais. Ocorre arteriopatia oclusiva com proliferação da camada íntima e aumento de fibroblastos e células musculares lisas na parede de artérias; como consequência, há estreitamento segmentar progressivo da porção distal da artéria carótida interna e ramos proximais das principais artérias intracranianas (polígono de Willis), com desenvolvimento de vasculopatia crônica. O evento de AVE isquêmico ocorre quando o estreitamento é severo.

O AVE hemorrágico pode ser intracerebral ou subaracnóideo por ruptura de um aneurisma no polígono de Willis. A hemorragia intracerebral pode ocorrer anos após um paciente ter sofrido AVE isquêmico resultante de ruptura dos vasos colaterais.

A avaliação por ultrassonografia com Doppler transcraniano (DTC) pode ajudar a identificar estreitamentos em grandes artérias intracranianas, um indicador de risco para AVE isquêmico. Esses estudos são úteis para condutas de prevenção. Uma emergência neurológica aguda requer exames de imagem mais apurados, como ressonância magnética (RM) e angiorressonância craniana (MRA). Anormalidades mais comuns encontradas em MRA: acentuado estreitamento ou completa oclusão das artérias cerebrais anterior e média.

Procedimento diagnóstico de emergência – realizar tomografia computadorizada (TC) de alta resolução sem contraste. Esta pode ser normal no infarto cerebral agudo, mas é útil para afastar sangramento, abscesso, tumor e outras anormalidades. Um segundo exame tomográfico, 7 dias após, pode demonstrar a área de infarto. Para documentar a extensão do dano cerebral e visualizar os vasos intracranianos maiores, são necessários exames por RM e MRA, uma vez que o paciente esteja clinicamente estável.

Manejo do paciente

- Hidratação inicial e manutenção (não exceder 1,5 vez o volume basal). Cuidado com sobrecarga de fluidos;
- transfusão de concentrado de hemácias, transfusão de troca ou eritrocitaférese. Visa a alcançar valores de Hb S < 30% e concentrações sanguíneas de hemoglobina ao redor de 10 a 11 g/dL (não superior a esses valores para evitar complicações de hiperviscosidade);
- cuidados de suporte e monitoração dos sinais vitais e evolução neurológica durante as primeiras 24 horas de hospitalização. Crises convulsivas são comuns durante infarto agudo isquêmico ou hemorrágico e requerem terapia anticonvulsivante;
- transfusão de troca imediata seguida por manutenção do procedimento a cada 4 semanas melhora a recuperação e diminui o risco de recorrência do evento. Sem essa intervenção, 2/3 dessas crianças sofrerão subsequente episódio no primeiro ano após o primeiro evento.

Síndrome torácica aguda

A síndrome torácica aguda (STA) é caracterizada por dor no peito, dispneia, hipoxemia, febre, prostração e infiltrado em radiografia de tórax. Inicialmente, somente alguns desses sinais e sintomas podem estar presentes. As mudanças radiológicas podem demorar vários dias a aparecer. Embora a doença possa ser autolimitada, pode progredir rapidamente e ser fatal. Frequentes episódios de STA indicam doença severa, sendo importante causa de morte em pacientes com doença falciforme.

É frequente a dificuldade para distinguir infecção de infarto pulmonar; assim, é importante instituir tratamento para ambas as condições. Na criança, uma etiologia infecciosa é frequentemente considerada. A STA pode resultar de infecção, embolia gordurosa por necrose de medula óssea, falcização intrapulmonar ou embolia de células falcizadas.

A STA pode se desenvolver como um evento isolado ou durante o curso de um episódio vaso-oclusivo microvascular (doloroso). Frequentemente, um sintoma dominante é a dor torácica pleurítica. Em crianças nos primeiros anos de vida é comum somente os achados de febre, tosse e taquipneia. A patologia pulmonar deve ser diferenciada de infarto esternal, costela e colecistite aguda. Embora a dor da síndrome torácica aguda possa mimetizar angina ou infarto do miocárdio, a doença coronariana é rara em crianças e adultos jovens.

O exame físico usualmente mostra taquipneia, podendo estar presentes sinais de consolidação pulmonar, atrito ou derrame pleural. O rebaixamento de consciência pode refletir hipoxemia e/ou efeito narcótico, mas também é possível embolização gordurosa sistêmica ou AVE.

Não demorar a iniciar a administração de antibióticos, se o paciente estiver febril. A STA é uma condição de emergência com risco de morte. Se o paciente estiver hipóxico e apresentar infiltrado pulmonar difuso em radiografia de tórax, considerar internação em unidade de cuidados intensivos. Frequentemente, estudos radiológicos nos primeiros 2 ou 3 dias são normais ou não conclusivos. A radiografia torácica de pacientes com STA pode mostrar infiltrados em um ou mais lobos (66% dos casos envolvem um único lobo). O derrame pleural ocorre em 15% dos casos.

Episódios repetidos de STA podem predispor à doença pulmonar crônica, incluindo a hipertensão pulmonar. O tratamento da STA consiste na identificação da causa e no uso de antibióticos, mesmo nos casos em que a causa infecciosa não seja identificada. Eritrocitaférese ou transfusão de troca em casos graves e transfusão simples em casos moderados estão indicadas. Em casos de necrose óssea (além da embolia gordurosa pulmonar), a gordura pode atravessar a microvasculatura pulmonar, ganhando acesso à circulação sistêmica, com disseminação de êmbolos a vários locais, incluindo o sistema nervoso central. Esse quadro é potencialmente letal e exige eritrocitaférese/transfusão de troca imediata.

Manejo do paciente

- Tratamento imediato: objetiva a correção da hipoxemia, elevação dos valores de hemoglobina e a redução da Hb S. A oxigenoterapia está indicada para manter a saturação de $O_2 > 95\%$;
- hidratação: o volume de manutenção não deve exceder 1,5 vez o volume basal (a hiperidratação pode piorar a evolução clínica);
- analgesia: deve ser realizada com analgésicos narcóticos. É necessário ter cautela com doses da medicação (perigo de depressão respiratória);

- iniciar antibioticoterapia intravenosa em doses habituais em virtude da alta probabilidade de infecção bacteriana concomitante: ampicilina, 100 a 200 mg/kg/dia em 4 doses, ou ceftriaxone, 75 mg/kg/dia (máx.: 4 g/dia), EV, a cada 12 horas. Se houver suspeita de *Mycoplasma pneumoniae*, acrescentar ao tratamento a eritromicina, 30 a 50 mg/kg/dia, máx. 2 g/dia, VO, a cada 6 horas, ou claritromicina, 15 mg/kg/dia, EV, a cada 12 horas;
- corrigir o hematócrito para valores basais do paciente, com concentrado de hemácias 10 mL/kg, até o limite de 300 mL por transfusão. Em casos graves, realizar transfusão de troca, também indicada caso os valores de hemoglobina estejam acima de 10 g/dL, evitando-se a hiperviscosidade sanguínea;
- é recomendado o uso de broncodilatadores e acompanhamento fisioterápico com espirometria e exercícios respiratórios.

Priapismo

Priapismo é uma ereção espontânea, sustentada e dolorosa usualmente não relacionada à atividade sexual. É uma emergência urológica e hematológica que requer intervenção urgente para evitar dano isquêmico, fibrose e impotência. Embora várias intervenções terapêuticas não cirúrgicas e cirúrgicas sejam utilizadas, nenhuma delas é totalmente efetiva para prevenir a impotência.

A incidência em pré-escolares é de 2 a 6% e segue aumentando com a idade; em adultos jovens, 46% experimentaram o evento. A apresentação clínica segue com episódios de curta duração, múltiplos *stuttering* ou episódio único severo e prolongado (por mais de 24 horas). Os pacientes devem ser instruídos a procurar atendimento médico se o episódio durar mais de 1 hora.

À admissão, obter histórico: duração e intensidade dos sintomas, episódios anteriores, traumas recentes, febre ou retenção urinária. Uso de analgésico prévio. Ao exame físico, observar sinais vitais, hidratação, condição geniturinária – distensão da bexiga urinária (bexigoma), turgor do corpo cavernoso e esponjoso. Avaliação laboratorial: hemograma completo com reticulócitos, hemocultura e urocultura se histórico positivo para febre, ou paciente febril, proteína C reativa, urina tipo I. Avaliação dos vasos penianos: ultrassonografia com Doppler colorido.

Manejo do paciente

- Hidratação com infusão de 10 mL/kg em 1 hora; manter fluido EV de manutenção 1,5 vez o volume basal;
- uso de analgésico narcótico parenteral para aliviar dores e compressas mornas;
- avaliar necessidade de cateter de Foley para promover esvaziamento da bexiga urinária;
- considerar transfusão de concentrado de hemácias para aumentar o fluxo sanguíneo em áreas de pobre circulação. Para evitar a condição de hiperviscosidade, não transfundir se hemoglobina estiver acima de 11 g/dL. Considerar transfusão de troca para reduzir percentuais de Hb S, se a condição clínica não melhorar em 24 horas após o concentrado de hemácias;
- considerar intervenção cirúrgica se não houver melhora clínica após as intervenções acima ou piora;
- intervenção urológica: aspiração e irrigação de corpos cavernosos com soro fisiológico contendo agonistas alfa-adrenérgicos. Se o procedimento não for bem-sucedido, será colocado *shunt* cavernoso-esponjoso (procedimento de Winter).

Sequestro esplênico agudo

É uma condição clínica caracterizada por aumento das dimensões do baço e concomitante decréscimo na concentração sanguínea de hemoglobina em pelo menos 2 g/dL em relação ao basal do paciente e reticulocitose. Ocorre retenção esplênica de parte da volemia, em consequência de falcização das hemácias. Há grande espectro na gravidade da apresentação, podendo se apresentar com quadro abrupto e colapso circulatório até achado durante avaliação ambulatorial de rotina. A letalidade geral dos episódios de SEA é de 2,9%.

Como a taxa de reincidência é alta (cerca de 50%), o acompanhamento clínico é crucial. Para crianças com mais de 2 a 3 anos, a esplenectomia é recomendada logo após o episódio agudo.

Embora a ocorrência desse evento seja mais comum e mais grave em crianças menores de 3 anos e com genótipo SS e Sβ°talassemia, o sequestro esplênico pode incidir naqueles com genótipo SC e Sβ+talassemia (formas mais leves) e maior idade, que mantêm o baço patente. A plaquetopenia leve frequentemente está presente e a porcentagem de reticulócitos mostra ligeiro aumento do valor basal (se diminuída, considerar coexistência de crise aplástica).

No histórico, observar sintomas abdominais como dor e aumento esplênico, presença de aumento da palidez, febre ou letargia, transfusão recente, prévio aumento do baço ou relato anterior de sequestração esplênica.

Ao exame físico, documentar dimensões do fígado e do baço, sinais vitais, níveis pressóricos arteriais, oximetria, grau de palidez, condições de perfusão periférica, condições cardiopulmonar e neurológica.

Na avaliação laboratorial, obter hemograma completo com reticulócitos, amostras de sangue e urina para culturas (se paciente febril).

Manejo do paciente

- Hidratação com 10 mL/kg de soro fisiológico em rápida infusão e manter soro de manutenção 1,5 o volume basal;
- infusão de concentrado de hemácias: 10 mL/kg;
- em situações de instabilidade cardiovascular e choque: infusão rápida de fluidos para expansão e infusão de hemácias O Rh^-;
- manter monitoração de sinais vitais, oximetria, condições cardiovasculares e dimensões do baço;
- repetir contagens sanguíneas de horário, dependendo da severidade da anemia;
- para manter a estabilidade cardiovascular, transfusões seriadas podem ser necessárias;
- com a recuperação, a autotransfusão pode ocorrer com o decréscimo no tamanho do baço, resultando em valores de hemoglobina mais elevados que o esperado. Assim, o objetivo da transfusão não deve exceder 8 g/dL de hemoglobina;
- em casos de severo comprometimento cardíaco, a transfusão de troca é requerida;
- após estabilização do quadro e tratamento de eventual comorbidade, o paciente deve seguir retorno ambulatorial breve para planejamento de conduta;

- crianças que apresentaram episódio de sequestro agudo esplênico têm elevado risco de recorrência. É consenso que crianças menores de 2 anos devem seguir em transfusão crônica mensal e, após essa idade, devem ser esplenectomizadas.

Crise aplástica

É caracterizada por aumento significativo da palidez por decréscimo importante em valores de hemoglobina basal com reticulocitopenia. Plaquetopenia e leucopenia também podem estar presentes. Usualmente, essa condição clínica é autolimitada, com duração de 1 a 2 semanas e frequentemente promovida por infecções virais, notadamente o parvovírus B19. Se o baço estiver agudamente aumentado, considerar a coexistência de SEA. A anemia pode ser tão grave que causa descompensação cardíaca e morte, se a condição não for reconhecida e tratada.

No histórico, obter informações sobre duração da palidez, antecedentes infecciosos, erupções cutâneas e febre. Ao exame físico, avaliar sinais vitais, condições cardiopulmonares, grau de palidez, dimensões do fígado e baço.

Exames laboratoriais: obter hemograma completo com reticulócitos e títulos de IgM e IgG para parvovírus. Obter amostras de sangue e urina para cultura, se paciente febril. Realizar radiografia de tórax, se estiverem presentes sinais e sintomas respiratórios.

Manejo do paciente

- Admissão hospitalar, se houver significativa queda do valor de hemoglobina basal (> 1,5 a 2 g/dL) com diminuída contagem de reticulócitos;
- considerar isolamento respiratório (e precaução às gestantes) para presumida condição de infecção por parvovírus;
- se valores de hemoglobina < 4 a 5 g/dL ou comprometimento cardiovascular, considerar internação em UTI;
- manter hidratação basal e adequá-la, se perdas secundárias à febre. Evitar excesso de fluidos, o que poderá precipitar descompensação cardíaca;
- transfusão de concentrado de hemácias para anemia sintomática ou valores < 5 g/dL;

- suplementação de oxigênio, mantendo saturação > 93%;
- se anemia severa, manter oxigênio 100%;
- antibioticoterapia para cobertura de infecção presumida na presença de febre;
- se sorologias para parvovírus B19 (IgM e IgG) resultarem negativas, devem ser repetidas.

Preparo pré-operatório em pacientes com doença falciforme

Independentemente do tipo de procedimento cirúrgico, a anestesia geral está associada com significativo risco de complicações pós-operatórias, especialmente a STA. Para minimizar ou eliminar essas complicações, um planejamento cuidadoso prévio entre cirurgião, anestesista e hematologista é necessário.

Manejo pré-operatório

- Histórico detalhado, identificando possível dano orgânico ou doença coexistente. Alto risco para complicações no perioperatório naqueles com prévia STA e eventos vaso-oclusivos, histórico de doença pulmonar (asma brônquica e STA pregressa), AVE isquêmico anterior, hospitalizações frequentes e hipertransfundidos previamente;
- revisão do histórico transfusional, com atenção para reação transfusional pregressa, presença de aloimunização e seguimento de protocolo transfusional crônico;
- realizar avaliação laboratorial e por imagem, documentar oximetria basal, obter hemograma completo com reticulócitos e análise das funções renal e hepática;
- para pacientes com quadro de STA pregressa, asmáticos, obter radiografia de tórax e testes de função pulmonar com análise de resposta com broncodilatadores;
- em pacientes com sobrecarga crônica de ferro, considerar avaliação por eletrocardiografia e ecocardiografia;
- transfusão pré-operatória: concentrado de hemácias leucodepletado e fenotipado para os sistemas Rh (C, D, E), ABO, Kell e Duffy, com prévia expansão com soro fisiológico em volume similar, para obter concentração sanguínea de Hb de 10 a 11 g/dL e diminuição de Hb S < 50% para pacientes com genótipo SS e Sβ°talassemia;

- para aqueles com STA ou AVE isquêmico pregressos, considerar transfusão de troca (alcançar valores de Hb S < 30%). Valores sanguíneos de hemoglobina não devem exceder 12 g/dL por risco de hiperviscosidade;
- em pacientes com genótipo SC e Sβ+talassemia, usualmente com valores médios de Hb entre 10 e 12 g/dL, a prévia transfusão de hemácias não será requerida.
- iniciar hidratação intravenosa 12 horas antes do procedimento cirúrgico, mantendo volume de manutenção 1,5 vez o volume basal.

Manejo no intraoperatório

Evitadas as situações de hipóxia, hipercarbia e hiperventilação, administrar um mínimo de oxigênio a 50% combinado ao agente anestésico. Manter o paciente aquecido e hidratado.

Manejo no pós-operatório

- Oximetria por 24 horas; manter suplemento de oxigênio para saturação > 95%;
- atenção na hidratação (total de hidratação por via oral, intravenosa e medicamentos não deve exceder 1,5 vez o volume basal de manutenção), evitando excessos para não causar problemas cardiopulmonares;
- orientar fisioterapia respiratória para evitar complicações pulmonares.

SÍNDROMES HEMORRÁGICAS

As síndromes hemorrágicas se caracterizam por deficiências da hemostasia, congênitas ou adquiridas, com dificuldade na formação e estabilização do coágulo. Esse defeito pode estar localizado em plaquetas, fator tissular, proteínas de coagulação ou inibidores da fibrinólise.

Manifestações clínicas

Doenças hemorrágicas da primeira fase da hemostasia – hemostasia primária (ação vascular, ação plaquetária: adesão, agregação e reação de liberação): púrpuras, que se manifestam com sangramentos menores (petéquias, equimoses, gengivorragia, epistaxe, hemorragia imediatamente após trauma); púrpuras por fragilidade capilar, vasculite, deficiência do colágeno I ou III (síndrome de Ehlers-Danlos); plaquetopenia ou disfunção plaquetária.

Doenças hemorrágicas da segunda fase da hemostasia – coagulação: coagulopatias, que geralmente apresentam sangramentos maiores (hemartroses, hematomas, sangramento digestivo, hemorragias tardias); deficiência de fatores de coagulação (congênita ou adquirida); anticoagulação excessiva; deficiência de vitamina K; hepatopatia; coagulação intravascular disseminada (CIVD).

Quadro laboratorial

- Hemostasia primária:
  - prova do laço;
  - tempo de sangramento;
  - contagem de plaquetas;
  - agregação plaquetária.
- hemostasia secundária:
  - tempo de protrombina (TP) (via extrínseca);
  - tempo de tromboplastina parcial ativado (TTPa) (via intrínseca);
  - tempo de trombina;
  - fibrinogênio;
  - dosagem de atividade de fatores de coagulação.

Púrpura trombocitopênica imunológica

É uma condição hematológica adquirida causada por mecanismos de autoimunidade que aceleram a destruição de plaquetas e inibem sua produção, com consequente diminuição em contagem de plaquetas circulantes e sangramentos leves ou moderados, limitados a pele e mucosas. Pode ser primária (idiopática) ou secundária (condições preexistentes). Quanto ao tempo de duração, pode ser classificada em: aguda (< 3 meses), persistente (3 a 12 meses) ou crônica (> 1 ano).

A produção de autoanticorpos dirigidos contra complexos de glicoproteínas (gp) na superfície das plaquetas (gp Ib/IX, gp IIb/IIIa, principalmente) forma a base do processo fisiopatológico que culmina em depuração acelerada de plaquetas revestidas por autoanticorpos da classe IgG que se ligam aos receptores Fc expressos em macrófagos esplênicos. Na medula óssea, ocorrem aumento da massa megacariocítica e redução da trombopoese.

A doença acomete igualmente ambos os sexos, com maior prevalência em pré-escolares, e é frequente o quadro de infecção viral precedendo as lesões purpúricas em pele e mucosas. Alguns casos leves podem ser identificados ao hemograma de rotina. Sangramentos profusos de mucosas oral, nasal, gastrointestinal e geniturinária são incomuns. O acidente cerebral hemorrágico ocorre em < 0,5% dos casos.

A criança apresenta-se em bom estado geral, sem anormalidades clínicas, exceto pelo quadro de sufusões hemorrágicas em pele e/ou mucosas. O hemograma completo mostra normalidade das séries eritrocitária e leucocitária, com diminuída contagem de plaquetas. Deve-se ampliar a investigação quando algum outro sintoma ou sinal está presente ou surge no decorrer da evolução clínica.

Na evolução do quadro, as plaquetas recuperam-se espontaneamente em 4 semanas em 30% dos casos, e dentro de 1 ano, em 70% dos pacientes. A partir desse período, a persistência da condição caracteriza os pacientes com púrpura trombocitopênica imunológica (PTI) crônica.

Recomendações para a realização do aspirado de medula óssea em primeira avaliação:

- menores de 1 ano de idade;
- lactentes com síndrome de Down (possibilidade de SMD/LMA-M7);
- em qualquer idade e com fenótipo sindrômico;
- em presença de outras alterações hematológicas;
- em presença de alterações ao exame físico;
- em presença de plaquetopenia persistente.

Regressão espontânea e baixo risco de complicações ocorrem na maioria dos pacientes com púrpura imunológica idiopática; assim, recomenda-se apenas observação. Corticosteroides, imunoglobulina EV e imunoglobulina anti-Rh (anti-D) elevam rapidamente a contagem de plaquetas. São indicados em casos de plaquetopenia (de qualquer intensidade) e sangramento ativo ou em situações de risco de sangramentos (procedimentos cirúrgicos e odontológicos).

Em pacientes com plaquetopenia severa (< 10.000/mm^3), com ou sem sangramento vivo, deve-se considerar a instituição de terapêutica medicamentosa.

Naqueles com contagem de plaquetas entre 10.000 e 20.000/mm^3 e sem sangramentos ativos, a instituição de terapia medicamentosa é individualizada. Com plaquetopenia > 20.000/mm^3, a conduta é expectante (Tabela 4).

A transfusão de concentrado de plaquetas é indicada somente na ocorrência de sangramento vivo de mucosas (hematúria macroscópica, epistaxe severa) ou hemorragia intracraniana, juntamente à terapia medicamentosa (metilprednisolona ou gamaglobulina).

TABELA 4 MEDICAMENTOS MAIS UTILIZADOS NO MANEJO DA PÚRPURA IMUNOLÓGICA

Medicamento		Dosagem	Via de administração	Duração do tratamento
Corticosteroides	Prednisona	4 mg/kg/dia	VO	4 a 7 dias, reduzir e retirar (< 2 a 3 semanas)
	Metilprednisolona	30 mg/kg/dia	EV	3 dias sequenciais
Gamaglobulina		1 g/kg/dia	EV	Em 10 horas, 2 dias sequenciais
Imunoglobulina anti-Rh (Anti-D)		50 mcg/kg/dia		1 dia (em pacientes Rh^+, não esplenectomizados)
Azatioprina		1 a 2 mg/kg/dia	VO	3 a 4 meses
Ciclofosfamida		1 a 2 mg/kg/dia	VO	3 a 4 meses

VO: via oral; EV: endovenosa.

Cerca de 30% dos pacientes evoluem com PTI crônica. Se contagem de plaquetas > 20.000/mm^3 e paciente estável, mantém-se conduta expectante. Esses pacientes continuam a mostrar taxas de remissão espontânea de 50%/ano. O tratamento é reservado para casos em que há sangramentos, com administração de corticoterapia (pulsos intermitentes) e gamaglobulina EV.

Em casos de evolução com grave plaquetopenia (< 20.000/mm^3) e episódios de sangramentos ativos, está indicada a utilização de imunossupressores (ciclofosfamida ou azatioprina, 1 a 2 mg/kg/dia, VO, por 3 a 4 meses), com taxas de remissão parcial ou completa em menos de 50% dos casos. O rituximabe (anticorpo monoclonal anti-CD20) – (375 mg/m²/dose, EV, por 8 horas, 1 vez/semana, por 4 semanas) atua na supressão de células B e diminui a produção de anticorpos antiplaquetários, com respostas completas sustentadas em quase 50% dos casos em crianças. A utilização de doses menores (100 mg/m²/dose, EV, por 8 horas, 1 vez/semana, por 4 semanas) pode resultar em taxas similares de resposta. Novos agentes, agonistas de receptores da trombopoetina – romiplostim, eltrombopag – estão sendo testados atualmente em adultos com PTI crônica grave refratária. A esplenectomia oferece a possibilidade de melhora definitiva da plaquetopenia crônica e está indicada para crianças com doença crônica severa, sem resposta a medicações e evolução maior que 1 ano.

TABELA 5 DIAGNÓSTICO DIFERENCIAL DE COAGULOPATIAS

Testes de laboratório		Fator deficiente/ diagnóstico
TTPA prolongado TP normal	Dosagem de fator VIII Dosagem de fator IX Dosagem de fator XI Dosagem de fator XII Dosagem de FvW:Rco e vWF:Ag*	VIII/hemofilia A IX/hemofilia B XI XII FvW/dvW
TTPA prolongado TP prolongado	Dosagem de protrombina (FII) Dosagem de fator V Dosagem de fator X	II V X
	Dosagem de fibrinogênio ↓ ou ausente	I/hipo/afibrinogenemia
TTPA normal TP prolongado	Dosagem de fator VII	VII
TTPA normal TP normal	Retração do coágulo e teste de ureia 5 M Dosagem de FvW:RCo/vWF:Ag*	XIII FvW/dvW

*Outros testes diagnósticos para a doença von Willebrand incluem o tempo de sangramento pelo método de Ivy e a agregação plaquetária com ristocetina (RIPA).

TTPA: tempo de tromboplastina parcial ativado; TP: tempo de protrombina; FvW:Rco: cofator ristocetina; vWF:Ag: fator (antígeno) de von Willebrand; FvW: fator von Willebrand; dvW: doença de von Willebrand.

TABELA 6 TRATAMENTO DA HEMOFILIA

		Hemofilia A (fator VIII)			Hemofilia B (fator IX)		
		80 a 100%, 40 a 50 UI/kg	40 a 50%, 20 a 25 UI/kg	20 a 30%, 10 a 15 UI/kg	80 a 100%, 80 a 100 UI/kg	40 a 50%, 40 a 50 UI/kg	20 a 30%, 20 a 30 UI/kg
Equimose		–	–	–	–	–	–
Hematoma superficial		–	–	SN	–	–	SN
Hematoma muscular	Leve	–	–	1 vez/dia, 2 a 5 dias	–	–	1 vez/dia, 2 a 5 dias
	Grave	Na primeira infusão	2 vezes/dia, 3 a 7 dias	–	Na primeira infusão	2 vezes/dia, 3 a 7 dias	–
Epistaxe ou gengivorragia		–	SN	1 vez/dia	–	SN	1 vez/dia
Hemartroses		–	–	1 vez/dia, 1 a 3 dias	–	–	1 vez/dia, 1 a 3 dias
Hematúria		–	–	1 vez/dia, 1 a 5 dias	–	–	1 vez/dia, 1 a 5 dias

(continua)

(continuação)

		Hemofilia A (fator VIII)			Hemofilia B (fator IX)		
HD alta ou HD baixa		Na primeira infusão	1 a 2 vezes/dia, do 5º ao 7º dia	–	Na primeira infusão	1 a 2 vezes/dia, do 5º ao 7º dia	–
Ferimento cortocontuso		–	SN	Uma vez ao dia, 1 a 3 dias	–	SN	1 vez/dia, 1 a 3 dias
HIC	Sem sinais neurológicos	Na primeira infusão	1 vez/dia, do 1º ao 7º dia	1 vez/dia, do 8º ao 14º dia	Na primeira infusão	1 vez/dia, do 1º ao 7º dia	1 vez/dia, do 8º ao 14º dia
	Com sinais neurológicos	Na primeira infusão	2 vezes/dia, do 1º ao 7º dia 1 vez/dia, do 8º ao 14º dia	–	Na primeira infusão	2 vezes/dia, do 1º ao 7º dia 1 vez/dia, do 8º ao 14º dia	–
Hemorragia em pescoço, assoalho da língua ou face		Na primeira infusão	1 vez/dia, de 3 a 7 dias		Na primeira infusão	1 vez/dia, 3 a 7 dias	
Hemorragia retroperitoneal		Na primeira infusão	2 vezes/dia (variável)	–	Na primeira infusão	2 vezes/dia (variável)	–

HD: hemorragia digestiva; UI: unidades internacionais, SN: se necessário; HIC: hemorragia intracraniana.

Hemofilia

Doença hemorrágica hereditária caracterizada por deficiência de fatores VIII (hemofilia A) ou IX (hemofilia B). Doença de herança recessiva ligada ao gênero resultante de mutações em genes que codificam os fatores VIII ou IX (ambos no braço longo do cromossomo X). Cerca de 30% dos casos ocorrem como mutação nova. A prevalência é de 1:10.000 nascimentos do sexo masculino na hemofilia A (80% dos casos) e 1:50.000 nascimentos do sexo masculino na hemofilia B (20% dos casos).

Classificação quanto à gravidade (dependente do nível de atividade coagulante)

- Atividade normal = 100% (1 UI/mL);
- hemofilia grave: < 1% (< 0,01 UI/mL);
- hemofilia moderada: 1 a 5% (0,01 a 0,05 UI/mL);
- hemofilia leve: 5 a 40% (0,05 a 0,40 UI/mL).

Manejo do paciente

A terapia de reposição é dependente do quadro clínico e baseada nas seguintes fórmulas:

$$\text{Hemofilia A: UI de fator VIII} = \text{peso (kg)} \times \Delta/2$$

$$\text{Hemofilia B: UI de fator IX} = \text{peso (kg)} \times \Delta$$

Δ = % a ser elevada (percentual desejado – fator basal do paciente)

Exemplo para o cálculo de reposição: paciente com hemofilia A e hemartrose de joelho. Peso de 50 kg: elevar o fator VIII a 30% (UI de fator VIII = $50 \times 30/2 = 50 \times 15 = 750$ UI).

Atividade desejada do fator, de acordo com manifestações clínicas

- Hemartroses: 30 a 40% (1 a 3 dias);
- hemorragia muscular: 50 a 60% (3 a 5 dias);
- hematúria: hidratação inicial + 30 a 40% (1 a 3 dias);

- hemorragia digestiva: 60 a 80% (3 a 5 dias);
- sangramento retrofaríngeo: 80 a 100% (3 a 5 dias);
- hemorragia intracraniana: 80 a 100% (7 a 14 dias);
- epistaxe: 20 a 30% (1 a 2 dias);
- exodontia: 20 a 30% (1 a 2 dias);
- hemofilia – inibidores:
  - anticorpos IgG direcionados contra os fatores infundidos (aloanticorpos);
  - não respondem aos fatores infundidos;
  - hemorragias de difícil controle;
  - mais frequentemente hemofilias graves;
  - geralmente após as primeiras infusões de fator deficiente (50º dia de infusão): 5 a 30% – hemofílicos; 1 a 5% – hemofílicos B.

Classificação

- Baixa resposta ≤ 5 UB/mL;
- alta resposta > 5 UB/mL.

Manejo

- Concentrado de fator em altas doses;
- produtos de *bypass*: concentração de fatores do complexo protrombínico (FEIBA®); fator VII recombinante (NovoSeven®);
- erradicar inibidor – imunotolerância.

TABELA 7 DOENÇA DE VON WILLEBRAND – DOSES DE CONCENTRADO DE FVIII/FVW

Tipo de sangramento	Doses (UI/kg)	Número de infusões	Objetivo
Cirurgia de grande porte	50	1 vez/dia ou dias alternados	Manter FVIII > 50 UI/dL^{-1} até cicatrização
Cirurgia de pequeno porte	30	1 vez/dia ou dias alternados	Manter FVIII > 30 UI/dL^{-1} até cicatrização
Extração dentária	20	Dose única	Manter FVIII > 30 UI/dL^{-1} até 6 horas
Sangramento por trauma ou espontâneo	20	Dose única	Manter FVIII > 30 UI/dL^{-1}

Fonte: Federici et al.[2]

REFERÊNCIAS BIBLIOGRÁFICAS

1. Brugnara C. Reference values in infancy and childhood. In: Orkin SH, Nathan DG, Ginsburg D, Look AT, Fisher DE, Lux SE (eds.). Nathan and Oski's hematology of infancy and childhood. 7.ed. Philadelphia: Saunders Elselvier, 2009. p. 1769-96.
2. Federici AB, Monnucci PM. Diagnosis and management of von Willebrand disease. v.5. 2002. p.28-37.

BIBLIOGRAFIA

1. Ballas SK. Current issues in sickle cell pain and its management. Hematology Am Soc Hematol Educ Program 2007; 97-105.
2. Benjamin L. Pain management in sickle cell disease: palliative care begins at birth? Hematology Am Soc Hematol Educ Program 2008; 466-74.
3. Blackman SC, Gonzalez del Rey JA. Hematologic emergencies: acute anemia. Clin Ped Emerg Med 2005; 6:124-37.
4. Brasil. Ministério da Saúde. Manual de tratamento das coagulopatias hereditárias. Normas técnicas. Brasília: Editora do Ministério da Saúde, 2005.
5. Brugnara C, Oski FA, Nathan DG. Diagnostic approach to the anemic patient. In: Orkin SH, Nathan DG, Ginsburg D, Look AT, Fisher DE, Lux SE (eds.). Nathan and Oski's hematology of infancy and childhood. 7.ed. Philadelphia: Saunders Elselvier, 2009. p.455-66.
6. Cuker A, Cines DB. Immune thrombocytopenia. Hematology Am Soc Hemat Educ Program 2010; 377-84.
7. Gernsheimer T. Chronic idiopathic thrombocytopenic purpura: mechanisms of pathogenesis. The Oncologist 2009; 14:12-21.
8. Heeney M, Dover GJ. Sickle cell disease. In: Orkin SH, Nathan DG, Ginsburg D, Look AT, Fisher DE, Lux SE (eds.). Nathan and Oski's hematology of infancy and childhood. 7.ed. Philadelphia: Saunders Elselvier, 2009. p.949-1014.
9. Miller ST. How I treat acute chest syndrome in children with sickle cell disease. Blood 2011; 117(20):5297-305.
10. Neunert CE, Bright BC, Buchanan GR. Severe chronic refractory immune thrombocytopenic purpura during childhood: a survey of physician management. Pediatr Blood Cancer 2008; 51:513-6.

11. Nugent DJ. Immune thrombocytopenic purpura in childhood. Hematology Am Soc Hematol Educ Program 2006; 97-103.
12. Roach ES, Golomb MR, Adams R, Biller J, Daniels S, Deveber G et al., American Heart Association Stroke Council; Council on Cardiovascular Disease in the Young. Management of stroke in infants and children. Stroke 2008; 39:2644-91.
13. Sadowitz PD, Amanullah S, Souid AK. Hematologic emergencies in the pediatric emergency room. Emerg Med Clin North Am 2002; 20(1):177-98.
14. Tarantino MD, Bolton-Maggs PHB. Update on the management of immune thrombocytopenic purpura in children. Curr Opin Hematol 2007; 14:526-34.
15. Teixeira EC. Hemofilias. In: Lopes AC (org.). Tratado de clínica médica. São Paulo: Roca, 2006.
16. Teixeira EC. Hemostatopenias: hemorragia e tromboses. In: Golin V, Sprovieri SRS (org.). Condutas em urgências e emergências para o clínico. Rio de Janeiro: Atheneu, 2008. p.569-74.
17. Tostes MA, Braga JAP, Len CA. Abordagem da crise dolorosa em crianças portadoras de doença falciforme. Rev Cienc Med 2009; 18(1):47-55.
18. Ware RE. Autoimmune hemolytic anemia. In: Orkin SH, Nathan DG, Ginsburg D, Look AT, Fisher DE, Lux SE (eds.). Nathan and Oski's hematology of infancy and childhood. 7.ed. Philadelphia: Saunders Elselvier, 2009. p.613-58.

84 Emergências Oncológicas

Neviçolino Pereira de Carvalho Filho
Christiane Finardi Pancera

INTRODUÇÃO

As emergências oncológicas são manifestações potencialmente graves que, se não tratadas rapidamente e de maneira eficaz, podem determinar o óbito do paciente oncológico precocemente, antes do início da quimioterapia. Podem se manifestar ao diagnóstico, como complicação do tratamento e/ou sugerindo recidiva tumoral.

De maneira geral, podem ser agrupadas em emergências metabólicas, neurológicas e cardiorrespiratórias.

EMERGÊNCIAS METABÓLICAS

Síndrome de lise tumoral (SLT)

Tumores malignos volumosos, com altas taxas de proliferação celular e sensíveis à terapia citotóxica, são uma ameaça à vida na fase inicial do tratamento em virtude do risco iminente de lise tumoral, na maioria das vezes deflagrada ou exacerbada com o começo da terapia antineoplásica. Em alguns casos, é possível constatar a SLT antes do início da quimioterapia.

É caracterizada pela tríade de distúrbios eletrolíticos e metabólicos constituída por hiperuricemia, hipercalemia e hiperfosfatemia. A hipocalcemia e a evolução para falência renal seguida da necessidade de diálise são complicações secundárias a esses distúrbios e que comprometem o prognóstico do paciente. Nesses casos, o paciente oncológico pode desenvolver arritmias cardíacas, insuficiência cardíaca, complicações neurológicas – como alteração do nível de consciência e convulsões –, além de evolução para o óbito.

Os tumores malignos que potencialmente evoluem com SLT são os linfomas não Hodgkin, o linfoma de Burkitt, os linfomas não Hodgkin linfobláticos com massas mediastinais e as leucemias agudas (linfoides: LLA ou mieloides: LMA). Os tumores sólidos (neuroblastoma, linfoma de Hodgkin, rabdomiossarcoma) raramente evoluem com SLT.

A SLT pode ocorrer espontaneamente, antes do início da quimioterapia ou dentro de 12 a 72 horas após o início da citorredução, e requer reconhecimento rápido seguido de manejo agressivo. É classificada em SLT laboratorial (SLTL) e SLT clínica (SLTC), conforme os critérios de Cairo e Bishop (Tabelas 1 e 2).

A SLTL é definida por ácido úrico > 8 mg/dL, potássio > 6 mEq/L e fósforo > 2,1 mmol/L, ou pelo aumento de 25% dos seus valores basais iniciais. Portanto, os pacientes com diagnóstico de tumores malignos com risco de evolução para SLT devem ter uma coleta de eletrólitos e metabólitos ao diagnóstico e manter coletas seriadas a cada 6 horas até saírem do risco de SLT.

Os critérios para definição de SLTC no adulto são creatinina > 1,5, arritmia cardíaca, convulsão e morte súbita. Os valores de creatinina em crianças são variáveis segundo a faixa etária (Tabela 3) e, portanto, elevações de 2 a 3 vezes o valor da normalidade seriam consideradas como falência renal e risco de necessidade de diálise.

TABELA 1 DEFINIÇÃO LABORATORIAL DE SLT	
Critérios de Cairo-Bishop	
Ácido úrico	≥ 476 mol/L (8 mg/dL) ou 25% de aumento do valor basal
Potássio	≥ 6 mmol/L (6 mEq/L) ou 25% de aumento do valor basal
Fósforo	≥ 2,1 mmoL/L ou 25% de aumento do valor basal

TABELA 2 DEFINIÇÃO DE SLT CLÍNICA
Critérios de Bishop-Cairo
Creatinina ≥ 1,5 N
Arritmia cardíaca/morte súbita
Convulsão

N = limite superior da normalidade.

TABELA 3 VALORES DE CREATININA CONSIDERADOS NORMAIS SEGUNDO A IDADE

Idade	Valor de creatinina (mg/dL)
RN, 1º DV	0,9 a 1
RN, 2º a 3º DV	0,7
RN, 5º a 7º DV	0,5
Lactentes	0,4 a 0,3
1 a 6 anos	0,5
7 a 10 anos	0,5 a 0,6
11 a 16 anos	0,6 a 0,7
> 16 anos	até 1,2

RN: recém-nascido; DV: dia de vida.

Fonte: Schvartsman et al., 1994.

Para definir a estratégia de tratamento, definiram-se 3 grupos de risco para desenvolvimento de SLT: baixo risco (BR), risco intermediário (RI) e alto risco (AR), levando em consideração o tipo de tumor, a contagem de leucócitos, o estadiamento, o valor da desidrogenase láctica (DHL) e o envolvimento ou a disfunção renal ao diagnóstico (Tabela 4).

TABELA 4 CLASSIFICAÇÃO DAS PATOLOGIAS PEDIÁTRICAS CONFORME RISCO PARA SLT

Baixo risco	Risco intermediário	Alto risco
Tumores sólidos	LMA com leucócitos de 25.000 a 100.000 e DHL < 2xN	LMA com leucócitos de 25.000 a 100.000 e DHL ≥ 2xN
Linfoma de Hodgkin	LMA com leucócitos < 25.000 e DHL ≥ 2xN	LMA com leucócitos ≥ 100.000
LMA com leucócitos < 25.000 e DHL < 2xN	LLA com leucócitos < 100.000 e DHL < 2xN	LLA com leucócitos < 100.000 e DHL ≥ 2xN
LNH I/II	LNH III/IV	LLA com leucócitos ≥ 100.000
	Linfoma de Burkitt I/II e DHL < 2xN	Linfoma de Burkitt I/II e DHL ≥ 2xN ou Linfoma de Burkitt III/IV
	Linfoma linfoblástico I/II e DHL < 2xN	Linfoma linfoblástico I/II e DHL ≥ 2xN ou Linfoma linfoblástico III/IV

LMA: leucemia aguda mieloide; DHL: desidrogenase láctica; 2xN: duas vezes o limite superior da normalidade; LNH: linfoma não Hodgkin, LLA: leucemia aguda linfoide.

Nos casos de leucemias e linfomas classificados como BR, se houver comprometimento renal, passam para a categoria de RI. Aqueles classificados como RI que apresentem comprometimento renal e/ou valores de ácido úrico, fósforo e/ou potássio ao diagnóstico maiores do que o limite superior da normalidade passam para a categoria AR.

Tratamento

A hiperidratação sugerida é em torno de 3 $L/m^2/24$ horas e deve ser iniciada o mais breve possível. De maneira geral, a reposição de potássio e cálcio ao soro só deve ser iniciada após constatar a presença de valores muito abaixo da normalidade, obtidos por meio de coletas seriadas. Na Irmandade da Santa Casa de Misericórdia de São Paulo, a reposição de potássio é iniciada quando o seu valor está inferior a 2,5 mEq/L. O objetivo é evitar que, durante a quimioterapia, o potássio atinja valores de risco para o paciente.

A alcalinização do pH urinário é realizada com a introdução de bicarbonato de sódio ao soro do paciente. A dose inicial sugerida varia entre 20 e 30 mEq/L, podendo ser escalonada conforme o pH urinário, monitorado a cada diurese e que deve ser mantido entre 7 e 7,5. Se houver necessidade, infusões de bicarbonato de sódio em bolo devem ser realizadas a fim de se obter esses valores rapidamente. A alcalinização associada com a terapia de redução do ácido úrico tem por finalidade evitar a evolução para falência renal.

A diurese deve ser quantificada e o débito urinário ideal deve ser superior a 100 mL/hora nos adolescentes ou 3 mL/kg/hora nas crianças menores.

Na tentativa de reduzir o ácido úrico nos pacientes com risco para SLT, é descrito o uso de alopurinol e/ou rasburicase. O alopurinol é um potente inibidor da produção do ácido úrico e a dose sugerida é de 300 mg/m^2/dia. No entanto, tem a desvantagem de promover um acúmulo de hipoxantinas que podem se precipitar nos túbulos renais.

A rasburicase, que é a forma recombinante da enzima urato-oxidase, é usada com sucesso no manejo do tratamento da hiperuricemia. Sua grande vantagem é a capacidade de transformar eficazmente o ácido úrico em alantoína, um metabólito hidrossolúvel excretado de forma eficaz pelos rins sem necessidade de alcalinização da urina. A dose diária é de 0,02 mg/kg, diluída em 50 mL de soro fisiológico e administrada por via endovenosa (VE) em 30 minutos. É contraindicada em pacientes com deficiência de glicose-6-fosfato desidrogenase (G6PD) e seu efeito colateral mais temido, embora raro (< 1%), é o choque anafilático. Pode ocorrer também metemoglobinemia, que deve ser tratada com azul de metileno.

Para quelar o fósforo, utiliza-se o hidróxido de alumínio e/ou o renagel. Outros distúrbios eletrolíticos também descritos são a hipocalcemia, que deve ser tratada com reposição de cálcio, principalmente se a criança apresentar sintomatologia; e a hipercalemia, cujo tratamento está descrito na Tabela 5.

TABELA 5 TRATAMENTO CLÍNICO DA HIPERCALEMIA

Agente	Mecanismo de ação	Dose	Ação	Duração
Bic Na	Entrada de K na célula	1 a 2 mEq/kg, EV, 10 a 30 min	30 min	1 a 2 horas
Gluconato de cálcio 10%	Estabilização de membranas	0,5 a 1 mL/kg, EV 2 a 10 min	Imediata	Minutos
Glicose + insulina	Entrada de K na célula	G: 0,5 g/kg I: 0,1 u/kg EV 30 min	30 min	1 a 2 horas
Resinas trocadoras de potássio	Kayexalate Na Sorcal Ca	1 g/kg VO ou VR a cada 6 horas	60 min	4 a 6 horas
Beta-agonistas (albuterol)	Entrada de K na célula	10 mg em nebulização	30 min	2 horas

Com a instituição das medidas descritas anteriormente, a chance de complicações como arritmias cardíacas e insuficiência renal é infrequente. No entanto, alguns pacientes podem evoluir com necessidade de diálise, sendo a hemodiálise mais indicada que a diálise peritoneal.

Hipercalcemia

Define-se como hipercalcemia moderada quando o valor do cálcio está entre 12 e 14 mg/dL, e hipercalcemia severa quando o valor está acima de 15 mg/dL. Na presença de hipoalbuminemia, deve-se somar 0,8 mg/dL ao resultado obtido para cada g/L abaixo do valor sérico ideal de albumina.

A hipercalcemia é uma manifestação comum entre os pacientes adultos, mas pouco frequente na faixa etária pediátrica. Os tumores que mais frequentemente cursam com hipercalcemia são leucemias, linfomas, rabdomiossarcomas, neuroblastoma, tumor de Ewing, tumor de Wilms, tumor rabdoide, sarcoma de células claras renal e neoplasias endócrinas múltiplas.

Os mecanismos que explicam a hipercalcemia são: produção tumoral de proteína semelhante ao hormônio paratireóideo; produção tumoral de substâncias que aumentam a reabsorção óssea (fator de necrose tumoral, linfotoxicina); aumento da 1,25 di-hidroxivitamina D e da produção do hormônio paratireóideo. Todos esses levam ao aumento da perda de cálcio ósseo para o sangue.

As manifestações clínicas são poliúria, polidipsia e desidratação, que aumentam a reabsorção do cálcio, piorando o quadro clínico. Neurologicamente, o paciente pode cursar com cefaleia, irritabilidade, convulsões, letargia e hipotonia, além de coma, nos casos graves. Os sinais e sintomas gastrointestinais incluem náuseas, vômitos, anorexia, constipação, íleo paralítico e dor abdominal. No aparelho cardiovascular são descritas hipertensão arterial, bradicardia e arritmias cardíacas. Pode ainda provocar litíase renal, nefrocalcinose com perda da função renal e calcificação metastática (pele, túnica média das artérias, tecido subcutâneo, cérebro, miocárdio, mucosa gástrica, cristalino e conjuntiva).

A avaliação laboratorial deve incluir dosagem sérica do fósforo, magnésio, função renal e paratormônio (PTH), além do cálcio urinário.

No tratamento da hipercalcemia moderada, deve-se instituir hiperidratação com 3 L/m^2/24 horas, além de ser incentivada a ingesta oral de líquidos. Iniciar furosemida, que é capaz de bloquear a reabsorção de cálcio, de 1 a 2 mg/kg/dose, que pode ser mantida até 4 vezes/dia. Se for possível, a deambulação deve ser estimulada.

Na hipercalcemia severa, a hiperidratação pode chegar até 6 L/m^2/24 horas, associada à furosemida; a terapia com bifosfonatos, zoledronato e pamidronato está indicada. O pamidronato (Aredia) deve ser oferecido na dose de 0,25 a 1 mg/kg diluído em soro fisiológico e pode ser repetido após 48 horas. Os efeitos colaterais descritos relacionados ao uso dessa medicação são tromboflebite e plaquetopenia. Para o paciente com insuficiência renal, a dose deve ser reduzida pela metade.

O zoledronato (Zometa®) deve ser administrado em 15 minutos, na dose de 4 mg. Sua eficácia é superior à do pamidronato, e sua ação, mais prolongada. Em caso de refratariedade, a dose pode ser dobrada, exceto em lactentes. Os efeitos colaterais observados com o uso do zoledronato são hipofosfatemia transitória, febre moderada, alucinações e insuficiência renal aguda.

Nos casos de doenças linfoproliferativas, o uso de corticosteroide, como a prednisona de 2 mg/kg/dia, pode reduzir a calcemia.

Se não houver sucesso com as medidas anteriores, pode-se utilizar calcitonina, nitrato de gálio, indometacina ou mitramicina. Nos casos refratários ou na ausência das medicações sugeridas, está indicado o uso da diálise peritoneal ou da hemodiálise.

Síndrome da secreção inapropriada do hormônio antidiurético (SSIHAD)

O hormônio antidiurético (HAD), secretado pela hipófise, é responsável pela reabsorção de água livre nos ductos coletores renais; portanto, tem papel importante no mecanismo de regulação da volemia e da osmolaridade sérica. A SSIHAD caracteriza-se por aumento da volemia associado a hiponatremia e hipo-osmolaridade sérica. O aumento da volemia provoca distensão das fibras cardíacas com posterior liberação de hormônio natriurético atrial, o que explica a hipernatriúria encontrada nesses pacientes. O débito urinário encontra-se reduzido e a urina, concentrada.

As principais causas relacionadas ao desenvolvimento da SSIHAD são:

- distúrbios do sistema nervoso central (SNC): hidrocefalia, tumores cerebrais, obstrução de derivações ventriculares, meningites, abscessos cerebrais, encefalites, traumatismos cranianos e neurocirurgias;
- doenças torácicas: pneumonias, tuberculose, pneumotórax, tumores mediastinais, ventilação pulmonar mecânica;
- neoplasias: linfomas, histiocitose, leucemias, astrocitomas, neuroblastoma;
- medicamentos: vincristina, ciclofosfamida, morfina e vimblastina.

Nos pacientes com sódio < 125 mEq/L, os principais sintomas são náuseas, vômitos, cefaleia, contração muscular, confusão mental, letargia e convulsões. Somente nos casos em que a velocidade de queda é muito lenta, as crianças, em geral, são assintomáticas. Se o sódio atingir valores < 115 mEq/L, caracterizam-se sintomas como letargia, convulsões, hipertensão intracraniana e coma.

O tratamento pode variar desde restrição hídrica até reposição de solução salina isotônica ou hipertônica associado ao tratamento da patologia de base. Nas hiponatremias assintomáticas (125 a 135 mEq/L), deve-se iniciar correção lenta do sódio nas 24 horas, aumentando a sua oferta (via oral e/ou endovenosa). Nos casos sintomáticos, indica-se a correção rápida da natremia com soluções hipertônicas a 3% (1 mL = 0,5 mEq). Não há intenção de normalizar o sódio, apenas tirar a criança da emergência; portanto, o sódio desejado calculado para as hiponatremias agudas deve ser de 125 mEq/L, e para as crônicas de 120 mEq/L. Deve-se respeitar a velocidade de aumento do sódio de 10 a 12 mEq/L/dia, assim como a sua velocidade de infusão, que não deve exceder 5 mEq/kg/hora.

Fórmula: Na^+ (mEq/L) = (Na desejado [125 ou 120 mEq/L] – Na encontrado) × 0,6 × peso

Deve-se também restringir o aporte de líquidos em 50 a 75% das necessidades basais, associado ou não ao uso de diurético (furosemida).

A monitoração da natremia e da natriúria é importante para os ajustes da restrição hídrica e da oferta de sódio. Um efeito indesejado associado a um rápido aumento do sódio é a necrose mielinólise pontina, que é definida como uma lesão desmielinizante da ponte (há destruição das bainhas de mielina poupando axônio e núcleo) caracterizada por paraparesias, quadriplegias, disartria, disfagia, alteração do nível de consciência e coma. Pode ser irreversível e diagnosticada por meio da ressonância magnética.

EMERGÊNCIAS NEUROLÓGICAS

Compressão medular

A morbidade relacionada à compressão medular é severa e debilitante, se o tratamento não for instituído rápida e adequadamente.

Os pacientes com diagnóstico de câncer e que evoluem com dor nas costas são fortemente suspeitos de síndrome de compressão medular, até que se prove o contrário. Na maioria dos casos, a infiltração tumoral ocorre através do forame intervertebral e comprime a medula. A dor torácica é referida em 80% dos casos e, dependendo do nível e do grau da compressão, outros sinais e sintomas neurológicos se desenvolvem, como diminuição da força e do tônus muscular nos membros, além de hiporreflexia.

Os tumores mais associados à compressão medular são sarcomas, linfomas, neuroblastoma e leucemias.

A ressonância nuclear magnética (RNM) da medula espinal é fundamental para a confirmação do diagnóstico. E, uma vez confirmado o diagnóstico, o tratamento deve ser imediato, com o objetivo de diminuir o edema local. Para isso, deve-se administrar uma dose de ataque de dexametasona, 1 a 2 mg/kg, sendo o máximo de 10 mg, seguida da dose de manutenção de 1,5 mg/kg/dia (máximo de 4 mg), dividida em 4 tomadas. Apesar da melhora dos sintomas neurológicos, a descompressão não deve ser adiada.

Para tumores com resposta a quimioterapia, como leucemia, linfoma e neuroblastoma, deve-se iniciar o tratamento quimioterápico o mais rápido possível. Nos casos de tumores não quimiossensíveis, porém com boa resposta a radioterapia, devem ser submetidos a sessões de radioterapia. A laminectomia descompressiva está indicada para os casos de compressão medular relacionada com tumores que não são sensíveis nem à quimioterapia nem à radioterapia e/ou casos que evoluem com rápida e progressiva deterioração neurológica. A opção cirúrgica também pode contribuir para determinação histológica do tumor.

Hipertensão intracraniana (HIC)

É definida como um aumento da pressão intracraniana (PIC) superior a 20 mmHg. Quando há aumentos significativos da PIC, o organismo aciona os mecanismos compensatórios na tentativa de preservar a pressão de perfusão cerebral (PPC). No entanto, com o aumento progressivo da PIC, principalmente se não tratada, há uma falha desses mecanismos de compensação com valores de PIC superando o da pressão arterial média. Há posterior deterioração da PPC e do fluxo sanguíneo cerebral (FSC), seguido de morte encefálica por herniação cerebral.

Nos pacientes oncológicos, as causas de HIC são os tumores que comprometem o SNC e causam aumento da PIC por efeito de massa, os acidentes vasculares cerebrais, nos casos de sangramentos tumorais, as hidrocefalias, os edemas cerebrais relacionados ao tumor e/ou ao tratamento radioterápico e os abscessos.

Os sinais e sintomas da HIC dependem da velocidade de instalação do aumento da PIC. Os lactentes têm complacência craniana maior e, portanto, podem compensar o efeito de massa com o aumento do perímetro cefálico antes de evoluírem com aumento da PIC. Nesses casos, observam-se fontanela tensa e abaulada, macrocrania, sinal do olhar do sol poente, choro contínuo e estridente, mudanças de comportamento, sonolência excessiva e flexão lateralizada da cabeça para compensar a diplopia decorrente do comprometimento do VI par craniano.

Em crianças maiores de 1 ano, as manifestações clínicas são cefaleia frontal ou occipital pior pela manhã, vômitos em jato precedidos de náuseas e mal-estar, papiledema, paralisia do VI par craniano unilateral ou bilateral e posição anômala da cabeça. Podem também apresentar distúrbios de comportamento, crises convulsivas, distúrbios visuais, ataxia e alterações endócrinas.

Nos casos de HIC crônica com descompensação súbita, nota-se alteração em grau variado do nível de consciência, incluindo coma, alterações respiratórias (bradipneia, hiperpneia, apneia ou *gasping*), alterações do III par, hemiplegias até posturas de descerebração ou decorticação.

Para o diagnóstico da HIC, o pediatra deve estar atento aos sinais e sintomas neurológicos e confirmar o diagnóstico por meio da tomografia computadorizada de crânio (TC) e/ou RNM de crânio.

O tratamento da HIC deve ser inciado assim que confirmado o diagnóstico, na tentativa de evitar que a criança evolua com a tríade de Cushing, caracterizada por hipertensão arterial, bradicardia e alteração respiratória, que pode ser taquipneia, bradipneia ou apneia. Nesses casos, os mecanismos de compensação cerebrais não são mais capazes de manter uma perfusão cerebral adequada e o paciente evoluirá para herniação cerebral e morte encefálica.

O tratamento não cirúrgico capaz de reduzir os valores da PIC e manter oferta cerebral de oxigênio e glicose em níveis adequados consiste em:

- elevação do decúbito a 30° com posição neutra da cabeça, permitindo melhor drenagem venosa pela veias jugulares;
- evitar hipertermia, que culmina com o aumento do metabolismo cerebral, consequente ao aumento do consumo cerebral de oxigênio e glicose;
- controle hidroeletrolítico e acidobásico – a criança deve ser mantida euvolêmica, evitando tanto a hipervolemia, que determina o aumento do FSC, quanto a hipovolemia, que diminui o FSC, podendo causar lesões isquêmicas regionais. O controle da osmolaridade também é fundamental para evitar edema cerebral de origem osmolar;

- monitoração rigorosa da pressão arterial média (PAM), devendo-se evitar a redução artificial com anti-hipertensivos, pois o aumento da PAM indica resposta do organismo ao aumento da PIC e sua redução pode determinar queda brusca da PPC e isquemia cerebral. Se necessário, indicar drogas vasoativas e/ou inotrópicas para a manutenção da PAM.

Se o Glasgow da criança estiver em queda, ela deve ser encaminhada para continuação do tratamento em setor de terapia intensiva. E, se o Glasgow atingir valores ≤ 8, deve-se proceder à entubação orotraqueal a fim de garantir vias aéreas pérvias e ventilação adequada. A hiperventilação não é mais indicada em virtude do risco de isquemia cerebral e piora do prognóstico neurológico. Portanto, o valor ideal da pCO_2 durante a ventilação mecânica deve ser em torno de 35 a 40 mmHg.

A monitoração da glicemia deve ser realizada com o objetivo de evitar não só a hipoglicemia, mas também a hiperglicemia. As alterações da glicemia estão relacionadas com pior prognóstico neurológico.

A redução da atividade muscular é realizada com sedação profunda, utilizando-se benzodiazepínicos, como midazolam contínuo, com doses em torno de 0,1 a 0,4 mg/kg/h; ou com barbitúricos, como pentobarbital ou tiopental; nesse caso, após um bolo inicial de 3 a 5 mg/kg, segue-se a manutenção com 10 mcg/kg/minuto, podendo ser aumentada até a criança não esboçar nenhum movimento, mesmo quando submetida a manipulações mais agressivas, como aspiração orotraqueal ou punções, fatores que elevam muito a PIC. A lidocaína, na dose de 1 mg/kg, também deve ser prescrita pré-procedimentos, na tentativa de evitar elevações da PIC.

A utilização de diuréticos osmóticos também está indicada como tratamento para a redução da HIC. O diurético de escolha é o manitol e a dose preconizada varia em torno de 0,5 a 1 g/kg/dose, a cada 4 a 6 horas, e/ou quando houver aumento da PIC. Seu efeito é potencializado quando associado com diurético de alça, como a furosemida. No entanto, não é aconselhável manter o manitol intermitente pelo risco de aumento indevido da osmolaridade plasmática. A criança deve sempre ser reavaliada quanto à necessidade da utilização desse diurético antes de cada infusão. Devem-se evitar valores de osmolaridade plasmática acima de 320 a 330 mOsm pelo risco de hipovolemia e lesão renal, além de sangramento intracraniano.

O uso de corticosteroides é indicado para crianças que evoluem com edema cerebral, principalmente o de origem vasogênica relacionado a neoplasias intracranianas. É igualmente eficaz nas hidrocefalias hipertensivas por reduzir a secreção liquórica. A dose recomendada é de 0,15 mg/kg/dose, administrada a cada 6 horas.

A drenagem liquórica é utilizada quando a PIC é maior do que 20 mmHg, após instituídas todas as medidas anteriores ou se a criança evoluir com sinais clínicos de elevação da PIC. A drenagem é realizada pelo transdutor de membrana previamente colocado no espaço intraventricular ou subaracnóideo (cuja drenagem é significativamente pouco eficaz) para monitoração da PIC ou, na ausência do transdutor, com punção ventricular através da fontanela, quando essa estrutura estiver patente, ou pela punção transorbitária nas crianças maiores (procedimento de exceção e emergencial).

A hipotermia e a craniotomia são medidas heroicas instituídas para alívio da PIC refratária e, na maioria das vezes, a evolução para o óbito é inevitável.

Em muitas situações, as medidas clínicas são paliativas, sendo introduzidas com o objetivo de manter a PPC e o FSC, enquanto a criança aguarda o tratamento cirúrgico, que é definitivo. São as situações em que a HIC é causada por neoplasias intracranianas passíveis de tratamento cirúrgico, hidrocefalias que necessitam de derivações ventriculares e/ou sangramentos intracranianos que precisam ser drenados.

A intervenção cirúrgica deve ser precoce, não havendo indicação quando houver instalação de lesão cerebral definitiva ou quando a criança apresentar sinais e sintomas de herniação cerebral com midríase bilateral fixa (morte encefálica).

Em geral, a evolução e o prognóstico dos pacientes pediátricos após uma lesão neurológica costumam ser melhores do que em pacientes adultos. O exame clínico, a RMN e os estudos neurofisiológicos são parâmetros utilizados para determinar o prognóstico do paciente, que deve ser presumido por meio de avaliação com equipe multidisciplinar.

Leucostase

A leucostase caracteriza-se pela agregação dos blastos na microcirculação, levando ao bloqueio da difusão de oxigênio para os tecidos; quando compromete o SNC, provoca consequências graves e com prognósticos reservados.

A leucemia mieloide aguda (LMA) com mais de 300.000 leucócitos/mm^3 e os subtipos LMA-M3, LMA-M4 e LMA-M5 têm risco de desenvolver leucostase e hemorragia cerebral grave, muito frequente e responsável por mortalidade de até 60%.

Clinicamente, o paciente refere sonolência e cefaleia, além de poder manifestar confusão mental.

O tratamento nos casos de hiperleucocitose (> 300.000 leucócitos/mm^3) é a leucoaférese associada às medidas iniciais para lise tumoral descritas anteriormente. Deve-se também manter plaquetas > 20.000/mm^3 em razão do grande risco de sangramento. O momento do início da quimioterapia deve ser discutido com o especialista. As transfusões sanguíneas só devem ser realizadas em casos sintomáticos, com instabilidade hemodinâmica, pois aumentam a viscosidade sanguínea. Para alguns pacientes, a radioterapia craniana na dose 400 cGy pode ser vantajosa, na tentativa de evitar a ocorrência de hemorragia cerebral.

EMERGÊNCIAS CARDIORRESPIRATÓRIAS

Derrame pleural

A causa mais frequente de derrame pleural em pacientes oncológicos é a lesão tumoral na pleura. Linfomas, osteossarcomas, sarcomas de partes moles e neuroblastomas são os tumores mais comumente associados ao derrame pleural. No entanto, também são descritas causas infecciosas, por obstrução da drenagem linfática, insuficiência cardíaca ou sobrecarga de volume.

Clinicamente, o paciente pode desenvolver dispneia de grau variado, dor pleurítica e diminuição ou ausência do murmúrio vesicular. O diagnóstico pode ser confirmado com radiografia de tórax, ultrassonografia torácica ou TC de tórax.

A toracocentese tem a finalidade de ser terapêutica nos casos de evolução para falência respiratória e diagnóstica. O líquido pleural deve ser enviado para análise bioquímica, citológica (incluindo pesquisa de células neoplásicas e, se possível, imunofenotipagem) e cultura. Nos casos em que o derrame pleural se refez, deve-se indicar a drenagem de tórax.

Síndrome da veia cava superior (SVCS)/mediastinal superior (SMS)

A síndrome da veia cava superior (SVCS) é definida como um conjunto de sinais e sintomas decorrentes da compressão, invasão ou trombose da veia cava superior, prejudicando o retorno venoso. A expressão "síndrome mediastinal superior" (SMS) é utilizada quando há compressão traqueal. A compressão traqueal e o desconforto respiratório estão frequentemente associados à SVCS, tornando-as quase sinônimas em pediatria.

Os tumores relacionados com a SVCS tem origem no mediastino superior ou em gânglios mediastinais e são eles os linfomas não Hodgkin, linfomas de Hodgkin, leucemias e tumores de células germinativas. Na SVCS, há uma diminuição do retorno venoso seguido de aumento da pressão venosa distal à obstrução, levando ao ingurgitamento das veias da cabeça, pescoço, parte superior do tórax e membros superiores. A trombose ocorre em 50% dos casos.

Clinicamente, o paciente pode apresentar dor torácica, ansiedade, confusão mental, sonolência, cefaleia e distúrbios visuais (raro). A sintomatologia varia de acordo com o grau de compressão tumoral. Se houver comprometimento das vias aéreas de pequeno e grande calibre, o paciente desenvolverá tosse, dispneia/ortopneia de grau variado, cianose, pletora facial, estridor inspiratório e/ou expiratório, roncos e sudorese profusa. Nota-se ainda a presença de circulação colateral na parte superior do tórax e nos membros superiores.

A confirmação do diagnóstico é clínica. Os exames de imagens auxiliares não devem postergar o início do tratamento. A radiografia de tórax evidencia alargamento do mediastino; a tomografia de tórax, o ecocardiograma e a prova de função pulmonar são úteis para definição do grau de comprometimento pulmonar e cardiovascular. Essa avaliação é necessária a fim de se estabelecer o risco anestésico. A sedação/analgesia para procedimentos diagnósticos e/ou necessidade de entubação e passagem de cateteres venosos deve ser criteriosamente analisada em razão do risco de parada cardiorrespiratória descrito em literaturas para esses pacientes, quando submetidos a analgesia/sedação.

Durante a sedação/analgesia ou anestesia geral, ocorre redução do volume pulmonar em virtude do aumento do tônus da musculatura abdominal e diminuição do tônus da musculatura responsável pela inspiração. Aumento na compressão das vias aéreas também é resultante de relaxamento da musculatura lisa brônquica. A paralisia aborta a movimentação diafragmática na direção caudal observada no paciente com respiração espontânea. O gradiente normal de pressão transpleural responsável pela distensão alveolar durante a inspiração também sofrerá diminuição. A associação desses fatores durante a sedação/analgesia e a anestesia geral é determinante para exacerbação da compressão extrínseca das vias aéreas pela massa tumoral durante procedimentos invasivos e cirurgias.

Portanto, o diagnóstico etiológico deve ser estabelecido na medida do possível pelo método menos invasivo. Hemograma, mielograma e biópsia de linfonodo periférico sob anestesia local podem auxiliar nos casos de suspeita de leucemias e linfomas. A toracocentese ou a pericardiocentese está indicada quando houver efusão, para análise do material puncionado e diagnóstico do tumor. A dosagem de marcadores tumorais, como alfafetoproteína e beta-hCG, é útil na suspeita de tumores de células germinativas.

O tratamento de suporte e da etiologia da SVCS/SMS deve ser combinado e iniciado o mais rápido possível.

As medidas de suporte incluem a oferta de oxigênio, que podem variar desde máscara aberta de oxigênio até a necessidade de entubação endotraqueal. Sempre que possível, indicar a ventilação não invasiva antes da entubação. O paciente deve ser posicionado em decúbito elevado e com retificação das vias aéreas. Manter o paciente euvolêmico, evitando-se sobrecarga de volume e, se necessário, cogitar a possibilidade de drogas vasoativas/inotrópicas para manter o débito cardíaco adequado. Evitar punções venosas em membros superiores e instituir as medidas de prevenção para SLT descritas anteriormente.

A radioterapia deve ser discutida com o especialista, pois a resposta a este tratamento é rápida, sendo observada a melhora dos sinais e sintomas nas primeiras 12 horas após seu início. A metilprednisolona, na dose de 50 mg/m^2/dia, dividida em 4 tomadas, está indicada na suspeita de leucemias e linfomas.

Tamponamento cardíaco

É uma complicação rara e ocorre quando o ventrículo esquerdo não mantém o débito cardíaco em razão da pressão extrínseca (derrame pericárdico, fibrose constritiva pós-radioterapia) ou massa intrínseca (tumor primário de músculo cardíaco ou pericárdio). O tamponamento de câmaras direitas pode ocorrer em tumor de Wilms com trombo que se estende da veia renal para a valva tricúspide.

Os principais sinais e sintomas descritos são dor precordial, estase jugular, hipotensão, abafamento das bulhas cardíacas, dispneia e pulso paradoxal.

A radiografia de tórax mostra aumento da área cardíaca, e o ecocardiograma confirma o diagnóstico, além de quantificar o volume de líquido pericárdico. O ECG também pode ser útil no diagnóstico de tamponamento cardíaco, uma vez que pode apresentar alterações como presença de complexos QRS de baixa voltagem e onda T achatada ou invertida.

As medidas de suporte para tratamento do derrame pericárdico e/ou pericardite constritiva consiste em manter o paciente hemodinamicamente estável infundindo volume e, se necessário, associar drogas vasoativas/inotrópicas. A oxigenação deve ser otimizada ofertando-se oxigênio suficiente para garantir adequada oximetria de pulso. O médico também deve estar atento ao melhor posicionamento do paciente para garantir melhor débito cardíaco. Os diuréticos são contraindicados nesses casos.

A pericardiocentese deve ser realizada assim que possível. Nos casos de pericardite constritiva ou derrame pericárdico persistente, o cirurgião pode intervir realizando pericardiectomia ou janela pericárdica com manutenção de dreno local. Nos tumores de Wilms com trombo até as câmaras direitas, deve-se iniciar a quimioterapia, e a cirurgia só está indicada se o paciente evoluir com hipotensão ou parada cardíaca.

BIBLIOGRAFIA

1. Albano EA, Sandler E. Oncologic emergencies. In: Altman AJ (ed.). Supportive care of children with cancer. Currenty therapy and guidelines from children's oncology group. 3.ed. Baltimore; London: Johns Hopkins University Press, 2004.
2. Bosly A, Sonet A, Pinkerton CR, McCowage G, Bron D, Sanz MA et al. Rasburicase (recombinant urate oxidase) for the management of hyperuricemia in patients with cancer: report of an international compassionate use study. Cancer 2003; 98(5):1048-54.

3. De Carvalho Filho NP, Bruniera P. Hipercalcemia com síndrome paraneoplásica. In: La Torre FPF, Passarelli MLB, Cesar RG, Pecchini R (coords.). Emergências em pediatria (Protocolos da Santa Casa). Barueri: Manole, 2011.
4. Delgado R, Doireau V, Laithier V et al. Bonnes pratiques medicales courantes. Départment de Pédiatrie, Institut Gustave Roussy (IGR). Les Médecins du Département de Pédiatrie. 5.ed. Janvier, 2003.
5. Filho WJK, Pancera CF. Distúrbios do sódio e do potássio. In: Delgado AF, Kimura HM, Troster EJ (coords.). Terapia intensiva. (Coleção Pediatria. Instituto da Criança HC-FMUSP). Barueri: Manole, 2010. p.193-203.
6. Hayashi M, Lamelas RG, Mori CF et al. Emergências oncológicas em pediatria. In: Pinheiro CTS, Carvalho WB. Proami. Ciclo 2 módulo 3. Porto Alegre: Artmed/Panamericana, 2004. p.151-95.
7. Pancera CF. Hipertensão intracraniana. In: Furrer AA, Osorio CAM, Rondinelli PIP. Neurologia oncológica pediátrica. São Paulo: Lemar, 2003.
8. Rheingold SR, Lange BJ. Oncology emergencies. In: Pizzo PA, Poplack DG (eds.). Principles and practice of pediatric oncology. 5.ed. Philadelphia: Lippincot Williams & Wilkins, 2006.
9. Savoldelli RD, Silva MMX, de Menezes Filho HC et al. Emergências em endocrinologia pediátrica. In: Damiani D. Endocrinologia pediátrica. (Coleção Pediatria. Instituto da Criança HC-FMUSP). Barueri: Manole, 2008.
10. Schvartsman BG, Carvalho MF, Okay Y, Manissadjian. Insuficiência renal aguda. In: Marcondes E (ed.). Pediatria básica. São Paulo: Sarvier, 1994. p.1568-74.

Toxicidade das Drogas no Tratamento Oncológico

85

Neviçolino Pereira de Carvalho Filho

INTRODUÇÃO

O tratamento oncológico evoluiu significativamente nas últimas décadas e melhorou dramaticamente as chances de cura do câncer infantil. Com o aumento da sobrevida global, começou-se a identificar os efeitos tardios da terapia e a redefinir estratégias de tratamento eficazes com foco na diminuição da toxicidade tanto aguda quanto tardia.

A toxicidade está diretamente relacionada às formas de tratamento e sua intensidade.

A maioria dos tumores malignos pediátricos é tratada com poliquimioterapia, ou seja, pela combinação de mais de dois quimioterápicos. Há protocolos que utilizam até dez drogas diferentes, como aqueles desenvolvidos para tratamento de leucemias e linfomas. Todo o organismo sofre efeitos agudos e tardios da quimioterapia.

CARDIOTOXICIDADE

O dano cardiovascular em pacientes com câncer ocorre por mecanismos variados e pode limitar suas atividades habituais e ocasionar morte prematura. A cardiotoxicidade dos citostáticos tradicionais, especialmente de antraciclinas, ciclofosfamida, taxanos, fluorouracil, alcaloides da vinca, bussulfano, cisplatina e bleomicina, é bem conhecida.

A manifestação inicial da cardiotoxicidade, provocada pelo uso de doxorrubicina, pode demorar 10 a 15 anos após o término da quimioterapia e é caracterizada por um amplo espectro de sintomas, que variam de alterações eletrocardiográficas assintomáticas até pericardite e cardiomiopatia descompensada.

Entre os quimioterápicos, os que cursam com maior chance de cardiotoxicidade são aqueles que pertencem ao grupo das antraciclinas, como daunorrubicina, epirrubicina e idarrubicina, do qual o mais importante é a doxorrubicina.

A probabilidade de desenvolvimento de cardiomiopatia está amplamente ligada à dose cumulativa, enquanto outras alterações podem ocorrer com doses pequenas, em razão da suscetibilidade individual.

Sexo feminino e idade menor que 4 anos são fatores prognósticos relacionados ao risco aumentado de cardiotoxicidade secundária à utilização de doxorrubicina. O uso simultâneo de outras drogas cardiotóxicas, radioterapia mediastinal e dose cumulativa de doxorrubicina está relacionada ao risco de aumento de cardiomiopatia.

A cardiotoxicidade induzida pela doxorrubicina pode ser divida em aguda, subaguda e crônica.

A toxicidade aguda inicia 24 horas após a infusão e inclui alterações no eletrocardiograma (ECG), como mudanças no segmento ST-T, diminuição de voltagem do QRS, taquicardia sinusal, complexos prematuros supraventriculares ou ventriculares, aumento do intervalo QT e, raramente, isquemia miocárdica – em geral, com poucos sintomas ou até mesmo assintomática. Os exames para investigação diagnóstica são o ECG e a dosagem de troponina-T cardíaca, embora o padrão-ouro seja a biópsia endomiocárdica, pouco utilizada na prática clínica. Na maioria dos pacientes, o prognóstico é bom e as alterações no ECG têm tendência para resolução espontânea em algumas horas ou semanas.

A toxicidade subaguda é mais rara e surge algumas semanas ou até 30 meses após a última dose do antracíclico e manifesta-se como miocardite ou pericardite.

A toxicidade tardia apresenta manifestação 4 a 20 anos após a última administração de doxorrubicina e está associada à disfunção miocárdica progressiva; em geral, a mortalidade desses pacientes é alta, chegando até 50% após 5 anos.

Para monitorar os pacientes submetidos à quimioterapia com doxorrubicina, devem-se solicitar ECG e ecocardiograma, para avaliar a fração de ejeção e a fração de encurtamento. Na avaliação da fração de ejeção, também se podem utilizar métodos de medicina nuclear.

Os protocolos pediátricos têm utilizado doses cumulativas de doxorrubicina inferiores a 350 mg/m^2. Recomenda-se a infusão endovenosa contínua em 6 ou 24 horas para diminuir a chance de toxicidade. O uso de dexsaroxane, cardioprotetor, é recomendado para pacientes pediátricos em utilização de doxorrubicina, pois age quelando o ferro livre e prevenindo os danos ao DNA mitocondrial; deve ser infundido na dose de 10:1 (dexsaroxane:doxorrubicina), 30 minutos antes do início da infusão da doxorrubicina. A American Society of Clinical Oncology recomenda dexsaroxane a partir da dose cumulativa de doxorrubicina acima de 300 mg/m^2.

Pacientes submetidos a protocolos com doxorrubicina e outros antracíclicos, associados ou não a outras drogas cardiotóxicas ou que tenham recebido radioterapia em mediastino, devem ser seguidos periodicamente e por tempo prolongado para monitoramento do sistema cardiovascular.

NEFROTOXICIDADE

Entre os quimioterápicos utilizados nos protocolos pediátricos, os que causam toxicidade do trato urinário mais frequentemente são: carboplatina, cisplatina, ciclofosfamida, ifosfamida, metotrexato, bussulfano, melfalano, 5-fluorouracil, fludarabina e gencitabina.

A função renal deve ser monitorada com controle do débito urinário, avaliação da função glomerular e da função tubular.

A oligúria é definida quando o débito urinário é menor que 0,5 mL/kg/hora ou 300 mL/m^2/hora.

A avaliação da função glomerular é realizada por dosagem sérica de ureia e creatinina, determinação do *clearance* de creatinina de 24 horas ou determinação da taxa de filtração glomerular por método de cintilografia. Quando não for possível realizar o exame de *clearance* de creatinina, pode-se fazer uma estimação por meio da seguinte fórmula:

Taxa de filtração glomerular = k × (altura/creatinina plasmática)

Em que: k = 0,55 para crianças e meninas adolescentes; ou k = 0,7 para meninos adolescentes.

A avaliação da função tubular é feita por densidade urinária, pH urinário (capacidade de acidificação da urina) e excreção urinária de sódio, fósforo, glicose, aminoácidos e proteínas (beta-2-microglobulina).

Os sintomas estão relacionados aos distúrbios eletrolíticos (hipocalcemia, hipocalemia, hipomagnesemia, hiponatremia, hipofosfatemia) e acidobásicos (acidose metabólica).

A cisplatina causa dano tubular renal proximal e distal e diminuição da taxa de filtração glomerular aguda e crônica; em consequência, os distúrbios eletrolíticos mais frequentes são hipomagnesemia, hiponatremia e hipocalcemia (decorrente do dano tubular proximal). O dano tubular renal é exacerbado pela presença concomitante de hiperuricemia, hipoalbuminemia, uso de metoclopramida, anfotericina B, contrastes iodados, radioterapia abdominal e aminoglicosídeos. A cisplatina potencializa a nefrotoxicidade quando associada ao uso de metotrexato e ifosfamida. A nefrotoxicidade relacionada à cisplatina pode ser permanente em alguns pacientes. A carboplatina tem efeitos tóxicos semelhantes, porém menos intensos, e em alguns casos pode causar hematúria.

A ciclofosfamida está relacionada à cistite hemorrágica, às vezes, suficientemente grave para ameaçar a vida. Para evitar a cistite hemorrágica, são obrigatórios hiperidratação (3 a 5 L/m^2/dia) e uso de mesna – uroprotetor que se liga à acroleína, impedindo sua ligação e a irritação do epitélio da bexiga – quando a dose de ciclofosfamida é igual ou superior a 1 g/m^2/dia. A radioterapia da bexiga aumenta o risco de cistite hemorrágica. A fibrose e o câncer de bexiga são possíveis efeitos tardios. Hiponatremia dilucional e oligúria podem ocorrer 8 a 12 horas após a administração de dose moderada a alta de ciclofosfamida, por causa da síndrome da secreção inapropriada do hormônio antidiurético. A ifosfamida causa disfunção tubular renal proximal, já que diminui a reabsorção de glicose, aminoácidos, sódio, cálcio e fosfato inorgânico, mais proeminente em crianças menores e que está relacionada à síndrome de Fanconi (glicosúria, aminoacidúria, diminuição da excreção de fósforo e aumento da excreção de bicarnonato de sódio). Dano tubular renal distal é incomum e toxicidade glomerular ocorre apenas quando a disfunção tubular é severa. Os pacientes podem cursar com desidratação significativa, em virtude da alta excreção de sódio e da dificuldade de concentração de urina. As alterações podem ser reversíveis entre os ciclos de quimioterapia, apesar da possibilidade de progressão por continuidade do uso (dose cumulativa) e após o término do tratamento. A toxicidade renal da ifosfamida soma-se à da cisplatina e é potencializada pela radioterapia abdominal; pode ocorrer durante ou anos após o tratamento. A cistite hemorrágica é prevenida com hiperidratação e mesna.

Metotrexato em altas doses pode produzir dano renal por precipitação da droga nos túbulos renais, causando necrose tubular, e dano bioquímico direto dos túbulos renais, que, em geral, é reversível em 21 dias. Pode ocorrer proteinúria sem repercussão clínica. Produz vasoconstrição da arteríola aferente dos glomérulos. A toxicidade renal do metotrexato é exacerbada pelo uso concomitante de cisplatina, anti-inflamatórios não hormonais e procarbazina. Bussulfano e melfalano causam cistite hemorrágica.

Para prevenção de nefrotoxicidade, a hiperidratação vigorosa antes e durante a infusão dos quimioterápicos associada a medidas específicas, como o uso de mesna (casos de administração de ciclofosfamida e ifosfamida), alcalinização da urina para manter pH igual ou maior que 7 (em administração de metotrexato), uso de manitol (casos de administração de cisplatina) e estimulação da ingestão oral, deve ser rigorosamente observada, bem como controle do débito urinário, densidade urinária, eletrólitos, pressão arterial e aspecto da urina (hematúria micro ou macroscópica).

O seguimento com nefropediatra deve ser recomendado em todos os casos para monitoramento prolongado da função renal, mesmo anos após o término do tratamento.

OTOTOXICIDADE

Os principais quimioterápicos relacionados com ototoxicidade são derivados da platina: a cisplatina e a carboplatina. A radioterapia em região de orelha média e base de crânio também é outro fator de risco, que, ainda, é potencializado pelo uso de aminoglicosídeos e diuréticos de alça.

De modo geral, a cisplatina tem potencial de ototoxicidade superior a carboplatina e produz dano por meio da destruição das células ciliares sensoriais na cóclea, cujo dano é irreversível.

Os fatores que aumentam o risco de ototoxicidade são idade menor que 3 anos no momento da administração do quimioterápico, rápida infusão intravenosa da droga, uso associado de cisplatina e radioterapia (especialmente se a cisplatina é administrada após a radioterapia), função renal prejudicada e presença de tumor cerebral.

Os sintomas mais frequentes incluem zumbido, vertigem, diminuição da acuidade auditiva, perda de atenção e dificuldade de percepção do local de origem do som. Entretanto, no início pode ser assintomática, embora possam ser detectadas perdas em altas frequências que predizem perdas futuras se a terapia com o agente ototóxico continuar.

Pacientes que serão submetidos ao tratamento com derivados da platina devem ser encaminhados para avaliação fonoaudiológica desde o início do tratamento, para realização de exames audiológicos e acompanhamento durante e após seu término. Medidas preventivas passam por administração intravenosa lenta de derivados da platina (pelo menos em 1 hora) e devem ser monitoradas com testes após cada ciclo, com doses ajustadas precocemente, se necessário, evitando o uso concomitante de aminoglicosídeos, de cisplatina após a radioterapia e de agentes com potencial papel protetor (amifostina e tiossulfato de sódio).

HEPATOTOXICIDADE E TOXICIDADE GASTROINTESTINAL

A avaliação da função hepática é obrigatória durante todo o tratamento oncológico. Muitos agentes antineoplásicos agridem diretamente o fígado, prejudicando sua função e expondo os pacientes ao aumento de sua toxicidade sistêmica.

Os testes bioquímicos para avaliação hepática incluem dosagem de transaminase glutâmico oxalacética (TGO), transaminase glutâmico pirúvica (TGP), bilirrubinas totais e frações, gama-glutamiltransferase e fosfatase alcalina. Quando necessário, os exames de imagem (ultrassonografia e tomografia) fornecem informações adicionais. Múltiplos fatores podem estar envolvidos na etiologia do dano hepático em pacientes oncológicos; portanto, o uso de analgésicos, antibióticos, infecções virais, estado nutricional, entre outros, pode contribuir para a toxicidade hepática.

Virtualmente, quase todos os quimioterápicos podem causar efeitos tóxicos no fígado. Em oncologia pediátrica, em especial os pacientes com diagnóstico de leucemia/linfoma linfoblástico, o uso diário de mercaptopurina e semanal de metotrexato durante a fase de manutenção, que pode durar até 18 meses, expõe os pacientes à chance aumentada de hepatotoxicidade, a qual pode se manifestar com náusea, vômitos, dor abdominal e icterícia.

Outra alteração hepática, que pode ser extremamente grave e de alta mortalidade, é a doença veno-oclusiva (DVO) associada ao uso de altas doses de quimioterapia, comumente utilizadas nos regimes de condicionamento para transplante de medula óssea, incluindo melfalano e bussulfano. A DVO resulta da obliteração das pequenas veias intra-hepáticas e da necrose centrolobular dos hepatócitos. O uso de vincristina e actinomicina D associada à radioterapia abdominal aumenta o risco de desenvolvimento de DVO. Em pacientes com tumor de Wilms, pode ocorrer associada à plaquetopenia, fenômeno não observado em outros tumores. Os sintomas são ascite, ganho de peso e hepatomegalia. O tratamento inclui medidas de suporte.

O metotrexato, agente antimetabólico, provoca mucosite em toda extensão do trato gastrointestinal em graus variados, com quebra da barreira mucosa, facilitando a infecção secundária fúngica, viral e a dificuldade de absorção intestinal associada à diarreia e dor abdominal. Nos protocolos pediátricos, as doses usuais de metotrexato são altas e o risco de mucosite está diretamente relacionado à dose e ao tempo de infusão. Portanto, altas doses infundidas em tempo prolongado de 24 a 36 horas são potencialmente tóxicas. A hiperidratação (3 a 5 L/m^2) e a alcalinização da urina (manter pH urinário ≥ 7), associadas ao uso de ácido folínico (leucovorin) conforme orientação de cada protocolo, são medidas essenciais para prevenir os efeitos tóxicos do metotrexato.

A avaliação dos estomatologistas para a realização de *laser* profilático orienta bochechos com clorexidina e uso de vitamina E na cavidade oral para ajudar na prevenção da mucosite. Quando há dor, sintoma frequente e de intensidade severa, analgesia potente deve ser instituída com opioides e xilocaína oral.

NEUROTOXICIDADE

A ifosfamida pode provocar neurotoxicidade por ação direta da droga no parênquima cerebral e, em geral, ocorre durante ou ao final da infusão da droga no primeiro ciclo do tratamento ou nos subsequentes. Os pacientes evoluem com sonolência, diminuição do nível de consciência, convulsão, síndrome cerebelar, distúrbios de comportamento e, até mesmo, podem evoluir para o coma. A medida terapêutica efetiva é feita com a administração de azul de metileno, 50 mg, endovenoso, a cada 4 horas até a reversão do quadro neurológico, e a parada imediata da infusão da ifosfamida, se ainda estiver sendo infundida. Suspende-se a administração de drogas psicotrópicas que estejam sendo eventualmente utilizadas e corrigem-se distúrbios hidroeletrolíticos; em caso de convulsões, utilizar diazepam. Nos ciclos seguintes, o paciente deve receber azul de metileno na dose de 50 mg a cada 6 horas, sem necessidade de suspensão ou diminuição da dose da ifosfamida (exceto se a neurotoxicidade anterior atingir um grau de toxicidade proibitiva para continuidade do uso do medicamento, de acordo com a avaliação do oncologista e do neurologista pediátrico).

EFEITOS ENDOCRINOLÓGICOS

Os efeitos endocrinológicos estão correlacionados, principalmente ao uso de radioterapia, altas doses de corticosteroide, sequelas cirúrgicas de tumores cerebrais e tumores da tireoide, ovarianos e testiculares.

Os quimioterápicos também causam efeitos no sistema endócrino. O mitotano, utilizado no tratamento dos tumores malignos do córtex cerebral, induz à insuficiência adrenal. A vincristina está relacionada à síndrome da secreção inapropriada do hormônio antidiurético e os derivados da mostarda nitrogenada e os agentes aquilantes, como a ciclofosfamida, causam infertilidade. Observam-se, ainda, pan-hipopituitarismo, hipotireoidismo, hipogonadismo e osteoporose.

Esses pacientes devem ser seguidos por especialistas para monitoramento e tratamento individualizado, conforme a necessidade.

CONSIDERAÇÕES FINAIS

Os efeitos tóxicos agudos ou tardios da terapia antineoplásica são frequentes, algumas vezes ameaçadores à vida, e frequentemente cursam com alta morbidade e necessidade de acompanhamento especializado durante toda a vida. Os protocolos de tratamento atuais, baseados em fatores de risco clínicos e biológicos, estão sendo elaborados com o objetivo de manter as taxas de sobrevida e a diminuição do risco de toxicidade. Em paralelo, o desenvolvimento de medidas de suporte e de avanço e aprimoramento dos cuidados em terapia intensiva pediátrica tem melhorado significativamente a sobrevida, com diminuição da morbidade e mortalidade de pacientes pediátricos e adolescentes com diagnóstico de câncer.

O diagnóstico e o tratamento das complicações agudas e tardias devem ser realizados por equipe multidisciplinar com oncologista pediátrico, pediatra intensivista e especialistas (neurologista, endocrinologista, nefrologista, cardiologista, fonoaudiólogo, hepatologista, pneumologista, etc.).

BIBLIOGRAFIA

1. Balis FM, Holcenberg JS, Blaney SM. General principles of chemotherapy. In: Pizzo PA, Poplack DG (eds.). principles and practice of pediatric oncology. 5.ed. Philadelphia: Lippincott Williams & Wilkins, 2006. p.290-365.
2. Barnard DR, Friedman DL, Landier W, Larson-Tuttle C, Iacuone J. Monitoring and management of drug toxicity. In: Altman AJ (ed.). Supportive care of children with cancer. 3.ed. Baltimore: Johns Hopkins University Press, 2004. p.100-48.
3. Delgado R, Doireau V, Laithier V et al. Bonnes pratiques médicales courantes. 5.ed. Villejuif: Institute Gustave Roussy, 2003.

86 Coagulação Intravascular Disseminada e Sepse

Cid Eduardo de Carvalho

INTRODUÇÃO

A coagulação intravascular disseminada (CID) é um processo complexo tanto do ponto de vista diagnóstico como terapêutico. Geralmente, ocorre como complicação de uma doença grave. A ativação da coagulação induz à intensa coagulação intravascular, que pode ser manifestada de diversas formas. Inicialmente, há formação de coágulos de fibrina que levam à formação de microtrombos em vários órgãos e sistemas. Com a perpetuação da ativação do sistema de coagulação, ocorre intenso consumo de fatores de coagulação. Este processo se intensifica pela disfunção hepática concomitante e pela diminuição da vida média dos fatores de coagulação, secundária à ativação da fibrinólise. Em razão do consumo de fatores e de plaquetas, a formação de microtrombos na CID frequentemente é acompanhada por graves complicações hemorrágicas.

SEPSE

Uma das principais causas de CID é a sepse. Os pacientes em choque séptico que desenvolvem CID apresentam uma mortalidade maior.[1] Os microtrombos da CID representam um papel importante na fisiopatologia da disfunção orgânica do choque séptico e podem ser considerados como um importante fator no desencadeamento da falência orgânica múltipla.

Nos últimos anos, alguns tentaram redefinir a sepse como uma condição patológica, inclusive dividindo-a em sepse, síndrome séptica e choque séptico.[2] Das discussões mais recentes, emergiu o conceito de síndrome de resposta inflamatória sistêmica (SIRS), que defende que a sepse pode estar presente mesmo quando um agente patológico não for detectável. O ponto mais importante dessa síndrome é a resposta inflamatória sistêmica à infecção, cirurgia, queimadura, pancreatite ou politraumatismos.[3] A resposta sistêmica do organismo a esses agressores pode variar de uma reação relativamente leve ao choque séptico.

Manifestações clínicas

- Temperatura > 38,5°C ou hipotermia (< 35,5°C) em 1 a 10% dos pacientes;[4]
- taquicardia;
- taquipneia, que pode inicialmente se apresentar como hiperventilação com alcalose respiratória;
- leucometria anormal (leucocitose > 15.000/mm ou leucopenia < 3.500/mm, desvio para a esquerda e granulações tóxicas nos neutrófilos). A leucocitose geralmente está presente, mas alguns pacientes podem ter leucopenia;
- outras manifestações laboratoriais da sepse: trombocitopenia, diminuição da antitrombina III, hiperlactatemia, hiperglicemia e hipofosfatemia;
- outros sintomas podem ser o resultado de alterações de perfusão tecidual:
  - sistema nervoso central: torpor;
  - pulmões: insuficiência respiratória;
  - rins: oligúria ou anúria com aumento da retenção de solutos;
  - circulação: hipotensão (em pacientes com choque séptico, a hipotensão tende a persistir, apesar da oferta de volume ou tratamento com agentes inotrópicos);

- alteração da coagulação e fibrinólise;
- ativação do sistema complemento (a ativação do sistema contato induz à ativação do sistema complemento).

As formas fulminantes de sepse são as mais prováveis de ocorrer em imunossuprimidos e a presença de hipotermia indica uma maior gravidade no quadro.[5] O choque séptico em pacientes com cirrose hepática geralmente é fatal.[6]

No choque séptico refratário ao tratamento, a falência múltipla de órgãos como pulmões, rins e fígado começa a ocorrer em 1 a 3 dias.[7]

FISIOPATOLOGIA

Um dos agentes mais potentes de início da CID é a membrana exterior da bactéria Gram-negativa. É uma toxina que age estimulando os monócitos/histiócitos a liberarem fatores bioativos e citocinas pró-inflamatórias, como o fator de necrose tumoral e a interleucina-1, o que leva à alteração dos níveis de bradicinina, histamina, eicosanoides (prostaglandinas, leucotrienos, tromboxanes, prostaciclinas), frações de complemento, radicais de oxigênio, fator ativador da plaqueta e fatores de coagulação, culminando no desencadeamento de uma inflamação endotelial generalizada.[4] O fator de necrose tumoral (FNT) é, portanto, um mediador central da sepse. A liberação de interleucina-6 inicia a síntese das proteínas de fase aguda no fígado.[8] Quanto maior o nível da interleucina-6, pior o prognóstico.[9] O estado final tem sido chamado de "horror autóxico".[10]

O novo arsenal terapêutico está sendo dirigido para interromper essa cascata de eventos e neutralizar a endotoxina.

Interações leucócito-endotélio

A apoptose (morte programada da célula) de neutrófilos de indivíduos normais pode ser regulada por mediadores inflamatórios como o FNT, interferon-gama, fator estimulador de colônia de granulócitos (GCSF), fator estimulador de colônias de granulócitos e monócitos (GMCSF) e interleucina-2. A inibição da apoptose por esses mediadores aumenta a vida média dos neutrófilos em cultura, como também prolonga sua longevidade funcional. Em um trabalho recente,[11] as citocinas inflamatórias e a interleucina-10 foram identificadas como fortes reguladores da apoptose neutrofílica espontânea durante a sepse.

A diminuição da apoptose neutrofílica pode refletir um dos vários mecanismos autoprotetores do hospedeiro para aumentar a capacidade fagocítica de defesa e eliminar os micro-organismos invasores.[12]

O processo inflamatório começa em nível microcirculatório, com aumento da aderência do granulócito. Isso possibilita que este exerça seu poder destrutivo nas paredes dos vasos. Sua aderência é controlada pela expressão da adesividade das moléculas sobre a superfície celular.[12]

Os granulócitos não estimulados mostram uma baixa densidade de superfície a essas moléculas de adesividade. Quando estimulados, os granulócitos expressam várias glicoproteínas na face exterior da membrana celular, chamadas de complexo CD11/CD18.[13]

Inflamação intravascular disseminada

Um número de outros fenômenos que ocorrem no compartimento intravascular pode induzir à ativação de leucócitos. Além da bactéria e seus produtos, uma causa possível é o traumatismo mecânico do sangue decorrente da máquina salvadora de células e outros mecanismos. Essa síndrome de ativação leucocitária leva a uma resposta inflamatória generalizada, conhecida como inflamação intravascular disseminada (IDI).[3]

Extravasamento capilar

A resposta inflamatória sistêmica que ocorre na sepse leva ao extravasamento capilar. A insuficiência pulmonar aguda, por exemplo, começa com um aumento na permeabilidade do endotélio capilar pulmonar. A disrupção endotelial permite que o líquido inflamatório e as células se desviem do compartimento intravascular para o interstício pulmonar e, finalmente, para o espaço alveolar. Isso leva ao ingurgitamento alveolar, inativação do surfactante e colapso alveolar, resultando em uma alteração da ventilação perfusão com hipóxia e infiltrado pulmonar difuso. O mesmo acontece em outros órgãos e sistemas, levando à disfunção orgânica.

As citocinas pró-inflamatórias FNT e a interleucina-1 aumentam a permeabilidade da célula endotelial em um processo que pode envolver um "fator de permeabilidade vascular".[14] Esse aumento da permeabilidade é manifesto aproximadamente 6 horas após e se torna máximo em 12 a 24 horas quando a combinação de citocinas exerce efeitos potencializadores. O fator ativador plaquetário também aumenta a permeabilidade vascular,[15] já que ele interage sinergisticamente com várias citocinas. O extravasamento capilar é manifestado clinicamente pela deterioração da função respiratória, pelos parâmetros ventilatórios e pela retenção fluídica generalizada.

A isquemia de reperfusão está consistentemente associada com o extravasamento de líquidos acometendo o coração, intestino, fígado ou extremidades inferiores, não somente causando injúria de reperfusão local, mas podendo induzir um fenômeno similar em outros órgãos como o pulmão, dando lugar ao termo "injúria microvascular remota". O processo de isquemia de reperfusão ativa neutrófilos, monócitos e macrófagos levando a uma liberação de radicais livres derivados de oxigênio, eicosanoides, citocinas e produção ativada do complemento. As alterações na função da célula endotelial resultantes levam a uma alteração na permeabilidade capilar com extravasamento. Esse fenômeno ocorre no choque, após prolongado *bypass* cardiopulmonar e em associação com procedimentos cirúrgicos maiores.[14]

Ativação da coagulação

A elevação do nível de citocinas circulantes é seguida por um aumento significativo nos marcadores da geração de trombina (fragmentos de protrombina F1 e F2, complexo- trombina/antitrombina) e marcadores para a conversão de fibrinogênio em fibrina (fibrinopeptídeo A e monômeros de fibrina).[12] A fibrina induz retração das células endoteliais que promovem um processo inflamatório. Estudos têm implicado vários metabólitos do fibrinogênio no aumento da permeabilidade vascular observada em várias doenças e modelos experimentais de inflamação.[8-10]

Uma ativação similar do sistema de coagulação pode ser observada pela injeção de FNT.[16] A administração concomitante de pentoxifilina e endotoxina em chimpanzés bloqueia a expressão de endotoxina induzida pelo FNT com inibição da atividade coagulante.[17] Assim, o FNT não é somente um mediador central na cascata de citocina, mas também representa um mediador crítico da ativação pró-coagulante induzida pela toxina.

A geração de trombina pode ocorrer pela via intrínseca ou extrínseca. Estudos *in vitro* mostraram que altas concentrações de endotoxinas podem ativar diretamente o fator Hageman (X), concluindo-se, portanto, que o fator intrínseco era o responsável pela ativação da coagulação.[18]

Trabalhos mais recentes mostraram que a via extrínseca é a principal responsável pelo início da coagulação na sepse, fazendo disso um processo dependente do fator tissular.[19] A injeção de endotoxina ou FNT é seguida pela formação de trombina mediada pelo fator X, sem alterações significativas nos marcadores para fator intrínseco, como o complexo fator XII- C1, ou ativação do fator XI. Estudos *in vivo* mostraram que endotoxina, FNT e interleucina-1 induzem a expressão do fator tissular nos monócitos e células endoteliais.[20] O fator tissular se liga ao fator VIIa, formando um complexo fator tissular-fator VIIa, que é responsável pela conversão do fator X em fator Xa. Estudos clínicos também demonstraram aumento na expressão do fator tissular em monócitos de crianças com sepse por meningococos.[21] Posteriormente, demonstrou-se o papel dominante do fator extrínseco nesse processo de ativação por meio de estudos em chimpanzés com bacteremia ou endotoxemia experimental, nos quais o fator tissular ou o fator VIIa foi bloqueado com anticorpos monoclonais.[17] A formação de trombina induzida pela endotoxina e a conversão de fibrinogênio em fibrina foram completamente suprimidas nesses estudos pelo bloqueio do sistema extrínseco.

O sistema de coagulação contém vários sistemas inibitórios que são da maior importância. Entre eles estão a antitrombina III e o sistema proteína C/proteína S. Os níveis dos sistemas inibitórios estão geralmente deprimidos nos pacientes sépticos, com os níveis da antitrombina III caindo rapidamente quando ocorre a sepse. Os níveis de antitrombina III mais baixos que 60% são descritos como associados a uma mortalidade de 100%.[22] O FNT e a interleucina I regulam a expressão da trombomodulina nas células endoteliais, levando a uma diminuição na atividade da proteína C.[23] Isso, por sua vez, contribui para o desenvolvimento posterior de um estado pró-coagulante. Conclui-se que a administração da proteína C ativada poderia exercer efeito protetor contra a CID e a falência orgânica, já que um nível baixo de proteína C ao início da sepse é um sensível marcador de mau prognóstico.[22]

Sistema fibrinolítico

A ativação do sistema fibrinolítico ocorre em pacientes sépticos com CID, cujos testes laboratoriais mostram redução nos níveis plasmáticos de proteínas fibrinolíticas e aumento de produtos de degradação de fibrinogênio. A ativação fibrinolítica é interpretada como um processo secundário pela ativação da coagulação. Estudos clínicos sugerem que o sistema fibrinolítico inicialmente é ativado e posteriormente é inibido.[24]

Aproximadamente 1 hora após o aumento do nível da atividade fibrinolítica, há um aumento nos níveis do inibidor do ativador do plasminogênio (PAI-1), com completa inibição da atividade fibrinolítica dentro de 3 a 4 horas. Uma vez que a atividade fibrinolítica é máxima após 4 a 5 horas, ocorre um desequilíbrio do sistema pró-coagulante e fibrinolítico. Esse seria o responsável pela incompleta dissolução dos depósitos de fibrina na microcirculação de pacientes sépticos.[23]

A proteína C ativada (APC) tem um importante papel na regulação da trombose e fibrinólise pela inibição não somente dos fatores de coagulação Va e VIIIa, mas também do inibidor do ativador do plasminogênio tipo I (PAI-1); portanto, a proteína C ativada tem atividade anticoagulante e pró-fibrinolítica na CID induzida pela sepse.[23]

Plaquetas

A contagem de plaquetas geralmente está diminuída em estados sépticos. Esta trombocitopenia é o resultado de consumo de plaquetas por depósitos de fibrina, adesividade plaquetária às células endoteliais alteradas e sequestro pulmonar e esplênico. Geralmente, existe uma correlação íntima entre a diminuição na contagem de plaquetas e a mortalidade de pacientes. As anormalidades na função plaquetária não são causadas somente pela sepse; podem ocorrer em decorrência da antibioticoterapia ou podem estar relacionadas com a uremia da sepse.[25]

Translocação

Nos últimos anos, tem se dado importância à translocação através da parede intestinal. O choque pode romper a integridade da barreira gastrointestinal, permitindo ao intestino que se torne permeável a bactérias, endotoxinas e outros complexos macromoleculares. Essa penetração de endotoxinas e a translocação de bactérias do trato alimentar têm sido caracterizadas como um "motor" da falência múltipla de órgãos.[26]

Papel do fígado

Uma das funções essenciais do fígado é servir como regulador da endotoxemia dependente do intestino, da produção de mediadores da inflamação e da síntese de proteínas plasmáticas. Interposta entre as circulações intestinal e sistêmica, o fígado tem um papel principal na redução ou eliminação da bactéria translocada e toxinas do trato gastrointestinal. Se o fígado não estiver apto a realizar essa função de filtragem adequadamente, as toxinas translocadas entrarão na circulação sistêmica. Principalmente nos casos em que a hipofunção hepática permite que os mediadores inundem a circulação sistêmica, a sobrecarga passa ao sistema reticuloendotelial mais próximo, o pulmão. Essa cadeia de eventos destaca a importância da interação entre o sistema gastrointestinal e o fígado, assim como o eixo "fígado-pulmão".[7]

Oxigenação tissular

A resposta inflamatória generalizada é acompanhada por uma hipóxia celular cuja causa possível é um mistério. Dois mecanismos patogênicos têm sido propostos: a hipóxia celular pode resultar de insuficiência microcirculatória com liberação inadequada de oxigênio aos tecidos ou ainda resultante de uma falência do metabolismo celular.[10]

Em termos clínicos, isso significa que uma acentuada redução da oxigenação tissular pode ser demonstrada em pacientes com sepse severa. Apesar da liberação adequada de oxigênio aos tecidos no sangue arterial, há uma redução na captação de oxigênio e, assim, no consumo de oxigênio pelos tecidos.

A resposta hemodinâmica do organismo envolve uma reação hiperdinâmica no nível da grande circulação, que alguns autores interpretaram como uma tentativa em restabelecer a oxigenação tissular adequada.[27] Uma característica dessa fase hiperdinâmica é a paralisia do sistema vascular periférico, na qual se dá uma falência da regulação da distribuição adequada de sangue. Nessa fase, há liberação pelas células endoteliais de um fator relaxante, o óxido nítrico, chamado de mediador da dilatação arteriolar.[28]

Disfunção miocárdica

A depressão miocárdica direta é outro fator importante na falência múltipla orgânica da sepse. Estudos recentes têm demonstrado que o FNT tem fortes propriedades cardiodepressoras, sugerindo que pelo menos um aspecto da depressão miocárdica em choque séptico seja atribuível a esse mediador.[28]

CONSIDERAÇÕES FINAIS

A sepse é uma doença aguda caracterizada por resposta inflamatória sistêmica, coagulopatia e falência multiorgânica.

A importância da liberação de endotoxinas no desencadeamento da sepse e de suas complicações em pacientes com bacteremia por Gram-negativa tem levado ao estudo mais aprofundado do seu papel fisiopatológico. Com isso, têm surgido estratégias terapêuticas anticitocinas, principalmente contra o FNT e a interleucina-1.

Finalmente, as pesquisas dirigidas para melhor conhecimento da sepse provavelmente conduzirão, em um futuro próximo, à detecção laboratorial de marcadores importantes no diagnóstico precoce e prognóstico da CID, e à indicação daqueles pacientes que poderão se beneficiar com o uso de anticitocinas.

REFERÊNCIAS BIBLIOGRÁFICAS

1. Fourrier F, Chopin C, Goudemand J, Hendrycx S, Caron C, Rime A et al. Septic shock, multiple organ failure, and disseminated intravascular coagulation: compared patterns of antithrombin III, protein C, and protein S deficiencies. Chest 1992; 101(3):816-23.
2. Bone RC, Sprung CL, Sibbald WJ. Definitions for sepse and organ failure [editorial]. Crit Care Med 1992; 20:724-6.
3. Bull BS, Bull MH. Hypothesis: disseminated intravascular inflammation as the inflammatory counterpart to disseminated intravascular coagulation. Proc Natl Acad Sci USA 1994; 91:8190-4.
4. Glauser MP, Zanetti G, Baumgartner JD, Cohen J. Septic shock: pathogenesis. Lancet 1991; 338:732-6.

5. Clemmer TP, Fisher CJ, Bone RC, Slotman GJ, Metz CA, Thomas FO; The Methylprednisolone Severe Sepse Study Group. Hypothermia in the sepse syndrome and clinical outcome. Crit Care Med 1992; 20:1395-401.
6. Moreau R, Hadengue A, Soupsion T, Kirstetter P, Mamzer MF, Vanjak D et al. Septic shock in patients with cirrhosis: hemodynamic and metabolic characteristics and intensive care unit outcome. Crit Care Med 1992; 20:746-50.
7. Ruokonen E, Takala J, Kari A, Alhava E. Septic shock and multiple organ failure. Crit Care Med 1991; 19:1146-51.
8. Damas P, Ledoux D, Nys M, Vrindts Y, de Groote D, Franchimont P et al. Cytokine serum level during severe sepse in human IL-6 as a marker of severity. Ann Surg 1992; 215:356-62.
9. Casey LC, Balk RA, Bone RC. Plasma cytokine and endotoxine levels correlate with survival in patients with the sepse syndrome. Ann Intern Med 1993; 119:771-8.
10. Baue AE. The horror autotoxicus and multiple-organ failure. Arch Surg 1992; 127:1451-62.
11. Keel M, Ungethüm U, Steckholzer U, Niederer E, Hartung T, Trentz O et al. Interleukin-10 counterregulates proinflammatory cytokine-induced inhibition of neutrophil apoptosis during severe sepsis. Blood 1997; 90(9):3356-63.
12. Weiss SJ. Tissue destruction by neutrophils. N Engl J Med 1989; 300:365-76.
13. Springer TA. Adhesion receptors of the immune system. Nature 1990; 346:425--34.
14. Clauss M, Gerlach M, Stern D. Vascular permeability factor: a tumor derived polypeptide that induces endothelial cell and monocyte procoagulant activity, and promotes monocyte migration. J Exp Med 1990; 172:1535-45.
15. Koltai M, Hosford D, Braquet P. Role of PAF and cytokines in microvascular tissue injury. J Lab Clin Med 1992; 119:461-6.
16. Levi M, ten Cate H, Bauer KA, van der Poll T, Edgington TS, Büller HR et al. Inhibition of endotoxin-induced activation of coagulation and fibrinolysis by pentoxifylline or by a monoclonal anti-tissue factor antibody in chimpanzees. J Clin Invest 1994; 93(1):114-20.
17. Kalter ES, Daha MR, ten Cate JW, Verhoef J, Bouma BN. Activation and inhibition of Hageman factor-dependent pathways and the complement system in uncomplicated bacteremia or bacterial shock. J Infect Dis 1985; 151:1019-27.

18. Carson SD, Johson DR, Tracy SM. Tissue factor and the extrinsic pathway of coagulation during infection and vascular inflammation. Eur Heart J 1993; 14(K):98-104.
19. Brox JH, Osterud B, Bjorlid E, Fenton JW. Production and availability of thromboplastin in endothelial cells: the effects of thrombin, endotoxin and platelets. Br J Haematol 1984; 57:239-46.
20. Osterud B, Flaegstad T. Increased tissue thromboplastin activity in monocytes of patients with meningococcal infection: related to an unfavourable prognosis. Thromb Haemost 1983; 49(1):5-7.
21. Brandtzaeg P, Sandset PM, Joo GB, Ovstebo R, Abildgaard U, Kierulf P. The quantitative association of plasma endotoxin, antithrombin, protein C, extrinsic pathway inhibitor and fibrinopeptide A in systemic meningococcal disease. Thromb Res 1989; 55:459-70.
22. Conway EM, Rosenberg RD. Tumor necrosis factor supresses transcription of the thrombomodulin gene in endothelial cells. Mol Cell Biol 1988; 8:5588-92.
23. Voss R, Matthias FR, Borkowski G, Reitz D. Activation and inhibition of fibrinolysis in septic patients in an internal intensive care unit. Br J Haematol 1990; 75:99-105.
24. George JN, Shattil SJ. The clinical importance of acquired abnormalities of platelet functions. N Engl J Med 1991; 324:27-39.
25. Carrico CJ, Meakins JL, Marshall JC, Fry D, Maier RV. Multiple-organ-failure syndrome. The gastrointestinal tract: the "motor" of MOF. Arch Surg 1986; 121:197-201.
26. Hollenberg SM, Cunnion RE, Parrillo JE. Effect of septic serum on vascular smooth muscle: In vitro studies using rat aortic rings. Crit Care Med 1992; 20:993-8.
27. Battafarano RJ, Dunn DL. Role of nitric oxide during sepse [editorial]. Crit Care Med 1992; 20:1504-5.
28. Heard So, Perkins MW, Fink MP. Tumor necrosis factor causes myocardial depression in guinea pigs. Crit Care Med 1992; 20:523-27.

BIBLIOGRAFIA

1. Van der Poll T, Buller HR, ten Cate H, Wortel CH, Bauer KA, van Deventer SJ et al. Activation of coagulation after administration of tumor necrosis factor to normal subjects. N Engl J Med 1990; 322:1622-7.

87 Uso Racional de Sangue e Componentes

Roberta Machado Rissoni Laporte

Silvia Maria Luporini

As transfusões de hemocomponentes são necessárias em pacientes graves para corrigir taxas de hemoglobina com consequente melhora do transporte de oxigênio aos tecidos, a fim de tratar as deficiências de proteínas da coagulação; elevar a contagem de plaquetas em pacientes plaquetopênicos; e melhorar defesas, hemostasia e expansão de volume.

A solicitação de hemocomponentes deve ser efetuada por meio de uma requisição adequada, caracterizando a urgência ou não, e deve conter:

- data de solicitação;
- nome completo do receptor;
- data de nascimento;
- número do prontuário;

- localização no hospital;
- hemocomponente solicitado;
- quantidade;
- assinatura e CRM do médico solicitante.

HEMOCOMPONENTES

Eritrócitos

As crianças têm capacidade limitada para compensar as perdas sanguíneas por aumento de débito cardíaco (são mais dependentes do aumento da frequência cardíaca do que o aumento da contratilidade); por outro lado, os valores intraeritrocitários de 2,3-difosfoglicerato (2,3-DPG) são maiores na criança, facilitando a oferta de oxigênio aos tecidos.

Componentes eritrocitários

- Concentrado de hemácias (CH): são os eritrócitos que permanecem na bolsa, após a centrifugação e a extração do plasma para uma bolsa-satélite. Uma unidade de CH possui volume de aproximadamente 300 mL, sendo 200mL de hemácias, 50 mL de plasma e solução anticoagulante e preservante;
- concentrado de hemácias congeladas: hemácias conservadas em temperaturas iguais ou inferiores a -65°C, na presença de um agente crioprotetor;
- concentrado de hemácias lavadas: hemácias lavadas e ressuspensas com solução salina estéril, usualmente com hematócritos de 70 a 80% e um volume de aproximadamente 220 mL. O procedimento de lavagem usando solução salina remove cerca de 98% do plasma. Indicado em pacientes com hipersensibilidade às transfusões de proteínas plasmáticas e, em alguns casos selecionados, em transfusões utilizadas no período neonatal para reduzir as concentrações de anticoagulante, citrato e potássio extracelular;
- concentrado de hemácias irradiadas: são as hemácias que sofreram irradiação gama com um mínimo de 25 Gy. A irradiação de hemocomponentes é realizada quando for necessário prevenir a doença transfusional do enxerto contra o hospedeiro;
- concentrado de hemácias leucodepletadas: as unidades de outros concentrados de hemácias contêm de 1 a 3 $\times$ 10^9 leucócitos. Já o concentrado de hemácias leucodepletadas obtido com a utilização de filtros especiais para a

retenção de leucócitos contém menos de 5×10^6 leucócitos/unidade, mantendo 85% das hemácias originalmente presentes. É indicado para prevenir e evitar reações febris, e prevenir a aloimunização aos antígenos leucocitários humanos (HLA). Esses filtros removem mais de 90% dos leucócitos. Seu uso é indicado para pacientes que apresentam reações febris associadas a anticorpos antileucocitários, aqueles com risco de aloimunização leucocitária por transfusões repetidas, candidatos a transplante e pós-transplantados. Em candidatos a transplante, é recomendado o concentrado de hemácias leucodepletadas e irradiadas.

Indicações

- Reposição para melhorar o transporte de oxigênio;
- pacientes com doença grave em ventilação pulmonar mecânica com valores de hemoglobina menores que 10 g/dL;
- pacientes que serão submetidos a anestesia geral com hemoglobina < 10 g/dL;
- em outros casos, a indicação de transfusão vai depender de o paciente estar ou não adaptado àquele grau de anemia. Se houver sinais de descompensação cardiocirculatória, transfundir sempre, mas com cuidado, na velocidade máxima de 2 mL/kg/h.

É consenso que o valor da hemoglobina não configura isoladamente a necessidade de transfusão, mas, sim, a análise criteriosa de todos os dados clínicos do paciente, da sua capacidade de adaptação àquele nível de hemoglobina, assim como seu estado clínico.

Valores de hemoglobina próximos de 9 a 10 g/dL não costumam necessitar de correção, ao passo que valores próximos de 6 a 7 g/dL costumam ser indicativos da necessidade de correção.

Perdas sanguíneas superiores a 15 a 20% da volemia frequentemente necessitam de transfusão. A anemia não deve ser tratada com transfusão, se houver terapias alternativas eficientes e de menor risco.

Com relação à indicação de transfusão em vigência de cirurgia sob anestesia geral, está estabelecido que concentrações sanguíneas de hemoglobina no limite mínimo de 9 g/dL não aumentam o risco para o procedimento. Se a cirurgia for eletiva, aguardar a correção da hemoglobina após tratamento clínico com reposição de ferro, ácido fólico ou uso de eritropoetina, caso haja necessidade. Somente corrigir a hemoglobina com transfusões em cirurgias de caráter urgente.

O componente ideal para transfusão de eritrócitos é o concentrado de hemácias. A dose indicada deve se situar entre 10 e 20 mL/kg, EV, em 3 horas. Essa dose aumentará a hemoglobina em aproximadamente 2 g/dL. Usar, de preferência, hemácias recentemente estocadas (< 5 a 7 dias) que possuem maiores concentrações de 2,3-DPG.

Pacientes com beta-talassemia *major* necessitam de suporte transfusional para o tratamento da doença e devem ser mantidos em esquema de hipertransfusão a cada 3 a 4 semanas, com o objetivo de manter as concentrações sanguíneas de hemoglobina acima de 11 g/dL. Para esses casos, o objetivo das transfusões não é apenas melhorar o transporte de oxigênio, mas também suprimir a eritropoese endógena que leva a anormalidades ósseas.

Plaquetas

- Concentrado de plaquetas (CP): componente preparado por centrifugação do sangue total após coleta;
  - uma unidade de concentrado de plaquetas possui volume de 50 a 70 mL;
  - *pool* plaquetário: união de várias unidades de doadores diferentes, em uma única bolsa para o mesmo receptor;
- concentrado de plaquetas obtidas por aférese (CPAf): na plaquetaférese, retiram-se plaquetas por meio de um equipamento especial de um único doador, devolvendo-lhe os demais componentes sanguíneos. Isso possibilita que 1 unidade de CPAf tenha equivalência a 7 a 8 unidades de concentrados obtidos pelo método convencional.

As indicações estabelecidas são: uso profilático e uso terapêutico.

Uso profilático

- Pré-cirúrgico: crianças com menos de 100.000 plaquetas/mm^3 que foram submetidas a cirurgia de sistema nervoso central (SNC), cirurgia de olhos, cirurgia cardíaca e circulação extracorpórea devem receber plaquetas; em outras cirurgias, transfundir se plaquetas < 50.000/mm³;

- pequenos procedimentos invasivos: manter índices mínimos entre 30.000 e 50.000 plaquetas/mm³. Pacientes com menos de 40.000 plaquetas/mm³ e que foram submetidos a punção liquórica, colocação de cateter central, entubação endotraqueal e punção óssea;
- em pacientes com menos de 5.000 plaquetas/mm³, portadores de plaquetopenias relacionadas à baixa produção, como em doenças oncológicas, na vigência de quimioterapia ou transplantes de medula óssea. Nesses casos, quando a contagem estiver entre 5.000 e 20.000 plaquetas/mm³, transfusões devem ser consideradas profilaticamente na presença de febre, infecção, distúrbios potencialmente hemorrágicos do tubo digestivo, uso concomitante de drogas que possam interferir na função plaquetária e anormalidades de outros fatores de coagulação.

Uso terapêutico

- Sangramentos em vigência de plaquetopenia;
- pacientes em ventilação pulmonar mecânica, com limite de 50.000 plaquetas/mm³;
- plaquetas < 20.000/mm³ sem sangramento ativo, mas com coagulação intravascular disseminada (CIVD), história de sangramento do SNC, sepse, mucosite, terapia anticoagulante, risco de sangramento decorrente de infiltração local de tumor;
- em pacientes portadores de disfunções plaquetárias, como trombastenia de Glanzmann, síndrome de Bernard-Soulier e sangramento ativo, deve-se considerar transfusão na presença de qualquer contagem de plaquetas.

As transfusões de concentrados de plaquetas devem ser evitadas em pacientes com plaquetopenia secundária à destruição de plaquetas, como portadores de púrpura trombocitopênica imunológica e na síndrome hemolítico-urêmica, pois essas situações raramente respondem à transfusão. Nesses casos, apenas transfundir diante de hemorragias e sem possibilidade de controle por outros meios.

As quantidades de CP recomendadas em recém-nascidos e lactentes são de 10 a 15 mL/kg (ou 1 unidade para cada 5 kg de peso); em crianças maiores e adultos, 1 unidade para cada 7 a 10 kg de peso. O incremento resultante deve ser de 50.000/mm³ na contagem plaquetária.

Plasma fresco congelado

O plasma frasco congelado (PFC) é derivado da doação de sangue total, separado do sangue por centrifugação e congelado em até 8 horas da coleta, utilizando uma técnica rápida de congelação. É um componente do sangue que possui 91 a 92% de água e 7 a 9% de sólidos (proteínas envolvidas na cascata da coagulação, albumina, eletrólitos e enzimas).

O limite funcional desses fatores de coagulação e anticoagulação é de 20 a 30% do normal, com fibrinogênio ao redor de 75 mg/dL. A reposição de um volume sanguíneo total em menos de 24 horas depleta os fatores de coagulação a 1/3 do valor normal. Assim, considera-se indicação de transfusão de plasma fresco congelado em condições, como:

- ocorrência de sangramentos quando o tempo de tromboplastina (TP) e o tempo de tromboplastina parcial ativada (TTPa) estiverem > 1,5/1,8 do normal;
- coagulopatia de consumo, estado de choque e sepse com sangramento da microcirculação;
- nas seguintes patologias:
  - deficiência dos fatores de coagulação não passível de correção com fator específico; nas hemofilias A e B, devem ser utilizados os concentrados de fator industrializados em razão da sua segurança em termos de prevenção de doenças transmitidas por transfusões;
  - transfusão maciça, com troca de mais de uma volemia em 24 horas;
  - doença hepática com tempo de protrombina anormal;
  - reversão urgente de anticoagulação oral, como em sobredose de varfarina;
  - deficiência congênita de fatores de coagulação, que pode estar presente já ao nascimento, pois os fatores de coagulação maternos não ultrapassam a placenta;
  - quando o distúrbio da coagulação não revela uma deficiência específica;
  - tratamento de púrpura trombocitopênica trombótica;

- dose: 10 a 20 mL/kg, a cada 12 ou 24 horas. Essa dose eleva os valores dos fatores de coagulação em 30%.

Crioprecipitado

É preparado pelo descongelamento de uma unidade de PFC a temperaturas entre 1 e 6°C, com remoção do sobrenadante. O precipitado restante contém níveis concentrados de fator VIII:C (atividade pró-coagulante), fator XIII, fibrinogênio e fator VIII:von Willebrand (vWF) em um volume de 10 a 15 mL. Essa concentração é especialmente importante para um paciente pequeno. O crioprecipitado é armazenado a -18°C ou menos por até 1 ano. O pequeno volume permite uma reposição mais rápida desses fatores específicos do que com uma única unidade de PFC (200 mL), além de reduzir o risco de sobrecarga de volume. Cada unidade de crioprecipitado contém aproximadamente 80 a 120 unidades de fator VIII, 200 mg de fibrinogênio, 20 a 30% do fator XIII, 40 a 70% do vWF, presente na unidade original de PFC, e cerca de 55 mg de fibronectina.

Indicações

- Hipofibrinogenemia ou disfibrinogenemia com sangramento ativo ou submetido a procedimentos invasivos;
- hemofilia A, na ausência de concentrado de fator VIII recombinante;
- doença de von Willebrand não responsiva a DDAVP e na falta de concentrados do fator VIII ricos em multímeros do vWF;
- deficiência de fator XIII;
- reposição de fibronectina;
- CIVD, doença hepática grave e hipofibrinogenemia dilucional.

Dose

Depende do nível hemostático necessário:

- déficit de fibrinogênio: 1 unidade para cada 5 kg de peso;
- von Willebrand: 1 a 2 bolsas de crioprecipitado/kg de peso, a cada 8 a 12 horas.

Albumina

Proteína plasmática que mantém a pressão coloidosmótica, contribui para manter o pH e o balanço eletrolítico e funciona como carreador de muitas substâncias, incluindo a bilirrubina. Preparada a partir do plasma humano e apresentada na forma de suspensão em solução salina a 5 ou 20%, em frascos de 50 a 500 mL.

Indicações:

- expansor de volume;
- ocasionalmente, seu uso é justificado como terapia suplementar na insuficiência hepática aguda, ascite, nefrose aguda, queimaduras, insuficiência respiratória, isquemia cerebral, diálise renal e após cirurgia, se as concentrações de albumina sérica forem inferiores a 2,5 g/dL.

O uso da albumina não está justificado na hipoalbuminemia por desnutrição. Dose: 0,5 a 1 g/kg.

Concentrados de fatores de coagulação

Os concentrados de fatores de coagulação estão disponíveis – derivado de plasma humano ou recombinante – para tratamento da hemofilia A (fator VIII), hemofilia B (fator IX) e hemofilia A com inibidor do fator VIII (fator VII ativado e complexo protrombínico ativado). O vWF é purificado juntamente com o fator VIII e está presente em concentrados de fator VIII de pureza intermediária, derivados de plasma humano. O concentrado de fator VIII não deve ser utilizado como único recurso para o tratamento da doença de von Willebrand, uma vez que a maioria dos concentrados não contém o fator VIII:vWF, necessário à atividade funcional das plaquetas. Quando há necessidade de reposição, devem-se administrar derivados do plasma humano contendo fator VIII rico em multímeros do vWF (p.ex., humate-P).

A doença de Von Willebrand é caracterizada por anormalidades no vWF, uma molécula multimérica grande que circula no plasma, ligada ao fator VIII pró-coagulante. O vWF é necessário à adesão plaquetária ao tecido endotelial; assim, a formação do "tampão" plaquetário é deficiente na doença de von Willebrand. Os valores sanguíneos do fator VIII também se encontram diminuídos, em decorrência da baixa concentração de sua proteína carreadora, o vWF.

Concentrado de fator VIII

As indicações das transfusões devem ser criteriosas, uma vez que se reconhecem situações de risco, como:

- derivados do plasma: 500 a 5.000 UI/mg de proteína;
- recombinante: 1 UI/kg aumentam os valores plasmáticos do paciente em 0,02 U/mL (2%). Meia-vida de 8 a 12 horas. Cerca de 50% das crianças podem desenvolver anticorpo inibidor do fator VIII após o uso de concentrados.

$$\text{Dose: unidades internacionais (UI) de FVIII} = \text{peso (kg)} \times \Delta/2$$

Em que: Δ = % de fator a ser elevado.

Concentrado de fator IX

A reposição pode ser realizada por meio de transfusão de plasma fresco congelado, complexo protrombínico liofilizado (contém fatores II, VII, IX e X) ou concentrado de fator IX de alta pureza. Sua indicação é em hemofilia B. A dose depende do tipo e da gravidade do sangramento. A infusão de 1 UI/kg aumenta os valores plasmáticos em 1%. Possui meia-vida de aproximadamente 18 horas. Em 1 a 3% dos casos, ocorre desenvolvimento de anticorpos inibidores do fator IX.

$$\text{Dose: unidades internacionais (UI) de FIX} = \text{peso (kg)} \times \Delta$$

Em que: Δ = % de fator a ser elevado.

A porcentagem de fator (VIII ou IX) a ser elevado (Δ = 30 a 100%) é dependente da gravidade do quadro clínico. De modo geral, em hemorragias leves ou situações de risco de hemorragias leves, o nível do fator desejado é de 30%; para hemorragias moderadas ou situações de risco de hemorragias moderadas, o nível de fator desejado é de 50%; e para hemorragias com risco de morte (sangramento intracraniano, gastrointestinal, cirurgia de grande porte, traumatismo craniano) é de 80 a 100%.

REAÇÃO TRANSFUSIONAL

A transfusão é um evento irreversível que acarreta benefícios e riscos para o receptor. Dentre os riscos, destaca-se a reação transfusional, que é qualquer evento desfavorável que o paciente sofra em decorrência da transfusão, durante ou após sua administração. As reações podem ser divididas em imunes e não imunes, agudas ou crônicas.

Sintomas mais frequentes

Qualquer sintoma, durante ou após a administração de um hemocomponente, deve ser considerado como reação transfusional, até que se prove o contrário. Os sinais e os sintomas mais frequentes são:

- febre com ou sem calafrios (definida como elevação de 1°C na temperatura corpórea), associada à transfusão. Reações febris podem ser atribuídas aos anticorpos presentes no plasma do receptor dirigidos contra leucócitos transfundidos, causando liberação de pirógenos endógenos. Leucócitos em componentes sanguíneos celulares podem produzir pirógenos durante a estocagem. Componentes de sangue estocados podem conter citocinas, como IL-1, IL-6, IL-8 e FNT-alfa, que podem causar febre durante a transfusão, independentemente da porção celular do componente. Sua prevenção é possível por meio da utilização de filtros especiais particularmente indicados em pacientes politransfundidos. O uso de componentes sanguíneos leucodepletados não elimina necessariamente a ocorrência dessas reações. Toda reação febril deve ser investigada, pois pode constituir a primeira manifestação de uma reação hemolítica ou contaminação bacteriana;
- calafrios com ou sem febre;
- dor no local da infusão, torácica ou abdominal;
- alterações agudas na pressão arterial, tanto hipertensão como hipotensão;
- alterações respiratórias: dispneia, taquipneia, hipóxia;

- alterações cutâneas: prurido, urticária, edema localizado ou generalizado. As reações alérgicas usualmente se manifestam por urticária e respondem a anti-histamínicos e corticosteroides. Sua ocorrência geralmente está ligada à hipersensibilidade a proteínas plasmáticas. Devem-se destacar, pela sua gravidade, as reações anafiláticas que ocorrem em pacientes deficientes de IgA previamente sensibilizados. O diagnóstico é feito pela demonstração da deficiência da IgA e presença de anticorpo específico. Nesses casos, são indicadas transfusões de glóbulos lavados;
- náuseas com ou sem vômitos;
- hipervolemia: ocorre em pacientes transfundidos e que apresentam insuficiência cardíaca. A manipulação desses pacientes deve ser feita com o uso de diuréticos;
- choque em combinação com febre, tremores, hipotensão e/ou falência cardíaca de alto débito. O quadro sugere sepse, podendo também acompanhar o quadro de hemólise aguda. Falência circulatória, sem febre e/ou calafrios, pode ser o dado mais importante de anafilaxia;
- reações hemolíticas: geralmente causadas por incompatibilidade sanguínea, podendo provocar hemólise intravascular ou extravascular. A incompatibilidade sanguínea do sistema ABO é a principal causa de hemólise intravascular. Essas reações são graves, podendo acarretar choque, insuficiência renal e coagulação intravascular disseminada. A alteração na cor da urina pode ser o primeiro sinal de hemólise no paciente anestesiado;
- doença do enxerto *versus* hospedeiro: ocorre em pacientes transfundidos imunocomprometidos, portadores de prematuridade, imunodeficiências congênitas ou adquiridas, linfomas ou leucemias e transplantes de órgãos. A prevenção dessa grave situação deve ser realizada por meio da irradiação dos componentes sanguíneos;
- coagulopatia e alterações eletrolíticas: ocorrem principalmente em transfusões maciças com volumes de 1 a 2 vezes a volemia. Traduzem-se por diluição dos fatores de coagulação, intoxicação pelo citrato com hipocalcemia e hiperpotassemia;
- contaminação bacteriana: é uma situação de extrema gravidade e ocorre principalmente após transfusões de concentrados de plaquetas;

- insuficiência respiratória aguda não cardiogênica: causada por incompatibilidade leucocitária, geralmente de anticorpos do doador contra o receptor. Deve ser tratada com corticosteroides e pressão positiva;
- púrpura pós-transfusão: ocorre em razão de anticorpos específicos contra antígenos plaquetários e pode aparecer em curto período pós-transfusões.

Além das complicações agudas (até 24 horas) e tardias (após 24 horas), podem ocorrer: transmissão de doenças infecciosas (como a hepatite B e C), infecção por citomegalovírus, Epstein-Barr, vírus da imunodeficiência adquirida, parvovirose, sífilis, brucelose, babesiose, doença de Chagas, malária, vírus linfotrópico T humano (HTLV I/II) e doença de Creutzfeldt-Jakob.

Conduta nas reações agudas

- Suspender a transfusão imediatamente e comunicar o banco de sangue;
- manter acesso venoso periférico;
- verificar os sinais vitais;
- verificar todos os registros, os formulários e a identificação do receptor;
- avaliar se ocorreu a reação e classificá-la, a fim de adequar a conduta específica;
- manter equipo e bolsa intactos e encaminhar esse material ao banco de sangue;
- avaliar a possibilidade de reação hemolítica, anafilaxia e sepse relacionada à transfusão, situações nas quais são necessárias condutas de urgência;
- se existir a possibilidade de alguma dessas reações citadas anteriormente, uma amostra pós-transfusional deve ser coletada e enviada ao banco de sangue, assim como a bolsa e o equipo (evitar a contaminação do equipo);
- em alguns casos, uma amostra da urina pós-transfusão pode ser necessária.

Em casos de reação urticariforme ou sobrecarga circulatória, não é necessária a coleta de amostra pós-transfusional.

BIBLIOGRAFIA

1. Brasil, Ministério da Saúde. Agência Nacional de Vigilância Sanitária. Resolução-RDC n. 153, de 14 de junho de 2004. Determina o regulamento técnico para os procedimentos hemoterápicos. Diário Oficial da União 24 jun 2004.

2. Comitê Transfusional Multidisciplinar do Hospital Sírio-Libanês de São Paulo. Guia de condutas hemoterápicas. 2.ed. 2010. Disponível em: http://www.hospitalsiriolibanes.org.br/hospital/banco-de-sangue/PublishingImages/guia-de-conduta.pdf. Acessado em: 17 de julho de 2013.
3. Corash L. How much do we know about the platelet transfusion threshold? Transfusion 2003; 43(6):691-3.
4. Oliveira LCO, Cozac APCNC. Reações transfusionais: diagnóstico e tratamento. Medicina Ribeirão Preto 2003; 36:431-8.
5. Universidade Federal de Santa Catarina. Manual para o uso racional do sangue. In: Complicações agudas e tardias da transfusão. Florianópolis: UFSC, 2005. p.30-6.

88 Terapia Ocupacional em Pacientes Oncológicos na UTI Pediátrica

Marilia Bense Othero

Walkyria de Almeida Santos

INTRODUÇÃO

O processo de adoecimento traz alterações – muitas vezes de forma brusca e urgente – na vida cotidiana da criança e de sua família. Além de seu papel social, as consequências da doença e até do próprio tratamento podem gerar sofrimento físico e emocional. Além disso, o impacto de uma doença como o câncer pode ser ainda maior, uma vez que sua imagem ainda está bastante associada a dor, sofrimento, irreversibilidade e morte.

A hospitalização da criança contribui para essas rupturas, e seu impacto pode ser muito importante, do ponto de vista clínico, funcional e emocional. De acordo com Rossit e Kovacs,[1] na internação a criança vivencia, além da doença:

- separação das pessoas com as quais possui vínculo afetivo e de confiança;
- mudança de espaço físico;

- diminuição da experimentação e da exploração (tão fundamentais para o desenvolvimento infantil);
- procedimentos terapêuticos, por vezes invasivos e dolorosos.

Segundo Silva et al.,[2] a lembrança evocada pelas crianças e por seus acompanhantes ao mencionar o hospital é de algo ruim, um período de dor e sofrimento a ser esquecido, um local a não se voltar mais; por outro lado, os autores também apontam o quanto esse local é depositário das esperanças de melhora e cura.

Rossit e Kovacs[1] mencionam também diversas atitudes das crianças diante da hospitalização: nos momentos de separação (p.ex., para procedimentos, visitas controladas, crianças sem acompanhante, etc.) surgem reações de choro, gritos, recusa de ficar no hospital, angústia, sentimento de abandono e culpa por estarem doentes; e após a hospitalização, podem vir atitudes de recusa ou regressão, problemas alimentares, distúrbios do sono, regressão esfincteriana, estados depressivos e distúrbios de conduta.

Othero[3] corrobora essas considerações, afirmando que o adoecimento e a hospitalização são uma experiência traumática para a criança, pois trazem situações de dor e procedimentos invasivos, além de consequências no seu desenvolvimento, desorganização das atividades de vida diária, lazer e atividades escolares. A internação em uma unidade de tratamento intensivo (UTI) é fundamental em muitos casos – para adequado tratamento da condição clínica da criança. Entretanto, pode potencializar esses impactos mencionados. Kudo e Guimarães[4] fazem uma definição bastante esclarecedora desse espaço:

> A UTI se caracteriza por ser um ambiente onde a criança é internada devido ao seu estado clínico de extrema gravidade e instabilidade. Por ser um local onde há necessidade de uma observação constante do doente e o controle dos sinais vitais sujeitos a alterações frequentes, é na UTI que, habitualmente, estão os equipamentos mais sofisticados do hospital. (p. 239)

Ainda segundo as autoras, no caso de um bebê, são os familiares quem mais parecem sentir o impacto da hospitalização em uma UTI. Apesar de perceberem aos poucos que – antes de tudo – é um local de recuperação, a relação com a perda e com a perspectiva de um "não retorno" emerge com grande intensidade. Para as crianças maiores, que muitas vezes chegam inconscientes à UTI, o contato (e as reações de estranhamento) vai se dando algum tempo depois: um lugar de luzes, barulhos, alarmes, pessoas que nunca viu antes. As autoras pontuam o quanto esse local é estressante para a criança, trazendo à tona inseguranças, medos e fantasias.

Em uma doença crônica como o câncer, as reinternações podem ser frequentes. Kudo e Pierri[5] trabalham com o conceito de que, apesar de a criança já conhecer o ambiente hospitalar, cada nova internação é uma situação de grande sofrimento; a criança pode vivenciar esse processo como um castigo injusto para quem tem de seguir as orientações passadas pela equipe, além de sentir-se descrente com o tratamento e com a perspectiva de melhora clínica. Mitre e Gomes[6] também mencionam o quanto a hospitalização isola a criança, afastando-a do seu cotidiano e do ambiente familiar, fazendo-a confrontar a dor, a limitação e a passividade, podendo aflorar esses sentimentos de culpa e punição, além do medo da morte.

Além desses aspectos psicossociais mencionados, os sintomas físicos estarão presentes: dor, fadiga, dispneia, náuseas, vômitos, diarreias, alopecia, entre outros – sejam eles decorrentes da doença oncológica ou do próprio tratamento. E, no caso da criança, é fundamental ressaltar que quaisquer que sejam as terapêuticas prescritas, seus efeitos secundários podem comprometer o desenvolvimento neuropsicomotor.[7]

Rossit e Kovacs[1] completam:

> Se considerarmos que o desenvolvimento é um processo contínuo e envolve todas as experiências vividas pela criança, vemos que no ambiente hospitalar a criança terá condições desfavoráveis ao seu ritmo de desenvolvimento, dada a sua condição de saúde, à falta de estimulação ambiental adequada devido à presença de estímulos aversivos, procedimentos dolorosos, vivência de situações de medo e insegurança. (p. 62)

É fundamental ressaltar, conforme abordado por diversos autores,[3,8-13] que o câncer também remete ao imaginário de uma doença letal, associado a uma sentença de morte pela criança, mas especialmente por seus pais e cuidadores.

Diante de um contexto tão complexo, é fundamental uma assistência integral à criança com câncer que inclua, além do cuidado à condição patológica propriamente dita, as nuanças psicossociais da vivência da doença. Assim, faz-se necessário que o atendimento seja feito por meio de uma equipe multiprofissional, e o terapeuta ocupacional será de fundamental importância dentro da equipe.

Segundo definição da Universidade de São Paulo,[14] a terapia ocupacional é um campo de conhecimento e de intervenção em saúde, em educação e na esfera social que reúne tecnologias orientadas para a emancipação e autonomia de pessoas que, por diversas razões ligadas a problemáticas específicas (físicas, mentais, sensoriais, sociais), apresentam – temporária ou definitivamente – limitações funcionais e/ou dificuldades na inserção e participação na vida social. Como foi possível verificar nas considerações feitas anteriormente, a criança com câncer – especialmente aquela em tratamento em uma UTI – vivenciará rupturas importantes (sejam elas físicas, emocionais, sociais), fazendo-se indispensável a atuação do terapeuta ocupacional junto à equipe de cuidados.

Segundo documento produzido pela Abrale,[15] no âmbito da onco-hematologia, o papel do terapeuta ocupacional tem sido o de oferecer ao paciente meios para manter-se em condições físicas e emocionais de executar tarefas significativas e de valor para si mesmo, a despeito das fases da doença pelas quais esteja passando. Cabe ao terapeuta ocupacional estar atento às adaptações necessárias voltadas à manutenção das funções físicas e sensoriais do paciente, bem como no mobiliário e ambiente, além do conforto físico e do controle da dor e fadiga.

De maneira global, o terapeuta ocupacional pode atuar nos diversos locais de tratamento dos pacientes com linfoma ou leucemia, seja no hospital e seus diversos setores (quimioterapia, unidade de transplante de medula óssea, UTI, enfermarias, brinquedotecas, etc.), seja em ambulatórios e consultórios ou mesmo no próprio domicílio do paciente. Os atendimentos podem ser feitos em grupo ou individualmente, de acordo com as situações específicas, demandas, necessidades e momentos do tratamento. Diversos recursos podem ser utilizados, uma vez que podem ser adotados diferentes referenciais e abordagens, a depender da necessidade do paciente e da formação do profissional:

- atividades manuais, lúdicas, artísticas e expressivas;
- exercícios terapêuticos;
- abordagens corporais (massagem, relaxamento, alongamento, etc.);
- técnicas para o controle de dor e fadiga;
- confecção e indicação de órteses, que são aparelhos utilizados para melhorar a posição das diversas partes do corpo, de maneira a evitar sequelas e/ou permitir movimentos;
- confecção e indicação de equipamentos de auxílio e adaptações (tecnologia assistiva);
- acolhimento, apoio, escuta e orientação ao paciente, aos familiares e cuidadores.

Dentro da terapia ocupacional, o campo da assistência em pediatria vem crescendo e se consolidando no Brasil. Segundo pesquisa realizada por Galheigo,[16] por meio de um amplo levantamento bibliográfico sobre as práticas de terapia ocupacional no contexto hospitalar brasileiro – no qual foram encontradas 86 produções (no período de 1990 a 2006) –, a área referente às intervenções com crianças e adolescentes hospitalizados teve 24 produções, entre artigos, capítulos de livros e resumos ampliados. A autora destaca a atenção nas UTI também como um campo que vem se ampliando.

Na legislação brasileira, também está colocada a participação do terapeuta ocupacional nas UTI. A Resolução da Anvisa RDC n. 7, de 24 de fevereiro de 2010, dispõe sobre os requisitos mínimos para o funcionamento de uma UTI. Na Seção III, art. 18, propõe que a assistência de terapia ocupacional seja garantida no leito de UTI pediátrica e neonatal, por meios próprios da instituição hospitalar, ou por terceirizados.[17]

Essa introdução visou a apresentar de maneira ampla a terapia ocupacional e suas premissas para a intervenção junto ao paciente onco-hematológico. A seguir, será apresentada a intervenção de terapia ocupacional na UTI pediátrica e suas especificidades.

INTERVENÇÃO DA TERAPIA OCUPACIONAL

Para a prática da terapia ocupacional no ambiente da UTI pediátrica, deve-se essencialmente conhecer os propósitos e as características da unidade, estar atento às prioridades do tratamento da criança nos diferentes momentos da internação, além de estar integrado com os membros da equipe da UTI, em um trabalho conjunto. É preciso preparo profissional para essa prática; a caracterização do ambiente e a dinâmica das equipes de cuidados – que têm como cotidiano urgências e emergências – devem ser conhecidas profundamente, entendendo-se as condições de risco que o paciente está exposto. É necessário conhecer a aparelhagem e os procedimentos e, sobretudo, saber utilizá-los durante a ação terapêutica, pois a partir de parâmetros fisiológicos visíveis nos monitores, podem-se estabelecer os limites, os pré-requisitos e as margens de segurança para cada intervenção da terapia ocupacional.

Affleck et al.[18] reforçam esses pressupostos, mencionando ainda que o terapeuta ocupacional precisa conhecer detalhadamente os pacientes da UTI, as razões que os fazem estar ali, seu diagnóstico, suas condições médicas e todos os cuidados que estão recebendo. Somente nesse contexto de informações, será possível identificar quais as demandas para a intervenção, de forma segura e com resultados efetivos.

É importante também retomar a informação de que as ações do terapeuta ocupacional se baseiam no fazer humano, sejam elas atividades cotidianas, as artes, o autocuidado, o lazer, a cultura, o trabalho ou a circulação no meio social. A partir das diferentes atividades, é possível reorganizar o cotidiano, ampliando-o e enriquecendo-o, construindo-se espaços de criação e experimentação, espaços de troca e de interação, visando à busca da qualidade de vida daquele que vivencia limitações no agir sobre o mundo. O resgate da possibilidade de envolver-se com atividades que sejam significativas para o paciente, permitindo o desenvolvimento de potenciais saudáveis apesar do adoecimento, é o principal objetivo da terapia ocupacional.

No caso da criança, trata-se do brincar. Na terapia ocupacional, o brincar é visto como uma ocupação infantil significativa e fundamental, e é utilizado como recurso para promover o desenvolvimento de habilidades físicas, cognitivas, emocionais, relacionais e sociais.[19]

De acordo com Pfeiffer e Mitre:[19]

> O brincar é uma das principais atividades para o desenvolvimento infantil, pois permite à criança oportunidades para exercitar as funções psicossociais e experimentar desafios, explorando o mundo que a cerca de maneira natural e espontânea. Durante o brincar, a criança vivencia aspectos do cotidiano, adquirindo habilidades sociais como regras, princípios morais e sociais, habilidades cognitivas como resolução de problemas, atenção e concentração, e habilidades motoras de coordenação motora global e de coordenação motora fina. (p. 271)

Mitre e Gomes[6] trabalham com a ideia de que o brincar surge como uma possibilidade de modificar o cotidiano da internação, produzindo uma realidade própria e singular para a criança; além do desenvolvimento infantil, o brincar possibilita que a criança hospitalizada elabore melhor o momento que está vivendo, construindo sentidos para essa experiência. Outros aspectos trazidos pelo brincar também são mencionados pela autora, após pesquisa com profissionais de saúde que utilizam o brincar em diversos hospitais: integralidade da atenção, adesão ao tratamento, estabelecimento de canais de comunicação entre a criança e o profissional, manutenção dos direitos da criança, (re)significação da doença.

Kudo e Guimarães[4] afirmam que, mesmo quando a criança está internada em uma UTI, é preciso dar a ela a oportunidade de continuar a ser criança e de ativar seu potencial lúdico; cabe ao terapeuta ocupacional que atua na UTI a tarefa de facilitar e criar espaços para que o brincar faça parte do contexto de internação.

Na UTI, deve haver uma preocupação com os materiais escolhidos para se realizar as atividades com as crianças; de forma geral, devem ser utilizados brinquedos plásticos e laváveis, materiais de uso único da criança, e também materiais hospitalares (como equipos, gazes, luvas, etc.).[4] A higienização desses materiais deve ser rígida, e deve estar de acordo com as orientações da Comissão de Controle de Infecção Hospitalar da instituição.[2]

Além disso, é importante que o profissional saiba quando e como oferecer os materiais à criança, e somente com a interação paciente-atividade-terapeuta é que se estabelecerá o processo terapêutico.[4] De acordo com Warek,[20] no contexto da UTI, as atividades devem ser propostas à criança de maneira gradual, e a participação dela na brincadeira visa a melhorar sua capacidade funcional, do ponto de vista motor, cognitivo e psicossocial.

Nesse momento, pode-se perceber que a tríade paciente-atividade-terapeuta pode (e deve) trazer um caráter de humanização ao espaço, considerando que a assistência em terapia ocupacional assegura esses conceitos, tornando o elemento humano tão importante quanto as máquinas que asseguram vida e sobrevida nesse espaço de cuidados.

A oferta de estímulos positivos a uma criança internada em uma UTI é imprescindível. Conforme já mencionado, esse ambiente pode ser altamente estressante, e o uso de atividades pode ser especialmente importante para reduzir o estresse e potencializar o desenvolvimento neuropsicomotor da criança.[20] Os estímulos à criança devem ser introduzidos de forma a lhe oferecer informações e desafios, levando-a a descobertas e possibilidades múltiplas de experimentação. As crianças reagem positivamente à oferta de algum objeto ou brinquedo, ainda que em situação crítica em um leito de UTI oncológica. O terapeuta ocupacional instrumentaliza o paciente para que, ao surgir o interesse, exista um meio para que ele possa, efetivamente, se ocupar de um brinquedo ou de alguma atividade significativa.

Silva et al.[2] ressaltam que a realização de um procedimento invasivo, curativo, exame ou até mesmo a aproximação de um profissional da saúde pode se configurar como um fator de estresse para a criança. Com isso, é fundamental questionar-se como são feitas essas ações, e a adequação destas às habilidades que a criança possui para o enfrentamento das diferentes situações.

Kudo e Guimarães[4] evidenciam a importância da comunicação com a criança na UTI: é preciso conversar com ela sobre o ambiente, a situação em que se encontra, o que será feito com ela, etc. A brincadeira pode ser um recurso importante para que essa comunicação aconteça; é comum que na brincadeira venham à tona sentimentos, angústias, medos e preocupações da criança. Pengo e Santos[7] orientam que é possível explicar ludicamente o tratamento e os procedimentos para uma criança com câncer.

Kudo e Guimarães[4] ressaltam ainda a atenção especial que deve ser dada às crianças com limitação na comunicação, pela presença de cânula orotraqueal e ventilação mecânica; cabe ao terapeuta (em conjunto com a equipe multiprofissional, especialmente com o fonoaudiólogo) encontrar estratégias de comunicação alternativa para a criança.

Essas situações são frequentes e o próprio avanço da ciência permite, atualmente, que se indague sobre as capacidades de percepção e expressão de seres humanos em estado crítico na UTI. Com o uso da tecnologia assistiva de forma responsável e cuidadosa, mesmo os pacientes que estão em situação irreversível de doença podem ser auxiliados pelo terapeuta ocupacional, fazendo uso de dispositivos favorecedores de expressão. Pranchas de comunicação com letras, números e sinais podem ser utilizadas, mas vale ressaltar que – atualmente – outros tipos de dispositivos eletrônicos e computadorizados, antes usados apenas em ambientes ambulatoriais, podem ser utilizados na UTI. Com tecnologias adaptativas e assistivas, um simples toque pode expressar dor, desconforto e vários outros sinais importantes emitidos pelo pacientes de UTI em uma tela sensível de um *tablet*, por exemplo.

A independência para as atividades de vida diária é outro aspecto de intervenção pelo terapeuta ocupacional. Apesar das limitações físicas (advindas da doença ou da presença de cateteres, sondas e outros equipamentos corriqueiros na UTI), a criança deve ser estimulada a ter um mínimo de independência, trabalhando-se suas capacidades e sua autonomia.[4]

Além da estimulação dos aspectos sensório-motores propriamente ditos, Takatori et al.[21] tratam da relevância de técnicas para ganho de funcionalidade física, visando à melhora dos movimentos e da amplitude articular, ao auxílio no controle postural, ao melhor posicionamento para organização dos estados comportamentais, entre outros. Essas técnicas e conhecimentos são imprescindíveis para que a criança possa realizar atividades e continuar brincando, embora esteja internada e, por vezes, limitada.

A indicação e confecção de órteses, dispositivos de posicionamento e adaptações também são tarefas do terapeuta ocupacional na UTI.[2,7,13,20] A necessidade de ficar restrito ao leito e a imobilidade podem ocasionar deformidades físicas e outros agravos (p.ex., úlceras por pressão); o objetivo desses equipamentos é prevenir o aparecimento dessas deformidades, além de facilitar a funcionalidade da criança.

Outro aspecto importante e recorrente é o conforto físico proporcionado por adaptações/adequações no leito, acomodando seguimentos corporais comprometidos cirurgicamente, por crescimento tumoral ou pelos aparelhos necessários ao tratamento. Junto à equipe de cuidados, o terapeuta ocupacional pode adaptar coxins, apoios, fixadores de sondas e cânulas, e todo tipo de necessidades que indiquem que o paciente possa estar mais confortável fisicamente. Materiais como espuma de alta densidade, isopor, tecido e até mesmo o colchão utilizado para prevenção de escaras (conhecido como "caixa de ovo") podem ser utilizados para confeccionar essas adaptações/adequações, contribuindo para o conforto da criança.

Técnicas de controle de sintomas também podem ser utilizadas junto à criança, permitindo que sua experimentação e seu desenvolvimento possam prosseguir adequadamente. Para o controle da dor, por exemplo, Pfeiffer e Mitre[19] apontam o direcionamento da atenção da criança para atividades que não estejam vinculadas aos estímulos dolorosos; o brincar também tem ação fundamental no auxílio do controle da dor.

Além da dor, outros sintomas podem estar presentes, como fadiga, dispneia, náuseas, vômitos e agitação. Há medidas não farmacológicas para o controle de sintomas que o terapeuta ocupacional poderá implementar, como: posicionamento no leito, técnicas de relaxamento (p.ex., Oliveira et al.[13] relatam o uso da técnica de Michaux), organização da rotina, adequação dos estímulos, técnicas de conservação de energia, massagens, entre tantas outras.

É preciso refletir também sobre as crianças que evoluem para a não possibilidade de cura e para a terminalidade no contexto da UTI; entram em primeiro plano os cuidados paliativos pediátricos. Os dados apresentados por Barbosa[22] permitem que se tenha uma noção da vivência da criança com câncer em terminalidade: no último mês de vida, 89% delas relatam experiências de sofrimento com pelo menos um sintoma não controlado, e 51% sofrem com três ou mais sintomas. Além disso, a autora continua:[22]

> Uma abordagem dos sintomas e do sofrimento no Cuidado Paliativo pediátrico torna-se com sentido e efetivo se associada ao processo de reintegração em que as metas de cuidado são constantemente reavaliadas. A associação das diversas modalidades terapêuticas tem como objetivo tornar a criança o centro das atenções, e não um ser isolado com sintomas. A construção de uma abordagem holística em que as diversas dimensões do ser humano – física, psicológica, psicossocial e espiritual – são integradas com o objetivo de aliviar o sofrimento e, com isso, preservar a dignidade. Esse é o significado maior de valorizar a vida até o último momento. (p. 67)

Do ponto de vista terapêutico ocupacional, todas as estratégias e recursos mencionados anteriormente poderão ser utilizados para a criança nesse momento; é imprescindível, entretanto, priorizar o controle de sintomas, a comunicação e as técnicas focadas na melhoria da qualidade de vida da criança. Old e Swagerty[23] mencionam ainda estratégias gerais para melhorar o contexto da criança em final de vida na UTI, e o terapeuta ocupacional pode intervir também nessa direção, junto à equipe toda: organização de rotinas de visitas mais flexíveis, organizar cadeiras e poltronas para facilitar a permanência dos familiares, solicitar à família que traga objetos e atividades favoritas da criança, promover assistência religiosa e espiritual, orientar os familiares quantos aos cuidados e permitir que eles participem, na medida do possível.

Diante de todas as possibilidades apresentadas, para definir qual o objetivo da intervenção terapêutica ocupacional é preciso realizar avaliações específicas, que englobem aspectos físicos, psicológicos e sociais, ressaltando-se que o terapeuta ocupacional utilizará métodos, técnicas e recursos apropriados e específicos da profissão. São vários os níveis de intervenção, dependendo sempre das capacidades físicas e sensoriais da criança, além de sua faixa etária (p.ex., as necessidades de um lactente são absolutamente diferentes daquelas de um adolescente); assim, o terapeuta ocupacional deve fazer uma avaliação adequada da criança e seu contexto (clínico, ocupacional, familiar, etc.).

De acordo com Silva et al.,[2] na avaliação em terapia ocupacional também se deve investigar a história de vida da criança, trazida por ela própria ou por seu familiar/responsável. Também se deve investigar sua rotina diária (atividades de vida diária, brincar, educação e participação social), bem como os motivos que levaram à criança ao hospital e ao momento atual de hospitalização, além de percepções, perspectivas e expectativas da criança e de sua família.

Pengo e Santos[7] afirmam que na avaliação terapêutica ocupacional da criança com câncer deve-se abranger aspectos motores, sensoriais e cognitivos. Complementando esses aspectos, Othero e Palm[8] elencam objetivos ampliados dessa avaliação:

- conhecer as incertezas, temores e dificuldades do paciente decorrentes da hospitalização;
- determinar se a intervenção terapêutica é necessária;
- verificar graus de autonomia e independência, nas atividades essenciais do cotidiano;
- determinar precauções e/ou contraindicações para a realização de atividades, de acordo com a fase da doença e do desenvolvimento;
- colaborar com os dados para elucidação e esclarecimento diagnóstico;
- investigar o desempenho ocupacional do paciente;
- auxiliar na seleção de objetivos do programa de terapia ocupacional;
- investigar os resultados do programa terapêutico estabelecido;
- obter dados referentes à sua problemática e aos acompanhamentos realizados.

Bray e Cooper apud Tester[12] apresentam uma lista de itens a serem avaliados pelo terapeuta ocupacional em oncologia e cuidados paliativos, apresentada na Tabela 1. Essa lista pode funcionar como um *check-list* para o profissional, e também permite visualizar a gama de possibilidades de intervenção do terapeuta ocupacional nesse contexto.

TABELA 1 ITENS DA AVALIAÇÃO EM TERAPIA OCUPACIONAL
Áreas específicas para a avaliação terapêutica ocupacional em oncologia pediátrica e cuidados paliativos
Estágios do desenvolvimento
Aspectos sensório-motores
Aspectos neuromusculares
Integração dos reflexos
Percepção sensorial
Coordenação motora
Força e equilíbrio
Integração sensorial (habilidades táteis, vestibulares e proprioceptivas)
Cognição
Orientação
Compreensão
Amplitude de movimento (ativa e passiva)
Condição emocional
Dor (incluindo dor física, emocional, psicossocial, espiritual)
Brincar/lazer
Habilidades de autocuidado
Necessidade de equipamentos para independência
Atividades sociais
Tecnologia assistiva para controle do ambiente
Aspectos escolares
Condições habitacionais
Situação familiar
O que é significativo para a criança

Enfim, a atuação do terapeuta ocupacional em oncologia, no contexto da UTI pediátrica, inclui uma avaliação ampliada e sistematizada, bem como pode envolver diversos aspectos do adoecimento, por meio dos diferentes recursos mencionados anteriormente. Tester[12] resume os principais objetivos da terapia ocupacional no contexto da assistência em oncologia pediátrica:

- manter/restaurar/adquirir habilidades da criança, próprias ao seu estágio de desenvolvimento;
- permitir que a criança tenha vivências significativas, possibilitando a elaboração e expressão de conteúdos próprios a ela, especialmente por meio do brincar;
- identificar e acolher demandas emocionais, incluindo o suporte aos familiares;
- manter a autonomia e a independência dentro do possível, incluindo-se a utilização de adaptações;
- facilitar a comunicação, entre a criança, a família e a equipe.

A assistência à família é de fundamental importância, e será discutida a seguir.

Intervenção terapêutica ocupacional junto à família

A assistência à criança com câncer em terapia ocupacional deve ser integral e, com isso, deve-se compreender o paciente e a família como uma unidade de cuidados. Entre diversas definições de família, pode-se eleger a trazida por Nascimento:[24] as famílias são relacionamento em que pessoas vivem juntas, comprometidas, formam uma unidade econômica, cuidam dos mais jovens e se identificam entre si e no grupo a que pertencem. Ainda segundo a autora, conhecer a família, sua estrutura, composição, funções, papéis, organização e interação entre seus membros é fundamental para a compreensão do tema e para o planejamento do cuidado em saúde. E, quando uma criança adoece, toda a família é afetada, ao mesmo tempo em que a família afeta o curso da doença e a situação da criança.

Em pediatria, há diversas especificidades quando o tema família é abordado. Samea[25] aponta que a família é a principal referência para a criança, transmitindo a ela seus conceitos, crenças e valores e, além disso, é a maior conhecedora desse sujeito (e, portanto, também é fonte de informação para a equipe). Kudo e Pierri[4] completam que a criança está em um processo de maturação, dependendo emocionalmente do adulto, e necessitando que este acompanhe todo o processo, dê explicações sobre o que está acontecendo e ofereça suporte emocional. A presença do familiar junto à criança é extremamente positiva para a sua melhora.

No entanto, em pesquisa realizada por Othero[3] com familiares de crianças com doenças onco-hematológicas, foram evidenciadas diversas dificuldades vivenciadas pelas famílias no processo de hospitalização: o medo diante do diagnóstico, o estigma do câncer, o sofrimento diante dos procedimentos aos quais a criança é submetida, o estar no hospital, a ruptura do cotidiano, a convivência e a necessidade de ajuda por parte de outros familiares, as mudanças na vida conjugal.

Do ponto de vista do estigma do câncer e da comoção vivida pelo diagnóstico, Castro[9] menciona que há uma intensa ruptura e sofrimento, pois a criança representa o futuro, e os pais têm a impressão de que o porvir foi abruptamente removido; possuir um filho com diagnóstico de câncer traz a iminência da perda, uma dor incomensurável. Além disso, intensos conflitos podem aparecer na família, reavivando marcas de sua história.

Durante o tratamento, aspectos concretos da vida desses familiares se modificam. Quem acaba acompanhando a criança no cotidiano é a mãe, que deixa para trás seus outros familiares, filhos, trabalho, praticamente "se internando" com ela.[9,19] Essas mulheres vivenciam situações estressantes; olhar para o filho com equipamentos, sondas e aparelhos (tão comuns no contexto da UTI pediátrica) lhes traz elementos concretos de intensificação desse sofrimento.[21] A preocupação com a família é um fato contínuo na vida dessas mulheres.[9]

Contudo, na pesquisa realizada por Othero,[3] emergiram situações difíceis vividas pelos outros familiares (pais, avós, tios, etc.), que enfrentam situações de sofrimento e angústia durante o processo de adoecimento da criança. Autores como Tester[12] e Pfeiffer e Mitre[19] ressaltam o impacto junto aos irmãos das crianças hospitalizadas, devendo eles serem focos de intervenção, a fim de sentirem-se integrados e participantes do processo.

Nos momentos críticos, como no momento de internação na UTI, o sofrimento dos familiares pode se agravar, levando ao desespero, à angústia e ansiedade extremas.[9]

Assim, a família deve ser foco da assistência em saúde. E, para que as vivências decorrentes do adoecimento possam ser enfrentadas de maneira construtiva, é preciso que paciente e familiares estejam em um ambiente acolhedor, com uma equipe de saúde que forneça apoio e orientação, por meio de diálogo e compreensão, bem como por intervenções específicas de cada profissional. No entanto, infelizmente, a assistência ao familiar é frequentemente entendida como um desvio de cuidados; quando presente, acaba sendo voltada somente para a transmissão de informações sobre a doença e orientações quantos aos procedimentos que o próprio familiar deve realizar nos cuidados diários junto ao paciente oncológico.[26]

Segundo o documento produzido pela Abrale,[15] a intervenção do terapeuta ocupacional junto aos familiares é importante como forma de melhoria do cuidado ao paciente e alívio do sofrimento do próprio familiar, ressaltando-se sua fragilidade diante da doença e da hospitalização. Colocam-se como objetivos gerais da intervenção:

- orientar para que tenham mais informações, melhor segurança com o tratamento e/ou que possam praticar determinadas ações junto ao paciente;
- facilitar a comunicação entre paciente e cuidador, potencializando essa relação;
- oferecer espaços de troca, reflexão e escuta ao familiar.

Takatori et al.[21] ressaltam a importância do papel do terapeuta ocupacional na facilitação do vínculo da mãe com a criança, a fim de que esta possa exercer sua função materna; o terapeuta ocupacional pode oferecer a ela a possibilidade de uma interação segura, apesar dos tubos, fios e sondas. O brincar também pode facilitar esse vínculo, construindo-se uma relação a partir das possibilidades da criança.

Oficinas e grupos podem ser uma estratégia a ser utilizada pelo terapeuta ocupacional junto às famílias das crianças com câncer. Silva et al.[2] relatam, por exemplo, um grupo de mães para confecção de brinquedos, sendo trabalhados aspectos como a importância do brincar para a criança, a participação das mães nas brincadeiras durante a internação, o exercício da criatividade, a troca de experiências entre as participantes, entre outros.

Giardinetto et al.[27] também trazem a experiência de grupos de terapia ocupacional com as mães e/ou acompanhantes das crianças internadas, tendo os seguintes objetivos: melhora da autoestima, diminuição do impacto hospitalar, minimização das angústias diante da hospitalização e melhoria da relação mãe-filho. As autoras elencam as diferentes atividades oferecidas no grupo: atividades expressivas, de autocuidado, artísticas, culturais, entre outras. Nesse trabalho, menciona-se ainda a percepção dos outros profissionais da equipe diante da intervenção do terapeuta ocupacional, incluindo a melhor compreensão do tratamento das crianças, maior apoio entre a mãe e o paciente e melhoria na relação com a equipe (especialmente de enfermagem).

Na piora da criança e na terminalidade, o terapeuta ocupacional poderá continuar o acompanhamento com os familiares, também por meio de estratégias mencionadas de orientação, suporte e acolhimento. No período do luto, Pfeiffer e Mitre[19] mencionam a possibilidade de serem realizados grupos de terapia ocupacional junto aos familiares, trabalhando-se os sentimentos de perda e propiciando-se um ambiente de apoio.

Em todo o processo, deve-se ressaltar, ainda, a importância de redes de apoio para o enfrentamento da hospitalização da criança, como outros familiares, amigos, pessoas da comunidade, grupos religiosos, grupos de apoio e associações.[3]

É importante ter sempre em consideração o pressuposto de que a família é uma unidade de cuidados, devendo ser incluída nas intervenções em terapia ocupacional. Carvalho[10] resume as premissas para a assistência ao familiar em oncologia:

> Abrir espaço para o familiar é fundamental: por um lado, pela necessidade que o paciente vai ter dessa rede de apoio e, por outro, pela possibilidade de a família também se sentir apoiada, perceber que seu sofrimento tem acolhimento. (p. 100)

CONSIDERAÇÕES FINAIS

A prática aponta para a necessidade cada vez maior de que estudos técnico-científicos acompanhem a terapia ocupacional. O campo se consolida quando os fundamentos estão bem cravados e o terreno bem preparado. Os frutos dos avanços tecnológicos aplicados na saúde estão sendo colhidos, e um claro exemplo é o espaço da UTI. Deve-se acompanhar o paciente com a prática racional e responsável da terapia ocupacional, buscando-se uma intervenção com base em evidências, em um espaço de cuidados como esse. Os resultados contribuirão para um aprofundamento na definição do papel e das atribuições da terapia ocupacional em UTI de oncologia pediátrica.

Othero e Palm[8] sintetizam a atuação do terapeuta ocupacional em oncologia:

> É preciso considerar que esta atuação pode englobar diferentes aspectos, ora mais envolvidos com o referencial da reabilitação física, ora mais relacionados à saúde mental do paciente, ou ainda, ao impacto da hospitalização ao paciente e sua família. O programa de tratamento é definido a partir das necessidades e problemática de cada paciente, sendo considerados: condições clínicas; significado que assume a doença para cada pessoa em particular; atitude do paciente diante da vida, problemática atual, condições de saúde/doença; precedentes educacionais, étnicos, religiosos e sociais; idade e sexo; variáveis psicológicas; situação familiar. (p. 81)

REFERÊNCIAS BIBLIOGRÁFICAS

1. Rossit RAS, Kovacs ACTB. Intervenção essencial de terapia ocupacional em enfermaria pediátrica. Cad Ter Ocup UFSCar 1998; 7(2).
2. Silva MBDC, Cervi MC, Cupo P. A hospitalização de crianças em unidade de emergência: o papel da terapia ocupacional. In: Uchoa-Figueiredo LR, Negrini SFBM (orgs.). Terapia ocupacional: diferentes práticas em hospital geral. Ribeirão Preto: Legis Summa, 2009. p.47-62.
3. Othero MB. A vida familiar em situações de adoecimento infantil: desafios para a terapia ocupacional em contextos hospitalares [monografia]. São Paulo: Universidade de São Paulo, 2004.
4. Kudo AM, Guimarães MLLG. O vitral colorido da unidade de terapia intensiva infantil. In: Kudo AM, Marcondes E, Lins L, Moriyama LT, Guimarães MLLG, Juliani RCTP et al. (eds.). Fisioterapia, fonoaudiologia e terapia ocupacional em pediatria. 2.ed. São Paulo: Sarvier, 1997. p.239-42.

5. Kudo AM, Pierri SA. Terapia ocupacional com crianças hospitalizadas. In: Kudo AM, Marcondes E, Lins L, Moriyama LT, Guimarães MLLG, Juliani RCTP et al. (eds.). Fisioterapia, fonoaudiologia e terapia ocupacional em pediatria. 2.ed. São Paulo: Sarvier, 1997. p.194-203.
6. Mitre RMA, Gomes R. A promoção do brincar no contexto da hospitalização infantil como ação de saúde. Ciência e Saúde Coletiva 2004; 9(1):147-54.
7. Pengo MMSB, Santos WA. O papel do terapeuta ocupacional em oncologia. In: De Carlo MMRP, Luzo MCM (orgs.). Terapia ocupacional: reabilitação física e contextos hospitalares. São Paulo: Roca, 2004. p.233-55.
8. Othero MB, Palm RC. Terapia ocupacional em oncologia. In: Othero MB (org.). Terapia ocupacional: práticas em oncologia. São Paulo: Roca, 2010. p.72-110.
9. Castro EHB. Mães de crianças com câncer: repercussões familiares, pessoais e sociais. Revista Psicologia e Saúde 2010; 2(2):56-64.
10. Carvalho CSU. A necessária atenção à família do paciente oncológico. Revista Brasileira de Cancerologia 2008; 54(1):87-96.
11. Ferrer AL, Santos WA. Terapia ocupacional na atenção a pacientes com dor oncológica e em cuidados paliativos. In: De Carlo MMRP, Queiroz MEG (orgs.). Dor e cuidados paliativos: terapia ocupacional e interdisciplinaridade. São Paulo: Roca, 2007. p.146-66.
12. Tester C. Occupational therapy in paediatric oncology and palliative care. In: Cooper J (org.). Occupational therapy in oncology and palliative care. 2.ed. Sussex, England: John Wiley & Sons, 2007. p.107-24.
13. Oliveira AS, Silva AA, Albuquerque I, Akashi LT. Reflexões sobre a prática de terapia ocupacional em oncologia na cidade de São Carlos. Cad Ter Ocup UFSCar 2003; 11(2):118-24.
14. Universidade de São Paulo. Definição de terapia ocupacional. Disponível em: www.fm.usp.br/to; acessado em: 20 de fevereiro de 2008.
15. Abrale. Terapia ocupacional na oncologia. Othero MB (org.). São Paulo: Comitê de Terapia Ocupacional da Associação Brasileira de Linfoma e Leucemia, 2008. (mimeo)
16. Galheigo SM. Domínios e temáticas no campo das práticas hospitalares em terapia ocupacional: uma revisão da literatura brasileira de 1990 a 2006. Rev Ter Ocup USP 2007; 18(3):113-21.

17. Brasil, Ministério da Saúde. Agência Nacional de Vigilância Sanitária. Resolução-RDC n. 7, de 24 de fevereiro de 2010. Dispõe sobre os requisitos mínimos para funcionamento de Unidades de Terapia Intensiva e dá outras providências. Diário Oficial da União 25 fev 2010.
18. Affleck AT, Lieberman S, Polon J, Rohrkemper K. Providing occupational therapy in an intensive care unit. Am J Occupational Therapy 1986; 40(5).
19. Pfeiffer LI, Mitre RMA. Terapia ocupacional, dor e cuidados paliativos na atenção à infância. In: De Carlo MMRP, Queiroz MEG (orgs.). Dor e cuidados paliativos: terapia ocupacional e interdisciplinaridade. São Paulo: Roca, 2007. p.258-87.
20. Warek BM. Hospital services. In: Smith JC (org.). Occupational therapy for children. St. Louis: Mosby, 2001. p.807-22.
21. Takatori M, Oshiro M, Otashima C. O hospital e a assistência em terapia ocupacional com a população infantil. In: De Carlo MMRP, Luzo MCM (orgs.). Terapia ocupacional: reabilitação física e contextos hospitalares. São Paulo: Roca, 2004. p.256-75.
22. Barbosa SMM. Cuidado paliativo em pediatria. In: ANCP. Manual de cuidados paliativos. Rio de Janeiro: Diagraphic, 2009. p.63-71.
23. Old JL, Swagerty DL. Pediatric intensive care unit. In: Old JL, Swagerty DL (eds.). A practical guide to palliative care. Philadelphia: Lippincott Willians & Wilkins, 2007. p.268-70.
24. Nascimento LC. Crianças com câncer: a vida das famílias em constante reconstrução [tese]. Ribeirão Preto: Universidade de São Paulo, 2003.
25. Samea M. O papel da família no processo de terapia ocupacional: uma visão crítica. In: Kudo AM, Marcondes E, Lins L, Moriyama LT, Guimarães MLLG, Juliani RCTP et al. (eds.). Fisioterapia, fonoaudiologia e terapia ocupacional em pediatria. 2.ed. São Paulo: Sarvier, 1997. p.243-6.
26. Othero MB. Assistência ao familiar da pessoa com câncer. In: Othero MB (org.). Terapia ocupacional: práticas em oncologia. São Paulo: Roca, 2010. p.111-22.
27. Giardinetto ARSB, Martini EC, Cruz JA, Moni LO, Ruiz LM, Rodrigues P et al. A importância da atuação da terapia ocupacional com a população infantil hospitalizada: a visão de profissionais da área da saúde. Cad Ter Ocup UFSCar 2009; 17(1):63-9.

12 Ventilação Pulmonar Mecânica

89

Ventilação Pulmonar Mecânica Invasiva em Pediatria

Regina Grigolli Cesar

INTRODUÇÃO

A ventilação pulmonar mecânica (VPM) é um recurso amplamente empregado em unidades de emergência e de terapia intensiva (UTI) pediátrica como coadjuvante no tratamento da insuficiência respiratória. Além de dar suporte ao tratamento de distúrbios ventilatórios em patologias que cursam com alterações primárias da ventilação ou da oxigenação, a VPM é indicada em diversas outras situações, por exemplo, para permitir sedação profunda e bloqueio neuromuscular; para redução da pressão intracraniana por meio de hiperventilação temporária; em manobras de recrutamento alveolar; para oferta de O_2 quando há aumento de demanda em casos de choque, para sepse, falência cardíaca,[1] e quando o paciente não consegue sustentar o esforço respiratório (WOB - *work of breath*).[2] Contudo, não é um procedimento isento de riscos.

Dentre as principais complicações da VPM está a lesão pulmonar induzida pela ventilação (LPIV), quadro semelhante à síndrome do desconforto respiratório agudo (SDRA), em cuja patofisiologia está o biotrauma associado à superdistensão de estruturas do parênquima pulmonar e excessiva abertura--fechamento alveolar determinados por parâmetros ventilatórios. Na LPIV, o pulmão não apenas sofre a lesão inflamatória como a torna sistêmica, processo intermediado pela ativação do fator nuclear kappa beta em pneumócitos, podendo resultar em óbito por falência de múltiplos órgãos.

A LPIV pode ser evitada por meio do emprego de estratégias de ventilação adequadas a cada situação clínica, de modo que a adequada oferta gasosa seja conseguida sem a superdistenção de estruturas do parênquima pulmonar e sem uma exagerada frequência de abertura-fechamento alveolar.

O emprego de fluxo contínuo ou válvula de demanda, a característica controlada ou assistida, o ajuste do *trigger* (gatilho), a possibilidade de sincronização, a limitação a volume ou a pressão permitem, em cada caso, a manutenção do pico de pressão inspiratória (PIP), de uma pressão expiratória final positiva (Peep), do volume corrente (VC), do volume-minuto e da frequência respiratória (FR) em níveis que resultem em uma adequada ventilação, expondo o pulmão ao menor risco possível de lesão.

APARATOS DE VENTILAÇÃO PULMONAR MECÂNICA (VPM)

Para permitir as trocas gasosas, os ciclos respiratórios gerados por aparelhos de VPM devem compreender as fases inspiratória e expiratória, e os recursos físicos que permitem mimetizar a respiração variam de um aparelho para outro. Aparelhos de VPM podem ser utilizados para um ou mais modos de ventilação, de acordo com as variáveis que permitem ajustar e ao modo como é feito cada ajuste.

A escolha do modo de VPM depende do balanço, em termos de custo-benefício, entre as vantagens e os riscos de cada modalidade ventilatória. Como apresentado adiante neste capítulo, o intensivista em geral opta por um modo de ventilação em que a pressão é controlada, não ultrapassando um limite predeterminado, ou por um modo controlado a volume, dependendo do quadro clínico. Um recurso relativamente recente, que permite o controle de fluxo, também está disponível. A necessidade de controle de pressão, volume ou fluxo determinou o desenvolvimento dos mais variados aparatos de VPM, e as características físicas e mecânicas dos aparelhos de VPM impõem limites aos tipos de modalidades ventilatórias oferecidas.

Embora as primeiras tentativas de ventilação de pacientes com dispositivos mecânicos específicos datem do final do século XIX, foi entre o início das décadas de 1950 e 1970 que podem ser situados os primeiros passos concretos na VPM de pacientes com insuficiência respiratória. Naquele período, foram desenvolvidos os primeiros dispositivos que geravam pressão positiva, capazes de vencer a resistência de vias aéreas em patologias obstrutivas e a limitada complacência pulmonar em patologias restritivas. Na mesma época, foram desenvolvidos os primeiros geradores de fluxo contínuo, permitindo ciclos respiratórios espontâneos e a implantação de modalidades como a mandatória intermitente.[3]

Para efetivar a oferta de oxigênio aos pulmões, o aparelho deve oferecer um fluxo de ar que vença a resistência das vias aéreas à passagem do gás e a resistência à distensão dos pulmões. Um dos modos de garantir que o ar se movimente em direção aos pulmões é por meio da criação de um gradiente de pressão entre a via aérea e o aparelho. Alguns aparelhos antigos aplicavam pressão negativa externamente à parede torácica, que se expandia e ocorria o enchimento pulmonar, mas as limitações de sua aplicabilidade levaram ao progressivo abandono de seu uso. As versões pediátricas do "pulmão de aço" atualmente se restringem ao suporte ventilatório de crianças com problemas neuromusculares sem a necessidade de entubação traqueal.[4]

Na evolução natural da VPM, as modalidades invasivas convencionais ventilam com pressão positiva, graças ao desenvolvimento de dispositivos denominados mecanismos geradores.

Mecanismos geradores

Antes da disponibilidade de microprocessadores, os mecanismos geradores limitavam-se a dispositivos mecânicos como foles, ventiladores, injetores (Venturis) e pistões, utilizados em circuitos simples ou associados em circuitos duplos, a válvulas redutoras de pressão e alguns dispositivos eletromecânicos como solenoides, na tentativa de ofertar um fluxo de ar que correspondesse à demanda do paciente em cada caso. Sua aplicabilidade era limitada a um ou outro padrão de fluxo ou pressão. Chatburn (2007),[5] em seu artigo "Classification of Ventilator Modes: Update and Proposal for Implementation", comenta sobre a reincidente questão da importância de os usuários de aparelhos para ventilação pulmonar, tanto para a faixa etária adulta como pediátrica, conhecerem os recursos disponíveis em cada máquina, bem como a necessidade de padronização da nomenclatura.

Enquanto não há um consenso amplamente adotado — e esse propósito foge aos objetivos do presente capítulo —, uma revisão dos mecanismos envolvidos no funcionamento de aparelhos antigos revela que sua importância vai além de interesses puramente históricos, pois sua evolução, marcada por limitações da tecnologia disponível em cada época, foi orientada pelos resultados clínicos. Quanto à evolução do conhecimento clínico, os insucessos incentivaram a investigação da fisiologia e da patofisiologia pulmonares, os quais, por sua vez, redirecionaram os esforços de engenharia. A seguir, é apresentado o resultado, de modo breve e propositalmente muito reduzido, dessa revisão.

Fluxo desacelerante

Se um aparelho utilizasse como mecanismo gerador um fole tensionado por pesos, uma ventoinha, um injetor (Venturi), uma válvula redutora de pressão (VRP) ou um pistão de curso linear, uma pressão constante impulsionava um fluxo de ar que se mantinha até que a pressão das vias aéreas se equiparasse à do aparelho. Para que o fluxo pudesse ser entregue diretamente (circuito único) aos pulmões, eram necessários valores baixos de pressão (20 a 50 cmH_2O). O fluxo resultante era desacelerado: inicialmente alto, decrescia exponencialmente à medida que os pulmões se insuflavam, e sua pressão se equiparava à do circuito. Esse padrão leva a um precoce enchimento do alvéolo e uma pressão alveolar sustentada que melhora potencialmente o recrutamento alveolar, responsável pela melhor difusão dos gases pelo pulmão e a oxigenação dos tecidos.[6]

Contudo, a magnitude do fluxo variava de modo diretamente proporcional à razão entre a complacência pulmonar e a resistência de vias aéreas. Ao variar o fluxo, o volume entregue também varia, havendo risco de hipoventilação ou de volutrauma.

Fluxo constante

Diversos tipos de fluxo foram testados na tentativa de mimetizar uma ventilação fisiológica e eficaz. Um fluxo constante, por exemplo, podia ser obtido pelos mesmos geradores de pressão constante desde que fossem ajustados para produzirem elevadas pressões (até 3.500 cmH_2O),[7] não atingindo cinco vezes a pressão máxima tolerada[8] e fosse interposta no circuito uma válvula redutora de pressão. O fluxo resultante era constante. O volume a ser entregue poderia ser indiretamente controlado no caso de fluxo entregue por meio de válvula de demanda, e respirações espontâneas poderiam ocorrer em sistemas de fluxo contínuo em circuitos fechados.

Contudo, controlado o fluxo, agora a pressão variava no decorrer da inspiração de acordo com a complacência pulmonar. Nesses sistemas, a pressão pulmonar eleva-se linearmente, de início e, antes que os pulmões atinjam seu limite de distensão, o tempo inspiratório deve ser encerrado por um mecanismo ciclador a tempo, evitando a elevação exponencial da pressão e o barotrauma.

O progressivo esclarecimento da eficácia e das limitações do emprego de ventilação com pressão constante e com fluxo constante motivou a associação de dispositivos e o desenvolvimento de novos mecanismos, bem como a investigação da fisiologia da ventilação e da fisiopatologia da insuficiência respiratória, contribuindo, assim, para o desenvolvimento da VPM.

Fluxo não constante

Outros padrões de fluxo podiam ser obtidos e foram testados na tentativa de mimetizar uma ventilação o mais eficaz e fisiológica possível e corresponder à demanda em ciclos espontâneos. Uma curva de fluxo em forma de meia onda sinusoidal, por exemplo, podia ser obtida, mas era necessária a troca de aparelho de ventilação por um que utilizasse um mecanismo gerador do tipo pistão de curso não linear. Nesse caso, embora o fluxo variasse durante a inspiração, seu padrão não se modificava de um ciclo para outro. Assim como no caso do fluxo constante, o que variava aqui era a pressão, apresentando curva sigmoide, cuja inclinação e pico variavam de acordo com a complacência pulmonar.

Outros padrões de pressão e de fluxo

Os anos de tentativas de ventilação mecânica de pacientes com patologias pulmonares levaram ao entendimento de como a patofisiologia em cada caso pode demandar diferentes padrões de fluxos e pressões para maximizar a ventilação. Quando necessária, pressão positiva com aumento progressivo podia ser oferecida ao paciente por meio de circuitos duplos. O circuito primário continha como mecanismo gerador primário um gerador de fluxo não constante, adaptado para trabalhar como um gerador de pressão não constante. O pistão de curso não linear utilizado tinha o eixo modificado para permitir escape atmosférico controlado por válvula. Se o ajuste do volume inspiratório fosse para o maior valor possível, gerava-se uma pressão sinusoidal e um fluxo também sinusoidal, mas a válvula agia como mecanismo gerador secundário, transformando a pressão sinusoidal em pressão de aumento progressivo.

Se o mecanismo gerador primário era um fole tensionado por mola, e a regulagem de pressão fosse feita para um nível baixo, o aparelho gerava uma pressão com diminuição progressiva que decaia exponencialmente, e o fluxo rapidamente tendia a zero.

Um mecanismo gerador de pressão com diminuição progressiva podia se comportar como um gerador de fluxo com diminuição progressiva. No caso de regulagem para alta pressão inicial, a associação de uma resistência ao fluxo no circuito e a ciclagem a tempo limitavam a inspiração, do mesmo modo que no gerador de fluxo contínuo, resultando em fluxo de diminuição progressiva.

Conclusão

Como exposto anteriormente, antes do advento dos aparelhos microprocessados, os tipos de pressão e de fluxo gerados dependiam diretamente do tipo e da quantidade de mecanismos geradores, do número de circuitos e da interposição de válvulas de pressão.

O advento de aparelhos microprocessados permitiu que padrões de fluxo fossem gerados com uma variação praticamente ilimitada, a partir de um mesmo mecanismo gerador, geralmente produzindo altas pressões, mas se comportando como um gerador de fluxo,[8] garantindo ciclos mandatórios que correspondessem às necessidades de cada condição clínica e ciclos espontâneos assistidos ou suportados do modo mais fisiológico possível.

Sistemas de liberação de fluxo para o paciente

Por vezes, é interessante, como em situações de desmame, permitir ciclos espontâneos não assistidos. Nesses casos, o paciente deve poder obter ar do sistema, o que pode ser feito de duas maneiras distintas: a partir de um fluxo contínuo de ar em sistemas fechados ou por meio da abertura de uma válvula que supre a demanda do paciente em sistemas abertos.

Fluxo contínuo – flow triggering

Alguns aparelhos adaptados ao uso neonatal e pediátrico empregam fluxo contínuo de ar durante toda a respiração, e as fases inspiratória e expiratória dependem exclusivamente da abertura e do fechamento da válvula expiratória, não havendo válvula inspiratória. Se o *trigger* inspiratório é dado pela detecção de variações na linha de base de um fluxo contínuo em um circuito fechado, o fechamento da válvula expiratória resulta no início da fase inspiratória, e o fluxo de ar é redirecionado para o paciente. O fluxo contínuo pode ser usado em modalidades limitadas a volume e a pressão, mas não é compatível com a modalidade ventilatória "pressão de suporte" (PSV),[7] como será visto no tópico correspondente.

Em uma modalidade limitada a volume, emprega-se fluxo inspiratório baixo (1 a 3 L/kg), e o PIP não é limitado; o VC liberado para o paciente é o produto do fluxo inspiratório pelo tempo inspiratório quando ciclado a tempo.

Em uma modalidade limitada a pressão, os fluxos são maiores (4 a 10 L/kg). Atingido o valor de pressão (PIP) pré-programado, o excesso de fluxo é liberado por meio de uma válvula de escape redutora de pressão (VRP), e os pulmões podem ser mantidos insuflados por uma pressão de platô até o final da fase inspiratória conforme tempo inspiratório pré-programado no aparelho na ciclagem a tempo. Na ciclagem a pressão, quando se atinge um PIP predeterminado a válvula expiratória se abre, não havendo pressão de platô.

Fluxo de demanda – pressure triggering

Aparelhos modernos possuem válvula inspiratória ou "válvula de demanda", que pode ser aberta mediante esforço inspiratório do paciente (*trigger* a pressão). As desvantagens das válvulas de demanda estão no tempo gasto em seu acionamento, na excessiva diferença de pressão necessária para sua abertura e no fluxo insuficiente no início da inspiração.[9]

Avanços mais recentes incluem também válvulas *flow-by*, que permitem diminuto atraso de disparo e pico de fluxo (*peak flow*) logo no início da inspiração, com curva de fluxo exponencialmente decrescente, permitindo que a maior parte do VC seja entregue no início da inspiração, na busca de mimetizar a respiração fisiológica.[9] A válvula inspiratória abre-se para o início da inspiração; o fechamento depende do modo de ventilação escolhido:

- em modalidades limitadas a volume, o fechamento depende do ajuste do tempo inspiratório e do fluxo (na ciclagem a tempo) ou do ajuste direto do VC (ciclagem a volume). Como a pressão é variável, elevados picos de pressão podem ser evitados, quando não está disponível ciclagem mista, por meio do ajuste do alarme, que leva à abertura da válvula expiratória mesmo que o VC predeterminado não tenha sido entregue;
- em modalidades limitadas a pressão, a válvula de demanda fecha-se ao ser atingido determinado PIP.

A abertura da válvula expiratória pode ocorrer apenas após ter transcorrido o tempo inspiratório, permitindo a manutenção de uma pressão de platô até o final da inspiração na ciclagem a tempo, ou pode ocorrer após ser atingido um determinado PIP quando a ciclagem é a pressão.

Ajustes disponíveis para as modalidades ventilatórias

Variáveis da fase inspiratória

Três dessas variáveis, as *phase variables*, são relacionadas à fase inspiratória da ventilação, e dizem respeito ao início (*trigger*), à manutenção (*limit*) e ao término (*cycle*) da inspiração.

Trigger (gatilho)

Os primeiros respiradores a pressão positiva apresentavam ciclos respiratórios de acordo com parâmetros pré-programados de FR e VC. Os ciclos controlados eram desencadeados pelo tempo, de acordo com a FR pré-programada: esses aparelhos, incapazes de detectar esforços respiratórios dos pacientes, são denominados controladores estritos,[8] e seu uso é atualmente limitado à modalidade de ventilação mandatória-controlada.

Na presença de *drive* respiratório, podia ocorrer "briga" com o aparelho e aumento do trabalho respiratório, riscos de hipoventilação. Foram desenvolvidos, então, sistemas de detecção (*triggering*) dos esforços do paciente, com o acoplamento de transdutores sensíveis a variações de pressão e, mais recentemente, de fluxo, que, ao serem ativados, sinalizam a abertura da válvula de demanda para iniciar o fluxo inspiratório. Esses sistemas de detecção são úteis nas modalidades que empregam ventilação assistida.

A detecção de esforços respiratórios do paciente pode ser feita a partir de variações na pressão do circuito quando, ao tentar iniciar uma inspiração, a pressão negativa criada pelo paciente pode ser detectada de acordo com o ajuste da sensibilidade do *trigger*.

Quando o *trigger* é ajustado para alterações no fluxo, a detecção envolve o seguinte sistema: um fluxo contínuo de gás circula pelo aparelho em um circuito fechado e seu retorno é monitorado. Quando o paciente faz um esforço inspiratório e demanda um volume desse gás circulante, há uma alteração no fluxo, que é detectada quando o gás retorna ao aparelho.

Limite

A variável limite diz respeito à manutenção da inspiração dentro de certo limite de pressão atingida ou de volume oferecido. Não se deve entender limite como duração, ou seja, como uma variável de tempo. O limite não encerra a inspiração.[10] O tempo, ao "limitar" (encerrar) a fase inspiratória, é uma variável de ciclo, e será visto a seguir. Esta variável pode limitar a pressão e o volume oferecidos.

Limite a pressão

Os aparelhos mais antigos eram limitados a pressão. Nesse caso, VC e fluxo são diretamente proporcionais à complacência pulmonar e indiretamente proporcionais à resistência das vias aéreas. Ao se limitar o PIP, minimiza-se o risco de barotrauma, mas se essa modalidade é empregada em quadros que cursam com aumento da resistência ou redução da complacência, é necessária vigilância, pois pode haver hipoventilação por VC insuficiente ou, no caso de ocorrer recuperação da elasticidade das estruturas, pode haver hiperinsuflação com volutrauma. Estratégias de ventilação protetora envolvem um volume corrente que não ultrapassa 5 a 7 mL/kg. O VC pode ser mensurado em aparelhos microprocessados por meio da integração de curvas de fluxo obtidas a partir de dados gerados por fluxômetros.

Durante a ventilação por pressão positiva, a pressão das vias aéreas eleva-se progressivamente até alcançar um pico (P*peak*) ao final da insuflação (inspiração mimetizada). Na ciclagem a pressão, o P*peak* determina o final da inspiração e do tempo inspiratório: a fase inspiratória se encerra. Na ciclagem a tempo, a oferta de fluxo ao paciente (inspiração) é interrompida quando o P*peak* é atingido, mas o tempo inspiratório depende do tempo transcorrido, e o sistema é mantido fechado até o final da fase inspiratória. Mesmo com o circuito fechado, a pressão decai até atingir um platô (Pplat), que se mantém até a ciclagem. A curva de pressão correspondente permite a visualização da diferença entre a pressão necessária para vencer a resistência das vias aéreas (pico de pressão ou P*peak*) e a necessária para vencer a resistência elástica dos pulmões, que corresponde ao platô. O Pplat é a melhor estimativa do pico de pressão alveolar e deve ser determinado na ausência de esforço inspiratório ou gatilho expiratório.

Limite a volume

Inicialmente, os aparelhos de VPM não microprocessados não permitiam precisão na oferta de um fluxo e na determinação do VC, de modo que as crianças eram ventiladas em modalidades limitadas a pressão. A evolução tecnológica permitiu que hoje até mesmo recém-nascidos prematuros se beneficiem de ventilação limitada a volume. Ao se limitar o volume, PIP e fluxo dependem da resistência de vias aéreas e da complacência pulmonar, havendo o risco de barotrauma.

Não se deve confundir limite a volume com ciclagem a volume. Na ventilação limitada a volume e, por exemplo, ciclada a tempo, o fluxo entregue é ajustado pelo aparelho de modo que o produto de fluxo inspiratório *versus* tempo inspiratório (predeterminado) garanta o oferecimento de um determinado VC. O PIP, nesse caso, é diretamente proporcional à resistência total e indiretamente proporcional à complacência pulmonar. O ajuste do alarme, geralmente 5 a 10 cmH_2O acima do adequado, permite a ciclagem mista para interrupção do fluxo inspiratório evitando barotrauma.

Ciclo

A transição inspiração-expiração pode ser determinada pelo tempo transcorrido, por um limite de segurança de pressão, por um volume corrente predeterminado ou por variações no fluxo inspiratório.

Ciclagem a tempo

De modo geral, as modalidades de ventilação são cicladas a tempo, isto é, a duração da inspiração é mantida por um tempo predeterminado.[8] Desde o advento de máquinas com microprocessadores, a contagem do tempo se faz pelo emprego de *timers* que acionam solenoides de enchimento responsáveis pela interrupção do fluxo, encerrando a inspiração.

Ciclagem a fluxo

Ciclagem a fluxo é uma inovação que permite maior sensibilidade e acoplamento do paciente ao aparelho. Quando o paciente encerra seu esforço inspiratório e ocorre o gatilho expiratório, a redução no fluxo é detectada pelo aparelho, que interrompe a oferta de gás e abre a válvula expiratória, independentemente do tempo transcorrido. Na ausência de gatilho expiratório, quando a desaceleração predeterminada do fluxo resulta em valores menores do que 25% do pico do fluxo, ocorre abertura da válvula expiratória. A vantagem deste tipo de ciclagem será exemplificada na apresentação da modalidade PSV.

Ciclagem a pressão

A VPM na faixa etária pediátrica tem que trabalhar com limites precisos de pressão por questões de segurança do paciente. Como exposto anteriormente, na ciclagem a tempo, após determinado limite de pressão ser atingido, esse platô é mantido até o final da fase inspiratória, sendo o fluxo desviado (pela abertura de válvula de segurança) ou interrompido. Na ciclagem a pressão, a fase inspiratória é encerrada ao ser atingido o pico de pressão predeterminado. Não há formação de platô.

Alguns aparelhos são capazes de "ciclagem mista" ou "ciclagem a capacidade mista" para evitar que as pressões ultrapassem um valor-limite de segurança, quando a ciclagem é a tempo ou a fluxo, por meio de válvula de segurança (regulável) que permite escape de gás para a atmosfera ou por meio de interrupção do fluxo inspiratório. Por exemplo, se a modalidade empregada é limitada a volume e ciclada a tempo e pressão, o término da fase inspiratória ocorre após um tempo predeterminado ou na eventualidade de o PIP atingir o limite de segurança. O mesmo ocorre na ciclagem por fluxo e pressão. A ciclagem a capacidade mista pode ser conseguida pelo ajuste do alarme de pressão.

Ciclagem a volume

Na ciclagem a volume, a fase inspiratória é encerrada quando se atinge determinado volume corrente predeterminado, independentemente do tempo transcorrido, por meio da interrupção do fluxo e abertura da válvula expiratória: o fluxo, o tempo inspiratório e a pressão variam de acordo com a resistência total e a complacência pulmonar. Os aparelhos que permitem ciclagem a volume são geradores de fluxo não constante. O fluxo está presente apenas durante a fase inspiratória. Desse modo, ciclos espontâneos devem obter ar de um reservatório por meio do acionamento de válvula de demanda com *trigger* a pressão, pois não há fluxo contínuo. O volume corrente em crianças é pequeno e sua maior parte pode ser perdida por meio de escape, por exemplo, em cânulas sem *cuff*, requerendo monitoramento adicional.[4]

Fase expiratória

Decorrido o tempo inspiratório predeterminado ou detectado o gatilho expiratório do paciente, há 3 modos pelos quais os aparelhos garantem o esvaziamento dos pulmões:

- sistema com pressão atmosférica constante: ao término da inspiração, os pulmões liberam passivamente o ar para a atmosfera, pois não há pressão positiva no sistema. Isso é possível em aparelhos que trabalham com pressão positiva final zero (PPFZ) ou ZEEP (*zero end-expiratory pressure*). O tempo necessário para o esvaziamento é diretamente proporcional à razão entre a resistência das vias aéreas e a complacência pulmonar;
- sistema com pressão negativa constante: este método, conhecido como pressão negativa expiratória final (PNEF) ou NEEP (*negative end-expiratory*

pressure) emprega, ao término da inspiração, uma inversão no gradiente entre a pressão das vias aéreas e a pressão do circuito, que fica relativamente negativa durante a fase expiratória (por meio do uso de um Venturi) para facilitar o esvaziamento dos pulmões. Embora útil para minimizar os efeitos cardiovasculares e hemodinâmicos da ventilação por pressão positiva intermitente, seu uso tem sido associado a *air trapping*, principalmente em pacientes com doença pulmonar obstrutiva crônica;

- sistema com pressão positiva constante: a manutenção da pressão pulmonar acima da atmosférica durante todo o ciclo respiratório gera uma pressão expiratória positiva, ou PEP (*positive expiratory pressure*). Há diversas formas de se obter PEP como CPAP, EPAP e Peep, que se resumem à aplicação de uma resistência ao fluxo expiratório. O Peep, recurso associável a modalidades limitadas a volume ou a pressão, deve ser otimizado na ventilação de pacientes em SDRA para evitar o colapso alveolar ao final da expiração.

Em quadros que cursam com resistência elevada de vias aéreas, o completo esvaziamento dos pulmões antes da fase inspiratória previne hiperinsuflação dinâmica. Nesses casos, a associação cuidadosa de Peep previne atelectasia.[11]

Outros ajustes

Os aparelhos de VPM mais modernos permitem o ajuste do modo de ventilação, escolhido dentre as seguintes modalidades: ventilação mandatória controlada (CMV – *controled mechanical ventilation*); ventilação assistida controlada (ACV); ventilação mandatória intermitente sincronizada (SIMV); ventilação com pressão de suporte (PSV). A escolha seguinte é o limite: a pressão ou a volume. Alguns dos ajustes a seguir estão disponíveis de acordo com o modo de ventilação escolhido.

Fluxo contínuo

Se a inspiração é limitada a pressão e ciclada a tempo, o fluxo contínuo permite que o PIP e o Peep sejam ajustados, que o paciente respire espontaneamente entre os ciclos determinados pelo aparelho e que os tempos inspiratório e expiratório sejam independentemente controlados.[4] O fluxo contínuo deve corresponder a 3 a 4 vezes o volume-minuto, produto da FR e do VC pré-ajustados, de modo a compensar perdas por escape. Um ajuste adequado permite que o paciente tenha sua demanda de VC correspondida nos casos de inspirações espontâneas e que se evite esforço expiratório excessivo. Na PSV, esse ajuste não está disponível.

Tempo inspiratório

Quando se pretende ventilar o paciente em uma modalidade ciclada a tempo, a duração da inspiração deve ser ajustada de acordo com os limites de cada faixa etária. Como a frequência é também predeterminada quando a ciclagem é a tempo, o tempo expiratório resulta do tempo inspiratório e do ajuste da FR: como resultado, a relação entre os tempos inspiratório e expiratório varia também. Por exemplo, na asma aguda grave, para minimizar a hiperinsuflação dinâmica, os tempos expiratórios devem ser longos, com uma relação i:e de 1:3 a 1:4. Para tanto, a FR deve ser baixa para permitir expirações mais longas. Este ajuste não está disponível para modalidade PSV.

Frequência respiratória

A predeterminação da FR é feita quando a ciclagem é a tempo, devendo respeitar os valores fisiológicos de cada faixa etária, ou, em casos especiais, como a necessidade de hiperventilação ou obtenção de uma relação i:e não fisiológica, pode ser ajustada acima ou abaixo, respectivamente, desses valores normais. Nos casos de ventilação com uma modalidade que empregue ciclagem a fluxo, como é o caso da PSV, a FR não é predeterminada. Esse ajuste não está disponível para modalidade PSV.

Volume corrente

A predeterminação do VC é feita quando se pretende ventilar o paciente com uma modalidade limitada a volume. Sensores de fluxo permitem que o volume corrente entregue seja continuamente monitorado e ajustado por meio da integração da curva de fluxo.

Pico de pressão inspiratória

A predeterminação do PIP é feita quando se pretende ventilar o paciente com uma modalidade limitada a pressão.

Ajuste da sensibilidade

Quando a modalidade de ventilação não for controlada, a detecção do esforço inspiratório do paciente (*triggering*) pode ser feita por variações de pressão ou de fluxo, ou seja, "*trigger* a pressão" ou "*trigger* a fluxo". Uma alta sensibilidade pode predispor o paciente a autociclar em modalidades de ventilação assistida. Uma sensibilidade muito baixa pode predispor a um aumento do trabalho respiratório (WOB) e "briga" com o aparelho. Ao se escolher a modalidade CMV no aparelho, o ajuste de sensibilidade fica indisponível.

FiO_2

O valor deve ser ajustado, inicialmente, para 100%, e reduzido gradativamente até alcançar a menor concentração possível que garanta uma saturação de oxigênio acima de 92%.

Pausa inspiratória

Pode ser resultado de ajuste direto ou da regulagem do VC, do PIP, do pico de fluxo ou do padrão de fluxo. Pode ser empregada para aumentar o tempo disponível para as trocas gasosas e para manipular a relação i:e.

Tipos de ciclo

Quando a ciclagem está a cargo do aparelho, a despeito do ciclo ter sido desencadeado (*triggered*) pelo aparelho ou desencadeado pelo paciente, emprega-se o termo "ciclo mandatório". Em ciclos mandatórios, a ciclagem é sempre determinada por um valor pré-ajustado de tempo, pressão ou volume, e nunca pelo paciente, e suas características de fluxo, pressão e volume independem se o *trigger* foi determinado pelo tempo transcorrido (pré-ajustado no aparelho) ou pelo *drive* do paciente.[12]

"Ciclos espontâneos" são inspirações iniciadas e encerradas pelo paciente, podendo ser suportadas ou assistidas por uma pressão positiva gerada pelo aparelho.

MODALIDADES DE VENTILAÇÃO PULMONAR MECÂNICA (VPM) CONVENCIONAL

As diversas modalidades de VPM são o resultado da coordenação do modo como os aparelhos oferecem as variáveis determinadas pelo mecanismo gerador (*control variables*) – pressão, fluxo ou volume –, dos ajustes das variáveis de fase inspiratória (*phase variables*) – gatilho, limite e ciclo – e dos demais ajustes no aparelho.

De modo geral, quando se decide que um paciente necessita de ventilação mecânica invasiva, e considerando que não se trata de um procedimento isento de riscos, as seguintes perguntas devem ser respondidas:

1. Como está o *drive* respiratório do paciente? Está indicada uma modalidade assistida?
2. Há condição de ciclos espontâneos ou apenas mandatórios?
3. O paciente está acoplado à ventilação? (Não está "brigando"?)
4. O paciente mantém-se taquipneico?
5. Os ciclos espontâneos devem receber suporte de pressão?
6. O paciente está hemodinamicamente estável?

Cada situação clínica trará respostas a essas perguntas. A modalidade a ser escolhida deve ser a que oferecer, obviamente, a melhor relação custo-benefício.

Modalidades controladas

Nas modalidades controladas, os aparelhos não detectam os esforços inspiratórios do paciente. Os ciclos mandatórios têm *trigger* a tempo ajustado no aparelho, não havendo sensibilidade às alterações de fluxo ou de pressão desencadeadas pelo paciente. Portanto, não há assistência aos esforços nem suporte ao ciclo espontâneo, que pode ou não ser permitido.

Ventilação mandatória controlada (CMV – controled mechanical ventilation*)*

Na CMV, os ciclos respiratórios são totalmente predeterminados no aparelho, não havendo sensibilidade aos esforços do paciente.[12] Não são permitidos ciclos espontâneos, apenas mandatórios. Na CMV, o ciclo mandatório é desencadeado pela passagem do tempo, de acordo com o ajuste da FR, é limitado a volume ou a pressão[1] e ciclado a tempo.

Pela impossibilidade de sincronizar os eventuais esforços do paciente com o respirador, sua indicação atualmente se restringe a pacientes em apneia por ausência de *drive* em situações como plano anestésico profundo, sedação e analgesia profundas, coma e paraplegia. Como em muitos casos a ausência de *drive* é uma situação passageira, na falta de disponibilidade de um aparelho que permita ser pré-programado para perceber esforços espontâneos, deve-se atentar para a necessidade de mudança de modo de ventilação (para assistida-controlada ou mandatória intermitente), evitando-se "briga" do paciente com o aparelho. Sinais de recuperação de *drive* e esforços não sincronizados do paciente são agitação, diaforese, taquicardia, padrão respiratório toracoabdominal paradoxal, aumento do PIP, entre outros.

Ventilação mandatória controlada (CMV) limitada a volume

Na CMV limitada a volume, a pressão varia de acordo com a resistência das vias aéreas e a complacência do parênquima.

O volume corrente é mantido estável pelo tempo inspiratório e fluxo constantes,[13] o que minimiza os riscos de volutrauma, um dos mecanismos responsáveis pela LPIV.[10] Ajustes como FR, tempo inspiratório, VC, PIP, Peep e FiO_2 são fixos. Nessa modalidade, o volume-minuto e a depuração de CO_2 são mantidos sob controle, com apenas ligeiras falhas quando há escape pelo tubo traqueal.[10]

Essa modalidade ventilatória emprega fluxo contínuo, o que traz algumas desvantagens: a demanda do paciente pode não ser correspondida, resultando no desencadeamento de esforços respiratórios espontâneos não sincronizados com os ciclos oferecidos pelo aparelho.

Ventilação mandatória controlada (CMV) limitada a pressão

Na CMV limitada a pressão, o volume oferecido pelo aparelho depende da resistência das vias aéreas e da complacência do parênquima. A pressão de platô é mantida durante toda a inspiração, independentemente de um eventual escape pela cânula. O fluxo inicialmente atinge um pico, e depois desacelera, dando à curva uma característica típica. Duas vantagens decorrem dessa característica de fluxo:

- ao atingir um pico inicial, o fluxo geralmente é capaz de suprir a demanda do paciente, particularmente quando os pulmões têm complacência diminuída;
- o elevado fluxo inicial resulta na abertura de alvéolos que se mantém graças à pressão constante, permitindo uma ventilação o mais homogênea possível, mesmo quando a complacência do parênquima é heterogênea.

Embora, para um mesmo VC, o PIP nessa modalidade seja menor do que naquela limitada a volume, uma melhora na complacência ou um aumento no esforço respiratório do paciente podem levar à oferta de um elevado VC, com risco de superdistensão (volutrauma). Em contrapartida, uma diminuição na complacência ou na resistência podem levar a um diminuição do VC ofertado, resultando em hipóxia por hipoventilação.

Do ponto de vista fisiológico, a elevada FR nas faixas etárias pediátricas associada ao pequeno VC dificulta o ajuste de parâmetros em modalidades totalmente controladas, com risco de barotrauma, além de, por vezes, requerer sedação profunda e bloqueio neuromuscular para evitar aumento do WOB, com fadiga pelas "brigas" com o aparelho.

Ventilação mandatória intermitente (IMV)

Se o paciente consegue manter o *drive* respiratório, uma modalidade possível é a ventilação mandatória intermitente (IMV). A IMV é uma modalidade controlada[12] que permite ao paciente respirar espontaneamente entre os ciclos mandatórios. Contudo, o aparelho não é sensível aos esforços inspiratórios. O esforço é realizado integralmente pelo paciente, sem qualquer assistência ou suporte por parte do aparelho. Não havendo sensibilidade aos esforços inspiratórios, não há como o paciente abrir uma válvula de demanda: é necessário fluxo contínuo para suprir os ciclos espontâneos do paciente. Contudo, quando ciclos mandatórios e espontâneos coincidem, pode haver hiperinsuflação.

A IMV pode ser empregada como alternativa ao método padrão de desmame.[9] Como o número de ciclos mandatórios pode ser ajustado e não varia, quando o paciente não tem *drive* respiratório, esta modalidade trabalha como CMV.

Ciclo mandatório

Nessa modalidade, os ciclos mandatórios são desencadeados pelo aparelho (*time triggering*) e limitados a pressão ou a volume. A ciclagem é a tempo, determinada pelo pré-ajuste do tempo inspiratório e da FR. Embora um sistema de fluxo de demanda possa ser empregado na modalidade IMV, aparelhos pediátricos geralmente empregam sistemas fechados de fluxo contínuo, mas podem empregar circuitos abertos por meio de fluxo de demanda graças às inovações tecnológicas nas válvulas comandadas por microprocessadores.[9]

Em circuitos abertos, um ciclo mandatório inicia-se quando o gatilho de tempo determina o fechamento da válvula de demanda e a pressurização da válvula expiratória. O fluxo vindo do aparelho infla os pulmões. Transcorrido o tempo que determina a ciclagem, a válvula expiratória abre-se, e a expiração ocorre passivamente para o ambiente.

Em circuitos fechados com fluxo contínuo, o ciclo mandatório se inicia com a pressurização da válvula expiratória, o que leva ao redirecionamento do fluxo para o paciente.[7] Transcorrido o tempo que determina a ciclagem, a válvula expiratória abre-se, e o ar é expirado para o ambiente.

Ciclo espontâneo

O volume de gás é obtido a partir de um fluxo contínuo (em um sistema fechado) ou entregue por um sistema de válvula de demanda ou por válvula *flow-by* (em um sistema aberto).

Em circuitos abertos, o esforço inspiratório do paciente abre a válvula de demanda, o que redireciona o gás (que normalmente sairia pelo escape do circuito do nebulizador) para o paciente. Não há fluxo vindo do circuito do aparelho, pois não transcorreu o intervalo necessário para que se desencadeie um ciclo mandatório. A válvula expiratória permanece aberta. Dado o gatilho expiratório, a válvula de demanda fecha-se, e o paciente exala pela válvula expiratória.[7] A abertura de uma válvula de demanda sempre envolve algum aumento no WOB, minimizado se for empregada uma pequena pressão de suporte.[12]

Se o fluxo é contínuo (sistema fechado), o paciente obtém ar do fluxo contínuo e exala pela válvula expiratória, que permanece aberta.[7] Quando o ajuste do fluxo contínuo era impreciso, em aparelhos não microprocessados, o paciente podia não obter VC adequado com a respiração espontânea se o fluxo contínuo fosse baixo, ou ter o trabalho expiratório aumentado quando o fluxo contínuo era exagerado.[9]

Modalidades assistidas

Contrariamente à ventilação controlada, as modalidades assistidas requerem que o aparelho seja capaz de detectar esforços inspiratórios dos pacientes. Há variantes que dependem do ajuste da FR: quando a FR é ajustada para zero, o aparelho assiste todos os esforços de acordo com a sensibilidade do *trigger*; se ajustada acima de 0, pode ser classificada como assistida-controlada.

A modalidade assistida que emprega ciclos mandatórios é denominada ventilação assistida-controlada (ACV). Quando a ventilação assistida não emprega ciclos mandatórios, ou seja, a ciclagem fica a cargo do paciente – que desencadeia o fim da fase inspiratória e a abertura da válvula expiratória por meio de um esforço expiratório (*trigger* expiratório) –, tem-se a modalidade PSV.

Em modalidades assistidas, o número total de ciclos é a soma dos ciclos mandatórios e ciclos espontâneos.

Ventilação assistida-controlada (ACV)

Na ACV (ou ventilação com pressão positiva intermitente sincronizada – VPPIS),[14] o aparelho é capaz de detectar o esforço inspiratório do paciente por alterações na pressão e apresentar um ciclo respiratório mandatório que o assiste, limitado a volume ou a pressão. Ciclos assistidos ocorrem conforme uma FR predeterminada (mandatórios desencadeados pelo aparelho) e também sempre que os esforços do paciente os desencadeiem: o número total de ciclos mandatórios oferecidos pelo aparelho resulta da soma desses dois tipos de desencadeamento, ou seja, 100% dos ciclos são assistidos. Os ajustes de limite (pressão ou volume) e ciclagem (a tempo, fluxo, pressão ou volume) são os mesmos tanto para os ciclos controlados desencadeados pelo aparelho (*time triggering*) como para aqueles desencadeados pelo paciente (*pressure triggering*).

No caso de ausência de *drive* respiratório, a frequência mínima predeterminada será garantida, mas como pode se tratar de condição passageira, é necessário atentar ao ajuste da FR. A FR pré-ajustada nessa modalidade é sempre o número mínimo de ciclos que o paciente receberá. Como o número pré-selecionado de insuflações é desencadeado independentemente da frequência respiratória espontânea da criança, as frequências acabam se somando de modo que o volume-minuto aumenta, daí a necessidade de reavaliações periódicas para ajuste dos parâmetros do respirador como a FR e a sensibilidade do *trigger* de pressão, evitando-se, assim, hiperventilação e alcalose respiratória. Se a sensibilidade do *trigger* estiver muito baixa, pode haver "briga" com o aparelho; contudo, se o *trigger* estiver ajustado para maior sensibilidade e a patologia de base cursar com taquipneia, pode haver hiperventilação, pois não há limite superior para a FR.

Essa modalidade é útil na fase inicial do tratamento da insuficiência respiratória aguda, pois permite uma redução significativa do WOB, especialmente em casos que cursam com débito cardíaco insuficiente, desde que a redução do WOB permita relaxamento do diafragma e da musculatura acessória, resultando em redistribuição do fluxo sanguíneo com melhor oxigenação tecidual (PFCCS).[1] Entretanto, paradoxalmente, pode haver um aumento do WOB quando o paciente tem um bom *drive* respiratório e seus esforços não se sincronizam com o aparelho ou quando o fluxo contínuo não atende à demanda (PFCCS).[1] Uma alternativa nesses casos é a modalidade PSV, por permitir que a FR não seja pré-programada.

Ventilação mandatória intermitente sincronizada (SIMV)

A SIMV difere da IMV uma vez que reconhece e assiste esforços inspiratórios do paciente para poder sincronizar os ciclos mandatórios com os ciclos espontâneos, não havendo somatória do volume inspiratório da respiração deflagrada pelo paciente com o volume resultante da respiração predeterminada no aparelho, minimizando-se o risco de barotrauma. Os ciclos do aparelho podem ser limitados a volume ou a pressão, e, atualmente, os sistemas podem envolver fluxo contínuo ou fluxo de demanda (limitações técnicas do passado restringiam a utilização de fluxo contínuo).[9] A sincronização envolve três tipos de ciclos: mandatório, mandatório-assistido e espontâneo.

Ciclos mandatórios desencadeados pelo aparelho (pelo *trigger* de tempo pré-ajustado) ocorrem em intervalos fixos conforme ajuste da FR. Cada ciclo mandatório determina o início de um novo intervalo, também denominado "janela de tempo". Se o aparelho detecta um esforço inspiratório durante uma janela de tempo, um ciclo "mandatório-assistido" é liberado (*trigger* pelo paciente), e novos ciclos mandatórios não serão liberados até o final da janela de tempo, mas ciclos espontâneos podem ocorrer. A janela de tempo subsequente não será iniciada por um ciclo mandatório (pois ocorrera no ciclo anterior um ciclo mandatório-assistido) e, se nenhum ciclo mandatório-assistido ocorrer, o intervalo seguinte será iniciado por um ciclo mandatório.[12]

Assim como na IMV, uma FR mínima (predeterminada) é sempre garantida.[9,12] A sincronização garante uma superioridade pelo menos teórica em relação à IMV, embora faltem dados suficientes na faixa etária pediátrica para comprovar sua maior eficácia.[9]

Ventilação com pressão de suporte (PSV)

A PSV, também conhecida como ventilação com pressão inspiratória assistida,[15] pode ser considerada um tipo de ventilação assistida,[12] tendo como base um modo espontâneo de ventilação. É uma modalidade possível graças ao desenvolvimento de aparelhos microprocessados a partir da década de 1980.[15]

Um suporte de pressão é oferecido à respiração espontânea por meio de um fluxo entregue pela abertura (desencadeada pelo *drive* do paciente) de uma válvula de demanda. Não há como o paciente obter ar espontaneamente a partir de um fluxo contínuo, pois o microprocessador deve ajustar o fluxo continuamente de modo a garantir a demanda de ar e manter a pressão conforme um valor prefixado.[7] O aparelho oferece um fluxo altamente acelerado, de modo a alcançar um valor de PIP pré-ajustado, e uma pressão de platô mantém-se enquanto o fluxo desacelera durante a inspiração, até que atinja um valor mínimo predeterminado ou uma porcentagem predeterminada (10 a 25% do pico de fluxo inspiratório). Nesse momento, o fluxo é interrompido, a válvula expiratória se abre e a expiração ocorre espontaneamente.

Não há risco de que a inspiração do paciente se some à pressão positiva oferecida pelo sistema e gere um fluxo excessivo e um volume que superdistenda as estruturas pulmonares. Se a pressão alcançada durante a inspiração ultrapassar o valor pré-ajustado, o fluxo é interrompido pelo fechamento da válvula de demanda.

Na PSV, o paciente controla o tempo inspiratório e o volume corrente, possibilitando um adequado acoplamento ao aparelho, pois, quando o paciente para de inspirar há uma redução do fluxo que é detectada pelo sistema (gatilho expiratório),[15] interrompendo o fornecimento do gás, para início da expiração (abertura da válvula expiratória). No caso de não ocorrer gatilho expiratório, quando a desaceleração predeterminada do fluxo resulta em valores menores do que 25% do pico do fluxo, ocorre abertura da válvula expiratória: é uma modalidade na qual os ciclos assistidos são deflagrados pelo paciente, limitados à pressão e ciclados a fluxo.

Um limite de tempo automático (não ajustável), oferecido por aparelhos modernos quando se opta por essa modalidade, funciona como mais um dispositivo de segurança para ciclagem no caso de escape de gás tornar inoperante outros mecanismos: outro modo de evitar inspiração prolongada.[15]

Graças às suas características, a PSV é ideal para casos prontos para o desmame[16,17] e contraindicada quando há comprometimento no *drive* do paciente, pois em períodos de apneia o paciente não será ventilado. Alguns aparelhos oferecem um dispositivo de segurança, fixo ou ajustável, que limita o tempo de apneia, ou permitem um ajuste de uma FR mínima (ventilação de reserva). Nessas condições, a PSV pode ser associada a outras modalidades de ventilação, como a SIMV, que oferece a possibilidade de ciclos respiratórios independentes do aparelho.

ESCOLHA DA MODALIDADE VENTILATÓRIA

Embora não haja um consenso quanto ao modo de ventilação com maior eficácia e menor risco em cada situação clínica pediátrica,[2] algumas diretrizes básicas devem ser consideradas na escolha da modalidade invasiva mais adequada em cada caso:

- presença ou ausência de *drive*;
- presença ou ausência de taquipneia.

Quadros que cursam com ausência de *drive*

Quem trabalha em serviços de emergência ou terapia intensiva pediátricos pode deparar-se com casos de ausência de *drive* respiratório, como ocorre no coma e em alguns casos de tetraplegia. Nesses casos, a modalidade CMV é a indicada, pois os ciclos respiratórios são totalmente predeterminados no aparelho. Ajustes como FR, tempo inspiratório, VC, PIP, Peep e FiO_2 são fixos.

Entretanto, a ausência de *drive* pode ser temporária, como nos casos de plano anestésico profundo, sedação e analgesia profundas ou coma. Se um aparelho que permita ser pré-programado para perceber esforços espontâneos não estiver disponível, deve-se ficar atento para a necessidade de mudança de modo de ventilação. A ausência temporária de *drive* pode também ser resultado de um procedimento de curarização, como na sequência rápida de entubação. A asma aguda grave com necessidade de VPM é um bom exemplo.

Um paciente asmático em insuficiência respiratória aguda, agitado, entubado em sequência rápida, não apresenta *drive* (paciente curarizado), devendo ser ventilado, em um primeiro momento, em uma modalidade controlada, limitada a pressão ou a volume. Ao se limitar o volume, a pressão varia de acordo com a resistência das vias aéreas e a complacência do parênquima. Mesmo pré-programando um volume corrente mínimo (em torno de 5 a 6 mL/kg), pode-se deparar com valores de PIP acima de 40 cm/H_2O, o que aumenta em muito o risco de barotrauma no pulmão que tem uma hiperdistensão de base. Ao se limitar a pressão, é o volume que varia de acordo com a resistência das vias aéreas e a complacência do parênquima. Na asma, na faixa etária pediátrica, predomina alta resistência de vias aéreas, exercendo impacto importante sobre o fluxo. Dois modos de garantir o volume corrente são o aumento do PIP, para vencer a resistência da via aérea, e o uso de baixa FR, para poder ajustar os tempos inspiratório e expiratório para uma duração maior.

Um dos riscos do uso de PIP elevado é o barotrauma, mas, na asma, a alta resistência da via aérea à passagem do fluxo limita este risco, porque não se costuma utilizar picos de pressão acima do limite de segurança de 35 cmH_2O. Não se deve esquecer, entretanto, do risco de hiperinsuflação dinâmica inerente à própria doença: a resistência à saída do ar durante a expiração, fenômeno passivo, resulta em acúmulo de ar dentro do pulmão a cada ciclo respiratório (*air trapping* ou autoPeep).

A FR deve ser a mais baixa possível (de acordo com a faixa etária) para que o ajuste da relação dos tempos inspiratório e expiratório permita um tempo inspiratório adequado à entrega do fluxo (garantindo o VC) e um tempo expiratório longo o suficiente para "esvaziar" os pulmões, em uma relação i:e de aproximadamente 1:4, permitindo o estado temporário de hipoventilação controlada (hipercapnia permissiva).

Em suma, se trataria da VMC limitada a pressão. Contudo, existe a possibilidade de não se entregar ao paciente um VC mínimo. Nesse caso, quando disponível, pode-se utilizar a modalidade "ventilação pressão-regulada e volume controlado" (PRVC), recentemente introduzida na prática, e que será discutida em outro capítulo.

Após recuperação do *drive* e estabilização ventilatória, a modalidade de ventilação deve ser reavaliada.

Quadros com *drive* preservado

Quando o *drive* respiratório está relativamente preservado, não está indicada a modalidade CMV. O raciocínio para escolha do modo de ventilação deve envolver as demais modalidades convencionais de ventilação mecânica disponíveis, como a IMV, modalidade controlada, e as modalidades assistidas ACV, SIMV e PSV. Esse *drive* pode ser utilizado para ajudar o acoplamento do paciente à ventilação mecânica. Contudo, a presença ou não de taquipneia é mais um fator a ser considerado na escolha da modalidade ventilatória.

Algumas patologias, como a bronquiolite, a broncopneumonia, a SDRA e a própria asma aguda grave (após recuperação do *drive* que fora suprimido durante a sequência rápida de entubação), podem cursar com FR elevada.

A manutenção de elevadas frequências respiratórias durante a VPM pode resultar em desacoplamento da ventilação, hipocapnia severa e volutrauma por hiperinsuflação e aumento do volume-minuto.

Na IMV, quanto maior o número de ciclos espontâneos, maior a probabilidade de coincidência de ciclos mandatórios com espontâneos, com risco de hiperinsuflação.

Na ACV, a FR pré-ajustada no aparelho é sempre o número mínimo de ciclos que o paciente receberá independentemente da frequência dos esforços do paciente. Como 100% dos ciclos são assistidos, se a sensibilidade do *trigger* estiver muito baixa, pode haver "briga" com o aparelho; por sua vez, se o *trigger* estiver ajustado para maior sensibilidade e a patologia de base cursar com taquipneia, pode haver hiperventilação, pois não há limite superior para a FR. Como comentado anteriormente, a FR do aparelho pode ser ajustada para zero e a sensibilidade para seu máximo, de modo que todos os ciclos mandatórios sejam desencadeados pelo paciente. O risco é o esgotamento do *drive* pelo esforço exagerado, evoluindo com bradipneia ou apneia.

O risco de esgotamento de *drive* contraindica também a modalidade PSV, na qual todo o suporte depende dos esforços do paciente, não havendo ciclos mandatórios.

Na SIMV, os esforços frequentes do paciente durante as "janelas de tempo" determinam um ciclo mandatório-assistido em cada janela, seguido de ciclos espontâneos, inibindo o oferecimento de ciclos mandatórios nesta janela e nas janelas subsequentes. Como a duração da janela é o resultado da divisão do intervalo de 1 minuto pela FR pré-ajustada no aparelho,[12] uma FR mínima é garantida caso haja esgotamento do *drive*, e uma assistência mínima ocorre de modo sincronizado (minimizando as "brigas" e o WOB).

REFERÊNCIAS BIBLIOGRÁFICAS

1. Fields A, Greenwald BM, Stein F. Mechanical Ventilation. In: Mejía R (Ed.). Pediatric Fundamental Critical Care Support (PFCCS). Illinois: Society of Critical Care Medicine; 2008. p.6-1; 6-29.
2. Lillie B, Jackson M. Pediatric invasive mechanical ventilation. RT: For Decision Markers in Respiratory Care - February 2010. Disponível em: www.rtmagazine.com/issues/articles/2010-02_02.asp. Acessado em: 28 abr 2011.
3. Tanaka I, Imperial MCG. Histórico da Ventilação Pulmonar Mecânica. In: de Carvalho WB, Hirschheimer MR, Proença Filho JO, Freddi NA, Troster EJ (Eds.). Ventilação Pulmonar Mecânica em Pediatria e Neonatologia.2.ed. São Paulo: Atheneu; 2005. p.3-11.
4. Nabi G. Mechanical Ventilation in Infants. JK-Practicioner 2005; 12(1):31-3.

5. Chatburn RL. Classification of Ventilator Modes: Update and Proposal for Implementation. Respiratory Care 2007; 52(3):301-23.
6. Neves VC, Koliski A, Giraldi DJ. A manobra de recrutamento alveolar em crianças submetidas à ventilação mecânica em unidade de terapia intensiva pediátrica. Rev Bras Ter Intensiva 2009; 21(4):453-60.
7. Dupuis YG. Ventilators. Theory and Clinical Application. 2.ed. St Louis: Mosby Year Book; 1992.
8. Belli LA, Oliveira NF. Princípios Físicos e Funcionais da Ventilação Mecânica. In: de Carvalho WB, Hirschheimer MR, Proença Filho JO, Freddi NA, Troster EJ (Eds.). Ventilação Pulmonar Mecânica em Pediatria e Neonatologia. 2.ed. São Paulo: Atheneu; 2005. p.49-97.
9. Matsumoto I, Almeida NM. Ventilação Mandatória Intermitente. In: de Carvalho WB, Hirschheimer MR, Proença Filho JO, Freddi NA, Troster EJ (eds.). Ventilação Pulmonar Mecânica em Pediatria e Neonatologia. 2.ed. São Paulo: Atheneu; 2005. p.165-170.
10. Heulitt MJ, Wolf GK, Arnold JH. Mechanical Ventilation. In: Nichols DG (ed.). Roger's Textbook of Pediatric Intensive Care. 4.ed. Philadelphia: Wolters Kluwer/Lippincott & Wilkins; 2008. p.508-31.
11. Rotta AT, Steinhorn DM. Conventional mechanical ventilation in pediatrics. J Pediatr 2007; 83(2 Suppl): S100-108.
12. Venkataraman ST. Mechanical Ventilation and Respiratory Care. In: Fuhrman BP, Zimmerman J (eds.). 3.ed. Philadelphia: Mosby Elsevier; 2006. p.683-718.
13. Bousso A, Fernandes ICOF. Ventilação Controlada. In: WB de Carvalho, MR Hirschheimer, JO Proença Filho, NA Freddi, EJ Troster (eds). Ventilação Pulmonar Mecânica em Pediatria e Neonatologia. 2.ed. São Paulo: Atheneu; 2005. p.181-184.
14. Carvalho WB de, Proença Filho JO. Ventilação Controlada. In: de Carvalho WB, Hirschheimer MR, Proença Filho JO, Freddi NA, Troster EJ (eds.). Ventilação Pulmonar Mecânica em Pediatria e Neonatologia. 2.ed. São Paulo: Atheneu; 2005. p.185-91.
15. Serra J, Proença Filho JO. Ventilação com Suporte de Pressão. In: de Carvalho WB, Hirschheimer MR, Proença Filho JO, Freddi NA, Troster EJ (eds.). Ventilação Pulmonar Mecânica em Pediatria e Neonatologia. 2.ed. São Paulo: Atheneu; 2005. p.171-80.

16. Farias JA, Olazarri F. Destete de la ventilación mecânica. In: de Carvalho WB, Jiménez HJ, Sasbón JS (eds.). Ventilación Pulmonar Mecánica em Pediatria. São Paulo: Atheneu Hispânica; 2001. p.139-47.
17. Farias JA, Retta A, Alía I, Olazarri F, Esteban A. A comparison of two methods to perform a breathing trial before extubation in pediatric intensive care patients. Intensive Care Med 2001; 27:1649-54.

90 Princípios de Ventilação Mecânica

Fernanda Paixão Silveira Bello
Eduardo Juan Troster

INTRODUÇÃO

O auxílio à ventilação pulmonar faz parte do suporte de vida e é prática corrente em todos os hospitais que prestam assistência a pacientes graves, em tratamento eletivo ou de urgência. O suporte prestado por aparelhos denominados ventiladores mecânicos é conhecido pelos termos suporte da ventilação, assistência respiratória, assistência ventilatória mecânica ou ventilação pulmonar mecânica.[1]

OBJETIVOS DA VENTILAÇÃO MECÂNICA

Fisiológicos

- Ajudar na troca gasosa pulmonar:
  - ventilação alveolar: o suporte ventilatório tem como objetivo intervir na ventilação alveolar. Em certas circunstâncias, pode-se aumentar a ventilação alveolar (hiperventilação para diminuir a pressão intracra-

niana) ou reduzi-la de maneira controlada (hipercapnia permissiva). Entretanto, o objetivo usualmente adotado é normalizar a ventilação alveolar. Pode ser avaliado por meio de $PaCO_2$ e pH;
- oxigenação arterial: o objetivo é atingir e manter valores aceitáveis de oxigenação arterial (PaO_2 > 60 mmHg; SaO_2 > 90%). A oferta de oxigênio aos tecidos deve ser considerada, corrigindo fatores como o conteúdo arterial de oxigênio (hemoglobina) e o débito cardíaco. Pode ser avaliada por meio da PaO_2, SaO_2 e CaO_2;

- aumentar o volume pulmonar:
  - insuflação pulmonar inspiratória final: visa a prevenir ou a tratar atelectasia e otimizar a capacidade residual funcional (CRF). Utiliza-se a pressão expiratória final positiva (Peep) em situações nas quais a redução na CRF pode ser prejudicial (redução da PaO_2, maior injúria pulmonar), como na síndrome do desconforto respiratório agudo (SDRA) e em pós-operatório com dor;
- reduzir o trabalho muscular respiratório:
  - visa a diminuir a contração dos músculos respiratórios durante a inspiração. É realizado em três fases:
    - a primeira é necessária para expandir os pulmões contra as forças elásticas do pulmão e do tórax, chamada de complacência ou trabalho elástico;
    - a segunda tem a finalidade de sobrepujar a viscosidade pulmonar e das estruturas da parede torácica, chamada de trabalho de resistência tecidual;
    - a terceira é necessária para sobrepujar a resistência ao movimento de ar para dentro dos pulmões, chamada de trabalho de resistência das vias aéreas.[2]

Clínicos

- Reverter hipoxemia: aumentando a ventilação alveolar, aumentando o volume pulmonar, diminuindo o consumo de oxigênio e aumentando a oferta de oxigênio;
- reverter a acidose respiratória aguda;
- reduzir o desconforto respiratório;

- prevenir ou reverter atelectasias;
- reverter fadiga dos músculos respiratórios;
- permitir sedação, anestesia ou uso de bloqueadores neuromusculares;
- reduzir consumo de oxigênio sistêmico e miocárdico;
- reduzir pressão intracraniana;
- estabilizar parede torácica.[3]

CLASSIFICAÇÃO

Atualmente, classifica-se o suporte ventilatório em dois grandes grupos:

- ventilação mecânica invasiva (VMI);
- ventilação não invasiva (VNI).

Nas duas situações, a ventilação artificial é conseguida com a aplicação de pressão positiva nas vias aéreas. A diferença entre elas fica na forma de liberação de pressão: enquanto na ventilação invasiva se utiliza um tubo oro ou nasotraqueal (menos comum) ou uma cânula de traqueostomia, na VNI utiliza-se uma máscara como interface entre o paciente e o ventilador artificial.[4]

Nos últimos anos, pôde-se observar uma maior utilização da VNI em pacientes pediátricos, em uma tentativa de atrasar ou prevenir a entubação traqueal. Padman et al. relataram um estudo prospectivo de 34 pacientes pediátricos com insuficiência respiratória iminente, tratada com VNI, que encontrou melhor troca gasosa em 90% dos pacientes e necessidade de entubação orotraqueal em 8% dos participantes. Há também outros estudos que relatam benefícios no uso de VNI em crianças com doenças neuromusculares, obstrução das vias aéreas superiores, estado de mal asmático e fibrose cística.[5] Entretanto, existem diversas situações nas quais a VNI não pode ser utilizada. Suas principais contraindicações são: parada respiratória, instabilidade hemodinâmica grave, pacientes não cooperativos, alto risco de vômitos e aspiração, história recente de cirurgia facial, gástrica ou esofágica, e lesões traumáticas de face. Outras condições que dificultam seu uso são pacientes ansiosos, presença de secreções abundantes e obesidade mórbida.[6]

INDICAÇÕES

As principais indicações de ventilação pulmonar mecânica em pediatria são: hipoventilação, apneia, hipoxemia, doença pulmonar intrínseca, doenças que necessitam de hiperoxia e hipocapnia, perda da integridade mecânica do sistema respiratório, doenças com cardiopatia congênita e disfunção cardiovascular.

Hipoventilação e apneia

Nessa situação, existe um volume-minuto (volume corrente × frequência respiratória) insuficiente para suprir a demanda metabólica (captação de O_2 e eliminação de CO_2), resultando em hipercapnia e hipoxemia. A hipoventilação é consequente a uma série de condições que causam depressão do sistema nervoso central (SNC) ou disfunção neuromuscular periférica.

São condições associadas à depressão do SNC o uso de drogas anestésicas, analgésicos, tranquilizantes, apneia do prematuro, trauma craniano, herniação cerebral, hemorragia intracraniana, tumores cerebrais, síndrome da quase morte súbita e asfixia neonatal.

Nos pacientes em estado de mal epiléptico, existe aumento acentuado do tônus muscular, o que leva à inadequação do estado ventilatório e retenção de CO_2.

A presença da disfunção neuromuscular periférica pode ter como causa miopatias, síndrome de Guillain-Barré e *miastenia gravis*.

Outras condições (uso de relaxantes musculares despolarizante e não despolarizante e intoxicação por organofosforado) causam bloqueio neuromuscular.

Hipoxemia e doença pulmonar intrínseca

Habitualmente, nessa condição, indica-se a ventilação pulmonar mecânica, aplicando-se a regra dos 50: $PaCO_2$ > 50 mmHg; PaO_2 < 50 mmHg com uma FiO_2 > 50%. Considerar que, se existe hipoxemia com uma PaO_2 < 60 mmHg para um lactente, esta pode não ser verdadeira para um recém-nascido, uma vez que os valores de normalidade de PaO_2 variam com a idade. Outros índices de oxigenação inadequada incluem diferença alvéolo-arterial de oxigênio [D(A-a) O_2] > 300 mmHg para FiO_2 de 100% e fração de *shunt* intrapulmonar (Qs/Qt) > 15%.

Doenças que necessitam de hiperoxia e hipocapnia

São frequentes as indicações de ventilação mecânica nas doenças que causam aumento da pressão intracraniana (PIC) e que necessitam, por meio da hiperventilação, de uma redução do fluxo sanguíneo cerebral. Outro exemplo é a hipertensão pulmonar persistente, na qual a hiperoxia e a hipocapnia vão causar vasodilatação vascular pulmonar.

Perda da integridade mecânica do sistema respiratório

Nesse grupo, não tão frequente em pediatria, incluem-se tórax flácido, ruptura de diafragma e instabilidade do esterno após cirurgia torácica com esternotomia, que frequentemente necessita do uso de pressão de distensão contínua.

Doenças com cardiopatia congênita

Nesse grupo, as indicações de pressão positiva contínua de vias aéreas (CPAP) e ventilação pulmonar mecânica com pressão positiva intermitente vão depender do tipo de alteração anatômica cardíaca e do comprometimento pulmonar resultante, do aumento do espaço morto fisiológico (cardiopatias com curto-circuito D-E) ou do curto-circuito E-D (cardiopatias com obstrução da via de saída de ventrículo esquerdo e cardiopatias com curto-circuito bidirecional com aumento do fluxo pulmonar). Nas cardiopatias que aumentam o espaço morto fisiológico, a indicação de ventilação pulmonar mecânica deve ser evitada ao máximo, a não ser que exista uma doença pulmonar associada.

Nos pacientes com cardiopatia congênita cianótica e grande grau de insaturação arterial, a indicação de ventilação pulmonar mecânica na crise de hipoxemia vai depender da falta de resposta ao tratamento clínico. Em pacientes cardiopatas cianóticos nos quais existe uma elevação da pressão parcial de CO_2, essa poderá se tornar, conjuntamente com as alterações clínicas, a indicação da ventilação pulmonar mecânica.

Disfunção cardiovascular

A disfunção cardiovascular moderada a grave é outra indicação de ventilação mecânica. A disfunção cardiovascular resulta em diminuição da reserva respiratória, aumentando o trabalho respiratório com consequente falência respiratória. A ventilação mecânica não somente diminui o trabalho respiratório nessas circunstâncias como também diminui o consumo de oxigênio pelo coração.[7]

PRINCÍPIOS DA VENTILAÇÃO MECÂNICA

A ventilação mecânica se faz com a utilização de aparelhos que, intermitentemente, insuflam as vias respiratórias com volumes de ar (volume corrente – VC). O movimento do gás para dentro dos pulmões ocorre por causa da geração de um gradiente de pressão entre as vias aéreas superiores e o alvéolo, o que pode ser conseguido por um equipamento que diminua a pressão alveolar (ventilação por pressão negativa) ou que aumente a pressão da via aérea proximal (ventilação por pressão positiva, método atualmente mais utilizado).

No gás fornecido aos pulmões, controla-se a concentração de O_2 (FiO_2) necessária para obter-se uma taxa arterial de oxigênio (pressão parcial de oxigênio no sangue arterial – PaO_2) adequada. Controla-se ainda a velocidade com que o ar será administrado (fluxo inspiratório) e também se define a forma da onda de fluxo, por exemplo, na ventilação com volume controlado: descendente, quadrada (mantém um fluxo constante durante toda a inspiração), ascendente ou sinusoidal.

O número de ciclos respiratórios que os pacientes realizam em 1 minuto (frequência respiratória – FR) será consequência do tempo inspiratório (TI), que depende do fluxo, e do tempo expiratório (TE). O TE pode ser definido tanto pelo paciente (ventilação assistida), de acordo com suas necessidades metabólicas, como pela programação prévia do aparelho (ventilação controlada). O produto da FR pelo VC é o volume-minuto (VM).[4]

Os parâmetros ventilatórios específicos variam a cada paciente de acordo com sua idade, tamanho e constituição física. Contudo, um volume corrente efetivo de 8 mL/kg de peso corporal é ideal e considerado adequado para a maioria dos pacientes eutróficos. Quando um modo de ventilação com limite de pressão é escolhido, o pico de pressão inspiratória deve ser estabelecido a fim de gerar VC dentro do mesmo intervalo (8 mL/kg), o que pode ser usualmente obtido com picos de pressão inspiratória de aproximadamente 20 cmH_2O ou até mesmo com pressões mais baixas em pacientes jovens. Uma vez que essas estratégias de ventilação tendem a atuar em uma porção mais linear da curva pressão-volume, alterações na pressão tendem a ser associadas com mudanças diretamente proporcionais do VC gerado. A Peep deve ser usada para diminuir a probabilidade de atelectasia dependente em pacientes entubados, especialmente naqueles incapazes de suspirar ou respirar espontaneamente acompanhados de movimentos respiratórios assistidos. Os TI geralmente são próximos àqueles da respiração espontânea apropriada para a idade, por exemplo, cerca de 0,4 segundo para os recém-nascidos, 0,6 segundo para crianças pequenas, 0,8 segundo para crianças mais velhas e 1 segundo para adolescentes e jovens adultos. A FR mandatória está inversamente relacionada à idade e ao tamanho do paciente, e deve ser suficiente para gerar um VC que resulte em normocapnia, conforme medido por meio da gasometria seriada, do monitoramento transcutâneo ou da capnografia.[8]

Pode-se dividir a ventilação com pressão positiva, a mais utilizada atualmente, em quatro fases:

- inspiratória: fase do ciclo em que o ventilador realiza a insuflação pulmonar conforme as propriedades elásticas e resistivas do sistema respiratório. A válvula inspiratória encontra-se aberta. Ao final dessa fase, pode-se utilizar um recurso denominado pausa inspiratória, pelo qual é possível prolongar essa fase de acordo com a necessidade do paciente, a fim de proporcionar uma melhor troca gasosa;
- mudança da fase inspiratória para a fase expiratória: essa fase também é chamada de ciclagem do ventilador, pois o aparelho interrompe a fase inspiratória após a pausa e permite o início da fase expiratória. A forma de ciclagem do aparelho depende do modo de ventilação mecânica escolhido;
- fase expiratória: trata-se do momento imediato após o fechamento da válvula inspiratória e da abertura da expiratória, permitindo que a pressão do sistema respiratório seja equilibrada com a pressão expiratória final determinada no ventilador;
- mudança da fase expiratória para a inspiratória: fase em que termina a expiração e ocorre o disparo do ventilador, iniciando a fase inspiratória, com abertura da válvula inspiratória.[9]

TIPOS E MODOS DE VENTILAÇÃO

O método de ventilação mecânica em pediatria é definido atualmente pela observação da inter-relação das variáveis do ventilador com a fisiopatologia da doença e com seus possíveis efeitos deletérios. Pode-se indicar método invasivo e não invasivo em modo assitido, controlado, mandatório intermitente sincronizado ou não e pressão de suporte.[10]

CONCLUSÃO

O estudo qualificado e aprofundado das características da ventilação mecânica é uma ferramenta essencial da prática médica dos profissionais que trabalham com pacientes dependentes de suporte ventilatório, já que, quando uma ventilação mecânica é instituída no plano terapêutico de um doente, muitas variáveis ficam à disposição do intensivista para análise contínua e tomada de decisões.[11] Assim, é fundamental que o médico adquira e atualize periodicamente seus conhecimentos acerca desse assunto.

REFERÊNCIAS BIBLIOGRÁFICAS

1. Auler Júnior JOC, Amaral RVG. Assistência ventilatória mecânica. São Paulo: Atheneu, 1995. p.XVII.
2. Guyton AC, Hall JE. Tratado de fisiologia médica. 11.ed. Rio de Janeiro: Elsevier, 2006. p.475.
3. II Consenso Brasileiro de Ventilação Mecânica. J Bras Pneumol 2000; 26(Supl 2).
4. Carvalho CRR, Toufen Junior C, Franca SA. Ventilação mecânica: princípios, análise gráfica e modalidades ventilatórias. III Consenso Brasileiro de Ventilação Mecânica. J Bras Pneumol 2007; 33(Supl 2):S54-70.
5. Turner DA, Arnold JH. Insights in pediatric ventilation: timing of intubation, ventilatory strategies, and weaning. Curr Opin Crit Care 2007; 13:57-63.
6. Pádua AI, Martinez JB. Modos de assistência ventilatória. Medicina, Ribeirão Preto 2001; 34:133-142.
7. Carvalho WB. Ventilação pulmonar mecânica em pediatria. J Pediatr (Rio J) 1998; 74(Supl 1):S113-24.
8. Rotta AT, Steinhorn DM. Conventional mechanical ventilation in pediatrics. J Pediatr (Rio J) 2007; 83(suppl 2):S100-8.

9. Cesar RG, La Torre FP, Altamirano EHD, Souza N. Manual de ventilação pulmonar mecânica em pediatria. Barueri: Manole, 2012.
10. David CM. Ventilação mecânica – da fisiologia à prática clínica. Rio de Janeiro: Revinter, 2001. p.329-40.
11. Faustino EA. Mecânica pulmonar de pacientes em suporte ventilatório na unidade de terapia intensiva. Conceitos e monitorização. Revista Brasileira de Terapia Intensiva 2007; 19:161-9.
12. Padman R, Lawless AW, Fess S, Von Nessen S. Use of Bibap by nasal mask in the treatment of respiratory insufficiency in pediatric patients: preliminary investigation. Peatri Pulmonal 1994; 17:19.

Modalidades Básicas da Ventilação Pulmonar Mecânica

91

Juliana Gamo Storni
Nilza Aparecida Almeida Carvalho
Renata Cardoso Romagosa

INTRODUÇÃO

A ventilação mecânica tem sido frequentemente utilizada em unidades de terapia intensiva (UTI) pediátrica como estratégia principal para o manejo de pacientes com insuficiência respiratória aguda e crônica. Sabe-se que a escolha de uma estratégia correta de ventilação mecânica pode ter grande influência no curso da lesão pulmonar, acelerando a recuperação e minimizando a morbidade pulmonar e sua concomitante mortalidade.

A ventilação com pressão positiva nas vias aéreas tem como objetivos melhorar as trocas gasosas (ventilação alveolar e oxigenação arterial), aumentar os volumes pulmonares e diminuir o trabalho muscular respiratório. É indicada para reverter hipoxemia e acidose respiratória, melhorar o desconforto respiratório, prevenir ou reverter atelectasia, permitir sedação, diminuir consumo de oxigênio sistêmico e miocárdico, diminuir a pressão intracraniana e estabilizar a caixa torácica.

FASES DO CICLO VENTILATÓRIO

Para facilitar o entendimento e o funcionamento do ventilador mecânico, o ciclo ventilatório é dividido em quatro fases (Figura 1):

- fase inspiratória: na qual o ventilador insufla os pulmões através do vencimento das propriedades resistivas e elásticas do sistema respiratório, mantendo a válvula inspiratória aberta;
- ciclagem: é o final da fase inspiratória e o início da fase expiratória, na qual o ventilador fecha a válvula inspiratória;
- fase expiratória: de maneira passiva, o ar sai dos pulmões através da abertura da válvula expiratória;
- disparo: é a transição da fase expiratória para o início da próxima inspiração, através da abertura da válvula inspiratória.

O disparo pode ocorrer por tempo, pressão ou fluxo. Quando se dá por tempo, programa-se uma frequência respiratória e, com um tempo predeterminado, o ventilador inicia a fase inspiratória. Caso seja por pressão, o paciente faz um esforço gerando pressão negativa dentro do tórax e, por diferença pressórica, o ar se direciona para dentro dos pulmões. O disparo por fluxo ocorre em ventiladores cuja sensibilidade se faz por fluxo. Da mesma maneira que o paciente faz o esforço e gera pressão negativa dentro do tórax, o fluxo de ar se direciona para o local de menor pressão. Portanto, tanto no disparo por pressão ou por fluxo, é

FIGURA 1 Ciclo ventilatório – 1: fase inspiratória; 2: ciclagem; 3: fase expiratória; 4: disparo.

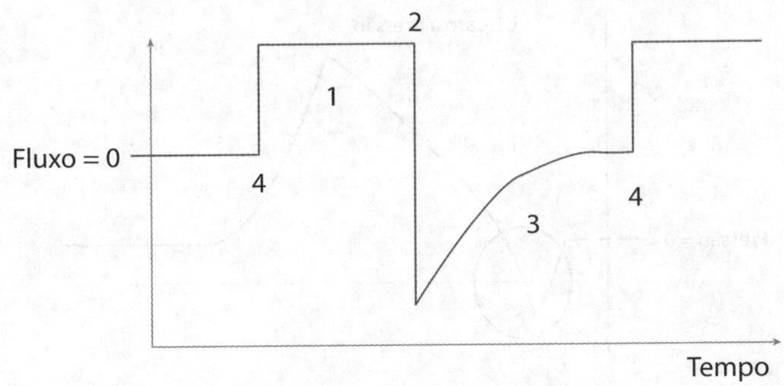

necessário ter uma interação paciente/ventilador, ou seja, o doente deflagra um esforço respiratório que, de acordo com a sensibilidade do aparelho (pressão ou fluxo), abrirá a válvula inspiratória (Figura 2).

A ciclagem pode ocorrer de quatro formas: por volume, pressão, tempo ou fluxo. Quando ocorre por volume, a válvula inspiratória se fecha ao atingir um volume predeterminado. Não se utiliza essa ciclagem rotineiramente em paciente pediátrico porque, ao controlar o volume, a pressão é livre e, com isso, o risco de barotrauma é maior, em virtude da menor complacência pulmonar e maior resistência das vias aéreas da criança. A ciclagem por pressão se dá quando o ventilador atinge um valor de pressão predeterminado. A ciclagem por tempo é a mais utilizada em ventilação mecânica pediátrica, pois se programa um tempo inspiratório e a ciclagem só ocorre após o término desse período. Já a ciclagem por fluxo acontece em ciclos espontâneos, nos quais o paciente faz o esforço e o ventilador abre a válvula expiratória quando atingir 25% do pico de fluxo.

TIPOS DE CICLOS

O ventilador mecânico apresenta três tipos de ciclos ventilatórios básicos: controlados, assistidos e espontâneos.

A ventilação controlada ocorre quando o paciente não faz esforço ventilatório algum, sendo o disparo e a ciclagem realizadas pelo aparelho. À medida que

FIGURA 2 Disparo por pressão: a área circulada demonstra o esforço do paciente para negativar a pressão das vias aéreas para abrir a válvula inspiratória.

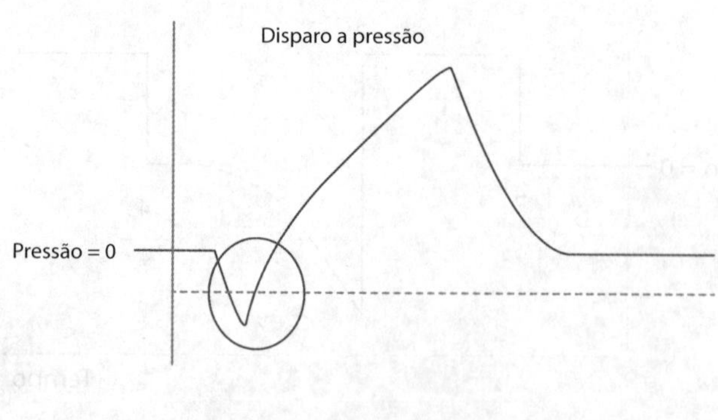

o paciente passa a contrair os músculos respiratórios, o ventilador permite que o paciente inicie a ventilação por meio de ciclos assistidos ou espontâneos. Nos ciclos assistidos, o paciente dispara, mas é o aparelho que finaliza o ciclo; nos espontâneos, início, controle e finalização do ciclo ficam a cargo do paciente.

MODALIDADES BÁSICAS UTILIZADAS EM PEDIATRIA

Ventilação mandatória intermitente

A ventilação mandatória intermitente (IMV), descrita originalmente em 1955 e ainda utilizada para suporte ventilatório de crianças com insuficiência respiratória, é a modalidade mais utilizada em pacientes com peso abaixo de 20 kg. Possui ciclos controlados e espontâneos, sendo os segundos permitidos entre as respirações controlados por meio de um fluxo contínuo que não necessita que a criança dispare o ventilador, diminuindo, assim, o trabalho respiratório do paciente.

Como desvantagem, essa modalidade não sincroniza as respirações espontâneas do paciente com as controladas do aparelho, podendo causar empilhamento dos ciclos ventilatórios e levar a aumento do pico de pressão e assincronia paciente-ventilador.

Nessa modalidade, os parâmetros programados são: pressão inspiratória (Pinsp), pressão expiratória positiva final (Peep), frequência respiratória (FR), tempo inspiratório (Tinsp), fração inspirada de oxigênio (FiO_2) e fluxo.

Ventilação mandatória intermitente sincronizada (SIMV)

Nessa modalidade, pode-se limitar o volume ou a pressão. No paciente pediátrico, utiliza-se com frequência a limitação da pressão por motivos já citados, e em razão das diferenças anatômicas e fisiológicas das vias aéreas desses pacientes. Essa modalidade possui ciclos controlados, assistidos e espontâneos com sincronia entre eles (Figura 3).

Não é utilizada como rotina em crianças com menos de 20 kg por causa da dificuldade do paciente muito pequeno em disparar o aparelho por meio da sensibilidade, visto que nessa modalidade não há fluxo contínuo para a diminuição do trabalho respiratório. No entanto, em crianças maiores, é uma boa alternativa em virtude da sincronia entre os ciclos controlados, assistidos e espontâneos, além de haver maior participação desses pacientes nos ciclos, prevenindo, assim, a atrofia da musculatura respiratória.

Nessa modalidade, os parâmetros programados são: Pinsp, Peep, FiO_2, Tinsp, sensibilidade (Sb).

Recentemente, foi incorporado à SIMV outro modo de ventilação, chamado pressão de suporte.

Ventilação com pressão de suporte (PSV)

A ventilação com pressão de suporte (PSV) é uma forma de ventilação assistida ciclada a fluxo, idealizada para manter a pressão positiva constante e predeterminada nas vias aéreas, durante a inspiração espontânea. Muito utilizado para desmame ventilatório, pois o paciente determina sua frequência respiratória e sua interação com o aparelho, determinando seu Tinsp e volume corrente (VC), que são variáveis de um ciclo para outro (Figura 4).

No entanto, essa modalidade necessita de esforço respiratório do paciente para o disparo; portanto, não é utilizada como rotina em crianças muito pequenas.

Por outro lado, é muito utilizada em associação à SIMV para auxiliar os ciclos espontâneos.

Os parâmetros programados nessa modalidade são: PS, Peep, FiO_2 e Sb.

FIGURA 3 Ventilação mandatória intermitente sincronizada (SIMV).

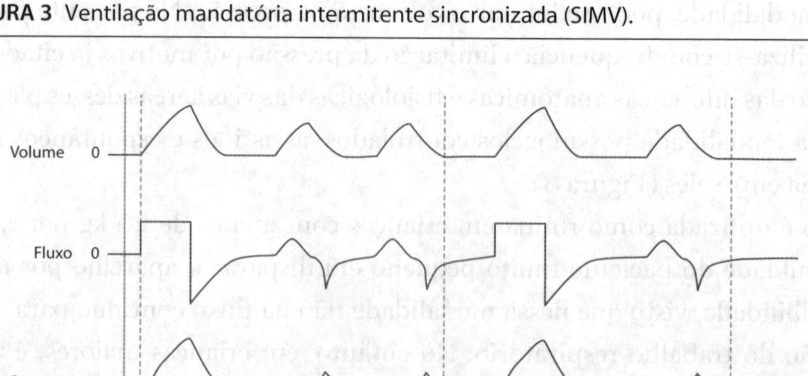

FIGURA 4 Ventilação com pressão de suporte (PSV).

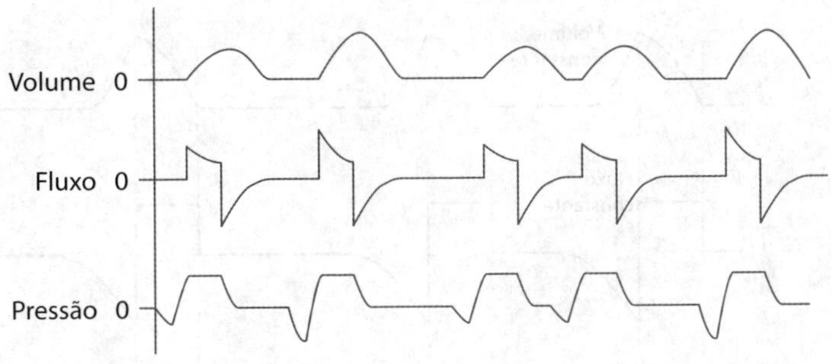

Ventilação com volume controlado (VCV)

O volume controlado é um modo caracterizado pela manutenção de um VC constante em todos os ciclos ventilatórios. O disparo pode ocorrer por tempo, de acordo com a frequência respiratória determinada ou por pressão/fluxo, relacionado com a sensibilidade do aparelho. A ciclagem normalmente é por volume, quando, ao atingir determinado VC preprogramado, se dá início à fase expiratória. No entanto, ela também pode ser por tempo, quando é realizada uma pausa inspiratória (o VC entra e o aparelho não cicla, mantendo um fluxo zero, quando se iguala a pressão alveolar com a traqueal e é possível mensurar a pressão de platô), com a função de calcular a mecânica ventilatória (Figuras 5 e 6).

Os parâmetros programados nesta modalidade são VC, fluxo, FR, Sb (assistida), pausa (mecânica), FiO_2 e Peep, sendo a pressão na via aérea variável. Por esse motivo, como discutido anteriormente, é pouco utilizada nos meios pediátricos.

Ventilação com pressão controlada (PCV)

A pressão controlada é um modo caracterizado pela manutenção da pressão constante nas vias aéreas, durante um tempo inspiratório preestabelecido. Tanto a pressão como o tempo são determinados pelo operador, enquanto o VC e o fluxo dependem da impedância do sistema respiratório, da pressão e do tempo selecionado, e do esforço do paciente. O disparo pode ocorrer por tempo, de acordo com a frequência respiratória determinada, ou por pressão/fluxo, relacionado com a sensibilidade do aparelho. A ciclagem é por tempo

FIGURA 5 Ventilação com volume controlado (VCV).

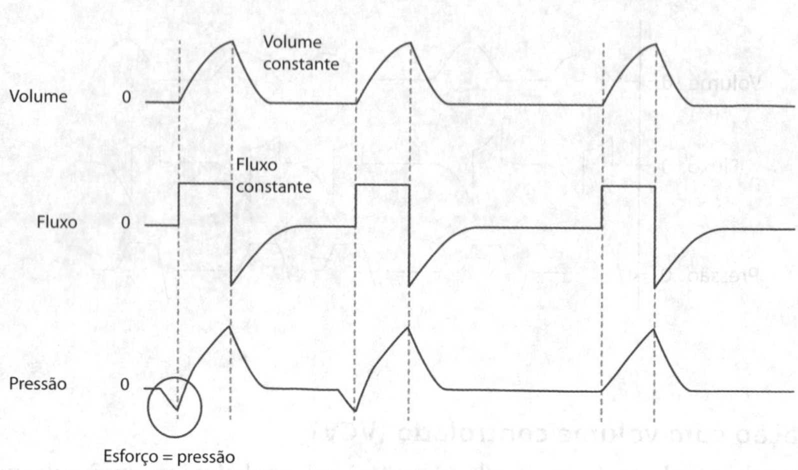

FIGURA 6 Pausa inspiratória: representação esquemática do formato de onda de pressão das vias aéreas ao longo do tempo durante a ventilação com volume controlado. A diferença entre o pico de pressão e a pressão de platô (seta dupla) é obtida após uma pausa inspiratória, comparando-se o pico de pressão e a pressão de platô medida.

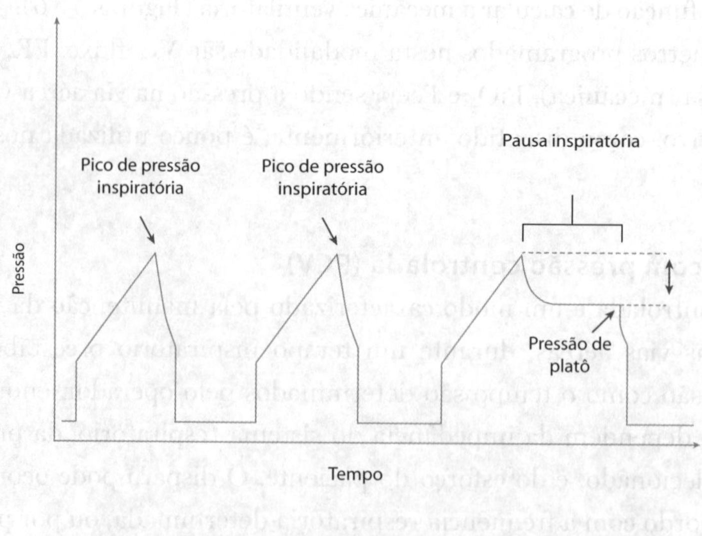

de acordo com o tempo inspiratório, que determina o tempo necessário para atingir determinada pressão prefixada e abrir a válvula expiratória (Figura 7).

Os parâmetros programados são Pinsp, Peep, FiO_2, Tinsp e Sb.

Tanto a VCV quanto a PCV não são utilizadas como rotina nos pacientes pediátricos em razão da falta de ciclos espontâneos. Com isso, a hiperventilação da criança é facilitada pelas altas pressões que eles necessitam para expandir os pulmões, que possuem baixa complacência e alta resistência das vias aéreas, e também pelas altas frequências respiratórias que eles possuem. Assim, opta-se por utilizá-la somente em crianças maiores, que possuem frequência respiratória entre 12 e 20 ipm para não ocorrer a hiperventilação.

Ventilação com pressão positiva contínua nas vias aéreas (CPAP)

É uma modalidade espontânea que permite que a criança respire sobre uma pressão de distensão contínua mantida nas vias aéreas. Atualmente, não é utilizada para ventilação mecânica invasiva (VMI), e sim para ventilação mecânica não invasiva (VMNI) (Figura 8).

Os parâmetros programados nessa modalidade são: Peep, FiO_2 e fluxo.

FIGURA 7 Ventilação com pressão controlada (PCV).

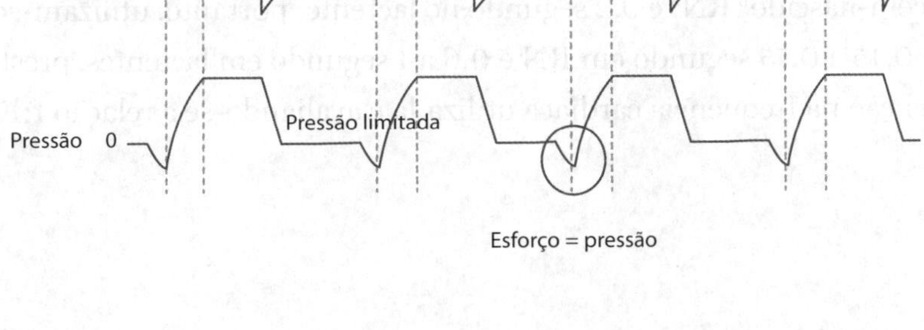

FIGURA 8 Ventilação com pressão positiva contínua nas vias aéreas (CPAP).

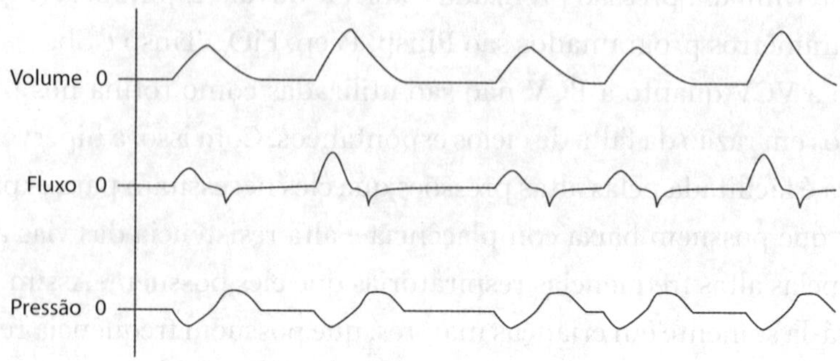

PARÂMETROS

- Pinsp: o menor valor para gerar um VC de 6 a 8 mL/kg ou de acordo com a expansibilidade torácica. Mínimo de 15 cmH_2O e máximo de 40 cmH_2O (porém, ocorrem casos em que não é possível utilizar essa faixa de segurança);
- Peep: inicia-se com 5 cmH_2O, para simular a capacidade residual funcional (CRF) perdida pelo processo de entubação, e aumenta-se conforme a necessidade de melhora das trocas gasosas avaliada pelo índice de oxigenação (PaO_2/FiO_2). Mínimo de 5 cmH_2O e o máximo necessário para melhorar as trocas gasosas sem causar repercussão hemodinâmica;
- FR: depende da idade do paciente e da patologia apresentada, porém, deve-se lembrar que, quando ocorre retenção de CO_2, a tendência é aumentar a FR para eliminá-lo; porém, se o Tinsp não for alterado, a relação inspiração:expiração (I:E) ficará curta e o paciente não exalará o CO_2 adequadamente;
- Tinsp: deve ser deixado de 3 a 5 constantes de tempo (CT), lembrando que 1 CT é o produto da resistência pela complacência e equivale a 0,15 segundo no recém-nascido (RN) e 0,2 segundo no lactente; portanto, utilizam-se valores de 0,45 a 0,75 segundo em RN e 0,6 a 1 segundo em lactentes, prestando-se atenção na frequência cardíaca utilizada e avaliando-se a relação I:E;

- FiO_2: inicia-se sempre com 100%, em razão do alto gasto energético e da baixa reserva de oxigênio que o paciente pediátrico possui; porém, diminui-se para o menor valor possível, a fim de manter a saturação de oxigênio adequada para a patologia em questão e evitar os efeitos da toxicidade pelo oxigênio;
- Sb: existem aparelhos com Sb por pressão (o disparo é feito por pressão) e aparelhos com Sb por fluxo (o disparo é realizado por fluxo). Por pressão, utiliza-se um valor não muito negativo a ponto de o paciente fazer o esforço e não conseguir disparar o aparelho, mas também não tão sensível a ponto de disparar o aparelho sem o paciente ter feito esforço (aproximadamente -2 cmH_2O). Por fluxo é o mesmo princípio da Sb por pressão: não se utiliza um valor muito alto para não ocorrer esforço perdido do paciente, nem muito baixo a ponto de disparar sem o esforço do paciente (aproximadamente 5 L/min);
- fluxo contínuo: valor de 3 a 4 vezes o volume-minuto (VM), que é o produto do VC pela frequência cardíaca; porém, crianças muito pequenas apresentam baixo VM e o fluxo calculado não atinge o mínimo para o aparelho funcionar. Portanto, utilizam-se 6 a 8 L/min em crianças menores e 10 a 14 L/min em crianças maiores.

BIBLIOGRAFIA

1. Carvalho CRR, Junior CT, Franca SA. Ventilação mecânica: princípios, análise gráfica e modalidades ventilatórias. III Consenso Brasileiro de Ventilação Mecânica. J Bras Pneumol 2007; 33(Supl2):S54-70.
2. Greenough A, Dimitriou G, Prendergast M, Milner AD. Synchronized mechanical ventilation for respiratory support in newborn infants. Cochrane Database Syst Rev 2008; (1):CD000456. doi: 10.1002/14651858.CD000456.pub3.
3. Moraes MA, Bonatto RC, Carpi MF, Ricchetti SMQ, Padovani CR, Fioretto JR. Comparação entre ventilação mandatória intermitente e ventilação mandatória intermitente sincronizada com pressão de suporte em crianças. J Pediatr (RJ) 2009; 85(1):15-20.

4. Ramanathan R. Synchronized intermittent mandatory ventilation and pressure support: To sync or not to sync? Pressure support or no pressure support? J Perinatol 2005; 25(Suppl2):S23-5.
5. Rotta AT, Steinhorn DM. Ventilação mecânica convencional em pediatria. J Pediatr (RJ) 2007; 83(Supl2):S100-8.

92 Modalidades Atuais de Ventilação Mecânica

Kelianne Mayumi Maeda

Aretusa Koutsohristos Jannuzzi Carneiro

Gabriela Godoy

Nilza Aparecida Almeida Carvalho

INTRODUÇÃO

A ventilação mecânica (VM) é o principal tratamento da insuficiência respiratória aguda e crônica, e a escolha da estratégia de ventilação pode influenciar o curso da lesão pulmonar e o prognóstico do paciente.

Dessa forma, o modo ventilatório deve ser selecionado a fim de diminuir o baro/volutrauma, bem como as lesões induzidas pela VM.

De maneira geral, os ventiladores utilizam modos como volume controlado (volume constante e pressão variável) ou pressão controlada (pressão constante e volume variável). No caso das novas modalidades, trabalham com duplo controle do ciclo ventilatório ou controle único, no qual o ventilador é capaz de manter constante somente uma variável, pressão ou volume, baseando-se em um mecanismo de *feedback* de volume corrente.

VENTILAÇÃO COM PRESSÃO REGULADA E VOLUME CONTROLADO (PRVC)

A PRVC é uma modalidade de ventilação ciclada a tempo e limitada à pressão em que o volume corrente é utilizado como *feedback* para um autoajuste de pressão a cada ciclo respiratório, de maneira que o volume corrente se mantém constante. Nessa modalidade, o ventilador opera em pressão controlada e o limite de pressão aumenta ou diminui em uma tentativa de manter o volume corrente preestabelecido pelo operador, tendo por base o duplo controle na pressão controlada.[1-3]

O primeiro ciclo respiratório ocorre no modo de volume controlado, para que o ventilador calcule a mecânica respiratória. Nos ciclos seguintes, a ventilação é distribuída conforme o limite de pressão (pressão de platô calculada na primeira ventilação) e ciclada a tempo. A cada ciclo, o ventilador ajusta o limite de pressão (3 cmH_2O para cima ou para baixo) em conformidade com o volume corrente, distribuído no ciclo prévio até alcançar o volume corrente indicado pelo operador (Figura 1). O limite de pressão máximo é 5 cmH_2O abaixo do limite de pressão indicado pelo operador.[1]

FIGURA 1 Curvas na modalidade de pressão controlada com volume regulado (PRVC).

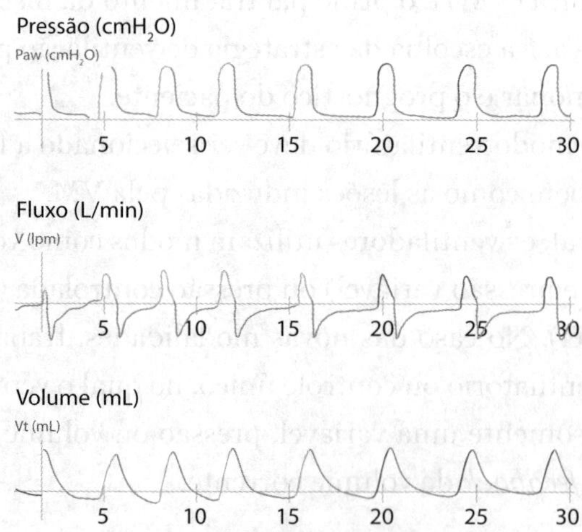

À medida que a complacência do paciente melhora, o volume predeterminado é administrado com uma pressão progressivamente menor, e o desmame ocorre automaticamente.[4-6]

As vantagens descritas na literatura são manutenção dos volumes-minuto e volume corrente constantes juntamente ao controle da pressão, além da redução automática do limite de pressão conforme a mecânica do sistema respiratório melhora ou o esforço do paciente aumenta. No entanto, deve ser dada atenção especial ao indicar o volume corrente, pois é gerado o pico de pressão proporcionalmente à complacência e resistência pulmonar. Outra situação que merece cuidado é que, conforme aumenta a demanda do paciente, a pressão reduz o suporte ao paciente. A redução da pressão implica diminuição de pressão média de vias aéreas, o que pode resultar em déficit na oxigenação.[1,2]

Estudos de D'Angio et al.[5] compararam o PRVC com a ventilação mandatória intermitente sincronizada (SIMV): em neonatos, não foi observada diferença no período de VM; porém, aproximadamente 33% dos neonatos ventilados em SIMV tiveram falha na extubação, um número maior do que em PRVC (20%).

Já em comparação à ventilação com volume controlado (VCV), estudos de Sachev et al.[7] demonstraram que não houve diferença na duração da VM, complicações e evolução dos pacientes, mas houve incremento na pressão arterial de oxigênio (PaO_2), relação PaO_2/FiO_2 (fração inspirada de oxigênio) e índice respiratório na PRVC. No entanto, Piotrowski et al., quando compararam PRVC, VCV e ventilação com pressão controlada (PCV), não observaram diferenças na PaO_2, frequência cardíaca e pressão arterial.[8]

Esse modo pode ser indicado em atelectasias, para reduzir o pico de pressão, na presença de broncoespasmo e em todos os pacientes nos quais a pressão expiratória positiva final (Peep) deve ser reduzida, a fim de evitar complicações hemodinâmicas.[3] Kocis et al. observaram diminuição de 19% no pico de pressão inspiratória em crianças no pós-operatório de cirurgia cardíaca, não havendo diferença na hemodinâmica.[9]

VENTILAÇÃO POR LIBERAÇÃO DE PRESSÃO NAS VIAS AÉREAS (APRV)

Esse é um novo modo de ventilação no qual se emprega fluxo contínuo, e a pressão positiva é aplicada nas vias aéreas (CPAP) periodicamente, sendo liberada para uma pressão menor ou até mesmo para a pressão atmosférica, permitindo a exalação passiva de ar para níveis de CPAP, promovendo a saída de CO_2 e melhorando a ventilação alveolar (Figura 2). Esse modo foi desenvolvido para aumentar ou reduzir a pressão média de vias aéreas proporcionalmente ao esforço do paciente, amplificando a proporção da pressão nas vias aéreas pelo suporte em volume e fluxo inspiratório.[1,2,10]

A ventilação proporcional assistida (PAV) determina a quantidade de suporte em relação ao esforço do paciente, assistindo a ventilação com proporcionalidade entre ventilador e paciente, constituindo uma modalidade espontânea.[1,2]

Dessa maneira, essa modalidade trabalha a partir de níveis de CPAP em que se ajustam os dois níveis de pressão: um nível em que o paciente irá permanecer a maior parte do tempo, e outro nível em que ocorrerá despressurização, permitindo melhor ventilação alveolar que no modo CPAP puro.[1,2]

O tempo de permanência em cada nível também é pré-ajustado, sua relação pode interferir no padrão respiratório do paciente e ele pode respirar de forma espontânea. Periodicamente, essa pressão diminui para um nível tam-

FIGURA 2 Curvas de pressão na ventilação por liberação de pressão nas vias aéreas (APRV).

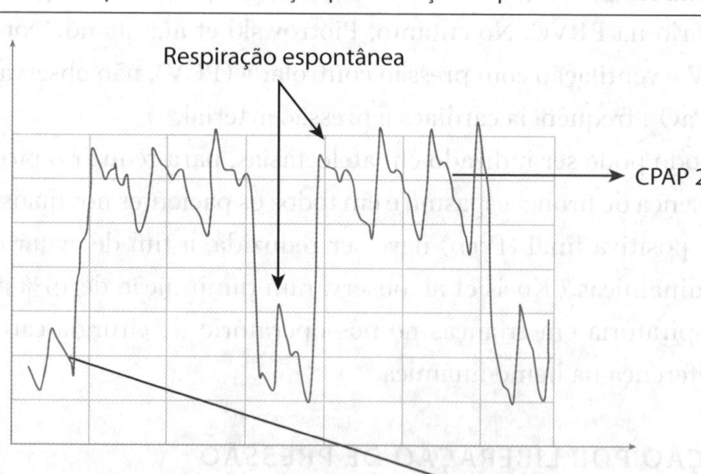

bém predeterminado, em função da abertura de uma válvula de exalação, ou seja, em intervalos predefinidos, ocorre queda transitória do limite superior para o inferior e, posteriormente, também após um tempo predeterminado, restabelece-se a pressão mais alta. A abertura da válvula expiratória é extremamente rápida, em torno de 10 mL/s, e o tempo de liberação deve ser de 1 a 2 segundos. Nesse sistema, não pode haver aumento na resistência das vias aéreas e no circuito do respirador, porque, como o tempo de liberação é curto, o paciente terá dificuldade para exalar; portanto, esse modo de ventilação é contraindicado para pacientes com aumento da resistência de vias aéreas.[1,2,10,11]

Para pacientes sem esforço respiratório espontâneo, a APRV trabalha de maneira semelhante ao modo de pressão controlada com relação tempo inspiratório/tempo expiratório (TI/TE) que pode ser ou não invertida, diferenciando-se apenas por permitir ciclos espontâneos nos dois níveis de pressão quando o paciente for capaz de dispará-los.[1]

Os benefícios dessa modalidade incluem a produção de efeitos benéficos de elevados níveis pressóricos (melhora da troca gasosa e redução do espaço morto) e até mesmo a facilitação da respiração espontânea, produzindo maior conforto, menor necessidade de sedação e prevenção de uso de bloqueadores neuromusculares. Em contrapartida, o volume corrente é dependente da mecânica respiratória, e a liberação da pressão pode ocasionar o desrecrutamento de unidades alveolares.[1,2]

Essa modalidade é indicada para pacientes com lesão pulmonar grave, pois a pressão elevada facilita a oxigenação, e a liberação de pressão resulta em melhora da ventilação alveolar. Estudos de 2010 sobre insuficiência respiratória aguda em crianças demonstraram diminuição da FiO_2, aumento do volume corrente e pressão média de vias aéreas sem alteração hemodinâmica.[10,12,13]

VENTILAÇÃO PROPORCIONAL ASSISTIDA (PAV)

A PAV é uma modalidade de assistência ventilatória conceituada por Yones, em 1992, na qual o ventilador gera fluxo e volume proporcionalmente ao esforço muscular inspiratório do paciente, resultando, desse modo, em uma sincronia ao final do ciclo inspiratório, com o final do esforço do paciente.[1,2,14]

Portanto, as variações do fluxo e do volume respondem ao esforço muscular inspiratório do paciente, reajustando a pressão nas vias aéreas pelo suporte dado pelo volume e/ou fluxo inspiratório (Figura 3); consequentemente, os valores do fluxo e volume serão variáveis de acordo com o esforço gerado.[1,2,14-16]

No início da inspiração, a movimentação do gás deve ser livre, em resposta ao esforço. O sistema funciona como um *feedback*, pois o fluxo de gás é medido pela produção de um sinal, resultando na modificação da pressão nas vias aéreas.[16,17]

Para resultar na pressão que será aplicada para o paciente, utiliza-se o conceito de que a pressão de vias aéreas (Paw) é a combinação do esforço muscular inspiratório gerado pelo paciente (Pmus) e das pressões resistivas (Pres) e pressões elásticas (Pel) do sistema respiratório, ou seja, não há com a PAV um fluxo, volume ou pressão-alvo, dependendo apenas da necessidade do paciente.[2,15]

A vantagem da PAV é proporcionar ao paciente autonomia sobre o padrão ventilatório, determinando sua frequência respiratória, volume corrente e taxa de fluxo.[15]

Estudos demonstraram que a PAV foi eficiente em reduzir o trabalho respiratório de pacientes mantidos em ventilação mecânica, permitindo a sincronia entre paciente e ventilador.[16]

FIGURA 3 Gráfico de volume *versus* fluxo na modalidade de ventilação proporcional assistida.

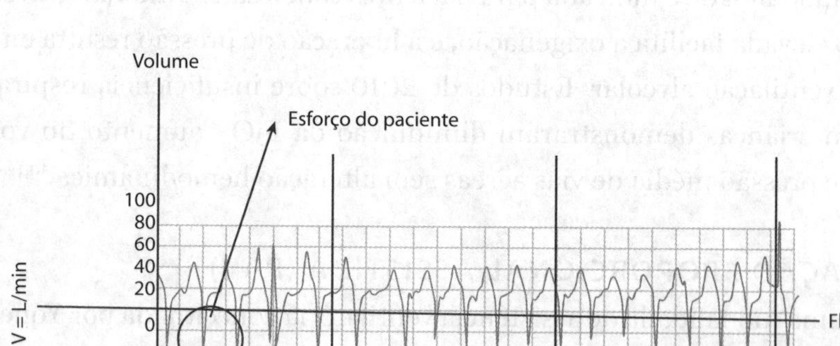

ASSISTÊNCIA VENTILATÓRIA AJUSTADA NEURALMENTE (NAVA)

A Nava utiliza ventilação pulmonar mecânica exclusiva com base no débito respiratório neurológico, ou seja, utiliza um sinal elétrico diafragmático (Edi) para captar e estimar o *drive* respiratório, para, dessa forma, controlar o suporte que será enviado ao paciente.[17,18]

O ciclo respiratório origina-se no centro respiratório, que é regulado por complexas interações neuronais, químicas e mecânicas. O sinal elétrico eferente enviado por meio do centro respiratório é conduzido através do nervo frênico até o diafragma, gerando um potencial de excitabilidade provocando a contração muscular.[17]

O sistema Nava requer a existência de um impulso respiratório adequado, sua transmissão eferente e a ativação elétrica do diafragma. Para o registro da Edi, são utilizados 10 eletrodos posicionados distalmente a uma sonda nasogástrica convencional, posicionando-os corretamente em ambos os lados do diafragma, utilizando-se um sinal eletrocardiográfico esofágico como referência.[18]

O registro da Edi será obtido por meio da porção crural do diafragma, transmitindo, dessa maneira, o sinal para o ventilador e utilizando-o para sincronizar os esforços do paciente à sua respiração. Como o trabalho do ventilador e do diafragma é controlado pelo mesmo sinal, o acoplamento entre ambos é sincronizado simultaneamente.[17,18]

Durante a Nava, o nível de pressão de assistência não é predeterminado, pois esta se ajustará automaticamente em proporção à ativação diafragmática.[17,18]

A pressão que será ofertada é resultante da multiplicação Edi por uma constante chamada nível Nava, que será ajustada pelo usuário, cuja unidade é cmH_2O/mcV.[17-19]

A pressão inspiratória alcançada é obtida pela seguinte equação:

$$\text{Pressão inspiratória máxima} = \text{nível Nava} \times (\text{Edi máxima} - \text{Edi mínima}) + \text{Peep}$$

A ciclagem no modo Nava ocorre quando 70% do valor máximo for atingido, ou 40% quando o valor for mínimo, ou seja, é possível encerrar a assistência simultaneamente ao encerramento da ativação diafragmática.[18]

A visualização da Edi possibilita também ampla monitoração respiratória, detectando-se assincronias paciente/ventilador, monitorando a resposta neural e indicando piora da condição do paciente, se houver aumento do sinal da Edi, ou melhora, quando houver diminuição de amplitude da Edi.[18]

Carvalho e Mekitarian Filho[19] descreveram comparações entre dois modos de ventilação pulmonar mecânica, demonstrando melhor sincronia paciente/ventilador no modo Nava; houve também diminuição das pressões de pico de vias aéreas, assim como as pressões médias de vias aéreas. Também observaram a diminuição da frequência respiratória.

CONSIDERAÇÕES FINAIS

O cuidado do paciente crítico tem avançado a cada ano; com o surgimento de novos ventiladores microprocessadores, houve a possibilidade de incremento em modos básicos. Dessa forma, novas modalidades ventilatórias surgiram. No entanto, ainda existe pouca evidência quanto à eficácia e à segurança de alguns desses novos métodos.

REFERÊNCIAS BIBLIOGRÁFICAS

1. Carvalho CRR, Toufen Junior C, Franca SA. Ventilação mecânica: princípios, análise gráfica e modalidades ventilatórias. III Consenso Brasileiro de Ventilação Mecânica. J Bras Pneumol 2007; 33(Supl2):S54-70.
2. Carvalho CRR. Ventilação mecânica. Vol. II – Avançado. São Paulo: Atheneu, 2000.
3. Marraro GA. Innovative practices of ventilatory support with pediatrics patients. Pediatr Crit Care Med 2003; 4(1).
4. Carvalho WB. Ventilação pulmonar mecânica em pediatria e neonatologia. 2.ed. São Paulo: Atheneu, 2005.
5. D'Angio CT, Chess PR, Kovacs SJ, Sinkin RA, Phelps DL, Kendig JW. Pressure-regulated volume control ventilation vs synchronized intermittent mandatory ventilation for very low-birth-weight infants: a randomized controlled trial. Arch Pediatr Adolesc Med 2005; 159:868-75.

6. Faria LS, Rossi FS. Ventilação pulmonar mecânica. In: Knobel E (ed.). Terapia intensiva: pediatria e neonatologia. São Paulo: Atheneu, 2005.
7. Sachev A, Cheigh K, Gupta P, Agarwai S. Comparison of two ventilation modes and their clinical implications in sick children. Indian J Crit Care Med 2005; 9(4).
8. Piotrowski A, Fendler W, Czech P, Sobala W. Intratracheal pressure during timed-cycled, pressure controlled ventilation and pressure-regulated volume controlled ventilation in infants. Anestesiology Intensy Terapy 2006; 38(3).
9. Kocis KC, Dekeon MK, Rosen HK, Bandy KP, Crowley DC, Bove EL et al. Pressure-regulated volume control vs volume control ventilation in infants after surgery for congenital heart disease. Pediatr Cardiol 2001; 22:233-7.
10. Carvalho WB, Kopelman BI, Gurgueira GL, Bonassa J. Liberação de pressão nas vias aéreas em pacientes pediátricos submetidos a cirurgia cardíaca. Rev Ass Med 2000; 46(2):166-73.
11. Lanza FC, Gazzotti MR, Tsopanoglou SP. Ventilação pulmonar mecânica. In: Sarmento GJV (ed.). Fisioterapia respiratória em pediatria e neonatologia. Barueri: Manole, 2007.
12. Dermikol D, Karabocuolu M, Citak A. Airway pressure release ventilation: an alternative ventilaton mode for pediatric acute hypoxemic respiratory failure. Indian J Pediatr 2010; 77:1322-5.
13. Kamath SS, Super DM, Mhanna M. Effects of airway pressure release ventilation on blood pressured urine output in children. Pediatric Pulmonology 2010; 45:48-54.
14. Schulze A, Gerhardt T, Musante G, Schaller P, Claure N, Everett R et al. Proportional assist ventilation in low birth weight infants with acute respiratory disease: a comparison to assist/control and conventional mechanical ventilation. J Pediatr 1999; 135:339-44.
15. Moderno EV. Efeito da ventilação assistida proporcional na capacidade ao exercício em pacientes com fibrose pulmonar idiopática. [Dissertação]. São Paulo: Faculdade de Medicina da Universidade de São Paulo, 2007.

16. Appendini L. Proportional assist ventilation: back to future? Respiration 2003; 70:345-6.
17. Maquet Getinge Group. Ventilação pulmonar servo-i com Nava promovendo o pleno potencial de sincronia. Critical Care. Disponível em: www.maquet.com/nava. Acessado em: 10 de maio de 2011.
18. Suarez-Sipmann F, Márquez MP, Arenas PG. Nuevos modos de ventilación: Nava Med Intensiva 2008; 32:398-403.
19. Carvalho WB, Mekitarian Filho E. Nava: utilização de um novo modo de ventilação pulmonar mecânica em pediatria. Rev Assoc Med Bras 2010; 56(3):257-77.

93 Ventilação Mecânica Não Invasiva

Juliana Gamo Storni
Nilza Aparecida Almeida Carvalho
Renata Cardoso Romagosa

INTRODUÇÃO

A ventilação mecânica não invasiva (VMNI) é uma técnica que possui a capacidade de aumentar a ventilação alveolar, por meio de um gradiente pressórico transpulmonar sem, no entanto, utilizar a cânula traqueal.

Os primeiros relatos do uso dessa técnica ocorreram na década de 1960, para tratamento de crianças com insuficiência respiratória restritiva, decorrente da infecção por poliomielite. Nessa época, a ventilação não invasiva utilizava pressões negativas aplicadas ao tórax dos pacientes por meio de vestimentas especiais.

Nas décadas de 1970 e 1980, foram descritas duas modalidades de ventilação não invasiva, ambas utilizando pressão positiva em vias aéreas. A pressão positiva contínua nas vias aéreas (CPAP), utilizada para melhorar a oxigenação em pacientes com insuficiência respiratória aguda com hipoxemia, e a ventilação com pressão positiva intermitente (IPPV), utilizada para aumentar a ventilação e descansar a musculatura respiratória dos pacientes com insuficiência respiratória crônica.

A VMNI é uma modalidade de ventilação mecânica com pressão positiva oferecida ao paciente por meio de máscara facial, nasal e *helmet*, como demonstrado nas Figuras 1 a 4. Pode ser oferecida por gerador de fluxo, de ventiladores utilizados para suporte respiratório invasivo ou aparelhos próprios, fabricados exclusivamente para o uso na ventilação não invasiva e capazes de compensar as perdas pressóricas comuns no sistema, por exemplo o Bipap (*biphasic positive airway pressure*). Este aparelho fornece dois níveis de pressão (*bi-level*): a Ipap (pressão de via aérea inspiratória positiva), com a qual o paciente, ao promover uma inspiração espontânea, receberá uma pressão inspiratória positiva do aparelho que determinará um aumento do volume corrente; e a Epap (pressão expiratória positiva), que tem por finalidade melhorar a ventilação em áreas colapsadas e, consequentemente, aumentar a capacidade residual funcional.

EXPERIÊNCIAS EM PEDIATRIA

Vários estudos têm citado a utilização da VMNI como uma opção de suporte respiratório capaz de evitar a entubação endotraqueal em pacientes adultos e pediátricos com insuficiência respiratória aguda causada por patologias diversas. Descreve-se que períodos de pelo menos 1 hora de uso da VMNI seriam suficientes para uma melhora clínica e laboratorial nesses pacientes.

Seu uso é descrito em patologias pulmonares restritivas (insuficiência respiratória hipercápnica) decorrentes de enfermidades neuromusculares e/ou ósseas, como a xifoescoliose. Nesses casos, há uma redução da distenção toracoabdominal associada a um aumento do trabalho respiratório, que pode se agravar quando ocorre sobrecarga desse trabalho, ocasionada por infecções ou atelectasias. Assim como nos adultos, o benefício dessa técnica é mais evidente no tratamento dessas descompensações agudas (atelectasias e/ou pneumonias), se comparado a outras causas de insuficiência respiratória.

A resposta dos pacientes pediátricos, que evoluem com insuficiência respiratória hipercápnica ao tratamento com VMNI, já é bem conhecida e estabelecida, e vários estudos sugerem que o seu uso seja precocemente considerado durante essas descompensações agudas.

FIGURA 1 Máscara nasal.

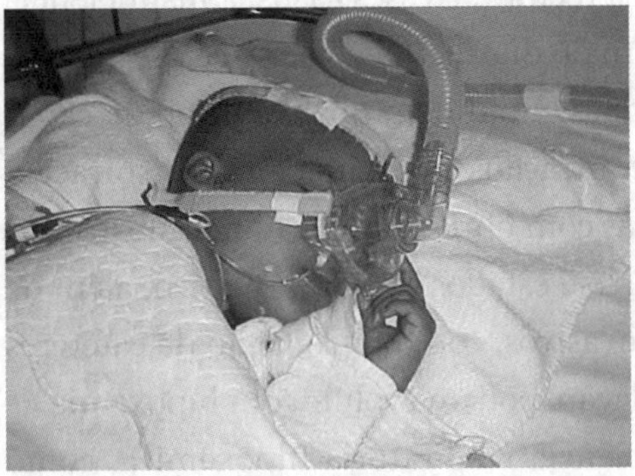

FIGURA 2 Máscara facial.

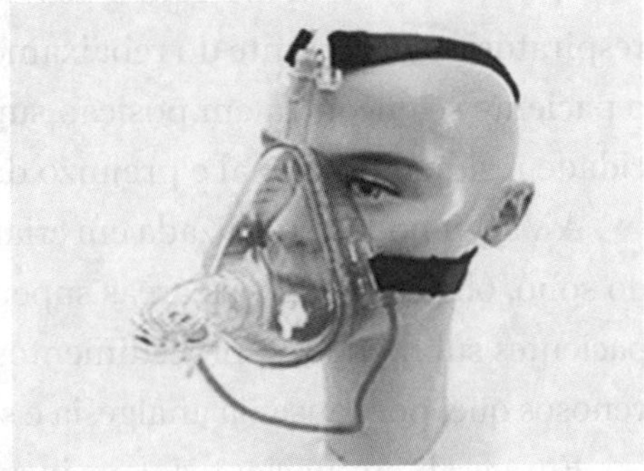

FIGURA 3 *Prong* nasal.

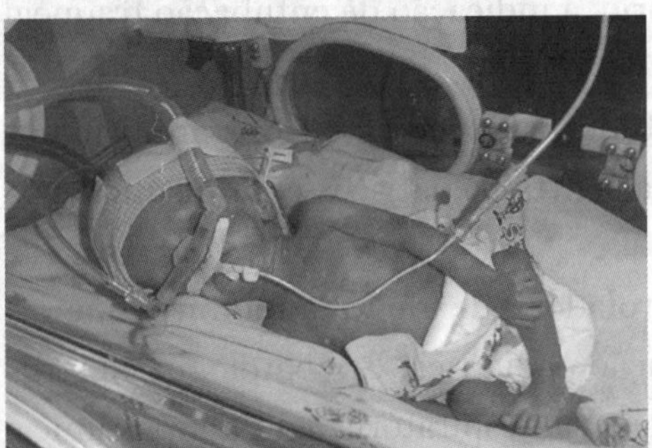

FIGURA 4 *Helmet*.

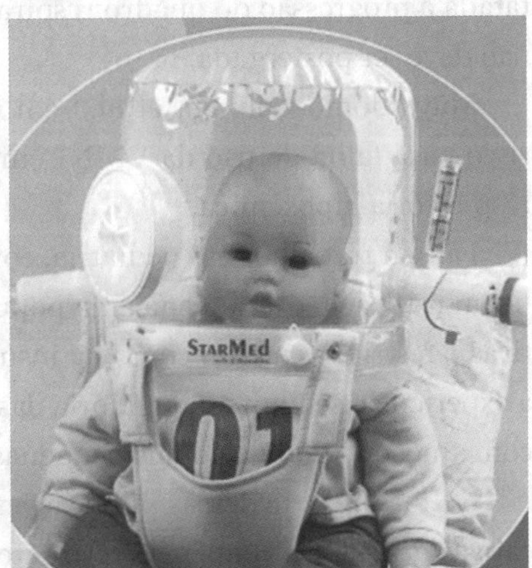

Insuficiências respiratórias restritivas, decorrentes de volumosas ascites, também podem se beneficiar com o uso dessa técnica. Nesses casos, a insuficiência respiratória é decorrente do rebaixamento do diafragma pelas vísceras, quando o paciente se encontra em posição supina. Há também uma redução da capacidade residual funcional e prejuízo da contração diafragmática na inspiração.

A VMNI pode ser utilizada em crianças com fibrose cística, apneia obstrutiva do sono, obstrução de vias áreas superiores e estados de mal asmático, além de pacientes submetidos a procedimentos invasivos, como introdução de cateteres venosos que, por causa da analgesia e sedação, podem evoluir com hipoxemia.

Em geral, em pacientes com insuficiência respiratória hipoxêmica, como síndrome do desconforto respiratório agudo (SDRA) e lesão pulmonar aguda (ALI), o sucesso do uso da VMNI ainda é incerto e deve ser utilizada criteriosamente. Esses pacientes devem ser constantemente avaliados e, uma vez constatada a progressão do quadro respiratório, a indicação de entubação traqueal não deve ser postergada.

Mayordomo-Colunga et al.,[1] em estudo prospectivo, encontraram maior risco para falha do uso da VMNI em pacientes pediátricos com insuficiência respiratória hipoxêmica.

Faltam trabalhos em pediatria, controlados e de modo randômico, que validem a eficácia dessa técnica na população pediátrica. Em patologias obstrutivas e restritivas, assim como na insuficiência respiratória aguda hipoxêmica, a experiência se limita, na maioria das vezes, a relatos de casos ou experiências com amostras populacionais pequenas e sem grupo controle.

Na maior parte dessas publicações, os autores descrevem reduções significativas da pCO_2 e frequência respiratória, com otimização dos valores de pH e diminuição da necessidade de fração inspirada de oxigênio (FiO_2) para manter saturações de oxigênio ($SatO_2$) adequadas. A frequência cardíaca e a dispneia também são variáveis analisadas e que apresentam melhora durante o uso da VMNI. Nesses estudos, a entubação endotraqueal pôde ser evitada em uma quantidade significativa de pacientes, em torno de 90%. Em geral, os estudos realizados em pediatria limitam-se a analisar a melhora clínica e laboratorial da insuficiência respiratória, não avaliando a influência da VMNI na mortalidade, no tempo de entubação endotraqueal ou no tempo de permanência no setor de terapia intensiva.

QUANDO INDICAR A VMNI?

A indicação do uso da VMNI deve ser baseada nos sinais e sintomas de progressivo esforço respiratório, maior necessidade de oxigênio e presença de alterações no pH arterial (pH < 7,3). Não deve ser demorada e é ideal quando indicada nos estágios iniciais da insuficiência respiratória, a fim de melhorar a ventilação alveolar e reduzir o esforço respiratório. Com isso, evita-se uma deterioração do padrão respiratório do paciente com progressão para fadiga respiratória e necessidade de entubação endotraqueal.

INSTALAÇÃO DA VMNI

A VMNI deve ser iniciada com aplicação de valores mínimos de pressões a fim de promover uma aceitação e cooperação do paciente ao uso da VMNI. Posteriormente, os valores referentes ao Epap/CPAP devem ser reajustados individualmente a fim de determinar uma melhora na oxigenação e saturação, enquanto os relacionados ao Ipap (nos serviços em que a utilização da técnica de Bipap é viável) devem ser determinados de acordo com a melhora do esforço respiratório e da pCO_2, obtida laboratorialmente.

Nos casos em que são necessários valores de FiO_2 maiores do que 21% para manter a $SatO_2$ adequada, medida pelo oxímetro de pulso, orienta-se o uso de umidificador conectado à válvula de saída do oxigênio e adaptado, por meio de tubo T, ao circuito do aparelho. A utilização de umidificador tem por finalidade prevenir o ressecamento da mucosa nasal e a sensação de desconforto pelo paciente.

As máscaras nasais siliconadas (ver Figura 1) são selecionadas de acordo com a idade e o tamanho da face do paciente. Nos casos em que os pontos de escape de ar são observados, a máscara deve ser retirada e reposicionada.

A utilização de máscaras nasais é preferível em pediatria, em virtude de relatos de sensações de sufocamento, quando utilizadas as máscaras faciais (ver Figura 2), que são, portanto, pouco toleradas na população pediátrica.

O *prong* nasal (ver Figura 3) é preferível para crianças < 1 ano de idade e apresenta vários tamanhos que devem ser escolhidos de acordo com o peso e o diâmetro da narina da criança (Tabela 1). Se for muito pequeno, pode provocar aumento da resistência, prejudicando a ventilação; se for muito grande, pode lesar as narinas com evolução para hemorragia e necrose. A vantagem do seu uso consiste no menor risco de volutrauma e pressão na pele; por outro lado, a redução da pressão pela abertura bucal e a dificuldade de fixação são desvantagens para o uso dessa técnica.

TABELA 1 RELAÇÃO DO TAMANHO DO *PRONG* NASAL COM O PESO DA CRIANÇA

Tamanho do *prong* nasal (n.)	Peso (g)
1	< 1.000
2	1.000 a 2.000
3	2.000 a 3.000
4	> 3.000
5	Crianças < 1 ano

O *helmet* (ver Figura 4), que também é uma opção para aplicação de VMNI, é bem tolerado por período prolongado e pode ser utilizado em vários decúbitos, além de previnir úlceras de pressão. É uma alternativa valiosa em relação à máscara nasal e/ou facial, quando a pressão positiva contínua é administrada em crianças na fase inicial da insuficiência respiratória aguda.

VANTAGENS E DESVANTAGENS DA VMNI

A VMNI tem como objetivo principal evitar a entubação endotraqueal e suas complicações, reduzindo, consequentemente, a mortalidade. A entubação endotraqueal está associada com um maior número de infecções nosocomiais e pneumonias, além de maior número de lesões locais das vias aéreas (laringe, faringe e traqueia), causadas pela cânula traqueal. A pneumonia nosocomial é uma complicação frequente e responsável pelo prognóstico de mortalidade nos pacientes submetidos à ventilação invasiva. A presença da cânula traqueal altera as defesas de barreira das vias aéreas, prejudica a depuração mucociliar e resulta em descamação das células epiteliais, determinando maior incidência de infecção bacteriana por promover maior aderência e colonização dessas bactérias em nível traqueal. Sinusites, ulceração ou edema de mucosa, hemorragia e estenoses também são complicações descritas, decorrentes da entubação orotraqueal.

A VMNI tem sua aplicabilidade tanto na insuficiência respiratória tipo I ou hipoxêmica (pneumonia, bronquiolite, asma) quanto na do tipo II (patologias nas quais há uma redução do *drive* respiratório, como as doenças neuromusculares). Na insuficiência respiratória aguda hipoxêmica, há redução da capacidade residual funcional e aumento do *shunt* pulmonar com consequente alteração na ventilação/perfusão. A pressão expiratória positiva fornecida pela técnica da VMNI atua nesses casos, promovendo uma reexpansão de unidades alveolares colapsadas (recrutamento), melhorando a ventilação e aumentando, posteriormente, a capacidade residual funcional. Atua, também, diminuindo o trabalho respiratório e a energia utilizada na inspiração, pois previne atelectasias. Permite, também, a extubação precoce evitando atelectasias e a evolução para complicações, como broncodisplasia e presença de estenose subglótica.

Na insuficiência respiratória tipo II, caracterizada por uma hipoventilação, há aumento na pCO_2, acompanhado ou não de hipoxemia. A Ipap, fornecida por meio da VMNI, contribui, nesses casos, reduzindo o esforço respiratório, pois promove uma ventilação alveolar adequada, além de oxigênio suplementar.

É descrito pior prognóstico entre os pacientes que desenvolvem insuficiência respiratória aguda decorrente de comprometimento pulmonar (pneumonia, SDRA, hemorragia pulmonar), se comparado àqueles cuja indicação de suporte respiratório está relacionada à insuficiência respiratória de origem obstrutiva (massa tumoral).

São poucas as complicações descritas decorrentes do uso da VMNI. Entre elas, a lesão e/ou necrose de pele/cartilagem nasal decorrente de compressão da máscara é a mais frequente, com incidência em torno de 10%. Outros incovenientes são:

- necessidade de uma equipe (médico, enfermeiro e fisioterapeuta) especializada no uso e controle dessa modalidade;

- cooperação do paciente, cuja falta pode ser causa de falha no uso da VMNI;
- epistaxes;
- distensão gástrica provocada pela entrada de ar no estômago, citada como complicação rara.

De acordo com Barach e Swenson, citado por Thill et al.,[2] o uso da VMNI pode melhorar a ação de broncodilatadores, pois permite que essa medicação alcance áreas pouco ventiladas. O paciente responde, portanto, com broncodilatação e redução do autoPeep (pressão positiva expiratória final).

Outro efeito benéfico da VMNI em pacientes adultos é a redução no tempo de internação hospitalar e na mortalidade; no entanto, tal benefício ainda é incerto quando analisado na população pediátrica. A duração média do uso da VMNI, que é menor se comparada à ventilação invasiva, é explicada pela indicação precoce aos primeiros sinais e sintomas de insuficiência respiratória e doses menores de sedação/analgesia. Reduções na incidência de atrofia muscular, eliminação do trabalho respiratório imposto pela cânula traqueal e menor incidência de complicações (principalmente as associadas a infecções) também são fatores responsáveis pelo efeito benéfico da modalidade não invasiva. Há, também, melhora do conforto do paciente e preservação dos mecanismos de defesa das vias aéreas, da linguagem e da deglutição.

A utilização de pequenas doses de analgesia/sedação permite menor interferência desses medicamentos na função hemodinâmica, além de previnir a progressão para fraqueza muscular. A VMNI permite também *clearance* adequado das secreções pulmonares por manter um reflexo de tosse eficiente.

As contraindicações relativas relacionadas ao uso da VMNI são:[3,4]

- cirurgia, trauma ou deformidade facial (impeditivos do uso da máscara);
- obstrução total de vias aéreas superiores;
- ausência de reflexo de proteção de vias aéreas;
- hipersecreção respiratória;
- alto risco de broncoaspiração;
- pneumotórax não drenado;
- encefalopatias severas com Glasgow < 10;
- hemorragia digestiva;

- arritmia cardíaca;
- instabilidade hemodinâmica (incluindo choque).

CAUSAS DE FALHA DA VENTILAÇÃO NÃO INVASIVA

Ao contrário do CPAP, a utilização do Bipap permite que o paciente receba, além de uma pressão expiratória positiva, uma pressão inspiratória positiva. No entanto, uma das críticas à utilização da técnica de Bipap em pediatria é a presença de um baixo fluxo inspiratório gerado por crianças muito pequenas (< 18 meses) e debilitadas, que seriam incapazes de deflagrar o aparelho, o que perderia sua aplicabilidade.

A utilização de aparelhos convencionais e não capazes de compensar perdas pressóricas no circuito também é responsável pela falha na aplicação da técnica não invasiva. É importante lembrar que essas perdas também podem ocorrer em aparelhos de uso específico para a realização da VMNI, quando as máscaras não estão bem adequadas à face do paciente.

O tipo de máscara utilizada também parece contribuir para o sucesso dessa modalidade de ventilação. A máscara adequada permite maior conforto e melhor aceitação do paciente ao uso da VMNI. Como já foi mencionado anteriormente, em pediatria, a utilização de máscaras nasais é mais aceita do que as faciais, embora haja relatos de que as máscaras faciais apresentem vantagens comparadas às nasais, visto que previnem o escape de ar pela boca e possível falha da técnica.

O momento da indicação da VMNI também parece contribuir para o sucesso da técnica e, embora não haja uma *guideline* em pediatria para o seu uso, autores sugerem que a adoção precoce da VMNI, em estágios iniciais da insuficiência respiratória, parece ter um efeito benéfico para os pacientes. É importante lembrar que as crianças têm maior risco de desenvolver insuficiência respiratória quando comparadas aos adultos, em razão das propriedades anatômicas e funcionais peculiares ao seu aparelho respiratório – o pequeno diâmetro das vias respiratórias é uma delas. Na presença de hiper-reatividade brônquica ou edema de mucosa, há aumento significativo da resistência das vias aéreas, determinando redução da oxigenação. Outra variação capaz de contribuir para um maior esforço respiratório e gasto energético é a instabilidade torácica, consequente de uma composição predominante de cartilagem no arcabouço costal da criança. Além disso, a capacidade residual funcional na criança é muito próxima da capacidade pulmonar total; essa peculiaridade, associada ao fato de que durante a fase REM (*rapid eye movement*) do sono ocorre uma hipotonia da musculatura respiratória, determina reduções ainda maiores na capacidade residual funcional das crianças. Os tipos de fibras musculares que participam da musculatura diafragmática das crianças também são pouco tolerantes a quadros de insuficiência respiratória. Elas são compostas, predominantemente, de fibras pouco resistentes à fadiga respiratória. Portanto, qualquer alteração no sistema respiratório da criança é capaz de determinar rapidamente uma hipoventilação alveolar com evolução para insuficiência respiratória. Há redução da complacência pulmonar, com aumento da frequência respiratória e do espaço morto. Observa-se um esforço respiratório capaz de promover um assincronismo abdominal-torácico, sem aumento do volume alveolar.

A etiologia responsável pela insuficiência respiratória também é descrita como uma variável capaz de influenciar os resultados, favoráveis ou não. Em pacientes cuja etiologia está relacionada com a evolução desfavorável de processos infecciosos pulmonares (pneumonias) ou edema agudo de pulmão, os resultados são otimistas. Ao contrário dos pacientes cujo comprometimento pulmonar está relacionado à SDRA, para os quais os resultados são desanimadores. Pacientes imunossuprimidos e transplantados também respondem melhor ao uso da VMNI. Nesses casos, evitam-se processos infecciosos nosocomiais em uma população que é particularmente mais suscetível a adquiri-los, principalmente se submetida a entubação endotraqueal. Quando o paciente é extubado, a necessidade de reentubação aumenta a mortalidade nesse tipo de paciente, sendo a VMNI um recurso eficaz nessa situação.

As variáveis relacionadas com o grau de insuficiência respiratória não contribuíram para auxiliar na identificação do paciente com risco de entubação endotraqueal. A única variável capaz de predizer falha no uso da VMNI foi a necessidade de elevadas quantidades de FiO_2, em torno de 80%, para manter $SatO_2$ razoáveis após 1 hora de uso dessa técnica. A não redução da frequência respiratória na primeira hora do uso da VMNI também pode ser considerada um indicador para falha do uso da VMNI.

Pacientes com escores de gravidade elevados também têm maior chance de evoluir para ventilação invasiva. O atraso na indicação da entubação endotraqueal resultante do uso inadequado da VMNI deve ser evitado por acarretar prejuízo ao paciente. Há descrição, em adultos, de uma maior mortalidade em decorrência do atraso na indicação do uso da ventilação invasiva, determinado por fatores como isquemia cardíaca, maior fadiga respiratória, risco de pneumonia aspirativa e complicações decorrentes da entubação endotraqueal de emergência.

Embora haja descrição de falha da VMNI em pacientes com sepse recebendo infusão de drogas vasoativas, o seu uso pode ser viável para uma população específica de crianças cujo comprometimento hemodinâmico e escore de gravidade não sejam tão severos.

FIGURA 5 Algoritmo de VMNI utilizado na pediatria da Irmandade da Santa Casa de Misericórdia de São Paulo (ISCMSP).

EOT: entubação orotraqueal

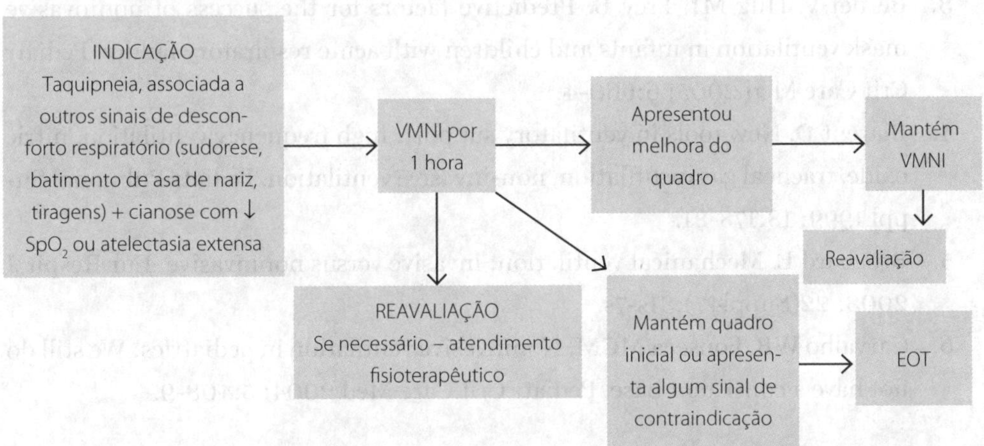

REFERÊNCIAS BIBLIOGRÁFICAS

1. Mayordomo-Colunga J, Medina A, Rey C, Díaz JJ, Concha A, Los Arcos M et al. Predictive factors of non invasive ventilation failure in critically ill children: a prospective epidemiological study. Intensive Care Med 2009; 35(3): 527-36.
2. Thill PJ, Mcguire JK, Baden HP, Green TP, Checchia PA. Noninvasive positive--pressure ventilation in children with lower airway obstruction. Pediatr Crit Care Med 2004; 5:337-41.
3. Da Silva DCB, Foronda FAK, Troster EJ. Ventilação não invasiva em pediatria. J Pediatr 2003; 79(Supl2):S161-8.

BIBLIOGRAFIA

1. Andrade DV, Silva CP, Oliveira LDS, Figueiredo PR, Moreira PSA, Vasconcellos JAC et al. O uso da ventilação mecânica não-invasiva na extubação precoce e como técnica de desmame: revisão de literatura. Rev Bras Terap Intensiva 2005; 17:135-41.
2. Azoulay E, Alberti C, Bornstain C, Leleu G, Moreau D, Recher C et al. Improved survival in cancer patients requiring mechanical ventilatory support: Impact of noninvasive mechanical ventilatory support. Crit Care Med 2001; 29:519-25.
3. Bernet V, Hug MI, Frey B. Predictive factors for the success of noninvasive mask ventilation in infants and children with acute respiratory failure. Pediatr Crit Care Med 2005; 6:660-4.
4. Biarent D. New tools in ventilatory support: high frequency ventilation, nitric oxide, tracheal gas insufflation, non-invasive ventilation. Pediatr Pulmonol Suppl 1999; 18:178-81.
5. Brochard L. Mechanical ventilation: invasive versus noninvasive. Eur Respir J 2003; 22(Suppl47):31s-7s.
6. Carvalho WB, Fonseca MCM. Noninvasive ventilation in pediatrics: We still do not have a consistent base. Pediatr Crit Care Med 2004; 5:408-9.

7. Carvalho WB, Johnston C. I Consenso Brasileiro de Ventilação Mecânica em Pediatria e Neonatologia. Ventilação não invasiva com pressão positiva – VMNIPP, 2009. Disponível em: http://www.sbp.com.br/pdfs/VENTILAcaO_NAo_INVASIVACOMPRESSAO_POSITIVA%96VMNIPP.pdf. Acessado em: 23 de julho de 2013.
8. Essouri S, Nicot F, Clément A, Garabedian EN, Roger G, Lofaso F et al. Noninvasive positive pressure ventilation in infants with upper airway obstruction: comparison of continuous and bilevel positive pressure. Intensive Care Med 2005; 31:574-80.
9. Esteban A, Frutos-Vivar F, Ferguson ND, Arabi Y, Apezteguía C, González M et al. Noninvasive positive-pressure ventilation for respiratory failure after extubation. N Engl J Med 2004; 350:2452-60.
10. Fauroux B, Nicot F, Essouri S, Hart N, Clément A, Polkey MI et al. Setting of noninvasive pressure support in young patients with cystic fibrosis. Eur Respir J 2004; 24:624-30.
11. Fiser RT, West NK, Bush AJ, Sillos EM, Schmidt JE, Tamburro RF. Outcome of severe sepsis in pediatric oncology patients. Pediatr Crit Care Med 2005; 6:531-6.
12. Heying R, Schneider DT, Korholz D, Stannigel H, Lemburg P, Gobel U. Efficacy and outcome of intensive care in pediatric oncologic patients. Crit Care Med 2001; 29:2276-80.
13. Hilbert G, Gruson D, Vargas F, Valentino R, Gbikpi-Benissan G, Dupon M et al. Noninvasive ventilation in immunosuppressed patients with pulmonary infiltrates, fever, and acute respiratory failure. N Engl J Med 2001; 344:481-7.
14. Keenan SP, Powers C, McCormack DG, Block G. Noninvasive positive-pressure ventilation for postextubation respiratory distress: a randomized controlled trial. JAMA 2002; 287:3238-44.
15. Noizet-Yverneau O, Leclerc F, Bednarek N, Santerne B, Akhavi A, Pomédio M et al. Noninvasive mechanical ventilation in paediatric intensive care units: which indications in 2010? Ann Fr Anesth Reanim 2010; 29(3):227-32.
16. Padman R, Lawless ST, Kettrick RG. Noninvasive ventilation via bilevel positive airway pressure support in pediatric practice. Crit Care Med 1998; 26:169-73.

17. Pancera CF, Massami H, Fregnani JH, Negri EM, Deheinzelin D, Camargo B. Noninvasive ventilation in immunocompromised pediatric patients: Eight years of experience in a pediatric oncology intensive care unit. J Pediatr Hematol Oncol 2008; 30:533-8.
18. Teague WG. Noninvasive ventilation in the pediatric intensive care unit for children with acute respiratory failure. Pediatr Pulmonol 2003; 35:418-26.
19. Pelosi P, Chidini G, Calderini E. What are the current indications for noninvasive ventilation in children? Curr Opin Anaesthesiol 2010; 23(3):368-74.
20. Piastra M, De Luca D, Pietrini D, Pulitanò S, D'Arrigo S, Mancino A et al. Noninvasive pressure-support ventilation in immunocompromised children with ARDS: a feasibility study. Intensive Care Med 2009; 35(8):1420-7.
21. Prado AF, Godoy RMA, Godoy MP, Lina MBC. Ventilación no invasiva como tratamiento de la insuficiencia respiratoria agudo en Pediatría. Rev Med Chile 2005; 133:525-33.
22. Teague WG. Non-invasive positive pressure ventilation: current status in paediatric patients. Paediatric Respir Rev 2005; 6:52-60.
23. Villanueva AM, Espuñes SP, Los Arcos Solas M, Galán CR, Torre AC, Cuervo SM et al. Aplicación de ventilación no invasiva en una unidad de cuidados intensivos pediátricos. Pediatria (Barcelona) 2005; 62:13-9.

94

Ventilação Mecânica em Pacientes com Patologias Pulmonares Obstrutivas

Rogério Pecchini
Juliana Gamo Storni
Renata Cardoso Romagosa

INTRODUÇÃO

As patologias obstrutivas pulmonares têm como característica o aumento da resistência de vias aéreas tanto na inspiração, quanto na expiração. Durante a dinâmica respiratória desses pacientes, há resistência ao fluxo aéreo na inspiração, mas, marcadamente, a resistência na expiração é maior em virtude do recolhimento elástico pulmonar. Quando esses pacientes apresentam exacerbação do seu quadro obstrutivo, há aumento da frequência respiratória e aumento da resistência das vias aéreas, tanto na inspiração quanto na expiração, uma vez que seu calibre se expande na inspiração e reduz na expiração por causa do recolhimento elástico do parênquima pulmonar.[1] Com essa situação, juntamente à frequência respiratória aumentada durante o período de crise do paciente, o tempo expiratório é insuficiente para gerar o esvaziamento pulmonar, tendo como consequência o aprisionamento aéreo que se traduz em autoPeep (pressão positiva expiratória final).[2]

Dentre as principais patologias que cursam com quadro obstrutivo na infância encontram-se a asma e a bronquiolite.

A asma é uma doença inflamatória crônica caracterizada por hiper-reatividade das vias aéreas e limitação variável ao fluxo aéreo, sendo reversível espontaneamente ou com tratamento. Há ainda excesso de produção de muco, edema e rolhas mucosas. Esse quadro culmina com resistência das vias aéreas aumentada, volume expiratório final diminuído e complacência pulmonar estática alterada. A literatura aponta essa patologia como a principal causa de internações em crianças norte-americanas, e a mortalidade relacionada à asma caiu de maneira significativa até a segunda metade da década de 1990, permanecendo estável desde então.[3]

Estudos mostram que o óbito geralmente decorre do barotrauma (por haver áreas pulmonares sadias que podem se hiperdistender), à hipotensão (muitas vezes em consequência do aprisionamento aéreo que culmina em aumento da pressão intratorácica reduzindo retorno venoso) e à acidose respiratória refratária.[4-7]

A bronquiolite é uma doença inflamatória de vias aéreas de pequenos calibres, que cursa com obstrução ao fluxo aéreo, causado por infecção de etiologia viral, sendo o agente mais frequente o vírus sincicial respiratório. A doença pode afetar pessoas de qualquer idade, mas o maior impacto ocorre em lactentes jovens, sobretudo aqueles que foram prematuros, que apresentam doença cardiopulmonar e/ou imunodeficiência. A transmissão viral ocorre principalmente por contato, havendo inoculação de gotículas contaminadas em vias aéreas superiores, e apresenta período predominante de 2 a 8 dias. Em relação à sua fisiopatologia, existe um edema de mucosa juntamente ao espasmo da via aérea, associado a quadro de hipersecreção, edema e formação de tampão mucoso. Assim, pode evoluir com graus de hiperinsuflação por obstrução parcial ao fluxo aéreo e áreas de atelectasia, quando essa obstrução se torna total.[5]

As duas doenças podem progredir para insuficiência respiratória, com tendência a hipoxemia e hipercapnia, apresentando tratamentos clínicos diferentes, mas necessitando de abordagem semelhante quando há necessidade de ventilação pulmonar mecânica (VPM).

INDICAÇÕES DE VENTILAÇÃO MECÂNICA (VM)

Crianças com patologias obstrutivas pulmonares podem necessitar de VPM por falta de resposta à terapia farmacológica.[2] Os dados de literatura demonstram que ocorre aumento significativo da mortalidade nos pacientes que necessitam de VM, mas esta não deve ser postergada, sob risco de evolução para parada cardiorrespiratória.[6]

São indicações de VPM, nesses pacientes:[8,9]

- esforço respiratório evidente e progressivo;
- falha à resposta terapêutica inicial;
- hipoxemia refratária à oferta de oxigênio;
- hipercapnia;
- alterações do nível de consciência;
- falência respiratória.

Ventilação pulmonar não invasiva

Nos pacientes com patologia pulmonar obstrutiva, há espaço para a instituição de ventilação pulmonar não invasiva (VPNI), na tentativa de evitar a entubação traqueal do paciente.

A VPNI pode ser realizada por meio da oferta de pressão positiva em via aérea constante (CPAP) ou pelo fornecimento de respirações mecanicamente assistidas (Bipap).[11]

Para sua melhor eficácia, há necessidade de manter o paciente acordado e cooperativo, o que nem sempre é possível em crianças de baixa faixa etária. As limitações da VPNI, além das expostas anteriormente, são: restrição da remoção de secreção das vias aéreas, não garantia de via aérea controlada e segura, limitação de ação de medicações que agem diretamente na via aérea, distensão gástrica propiciando a ocorrência de broncoaspiração, sensação inicial de falta de ar e claustrofobia. Dentre as contraindicações para o uso da VPNI estão o pneumotórax não tratado e a instabilidade hemodinâmica.[11,12]

Ventilação pulmonar mecânica

Nos pacientes com resposta insatisfatória à terapêutica inicial ou nos pacientes em VPNI que evoluem hipoxêmicos, com aumento do esforço respiratório, respiração irregular, alteração do estado mental ou falência cardiopulmonar, a VPM deve ser prontamente instituída. O paciente deve estar devidamente monitorado, com acesso vascular seguro e sedação otimizada.[10-13]

Os objetivos da VPM são: diminuir o trabalho respiratório permitindo relaxamento da musculatura exaurida, melhorar a oxigenação e otimizar (não necessariamente normalizar) as trocas gasosas até a reversão do processo obstrutivo.[10]

Como nessa situação as alterações frequentes na resistência da via aérea podem levar a grandes variações do volume corrente, é importante que ele seja monitorado.[1]

Modo de ventilação

A escolha do modo de VPM a ser utilizada depende da experiência de cada serviço e da resposta individual de cada paciente. É importante que a modalidade escolhida promova uma oxigenação adequada, uma troca gasosa otimizada, além de conforto e segurança ao paciente.[8]

Ao utilizar o modo de pressão controlada, em razão da alta resistência das vias aéreas, dos tampões de muco e das áreas atelectasiadas, não há garantia da manutenção de volume-minuto adequado. Ao utilizar o modo de volume controlado, contudo, pode-se obter, pelas mesmas razões, picos de pressão altos inicialmente.[14]

A recomendação é que se estabeleça um volume corrente de 4 a 6 mL/kg e não se ultrapasse a pressão de platô de 30 mmHg.[10]

A recomendação é que se estabeleça um volume corrente de 5 a 8 mL/kg. Quanto à pressão a ser utilizada, há recomendação de pico de pressão menor que 40 cmH_2O e pressão de platô de 30 a 35.[10]

Frequência respiratória

Por se tratar de patologia obstrutiva, com tempo expiratório prolongado e tendência a autoPeep, a frequência respiratória inicial deve ser baixa, sendo recomendado manter um tempo expiratório equivalente a pelo menos 3 constantes de tempo e tempos inspiratórios baixos, mantendo a relação inspiratória e expiratória de 1:3 até 1:5.[10-15]

Deve-se lembrar que não é objetivo da VPM normalizar níveis de pH e pCO_2, sendo tolerado em crianças níveis de pH > 7,2 e níveis de pCO_2 de até 70 mmHg, desde que não haja ocorrência de alterações bruscas nesses níveis. Os níveis propostos de pH e pCO_2 podem promover efeitos indesejados como depressão cardíaca, baixa resposta a catecolaminas e aumento da pressão intracraniana; portanto, deve ser evitado em pacientes com acidose metabólica concomitante.[10]

Pressão expiratória positiva final (Peep)

Inicialmente, utiliza-se Peep normal, mas em pacientes com atelectasia pode haver necessidade de promover aumento desse parâmetro, lembrando que valores muito altos podem propiciar o aprisionamento de ar e restrição circulatória. A recomendação inicial é a utilização de Peep de 5 cmH_2O, podendo ser utilizado de 50 a 80% do autoPeep. Lembrando que é possível aumentar o valor de Peep para deslocamento do ponto de igual pressão da via aérea com maior exalação do ar.[4,10,16]

Recomendações

Utilizar sedação adequada, havendo predileção por cetamina (efeito broncodilatador/mínimo efeito circulatório), associado a midazolam. Se necessário, utilizar bloqueador neuromuscular. O propofol também tem sido apontado

FIGURA 1 Parâmetros usados nas patologias destrutivas.

Doença obstrutiva ↑ R	VC = 4 a 6 mL/kg PIP < 30 a 35 cmH_2O Peep = 50 a 80% do autoPeep f = baixa (para manter TE adequado) TI = baixo TE = 3 CT RI:E= 1:3/1:5 FiO_2 mínima para SpO_2 > 90%

R: resistência; VC: volume corrente; PIP: pico de pressão inspiratória; f: frequência; TE: tempo de expiração; TI: tempo inspiratório; CT: constante de tempo; RI:E: relação inspiração:expiração; FiO_2: fração inspirada de oxigênio; SpO_2: saturação de oxigênio no sangue.

como medicação para sedação de pacientes asmáticos, mas as restrições à sua utilização em pediatria por períodos prolongados restringem seu uso.[10-14]

O Heliox tem se mostrado eficaz na redução da resistência aérea e melhora das trocas gasosas em pacientes asmáticos, mas ainda não é indicado rotineiramente, reservando-se seu uso para casos em que a terapêutica habitual não surtiu efeito.[10-15,17]

O óxido nítrico não está recomendado para esses pacientes.[10-15,17]

REFERÊNCIAS BIBLIOGRÁFICAS

1. Oddo M, Feihl F, Schaller MD, Perret C. Management of mechanical ventilation in acute severe asthma: practical aspects. Intensiv Care Med 2006; 32(4):501-10.
2. Howell JD. Acute severe asthma exacerbation in children. Disponível em: http://www.uptodate.com/contents/acute-severe-asthma-exacerbations-in--children-intensive-care-unit-management?source=related_link; acessado em 13 de dezembro de 2013.

3. Leatherman JW, McArthur C, Shapiro RS. Effect of prolongation of expiratory time on dynamic hyperinflation in mechanically ventilated patients with severe asthma. Crit Care Med 2004; 32:1542-5.
4. Santanilla JI, Daniel B, Yeow ME. Mechanical ventilation. Emerg Med Clin North Am 2008; 26(3):849-62.
5. Piedra PA, Stark AR. Bronchiolitis in infants and children. Jan 2010.
6. Pendergrafit TB, Stanford RH, Beasley R, Stempel DA, Roberts C, Mc Laughling T. Rates and characteristics of intensive care unit admission and intubations among asthma: related hospitalization. Ann Allergy Asthma Imunol 2004; 93:29-35.
7. Krishan V, Diette GB, Rand CS, Bilderback AL, Merriman B, Hansel NN et al. Mortality in patients hospitalized for asthma exacerbations in the United States. Am J Respir Crit Care Med 2006; 174(6):633-8.
8. Stather DR, Stewart TE. Clinical review: mechanical ventilation in severe asthma. Crit Care 2005; 9(6):581-7.
9. Rotta AT, Steinhorn DM. Conventional mechanical ventilation in pediatrics. J Pediatr 2007; 83(2):100-8.
10. Carvalho WB. I Consenso de Ventilação Mecânica em Pediatria e Neonatologia. RBTI 2009.
11. Thill PJ, Macguire JK, Baden HP, Green TP, Checchia PA. Noninvasive positive-pressure ventilation in children with low airway obstruction. Pediatr Crit Care Med 2004; 5(4): 337-42.
12. Koh Y. Indications for noninvasive positive-pressure ventilation. Int Anesthesiol Clin 2005; 43(4):109-11.
13. Carvalho WB, Hirschheimer MR, Proença Filho JO, Freddi NA, Troster EJ. Ventilação pulmonar mecânica em pediatria e neonatologia. 2.ed. Rio de Janeiro: Atheneu, 2005.
14. Werner HA. Status asthmaticus in children: a review. Chest 2001; 119(6):1913--29.
15. Sarnaik AP, Daphtary KM, Meert KL, Lieh-Lai MW, Heidemann SM. Pressure-controlled ventilation in children with severe status asthmaticus. Pediatric Crit Care Med 2004; 5(2):133-8.

16. Manfreda J, Sears MR, Becklake MR, Chan-yeung M, Dimich-Ward H, Siersted HC et al. Geographic and gender variability in the prevalence of bronchial responsiveness in Canada. Chest 2004; 125:1657-64.
17. Gentile MA. The role of inhaled nitric oxide and heliox in the management of acute respiratory failure. Respir Care Clin North Am 2006; 12:489-500.

95 Ventilação Pulmonar Mecânica na Asma Aguda Grave

Werther Brunow de Carvalho

INTRODUÇÃO

Os episódios agudos de asma são causas frequentes de atendimento no setor de emergência e nas unidades de cuidados intensivos (UCI), permanecendo uma das causas mais comuns de hospitalização da criança, apesar dos grandes avanços no entendimento da fisiopatologia e do manejo terapêutico. As crianças com asma "de difícil controle" são responsáveis por uma proporção substancial da morbidade e dos custos de saúde associados com a asma. As pesquisas continuam a focalizar a eficácia de modalidades novas de tratamento e mesmo terapêuticas utilizadas no passado (teofilina).

A definição exata de estado de mal asmático varia entre diversos autores. Uma definição bastante utilizada é a criança que apresenta chiado, que não responde às doses iniciais de broncodilatadores por via inalatória. O manejo da asma aguda grave inclui administração de broncodilatadores, corticosteroides e, em casos muito graves, a utilização de suporte ventilatório não invasivo ou invasivo.

Embora a tosse e o chiado sejam achados clínicos comuns na criança com asma, estes não são patognomônicos. O diagnóstico diferencial de asma inclui várias doenças (Tabela 1).

TABELA 1 DIAGNÓSTICO DIFERENCIAL NOS PACIENTES COM ASMA
Anel vascular
Bronquiolite aguda
Discinesia da laringe
Disfunção de pregas vocais
Displasia broncopulmonar
Fibrose cística
Fístula traqueoesofágica
Incoordenação da deglutição
Infecções virais e bacterianas
Insuficiência cardíaca
Massas mediastinais
Obstrução alta das vias aéreas
Síndrome de Loeffler
Refluxo gastroesofágico

Ao redor de 6 anos de idade, aproximadamente 50% das crianças já tiveram pelo menos um episódio de chiado, cujo diagnóstico diferencial está listado na Tabela 2.

TABELA 2 DIAGNÓSTICO DIFERENCIAL NA CRIANÇA COM CHIADO	
Sinais ou sintomas e possíveis diagnósticos	**Dados clínicos**
Chiado presente após o período neonatal	
Displasia broncopulmonar	História de prematuridade ou utilização de ventilação pulmonar mecânica
Comprometimento das defesas orgânicas	
Imunodeficiência	Infecção bacteriana recorrente e retardo do crescimento
Fibrose cística	Tosse persistente e desnutrição
Discinesia ciliar primária	Secreção nasal persistente e otite média
Início agudo em uma criança previamente bem	
Aspiração de corpo estranho	História de aspiração; diminuição unilateral do murmúrio vesicular
Tosse produtiva persistente	
Comprometimento das defesas orgânicas	
Fibrose cística	Retardo do crescimento, pólipo nasal, dedo em vidro de relógio, formato do tórax alterado
Imunodeficiência	Infecção bacteriana recorrente e retardo do crescimento
Bronquiectasia	Secreção purulenta
Chiado após infecção viral	
Chiado pós-quadro de bronquiolite	Pode persistir por vários meses Diagnóstico na ausência de outros sinais de alerta

O pediatra que atende a criança no setor de emergência deve estar familiarizado com esses diagnósticos, especialmente nas crianças que apresentam o seu primeiro episódio de chiado, também considerando esse diagnóstico para os pacientes que não respondem de acordo com o esperado à terapêutica padrão para asma.

AVALIAÇÃO DA GRAVIDADE

É baseada na observação clínica da criança utilizando-se frequência cardíaca, frequência respiratória, uso de musculatura acessória e habilidade de completar uma frase. Entretanto, uma medida objetiva de avaliação é necessária para padronizar o manejo da asma. Sabe-se que as medidas objetivas de espirometria são frequentemente impossíveis em crianças mais jovens. Várias ferramentas utilizando escala e escores têm sido empregadas na avaliação da asma aguda em crianças e na predição da necessidade de admissão hospitalar.[1-5] Recentemente, Hsu et al.[6] propuseram um escore com índices pulmonares como uma ferramenta de avaliação clínica para a asma aguda em pediatria (Tabela 3).

TABELA 3 ESCORE COM ÍNDICES PULMONARES (PIS)

Componentes do PIS				
Escore	**Frequência respiratória (mvm)**	**Sibilos**	**Relação ins:ex**	**Utilização de musculatura acessória**
0	< 30	Nenhum	5:2	0
1	31 a 45	Término da expiração com estetoscópio	5:3 a 5:4	+/- (aumento questionável)
2	46 a 60	Toda expiração com estetoscópio	1:1	+ + (aumento aparente)
3	> 60	Audível sem estetoscópio ou tórax silencioso	< 1:1	+ + + (aumento máximo)

mvm: movimento ventilatório por minuto; ins:ex: inspiração:expiração.

Um escore ≥ 6 indica alta sensibilidade e especificidade para asma moderada a grave, enquanto um índice pulmonar (PIS) ≥ 8 é preditivo de asma grave. Portanto, um escore < 6 correlaciona-se com asma leve, de 6 a 7 com asma moderada e ≥ 8 com asma grave.

Um escore bastante utilizado é o de Becker et al.,[1] modificado por DiGiulio (Tabela 4).

TABELA 4 AVALIAÇÃO DA GRAVIDADE DA ASMA AGUDA – ESCORE DE BECKER

Escore	Frequência respiratória (mvm)	Sibilos	Relação ins:ex	Utilização de musculatura acessória
0	> 30	Nenhum	1:1,5	Nenhuma
1	30 a 40	Término da expiração	1:2	Em um local
2	41 a 50	Toda expiração	1:3	Em dois locais
3	< 50	Na inspiração e em toda a expiração	> 1:3	Em três locais ou utilização da musculatura do pescoço

TRATAMENTO

Toda criança com asma aguda grave necessita de monitoração cardiorrespiratória. Um ambiente agradável e não estressante pode ajudar a melhorar a ansiedade da criança e a sua hipoxemia, desde que esta possa ocasionar a agitação. Permitir, sempre que possível, a presença dos pais. A utilização de sedativos é contraindicada na criança asmática que não esteja com entubação traqueal e suporte ventilatório.

OXIGENOTERAPIA

Fornecer oxigênio em uma fração inspirada de oxigênio (FiO_2) necessária para manter uma saturação de pulso de oxigênio (SpO_2) adequada (> 90%). O método de administração de oxigênio é variável, dependendo da condição clínica da criança e do nível de colaboração. Frequentemente, a utilização de cateter nasal com baixo fluxo de oxigênio (1 a 2 L/minuto) é suficiente para adequar a saturação de oxigênio. As crianças mais graves poderão se beneficiar da utilização da máscara Venturi, com a qual se obtém controle da quantidade de oxigênio inspirado. Nos pacientes que necessitam de FiO_2 > 50%, utilizar um sistema bolsa-máscara não reinalante. É preferível fornecer o oxigênio na forma umidificada e aquecida, porque na forma seca ele pode irritar o sistema respiratório. É necessário muito cuidado no fornecimento de oxigênio para crianças com doenças respiratórias crônicas subjacentes, pois pode haver diminuição da condução respiratória e piora da acidose respiratória.

HIDRATAÇÃO

Uma oferta e aceitação pequena de fluidos, o aumento da perda insensível e vômitos, podem ocasionar uma desidratação aguda na criança com asma. Objetiva-se que o paciente permaneça corretamente hidratado, evitando-se os extremos da hiper-hidratação ou desidratação. Uma opção é manter uma oferta hídrica inicial próxima de 80 a 100 mL/kcal/dia, procedendo a ajustes posteriores de acordo com a avaliação clínica. Se houver necessidade de aumentar a oferta hídrica, proceder à reposição volêmica com cristaloides em alíquotas pequenas (10 mL/kcal), reavaliando frequentemente o paciente. A hiper-hidratação pode ocasionar um edema pulmonar, podendo haver a necessidade da utilização de diuréticos (furosemida: 1 a 2 mg/kg/dose). O balanço hídrico deve ser monitorado cuidadosamente, pois pode ocorrer a síndrome de secreção inapropriada de hormônio antidiurético na asma grave. Deve-se ter uma atenção ao nível de potássio sérico que pode diminuir em decorrência do uso de agonistas do receptor beta-2.

ANTIBIOTICOTERAPIA

A postura prévia e atual é de se evitar a utilização de antibióticos; entretanto, evidências recentes sugerem que a terapêutica de pacientes com sinais de infecção bacteriana atípica, pode conferir uma vantagem adicional, comparativamente à terapêutica padrão isolada. A antibioticoterapia pode ser usada em crianças com evidência de infecção bacteriana que apresentem febre alta, secreção purulenta, leucocitose e aéreas de consolidação no raio X de tórax.

BETA-2-AGONISTAS

Corticosteroides

Os beta-2-agonistas permanecem como medicamentos de primeira linha na criança com asma grave, podendo ser fornecidos por via inalatória, intravenosa, subcutânea ou oral. A via de administração mais comum é por nebulização. Em razão da efetividade dos beta-2-agonistas por via inalatória, raramente se indica a utilização por via subcutânea (exceções: beta-2-agonistas não disponíveis ou impossibilidade de fornecimento; ausência de aeração pulmonar; crianças entubadas, sem um sistema de fornecimento adequado).

O albuterol e a terbutalina são as medicações preferidas por sua relativa beta-2 seletividade. Não existe uma recomendação, até este momento, para a utilização de levalbuterol (custo mais elevado) em crianças com asma grave.

Mesmo em condições adequadas, menos de 10% da medicação nebulizada poderá atingir os pulmões. Alterações no volume corrente, padrão respiratório e fluxo de gás nebulizado poderão diminuir a quantidade de beta-2-agonista fornecida. Para as crianças que necessitam de doses frequentes de beta-2-agonista por via inalatória, a utilização de nebulização contínua parece ser superior, determinando uma melhora mais rápida e também pode ter uma melhor relação custo-efeito. As doses por via inalatória são:

- uso repetitivo: 0,15 mg/kg/dose (máx. 5 mg/dose) a cada 20 minutos;
- uso contínuo: 0,5 mg/kg/hora (máx. 10 mg/hora).

A utilização intravenosa dos beta-2-agonistas deve ser considerada nas crianças que não respondem ao tratamento com nebulização contínua, bem como naquelas na qual a nebulização não pode ser aplicada (crianças com entubação traqueal e pacientes com um fluxo ruim de ar para os pulmões). Quando há utilização intravenosa, descontinuar a via inalatória, reintroduzindo-a na fase final da retirada do medicamento intravenoso. Pode-se utilizar o salbutamol ou a terbutalina nas seguintes doses: ataque: 10 mcg/kg em 10 minutos; manutenção: 0,5 até 8 mcg/kg/minuto.

Os efeitos colaterais mais frequentes são: hiperglicemia, hipocalemia (sistema metabólico), hipotensão diastólica, choque, taquicardia, aumento do intervalo QTc, arritmias (sistema cardiocirculatório), taquidispneia e cianose, piora da relação ventilação/perfusão (sistema respiratório), tremores, agitação (sistema nervoso central – SNC).

São incluídos dentro da primeira linha de tratamento no manejo da asma aguda. Têm a finalidade de combater a resposta inflamatória nas vias aéreas, diminuir a produção de muco e potencializar o efeito dos beta-2-agonistas. Para asma aguda, os corticosteroides mais utilizados são a prednisona e a prednisolona que, por terem meia-vida intermediária, induzem menos efeitos colaterais. A dose preconizada é de 1 a 2 mg/kg/dose até a melhora clínica, quando então pode ser alterada para a via inalatória, em geral após 48 horas de tratamento.

Quando não há boa resposta aos broncodilatadores, em crises graves ou em pacientes já em uso prévio de corticosteroides inalatórios em doses elevadas, deve ser iniciado precocemente o corticosteroide sistêmico.

Os efeitos colaterais induzidos pela utilização de corticosteroides sistêmicos por períodos curtos são pouco frequentes, podendo aparecer hiperglicemia, hipertensão, hipopotassemia, retenção hídrica, lesão aguda de mucosa digestiva, necrose avascular, síndrome de Cushing, supressão adrenal e psicose aguda. O uso prolongado pode ocasionar imunossupressão, supressão do eixo hipotálamo-hipófise-adrenal, osteoporose, miopatia e fraqueza muscular.

O uso de corticosteroide por via inalatória é eficiente no controle da asma aguda e na prevenção e controle da asma persistente.[8]

A asma pode ser controlada com doses baixa de corticosteroide por via inalatória, que é o tratamento de primeira linha para a grande maioria das crianças. Entretanto, aproximadamente 10% dos pacientes necessitam utilizar a dose máxima por via inalatória, e cerca de 1% precisam de tratamento regular com glicocorticosteroide por via oral (asma dependente de glicocorticosteroide). Um pequeno número de pacientes apresenta resistência à terapêutica com glicocorticosteroide, o qual é definido como ausência de melhora clínica após o tratamento com altas doses de glicocorticosteroide por via oral (prednisolona, 40 mg/dia, por 2 semanas: adultos) (Figura 1).

A resistência ao glicocorticosteroide foi descrita em seis pacientes que não tinham resposta clínica ou redução da eosinofilia após o tratamento com altas doses de glicocorticosteroide por via sistêmica.[8]

Anticolinérgicos

Os anticolinérgicos atualmente fazem parte do tratamento padrão da asma aguda em crianças. O brometo de ipratrópio é o único broncodilatador anticolinérgico antimuscarínico com uso amplo em crianças e destituído de efeitos colaterais importantes. Sua ação se deve à redução do tônus colinérgico intrín-

FIGURA 1 Diminuição da resposta ao glicocorticosteroide na asma. A eficácia clínica dos glicocorticosteroides no controle da asma define a gravidade da doença; pacientes com asma grave necessitam de doses maiores de glicocorticosteroides por via inalatória.

Fonte: adaptada de Barnes et al.[8]

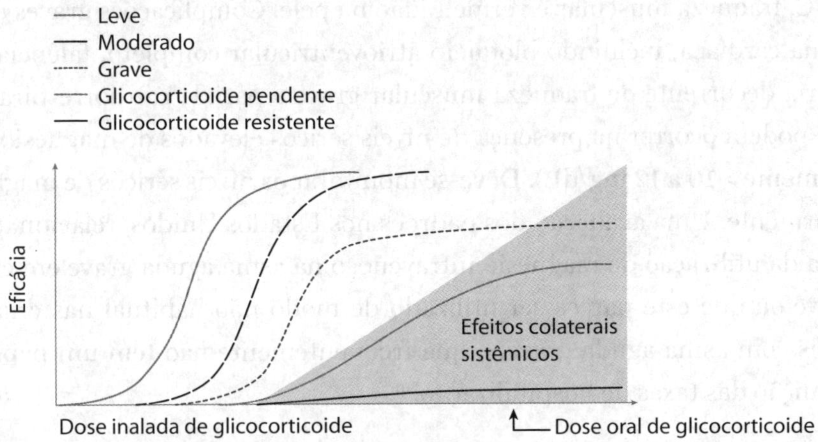

seco das vias aéreas centrais e periféricas, pela inibição da broncoconstrição mediada pelo sistema parassimpático.

Possui início de ação lento, com efeito máximo entre 30 minutos e 1 hora após a administração e meia-vida de 3 a 4 horas. Tem ação adicional aos beta-2-agonistas e a sua associação diminui o tempo de tratamento e o número de doses dos beta-2-agonistas. O brometo de ipratrópio é o tratamento de escolha para o broncoespasmo induzido por betabloqueadores. A dose inicial sugerida para crianças é de 0,25 mg em três doses, com intervalo de 20 minutos. A manutenção pode ser com doses a cada 2 a 4 horas, de acordo com a necessidade. Pode ser utilizado por aerossol ou inaladores a pressão dosimetrados (sistemas de MDIp). O ipratrópio tem poucos efeitos adversos, por causa da sua absorção sistêmica ruim. Os efeitos mais observados são: boca seca, taquicardia, zumbido e sabor amargo na boca.

Magnésio

O magnésio determina o relaxamento da musculatura lisa, secundariamente à inibição da entrada de cálcio na célula. Uma metanálise realizada por Cheuk et al.[9] demonstra algum benefício na utilização do magnésio intravenoso associado ao uso de beta-2-agonista por nebulização e corticosteroides. A dose usual é de 50 mg/kg/dose, infundida em 30 minutos, podendo ser repetida 1 ou 2 vezes após 4 a 6 horas. Os efeitos colaterais incluem: hipotensão, depressão do SNC, fraqueza muscular e vermelhidão na pele. Complicações graves como arritmia cardíaca, incluindo bloqueio atrioventricular completo, falência respiratória decorrente de fraqueza muscular grave e parada cardiorrespiratória súbita podem ocorrer na presença de níveis séricos elevados de magnésio (habitualmente > 10 a 12 mg/dL). Deve-se monitorar os níveis séricos de magnésio regularmente. Uma avaliação dos padrões nos Estados Unidos, relacionados à prática da utilização de magnésio intravenoso na asma aguda grave em crianças revelou que este parece ser utilizado de modo não habitual nas crianças estáveis com asma aguda grave, e que frequentemente não tem um papel na diminuição das taxas de hospitalização.[10]

Metilxantinas

A utilização de metilxantinas é infrequente nos episódios de asma aguda, pelo fato de serem menos efetivas do que os beta-2-agonistas e poderem determinar efeitos colaterais graves. Várias pesquisas, entretanto, sugerem que as metilxantinas podem determinar algum benefício nas crianças com estado de mal asmático.[11] A teofilina e a aminofilina são broncodilatadores de baixa potência e elevado risco de efeitos colaterais. A aminofilina é uma opção secundária, recomendada como medicamento alternativo ou adicional nos pacientes que não respondem aos beta-2-agonistas. Deve ser administrada em infusão contínua e a dose deve ser corrigida, em virtude do aumento progressivo do metabolismo da teofilina, de acordo com a idade (Tabela 5).

Entre os medicamentos utilizados para o controle da asma, as xantinas têm o maior potencial para toxicidade grave. Náuseas, diarreia, vômitos, cefaleia, irritabilidade e insônia são sintomas comuns e, com níveis séricos acima de 20 mcg/mL, aumenta o risco de convulsões, encefalopatia tóxica, hipertermia, lesão cerebral e óbito.

Na intoxicação aguda podem ocorrer hiperglicemia, hipocalemia, hipotensão e disritmias cardíacas, com maior risco para os lactentes. O aparecimento dos efeitos tóxicos é mais comum em crianças febris, infecções virais, sepse, insuficiência cardíaca congestiva, disfunção hepática ou em uso de alguns medicamentos como antimicrobianos macrolídios, ciprofloxacino e anticoncepcionais.

TABELA 5 DOSAGEM DE AMINOFILINA INTRAVENOSA* (80% DE TEOFILINA)

Dose de ataque	
Se a concentração sérica da teofilina for desconhecida	
Se não recebeu aminofilina ou teofilina previamente	6 mg/kg
Se recebeu aminofilina oral ou IV há menos de 6 horas	3 mg/kg
Se recebeu teofilina de liberação lenta há menos de 12 horas	3 mg/kg
Dose de manutenção	
Idade	Taxa de infusão
1 a 6 meses	0,5 mg/kg/h
6 meses a 1 ano	1 mg/kg/h
1 a 9 anos	1,5 mg/kg/h
10 a 16 anos	1,2 mg/kg/h

* Manter a concentração sérica de teofilina menor que 15 mg/mL.
IV: intravenosa.

Mistura hélio-oxigênio

Para crianças que não melhoram com a terapêutica convencional ou aquelas que estão submetidas a um suporte ventilatório mecânico com o emprego de altas pressões, o Heliox pode ser uma terapêutica adjunta razoável.[12] O efeito de diminuição da densidade do gás com a utilização do Heliox é significativo apenas quando se utiliza alta concentração de hélio (70 a 80%). Em termos específicos, o Heliox diminui o gradiente de pressão para fluxo turbulento e converte parte desse fluxo em fluxo laminar.

Observou-se aumento significativo no pico do fluxo expiratório e diminuição significativa no pulso paradoxal em pacientes com asma aguda grave após receberem a mistura de hélio e oxigênio por um período de 15 minutos. Esses dados indicam a redução da resistência inspiratória e expiratória das vias aéreas com a aplicação do gás, podendo diminuir a fadiga muscular e servir como veículo para uma terapêutica efetiva com agentes anti-inflamatórios e/ou broncodilatadores.

O Heliox também pode aumentar a deposição pulmonar periférica de medicações fornecidas por aerossol, melhorando desse modo a broncodilatação. Recentemente, Kim et al.[13] demonstraram que as crianças tratadas com albuterol contínuo fornecido com o Heliox evidenciaram melhora clínica, comparativamente às crianças tratadas com albuterol e oxigênio. Essa mistura de gases pode ser fornecida através de máscara facial em pacientes sem entubação traqueal, ou utilizando-se ventilação pulmonar mecânica (VPM), invasiva ou não invasiva, por meio de conexão no ramo inspiratório do circuito do aparelho de VPM. Quando utilizado em pacientes entubados, os aparelhos devem ser recalibrados e o fluxo ofertado pelo aparelho deve ser ajustado para se obter uma medida acurada do volume corrente e da FiO_2.

Cetamina

A cetamina é um anestésico dissociativo que melhora a complacência pulmonar e diminui a resistência de vias aéreas no broncoespasmo moderado a grave. O seu mecanismo de ação não é totalmente esclarecido, mas resulta de um aumento das catecolaminas circulantes, relaxamento da musculatura lisa e inibição da via eferente vagal. A dose de cetamina utilizada por via intravenosa em bolo é de 1 mg/kg, seguida por uma dose de manutenção de 0,75 mg/kg/hora. A cetamina tem sido utilizada em crianças com asma grave, submetidas à VPM em virtude dos seus efeitos anestésicos e broncodilatadores.

Fisioterapia torácica

Deve ser considerada nas crianças com atelectasia segmentar ou lobar, não se recomendando como parte do manejo de rotina em crianças gravemente enfermas, com estado de mal asmático.

Anestésicos inalatórios – halotano, isofluorano e enfluorano

A utilização de um agente anestésico potente por via inalatória pode ser efetiva para as crianças com estado de mal asmático que apresentam uma falha de resposta à terapêutica convencional, incluindo medicações agonistas beta-adrenérgicas (intravenoso e inalatório), anticolinérgicos, corticosteroides e magnésio, ou quando a terapêutica com esses agentes é limitada pelos efeitos adversos. Embora Wheeler et al.[14] sugiram o início da utilização dos agentes anestésicos quando a ventilação mecânica utiliza um pico de pressão inspiratória ≥ 40 cmH_2O (risco de barotrauma), é aceitável o início dessa terapêutica com níveis mais baixos (30 a 35 cmH_2O), caso não se observe resposta terapêutica.[15] Os agentes anestésicos inalatórios têm sido utilizados para o tratamento do estado de mal asmático refratário há mais de cinco décadas. Todos eles presumivelmente causam broncodilatação por relaxamento da musculatura lisa do brônquio.

Existem várias desvantagens teóricas da utilização desses agentes: depressão miocárdica, vasodilatação, depressão da função mucociliar, aumento do fluxo sanguíneo cerebral e da pressão intracraniana, atenuação da vasoconstrição pulmonar hipóxica, sensibilização do miocárdio a catecolaminas.

Uma avaliação dos efeitos hemodinâmicos e respiratórios do halotano na concentração de 1% no estado de mal asmático foi realizada por Saulnier et al.,[16] em doze pacientes adultos, encontrando-se uma redução rápida do broncoespasmo e uma melhora dos gases arteriais sem nenhum efeito hemodinâmico adverso.

Esses agentes anestésicos inalatórios, em diversos estudos, têm sido utilizados com sucesso; por curtos períodos, podem ser empregados na asma aguda grave, desde que haja viabilidade técnica (sistema de anestesia ou um aparelho de VPM, que permita análise contínua da concentração do vapor inspirado e expirado com um sistema de remoção). Em crianças, eles têm sido utilizados com sucesso nos casos mantidos em VPM e que não respondem à terapêutica convencional.

Como parece não haver diferença no efeito broncodilatador entre o halotano e o isofluorano, este último pode ser um agente seguro para utilização nas crianças com episódios de asma ameaçadores de vida. O isofluorano não tem efeitos inotrópicos negativos, mas pode causar hipotensão por causa da vasodilatação; entretanto, ele não é arritmogênico.

Os anestésicos inalatórios podem piorar o *shunt* intrapulmonar em decorrência da abolição da vasoconstrição pulmonar hipóxica. A utilização prolongada de alguns anestésicos inalatórios pode causar acúmulo de flúor e ocasionar nefrotoxicidade e diabete insípido nefrogênico. Entretanto, são necessárias pesquisas prospectivas para determinar o real papel desses agentes no tratamento do estado de mal asmático.

Óxido nítrico inalatório

O óxido nítrico (NO) é um potente vasodilatador pulmonar que também dilata os bronquíolos. O mecanismo exato pelo qual o NO melhora a ventilação é desconhecido, mas parece que o NO ajuda a regular o tônus da musculatura brônquica. Outra explicação possível é um efeito vascular direto. São necessários estudos para investigar se o NO inalado pode ser considerado uma opção salvadora de vidas para pacientes com asma aguda grave.

OUTRAS TERAPÊUTICAS EMERGENTES

Utilização de macrolídios

Alguns estudos demonstram que as infecções por *Chlamydia pneumoniae* e o *Mycoplasma pneumoniae* têm uma importância clínica relevante nas exacerbações agudas, bem como na gravidade e cronicidade da doença.[17]

Omalizumab

O omalizumab é o primeiro anticorpo monoclonal humano contra a imunoglobulina IgE aprovado pela Food and Drug Administration (FDA) para pacientes acima de 12 anos de idade, com asma alérgica persistente moderada e grave. A adição do omalizumab a outras medicações para o manejo da asma exibia melhora no controle da asma alérgica, na qual os sintomas não demonstravam melhora com uma terapêutica combinando altas doses das medicações de primeira linha.[18]

Utilização de anticitocinas

A utilização de corticosteroide tem demonstrado falha em reduzir o fator de necrose tumoral alfa (TNF-alfa) nas vias aéreas de pacientes com asma grave.[19] Sabe-se que o TNF-alfa é um mediador proeminente em pacientes obesos com asma.[20] Portanto, esses podem representar um fenótipo que poderá se beneficiar pela inibição do TNF-alfa (etanercept, golimumab); entretanto, essa indicação necessita de investigações adicionais.

Outros anticorpos monoclonais humanos têm sido avaliados nos pacientes com asma: daclizumab (dirigido contra a cadeia de interleucina-2R alfa); mepolizumab (dirigido contra a interleucina-5, que é uma potente citocina eosinofílica e fator de crescimento); pitrakinra (variante de interleucina-4 com alvo na inflamação por Th2 inibindo a interleucina-4 e interleucina-13 no complexo do receptor da interleucina-4R alfa). Essas terapêuticas anticitocinas necessitam de investigações adicionais.

Termoplastia brônquica

Esse tratamento é realizado utilizando-se broncoscopia com a aplicação de calor por meio de radiofrequência nas vias aéreas, objetivando diminuir a massa muscular lisa. Foi recentemente aprovado pela FDA como um tratamento alternativo aos pacientes com asma refratária grave.[17,21]

Ventilação mecânica

A grande maioria das crianças asmáticas atendidas no setor de emergência melhora nas primeiras horas utilizando-se uma inaloterapia adequada. Portanto, o suporte ventilatório é necessário em um pequeno percentual das crianças com crise asmática. Para racionalização da utilização do suporte ventilatório, o seguinte fluxograma pode ser utilizado (Figura 2).

Ventilação não invasiva com pressão positiva (VNIPP)

A utilização da ventilação não invasiva é uma opção terapêutica para o suporte ventilatório, com uso a curto prazo, na criança com falência ventilatória hipercápnica, mas ainda em condições de manutenção de vias aéreas permeáveis. O objetivo dessa modalidade de ventilação é oferecer algum tempo para a otimização dos agentes farmacológicos utilizados previamente e evitar a entubação traqueal.

O suporte ventilatório não invasivo tem como vantagens diminuir a necessidade de sedação, diminuir o risco de infecção nosocomial, diminuir o desconforto do paciente e evitar as complicações da entubação intratraqueal (trauma de vias aéreas superiores, sinusite, otite e pneumonia intra-hospitalar). Adicionalmente, os mecanismos de defesa das vias aéreas, como a deglutição e a fala,

FIGURA 2 Suporte ventilatório para tratamento da criança com asma aguda grave.

Fonte: Carvalho, 2010.[22]

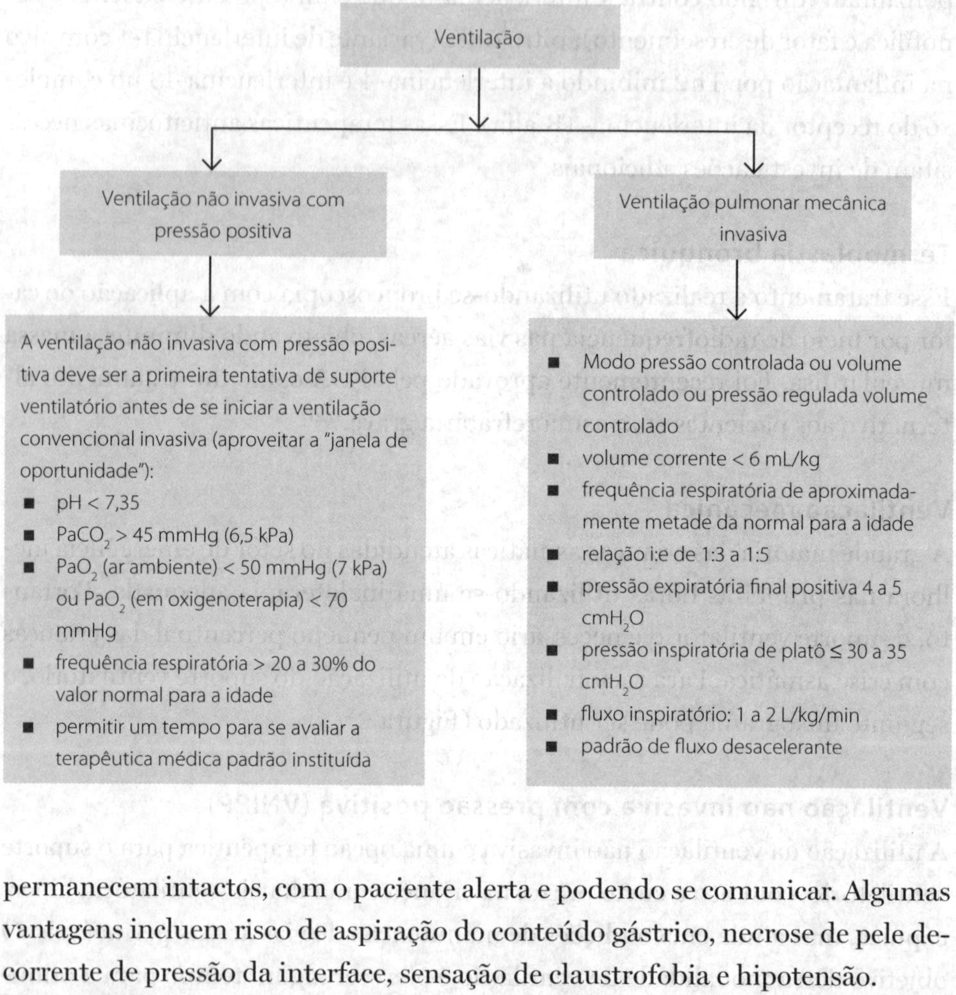

permanecem intactos, com o paciente alerta e podendo se comunicar. Algumas vantagens incluem risco de aspiração do conteúdo gástrico, necrose de pele decorrente de pressão da interface, sensação de claustrofobia e hipotensão.

A VNIPP é uma opção atrativa para o tratamento da asma refratária. Na asma aguda grave, a utilização de pressão positiva contínua em vias aéreas (CPAP), através de máscara facial, diminui o WOB (*work of breathing*), causa broncodilatação, diminui a resistência de vias aéreas, reexpande áreas pulmonares com atelectasia, promove a remoção de secreção, permite o repouso dos músculos inspiratórios e diminui os efeitos hemodinâmicos adversos de uma pressão pleural inspiratória muito negativa.

A VNIPP pode ser aplicada com um aparelho de VPM convencional, utilizando ventilação limitada à pressão ou ao volume, ou ainda utilizando-se aparelhos de ventilação não invasiva. O aparelho de Bipap Vision funciona com um gerador de fluxo variado que permite controle independente da pressão inspiratória (Ipap) e da pressão expiratória positiva (Epap) em vias aéreas. Os broncodilatadores por via nebulizada ou por aerossol podem ser fornecidos no circuito inspiratório desse aparelho.

Akingbola et al.[23] aplicaram Bipap em três crianças com asma aguda grave e observaram (12 a 17 horas após) que houve redução da frequência respiratória (FR) e do CO_2 exalado da amostra. Thill et al.,[24] em um estudo randomizado controlado, aplicaram Bipap em vinte crianças com asma grave e também observaram redução da FR. O mesmo foi observado no estudo retrospectivo de Carroll e Schramm[25], em cinco crianças com asma grave submetidas a Bipap. Beers et al.[26], no estudo retrospectivo com 73 crianças com asma aguda grave, submetidas a Bipap em associação com a administração de beta-2-agonistas, verificaram que houve redução da FR e aumento da SaO_2. Recentemente, Murase et al.[27] utilizaram a ventilação não invasiva em pacientes com asma ameaçadora da vida e verificaram que houve diminuição da necessidade de entubação intratraqueal após a introdução da VNIPP e que esta é um método aceitável e útil para a estabilização clínica dos pacientes.

VENTILAÇÃO PULMONAR MECÂNICA

Modo ventilatório

A estratégia ideal para VPM em crianças com asma grave não está estabelecida. A ventilação com os modos controlados por pressão (PCV) pode ser mais vantajosa por permitir uma ventilação mais uniforme. A ventilação com os modos controlados por volume (VCV) permanece como uma opção tradicional nessa situação. O modo de pressão regulada por volume controlado pode ser mais vantajoso do que o PCV, porque ele garante volume controlado por regulação da pressão de insuflação em face das mudanças na resistência pulmonar. Contudo, a pressão regulada por volume controlado é um modo relativamente novo e pouco utilizado. Na Irmandade da Santa Casa de Misericórdia de São Paulo (ISCMSP), utiliza-se a ventilação com PCV, por maior experiência na prática clínica em pediatria.

A desvantagem da VPM, com PCV, é que o volume corrente fornecido depende da resistência do sistema respiratório do paciente. Na asma, por causa das rápidas mudanças na resistência das vias aéreas, mantendo a mesma pressão de inflação, o volume corrente recebido pelo paciente aumenta quando a resistência diminuir e diminui quando a resistência aumentar. Isso gera a necessidade de frequentes mudanças no nível de pressão controlada para acomodar as mudanças na resistência.

Parâmetros ventilatórios na asma

O consenso entre os autores é a utilização do menor volume corrente possível, com picos de pressão controlados para evitar barotrauma e objetivando o conceito de hipercapnia permissiva.

As recomendações a seguir refletem a opinião dos diversos especialistas da ISCMSP:

- modo ventilatório com pressão controlada melhor do que modo volume controlado;
- modos com pressão de suporte, mais tolerados do que modos com pressão assistida;
- modo de pressão regulada por volume controlado, como um modo alternativo na ventilação do paciente asmático;
- monitorar: picos de pressão inspiratória, pressão de platô, volume corrente e autoPeep (pressão positiva expiratória final).

Volume corrente

Utilizar volume corrente baixo, 5 a 6 mL/kg. A utilização da hipoventilação controlada e hipercapnia permissiva vem possibilitando o uso de volume corrente mais baixo (5 a 6 mL/kg), tolerando-se níveis mais altos de dióxido de carbono (hipercapnia permissiva), minimizando a ocorrência de hiperinsuflação e o risco de barotrauma.

Pressão inspiratória

Limitar a pressão de pico em valores entre 30 e 40 cmH_2O. Recomendam-se valores de pressão de pico de 30 a 35 cmH_2O para pré-escolares, e 35 a 40 cmH_2O para escolares e adolescentes.

Pressão positiva expiratória final (Peep)

Utilizar Peep baixa rotineiramente, com valores abaixo do fisiológico (4 a 5 cmH_2O).

Por causa da grande resistência presente nas vias aéreas de pacientes asmáticos, existe uma dificuldade em exalar todo o volume corrente inspirado. Normalmente, os pacientes precisam de tempo expiratório maior que duas vezes o valor normal para permitir que o fluxo de ar cesse por completo, durante a expiração. É de comum acordo a realização de medidas para facilitar essa saída de ar dos pulmões, e uma delas é a utilização de Peep abaixo do fisiológico.

Sugere-se utilizar Peep (50 a 80% do valor da autoPeep) apenas nos pacientes em desmame, com respiração espontânea, em uso dos modos SIMV/PS para a melhora da sincronia do paciente com o respirador. Antes, deve-se mensurar a autoPeep e avaliar suas prováveis etiologias.

A melhora do aprisionamento de ar é mais controversa e, teoricamente, é proveniente da capacidade que um Peep maior teria para manter a via aérea terminal aberta por mais tempo durante a expiração, evitando, assim, a oclusão precoce e o aprisionamento de ar. A Peep extrínseca pode prevenir o colapso da via aérea, por mantê-la aberta. Nesse caso, a Peep extrínseca poderia ser mais útil na obstrução mais grave, incluindo pacientes que não respiram espontaneamente.

Frequência respiratória e tempo inspiratório

Manter os pacientes com frequências respiratórias baixas, valores de 12 a 16 incursões respiratórias para paciente entre 1 e 5 anos e valores de 10 a 12 para pacientes maiores de 5 anos. Quanto mais grave a obstrução, mais prolongado deve ser o tempo expiratório e menor a frequência respiratória. Quando se respeita a relação inspiração:expiração (i:e) recomendada de 1:3 a 1:4 e se mantém tempo inspiratório normal para a idade e até um pouco maior para ajudar a gerar o volume corrente ideal, certamente se faz necessário manter uma frequência baixa para permitir essa conjunção.

Hipercapnia permissiva

É uma estratégia ventilatória com redução do volume-minuto por ajuste do volume corrente, FR ou pressão no aparelho de VPM que permite a elevação do dióxido de carbono (CO_2) até duas vezes o valor normal ($PaCO_2 < 90$) para manter o pH acima de 7,2. Essa estratégia tem sido amplamente aceita e vem sendo recomendada em pacientes asmáticos com VPM, mantendo um pH acima de 7,1.

REFERÊNCIAS BIBLIOGRÁFICAS

1. Becker AB, Nelson NA, Simons FE. The pulmonary index: assessment of a clinical score for asthma. Am J Dis Child 1984; 138(6):574-6.
2. Carroll CL, Sekaran AK, Lerer TJ, Schramm CM. A modified pulmonary index score with predictive value for pediatric asthma exacerbations. Ann Allergy Asthma Immunol 2005; 94(3):355-9.
3. Smith SR, Baty JD, Hodge III D. Validation of the pulmonary score: an asthma severity score for children. Acad Emerg Med 2002; 9(2):99-104.
4. Parkin PC, Macarthur C, Saunders NR, Diamond SA, Winders PM. Development of a clinical asthma score for use in hospitalized children between 1 and 5 years of age. J Clin Epidemiol 1996; 49(8):821-5.
5. Gorelick MH, Stevens MW, Schultz TR, Scribano PV. Performance of a novel clinical score, the Pediatric Asthma Severity Score (PASS), in the evaluation of acute asthma. Acad Emerg Med 2004; 11(1):10-8.
6. Hsu P, Lam LT, Browne G. The pulmonary index score as a clinical assessment tool for acute childhood asthma. Ann Allergy Asthma Immunol 2010; 105(6):425-9.
7. Schwartz HJ, Lowell FC, Melby JC. Steroid resistance in bronchial asthma. A J Int Med 1968; 69:493-9.
8. Barnes PJ, Adcock IM. Glucocorticoid resistance in inflammatory diseases. Lancet 2009 30; 373(9678):1905-17.

9. Cheuk DK, Chau TC, Lee SL. A meta-analysis on intravenous magnesium sulphate for treating acute asthma. Arch Dis Child 2005; 90(1):74-7.
10. Schuh S, Macias C, Freedman SB, Plint AC, Zorc JJ, Bajaj L et al. North American practice patterns of intravenous magnesium therapy in severe acute asthma in children. Acad Emerg Med 2010; 17(11):1189-96.
11. Ream RS, Loftis LL, Albers GM, Becker BA, Lynch RE, Mink RB. Efficacy of IV theophylline in children with severe status asthmaticus. Chest 2001; 119(5):1480-8.
12. Colebourn CL, Barber V, Young JD. Use of helium-oxygen mixture in adult patients presenting with exacerbations of asthma and chronic obstructive pulmonary disease: a systematic review. Anaesthesia 2007; 62(1):34-42.
13. Kim IK, Phrampus E, Venkataraman S, Pitetti R, Saville A, Corcoran T et al. Helium/oxygen-driven albuterol nebulization in the treatment of children with moderate to severe asthma exacerbations: a randomized, controlled trial. Pediatrics 2005; 116:1127-33.
14. Wheeler DS, Clapp CR, Ponaman ML, Bsn HM, Poss WB. Isoflurane therapy for status asthmaticus in children: a case series and protocol. Pediatr Crit Care Med 2000; 1(1):55-9.
15. Tobias JD. Inhalational anesthesia: basic pharmacology, end organ effects, and applications in the treatment of status asthmaticus. J Intensive Care Med 2009; 24(6):361-71.
16. Saulnier FF, Durocher AV, Deturck RA, Lefèbvre MC, Wattel FE. Respiratory and hemodynamic effects of halothane in status asthmaticus. Intensive Care Med 1990; 16(2):104-7.
17. Firszt R, Kraft M. Phamarcotherapy of severe asthma. Curr Opin Pharmacol 2010; 10(3):266-71.
18. Holgate ST, Chuchalin AG, Hébert J, Lötvall J, Persson GB, Chung KF et al. Efficacy and safety of a recombinant anti-immunoglobulin E antibody (omalizumab) in severe allergic asthma. Clin Exp Allergy 2004; 34(4):632-8.
19. Cazzola M, Polosa R. Anti-TNF-alpha and Th1 cytokine-directed therapies for the treatment of asthma. Curr Opin Allergy Clin Immunol 2006; 6(1):43-50.
20. Beuther DA, Martin RJ. Efficacy of a heat exchanger mask in cold exercise-induced asthma. Chest 2006; 129(5):1188-93.

21. Cox G. Bronchial thermoplasty for severe asthma. Curr Opin Pulm Med 2011; 17(1):34-8.
22. Carvalho WB. Material pessoal do autor, 2010.
23. Akingbola OA, Simakajornboon N, Hadley Jr. EF, Hopkins RL. Noninvasive positive-pressure ventilation in pediatric status asthmaticus. Pediatr Crit Care Med 2002; 3(2):181-4.
24. Thill PJ, McGuire JK, Baden HP, Green TP, Checchia PA. Noninvasive positive-pressure ventilation in children with lower airway obstruction. Pediatr Crit Care Med 2004; 5(4):337-42.
25. Carroll CL, Schramm CM. Noninvasive positive pressure ventilation for the treatment of status asthmaticus in children. Ann Allergy Asthma Immunol 2006; 96:454-9.
26. Beers SL, Abramo TJ, Bracken A, Wiebe RA. Bilevel positive airway pressure in the treatment of status asthmaticus in pediatrics. Am J Emerg Med 2007; 25(1):6-9.
27. Murase K, Tomii K, Chin K, Tsuboi T, Sakurai A, Tachikawa R et al. The use of non-invasive ventilation for life-threatening asthma attacks: changes in the need for intubation. Respirology 2010; 15(4):714-20.

96 Ventilação Protetora em Pediatria

Christiane Finardi Pancera

INTRODUÇÃO

A ventilação protetora, que é uma estratégia aplicada em pacientes sob ventilação pulmonar mecânica invasiva (VPMI), tem por finalidade minimizar a incidência de lesão pulmonar induzida pelo uso da ventilação mecânica com pressão positiva (*ventilator-associated lung injury* – Vali). Taxas de mortalidades elevadas são descritas para pacientes que evoluíram para Vali, principalmente se associada à ALI (*acute lung injury*) e/ou síndrome do desconforto respiratório agudo (SDRA).[1]

A VPMI de crianças com doença pulmonar hipoxêmica e/ou hipercápnica ainda é considerada um desafio para o pediatra e, quando administrada de maneira incorreta, pode contribuir involuntariamente para uma lesão pulmonar maior.[2]

A estratégia ventilatória é variável dependendo da etiologia e comprometimento pulmonar.

Em geral, ventilar crianças sem patologia pulmonar submetidas a procedimentos invasivos, como cirurgias, ou ventilar crianças com doenças neuromusculares e/ou ósseas, como a xifoescoliose, é um procedimento tranquilo. Nesses casos, utilizam-se parâmetros baixos sem risco de evolução para Vali.[2] No entanto, em pacientes com insuficiência respiratória hipoxêmica (p.ex., pneumonias extensas associadas à SDRA), a VPMI pode constituir um fator de risco para o desenvolvimento da lesão pulmonar secundária a tratamentos em unidades de terapia intensiva (UTI) pediátrica e pode contribuir para um desfecho desfavorável para a criança. Nesses casos, as áreas pulmonares são heterogêneas e respondem de maneira diferente à estratégia de ventilação escolhida.[2] Volume corrente em torno de 10 mL/kg, pressão expiratória final positiva (Peep) entre 2 e 5 cmH_2O e quantidades de fração inspirada de oxigênio (FiO_2) até 1 indiscriminadamente, a fim de obter saturações ideais, são considerados, atualmente, valores capazes de induzirem à Vali.[1] Já os fatores capazes de induzirem à Vali são barotrauma, volutrauma, hiperóxia e evolução da lesão pulmonar primária.[1,2] Esses fatores promovem um dano celular endotelial e epitelial, além de alterações da permeabilidade capilar que culminam com edema pulmonar, extravasamento de líquidos e proteínas intra-alveolares, além de reduções na complacência pulmonar, aumento de atelectasias e piora do *shunt* pulmonar.[1,3]

O barotrauma ocorre em decorrência da exposição do parênquima pulmonar a pressões elevadas e persistentes. Essas pressões promovem elevada distensão alveolar ou hiperinsuflação, causando posteriormente lesão da barreira epitelial-endotelial, permitindo extravasamento de ar para o interstício pulmonar.[1,4,5] Nesses casos, pode ocorrer pneumotórax, enfisema subcutâneo, pneumomediastino, pneumopericárdio e/ou pneumoperitôneo. Também são descritos edema pulmonar secundário a esse aumento de permeabilidade pulmonar. A lesão pulmonar ativa as respostas imunológicas humoral e celular que estimulam a produção dos mediadores pró-inflamatórios, a agregação neutrofílica e o depósito de fibrina intra-alveolar que reduz, posteriormente, a complacência pulmonar.[1-3]

O volume corrente excessivo, que promove um grande diferencial de pressão transpulmonar entre o final de inspiração e o final da expiração, é responsável pelo volutrauma. O mecanismo relacionado ao desenvolvimento da Vali neste caso é decorrente da abertura e do fechamento cíclico inadequado do alvéolo, determinando lesão alveolar, atelectasia e redução da complacência. É importante lembrar que o volutrauma independe do pico de pressão utilizado.[1,2,4,5] Nesses casos, é indicada a utilização de Peep adequadas que evitam o colapso alveolar ao final da expiração.[1,4]

Além dos fatores mecânicos, também é descrita em literatura a liberação de mediadores pró-inflamatórios durante o processo de formação da Vali. Esse fenômeno é nomeado como biotrauma.[1-3,5] Há ativação da cascata inflamatória (síndrome da resposta inflamatória sistêmica) com liberação de citocinas interleucina-6 e fator de necrose tumoral.[1,3,5]

A exposição prolongada as frações elevadas de O_2 também é descrita como deletério para o parênquima pulmonar. A FiO_2 elevada determina alteração de permeabilidade, agregação neutrofílica e ativação das vias responsáveis pela apoptose celular, além de promover atelectasias.[1]

A estratégia ventilatória protetora tem por objetivo evitar ou atenuar os danos pulmonares induzidos pelo ventilador. Fazem parte da ventilação protetora a aplicação de volumes correntes reduzidos, recrutamento alveolar eficaz e Peep adequada a fim de evitar hiperinsuflação e colapso alveolar, devendo-se considerar também a utilização de hipóxia e hipercapnia permissiva.

A utilização da ventilação protetora foi inicialmente descrita em pacientes adultos com SDRA. Seu uso, bem tolerado entre os pacientes adultos, tem contribuído não só para uma redução no tempo em que o paciente permanece em VPMI, como também tem reduzido as taxas de mortalidade hospitalar.[3,4,6] Esses resultados estimularam seu uso para a faixa etária pediátrica. E, igualmente ao encontrado nos adultos, também há relatos de reduções no tempo em que a criança permanece em VPMI, além de reduções na taxa de mortalidade (em torno de 8,8 a 22%).[1,5]

Volumes correntes em torno de 6 a 8 mL/kg são orientados a fim de evitar o volutrauma, a pressão de platô deve ser limitada em valores ≤ 30 cmH_2O e a Peep ideal deve ser aquela que evite o atelectrauma.[1,4,5,7-9] Essas medidas também contribuíram para reduzir a incidência de broncodisplasia.

Os pacientes pediátricos com patologia pulmonar que evoluem para ALI/SDRA apresentam uma redução na produção de surfactante e consequentemente aumento significativo da superfície de tensão culminando em maior risco para atelectasias e maior necessidade de pico de pressão para insuflar o alvéolo na inspiração. A necessidade de maiores pressões acaba por promover uma hiperinsuflação de alvéolos ainda não comprometidos. Portanto, é necessário estabelecer uma Peep ideal que minimize os riscos de atelectrauma, reduza o *shunt* pulmonar e otimize a oxigenação. Peep inadequadas estão associadas com maior risco de mortalidade, principalmente em pacientes cuja relação PaO_2/FiO_2 é menor que 200.[1,4-6]

A Peep ideal deve estar acima do ponto de inflexão inferior na curva estática pressão-volume (P-V). Nos serviços em que, por motivos técnicos, não é possível a realização da curva P-V à beira do leito, uma alternativa para a escolha da Peep ideal seria a técnica da melhor complacência, deixando a Peep no menor valor que propicie uma saturação > 90%.[4] A orientação é elevar a Peep a cada 2 cmH_2O e optar pelo último valor de Peep antes da complacência estática começar a cair.[4]

Alguns autores, de maneira geral, têm utilizado uma Peep em torno de 8 a 12 cmH_2O, atingindo valores de até 15 a 20 cmH_2O nos pacientes com complacência pulmonar muito reduzida.[1] Entretanto, alguns trabalhos em literatura têm mostrado que a utilização de Peep elevadas em pacientes adultos com comprometimento pulmonar leve a moderado e PaO_2/FiO_2 > 200 (ALI), não apresentou diferença na mortalidade.[6,10] Nesses casos, os efeitos deletérios do uso da Peep elevada, como comprometimento circulatório ou hiperdistensão alveolar, são mais evidentes.[6]

A hipercapnia permissiva definida como pCO_2 elevada, que pode atingir valores duas vezes acima do normal, é aceitável desde que o pH sanguíneo não seja menor que 7,2 a 7,25.[4,7,8,11] Alguns autores citam, inclusive, vantagens relacionadas ao uso da hipercapnia, como redução na injúria do parênquima pulmonar e melhora na oxigenação tecidual por desvio da curva de dissociação de hemoglobina para a direita.[1] O uso da hipercapnia permissiva deve ser contraindicado em pacientes com aumento da pressão intracraniana. Nesses casos, a pCO_2 elevada pode determinar vasodilatação cerebral com aumento do fluxo sanguíneo cerebral e piora da hipertensão intracraniana. Seu uso também deve ser interrompido se a criança evoluir com instabilidade hemodinâmica. Nesses casos, a hipercapnia excessiva pode contribuir para uma piora na acidemia associada a um inotropismo negativo e redução na resistência vascular sistêmica.[1] Valores aceitáveis para hipoxemia permissiva incluem manter uma $pO_2 \geq 60$ mmHg e/ou uma saturação arterial de oxigênio ≥ 85 a 90%.[1,4,8,12] A oxigenação tecidual pode ser otimizada através de melhoras na oferta de oxigênio aos tecidos com adequado débito cardíaco associado a valores ideais de hemoglobina sérica. O nível sérico de lactato, obtido seriadamente, deve ser utilizado para avaliar a oxigenação tecidual.[1] A FiO_2 elevada deve ser evitada por acarretar risco de atelectasia de absorção e de toxicidade por oxigênio.[13]

Variações no modo de ventilação capazes de "minimizar" a pressão nas vias aéreas também são opções capazes de evitar o desenvolvimento da Vali. Um modo relativamente novo, disponível em alguns ventiladores, é a pressão regulada com volume controlado (PRVC). Essa modalidade combina as vantagens da pressão limitada com a garantia de que a criança receberá o volume corrente preestabelecido. No entanto, o pediatra deve dar preferência à modalidade que tiver maior familiaridade e segurança em seu serviço, visto que, até o momento, não se observou vantagem de um modo de ventilação sobre o outro (pressão ou volume), desde que utilizados em conjunto com a estratégia de ventilação protetora.[8,9,11]

Aumentos no tempo inspiratório seguidos de aumentos na relação inspiração e expiração (i:e) também são descritos como medida capaz de otimizar a oxigenação do paciente adulto e devem ser considerados em pacientes com hipoxemia severa, apesar das altas concentrações de FiO_2.[4] Nesses casos, seu benefício se deve ao período em que o alvéolo permanece aberto, otimizando a troca gasosa.[4] No entanto, algumas complicações relacionadas ao aumento do tempo inspiratório são descritas, como aumento da necessidade de analgesia/sedação, maior risco de barotrauma, instabilidade hemodinâmica e autoPeep.[4]

COADJUVANTES ASSOCIADOS À VENTILAÇÃO PROTETORA

Recrutamento alveolar

A técnica de recrutamento alveolar tem a finalidade de prevenir o fechamento e a abertura cíclica alveolar e o atelectrauma, fornecendo pressões expiratórias finais elevadas. Dessa maneira, apesar do edema, da inflamação e da infiltração pulmonar que ocorrem no paciente com SDRA, consegue-se manter uma capacidade residual funcional adequada.[14]

A pressão utilizada para manter o alvéolo aberto é menor se comparada com a pressão necessária para insuflá-lo. Portanto, o recrutamento alveolar consiste em uma manobra capaz de insuflar o alvéolo e mantê-lo insuflado, possibilitando reduções, tanto no volume corrente quanto nas pressões, além de otimizar a oxigenação por redução no *shunt* pulmonar.[4,14]

Não há consenso na literatura sobre qual seria a melhor técnica de recrutamento a ser aplicada no paciente hipoxêmico, tanto adulto quanto pediátrico.[1,4] No entanto, duas manobras de recrutamento são mais utilizadas na prática diária e são descritas por Fioretto et al.:[9]

- a manobra de insuflação sustentada;
- a manobra de elevação gradual da Peep com a pressão inspiratória mantida.

Durante o processo de recrutamento, o paciente deve estar adequadamente sedado e, se necessário, devem ser utilizados bloqueadores neuromusculares a fim de minimizar os riscos e otimizar o efeito da técnica. No entanto, independentemente da técnica, essa manobra é a que melhor recruta os alvéolos e promove aeração pulmonar.[1] Deve ser realizada toda vez que o paciente for desconectado da VPMI.[4]

Os riscos relacionados à técnica de recrutamento alveolar são baixos, mas devem ser monitorados. Os mais frequentes são pneumotórax, aumento da resistência vascular periférica, redução da pressão arterial média e do débito cardíaco,[1] além de queda na saturação arterial de oxigênio.[4]

Ventilação oscilatória de alta frequência (Voaf)

A ventilação protetora é efetiva para a maioria das crianças, mas há um percentual significativo que evolui com piora progressiva da insuficiência respiratória. Nesses casos, a utilização da Voaf passa a ser uma opção atraente de tratamento.[15] Essa modalidade não convencional de VPMI promove oxigenação pulmonar adequada com menos lesões à microestrutura pulmonar. Nesse modo de ventilação, os diferenciais de pressão durante a abertura e o fechamento alveolar são mínimos, resultando em menor risco de estresse alveolar e biotrauma.[1]

São utilizados volumes correntes baixos (1 a 3 mL/kg), menores do que o volume do espaço morto anatômico, associado a frequências respiratórias bem acima da fisiológica: 5 a 10 Hertz (300 a 600 ciclos/minuto).[9,15,16] Na Voaf, a pressão média das vias aéreas é obtida por meio da pressão de distensão contínua e assegura o recrutamento alveolar e a oxigenação. A vibração, que corresponde à imposição à pressão média das vias aéreas de uma curva de pressão oscilante, tem sua frequência e amplitude ajustáveis e é responsável pela ventilação alveolar e remoção do CO_2.[15] Tanto a inspiração quanto a expiração são ativas. E a pressão de amplitude é maior no circuito do ventilador e na porção proximal da traqueia, diminuindo progressivamente ao longo das vias aéreas, resultando em baixa pressão de amplitude nos alvéolos.

Seu uso deve ter indicação precoce, principalmente em pacientes pediátricos com SDRA. Os estudos demonstram melhora significativa da oxigenação e do recrutamento alveolar, além de redução no barotrauma e nos mediadores inflamatórios pulmonares.[5,9] No entanto, ainda não se observou influência sobre a taxa de mortalidade ou duração da ventilação mecânica.[1,9,15]

Posição prona

A mudança de decúbito da criança em VPMI para a posição prona é uma técnica simples capaz de reduzir passivamente o colapso alveolar e otimizar a oxigenação em regiões pulmonares dependentes (região posterior pulmonar).[17,18] Foi descrita inicialmente por Bryan, em 1974, em pacientes anestesiados. Essa técnica permite uma distribuição mais homogênea da pressão transpulmonar entre as regiões dependentes e não dependentes do pulmão, além de reduzir o peso do pulmão, da massa cardíaca e da pressão abdominal sobre a região dorsal. Também permite maior mobilidade da região dorsal durante as fases respiratórias. Em razão da gravidade, ocorre mobilização da secreção e fluidos, o que também contribui para o recrutamento das regiões dependentes.[1,18] É capaz de reduzir o *shunt* pulmonar e otimizar a ventilação e perfusão (V/Q) nas regiões dependentes.[1,18] Dessa maneira, é possível reduzir as concentrações de FiO_2 oferecidas sem comprometimento da saturação arterial.[18] No entanto, não há evidência científica de melhora na mortalidade ou no tempo em que o paciente permanece em VPMI, independentemente do tempo em que o paciente permanece em prona.[1,17-19] Alguns estudos prospectivos e de metanálise descrevem uma melhora da mortalidade em pacientes adultos com hipoxemia severa cuja relação PaO_2/FiO_2 é menor que 100.[9,18] Em pediatria, no entanto, descreve-se apenas menor incidência de pneumonia induzida pela ventilação[1].

Os pacientes adultos que mais se beneficiaram com a utilização da posição prona são:[18]

- pacientes com edema pulmonar difuso e regiões dependentes colapsadas;
- pacientes que desenvolveram SDRA secundário a causas extrapulmonares;
- pacientes com elevada pressão intra-abdominal;
- pacientes cuja complacência da caixa torácica é reduzida quando pronados.

O momento em que o paciente deve ser posicionado em prona não é bem definido na literatura. Há uma tendência de se iniciar a posição prona quando ocorre hipoxemia severa ($PaO_2 \leq 60$ mmHg com FiO_2 de 1 ou $PaO_2/FiO_2 < 100$).[9,18]

Pacientes com instabilidade da coluna não devem ser pronados, assim como os pacientes com risco de evoluir para parada cardiorrespiratória. Quando em posição prona, devem ter a cabeceira elevada entre 30 e 45°, com a finalidade de facilitar o esvaziamento gástrico e minimizar o edema facial e ocular.

As complicações relacionadas à posição prona podem variar, sendo as mais comuns o edema facial e/ou lesões cutâneas, extubação acidental, perda de acessos venosos e sondas, além de maior necessidade de sedação/analgesia. Também são descritas reduções transitórias na saturação arterial com aumento das necessidades de pressões logo após o paciente ser pronado, em decorrência da mobilização de secreções.[18] Podem ser necessárias reduções no volume da dieta enteral a ser infundida, pelo risco maior de vômito e aspiração nessa posição.[18]

Óxido nítrico inalatório

O óxido nítrico inalatório é indicado nos casos de hipoxemia não responsiva a medidas convencionais. A melhora da oxigenação observada nos pacientes em VPMI se deve aos seus efeitos macro e microsseletivos sobre a vasculatura pulmonar. Há vasodilatação direta das artérias pulmonares e dos vasos localizados em regiões pulmonares bem ventiladas.[9] Dessa maneira, há um redirecionamento do fluxo sanguíneo de áreas mal ventiladas para áreas bem ventiladas e com perfusão diminuída. Ocorre uma diminuição da resistência vascular pulmonar com posterior melhora da relação ventilação/perfusão e da oxigenação secundária à correção dessa hipertensão pulmonar. Outro efeito associado ao uso do óxido nítrico é sua ação benéfica sobre inflamação, edema e permeabilidade capilar. Destaca-se ainda que esse é inativado quando em contato com a hemoglobina, não causando efeito na vasculatura sistêmica.[8] Seu uso deve ser iniciado precocemente (< 24 horas), principalmente nos pacientes que evoluíram com SDRA. No entanto, apesar de seus benefícios e melhora na oxigenação, não há evidência de aumento na sobrevida.[9,13]

Surfactante exógeno

O surfactante é um complexo lipoproteico produzido pelos pneumócitos tipo II que tem sua ação ao reduzir a tensão superficial dos alvéolos e aumentar a complacência pulmonar.[4] Nos pacientes que desenvolvem lesão pulmonar induzida pela ventilação (LPIV), foi observada destruição desses penumócitos com redução na produção do surfactante.[4] Dessa maneira, o uso do surfactante exógeno em pacientes adultos ventilados tem sido motivo de estudo. No entanto, não foi observado nenhum benefício na mortalidade ou nos dias livres de VPMI; ao contrário, em relação ao que foi descrito para a faixa etária pediátrica, o efeito na morbimortalidade parece ser mais animador, com estudos de metanálise relatando reduções no tempo de VPMI e nas taxas de mortalidade.[3,4,9,13,20,21]

Insuflação traqueal de gás

A insuflação traqueal de gás (TGI) é um método auxiliar utilizado na remoção do CO_2. Consiste na insuflação contínua ou fásica de gás fresco nas vias aéreas centrais, com o objetivo de aumentar a eficiência da ventilação alveolar e/ou minimizar a necessidade de pressões ventilatórias.[22] No entanto, essa técnica só deve ser tentada em lugares familiarizados com ela, em virtude dos riscos de hiperinsuflação pulmonar com aumento no volume corrente e nas pressões do sistema respiratório, além de provocar ressecamento de secreções. O ideal é aplicar a TGI durante a fase expiratória do ciclo respiratório por meio de um fino cateter introduzido no interior da cânula traqueal e fixado em 1 a 2 cm antes da carina.[11] O gás fresco, que atinge a extremidade distal do cateter, é capaz de diluir o CO_2 contido no espaço morto anatômico. Na criança, o fluxo de oxigênio não deve ultrapassar 2 L/min.

Há poucos ventiladores disponíveis para o uso da TGI no adulto. Na faixa etária pediátrica, tem-se optado pelos sistemas artesanais, que na maioria das vezes são instalados de maneira inadequada. Em crianças menores de 1 ano deve-se evitar o seu uso, por causa do alto risco de obstrução da cânula traqueal e/ou volutrauma associada a sua baixa eficácia em reduzir a pCO_2.

Muito embora haja otimismo na utilização da TGI, é necessária a realização de mais estudos para que possa ser estabelecida a melhor forma de aplicação dessa técnica nas faixas etárias adulta e pediátrica.[22]

REFERÊNCIAS BIBLIOGRÁFICAS

1. Jauncey-Cooke JI, Bogossian F, East CE. Lung protective ventilation strategies in paediatrics: a review. Australian Critical Care 2010; 23:81-8.
2. Rotta AT, Steinhorn DM. Convencional mechanical ventilation in pediatrics. J Pediatr 2007; 83(2Suppl):S100-8.
3. Matthay MA, Idell S. Update on acute lung injury and critical care medicine 2009. Am J Respir Crit Care Med 2010; 181:1027-32.
4. Siegel MD, Hyzy RC. Mechanical ventilation in acute respiratory distress syndrome. UpToDate. Disponível em: http://www.uptodate.com/home/store.do.
5. Maruvada S, Rotta AT. Mechanical ventilation strategies in children. Pediatric Health 2008; 2(3):301-14.
6. Briel M, Meade M, Mercat A, Brower RG, Talmor D, Walter SD et al. Higher vs lower positive end-expiratory pressure in patients with acute lung injury and acute respiratory distress syndrome. Systematic review and meta-analysis. Jama 2010; 303(9):865-73.
7. Amato MB, Barbas CV, Medeiros DM, Magaldi RB, Schettino GP, Lorenzi-Filho G et al. Effect of a protective-ventilation strategy on mortality in the ARDS. N Engl J Med 1998; 338:347-54.

8. Fioretto JR, Carpi MF, Bonatto RC, Ricchetti SMQ, Moraes MA. Óxido nítrico inalatório para crianças com síndrome do desconforto respiratório agudo. RBTI 2006; 18(4):407-11.
9. Fioretto JR, Freddi NA, Costa KN, Nóbrega RF. I Consenso Brasileiro de Ventilação Mecânica em Pediatria e Neonatologia. Ventilação mecânica na lesão pulmonar aguda (LPA)/síndrome do desconforto respiratório agudo (SDRA). Disponível em: http://www.sbp.com.br/pdfs/I-CONSENSO-BRASILEIRO-DE-VENTILACAO-MECANICA-EM-PEDIATRIA-E-NEONATOLOGIA.pdf; acessado em 23 de julho de 2013.
10. Rubenfeld GD. How much PEEP in acute lung injury. Jama 2010; 303(9):883-5.
11. Machado M. Síndrome da angústia respiratória aguda (SARA). In: Carvalho CRR (ed.). Ventilação mecânica. Vol. I – Básico. São Paulo: Atheneu, 2000. p.390-7.
12. Carvalho WB. Hipercapnia e hipoxemia permissiva. In: Troster EJ, Carvalho WB (eds.). Ventilação pulmonar mecânica em pediatria e neonatologia. 2.ed. São Paulo: Atheneu, 2005. p.199-211.
13. Carvalho CRR. Ventilação mecânica na lesão pulmonar aguda (LPA)/síndrome do desconforto respiratório agudo (SDRA). J Bras Pneumol 2007; 33(Suppl2): S119-27.
14. Gernoth C, Wagner G, Pelosi P, Luecke T. Respiratory and haemodynamic changes during decremental open lung positive end-expiratory pressure titration in patients with acute respiratory distress syndrome. Critical Care 2009; 13:R59 (doi:10.1186/cc7786). Disponível em: www.ccforum.com/content/13/2/R59; acessado em: 23 de julho de 2013.
15. Fioretto JR, Rebello CM. Ventilação oscilatória de alta frequência em pediatria e neonatologia. Rev Bras Ter Intensiva 2009; 21(1):96-103.
16. Rimensberger PC, Beghetti M, Hanquinet S, Bemer M. First intention high frequency oscillation with early lung volume optimization improves pulmonary outcome in very low birth weight infants with respiratory distress syndrome. Pediatrics 2000; 105(6):1202-8.
17. Gattinoni L, Tognoni G, Pesenti A, Taccone P, Mascheroni D, Labarta V et al. Effect of prone positioning on the survival of patients with acute respiratory failure. N Engl J Med 2001; 345(8):568-73.

18. Schwartz DR, Malhotra A, Kacmarek RM. Prone ventilation. UpToDate. http://www.uptodate.com/home/store.do.
19. Paiva KCA, Beppu S. Posição prona. J Bras Pneumol 2005; 31(4):332-40.
20. Wilson DF, Thomas NJ, Markovitz BP, Bauman LA, DiCarlo JV, Pon S et al. Effect of exogenous surfactant (calfactant) in pediatric acute lung injury. Jama 2005; 293(4):470-6.
21. Wilson DF, Zaritsky A, Bauman LA, Dockery K, James RL, Conrad D et al. Instillation of calf lung surfactant extract (calfactant) is beneficial in pediatric acute hypoxemic respiratory failure. Members of the Mid-Atlantic Pediatric Critical Care Nerwork 1999; 27(1):188-95.
22. Sala AD, Júnior JOCA. Insuflação traqueal de gás. RBTI 2004; 16(3):197-200.

97 Oxigenoterapia

Evelyn Hilda Diaz Altamirano

Juliane Miklos Pulla Sant'Anna

Heiki Mori

INTRODUÇÃO

O uso terapêutico do oxigênio só foi reconhecido em meados da Primeira Guerra Mundial, com base na teoria de que sua privação traria sérias consequências aos pacientes. No entanto, muito antes, o oxigênio já era considerado vital, quando foi descoberto de forma independente por Schelee, em 1772, e por Pristly, em 1774.[1-3]

A oxigenoterapia é tratamento da hipóxia por meio da inalação de oxigênio, a uma pressão maior que a do ar ambiente com o intuito de manter uma oxigenação tecidual adequada e minimizar o trabalho que a hipoxemia gera ao sistema cardiopulmonar. É rotineiramente utilizada nos cuidados de crianças hospitalizadas, independentemente do tipo da patologia que as acometem.[1,3-6]

O oxigênio é uma medicação; portanto, é importante conhecer sua eficácia, seus riscos e os impactos na função pulmonar dos métodos utilizados para sua administração.[3,5]

HIPOXEMIA E HIPÓXIA

Para melhor entendimento, é necessária a distinção de hipoxemia e hipóxia. Hipoxemia é definida como a redução do conteúdo arterial de oxigênio (CaO_2), causada por diminuição da pressão arterial de oxigênio (PaO_2), da hemoglobina ou da saturação da hemoglobina, além de sua capacidade de transportar e liberar o oxigênio. A hipóxia ocorre quando não se satisfazem as necessidades metabólicas dos tecidos e inicia-se 4 minutos após a falha em qualquer uma das fases de transporte do oxigênio.[3,7]

A hipoxemia em adultos, crianças e lactentes é considerada quando a PaO_2 atinge valor menor que 60 mmHg ou uma saturação arterial de oxigênio (SaO_2) menor que 90%, mensuradas em ar ambiente. Já em recém-nascidos, espera-se uma PaO_2 abaixo de 50 mmHg para definir a hipoxemia.[1,6]

INDICAÇÕES

A oxigenoterapia é indicada nos casos em que há diminuição da PaO_2 com o objetivo de prevenir a hipóxia tecidual, promovendo diminuição da resistência vascular pulmonar e vias aéreas superiores, risco de morte súbita e déficit de ganho ponderal, conforme mostra a Tabela 1. Deve ser suficiente para satisfazer as necessidades metabólicas teciduais sem causar efeitos tóxicos.[1,7,8]

O oxigênio também tem seu valor terapêutico comprovado na diminuição da incidência e gravidade da apneia da prematuridade.[1]

TABELA 1 INDICAÇÕES DA OXIGENOTERAPIA[3]
Ressuscitação cardiopulmonar
Hipoxemia (PaO_2 < 60 mmHg e SaO_2 < 90%)
Hipotensão arterial (PAS < 100 mmHg)
Acidose metabólica (bicarbonato sérico < 18 mmol/L)
Taquipneia (de acordo com a faixa etária)

PAS: pressão arterial sistêmica.

CLASSIFICAÇÃO DOS SISTEMAS

A escolha do equipamento adequado requer tanto conhecimento técnico como avaliação individual de cada paciente, para a escolha da melhor interface.

As formas de administração de oxigênio podem ser divididas em dois grupos:

- sistemas variáveis ou de baixo fluxo: o fluxo de oxigênio ofertado é menor que a ventilação-minuto do paciente, e o ar ambiente é inalado em diferentes proporções para preencher suas demandas ventilatórias.[3] A fração inspirada de oxigênio (FiO_2) é de difícil precisão, podendo ser estimada pela seguinte regra: para cada litro de oxigênio associado ao ar ambiente, eleva-se a FiO_2 total em 4 pontos percentuais;[6,7,9]
- sistemas fixos ou de alto fluxo: libera, pelo menos, quatro vezes o volume-minuto do paciente, permitindo uma FiO_2 constante.[3]

TIPOS DE DISPOSITIVOS

Cânula nasal

Consiste em um tubo plástico descartável com duas pontas (*prongs*) que se projetam para as narinas do paciente e se conecta à fonte de oxigênio por meio de um fluxômetro[5,6,7] (Figura 1). É um método simples, efetivo, de baixo custo, além de ser o mais comumente usado.[1,4,9] A umidificação só se faz necessária para fluxos maiores que 4 L/min.[4,9] É indicada para pacientes que necessitam de pequena concentração de oxigênio e na terapia domiciliar prolongada, já que o recomendado é utilizar fluxo de no máximo 5 L/min para evitar o ressecamento de mucosa nasal.[6,7]

As vantagens de sua utilização incluem a facilidade de instalação e adaptação e a pequena interferência na fala e na alimentação.[3] Além disso, permite ortostatismo e relativa deambulação.[4]

A maior desvantagem é a incerteza sobre a FiO_2 que está sendo liberada, porque a FiO_2 aumenta com o aumento do fluxo e varia de forma inversa com o pico de fluxo inspiratório (PFI).[3] Outras desvantagens incluem: obstrução das vias aéreas por muco e deslocamento excessivo.[1,4,5]

O estudo de Fan e Voyles verificou que crianças menores (< 3.500 g) necessitavam de menos fluxo de oxigênio para manter a mesma FiO_2 que crianças maiores.[10] Finner et al. encontraram resultado semelhante em seu estudo: avaliaram a fração de oxigênio na hipofaringe e verificaram que esses valores dependem do

FIGURA 1 Cânula nasal.

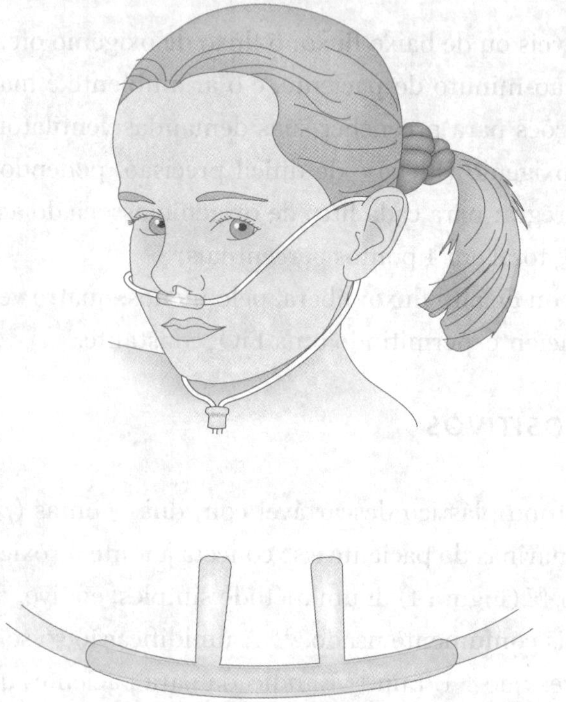

fluxo pela cânula, da relação entre o diâmetro da narina e das *prongs* da cânula nasal e do peso corporal do paciente.[11]

A cânula nasal também é indicada para recém-nascidos e lactentes jovens, pois estes não são respiradores nasais exclusivos, e sim preferenciais. A posição mais alta da laringe e a justaposição consequente da língua no palato contribuem para a dificuldade de se respirar pela boca. No entanto, eles podem utilizá-la para a respiração tanto de forma espontânea como no caso de oclusão nasal.[5]

Cateter nasal

É um tubo fino e flexível com vários pequenos orifícios em sua extremidade. É introduzido pela narina até ser visualizado atrás da úvula[6,7] (Figura 2). A umidificação não é necessária, porque a ponta do cateter está no interior da

FIGURA 2 Cateter nasal.

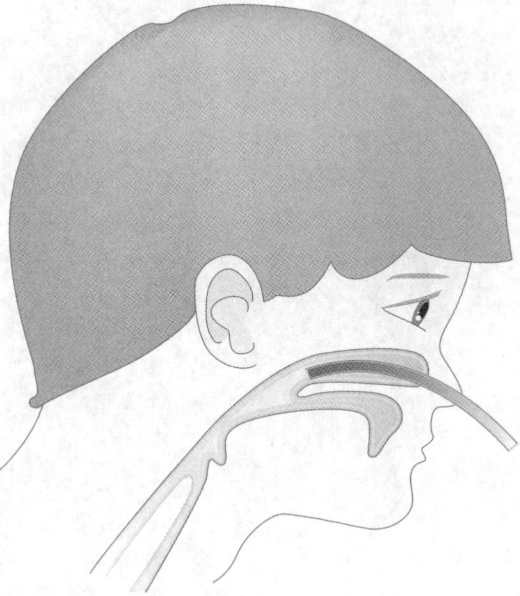

cavidade nasal.[5] A posição do cateter estimula a produção de secreções, o que pode causar obstrução das vias aéreas superiores. O risco de deslocamento para o esôfago, com risco de distensão gástrica, é pequena.[5,6]

Máscara simples

Feita de plástico ou de borracha, possui uma entrada de oxigênio na base[3,7] (Figura 3). Tem seu uso limitado por alguns fatores: não se adapta a todos os tipos de face, ocorrendo desperdício de cerca de 2/3 do oxigênio; risco de aspiração; sensação claustrofóbica; pouco tolerada por crianças.[7,9]

Outra questão relevante é o acúmulo de dióxido de carbono, se o fluxo ofertado for insuficiente; entretanto, não há concordância quanto à intensidade da reinalação e ao fluxo de oxigênio necessário para preveni-la; recomenda-se o uso de fluxos de 5 L/min ou mais.[3]

FIGURA 3 Máscara de nebulização.

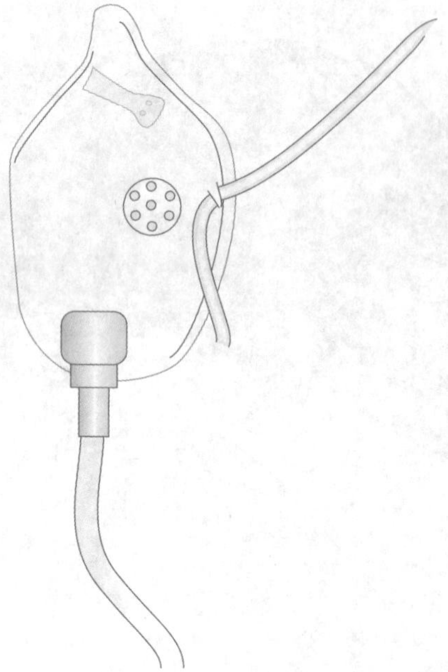

Se o fluxo inspiratório espontâneo exceder o fluxo de oxigênio da máscara, há um arrastamento de ar pelas perfurações da máscara; assim, a concentração de oxigênio varia. É difícil predizer a efetiva fração inspirada de oxigênio, mas raramente excede 40%.[5]

Outros tipos de máscaras são encontradas no mercado, menos utilizadas na população pediátrica. São elas: máscaras com reservatório de oxigênio acoplado à sua base, podendo ser de reinalação parcial ou não reinalação. A diferença entre elas é a presença de um sistema de válvulas que pode, ou não, permitir o retorno de parte do ar expirado para dentro do reservatório (Figura 4). A FiO_2 oferecida com fluxos maiores que 10 L/min é de aproximadamente 60% nas máscaras com reinalação parcial e 80 a 95% nas máscaras de não reinalação.[3,6]

Máscara de Venturi

Seu funcionamento baseia-se na teoria do arrastamento de ar: esse sistema conduz uma fonte de oxigênio em alta pressão por meio de um jato por um

FIGURA 4 Máscara com reservatório.

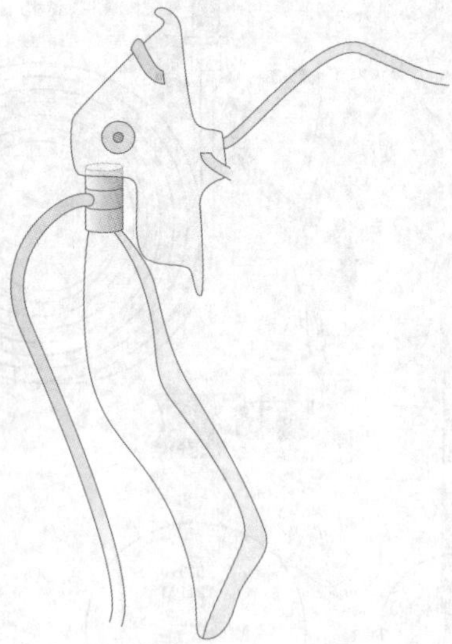

orifício de entrada (Figura 5). Quanto maior for o orifício e o jato de entrada, maiores serão as concentrações de oxigênio oferecidas. As concentrações de 25, 28, 31, 35, 40 e 50% irão depender da troca de peças de entrada do jato e seus fluxos de oxigênio correspondentes.[3,6]

Halo e tenda

O halo ou capacete é um dispositivo cilíndrico de acrílico transparente que fornece concentrações precisas de oxigênio por meio da cobertura da cabeça da criança (Figura 6). Mais utilizado em crianças pequenas, menores de 1 ano de idade. Já a tenda é recomendada para crianças maiores[1,4] (Figura 7).

Essa modalidade necessita de fluxos relativamente altos, variando de 7 a 12 L/min para que o dióxido de carbono seja eliminado adequadamente. Preconiza-se que a mistura de gases seja aquecida e umidificada.[3,7]

As maiores limitações encontradas são: ruído excessivo, acesso difícil às vias aéreas, dificuldade de alimentação e mobilidade, além do isolamento em relação ao ambiente imposto sobre a criança.[1,4,5,7]

FIGURA 5 Máscara de Venturi e seus componentes.

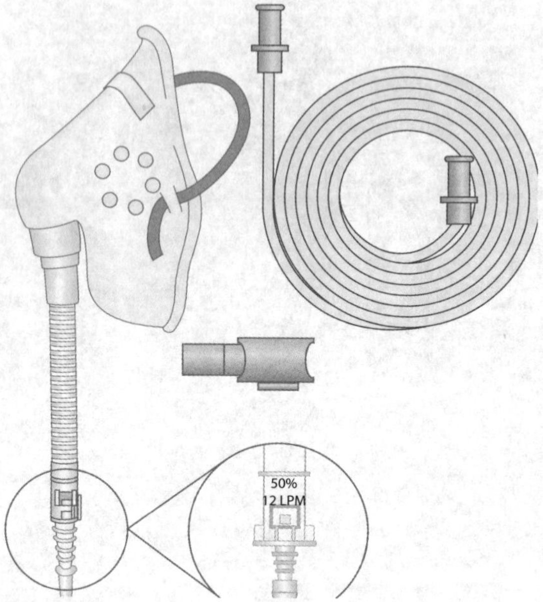

FIGURA 6 Halo.

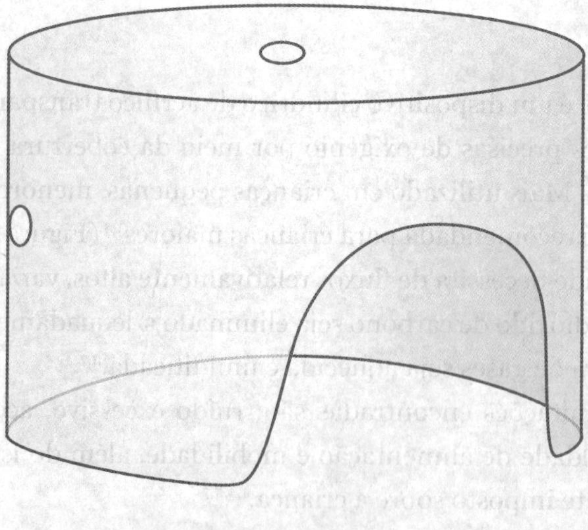

FIGURA 7 Tenda de oxigênio.

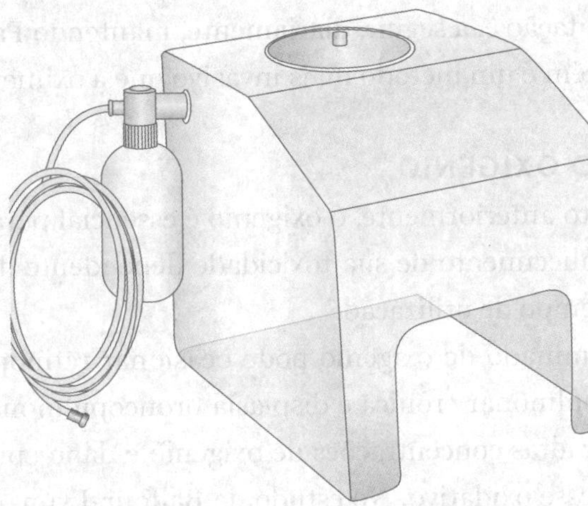

UMIDIFICAÇÃO

A prática padrão requer que o oxigênio seja umidificado antes do contato com o paciente. A lógica para essa prática é que os gases são "secos", o que leva a pensar que a deficiência de umidificação dos gases pode causar um desconforto subjetivo relacionado à mucosa respiratória ressecada e também afetar a atividade ciliar e a produção de muco.[12]

De acordo com o consenso da ACCP/NHLBI, não há evidências de que a umidificação de rotina seja necessária durante a administração de fluxos de até 4 L/min, pois os mecanismos fisiológicos de umidificação estão intactos.[3]

MONITORAÇÃO

A resposta à terapêutica com oxigênio deve ser avaliada clínica e fisiologicamente de maneira individualizada.

A oximetria de pulso é um método simples e não invasivo que monitora de forma contínua a SaO_2 e guarda estreita relação com a PaO_2. Essa propriedade é de grande importância, já que, em muitos casos, níveis discretos de hipóxia podem não se acompanhar de elevação na frequência respiratória. Dessa forma, o uso do oxímetro de pulso deve ser estimulado, garantindo a administração racional de oxigênio.[1]

Alguns autores recomendam que a monitoração da oxigenoterapia seja realizada por meio da gasometria arterial, entre 30 minutos e 2 horas após o início da suplementação e, a seguir, diariamente, mantendo PaO_2 > 60 mmHg e SaO_2 > 90%, porém é um método mais invasivo que a oximetria de pulso.[3]

TOXICIDADE DO OXIGÊNIO

Como já foi descrito anteriormente, o oxigênio é essencial para a vida, e desde 1878 já se tem conhecimento de sua toxicidade dependente da concentração, pressão parcial e tempo de utilização.[7]

O uso indiscriminado de oxigênio pode ocasionar retinopatia da prematuridade, doença pulmonar crônica e displasia broncopulmonar em prematuros, atelectasia por altas concentrações de oxigênio e dano epitelial pulmonar decorrente de estresse oxidativo. No estudo de Balfour-Lynn, em São Paulo, a displasia broncopulmonar foi o segundo diagnóstico mais prevalente dentre as doenças de base que iniciaram a oxigenoterapia domiciliar prolongada, assim como a prevalência encontrada por Munhoz et al.[1,13,14]

Outras situações que podem ser encontradas são: depressão da atividade mucociliar, náuseas, anorexia e cefaleia, porém essas situações são reversíveis com a suspensão da oxigenoterapia.[1]

A retenção de CO_2 pode ser observada em alguns pacientes durante a administração de oxigênio. Estudos recentes sugerem que a hipótese mais provável não seja a diminuição do estímulo respiratório pela hipóxia, e sim que o aumento da PaO_2, resultante da administração de oxigênio, pode aumentar o espaço morto em razão da reversão da vasoconstrição hipóxica pulmonar, aumentando a perfusão de áreas com pequena ventilação, desviando sangue de áreas bem ventiladas, resultando em alterações da relação ventilação/perfusão, aumento do espaço morto e, consequentemente, da $PaCO_2$.[9]

Em situações de hiperóxia, ocorre produção excessiva de radicais livres em relação às defesas antioxidantes das células, provocando danos estruturais e funcionais, como inativação enzimática, oxidação dos ácidos nucleicos, alteração da integridade da membrana celular e, finalmente, morte celular.[3]

CONSIDERAÇÕES FINAIS

A hipoxemia, como já está bem conceituada, pode ocasionar sequelas e mortes se não revertida em tempo hábil. O tratamento com oxigênio pode diminuir muito a incidência de mortes nesses casos, porém ainda é bem dispendioso. Nos países em desenvolvimento, recomenda-se o uso de métodos que utilizem baixos fluxos de oxigênio que, conforme visto em recentes pesquisas, são eficazes e mais econômicos. Além disso, o bom senso do profissional em realizar avaliações constantes com o objetivo de evitar a hiperóxia e diminuir custos é ainda mais necessário.

REFERÊNCIAS BIBLIOGRÁFICAS

1. Camargo PAB, Pinheiro AT, Hercos ACR, Ferrari GF. Oxigenoterapia inalatória em pacientes pediátricos internados em hospital universitário. Rev Paul Pediatr 2008; 43-7.
2. Machado MCLO. Oxigenoterapia domiciliar. In: Fernades ALG, Mendes ESPS, Filho MT (eds.). Pneumologia: atualização e reciclagem. Vol. III. São Paulo: Atheneu, 1999. p.127-42.
3. Pelegrino NRG, Godoy I. Oxigenoterapia aguda. In: Terra Filho M, Godoy AL, Stirbulov R (eds.). Pneumologia: atualização e reciclagem. Vol. IV. São Paulo: Vivali, 2001. p.1-10.
4. Rodriguez BJ, Duffau TG. Cambio de halo a cánula nasal, un método eficiente y eficaz de oxigenoterapia en lactantes con infección respiratoria aguda baja. Rev Chil Pediatr 2005; 369-74.
5. Frey B, Shann F. Oxygen administration in infants. Arch Dis Child Fetal Neonatal 2002; F84-8.
6. Figueiredo LC, Veloso CA. Oxigenoterapia. In: Sarmento GJV. Fisioterapia respiratória no paciente crítico. Barueri: Manole, 2005. p.36-42.
7. Santos KJ, Hirschheimer MR. Oxigenoterapia. In: Carvalho WB, Hirschheimer MR, Filho JOP, Freddi NA, Troster EJ. Ventilação pulmonar mecânica em pediatria e neonatologia. 2.ed. São Paulo: Atheneu, 2005. p.41-7.

8. Garcia EAL, Mezzacappa MA, Pessoto MA. Programa de oxigenoterapia domiciliar para crianças egressas de uma unidade neonatal: relato de experiência de dez anos. Rev Paul Pediatr 2010; 276-82.
9. Sociedade Brasileira de Pneumologia e Tisiologia. Oxigenoterapia domiciliar prolongada. J Pneumologia 2000; 26(6):341-50.
10. Fan LL, Voyles JB. Determination of inspiration oxygen delivered by nasal cannula in infants with chronic lung disease. J Pediatr 1983; 923-5.
11. Finner NN, Bates R, Tomat P. Low flow oxygen delivery via nasal cannula to neonates. Pediatr Pulmonol 1996; 48-51.
12. Campbell EJ, Baker D, Crites-Silver P. Subjective effects of humidification of oxygen for delivery by nasal cannula: a prospective study. Chest 1988; 289-93.
13. Balfour-Lynn IM. Long-term home oxygen: a UK perspective. J Pediatr 2011; 1-3.
14. Munhoz AS, Adde FV, Nakaie CMA, Rodrigues JC. Long-term oxygen therapy in children and adolescents: analysis of clinical use and costs of a home care program. J Pediatr 2011; 13-8.

98 Manobra de Recrutamento Alveolar

Juliana Gamo Storni

Renata Cardoso Romagosa

INTRODUÇÃO

A manobra de recrutamento alveolar (MRA) é uma técnica que utiliza o aumento sustentado de pressão nas vias aéreas, a fim de recrutar unidades alveolares colapsadas, gerando um aumento da área pulmonar disponível para troca gasosa e melhorando a oxigenação arterial.[1] Essa estratégia é utilizada principalmente em pacientes com síndrome do desconforto respiratório agudo (SDRA) com o objetivo de gerar uma ventilação mais homogênea do parênquima pulmonar, protegendo os pulmões da lesão pulmonar induzida pela ventilação mecânica (Vili).[2]

De acordo com Santschi et al., pacientes com diagnóstico de lesão pulmonar aguda (LPA) e SDRA apresentam taxas de mortalidade elevadas, que variam entre 18 e 35% na população pediátrica.[3] A mortalidade em crianças com relação $PaO_2/FiO_2 < 100$ na Europa Central é ainda maior do que 50%.[4]

Evidências mostram que pacientes com LPA grave passam a ter melhor sobrevida fazendo uso de parâmetros ventilatórios menos agressivos, sendo, portanto, conceituada como ventilação protetora.[2] Descrita na década de 1980, com o objetivo de promover uma troca gasosa adequada enquanto mantém a integridade do tecido pulmonar, a MRA deu origem à combinação entre volume corrente baixo e pressão positiva ao final da expiração (Peep) elevada.[5]

O colapso e a distensão alveolar cíclica em áreas pulmonares comprometidas têm efeitos deletérios, pois aumentam o processo inflamatório local, agravando a lesão pulmonar. Nesses casos, utiliza-se a Peep para minimizar a lesão pulmonar associada ao uso de altas concentrações de oxigênio.[6]

O recrutamento alveolar só é iniciado após a adequação da ventilação protetora.[7] Na população pediátrica, valores de volume corrente < 6 mL/kg com pressões de platô abaixo de 30 cmH_2O são suficientes para proteger o parênquima pulmonar. Nessa população, a MRA deve ser realizada dentro das 72 horas iniciais do quadro clínico.[8]

Evidências indicam que a manobra por si só não é capaz de manter o seu efeito se não for seguida de estratégias para melhorar a estabilidade alveolar.[6] Em pediatria, ainda não se dispõe de valores preestabelecidos de Peep, porém seu valor ideal é determinado pelo ponto de melhor troca gasosa, na curva pressão-volume do sistema respiratório, em acordo com a estabilidade hemodinâmica.[9]

A posição prona tem sido investigada como uma estratégia incremental de oxigenação e resgate pulmonar, por meio da ação da gravidade. Com isso, quando associada à MRA, contribui muito em sua efetividade.[10] Ela proporciona uma ventilação mais homogênea, levando o recrutamento às regiões dorsais, por intermédio da descompressão e reexpansão desses segmentos, que correspondem às áreas de maior atelectasia e edema durante tratamento em supino.[11]

O uso do surfactante exógeno melhora a oxigenação em recém-nascidos não só com insuficiência respiratória decorrente da SDRA, mas também em outras condições com déficit secundário de surfactante, como síndrome de aspiração do mecônio e pneumonia congênita.[4]

No entanto, estudos mostram que o uso de novas estratégias, como a ventilação oscilatória de alta frequência (Vafo), pode melhorar a troca gasosa em pacientes pediátricos com insuficiência respiratória aguda de forma mais rápida e sustentada.[12]

De acordo com Fioretto, a MRA pode apresentar efeitos deletérios como barotrauma e instabilidade hemodinâmica. Já Halbertsma et al. apontam como efeitos indesejáveis a liberação de citocinas inflamatórias, redução do retorno venoso, diminuição do débito cardíaco e hipotensão.[7] No entanto, Gernoth et al. relatam diminuição da perfusão cerebral e translocação bacteriana com o uso de MRA.[10,13]

O I Consenso Brasileiro de Ventilação Mecânica em Pediatria e Neonatologia apresenta o grau de recomendação C para a MRA, em virtude da existência de poucos estudos randomizados. O consenso recomenda ainda que seja utilizada em crianças com insuficiência respiratória aguda (IRpA) acrescidas de colapso alveolar, mediante necessidade de FiO_2 maior que 40%, para manter a SpO_2 entre 90 e 95%, além de considerar a relação PaO_2/FiO_2 como o principal indicador para realizar o recrutamento alveolar.[10,14]

Esse mesmo Consenso relata que a aplicação da MRA em pacientes com LPA/SDRA ainda é exígua, nos quais breves períodos de elevada pressão positiva contínua nas vias aéreas (CPAP) parecem ser ineficazes para produzir melhora sustentada na oxigenação.[6] Já Boriosi et al. afirmam que ela pode evitar o colapso pulmonar por um aumento temporário da pressão transpulmonar, como exemplificado em seu estudo.[15]

Em 2007, Duff et al. realizaram um estudo com 32 crianças submetidas à MRA com insuflação pressórica sustentada de 30 a 40 cmH_2O por 15 a 20 segundos, sempre que ocorresse desconexão do aparelho, aspiração traqueal, presença de hipóxia ou rotineiramente a cada 12 horas. Durante o estudo, foi apresentada uma significativa redução da FiO_2 nas 6 horas seguintes ao procedimento.[9,16]

No estudo realizado por Neves et al., a manobra demonstrou redução significativa da FiO_2 e do colapso alveolar, menor dependência do oxigênio, melhora da complacência pulmonar e menor índice de displasia broncopulmonar.[2] Os mesmos resultados foram observados no estudo de Scohy et al., que realizou a MRA seguido de 8 cmH_2O de Peep em vinte crianças.[14]

No entanto, Lim et al. avaliaram como os níveis de Peep modificavam os efeitos da MRA na SDRA. Os pacientes foram distribuídos em três grupos: 1) MRA+ Peep; 2) apenas MRA; e 3) apenas Peep. Nos três grupos, a PaO_2 foi aumentada pela respectiva manobra. Após 15 minutos da intervenção, a PaO_2 do grupo 2 foi menor do que a PaO_2 imediatamente depois, demonstrando a não sustentação dos efeitos da manobra. No grupo 1, a PaO_2 depois da intervenção foi maior em 15, 30, 45 e 60 minutos, comparada com o grupo 2, concluindo-se que depois da MRA, um nível suficiente de Peep é necessário como estratégia antidesrecrutamento.[17]

Nenhuma estratégia de recrutamento alveolar é curativa por si só. Sua finalidade é permitir a oxigenação e a adequada remoção de CO_2, minimizando complicações e efeitos adversos da lesão pulmonar.[18]

Embora a estratégia de ventilação protetora utilizando a manobra de recrutamento alveolar seja cada vez mais aceita e utilizada na população pediátrica, ainda não existem diretrizes bem definidas quanto ao seu emprego para assegurar a eficácia dos métodos.

REFERÊNCIAS BIBLIOGRÁFICAS

1. Costa DC, Rocha E, Ribeiro TF. Associação das manobras de recrutamento alveolar e posição prona na síndrome do desconforto respiratório agudo. Rev Bras Ter Intensiva 2009; 21(2):197-203.
2. Neves VC, Koliski A, Giraldi DJ. A manobra de recrutamento alveolar em crianças submetidas à ventilação mecânica em unidade de terapia intensiva pediátrica. Rev Bras Ter Intensiva 2009; 21(4):453-60.
3. Santschi M, Jouvet P, Leclerc F, Gauvin F, Newth CJ, Carroll CL et al. Acute lung injury in children: therapeutic practice and feasibility of international clinical trials. Pediatr Crit Care Med 2010; 11(6):681-9.
4. Moller JC, Schaible T, Roll C, Schiffmann JH, Bindl L, Schrod L et al. Treatment with bovine surfactant in severe acute respiratory distress syndrome in children: a randomized multicenter study. Intensive Care Med 2003; 29:437-46.
5. Marraro GA. Protective lung strategies during artificial ventilation in children. Paediatr Anaesth 2005; 15(8):630-7.

6. Amato MBP, Carvalho CRR, Vieira S, Isola A, Rotman V, Moock M et al. Ventilação mecânica na lesão pulmonar aguda/síndrome do desconforto respiratório agudo. Rev Bras Ter Intensiva 2007; 19(3):374-83.
7. Halbertsma FJ, Vaneker M, van der Hoeven JG. Use of recruitment maneuvers during mechanical ventilation in pediatric and neonatal intensive care units in the Netherlands. Intensive Care Med 2007; 33(9):1673-4.
8. Barbas CV, de Mattos GF, Borges Eda R. Recruitment maneuvers and positive end-expiratory pressure/tidal ventilation titration in acute lung injury/acute respiratory distress syndrome: translating experimental results to clinical practice. Crit Care 2005; 9(5):424-6.
9. Duff JP, Rosychuk RJ, Joffe AR. The safety and efficacy of sustained inflations as a lung recruitment maneuver in pediatric intensive care unit patients. Intensive Care Med 2007; 33(10):1778-86.
10. Fioretto JR, Freddi NA, Costa KN, Nóbrega RF. I Consenso Brasileiro de Ventilação Mecânica em Pediatria e Neonatologia. Ventilação mecânica na lesão pulmonar aguda (LPA)/síndrome do desconforto respiratório agudo (SDRA). Disponível em: http://www.sbp.com.br/pdfs/I-CONSENSO-BRASILEIRO-DE-VENTILACAO-MECANICA-EM-PEDIATRIA-E-NEONATOLOGIA.pdf; acessado em: 22 de julho de 2013.
11. Lapinsky SE, Mehta S. Bench-to-bedside review: recruitment and recruiting maneuvers. Crit Care 2005; 9(1):60-5.
12. Ben Jaballah N, Khaldi A, Mnif K, Bouziri A, Belhadj S, Hamdi A et al. High-frequency oscillatory ventilation in pediatric patients with acute respiratory failure. Pediatr Crit Care Med 2006; 7(4):362-7.
13. Gernoth G, Wagner G, Pelosi P, Luecke T. Respiratory and haemodynamic changes during decremental open lung positive end-expiratory pressure titration in patients with acute respiratory distress syndrome. Crit Care 2009; 13(2):59.
14. Scohy TV, Bikker IG, Hofland J, de Jong PL, Bogers AJ, Gommers D. Alveolar recruitment strategy and PEEP improve oxygenation, dynamic compliance of respiratory system and end-expiratory lung volume in pediatric patients undergoing cardiac surgery for congenital heart disease. Paediatr Anaesth 2009; 19(12):1207-12.

15. Boriosi JP, Sapru A, Hanson JH, Asselin J, Gildengorin G, Newman V et al. Efficacy and safety of lung recruitment in pediatric patients with acute lung injury. Pediatr Crit Care Med 2011; 12(4):431-6.
16. Villagrá A, Ochagavía A, Vatua S, Murias G, Del Mar Fernández M, Lopez Aguilar J et al. Recruitment maneuvers during lung protective ventilation in acute respiratory distress syndrome. Am J Respir Crit Care Med 2002; 165(2):165-70.
17. Lim CM, Jung H, Koh Y, Lee JS, Shim TS, Lee SD et al. Effect of alveolar recruitment maneuver in early acute respiratory distress syndrome according to antiderecruitment strategy, etiological category of diffuse lung injury, and body position of the patient. Crit Care Med 2003; 31(2):411-8;641-2.
18. Selandari JO, Vassallo CC, Torres S, Sasbón J. Ventilación de alta frecuencia oscilatoria en pediatría. Arch Argent Pediatr 2001; 99(5):397-404.

BIBLIOGRAFIA

1. Barbas VCS. Lung recruitment maneuvers in acute respiratory distress syndrome and facilitating resolution. Crit Care Med 2003; 31(4):265-71.
2. Kacmarek RM. Strategies to optimize alveolar recruitment. Curr Opin Crit Care 2001; 7(1):15-20.

99 Evidências em Posição Prona

Renata Cardoso Romagosa
Juliana Gamo Storni
Igor Gutierrez Moraes

INTRODUÇÃO

As mudanças de decúbito têm sido extensivamente utilizadas nas unidades de terapia intensiva (UTI) como tratamento e prevenção de diversas enfermidades que acometem os pacientes gravemente doentes. Dentre elas encontra-se a posição prona que demonstrou sua utilidade em pacientes com síndrome do desconforto respiratório agudo (SDRA) por meio da melhora da oxigenação, com a vantagem de ser um método simples e seguro (Figura 1). No entanto, seus mecanismos fisiológicos ainda não estão completamente esclarecidos. Dados relacionados à melhora da oxigenação em pacientes submetidos a posição prona datam mais de 30 anos. Seus benefícios incluem aumento da saturação periférica da hemoglobina em oxigênio (SpO_2), aumento do volume corrente, redução do número de apneias centrais, menor gasto energético, melhora da sincronia toracoabdominal, menor necessidade de reentubação de recém-nascidos pré-termo em desmame de ventilação mecânica e redução dos episódios de refluxo gastroesofágico, além de ser um método sem danos iatrogênicos sérios e de permitir a redução do suporte ventilatório.

FIGURA 1 Paciente na posição prona.

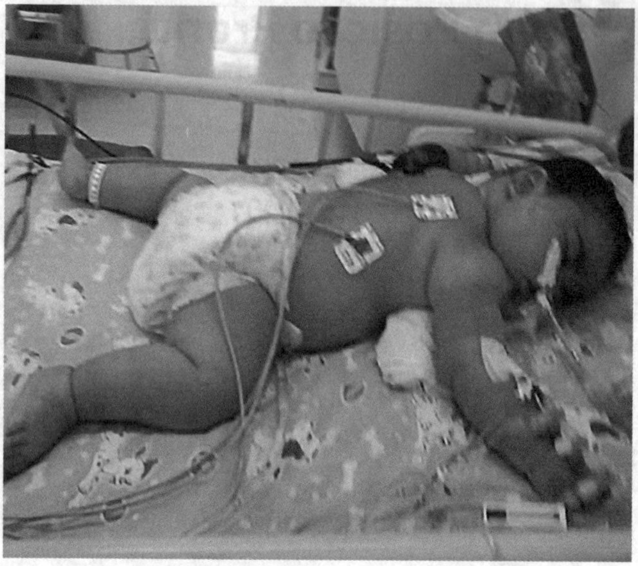

EFEITOS FISIOLÓGICOS

Sabendo que a expansão alveolar é dependente da pressão transpulmonar, a pressão pleural é maior nas áreas pulmonares dependentes e com consequente queda de expansibilidade nessa região. Sendo o principal efeito da posição prona a melhora da oxigenação, explicado pela redução do colabamento alveolar e redistribuição da ventilação e perfusão, a distribuição da pressão transpulmonar nessa postura é mais homogênea quando comparada à posição supina, já que a variação da pressão pleural entre a região dependente e não dependente é menos acentuada. Assim, a expansão pulmonar em posição supina é menor nas porções dependentes, em razão do peso do pulmão e da massa cardíaca, da movimentação diafragmática e do formato da caixa torácica, sendo todos esses fatores amenizados na posição prona, resultando em um aumento de volume disponível para a ventilação. Além disso, nessa postura, a reexpansão alveolar de segmentos dorsais vai ocorrer, já que essas são áreas de maior atelectasia e edema durante o tratamento convencional em posição supina.

A mudança de decúbito também promove melhor redistribuição dos conteúdos líquidos alveolares e com isso ocorre redução da espessura total da membrana alveolocapilar, promovendo a difusão no nível dessa membrana, razão pela qual se observa melhor índice de oxigenação na população tratada com a posição prona. Essa explicação pode estar no efeito da gravidade sobre o sistema coração-pulmão, pois na posição supina, uma parte dos pulmões está localizada abaixo do coração, sofrendo forças compressivas. Em contraste, na posição prona, somente uma pequena área pulmonar é afetada. Estudos observando os efeitos da ventilação mecânica em posição prona e supina na disfunção induzida por ácido clorídrico em ratos demonstraram um aumento na pressão parcial de oxigênio, no grupo submetido a intervenção. A morbimortalidade relacionada à SDRA pode ser minimizada com a posição prona, embora não seja estatisticamente significativa.

REDISTRIBUIÇÃO DA PERFUSÃO

A perfusão pulmonar obedece à lei da gravidade, ou seja, aumenta das regiões não dependentes para as dependentes na posição supina, o que difere quando se prona o doente que permanece maior tempo na posição dorsal. Dessa forma, a diminuição das áreas de atelectasia faz com que haja melhor distribuição da ventilação, reduzindo o *shunt* pulmonar, que, associado à melhora da perfusão, contribui paralelamente à melhora da relação ventilação-perfusão e consequente oxigenação.

EFEITOS NA MECÂNICA RESPIRATÓRIA

Ainda é controverso se existe melhora em relação à complacência do sistema respiratório em posição prona e supina. Estudos relatam redução da complacência toracoabdominal, já que a parte anterior da caixa torácica possui menor expansibilidade.

MANOBRAS DE RECRUTAMENTO ALVEOLAR

As manobras de recrutamento alveolar (MRA) e a posição prona parecem contribuir significativamente para o tratamento de pacientes com SDRA, com a finalidade de melhorar a oxigenação e minimizar as complicações decorrentes da hipoxemia refratária e de diminuir a complacência pulmonar.

A MRA utiliza o aumento sustentado de pressão nas vias aéreas com o objetivo de recrutar unidades alveolares colapsadas, aumentando a área pulmonar disponível para a troca gasosa e, consequentemente, a oxigenação arterial. A posição prona pode ser considerada em pacientes que necessitam de valores elevados de pressão positiva expiratória final (Peep) e FiO_2 para manter a adequada saturação de oxigênio ou pacientes com lesão pulmonar aguda (LPA)/ SDRA grave, a menos que o paciente seja de alto risco para consequências adversas da mudança postural ou esteja melhorando rapidamente.

TEMPO DE APLICAÇÃO

Apesar de existirem vários estudos, ainda não existe consenso sobre o tempo ideal de manter o paciente em posição prona. A maioria dos trabalhos mostra uma resposta mais significativa na oxigenação nas duas primeiras horas com alguns pequenos acréscimos nas 4 horas seguintes. Contudo, nada impede a aplicação de maior tempo, caso haja resposta satisfatória do doente. Os coxins utilizados na região anterior do tórax e pélvica posicionam o paciente acima do nível do leito, otimizando a ventilação e prevenindo úlceras por pressão sob proeminências ósseas. O comprimento do coxim pélvico deve ser calculado conforme a distância entre as cristas ilíacas anteroposteriores do paciente, e sua medida deve ser inferior a essa distância. O descanso de cabeça deve ser ligeiramente mais alto em relação ao tórax. Uma pequena almofada deve ser colocada sob o fêmur distal mantendo os pés elevados sem contato com o leito. Quando posicionado corretamente, o abdome do paciente não deve ser comprimido, e os ombros não devem ser hiperestendidos (Figura 2).

CONTRAINDICAÇÃO

A posição prona é contraindicada em casos de queimadura ou ferimentos na face ou região ventral do corpo, instabilidade da coluna vertebral, hipertensão intracraniana, arritmias graves ou hipotensão severa, lembrando que se deve redobrar a atenção com acessos, cateteres de diálise e drenos torácicos.

COMPLICAÇÕES

Alguns trabalhos demonstram que a incidência de complicações como extubação acidental, hipotensão, arritmias, deslocamento de cateteres venosos e ba-

FIGURA 2 Apoios laterais na posição prona.

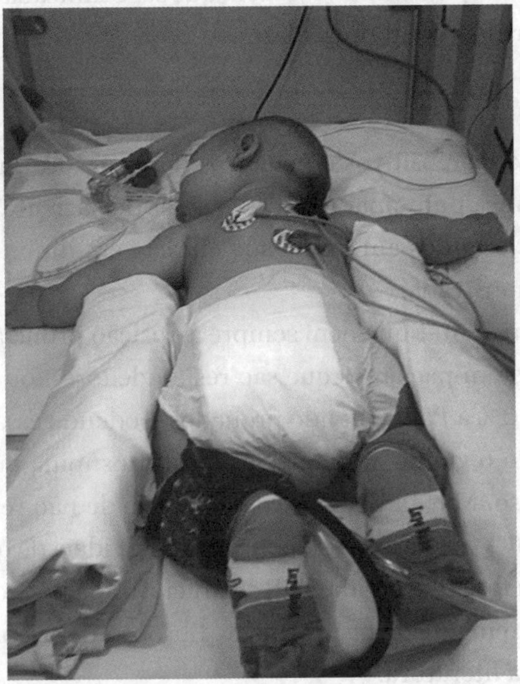

rotrauma é baixa, provando o cuidado que a equipe multidisciplinar tem com esses pacientes.

A mais comum das complicações é o edema facial, que ocorre na maioria dos casos dos pacientes que permanecem em posição prona. No entanto, é mostrado que após retorno para a posição supina se observa a regressão total do edema em algumas horas.

Ulcerações cutâneas também podem ocorrer, principalmente na região do queixo, orelhas, face anterior do tórax, cristas ilíacas e joelhos. Em certos casos, é observada a dificuldade com a alimentação enteral, explicada pelo aumento do resíduo gástrico e vômitos, fazendo com que haja a necessidade de reduzir o volume de dieta administrada.

Por essa posição facilitar a drenagem de secreção pulmonar, muitas vezes existe a obstrução das vias aéreas, que pode ser minimizada com o aumento da frequência de higiene brônquica no paciente.

Outro fator importante é que, tendo a necessidade de se posicionar o doente dessa forma, a sedação muitas vezes tem que ser otimizada, podendo aumentar o índice de paresias neuromusculares.

MORTALIDADE

Apesar dos resultados positivos e benéficos da posição prona na melhora da oxigenação, mecânica pulmonar e trocas gasosas de pacientes com LPA/SDRA relatadas pela maioria dos autores, a sua eficácia em diminuir a mortalidade ainda não foi demonstrada.

É importante ressaltar que nem sempre a posição prona apresenta resultados positivos. Existem pacientes que são respondedores, ou seja, que aumentam em cerca de 20% a PaO_2 quando pronados, podendo essa resposta ser persistente, mantendo o ganho ao retornar à postura supina ou não persistente, ocorrendo o inverso. Mas também existe a parcela de não respondedores, que somam cerca de 25% dos casos. Isso pode remeter à ideia de que essa estratégia seja mais eficaz na fase precoce da SDRA caracterizada por edema e atelectasia pulmonar, diferentemente da fase tardia de fibroproliferação. No entanto, ainda faltam dados na literatura.

BIBLIOGRAFIA

1. Albert RK, Hubmavr RD. The prone position eliminates the compression of the lungs by the heart. Am J Respir Crit Care Med 2000; 161(5):1660-5.
2. Curley MAQ, Arnold JH, Thompson JE, Fackler JC, Grant MJ, Fineman LD et al. Clinical trial design: effect of prone positioning on clinical outcomes in infants and children with acute respiratory distress syndrome. J Crit Care 2006; 21(1):23-37.
3. Curley MAQ, Hibberd PL, Fineman LD, Wypij D, Shih MC, Thompson JE et al. Effect of prone positioning on clinical outcomes in children with acute lung injury: a randomized controlled trial. Jama 2005; 294(2):229-237.
4. Gattinoni L, Tognoni G, Pesenti A, Taccone P, Mascheroni D, Labarta V et al. Effect of prone position on the survival of patients with acute respiratory distress syndrome. N Engl J Med 2001; 345(8):568-73.

5. Lim CM, Kim EK, Lee JS, Shim TS, Lee SD, Koh Y et al. Comparison of the response to the prone position between pulmonary and extra pulmonary acute respiratory distress syndrome. Intensive Care Med 2001; 27(3):477-85.
6. Messerole E, Peine P, Wittkopp S, Marini JJ, Albert RK. The pragmatics of prone position. Am J Respir Crit Care Med 2002; 165(10):1359-63.
7. Mure M, Domino KB, Lindahl SG, Hlastla MP, Altemeier WA, Glenny RW. Regional ventilation-perfusion distribution is more uniform in the prone position. J Appl Physiol 2000; 88(3):1076-83.
8. Oliveira WRS, Silva I, Ricardo Simões RS, Fuchs LFP, Oliveira-Filho RM, Oliveira-Júnior IS. Effects of prone and supine position on oxygenation and inflammatory mediator in a hydrochloric acid-induced lung dysfunction in rats. Acta Cirúrgica Brasileira 2008; 23(5):451-5.
9. Pelosi P, Bottino N, Chiumello D, Caironi P, Panigada M, Gamberoni C et al. Sigh in supine and prone position during acute respiratory distress syndrome. Am J Respir Crit Care Med 2003; 167(4):521-7.
10. Pelosi P, Brazzi L, Gattinoni L. Prone position in acute respiratory distress syndrome. Eur Respir J 2002; 20(4):1017-28.
11. Troster EJ. Efeito a curto prazo da posição prona na oxigenação de crianças em ventilação mecânica. J Pediatria 2001; 77(5):342-3.
12. I Consenso Brasileiro de Ventilação Mecânica em Pediatria e Neonatologia.

100 Aplicação do Óxido Nítrico em Unidade de Terapia Intensiva Pediátrica

Taciana Gaido Garcia Verneck

INTRODUÇÃO

O óxido nítrico (NO) é um gás vasodilatador pulmonar específico, derivado do endotélio, utilizado por via inalatória.

Inicialmente era considerado um gás poluente ambiental, mas na atualidade é conhecido como uma substância que participa ativamente de importantes funções biorreguladoras.

Nas vias aéreas são produzidos altos níveis de NO, inalados a cada inspiração, o que mantém a pressão da artéria pulmonar (PAP) e o *shunt* intrapulmonar baixos e a pressão arterial de oxigênio (PaO_2) elevada.

O NO difunde-se facilmente pela membrana alveolocapilar e, quando absorvido, liga-se à hemoglobina em razão da alta afinidade entre ambos. Sua meia-vida é em torno de 3 a 10 segundos, e a vasodilatação pulmonar seletiva deve-se ao fato de ele alterar a resistência vascular pulmonar (RVP) apenas em regiões próximas às áreas de boa ventilação alveolar.

APLICAÇÕES CLÍNICAS

- Hipertensão pulmonar;
- hipertensão pulmonar persistente do recém-nascido;
- insuficiência respiratória hipoxêmica;
- síndrome do desconforto respiratório agudo (SDRA);
- síndrome de aspiração do mecônio;
- cardiopatias congênitas;
- cirurgias cardíacas;
- transplante cardíaco;
- hipoplasia pulmonar.

CONTRAINDICAÇÕES

As contraindicações da utilização de NO podem ser divididas em: absolutas, como no caso de déficit de meta-hemoglobina-redutase e em neonatos dependentes de *shunt* direito-esquerdo; e relativas, como no caso de diátese hemorrágica, hipertensão intracraniana e falência cardíaca esquerda.

TOXICIDADE DO ÓXIDO NÍTRICO INALATÓRIO (NOi)

Toxicidade direta

Ocorre quando há inalação de concentrações acima de 1.000 ppm, independentemente do tempo de exposição.

Dióxido de nitrogênio (NO_2)

Provoca aumento da permeabilidade da membrana alveolocapilar, reatividade brônquica, dano pulmonar oxidativo e predisposição a infecções virais.

Sua taxa de produção depende da dose de NOi, da FiO_2 utilizada e da duração do tratamento, sendo a quantidade de NO_2 correspondente a 1,1% da dose de NOi. Os limites de segurança descritos na literatura variam entre 2 e 5 ppm de NO_2.

Meta-hemoglobinemia

É produzida quando ocorre reação de NO com a hemoglobina. Níveis acima de 2% do total de hemoglobina podem diminuir a liberação de O_2, piorando a hipóxia tecidual.

Seus níveis devem ser avaliados antes da administração de NO, após 1 hora e a qualquer aumento da dose. Após estabilização, realizar a avaliação diariamente.

Considera-se normal o nível de meta-hemoglobina ≤ 2%; porém, níveis de até 5% não exigem tratamento específico.

Superóxido-nitrito

É formado pela reação de NO com radicais superóxidos, quando em contato com o meio líquido, provocando lesão pulmonar.

Efeito rebote

Ocorre em cerca de 10% dos casos, por desregulação de NO endógeno provocada por NO exógeno. Esse fenômeno leva ao aumento da gravidade do vasoespasmo após a suspensão de NOi.

DOSE DE NOi

Preconiza-se dose mínima de 5 ppm e máxima de até 80 ppm; porém, ainda não se estipulou a melhor dose a ser administrada. Sugere-se administração de NOi conforme o fluxograma apresentado na Figura 1.

O NO é administrado através de um fluxômetro (Figura 2) conectado a um cilindro (Figura 3). Realiza-se a oferta do gás no ramo inspiratório do circuito, distalmente ao ventilador mecânico e a 30 cm de distância do tubo endotraqueal (Figura 4).

A monitoração da concentração de NO e NO_2 é realizada por meio de um sensor eletroquímico, posicionado próximo ao tubo endotraqueal, no ramo inspiratório e conectado ao monitor (Figura 5).

Deve-se dar preferência a circuitos com copos condensadores de água, evitando a formação de superóxido-nitrito.

Ainda não está estabelecido o tempo exato de aplicação de NO. Na maioria dos casos, a melhora tende a ser imediata; porém, preconiza-se manter a terapia com monitoração adequada até que haja estabilização do quadro.

Calcula-se o fluxo desejado de NO para sua administração inalatória conforme as fórmulas a seguir.

FIGURA 1 Fluxograma de administração de NOi.

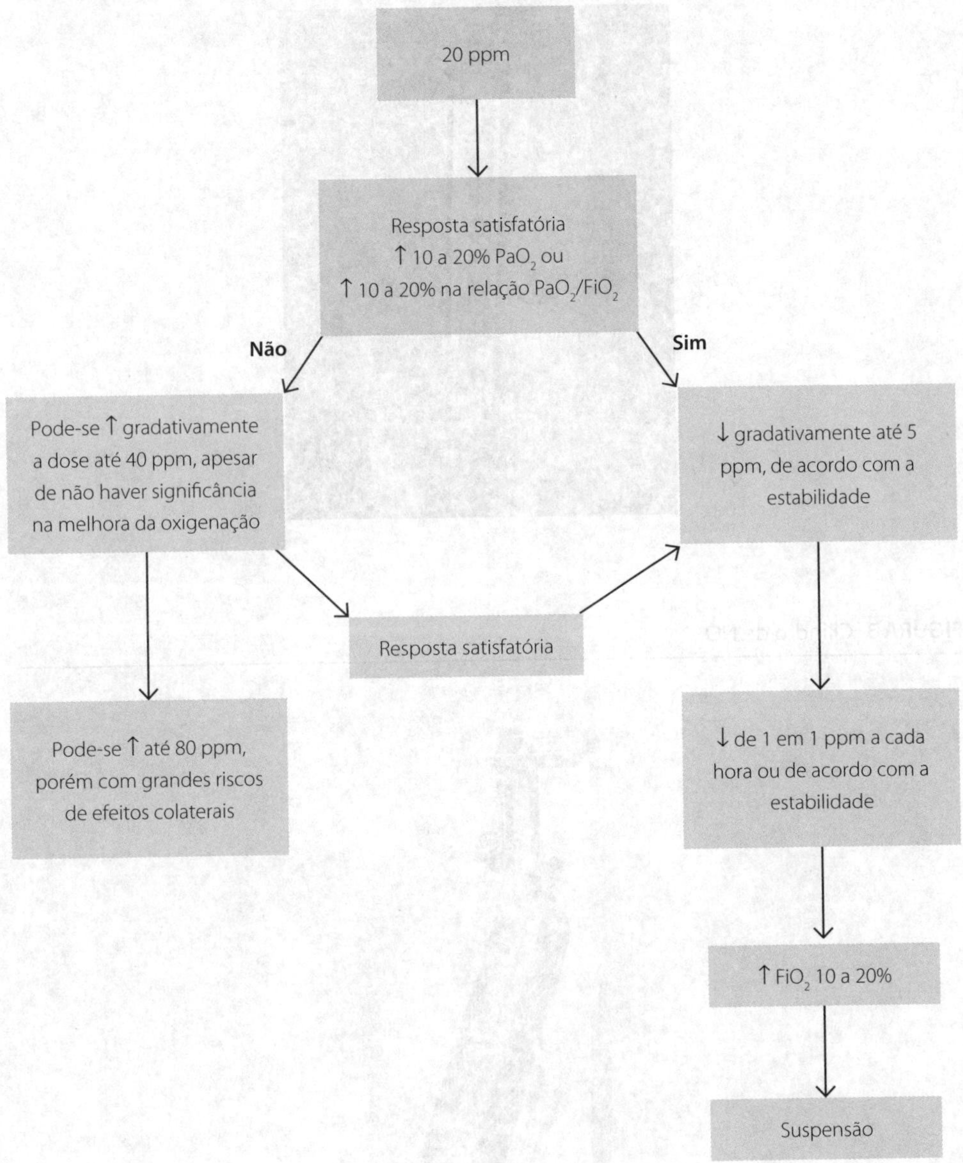

FIGURA 2 Fluxômetro de NO.

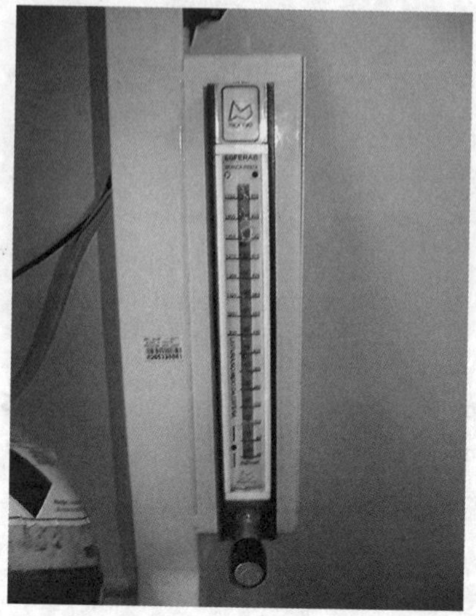

FIGURA 3 Cilindro de NO.

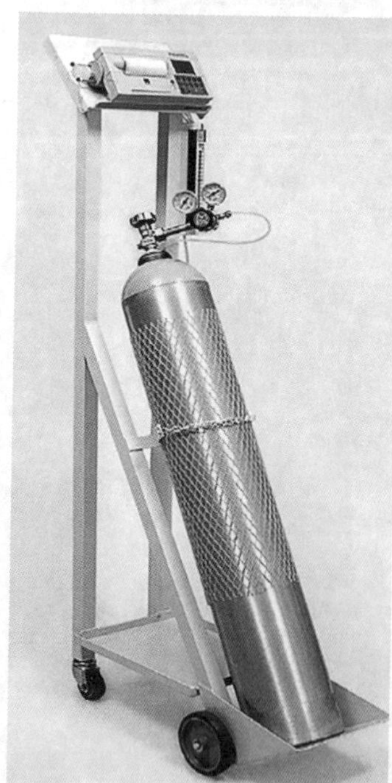

FIGURA 4 Montagem do circuito, circuito do ventilador mecânico e administração de NO no ramo inspiratório.

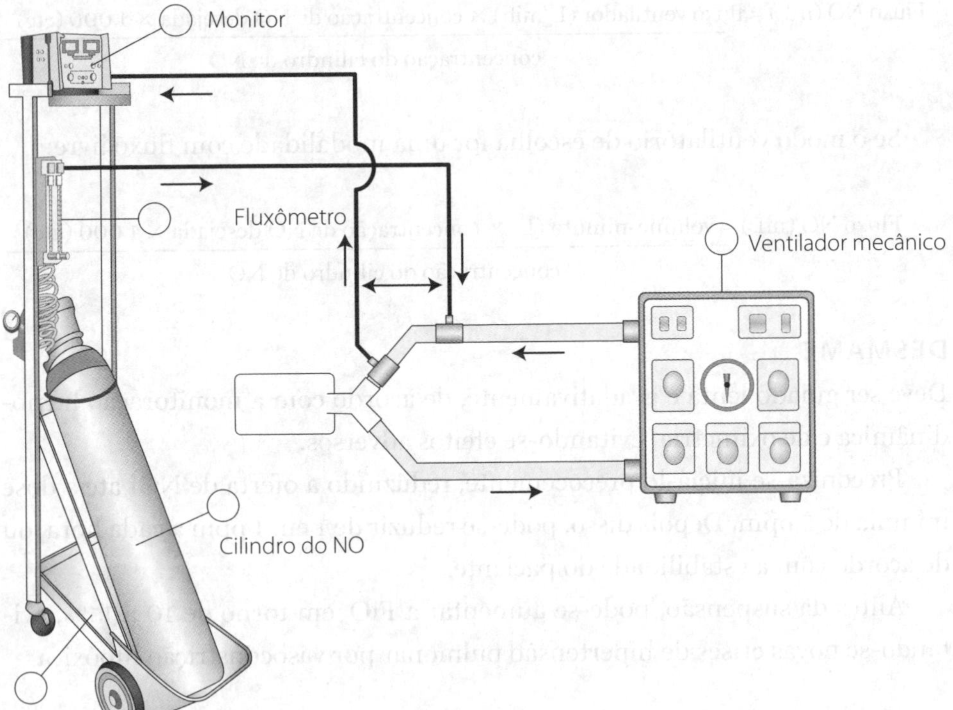

FIGURA 5 Monitor de NO.

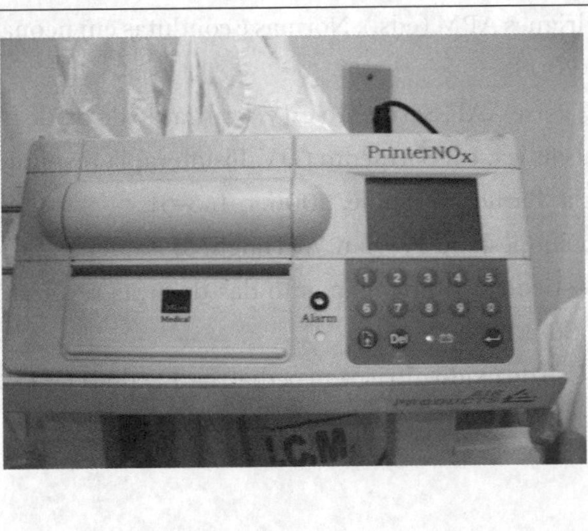

Se o modo ventilatório de escolha for a ventilação mandatória intermitente (IMV) com fluxo contínuo:

$$\text{Fluxo NO (mL)} = \frac{\text{fluxo ventilador (L/min)} \times \text{concentração de NO desejada} \times 1.000 \text{ (cte)}}{\text{concentração do cilindro de NO}}$$

Se o modo ventilatório de escolha for uma modalidade com fluxo livre:

$$\text{Fluxo NO (mL)} = \frac{\text{volume-minuto (L)} \times \text{concentração de NO desejada} \times 1.000 \text{ (cte)}}{\text{concentração do cilindro de NO}}$$

DESMAME

Deve ser guiado lenta e gradativamente, de acordo com a monitoração hemodinâmica e de oximetria, evitando-se efeitos adversos.

Preconiza-se iniciá-lo precocemente, reduzindo a oferta de NOi até a dose mínima de 5 ppm. Depois disso, pode-se reduzir de 1 em 1 ppm a cada hora, ou de acordo com a estabilidade do paciente.

Antes da suspensão, pode-se aumentar a FiO_2 em torno de 10 a 15%, evitando-se novas crises de hipertensão pulmonar por vasoconstrição hipóxica.

BIBLIOGRAFIA

1. Ávila S; Magalhães M. Uso de óxido nítrico no período neonatal. In: Magalhães M, Rodrigues APM (eds.). Normas e condutas em neonatologia. São Paulo: Atheneu, 2008.
2. Carvalho FA, Peixe AAF, Sarmento GJV. Utilização do óxido nítrico associado à ventilação mecânica. In: Sarmento GJV. Fisioterapia respiratória em pediatria e neonatologia. Barueri: Manole, 2006. p.453-61.
3. Chatkin JM, Djupesland P, Qian W, Haight J, Zamel N. Óxido nítrico exalado no diagnóstico e acompanhamento das doenças respiratórias. J Pneumol 2000; 26(1):36-43.
4. Fioretto JR. Uso do óxido nítrico em pediatria. J Pediatr (RJ) 2003; 79(Supl2): S177-86.

5. Fioretto JR, Carpi MF, Bonatto RC, Ricchetti SMQ, Moraes AM. Óxido nítrico inalatório para crianças com síndrome do desconforto respiratório agudo. Rev Bras Terap Intensiv 2006; 18(4):407-11.
6. Gurgueira LG, Carvalho WB. Óxido nítrico inalatório: considerações sobre sua aplicação clínica. J Pneumol 2003; 29(5):325-31.
7. Matsumoto T, Carvalho WB, Horita SM, Almeida NM, Martins FRP. Dependência do óxido nítrico inalatório. J Pediatr (RJ) 2000; 76(2):153-6.

101 Insuflação de Gás Traqueal

Igor Gutierrez Moraes

INTRODUÇÃO

A insuflação de gás traqueal (*tracheal gas insufflation* – TGI) é uma técnica ventilatória coadjuvante na qual o gás é insuflado na traqueia distal, durante todo o ciclo respiratório ou apenas na fase expiratória, simultaneamente à ventilação artificial ou espontânea. Tem como objetivo reduzir o espaço morto funcional, melhorar a troca gasosa, melhorar a remoção de dióxido de carbono (CO_2), podendo reduzir o volume corrente (VC) necessário durante a ventilação, reduzindo as pressões máximas de distensão do parênquima pulmonar. É utilizada principalmente nos casos em que há contraindicação da hipercapnia ou quando esta ultrapassa os limites permissivos ou toleráveis.

HISTÓRIA DA INSUFLAÇÃO DE GÁS TRAQUEAL

Um dos primeiros estudos descritos que contribuíram para a origem dessa forma de ventilação foi o de Robert Hooke, em 1667. Ele insuflou ar fresco dentro da traqueia de animais apneicos e conseguiu mantê-los vivos por determinado período.

Nos anos 1900, muitos estudos foram realizados para tentar esclarecer os efeitos fisiológicos dessa técnica na condição de apneia.

Em 1908, F. Volhard verificou que animais apneicos vivos desenvolviam pressões intratorácicas subatmosféricas (aproximadamente 20 cmH_2O), resultado da remoção do oxigênio alveolar pelo sangue, que perfunde o capilar pulmonar por diferença de pressão parcial gasosa, criando uma redução nas pressões intra-alveolar e intratorácica. Quando as vias aéreas estão livres, esse gradiente pressórico gera um fluxo gasoso contínuo, no sentido das vias aéreas para os alvéolos. Em 1944, W. D. Draper e R. W. Whitehead mantiveram animais apneicos vivos com oxigenação adequada por aproximadamente 90 minutos, por meio da insuflação traqueal contínua de oxigênio a 6 L/min. A pressão parcial de gás carbônico no sangue arterial ($PaCO_2$) atingiu níveis de 300 mmHg e levou os animais à morte. Essa técnica foi denominada difusão respiratória, em 1951 foi aplicada em humanos e, em 1956, foi chamada de "oxigenação apneica". Explicam-se os resultados da seguinte forma: quando um baixo fluxo de oxigênio foi ofertado proximalmente nas vias aéreas superiores, houve deslocamento do oxigênio no sentido alveolar, por difusão do oxigênio na membrana alveolocapilar, não havendo, então, nenhum efeito na remoção de CO_2.

Em 1985, Slutsky et al. posicionaram a ponta de um cateter de 2 mm de diâmetro interno a 1 cm acima da carina principal e liberaram um fluxo de oxigênio entre 0,2 e 3 L/min. Verificaram que a $PaCO_2$ se manteve entre 100 e 200 mmHg e concluíram que houve uma ventilação alveolar de aproximadamente 25% da considerada normal, mesmo na condição apneica. Esse fenômeno aconteceu porque, com a colocação mais distal da ponta interna do cateter, além do efeito na oxigenação, passou a existir alguma remoção do CO_2 do espaço morto anatômico (EMA) e, consequentemente, uma difusão do CO_2 na membrana alveolocapilar, no sentido do capilar para o alvéolo, por diferença de pressão parcial.

Lehmert et al., em 1982, conseguiram obter normocapnia em animais apneicos pela introdução de dois cateteres, um em cada brônquio-fonte, e pela liberação de alto fluxo de ar (1,5 a 2,5 L/kg/min). Essa técnica foi denominada ventilação com fluxo constante.

Nesse estudo, os autores dividiram esquematicamente a árvore brônquica em 3 zonas. Na Figura 1, a zona Ia representa as vias aéreas mais calibrosas. Nessa região, o fluxo de gás comporta-se de forma bidirecional, distal e proximal, sendo removido praticamente todo o CO_2. A zona Ib representa os brônquios de calibres intermediários, nos quais o fluxo gasoso se torna turbilhonar e boa parte do CO_2 é removida. Na zona II, região distal aos brônquios terminais, não há efeito direto do fluxo do cateter e o deslocamento dos gases ocorre pela difusão molecular.

Uma das conclusões possíveis é que a posição do cateter e o fluxo de gás interferem na remoção do CO_2 das vias aéreas, dos alvéolos e do sangue.

Até então, esses estudos haviam sido realizados nas condições de apneia, tanto em animais quanto em humanos.

Em 1989, Bergofsky et al. injetaram um fluxo gasoso entre 5 e 8 L/min de uma mistura de oxigênio e ar, por um cateter traqueal, em pacientes com falência respiratória crônica. A fração inspirada de oxigênio (FiO_2) – no caso, a mistura – foi ajustada para atingir uma saturação periférica de oxigênio (SpO_2) entre

FIGURA 1 Representação esquemática da árvore brônquica em zonas.

Ia: vias aéreas mais calibrosas; Ib: brônquios de calibres intermediários; II: brônquios terminais.

Fonte: adaptada de Watson et al.

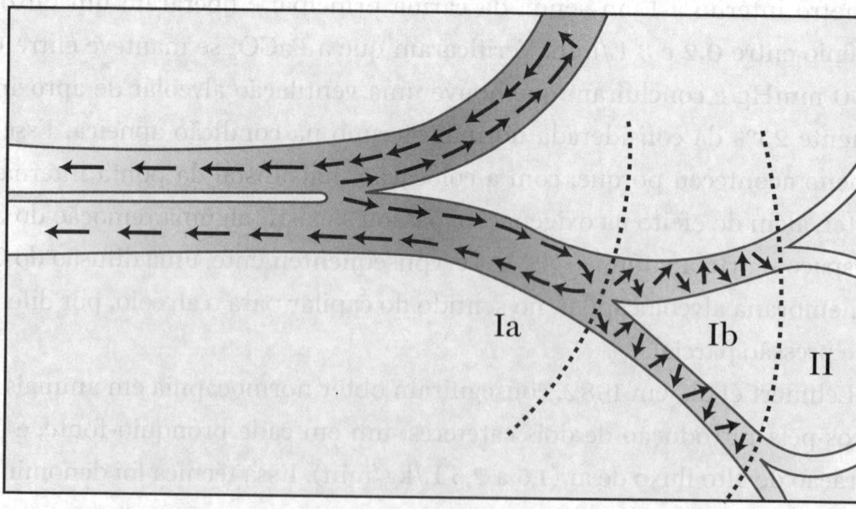

92 e 95%. Os autores verificaram que houve uma redução no VC e na necessidade ventilatória do volume-minuto desses pacientes, além de uma redução na $PaCO_2$. O resultado foi uma diminuição no EMA de aproximadamente 49%.

Em condições normais, aconteceria o contrário, ou seja, uma redução na ventilação-minuto alveolar resultaria no aumento da $PaCO_2$, e não em sua diminuição. No entanto, com o cateter traqueal liberando um fluxo direto na traqueia, há uma redução do CO_2 do EMA proximal e, dessa forma, mesmo que ocorra redução no VC ou na ventilação-minuto espontânea, pode haver também uma $PaCO_2$ mais baixa.

INDICAÇÃO

Hipercapnia e acidose respiratória (pH < 7,2 ou $PaCO_2$ > 80 mmHg) associada a síndrome do desconforto respiratório agudo (SDRA).

Auxílio no desmame da ventilação mecânica.

APLICAÇÃO DA INSUFLAÇÃO DE GÁS TRAQUEAL

Operacionalmente, na TGI, um cateter reto é colocado logo acima da carina, em geral por meio de uma via acessória adaptada ao tubo traqueal (Figura 2).

O fluxo turbulento de gás gerado na extremidade distal do cateter promove uma "lavagem" de CO_2, diminuindo, dessa maneira, a reinalação do gás e, consequentemente, diminuindo também o espaço morto funcional, com melhora da hemostase.

Na SDRA, pode ser aplicada com hipercapnia permissiva para diminuir a $PaCO_2$ por meio de redução na relação espaço morto/VC. Vale salientar que a eficiência da TGI é maior quando a extremidade do cateter está a cerca de 1 a 2 cm acima da carina.

MATERIAIS (FIGURA 3)

- Sonda de aspiração n. 6 estéril;
- traqueia intermediária estéril;
- luva estéril;
- agulha n. 40 × 12 estéril;
- fita adesiva do tipo esparadrapo;

FIGURA 2 Representação da insuflação de gás traqueal.

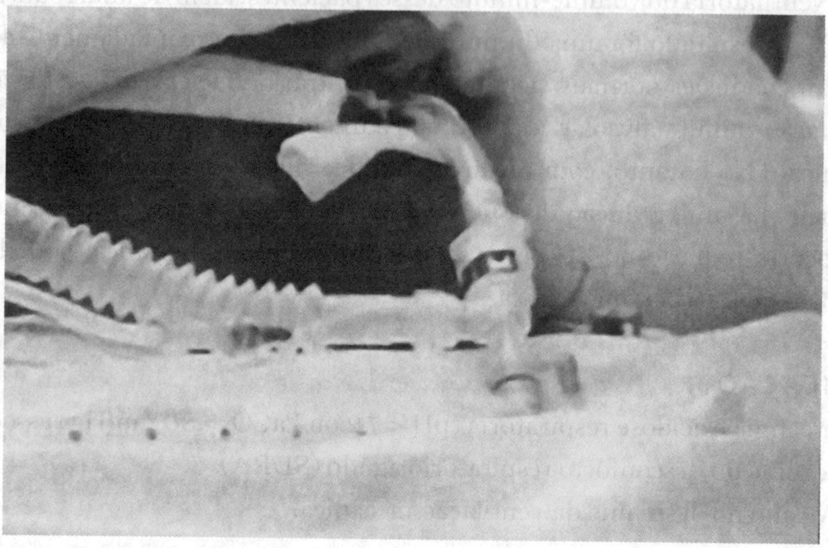

FIGURA 3 Material necessário para insuflação de gás traqueal.

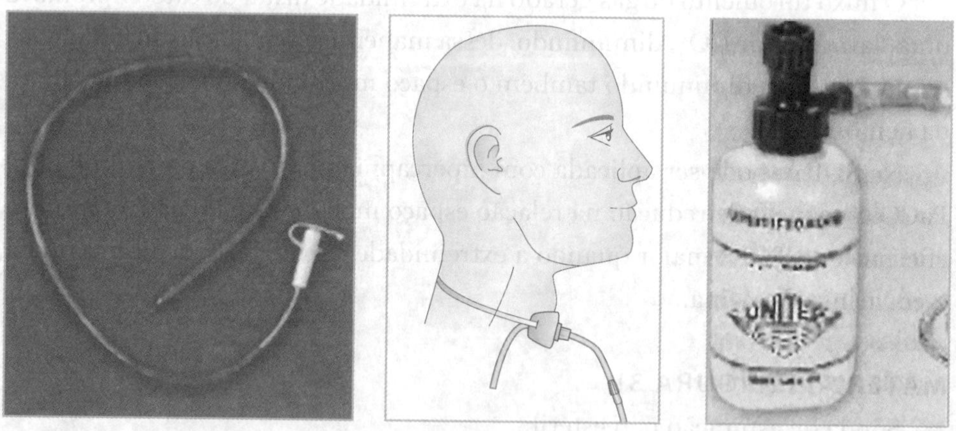

- lâmina cortante;
- umidificador de parede;
- água estéril;
- fluxômetro de oxigênio.

A ponta da sonda deve ficar posicionada logo acima da carina ou 1 a 2 cm abaixo da cânula de entubação ou traqueostomia.

Altos fluxos da TGI podem interferir no *trigger* para ventilações assistidas e aumentar a resistência expiratória levando ao fenômeno de autoPeep (pressão positiva expiratória final). O gás utilizado na TGI deve ser equivalente à FiO_2 do ventilador.

Pode ser necessário ajuste na Peep após a instalação da TGI, pois esta causa aumento da Peep traqueal e aumento da pressão média de vias aéreas (MAP), ocasionando a diminuição na pré-carga.

A umidificação deve ser uma preocupação constante durante a TGI, evitando-se, assim, o ressecamento das secreções e a formação de rolhas.

CONSIDERAÇÕES FINAIS

O fluxo do cateter da TGI deve ser de 3 a 10 L/min. É recomendado o uso da ventilação com pressão controlada (PCV). Se for necessário realizar manobras de recrutamento alveolar, é necessário desligar a TGI. A retirada da TGI é feita quando o paciente retornar aos parâmetros gasométricos com pH > 7,2 e $PaCO_2$ < 80 mmHg.

BIBLIOGRAFIA

1. Biarent D. New tools in ventilator support: high frequency ventilation, nitric oxide, tracheal gas insufflations, non-invasive ventilation. Pediatr Pulmonol Suppl 1999; 18:178- 81.
2. Fedora M, Klimovic M, Seda M, Dominik P, Nekvasil R. Effect of early intervention of high-frequency oscillatory ventilation on the outcome in pediatric acute respiratory distress syndrome. Bratisl Lek Listy 2000; 101(1):8-13.

3. Kalous P, Kokstein Z. Instrumental dead space in neonatology, and its elimination by continuous tracheal gas insufflations during conventional ventilation. Acta Paediatr 2003; 92(5):518-24.
4. Knobel E. Terapia intensive: pneumologia e fisioterapia respiratória. Rio de Janeiro: Atheneu, 2004. p.161-4.
5. Paulson TE, Spear RM, Peterson BM. New concepts in the treatment of children with acute respiratory distress syndrome. J Pediatr 1995; 127(2):163-75.
6. Perez CA, Bui KC, Bustorff-Silva J, Atkinson JB. Comparison of intratracheal pulmonary ventilation and hybrid intratracheal pulmonary ventilation with conventional mechanical ventilation in a rabbit model of acute respiratory distress syndrome by saline lavage. Crit Care Med 2000; 28(3):774-81.

102 Desmame: Dificuldades e Método Ideal

Aretusa Koutsohristos Jannuzzi Carneiro

INTRODUÇÃO

Retirar o paciente da ventilação mecânica (VM) pode ser mais difícil que mantê-lo. O processo de retirada do suporte ventilatório ocupa cerca de 40% do tempo total de ventilação mecânica.[1,2]

Apesar disso, a literatura tem demonstrado, mais recentemente, que protocolos de identificação sistemática de pacientes em condições de interrupção da ventilação mecânica podem reduzir significativamente sua duração. Por outro lado, a busca por índices fisiológicos capazes de predizer, acurada e reprodutivelmente, o sucesso do desmame ventilatório ainda não chegou a resultados satisfatórios.[3-5]

Dados da literatura descrevem que a média de idade dos pacientes pediátricos em VM é de aproximadamente 1 ano, permanecendo em suporte ventilatório por um tempo médio entre 6 e 7 dias.[6]

A retirada da VM é uma medida importante na terapia intensiva. A utilização de diversos termos para definir esse processo pode dificultar a avaliação de sua duração, dos diferentes modos, protocolos e do prognóstico. Por esse motivo, é importante a definição precisa dos termos, como se segue.[7,8]

DESMAME

O termo "desmame" refere-se ao processo de transição da ventilação artificial para a espontânea nos pacientes que permanecem em ventilação mecânica invasiva por tempo superior a 24 horas.[9,10]

INTERRUPÇÃO DA VENTILAÇÃO MECÂNICA

O termo interrupção da ventilação mecânica refere-se à interrupção do suporte ventilatório dos pacientes que toleram um teste de respiração espontânea e que podem ou não ser elegíveis para a extubação.[9,10]

TESTE DE RESPIRAÇÃO ESPONTÂNEA

O teste de respiração espontânea (TRE – método de interrupção da ventilação mecânica) é a técnica mais simples, estando entre as mais eficazes para o desmame e servindo também como teste da capacidade de respirar espontaneamente, nos momentos pré-extubação. É realizado permitindo-se que o paciente respire espontaneamente através da cânula endotraqueal, conectada a uma peça em forma de "T", com uma fonte enriquecida de oxigênio, ou recebendo pressão positiva contínua em vias aéreas (CPAP) de 5 cmH_2O, ou com ventilação com pressão de suporte (PSV) de até 7 cmH_2O.[11,12]

EXTUBAÇÃO E DECANULAÇÃO

Extubação é a retirada da via aérea artificial. No caso de pacientes traqueostomizados, utiliza-se o termo decanulação.[10,13]

Denomina-se reentubação, ou fracasso de extubação, a necessidade de reinstituir a via aérea artificial. A reentubação é considerada precoce quando ocorre em menos de 48 horas após a extubação (ou decanulação).[10,13]

SUCESSO OU FALHA DA INTERRUPÇÃO DA VENTILAÇÃO MECÂNICA

Define-se como sucesso da interrupção da ventilação mecânica a manutenção da respiração espontânea durante ou acima de 48 horas pós-extubação.

Quando o paciente não tolera o teste de respiração espontânea, considera-se que houve fracasso na interrupção da ventilação mecânica. Nesse caso, o paciente deve continuar a receber suporte ventilatório, promovendo assim repouso da musculatura respiratória. Uma revisão das possíveis causas desse fracasso deve ser feita pela equipe assistente, bem como o planejamento da estratégia a ser adotada a seguir – nova tentativa de interrupção da ventilação mecânica ou desmame gradual.[10,14]

SUCESSO E FRACASSO DO DESMAME

Define-se como sucesso do desmame a manutenção da ventilação espontânea durante pelo menos 48 horas após a interrupção da ventilação artificial. Considera-se que houve fracasso ou falência do desmame se o retorno à ventilação artificial for necessário nesse período.[10,15]

VENTILAÇÃO MECÂNICA PROLONGADA

Considera-se ventilação mecânica prolongada a dependência da assistência ventilatória, invasiva ou não invasiva durante mais de 6 horas por dia, em tempo superior a 3 semanas, mesmo necessitando de fisioterapia respiratória, correção de distúrbios funcionais e utilização de novas técnicas de suporte ventilatório.[10,16]

DESMAME VENTILATÓRIO

O sucesso do desmame em pacientes submetidos a VM tem sido definido utilizando-se sinais e sintomas clínicos. Apesar de protocolos e experiências de vários serviços, a falha na extubação tem ocorrido em torno de 24% dos casos. Por isso, alguns índices e parâmetros são utilizados para prever e identificar o momento da extubação. Esses incluem diferentes funções fisiológicas do sistema respiratório, que permitem a identificação do momento em que o paciente é capaz de assumir e manter sua ventilação, evitando-se assim a ventilação por tempo prolongado e suas complicações.[10-12] Nesse contexto, incluem-se e são considerados também a estabilidade hemodinâmica (boa perfusão periférica, não necessidade de drogas vasoativas e inotrópicas), valores de potássio, fósforo e magnésio normais e escala de coma de Glasgow ≥ 11.

Considerando-se que o TRE foi bem-sucedido, outros fatores devem ser considerados antes da extubação.[10]

TÉCNICAS DE DESMAME

Retirada brusca

Utilizada quando o paciente é submetido a períodos curtos de ventilação mecânica, por exemplo em pós-operatórios imediatos. Tão logo o paciente desperte e recupere a respiração espontânea, é extubado. Não é considerada uma técnica de desmame.[10,17,18]

Redução gradual da pressão de suporte (PS)

A PSV pode ser utilizada no desmame gradual da VM, por meio da diminuição da PS entre 2 e 4 cmH_2O, de 2 a 4 vezes/dia, conforme parâmetros clínicos favoráveis, até atingir entre 5 e 7 cmH_2O (o equivalente ao encontrado no TRE).

Essa técnica é muito útil de acordo com Brochard et al., que observou menor falha no desmame ventilatório, quando comparado com o desmame na modalidade de ventilação mandatória intermitente sincronizada (SIMV) e com o tubo "T", o que vai de encontro a Esteban et al., que observou melhor taxa de sucesso no desmame ventilatório com o tubo "T".[10,19,20]

Ventilação mandatória intermitente sincronizada (SIMV)

O desmame ventilatório nas modalidades SIMV e ventilação mandatória intermitente (IMV) se faz com a redução progressiva da frequência respiratória, chegando-se até 8 inspirações por minuto (ipm), a fim de evitar indução de fadiga da musculatura ventilatória, tanto para pacientes pediátricos quanto adultos.[10,21]

É um método menos indicado na população adulta, pois observou-se, como resultado, maior tempo de suporte ventilatório. Já outro estudo não observou diferença significativa nos grupos SIMV + PS e SIMV.[10,21]

Desmame gradual com tubo em "T"

São períodos de respiração espontânea de duração crescente, intercalados com períodos de ventilação mecânica. Após 30 minutos contínuos de respiração espontânea, com gasometria arterial normal e não havendo sinais clínicos de descompensação respiratória, a extubação pode ser realizada.[22]

Essa técnica é pouco utilizada em crianças porque o menor calibre do tubo endotraqueal leva ao aumento da resistência das vias aéreas – que já é aumentada em crianças – e ao aumento do espaço morto, o que pode ocasionar esforço respiratório maior no paciente que recomeça a respirar espontaneamente.[23]

Na unidade de terapia intensiva (UTI) pediátrica da Irmandade da Santa Casa de Misericórdia de São Paulo (ISCMSP), em 2010, 80% das crianças foram extubadas nas modalidades SIMV ou IMV; 15% em SIMV com PS e somente 5% em PS, 1% das quais foram reentubadas na laringite pós-extubação.

Falhas na retirada (desmame) da ventilação mecânica

A incidência das falhas na retirada da VM varia entre 14 e 24% dos casos. São determinadas pelos casos em que houve necessidade de reentubação dentro de 24 horas após a extubação. Um estudo que analisou 632 crianças mostrou falhas em apenas 4,9% dos casos, sendo 6% nos ventilados por mais de 24 horas e 7,9% nos ventilados por mais de 48 horas. O mais importante é definir qual grupo de pacientes tem maior risco de falha na extubação e identificar fatores de risco associados à possibilidade de falha.[24-26]

Entre os principais fatores de risco para falha na extubação, podem ser citados:[27-29]

- crianças de baixa idade (principalmente menores de 6 meses), em função da alta complacência da caixa torácica;
- baixa elasticidade e alta resistência de vias aéreas, o que ocasiona maior esforço respiratório e risco de atelectasias;
- uso prolongado de analgésicos e sedativos;
- alta pressão média de vias aéreas;
- índice de oxigenação > 0,45;
- uso de drogas vasoativas;

- altas concentrações de oxigênio;
- má nutrição.

Um parâmetro avaliado e que mostrou ser útil para diminuir o risco de estridor pós-extubação foi o escape de ar ao redor da cânula, verificado por meio da ausculta.[30]

Pelo que foi exposto, ainda não há um ou mais parâmetros que forneçam alta segurança para prever falha na extubação.

Protocolos para a retirada da VM

São utilizados para diminuir o tempo de desmame e o tempo total de VM. A literatura é conflitante em relação aos seus resultados, havendo estudos que mostram benefícios e outros que demonstram não haver diminuição no tempo de desmame.[17,18]

Entre as limitações ao uso dos protocolos estão:

- critérios seriam utilizados para sua confecção;
- necessidade de grande aderência da equipe médica;
- educação de toda a equipe para aderir ao protocolo;
- existe um conceito básico geral em cuidados intensivos de que a atuação interdisciplinar melhora os cuidados clínicos de rotina de pacientes gravemente enfermos, quando se complementa o julgamento clínico à beira do leito com a utilização de protocolos baseados em evidências; uma pesquisa recente utilizando um protocolo dirigido comparativamente à retirada gradual orientada pelo médico em crianças criticamente enfermas demonstrou um aumento da taxa de sucesso de extubação traqueal, com resultados clinicamente importantes e estatisticamente significativos.[31]

Os protocolos baseados em evidência não são sinônimo de receita de bolo e não devem ser tão rígidos de maneira a determinar uma importância secundária em relação à segurança e ao conforto da criança. Sabe-se que diversos protocolos têm melhorado a prática de cuidados intensivos em pediatria, e que estes devem ser realizados com o objetivo de aumentar os conhecimentos em relação aos cuidados das crianças doentes, mas que em várias ocasiões poderão não demonstrar dados estatísticos e clínicos melhores do que os cuidados habituais fornecidos ao paciente.[31]

REFERÊNCIAS BIBLIOGRÁFICAS

1. Esteban A, Alia I, Ibanez J, Benito S, Tobin MJ. Modes of mechanical ventilation and weaning: a national survey of Spanish hospitals. The Spanish Lung Failure Collaborative Group. Chest 1994; 106(4):1188-93.
2. Esteban A, Anzueto A, Frutos F, Alía I, Brochard L, Stewart TE et al. Mechanical Ventilation International Study Group. Characteristics and outcomes in adult patients receiving mechanical ventilation: a 28-day international study. Jama 2002; 287(3):345-55.
3. Ely EW, Baker AM, Dunagan DP, Burke HL, Smith AC, Kelly PT et al. Effect on the duration of mechanical ventilation of identifying patients capable of breathing spontaneously. N Engl J Med 1996; 335(25):1864-9.
4. Kollef MH, Shapiro SD, Silver P, St John RE, Prentice D, Sauer S et al. A randomized, controlled trial of protocol-directed versus physiciandirected weaning from mechanical ventilation. Crit Care Med 1997; 25(4):567-74.
5. Vallverdú I MJ. Weaning criteria: physiologic indices in different groups of patients. Berlin/Heidelberg: Springer, 2002.
6. Bernard GR, Artigas A, Brigham KL, Carlet J, Falke K, Hudson L et al. The American-European Consensus Conference on ARDS. Definitions, mechanisms, relevant outcomes, and clinical trial coordination. Am J Respir Crit Care Med 1994; 148:818-24.
7. Force AAST. Evidence based guidelines for weaning and discontinuing mechanical ventilator support. Chest 2001; 120(Suppl6):375-95.
8. MacIntyre NR, Cook DJ, Ely EW, Epstein SK, Fink JB, Heffner JE et al. Evidence-based guidelines for weaning and discontinuing ventilatory support. A collective task force facilitated by the American College of Chest Physicians; the American Association for Respiratpry Care and the American Colllege of Critical Care Medicine. Chest 2001; 120(Suppl6):375S-95S.

9. Ely EW, Baker AM, Dunagan DP, Burke HL, Smith AC, Kelly PT et al. Effect on the duration of mechanical ventilation of identifying patients capable of breathing spontaneously. N Engl J Med 1996; 335(25):1864-9.
10. Barbosa AP, Carvalho WB, Johnston C. Desmame e extubação em pediatria e neonatologia. Série Terapia Intensiva Pediátrica e Neonatal. São Paulo: Atheneu, 2010.
11. Esteban A, Alia I, Gordo F, Fernández R, Solsona JF, Vallverdú I et al. Extubation outcome after spontaneous breathing trials with T-tube or pressure support ventilation. The Spanish Lung Failure Collaborative Group. Am J Respir Crit Care Med 1997; 156(2Pt1):459-65.
12. Haberthur C, Mols G, Elsasser S, Bingisser R, Stocker R, Guttmann J. Extubation after breathing trials with automatic tube compensation, T-tube, or pressure support ventilation. Acta Anaesthesiol Scand 2002; 46(8):973-9.
13. Carvalho WB, Hirschheimer MR, Matsumoto T. Terapia intensiva pediátrica. 3.ed. Rio de Janeiro: Atheneu, 2006.
14. Esteban A, Alia I. Clinical management of weaning from mechanical ventilation. Intensive Care Med 1998; 24(10):999-1008.
15. Perren A, Domenighetti G, Mauri S, Genini F, Vizzardi N. Protocol-directed weaning from mechanical ventilation: clinical outcome in patients randomized for a 30-min or 120-min trial with pressure support ventilation. Intensive Care Med 2002; 28(8):1058-63.
16. Dellinger RP, Levy MM, Carlet JM, Bion J, Parker MM, Jaeschke R et al. Surviving Sepsis Campaign: International guidelines for management of severe sepsis and septic shock: 2008. Intensive Crit Care Med 2008; 34(1):17-60.
17. III Consenso Brasileiro de Ventilação Mecânica. J Bras Pneumol 2007; 33(Suppl2):S128-36.
18. I Consenso Brasileiro de Ventilação Mecânica em Pediatria e Neonatologia. 2009.
19. Brochard L, Rauss A, Benito S, Conti G, Mancebo J, Rekik N et al. Comparison of three methods of gradual withdrawal from ventilatory support during weaning from mechanical ventilation. Am J Respir Crit Care Med 1994; 150(4):896-903.

20. Esteban A, Frutos F, Tobin MJ, Alía I, Solsona JF, Valverdú I et al. A comparison of four methods of weaning patients from mechanical ventilation. Spanish Lung Failure Collaborative Group. N Engl J Med 1995; 332(6):345-50.
21. Baumeister BL, El-Khatib M, Smith PG, Blumer JL et al. Evaluation of predictors of weaning from mechanical ventilation in pediatric patients. Pediatr Pulmonol 1997; 24(5):344-52.
22. Meade MO, Guyatt G, Butler R, Elms B, Hand L, Ingram A et al. Trials comparing early vs late extubation following cardiovascular surgery. Chest 2001; 120(6S)445S-53S.
23. Haberthür C, Mols G, Elsasser S, Bingisser R, Stocker R, Guttmann J et al. Extubation after breathing trials with automatic tube compensation, T-tube, or pressure support ventilation. Acta Anesthesiol Scand 2002 Sep; 46(8):973-9.
24. Bernard GR, Artigas A, Brigham KL, Carlet J, Falke K, Hudson L et al. The American-European Consensus Conference on ARDS. Definitions, mechanisms, relevant outcomes, and clinical trial coordination. Am J Respirat Crit Care Med 1994; 149(3Pt1):818-24.
25. Amato MB (coord.). Ventilação mecânica na lesão pulmonar aguda (LPA)/ síndrome do desconforto respiratório agudo (SDRA). III Consenso Brasileiro de Ventilação Mecânica. J Bras Pneumol 2007; 33(Suppl2):S119-27.
26. Edmunds S, Weiss I, Harrison R. Extubation failure in a large pediatric ICU population. Chest 2001; 119:897-900.
27. Martinez CER, Guzman MC, Sossa MP, Ojeda P. Evaluation of clinical criteria for acute respiratory distress syndrome in pediatric patients. Pediatr Crit Care Med 2006; 7:335-9.
28. Fioretto JR, Ferrari GF, Richetti SMQ, Moreira FL, Bonatto RC, Carpi MF et al. Síndrome do desconforto respiratório agudo em crianças: incidência, mortalidade e trocas gasosas. RBTI 2001; 13:58-62.
29. Timmons OD, Havens PL, Facker JC. Predicting death in pediatric patients with acute respiratory failure. Pediatric Critical Care Study Group. Extracorporeal Life Support Organization. Chest 1996; 108:789-97.

30. Brower RG, Lanken PN, MacIntyre N, Matthay MA, Morris A, Ancukiewicz M et al. Higher versus lower positive end-expiratory pressures in patients with the acute respiratory distress syndrome. N Engl J Med 2004; 352:327-36.
31. Carvalho WB, Oliveira NF. Protocolos para desmame da ventilação mecânica em pediatria. Rev Assoc Med Bras [online] 2003; 49(1):8-9. ISSN 0104-4230. doi: 10.1590/S0104-42302003000100013.

103 Fisioterapia Motora na Unidade de Terapia Intensiva

Vanessa Guimaiel
Taciana Gaido Garcia Verneck
Juliana Gamo Storni

INTRODUÇÃO

O desenvolvimento motor é um processo de mudança no comportamento que se relaciona com a idade e as experiências adquiridas pelo indivíduo. Esse processo sofrerá influência de fatores genéticos, ambientais e de formação intrauterina.

Durante a infância, especialmente no primeiro ano de vida, a hospitalização da criança por período prolongado pode comprometer o desenvolvimento sensório-motor por privação de estímulos, postura adquirida em função da doença e modificações de seu estado geral.

É fundamental para o fisioterapeuta conhecer o desenvolvimento normal da criança, pois somente assim poderá detectar atrasos e variações da normalidade. Reconhecer precocemente qualquer alteração no desenvolvimento possibilita traçar seu plano de tratamento específico, prevenindo, assim, incapacidades.

A fisioterapia é considerada parte do tratamento de crianças internadas em unidade de terapia intensiva (UTI), por meio de recursos que previnam a imobilidade, o descondicionamento físico e a fraqueza muscular, contribuindo para reduzir o tempo de internação.

Há 30 anos, a mobilização precoce tem mostrado redução no tempo para desmame da ventilação e é a base para a recuperação funcional. Recentemente, tem se dado mais atenção para a atividade física precoce como intervenção segura e viável em pacientes com estabilidade neurológica e cardiorrespiratória.

A mobilização precoce inclui atividades terapêuticas progressivas, como exercícios motores na cama, sedestação à beira do leito, ortostatismo, transferência para a cadeira e deambulação.

O posicionamento adequado no leito dos pacientes na UTI pode ser usado com o objetivo fisiológico de otimizar o transporte de oxigênio, por meio do aumento da relação ventilação-perfusão, aumento dos volumes pulmonares, redução do trabalho respiratório, minimização do trabalho cardíaco e aumento do *clearance* mucociliar.

DESENVOLVIMENTO MOTOR NORMAL

O desenvolvimento infantil é um processo que se inicia na vida intrauterina e envolve vários aspectos, como: crescimento físico, mielinização progressiva, maturação do sistema nervoso central (SNC) e integridade anatomofisiológica.

Para a criança, a aquisição constante das capacidades motoras significa adquirir sua independência e capacidade de adaptação a fatos sociais.

Reflexos

Os reflexos são reações motoras automáticas, desencadeadas por estímulos que ativam diversos receptores, cuja função é garantir e favorecer a sobrevivência do indivíduo no ambiente e facilitar aquisições motoras subsequentes.

Podem ser classificados como:

- alimentação (reflexo de sucção e de procura);
- proteção e defesa (reflexo de moro e preensão);
- postural como direcionamento do bípede.

Esse conjunto herdado, presente normalmente nos seis primeiros meses de vida, será progressivamente integrado e inibido à medida que evolui o controle da motricidade e ocorre o amadurecimento das estruturas neurológicas. Reações de endireitamento e equilíbrio surgirão progressivamente, substituindo os reflexos mais antigos.

O desenvolvimento motor segue uma direção de maturação cefalocaudal e proximal-distal. A aprendizagem do movimento se dá pela maturação gradual do controle postural. O indivíduo vivencia primeiro o controle da flexoextensão, depois da abdução-adução e por último a rotação.

TABELA 1 PRINCIPAIS AQUISIÇÕES DO DESENVOLVIMENTO MOTOR

Recém-nascido	Hipertonia flexora fisiológica de MMSS e MMII (bebê simétrico)
	Reação de endireitamento cervical
1º mês	Marcha flexora
	RTCA mais relacionado aos MMSS do que aos MMII (bebê mais assimétrico)
	Inicia extensão de cabeça em decúbito ventral
	Fixa olhar no objeto
	Reação labiríntica de retificação
	Reação óptica de retificação
	Reação positiva de apoio
2º mês	Diminuição do tônus flexor
	Abasia e astasia presentes
	Consegue segurar objetos, mas não os solta voluntariamente
	Puxado para sentar, a cabeça cai posteriormente
	Apresenta sorriso reativo
3º mês	Mãos na linha média
	Eleva e sustenta a cabeça em decúbito ventral
	Puxado para sentar, a cabeça acompanha o movimento do tronco
	Apresenta sorriso espontâneo
	Contração abdominal ativa

(continua)

(continuação)

4º mês	Apresenta anteversão pélvica
	Apoia o antebraço em decúbito ventral
	Alternância simétrica entre flexão e extensão
	Brinca com o próprio corpo
5º mês	Rola de supino para prono e para lateral
	Leva os pés até a boca
	Senta com apoio
	Solta os objetos voluntariamente
	Passa os objetos de uma mão para a outra
6º mês	Apresenta controle de cabeça em todas as posturas
	Reação de apoio em pé com MMII aduzidos
	Reação de paraquedismo
7º mês	Permanece na posição de gato com as mãos abertas
	Senta sem apoio
	Rola de prono para supino
	Tenta engatinhar
8º mês	Consegue engatinhar
	Puxa-se para ficar em pé com transferência de peso
	Início da formação do arco plantar medial
	Apresenta movimento de pinça
	Roda o tronco quando sentado
9º mês	Permanece sentado com MMII em extensão ou em "W"
	Consegue agachar e levantar
	Consegue ficar em pé
10º mês	Reconhece-se no espelho
	Engatinha com objetos na mão
	Caminha com apoio de MMSS
	Intercala pé valgo e varo
	Consegue sentar quando está em pé ou em decúbito dorsal

(continua)

(continuação)

11º mês	Consegue ficar em pé com equilíbrio parcial
	O engatinhar é plantígrado
12º mês	Apresenta marcha com base alargada, sem balanço recíproco de MMSS
	Formação do arco palmar
13º ao 15º mês	Assume postura ortostática sem dificuldade
	Permanece em pé sem apoio, escala objetos
	Agacha-se para pegar objetos
16º ao 18º mês	Engatinha por longo período, para brincar
	Passa para o ortostatismo e caminha sem perder o equilíbrio
	Sobe escadas com ajuda e/ou apoiando, sem alternar os pés
	Tenta chutar objetos, vence obstáculos, abre portas
	Consegue retirar algumas roupas, rabisca, tenta virar páginas de livros

MMII: membros inferiores; MMSS: membros superiores; RTCA: reflexo tônico cervical assimétrico.

EFEITOS DO IMOBILISMO

O tempo de repouso prolongado no leito acarreta a redução da capacidade funcional de todos os sistemas, em função da inatividade musculoesquelética prescrita ou inevitável.

O fisioterapeuta, além de detectar atrasos no desenvolvimento decorrentes da internação prolongada, deve considerar os efeitos da imobilização prolongada no leito.

Sabe-se que a falta de atividade física pode levar a criança a um descondicionamento global, deixando-a suscetível a vários fatores de risco para sua saúde.

Entre os benefícios alcançados com os exercícios motores, podem ser citados: ganho de força e resistência muscular, maior flexibilidade articular, diminuição do risco de trauma musculoesquelético e aumento do condicionamento cardiovascular.

As causas de imobilização no ambiente hospitalar podem ser desde traumas osteomusculares até pós-operatórios complicados e doenças neurológicas.

O sistema osteomuscular normalmente é o mais acometido e a prevenção do seu imobilismo muitas vezes é negligenciada. Suas limitações funcionais podem prejudicar as transferências, as posturas e os movimentos no leito, complicando o posicionamento e a higiene, dificultando o padrão de marcha e aumentando o risco de formação de úlceras de pressão, prolongando, assim, a hospitalização.

O sistema muscular desenvolve força e resistência quando submetido à movimentação. A ausência de movimentos corporais pode levar a deformidade e lesão, prejudicando, assim, o crescimento estrutural de crianças hospitalizadas.

O imobilismo é responsável por 10 a 15% de perda de força muscular por semana. A hipotrofia muscular ocorre por diminuição da síntese proteica e já pode ser observada a partir de 6 horas de imobilização.

A falta de mobilização no leito também reduz a amplitude de movimento por meio da proliferação do tecido fibrogorduroso.

A redução da massa óssea total ocorre pelo aumento da atividade osteoclástica e excreção de cálcio, predispondo à osteoporose – a qual pode ser prevenida com manutenção da força e dos movimentos musculares. Uma maneira de gerar esse estresse normal dos ossos seria colocar o paciente em pé, em pranchas especiais ou com realização de marcha.

No sistema gastrointestinal, a imobilização pode gerar falta de apetite, pois o olfato e a deglutição podem ser prejudicados pela redução do peristaltismo associado à inatividade e pouca ingestão líquida.

O decúbito dorsal predispõe a quadros de infecções e retenção urinária, por causa da dificuldade de drenagem de urina da pelve para a bexiga.

O sistema nervoso, se afetado, pode causar alterações como ansiedade, depressão, agitação, diminuição da concentração e da tolerância à dor.

O imobilismo também pode comprometer o desempenho do sistema cardiovascular, gerando aumento na frequência cardíaca de repouso e na pressão arterial sistólica.

No sistema respiratório, encontram-se diminuição do volume corrente, do volume-minuto, da capacidade vital e da capacidade residual funcional de 20 a 25%, além de déficit no mecanismo de tosse e movimento ciliar, dificultando a eliminação de secreções, predispondo ao desenvolvimento de infecções respiratórias.

A prevenção dessas complicações deve ser o princípio básico de qualquer tratamento, e para se obter bons resultados, deve ter início precoce.

INTERVENÇÕES

Durante internações prolongadas, o tratamento fisioterapêutico baseia-se na avaliação do paciente visando a identificar possíveis atrasos no desenvolvimento da criança.

Para alcançar um diagnóstico confiável, é necessário haver minuciosa observação clínica dos movimentos da criança e das etapas de desenvolvimento motor.

Durante os primeiros meses de vida, pode-se observar o desaparecimento ou o aumento de sinais anormais, sugerindo a necessidade de tratamento.

O tratamento fisioterapêutico visa a integrar experiências sensório-motoras normais, antes que os padrões de movimentos anormais se instalem. Para ganho e manutenção dos padrões de postura, são necessárias técnicas adequadas que vão controlar e acompanhar o movimento até que a criança o assuma de maneira independente.

As reações devem sempre ser estimuladas de forma ativa para que a criança desenvolva o controle da postura e desenvolvimento. Entretanto, em algumas situações, como nas deformidades, são necessários exercícios passivos.

Umas das intervenções muito utilizadas na UTI neonatal, além do posicionamento, é a estimulação sensório-motora, realizada por estímulos táteis, proprioceptivos, auditivos, visuais e vestibulares. Esses estímulos adequam o tônus e a resposta muscular.

A criança hospitalizada, durante os primeiros meses de vida, pode desenvolver quadro de hipotonia muscular, causado pela privação de estímulos e decúbito dorsal prolongado. O atraso da manutenção da cabeça na posição vertical pode prejudicar a função visiomotora.

Uma vez detectado o atraso no desenvolvimento neuropsicomotor, o fisioterapeuta pode utilizar pontos-chave de controle para o ganho de controle cervical e de tronco, estabilidade das cinturas escapular e pélvica, permitindo assim o desenvolvimento das reações de equilíbrio, proteção e endireitamento.

Qualquer intervenção deve ser repetida frequentemente para que a criança aprenda o padrão de movimento, modificando-o de acordo com suas necessidades, aumentando assim a força muscular.

A presença de dispositivos como sondas, acessos, drenos e cânulas não impede as intervenções fisioterapêuticas, apenas requer maior cuidado. O que realmente pode contraindicar a fisioterapia é a condição clínica e hemodinâmica do paciente.

Sempre que possível, a deambulação deve ser incentivada, pois traz benefícios para o sistema osteomuscular, respiratório e cardiocirculatório.

TABELA 2 POSICIONAMENTO

Posicionamento	Considerações
Decúbito ventral Alinhamento dos MMII Evita abdução e rotação externa exageradas Cabeça alinhada ao tronco evita flexão ou extensão excessivas Promove apoio abdominal e estabiliza a caixa torácica MMSS e MMII fletidos respeitam o padrão flexor fisiológico Os pés podem ser apoiados em posição neutra com auxílio de um coxim Estímulo tátil proprioceptivo Estimula o tônus muscular	**Decúbito ventral** Melhora a mecânica respiratória e a sincronia toracoabdominal ↓ consumo de oxigênio, ↑ PaO_2 e o volume corrente ↓ trabalho respiratório; ↑ CRF e a excursão diafragmática Altera a relação V/Q Regulariza a FC Reduz episódios de apneia ↓ FR ↑ tempo de sono profundo ↓ tempo de choro e desorganização Favorece esvaziamento gástrico Reduz episódios de refluxo gastroesofágico
Decúbito dorsal Cabeça alinhada ao tronco, com apoio posterior, contida nas laterais O coxim ao redor da criança favorece alinhamento de tronco e flexão de quadril, promovendo contração abdominal ativa A altura do coxim deve ser suficiente para manter os pés apoiados MMSS e MMII são mantidos livres para movimentação ativa	**Decúbito dorsal** Facilita cuidados médicos e cirúrgicos (monitoração e acesso de equipamentos para suporte de vida) Cuidado com hiperflexão cervical (apneia) Favorece a postura assimétrica Predispõe à obstrução do retorno venoso cerebral quando a cabeça cai para a lateral ↓ CRF: as vísceras deslocam as hemicúpulas cefalicamente Predispõe ao colapso da via aérea e ↑ trabalho respiratório A força da gravidade intensifica a postura em extensão, impede os movimentos flexores aleatórios

(continua)

(continuação)

Posicionamento	Considerações
Decúbito lateral Coxim sob a cabeça para manter posição neutra Coxim ao longo da coluna e entre as pernas (leve flexão) Coxim para manter os pés na posição neutra Alternar periodicamente os lados	**Decúbito lateral** Intensifica a simetria Decúbito lateral direito favorece o esvaziamento gástrico Facilita o comportamento das mãos em linha média e mão-boca ↓ trabalho respiratório Minimiza a necessidade de oxigênio suplementar
Decúbito dorsal elevado ou sentado Cabeça alinhada ao tronco, com apoio posterior, contida nas laterais O coxim ao redor da criança favorece alinhamento de tronco e flexão de quadril, promovendo contração abdominal ativa A altura do coxim deve ser suficiente para manter os pés apoiados ou apoio direto no coxim MMSS e MMII são mantidos livres para movimentação ativa, apoio sob os joelhos e o quadril para criar padrão flexor	**Decúbito dorsal elevado ou sentado** Favorece a experiência na posição vertical Ajuda a promover estado de alerta Otimiza ventilação pulmonar Previne aspiração de conteúdo gástrico (DRGE) – ≥ 45° Melhora a excursão diafragmática Favorece a mecânica respiratória Favorece a hemodinâmica, pois reduz a pós-carga ventricular (cardiopatias congênitas)

MMSS: membros superiores; MMII: membros inferiores; FC: frequência cardíaca; V/Q: ventilação/perfusão; CRF: capacidade residual funcional; DRGE: distúrbio do refluxo gastroesofágico; FR: frequência respiratória.

Técnicas sensório-motoras

São baseadas em cinesioterapia, integração sensorial, posicionamento terapêutico e facilitação neuromuscular proprioceptiva.

Visam à aprendizagem e estimulação das funções subcorticais, obtendo-se respostas globais.

Seus objetivos gerais são: normalização do tônus global, inibição de padrões anormais de movimentos e posturas, indução e facilitação de movimentos normais, estimulação proprioceptiva, aumento do limiar de sensibilidade tátil, promoção do estado de organização, integração entre os familiares e a criança, adequação do comportamento autorregulatório e prevenção de anormalidades musculoesqueléticas iatrogênicas.

TABELA 3 TÉCNICAS SENSÓRIO-MOTORAS		
Postura	**Movimento**	**Objetivos específicos**
Dissociação do tronco	Simultâneo, alternar as cinturas pélvica e escapular	Promover relaxamento do tronco, MMSS e MMII Estimular o rolar
Alcance alternado	Alternar para a frente e para trás (abdução e adução da escápula)	Relaxamento do tronco e cintura escapular Estimulação de movimentos isolados de MMSS Estimulação de sensibilidade tátil das mãos Preparo para alcance de objetos
Sentir a cabeça e as mãos	Deslizamento da palma da mão na face, esfregar as mãos	Conscientização corporal e relaxamento dos MMSS
Chutes alternados	Chutes alternados	Relaxamento de tronco e pelve Fortalecimento de MMII
Rolar de lateral para ventral	Rolar até que o joelho supralateral toque o leito (movimento de balanço)	Relaxamento de tronco e pelve Estimular flexão cervical, de tronco e MMII Realizar movimento dissociado
Colocação plantar	Realizar rotação interna do quadril e joelho supralateral Colocar a planta do pé à frente do quadril	Relaxamento de tronco e pelve Estimular dorsiflexão e corrigir o pé equino Preparar para sustentar o peso no ortostatismo Estímulo proprioceptivo
Rolar o quadril	Elevar o quadril em flexão, realizando o movimento de rotação	Relaxamento de tronco e MMII Estimular flexão cervical, de tronco e MMII
Rolar com as mãos no joelho	Elevar o quadril em flexão, realizando o movimento de rotação, com as mãos no joelho	Estimular e fortalecer a flexão cervical, de tronco e MMII Protrusão dos ombros (mãos em linha média) Consciência corporal Posicionamento da cabeça em linha média Auxílio da focalização e seguimento visual
Mãos sobre o quadril	Elevar o quadril em flexão, rolar suavemente a criança de um lado para o outro	Estimular e fortalecer a flexão cervical, de tronco e MMII Relaxar e alongar o tronco superior

(continua)

(continuação)

Postura	Movimento	Objetivos específicos
Rolar de ventral para lateral	Elevar o quadril em flexão, rolar suavemente a criança de um lado para o outro	Estimular e fortalecer o pescoço e o tronco Dissociação dos MMII Rolar e engatinhar
Cócoras	Balancear suavemente o tronco e o quadril de um lado para o outro	Estimular e fortalecer a flexão cervical, de tronco e MMII Proporcionar estímulos proprioceptivos aos pés Estimular o início do controle de cabeça e tronco

MMSS: membros superiores; MMII: membros inferiores.

Estimulação tátil

O desenvolvimento do toque é essencial para a integração do ser humano com o meio.

Seus objetivos são:

- sensação de segurança;
- melhora da função gastrointestinal e geniturinária;
- aumento do ganho ponderal;
- adequação do crescimento neuromuscular;
- maturação dos reflexos;
- desenvolvimento da percepção.

Recomenda-se que a estimulação tátil dure entre 5 e 15 minutos.

Estimulação visual

Ao nascer, todos os bebês possuem uma deficiência na precisão do controle e coordenação da musculatura intrínseca ocular. São sensíveis à luz e atraídos por figuras simples com grande contraste em preto e branco.

Com a evolução do estímulo, os recém-nascidos se satisfazem com o aumento da complexidade das figuras.

O recém-nascido é atraído pela face humana, portanto, independentemente de ser ou não estimulado pelo terapeuta, a mãe é orientada a mostrar sua face, sem falar, durante um período de 10 a 15 segundos.

Estimulação auditiva

O ruído intermitente de alta intensidade pode ser danoso principalmente ao recém-nascido. Estudos demonstraram que as alterações na estabilidade fisiológica na forma de sustos, apneia, bradicardia, alterações de coloração e queda de $SatO_2$ estão relacionadas aos sons.

De forma mais dramática, o nível sonoro da UTI pode causar: hipoxemia, alterações da pressão arterial e no fluxo sanguíneo cerebral, provocando lesões cerebrais.

Para prevenir tais complicações pode-se intervir no ambiente hospitalar da seguinte forma:

- manter níveis sonoros respeitosos em todos os momentos;
- responder prontamente aos alarmes e monitores;
- abrir e fechar as portas da incubadora e da unidade de forma suave;
- usar mantas espessas sobre a incubadora, para diminuir o ruído geral e o impacto sonoro de atritos no acrílico da incubadora;
- rever o *design* da UTI usando abafadores de ruídos;
- remover a água dos circuitos dos ventiladores mecânicos;
- ser cuidadoso durante o manuseio dos equipamentos;
- ao mover o leito, retirar a criança, se possível;
- evitar arrastar móveis e evitar usar calçados que façam barulho.

Estimulação vestibular

A postura e o balanço são causados por respostas reflexas corticais (como as reações de equilíbrio), atuando sobre as reações dos níveis medulares (como os reflexos tônicos), segundo a teoria reflexo-hierárquica.

O estímulo deve fornecer sensação de segurança e organização. O *input* vestibular pode ser promovido por meio do balanço da criança, em várias direções e planos, por meio do ninar de forma gentil e suave. Outros recursos também podem ser introduzidos, como rede, bola e cadeira de balanço.

Estimulação proprioceptiva

Os receptores localizados nos fusos musculares, responsáveis por detectar alterações no comprimento muscular (estiramento), são os proprioceptores. Eles são um dos componentes do sistema sensorial somático, especializado em "sensação corporal" (propriocepção).

O alongamento da região cervical, cinturas escapular e pélvica minimiza as lesões iatrogênicas e favorece a organização da postura flexora e o equilíbrio da cadeia cinética.

CONSIDERAÇÕES FINAIS

Todas as atividades propostas aos pacientes imobilizados devem ser realizadas de acordo com as possibilidades de cada criança, sempre respeitando os limites da dor e da doença de base.

BIBLIOGRAFIA

1. Bobath K. Base neurofisiológica para o tratamento da paralisia cerebral. 2.ed. São Paulo: Manole, 1994.
2. Borges VM, Oliveira LRC, Peixoto E, Carvalho NAA. Fisioterapia motora em pacientes adultos em terapia intensiva. Rev Bras Ter Intensiva 2009; 21(4):446--452.
3. Eckert HM. Desenvolvimento motor. São Paulo: Manole, 1993. 133p.
4. Fleming L. Desenvolvimento normal e seus desvios no lactente. 3.ed. Rio de Janeiro: Atheneu, 1987.
5. França EET, Ferrari FR, Fernandes PV, Cavalcanti R, Duarte A, Aquim EE, Damasceno MCP. Força tarefa sobre a fisioterapia em pacientes críticos adultos: Diretrizes da Associação Brasileira de Fisioterapia Respiratória e Terapia Intensiva (AASSOBRAFIR) e Associação de Medicina Intensiva Brasileira (AMIB). [Internet]. [citado 2009 Nov 11]. Disponível em: http://www.amib.org.br/pdf/DEFIT:pdf.
6. Funayama CAR. Exames neurológicos em crianças. Medicina. Ribeirão Preto, v 29, p32-43,1996.
7. Gosselink R, Bott J, Johnson M, Dean E, Nava S, Norrenberg M et al. Physioterapy for adult patients with critical illness: recommendations of the Eu-

ropean Respiratory Society and European Society of Intensive Care Medicine Task Force on Physiotherapy of Critically Ill Patients. Intensive Care Med 2008; 34(7):1188-99.

8. Melo AC, Lopez RFA. Efeitos da imobilização prolongada e atividade física. Buenos Aires 2002; 50.
9. Morris PE, Goad A, Thompson C, Taylor K, Harry B, Passmore L et al. Early intensive care unit mobility therapy in treatment of acute respiratory failure. Crit Care Med 2008; 36(8):2238-43.
10. Moura RCF. Estudo e análise crítica sobre doze instrumentos de avaliação neuromotora utilizados durante o primeiro ano de vida. Dissertação (mestrado). Universidade Mackenzie, São Paulo, 2002, 113p.
11. Needham DM, Truong AD, Fan E. Technology to enhance physical rehabilitation of critically ill patients. Crit Care Med 2009; 37(10 Suppl):S436-41.
12. Pipper MC, Pinnell LE, Darrah J, Maguire T, Byrene PJ. Constraction and validation of the Alberta Infant Motor Scale (AIMS). Can J Public Health 1992; 83(Supple2):846-50.
13. Ribeiro DC, Dellavia PN. Abordagem motora na criança hospitalizada. In: Sarmento GJV. Fisioterapia respiratória em pediatria e neonatologia. São Paulo: 2007. p.483-92.
14. Stiller K. Physiotherapy in intensive care: towards an evidence-based practice. Chest 2000; 118(6):1801-13.
15. Tecklin JS. Fisioterapia pediátrica. 3.ed. Porto Alegre: Artmed, 2002.
16. Zanine PQ, Hayashida M, Hara PS, Lima AC, Castro SS, Bueno CF, Alemida ALJ. Análise da aquisição do sentar, engatinhar e andar em um grupo de crianças pré-termo. Revista de Fisioterapia Universidade de São Paulo 2002; 2(9):57-62.

104 Traqueostomia

Renata Cardoso Romagosa
Fabíola Peixoto Ferreira La Torre

INTRODUÇÃO

Traqueostomia é o procedimento cirúrgico que consiste na abertura da traqueia com o intuito de introduzir uma cânula traqueal, estabelecendo uma comunicação direta entre ela e o meio externo, a fim de que seja restabelecida a respiração pulmonar dificultada ou interrompida. Esse procedimento na criança, em especial no lactente e no recém-nascido, tem sido associado à maior morbimortalidade, quando comparado ao procedimento nos adultos.

Pioneiramente, a traqueostomia foi usada como procedimento de último recurso, para aliviar a obstrução aguda das vias aéreas. No decorrer do tempo, nos meados do século XX, em razão do aumento das suas indicações, passou a ser utilizada para tratamento/melhora dos cuidados respiratórios ou mesmo para prevenção de estreitamento das vias aéreas.

Esse procedimento promove redução de 10 a 50% do espaço morto anatômico, diminuindo a resistência das vias aéreas, além de ser uma via aérea mais segura, mais fácil de ser retirada e de ser recolocada do que a cânula de entubação orotraqueal.

As desvantagens desse procedimento incluem o comprometimento do mecanismo de tosse e da umidificação do ar inspirado e a possibilidade de alteração da composição de gases alveolares decorrente da ausência do fechamento da glote e com perda da capacidade residual funcional.

INCIDÊNCIA

A traqueostomia tem sido recomendada em crianças de qualquer faixa etária. Entretanto, a maior incidência é em menores de 1 ano de idade. Esse fator tem sido atribuído ao aumento de sobrevida de recém-nascidos prematuros e daqueles que requerem ventilação prolongada, admitindo a cronicidade de algumas patologias pediátricas.

INDICAÇÕES

A criança que necessita de ventilação mecânica por problemas nas vias aéreas inicialmente é manejada com entubação traqueal, aumentando assim sua sobrevida. No entanto, concomitantemente a isso, houve o aumento de estenose subglótica, culminando na maior incidência de realização de traqueostomia nesse tipo de paciente. Entretanto, com os avanços das técnicas cirúrgicas para correção da estenose, assim como o melhor manejo das vias aéreas, diminuiu a indicação do procedimento para esse tipo de patologia. Atualmente, a indicação mais comum da traqueostomia na criança é a entubação prolongada, seguida da entubação realizada para limpeza traqueobrônquica, das malformações congênitas das vias aéreas, entre outras (Tabela 1).

Em crianças maiores e adolescentes com doença subjacente irreversível, sem perspectiva de extubação, indica-se traqueostomia após 10 a 14 dias de entubação. Nas crianças dessa faixa etária, mas que apresentam doença primária com possibilidade de extubação, dependendo da evolução do quadro clínico, preconiza-se a fibrobroncoscopia semanal após 10 a 14 dias de entubação, a fim de avaliar a condição das vias aéreas superiores. Na presença de ulceração de mucosa ou de alterações isquêmicas da laringe ou traqueia, em razão da presença do tubo traqueal, indica-se traqueostomia. Já os recém-nascidos usualmente toleram entubação por meses, com mínimo edema ou inflamação laríngea.

TABELA 1 INDICAÇÕES DE TRAQUEOSTOMIA

Indicações de traqueostomia	Exemplos
1. Obstrução de vias aéreas altas	
Estenose subglótica	Congênita/adquirida
Traqueomalacia	Congênita/adquirida
Estenose traqueal	Congênita/adquirida
Síndromes craniofaciais	Síndrome de Pierre Robin Síndrome de Treacher Collins Síndrome Beckwith-Wiedemann
Tumores craniofaciais e laríngeos	Hemangiomas Higroma cístico
Paralisia de corda vocal bilateral	Hidrocefalia
Apneia obstrutiva do sono	Síndrome de Moebius
Trauma de laringe	Queimadura/fratura
2. Ventilação prolongada/higiene pulmonar	
Doenças pulmonares	Displasia broncopulmonar Cifoescoliose (pneumopatia restritiva) Paresia diafragmática
Cardiopatia congênita	Comunicação interventricular e interatrial, defeito do septo átrio ventricular, estenose pulmonar e aórtica, entre outras
Doença neuromuscular/neurológica	Distrofia muscular de Duchenne Atrofia muscular espinhal Paralisia cerebral Traumatismo cranioencefálico/medular Espinha bífida

A decisão da realização de traqueostomia na criança é complexa e depende de alguns fatores, como a gravidade da obstrução das vias aéreas, a dificuldade e o tempo de entubação e a condição médica subjacente da criança. Cada um desses fatores deve ser avaliado em conjunto pela equipe multidisciplinar, e a indicação da traqueostomia deve ser baseada nas condições individuais de cada criança (Tabela 2).

TABELA 2 CRITÉRIOS QUE FAVORECEM A TRAQUEOSTOMIA EM CRIANÇAS
Obstrução de vias aéreas altas
Pequena chance de resolução definitiva e espontânea com um tempo razoável
Pequena probabilidade de cirurgia para corrigir definitivamente a causa
Alto risco de obstrução crítica de vias aéreas com uma simples infecção do trato respiratório ou pequenos sangramentos (epistaxes)
Alto risco de ou história prévia de dificuldade de manejo de vias aéreas em situações de emergência
Dificuldade de controle do refluxo gastroesofágico
Ventilação mecânica prolongada/higiene pulmonar
Dependência de ventilação na maior parte do dia (mais que 12 horas/dia)
Impossibilidade de acoplar a máscara (facial ou nasal)
Aspirações recorrentes (refluxo gastroesofágico, incompetência laríngea com benefício para higiene pulmonar)
Medidas seguras e experiência local alta em favor da ventilação invasiva

Fonte: Trachsel, 2006.

CONTRAINDICAÇÕES

Sabe-se que os riscos de complicações em situações de urgência são de duas a cinco vezes maiores do que em situações eletivas; portanto, não é um método a ser utilizado na urgência. A traqueostomia deve ser realizada no centro cirúrgico com todos os suportes necessários, e sua realização à beira do leito deve ser evitada – exceto em unidade de terapia intensiva, quando a saída do paciente daquele local pode trazer riscos. É factível, então, a realização da traqueostomia no leito de uma UTI, desde que as condições cirúrgicas sejam estabelecidas no local.

PROCEDIMENTO CIRÚRGICO

A traqueostomia na criança deve ser realizada preferencialmente em ambiente cirúrgico, sob anestesia geral e com o paciente entubado. Além disso, o broncoscópio rígido deve estar disponível durante o procedimento, caso haja necessidade de manipulação e controle das vias aéreas. A criança é colocada em decúbito dorsal, promovendo hiperextensão da região cervical. É realizada uma incisão horizontal de 1 a 2 cm na pele, dissecando as estruturas pré-tireoidianas. Na abertura da via aérea, é preferível realizar incisão vertical nos terceiro e

FIGURA 1 Esquema simplificado de traqueostomização.

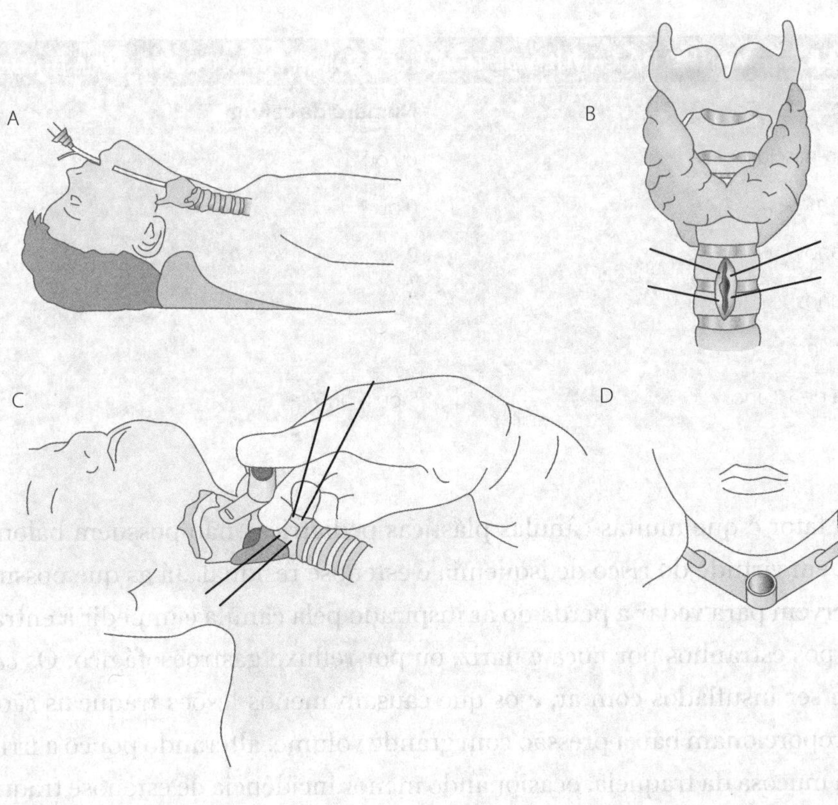

quarto anéis traqueais. Na criança, é muito importante a colocação dos pontos de reparo da parede traqueal no momento da realização da traqueostomia, pois são fundamentais em caso de decanulação.

CÂNULAS DE TRAQUEOSTOMIA

As cânulas variam em relação ao seu diâmetro interno, ângulo de curvatura, mecanismos de fechamento, presença ou não de *cuff* e fenestrações. O tipo ideal deve conter uma série de características, entre elas: o tubo deve ser flexível com o intuito de se moldar à traqueia e ao pescoço, não ocasionando nenhum tipo de desconforto, lesão na pele e na mucosa traqueal. No entanto, é importante que não seja tão amolecido para não ocorrer colapsos, com consequente obstrução do lúmen. Além disso, deve ser confeccionado com material que proporcione menor reação tecidual, com tamanho e numeração similar aos tubos endotraqueais correspondentes (Tabela 3).

TABELA 3 TAMANHO DA CÂNULA DE TRAQUEOSTOMIA DE ACORDO COM A IDADE

Idade	Número da cânula
Recém-nascido	00 ou 0
1 a 12 meses	0 ou 1
1 a 3 anos	2
3 a 6 anos	3
6 a 12 anos	4
Acima de 12 anos	5 ou 6 ou 7

Outro fator é que muitas cânulas plásticas pediátricas não possuem balonete (*cuff*), em virtude do risco de isquemia e estenose residual. Já as que possuem *cuff* servem para vedar a perda do ar inspirado pela cânula e impedir a entrada de corpos estranhos por boca e nariz, ou por refluxo gastroesofágico. Os *cuffs* devem ser insuflados com ar, e os que causam menos lesões traqueais são os que proporcionam baixa pressão com grande volume, alterando pouco a irrigação da mucosa da traqueia, ocasionando menor incidência de estenose traqueal

FIGURA 2 Cânula com *cuff*.

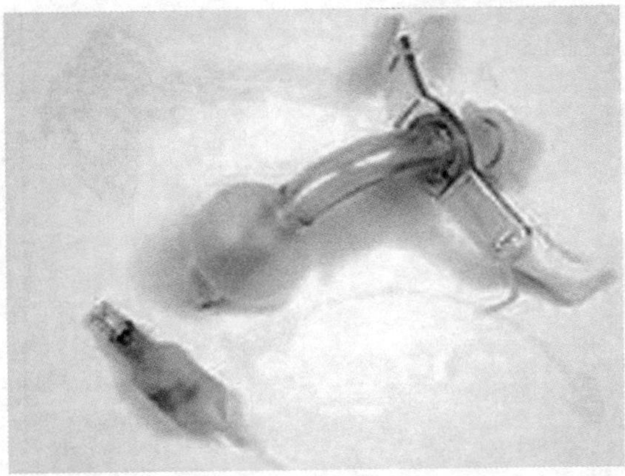

FIGURA 3 Cânula sem *cuff*.

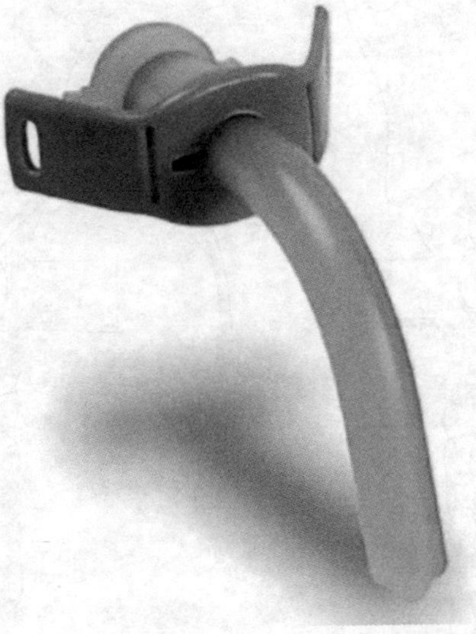

FIGURA 4 Cânula metálica. A: cânula; B: mandril/subcânula; C: guia.

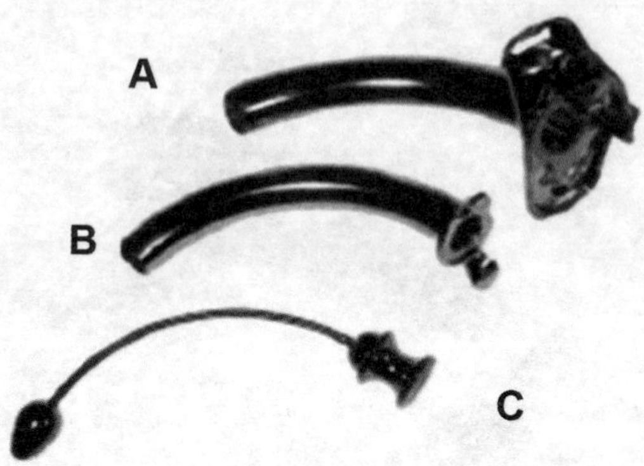

FIGURA 5 Cânula com *cuff* desinsuflado e insuflado.

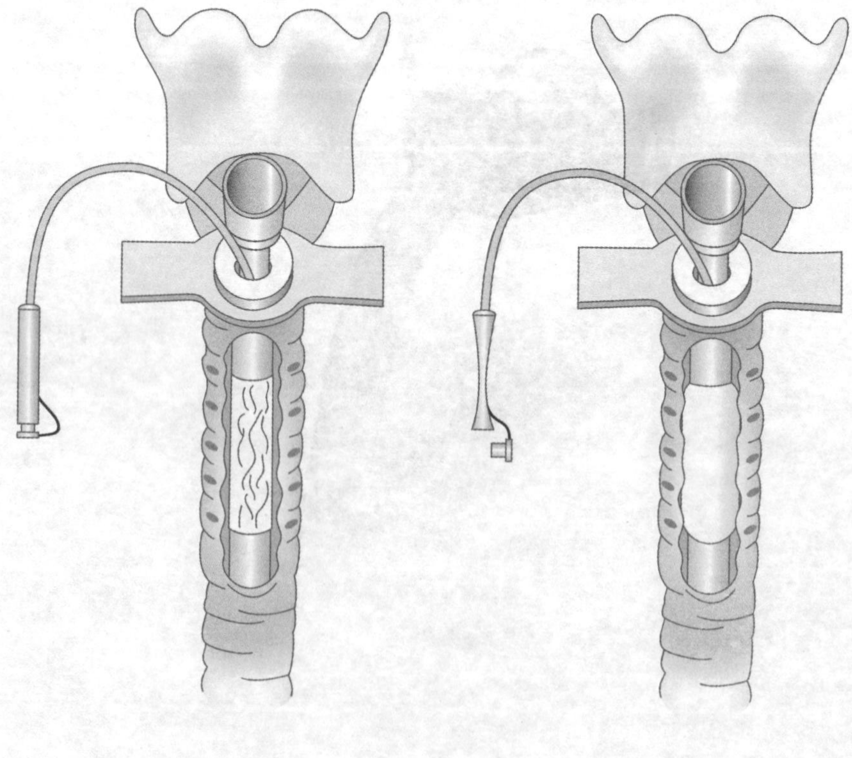

do que as cânulas com baixo volume e alta pressão. Outro tipo de cânula são as metálicas sem *cuff*, que são constituídas de uma parte externa e uma interna, esta última podendo ser retirada e lavada, propiciando um importante fator de higiene local.

O comprimento da cânula de traqueostomia também é importante, já que as demasiadamente curtas podem facilitar a decanulação acidental ou formação de falsa via, e as longas podem determinar entubação seletiva para um dos brônquios.

COMPLICAÇÕES

As complicações podem ocorrer durante o ato cirúrgico e, mais comumente, no pós-operatório. Entre elas, encontram-se as precoces (sangramento, pneumotórax, pneumomediastino, enfisema subcutâneo, decanulação acidental, obstrução da cânula, laceração de traqueia, fístula traqueoesofágica, infecção da incisão cirúrgica e abscesso cervical) e as tardias (tecido de granulação, sangramento, infecção, pneumotórax, estenose traqueal, traqueomalacia, fusão das cordas vocais e fístula traqueoesofágica) (Tabela 4).

TABELA 4 COMPLICAÇÕES DA TRAQUEOSTOMIA

Intraoperatórias	**Pós-operatórias**	
	Precoces	**Tardias**
Sangramento Mau posicionamento do tubo Laceração traqueal e fístula traqueoesofágica Lesão do nervo laríngeo recorrente Pneumotórax e pneumomediastino Parada cardiorrespiratória	Sangramento Infecção da ferida Enfisema subcutâneo Obstrução da cânula Desposicionamento Disfagia	Estenose traqueal e subglótica Fístula traqueoinominada Fístula traqueoesofágica Fístula traqueocutânea Dificuldade de extubação

A morbimortalidade da traqueostomia é duas a três vezes maior na criança do que no adulto. O número de complicações é ainda maior no período neonatal, particularmente no prematuro, sendo a traqueostomia nessa faixa etária considerada um procedimento de risco, normalmente explicada pela utilização de tubos menores e pelas doenças associadas.

CUIDADOS

- Aquecimento e umidificação: é necessário corrigir a qualidade do ar por meio da umidificação artificial para manter a umidade e a temperatura do ar inspirado. Quando a umidificação do ar não acontece corretamente, a secreção se torna mais espessa e será mais difícil eliminá-la pela tosse. A umidificação correta exerce papel importante na fluidificação da secreção;
- aspiração asséptica: a aspiração de secreções é precedida de manobras de mobilização que possam torná-la mais efetiva e mais rápida, reduzindo o desconforto, a possibilidade de lesão mucosa e mesmo o número de vezes em que é necessária. É de extrema importância para a manutenção da respiração do paciente e, se não for realizada com a frequência necessária, podem ocorrer obstruções da cânula. É importante salientar que essa técnica deve ser asséptica, evitando risco de contaminação e concomitante infecção;
- válvula fonatória: existem muitas opções para a comunicação de crianças com traqueostomia. A forma mais eficaz de oclusão é a utilização de uma válvula fonatória. Os candidatos ao uso dessa válvula devem ser cuidadosamente examinados, avaliando-se os seguintes pontos: a cânula de traqueostomia não pode exceder 2/3 do diâmetro da traqueia; a criança deve ter quadro clínico estável e ser capaz de manter o *cuff* desinsuflado, sem aspiração; a criança deve ter alguma habilidade para vocalizar com a oclusão do tubo; as secreções não devem ser espessas;
- troca da cânula: é recomendada a troca do tubo de traqueostomia e seus acessórios rotineiramente para prevenir o acúmulo gradual de muco que pode ocluir a cânula;
- troca da fixação: é importante manter a área em volta do orifício limpa para prevenir infecções. Por isso, deve-se trocar a fixação todos os dias ou sempre que estiver molhada ou suja. Durante a troca da fixação, uma pessoa deve segurar o tubo no lugar enquanto outra remove a fixação antiga e coloca uma nova;

FIGURA 6 Criança traqueostomizada.

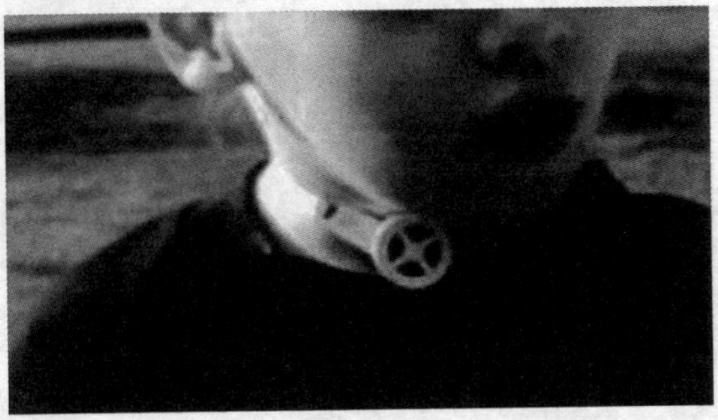

FIGURA 7 Retirar o tubo antigo (A) e inserir o novo tubo gentilmente (B); providenciar o laço da fixação.

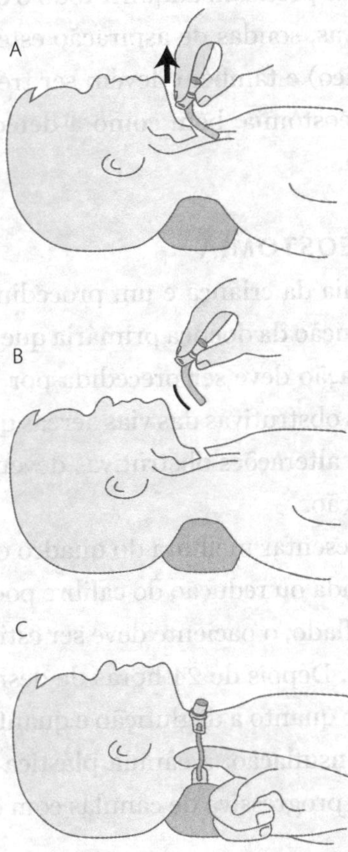

FIGURA 8 Troca da fixação.

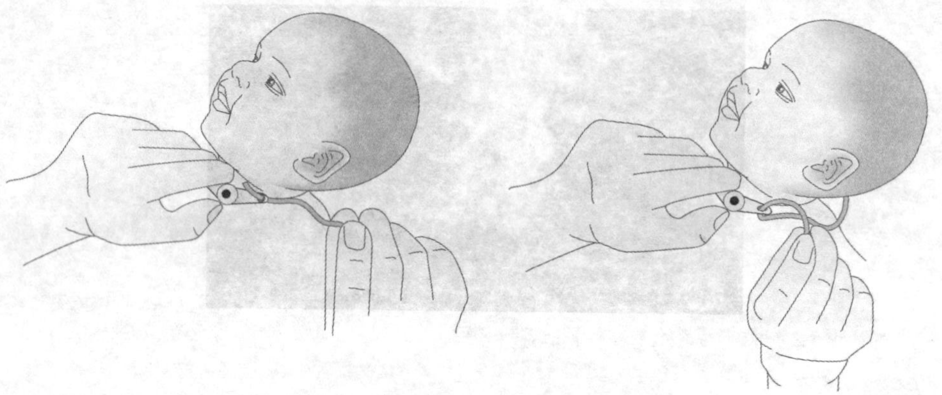

- cuidado dos pais: os pais precisam adquirir todo o equipamento necessário (aspirador portátil, luvas, sondas de aspiração estéreis, fonte de oxigênio, Ambu® e soro fisiológico) e também devem ser treinados para realizar os cuidados com a traqueostomia, bem como a detecção de complicações e técnicas de emergência.

DESMAME DA TRAQUEOSTOMIA

A retirada da traqueostomia da criança é um procedimento difícil e somente deve ser tentado após resolução da doença primária que indicou o procedimento. A tentativa de decanulação deve ser precedida por broncoscopia, para excluir a presença de doenças obstrutivas das vias aéreas que impeçam a remoção da cânula. Se presentes, as alterações obstrutivas devem ser tratadas antes do procedimento de decanulação.

Quando o paciente apresentar melhora do quadro ou recuperação total da função respiratória, a retirada ou redução do calibre pode ser feita.

Após o *cuff* ser desinsuflado, o paciente deve ser estimulado a falar e se alimentar, assim que possível. Depois de 24 horas de desinsuflação do balonete, o paciente deve ser avaliado quanto a deglutição e quantidade de secreção. Nas 48 horas seguintes de desinsuflação, a cânula plástica pode ser trocada pela metálica e é feita a redução progressiva de cânulas com diâmetros menores.

O prognóstico dos pacientes submetidos à traqueostomia é bom quando relacionado exclusivamente ao procedimento cirúrgico, inclusive em pacientes pediátricos, nos quais o óbito após traqueostomias está mais relacionado à doença de base do que ao procedimento cirúrgico.

BIBLIOGRAFIA

1. Birolini D, Utiyama EM, Steinman E (eds.). Cirurgia de emergência. São Paulo: Atheneu, 2001.
2. Butnaru CS, Colreavy MP, Ayari S, Froehlich P. Tracheotomy in children: evolution in indications. Int J Pediatr Otorhinolaryngol 2006; 70:115-9. Epub 2005 Sep 16.
3. Coelho MS, Zampier JA, Zanin AS, Mattos e Silva E, Guimarães PSF. Fístula traqueoesofágica como complicação tardia de traqueostomia. J Pneumol 2001; 27(2):119-22.
4. Corbett HJ, Mann KS, Mitra I, Jesudason EC, Losty PD, Clarke RW. Tracheostomy: a 10-year experience from a UK pediatric surgical center. J Pediat Surg 2007; 42:1251-4.
5. Fraga JC, Contelli F, Kruel J, Costa EC, Backes A. Traqueostomia pediátrica: relato de uma série de casos. Rev AMRIGS 2008; 52:60-66.
6. Fraga JC, Souza JCK, Kruel J. Traqueostomia na criança. J Pediatr (RJ) 2009; 85(2):97-103.
7. Gold AR, Irish JC, Gullane PJ. Tracheotomy. In: Pearson FG, Deslauriers J, Ginsberg RI (eds.). Thoracic surgery. New York: Churchill-Livingstone, 1995. p.313-20.
8. Grillo HC. Surgical anatomy of the trachea and techniques of resection. In: Shields TW (ed.). General thoracic surgery. Chicago: Lippincott Williams & Wilkins, 1994. p.481-92.
9. Hadfield PJ, Lloyd-Faulconbridge RV, Almeyda J, Albert DM, Bailey CM. The changing indications for paediatric tracheostomy. Int J Pediatr Otorhinolaryngol 2003; 67:7-10.
10. Heffner JE. Timing of tracheotomy in ventilator dependent patients. Clin Chest Med 1991; 12:611.

11. Kremerb B, Botos-Kremer AI, Eckel HE, Schlöndorff G. Indications, complications and surgical techniques for pediatric tracheostomies – an update. J Ped Surg 2002; 37:1556-62.
12. Mateus AR, Amorim WL, Souza EB. Traqueostomia: qualidade e rapidez. Há uma situação de incompatibilidade entre os dois desfechos? ACTA ORL 2006; 24(1):6-14.
13. Murahovschi J. Pediatria: urgências e emergências. São Paulo: Sarvier, 2006.
14. Pereira KD, MacGregor AR, Mitchell RB. Complications of neonatal tracheostomy: a 5-year review. Otolaryngol Head Neck Surg 2004; 131:810-3.
15. Ruggiero FP, Carr MM. Infant tracheotomy: results of a survey regarding technique. Arch Otolaryngol Head Neck Surg 2008; 134:263-7.
16. Rumbak MJ, Newton M, Truncale T, Schwartz SW, Adams JW, Hazard PB et al. A prospective randomized, study comparing early percutaneous dilational tracheotomy to prolonged translaryngeal intubation (delayed tracheotomy) in critically ill medical patients. Crit Care Med 2004; 32(8):1689-93.
17. Ruoppolo GM. Guia de cuidados com a criança traqueostomizada [monografia]. Santo Amaro: Faculdade de Fisioterapia de Santo Amaro, 2003.
18. Trachsel D, Hammer J. Indication for tracheostomy in children. Paediatr Respir Rev 2006; 7:162.
19. Wetmore RF. Tracheotomy. In: Bluestone CD, Stool SE, Alpes CM, Arjmand EM, Casselbrant ML, Dohar JE et al. (eds.). Pediatric otolaryngology. 4.ed. Philadelphia: Saunders, 2003. p.1583-98.

105 Higiene Brônquica

Aretusa Koutsohristos Jannuzzi Carneiro

Claudia Tozato

Alda Paiva de Souza

INTRODUÇÃO

A assistência fisioterapêutica é uma intervenção recente dentro das unidades de terapia intensiva pediátrica e neonatal, e tem obrigatoriedade de ser em período integral. Como membro da equipe interprofissional, o fisioterapeuta contribui para a diminuição da incidência de complicações pulmonares, do período de hospitalização e dos custos hospitalares.[1]

TÉCNICAS DE HIGIENE BRÔNQUICA

Com o aprimoramento das técnicas fisioterapêuticas e conhecimento sobre as particularidades anatomofisiológicas do recém-nascido à criança, as técnicas de higiene brônquica que utilizam fluxo respiratório têm se mostrado mais efetivas em relação às técnicas convencionais, que englobam a ação da gravidade e as percussões torácicas. As técnicas são aplicadas individualmente ou associadas a outras, no tratamento intensivo (preventivo e curativo) de doenças respiratórias.[2,3]

O modo de aplicação das técnicas pode ser ativo, quando for realizado pela própria criança; ativo-assistido, quando for realizado com auxílio do fisioterapeuta; ou passivo, se for realizado pelo fisioterapeuta. As técnicas de higiene podem ser variáveis, em função do volume de ar mobilizado em cada manobra (baixo, médio ou alto volume); moduláveis, de acordo com o grau e o local da obstrução brônquica; e adaptáveis à idade e ao grau de compreensão e colaboração da criança.[2]

Os aspectos relacionados a eficácia, efeitos adversos e peculiaridades do tratamento da fisioterapia respiratória em crianças nem sempre são padronizados nas unidades de terapia intensiva infantil. Entretanto, uma criteriosa avaliação e a escolha adequada das técnicas elegíveis a cada criança podem diminuir significativamente a morbimortalidade desses pacientes.

Neste capítulo, serão abordados dois dos principais objetivos da fisioterapia respiratória referentes à prevenção da obstrução e do acúmulo de secreções brônquicas, facilitando as trocas gasosas: a adequação da relação ventilação/perfusão e o desmame da ventilação mecânica. A Figura 1 ilustra didaticamente as técnicas a fluxo e correlaciona a técnica com a anatomia brônquica.[4-7]

FIGURA 1 Técnicas a fluxo.

VA: via aérea
Fonte: adaptada de Postiaux, 2009.[8]

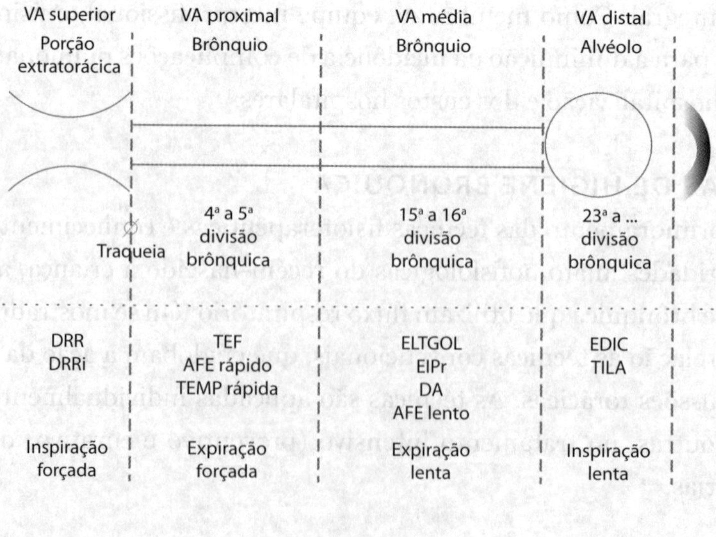

Remoção de secreções de vias aéreas superiores

Para a remoção de secreções de vias aéreas superiores (porção extratorácica, via aérea de condução), são utilizadas as técnicas de inspiração forçada: desobstrução rinofaríngea retrógrada (DRR) e desobstrução rinofaríngea retrógrada associada à instilação nasal de soro fisiológico 0,9% ou alguma substância medicamentosa (DRRI). A técnica consiste em posicionar a criança em decúbito dorsal ou dorsal elevado e, ao final da expiração, o fisioterapeuta eleva passivamente, com uma das mãos, a mandíbula da criança, fechando sua boca e forçando-a a realizar uma inspiração nasal profunda.[5,6]

Remoção de secreções de vias aéreas brônquicas próximas

Na remoção de secreções de vias aéreas brônquicas próximas, são utilizadas as técnicas de expiração forçada: tosse, técnica de expiração forçada (TEF ou *huff*), aumento do fluxo expiratório (AFE) rápido e técnica expiratória manual passiva (TEMP) rápida.

A tosse é um mecanismo de defesa e pode ser provocada na criança pequena através da fúrcula esternal, voluntária na criança maior e colaborativa ou assistida quando o fisioterapeuta exerce pressão manual abdominal de contenção.[2,8]

A TEF é uma técnica em que são realizadas expirações forçadas (*huffs*), mantendo-se a glote aberta durante a expiração. Exige a contração dos músculos abdominais de maneira efetiva, pode ser realizada ativamente ou com pressão manual toracoabdominal dada pelo fisioterapeuta e pode ser iniciada com alto, médio ou baixo volume pulmonar.[2,8]

O AFE rápido é uma técnica de expiração forçada não prolongada, com movimentos toracoabdominais sincronizados. O fisioterapeuta coloca uma mão sobre o toráx da criança e a outra sobre o abdome, e faz um movimento sincrônico aproximando as duas mãos do início ao fim da expiração. A TEMP rápida é uma técnica de expiração forçada associada à compressão torácica, realizada pelo fisioterapeuta.[2,8]

Remoção de secreções de vias aéreas brônquicas médias

Para a remoção de secreções de vias aéreas brônquicas médias, são utilizadas as técnicas de expiração lenta: a expiração lenta total com a glote aberta em decúbito infralateral (ELTGOL), a expiração lenta prolongada (ELPr), a drenagem autógena (DA) e o AFE lento.

A ELTGOL é uma técnica ativa ou ativo-assistida, que consiste em uma expiração lenta, iniciada a partir da capacidade residual funcional (CRF) até o volume residual (VR). É indica para pacientes acima de 12 anos. O paciente é posicionado em decúbito lateral, com o lado acometido para baixo. Na forma ativa, a criança realiza expirações lentas da CRF até o VR. Na ativo-assistida, o fisioterapeuta exerce uma pressão abdominal infralateral com uma das mãos, em direção ao ombro contralateral, e a outra mão realiza um contra-apoio no gradil costal supralateral; o paciente deve manter a boca aberta e realizar expirações lentas da CRF até o VR. É uma técnica utilizada para mobilizar secreções em vias de médio calibre e em pacientes colaborativos e que compreendam a técnica.[2,8]

A ELPr, descrita por Guy Postiaux, é uma técnica passiva de ajuda expiratória que visa a mobilizar secreções de vias de médio calibre. O lactente é posicionado em decúbito dorsal, o fisioterapeuta posiciona uma das mãos na região abdominal e a outra no tórax da criança e realiza uma pressão simétrica toracoabdominal lenta, que se inicia no final da expiração até o VR. Seu objetivo é alcançar um volume de ar expirado maior que o da expiração basal da criança e, com isso, melhor desinsuflação pulmonar.[8]

A DA é uma técnica que utiliza inspirações e expirações lentas e controladas em baixo, médio e alto volume pulmonar para mobilizar secreções mais distais para proximais. Necessita de controle respiratório em vários volumes pulmonares, é realizada pelo próprio paciente e, portanto, é utilizada em crianças maiores e adolescentes colaborativos, com doenças crônicas e que necessitam de higiene brônquica diária. A drenagem autógena assistida (DAA) é uma adaptação da DA para lactentes ou crianças que não compreendam a técnica ativamente. Na DAA, a criança é posicionada em decúbito dorsal e o fisioterapeuta abraça o tórax da criança com as duas mãos e realiza manual e lentamente o aumento do fluxo expiratório, prolongando a expiração até o VR.[8]

O AFE lento tem como objetivo mobilizar secreções dos pequenos brônquios até as vias aéreas proximais, por meio de uma expiração lenta e prolongada e não forçada.[2]

Remoção de secreções de vias aéreas distais

Para a remoção de secreções de vias aéreas distais (nível alveolar), são utilizadas as técnicas de inspiração lenta: exercício de fluxo inspiratório controlado (EDIC) e *technique insufflatoire de levée d'atélectasie* (TILA).

O EDIC consiste na realização de inspirações lentas e profundas realizadas em decúbito lateral, com auxílio de um incentivador inspiratório. A criança deve ser posicionada com o lado acometido para cima e orientada a realizar exercícios de fluxo inspiratório controlados; seu objetivo é favorecer um volume em regiões acometidas e a depuração pulmonar.[2,8] A TILA se propõe a ser uma nova técnica de reexpansão pulmonar para o tratamento de atelectasias de retração, cujo principal objetivo é conseguir a insuflação seletiva da área atelectasiada. Ela une a técnica de direcionamento do fluxo aéreo (DF) com a pressão positiva gerada pela ventilação mecânica (invasiva e não invasiva), sendo realizada uma compressão manual das áreas não atelectasiadas do pulmão, mantendo-as em posição expiratória; ao inspirar com ajuda da ventilação mecânica, ocorreria a reexpansão da área atelectasiada, podendo ser realizadas várias repetições para melhor aeração do parênquima.[9,10]

TERAPIAS ADJUVANTES

Podem ser utilizadas com instrumentos que auxiliam na mobilização e remoção de secreções pulmonares, ou por meio de exercícios respiratórios (ativos, ativo-assistidos, passivos).

Hiperinsuflação manual/*bag squeezing*

A técnica consiste na utilização de insuflações lentas, passivas e fracionadas com um balão autoinflável (Ambu®) e pode ser associada a manobras de compressão torácica – *bag squeezing*. É uma técnica aplicada para crianças em ventilação mecânica (entubadas ou traqueostomizadas), cujo objetivo é mobilizar secreções das vias aéreas de pequeno calibre, prevenir áreas de colabamento alveolar e melhorar a oxigenação após a aspiração das vias aéreas.[4-6]

Air-stacking

É uma técnica de empilhamento de ar por meio de uma interface e um balão autoinflável. São insuflações adicionadas aos pulmões por meio de um Ambu®, de forma a expandi-los até sua capacidade máxima, enquanto o paciente realiza inspirações profundas e consecutivas e a expiração é desobstruída (fluxo de ar expulsivo). Pode ser associada a compressão abdominal para auxiliar na tosse. É indicada em crianças com doença neuromuscular.[7]

Respiração por pressão positiva intermitente (RPPI)

É um recurso para desobstrução brônquica por meio da aplicação de pressão positiva durante a fase inspiratória do ciclo respiratório, por meio de máscara facial ou bucal. A pressão é ajustada de acordo com a expansibilidade torácica da criança, e o disparo depende do esforço do paciente.[2,5]

Pressão positiva expiratória final (Peep)

A Peep é ofertada por meio de uma máscara facial ou bucal, com uma resistência expiratória. Seu objetivo é manter as vias aéreas abertas e desprender secreções brônquicas.[2,5]

Osciladores orais da alta frequência (Flutter VRP1®, Shaker®, Acapella®)

O Flutter VRP1® é um aparelho portátil, em formato de cachimbo, composto por uma peça bucal, um cone com uma esfera de aço e uma abertura perfurada. O paciente coloca a peça bucal na boca e assopra; durante a expiração, a esfera oscila e gera uma pressão expiratória positiva intermitente e controlada. Essa pressão oscilatória previne o fechamento precoce dos brônquios, descolando as secreções e permitindo sua mobilização até as vias aéreas proximais para serem eliminadas com a tosse. O Shaker® é um aparelho semelhante ao Flutter VRP1®, de fabricação nacional. O Acapella® é um aparelho em formato de cone com duas extremidades; na extremidade menor é acoplado um bocal ou máscara por onde ocorre a exalação, e na extremidade maior possui um disco que oferta a frequência/resistência.[2,5,6]

Cough-assist

É um aparelho para tosse assistida que favorece a tosse e a eliminação da secreção, alternando uma pressão positiva inspiratória, seguida de uma rápida pressão negativa por sucção. É indicado para pacientes com doenças neuromusculares, com baixo volume inspiratório e tosse ineficaz.[2,5,6]

Glossopulsão retrógrada (GPR)

A GPR é uma manobra utilizada para conduzir a secreção mobilizada da cavidade oral até a comissura labial, para ser eliminada. O fisioterapeuta segura a cabeça do lactente, apoiando o polegar na base da língua dele e os outros dedos sobre o crânio do paciente para sustentar a sua cabeça. O estreitamento provocado pelo apoio do polegar aumenta a velocidade do ar expirado e facilita a eliminação da secreção. A técnica é útil para o exame macroscópico de secreções.[2,8]

Aspiração traqueal

É indicada em crianças que se apresentam secretivas e com tosse ineficaz. A avaliação fisioterapêutica direciona o procedimento e pode evidenciar a secreção por meio da ausculta pulmonar, presença de secreções na cânula orotraqueal, queda de saturação de oxigênio e ineficiência do mecanismo de tosse.[11]

Ciclo ativo da respiração (CAR)

É uma técnica com associação de três componentes: controle respiratório, que consiste em uma respiração tranquila, abdominal, a um volume corrente; exercícios de expansão torácica por meio de inspirações profundas e expiração tranquila; e a TEF, com uma ou duas expirações forçadas e novamente uma respiração controlada. A criança necessita de controle respiratório e entendimento para realizar o ciclo.[2,8]

Posicionamento terapêutico

É uma técnica que usa diferentes posições corporais, com o objetivo de melhorar a depuração mucociliar, descrever os volumes pulmonares e adequar a relação ventilação/perfusão.[5,8]

CONSIDERAÇÕES FINAIS

A análise dos estudos realizados na faixa pediátrica e neonatal mostra que a fisioterapia respiratória está indicada e tem eficácia comprovada nos casos de hipersecreção brônquica. Nessa condição, as manobras de higiene brônquica parecem auxiliar na depuração de secreção das vias aéreas, reduzindo, também, os episódios de atelectasia pós-extubação. No entanto, as evidências quanto aos efeitos benéficos e adversos dos procedimentos fisioterapêuticos são limitadas, em razão de amostras pequenas e pouco controladas. O período neonatal parece apresentar contraindicações à fisioterapia respiratória, especialmente nos primeiros dias de vida e nos recém-nascidos pré-termo (RNPT).

REFERÊNCIAS BIBLIOGRÁFICAS

1. Atividade de saúde, regulamentada pelo Decreto-Lei 938/69, Lei 6.316/75, Resoluções do COFFITO, Decreto 9.640/84, Lei 8.856/94.
2. Barbosa AP, Carvalho WB, Johnston C. Fisioterapia. Série Terapia Intensiva Pediátrica e Neonatal. São Paulo: Atheneu, 2008.
3. Nicolau CM, Lahóz AL. Fisioterapia respiratória em terapia intensiva pediátrica e neonatal: uma revisão baseada em evidências. Pediatria (SP) 2007; 29:216-21.
4. Sanchez MC. Hemorragia periventricular-intraventricular: alterações do fluxo sanguíneo cerebral e sua relação com técnica fisioterápicas. In: Ferreira ACI, Troster EJ (eds.). Atualização em terapia intensiva pediátrica. Rio de Janeiro: Interlivros, 1996. p.333-9.
5. Coppo MRC. Assistência fisioterápica respiratória: técnicas atuais versus técnicas convencionais. In: Ferreira ACI, Troster EJ (eds.). Atualização em terapia intensiva pediátrica. Rio de Janeiro: Interlivros, 1996. p.79-88.
6. Juliani RCTP, Lahoz ALC, Nicolau CM, Paula LCS, Cunha MT. Fisioterapia nas unidades de terapia intensiva pediátrica e neonatal. Programa Nacional de Educação Continuada em Pediatria. Pronap 2003/2004; 70:9-24.
7. Webber DJ, Wilson MB, Rutala W, Thomann CA. Manual ventilation bags as a source for bacterial colonization of intubated infants. Am Rev Respir Dis 1990; 142:892-4.
8. Postiaux G. Fisioterapia respiratória pediátrica. Porto Alegre: Artmed, 2004.
9. Herry S. Technique insufflatoire de levée d'ateléctasie (TILA) en reanimation neonatal. Kinesither Rev 2007; 7(65): 30-4.
10. Herry S. Techniques kinésithérapiques spécifiques aux prématurés. Kinesither Rev 2008; 484:33-45.
11. Main E, Castle R, Newham D, Stocks J. Respiratory physiotherapy vs. suction: the effects on respiratory function in ventilated infants and children. Intensive Care Med 2004; 30:1152-9.

13 Ética em UTI

106 Cuidados Paliativos em Pediatria

Ana Paula Santos
Débora Aline Silva
Fabíola Peixoto Ferreira La Torre

INTRODUÇÃO

Em 1979, Madre Frances Dominica começou a acompanhar a família de Helen Worswick durante os 6 meses que permaneceu internada no hospital. A menina, em estado de dependência total e sem possibilidades curativas, foi levada para casa pelos pais. A rotina diária foi sobrecarregando a família, o que fez com que Madre Frances sentisse o desejo de oferecer à família um período de descanso enquanto ela cuidaria da criança.

A percepção de que outras famílias poderiam estar na mesma situação fez com que ocorresse a idealização e a construção, em 1981, da Helen's House,[1] primeiro *hospice* voltado para crianças portadoras de quaisquer tipos de doenças sem possibilidade de cura ou ameaçadoras da vida, e cujo modelo de atendimento é copiado em diversas partes do mundo.

Até então, o que havia eram serviços voltados a crianças portadoras de câncer, como o do U.S. National Cancer Institute (Instituto Nacional Norte-americano do Câncer), que funcionou entre os anos de 1976 e 1978.

Na literatura, apesar de pequena, iniciou-se uma preocupação a respeito do assunto por meio do lançamento de livros como *The private worlds of dying children* (1978), *The child and death* (1978), *Hospice care for children* (1993) e *Care of the dying child* (1994).

Elizabeth Klüber-Ross, psiquiatra suíça famosa por seus estudos em relação ao final da vida, também foi grande estudiosa e muito escreveu sobre os cuidados de final de vida em crianças.

Os conceitos de cuidados paliativos, como em muito da medicina, primeiramente foram estabelecidos para adultos. Contudo, em 2002, a Organização Mundial da Saúde (OMS) estabeleceu a definição de cuidados paliativos em pediatria, como o cuidado total e ativo do corpo, mente e espírito da criança, envolvendo também o cuidado à família. Começa quando a doença é diagnosticada e continua, independentemente da criança estar ou não recebendo tratamento para a doença, tendo os profissionais de saúde a responsabilidade de aliviar o sofrimento físico, psicológico e social da criança. Requer para isso uma equipe multidisciplinar que envolve também a família e os recursos da comunidade. Pode ser realizado em hospitais, em *hospices* ou mesmo na casa da criança.[2]

A Irmandade da Santa Casa de Misericórdia de São Paulo iniciou o atendimento em cuidados paliativos de crianças e adolescentes em 2008, tendo sido criado oficialmente um ambulatório para esse atendimento multidisciplinar em 2010. Os pacientes são atendidos de forma ambulatorial, em internação hospitalar e domiciliar.

Voltado para um atendimento em que se enquadre a definição da OMS, o atendimento desse serviço preza por cuidados baseados em um modelo no qual se tenta sempre manter a família no controle das decisões sobre a criança, com o mesmo padrão de atendimento que a criança receberia em sua casa, oferecendo privacidade tanto ao paciente quanto à família, com dignidade e respeito, deixando claro que é um privilégio para a equipe de cuidados poder contar com a crença da família de que sua criança está sendo bem cuidada. A equipe tem como papel dar suporte, encorajar, afirmar e empoderar cada cuidador acerca do conhecimento e cuidado com a criança até o último minuto de acompanhamento.

QUE PACIENTES PODEM SER ATENDIDOS?

Saber que grupos de pacientes podem se beneficiar desse atendimento fez com que a International Children's Palliative Care Network (ICPCN) divulgasse uma classificação na qual os pacientes pudessem ser divididos em quatro categorias:

1. Portadores de doenças ameaçadoras da vida cujo tratamento curativo possa ser possível, mas possa também falhar. Um exemplo são os portadores de doenças oncológicas.
2. Condições nas quais a morte prematura é inevitável, porém novos tratamentos e melhores condições de cuidados intensivos têm prolongado a vida com qualidade para o paciente (p.ex., fibrose cística, distrofia muscular de Duchenne).
3. Doenças progressivas sem opções de tratamento curativo, nas quais o tratamento é exclusivamente paliativo e se estende comumente por muitos anos (p.ex., doença de Batten, mucopolissacaridose).
4. Condições irreversíveis, mas não progressivas, promovendo severa incapacidade e aumentando a suscetibilidade a complicações de saúde, que podem promover uma morte prematura (p.ex., paralisia cerebral).

O cuidar do paciente em cuidados paliativos depende, então, de fatores como o tipo de doença, prognóstico, qualidade de moradia e acesso a tratamentos. Deve ser oferecido em nível apropriado às necessidades do paciente pediátrico.

Para tanto, o atendimento realizado por equipe transdisciplinar é importante e necessário.

A equipe deve ser formada por médicos, enfermeiros, fisioterapeutas (motor e respiratório), fonoaudiologistas, psicólogos, farmacêuticos, terapeutas ocupacionais, educadores/professores, assistentes sociais, nutricionistas, musicoterapeutas, terapeutas de medicina integrativa e voluntários.

Grupos como contadores de histórias, palhaços e atores são de grande importância, bem como as terapias com animais.

PRINCÍPIOS ÉTICOS E O ATENDIMENTO À CRIANÇA EM CUIDADOS PALIATIVOS

Diferentemente do adulto, a criança em cuidados paliativos não responde legalmente por suas vontades; por ela, decidem seus representantes legais.

Os princípios da beneficência e justiça são oferecidos pela equipe de cuidados de saúde. No entanto, ao se pensar no princípio da autonomia, os profissionais muitas vezes se deparam com familiares assustados, por vezes desesperados. E o paciente, muitas vezes, deixa de ter suas vontades escutadas, principalmente o adolescente, já que não tem autonomia sob si mesmo.

Nesse momento, o princípio da não maleficência deve ser observado e a equipe cuidadora precisa estar em muita conformidade, pois deve-se buscar o interesse da criança, e não da família. O bom diálogo entre responsáveis e equipe é de fundamental importância nesse momento.[3]

ASPECTOS PSICOLÓGICOS DA DOENÇA E DA POSSIBILIDADE DA PERDA

A possibilidade de morte em pediatria é um fator que remete à inversão natural da vida.[4] Espera-se que a vida siga o seu ciclo natural, a criança cresça e se desenvolva e o adulto envelheça e morra; no entanto, quando o destino reverte a ordem estimada e a criança se encontra diante de sua própria morte, há o sofrimento devastador que envolve a culpa e o inconformismo.[5] Não é a morte em si que causa medo, mas a imagem antecipada dela.[6]

As crianças que sofrem interferências em seu processo de desenvolvimento em decorrência de doenças crônicas graves vivenciam o afastamento do convívio social, a perda de rotina, de aquisições de aprendizagem e de atividades lúdicas.[7,8] A presença de fatores estressores – como doença, ambiente, procedimentos, estresse dos acompanhantes, perda de autonomia e morte – reforça ainda mais esse afastamento.[9]

O paciente, diante de situações desconhecidas, teme, além de sua própria morte, o abandono e a solidão. Estabelecer a comunicação com a criança é essencial; no entanto, é assunto de preconceito e temor para quem cuida.

Antes da década de 1970, pensava-se que a criança era incapaz de entender a doença, a morte, o sofrimento, o tratamento e devia ser protegida dessas duras realidades. Atualmente, estudos favorecem o acesso a informações sobre morte e luto, mediante aspectos cognitivos, emocionais, culturais e relacionais no desenvolvimento infantil, para justificar a relevância da comunicação com a criança e facilitar o cuidado da família com o paciente.[10]

Kóvacs[11] e Franco e Mazzora[12] contribuem para a compreensão do conceito de morte para a criança com base nos estágios de desenvolvimento infantil estabelecidos por Piaget.[13] Até os 2 anos de idade, período sensório-motor, não há entendimento sobre a morte; de 2 a 4 anos de idade, período pré-operacional, a morte é vista como um evento impossível e considerada reversível; de 4 a 10 anos, período de operações concretas, a morte é vista como inevitável, caracterizada pela irreversibilidade; e a partir dos 10 anos, período de operações formais, a criança é capaz de estabelecer o conceito de causalidade, irreversibilidade e universalidade.

É sabido que, desde o início da vida, a criança tem experiência de perdas, como em seu nascimento, quando se separa da mãe, no desmame e, na adolescência, pela perda da fase infantil para a adulta. Além disso, tem experiências como a morte de um animal de estimação, de colegas, familiares e vizinhos. Tendo em vista o conhecimento da morte desde etapas primitivas, Torres[14] refere que "a criança não é inocente em relação à morte. A infância não é um paraíso onde as duras realidades da vida não existem" (p. 5).

Proporcionar informações ao paciente infantil possibilita a reorganização de sua vida emocional e a mobilização de recursos internos para enfrentamento da situação.[8] É primordial que a comunicação possa assegurar que ela está sendo acompanhada e é entendida, a partir da escuta e orientação adequadas, favorecendo assim sua adaptação.

Reynolds et al. (1995), citados por Ramalho,[15] revelam que a abordagem da criança deve assegurar que ela sempre tenha pessoas significativas a acompanhando, que a equipe cuide o máximo possível para que não sinta dor, que as pessoas não a esqueçam, que seus pais fiquem bem e sejam cuidados. Deve-se também permitir que os sentimentos mais penosos como choro, tristeza e raiva possam ser expressados e acolhidos, respeitando seu tempo de reflexão e elaboração, permitindo a despedida de pessoas importantes como amigos, vizinhos e familiares e a ajudando a compreender o sofrimento dos pais, assegurando que essa não é uma responsabilidade dela.

A evolução cognitiva da criança diante da compreensão dos acontecimentos ocorre mediante um alicerce afetivo, que conta com a colaboração de quem cuida dela. Falar sobre a perda significa aliviar e facilitar o processo de luto e luto antecipatório, e não aumentar a dor.[11] Segundo Aberastury,[16] a criança gravemente doente já está em processo de luto por numerosas perdas, da saúde e de ter seus sonhos realizados.

A criança deve ser ajudada a "morrer bem", com garantia de dignidade, e com isso a família deve se sentir segura e integrante de todos os passos e decisões em seu tratamento até o final de sua vida. Para isso, é primordial compreender e realizar o suporte à principal unidade de cuidados: a família.[17]

Com a possibilidade de morte de um filho, os pais têm seus desejos e planejamento de futuro interrompidos. A perda é vivida como sensação real de perda de si. Tudo o que foi projetado aos filhos se reverte em fracasso e sentimento aniquiliador de impotência.[5]

FALANDO SOBRE MÁS NOTÍCIAS

Segundo a ICPCN, existem alguns passos que são básicos à boa comunicação:

- Avise:

Isso dará tempo para que se preparem. Exemplo: "Gostaria de lhes falar sobre algo que vocês provavelmente achem difícil de escutar".

- Dê um tempo e apresente o problema:

Fique em silêncio até que perceba que estão prontos a receber a notícia e aí fale. Exemplo: "Tenho más notícias sobre o diagnóstico do filho de vocês".

- Verifique se estão entendendo:

Tenha certeza de que estão entendendo passo a passo o que está sendo dito. Só prossiga com as notícias se tiver certeza que entenderam o que já foi dito. Exemplo: "Estão me entendendo? Podemos conversar mais sobre este ponto antes de continuarmos?".

- Lidando com as respostas emocionais:
  - lembre-se de que nada é contra você, e sim contra a notícia que você está dando;
  - minimize seu ego;
  - fique seguro: mantenha certa distância, se sentir que está sob risco físico de ser atacado;
  - mantenha-se aberto e jamais julgue as reações;
  - escute, escute, escute;
  - fique em silêncio;
  - não interrompa o que está sendo dito e não tente argumentar;
  - uma vez que o momento de raiva passar, coloque-se em posição de quem está ao lado;
  - e, mais uma vez: a raiva não é contra você e, sim, contra a notícia.

O QUE FAZER QUANDO NÃO HÁ MAIS NADA A FAZER COM A DOENÇA

O paciente em cuidados paliativos, tanto durante seu tratamento como quando este não é mais possível, pode apresentar diversos desconfortos/sintomas que podem ser tratados ou, pelo menos, amenizados.

Os principais sintomas são dor, fadiga, náuseas e vômitos, obstipação, dispneia, diminuição do apetite, alterações do sono e alterações de comportamento.

Para cada um desses sintomas, são estabelecidos tratamentos que podem aliviar e dar qualidade de vida à/ao criança/adolescente.

QUANDO O FIM DA VIDA CHEGA

Para este momento, algumas regras e princípios são fundamentais, pois o apoio e os cuidados são muito importantes e preciosos.[3]

- é importante:
  - não haver pânico;
  - que o preparo para o pior se estabeleça, mas com a manutenção da esperança;
  - tratar apenas o que pode ser tratado;

- usar a equipe transdisciplinar;
- jamais negar que a morte está perto;
- ter compaixão: pelo paciente, cuidadores, equipe de saúde e por você mesmo;
- manter a integridade ética;
- não acelerar e muito menos postergar o momento da morte;
- ter planejamento;
- apoiar a família.

PROCESSO DO LUTO

Para favorecer os recursos de enfrentamento disponíveis de cada indivíduo, é válido o entendimento sobre o luto e o luto antecipatório. O luto antecipatório é um fenômeno adaptativo, vivido desde o diagnóstico de uma doença grave, tanto pelo paciente quanto por sua família. É essencial reconhecer e validar esse processo favorecendo a absorção gradual em relação às perdas vivenciadas em seu corpo, consciência, personalidade e autonomia.[18]

O luto é um processo singular definido como conjunto de respostas biopsicossociais naturais e esperadas diante da perda, separação ou afastamento de um objeto significativo. O luto consolida a perda como real.[19,20]

Para compreender e auxiliar o enfrentamento dos indivíduos nesse processo, é importante descrever as quatro fases do luto descritas por Bromberg:[21]

1. Entorpecimento: reação inicial à perda pela aproximação da morte.
2. Anseio e protesto: emoções fortes, sofrimento psicológico e agitação física com crises de choro, marcadas pelo forte desejo de reencontrar a pessoa morta.
3. Desespero: caracterizada pela apatia e depressão, superação lenta e dolorosa com o reconhecimento da perda inevitável e imutável.
4. Recuperação: sentimentos mais positivos e menos avassaladores.

Em famílias nas quais os pacientes têm irmãos, crianças e/ou adolescentes, o luto também é intensamente doloroso para eles. O sentimento de culpa surge de relações de ciúmes mais banais até a sensação de perda dos pais, uma vez que têm de lidar com o luto deles. É importante que os irmãos, assim como os pais, compartilhem da vivência do paciente e também possam ser acolhidos em seu sofrimento.[12]

REFERÊNCIAS BIBLIOGRÁFICAS

1. Green S. Behind the big red door: the story of Helen House. Oxford: Helen and Douglas House Team, 2006.
2. Wolfe J, Hinds PS, Sourkes BM. Textbook of interdisciplinary pediatric palliative care. Philadelphia: Elsevier, 2011.
3. International Children's Palliative Care Network (ICPCN). Multi-professional master class in children's palliative care. São Paulo, 2012.
4. Academia Nacional de Cuidados Paliativos (ANCP). Manual de cuidados paliativos. Rio de Janeiro: Digraphic, 2009.
5. Santos FS. Cuidados paliativos: discutindo a vida, a morte e o morrer. São Paulo: Atheneu, 2009.
6. Bifulco VA, Iochida LC. A formação na graduação dos profissionais de saúde e a educação para o cuidado de pacientes fora de recursos terapêuticos de cura. Rev Bras Educ Med 2009; 33(1):92-100.
7. Cutolo LRA. A localização da pediatria e a saúde da criança em seu conceito histórico e epistemológico. Arq Catarin Medicina 2006; 35(3):87-93.
8. Lima MGS. A prática da psicologia hospitalar na Santa Casa de São Paulo: novas páginas em uma antiga história. São Paulo: Casa do Psicólogo, 2009.
9. Motta AB, Enumo SRF. Câncer infantil: uma proposta de avaliação das estratégias de enfrentamento da hospitalização. Estudos de Psicologia 2004; 21(3):193-202.
10. Mazorra L. O luto na infância. In: Mazorra L, Tinoco V (eds.). Luto na infância: intervenções psicológicas em diferentes contextos. Campinas: Livro Pleno, 2005.
11. Kóvacs MJ. Morte no processo do desenvolvimento humano. A criança e o adolescente diante da morte. In: Kóvacs MJ (org.). Morte e desenvolvimento humano. São Paulo: Casa do Psicólogo, 1992.

12. Franco MHP, Mazorra L. Criança e luto: vivências fantasmáticas diante da morte do genitor. Estudos de Psicologia 2007; 24(4):503-11.
13. Piaget JWF. Seis estudos de psicologia. Rio de Janeiro: Forense, 1967.
14. Torres W. A criança diante da morte: desafios. São Paulo: Casa do Psicólogo, 1999.
15. Ramalho MAN. Psico-oncologia e luto: crianças com câncer. In: Franco MHP. Uma jornada sobre o luto: a morte e o luto sob diferentes olhares. Campinas: Livro Pleno, 2002.
16. Aberastury A. A percepção da morte na criança. In: Aberastury A (org.). A percepção da morte na criança e outros escritos. Porto Alegre: Artes Médicas, 1984.
17. Aguiar MF. A morte de si mesma: a criança gravemente enferma. In: Mazorra L, Tinoco V (org.). Luto na infância: intervenções psicológicas em diferentes contextos. Campinas: Livro Pleno, 2005.
18. Bruscato WL. A psicologia na saúde: da atenção primária à alta complexidade – o modelo de atuação da Santa Casa de São Paulo. São Paulo: Casa do Psicólogo, 2012.
19. Parkes CM. Luto: estudos sobre a perda da vida adulta. São Paulo: Summus, 1998.
20. Schiliemann AL, Nacif MRG, Oliveira MC. Luto e saúde. In: Franco MHP (org.). Estudos avançados sobre o luto. Campinas: Livro Pleno, 2002.
21. Bromberg MHPF. A psicoterapia em situações de perda e luto. Campinas: Livro Pleno, 2000.

14 Período Neonatal

107 Reanimação Neonatal

Silvia Maia Holand
Renata Carolina Giamano

INTRODUÇÃO

A maioria dos recém-nascidos (RN) não necessita de intervenção após o nascimento para realizar uma transição adequada da vida intrauterina para a extrauterina. No entanto, cerca de 10% deles necessitam de auxílio para iniciar a respiração e menos de 1% exige manobras de reanimação mais agressivas, como entubação, massagem cardíaca e uso de medicações.[1]

A necessidade de reanimação é maior quanto menor a idade gestacional e o peso ao nascimento,[2,3] além do risco associado a muitos outros fatores ligados à mãe e ao feto, que são abordados a seguir.

Um bom atendimento em sala de parto é fundamental para evitar as complicações relacionadas à asfixia perinatal.

As práticas recomendadas a seguir se baseiam nas diretrizes publicadas pelo International Liaison Committee on Resuscitation (Ilcor) e adotadas pela

American Academy of Pediatrics e pela American Heart Association[4-7] e têm como objetivo servir de orientação para que sejam criados protocolos de atendimento em sala de parto em todos os serviços, respeitando as características e a disponibilidade de recursos de cada local.

PREPARAÇÃO PARA O ATENDIMENTO AO RN NA SALA DE PARTO

Na sala de parto, é necessária a presença de um profissional que esteja capacitado a iniciar os procedimentos de reanimação e que seja responsável apenas pelo atendimento do RN. Nos casos de nascimento de alto risco, podem ser necessários 2 a 3 profissionais, bem como nos casos de gemelaridade, quando se deve dispor de material e equipe para cada RN.

Os profissionais responsáveis pelo atendimento do RN devem respeitar as normas de precaução padrão, tais como o uso de luvas, aventais, máscaras, óculos e higienização das mãos.

É fundamental a realização da anamnese materna, valorizando os antecedentes clínicos e obstétricos, bem como a evolução e os exames do pré-natal, para se preparar para possíveis complicações no período periparto. As condições citadas na Tabela 1 estão associadas à maior necessidade de reanimação neonatal.

TABELA 1 CONDIÇÕES PERINATAIS ASSOCIADAS À NECESSIDADE DE REANIMAÇÃO NEONATAL[8]

Fatores maternofetais	
Idade materna < 16 anos ou > 35 anos	Idade gestacional < 39 ou > 41 semanas
Diabete materna	Gestação múltipla
Hipertensão na gestação	Rotura prematura das membranas
Doenças maternas	Polidrâmnio ou oligoâmnio
Infecção maternal	Diminuição da atividade fetal
Aloimunização ou anemia fetal	Sangramento no 2º ou 3º trimestre
Medicamentos (p.ex., magnésio e bloqueadores adrenérgicos)	Discrepância entre idade gestacional e peso ao nascimento
Uso de drogas ilícitas	Hidropsia fetal

(continua)

(continuação)

Fatores maternofetais	
Óbito fetal ou neonatal anterior	Malformação ou anomalia fetal
Ausência de pré-natal	
Fatores relacionados ao parto	
Parto cesáreo	Padrão anormal de FC fetal
Uso de fórcipe ou extração a vácuo	Anestesia geral
Apresentação não cefálica	Hipertonia uterina
Trabalho de parto prematuro	Líquido amniótico meconial
Parto taquitócico	Prolapso de cordão
Corioamnionite	Uso de opioides 4 h anteriores ao parto
Rotura de membranas >18 horas	Descolamento prematuro de placenta
Trabalho de parto > 24 horas	Placenta prévia
Segundo estágio do parto > 2 horas	Sangramento intraparto significativo

FC: frequência cardíaca.

A seguir, estão listados os equipamentos e os materiais que idealmente devem estar disponíveis para a reanimação em sala de parto. É fundamental que todos os equipamentos estejam funcionando e facilmente acessíveis:

- mesa de reanimação com fonte de calor radiante;
- fontes de oxigênio umidificado e de ar comprimido, com fluxômetro;
- aspirador a vácuo com manômetro;
- termômetro digital para mensuração da temperatura ambiente;
- sondas: traqueais 6, 8 e 10 e gástricas curtas 6 e 8;
- dispositivo para aspiração de mecônio;
- balão autoinflável com volume máximo de 750 mL, reservatório de O_2 e válvula de escape com limite de 30 a 40 cmH_2O e/ou manômetro;
- ventilador mecânico manual neonatal em T;
- máscaras com coxim para prematuros tamanho 00 e 0 e de termo 1;
- *blender* para mistura oxigênio/ar;
- oxímetro de pulso com sensor neonatal;

- laringoscópio infantil com lâmina reta 00, 0 e 1;
- cânulas traqueais sem *cuff* nos tamanhos 2,5/3/3,5/4 mm;
- material para fixação da cânula: tesoura, fita adesiva e algodão com SF 0,9%;
- pilhas e lâmpadas sobressalentes;
- detector de CO_2 expirado;
- adrenalina;
- soro fisiológico 0,9%;
- campo fenestrado esterilizado, cadarço de algodão e gaze;
- sonda traqueal sem válvula 6 ou 8 ou cateter umbilical 5F ou 8F;
- luvas e óculos de proteção individual;
- compressas e gazes esterilizadas;
- estetoscópio neonatal;
- saco de polietileno de 30 × 50 cm e touca para proteção térmica do prematuro.

COMO AVALIAR E ATENDER O RN DE TERMO COM BOA VITALIDADE NA SALA DE PARTO

Imediatamente após o nascimento, deve-se responder às seguintes perguntas:

1. Gestação a termo?
2. RN respirando ou chorando?
3. Tônus adequado?
4. Ausência de mecônio?

RN nascidos a termo, respirando ou chorando, com tônus adequado, na ausência de líquido amniótico meconial, possuem boa vitalidade e não exigem nenhuma manobra de reanimação. Eles devem ser secos e aquecidos, o que pode ser feito sobre o tórax materno, sem necessidade de separar mãe e bebê. O clampeamento do cordão umbilical desses bebês deve ser feito em torno de 1 a 3 minutos após o nascimento, e o aleitamento materno deve ser encorajado na primeira hora de vida.[9-12]

COMO IDENTIFICAR E ATENDER OS RN QUE NECESSITAM DE REANIMAÇÃO

No atendimento dos bebês prematuros e daqueles nascidos a termo com vitalidade inadequada ao nascer, levar à fonte de calor radiante em campos aquecidos, posicionar a cabeça em leve extensão, aspirar gentilmente boca e narinas, se necessário, secar, estimular e proceder à primeira avaliação clínica em até 30 segundos. A necessidade de reanimação depende da avaliação simultânea da frequência cardíaca (FC), que deve estar acima de 100 batimentos por minuto (bpm), e do ritmo respiratório, que pode ser regular, irregular, *gasping* ou apneia. Nos RN prematuros com boa vitalidade ao nascer, o clampeamento deve se dar em torno de 30 a 60 segundos.[13]

A frequência cardíaca é o principal parâmetro que guia a reanimação e deve ser avaliada preferencialmente por meio da ausculta precordial, mais fidedigna que a palpação do pulso no coto umbilical.

A avaliação da cor do RN é muito subjetiva e não deve ser utilizada na avaliação inicial, por não ter relação com a saturação de oxigênio.[14] Sabe-se que mesmo bebês saudáveis, com boa vitalidade, demoram para ficar rosados e necessitam de pelo menos 5 minutos para alcançar uma saturação de oxigênio > 90%.[15] A utilização de oximetria de pulso na avaliação da frequência cardíaca e saturação é importante nos pacientes que necessitam de manobras de reanimação e deve ser avaliada em conjunto com os parâmetros clínicos. Aplicar o sensor na região do pulso radial ou na palma da mão direita e, depois, conectá-lo ao cabo do oxímetro. A leitura demora aproximadamente 1 a 2 minutos após o nascimento para se tornar confiável. Os valores desejados de saturação de acordo com o tempo de vida se encontram na Tabela 2.

TABELA 2 VALORES DE SATURAÇÃO DE OXIGÊNIO PRÉ-DUCTAIS DESEJÁVEIS NA SALA DE PARTO

Minutos de vida	$SatO_2$ pré-ductal
Até 5	70 a 80%
5 a 10	80 a 90%
> 10	85 a 95%

Deve-se lembrar também da manutenção da temperatura da sala em torno de 26°C, a fim de assegurar que a temperatura do RN fique entre 36,5 e 37°C. Nos RN com peso menor que 1.500 g, é preconizado o uso de touca e sacos plásticos de polietileno, onde o RN será colocado antes da secagem, introduzindo todo o corpo com exceção da face. Todos os procedimentos de reanimação devem ser realizados com o paciente dentro do saco plástico.

COMO ATENDER O RN COM LÍQUIDO AMNIÓTICO MECONIAL

Na presença de mecônio, fluido ou espesso, o importante é avaliar a vitalidade do bebê ao nascimento. Pacientes com boa vitalidade são levados à fonte de calor para que sejam secos, aspirados e avaliados, recebendo, assim, os cuidados de rotina.

Os bebês que nascem deprimidos devem ser levados à fonte de calor para aspiração traqueal sob visualização direta com cânula orotraqueal. Essa aspiração deve ser feita uma única vez, após a qual se deve então aspirar narinas, secar e estimular, fazendo, em seguida, a primeira avaliação de FC e ritmo respiratório.

COMO INICIAR A REANIMAÇÃO APÓS A PRIMEIRA AVALIAÇÃO

Imediatamente após a primeira avaliação clínica, os pacientes com frequência cardíaca inferior a 100 bpm e/ou ritmo respiratório irregular, *gasping* ou em apneia devem ser submetidos à ventilação com pressão positiva (VPP), que deve ser feita pelo uso de balão autoinflável ou ventilador mecânico em T e máscara, ainda no primeiro minuto de vida.

Para que a VPP seja eficaz, deve-se prestar atenção aos seguintes parâmetros:

- utilizar máscara anatômica ou redonda transparente com tamanho adequado para cada paciente. A máscara deve estar bem ajustada à face do RN, cobrindo a boca, ponta do queixo e nariz. Manter o paciente em leve extensão do pescoço;
- observar a permeabilidade das vias aéreas e aspirar novamente na presença de secreção;

- observar a expansibilidade torácica durante a VPP;
- a frequência utilizada é de 40 a 60 movimentos por minuto (na prática, utiliza-se a regra do "aperta solta solta");
- cada ciclo de VPP dura 30 segundos, após os quais o paciente deve ser novamente avaliado quanto à FC e ao ritmo respiratório;
- utilizar pressão inspiratória de 20 a 40 cmH_2O;
- lembrar que a ventilação pulmonar é o procedimento mais importante e efetivo na reanimação neonatal.

Os RN ≥ 34 semanas não devem receber suplementação de oxigênio durante a VPP.[16] A FC e o ritmo respiratório devem ser observados após 30 segundos e, se não houver melhora, avaliar a utilização de maiores concentrações de oxigênio. Evitar o uso de oxigênio a 100%. Idealmente se deve utilizar um *blender* para misturar ar e oxigênio, e escolher a concentração de acordo com a saturação do paciente.

Os prematuros < 34 semanas devem receber inicialmente uma concentração de oxigênio de 40%, atráves do uso de *blender*, sempre monitorando a saturação e a FC. Caso não haja a disponibilidade do *blender* ou do oxímetro na sala de parto, deve-se iniciar a ventilação desses bebês com ar ambiente e, caso não ocorra a melhora da FC e do padrão respiratório em 90 segundos (3 ciclos de VPP), prosseguir com a VPP com oxigênio a 100%.

Se, após um ciclo, o paciente apresentar FC > 100 e ritmo respiratório regular, interromper a VPP e oferecer oxigênio inalatório a 5 L/min, inicialmente com o cateter bem próximo à boca e ao nariz do bebê, afastando progressivamente o oxigênio até sua completa suspensão, observando sempre a saturação.

Se após um ciclo o paciente não melhorar, rever a técnica e os equipamentos utilizados e repetir novamente a VPP por mais 30 segundos.

Caso, mesmo após a correção da técnica e o aumento da concentração de oxigênio, não houver melhora da FC e/ou do ritmo respiratório, está indicada a entubação orotraqueal, utilizando lâmina de laringoscópio e cânula orotraqueal (COT) de tamanho adequado para cada paciente, conforme a Tabela 3.

TABELA 3 DIÂMETRO DA COT DE ACORDO COM O PESO E A IDADE GESTACIONAL		
Diâmetro (mm)	**Peso (g)**	**IG (semanas)**
2,5	< 1.000	< 28
3	1.000 a 2.000	28 a 34
3,5	2.000 a 3.000	34 a 38
3,5 a 4	> 3.000	> 38

IG: idade gestacional.

Cada tentativa de entubação deve durar no máximo 20 segundos. Entre cada tentativa, fazer VPP com máscara.

Confirmar a posição da COT idealmente por meio da detecção do CO_2 exalado. Na prática, essa confirmação é feita pela ausculta torácica e gástrica, observação da condensação da cânula e melhora da FC.

A ventilação, após a entubação, é mantida com as mesmas frequência e pressão descritas na ventilação com máscara.

Após um ciclo de 30 segundos, reavaliar novamente o RN; se houver aumento da FC e regularização do padrão respiratório, considerar extubação e oferta de oxigênio inalatório com suspensão gradual.

Se não houver melhora, deve-se rever a técnica, incluindo a posição da COT, manter VPP com oxigênio a 100% e transportar o RN até a unidade de cuidados intensivos.

QUANDO INICIAR MASSAGEM CARDÍACA

A massagem cardíaca contínua (MCC) deve ser indicada quando a FC permanecer abaixo de 60 bpm, apesar da ventilação pulmonar adequada. Vale ressaltar que a bradicardia nesse período se deve geralmente à hipóxia e à expansão pulmonar insuficiente e, por isso, melhora.

A compressão deve ser feita no terço inferior do esterno, acima do apêndice xifoide, com compressão suficiente para atingir a profundidade equivalente a 1/3 do diâmetro anteroposterior do tórax.

A técnica dos dois polegares é a preferencial, por ser menos exaustiva, proporcionar maior pico de pressão e permitir uma melhor perfusão coronariana. Nessa técnica, as duas mãos envolvem o tórax do paciente, mantendo os dois polegares logo abaixo da linha intermamilar.

Há também a técnica dos dois dedos, na qual o indicador e o dedo médio comprimem o terço inferior do esterno.

Deve-se manter os dedos na mesma posição entre uma compressão e outra, lembrando que, nessa fase, quando há a completa restauração do diâmetro torácico, ocorre o enchimento das câmaras cardíacas e coronárias.

A MCC e a VPP devem estar sincronizadas nessa etapa, com o paciente entubado e adequadamente ventilado. A relação é de 3:1, ou seja, 3 massagens cardíacas para 1 ventilação (90 massagens e 30 ventilações por minuto). Na prática, utiliza-se a seguinte regra: "um, dois e três e ventila".

Após 30 segundos, se FC > 60 bpm, deve-se interromper a MCC e manter a VPP até FC > 100 e respiração regular.

Se, após 30 segundos, não houver melhora, é necessário verificar novamente a técnica e repetir por mais 30 segundos. Se, apesar disso, o paciente não melhorar, indicar-se adrenalina.

QUANDO E COMO ADMINISTRAR MEDICAÇÕES

Quando a FC permanecer abaixo de 60 bpm a despeito da realização adequada de ventilação pulmonar e MCC, está indicado o uso de adrenalina e expansores de volume.

A primeira dose de adrenalina pode ser feita por via endotraqueal. As doses seguintes, que podem ser feitas a cada 3 a 5 minutos, e os expansores de volume devem ser administrados por via endovenosa (EV). A veia umbilical pode ser facilmente cateterizada na sala de parto, com introdução de apenas 1 a 2 cm do cateter, de modo que permaneça periférico.

A diluição e as doses estão descritas na Tabela 4.

TABELA 4 MEDICAÇÕES NECESSÁRIAS PARA A REANIMAÇÃO DO RN NA SALA DE PARTO

	Adrenalina endovenosa	**Adrenalina endotraqueal**	**Expansores de volume**
Diluição	1:10.000 1 mL adrenalina 1:1000 em 9 mL de SF 0,9%	1:10.000 1 mL adrenalina 1:1000 em 9 mL de SF 0,9%	SF 0,9%, Ringer lactato, sangue total
Preparo	1 mL	5 mL	2 seringas de 20 mL
Dose	0,1 a 0,3 mL/kg	0,5 a 1 mL/kg	10 mL/kg, EV
Peso ao nascer			
1 kg	0,1 a 0,3 mL	0,5 a 1 mL	10 mL
2 kg	0,2 a 0,6 mL	1,0 a 2 mL	20 mL
3 kg	0,3 a 0,9 mL	1,5 a 3 mL	30 mL
4 kg	0,4 a 1,2 mL	2 a 4 mL	40 mL
Velocidade e precauções	Infundir rápido na veia umbilical e, a seguir, infundir 0,5 a 1 mL de SF 0,9%	Infundir diretamente na cânula traqueal e ventilar a seguir. Uso único	Infundir o expansor de volume na veia umbilical lentamente, em 5 a 10 min

Lembrar que bicarbonato de sódio e naloxone não são utilizados na reanimação neonatal em sala de parto.

Os expansores de volume têm um papel maior nos paciente com hipovolemia, como nos RN de mães com descolamento prematuro de placenta e placenta prévia, e naqueles pacientes irresponsivos a ventilação, MCC e uso de adrenalina.

As soluções que podem ser utilizadas, suas doses e o modo de infusão estão na Tabela 4.

CONSIDERAÇÕES FINAIS

O objetivo da utilização do protocolo de reanimação é diminuir a mortalidade neonatal, principalmente pela redução das mortes por asfixia e complicações dela decorrentes. Acredita-se que o atendimento ao parto realizado por profissionais habilitados possa reduzir em 20 a 30% as taxas de mortalidade neonatal; quando utilizadas as técnicas de reanimação, estima-se uma redução adicional de 5 a 20% nessas taxas.[17] Esses números demonstram a importância da presença de profissionais treinados e atualizados para garantir o atendimento eficiente ao recém-nascido na sala de parto. A fixação do organograma (Figura 1), em local visível nas salas de parto auxilia os profissionais na constante memorização das sequências descritas neste capítulo.

REFERÊNCIAS BIBLIOGRÁFICAS

1. Perlman JM, Risser R. Cardiopulmonary resuscitation in the delivery room. Associated clinical events. Arch Pediatr Adolesc Med 1995; 149(1):20-5.
2. Almeida MF, Guinsburg R, Martinez FE, Procianoy RS, Leone CR, Marba ST et al. Perinatal factors associated with early deaths of preterm infants born in Brazilian network on Neonatal research centers. J Pediatr (RJ) 2008; 84(4):300-7.
3. Almeida MF, Guinsburg R, da Costa JO, Anchieta LM, Freire LM, Junior DC. Resuscitative procedures at birth in late preterm infants. J Perinatol 2007; 27(12):761-5.
4. Perlman JM, Wyllie J, Kattwinkel J, Atkins DL, Chameides L, Goldsmith JP et al. Part 11: Neonatal resuscitation: 2010 International Consensus on Cardiopulmonary Resuscitation and Emergency Cardiovascular Care Science With Treatment Recommendations. Circulation 2010; 122(16 Suppl 2):S516-38.
5. Wyllie J, Perlman JM, Kattwinkel J, Atkins DL, Chameides L, Goldsmith JP et al. Part 11: Neonatal resuscitation: 2010 International Consensus on Cardiopulmonary Resuscitation and Emergency Cardiovascular Care Science with Treatment Recommendations. Resuscitation 2010; 81 (1):e260-87.

FIGURA 1 Fluxograma de atendimento de sala de parto.[8]

FC: frequência cardíaca; VPP: ventilação com pressão positiva; CPAP: pressão positiva contínua nas vias respiratórias.

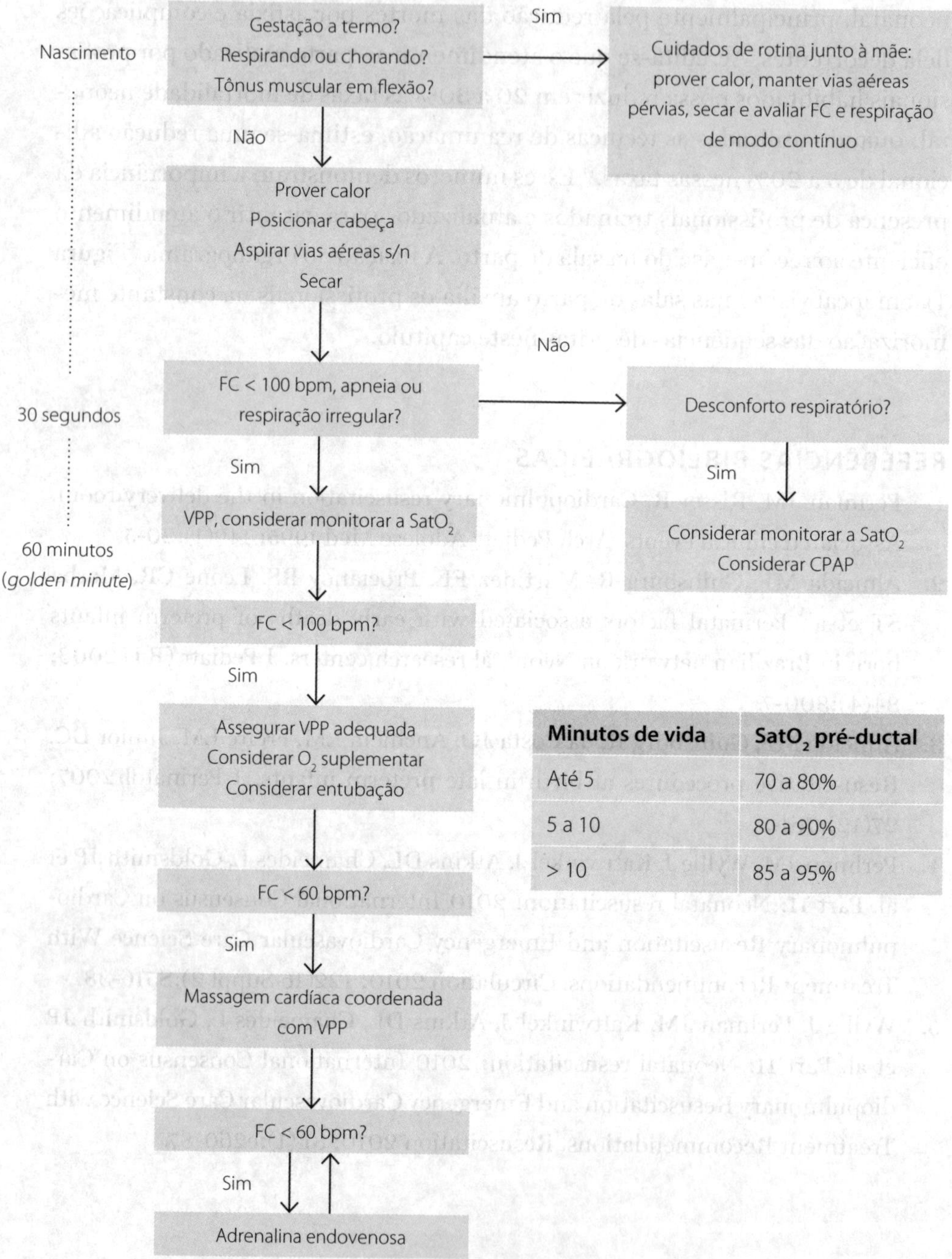

Minutos de vida	$SatO_2$ pré-ductal
Até 5	70 a 80%
5 a 10	80 a 90%
> 10	85 a 95%

6. Perlman JM, Wyllie J, Kattwinkel J, Atkins DL, Chameides L, Goldsmith JP et al. Neonatal resuscitation: 2010 International Consensus on Cardiopulmonary Resuscitation and Emergency Cardiovascular Care Science with Treatment Recommendations. Pediatrics 2010; 126(5):e1319-44.
7. Kattwinkel J, Perlman JM, Aziz K, Colby C, Fairchild K, Gallagher J et al. Part 15: Neonatal resuscitation: 2010 American Heart Association Guidelines for Cardiopulmonary Resuscitation and Emergency Cardiovascular Care. Circulation 2010; 122(18 Suppl 3):S909-19.
8. Almeida MF, Guinsburg R. Sociedade Brasileira de Pediatria. Programa de Reanimação Neonatal. 2011. Disponível em: http://www.sbp.com.br/pdfs/PRN-SBP-Reanima%C3%A7%C3%A3oNeonatalFinal-2011-25mar11.pdf; acessado em 28 out 2013.
9. Van Rheenen P, Brabin BJ. Late umbilical cord-clamping as an intervention for reducing iron deficiency anaemia in term infants in developing and industrialized countries: a systematic review. Ann Trop Paediatr 2004; 24(1):3-16.
10. Hutton EK, Hassan ES. Late vs early clamping of the umbilical cord in full-term neonates: systematic review and meta-analysis of controlled trials. Jama 2007; 297(11):1241-52.
11. McDonald SJ, Middleton P. Effect of timing of umbilical cord clamping of term infants on maternal and neonatal outcomes. Cochrane Database Syst Rev 2008; (2):CD004074.
12. World Health Organization. Exclusive breastfeeding. Disponível em: http://www.who.int/nutrition/topics/exclusive_breastfeeding/en/; acessado em 23 jan 2011.
13. Rabe H, Reynolds G, Diaz-Rossello J. A systematic review and meta-analysis of a brief delay in clamping the umbilical cord of preterm infants. Neonatology 2008; 93(2):138-44.
14. O'Donnell CP, Kamlin CO, Davis PG, Carlin JB, Morley CJ. Clinical assessment of infant colour at delivery. Arch Dis Child Fetal Neonatal Ed 2007; 92(6):F465-7.
15. Dawson JA, Kamlin CO, Vento M, Wong C, Cole TJ, Donath SM et al. Defining the reference range for oxygen saturation for infants after birth. Pediatrics 2010; 125(6):e1340-7.

16. Rabi Y, Rabi D, Yee W. Room air resuscitation of the depressed newborn: a systematic review and meta-analysis. Resuscitation 2007; 72(3):353-63.
17. Darmstadt GL, Bhutta ZA, Cousens S, Adam T, Walker N, de Bernis L. Evidence-based, cost-effective interventions: how many newborn babies can we save? Lancet 2005; 365(9463):977-88.

108 Sepse Neonatal

Fabíola Peixoto Ferreira La Torre

Rodrigo de Jesus Gonçalves Figueredo

Denis de Oliveira Gomes Cavalcante Junior

INTRODUÇÃO

A sepse é uma das principais causas de morbimortalidade no período neonatal e sua incidência varia de 1 a 8 casos por 1.000 nascidos vivos. Em recém-nascido (RN) pré-termo com peso de nascimento inferior a 1.500 g, a incidência de sepse comprovada por cultura positiva varia entre 11 e 25%. Apesar dos avanços na terapia antimicrobiana, das medidas de suporte e dos meios para o diagnóstico de fatores de risco perinatal, a taxa de mortalidade é, em média, de 25%.[1]

DEFINIÇÃO

Sepse neonatal é uma síndrome clínica em menores de 28 dias de vida, manifestada por sinais de infecção e/ou isolamento de bactéria patogênica na corrente sanguínea.[2]

Pode ser subdividida em sepse neonatal precoce e tardia. Sepse neonatal precoce é a que ocorre nas primeiras 48 horas de vida e está diretamente relacionada a fatores gestacionais e/ou do período periparto, apresentando-se com comprometimento multissistêmico e curso clínico muitas vezes fulminante.[3]

A sepse tardia é a infecção cuja evidência diagnóstica (clínica/laboratorial/microbiológica) ocorre após as primeiras 48 horas de vida.[3]

Será considerada como sepse neonatal tardia, de origem hospitalar, aquela infecção diagnosticada enquanto o paciente estiver internado em Unidade de Assistência Neonatal. Caso a paciente tenha recebido alta, considerar a topografia e o período de incubação das patologias:

- até 3 dias: gastroenterite e infecções do trato respiratório;
- até 7 dias: sepse, conjuntivite, impetigo, onfalite, outras infecções cutâneas e infecção do trato urinário.[3]

ETIOLOGIA

As infecções precoces geralmente são decorrentes da contaminação do RN por bactérias do canal de parto, ou secundárias a bacteremias maternas. Os exemplos mais clássicos são infecções por *Streptococcus agalactiae*, *Listeria monocytogenes* e *Escherichia coli*.[4]

As infecções tardias, com aparecimento após 48 horas de vida, geralmente são decorrentes da contaminação do RN por micro-organismos da microbiota própria de cada serviço. Em países da América do Sul, incluindo o Brasil, bactérias Gram-negativas e *Staphylococcus aureus* ainda são os principais agentes de infecção em grande parte dos hospitais.[5-7]

No entanto, em alguns hospitais brasileiros, a microbiota vem se tornando semelhante à de países desenvolvidos, na qual o estafilococo coagulase-negativo é o principal agente de infecção nas unidades de terapia intensiva (UTI) neonatal e os fungos vêm assumindo importância cada vez maior.[8]

É importante que cada serviço tenha conhecimento e controle da microbiota residente na sua unidade.

MANIFESTAÇÕES CLÍNICAS

Os sinais clínicos iniciais podem ser mínimos ou inespecíficos, sendo importante correlacioná-los aos fatores de risco maternos e neonatais, bem como aos exames laboratoriais, uma vez que podem ser confundidos com as manifestações clínicas de outras doenças, por exemplo, cardiopatia congênita grave.

Recusa alimentar, hipoatividade e irritabilidade podem levar à suspeita de quadro infeccioso.

Apresentações clínicas como desconforto respiratório, apneia, letargia, instabilidade térmica, icterícia idiopática, alterações gastrointestinais, ou ainda manifestações cutâneas como palidez, petéquias, abscessos e escleredema são consideradas mais evidentes de um quadro séptico.[9]

Instabilidade térmica

A ocorrência de hipotermia (T < 36,5° C) é mais frequente no RN prematuro, que tem maior dificuldade para manter sua temperatura corporal.

Na hipertermia decorrente da sepse, geralmente o RN apresenta-se com extremidades frias, apesar de a temperatura corporal estar elevada, diferentemente do que ocorre nos casos de hipertermia por desidratação, por excesso de roupas ou temperatura ambiental elevada.

A presença de temperatura corporal normal não exclui sepse, porém a ocorrência de instabilidade térmica é altamente preditiva de infecção.

Dificuldade respiratória

Trata-se do sintoma mais comum, ocorrendo em até 90% dos RN. Apresenta característica de grande espectro (Tabela 1), podendo variar desde taquipneia até insuficiência respiratória aguda grave com necessidade de ventilação mecânica.

TABELA 1 SINAIS CARACTERÍSTICOS DE DESCONFORTO RESPIRATÓRIO	
Taquipneia	Apneia ou "pausa respiratória"
Retrações subcostais, intercostais ou esternais	Batimentos de asas nasais
Gemência	Cianose

A história materna e os antecedentes de infecção perinatal contribuem para o diagnóstico diferencial do desconforto respiratório, uma vez que, em RN pré-termo, esses sinais se assemelham aos da doença da membrana hialina, podendo levar à confusão diagnóstica.

Manifestações do sistema nervoso central

Os principais sinais neurológicos de sepse são: hipotonia, convulsões, irritabilidade e letargia.

A hipoatividade é um sinal inespecífico e subjetivo no quadro de sepse neonatal. Muitas vezes, o ciclo sono-vigília pode ser confundido com hipoatividade, uma vez que o RN passa a maior parte do tempo dormindo, quando não incomodado.

Manifestações gastrointestinais

Por sua alta incidência (35 a 40% dos casos de sepse neonatal precoce), todo neonato com recusa alimentar, vômitos e distensão abdominal deve ser investigado para sepse neonatal.

A presença de sinais de intolerância alimentar pode estar presente nas infecções graves com íleo infeccioso, além de outras situações como quadros obstrutivos intestinais e distúrbios metabólicos como a hipocalemia.

Icterícia idiopática

Apesar de a fisiopatologia da icterícia associada à sepse não ser bem conhecida, sabe-se que não há comprometimento do hepatócito e o comportamento é semelhante ao de uma colestase.

Elevação da bilirrubina conjugada ocorre em até um terço dos RN com sepse neonatal precoce, sobretudo na infecção por germe Gram-negativo.

Palidez cutânea

O RN pode apresentar-se com pele fria e sudorética, hipotensão e tempo de enchimento capilar superior a 2 segundos.

Alteração hemodinâmica é frequente na sepse neonatal precoce, principalmente quando o agente etiológico é o estreptococo do grupo B (*Streptococcus agalactiae*), cujo comprometimento multissistêmico é característico.

Sinais de sangramento

O choque séptico, frequentemente, é acompanhado de coagulação intravascular disseminada (CIVD), situação muito grave e com elevada mortalidade, com sangramento em locais de punção venosa, hematúria, petéquias, hepatoesplenomegalia.

Avaliação subjetiva: RN que "parece não estar bem"

A observação clínica permanece como forma prática no diagnóstico precoce da sepse neonatal, uma vez que sinais e sintomas como não aceitação da dieta via oral, mudança na coloração da pele, aumento do número de apneias e bradicardias, necessidade de aumento da FiO_2 ou dos parâmetros da ventilação mecânica podem ser percebidos de um dia para o outro pela equipe de atendimento, podendo representar os primeiros sinais de identificação de sepse.[10-12]

DIAGNÓSTICO

O diagnóstico precoce e preciso é difícil, principalmente nas situações de sepse neonatal precoce, porque não há teste diagnóstico definitivo; além disso, a hemocultura e os demais exames de culturas de líquidos biológicos e de secreções do organismo apresentam baixa sensibilidade.[13]

Por isso, a presença de três ou mais sinais clínicos no RN ou no mínimo dois sinais associados a fatores de risco maternos autoriza o diagnóstico de sepse clínica ou síndrome séptica, justificando-se, nesse caso, o início da antibioticoterapia sem o auxílio de exames laboratoriais.

Os fatores de risco para infecção no período neonatal podem ser divididos em próprios do RN e fatores de risco maternos (Tabela 2). Há ainda os relacionados às condições locais, como número de RN internados acima da capacidade da unidade e desproporção entre o número de profissionais de saúde e de RN internados que, por serem fatores controláveis, devem ser frutos de especial atenção dos profissionais de saúde.

TABELA 2 FATORES DE RISCO PARA SEPSE NEONATAL

Fatores de risco próprios dos RN	Fatores de risco maternos
Peso ao nascer: quanto menor for o peso, maior é o risco de IH. Estima-se que a cada 100 g a menos de peso de nascimento, o risco de IH aumenta 9%	Bolsa rota maior que 18 horas: infecção do trato urinário (ITU) materno sem tratamento ou em tratamento a menos de 72 horas.
Defesa imunológica diminuída: quanto mais prematuro for o RN, mais imatura é sua imunidade humoral e celular	Cerclagem: febre materna nas últimas 48 horas
Necessidade de procedimentos invasivos: quanto mais prematuro ou doente for o RN, maior é a necessidade de procedimentos invasivos	Trabalho de parto em gestação menor que 35 semanas: corioamnionite
Alteração da microbiota bacteriana: durante a internação, os RN são colonizados por bactérias do ambiente hospitalar, muitas vezes resistentes aos antibióticos e com maior virulência	Procedimentos de medicina fetal nas últimas 72 horas: colonização pelo estreptococo B em gestante, sem quimioprofilaxia intraparto, quando indicada

IH: infecção hospitalar.

- Avaliação laboratorial: a cultura é utilizada para confirmar a presença ou ausência de bactéria patogênica, já os outros exames de investigação são utilizados para avaliar a probabilidade de infecção;
- hemocultura: é o exame que estabelece o diagnóstico de certeza de sepse neonatal. Em RN com alta suspeita clínica de sepse, a hemocultura deve ser colhida, e a antibioticoterapia empírica iniciada;[14]
- resultados falso-negativos podem ocorrer quando a mãe usa antibioticoterapia no período periparto, aumentando em doze vezes o risco de hemoculturas no RN resultarem negativas;[15]
- para otimizar a identificação do organismo causador, ao menos duas hemoculturas devem ser obtidas de acessos vasculares diferentes, sendo uma obrigatoriamente do acesso vascular central, a menos que este tenha sido colocado há menos de 48 horas;[16]
- hemograma: o hemograma colhido entre 6 e 12 horas após o nascimento pode ser útil na avaliação da sepse precoce. Embora a contagem absoluta

de neutrófilos e a relação neutrófilos imaturos para neutrófilos totais seja utilizada como marcadores de sepse neonatal, são mais úteis para identificar neonatos sem sepse;

- contagem total de neutrófilos: embora tanto a elevação dos glóbulos brancos quanto a neutropenia possam ser preditivos de sepse neonatal, a neutropenia é melhor marcador em virtude da maior especificidade, haja vista que poucas condições diferentes de sepse e pré-eclâmpsia diminuem a contagem de neutrófilos nos neonatos;[17]
- relação neutrófilos imaturos/totais: a relação elevada tem a melhor sensibilidade entre os índices neutrofílicos para predizer sepse neonatal. Em recém-nascidos a termo, o percentil 90 dessa relação é 0,27. A exaustão da reserva de medula óssea pode diminuir seus níveis, levando a resultados falsamente baixos. No entanto, esse teste é limitado pela variabilidade de valores considerados normais, fato que reduz seu valor preditivo, especialmente em pacientes assintomáticos;[18]
- proteína C reativa (PCR): é um reagente de fase aguda, que aumenta em condições inflamatórias, inclusive sepse. Seu valor acima de 1 mg/dL tem sensibilidade de 90% na detecção de sepse neonatal, todavia não é específico haja vista a quantidade de outras situações inflamatórias, não infecciosas, em que seus níveis são alterados: febre materna, asfixia perinatal, sofrimento fetal, aspiração de mecônio e hemorragia intraventricular.

Além disso, a PCR não é sensível ao nascimento e pode aumentar seus níveis. Logo, uma simples medida imediatamente após o nascimento não é útil como marcador no diagnóstico de sepse neonatal.[19]

No entanto, medidas sequenciais desse marcador são úteis para suportar o diagnóstico de sepse. Caso seus níveis estejam permanentemente normais, a sepse é improvável. Esse marcador também é útil para auxiliar na duração de antibioticoterapia introduzida na suspeita clínica de sepse.

Neonatos com elevados níveis de PCR, nos quais houve diminuição para níveis de normalidade, após o intervalo de 24 a 48 horas do início da antibioticoterapia, provavelmente não estão infectados e, em geral, não necessitam mais de antibioticoterapia.[20]

- Citocinas: ambas pró-inflamatórias (interleucina-2, interleucina-6, interferon gama e fator de necrose tumoral alfa) e anti-inflamatórias (interleucina-4 e interlucina-10) estão aumentadas em RN infectados quando comparados aos não infectados. Entretanto, essas citocinas não são rotineiramente testadas em função do alto custo e da falta de sensibilidade confiável para detectar sepse neonatal, tanto com a avaliação de um simples marcador quanto de um painel de testes;[21-23]
- procalcitonina: peptídio precursor da calcitonina, é liberado pelas células parenquimatosas em resposta as bactérias patogênicas. Estudos observacionais demonstram que a procalcitonina pode ser um marcador útil para detectar infecções bacterianas graves em crianças febris. Apesar dos resultados promissores, ainda não deve ser utilizada de rotina como marcador isolado ou como principal meio indicador de sepse neonatal, inclusive pelo fato de não estar disponível em muitos laboratórios;
- urocultura: deve ser realizada por sondagem vesical ou punção suprapúbica para investigação do quadro séptico em crianças maiores de 6 dias de vida. Em menores de 6 dias, não apresenta indicação, pois a presença de cultura positiva é mais um reflexo da bacteremia do que de uma infecção urinária isolada;[24]
- aspirado traqueal: espécimes obtidos de aspirado traqueal podem ter valor, se o material for obtido imediatamente após a entubação. Em caso de paciente entubado há vários dias, pode refletir uma colonização do trato respiratório inferior, não tendo valor diagnóstico;
- radiografia de tórax: deve ser realizada em paciente com alteração respiratória. Infiltrados localizados podem indicar pneumonia. Presença de derrames pode indicar outros locais para obtenção de material para cultura.

DIAGNÓSTICO DIFERENCIAL

Em virtude de muitas vezes os achados serem inespecíficos, a diferenciação entre sepse neonatal e outras doenças torna-se difícil. Por isso, o início da antibioticoterapia de forma empírica é necessário até que os resultados das culturas estejam disponíveis.

Os principais diagnósticos diferenciais da sepse neonatal são:

- infecções virais: enterovírus, herpes simples, citomegalovírus, *influenza*, vírus sincicial respiratório, etc.;
- infecções por espiroquetas: sífilis;
- infecções por parasitas: malária congênita, toxoplasmose;
- infecções fúngicas: candidíase;
- outras infecções bacterianas incluindo infecções do trato urinário (particularmente as relacionadas a malformações do trato genitourinário), osteomielite ou artrite séptica, pneumonia e tuberculose.

Outros diagnósticos que podem apresentar os achados inespecíficos semelhantes à sepse neonatal incluem hipóxia neonatal, erros inatos do metabolismo no RN, doença cardíaca cianótica e síndrome do desconforto respiratório. A história clínica e o curso dessas doenças distinguem-nas da sepse neonatal.

CONDUTA/ACOMPANHAMENTO/TRATAMENTO

O esquema empírico de tratamento das infecções neonatais depende do momento do aparecimento das manifestações clínicas (infecção precoce ou tardia), realização prévia de procedimentos invasivos, conhecimento da flora e padrão de resistência de cada hospital.

Com base nesses princípios, sugere-se:

Infecções precoces - ≤ 48h (provável origem materna)	Penicilina ou ampicilina associada a um aminoglicosídeo (em geral, a gentamicina)
Infecções tardias - > 48h (provável origem na unidade neonatal)	Oxacilina associada a amicacina

O uso empírico de cefalosporinas de terceira e quarta gerações deve ser evitado, sendo recomendadas no tratamento de meningite, infecções em RN com insuficiência renal e infecções por bactérias resistentes aos aminoglicosídeos. Uma opção para evitar o uso de cefalosporinas nessas situações é o aztreonam.

PREVENÇÃO

O uso de antibiótico intraparto para profilaxia de sepse neonatal em filhos de mães com colonização por estreptococo do grupo B (EGB) documentada (cultura realizada entre a 35ª e a 37ª semana de idade gestacional) reduz o risco de transmissão do EGB em 86 a 89%.[25,26]

A profilaxia intraparto também deve ser realizada em mães com bacteriúria por EGB durante a gestação, com fatores de risco infeccioso intraparto (febre – temperatura maior ou igual a 38°C, gestação < 37 semanas e/ou ruptura das membranas ≥ 18 horas) ou ainda com história de filho anterior com infecção por EGB. Apesar de demonstrar redução nas taxas de incidência da sepse neonatal precoce, a profilaxia intraparto não apresenta impacto sobre as taxas da sepse neonatal tardia.[27]

Limitar a exposição dos RN a potenciais patógenos é de suma importância na prevenção das infecções neonatais. Logo, medidas como restrição de entrada de profissionais, pais e familiares na unidade neonatal – em especial aqueles com infecções agudas cutâneas, respiratórias e diarreia, que não devem ter contato direto com o RN –, higienização adequada das mãos, cuidados durante a realização de procedimentos invasivos e a manipulação de dispositivos são essenciais para reduzir ao mínimo a incidência das infecções nas unidades neonatais.[28]

Para uma profilaxia adequada, estratégias multi-intervencionistas devem ser realizadas, incluindo vacinação materna e redução dos índices de prematuridade.

REFERÊNCIAS BIBLIOGRÁFICAS

1. Ministério da Saúde. Atenção à saúde do recém-nascido: guia para os profissionais de saúde. Intervenções comuns, icterícia e infecções. v.2. Brasília: Ministério da Saúde, 2011.
2. Edwards MS, Baker CJ. Sepsis in the newborn. In: Gershon AA, Hotez PJ, Katz SL (eds.). Krugman's infectious diseases of children. 11.ed. Philadelphia: Mosby, 2004. p.545.

3. Neonatologia: Critérios nacionais de infecções relacionadas à assistência a saúde. ANVISA, Unidade de investigação e prevenção das infecções e dos eventos adversos (UIPEA), Gerencia geral de tecnologia em serviços de saúde (GGTES) - Brasília, Setembro 2010 (2ª versão).
4. Ministério da Saúde. Atenção à saúde do recém-nascido: guia para os profissionais de saúde. Cuidados gerais. v.1. Brasília: Ministério da Saúde, 2011.
5. Zaidi AK, Huskins WC, Thaver D, Bhutta ZA, Abbas Z, Goldmann DA. Hospital-acquired neonatal infections in developing countries. Lancet 2005; 365(9465):1175-88.
6. Pessoa-Silva CL, Richtmann R, Calil R, Santos RM, Costa ML, Frota AC et al. Health care-associated infection among neonates in Brazil. Infect Control Hosp Epidemiol 2004; 25(9):772-7.
7. Couto RC, Carvalho EA, Pedrosa TM, Pedroso ER, Neto MC, Biscione FM. A 10-year prospective surveillance of nosocomial infections in neonatal intensive care units. Am J Infect Control 2007; 35:183-9.
8. Pazzini LT. Caracterização genotípica microrganismos isolados de infecções da corrente sanguínea relacionadas a cateteres em recém-nascidos [dissertação]. Botucatu: UNESP, 2010.
9. Bonadio WA, Hennes H, Smith D, Ruffing R, Melzer-Lange M, Lye P et al. Reliability of observation variables in distinguishing infectious outcome of febrile young infants. Pediatr Inf Dis J 1993; 12:111-4.
10. American College of Chest Physicians/Society of Critical Care Medicine Consensus Conference: definitions for sepsis and organ failure and guidelines for the use of innovative therapies in sepsis. Crit Care Med 1992; 20(6):864-9.
11. Klein JO. Bacterial sepsis and meningitis. In: Remington JS, Klein JO (eds.). Infectious diseases of the fetus and newborn infant. 5.ed. Philadelphia: WB Saunders Co., 2001. p.943-98.
12. Freij BJ, McCracken Jr GH. Acute infections. In: Avery GB, Fletcher MA, Macdonald MG (eds.). Neonatology, pathophysiology and management of the newborn. 5.ed. Philadelphia: Lippincott Williams & Wilkins, 1999. p.1189-230.
13. Baley JE, Goldfarb J. Neonatal infections. In: Klauss MH, Fanaroff AA (eds.). Care of the high-risk neonate. 5.ed. Philadelphia: WB Saunders Co., 2001. p.363-92.

14. Hammerberg O, Bialkowska-Hobranska H, Gregson D, Potters H, Goupaul D, Reid D. Comparison of blood cultures with corresponding venipuncture site cultures of specimens from hospitalized premature neonates. J Pediatr 1992; 120:120-4.
15. Edwards MS. Clinical features and diagnosis of sepsis in term and late preterm infants. Uptodate.com, 2012.
16. Vieira RS, Procianoy RS, Dalle Mulle L, Prado CHA. Repercussão da antibioticoterapia materna intraparto no diagnóstico de sepse neonatal precoce. J pediatr 1997; 73:171-5.
17. Dellinger RP, Carlet JM, Masur H, Gerlach H, Calandra T, Cohen J et al. Surviving Sepsis Campaign guidelines for management of severe sepsis and septic shock. Crit Care Med 2004; 32:858-73.
18. Polin RA, Committee on Fetus and Newborn. Management of neonates with suspected or proven early-onset bacterial sepsis. Pediatrics 2012; 129(5):1006-15.
19. Jackson GL, Engle WD, Sendelbach DM, Vedro DA, Josey S, Vinson J et al. Are complete blood cell counts useful in the evaluation of asymptomatic neonates exposed to suspected chorioamnionitis? Pediatrics 2004; 113(5):1173-80.
20. Pourcyrous M, Bada HS, Korones SB, Baselski V, Wong SP. Significance of serial C-reactive protein responses in neonatal infection and other disorders. Pediatrics 1993; 92:431-5.
21. Ehl S, Gering B, Bartmann P, Högel J, Pohlandt F. C-reactive protein is a useful marker for guiding duration of antibiotic therapy in suspected neonatal bacterial infection. Pediatrics 1997; 99:216-21.
22. Arnon S, Litmanovitz I. Diagnostic tests in neonatal sepsis. Curr Opin Infect Dis 2008; 21:223-7.
23. Panero A, Pacifico L, Rossi N, Mancuso G, Stegagno M, Chiesa C. Interleukin 6 in neonates with early and late onset infection. Pediatr Infect Dis J 1997; 16(4):370-5.
24. Sherwin C, Broadbent R, Young S, Worth J, McCaffrey F, Medlicott NJ, Reith D. Utility of interleukin-12 and interleukin-10 in comparison with other cytokines and acute-phase reactants in the diagnosis of neonatal sepsis., Am J Perinatol 2008; 25(10):629-36.

25. Visser VE, Hall RT. Urine culture in the evaluation of suspected neonatal sepsis. J Pediatr 1979; 94(4):635-8.
26. Lin FY, Brenner RA, Johnson YR, Azimi PH, Philips JB 3rd, Regan JA et al. The effectiveness of risk-based intrapartum chemoprophylaxis for the prevention of early-onset neonatal group B streptococcal disease. Am J Obstet Gynecol 2001; 184(6):1204-10.
27. Schrag SJ, Zell ER, Lynfield R, Roome A, Arnold KE, Craig AS et al. A population-based comparison of strategies to prevent early-onset group B streptococcal disease in neonates. N Engl J Med 2002; 347(4):233-9.
28. Centers for Disease Control and Prevention. prevention of perinatal group B streptococcal disease. MMWR 2010; 59(RR-10):4-7.

BIBLIOGRAFIA

1. Saiman L. Preventing infections in the neonatal intensive care unit. In: Wenzel RP (ed.). Prevention and control of nosocomial infections. 4.ed. Philadelphia: Lippincott Williams & Wilkins, 2003. 342 p.

Doenças Pulmonares Agudas no Neonato

109

Mauricio Magalhães

INTRODUÇÃO

As doenças pulmonares no neonato são o problema mais frequente de internação na unidade de terapia intensiva (UTI) neonatal, que deve estar preparada para diagnosticar e tratar adequadamente esses recém-nascidos (RN). Qualquer que seja a etiologia do problema respiratório, os pediatras devem considerar, de maneira geral, que a precocidade do diagnóstico e a consequente instituição das medidas terapêuticas cabíveis podem reduzir a gravidade e as complicações da patologia.

As patologias pulmonares agudas mais frequentes são: taquipneia transitória, síndrome do desconforto respiratório (SDR), síndrome da aspiração meconial, ar extrapulmonar, pneumonias e hemorragia pulmonar.

TAQUIPNEIA TRANSITÓRIA DO RECÉM-NASCIDO

A taquipneia transitória do recém-nascido (TTRN) é um distúrbio respiratório de evolução benigna, chamada também de síndrome do pulmão úmido ou síndrome de retardo de absorção do líquido pulmonar. Foi descrita pela primeira vez por Avery[1] em 1966, e está presente em 1 a 2% de todos os RN.

Fisiopatologia

A TTRN ocorre em razão do atraso na eliminação pelas vias aéreas, ao nascimento, ou reabsorção do líquido pelos linfáticos pulmonares, ocorrendo o edema pulmonar transitório.

Fatores de risco são: prematuros tardios, anoxia e asfixia neonatal, parto cesáreo fora de trabalho de parto, diabete materno, mãe asmática, sofrimento fetal e uso de ocitocina.

Quadro clínico

O RN apresenta taquipneia que se inicia logo após o nascimento; o processo é autolimitado e melhora gradativamente nas primeiras 24 a 72 horas; e a ausculta pulmonar é limpa, às vezes com estertores e roncos. Ocorre necessidade de oxigênio inalatório e às vezes pressão positiva contínua nas vias aéreas (CPAP nasal), raramente entubação e ventilação mecânica.

Diagnóstico

É feito pelo quadro clínico associado a um achado radiológico de hiperinsuflação pulmonar, estrias peri-hilares decorrentes de acúmulo de líquido nos espaços peribrônquicos e linfáticos, cissuras interlobares, infiltrados alveolares e discreta cardiomegalia.

Diagnóstico diferencial

É feito com: pneumonia, síndrome de aspiração meconial e SDR.

Tratamento

Não requer tratamento específico, pois é autolimitado e os cuidados gerais são importantes como hidratação, alimentação enteral, monitoração e oxigenoterapia e, às vezes, CPAP nasal. Diuréticos não têm efeito na TTRN.

SÍNDROME DO DESCONFORTO RESPIRATÓRIO (SDR) OU DOENÇA DAS MEMBRANAS HIALINAS (DMH)

Doença causada pela deficiência de surfactante pulmonar associada à imaturidade das estruturas pulmonares, praticamente restrita aos prematuros. Ocorre em 0,5 a 1% dos nascidos vivos e está relacionada com o grau de prematuridade, bem como à gravidade. A incidência em prematuros menores de 29 semanas é de 90%; de 29 a 30 semanas, 75%; de 31 a 32 semanas, de 48%; e de 33 semanas é de 33%. É uma das doenças neonatais que mais tiveram avanço no conhecimento da fisiopatologia, profilaxia com corticosteroide antenatal e tratamento com o uso de surfactantes exógenos.

Os fatores predisponentes são: fatores genéticos, asfixia perinatal, diabete materno, sexo masculino, mas sem dúvida a prematuridade é a mais importante.

Fisiopatologia

Conforme já assinalado, a imaturidade estrutural do pulmão, a deficiência quantitativa e qualitativa e a inativação do surfactante pulmonar e a complacência torácica aumentada são as causas que desencadeiam a DMH.

O surfactante alveolar é produzido pelos pneumócitos tipo II a partir da 24ª à 28ª semana de gestação e atinge o pico adequado para sua função na 35ª semana de gestação. Sua constituição é de 90% de lipídios, cuja fração mais importante é a fosfatidilcolina saturada, responsável pela redução da tensão superficial do alvéolo, e 10% de proteínas, as apoproteínas hidrofílicas (SP-A e SP-D) e as hidrofóbicas (SP-B e SP-C), atuando na estrutura, função, distribuição e metabolismo do surfactante pelo pulmão.

A diminuição do surfactante leva a um aumento da tensão superficial, à força de retração elástica durante a expiração e, como consequência, ao colapso alveolar, ocorrendo então uma exsudação alveolar, cujo material é corável pela eosina e recebe o nome de membrana hialina na histologia. Tudo isso leva a um *shunt* pulmonar, ocorrendo hipoxemia, hipercapnia e acidose. Portanto, o pulmão apresenta complacência reduzida.

Além disso, o RN, principalmente o prematuro, possui estrutura musculoesquelética incompleta, o que confere a ele um aumento da complacência torácica, dificultando a dinâmica respiratória.

Na anatomia patológica, encontra-se o pulmão hepatizado, e na histologia, um material hialino corável pela eosina, a membrana hialina.

Quadro clínico e laboratorial

A história de prematuridade está associada aos fatores de risco como asfixia, sexo masculino e filho de mãe diabética e à evolução clássica da doença de iniciar o desconforto na sala de parto com piora progressiva nas primeiras 48 horas e com melhora após as 72 horas. Hoje, com o uso do surfactante exógeno, esse quadro sofreu modificações. A ausculta pulmonar apresenta diminuição do murmúrio vesicular, podendo ter estertores creptantes no final da inspiração. Ocorrem retrações costais e subcostais, gemido expiratório e respiração em balancim, podendo o desconforto ser classificado pelo Boletim de Silverman-Andersen.

Tendências a hipoxemia, hipercapnia e acidose metabólica ou respiratória podem ocorrer e devem ser revertidas.

Os aspectos radiológicos são de infiltrado reticulogranular ou de "vidro moído", podendo ser classificados segundo Gross:

- grau I – presença de infiltrado reticulogranular difuso, mais peri-hilar, silhueta cardíaca preservada; broncogramas aéreos limitados;
- grau II – presença de infiltrado reticulogranular difuso com maior coalescência; certo grau de apagamento da silhueta cardíaca; broncogramas aéreos mais evidentes;
- grau III – presença de infiltrado reticulogranular difuso, opacificação pulmonar evidente, borramento da silhueta cardíaca e diafragma;
- grau IV – opacificação completa do pulmão com transparência igual ao coração e ao fígado.

Diagnóstico

É feito pela análise conjunta da história gestacional e obstétrica, exame do líquido amniótico dosando a relação lecitina/esfingomielina, cujo valor maior que 2 indica maturidade pulmonar, quadro clínico e exames laboratoriais.

Diagnóstico diferencial

É feito com: TTRN, pneumonia, cardiopatias congênitas, atenção especial à drenagem anômala dos vasos pulmonares.

Tratamento

O uso do corticosteroide antenatal previne o aparecimento da DMH e diminui a mortalidade, também por acelerar o amadurecimento de outros órgãos extrapulmonares, como a diminuição da hemorragia periventricular e intraventricular. Todos os fetos entre 24 e 34 semanas de idade gestacional devem ser candidatos ao corticosteroide antenatal e o resultado é melhor com a betametasona.

O tratamento pelo pediatra começa na sala de parto, tomando cuidados gerais, como evitar o resfriamento e a monitoração da saturação de oxigênio. Os resultados atuais apontam para a instalação do CPAP nasal na sala de parto, diminuindo a necessidade de surfactante exógeno e com resultados de morbimortalidade semelhantes aos associados ao uso de surfactante.

Na UTI neonatal, deve-se cuidar da hidratação, nutrição precoce, controle térmico, aporte eletrolítico adequado, avaliação circulatória, suporte hemodinâmico, nutricional, controle de infecção e oxigenoterapia. O suporte respiratório pode ser feito de acordo com a necessidade no momento: CPAP nasal, entubação traqueal com ventilação convencional, ventilação de alta frequência, surfactante exógeno e óxido nítrico, se ocorrer hipertensão pulmonar.

A ventilação mecânica está indicada se houver: crises de apneia recorrentes, acidose persistente com $pH < 7{,}2$, $pCO_2 > 55$ mmHg, $paO_2 < 50$ mmHg e boletim de Silverman-Andersen > 7.

Estudos utilizando CPAP nasal precoce, instalado na sala de parto, têm verificado a diminuição da necessidade de entubação e reposição com surfactante.

As taxas de mortalidade caíram com o uso de surfactante exógeno, além de diminuir a incidência de ar extrapulmonar. Foi introduzido no Brasil em 1992, e estão disponíveis no mercado brasileiro dois produtos: surfactante bovino adicionado (*beractant*) e o de fração lipídica porcino (*poractant*). O surfactante exógeno deve ser indicado de preferência nas primeiras 2 horas de vida a RN com quadro clínico e laboratorial compatível com DMH e em ventilação mecânica com FiO_2 maior ou igual a 40% para manter paO_2 entre 50 e 70 mmHg ou saturação de oxigênio entre 89 e 93%. A dose utilizada é habitualmente de 100 a 200 mg/kg de peso corpóreo e pode ser repetida com intervalo de 6 a 12 horas, chegando ao máximo de 300 a 400 mg/kg/dia, porém atualmente doses de 100 a 200 mg/kg/dia são suficientes. A profilaxia com surfactante encontra respaldo na literatura em prematuros menores ou iguais a 26 semanas com até 15 minutos de vida.

SÍNDROME DA ASPIRAÇÃO MECONIAL (SAM)

É uma doença que acomete o recém-nascido principalmente a termo e pós-termo, com incidência menor naqueles nascidos antes de 37 semanas.

Fisiopatologia

É decorrente da aspiração do líquido amniótico tinto em mecônio, resultado de um sofrimento fetal, com hipóxia em sistema nervoso central e liberação de esfincter, e também pode ser decorrente de um evento de maturação intestinal, como ocorre no pós-datismo. O mecônio aspirado pode levar a pneumonite química, pneumonia bacteriana secundária, pneumotórax por mecanismo valvular desse material na via aérea, atelectasias pulmonares, e tudo isso pode colaborar para a hipertensão pulmonar. Não se deve esquecer se a causa foi uma asfixia intrauterina, pois pode haver comprometimento de outros órgãos como rins, coração e intestino, com consequências sistêmicas.

Quadro clínico e laboratorial

O recém-nascido com SAM apresentará quadro variável de desconforto respiratório, dependendo do grau de comprometimento pulmonar, que varia desde uma aspiração leve e uma taquipneia discreta até aspirações maciças com retrações intercostais, supraesternais e infraesternais e cianose generalizada, podendo ser observada a impregnação de mecônio nas unhas e no cordão umbilical.

Os gases arteriais revelam uma tendência a hipóxia e hipercapnia; nos casos mais graves, uma acidose respiratória ou ainda mista.

O quadro radiológico mostra densidades e estrias grosseiras irregulares com áreas de hiperinsuflação pulmonar, podendo estar associado a pneumotórax e pneumomediastino ocorrendo em 15 a 33% dos casos; em casos graves com lesão asfixica pulmonar, encontra-se opacificação dos pulmões.

Tratamento

A aspiração traqueal na sala de parto atualmente é limitada àquelas crianças que nascem deprimidas e não deve ser feita naquela que nasce vigorosa.

Na UTI neonatal, os cuidados gerais devem ser: aquecimento, hidratação, correção dos distúrbios do equilíbrio acidobásico e metabólicos, principalmente a hipoglicemia. Monitorar também a função renal.

O uso de antibióticos é justificado pela alta incidência de infecção levando a eliminação e aspiração do mecônio, além da possibilidade de infecção secundária, pois *in vitro* é um bom meio de cultura.

A ventilação mecânica convencional está indicada nos casos de hipóxia e hipercapnia, e orienta-se o uso de menores pressões inspiratórias e expiratórias possíveis. O uso da ventilação de alta frequência pode ser útil nos pacientes graves que não respondem à convencional com retenção de CO_2 e síndromes de escape de ar.

O uso de óxido nítrico e de sedação e miorrelaxantes muitas vezes é necessário nos casos que evoluem com hipertensão pulmonar. A reposição de surfactante pode ser empregada com melhora da oxigenação, redução das complicações e necessidade de oxigenação por membrana extracorpórea. Corticosteroide não é recomendado.

AR EXTRAPULMONAR

Ar extrapulmonar ou síndrome de escape de ar constitui um conjunto de distúrbios de mesma etiologia. São eles: pneumotórax, pneumomediastino, enfisema intersticial e o pneumopericárdio.

Fisiopatologia

Pode-se dizer que o denominador comum dessas afecções é a hiperdistensão das vias aéreas terminais. Uma ventilação pulmonar não homogênea, que pode ocorrer em decorrência de doença pulmonar afetando diferentemente as vias aéreas terminais, pode colaborar com a instalação do ar extrapulmonar. O mecanismo de válvula ocorre na SAM, em que a via aérea dilata fisiologicamente na inspiração e contrai na expiração. Outra associação é com a ventilação assistida.

Quadro clínico e laboratorial

As manifestações clínicas vão de assintomáticas até a piora abrupta do padrão respiratório de um quadro clínico em evolução, podendo comprometer a estabilidade hemodinâmica da criança. Ao exame clínico pode-se encontrar o desvio do *ictus* para o lado contralateral, abaulamento do hemitórax comprometido e diminuição do murmúrio vesicular. Os gases sanguíneos revelam hipóxia e hipercapnia, e o raio X mostra a área de hipertransparência, mas às vezes só é visível no raio X em perfil, com raios horizontais no caso do pneumotórax anterior; portanto, é uma incidência altamente recomendada.

Tratamento

Depende das condições clínicas. Em casos de deterioração súbita, a punção com agulha em selo d'água no segundo espaço intercostal e na linha hemiclavicular pode salvar a vida do RN.

A drenagem torácica é indicada em casos de pneumotórax hipertensivo. O oxigênio a 100% por 6 a 12 horas pode ser usado nos casos de pneumotórax não hipertensivo, porém deve ser avaliado com cuidado nos prematuros com risco de retinopatia da prematuridade e displasia broncopulmonar.

PNEUMONIAS

Constituem uma importante causa de morbimortalidade no período neonatal. Podem ser classificadas em:

- pneumonia congênita é aquela adquirida pela via transplacentária, tendo como principais agentes etiológicos o estreptococo do grupo B e os bacilos Gram-negativos;
- pneumonia adquirida durante o nascimento por bactérias que colonizam o canal de parto. Além das citadas anteriormente, estão inclusas a *Chlamydia*, *Candida* e a *Ureaplasma urealyticum*;

- pneumonia adquirida após o nascimento é a doença que se manifesta no período neonatal; o principal grupo é o das adquiridas por ventilação mecânica e os agentes são os da flora bacteriana da unidade neonatal, como os *Staphylococcus*, bacilos Gram-negativos e vírus.

Quadro clínico e laboratorial

O quadro clínico decorre da associação de desconforto respiratório e manifestações infecciosas como febre, hipoatividade e letargia, podendo evoluir para choque e morte.

Os exames inespecíficos como o hemograma, proteína C reativa e velocidade de hemossedimentação podem sugerir quadro infeccioso, e a hemocultura pode ajudar na identificação do agente etiológico. As culturas de material nasofaríngeo e brônquico não são fidedignas, podendo auxiliar somente quando colhidas nas primeiras 12 horas de vida.

Radiologicamente encontram-se opacidades pulmonares localizadas ou disseminadas pelo parênquima pulmonar.

Diagnóstico diferencial

É feito com membranas hialinas, aspiração meconial, doenças císticas pulmonares, hemorragia pulmonar e atelectasias.

Tratamento

Manutenção do equilíbrio hidroeletrolítico e metabólico, suporte nutricional, oxigenoterapia na incubadora ou CPAP nasal ou ventilação mecânica e tratamento antimicrobiano.

Os antibióticos utilizados serão de acordo com a etiologia e o momento de aquisição: por exemplo, na aquisição intrauterina ou congênita, usar penicilina ou ampicilina e aminoglicosídeo; na adquirida na unidade neonatal, fazer cobertura para as bactérias da flora atuais, em atuação conjunta com o serviço de infecção intra-hospitalar.

HEMORRAGIA PULMONAR

Doença de alta mortalidade, a hemorragia pulmonar é a presença de sangue no alvéolo, no interstício ou generalizada, dita maciça. Acontece principalmente nos prematuros com membrana hialina grave em ventilação mecânica e que receberam mais que duas doses de surfactante.

Quadro clínico e laboratorial

Ocorre geralmente nos recém-nascidos de risco descritos anteriormente, mais frequentemente entre o segundo e o quarto dia de vida, e apresenta piora súbita do padrão respiratório com maior demanda da ventilação mecânica e presença de secreção sanguinolenta na cânula traqueal, além da anemia que pode se instalar.

Radiologicamente ocorre uma piora abrupta do padrão radiológico com opacificação difusa dos pulmões, com broncograma aéreo.

Tratamento

Baseia-se nas medidas de apoio, como correção da volemia, distúrbios de coagulação, se presente, e distúrbios metabólicos. O uso de adrenalina intratraqueal utilizada nas unidades neonatais não encontra suporte pela ausência de estudos randomizados. Na ventilação mecânica, são usadas maiores pressões expiratórias positivas. O surfactante exógeno pode ser indicado de acordo com a necessidade ventilatória e não está relacionado com a possibilidade de novo sangramento.

REFERÊNCIA BIBLIOGRÁFICA

1. Avery GB. Diseases of newborn. 9.ed. Philadelphia: Elsevier Saunders, 2011.

BIBLIOGRAFIA

1. Fakioglu H, Totapally BR, Tobati D, Wolfadorf J. Hypoxic respiratory failure in term newborns: clinical indicators for inhaled nitric oxide and extracorporeal membrane oxygenation therapy. J Crit Care 2005; 20(3):288-93.
2. Furchgott RF, Zawadzki N. The obligatory role of endothelial cells in the relaxation of arterial smooth muscle by acetylcholine. Nature 1980; 288:373-6.
3. Ostrea EM, Villanueva-Dy ET, Natarajan E, Dy HG. Persistent pulmonary hypertension of the newborn: pathogenesis, etiology, and management. Paediatr Drugs 2006; 8(3):179-88

4. Ramanathan R, Rasmussen MR, Gerstmann DR, Finer N, Sekar K, North American Study Group. A randomized multicenter masked comparison trial of poractant alfa (Curosurf) versus beractant (Survanta) in the treatment of respiratory distress syndrome in preterm infants. Am J Perinatol 2004; 21(5):307-9.
5. Rodrigues FPM, Magalhães M. Normas e condutas em neonatologia. 2.ed. São Paulo: Atheneu, 2010.
6. Rodriguez RJ, Martin RJ. Exogenous surfactant therapy in newborns. Resp Care Clin North Am 1999; 5:595-616.
7. Segre CAM, Costa HPF, Lippi UG. Perinatologia: fundamentos e prática. 2.ed. São Paulo: Sarvier, 2009.
8. Suresh GK, Soll RF. Current surfactant use in premature infants. Clin Perinatol 2001; 28:671-94.

110

Afecções Congênitas de Interesse Cirúrgico

Roberto Antonio Mastroti
Marcelo Iasi
Humberto Salgado Filho

INTRODUÇÃO

Nenhuma área da cirurgia pediátrica é tão emblemática quanto a cirurgia neonatal, seja pelo imenso progresso alcançado nas últimas décadas ou pelo fato de o próprio sentido da criação da especialidade residir na correção de defeitos congênitos. Foi com a ortopedia, em 1882, na reforma do ensino médico feita por Visconde de Saboia, que se criou o primeiro serviço de cirurgia pediátrica no Brasil, passando a existir como disciplina nas escolas médicas paulistas.[1] Posteriormente, na década de 1940, houve a separação das disciplinas, e, em 1945, a criação do primeiro serviço de cirurgia neonatal no Hospital Leonor Mendes de Barros. Na Santa Casa, o serviço foi recriado em 1951, pelo dr. Fabio Dória do Amaral.[2]

Há um rol de patologias neonatais que são tratadas cirurgicamente e seria impossível discorrer sobre todas. Escolhemos as citadas nas publicações (12.359, desde 1945) com as palavras-chaves:[3]

- enterocolite necrozante;
- hérnia diafragmática;
- atresia de esôfago;
- gastrosquise;
- onfalocele;
- anomalia anorretal;
- atresia intestinal.

HÉRNIA DIAFRAGMÁTICA CONGÊNITA

FIGURA 1 Radiografia com hérnia diafragmática.

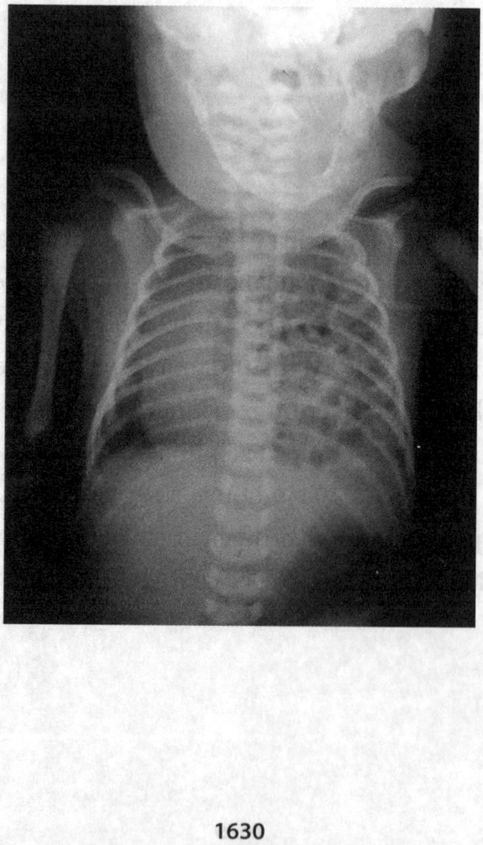

Defeito congênito que ocorre entre a 8ª e a 10ª semana de vida (formação do diafragma dividindo as cavidades torácica e abdominal), com manutenção do canal pleuroperitonial, permitindo a passagem de alças intestinais e vísceras para o tórax. O forame de Bochdalek fecha-se primeiro à direita e cerca de uma semana depois à esquerda, de modo que a hérnia à esquerda é a mais frequente (cerca de 85%). A principal ocorrência ligada a esta malformação é a hipoplasia pulmonar, responsável pela hipertensão pulmonar.

Diagnóstico

Pré-natal, observando-se a presença de alças no tórax e o desvio do mediastino, além de polidrâmnio; ultrassonografia (US); ressonância nuclear magnética (RNM).

Clínica

Insuficiência respiratória, abdome escavado, desvio do ictus cardíaco, abafamento das bulhas, e ruídos hidroaéreos no tórax; radiografia pós-natal: imagens aéreas arredondadas no tórax e desvio do mediastino para o lado oposto à hérnia.

Diagnóstico diferencial

- Malformação adenomatosa cística;
- cistos pulmonares;
- linfangioma cístico;
- hérnia hiatal.

A avaliação da gravidade e do prognóstico deve ser feita analisando-se o grau de hipoplasia pulmonar e da hipertensão pulmonar: gasimetria pré-ductal e pós-ductal, gasimetria após ventilação com FiO_2 de 100%, etc.

Tratamento inicial

Hidratação, correção de desvios hidroeletrolíticos e acidobásicos, fornecimento de calorias e manutenção da temperatura do neonato são necessários.

Procedimentos a serem evitados: ventilar com máscara, dando-se preferência à entubação traqueal.

Procedimentos indicados: descompressão gástrica com sonda; nas hipertensões pulmonares, o uso do óxido nítrico está indicado, bem como as ventilações de alta frequência.

Tratamento cirúrgico

Consiste no fechamento do forame de Bochdalek, após redução das vísceras herniadas. O procedimento cirúrgico não soluciona o problema da hipoplasia pulmonar, de modo que se deve ter cuidado especial em não tentar expandir um pulmão hipoplásico. A radiografia pós-operatória mostra um pneumotórax residual da cirurgia, que não deve ser drenado.[4-6]

FIGURA 2 Pneumotórax residual da cirurgia.

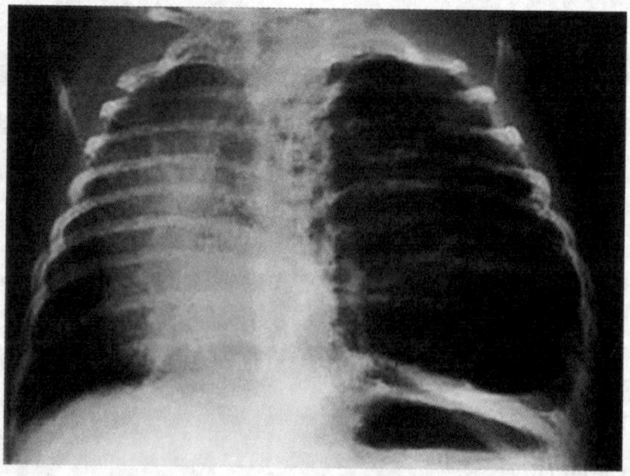

MALFORMAÇÃO ADENOMATOIDE CÍSTICA (MAC)

Malformação pulmonar congênita, ocasionada pela interrupção da maturação brônquica, que não se comunica com a árvore respiratória, levando à formação de uma massa cística e de tecido elástico, cartilaginoso, muscular, mucoide e glandular com epitélio ciliado e cuboide ou colunar pseudoestratificado, sendo, portanto, um verdadeiro hamartoma.

Ocorre preferencialmente no lobo inferior esquerdo, podendo, no entanto, acometer mais de um lobo pulmonar e até ocorrer bilateralmente. Pode ocorrer associada (20%) a outras anomalias congênitas: agenesia ou disgenesia renal, anomalia anorretal, hérnia diafragmática e anomalias cardíacas.

Diagnóstico

Usar US pré-natal e, na suspeita, ressonância eletromagnética, que dá o prognóstico e a conduta, inclusive antenatal, quando indicada.

Quadro clínico

Varia, na dependência do tamanho do cisto e da massa; podendo comprimir o esôfago fetal, impedindo a deglutição adequada do líquido amniótico, levando ao polidrâmnio. Há compressão da veia cava superior, produzindo hidropsia fetal, placentomegalia, hipoplasia pulmonar e culminar com o óbito fetal.

Quando o comprometimento pulmonar não é tão intenso, podem ocorrer graus variados de insuficiência respiratória, necessitando de suporte ventilatório. Quando assintomático, o tratamento cirúrgico é realizado por volta dos 3 anos de vida, antes que ocorra infecção e abscesso na malformação.

Diagnóstico diferencial

Com hérnia diafragmática.

Tratamento

Lobectomia pulmonar do lobo ou dos lobos afetados, visando a eliminar compressão do pulmão normal adjacente e infecção. Deve-se lembrar da possibilidade de malignização para rabdomiossarcoma e carcinoma.[1-3]

ATRESIA DO ESÔFAGO

Decorre de um defeito na separação, por volta da sexta semana de vida intrauterina, entre esôfago e traqueia, levando à interrupção da luz do esôfago. Ocorre também, na maioria das vezes, a formação de fístulas do esôfago distal com a traqueia ou brônquios fontes. O tipo mais comum é aquele em que o esôfago proximal termina em fundo cego e há uma fístula entre a traqueia e o esôfago distal (85%). Em cerca de 10% dos casos, não há fístula. Há, ainda, fístula dos dois cotos, fístula somente com coto proximal e fístula em H, havendo nesse tipo continuidade da luz do esôfago.

FIGURA 3 Radiografia mostrando coto proximal.

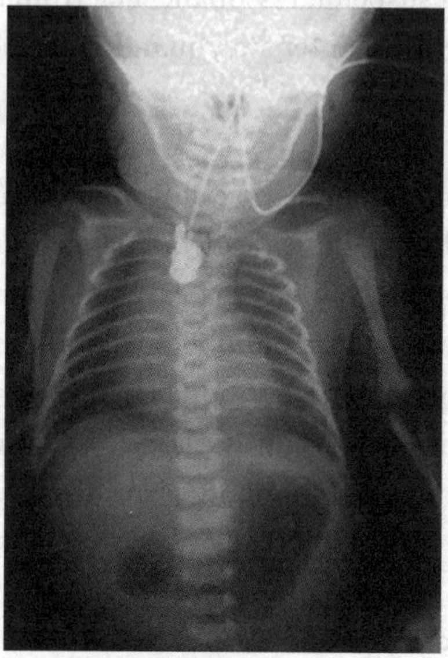

Diagnóstico

US pré-natal revela polidrâmnio, ausência da bolha gástrica e outras anomalias cardíacas.

Não progressão de uma sonda orogástrica confirma a suspeita pré-natal.

Sialorreia, dispneia, cianose e distensão epigástrica (secundária à distensão gástrica em função da fístula traqueoesofágica distal) são sinais e sintomas para o diagnóstico.

Radiografia contrastada confirma o diagnóstico, bem como avalia a altura do coto proximal e também identifica a presença de ar no estômago.

É imperativo avaliar outras malformações que se apresentam em associação.

Conduta

Cuidados gerais, instalação de um sistema de aspiração contínua do coto proximal, decúbito elevado (30°). Em atresias sem fístula, esse cuidado é dispensado.

Tratamento cirúrgico

Toracotomia posterior extrapleural, realizando-se a ligadura da fístula e a anastomose dos cotos esofágicos.

Porção considerável de recém-nascidos apresenta distância muito grande entre os cotos esofágicos (*long-gap*), tendo sido criadas várias técnicas com objetivo de anastomose primária; quando não é factível, o cirurgião realiza gastrostomia e esofagostomia para posterior substituição esofágica.

As complicação mais comuns, além de problemas pulmonares, são: a deiscência da anastomose, a refístula, a estenose da anastomose e o refluxo gastroesofageano, frequentemente associado a esta anomalia.[4-6]

OBSTRUÇÕES DUODENAIS

Com várias etiologias, as obstruções do duodeno podem ser divididas em extrínsecas e intrínsecas.

Obstruções extrínsecas

Caracteriza-se por uma faixa de peritônio (banda de Ladd) nas mal rotações intestinais; é a mais frequente e, em geral, ocorre em neonato a termo.

Outra forma é o pâncreas anular, em que os dois brotos que vão constituir o pâncreas comprimem o duodeno. É associada à prematuridade.

Obstruções intrínsecas

A atresia e a membrana duodenal, que são mais comuns na síndrome de Down.

Diagnóstico

O diagnóstico pré-natal é ultrassonográfico, observando-se polidrâmnio e a imagem de dupla bolha (estômago e a primeira porção do duodeno).

A apresentação clínica consiste em vômitos biliosos já nas primeiras horas, distensão do andar superior do abdome, e as evacuações podem estar presentes, embora claras, pois a obstrução é abaixo da papila (96% dos casos).

A confirmação radiológica mostra pouco ou nenhum ar no abdome, além da imagem de "dupla bolha". Devem-se, como já foi dito, investigar outras malformações.

FIGURA 4 Obstrução duodenal.

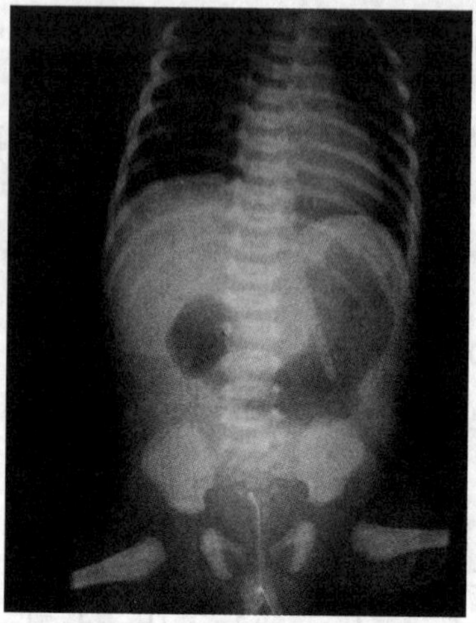

Conduta

Suporte clínico, descompressão gástrica e cirurgia quando o paciente estiver estabilizado.

Tratamento cirúrgico

- Anastomose duodenoduodenal;
- o pâncreas anular não deve ser seccionado;
- as alças mal rodadas devem ser deixadas em suas posições;
- o delgado fica à direita, e os cólons, à esquerda.

OBSTRUÇÕES JEJUNOILEAIS

São causadas, na maioria das vezes, por atresia, que é a falta de continuidade da luz intestinal.

Diagnóstico

O diagnóstico pré-natal é ultrassonográfico com polidrâmnio e mostrando muitas alças distendidas e repletas de líquido.

O quadro clínico é composto por vômitos biliosos ou mais escuros e fecaloides, distensão abdominal tanto mais global quanto mais baixa for a obstrução, e ausência de eliminação de mecônio, com saída, às vezes, de muco.

O exame radiológico confirma a distensão gasosa, com um número tanto maior de alças distendidas e de níveis hidroaéreos quanto mais baixa for a obstrução, além de ausência de ar no reto.

Também nas obstruções jejunoileais, ocorrem anomalias associadas, cardíacas, renais, trissomias, gastrosquise, etc. Antes da conduta cirúrgica, a avaliação desses problemas deve ser feita.

FIGURA 5 Obstrução jejunoileal.

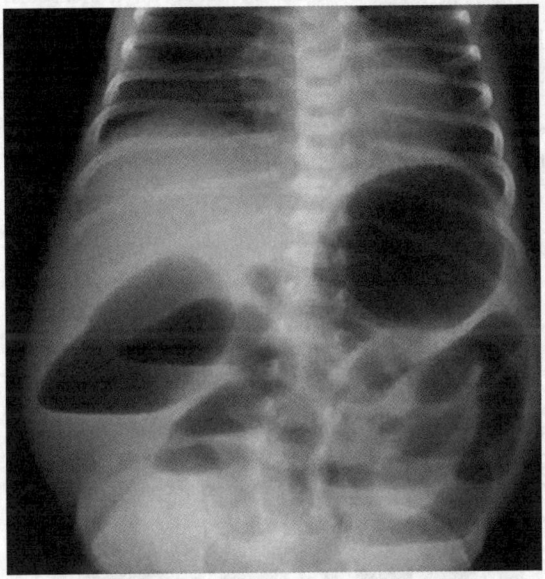

Conduta

Como nas outras obstruções do tubo digestivo, além dos cuidados gerais com o neonato, deve ser realizada descompressão gástrica.

Tratamento cirúrgico

Nas atresias do jejuno ou do íleo, devem ser ressecadas as zonas atrésicas, e a parte dilatada, à montante, para facilitar a anastomose, pois o calibre das alças é muito desigual, e também porque esses segmentos de alça dilatados têm alterações de motilidade e de absorção.[4-6]

MEGACOLO CONGÊNITO

Com incidência estimada de 1 para 4.000, decorre da não migração da célula ganglionar nas porções mais distais do tubo digestivo. O acometimento da região retossigmoide é a forma mais comum (85%).

O avanço obtido nas últimas décadas e a observação das características clínicas elevou o diagnóstico em mais de 90% já no período neonatal.

Clinicamente, manifesta-se com sinais de distensão abdominal, vômitos biliosos e retardo de eliminação de mecônio (além das 48 horas de vida).

Na suspeita do megacolo, medidas clínicas gerais devem ser tomadas: jejum, sondagem gástrica e hidratação. A antibioticoterapia fica reservada aos casos confirmados de infecção ou ao período perioperatório.

FIGURA 6 Enema opaco com megacolo congênito.

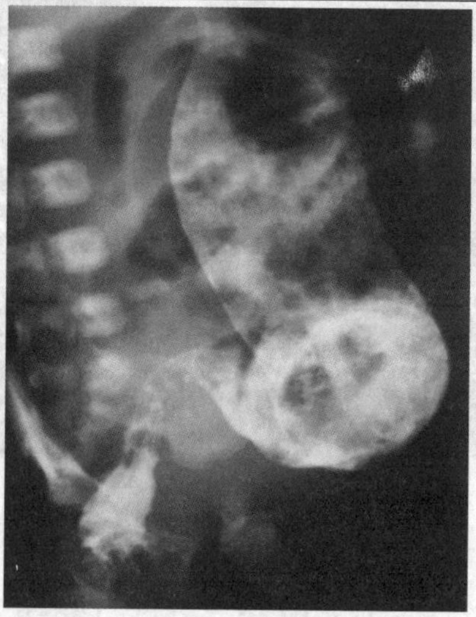

Diagnóstico

Deve-se procurar por meio do exame de imagem (enema opaco), objetivando a zona de transição. O diagnóstico inconteste é dado pela biópsia de reto, que deve mostrar ausência de célula ganglionar.

O tratamento visa à ressecção do segmento aganglionar, com a justaposição da porção que comprovadamente apresenta células ganglionares junto ao ânus. Atualmente e de preferência, propõe-se o abaixamento em um só tempo via endoanal.[7,8]

ANOMALIAS ANORRETAIS

FIGURA 7 Anomalia anorretal.

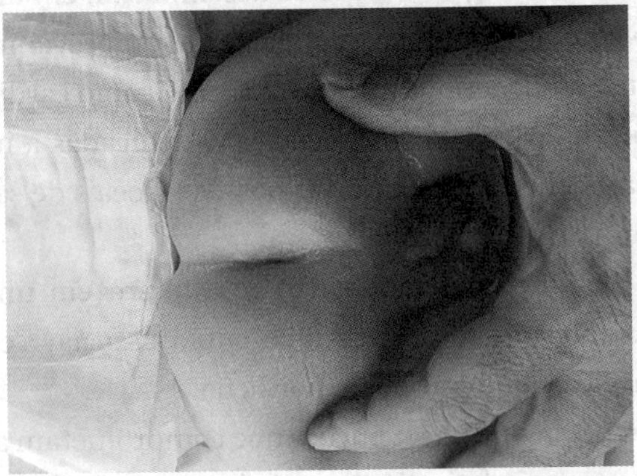

Espectro de malformação no posicionamento do complexo anorretal, que ocorre em função de defeito da septação da membrana cloacal.

Nos homens, o reto, em vez de caminhar no seu trajeto através de um conjunto de músculos que compõem o complexo muscular, desvia-se anteriormente desde o períneo até a uretra anterior, posterior ou bexiga.

FIGURA 8 Anomalia anorretal (cloaca).

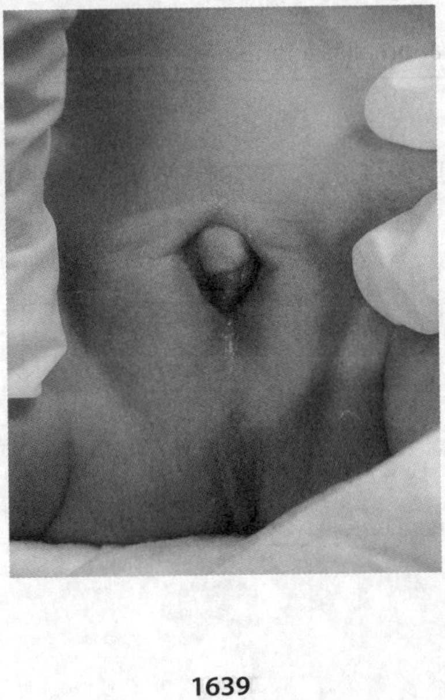

Nas meninas, além da região perineal, o vestíbulo vaginal e a vagina podem ser o lugar de comunicação do reto. A persistência de cloaca é uma forma menos comum, na qual o reto, a vagina e a uretra desembocam em um canal comum. O recém-nascido com anomalia anorretal é avaliado previamente, no sentido de se identificarem condições que ameaçam a vida, como cardiopatias e distúrbios do trato urinário. As 24 horas iniciais são dedicadas à investigação dessas condições, e também à observação de possíveis locais de saída de material, evidenciando-se uma fístula visível.

As múltiplas classificações ainda não resultaram em um entendimento mais prático dessa enfermidade. Procura-se, então, associar a classificação com a abordagem cirúrgica, como proposto por Peña.

Fístula perineal, sem outras alterações que comprometam a vida podem ser passíveis de tratamento via baixa já no período neonatal.

O encontro de mecônio na urina é indicativo de derivação intestinal por meio de uma colostomia. Ausência de fístula visível, sem nenhum outro dado sugestivo da possibilidade de tratamento pela via perineal, também indica a necessidade da colostomia descompressiva preliminar.

Os recém-nascidos com anomalias anorretais devem ser colocados em jejum, com sonda gástrica aberta, e reposição hídrica e avaliações gerais. O emprego de antibioticoterapia fica escalado para o período perioperatório.

FIGURA 9 Classificação das anomalias anorretais.

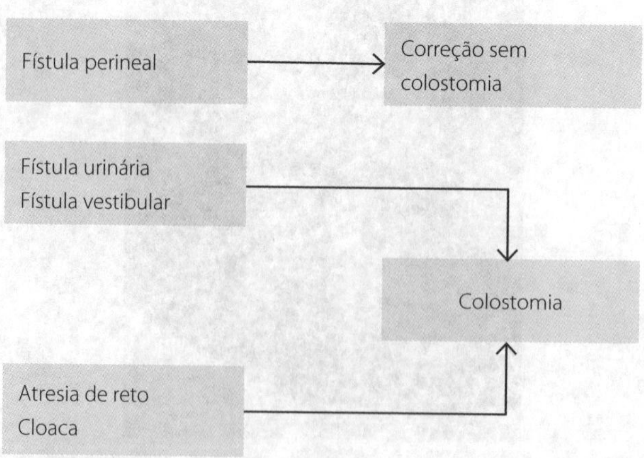

Anomalias anorretais costumeiramente estão associadas a outras alterações, gerando maior morbidade e maior peso na mortalidade.[9]

GASTROSQUISE

Defeito de parede abdominal, para umbilical direito relacionado à catástrofe vascular, que ocorre no primeiro mês de gestação.

As alças intestinais ficam em contato com o líquido amniótico, sendo imputada a essa exposição a dificuldade do restabelecimento do trânsito intestinal quando da correção da parede.

Universalmente, apresenta aumento da incidência em função do uso de substâncias vasoativas pelas gestantes, que são estatisticamente jovens.

FIGURA 10 Gastrosquise.

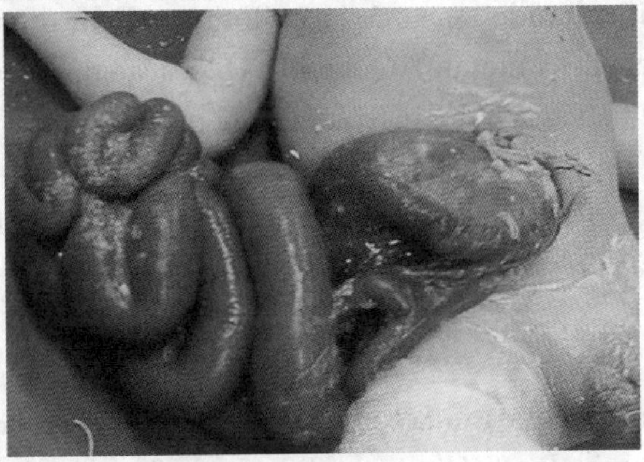

Diagnóstico

O diagnóstico por US mostra alças intestinais fora do abdome, imersas no líquido amniótico.

Diagnóstico diferencial

Com onfalocele rota.

Associações

Em geral, as anomalias anorretais não se relacionam com cromossomopatias e são infrequentes outras malformações extraintestinais. São comuns atresias intestinais associadas, intestino curto congênito e criptorquidia.

Tratamento

A imensa maioria dos recém-nascidos com gastrosquise tem diagnóstico pré-natal, permitindo uma abordagem programada em um centro médico com condições de proceder a correção cirúrgica imediatamente após o nascimento. Essa prática reduz a perda hídrica através das alças expostas, diminui o risco de infecção e aumenta a possibilidade de fechamento primário.

A cirurgia objetiva a colocação das alças de novo dentro da cavidade. O edema e o processo inflamatório resultante da imersão, principalmente durante o terceiro trimestre, no líquido amniótico, conformam as alças em um conglomerado único, dificultando a acomodação intestinal em uma cavidade diminuta (pela ausência de conteúdo). Quando a colocação das alças no interior do abdome interfere na ventilação, na coloração e perfusão intestinal, ou mesmo quando há muita dificuldade de fechamento, opta-se pelo tratamento estadiado com um invólucro estéril (silo) que paulatinamente vai sendo diminuído até a compensação das pressões de conteúdo/continente.

Evolução

A síndrome compartimental é uma complicação possível e decorre do aumento da pressão intra-abdominal, suficiente para dificultar o fluxo esplâncnico e o retorno venoso, acarretando queda do volume urinário, edema de membros inferiores.

Outra complicação temida é a ocorrência de enterocolite necrozante, sendo tratada da mesma forma.

É esperado um pós-operatório de evolução lenta. O transito restabelece-se por volta de três semanas, sendo o suporte nutricional peça-chave para um desfecho positivo.

ONFALOCELE

Defeito central da parede ventral, na região umbilical, recoberto por membrana, geralmente superior a 4 cm.

Geralmente, ocorre em recém-nascidos de termo.

Apresenta incidência estável. É mais comum em meninos.

Diagnóstico

De modo similar aos casos de gastrosquise, a US pré-natal tem boa acurácia para o diagnóstico e o faz pela presença do saco e do fígado como conteúdo. A USG ainda identifica outras malformações associadas, principalmente as cardíacas.

Associações

- Cardíacas;
- cromossômicas;
- macrossomias;
- malformações do tubo neural.

FIGURA 11 Onfalocele.

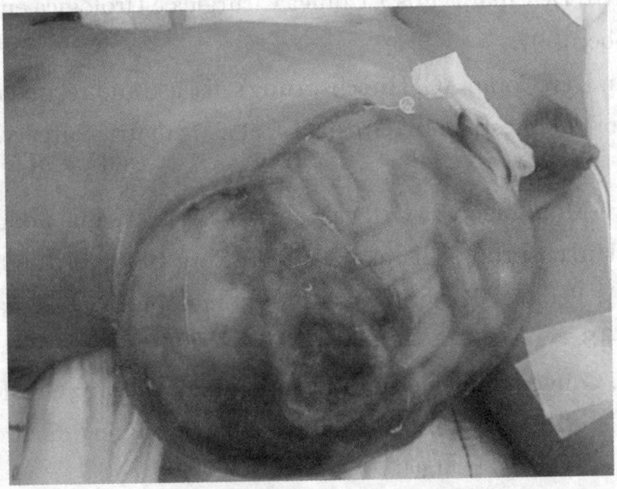

Tratamento

Somente a onfalocele rota é de tratamento imediato. A onfalocele íntegra é mantida em ambiente asséptico, com controle de hidratação. A decisão pela cirurgia leva em conta a relação onfalocele/abdome, outras comorbidades, infecção e resultado de um possível tratamento estadiado.

Para o tratamento cirúrgico, as diretrizes utilizadas na correção de gastrosquise são idênticas. É nítida nossa observação de que a somatória de alterações sistêmicas somadas à colocação de silo eleva em demasia a mortalidade.[4-6,10]

REFERÊNCIAS BIBLIOGRÁFICAS

1. Napoli M, Blanc C. Ortopedia brasileira: momentos, crônicas e fatos. Sociedade Brasileira de Ortopedia e Traumatologia. Editora SBOT; 2000.
2. História da Cirurgia Pediátrica no Brasil. Boletim informativo da Sociedade Brasileira de Cirurgia Pediátrica São Paulo 1970; 1:fl 3.
3. MacDowell DT, Glynn RW, Mortell A, Quinn F. Publication patterns on neonatal surgery over 65 years. J Peadiatr Surg 2013; 48:585-90.
4. Ashcraft KW, Holder TM (Eds.). Cirugía Pediatrica. 2.ed. México: Interamericna-McGraw-Hill; 1995.
5. Maksoud JG. Cirurgia Pediátrica. Rio de Janeiro: Revinter; 1998.
6. Mastroti RA, De Chiara (Eds.). Clínica Cirúrgica e Urológica em Pediatria. São Paulo: Robe; 1997.
7. Teitelbaum DH, Coran AG. Hirschsprung's disease and related neuromuscular disorders of the intestine. In: Grosfeld J, et al. Pediatric Surgery. 6.ed. Elsevier; 2006.
8. De la Torre-Mondragon L, Ortega-Salgado JA. Transanal endorectal pull-through for Hirschsprung's disease. J Pediatr Surg 1998; 33:1283-4.
9. deVries PA, Peña A. Posterior sagittal anorectoplasty. J Pediatr Surg 1982; 17(5):638-43.
10. Klein MD. Congenital defects of the abdominal wall. In: Grosfeld JL, O'Neill JA, Fonkalsrud EW, Coran AG (Eds.). Pediatric surgery. 6.ed. Mosby; 2006. p.1157-71.

111 Anoxia Neonatal e Protocolo de Hipotermia Corpórea

Mauricio Magalhães

INTRODUÇÃO

A encefalopatia hipóxico-isquêmica (EHI) em recém-nascidos (RN) é um evento relativamente comum que preocupa tanto obstetras quanto neonatologistas em virtude da gravidade dos casos, levando a altos índices de mortalidade e sequelas neurológicas limitantes.

A incidência estimada de EHI é de 2,8 casos a cada 1.000 nascidos vivos. Dos RN afetados, 10% morrem durante o período neonatal, e 30% dos sobreviventes evoluem com dano neurológico permanente, tipicamente manifestado por retardo mental, paralisia cerebral e/ou epilepsia.

CONCEITO E ETIOLOGIA

A EHI é causada por eventos intraparto como prolapso de cordão umbilical, apresentação pélvica, parto fórceps, placenta prévia e febre materna. No entanto, evidências de fatores de risco antenatais, como: doenças de tireoide maternas, pré-eclâmpsia grave, infecção viral presumida, sangramento vaginal moderado a grave durante a gestação e hipertensão arterial materna são comuns nesses casos; menos frequentes são as transfusões fetofetais e fetomaternas.

A lesão neurológica pelo evento hipóxico-isquêmico envolve uma sequência que se inicia por asfixia aguda com diminuição do suprimento sanguíneo para o cérebro, seguida do fenômeno de reperfusão com liberação de mediadores inflamatórios e neurotransmissores, por um período de latência e, por fim, a morte neuronal (apoptose), que está relacionada à deterioração secundária; portanto, há duas fases de lesão neuronal. A ocorrência dessas duas fases na fisiopatologia da lesão cerebral após hipóxia proporciona uma janela terapêutica, durante a qual estratégias neuroprotetoras podem ser aplicadas buscando minimizar a lesão ou a morte neuronal.

O cérebro imaturo tem altas concentrações de ácidos graxos insaturados e ferro redox-ativo, que potencializam a geração de radicais livres, que são altamente reativos e produzem destruição dos tecidos; altas taxas de consumo de oxigênio e baixas concentrações de antioxidantes. Tudo isso sugere que o cérebro dos neonatos seja mais vulnerável ao dano oxidativo, uma vez que possuem reservas insuficientes de antioxidantes.

A apoptose – morte celular programada – tem um papel bem estabelecido no desenvolvimento e crescimento normal humano e objetiva a renovação celular e a manutenção da homeostase. Embora compreenda o desenvolvimento fetal normal, células neuronais imaturas são mais propensas à apoptose.

A identificação da EHI precoce, pelas características clínicas dos RN em risco, é difícil. Os padrões de frequência cardíaca fetal não auxiliam, assim como a pontuação do Apgar imediatamente após o nascimento, nem a gasometria do sangue do cordão umbilical são bons indicadores da gravidade da encefalopatia pós-asfixia. No entanto, a necessidade continuada de reanimação e a acidemia com pH < 7 do sangue do cordão são consideradas características essenciais da asfixia perinatal.

Em 1976, Sarnat e Sarnat[1] desenvolveram um sistema de estadiamento para a EHI. Os estágios correlacionados com as descrições de EHI leve, moderada e grave, definidos pelos protocolos da American Academy of Pediatrics e o American College of Obstetricians and Gynecologists,[2] são:

- acidose metabólica ou mista grave (pH < 7) no sangue de cordão umbilical, quando for possível fazer essa determinação;
- índice de Apgar < 3 para além dos 5 minutos de vida, apesar de ter sido feita uma reanimação correta;
- presença de manifestações neurológicas no período neonatal imediato (convulsões, hipotonia, coma, sinais de EHI);
- evidência de disfunção múltipla de órgãos.

MANIFESTAÇÕES CLÍNICAS

A relação entre a asfixia e a EHI é, hoje em dia, objeto de numerosos estudos no domínio da eletrofisiologia, bioquímica e clínica. A privação de oxigênio tecidual que caracteriza a asfixia é fator desencadeante dos acontecimentos de natureza bioquímica e clínica que ocorrem na EHI. Essa privação pode ocorrer pela hipoxemia ou isquemia ou ambas. Segundo Volpe[3] e Levene,[4] a isquemia é a mais importante das duas formas de privação de oxigênio. O quadro neurológico correlaciona-se com a duração e a gravidade do insulto asfíxico e divide-se em 3 graus: leve ou ligeiro, moderado e grave (Tabela 1).

TABELA 1 CLASSIFICAÇÃO DA EHI DE SARNAT E SARNAT[1], MODIFICADA POR VOLPE[3] E LEVENE[4]

	Grau I (ligeira)	Grau II (moderada)	Grau III (grave)
Nível de consciência	Irritabilidade Hiperalerta	Letargia	Estupor ou coma
Movimentos espontâneos	Normais ou diminuídos	Diminuídos	Ausentes
Tônus	Normal ou aumentado	Hipotonia (maior nos membros)	Hipotonia marcada
Reflexos primitivos	Exagerados (moro)	Difícil elicitação	Ausentes
Sucção	Fraca	Diminuída	Ausente
Convulsões	Não	Tônicas ou tônico-clônicas	Mal convulsivo

(continua)

(continuação)

	Grau I (ligeira)	Grau II (moderada)	Grau III (grave)
Olhos (pupila)	Dilatada	Miose (predomínio parassimpático)	Resposta lenta ou fixa (sem resposta)
Frequência cardíaca	Taquicardia	Variável	Bradicardia, hipotensão, apneia

EXAMES PARA A AVALIAÇÃO NEUROLÓGICA

1. Ultrassonografia transfontanelar: por ser inócuo, é um exame muito utilizado, e no protocolo de hipotermia corpórea apresentado neste capítulo, sugere-se que seja realizado no primeiro dia de vida, com o objetivo de avaliar por imagem a EHI, além de detectar possíveis hemorragias que podem estar presentes no RN asfixiado.
2. Tomografia computadorizada (TC): é um contributo importante para o diagnóstico das lesões cerebrais. Em relação à ultrassonografia, tem a vantagem de permitir melhor distinção de isquemia e hemorragia, além de melhor visualização do córtex periférico, mas não está disponível à beira do leito e por vezes necessita de sedação.
3. Ressonância magnética (RM): a definição anatômica proporcionada pela RM é muito superior à de todas as outras técnicas de imagiologia. A RM convencional, que hoje em dia inclui a difusão balanceada, mostra restrição à difusão dos protões nas áreas isquêmicas, podendo este ser o único sinal alterado nas primeiras horas. À semelhança do que acontece com a TC, tem a desvantagem de não poder ser feita à beira do leito, obrigar a sedação e exigir tempo de exposição prolongado, problema a ter em conta no RN com peso ao nascimento (PN) < 1.800 g, em virtude da sua vulnerabilidade à hipotermia. A RM supera o valor da TC nas lesões dos gânglios basais e do tálamo, na identificação de tromboses venosas e de lesões cerebrais parassagitais, permitindo ainda identificar atrasos da mielinização.
4. Outras técnicas em desenvolvimento ainda não são rotina, como: a tomografia computadorizada por emissão de fótons – Spect (*single photonemission computed tomography*) –, o *scanner* cerebral com utilização de tecnécio e a ressonância magnética espectroscópica.

5. O eletroencefalograma (EEG) é um exame útil para avaliar a gravidade da encefalopatia, monitorar possíveis crises convulsivas e o prognóstico de recém-nascidos vítimas de asfixia perinatal. O EEG de amplitude integrada (aEEG) tem se mostrado uma boa ferramenta de uso em UTI neonatal.

MARCADORES BIOQUÍMICOS

Dentre todos os marcadores, o aumento dos valores do ácido lático durante as duas primeiras horas de vida é, à luz dos conhecimentos atuais, o melhor dos marcadores de asfixia. O aumento é proporcional ao grau de EHI, com um valor de ácido láctico em grupo-controle sem asfixia de 1,87 ffl 0,37 mEq/L contra 7,51 ffl 3,12 mEq/L na encefalopatia de grau II e de 14,4 ffl 3,74 pelo método fluorimétrico.

A relação lactato/creatinina urinária, parece ser também um marcador que permite a identificação precoce dos RN com maior risco de EHI. Valores superiores a 0,64 nas primeiras 6 horas após o parto têm 94% de sensibilidade e 100% de especificidade na predição do risco de EHI.

Outros marcadores são a expressão do estresse oxidativo, que ocorre em todas as situações de asfixia e têm sido estudados na tentativa de correlacionar os seus valores com o prognóstico neurológico, para diagnosticar os RN de maior risco para intervenção terapêutica. Incluem a dosagem no liquor dos neuroaminoácidos (IL1, IL6, FNT) e as proteínas cérebro-específicas (CK BB, enolase, proteína S100, GFAp e outros). No sangue periférico, dosagem da hipoxantina, enolase, malonildialdeído e alguns antioxidantes (GP e SOD) para os quais já existe padronização laboratorial.

Buonocore et al.[5] publicaram os resultados de um estudo em que o ferro livre seria um marcador preditivo em termos de prognóstico neurológico, com 100% de especificidade e sensibilidade, com valores de 0 a 1,16 mmol/L para um bom prognóstico, e valores acima de 15,2 mmol/L para um mau prognóstico. No entanto, a maioria dessas técnicas não está ao alcance da grande parte dos serviços de patologia clínica hospitalares rotineiros.

Os exames complementares restantes incluem: hipoglicemia, hipocalcemia e hiponatremia (por secreção inapropriada do hormônio antidiurético); estudo da função hepática (aumento da transaminase glutâmico-oxaloacética e hiperamonemia); estudo da função renal (creatinina B2 microglobulina e B2 microglobulina elevadas, hematúria, proteinúria); hemograma com contagem diferencial, contagem de plaquetas; estudo da coagulação; radiografia do tórax (SAM); radiografia do abdome em caso de suspeita de enterocolite; ecocardiograma (ECG) para o diagnóstico de isquemia do miocárdio.

TRATAMENTO

Não há tratamento específico para o dano causado pela EHI. O tratamento atual consiste na manutenção dos parâmetros fisiológicos dentro da normalidade e no tratamento de convulsões. Alguns medicamentos mostram-se benéficos em pequenos modelos animais de lesão isquêmica por hipóxia.

Ensaios clínicos têm mostrado que a redução da temperatura cerebral de 3 a 4°C, mediante o resfriamento corporal total ou seletivo do cérebro pode ser uma intervenção eficaz para reduzir a mortalidade e sequelas maiores dos sobreviventes de EHI.

No Serviço de Neonatologia da Santa Casa, nos últimos 3 anos, foram acompanhadas mais de 20 crianças que tiveram encefalopatia moderada ou grave e foram submetidas à hipotermia corpórea com resultados surpreendentes: não houve óbito neonatal e os resultados neurológicos iniciais são promissores.

Hipotermia terapêutica

A hipotermia, quando iniciada no período de latência após o episódio hipóxico-isquêmico, pode ter propriedades neuroprotetoras, reduzindo o metabolismo cerebral, as anormalidades bioquímicas e lesões cerebrais, promovendo uma melhora da função cerebral em modelos experimentais neonatais.

Protocolo do Serviço de Neonatologia da Santa Casa de São Paulo para o resfriamento corpóreo total de recém-nascidos com encefalopatia hipóxico-isquêmica

A EHI é definida como um comportamento neurológico anormal no período neonatal como resultado a uma agressão hipóxico-isquêmica. Todo recém-nascido com EHI deve ser avaliado quanto à elegibilidade em receber o resfriamento corpóreo. Os critérios de inclusão e exclusão listados a seguir devem ser revisados quando esses RN são avaliados. No entanto, todos os RN com EHI sem restrição quanto aos critérios de inclusão e exclusão, que são referidos como "crianças doentes" dentro das primeiras 6 horas de nascimento, devem ser considerados potencialmente elegíveis para o resfriamento em avaliação pela equipe de neonatologia. Idealmente, o resfriamento deve ser iniciado nas primeiras 6 horas após o nascimento.

Critérios de inclusão

1. Todos os critérios a seguir:

- recém-nascidos com idade gestacional ≥ 35 semanas;
- evento isquêmico perinatal presente ou suspeito;
- seis horas de vida ou menos;
- encefalopatia clínica (tônus anormal, irritabilidade excessiva ou resposta neurológica pobre), evidência de encefalopatia moderada ou severa definida como convulsão clínica ou presença de 3 ou mais das 6 categorias apresentadas na Tabela 2.

TABELA 2 CLASSIFICAÇÃO DE ENCEFALOPATIA NEONATAL

Categoria	Encefalopatia moderada	Encefalopatia grave
1. Nível de consciência	Letargia	Estupor/coma
2. Atividade espontânea	Diminuída	Ausente
3. Postura	Flexão distal, extensão completa	Descerebração (braços estendidos e rotados internamente, pernas estendidas com pés em flexão plantar forçada)
4. Tônus	Hipotonia (focal ou generalizada)	Flacidez
5. Reflexos primitivos Moro Sucção	 Fraco Incompleto	 Ausente Ausente

(continua)

(continuação)

Categoria	Encefalopatia moderada	Encefalopatia grave
6. Sistema autonômico		
Pupilas	Miose	Midríase ou sem reação à luz
Frequência cardíaca	Bradicardia	Variável
Respiração	Periódica	Apneia

2. Com 2 dos critérios a seguir:

- Apgar ≤ 5 no 5º minuto;
- necessidade de suporte ventilatório com 5 minutos de vida (entubação ou ventilação com ambu);
- gasometria do cordão ou arterial na primeira hora de vida com pH < 7,10 ou gasometria do cordão ou arterial além da primeira hora de vida com BE > -12.

Critérios de exclusão

- Paciente com mais de 6 horas de vida;
- PN < 2 kg;
- malformações congênitas maiores;
- pacientes julgados como morte inevitável pela equipe de neonatologia.

Precauções de segurança com o paciente

- Confirmar a identificação do paciente antes de iniciar o procedimento;
- se a frequência cardíaca for inferior a 70 batimentos/min, considerar o risco de parada cardíaca: a bradicardia sinusal é comum durante a hipotermia.

Equipamento necessário

- Termômetro retal para a monitoração contínua da temperatura;
- módulo para conectar o termômetro ao monitor;
- bolsas de gelo (4) ou colchão térmico;
- protocolo por escrito de como iniciar e ajustar a temperatura.

Procedimento

É ideal que o resfriamento comece nas primeiras 6 horas de vida, e o momento de início da hipotermia deve ser documentado. Na sala de reanimação:

- uma vez decidido pelo protocolo de hipotermia, o berço aquecido deverá ser desligado e o transporte para a UTI neonatal deve ser feito em incubadora desligada.

Na UTI neonatal:

- o RN deve ser mantido em berço aquecido desligado;
- após a admissão, deve ser instalado o monitor contínuo de temperatura retal a 5 cm do ânus e fixado no local para evitar mobilização;
- a meta da temperatura retal é atingir entre 33 e 34°C na primeira hora do tratamento, e a temperatura deve ser registrada a cada 1 hora;
- se a temperatura for superior a 34°C, realizar o resfriamento utilizando colchão específico para esse fim. Na indisponibilidade do colchão de resfriamento ou se a temperatura-alvo de 33 a 34°C não for atingida, utilizar bolsas de resfriamento (*cool packs*) mantidas a uma temperatura média de 10°C. Inicialmente, duas bolsas de resfriamento devem ser colocadas nas faces laterais do tórax, podendo ser colocadas mais bolsas de acordo com a necessidade de redução da temperatura corpórea. As bolsas de resfriamento devem ser trocadas conforme a necessidade, particularmente quando a temperatura subir acima de 34°C;
- o resfriamento será mantido até que a temperatura fique abaixo de 34,5°C, e parado quando menor que 34°C;
- se a temperatura cair para valores abaixo de 33°C, a potência do aquecedor deve ser manualmente ajustada para se atingir uma temperatura retal de 33,5°C, seguida do desligamento do berço aquecido.

Reaquecimento

O processo de reaquecimento deve ser iniciado 72 horas após o início da hipotermia (checar a data e a hora do início da hipotermia).

Aquecer de 0,2 a 0,5°C a cada hora até a temperatura de 36,5°C ser atingida.

Utilizar apenas uma técnica de aquecimento por vez. As técnicas permitidas para uso são (na ordem de preferência):

- elevação da temperatura ambiente na incubadora;
- uso controlado do aquecedor do berço aquecido;
- colchão térmico.

Manter controle contínuo da temperatura retal com anotação da temperatura a cada 1 hora até 24 horas depois da temperatura de 36,5°C ser atingida. Em seguida, utilizar a rotina de controle de temperatura da UTI neonatal.

Considerações

- A irritabilidade é comum e geralmente relacionada à lesão neurológica;
- tremores podem ser observados, uma vez que estão relacionados ao estado neurológico. Os RN não são capazes de tremer de frio nesta fase do desenvolvimento;
- manter monitoração de pressão arterial invasiva (cateter arterial em artéria umbilical);
- a bradicardia sinusal é comum durante a hipotermia: tolerar frequência cardíaca (FC) de 80 a 100 bpm. Tolerar FC < 80 bpm, se a pressão arterial for adequada (utilizar tabela de PA). Se a FC for inferior a 60 bpm, considerar o uso de atropina (0,01 a 0,03 mg/kg, dose a cada 10 ou 15 min);
- se ocorrer hipotensão, realizar expansão com soro fisiológico (10 mL/kg em 20 min) e iniciar dobutamina a 7,5 mcg/kg/min;
- controlar diurese por sonda uretral de demora até o final do reaquecimento;
- manter acesso vascular seguro durante a hipotermia (cateterização umbilical venosa e arterial);
- a coleta de sangue venoso periférico pode ser prejudicada pela perfusão diminuída;
- manter jejum durante a hipotermia;
- realizar controle gasométrico pelo menos uma vez ao dia para monitoração da acidose;
- introduzir fentanil a 1 mcg/kg/hora assim que iniciar a hipotermia; aumentar a dose de acordo com escore de dor;

- realizar cuidados com a pele, evitando lesão pelo contato direto com superfícies frias.

O resfriamento deve ser interrompido se houver:

- persistência de hipoxemia com 100% de oxigênio;
- necessidade de tratamento de coagulopatias;
- arritmia cardíaca que necessite de tratamento medicamentoso (não bradicardia sinusal).

TABELA 3 ORIENTAÇÕES PARA A MONITORAÇÃO DOS RECÉM-NASCIDOS EM HIPOTERMIA TERAPÊUTICA POR EHI

Cardiovascular	Monitoração contínua da frequência cardíaca Monitoração contínua da pressão arterial Acesso venoso – cateterismo de veia umbilical
Respiratório	Oximetria de pulso contínua Gasometria arterial de cordão umbilical ou até no máximo 1 hora de vida, 6 e 24 horas (no mínimo), se não houver necessidade de suporte ventilatório
Fluidos, eletrólitos e enzimas	Eletrólitos com 6, 24 e 72 horas Ureia, creatinina, magnésio e fósforo séricos – diariamente (até a normalização) Transaminases, bilirrubinas, albumina – se necessário
Hematologia	Hemograma completo com 24 e 72 horas de vida Tempo de protrombina e tempo de tromboplastina parcial com 24 e 72 horas ou até normalizar, sem precisar de transfusões
Neurologia	Avaliação neurológica diária (Sarnat) Monitoração com EEG ou aEEG Neuroimagem: considerar ultrassonografia de cérebro no 1º dia e ressonância nuclear magnética entre o 7º e o 10º dia
Pele	Exame da pele de hora em hora Mudar de posição para evitar pontos de pressão e lesão do tecido local Recém-nascidos devem ser posicionados no decúbito ventral ou dorsal durante a hipotermia

Informações aos pais

Alguns dos pontos que devem ser explicados aos pais antes de iniciar o processo de resfriamento:

- explicar que o RN passou por um processo de falta de oxigenação cerebral e apresenta riscos de danos cerebrais, e que estudos recentes têm mostrado que o resfriamento pode proteger o cérebro e diminuir os danos cerebrais causados pela injúria hipóxica, desde que iniciado até a 6ª hora de vida;
- o resfriamento corpóreo total é bem tolerado pela maioria dos RN;
- explicar o processo de como o recém-nascido será resfriado até atingir a temperatura desejada (p.ex., entre 33 e 34°C, desligamento do aquecimento, bolsas de gelo ou colchão térmico, controle de temperatura retal).

REFERÊNCIAS BIBLIOGRÁFICAS

1. Sarnat BB, Sarnat MS. Neonatal encephalopathy following fetal distress. Arch Neurol 1976; 33:969.
2. American College of Obstetricians and Gynecologists. The report of ACOG's task force on neonatal encephalopathy and cerebral palsy. Disponível em: http://www.acog.org/from_home/Misc/neonatalEncephalopathy.cfm; acessado em 1º de maio de 2008.
3. Volpe J. Neurology of newborn. 4. ed. Philadelphia: WB Saunders, 2001.
4. Levene MI. The asphyxiated newborn infant. In: Levene MI, Bennet MJ, Punt J (eds.). Fetal and neonatal neurology and neurosurgery. London: Churchill Livingstone, 1988.
5. Buonocore G, Perrone S, Longini M, Paffetti P, Vezzasi P, Gatti MG et al. Non protein bound iron as early predictive marker of neonatal brain damage. Brain 2003 May; 126(PT5):1224-30.

BIBLIOGRAFIA

1. Cowan F, Rutherford M, Groenendaal F, Eken P, Mercuri E, Bydder GM et al. Origin and timing of brain lesions in term infants with neonatal encephalopathy. Lancet 2003; 361(9359):736-42.

2. Dilenge ME, Majnemer A, Shevell MI. Long-term development outcome of asphyxiated term neonates. J Child Neurol 2001; 16:781-92.
3. Drury PP, Bennet L, Gunn AJ. Mechanisms of hypothermic neuroprotection. Semin Fetal Neonatal Med 2010; 15(5):287-92.
4. Edwards AD, Yue X, Cox P, Hope PL, Azzopardi DIV, Squier MV et al. Apoptosis in the brains of infants suffering intrauterine cerebral injury. Pediatr Res 1997; 42(5):684-
5. Eicher DJ, Wagner CL, Katikanemi LP. Moderate hypothermia in neonatal encephalopathy. Safetyoutcomes Pediatr Neurol 2005; 32:18-24.
6. Finer NN, Robertson CM, Peters KL, Coward JH. Factors affecting outcome in hypoxic-ischemic encephalopathy in term infants. Am J Dis Child 1983; 137(1):21-5.
7. Gluckman PD, Wyatt JS, Azzopardi D, Ballard R, Edwards AD, Ferriero DM et al. Selective head cooling with mild systemic hypothermia after neonatal encephalopathy: Multicentreran-domised trial. Lancet 2005; 365:663-70.
8. Gunn AJ. Cerebral hypothermia for prevention of brain injury following perinatal asphyxia. Curr Opin Pediatr 2000; 12(2):111-5.
9. Gunn AJ, Gunn TR, Gunning MI, Williams CE, Gluckman PD. Neuroprotection with prolonged head cooling started before postischemic seizures in fetal sheep. Pediatrics 1998; 102(5):1098-106.
10. Gunn AJ, Wyatt JS, Whitelaw A, Barks J, Azzopardi D, Ballard R et al.; CoolCap Study Group. Therapeutic hypothermia changes the prognostic value of clinical evaluation of neonatal encephalopathy. J Pediatr 2008; 152(1):55-8.
11. Huang CC, Wang ST, Chang YC, Lin KP, Wu PL. Measurement of the urinary lactate: creatinine ratio for the early identification of newborn infants for hypoxic-ischemic encephalopathy. N Engl J Med 1999; 341:328-35.
12. Miller JA. Factors in neonatal resistance to anoxia. I. Temperature and survival of newborn guinea pigs under anoxia. Science 1949; 110(2848):113-4.
13. Oppenheim RW. Cell death during development of the nervous system. Annu Rev Neurosci 1991; 14:453-501.
14. Palmer C, Vannucci RC, Towfighi J: Reduction of perinatal hypoxic-ischemic brain damage with allopurinol. Pediatr Res 1990; 27(4Pt1):332-6.

15. Palminha JM, Bispo MA. Asfixia perinatal do recém-nascido de termo ou pós-termo. In: Palminha JM, Carrilho EM (eds.). Orientação diagnóstica em pediatria. Lisboa: Lidel, 2003.
16. Shankaran S, Laptook AR, Ehrenkranz RA, Tyson JE, McDonald SA, Donovan EF et al. Whole-body hypothermia for neonates with hypoxic-ischemic encephalopathy. New E J Med 2005; 353:1574-84.
17. Siddappa AJ, Rao RB, Wobken JD, Leibold EA, Connor JR, Georgieff MK. Developmental changes in the expression of iron regulatory proteins and iron transport proteins in the perinatal rat brain. J Neurosci Res 2002; 68(6):761-75.
18. Wyatt JS, Robertson NJ. Time for a cool head: neuroprotection becomes a reality. Early Hum Dev 2005; 81(1):5-11.

112 Ventilação Oscilatória de Alta Frequência

Daniela Azevedo G. Costa
Sabrina Carreira da Silva Godoy
Mauricio Magalhães
Karina Paiva Nunes Marreiros
Heiki Mori

INTRODUÇÃO

A ventilação mecânica em recém-nascidos pré-termo, embora muito discutida entre os neonatologistas, ainda apresenta grandes limitações, por se tratar de um grupo muito particular.[1,2] Novas modalidades ventilatórias são cada vez mais apresentadas no mercado, em decorrência de resultados insatisfatórios nos quais não se observam diferenças nas taxas de morbimortalidade dos pacientes.

A ventilação oscilatória de alta frequência (*high frequency oscillatory ventilation* – HFOV) difere das outras modalidades, pois, até o momento, é uma terapêutica de resgate na falha da ventilação convencional.[3-5] Trata-se de uma modalidade nova, na qual seus efeitos e mecanismos para a otimização da relação ventilação/perfusão (V/Q) e para o recrutamento alveolar ainda não estão claramente descritos na literatura. A primeira menção da modalidade foi feita em 1952 por Jack Emerson, que criou um aparelho capaz de vibrar uma coluna de ar. Após esse período, outros estudos foram realizados, mas somente no início da década de 1980 foram encontrados resultados satisfatórios em neonatos prematuros com síndrome do desconforto respiratório.[5,6]

A ventilação de alta frequência (VAF), definida em 1981 como modalidade da ventilação mecânica que usa volume corrente baixo e frequência ventilatória elevada acima da fisiológica, é utilizada até os dias de hoje, quando o maior desafio dessa modalidade é encontrar uma pressão média de vias aéreas suficiente para promover estabilidade alveolar, de forma que não ocorra colapso ou hiperdistenção de regiões distais.[6-9] Os benefícios com utilização da VAF são: diminuição da pressão de pico por meio de uma "pressão" constante na via aérea, diminuição do volume corrente (VC) e, consequentemente, diminuição de volutrauma. No entanto, o mecanismo pelo qual essa modalidade atinge de forma homogênea os alvéolos proximais e distais, otimizando as trocas gasosas, ainda não está completamente estabelecido.[10] Sabe-se que esse é o resultado de cinco teorias:

- ventilação alveolar direta: essa teoria diz que os alvéolos mais próximos à orofaringe são atingidos diretamente pelo gás proveniente do ventilador;
- teoria de Taylor: o contato entre gases é capaz de aumentar a velocidade do fluxo. Assim, nas bifurcações da árvore brônquica, gera turbilhonamento que é capaz de "empurrar" o gás até a região alveolar desejada, facilitando a difusão;
- teoria de Pendelluft: como não existem variações da pressão na via aérea, em função da oscilação que ocorre nessa via, essa teoria justifica que o fluxo de gás existente entre unidades alveolares, com diferentes complacência e resistência, é capaz de insuflar alguns alvéolos, enquanto outras áreas exalam como um pêndulo;
- efeito hemodinâmico: nessa teoria, o aumento da PaO_2 e a diminuição da $PaCO_2$ ocorrem por causa do recrutamento alveolar, que favorece a melhora da complacência e o aumento do calibre da vasculatura do pulmão, promovendo uma diminuição da resistência pulmonar local;
- efeito cardiogênico: as unidades alveolares, próximas à área cardíaca, são ventiladas em decorrência da agitação mecânica do coração, evento observado apenas nessa modalidade ventilatória.

Assim, os benefícios adquiridos por meio da VAF são resultados da soma dessas teorias.

INDICAÇÕES

Está indicada como terapia de resgate nos casos de falha do tratamento da ventilação mecânica convencional, com índice de oxigenação (IO) superior a 20 ($IO = MAP \times FiO_2/PaO_2$), nas síndromes de escape de ar grave (pneumotórax hipertensivo, pneumomediastino e fístulas broncopleurais de alto débito), enfisema intersticial pulmonar, atelectasias, pneumonias, síndrome do desconforto respiratório agudo (alguns estudos observaram redução da broncodisplasia e da mortalidade nos recém-nascidos), síndrome da aspiração meconial, hipoplasia pulmonar, hipertensão pulmonar persistente neonatal e na doença pulmonar obstrutiva em crianças maiores (mal asmático e bronquilite), ou seja, nos pacientes que necessitam de volumes correntes mais altos ou picos de pressão inspiratória maiores que o recomendado nas estratégias de ventilação protetora.[11-14]

MANUSEIO

Na UTI neonatal da Santa Casa de Misericórdia de São Paulo, dispomos do Babylog® 8.000, que utiliza alto fluxo contínuo inspiratório, que oscila por rápidas mudanças na válvula expiratória, com expiração ativa, eliminando o CO_2 e mantendo a pressão da via aérea constante. Existem também outros ventiladores, como o SensorMedics 3.100 A, o InfantStar®, entre outros.[12]

PARÂMETROS INICIAIS

É fundamental utilizar uma estratégia ventilatória baseada na fisiopatologia da doença pulmonar. Nas atelectasias difusas, por exemplo, empregar volumes mais altos, com pressão média em vias aéreas (MAP – *mean arterial pressure*) elevada, para recrutar alvéolos – nos enfisemas, a MAP deve ser baixa.

A diminuição da necessidade de sedação também é outro evento observado durante o uso dessa modalidade. Acredita-se que o constante estiramento pulmonar promova um reflexo vagal capaz de inibir a respiração espontânea, tornando a assincronia paciente/ventilador menos incidente durante a VAF. Os parâmetros a serem ajustados são semelhantes aos da ventilação convencional, mas a forma de utilização da modalidade muda de acordo com o serviço e a experiência da equipe (médico/fisioterapeuta) em administrá-la.

A seguir, são abordados os parâmetros básicos a serem instalados: amplitude, frequência respiratória (FR) (Hz), MAP e FiO_2.[13-16]

Fluxo

Controlado automaticamente, deve manter o mesmo padrão da ventilação convencional ou:[12]

- recém-nascidos: 8 a 15 L/min;
- crianças: 15 a 20 L/min.

Pressão média em vias aéreas (cmH_2O ou mbar)

Está diretamente relacionada a estabilização, recrutamento alveolar e incrementos gradativos da PaO_2. Inicia-se com 2 cmH_2O acima da utilizada na ventilação convencional ou mantém-se a mesma pressão, caso haja escape de ar. Posteriormente, a MAP pode ser aumentada para obter $SatO_2 > 90\%$ com $FiO_2 < 0,6$.[12,13,16]

Amplitude da pressão

Inicia-se com 100% relacionado ao gradiente de pressão gerado, de modo que quanto maior a amplitude, maior a variação de pressão e volume pulmonar. Sua unidade é dada em porcentagem. Alguns estudos mostram que o valor a ser é aquele em que a oscilação do recém-nascido foi perceptível do ápice pulmonar até a cicatriz umbilical ou raiz da coxa, podendo ser modificada para ajustar os níveis de ventilação desejados pela avaliação da $PaCO_2$.[12,14,16]

Tempo inspiratório

Quando combinado com ventilação mandatória intermitente (IMV), deve ser de 0,5 segundos.[12]

Frequência respiratória (1 Hertz = 60 ciclos/s)

A liberação e a retenção de CO_2 dependem da frequência respiratória, de acordo com as variações de VC e volume-minuto, sendo que, quanto maior a frequência, menos se respeita a constante de tempo. Quanto menor a frequência, menor o CO_2, e quanto maior a frequência, maior o CO_2.[12,14,15]

- Recém-nascidos:
  - P < 1 kg: 9 a 10 Hz;
  - 1 < P < 2 kg: 7 a 9 Hz;
  - 2 < P < 3 kg: 5 a 7 Hz;
- lactentes: 10 Hz;
- pré-escolar: 5 a 8 Hz.

Fração inspirada de oxigênio (FiO_2)

Utiliza-se o mesmo valor da ventilação convencional ou o suficiente para manter a saturação de oxigênio > 90%.[12,14-16]

Volume corrente

- 1,5 a 2,5 mL/kg.[12-15]

ESTRATÉGIAS VENTILATÓRIAS

- Mudança na oxigenação
  - FiO_2;
  - MAP;
  - se necessário, utilizar a ventilação mandatória intermitente (IMV) combinada para promover melhor recrutamento alveolar;
- mudança na ventilação (CO_2):
  - frequência respiratória (Hz);
  - amplitude;
- hipoxemia (PaO_2 < 50 mmHg):
  - aumentar FiO_2;
  - aumentar MAP, a cada dois até o máximo de 25 cmH_2O;
- hiperóxia (de acordo com a faixa etária):
  - reduzir a FiO_2 entre 40 e 60%;
  - diminuir a MAP cuidadosamente para < 10 cmH_2O;

- hipercapnia ($PaCO_2 > 60$ mmHg):
  - diminuir a FR;
  - obter amplitude de 100%;
  - aumentar a MAP > 10 cmH_2O;
- hipocapnia ($PaCO_2 < 35$ mmHg):
  - aumentar a FR;
  - diminuir a amplitude;
  - diminuir a MAP (abaixo de 8 cmH_2O);
- hiperdistensão:
  - reduzir a MAP;
  - descontinuar a HFOV;
- hipotensão:
  - reposição volêmica;
  - drogas vasopressoras;
  - redução da MAP;
  - descontinuar a HFOV.[12-15]

MONITORAÇÃO (COLETA DE GASOMETRIA ARTERIAL APÓS 1 HORA DO INÍCIO DA HFOV E DIÁRIAMENTE)

Deve-se solicitar radiografia de tórax após 1 hora, para confirmar se não está havendo hiperinsuflação pulmonar (as bases pulmonares não devem ultrapassar a nona costela) e sempre que houver piora clínica ou queda súbita da saturação de O_2, elevação da frequência cardíaca ou queda da pressão arterial. É necessário observar: área cardíaca, dados hemodinâmicos do paciente, presença de secreção em vias aéreas, obstrução do tubo endotraqueal ou ocorrência de pneumotórax.

RETIRADA DA HFOV

Após melhora da lesão pulmonar (clínica e radiológica), deve-se manter em alta frequência por 24 a 48 horas e, quando o paciente mantiver uma PaO_2 adequada para a idade, com FiO_2 entre 30 e 60%, MAP < 10 cmH_2O e amplitude < 30, retornar à ventilação convencional invasiva/não invasiva ou extubação.[12-15]

O desmame da VAF é semelhante ao da ventilação convencional, devendo-se considerar a resolução da causa de base. Entretanto, se a hipoxemia for

FIGURA 1 Fluxograma de VAF.

RN: recém-nascido; VM: ventilação mecânica; MAP: *mean arterial pressure*; VAF: ventilação de alta frequência; FR: frequência respiratória; FiO_2: fração inspirada de oxigênio.

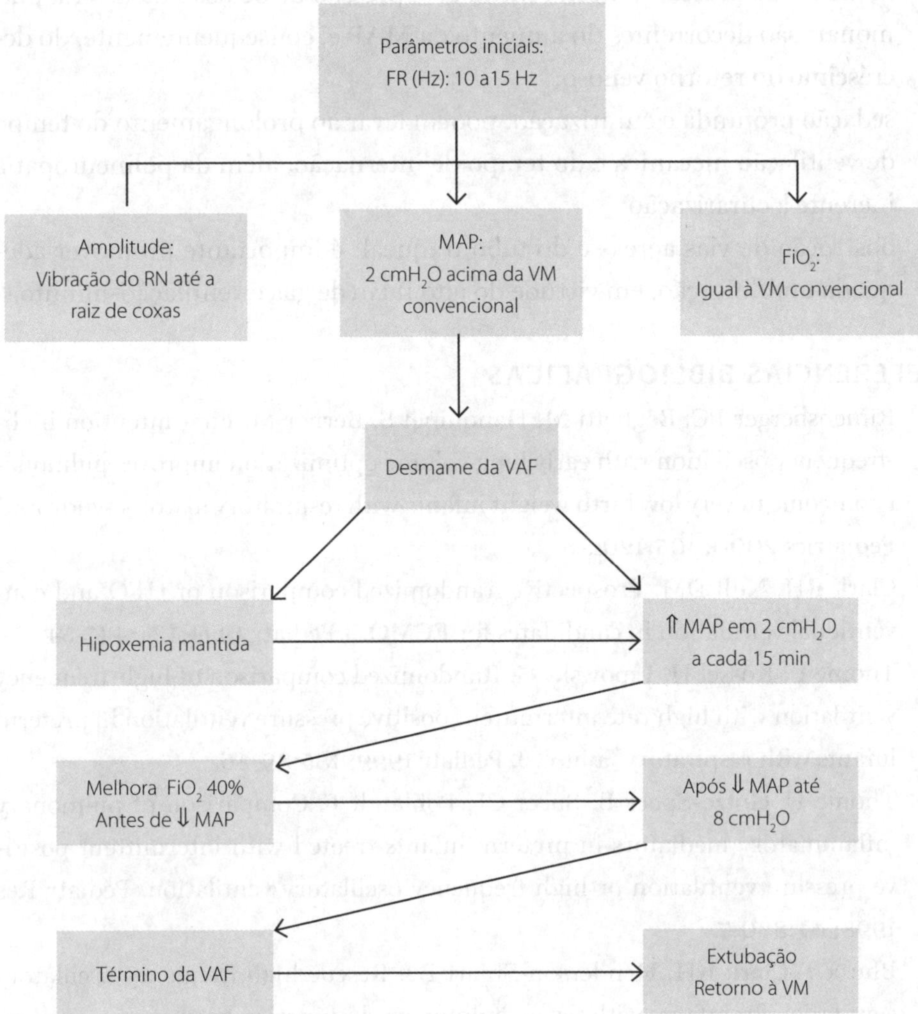

persistente, é possível fazer incrementos da MAP em 2 cmH_2O a cada 15 min, avaliando-se constantemente a estabilidade hemodinâmica. Se houver melhora da hipoxemia, a FiO_2 será o primeiro parâmetro a ser reduzido, seguido da MAP até valores basais (8 cmH_2O), até o retorno à ventilação convencional.[12-15]

COMPLICAÇÕES DA HFOV

- Barotrauma e comprometimento hemodinâmico: são decorrentes da utilização de altas MAP;
- aumento de pressão venosa central e de pressão de oclusão da artéria pulmonar: são decorrentes do aumento da MAP e, consequentemente, do decréscimo do retorno venoso;
- sedação profunda e curarização: podem levar ao prolongamento do tempo de ventilação mecânica e do tempo de internação, além da polineuropatia inerente à curarização;
- obstrução de vias aéreas e do tubo traqueal: é importante promover adequada umidificação, em virtude do alto fluxo de gás e ventilação-minuto.[16]

REFERÊNCIAS BIBLIOGRÁFICAS

1. Rimensberger PC, Beghetti M, Hanquinet S, Berner M. First intention high-frequency oscilation with early lung volume optimization improves pulmonary outcome in very low birth weight infants with respiratory distress syndrome. Pediatrics 2000; 105:1202-8.
2. Clark RH, Null DM. Prospective, randomized comparison of HFO and conventional ventilation in candidates for ECMO. J Pediatr 1994;124:447-54.
3. Thome U, Kossel H, Lipowsky G. Randomized comparison of high-frequency ventilation with high rate intermittent positive pressure ventilation in preterm infants with respiratory failure. J. Pediatr 1999; 135:39-46.
4. Thome U, Gotze-Speer B, Speer CP, Pohlandt F. Comparison of pulmonary inflammatory mediators in preterm infants treated with intermittent positive pressure ventilation or high frequency oscillatory ventilation. Pediatr Res 1998; 44:330-7.
5. Bhuta T, Clark RH, Henderson-Smart DJ. Rescue high frequency oscillatory ventilation for infants with severe pulmonary dysfunction born at or near term. Cochrane Library 2001; 2.
6. Pillow J. High frequency oscillatory ventilation: mechanisms of gas exchange and lung mechanics. Crit Care Med 2005; 33(3Suppl.):S135-S141.
7. Moriette G, Brunhes A, Pierre-Henri J. High-frequency oscilatory ventilation in the management of respiratory distress syndrome. Biol Neonate 2000; 77(Suppl.1):14-6.

8. Moriette G, Paris-Llado J, Walti H. Prospective randomized multicenter comparison of high-frequency oscillatory ventilation and conventional ventilation in preterm infants of less than 30 weeks with respiratory distress syndrome. Pediatrics 2001; 107:363-72.
9. Pianosi PT, Fisk M. High frequency ventilation trial. Nine year follow up of lung function. Early Hum Develop 2000; 57:225-34.
10. Pillow J. High frequency oscilatoryn ventilation: mechanisms of gas exchange and lung mechanics. Crit Care Med 2005; 33 (3Suppl.):S135-S141.
11. Knobel E. Terapia intensiva pediatria e neonatologia. São Paulo: Atheneu, 2005. p.121-6.
12. Stachow R, Krankenhaus A. High frequency ventilation basics and practical application. Drägerwerk,1995.
13. Bhuta T, Henderson-Smart DJ. Rescue high frequency oscillatory ventilation versus conventional ventilation for pulmonary dysfunction in preterm infants. Cochrane Database Syst Rev 2000; (2):CD000438.
14. Henderson-Smart DJ, Cools F, Bhuta T, Offringa M. Elective high frequency oscillatory ventilation versus conventional ventilation for acute pulmonary dysfunction in preterm infants. Cochrane Database Syst Rev 2007(3):CD000104.
15. Henderson-Smart DJ, De Paoli AG, Clark RH, Bhuta T. High frequency oscillatory ventilation versus conventional ventilation for infants with severe pulmonary dysfunction born at or near term. Cochrane Database Syst Rev 2009(3):CD002974.
16. Fioretto JR, Rebello CM. Ventilação oscilatória de alta frequência em pediatria e neonatologia. Revista Brasileira de Terapia Intensiva 2009; 21(1):96-103.

BIBLIOGRAFIA

1. Bauer K, Buschkamp S, Marcinkowisk M, Kossel H, Thome U, Versmold HT. Posnatal changes of extracellular volume, atrial natriuretic factor, and diuresis in randomized controlled trial of high frequency oscilatory ventilation versus intermittent positive-pressure ventilation in premature infants < 30 weeks gestation. Crit Care Med 2000; 28:2064-8.
2. Kohelet D, Perlman M, Kirpalani H, Hanna G, Koren G. High-frequency oscillation in the rescue of infants with persistent pulmonary hypertension. Crit Care Med 1988; 16(5):510-6.

3. Kossel H, Bauer K, Kewitz G, Karaca S, Versmold H. Do we need new indications for ECMO in neonates pretreated with high frequency ventilation and/or inhaled nitric oxide? Int Care Med 2000; 26:1489-95.

Índice remissivo

B

C

M

N

T

U

V

W

Z